Lynn N. Mckinnis

肌肉骨骼系统成像基础

第 4 版

FUNDAMENTALS OF MUSCULOSKELETAL IMAGING

FOURTH EDITION

主　编　〔美〕林恩 · N. 麦金尼斯
主　审　徐爱德
主　译　郁万江　李振芝　刘珍友
副主译　王泽国　李啸扬

天津出版传媒集团
天津科技翻译出版有限公司

著作权合同登记号:图字:02-2020-289

图书在版编目(CIP)数据

肌肉骨骼系统成像基础 / (美)林恩·N.麦金尼斯(Lynn N. McKinnis)主编;郁万江,李振芝,刘珍友主译. —天津:天津科技翻译出版有限公司,2023.1

书名原文: Fundamentals of Musculoskeletal Imaging (Fourth Edition)

ISBN 978-7-5433-4212-5

Ⅰ.肌… Ⅱ.①林… ②郁… ③李… ④刘… Ⅲ.①肌肉骨骼系统-核磁共振成像 Ⅳ.①R322.7

中国版本图书馆 CIP 数据核字(2022)第 032407 号

授权单位:F. A. Davis Company
出　　版:天津科技翻译出版有限公司
出 版 人:刘子媛
地　　址:天津市南开区白堤路 244 号
邮政编码:300192
电　　话:(022)87894896
传　　真:(022)87893237
网　　址:www.tsttpc.com
印　　刷:天津海顺印业包装有限公司
发　　行:全国新华书店
版本记录:889mm×1194mm　16 开本　43 印张　900 千字
2023 年 1 月第 1 版　2023 年 1 月第 1 次印刷
定价:258.00 元

(如发现印装问题,可与出版社调换)

译者名单

主　审　徐爱德

主　译　郁万江　李振芝　刘珍友

副主译　王泽国　李啸扬

译　者　(按姓氏汉语拼音排序)

柴晓明　车俊毅　靳　飞　李啸扬　李英丽

李振芝　连城锦　刘德浩　刘珍友　汪敬群

王泽国　郁万江　张　雷

编者名单

主　编

Lynn N. McKinnis, PT, OCS
Butler, Pennsylvania
Concordia Visiting Nurses
Staff Physical Therapist
Cabot, Pennsylvania

St. Francis University
Adjunct Instructor
Department of Physical Therapy
Loretto, Pennsylvania

University of Montana
Faculty Affiliate
School of Physical Therapy & Rehabilitation Science
Missoula, Montana

University of South Florida
Affiliate Instructor
School of Physical Therapy and Rehabilitation Sciences
Tampa, Florida

编　者

Hilmir Agustsson, PT, PhD, MTC, CFC
Assistant Professor
University of St. Augustine for the Health Sciences
St. Augustine, FL

J. Bradley Barr, PT, DPT, OCS
Associate Professor of Physical Therapy
Creighton University
Omaha, NE

Ellen J. Pong, DPT, MOTR/L
Adjunct Instructor
University of St. Augustine for Health Sciences
St. Augustine, FL

Occupational and Physical Therapist
Sacred Heart Health System
Rehabilitation Center at Pace
Pace, FL

Physical Therapis
Clinical Research Group
Gulf Breeze, Florida

审稿专家

Michael E. Mulligan, MD
Professor of Radiology and Nuclear Medicine
Musculoskeletal Radiology Fellowship Program Director
University of Maryland School of Medicine
Chief of Radiology, Kernan Hospital, University of Maryland Medical System

Alex D. Freitas, MD
Renaissance Imaging Medical Associates
Formerly Assistant Professor of Radiology, Department of Radiological Sciences UCLA/ Wadsworth VA
Formerly Chief of Musculoskeletal Imaging, Tripler Army Medical Center, Hawaii.

中文版前言

肌肉骨骼疾病影像学诊断一直被认为是影像诊断中的难点，不少影像学工作者对其都是“望骨却步”。但实际上，肌肉骨骼疾病影像学诊断在临床工作中非常重要，是彰显医生诊断水平的重要部分。肌肉骨骼影像学的基本知识和基本理论掌握得是否扎实，是能否进行正确诊断的重要前提。

由美国林恩·N. 麦金尼斯主编的《肌肉骨骼系统成像基础》(第4版)，在第3版的基础上做了较多修改，每章均包含骨骼学和结缔组织基本结构概述，并加入了CT和MRI等影像学新技术，对读者需要了解的特殊病理学知识也进行了阐述。这种编排方式使得读者不论从哪个章节入手，均易于理解本书的内容。本书各章末均包含人体各部位最常见的外伤和病理学内容，并给出具体病例解析，包括病史、影像检查和体格检查、治疗和预后等，且均有图示。各章末还有“要点总结”和“自测”内容，有助于读者抓住重点，并通过图像解读，考察自身实践能力。本书的目的是希望读者能够了解不同影像学手段的优势和局限，理解影像学报告中的信息，且能够自行阅读图像。希望读者能够通过阅读本书，获得相关知识，以便于和其他科室专家进行合作，提高影像学表现与临床症状的关联能力，从而有助于患者诊疗和快速康复，并促进自身业务能力的提高。

鉴于译者水平有限，本书翻译过程中难免存在诸多不足，在此恳请各位读者提出宝贵意见！

郁万江 李[illegible] 刘[illegible]

序 言

许多人喜欢通过自己的年龄来衡量时间,但我们的年龄增长似乎是一个加速度的过程。很难相信林恩·N.麦金尼斯主编的《肌肉骨骼系统成像基础》这本书从第1版问世到第4版出版已历经17年时间。当初我们在筹划编写这本书时还有所顾虑,因为我们不清楚教师、学生和临床医生对医疗设备的接受程度,特别是综合性医疗人员、物理治疗师和助理物理治疗师所使用的设备。然而,我们必须正视肌肉骨骼病理学。当然,我们知道,医学专业学生和临床医生对肌肉骨骼系统的认识已随着影像技术的不断进步而提高。并且,教师和临床医生发现,影像学有助于转诊或协助医生与其他医生沟通,也可作为观察疾病治疗后是否改善的证据。增强图像的出现使得我们对病理学改变的认识更加清晰和深刻。这种技术进步获得了认可,许多读者对理解和使用这些新技术充满渴望。正因如此,这种需求促成了这一版的问世。当然,目前大多数从业人员也将本书作为学生教材,将其列为图书馆专业基础资料。

第4版在第3版的基础上做了较多改进,每一章都附有骨骼学和结缔组织基本结构的概述列表,其中加入了更加先进的影像学手段,如CT和MRI等。学生和临床医生需要的特殊病理学知识列在后面。这种编排方式使得读者不论从哪一章节入手,均能够容易理解随后展开的内容。正如林恩·N.麦金尼斯在其前言中列举的游泳的例子,深度和理解是渐进性的,只要有教练现场指导,在浅水区的安全感可以增强在深水区的信心。

在第4版中,增加了约300幅线条图和影像图,几乎每章都扩充了对图像的评价内容,并且第一次加入MRI序列图像。

当我们全身心诊治患者时,我们需要不断了解患者病史,增强信心。成功的最关键因素在于利用图像显示的信息与患者进行沟通。患者获得的信息越来越多,但对信息的接受和理解能力还有待提高,我们不仅要关注患者的疑问,而且要充满自信地、全面地解答患者的疑问。目前我们已经充分认识到影像学的重要性,特别是对于肌肉骨骼系统疾病。希望本书能够对大家有所帮助。

斯蒂芬·L.沃夫

前　言

本书第1版出版时提出了一个问题:如果临床康复医生了解影像学知识,对患者会有什么好处？本书第2版和第3版阐述了教师、学生和临床医生的经验,通过具体实例,回答了这一问题:将影像学与临床相结合,可为患者提供更全面的评估,制订更个性化的治疗方案,从而使患者的预后更好。相信本书第4版出版时,上述答案将更加肯定。

影像学是一门科学,也是提升患者服务的工具。保守地说,我们目前处于一个矛盾的时代,有影像资源丰富与服务分配不均衡之间的矛盾,有医疗专家众多与专业间缺乏交流的矛盾。影像学已不再是单纯用于骨科的手段,而是与患者沟通的手段,是与其他医学专家沟通的桥梁。

这就足够了吗？未必。记住,你是医疗团队中的一员,你必须学习足够的影像学知识来打好基础。科室合作需要了解其他专业必须提供的信息。本书旨在突出一点,即宏观表述肌肉骨骼影像学与你所掌握的解剖学和病理学知识的关联,使影像学成为临床工作中的另一个工具。

如果缺乏影像学学习背景,本书将带你逐步了解影像学。我希望所有读者感觉是在浅水区学游泳,而不是直接被推到深水区。所以,我希望读者能按顺序阅读本书。本书前3章主要阐述了影像学基础、研究方法、常见病理学基础和骨折的特征。第4~6章阐述了先进的影像学技术。后面,读者就可以按照需要阅读了。

本书每章的结构相似,首先简要回顾解剖知识,接着详细介绍常规影像学知识。每个主题都通过图示说明影像学表现与解剖的关系,有利于引导读者去“看”影像学解剖结构。读者最好能够建立自己的观察清单和标志物,然后与文字对照。画图并不是教授解剖学知识的好方法,因为这会导致读者单纯地理解解剖概念而未与临床结合。常规影像学部分结束后,开始介绍CT和MRI等先进影像学技术。这部分内容的编排顺序非常有意义:在了解先进影像学技术之前先学习常规影像学知识,其目的在于将X线片作为“路线图”,帮助读者理解横断面图像。先进影像学技术可让读者较容易地看到其各自优势,每个层面的基本观察内容都逐一列出。最后,各章后半部分均包含人体各部位最常见的外伤和病理学内容,且均有图示。各章末均包含“要点总结”,以帮助读者抓住重点。此外,还包括“自测”内容,通过图像考察读者的解读能力。

例外的是第10章“胸部X线摄影与心肺成像”。我承认,严格地讲,这一章不属于肌肉骨骼系统,但本章对教师而言有需求。本书因包含这一章而深受好评,并且将继续受到好评,特别是当下我们需要提供整合型医疗服务的情况下。目前,胸部X线片在每个国家都是最常用的影像学检查方法,是不可否认的基础医疗标准化手段。从这一角度来说,我们容易想到把这一部分影像学基础知识纳入进来,特别是安排在第9章“胸椎、胸骨和肋骨影像学评估”之后。另一方面,胸部X线片结果可帮助我们选择对患者最安全的治疗方法。最后一点共识是,第10章可以帮助物理治疗专业的学生和临床医生学习胸部X线片的术语和基本知识。

本书最后一章是“影像学与物理治疗实践的结合”，这可使读者认识到作为非临床专业医生在首诊和转诊中发挥着越来越重要的作用。本书还探讨了一些实际问题和影像学在其他方面的应用。

总之，本书第4版延续了第1版的主旨：提供条理有序的肌肉骨骼成像基础知识。希望在阅读完本书后，读者能够：①认识不同影像学手段的用途和局限性；②了解影像学报告中的信息；③能够独立阅片，并做出自己的判断。独立阅片是一项非常重要的技能，特别是读者想要从物理治疗师的角度，寻求影像学报告未提供的信息时。康复医学需要了解的信息可能与影像科不同。

所以，希望读者能够在本书的这一版中获得想要了解的知识，学会观察解剖结构，提高影像学表现与临床表现的关联能力。希望这项技能能够有助于疾病诊疗和患者康复，并加强专家之间的交流，进而促进读者的个人进步。

林恩·N.麦金尼斯
宾夕法尼亚州

致 谢

第4版增加了新的MRI和CT图像,这些图像由Michael Mulligan博士提供,他是一名优秀的影像学家和教师。我永远感谢他在本书之前的3版中愿意分享其知识,以及为本书新版付出的努力。作为审稿专家,他一丝不苟的态度确保了本书内容的准确性和时效性。最重要的是,他不仅在这本书中分享了其专业知识,而且对这些专业知识进行了详细论述。他重视所有参与患者管理的临床医生。通过他的慷慨分享,我们巩固了基础知识,加深了对患者情况的了解,并可与其他专业人员进行更有效的沟通。我们希望通过改善患者的诊疗,加深患者对我们的理解和认同。

此外,还要感谢另一位影像科医生兼教师,Alex Freitas博士,其通过自己的网站,帮助学生深入了解肌肉骨骼MRI基础知识。他积极提供影像图,回复了许多电子邮件中的问题,还担任本书审稿专家。

感谢我的同事Hilmir Agustsson。他工作勤奋,积极分享其学术观点,对影像教学充满热情。他编写的第4章内容最为深奥,内容讲解清晰而充实。他在本书及其大学课程中给大家介绍了权威且先进的成像原理。这种权威来自对解剖学、技术,以及对钻研患者复杂疾病的真正热爱。非常高兴能与Hilmir Agustsson一起工作。

物理治疗师Ellen J. Pong总是能提供比预期更多的信息,其专注于论文和索引词,我要感谢她真挚的友谊和支持。我在圣奥古斯丁大学的第一次研讨会中遇见Ellen J. Pong,当时她还是我的研究生。此后,她成为了一名出色的临床医生、教师、作者、研究员和母亲。无疑,无论是作为学生,还是现在的同事和朋友,她都是最好的伙伴。

非常感谢物理治疗师J. B. Barr,他结合日常实践中的影像及克瑞顿大学的DPT项目,完成了本书的最后一章内容,这章内容包含了其2000—2004年课程中的病例研究。此外,我要感谢查塔姆大学的新毕业生Stephanie Fitzsimmons,其帮助进行文献检索。

最后,本书第4版增加了许多新的患者摆位图像,这些图像是在我的同事Libby Carlini的指导下完成拍摄的。请永远不要低估一名良好的影像技师的价值。他们是影像学工作人员,负责处理受伤患者、重型设备,以及数据输入和统计。尽管工作繁忙,Libby还是抽出时间解答了我的问题,并帮助完成拍照工作。她对细节的关注和精确摆位确保了每一幅照片在技术上都较为准确。

第4版在之前版本的基础上进行修改。我要感谢许多专业人士的帮助,他们帮助我一点点地完成本书每一版。第3版要感谢Nick Oldnall、加利福尼亚大学戴维斯医学院的John C. Hunter。感谢来自澳大利亚珀斯的医学博士Laughlin Dawes及其在radpod.org上分享的影像图。感谢GE医疗的Morten Weibye。第2版要感谢Cliff Spohr、A. Graham-Smith和Joh Lin提供的先进成像,以及Mariano Rocobado教授提供的颅颈影像图,使内容更加充实。Corlia van Rooyen具有手部治疗专业知识，完成了有关手部和腕部的章节。本书第1版能够顺利出版，要感谢以下各位影像学专家和工作人员：来自匹兹堡大学医学中心（UPMC）的医学博士 Arthur Nussbaum 和 Peter Fedyshin；来自 Montefiore 医院的 Jeffrey Towers；医学博士 Lance Cohen，其之前就职于匹兹堡儿童医院；Margie Brindl，匹兹堡大学放射医学本科教育退休管理人员；Linda Barto，之前就职于巴特勒纪念医院；来自私人职业诊所的 Sarah Hample；以及我的第一任领导和终身导师 Charles W. Etter，其作为榜样教会我如何做到最好。

感谢 F. A. Davis 出版社全体同仁，特别是主编 Margaret Biblis、高级策划编辑 Jennifer Pine 和资深组稿编辑 Melissa Duffield。正是基于他们的专业知识和高效沟通，本书的四个版本才能顺利出版。他们是最好的合作伙伴。

衷心感谢我的家人。感谢我的父母 Francis 和 Berniece Nowicki，他们一如既往地支持和爱护我，也感谢他们在我一开始的物理治疗中给予的指导。还要感谢我的孩子 Jesse 和 Ann，他们带给我很多快乐和关爱。Jesse 可爱的铅笔画也被放入了各章章首页的标题旁。这些图画描绘了人们的日常活动，提醒我们影像学技术应始终关注患者本身。Ann 作为模特，配合完成了患者X线摄影摆位的照片拍摄工作。我还要感谢孩子们的叔叔，摄影师 Mark Konezny，感谢他通过镜头展现出的完美感。

也要感谢我最好的朋友，同时也是我的丈夫 David Lindsey Mckinnis，他教会我如何去传授知识，如何去写作。他对本书最切实的贡献是画出了原始线条图。这些线条图化繁为简，使本书通俗易懂。他也给予我很多无形的鼓励，使我坚信自己能够顺利编写本书。

谨将此书献给：

我的母亲，她总是乐于工作！

我的父亲，他总是以工作为荣！

我的丈夫，他总是兢兢业业！

我的孩子，Jesse 和 Ann，希望他们健康、快乐！

目 录

第 1 章

肌肉骨骼影像学的一般原则

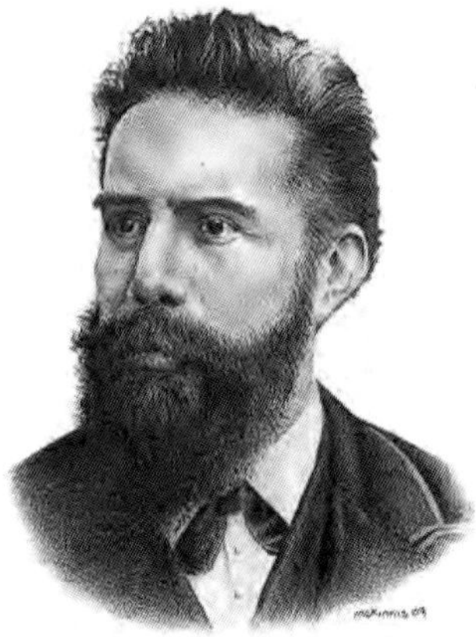

RÖNTGEN

本章大纲

为什么学习影像学?

传统认为，影像学属于内科医生的领域。康复医生通常认为自己与影像学没有交集。这个自我设定的职业边界源于一个误区：从影像中获取的信息只与医学诊断相关，所以也只与内科医生相关。有些医生很少研究患者的影像学诊断资料，他们通常都认为只参考放射科医生的影像报告就足够了。而康复医生的长期错误观念则认为，即使图像上包含有助于患者治疗的信息，他们也无法自己把它们发掘出来。

如今，这些观念正逐渐改变，康复医生们发现，他们的解剖学知识对于从视觉上理解影像诊断资料和用图像所见与临床所见进行对照提供了有利的基础。教育及相关专业机构设置的影像诊断课程让临床医生有了与放射科医生对话的自信，并能从放射科医生的诊断报告中获取更多信息。最重要的是，康复医生能用自己的眼睛来观察影像。

传统观念发生着缓慢的改变。尽管人们认为康复医生需要了解患者的临床诊断是符合诊疗逻辑的，但有人还是会觉得康复医生自己去看影像图片是件新鲜事。有些观点则认为,这种事不止新奇那么简单,如果医生错误地观察了影像,会对诊断造成负面影响,甚至使其发生方向性错误,以及涉及事后对相关责任的评估。通过专业协作来提高对患者的诊疗质量才是所有医生的共同目标。

但是,为什么康复医生要看影像资料?在这里有很好的理由去改变传统观念:

1)为了更全面的评估。成功的康复有赖于医生对患者高效的评估。对患者评估越全面,对制订康复计划越有利。大多数临床评估方法,如视诊、触诊、徒手肌力评定、韧带压力测试、神经末梢感觉、关节的灵活性测试,都有赖于医生的自身技能水平,并且都有固有的主观性和局限性。影像则可以提供客观、直观的评估,帮助临床医生进行更全面的专业评估。肌肉骨骼影像对评估的补充和重新定义,使医生能站在新的维度上去了解患者的病情。康复医生的功能解剖学知识可以让他们有效、直观地了解疾病的产生、发展及治疗的动态过程。

2)康复医生想得到的信息性质常与内科医生想得到的不同,也与放射科医生在影像报告中描述的不同。例如,内科医生想知道一个骨连接存在畸形的桡骨远端骨折能否达到临床要求的稳定性;如果是,那么可以将患者转诊到康复科。康复科的医生,却需要进一步了解骨折的严重程度和连接畸形的恢复程度。通过观察患者的影像图片,康复医生可以了解到手、腕、前臂和肘的邻近关节是如何被畸形所影响的。康复医生的治疗目标可能因此得到修正,使患者可以损失更小的活动范围、保留更多功能并减小关节发生退行性变的可能性。

这些相对较新的想法是将康复和影像学结合起来的起点。在未来,还有着许多潜在的可能使两个领域相互融合。例如,通过影像精确计算和量化关节运动能力,这需要康复医生和放射科医生的通力合作。这就要求合作双方需要对影像学表现的基本原理有共同的理解能力。

什么是放射学?

放射学是医学的分支,使用的是辐射和放射性物质,包括X线、放射性同位素、电离辐射,并利用这些信息对疾病进行预防、诊断和治疗[1]。从事放射学的医生被称为放射科医生。专门致力于获取图像的技术人员被称为放射科技师。

许多附属学科依存于放射学。尽管大多数图像是通过电离辐射获得的,另外一些不通过电离辐射获取的图像,如超声和磁共振成像(MRI)也被广泛应用。此外,以前通过非手术手段不能评估的病变,现在可以通过介入治疗和活检来完成。人体几乎所有的部位都可以通过放射学技术进行评估。检查范围扩大了,同时要求医生相应地扩大知识结构。

什么是肌肉骨骼影像学?

肌肉骨骼影像是对肌肉骨骼系统进行诊断和评价的一门放射学的附属学科。肌肉骨骼影像是替代之前被称为肌骨放射和整形放射学的最新术语。术语的变化反映了技术上的进展,多种成像模式不仅体现在骨骼系统,还体现在肌肉骨骼系统的各个方面。

肌肉骨骼影像诊断医生的基本工具是传统X线摄影。虽然许多先进的成像模式现在都已用于肌肉骨骼成像,但传统X线摄影仍然是显示骨或关节异常最具性价比的成像方式[2]。传统X线摄影能用最佳的时效性和性价比来发现相当一部分病变。因此,传统放射学是首选的诊断方法。传统X线摄影是20世纪医学的标志性产物,进入21世纪后依然延续着其重要性。

历史与展望[3-22]

1895年由威廉·康拉德·伦琴发现X线,随后的居里夫人于1898年发现放射性元素,标志着物理学由经典物理向量子物理的过渡。这些事件可以被视为接下来的一个世纪里基础科学、放射学和其他领域发展的基础。

世纪之交的大事件

在发现X线后的1年里,伦琴进行了更为深入的研究,几乎开发出X线在医学中应用的所有可能性。X线同时也对医学界之外的其他领域带来了轰动的效应,例如,协助检测伪造艺术品、珠宝走私、伪造珍贵邮票,以及协助警方取证和应用于考古学。大众的兴趣则更广泛,世纪之交时的内衣广告打出了“X线防护”的口号。X 线同样具有公众娱乐价值。摄影师开始贩卖 X 线肖像(图 1-1),荧光镜在嘉年华很受欢迎,鞋店的顾客可以看到他们穿在新鞋里的足趾，漫画中的超级英雄则被给予“透视眼”技能。

20世纪初至20年代

X 线被发现 1 年后就被用于军事用途。之后,在第一次世界大战期间,在欧洲和美国战场,成千上万的新兵通过胸部 X 线筛查肺结核。在战争期间,X 线的临床应用和有效性得到了进一步完善。居里夫人和她 17 岁的女儿艾琳在法国和比利时建立了超过 200 个放射检查站，她将舰队上配备的手摇雷诺卡车改装成了移动式 X 线检查器。据估计,通过居里夫人的努力,在战争期间产生了超过 100 万张 X 线片。声呐技术也在这个时候被用于跟踪潜艇和定位冰山。声呐技术在后来被用于诊断性超声波。

这些年中,得益于马克斯·普朗克量子理论、爱因斯坦的相对论、光电效应、阿瑟·康普顿的粒子性质理论、欧内斯特·卢瑟福对辐射的研究,以及尼尔斯·玻尔的原子模型的重大贡献,核物理也得到了发展。

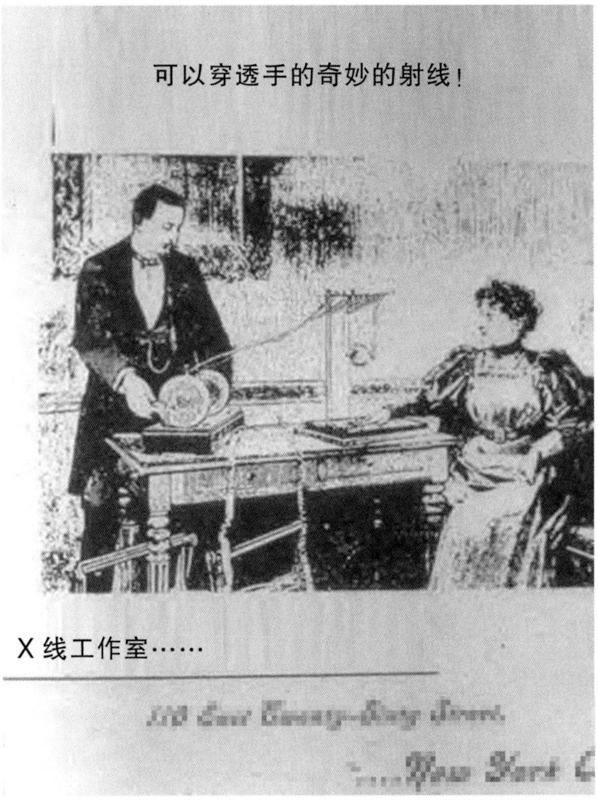

图 1-1　老报纸上的广告说明了公众对“新射线”的迷恋。X 线工作室,经营主题是“骨肖像”,来这里的顾客并不是来看病的。

20世纪30年代和40年代

在 20 世纪 30 年代,核医学被欧内斯特·劳伦斯用来研究回旋加速器。回旋加速器是粒子加速器的一种形式,成了核物理研究的主要工具,也成为产生放射性物质的主要手段,用于医学成像和癌症治疗。放射性碘第一次被用来治疗甲状腺癌。

由于居里夫人与她丈夫在人工放射性物质合成方面的研究贡献,他们获得了 1935 年诺贝尔化学奖。恩里科·费米拓展了他们的工作，证明单中子比 α 粒子能更有效地产生放射性物质。他的研究最终导致核裂变现象——原子的分裂——的发现。

当时,在放射诊断和治疗学领域,很少有人考虑辐射的负面影响,辐射导致了烧伤、组织癌变和再生障碍性贫血,许多工人、医生和研究人员受到了影响。在 20 世纪 30 年代,放射科医生的平均年龄是 56 岁。居里夫人于 1934 年去世，享年 67 岁，死于辐射诱发的白血病。至今,她的笔记本仍带有放射性。艾琳和弗雷德利克·约里奥·居里同在 20 世纪 50 年代去世，年龄分别为 59 岁和 58 岁，死因都是辐射引发的疾病。遗憾的是,1945 年原子弹的爆炸——这场生命的灾难性破坏,在全球范围内引发了人们对辐射进行防护的意识。铅手套和铅围裙出现了，但是仍不能得到普及，直到 10 年之后才成为保护工人的标配。

20世纪50年代和60年代

在 20 世纪 50 年代，进一步完善的政府监管机制改变了辐射防护的现状。基于科学咨询小组的建议,最初设置最大容许辐射剂量的想法，被限制有效剂量的概念所取代，这个概念认为即使低于损伤剂量的辐射也存在风险,因此,没有所谓“被允许的”剂量。然而,在有必要时进行 X 线照射的好处远远大于其可能造成的生物损伤风险。因此,应用合理可行尽量低水平(ALARA)原则,仍然作为放射诊断和治疗性接触时有效剂量的建议原则。

今天使用的最先进的成像模式在当时已初具雏形。然而，因为新技术的高成本和计算机运算能力的限制,这些技术在那时不可能被应用于临床。事实上,仅用于传统 X 线摄影的第一个影像增强电视系统在 1955 年才问世。柯达公司在 1956 年销售了第一台自动 X 线胶片冲洗机。

20世纪70年代和80年代

在 20 世纪 70 年代，计算机体层摄影术（CT）使 X 线技术与计算机结合。横断面图像的横空出世，使得以前只能通过手术观察的解剖结构在影像上实现了可视化。同一时间，英特尔公司开发出了第一台微处理器。两个领域都处于起步阶段——完成一个层面的扫描需要 4 分半钟，计算机重建一个图像需要 1 分半钟。相比之下，如今一个层面的成像不到 1 秒即可完成。

在 1978 年，伴随着模拟波形图像信号第一次被转换为电信号，开创了数字摄影的新时代。数字减影血管造影和其他数字增强成像模式加速了附属专业（如介入放射学）的发展。许多病灶在以前需要手术取组织，现在可以在图像的引导下经皮取活检，这将患者受到的风险降到了最低。

MRI 于 1984 年应用于临床，革命性地改变了中枢神经系统和肌肉骨骼系统成像。在之后 10 年中，MRI 的变体，功能性磁共振成像（fMRI）展现了大脑是如何工作的，使不同的大脑区域在思考或运动时化学成分的变化变得可见。

20世纪90年代至21世纪

在 20 世纪 90 年代，电荷耦合元件（CCD）诞生了，它使真正的数字影像成为可能。与应用在数码相机上的 CCD 原件相同，将光子转换为电脑重建图像。放射学数字影像的出现预示着变化不仅发生在技术层面，还发生在放射医学的临床实践环节。

现代放射科的主要核心系统是图像存储与传输系统（PACS），PACS 是用来观看、储存和传输图像的电脑系统，允许医生在本地的医疗系统网络内即时访问图像。此外，通过卫星来传播图像实现了远程会诊。

计算机软件也可以分析或重新格式化数据以协助诊断。计算机辅助诊断，首先用于乳腺 X 线检查中，利用数学分析研究像素，辅助识别不同密度或化学成分，以识别微小钙化灶。计算机展现出了其灵敏度方面的能力，即能够识别什么是不正常的。人类仍然是最好的解读者，即能够识别病灶实际上是什么。

在放射科医生、外科医生和工程师之间的跨学科合作，使得三维图像引导手术技术得以加速发展，计算机辅助手术和手术机器人改进或代替了现有的侵入式检查。放射诊断学和放射治疗学相互融合，通过图像引导对肿瘤进行射频消融，促进了癌症的治疗。

更加前沿的新技术是分子影像，它是与细胞生物学相结合的成像技术，提高了人们对生理和病理过程的理解。分子和基因生物标记技术的发展，促成了多种成像技术的结合，如 PET/CT 和 PET/MR，这些技术都将为患者带来更加个体化的治疗方法。

基础科学[9,10,23]

什么是X线图像

放射学在一个世纪以来都被定义为对患者身体一部分解剖结构进行 X 线摄影（图 1–2）。产生 X 线图像需要 3 个条件：X 线源、患者和 X 线接收装置，这个接

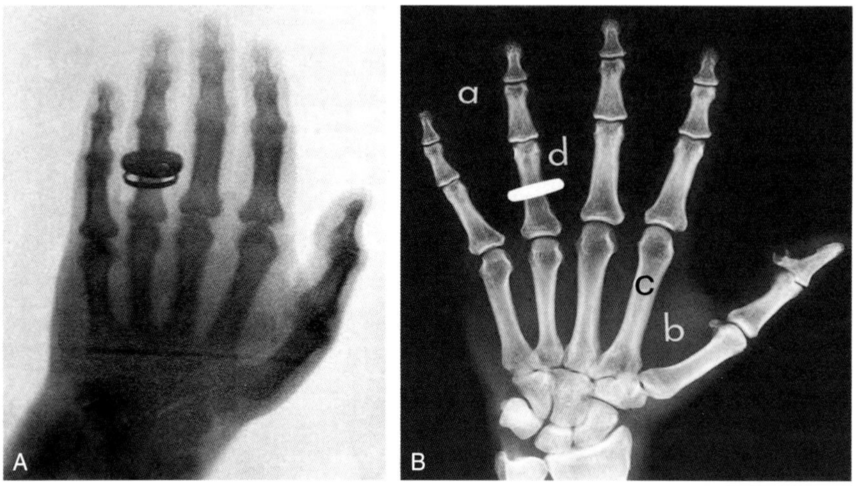

图 1–2 （A）这幅图像是优秀的解剖学家阿尔伯特·冯的手，被威廉·伦琴在一次演讲中公开。时间为伦琴发现 X 线几个月后的科研会议上。（B）现代的 X 线手部摄影：a，黑色区域只有空气作为介质；b，灰色区域为软组织作为介质；c，大部分是白色的区域，是钙盐作为介质，比软组织吸收更多的 X 线；d，白色致密区域代表的是金属戒指在吸收了所有的 X 线后形成的影像。注意（A）中的对比度，它使用的是双重逆转打印。（B）是发明 X 线打印照片后的影像。

收装置包括胶片和数字接收器。

多年以来，X 线图像有着许多定义，医学界也将 X 线称为伦琴射线，以纪念其发现者威廉·伦琴。然而，在第一次世界大战期间，美国放射学会取消了 X 线图像许多“千奇百怪”的名字。后来放射学的发展要求将简单的 X 线图像和更复杂的影像学检查进行区分。“平片”“X 线照片”“标准的 X 线照片”和“传统的 X 线照片”都指简单的、没有修正设备（如透视）或未使用对比剂（如关节摄影术）的 X 线图像。

如今，传统的 X 线照片通常被称为“纯胶片”“平片”或“X 线图像”。随意的叫法也出现了一些问题。首先，X 线是肉眼不可见的，所以，实际人是不可能看“X 线”的！同时，胶片也不一定是唯一的记录媒介。虽然术语的差别可能是微不足道的，但跨学科团队沟通时使用正确的术语，这一点很重要。

计算机摄影技术的出现增加了成像的新词汇。“硬拷贝”是指传统的 X 线胶片，相反，“软拷贝”是指用显示器来观看影像。一些 X 线成像系统提供软拷贝以观看图像，提供硬拷贝以存档。

什么是辐射？

辐射就是能量通过空间或物质进行传播的过程。不同形式的能量被用于医学、机械、电气、热、核和电磁。所有这些能量以辐射的形式传播，如机械能的传播形式是超声波，热能是红外线，核能是 γ 射线或 α 粒子，电磁能量以可见光的形式或 X 线的方式辐射。最高形式的辐射形式是 X 线和 γ 射线。电离的过程是一个中性原子得到或失去一个电子，从而获得净电荷。电离有能力破坏物质的组成成分，因此，会扰乱生理过程。在放射防护中，防止过度暴露于电离辐射是至关重要的。

对有效剂量限值的建议（所有组织和器官的平均吸收）及自然辐射和诊断剂量见表 1-1。

电离辐射有两个来源：自然辐射和人工辐射。自然辐射包括来自太阳、宇宙和其他天体，以及放射性元素的辐射，这些辐射可能通过食物、地球上的水或空气被人体吸收。人工辐射源包括核工业、放射性核素产品产业、口腔科等医疗行业中的辐射。医疗行业 X 线摄影是人工辐射的最大来源。

表 1-1　建议的有效剂量限值

受照射的身体部位和剂量	剂量限制	
	传统单位	SI 单位
职业暴露		
有效剂量限值		
年度剂量	5rem	50mSv
累积剂量	1rem×年数	10mSv×年数
公众接受的照射（年度）		
有效剂量限值		
持续或经常暴露	0.1rem	1mSv
偶尔暴露	0.5rem、1.5rem	5mSv
组织和器官的剂量当量限值		
晶状体	5rem	15mSv
皮肤、手和足		50mSv
胎儿接触（每月）		
有效剂量限值	0.05rem	0.5mSv
年平均有效剂量		
个体自然辐射和宇宙本底辐射		3mSv
常见成像模式平均有效剂量		
全身 CT 扫描		10mSv
乳腺 X 线摄影		0.7mSv
胸片		0.1mSv
骨密度测定（DEXA）		0.01mSv

Modified from NCRP Report No. 116: Limitation of Exposure to Ionizing Radiation. National Council on Radiation Protection and Measurements, available at www.ncrppublications.org, accessed 2012.

放射学中的测量单位

有 4 种表达电离辐射数量的单位：伦琴（R）、拉德（rad）、雷姆（rem）和居里（Ci）。居里是描述放射源活度的量，描述每克样本每秒的放射性。这些传统单位自 20 世纪 20 年代以来一直在使用，在美国从事放射工作的人员对此很熟悉。然而，这些单位如今已经不再使用了；国际科学界使用国际单位，即 SI 单位，包括库仑/千克（C/kg）、戈瑞（Gy）、希沃特（Sv）和贝克勒尔（Bq）。在日常应用中美国迟迟不愿采用公制单位，但一致的度量标准有助于提高公众对全球环境的了解和与辐射相关的健康问题。表 1–2 中比较了这些测量单位。

在诊断放射学，1R=1rad=1rem，在所有检查都充分曝光的前提下，这种简化的转化精确度在 15%以内。然而，这些单位不能互换使用，因为每种单位都有特定的应用范畴。R 描述 X 线束电离空气的能力，rad 描述患者吸收了多少辐射光束能量，rem 描述辐射对人体的效果（1rad 射线对人体产生 1rem 的剂量，但 1rad α 粒子能产生 20rem 的效应）。通常，rem 用来测量放射科技师受到的散射线数量，他们会累积暴露在辐射的散射线中。此外，在放射诊断工作中，1R、1rad 或 1rem 是非常大的量，在实践中，常用到的是 1/1000 的单位：mR、mrad 和 mrem。

什么是X线?

X 线是电离电磁辐射的一种形式，类似于可见光，但它的波长较短。在地球上，X 线几乎与人类同时起源。各种形式的辐射，根据其波长在电磁波谱中进行分段（图 1–3）。电磁波的波长越短，辐射的能量越高，其穿透能力也越大。

X 线可以产生一系列波长在 10^{-11}~10^{-8}cm 之间变化的射线。软 X 线是指波长较长的 X 线，其在波谱中与紫外线的波段相邻。在医学上，软 X 线常用于治疗浅表的恶性肿瘤（如眼睛和皮肤的肿瘤）。硬 X 线是指波长较长的 X 线，其在波谱中与 γ 射线的波段相邻。一般使用硬 X 线进行放射学诊断。最高能量的硬 X 线和软 γ 射线用于其他深层组织肿瘤的治疗。

表 1–2 辐射度量单位

电离辐射剂量	传统单位	SI 单位	当量
空气中的强度	R	C/kg	1R=2.58×10^{-4}C/kg
			100rads=1Gy
辐射吸收剂量	rad	Gy(J/kg)	1rem=1Sv
辐射剂量当量	rem	Sv(J/kg)	
放射性核素衰变率	居里(Ci)	贝克勒尔(Bq)（每秒核衰变次数）	1Ci=3×10^{10}Bq

X线是如何产生的?

X 线的产生需要 3 个条件：电子源、使它们快速移动和停止运动的力。X 线管和电源可以满足这些条件。阴极 X 线管（负极）和阳极靶（正极）封闭在一个玻璃管内，其内是真空的（图 1–4）。电子源是阴极组件中经过加热的镀钍钨丝发射的。在阳极和钨丝之间施加千伏电压（数千伏特）时，产生 X 线。热灯丝发射的电子被加速并撞击阳极，之后减速，通过能量转换产生 X 线。

X线如何与人体相互作用?

在真空球管中产生的 X 线通过铅光栅整形成束，并经准直器从球管发射。准直器控制 X 线球管发射的 X 线束的大小和形状。这时的 X 线光子束被称为初级射束。在进行实际曝光之前，放射技师会使用准直器上的光源将 X 线射野投影到患者体表。光源的十字交叉点有助于确定射束焦点或中心线的位置，即 X 线束的理论中心点。中心线位于解剖感兴趣区的上方。然后将患者暴露于 X 线束中。

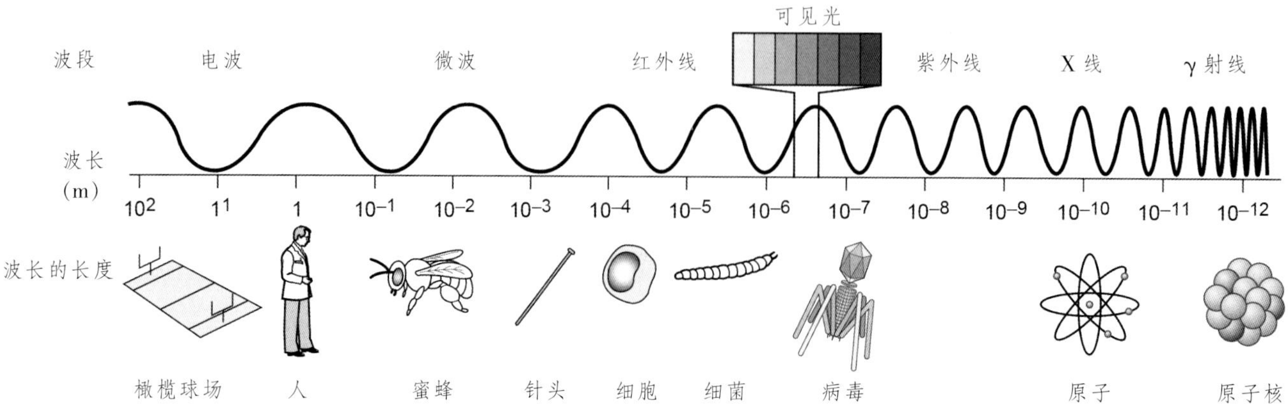

图 1–3 电磁波谱。

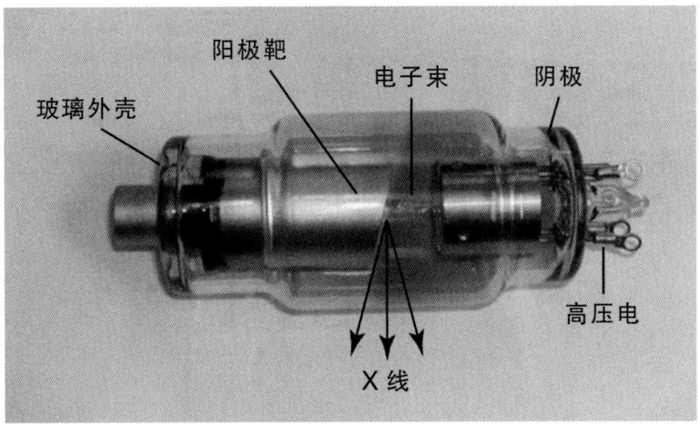

图 1-4　便携式医用 X 线摄影仪中的 X 线球管。尺寸:5.3 英寸×2 英寸（1 英寸≈2.54cm）。(Courtesy of Superior X-ray Tube Co.,Wood-stock,Illinois.)

然后,初级射束穿过患者并衰减。衰减是光束中 X 线光子数量的减少。它是 X 线光子与物质相互作用的结果,通过散射或光电吸收损失能量。

图像是如何产生的?

当 X 线束穿过人体时,会产生不同程度地衰减,这取决于它所穿过组织的密度。从人体穿出后的 X 线称为残余射线,其包含了人体组织的投影信息。残余射线由被称为接收器的装置接收,被接收器获取的信息就是图像的潜在形态,这时它仍是不可见的。这种潜在图像的形式,取决于接收器的类型,之后图像经过处理,形成放射影像。

构成X线成像系统的基本条件

构成 X 线成像系统的基本条件是相同的:在 X 线球管中产生 X 线,之后射线照射患者,最后捕获残余射线。残余射线在接收器中被转换,使其量化,生成可见的图像(图 1-5)。多种检查设备都可以做到这一点。然而不论我们用什么设备,识别解剖结构的方法是不变的。这是因为图像的灰度取决于 X 线与人体的相互作用,而不是接收器的类型。

图像接收器:不同的图像获取途径[10,11,18,23-25]

有 3 种经典的放射影像获取类型,分别是:胶片/荧光屏 X 线摄影、荧光屏成像及计算机数字成像。

金标准:胶片-荧光屏X线摄影

胶片/荧光屏技术被认为是金标准。这也是数字影像遇到的最大挑战:胶片/荧光屏技术经过了长达一个世纪的改良,其图像质量、费用、可靠性和简易程度都已达到理想状态(图 1-6)。

“胶片/荧光屏”是胶片和晶体涂层荧光屏的结合体。荧光屏的作用是利用晶体的发光来减少形成图像

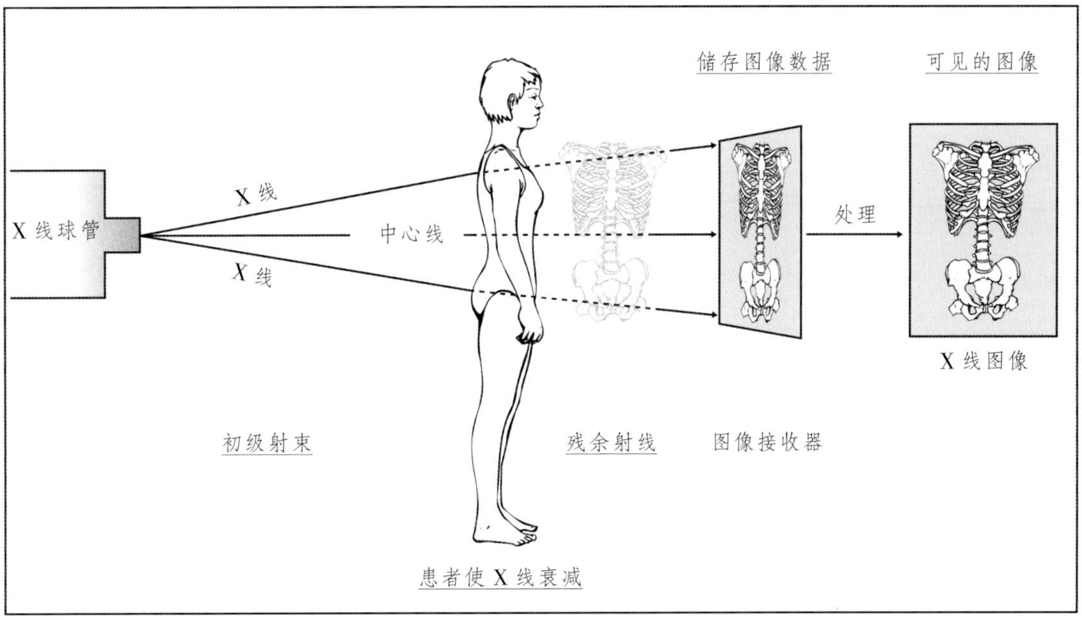

图 1-5　X 线成像系统。

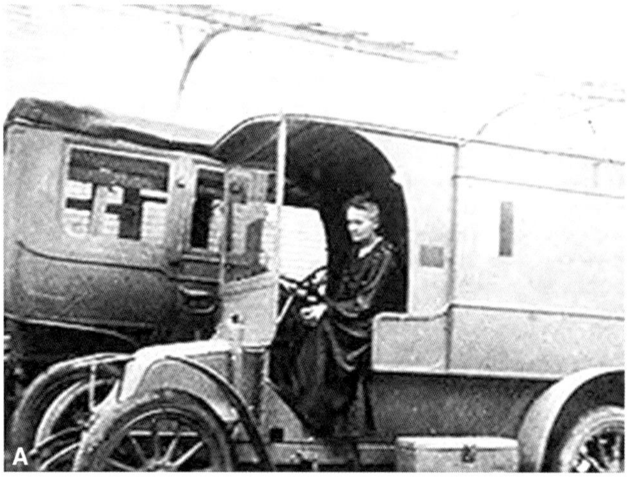

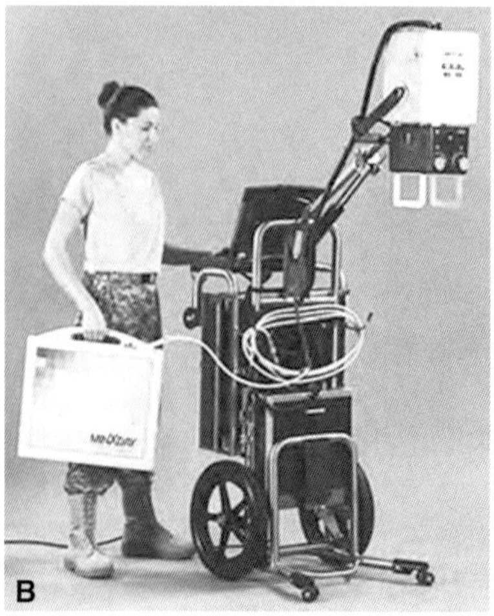

图 1-6 战争时期的便携式 X 线摄影仪，距今一个世纪。技术从胶片发展到数字化，但其原理没变。(A)玛丽·居里在她的卡车上装备了便携式胶片摄影装置，1914 年这辆车用在了法国的战场。(B)2004 年广告中的便携式数字成像系统。为了对抗军事环境中的极端情况，电源、接收器和显示器都包含在一个便捷装置中。(Courtesy of MinXray, Inc.)

所需的辐射剂量。

胶片/荧光屏接收器设置在暗盒中。暗盒是一个不透光的塑料盒子，在盒子里，X 线胶片夹在荧光屏和光反射层之间。设置荧光屏的作用是尽可能减少患者接受的辐射剂量。胶片/荧光屏系统所形成的影像中，约 99%的感光效应由荧光屏产生的光线形成，只有 1%是由 X 线光子直接形成的。

当残余的 X 线到达暗盒时，它携带了能代表 X 线所穿过物质结构信息的能量。不同强度的 X 线光子都在镀膜的银乳剂中引起化学反应。这些不同强度的反应产生了不同的灰阶，最终产生图像。因此，最后在胶片上形成的影像代表了穿过人体结构后剩余的 X 线的放射线密度。

胶片会被淘汰吗?

答案当然是否定的。经过 30 年的技术发展，在世界上许多地区，胶片仍旧常用于诊断放射学。这是因为胶片简易且性价比高。对患者的图像进行捕获、显示及存档，整个过程费用约为 3 美元(约人民币 21 元)。鉴于一个非常重要的事实：世界上超过 2/3 的人口无法获得最基本的图像诊断服务，胶片仍然是一个简单、有效和可靠的基本卫生保健工具。然而，在基础设施及技术条件允许的情况下，数字成像比胶片成像有更大的优势(表 1-3)。

X线透视检查

透视检查是一种动态的放射线检查技术。可以这样类比：X 线图像是照片，而透视是电影。透视检查可以提供器官的实时成像，在检查过程中就可以进行诊断。因此，放射科医生能参与并控制介入和对比研究的过程。

荧光透视的某些组件与胶片/荧光屏成像类似。然而，透视更为复杂，通常涉及多种成像过程。荧光透视检查的两个功能是实时查看影像，并将图像存档以备日后审查。

透视检查设备的主要组成部分是 X 线球管和图像增强单元，后者起到接收器的作用。X 线球管可安装在荧光板的上方或下方。在相反方向安装图像增强单元。将两个装置连接，就形成了荧光发射接收系统。

成像过程始于放射科医生将检查装置放置于患者的检查部位。X 线产生后，穿过患者身体并衰减，图像增强单元将剩余的电子转换为在荧屏上显示的电子图像。

在检查过程中，生成的静态 X 线图像或现场胶片需要存档。这可以通过不同的方法实现。安装在荧光透视装置上的点片设备使用常规胶片/暗盒生成图像。由影像增强器曝光的胶片一次记录一幅图像；显影后，图像用于阅片。数字荧光装置允许电子采集点片，可以在监视器上查看，也可以打印到胶片上。

表 1-3　胶片和数字影像系统的对比

基于胶片的影像系统的劣势	基于数字的影像系统的优势
1.在初检或复查时对患者造成潜在的高放射剂量风险	1.患者受到的辐射剂量减少
2.有时需要重复曝光以提高图像质量	2.更好的图像质量(数字成像允许对图像进行调节,包括调对比度、密度,以及大小比例等参数,而不需要重新照射)
3.化学试剂显影所需时间长	3.更好的疾病检测,强调感兴趣区而抑制无关的数据
4.无法从技术上改变图像以便观察	4.放射科医生和其他人,包括患者自己,都能立即获取图像(不需要通过物理介质,只要通过网络就可以随时随地获取图像)
5.图像需要通过物理介质传送至放射科医生手上	5.图像储存于硬盘或光盘,节省了大量物理储存空间所需的成本
6.图像需要通过物理介质传送给治疗和护理患者的医生	6.直接将过去和现在的检查进行对比
7.需要大量的储存空间来存放胶片	7.方便对患者进行健康教育,如在医生办公室中通过显示器就可以进行
8.胶片存在丢失、借出未归还,以及使用过程中损坏的可能	8.有利于对患者资料进行电子化管理
9.不可复制性和使用过程中的消耗性	9.有利于电子临床表单的生成,加快了报销的流程
	10.减少了对当地环境的影响
	11.图像质量永远不会受损
	12.为计算机辅助诊断提供了可能性

还可记录动态成像过程。电影荧光照相术使用电影胶片记录动态图像,生成动态电视图像。可以在计算机显示器上回放数字荧光透视检查过程。

计算机X线摄影

自从 20 世纪 80 年代计算机 X 线摄影术(CR)出现以来,至今已被广泛应用于临床。CR 被视为胶片影像的延续,是具有完整系统的数字成像技术。

CR 的图像产生过程,是通过 X 线对荧光屏(而不是胶片)进行曝光。X 线对荧光屏照射,再用激光束扫描荧光屏。如今大部分 CR 仍然连接在激光打印机上,可以将图像打印为胶片。这意味着图像可以在电脑显示器上通过一些技术得以加强,之后又能以硬拷贝胶片的形式被储存。

CR 的优点是其具有非常宽泛的曝光率。这意味着在任何诊断性曝光量的条件下,可以使用相同的、可重复使用的探测器。此外,CR 的暗盒与屏/片系统的胶片盒构造类似,可以与之前的设备兼容。因此,设备和曝光技术几乎没有变化。这两种设备在曝光过程中对患者产生的辐射量没有显著差异。

数字X线摄影

数字 X 线摄影技术(DR)在 20 世纪 90 年代开始用于商业用途。目前 DR 有两种形式:直接 DR 和间接 DR。两种形式 DR 之间的区别在于探测器如何捕捉 X 线。直接 DR 的探测器使用的是对 X 线敏感的半导体材料,如硒,它可以将 X 线直接转换为电荷。间接转换探测器使用一种 X 线吸收闪烁材料,如碘化铯,它能将 X 线电子转换为光量子。然后用电荷耦合器或薄膜二极管阵列来探测光量子。DR 设备中另几项重要的组件包括控制和读出电路、X 线机通讯与同步设备、图像处理软件,以及能与系统各部分交互的主机。

计算机和数字X线摄影术的比较

CR 和 DR 产生的类似之处在于,两种系统可以使用技术修改图像来增强诊断图像的细节,数字化传输与储存,对患者的辐射剂量也很相近。

两种系统间的区别在于成本、分辨率及成像速度。CR 比 DR 便宜很多,目前 CR 可与屏/片系统成像设备兼容,然而 DR 想要完全替换现有的屏/片系统还很困难。CR 比 DR 的分辨率高,因为图像以分子水平储存于胶片。然而,CR 图像的分辨率受限于激光的尺寸,光学读片系统也使图像锐利度下降。DR 比 CR 成像速度快,因为省去了两次照相间设备的更换时间。CR 很方便移动,然而移动 DR 的费用较高。

理解图像[23,26-30]

X线图像是X线与人体组织相互作用的结果。不同灰度的X线图像依赖于不同组织对X线不同程度地衰减。一种组织衰减光束的能力取决于它的放射密度。

什么是放射密度?

放射密度是描述物体从X线中吸收辐射量高低的一种物理特性。一种物体的放射密度取决于:物质组成(有效的原子序数和体积密度)和厚度。有效的原子序数能衡量该物质中有多少数量的电子会与X线光子发生相互作用。一种物体的有效原子序数越大和(或)越厚,它的放射密度就越大。

X线片密度

X线片密度是一种技术术语。一个物体的放射密度与X线片的灰度之间存在负相关的关系。也就是说,放射密度越大,X线片的密度就越小,图像就越倾向于白色;放射密度越小,X线片的密度就越大,结果是图像越黑。

不透射线和射线可透过

不透射线和射线可透过,这两个术语分别描述了物体放射密度的大小和程度(图1-7)。

不透射线被定义为"X线不容易穿过"。一个不透射线的物体有着很大的放射密度,它会衰减几乎所有的X线,导致X线不能到达接收器,所以图像表现为白色。射线可透过被定义为"X线容易穿过"。一个射线可透过的物体有着较小的放射密度,它对X线衰减的作用较小,更多的X线到达接收器,所以图像表现为黑色。空气是最好的例子。在骨的X线检查中,放射密度低的区域,通常存在异常,如骨质疏松、溶骨性肿瘤和感染。

放射密度是各成分相互作用的结果:4种灰度的解剖结构

人体的组织有4个主要的放射密度类别。因此,在X线照片上有4种主要的灰度(X线片密度)(图1-8)。

在图像中,组织识别基于不同放射密度形成的对比度。下面描述了各种组织的灰度,这些灰度通常同时出现在一幅图像上。

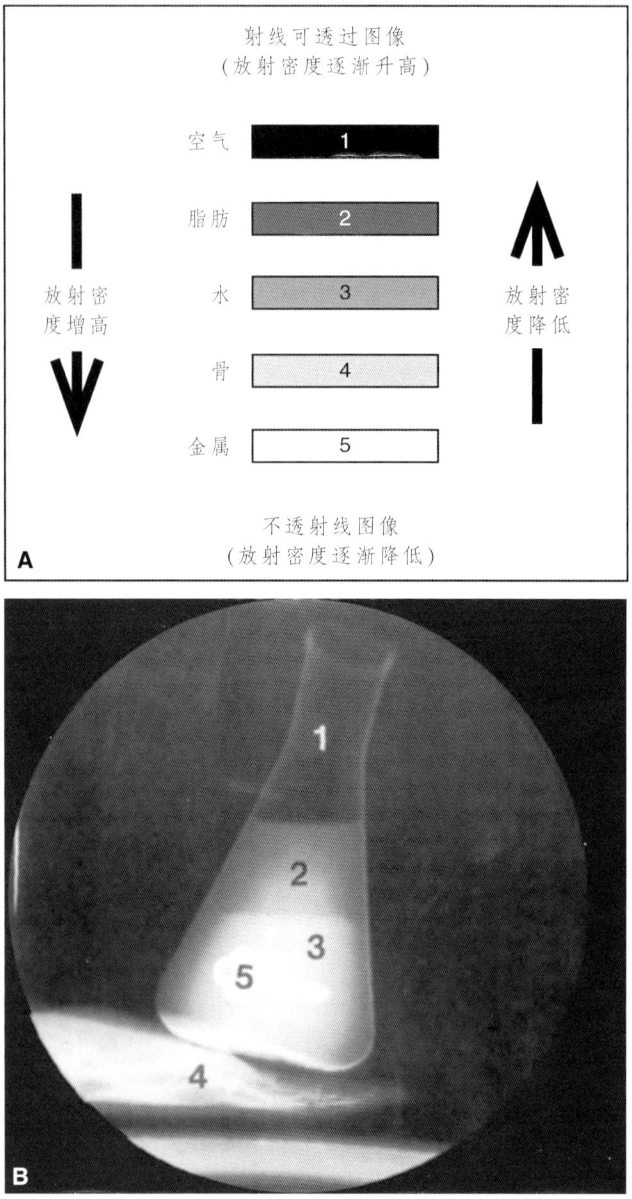

图1-7 (A)5种主要物质的放射密度:空气、脂肪、水、骨骼及金属(如手术器械)。(B)手持烧瓶内可以看到:1,空气;2,脂肪;3,水;4,手骨;5,水中的金属钥匙。

1.空气(黑色):空气是射线可透过的。它是人体结构中放射密度最小的。空气在气管、肺、胃和消化道中都可见到。空气也被看作是图像的黑色背景,它可以用来提高对比。在一个伤口中,放射状的"气泡"表明了气体的存在。在胸腔中,在气胸(胸膜腔内的空气)、食管疝气和肺脓肿等情况下,会出现空气。

2.脂肪(灰黑色):脂肪的密度比空气大。脂肪通常存在于肌肉和脏器周围。脂肪异常出现的一个例子:由

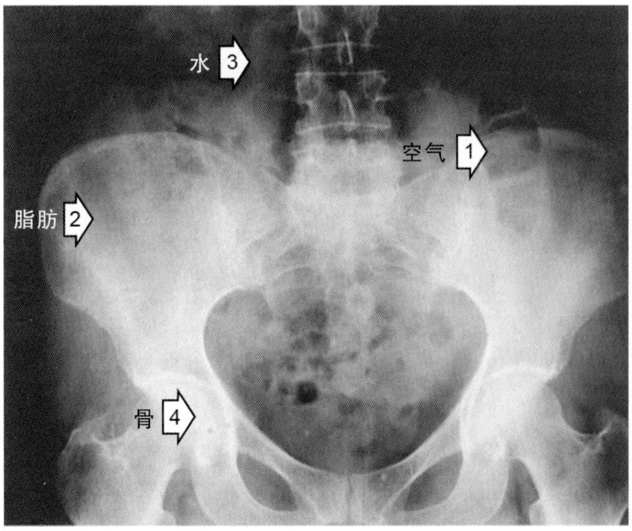

图 1–8　骨盆正位片中显示的 4 种主要组织的灰度。1,气体,在降结肠和骨盆的中心可以看到典型的粪便与气体的混合影。2,脂肪,黑色的条状影,这条条纹是脂肪层的褶皱形成的。它在侧面没有被降结肠遮住。3,水,肌肉和软组织的密度与水的密度相同。含水丰富的器官、血管和肌肉组成了这种灰色阴影。箭头所示为腰大肌,沿着腰椎的边缘延伸。4,骨骼,近端股骨、骨盆、骶骨和脊柱的骨性成分在图像上显示最清晰,因为骨骼具有 4 种密度中最大的放射密度。箭头所示为股骨头。

于关节积液而脱出的脂肪垫。

3.水(灰色):水比脂肪的密度还高。包括血液、肌肉、软骨、肌腱、韧带、神经和充满液体的器官,以及所有软组织内的液体,这些物质都与水的辐射密度近似。水密度异常的例子是由感染、积液或出血导致的关节囊肿胀。

4.骨(白色):骨是人体密度最高的组织。牙齿是所有骨骼中最白的,因为它们的钙含量很高。骨密度的异常表现见于骨化性肌炎或异位骨化等情况。

另外两种灰度

另外两种物质也经常在图像中见到,它们在医学影像中比较常见(图 1–9)。

5.对比剂(明亮的白色)。对比剂是不透 X 线的,也被称为正对比剂。最常见的例子是硫酸钡,用于上消化道和下消化道造影检查。钡剂附着于脏器的内部,使得在传统的 X 线图像上不明显的软组织变得可见。

6.金属(致密的白色)。金属用于补牙、假体等,如全关节置换,在骨折固定时使用的针和线,或用于性腺

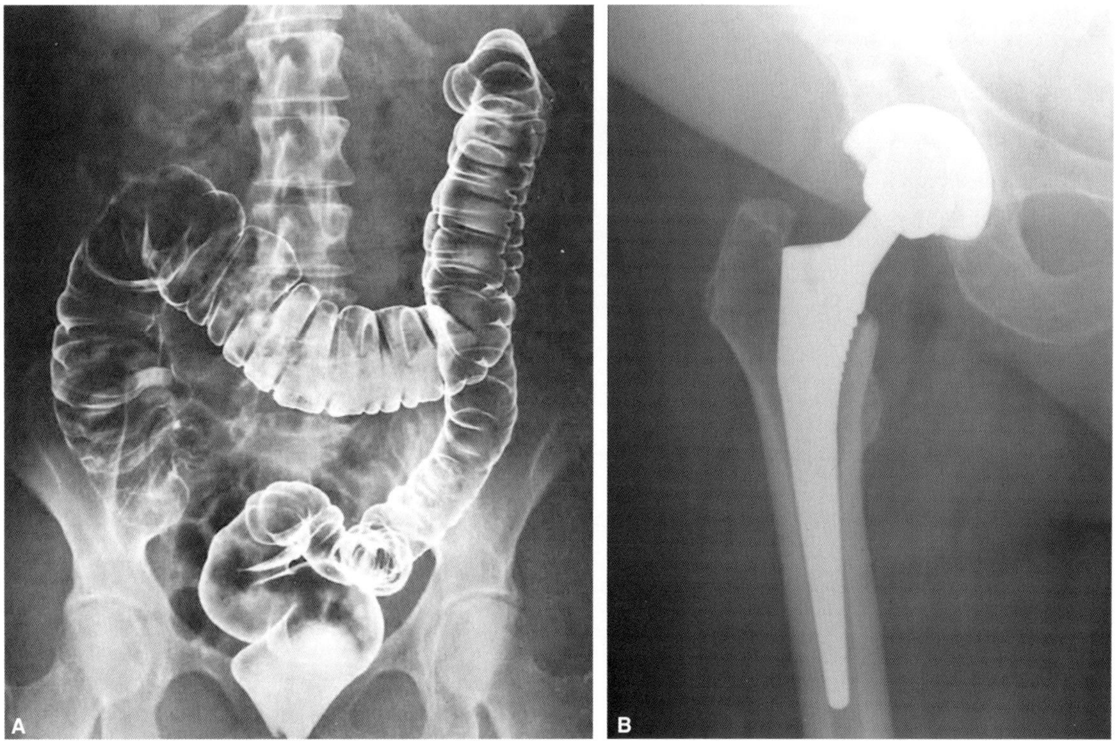

图 1–9　(A)下消化道气钡双重对比造影检查。气钡双重对比可使正常的结肠内壁被钡剂覆盖,其内的空气使肠腔扩张。由对比剂形成的亮白色轮廓,使得在普通的 X 线图像上可看到正常情况下不可见的结构。(B)全髋关节置换术。金属材质的关节假体吸收了所有的 X 线,并在图像上投射了一个纯白色的图像。义肢后面的任何解剖结构都不能显示。(A, From Squire and Novelline[26], p. 159, with permission.)

保护的铅屏蔽,图像是均匀、致密的白色。金属密度的异常,见于工业事故或武器金属碎片中。

上述物质的有效原子序数和容积密度的排序可以进一步说明放射密度在图像形成中的作用（表 1–4）。值得注意的是,空气的原子序数比脂肪或水都高,但其组织密度却明显很低，所以空气吸收的 X 线比脂肪少,在图像上颜色也更黑。

放射密度与厚度间的函数关系

同一材质的物体,厚度越厚,其放射密度就越大。图 1–10 展示的是在放射图像上,随着厚度的增加,图像的灰度逐渐变浅。所以,尽管一种物体内部的物质成分可能是均匀的,但在其较厚的部分会吸收更多的 X 线,而较薄的部分则会吸收较少的 X 线,形成较亮白的图像。

当 X 线束穿过骨骼系统时,因不同形状的骨和骨不规则的表面呈现出许多不同的厚度,所以骨骼的 X 线影像表现为有变化的白色阴影,而不是亮度一致的白色。

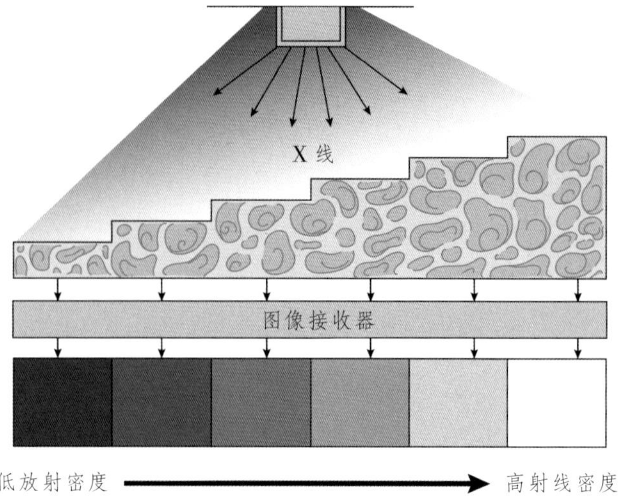

图 1–10 放射密度与物体厚度间的函数关系。假设接受射线照射的物体是一组骨质薄片,每一片都依次增厚。分别观察这一组图像,会发现图像的灰度逐步增加。图像左侧最薄的一层对应的是最低的放射密度。图像最右侧的部分最厚,放射密度最高。重要的是,任何物体,与同一物体中较薄的部分相比,厚度越大,它吸收的辐射量就越大。(Adapted from Eastman Kodak Company.)

你能看到多少个维度?

了解物体的组成成分及厚度与物体放射密度间的关系,是理解 X 线成像的基础。现在,让我们来思考一下形状对 X 线图像的影响。一幅解剖图像的形态和外形取决于 X 线光束的投影角度。也就是说,X 线光束穿过身体部位的方向将决定该部位在胶片上显影的轮廓,这个方向也决定了该部位的放射密度。

垂直平面投影角度

图为三块木头的放射图像(图 1–11)。不同的射线投射角度产生了不同的轮廓和不同的放射密度。

- 当三角形木块的长轴平行于在图像接收器平面放置时,得到的三角形放射密度均匀,图像也是均匀的,因为木块相对于 X 线光束的每个点都拥有相同的厚度。
- 当三角形木块的长轴垂直放置在图像接收器平面上时,X 线光束穿过三角形最厚的部位:从顶部到底部。所得到的矩形图像中央拥有最大的放射密度。
- 当将三角形木块的长边放置在接收器平面时,得到的矩形图像显示,从木块的厚端到薄端,射线的密度逐渐降低。

如果阅片人事先并不知道三角形木块的存在,通过观察这三幅图像并且注意到图形形状和放射密度的变化,就可以很容易地推断出被照射物体的三维形态。

曲面上的投影角度

曲面比平面要复杂一些。曲面是由一系列的平面组成的。在此例中,想象一个曲面在某些点上相对垂直于图像接收器,对理解问题是很有帮助的。与图像接收器平行的曲面相对较薄,几乎没有放射密度,反之,与图像接收器垂直的曲面部分,将会吸收更多的射线,并

表 1–4 与物质组成有关的放射密度

放射密度增大（↓）	物质	有效原子序数	密度 (kg/m³)
	空气	7.78	1.29
	脂肪	6.46	916
	水	7.51	1000
	肌肉	7.64	1040
	骨	12.31	1650
	钡	56	3510
	铅	82	11 340

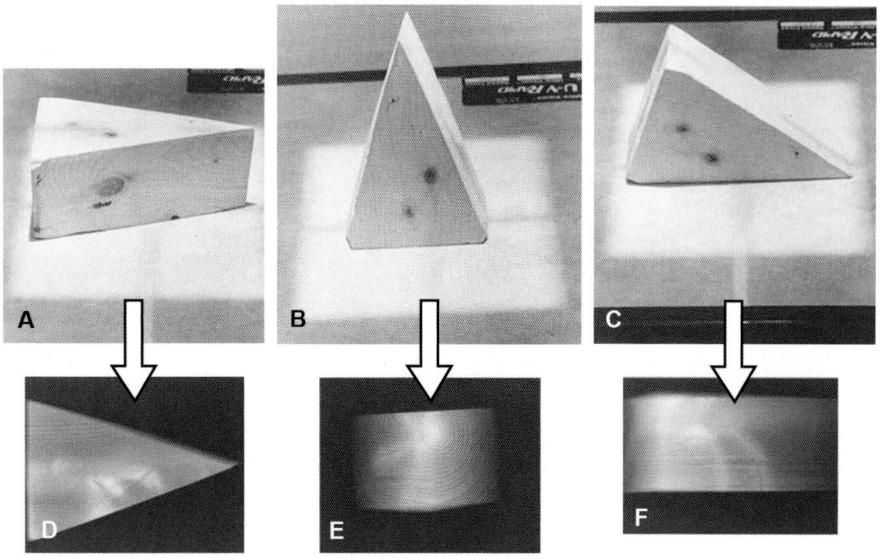

图 1-11　以 3 种不同角度摆放的三角形木块，由于光束穿过的厚度不同，分别形成不同的放射密度（注意观察木头上的木纹，联想一下钉钉子时不容易将钉子钉在木头结上，这是因为此处的木质相当密集。一般情况下，这个木结比周围木头的放射密度高，并在图像上显示为白色的螺纹）。

具有更大的放射密度。

为了说明这一问题，请观察空心塑料管的两种 X 线成像（图 1-12）。

● 第一幅图像是由竖直放置于图像接收器上的管子形成的。这个圆形图像具有均匀的放射密度，因为 X 线束在所有的点上都沿着同一长度的管道传播。中心的放射密度与外周的空气相同，表明管道是中空的。通过这幅图像我们还不能确定这根管子的长度。

● 第二幅图像是平放在图像接收器上的管子形成的。图像的中心是放射密度最低的区域，因为 X 线束穿过的厚度仅仅相当于两层管壁的厚度之和，而两侧放射密度相对密集的线状影是由 X 线束累积穿过相对较厚的弯曲而产生的。这幅图像是典型的中空管状结构，如人体骨骼系统中的长骨。

"横看成岭侧成峰"

从以上这些例子中可以看出，为了获得与结构有关的信息，需要多个投影角度。单一的放射影像只能提供两个维度的信息：长度和宽度。第三个维度，即深度，需要通过与第一幅图像成 90°投射角而得到的第二幅图像来获得。只通过一个投射角度是无法掌握物体的全部信息和关键的诊断信息。如果需要了解三个维度，那么至少需要两幅图像，并且投射角度尽可能接近 90°（图 1-13）。

对三维空间的想象

在评价医学影像时，以正确的投射角度所得到的两个投影，将为阅片者提供物体长度、宽度和深度的真实尺寸。然而，在进行观察时，需要阅片者通过自己的想象力对物体进行重建。丰富的解剖学知识是放射科医生的核心能力。无论成像机制有多先进，对数据的理解仍然依赖于阅片者对解剖学知识的深入理解。

手指的 3 幅 X 线图像可以说明这一理念（图 1-14）。第一幅图像是一只普通的手指，其他两幅图像中，手指被涂上了钡，并在正位和侧位上进行了照射。在图 1-14A 中，软组织的图像是模糊的灰色轮廓。而在图 1-14B 和图 1-14C 中，钡留存在皮肤和指甲的缝隙中，即使是新手也能很轻松地在脑中想象出手指的轮廓。

对三维空间的想象力是至关重要的。放射科医生以这种方式观察大多数的 X 线图像，通过解剖学的知识来感知和想象三维空间并重建形态。

玫瑰花的放射密度

Squire[26]对于放射影像基本原理的阐释，即放射密度、形式和感知，不是以图像的形式描述，而是将其描述为"光束源和胶片之间的密度总和的复合阴影图"。Squire 用这张玫瑰的照片来表明她的观点（图 1-15）。观察一种熟悉事物的 X 线图像可以让阅片者更自信

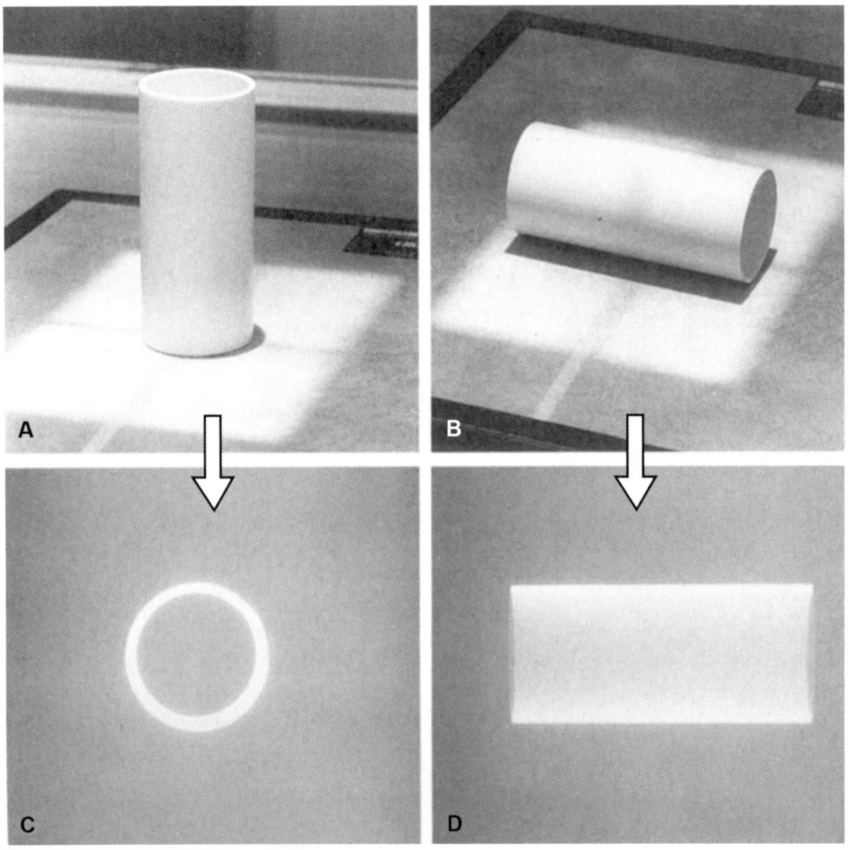

图 1–12　(A~D)两个不同角度放置的中空塑料管的X线成像。(C)显示管道是中空的，但其中不包含关于管道长度信息。(D)显示管道的长度和宽度。即使没看到塑料管，我们仍然可以推断出这个物体有着密度较低中心部分，因为高密度的边缘与密度较低的中心形成了对比。(From Richardson and lglarsh[30], with permission.)

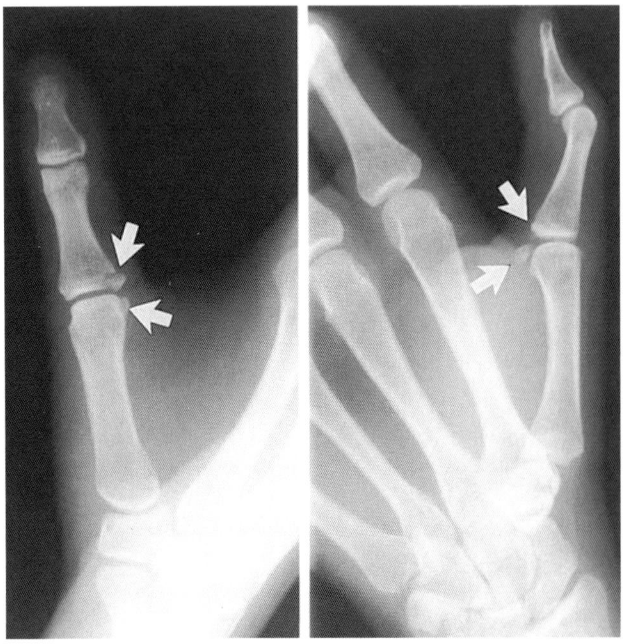

图 1–13　这两幅拇指的X线片说明了拍摄两幅尽可能互成90°的图像在准确收集诊断信息过程中的必要性。在左侧后前位视图中，箭头所示的可能是两块碎骨片或两块籽骨。而在右侧的视图中，很明显，在近端指骨的底部看到的碎片确实是骨折形成的碎骨片，而在掌骨上看到的物体则是籽骨。骨折的碎片通常有不规则的边缘，而籽骨有着光滑的圆形边缘。

地去应用新的“概念”和“术语”。请理解以下几种观点：

1.从视觉上来说，阅片者通过观察二维形状来获得三维信息，并将图像识别为真正的玫瑰。

2.密度和厚度都较高的紧密封闭的花蕾和重叠花瓣与盛开的玫瑰花瓣之间的放射密度差异很明显。

3.单瓣是图像上放射密度最低的结构。

4.多瓣比单瓣的放射密度稍高。

5.叶脉的密度比叶子本身的密度大。这是因为导管的细胞结构更加紧密，其中的液体也使其密度增加。

6.茎比其他结构更厚，对应了高放射密度。

7.可以推断出茎的形状为管状，同时注意到边缘密度的增加和密度较低的中心。边缘的密度更大是因为此处为曲面。

8.就像叶片上的叶脉一样，液体会增加空心管状茎的密度。

9.通过观察平面上垂直的叶子和另一片与之成90°的叶子，可以推断出叶子的形状为薄而宽的。

10.曲面密度的变化是显而易见的，在比较叶片的放射密度时，平放在胶片上(与胶片平行)的卷叶中，其卷曲部分(相对垂直于胶片)的密度逐渐增高。叶子越

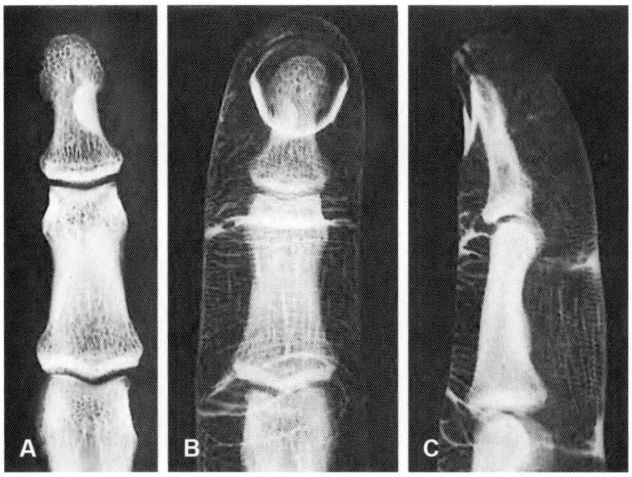

图 1–14　(A)一根手指的普通 X 线平片。(B,C)涂有钡的手指 X 线平片。

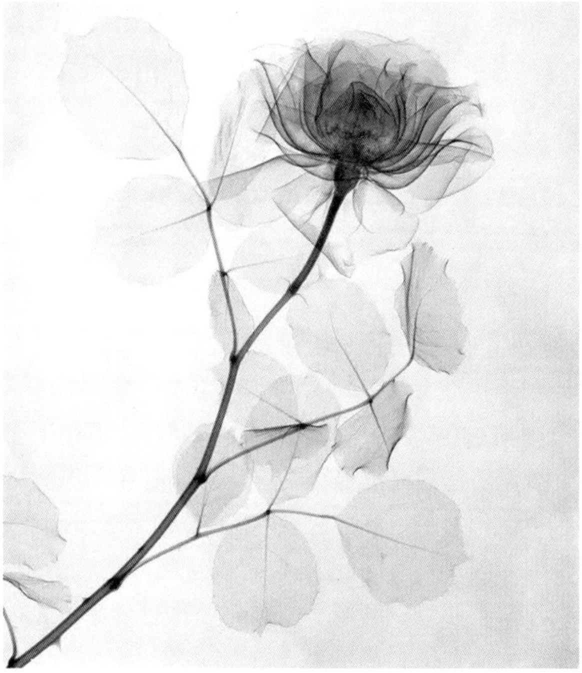

图 1–15　玫瑰的放射影像。

卷曲，其放射密度越大。

关于放射学的更多内容[10,23,26,29]

解剖学知识是理解 X 线成像中灰度图像形成原因的良好基础。这种基础决定了阅片者是否能进一步理解更多的放射学术语、放射学解剖标志，以及如何看待和评价放射学图像质量的影响因素。

X线摄影术语

体位

在 X 线摄影的术语中，体位用来描述患者身体位置。其有两种含义：第一，即字面上对于一般的身体姿势的描述，如站立、坐、仰卧、俯卧、直立或头低足高位；第二，指身体某部位相对于 X 线照相机的位置，也可以描述为身体的某部位接近于图像接收器的表面的相对位置，比如右前斜位(RAO)。

卧位是专门用于利用水平的 X 线束进行 X 线摄影的照射体位。患者可以俯卧、仰卧位(侧卧位)、右侧卧或左侧卧。卧位可以用于检查体腔内的气体与液体，如胸部或腹部。

在骨科放射学中，患者可能会采取坐位、仰卧或直立姿势。坐位或站立位都可以使身体保持直立。两者之间的区别可能对某些关节的评估具有重要意义，特别是对下肢和腰椎的评估。立位或负重位，都能清楚地表明关节在自然或负重的状态下接受检查。在常规的 X 线摄影中，直立或负重位通常都不常规使用，因此这些术语会在 X 线图像中说明，以告知阅片者此图像是在什么体位下拍摄的。

所有定位的术语、方向的术语和身体的平面都是在标准解剖位置的基础上描述的。

投影

投影这个术语描述的是 X 线束从 X 线球管穿过患者，到达图像接收器所通过的路径。最常见的投影术语有前后位(AP)、后前位(PA)和侧位。例如，前后位投影意味着射线束从人体的前表面进入，并从后表面射出。常见的位置和投影总结见表 1–5 和图 1–16。

放射学家和放射学医生已对检查患者骨和关节最有效的体位达成了共识。在常规的影像学检查中，1989 年美国制订了与放射技术学有关的检查项目标准化规范，使常规 X 线检查程序和评估工作中最常用的检查流程更加规范，这使得放射检查可以更好显示特定的解剖部位或病理改变。这项规范中包含常规和可选的检查流程[29]。

表 1–5 X 线投影和体位

投影(中心射线的路径)	体位	
	常用体位	特殊体位(靠近图像接收器的身体部位)
前后位(AP)	直立位	左或右侧位
后前位(PA)	坐位	右后斜位(RPO)
侧位	半卧位	左后斜位(LPO)
AP 或 PA 斜位	仰卧位	右前斜位(RAO)
AP 或 PA 轴位	俯卧位	左前斜位(LAO)
切线位	头低足高位	右侧卧位
经胸廓位		左侧卧位
下上位		俯卧位
上下位		侧卧位
足头位(PD)		弓背位
头足位(DP)		
外内侧位		
内外侧位		
颏顶位(SMV)		
顶颏位(VSM)		
头尾位		
眶顶位		
顶眶位		

前后位、侧位和斜位投影

附肢骨骼和脊柱的放射线检查的最常见体位是：前后位(AP)、侧位和斜位投影。

放射诊断学的一个普遍规律为，至少要在两个成直角投影的图像上进行诊断，这样做的目的有：①提供有关结构尺寸的信息；②定位病变或异物；③确定骨折的走行。因此，对骨骼进行常规 X 线检查需要至少两个方位，即前后位和侧位。另外，为了更直观地显示关节表面的复杂解剖结构，在大多数的关节面检查中都有斜位投影。

前后位投影意味着 X 线束从前向后穿过人体。除了手部，所有的骨头和关节都是通过前后位的投射来评估的，手部通常使用后前位(PA)投影，也就是说，将手掌放在图像接收器上，X 线束通过手背投射进来。

侧位投影意味着 X 线束通过与前后位或后前位投影垂直的方向穿过人体。

斜位投影是指将人体部分旋转，这样 X 线束就以一定的角度(在矢状面和冠状面之间)穿越人体。倾角的程度取决于所要观察的人体结构。

在前后、侧位或斜位投射中，对人体部位进行精确摆位是放射科医生的职责。准确的摆位保证了身体的某一部分可按预期显示。例如，颈椎的侧位投影会直接将右侧和左侧的小关节叠加，从而使关节表面清晰可见。一个正确定位的颈椎斜位投影可以使脊柱一侧的椎间孔(图 1–17)清晰显示。然而，在胸椎和腰椎中却是相反的，在这段脊柱，侧位投影最能显示椎体间的相互作用，而斜位投影则最能表现出小关节的情况。关于以上要点的总结见表 1–6。

表 1–6 观察脊柱各段椎间孔和椎关节突关节最佳的投影角度

	颈椎	胸椎	腰椎
椎间孔	斜位 45°	侧位	侧位
关节突关节(椎小关节)	侧位	斜 70°	斜位 45°

阅片

胶片(硬拷贝)的放射图像在观片灯上查看。胶片被放在观片灯表面，照明灯从后方照射(图 1–18)。“主灯光”的形式被应用于阅片，使人们的注意力集中在图像上可能无法被充分照亮的区域，例如，在常规肩关节前后位图像上的肩峰下区域(图 1–19)。

因为胶片是透明的，所以可以从两面观看。通常，人们习惯将胶片以解剖学位置面对着阅片者，这对于前后或后前位摄影都是正确的。

这个规则中的一个例外是：手和足的 X 线图像通常为从足趾或手指向上看。四肢通常情况为自然下垂的，就像正常的解剖位置一样。侧位投影放置在灯箱上，阅片者能从与 X 线球管相同的角度观看图像。

软拷贝是在两种基本类型的显示器上完成的：传统的阴极射线管(CRT)显示器，以及广泛应用“平面屏幕”技术的显示器。

平板显示器包括老式的气体等离子显示器和较新的液晶显示器。在观察患者时，位置相当于患者以解剖位置面对阅片者，当在显示器上看时，仍然是这样的。

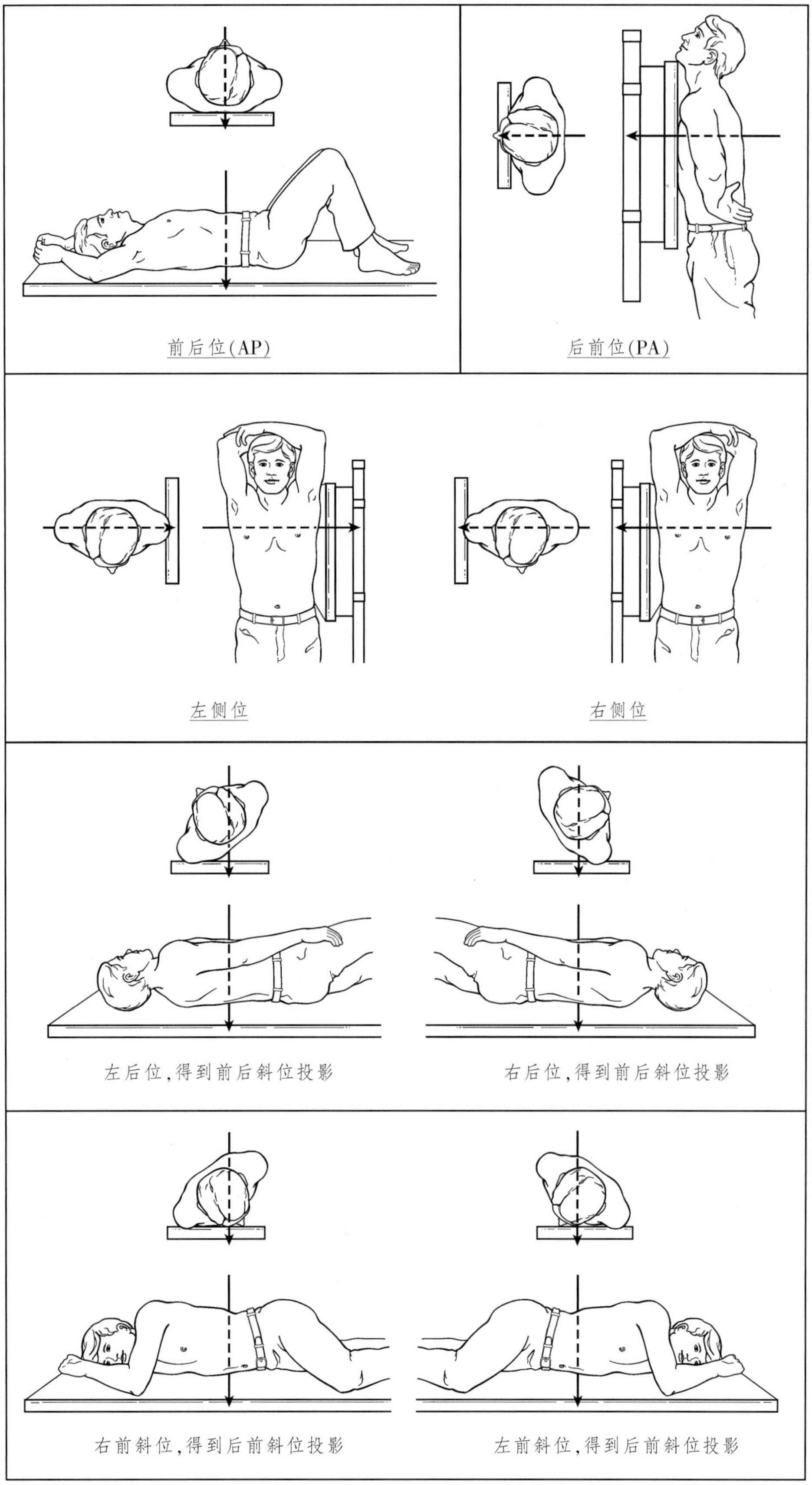

图 1-16　大多数常用的放射投影。

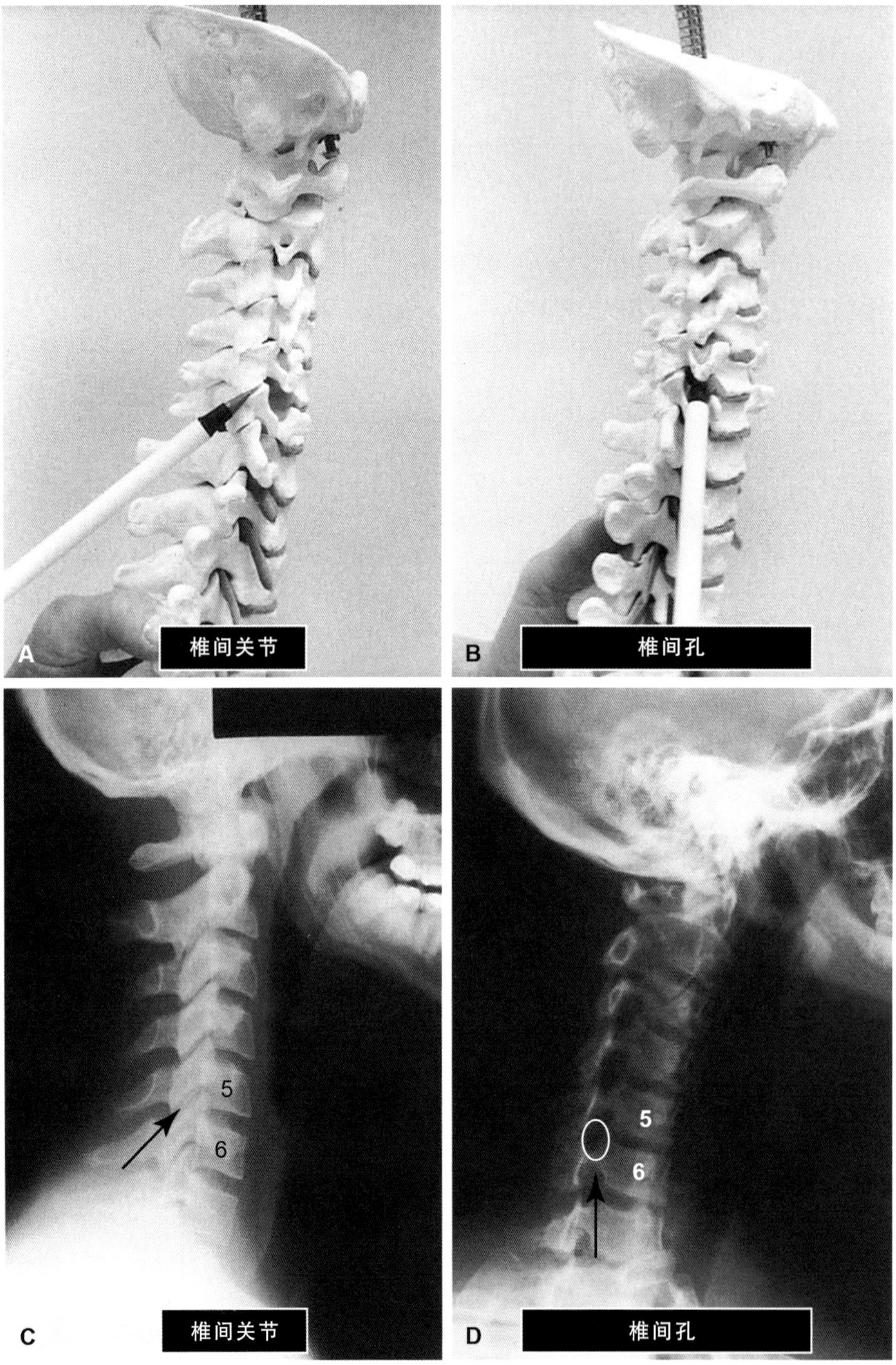

图 1-17 (A)颈椎的侧面图像能最佳显示出椎间关节的位置(笔尖所点的位置)，在相应的侧位X线图像(C)上可以看到相应椎间小关节。椎间小关节间隙在X线图像上是一条暗斜线(箭头所示)。(B)颈椎的斜位投影最佳显示出椎间孔。笔尖指的是C5/C6右侧椎间孔，相应的X线图像(D)上，椎间孔呈一个黑色的椭圆(有白色的轮廓)。

标志物

每一幅放射影像上至少要做两个标志：患者的身份标志和解剖标志。在拍摄过程中标志就被放置在图像接收器上方，而不是在之后再放置，这样做可以避免标记发生错误。

患者的识别信息通常包括患者的姓名、年龄、性别、病例号、日期和检查机构。解剖的标志是不透X线的字母，如标记患者的右或左。这些字母可能是左或右的单词，也可能是首字母R或L。这些字母有时在胶片中会颠倒，所以不要总是依赖字母。应总是把放射影像理解为患者在解剖位置上进行观察。因此，患者左下肢的前后位胶片被放置在观片灯上时，其腓骨应该在阅片者的右手边(图1-20)。

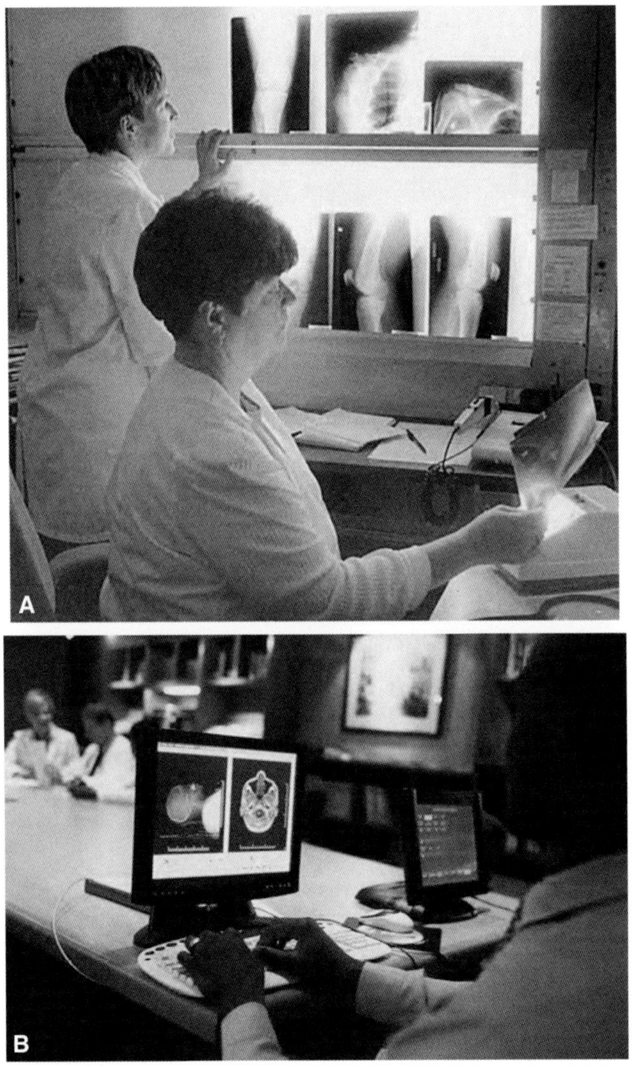

图 1–18　(A)X 线片放置在观片灯上进行分析，也称为灯箱。(B)在液晶显示器上看到的数字图像。

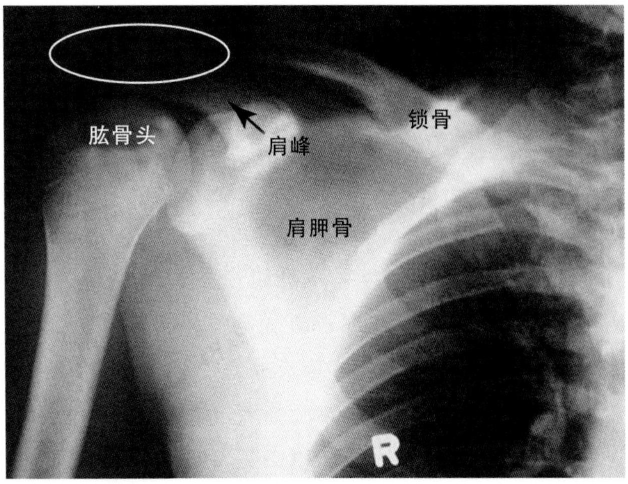

图 1–19　由于人体组织不同的密度和厚度，并不是所有的解剖区域都能在一个 X 线图像上充分显示出来。每张 X 线图像的目的都是为特定区域提供足够的诊断细节。因此，在肩关节的常规摄影中，关节盂作为感兴趣区，并被恰当地显示出来。然而，附近的肩锁骨关节可能会被过度曝光，或者太暗(箭头所示)。为了充分显示肩锁关节，必须对其单独照射。

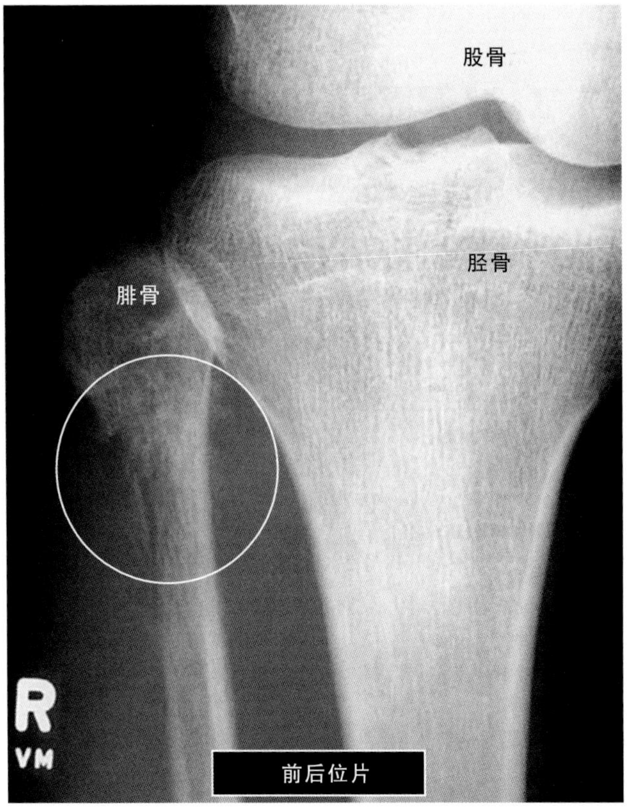

图 1–20　放射图像通常被理解为患者以解剖姿势站在观察者面前。这是一张标准的膝关节前后位照片。R 标记告诉我们这是患者的右下肢。在 R 下面的小字母是技术人员的姓名首字母。圆形的病灶为骨肉瘤。(Image courtesy of John C. Hunter, MD, University of California, Davis School of Medicine.)

下面是工作中会用到的附加标记：

1.内部(INT)表示肢体已被旋转至内部。

2.外部(EXT)表示肢体已被旋转至外部。

3.负重(WTB)或中立位表明患者站立检查。

4.卧位(DECUB)表明患者平躺。

5.吸气(INSP)和呼气(EXP)用来描述拍摄胸片时的呼吸状态。

放射科技师的姓名首字母通常被放在 R 或 L 标记下方，以确定负责该检查的人员。

图像质量的影响因素

能影响 X 线影像评估过程的因素被称为图像质量的影响因素。图像质量的影响因素有 4 个，分别是密度、对比度、细节和失真。密度和对比度是可见的图像属性，而细节和失真是几何性质的图像属性。尽管放射科医生无须对这些因素的技术层面进行操控，但他们也必须理解这些因素是如何影响图像质量的。

密度

放射图像中的密度被定义为在放射图像上的黑色部分的含量。放射学家通过改变电流(mA)和曝光时间来调整密度。在曝光过程中，通过对X线球管发射的X线的数量进行调节。电流和时间的乘积以毫安秒(mAs)表示。此外，辐射密度与距离的平方成反比关系。例如，将光源距离增加1倍，将会使图像接收器接收到的放射线密度降低3/4。然而，医学放射学中通常都采用标准距离，因此，射线的密度主要是由mAs控制的。放射学家利用他们对人体组织密度、厚度和定位的知识，为每一种放射图像选择合适的mAs。一幅曝光不足的放射图像会因图像放射密度太小，显得太白。过度曝光的放射图像密度会过高，使其看起来太暗。任何一种极端都会影响对人体解剖结构的显示（图1-21）。

对比度

放射图像的对比度是不同射线密度之间的差异。密度间的巨大差异产生了高对比度，而较小的差异会产生较低的对比度。高或低的对比度并不代表好或坏。对比的目的是使组织的细节更加清晰可见。例如，在胸部X线图像中，需要较低的对比度，以便能显示出肺部的细微差别，从而观察肺部软组织(图1-22)。然而，在骨骼放射图像中，通常需要高对比度来清晰地看到皮质的边缘。千伏峰值(kVp)是对比度的主要控制因素。kVp越高，X线束的能量就越高，穿透组织的射线就越均匀。相反，kVp越低，组织吸收的变化就越大，穿透组织的射线欠均匀。

电压对放射密度来说也是一种次要的控制因素。更高的kVp值相应导致了总体射线密度的增加，减少了所需要的mAs。放射学家将mAs和kVp的关系调整到平衡状态，尽可能减少患者暴露在辐射下，同时在放射图像中获得最好的图像显示效果。通常，在每次射线检查中应使用产生足够诊断信息的最高kVp和最低mAs，以减少对患者的辐射。

细节

细节的定义为在放射图像上显示的几何结构线条的锐利度。细节也被称为锐利度。缺乏细节的图像模糊或不清晰。细节的主要控制因素是运动，运动对细节有显著影响，运动使图像得不到充分的形成时间。自主运动包括患者运动或呼吸等，非自主运动如心跳、肠道蠕动或设备振动(图1-23)。

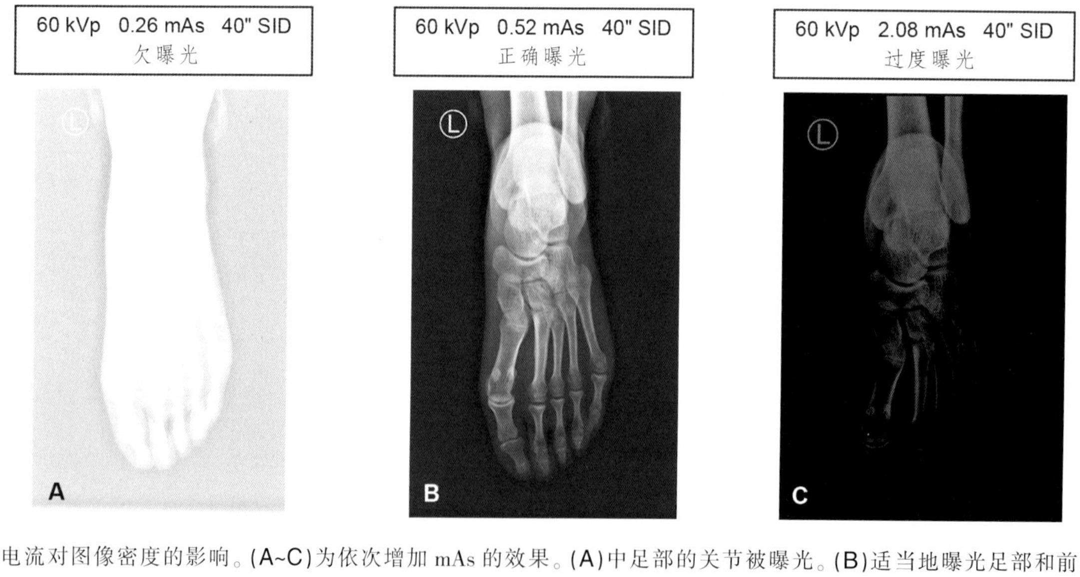

图1-21 电流对图像密度的影响。(A~C)为依次增加mAs的效果。(A)中足部的关节被曝光。(B)适当地曝光足部和前足，就像足部检查所要求的那样(足趾不太清楚，但足趾有单独的检查)。(C)过度曝光，图像非常暗；对于足部解剖来说，图像密度过高，无法观察，只有足跟显示。

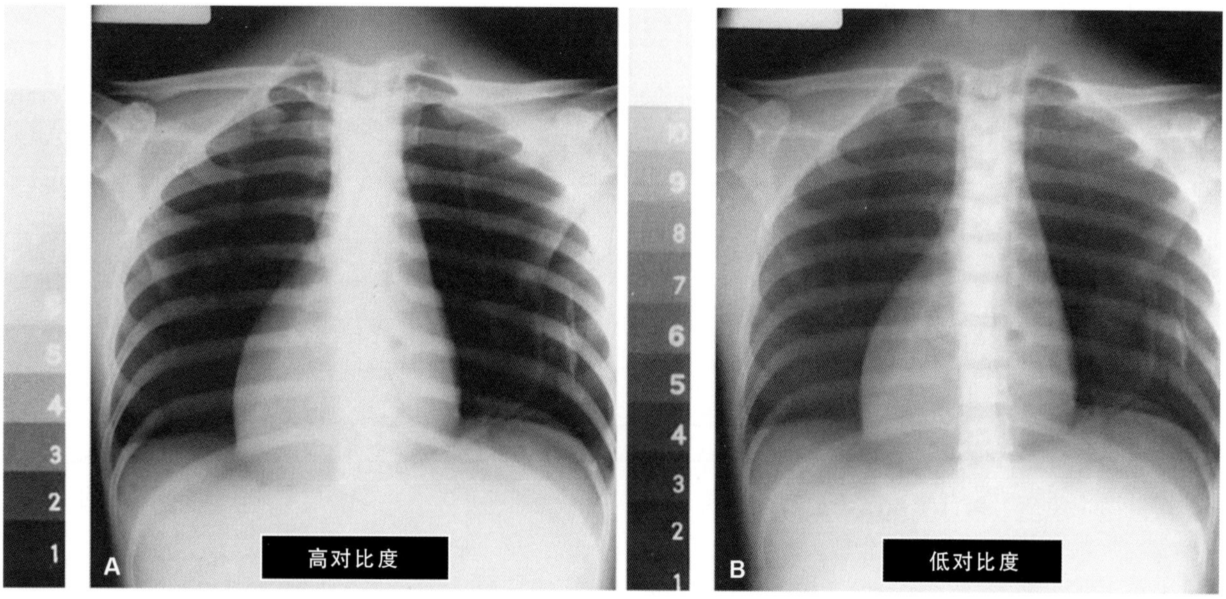

图 1–22　(A)高对比度(50kVp 和 800mAs)。在骨骼图像中,高对比度可以清晰地显示出皮质的边缘。(B)低对比度(110kVp 和 10mAs)。低对比度胸部 X 线片用来观察心脏和肺的软组织。(From Bontrager and Lampignano[29], p. 33, with permission.)

其他影响细节的因素有光源、患者、图像接收器和光源之间的距离。X 线遵循光投影的一般规律,因此,对于投影图像至关重要的变量是光源的直径,光源和患者之间的距离,以及光源和图像接收器之间的距离。在应用过程中这些变量会被调整,以尽可能减少图像的模糊程度。考虑到距离对定位的影响,观察者必须意识到物体离图像接收器越近,就越容易显示得清楚。例如,胸部 X 线图像通常是在后前位的投影中完成的,因为心脏和肺在胸腔更靠前的位置,所以这个投影把心脏和肺投射在最接近图像接收器的位置。然而,腰椎经常使用前后位拍摄,因为放射线投影会把患者的脊柱投射在最接近图像接收器的位置。此外,脊柱最接近图像接收器的部分会被最清晰地显示。

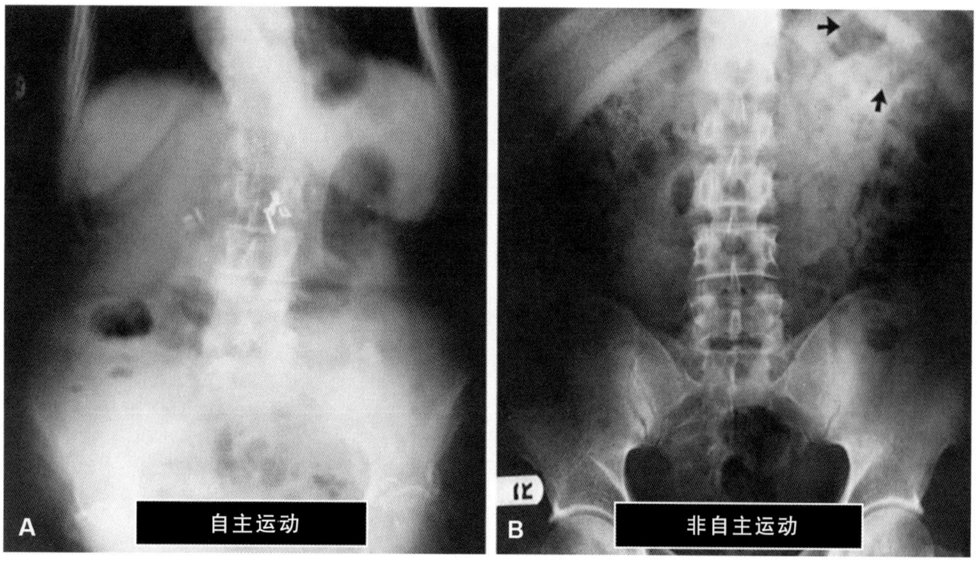

图 1–23　细节可能因以下原因而模糊。(A)由呼吸形成的自主运动,或者(B)非自主运动。注意左上腹部的蠕动(箭头所示)如何使肋骨的图像变得模糊。(From Bontrager and Lampignano[29], p. 34, with permission.)

失真

放射图像的失真是指被检查的物体和被记录的图像之间的差别。这种失真可以分为物体尺寸的失真和物体形状的变形(图 1–24)。尺寸的失真包括图像的伸长和收缩。可控制的主要因素包括光源、患者和图像接收器之间的距离、体位,以及中心射线的位置。

距离方面,在大多数骨骼放射图像中,常见的做法是使用 40 英寸(1 英寸≈2.54cm)作为光源和图像接收器之间的标准距离。另一个同样关键的距离,即光束源与被检查结构之间的距离,在每次的检查中都是不同的。利用这两个距离可以计算出图像的放大系数。

放大率等于光束源与图像接收器间的距离的差除以光束到患者距离的差。这意味着,一个结构越接近图像接收器,失真就越少,细节也越好。阅读 X 线图像,观察者在脑中试图重建三维结构时,必须意识到 X 线光束会对靠近光束源的结构放大显示,而远离光束源的结构显示得更加清晰(图 1–25)。

由于对结构的不均匀放大,造成了结构的变形。投射出的结构与实际结构相比,显得更大,长度更长(图 1–26)。虽然医生们为了减小变形,而对 X 线检查做出了某些调整,但是骨骼是不规则的,骨骼和图像接收器之间的距离,以及光束的形状总是会带来不同程度的变形,光束的概念可以用来理解这种变形产生的原理。像投射的光线一样,从小焦点中发射出的 X 线会以直线的方式向患者和图像接收器的方向发散。只有在光线中央部分照射下的结构,即光束与图像接收器垂直部分处受照射结构的图像是最接近准确的图像。一个结构距离光线中央部分的距离越远,光束散发的角度越大,其变形程度就越大。另外,结构越倾斜,变形就越大。为了减少变形,放射学家将中心射线集中在感兴趣

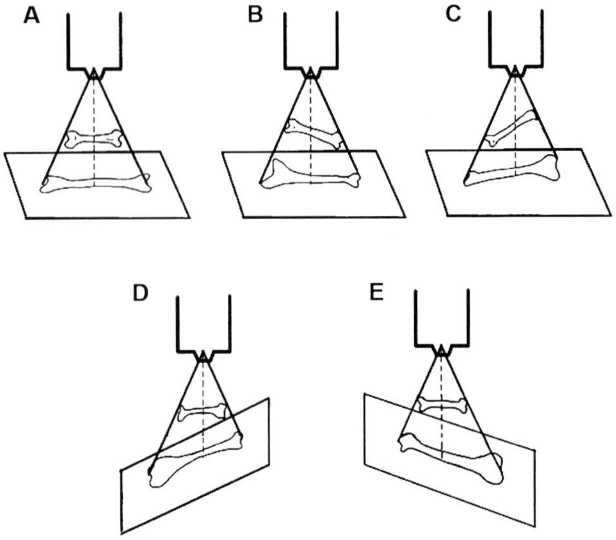

图 1–24 (A)被检查结构与图像接收器之间的正确位置。(B,C)由于结构部分位置的变化导致图像的缩短和放大。(D,E)由于被检查结构和图像接收器、中央射线与图像接收器相对位置变化而导致的伸长和放大。

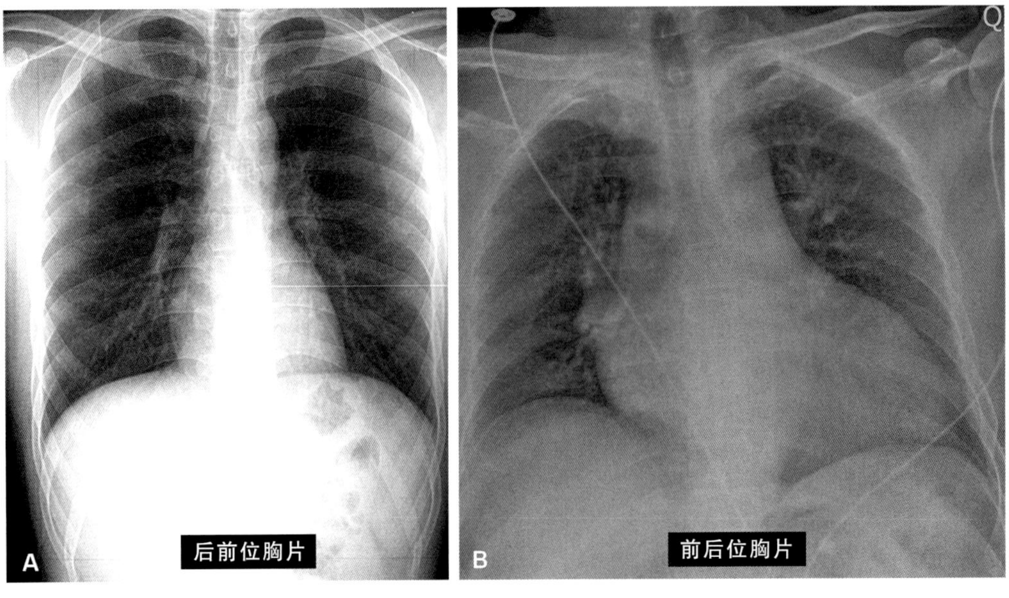

图 1–25 尺寸放大失真。(A)后前位(PA)胸片,患者的心脏尺寸较小。(B)前后位(AP)胸片,患者的心脏尺寸较大。

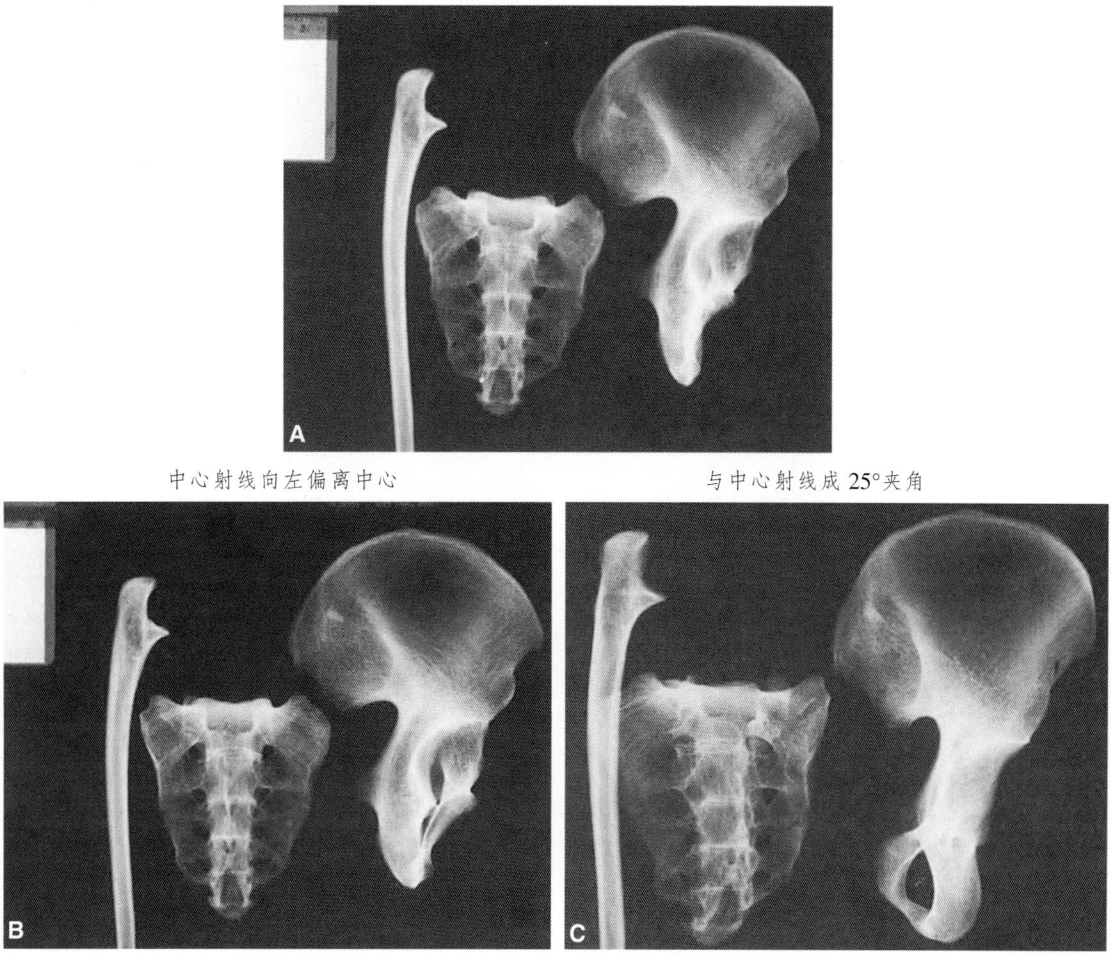

图 1–26　变形。(A)以中心射线为中心拍摄，骨骼与中心射线垂直。(B)中心射线仍然垂直于胶片，但略从中心向左侧偏离(远离骨盆)。其结果是，变形并不显著，但显示出的骨骼结构的外观变化比较明显，尤其是骨盆的图像，因为它离中心射线最远。(C)使中心射线以 25°角进行拍摄，并以胶片中心为中心。可以看到骶骨和髂骨出现了明显的变形。(From Carlton and Adler[10], p. 425, with permission.)

区域，并使身体与图像接收器平行。正确的摆放体位会尽可能地减少图像变形，观察到更多的关节间隙。也就是说，关节间隙本身是可视化的，而不是重叠的骨末端。

数字化图像处理

在放射图像的产生过程中，通过对 mAs、kVp 和几何性质(如密度和对比度)等变量进行调整，可以实现在放射图像上产生足够的诊断细节。这些调整是在图像采集之前完成的。计算机或数字化放射图像的优点是，在放射图像完成后，还可以进行进一步的技术重建，而无须对患者重复检查。

一般来说，数字化后处理是为了增强对比度、放射密度和放大率，通过调整对比度，调整亮度，从而使医生能更好地辨别病灶，还可以放大图像的分辨率(设有最大值)。

有趣的是，在人类视觉范围内只能看到 32 个或更少的灰阶。大多数的数字接收器能对在光子束离开患者时产生的 1000 种灰阶做出敏感分辨。计算机也同样能够存储所有 1000 种不同的灰阶。因此，计算机实际能“看到”超出人类视觉范围的灰度。通过数学的方式改变图像，计算机可以将这些灰度转变为我们肉眼可以观察到的影像。我们可以选择所要显示放射密度的范围，以显示和识别特定的解剖结构，这对诊断来说是非常有用的。显示的放射密度范围被称为“窗”(图 1–27)。

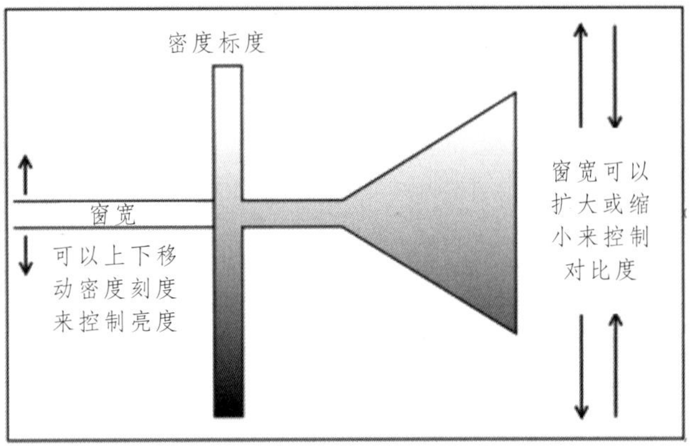

图 1–27 我们看到的每一幅图像只是计算机获得的总数据中的一个小“窗口”。

放射学家可对成像窗口的两个参数进行调节，以达到提高诊断细节的目的。窗位可以控制图像所显示密度的高低，调整其到适当的水平，以显示欲观察的诊断信息。窗位和图像密度之间有直接的关系，当窗位升高时，图像密度（或称黑白）也会增加。在窗位之外的诊断信息将不被显示。在大多数情况下，医生们会查看多种窗位，以便充分地显示适当的密度范围。另一个参数窗宽，可以控制图像的对比度。在窗宽和图像对比度之间存在着反比关系。较大的窗宽能显示更多的灰度，而较小的窗宽减少了灰度的显示，从而会忽略掉很多数据，但由此却可以显示更多细节。

虽然目前已存在多种电子技术，还有许多也在开发当中，但它们都有着改善图像质量，以及通过后处理进一步提高图像诊断价值的作用。在对肌肉骨骼系统的诊断中，传统的放射检查方法的价值和有效性都得到了加强。

常规X线检查

例如，当要使用 X 线对患者的足踝进行检查时，开具处方的形式可以是“足踝平片”“足踝摄影”“足踝 X 线”或类似的名词，虽然这些术语在字面上不同，但它们想要表达的含义却相同，即对踝关节可能存在的病变进行 X 线检查。换句话说，患者都将接受常规的放射检查。常规（也称为标准或基础）检查的目的是用最少的放射量，使患者暴露在最低限度的辐射下的同时提供最直接的解剖图像。

常规的放射学检查是发现病变的重要工具和基本的筛查手段，根据实际情况，其检查结果可被分为：

1.对临床诊断有积极作用，可以直接指导治疗。

2.临床疾病诊断为疑似阴性，因此可以指导适当的治疗。

3.对一种疾病诊断为阴性，但同时发现另一种可疑的诊断。

4.结果不确定，需要其他的成像手段来进一步证实或排除疑似诊断。

5.诊断错误。

导致错误诊断的可能性有：假阳性，假阴性，某些疾病在早期时并没有产生能在 X 线图像上被发现的改变，以及阅片者的主观错误。

例如，当患者有踝关节的不适，患者的主诉是慢性踝关节疼痛。临床医生怀疑疼痛原因为软组织损伤或者是某种骨骼病变，如应力性骨折、骨挫伤或关节退行性变。此时为缩小诊断范围并协助确定正确的治疗措施，选择 X 线检查是必要的。以下假设的情况可以说明常规 X 线检查可能的结果：

1.诊断结果为阳性：放射检查对应力性骨折呈阳性。不需要进一步的成像检查。医生对患者的踝关节进行固定，患者在 4 周内摄片复查。

2.诊断结果为疑似阴性：放射检查结果为骨折或者退行性变。不需要进一步成像。患者使用物理疗法保守治疗。

3.诊断结果阴性，但提高了另一种诊断的可疑性：排除了骨折和退行性变，但怀疑是否为感染或骨坏死。患者被建议进行 MRI 和血液检查。

4.检查结果不明确，需要额外的成像检查：所得的影像上的发现不能确诊，不能确定是骨折还是正常的副骨。放射科医生通常会建议进一步行 CT 检查。

5.错误：常规放射影像没有做出正确诊断。患者接受了物理治疗。在 1 个月后患者再次进行放射学检查。发现了应力性骨折和弥散性的骨坏死。

在前 4 种情况中，常规的放射检查通过诊断或排除其他诊断，以指导进一步的检查和治疗。在最后一种情况中，提示我们要注意常规放射检查的局限性（事实上，任何诊断研究都是如此）。

不论哪种影像学检查，其结果如果与患者实际的临床症状不符，则需要对患者进行重新评估，这可能包括列出新的鉴别诊断或使用其他诊断方法。

放射科医生是成像专家[2,18,31]

随着成像技术的进步和先进成像方式的广泛应用，极大地扩展了放射科的设备种类。从前很困难的诊断，现在因为这些设备的出现变得简单。然而，也是由于放射科的设备种类的快速发展，使得制订患者的最佳成像诊断方案的过程也变得越来越复杂，对病灶敏感性高的诊断方法可能不止一种。美国放射学学会提供以理论为基础的临床实践指南，适合于对疾病的成像。然而，通常情况下多种成像方式效果接近，也就是说[31]，这些检查方法都可以用于一种疾病的诊断(表 1-7)。与疾病诊断相关的其他敏感因素也应考虑。每种影像成像方法对同一种组织显示的特异性、敏感性、侵袭性、风险和检查成本都有所不同(表 1-8)。因此，成像方法的选择对于获得全面的诊断信息是至关重要的，且要对检查成本进行考虑。

现代技术不断发展的同时，以下两点仍然重要：①放射科医生作为成像专家应指导临床医生以最高效的方式进行诊断检查；②传统的放射学在检查中的地位。

Adam Greenspan 的观点认为[2]，以下是肌肉骨骼放射学家的目标。

1.对于待诊断的肌肉骨骼疾病，在使用先进的检查方法之前，先用更为传统的检查方法进行检查，然后再用先进的方法来检查。

2.医生要以正确的顺序对患者进行检查，并且要知道下一步要做什么。

3.应使用放射学检查对发生于骨骼中病变的分布，以及它在骨骼中的位置进行印证。

4.提供对于骨外科医生来说重要而具体的疾病信息。

5.正确认识非侵入性放射检查的局限性，并知道什么时候该使用侵入性的检查技术。

6.能正确辨认哪些病变应进行活检，而哪些不需要(“不要触碰”的病变)。

7.放射科医生应在疾病治疗中扮演积极的角色，例如，利用放射检查引导介入术。

最后，对于参与患者治疗和护理的临床医生来说，必须注意以下两点：首先，也是最重要的，他们应提供给放射科医生足够的关于患者的病史、临床体征和症状，以及其他医学检查的结果，以帮助其制订有效的检查；其次，临床医生的价值永远不会因现代先进成像技术和放射科医生的存在而被削弱或被淘汰。因为技术不能达到完全的可靠，假阴性和假阳性经常存在。如果存在影像学检查结果与临床医生的查体结果不符的情况，则需要对患者进一步行临床评估和诊断检查，这是临床医生的责任。

表 1-7　美国放射学学会放射学适当性标准

临床症状：肩关节疼痛

放射检查或程序	适应性评级	意见
变体 1：急性肩痛。最佳初始检查。		
X 线	9	9
CT	1	1
CT 关节造影	1	1
MRI	1	1
MR 关节造影	1	1
超声	1	1
X 线关节造影	1	1
变体 2：持续的疼痛。X 线图像。下一项检查。		
MRI	9	
CT 关节造影	5	如存在 MR 禁忌证
US	5	如存在 MR 禁忌证
MR 关节造影	1	
CT 平扫	1	
X 线关节造影	1	

适当性标准：1~9，1 = 最不适当，9 =最适当。(Available at www. acr. org. Updated 2010.)

表 1-8　腰椎各种影像学检查成本与辐射剂量的比较

影像检查	费用*	平均辐射剂量
传统放射检查	450 美元	1.5mSv
CT	2000 美元	6.0mSv
MRI	3000 美元	无辐射
全身骨扫描	1400 美元	6.3mSv

*2012 年美国平均费用。1 美元≈人民币 6.4 元。

肌肉骨骼成像的其他常见检查[2,15-18,23,29]

成像检查可以分为两大类：传统放射学及其相关检查和先进的成像技术。传统的放射学检查包括增强摄影和传统的断层摄影。这些检查手段改进了基础X线成像技术，现阶段的成像技术涵盖了更多先进技术，这些先进技术的发展与计算机技术的发展息息相关。

对比增强X线摄影

与普通X线摄影不同，对比增强(或简单地说，增强)X线摄影在拍摄之前将对比剂注入或摄入患者体内。对比增强的目的是通过在固有对比度较小区域增加X线图像的对比度来改变图像显示的视觉效果。用来形成对比的介质形成的可以是负对比，如空气，也可以是正对比，如不透明的硫酸钡或碘化溶液，或是两者的组合(双对比，如硫酸钡和空气，图1-9)。根据研究目的，可以采集静态图像，也可作为动态图像被记录下来。

对比剂成像在医学的各个领域都有着广泛的应用。例如，血管造影——向一个器官的血供中注入对比剂，以显示如血管阻塞或其他异常。动脉造影——将对比剂注入特定的动脉以显示该血管中的血液流动。许多其他的对比检查，特别是对消化道的检查，如钡剂应用于上消化道系统以评估消化不良；胆囊上的胆囊造影术；唾液腺的涎腺造影；窦道的造影，以及尿路、肾盂和膀胱造影。所有的对比剂检查都是侵入性的，因此会有一定的风险。一些对比剂检查已经被非侵入性的检查方法所取代，如CT、MRI和超声。

在肌肉骨骼系统中也可使用对比剂检查，如关节造影和脊髓造影。

关节造影

关节造影是一种对关节及其周围软组织结构进行显示的技术。对比剂被注入关节腔内，使关节腔胀大，并勾勒出关节内部结构(图1-28)。关节造影可以有效地显示滑膜、韧带、关节软骨和关节囊的异常。

传统的关节造影存在局限性。因X线图像是平面而非立体的，所以对解剖学上的细节可能显示欠佳。但关节造影可以与其他先进的成像方式结合使用，以提供更多的信息，其中包括关节断层造影术(关节造影与断层摄影术相结合)，CT关节造影(关节摄影与CT的结合)，关节造影与MRI结合，以及数字减影关节造影(以数字方式获得注射对比剂前的图像)。

脊髓造影

脊髓造影是一种对脊髓、神经根和硬脑膜(图1-29)进行显影的检查技术。对比剂在蛛网膜下隙与脑脊液混合，形成不透明的液体。腰椎检查时，穿刺部位通常在L2/L3或L3/L4层面进行。检查颈椎时，穿刺部位通常在C1/C2层面进行。患者在被检查时身体处于倾斜状态，在重力影响下的对比剂可以流动到特定的脊髓水平。检查结果以静态图像的形式被记录下来。

在脊髓造影检查中，利用CT进行扫描是很常见的，对比剂仍然在局部发挥作用，以便在横截面上看到更多的解剖细节。这种组合检查模式被称为CT脊髓造影。脊髓损伤可能同时存在椎间盘破裂、脊髓压迫、椎管狭窄、椎内肿瘤、脊髓阻塞、神经根炎症或神经根损伤等相关问题。

常规断层成像

传统的断层成像，也有人将之称为“身体切片”，是一种在预先确定的身体平面进行X线摄影的技术(图1-30)，整个过程由辅助摄影设备完成，它使X线球管和胶片在曝光期间一同移动。平面与支点水平的身体将处于焦点之上，身体的其余部分因运动变得模糊。通过对支点的预调整，采集身体层面各个深度的图像。单层摄影成像单元使用线性运动的方式，而新开发的断层成像采用X线球管多方向或三螺旋运动。这使得从前成像不理想的结构显像更加均匀，可以对小至1mm病灶进行精确定位。

断层成像的主要临床应用是对骨折进行评估(图1-31)。由于骨骼结构的深度或相邻结构的覆盖，不规则形状的骨骼(如颅骨、膝关节的胫骨平台或颈椎)可能难以清楚显像。通过对不同深度的骨进行成像，医生可以确定骨折程度。此外，断层摄影也常用于评估骨折的愈合情况。其他临床应用包括评估骨肿瘤(图1-32)。

由于整个成像是一个模糊控制的过程，传统断层成像的局限性在于其细节分辨率不高。患者和设备运动这两个变量很容易影响图像质量。其他缺点还包括对软组织显像的不充分，对外伤患者进行评估时很难

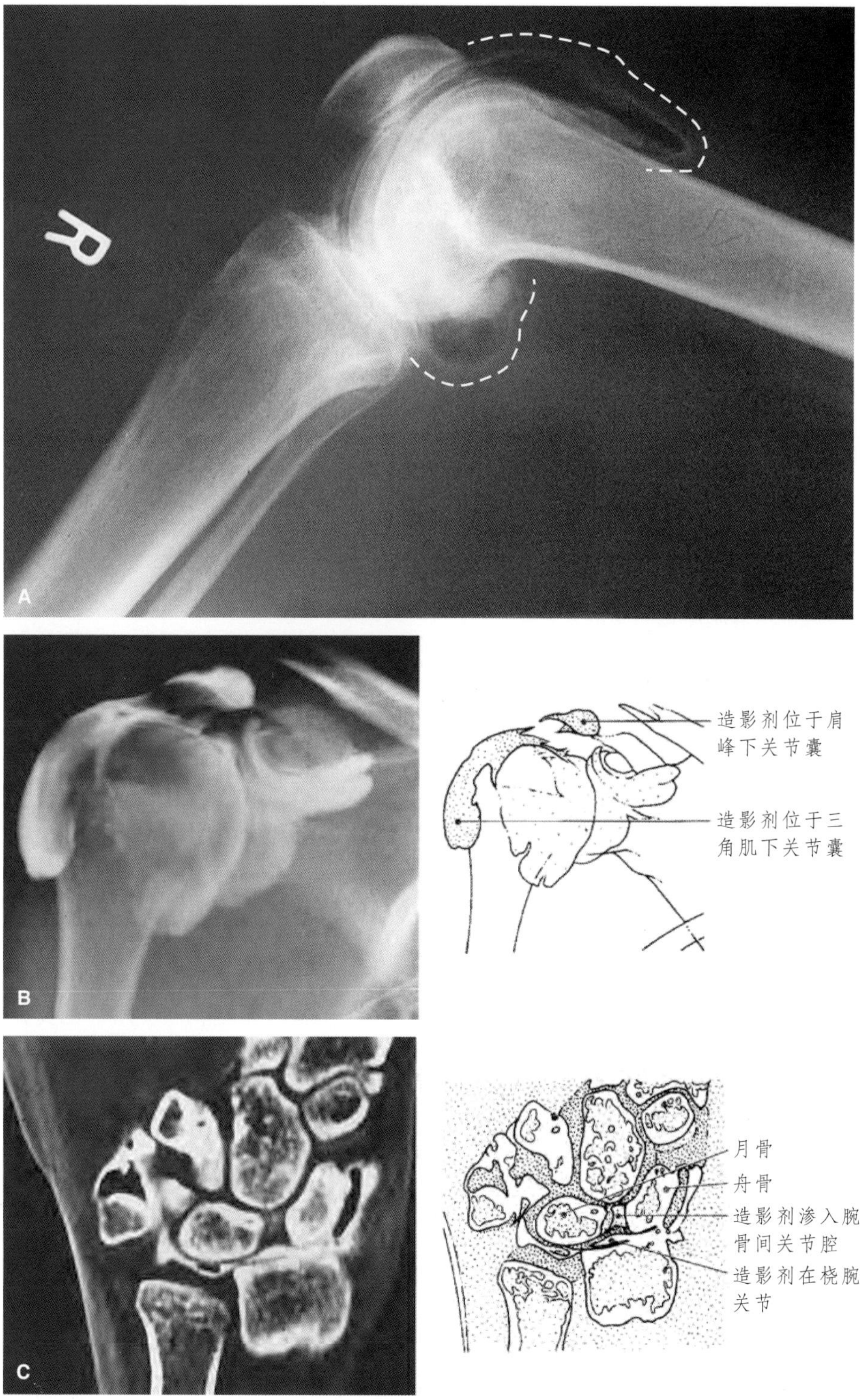

图 1–28　通过对比剂对滑膜关节进行造影。(A)对膝关节的负性对比剂检查。请注意,关节囊的完整程度显示如白色线条内所示。(B)肩关节造影。在肩关节内注入对比剂后,对比剂填充到盂肱关节内,说明肩袖存在撕裂。(C)腕关节的冠状位影像,韧带的撕裂在图像上表现很细微,因此在常规的关节影像中并没有被发现。

定位,各种各样的伪影和过高的辐射剂量。由于以上这些局限性的存在,目前在大多数临床实践领域,断层成像已经被 CT 和 MRI 所取代。

CT扫描

CT 扫描将 X 线技术与计算机相结合。在 CT 检查过程中,X 线束和探测器系统被安置在一个圆形的扫描仪中,并在患者周围的弧形区域上移动。计算机利用数学方法重新构造了一个基于几何图形的图像。CT 图像上的灰色阴影是由计算机通过计算而得出的,对应的是每个组织精确的辐射吸收特性。因此,CT 比传统的放射学检查方法对密度的分辨力要高很多。

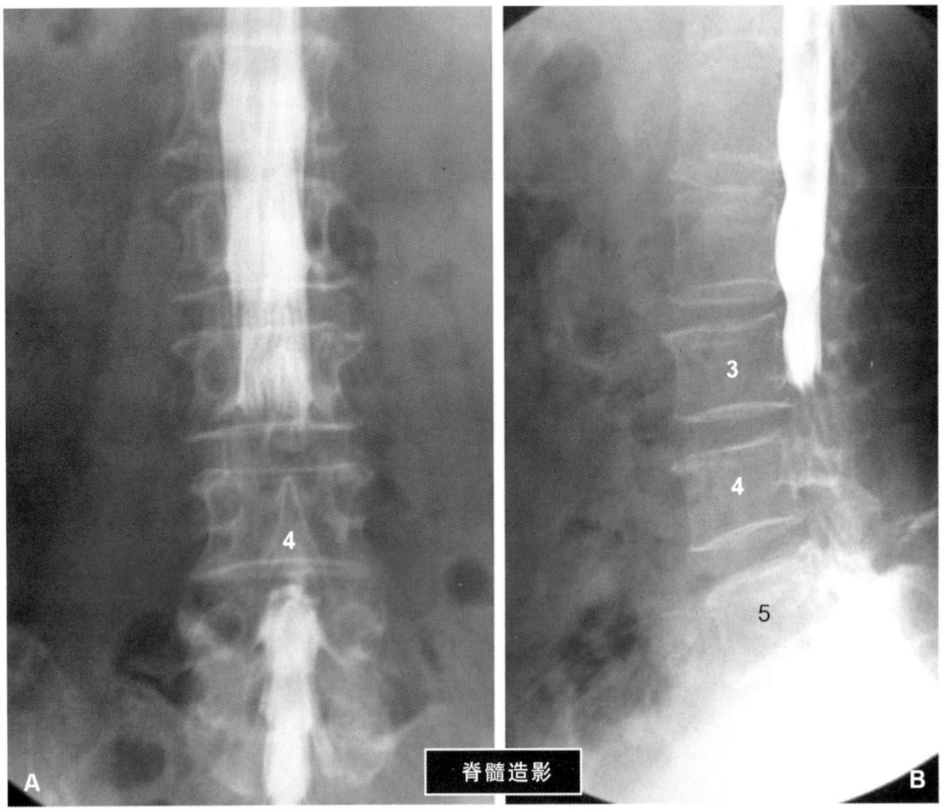

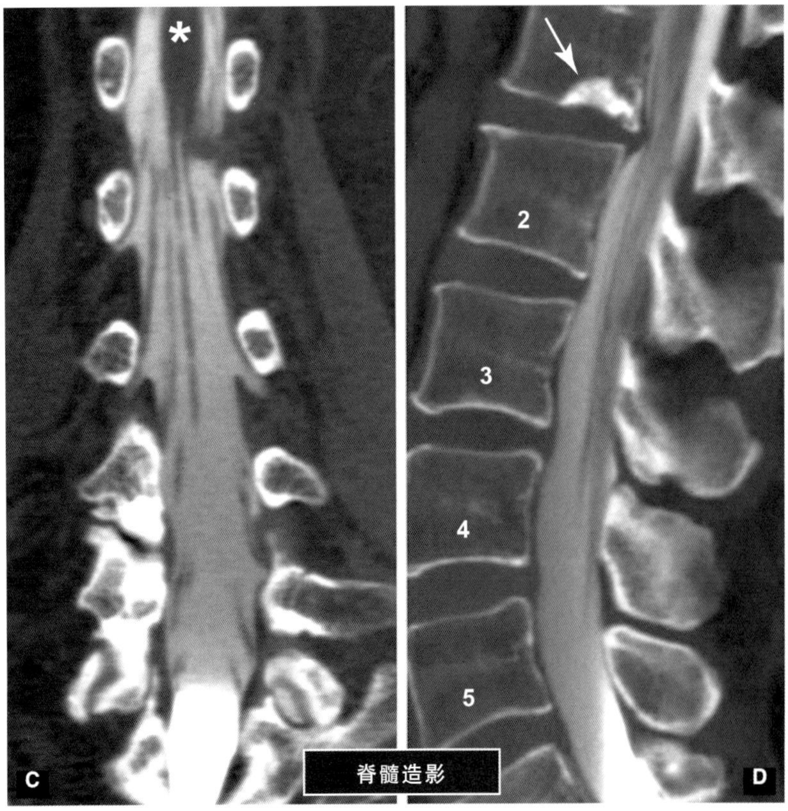

图 1-29 (A,B)脊髓造影图像。(A)冠状位和(B)矢状位。图中可见对比剂的中断,但不能观察到其中断的具体原因。另1例患者的CT脊髓造影(C)冠状位重建和(D)矢状位重建。除了L1层面,所有区域都充满了对比剂,箭头所示为骨损伤;刺穿硬膜囊腔注射对比剂,请注意观察脊髓(*)及其下方的脊髓圆锥。CT脊髓造影的优点是可更清晰地显示软组织及损伤的具体情况。

每幅图像都代表一个轴位的切面,其厚度为0.1~1.5cm(图1-33)。此外,计算机软件还可以对轴位上获得的数据进行重建, 将其重建为矢状面或冠状面或三维图像(图1-34)。

CT在评估骨骼和软组织肿瘤、细微或复杂的骨折、关节内的异常、小骨碎片的检测和骨矿物质的定量

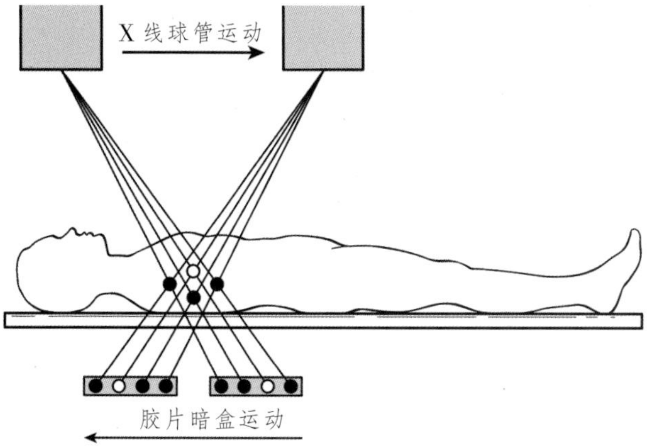

图 1–30　传统断层摄影。X 线球管和胶片暗盒运动方向相反。焦点(白圆)依旧是焦点,而身体的其他平面(黑圆)则因运动而模糊。

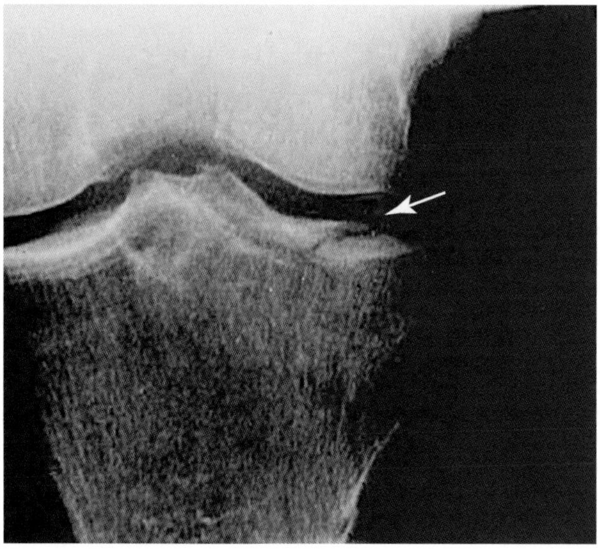

图 1–31　膝关节 X 线片。箭头所示为胫骨平台骨折。这些骨折的完整程度在一幅放射图像上很难确定,但是可以通过其在胫骨上的深度来确定。

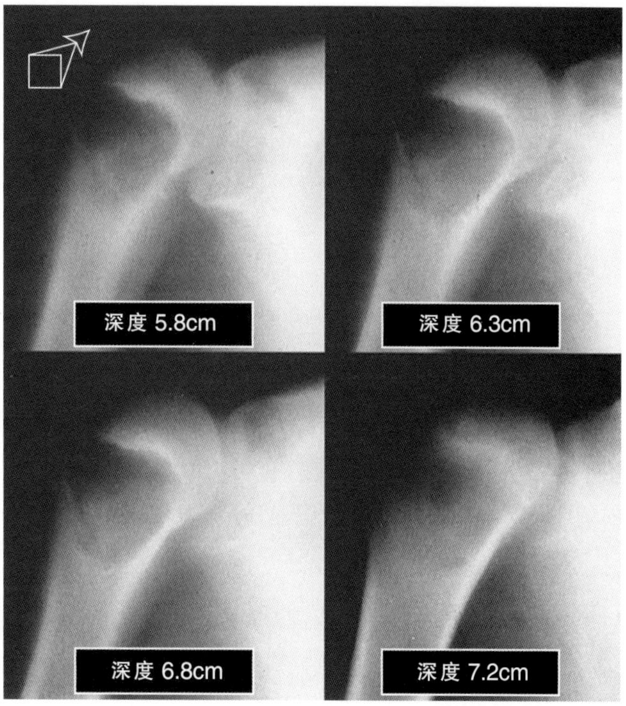

图 1–32　肩关节 X 线图像。患者,女,15 岁,肱骨近端软骨细胞瘤,图为通过连续的骨骼成像进行评估。

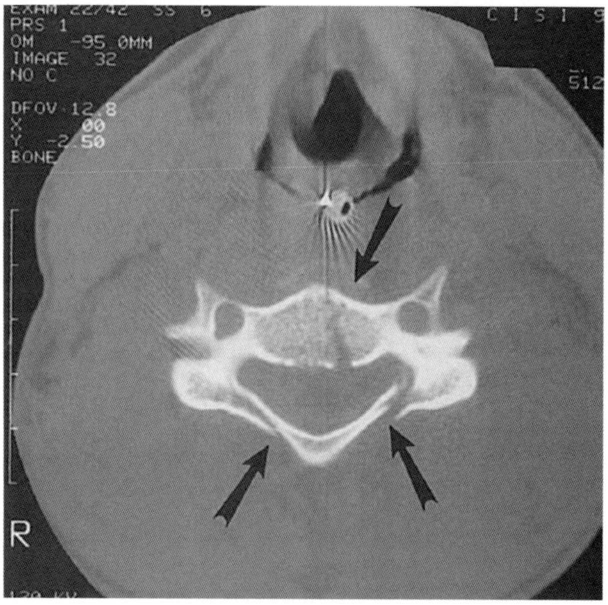

图 1–33　第 5 颈椎水平 CT 图像。C5 的轴位图像显示椎体和两侧椎板的断裂。箭头所示为断裂的椎体和两侧的椎板。

分析（用于对代谢性骨病的评估）方面都有很高的价值。CT 的缺点之一是存在部分容积效应,在 CT 检查过程中,凡小于层厚的病变,其 CT 值受层厚内其他组织的影响，所测出的 CT 值不能代表病变的真正 CT 值,而是层厚内所有组织的平均 CT 值。当正常组织和病变组织存在于同一层厚内时(图 1–35),部分容积效应对观察病变会存在较大的影响。有关 CT 的更多信息请参阅第 4 章。

核医学

核医学是一种利用放射性药物进行诊断、治疗和

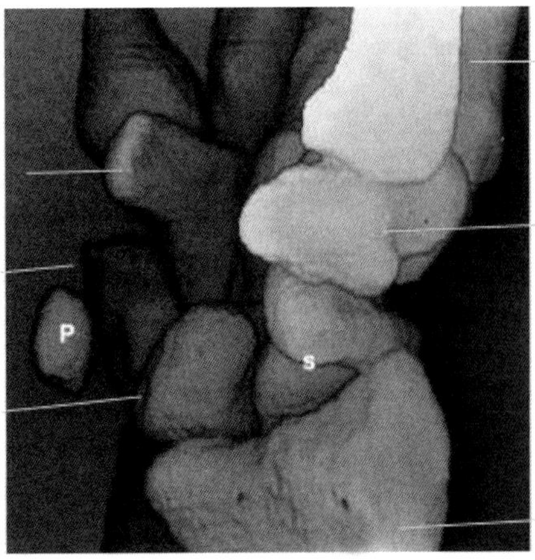

图 1-34 腕部三维 CT 重建图像。腕部的斜位图像显示出舟骨的骨折,病灶由于近端骨片处的缺血坏死而变得复杂。

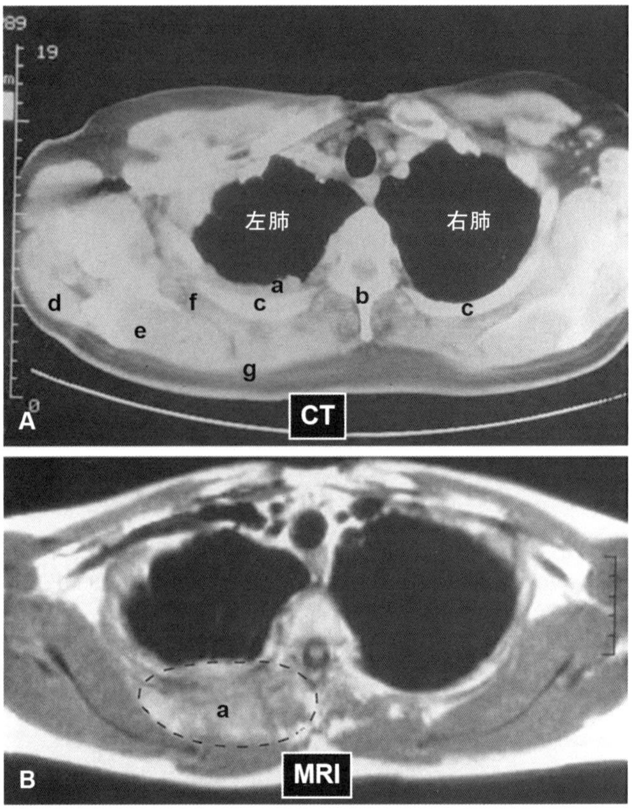

图 1-35 (A)第 4 胸椎水平轴位 CT 图像。患者是一位退休的煤矿工人。请注意,职业危害引起患者左侧胸膜腔增厚(a),临床表现主要为左肩胛骨和左上肢放射性疼痛。CT 图像对本患者评估欠佳。注意分辨这些结构:(b)棘突,(c)肋骨,(d)冈下肌,(e)冈上肌,(f)肩胛下肌,(g)斜方肌。(B)同一患者第 4 胸椎水平 MRI 图像。注意,较大的肺肿瘤侵犯了肩胛下肌(a)。该肿瘤在 CT 扫描上不容易分辨, 因为肿瘤没有破坏任何解剖学界限,并且被 CT 技术的部分容积效应所掩盖。(From Richardson and Iglarsh[30], p. 685, with permission.)

检查的专业。大多数的放射检查都是根据解剖学上的结构变化来诊断疾病的。在核医学检查中,诊断疾病基于组织或器官的生理或功能变化。

放射性药物由两部分组成:一部分是药物,往往针对的是特定器官;另一部分为放射性核素,它会释放 γ 射线。锝-99m(^{99m}Tc)是核医学中常用的放射性核素。放射性药物,也被称为放射性示踪剂,通常通过注射、摄食或吸入进入人体。根据组织内代谢活动水平的不同,这些示踪剂被特定的组织吸收。疾病的病理或其他变化是通过示踪剂的吸收变化来确定的。放射性核素从患者身体发射出的 γ 射线,被 γ 射线闪烁照相机探测到,之后被转换为电脑或胶片上记录的图像。

成像方法

在核医学中,成像方法有以下几种:

- 静态成像(平面成像):是对身体某部位进行“快照”,得到的是前后位、侧位和斜位的图像。例如,骨扫描、肺扫描和甲状腺扫描图像。
- 全身成像:通过 γ 摄像机获得全身的前后或后前位图像。全身成像主要用于骨扫描。
- 动态成像:在一定时间范围内获得一系列图像,从而显示出示踪剂在器官中的分布,主要用于心脏、肝胆和胃的检查。
- 单光子发射计算机断层成像(SPECT):这种三维成像技术可以产生与 CT 相似的薄片图像。所得原始数据可以通过计算机进行多平面和多格式的重建。凭借高敏感度、特异性和定位病灶的能力,SPECT 使核医学的价值得到极大的提高。常用于检查骨骼、心脏灌注、大脑和肝脏。
- PET:这种独特的成像方式是通过测量示踪剂(由生物物质的基本元素制成)的正电子而获得的。主要的示踪剂是一种葡萄糖类似物——FDG。FDG 与自然界存在的葡萄糖相似,并且不会改变人体代谢平衡。通过追踪 FDG,使细胞的正常和异常的生物功能变得可视化。PET 可以在分子水平上对生物新陈代谢进行成像,这在其他核医学检查中是做不到的。它在心脏病的检查中,用于研究血液流动和灌注,在神经学中,用于研究中枢神经系统痴呆的相关疾病,在肿瘤学中,用于检测肿瘤和对肿瘤进行分期。

● PET/CT 和 SPECT/CT：借由 CT 成像技术对解剖结构的优秀表现能力，将 PET 或 SPECT 的功能性图像与 CT 的结构性图像相结合。在图像采集过程中，患者只需接受一次检查，即可将每幅图像对应的结构图像同时收集起来(图 1–36)。CT 对病变的定位能力提高了 PET 或 SPECT 图像对病变的诊断能力。临床上主要应用于肿瘤学、神经学和心脏病学领域。

● PET/MR：PET/MR 是最新的图像混合技术，它结合了 MR 和 PET 的成像功能，而避免了 CT 的电离辐射。

骨骼的核成像

骨骼的核成像被称为骨扫描或骨闪烁显像。通过观察放射性药品在身体中聚集的位置和数量，可以获得相应信息。扫描时，若存在病变，放射药品会增加图像上的黑色区域(或称“热点”)。正常的骨骼以透明和灰色显示，个别正常情况下的结构也会显示出高摄取，如儿童的骺板或骶髂关节。骨扫描通常代表了该区域的代谢功能增高，或矿物质增加(图 1–37)。

骨扫描敏感性较高，是骨骼代谢活动增加的早期指标。骨扫描在疾病的确诊和确定疾病在骨骼中的分布有很高的价值。骨扫描的适应证包括对细微骨折的评估，原发性和转移性肿瘤，各种炎症、感染、缺血性坏死、代谢性骨病或任何不明原因的骨痛。

骨扫描的主要局限性在于对疾病的鉴别诊断缺乏特异性。因为它不能区分导致组织摄取增多的不同原因。因此，骨骼扫描并不能作为一项独立的检查，应与其他临床评估的结果相互参考，以明确诊断。

MRI

MRI 不涉及电离辐射，在磁场中，它通过组织与射频波的相互作用产生信息。得到的图像基于患者在磁场中吸收的无线电频率。这些图像被重建为轴位、矢状位和冠状位图像。

MRI 检查很适合对肌肉骨骼系统进行检查。骨骼、肌肉、关节软骨、纤维软骨、韧带、肌腱、血管、神经和脂肪的信号强度足以制造出高质量的解剖学图像。此外，通过对比可以突出显示不同炎症的病理变化。因此，MRI 在肌肉骨骼放射学中的主要应用是评估软组织损伤、内部关节脱位和肿瘤(图 1–38)。有关 MRI 的更多信息见第 5 章。

超声检查

超声技术是一种利用反射声波生成解剖图像的技术。因此，它是非侵入性和非电离性的。图像是基于声波的组织吸收特性和声波在不同组织界面之间反射特征而产生的。

虽然诊断超声在产科和腹部评估中的作用是众所

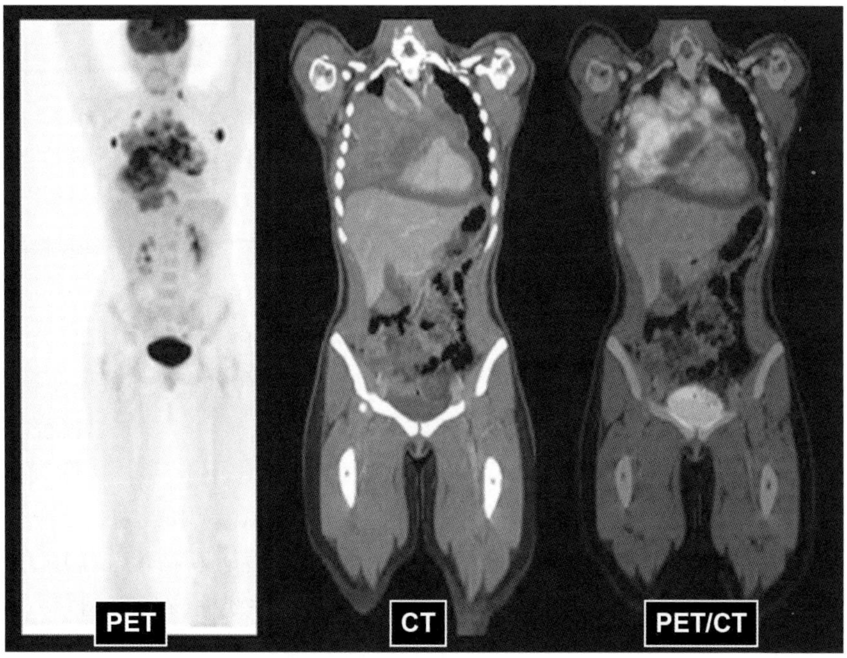

图 1–36 患者，女，16 岁，诊断为淋巴瘤，化疗前进行 PET/CT 扫描。请看 PET 扫描的代谢数据和 CT 扫描的解剖数据是如何结合起来以提供关于疾病信息的。FDG 示踪剂代替了原本的葡萄糖作为肿瘤的代谢原料，显示了胸部代谢的增加。经过 6 个月的化疗后，再次扫描，显示肿瘤的代谢明显减少，表明治疗的成功。(Courtesy of Dr. Helen Nadel，BC Cancer Research Centre，Vancouver，Canada.)

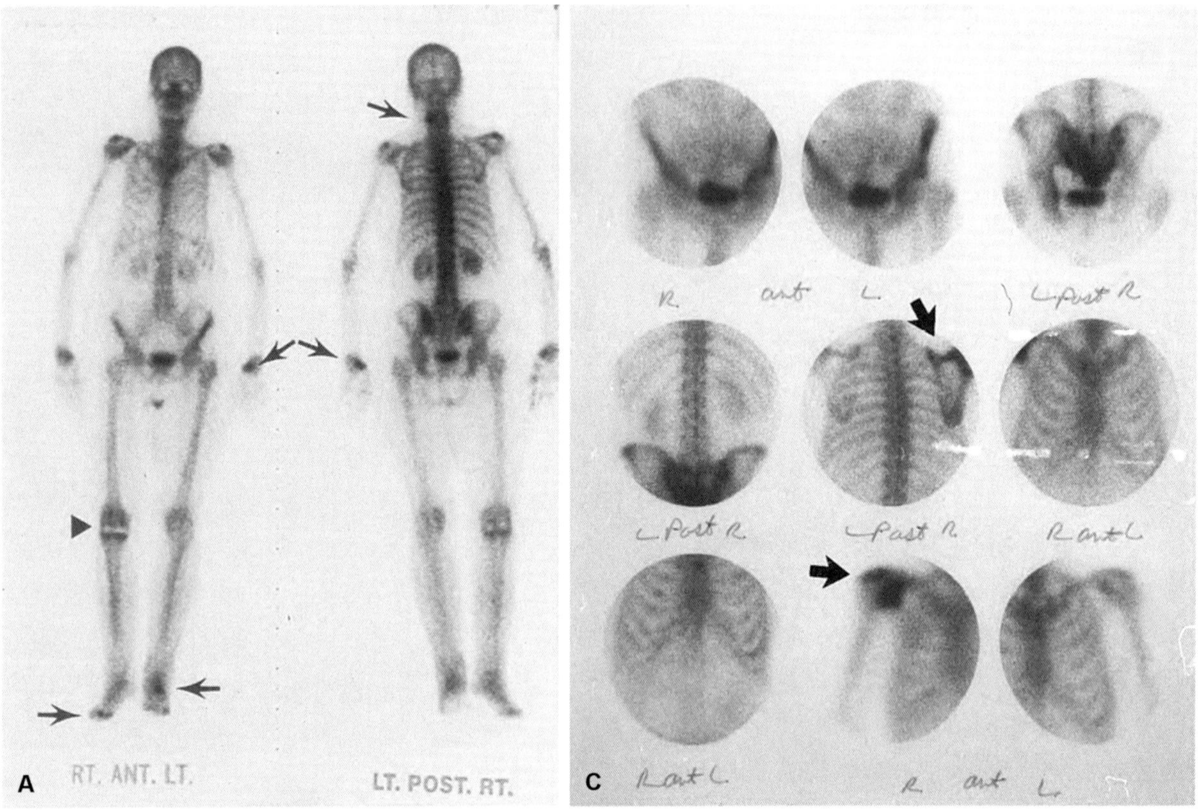

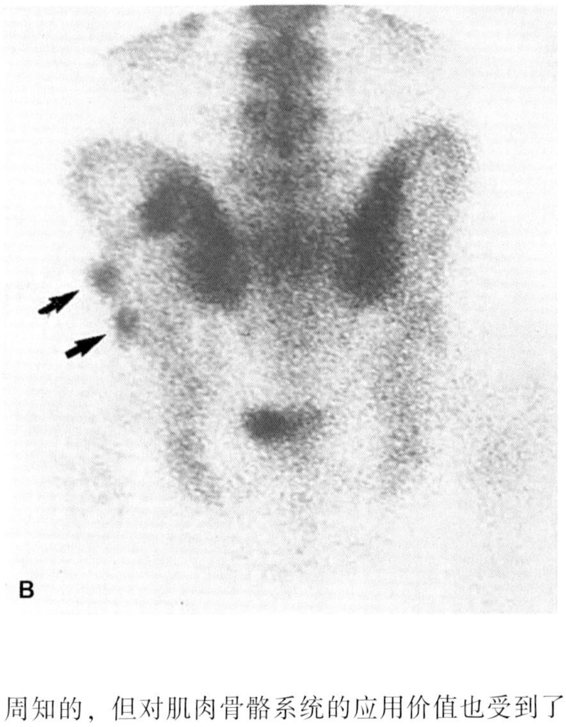

图 1–37　对 3 例分别诊断为退行性关节炎、肿瘤转移和急性创伤的患者进行骨扫描。值得注意的是，扫描得出的图像看起来都一样，因为骨扫描只针对骨骼的新陈代谢进行测定。因此，骨扫描不能作为独立的检查，必须与临床数据相结合才有意义。(A)该患者在多个部位出现退行性关节病(箭头所示，颈椎、腕、踝关节和足趾的吸收增加)。三角箭头所示为膝关节关节假体。(B)患者在足球比赛中受伤，臀中肌受到挫伤。摄取增加是肌肉中发生骨化性肌炎的早期迹象。(C)已知该患者患肺癌，对其进行骨扫描，以确定骨骼中转移病灶的分布。右侧肩胛骨和右肩的摄取增高，表示有转移性骨癌。

周知的，但对肌肉骨骼系统的应用价值也受到了越来越多的关注。超声对肌肉、肌腱、韧带、囊肿、软组织肿瘤的检测，以及血流测量都有很好的诊断价值。超声的一个明显优势是在检查过程中可以进行实时的检测，例如，肌肉主动收缩、被动伸展或牵引。有关超声检查的更多信息见第 6 章。

介入放射学[32–41]

介入放射学(IR)，也称有创或外科放射学，是放射学诊断和治疗疾病的一种亚专业。在放射图像的指导下进行手术，这个过程会用到导管、导丝、穿刺针、套

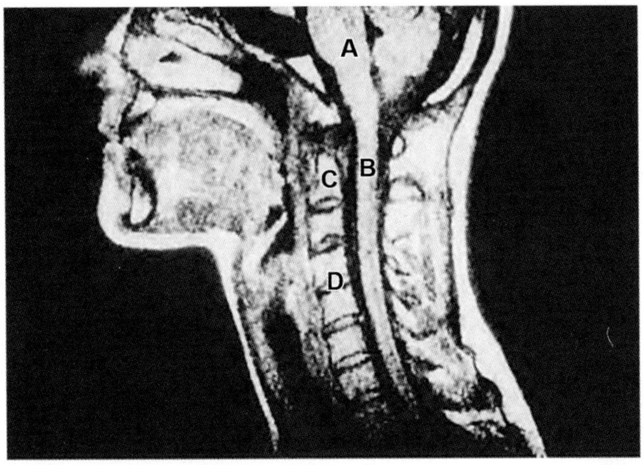

图 1–38　颈椎矢状位 MRI 图像。未见明显病变。注意观察脑桥(A)、脊髓(B)、C2 椎体和齿突(C)、C4/C5 椎间盘(D)。

管、球囊、支架等设备。透视引导介入自 50 多年前就作为最常见的一种形式。后来随着技术的发展，超声和 CT 引导的介入手术也得以实现。最近，人们发现 MRI 凭借其独特的优势，也适合于介入手术，这些优势包括无电离辐射，无对比剂的血管显像，以及在三维层面上对病变进行定位和对设备进行引导。强磁场内的 MRI 兼容设备的进一步发展将推动 MRI 介入的应用。

介入治疗可分为血管和非血管两类。血管介入包括血管成形术、血管支架、栓塞、溶栓、静脉入路、化疗输注、腔静脉滤镜置入等。非血管手术包括病灶活检、脓肿引流、关节穿刺、阵痛和螺钉放置(图 1–39)。肌肉骨骼系统的一些常见 IR 程序叙述如下。

硬膜外皮质类固醇注射

通过从硬膜外注射麻醉药物和类固醇药物，减少神经根炎症和椎间盘界面肿胀来缓解疼痛，用于缓解椎管狭窄、椎间盘突出症或难治性的颈部或背部疼痛。这种治疗可以帮助患者延缓或避免手术，也可以减轻那些无法进行手术的患者的疼痛。

注射操作前先评估所有影像资料。硬膜外注射的位置可以选取骶管裂孔、腰椎层间水平或在 C7~T1 层间水平。首先进行皮下至骨膜水平的局部麻醉，之后在放射成像引导下，注射针进入硬膜外间隙并注射少量的造影剂来验证其位置是否准确。

脊髓神经阻滞

脊髓神经阻滞可用于治疗或诊断。诊断方面，脊髓

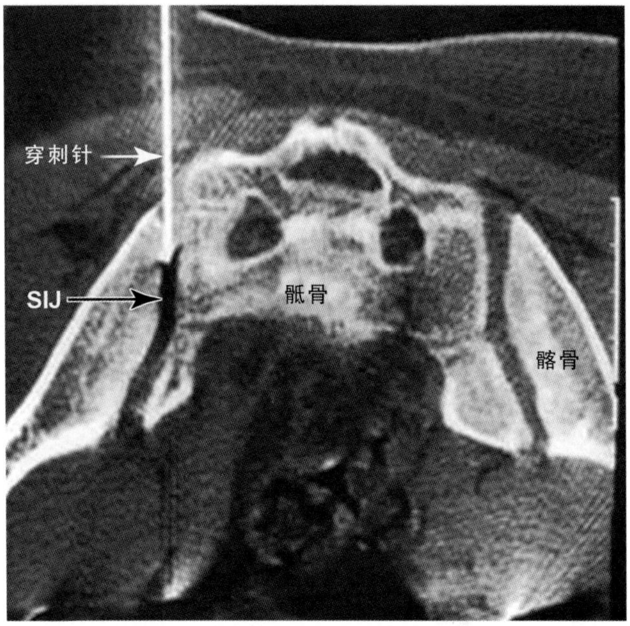

图 1–39　双侧骶髂关节的轴位图像。患者易于接受这种介入手术。针尖在左侧髂骶关节间隙，目的是诊断可能存在的感染。注意在这个关节间隙中出现的黑色部分，表明积液的存在。(Image courtesy of GE Healthcare at www.medcyclopaedia.com)

神经阻滞有助于识别神经根疼痛的来源，特别是在未进行成像性检查之前。当医生认定神经或关节为疼痛的来源时，可通过对相应部位进行麻醉来阻断疼痛的传递，然后行类固醇治疗。其他技术，如射频消融术，常用于难治性病例。神经阻滞的 4 种主要类型包括间接的、直接的、椎间关节，以及常见的交感神经阻滞。

间接神经阻滞即上述的硬膜外神经阻滞。直接神经阻滞中，常通过神经孔对神经根鞘的后神经节段进行麻醉。关节神经阻滞为直接用于特定的关节囊或骶髂关节。常见的交感神经阻滞包括神经节阻滞、腹腔神经丛阻滞、腰交感神经阻滞，以及变异的神经节(在骶骨和尾骨之间)阻滞。这些阻滞方法通常是为了缓解顽固性疼痛。所有阻滞类型的手术步骤都包括图像引导注射针的放置与对比剂注射部位的验证。

射频消融术

射频消融术(RFA)是通过选择性破坏神经组织来治疗慢性疼痛的方法。这种治疗方法较极端，是通过诊断性神经阻滞来确定所涉及的脊髓节段，并评估治疗对患者存在的长期益处。一般来说，该方法包括通过在

成像引导下放置电极针并对神经应用电波消融。具体操作包括对脊神经后支或内侧支去神经治疗颈椎或腰椎小关节病，背侧神经节的去神经治疗主要针对脊神经根炎或周围神经病变，以及星状神经节或交感神经链去神经治疗复杂区域疼痛综合征、循环衰竭和多汗症。

RFA 也用于治疗骨转移瘤疼痛。通过肿瘤细胞的破坏、肿瘤的减小、周围炎性反应，以及减轻骨膜张力以达到缓解疼痛的目的。

椎间盘造影术

椎间盘造影术是用于检查患者颈部或背部疼痛与内部椎间盘形态之间关联的手段。尽管它的存在在历史上有争议，但大多数人仍然认为它是对椎间盘进行成像的良好技术，它能够获取关于病变椎间盘的功能和解剖学信息，并且适用于那些不能用非侵入性成像来解释的患者。手术过程包括进针达到椎间盘，注射少量的造影剂。通过主动制造疼痛反应——引出患者的症状，以确定椎间盘疼痛的来源(图 1–40)。

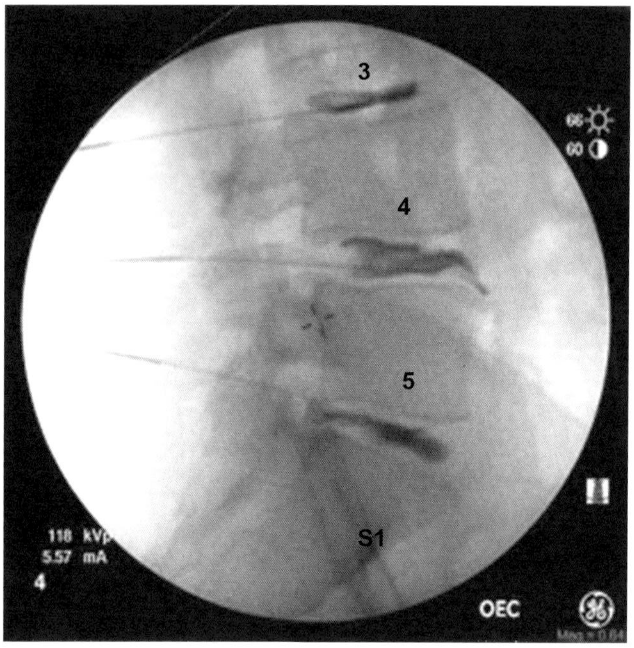

图 1–40 椎间盘造影检查的透视图像。透视引导针进入椎间盘。通常，为了精确定位有问题的椎间盘，需同时向多个椎间盘注入造影剂。在 L3/L4、L4/L5 和 L5/S1 椎间盘可以看到透视引导针。

脊椎经皮穿刺活检

通过成像引导、穿刺针及套管系统对脊柱病灶进行活检。患者通常存在背部疼痛和损伤的主诉。具体适应证为局灶性椎体病变，如新发骨折、恶性病变、疑似骨髓炎或椎间盘炎、可疑病变的确诊等。

经皮椎体成形术、脊柱后凸成形术和骨水泥成形术

经皮椎体成形术是将骨水泥(甲基丙烯酸甲酯)注入椎体，以减轻骨质疏松性压缩骨折患者的顽固性疼痛、恶性肿瘤导致的椎体骨质破坏、恶性血管瘤、良性肿瘤或与骨坏死有关的椎体骨折。球囊成形术也是一种类似的治疗方法，在注射骨水泥之前，将一个球囊插入椎体，对球囊充气以恢复椎体高度，再将球囊取出，之后注入水泥来填充球囊所创造的空间。禁忌证包括感染、急性创伤性骨折、凝血病、神经根病、脊髓压迫或完整的椎体塌陷。

经皮椎体成形术源自椎体成形术。它主要用于因健康状况不佳而无法进行手术的癌症患者的姑息治疗。适应证包括骨折的骨溶解性病变，不稳定且不宜负重的病变或放化疗造成的疼痛病灶。将水泥注射到脆弱的病灶中，巩固其结构，使患者恢复活动功能。

自动化经皮椎间盘切除术

自动化经皮椎间盘切除术是通过一种经过特殊设计的探针进行的手术，该探针可以切除小片的样品，并将其取出。这一手术适用于那些有诊断依据的患者，主要有椎间盘髓核疝出，难以处理的椎间盘突出或单侧神经根疼痛，以及失败的保守治疗。减压是由椎间盘的内部减压术完成的。禁忌证包括：椎间盘破碎、严重的退行性疾病、脊椎性疾病、椎管狭窄和椎体节段性不稳定。

椎间盘内温控电热疗法

椎间盘内温控电热疗法(IDET)是一种微创治疗方法，用于未采取保守治疗措施的椎间盘源性下腰痛患者。IDET 在图像引导下，将热能传递给一圆盘环形结构。以这种方式对椎间盘进行切割，可以促进环状愈合并在环中凝结神经组织以减轻疼痛。禁忌证包括神经根受压、椎间盘破碎、活动性感染、出血紊乱或严重退行性椎间盘疾病。在临床试验中，IDET 的疗效并没有得到广泛评估，尽管最初的研究表明慢性腰背痛患者的疼痛得到了缓解。

成像链

随着计算机技术和放射学的不断发展，放射诊断学领域也变得更加引人入胜。放射诊断学与人类康复的交集使提高对患者病情评估和研究人类运动方面产生了更多的可能性。

这一章所涵盖的放射学的一般原则，仅为放射学领域的起点和基础。在接下来的学习过程里，请记住以下几点：

人类在任何成像系统中都扮演着重要的角色。如果诊断者不能自己从图像中提取相关的诊断信息，那么即使是再先进的成像技术也可能被浪费，反之，如果诊断者拥有从图像中提取所需信息的专业知识，那么相对简单的技术就足够了。

临床医生必须始终将成像工具与真正的病情区分开来。临床医生有责任意识到，如果任何影像学检查的结果与临床不符，必须进行进一步的临床评估和诊断检查。

成像系统只是患者治疗全程中的一个环节（图 1-41）。为了达到最佳的诊治效果，应专注于技术。

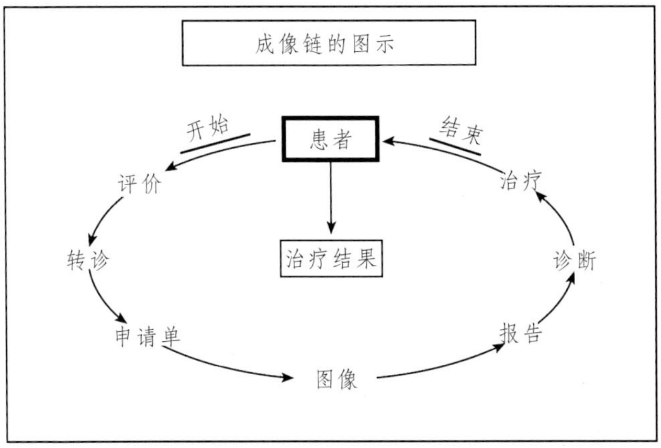

图 1-41　诊断成像是从患者开始检查和治疗结束的大链上的一个小环节。

要点总结

1.物理治疗师和其他直接参与患者护理的临床医生发现，研究放射学可以使他们对患者进行更加全面的评估，并能使他们自己从图像中获取信息，而不像从前那样依赖于放射学报告。

2. X 线图像是一种由 X 线穿透人体后获得的解剖图像。传统的 X 线图像没有对比增强或通过其他设备修改。

3.常规的 X 线图像通常是临床检查之后进行的第一项检查。传统的放射检查是显示骨骼或关节异常的有效方法。

4. X 线技术的基本组成部分是 X 线球管和图像接收器。

5.用于捕捉 X 线图像的 3 种图像接收器是胶片/荧光屏系统、荧光屏幕和数字图像设备。

6.在 X 线图像中，灰度代表着 X 线穿过的结构的放射密度之和。放射密度是由物质的成分和厚度决定的。

7.人体组织的成分可以分为四类：空气、脂肪、水和骨骼。图像上对解剖的显示基于这些不同密度之间的对比。

8.一个物体的放射密度（X 线的吸收）和胶片上图像密度（变黑度）之间存在一种反比关系。空气的图像最黑。脂肪、水和骨骼图像为逐渐变浅的灰色。对比剂如钡剂的图像为亮白色，重金属图像为密实的白色。

9.要观察一个物体的三维结构，至少需要两张拍摄角度尽可能接近 90°的图像，请记住这句格言："单一的角度等于没有角度。"

10. 常规影像学检查通过标准化的位置选择来评估身体的某部位，目的是在获得对身体结构最大可视化的同时，最小化患者接受的辐射剂量。前后位、侧位和斜位投影是大多数常规体位。

11.常规影像学检查结果可以指导是否对患者进行治疗，或是否需要其他检查以帮助完成诊断。

12. X 线图像的质量通过 4 种因素评估：密度、对比度、细节和失真。

13.放射科医生应首先使用常规放射学技术对未

知的肌肉骨骼疾病进行诊断，之后再进一步使用更先进的成像技术。

14.介入放射学是放射学的一个分支，在疾病诊断和治疗上都与常规手术不同。

15.医生在成像系统中扮演着至关重要的角色，他们可以对图像信息进行解释，同时将影像信息与临床发现相结合。临床医生的责任在于，如果任何影像学检查的结果与临床检查不符，就需要进一步进行检查。

（郁万江　连城锦　车俊毅　译）

参考文献

1. Venes, D (ed): Taber's Cyclopedic Medical Dictionary, ed. 21. FA Davis, Philadelphia, 2009.
2. Greenspan, A: Orthopedic Radiology: A Practical Approach, ed. 5. Lippincott Williams & Wilkins, Philadelphia, 2010.
3. Curie, E, and Sheean, V: Marie Curie: A Biography. Da Copa Press, New York, 2001.
4. Pflaum, R: Grand Obsession: Marie Curie and Her World. Doubleday, New York, 1989.
5. Goldsmith, B: Obsessive Genius: The Inner World of Marie Curie. WW Norton, New York, 2005.
6. Mould, RF: Century of X-rays and Radioactivity in Medicine. Institute of Physics Publishing, Bristol, England, 1994.
7. Thomas, A, and Isherwood, I (eds): Invisible Light: 100 Years of Medical Radiology. Blackwell Publishers, Oxford, England, 1995.
8. Haase, A, Landwehr, G, and Umbach, E (eds): Röntgen Centennial: X-rays in Natural and Life Sciences. World Scientific, Singapore, 1997.
9. Adler, A, and Carlton, R: Introduction to Radiologic Sciences and Patient Care, ed. 5. WB Saunders, Philadelphia, 2011.
10. Carlton, R, and Adler, A: Principles of Radiographic Imaging, ed 4. Delmar Publishers, Inc., Clifton Park, NY, 2006.
11. Oakley, J: Digital Imaging: A Primer for Radiographers, Radiologists, and Health Care Professionals. Greenwich Medical Media, London, 2003.
12. Abdullah, BJ: What goes round comes round. Biomed Imaging Intervent J 2(1):e1, 2006.
13. Dreyer, K, and Hirschorn, D: PACS: A Guide to the Digital Revolution, ed 2. Springer Science and Business Media, New York, 2010.
14. Korner, M, et al: Advances in Digital Radiology: Physical Principles and System Overview. Radiographics, vol 27: 675–686, 2007.
15. Hruby, W: Digital (R)evolution in Radiology: Bridging the Future of Health Care, ed 2. Springer-Verlag, Vienna, 2010.
16. Bui, A, and Taira, R: Medical Imaging Infomatics. Springer, New York, 2010.
17. Lemke, HU, and Vannier, MW: Mission statement. Int J Comput Assist Radiol Surg 1, 2006. Accessed February 16, 2012 at http://springer.com/medicine/radiology/journal/11548.
18. Computed Radiography and Digital Radiography: A Technology Overview. Version 1.0 CD tutorial. Eastman Kodak Company, 2000.
19. Seibert, J: Digital radiography: The bottom line comparison of CR and DR technology, J Applied Radiology 38(5), 2009. Accessed February 18, 2012 at www.appliedradiology.com/Article.aspx?id=11045.
20. Pichler, B, et al: Paving the way for the next generation of clinical multimodality imaging applications, J Nucl Med 51:333–336, 2010.
21. Jain, K: The Handbook of Biomarker. Humana Press, New York, 2010.
22. Jain, K: Textbook of Personalized Medicine. Springer, New York, 2009.
23. Frank, E, Smith, B, and Long, B: Merrill's Atlas of Radiographic Positions and Radiologic Procedures, ed.12. Elsevier Health Sciences, Philadelphia, 2011.
24. Palmer, P, Holm, T, and Hanson, G: Radiology Worldwide—The WHO Approach. GE Healthcare, Bio-Sciences, Europe. Accessed March 12, 2008 at www.medcyclopaedia.com/Home/library/radiology/chapter05/5.
25. Standertskjold, C: Radiology in an International Perspective. GE Healthcare, Bio-Sciences, Europe. Accessed February 18, 2012 at www.medcyclopaedia.com/Home/library/radiology/chapter02.
26. Novelline, RA: Squire's Fundamentals of Radiology, ed. 6. Harvard University Press, Cambridge, MA, 2004.
27. Erkonen, W, and Smith, W: Radiology 101: The Basics and Fundamentals of Imaging, ed. 3. Lippincott Williams & Wilkins, Philadelphia, 2009.
28. Daffner, RH: Clinical Radiology: The Essentials, ed. 3. Lippincott Williams & Wilkins, Baltimore, 2007.
29. Bontrager, KL, and Lampignano, J: Textbook of Radiographic Positioning and Related Anatomy, ed. 7. Mosby, St. Louis, 2009.
30. Richardson, JK, and Iglarsh, ZA: Clinical Orthopaedic Physical Therapy. WB Saunders, Philadelphia, 1994.
31. Practice Guidelines and Technical Standards, 2011. American College of Radiology. Available at www.acr.org.
32. Williams, AL, and Murtagh, FR: Handbook of Diagnostic and Therapeutic Spine Procedures. Mosby, St. Louis, 2002.
33. Kastler, B (ed): Interventional Radiology in Pain Treatment. Springer-Verlag, Berlin/Heidelberg, 2010.
34. Hodler, J, von Schulthess, GK, and Zollikofer, CL: Musculoskeletal Disease: Diagnostic Imaging and Interventional Technology. Springer, Italy, 2005.
35. Peh, WCG: Provocative discography: current status. Biomed Imaging Intervent J (1):e2, 2005.
36. Thiyagarajah, A: Discography, An Overview. Accessed February 18, 2012 at http://emedicine.medscape.com/article/1145703-overview#a30.
37. Barna, S: Intradiscal electrothermal therapy. Article updated February 3, 2012. Accessed Feb 23, 2012 at www.emedicine.medscape.com/article/1145641-overview.
38. Burton, AW, and Hamid, B: Kyphoplasty and vertebroplasty. Curr Pain Headache Rep 12(1):22–27, 2008.
39. Blasco, A, et al: Effect of vertebroplasty on pain relief, quality of life and the incidence of new vertebral fractures. A 12-month randomised follow-up, controlled trial. J Bone Miner Res. Feb 3, 2012. doi: 10.1002/jbmr.1564.
40. Wegener, B, et al: Experimental Evaluation of the Risk of Extradiscal Thermal Damage in Intradiscal Electrothermal Therapy (IDET). Pain Physician. Jan 2012; 15(1):E99–E106.
41. Gervais, D, and Sabharwal, T (eds): Interventional Radiology Procedures in Biopsy and Drainage. Springer, New York, 2011.
42. Shi, J, Jia, L, Yuan, W, Shi, G, Ma, B, Wang, B, Wu, J: Classification of cauda equine syndrome for proper treatment. Acta Orthop 81:391–5, June 2010.

自测

图A

1.软组织和骨骼之间的对比是否明显?

2.根据图像对比度的类型,你认为这幅图像的成像目的是胸片还是AP胸椎影像?

3.胶片的放置是否适合阅片?什么解剖结构可以证实你的观点?

图B

4.此胶片是否位于正确的观看位置?为什么是或者为什么不是?

5.观察异物,它可能的材质是什么?

6.你能确定这个物体位于患者的什么解剖部位吗?能确定或不能确定的理由是什么?

图C

7.对这项检查进行确认。

8.检查过程中发生了什么错误?

图D

9.使用你的形态学知识来辨认这个普通的家养宠物。(提示:这个侧面的投影显示出了长而灵活的脊柱、尾巴和小骨盆的结构。)

10.利用你对放射照片中密度的认识来推断宠物的主人为什么会心烦意乱。

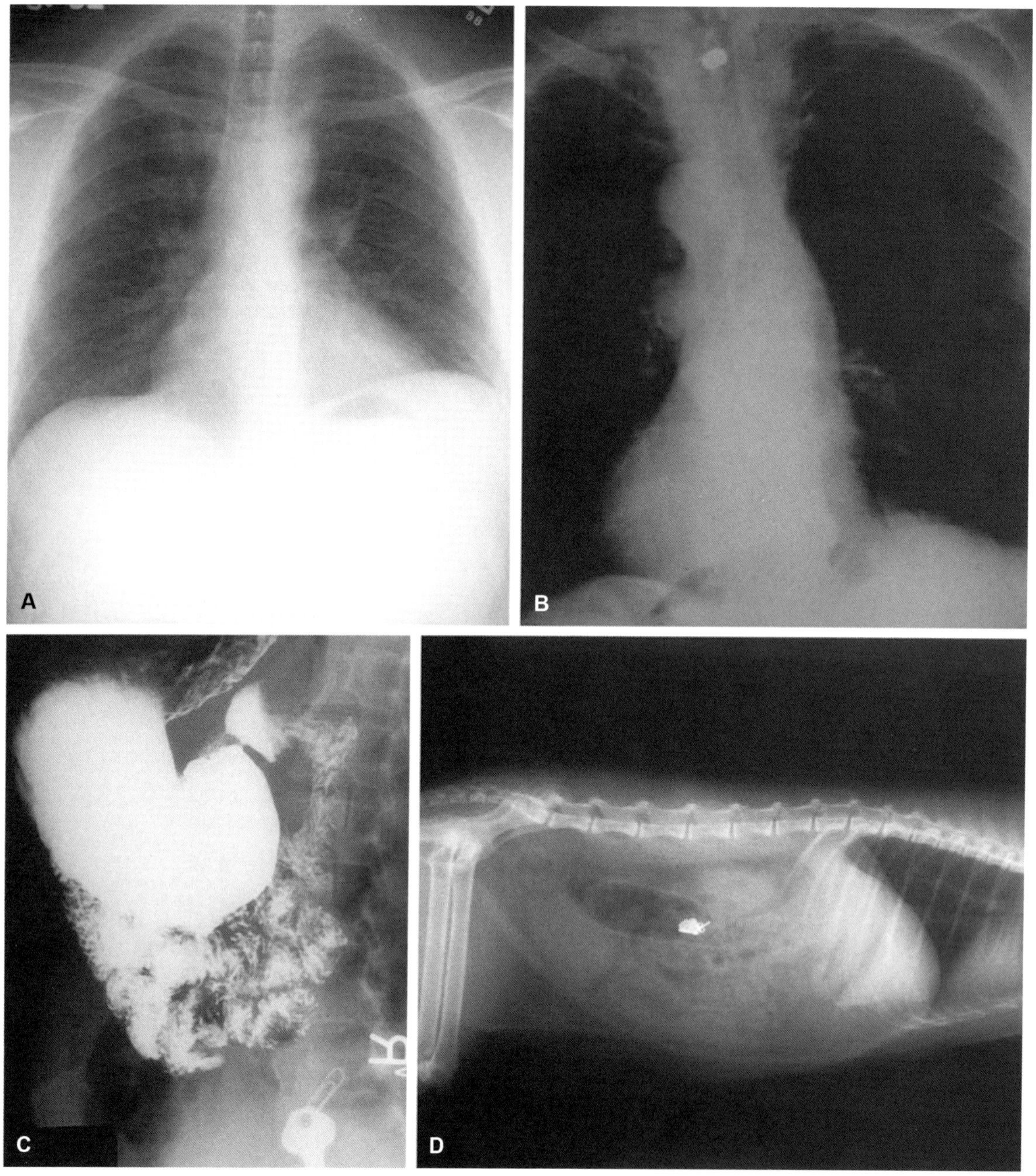
A
B
C
D

第 2 章

影像学检查、阅片模式和诊断

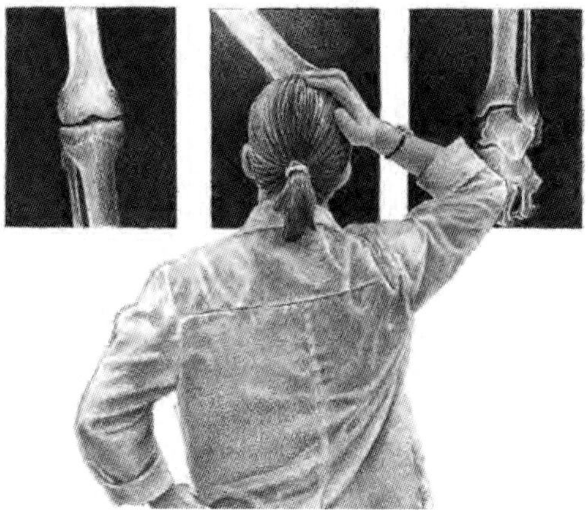

本章大纲

影像学阅片从哪儿开始?[1-20]

影像学阅片需要影像技术基础、解剖学知识、病变的特征性表现,以及查找异常影像的有组织的方法,阅片模式描述了这种方法。

阅读图像前必须先有一个行之有效的方法，这是谨慎的学习者需要的。严格运用成熟的阅读方法可使初学者的诊断更容易一些。对任何人来说,诊断关节脱位或骨折通常比较容易。但是,由于解剖变异、复杂的多种疾病并存、临床表现不典型,看似无意义但实际有意义的(或相反的)征象等因素的存在,诊断有时也非常困难。

影像学阅片的误区有哪些?

50 多年来,人们一直在研究影像阅片中存在的问题,以了解并尽量减少错误的来源[1,2]。阅片错误可分为观察错误和解读错误[14]。观察错误可能与不完整或错误的阅片方式有关。解读错误可能没有把异常征象与相关的临床表现联系起来。

然而，需要注意的是，阅片中的错误是不可避免的,但不应该与阅片者的粗心相混淆[15,16]。某种程度上,错误是生理感知的结果,是在生理条件下不可避免的。尽管 21 世纪有了先进的影像技术,但其仍不能解决感知错误的问题，只能把它交给更先进的影像技术去解决。我们一直在寻找导致错误的因素和减少错误的方法，已知减少误差的一个因素是临床医生和放射科医生之间的沟通。

对于影像阅片,非影像医生能提供什么?

非影像医生能从他们自己的专业角度提供诊断经验,有时为了获得良好的疗效,还需要和影像科及其他专业的医生合作。其中的一个实例是部队物理治疗专家对肌肉骨骼病变的筛查。1973 年,2117 例腰部疼痛的患者，经过物理治疗专家筛查，放射学检查减少了 50%以上[21]。这些物理治疗专家受过基础影像学方面足够的额外训练，使得他们能够辨别出哪些肌肉骨骼疾病诊断需要放射学，哪些疾病的诊断与影像表现不一致，这依赖的是物理治疗专家在肌肉骨骼体格检查方面的专业技能。

对于非影像医生，阅片应从哪儿开始呢？本书第1章包含了X线摄影技术的基础和在二维图像上对三维解剖结构的认知。

本章包含了初级阅片模式的基础，并且描述了接受临床医生治疗的患者人群中常见病变的影像学特征。这些基础理论能帮助读者理解影像能提供什么信息，而且有助于不同专业和同专业之间的沟通。为了提高患者治疗的质量，专业间的合作是最重要的。

阅片模式：影像学分析ABCs[22-33]

阅片模式是一种有组织的观察影像的方法。浏览图像，观察显著的异常征象是不够的。坚持运用好的阅片模式有助于发现图像中全部异常。运用好的阅片模式和收集其他数据一样是诊断过程中非常重要的步骤。针对肌肉骨骼影像流行的阅片是ABCs形式（表2-1）。

这种方法简明地把影像分析的要素分为4部分：A，对线；B，骨质密度；C，软骨间隙；S，软组织。这4部分能进一步细分，如下所示。

A：对线(Alignment)

对线分析包括以下这3项中每一项评估。

1.骨骼结构

评估正常的大小、外形和骨量。观察以下内容：

● 骨骼大小异常：在巨人症、肢端肥大症或畸形性骨炎（图2-1）等情况下可见骨的粗大。小型骨可能与先天性、代谢性或内分泌异常相关。

● 多余的骨骼：例如，在跗跖骨中可能会发现一个额外的舟骨，或者发现一个额外的足趾（多趾畸形）（图2-2）。

● 先天性畸形：例如，颈肋或在腰骶关节处存在过渡椎体。

● 骨缺失：截肢或先天性畸形可能出现骨的缺失（图2-3）。

● 发育畸形：例如，脊柱侧弯、膝外翻、足内旋。

2.骨骼轮廓

评估每块骨的正常形状和轮廓，寻找以下内容：

● 内部或表面的不规则。这些可能与病理、外伤、发育或先天因素有关。

● 每块骨的皮质轮廓。轮廓应该光滑连续。

● 在关节边缘长出的骨刺。这些提示关节退行性变或可能是由组织附着区域韧带牵拉引起的（图2-4）。

● 皮质连续性的中断。提示皮质骨折（图2-5）。皮质出现锐角可能是嵌插骨折的征象（图2-6）。在外伤病例中发现肌肉、肌腱和韧带的附着部位，以评估撕脱性骨折（图2-7）。

● 标记任何手术部位。例如，包括取骨区或钻孔（图2-8）。

3.骨与邻近骨的对线关系

评估关节与骨骼之间的正常位置关系。包括以下内容：

● 骨折：可能破坏关节的连接。骨折最常见的原因是创伤。

● 正常关节连接的脱位，脱位的最常见原因是外伤，但也可能由晚期关节炎所致（图2-9）。

● 关节面的半脱位或部分脱位。关节半脱位的常见原因包括炎症性关节炎或退行性关节疾病。这些疾病能侵袭关节软骨和造成关节的松弛（图2-10）。

B：骨密度(Bone density)

骨密度分析包括下面3部分的每一条的评估。

1.整体骨密度

评估每块骨代表正常密度的灰影，意味着正常的矿物含量。评估下列内容。

● 骨和软组织之间充分的放射对比。健康的骨和软组织之间有清晰的分界影。

● 在每块骨高密度的皮质壳和低密度的松质骨中心有充分的对比。健康的皮质表现出比松质骨更大的密度，并且沿着骨轴呈白色边缘（图2-11）。

皮质骨影像的不清晰和骨与软组织对比的缺失表明骨量的丢失。

骨矿化程度与患者的年龄、生理状态、骨骼活动或压力大小直接相关。某些疾病会改变骨骼中的矿物质

表 2-1　阅片的 ABCs 模式

模式	评估	观察	
		正常表现	**变异/异常表现**
A:对线 (Alignment)	骨骼结构	• 骨骼大小基本正常 • 骨骼数量正常	• 多生骨 • 缺失骨 • 先天畸形 • 发育畸形
	骨骼轮廓	• 光滑且连续的皮质轮廓	• 皮质骨折 • 撕脱骨折 • 压缩骨折 • 骨刺 • 既往手术标志
	骨与邻近骨的对线关系	• 正常关节连接 • 正常空间关系	• 骨折 • 关节半脱位 • 关节脱位
B:骨密度 (Bone density)	整体骨质密度	• 灰色的软组织影和灰色的骨影有充足的对比 • 在每个骨骼内部，皮质外壳和松质中心之间有足够的对比	• 骨密度的普遍降低，导致软组织和骨骼的对比差 • 皮质变薄或缺失
	结构畸形	• 正常的骨小梁结构	• 异常骨小梁的表现;细、脆弱、花边、变粗、模糊、稀疏
	局部骨密度改变	• 压力增高的区域骨硬化,例如,承重面或韧带、肌肉、肌腱连接区域	• 过度硬化 • 反应性骨硬化 • 骨质增生
C:软骨间隙 (Cartilage Space)	关节间隙的宽度	• 保护良好的关节间隙表示正常的软骨或椎间盘厚度	• 减小的关节间隙提示退行性变或创伤情况
	软骨下骨	• 光滑的表面	• 在退行性变的关节疾病可见过度硬化 • 在炎症关节可见软骨侵袭
	骨骺板	• 相对于骨骺和骨龄的大小正常	• 与对侧比较厚度改变,可能与异常情况或创伤有关
S:软组织 (Soft tissue)	肌肉	• 软组织影像的大小正常	• 消耗 • 肿胀
	脂肪垫和脂肪线	• 与骨平行的放射新月状影 • 与肌肉长度平行的辐射线	• 脂肪垫从骨窝转移到软组织表明关节积液 • 脂肪线升高或模糊表明附近组织肿胀
	关节囊	• 正常分界	• 关节囊渗出或溢血
	骨膜	• 正常分界 • 在骨折愈合区硬化骨膜反应	• 骨膜反应:硬化、薄板样、洋葱皮样、针状、日光放射状、骨膜三角
	信号混杂的软组织影	• 软组织通常表现为灰色的水密度阴影	• 从放射密度发现夹杂外物 • 气泡透亮度高 • 钙化灶射线透不过

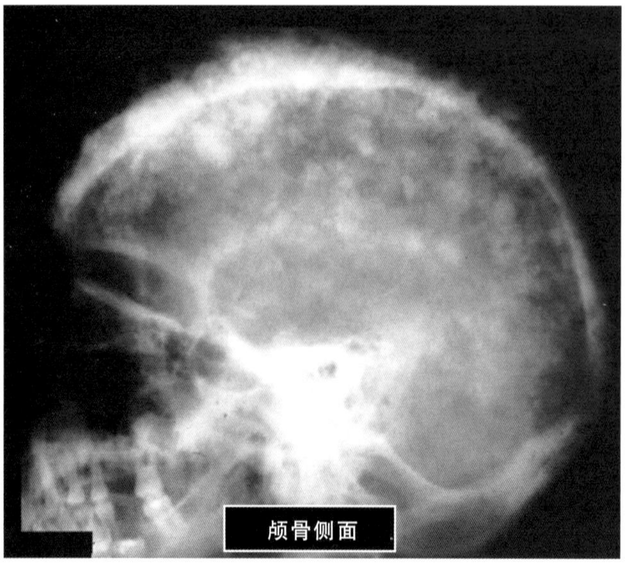

图 2-1 Paget 病。患有畸形性骨炎的老年男性，成骨细胞和破骨细胞的随机增殖产生了奇怪的绒毛状硬化的增大的颅骨。这个头骨的侧面图显示了"棉絮"状斑点，这是该病后期典型的影像学表现。

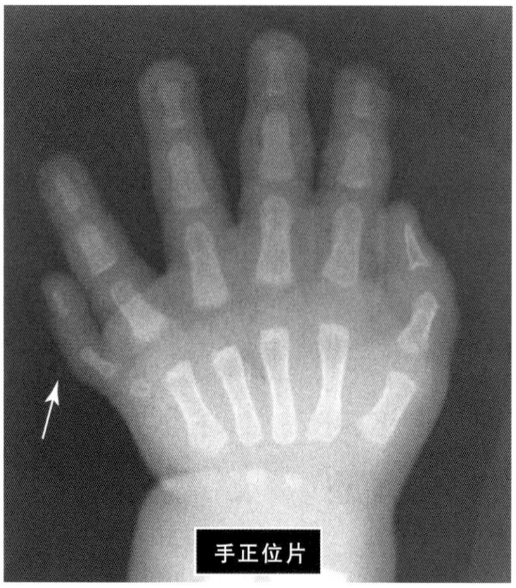

图 2-2 10 月龄患儿的多指畸形，注意箭头所示第 6 指。

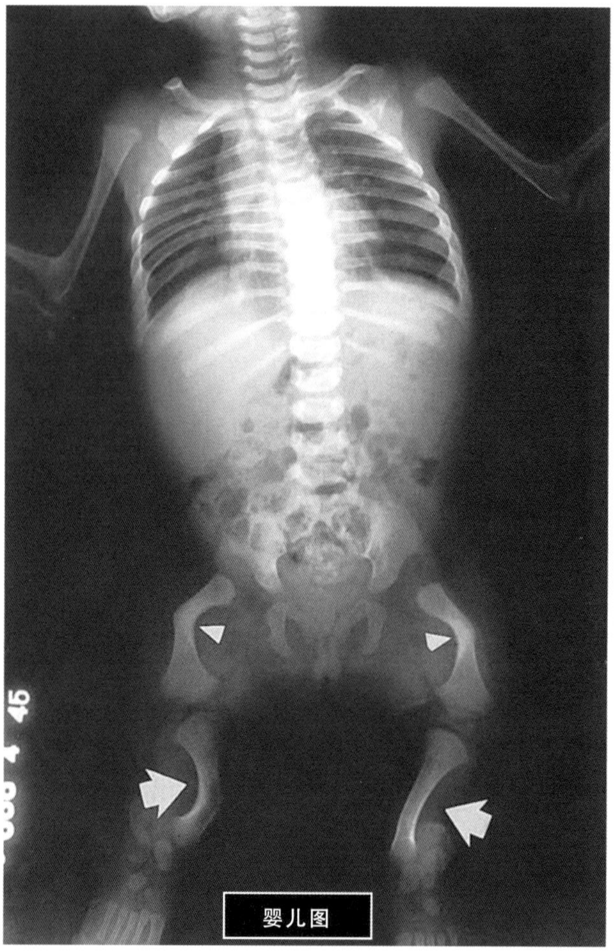

图 2-3 8 月龄女性患儿的先天畸形，包括弓形股骨(三角箭头所示)和伴随腓骨缺失的弓形胫骨(大箭头所示)。

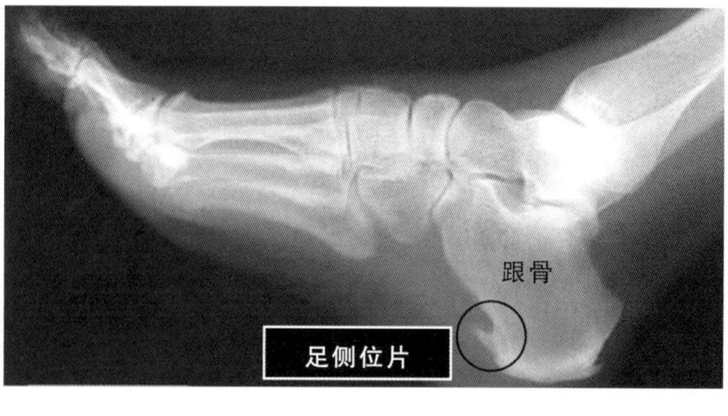

图 2-4 跟骨刺是跟骨(圆形)前下缘的骨性突起。

含量。骨骼密度的整体增加可以在一些发育性骨骼疾病中看到，如骨硬化症或骨斑点症(图 2-12)。骨质疏松和骨软化症的低钙化特征可见骨密度的总体降低 (图 2-13)。

2.结构畸形

从外形的改变去评估骨小梁。当骨矿化改变时，骨小梁的外形也开始改变。骨小梁外观改变是疾病诊断过程的一个影像学特征。常从结构方面观察骨小梁影像，例如，细的、脆弱的、粗糙的、模糊的或稀疏的。举例如下：

- 绒毛状骨小梁：代表了造骨细胞和破骨细胞的随意增殖，正如 Paget 病患者的颅骨(图 2-1)和甲状旁腺功能亢进症患者的骨骼(图 2-14)所示。

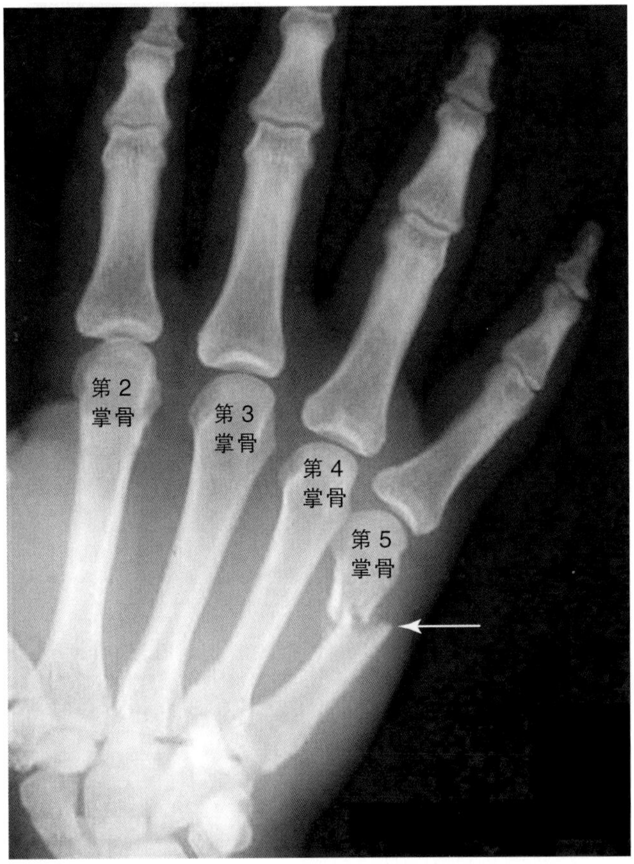

图 2–5　第 5 掌骨颈(箭头所示)完全骨折,可见皮质骨折。"拳击手骨折"是第 5 掌骨骨折的名称。

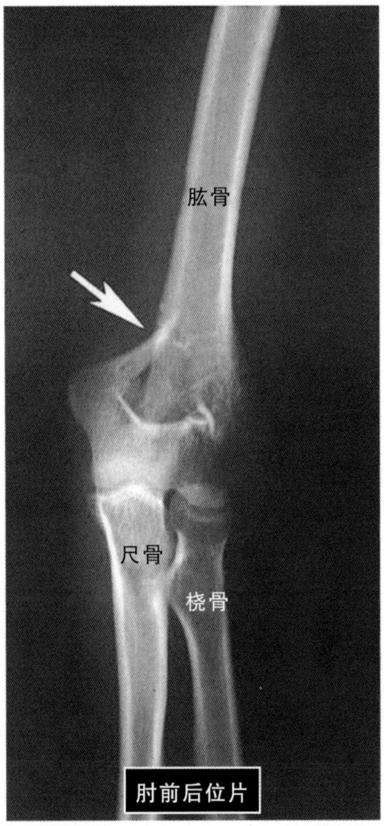

图 2–6　在肱骨远端(箭头所示)髁上可见嵌插骨折。

● 骨小梁模糊:骨小梁模糊和分界不清是骨软化症的特征(图 2–13)。

● 粗糙的骨小梁:常见于慢性肾衰竭和骨质疏松的患者。这些骨小梁的增粗不表示强壮,相反,周围骨小梁的缺失导致剩余的骨小梁显得很突出。

● 花边状脆弱的骨小梁:这是地中海贫血的继发表现(图 2–15)。

3.局部骨密度改变

评估局部区域的密度改变。寻找以下各项:

● 硬化。正常局部骨密度增加也可见适应物理压力增加的区域,例如,关节的承重区域。这些局部硬化的区域实际上是修复的迹象,即额外的骨被沉积下来,以加强骨骼结构,从而承受重力。

● 过度硬化。在正常条件下可能是明显的,例如,在骨折愈合的部位骨痂形成和新骨重塑。过度硬化在异常的情况下也可以看到,如骨关节炎、关节退行性变(图 2–16)。

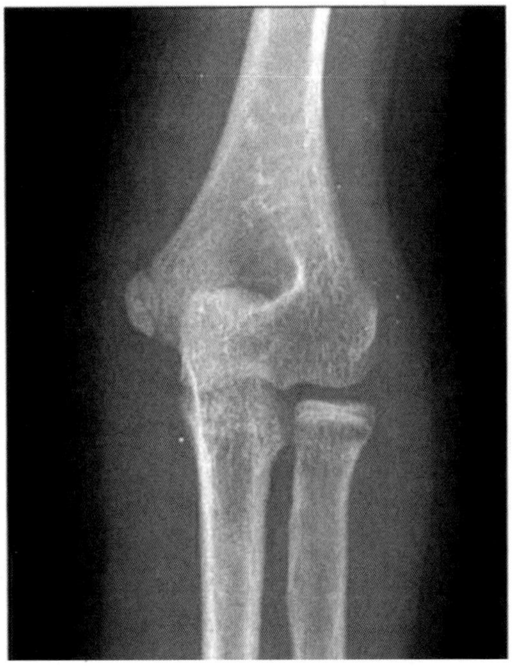

图 2–7　一个 10 岁棒球投手的肱骨远端内上髁可见撕脱性骨折。

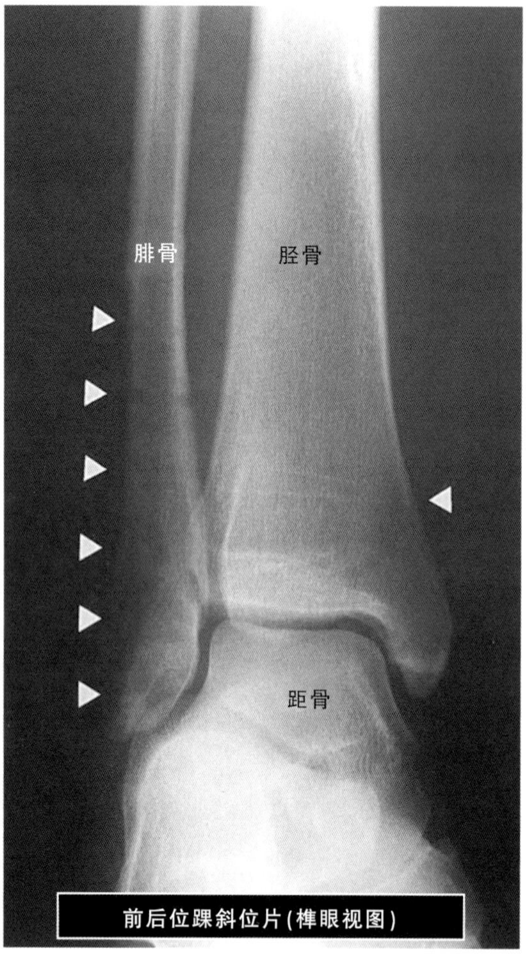

图 2-8 标注既往手术位置(箭头所示)的表现。该患者之前有腓骨骨折,用一个沿着腓骨轴的钢板和一个穿过胫骨的加压螺钉来修复踝关节的稳定性。在腓骨上可见微弱的钻孔后遗改变。穿过胫骨的隐匿线是高密度的。像这样的物体通常不会被移除,除非出现感染或松动等问题。

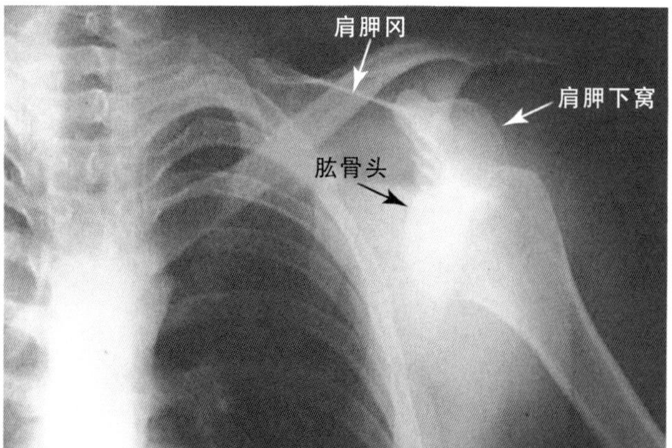

图 2-9 盂肱关节的前脱位。

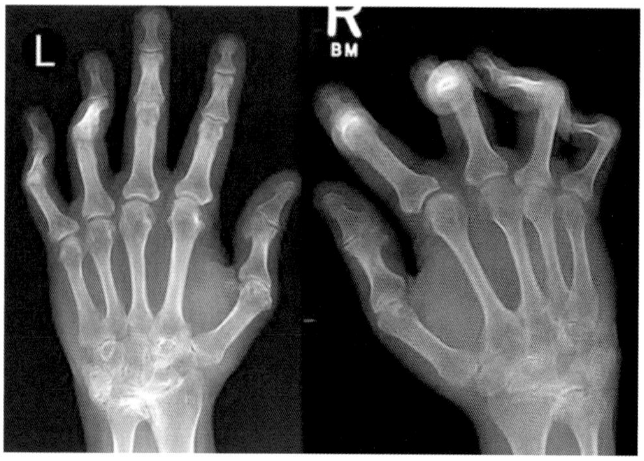

图 2-10 手部类风湿关节炎伴有关节半脱位。左右手的后前位(PA)图显示桡腕关节和腕骨间关节明显狭窄和侵袭。在舟骨部位,双侧腕关节可见腕骨尺侧偏移,通常突出在桡骨茎突之外的舟骨,已经向腕部尺侧旋转。类风湿关节炎的其他典型特征包括对称关节间隙狭窄、关节侵袭和关节周围骨质疏松症。在左侧第 4 和第 5 指和右侧第 2~5 指有一个纽扣花畸形(远端指间关节过伸,近端指间关节过屈)。(Image courtesy of John C. Hunter, MD, University of California, Davis School of Medicine.)

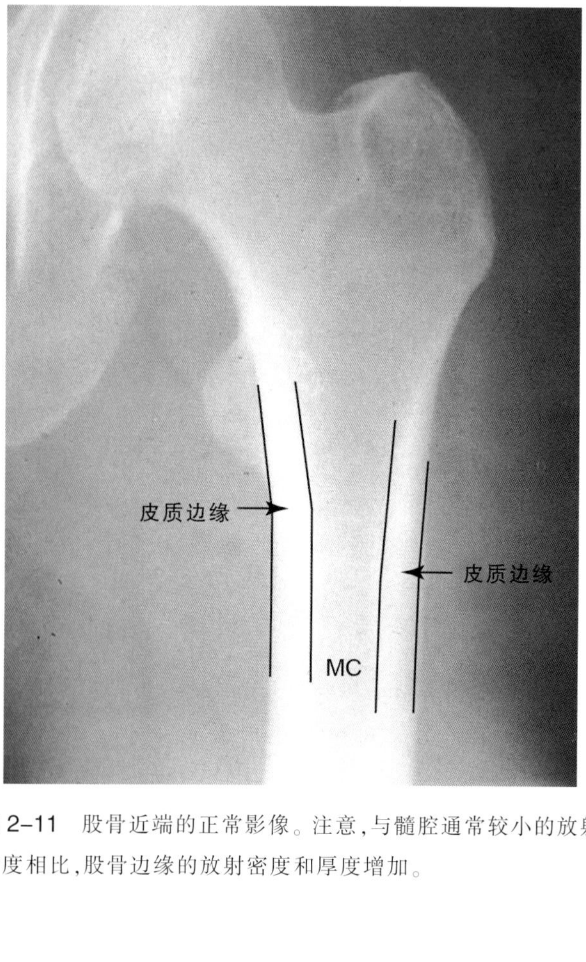

图 2-11 股骨近端的正常影像。注意,与髓腔通常较小的放射密度相比,股骨边缘的放射密度和厚度增加。

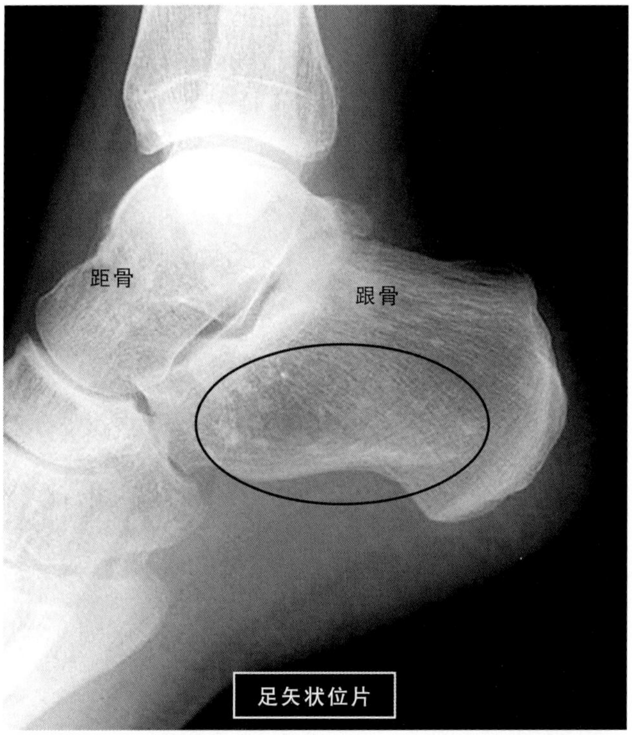

图 2–12 全身脆性骨硬化是一种良性骨病，特征是骨内有斑点状钙化区，如图所示。(Image courtesy of John C. Hunter, MD, University of California, Davis School of Medicine.)

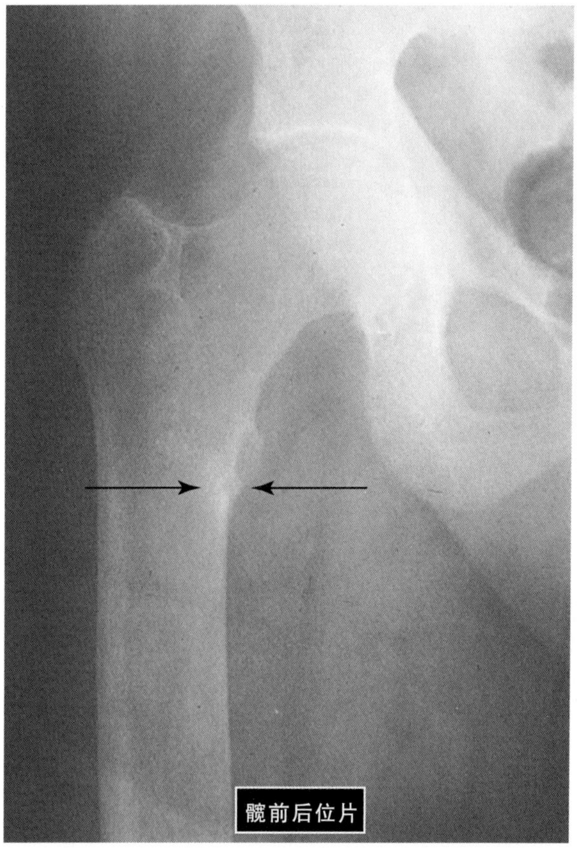

图 2–13 骨软化症，也称"成人软骨病"，是一种钙化不全的疾病。正如股骨近端所见，这部分能成骨但不能钙化。结果是一个非常宽但多孔的股骨。经典的影像学表现是假骨折线，这是一个横跨皮质的射线透带，是与低矿化皮质相关的不全性骨折(箭头所示)。

- 反应性硬化。出现在身体对周围组织做出反应或出现疾病时，例如，肿瘤或感染(图 2–17)。

C：软骨间隙(Cartilage Space)

关节软骨和椎间盘软骨由于其与水的密度相近在平片上不能很好地显示。然而，可以通过检查椎间盘所占的空间来分析软骨。软骨空间的分析包括以下各项评估。

1.关节间隙的厚度

评估关节间隙的正常厚度。具体如下：

- 一个完好的关节间隙意味着软骨或椎间盘是正常厚度。
- 关节间隙减小意味着软骨或椎间盘由于退行性变过程而变薄(图 2–18)。

关节间隙也被看作潜在间隙或影像学关节间隙。影像学关节间隙这个术语的特定之处在于，它既包括软骨，也包括关节中存在的任何实际空间(例如，当患者仰卧在 X 线检查床上，由于皮肤牵引出现的间隙)。负重关节的评估最好在负重时进行，因为这是真实的关节软骨的评估，因为这将从影像上评价任何一个真正的间隙并且展现软骨的真实尺寸。

2.软骨下骨

评估软骨下骨(关节软骨下)的密度改变或不规则。在不同的关节炎放射学诊断中，软骨下骨的结构改变具有重要意义，如下。

- 过度硬化：在关节退行性变中，如骨关节炎，随着新骨生成，为了帮助承受因关节软骨丢失而增加的压力，软骨下骨增生硬化(图 2–19)。
- 侵袭：在关节炎，如类风湿关节炎或痛风，软骨下骨未见修复性硬化。相反，软骨下骨的侵袭在关节缘处形成放射状(图 2–20)。

3.骨骺板

虽然前面提到了关于关节的问题，但儿童生长板暂时是软骨性的，因此纳入此分类。如下：

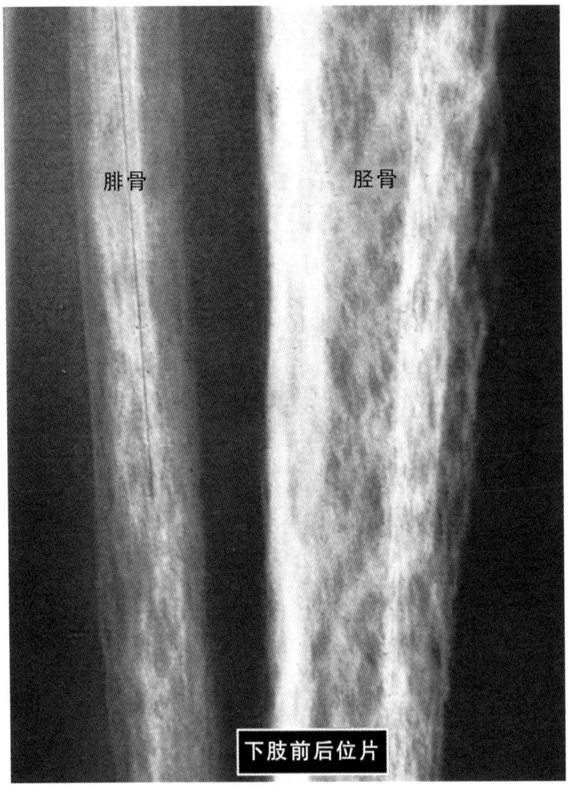

图 2-14 甲状旁腺功能亢进。患者，男，21 岁，既往体健，18 个月前开始出现渐进性下肢无力。患者被查出有甲状旁腺癌继发的原发性甲状旁腺功能亢进。患者下肢影像显示普遍的骨骼改变，伴随显著的骨骼脱钙和皮质侵袭。(From Eiken, M: Roentgen Diagnosis of Bones: A Self-Teaching Manual. FADLs, Forlag, AS, Copenhagen, 1975, p. 39, with permission.)

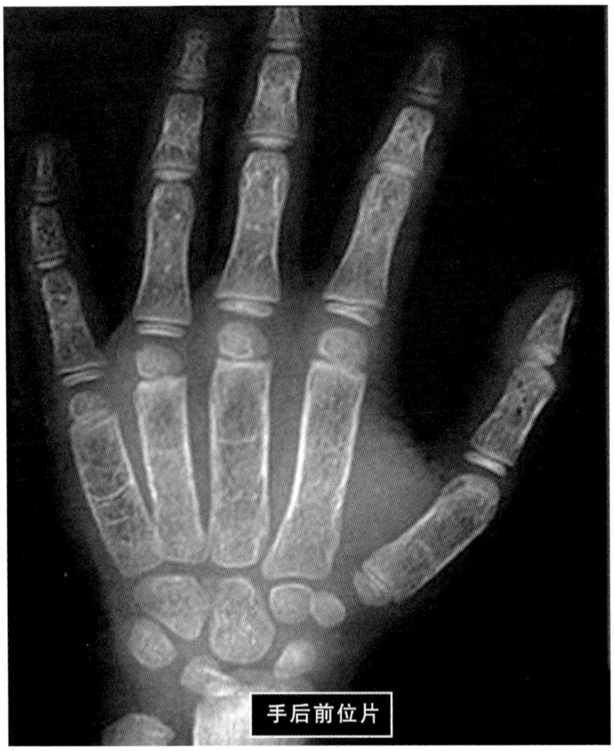

图 2-15 该患儿上肢花边样脆弱的骨小梁是地中海贫血继发性表现，这是一种导致红细胞破坏的遗传性血液病。掌骨和指骨显示皮质变薄和骨质减少。骨髓增殖导致正常髓腔的缺失，进而造成每块骨呈块状或肠状结构，如上图所示。

● 生长板的位置被干骺端与第二骨骺骨化部分的关系所特定(图 2-21)。

● 骺的大小与骨骼成熟度和年龄相关。

● 骨骺边缘光滑，伴随一个硬化边，表明与线性生长相关的骨活性增加。

● 因创伤或代谢性疾病导致生长板的断裂可能很难诊断，需要对侧的影像做对比。

S:软组织(Soft tissue)

常规影像上，软组织影像没有清晰的分界，因为人体内所有软组织的密度都是相似的。然而，创建的图像足以观察一些极端的情况。软组织分析包括了下面讨论的几种软组织评估。

1.肌肉

评估肌肉的软组织影像。

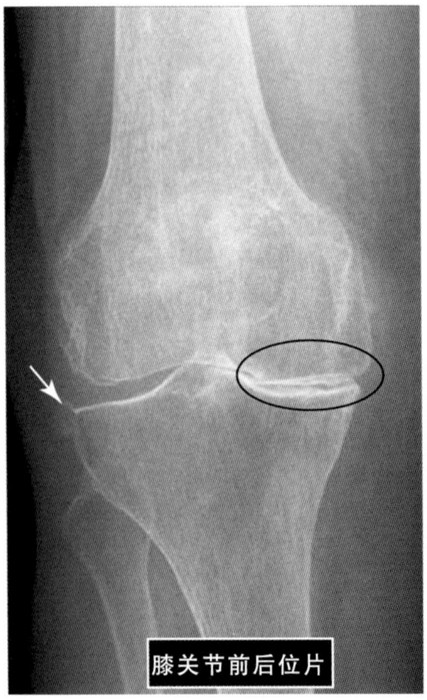

图 2-16 膝关节退行性疾病。在这张前后位膝关节的图像上，可以看到这种关节炎的典型影像学特征，表现为关节内侧间隙的减少，以及胫骨平台(椭圆形)软骨下骨的硬化。软骨下骨的白色硬化是对关节软骨变薄的修复反应。这种修复也会导致边缘骨刺(箭头所示)。

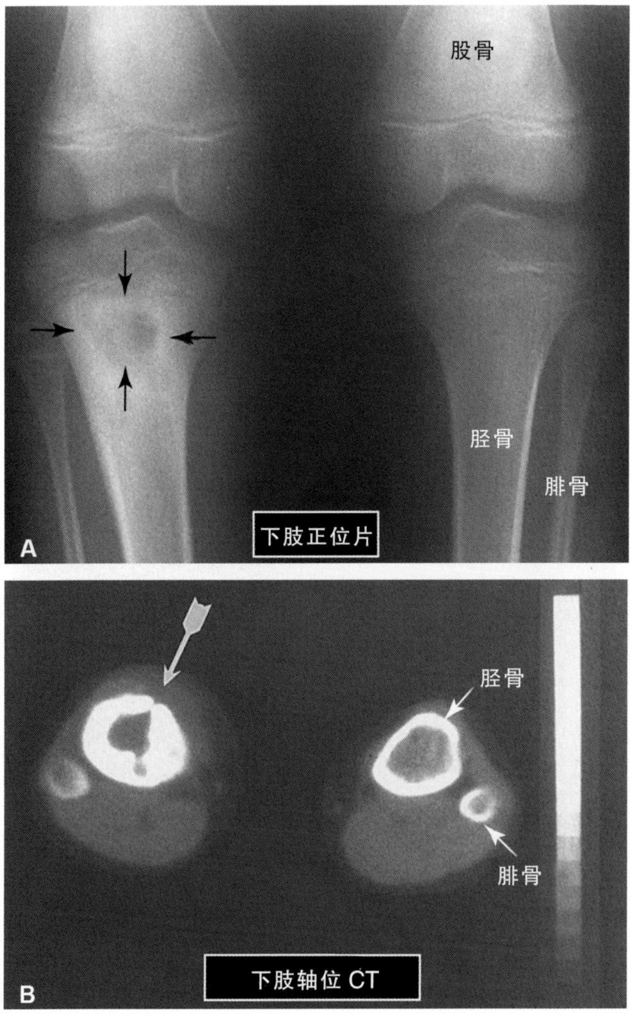

图 2–17　骨髓炎。(A)患儿，女，9 岁，有 6 个月进行性胫骨近端软组织肿胀的病史，诊断为胫骨近端的骨髓炎。注意，反应性硬化骨包围病灶，界限清晰，包围和分隔感染区域(箭头所示)。(B)轴位 CT 图像进一步显示左下肢胫骨反应性硬化，同时也显示引流缺口(白箭头所示)，这个形式是为了减轻骨内脓液的压力。脓液流进软组织，下肢周径扩大，如图所示。

● 粗大的肌肉萎缩。可能提示原发性肌肉疾病，瘫痪，与严重疾病相关的乏力或继发于创伤的失用性萎缩(图 2–22)。

● 肌肉和软组织肿胀。可能提示炎症、水肿、出血或肿瘤(图 2–23)。

2.脂肪垫和脂肪线

评估脂肪垫或脂肪线从正常位置进入软组织的情况。这种损伤或移位常由肿胀引起，提示邻近结构异常。举例如下：

● 腕部旋前方肌脂肪线的移位常提示腕部的骨折。

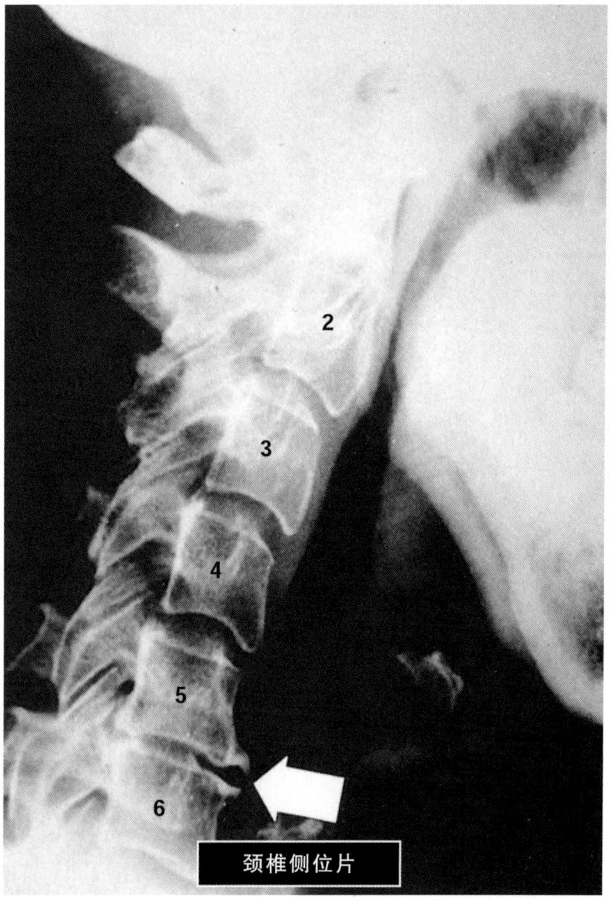

图 2–18　颈椎退行性椎间盘疾病。这张颈椎侧位图显示了 C5/C6 处退行性椎间盘疾病的典型特征，包括关节间隙变窄和椎体终板骨赘形成(箭头所示)。

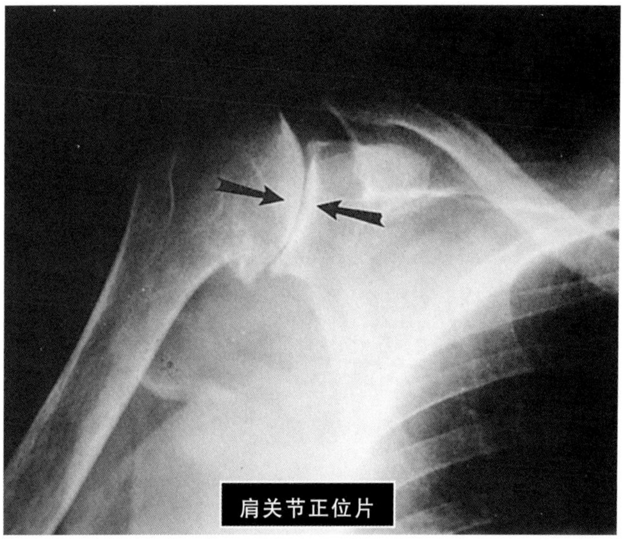

图 2–19　肩关节骨关节炎。值得注意的是骨关节炎的影像学特征，包括关节间隙变窄、软骨下骨(箭头所示)硬化，以及关节下缘骨赘形成。这些退行性变的严重程度通常在负重关节更为常见。图上这个关节的改变可能因陈旧的创伤而加快。

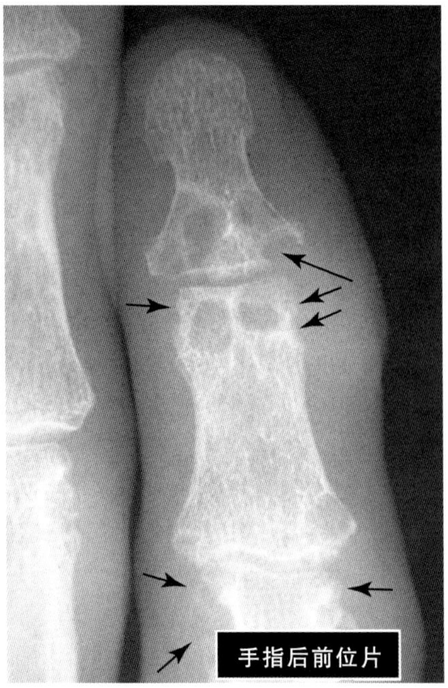

图 2-20 示指指间关节痛风。在骨化性关节炎条件下可见,痛风关节的侵袭与其他关节炎相比没有软骨下骨的硬化。相反,软骨下骨的侵袭主要特征是关节或关节周围囊肿(箭头所示)。

●肘部脂肪垫的移位(从后面的鹰嘴窝和从前面的冠突窝、桡窝)常表示与骨折相关的关节腔血肿(图 2-24)。

3.关节囊

正常情况下关节囊不明显。在异常情况下,因积液肿胀而明显可见。这在关节炎恶化的情况下可见,例如,感染、血友病和急性关节创伤。关节内骨折创伤引起的积液可能在关节囊内产生关节积脂血症。关节积脂血症是骨髓中的脂肪和血液的混合物,通过骨软骨缺损进入关节间隙。因为脂肪比血液密度低,所以漂浮在血液表面。在 X 线图像上,这指的是脂肪液线或脂肪血液界面(FBI 标志)。当在 X 线图像可见时,这个征象对于潜在的关节内骨折是一个有力的标志(图 2-25)(然而,先进的成像可能发现关节游离脂肪。在 CT、MRI 或超声中,脂肪层和血液层之间可见第三层液体,代表混合血清和滑膜液)。

4.骨膜

正常情况下骨膜较为模糊,当对异常情况有反应时,骨膜变得明显。骨膜反应(图 2-26)常被描述为四个类型中的一个,通过影像学特征来命名。骨膜反应的种类如下:

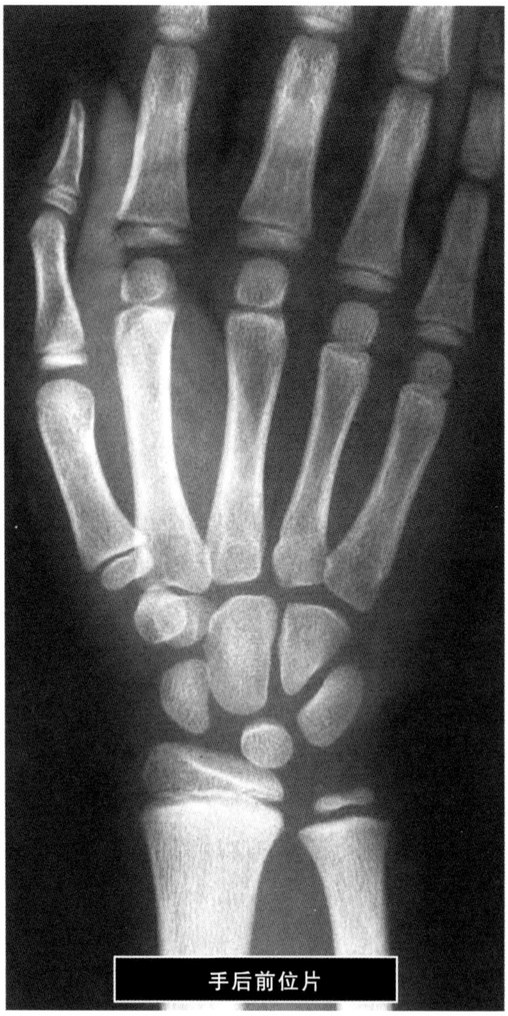

图 2-21 一名 8 岁男孩正常的 X 线表现。骨骺可由靠近成熟骺板的透亮区所证实。骺板的周缘正常情况下是光滑的,伴随着成骨活动的硬化带。这区别于骨折碎片。从骨折线来辨别骺板区域有时较困难;可能需要对侧的图像来对比。

●硬化:这个反应表明慢性(缓慢生长)进程;可见于骨折愈合或慢性骨髓炎。

●变薄或洋葱皮样:这个反应表明反复的损伤,可见于受虐儿童综合征;它也与肉瘤相关,例如,尤因肉瘤。

●放射状(日光射线形态):这种反应大多数见于恶性骨肿瘤,如骨肉瘤。少见于转移性鳞状细胞瘤。骨膜的这种表现是由于肿瘤形成过程中不断突破骨膜并伴随了新的骨膜反应。

●骨膜三角:被异常情况刺激的某片骨膜硬化成三角形。此征象在多种条件下均可出现,包括肿瘤、骨膜下血肿和受虐儿童综合征。

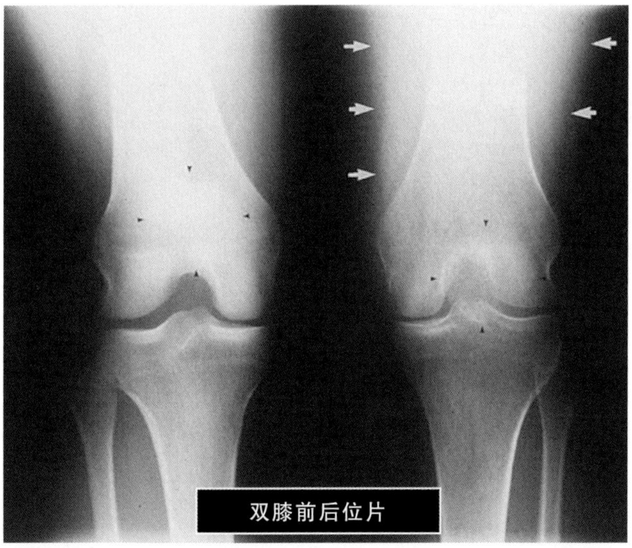

图 2-22 创伤性髌骨脱位继发股四头肌失用性萎缩，表现为大腿软组织轮廓的萎缩和凹陷。髌骨下缘的标记位置与股四头肌的萎缩相关。正常的髌骨位置在另一侧下肢被标记。

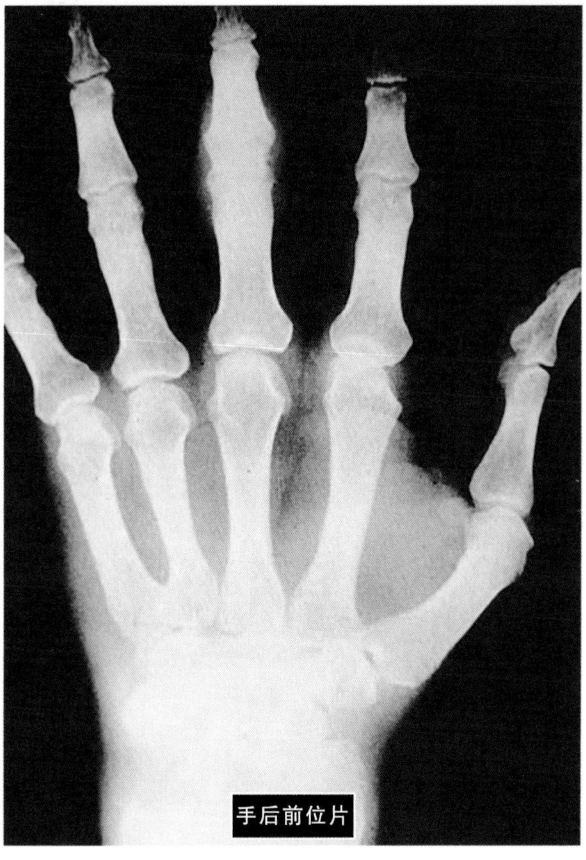

图 2-23 手部类风湿关节炎。注意手部和第 3 指近端指间关节的肿胀，表明炎症阶段。(From American College of Rheumatology Clinical Slide Collection on Rheumatic Disease, 1991.)

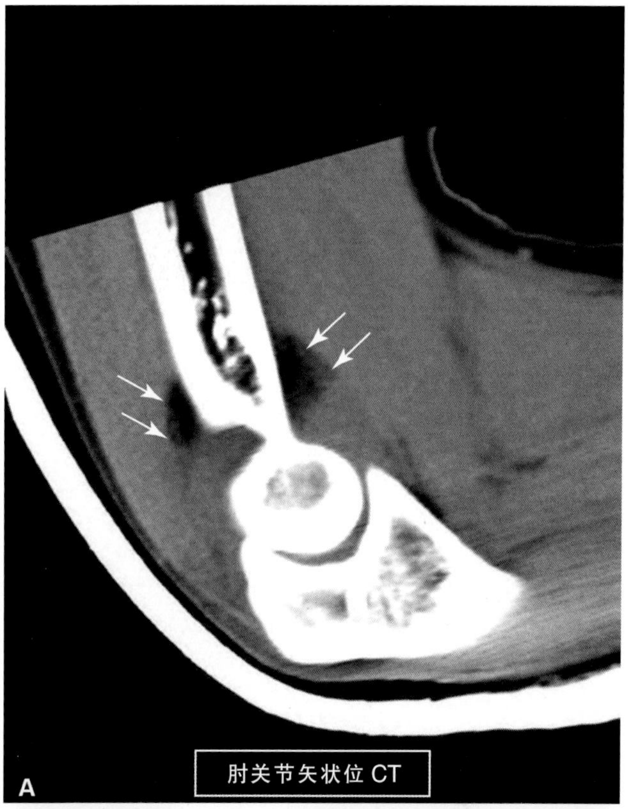

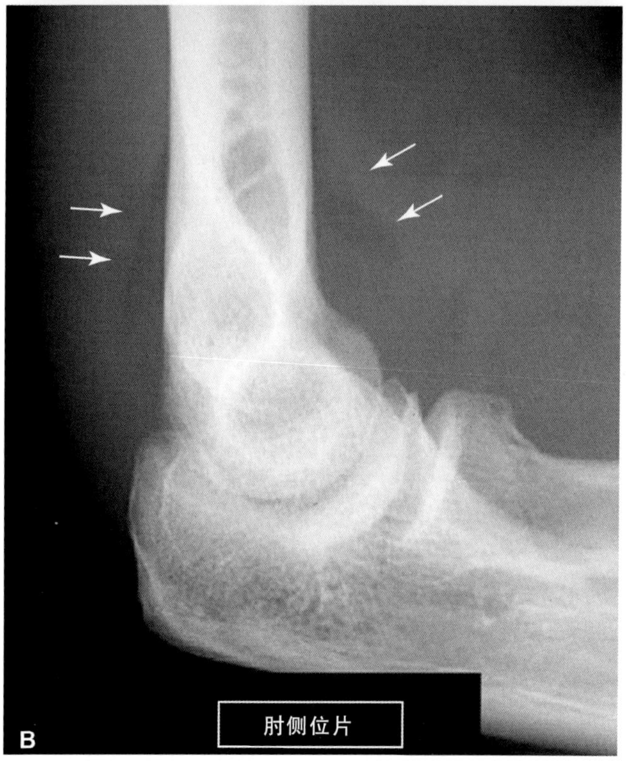

图 2-24 肘部脂肪垫征和扬帆征。(A)移位的脂肪垫在肘部 CT 矢状位图像上显示为低密度三角区，位于肱骨干的前后(箭头所示)。(B)X 线图像中，这些移位的脂肪垫在软组织中仍是可见的，表现为 X 线透光区。脂肪垫的移位是由关节积液引起，最常见的是由骨折引起，虽然其他因素，如感染，也可引起严重积液使脂肪垫移位。

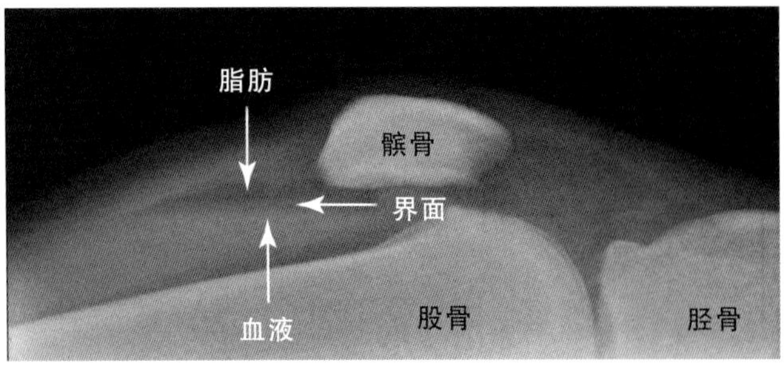

图 2–25　血–脂界面征。膝关节负重侧位像是由与液体层切线垂直的水平 X 线拍摄的。通过胫骨平台内骨折渗出的骨髓脂肪和血液在关节囊的髌上区积聚，并因液体密度的不同而分层。如有此征象的出现则骨折的可能性很大。

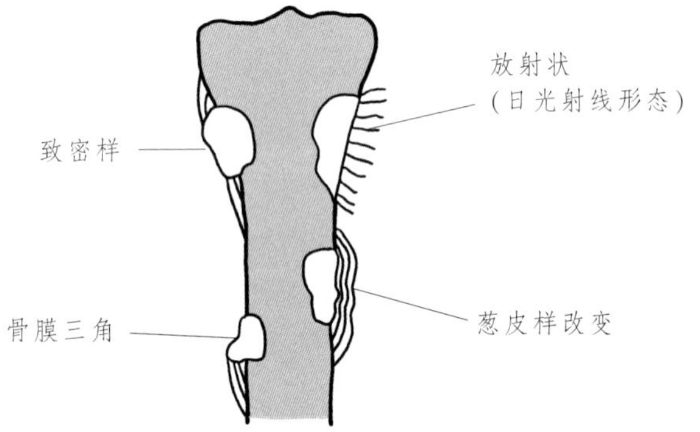

图 2–26　X 线图像中异常情况下的骨膜反应有 4 种特征性表现：致密样、放射状(日光射线形态)、葱皮样改变、骨膜三角。

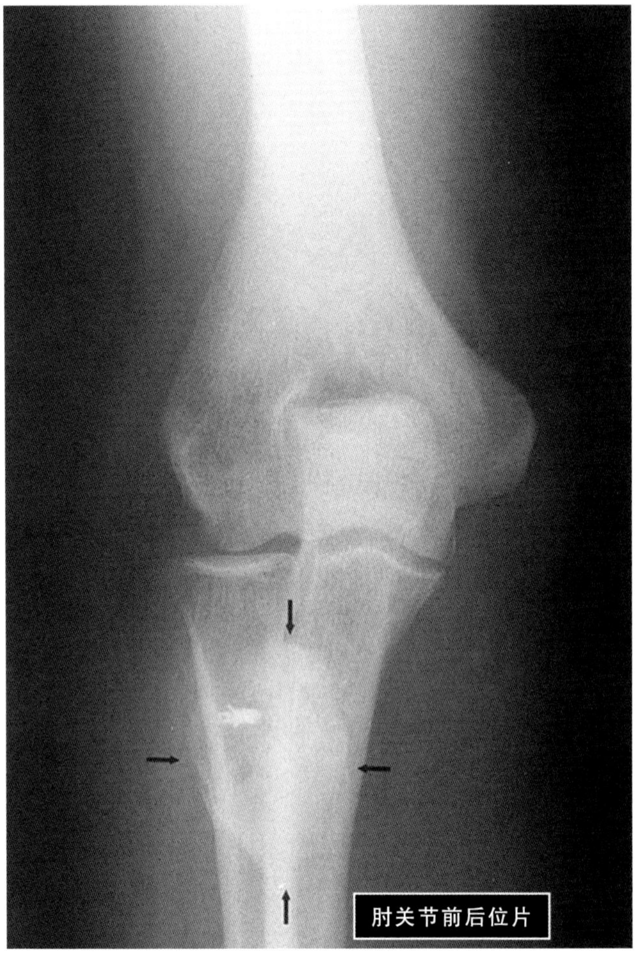

图 2–27　肘关节正位可见骨化性肌炎。这位 53 岁男性在肱二头肌腱撕裂并使用 Mytex 公司的缝合锚修复后，发现前臂软组织中出现异位骨。异常骨组织的边界如图中箭头所示。

5.多项软组织发现

通过软组织图像评估多项发现，寻找下列信息：

- 软组织中存在气体是产气微生物存在的征象，如坏疽或创伤。
- 软组织中存在钙化点，可能是陈旧性创伤的血肿凝固、钙化的结果(图 2–27)。此外，钙化也可以发生在血管和器官，例如，肾结石、胆结石或腹主动脉钙化。
- 异物(如金属碎片)在软组织中叶非常明显。

骨骼疾病的影像学诊断[19,22,26,27,31,33]

我们通过研究影像图像来获取疾病相关数据。这些数据必须和骨骼疾病独有特征的知识相结合才能为放射科医生提供诊断的依据。

骨骼疾病可通过确定病理类型、病变分布情况、代表疾病特征的预测变量等方式进行诊断。

骨骼疾病类型

骨骼疾病有 6 种基本类型：先天型、炎症型、肿瘤型、代谢型、创伤型、血管型。现增加了第 7 种类型，复合型或其他类型，以涵盖同时跨越多个类型的疾病，如肌肉骨骼感染或骨关节炎。

病变分布

病变分布是指病变累及身体多少部位，这对确定疾病病因有重要意义。病变可能包括如下情况：

- 单骨或单关节，仅影响单个骨或单个关节。
- 多骨或多关节，影响多个骨或多个关节。

- 弥漫性，影响所有或几乎所有骨或关节。

只有两种疾病类型表现为弥漫性：代谢型和肿瘤型疾病(表 2-2)。其他类型既可表现为单骨/单关节也可表现为多骨/多关节。然而，有时代谢型疾病可表现为单骨或多骨的方式。有关疾病分布相关举例见表 2-3。

预测性变量

Daffner[25]引用了 11 个适用于任何骨或关节病变的预测性变量辅助做出诊断。包括病变表现，累及某些骨或关节，病变在骨内位置，年龄，性别，民族，病变范围，病变形状，累及或跨越关节间隙，骨膜反应，病变产生机制，软组织改变，受伤史或手术史(表 2-4)。

许多预测性变量可直接用于骨肿瘤的诊断。但即使应用所有预测性变量，有时仍很难做出明确诊断；然而，从传统影像图像中获得的信息足够影像学医生来

表 2-2 病理类型及分布情况

类型	分布		
	单骨/单关节	多骨/多关节	弥漫性
先天型	×	×	
炎症型	×	×	
肿瘤型	×	×	×
代谢型	×	×	×
创伤型	×	×	
血管型	×	×	
复合型	×	×	

表 2-3 不同分布情况及举例

类型	单骨/单关节	多骨/多关节	弥漫性
先天型	颈肋	颅骨锁骨发育不良	
炎症型	骨髓炎；痛风	类风湿关节炎；痛风	
肿瘤型	任何原发骨肿瘤	骨髓瘤	转移瘤
代谢型	Paget 病	Paget 病；骨纤维异常增殖症	骨质疏松；骨软化症
创伤型	单骨折	多发性骨折；受虐儿童综合征	
血管型	儿童股骨头缺血性坏死	多部位缺血性坏死	
复合型(骨关节炎)	第 1 腕掌关节骨关节炎	全部负重大关节骨关节炎	

表 2-4 骨与关节病变的预测性变量

1.病变表现
  A.溶骨的(或破骨)
  B.成骨的(修复骨或反应骨)
  C.混合型
2.累及某些骨或关节
3.病变在骨内位置
  A.骨骺(或骨突)
  B.干骺端
  C.骨干
  D.关节表面
4.年龄，性别，民族
5.病变范围
  A.边界清楚(病变生长缓慢)
  B.边界不清(侵袭性病变)
6.病变形状
  A.长大于宽(通常是生长缓慢的病变)
  B.宽大于长(通常是侵袭性病变)
    a.突破皮质
    b.未突破皮质
7.累及或未累及关节间隙
8.骨反应
  A.骨膜
    a.致密改变
    b.葱皮样改变
    c.放射状(日光射线形态)
    d.骨膜三角
  B.硬化
  C.扶壁状
9.基质产生
  A.类骨质
  B.软骨样
  C.混合型
10.软组织改变
11.受伤史或手术史

确定病变的良恶性,必要时借助组织活检。

Daffner 对预测性变量的描述如下。

1.病变表现

骨骼病变既有溶骨性的,意味着骨骼被破骨性活动破坏,又有成骨性的,意味着产生新修复的骨或反应骨。有时,两种过程会同时存在。

溶骨性病变有 3 种形式(图 2–28)。

- 地图样破坏:部分骨质破坏,表现出 X 线可透的病变。清晰的边界表明病变可能呈惰性或良性。
- 虫蚀样改变:许多贯穿骨骼的小洞类似于被虫蛀的布。边界不整齐提示恶性病变。
- 渗透性破坏:哈弗系统内可见极细的骨破坏,有时需要在胶片上使用放大镜才能发现。不清晰的边界提示恶性病变。

2.累及某些骨或关节

有些病变在特定的骨或关节表现明显。例如,痛风和类风湿关节炎,主要发生于手足小关节。骨关节炎常发生于膝。其他肿瘤性或非肿瘤性病变的好发部位见图 2–29。

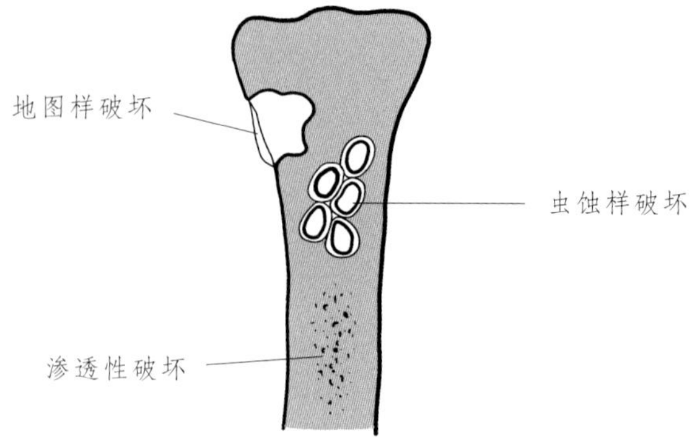

图 2–28 不同类型的溶骨性病变引起不同类型的骨破坏。与病变相符合的影像学图像可表现为地图样破坏、虫蚀样破坏、渗透性破坏。

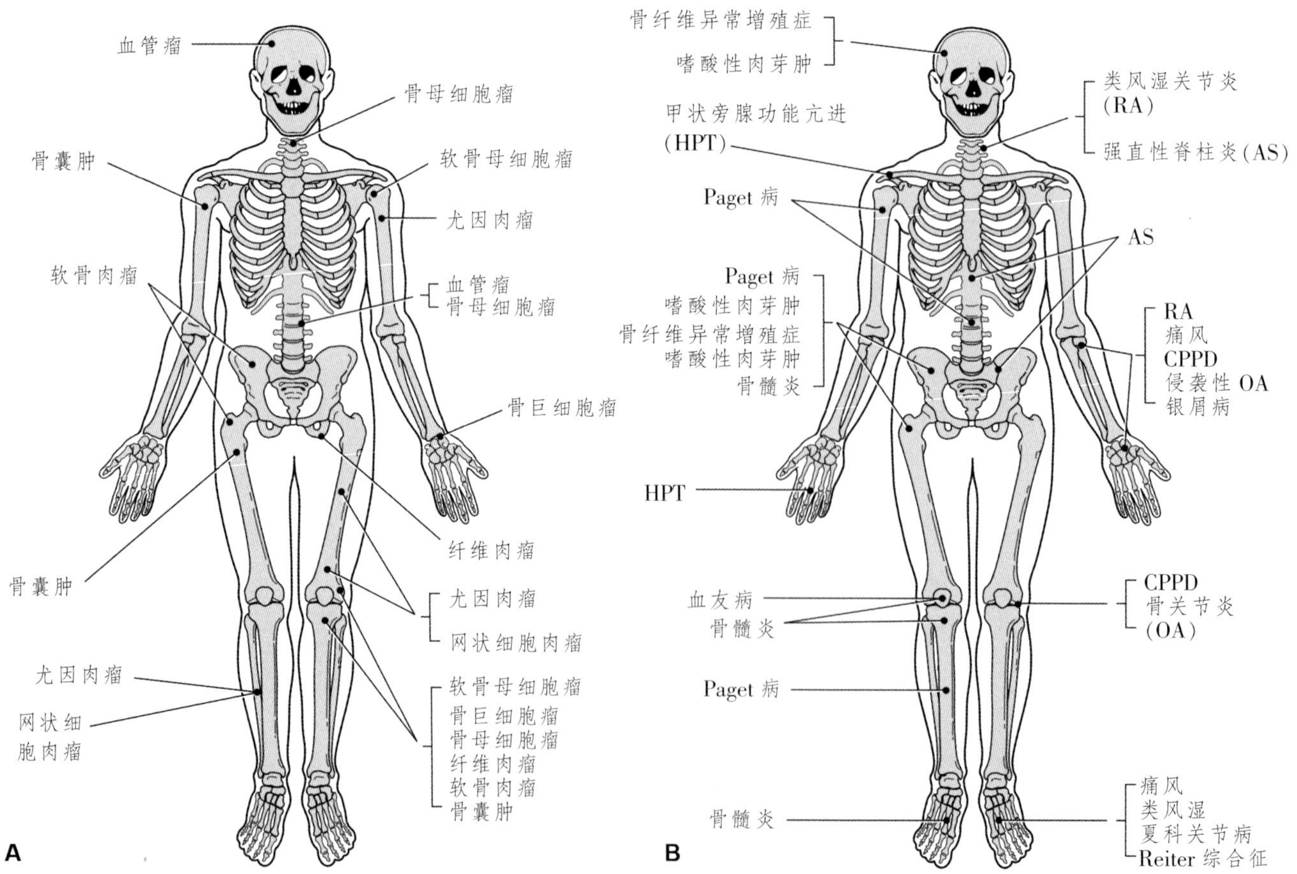

图 2–29 骨骼病变的好发位置。(A)肿瘤性。(B)非肿瘤性。CPPD,焦磷酸钙沉积症。

3.病变在骨内位置

病变在骨骼内的位置对于病因有很重要的意义。某些肿瘤在骨骼中好发于骨干，而有些好发于干骺端或骨骺。关节炎性皮疹特征性的发生部位在关节表面。骨关节炎累及负重关节区，而类风湿关节炎累及整个关节面。

4.年龄、性别、民族

年龄是推测恶性及良性骨肿瘤的重要因素。各种肿瘤发生的高峰年龄见表 2–5。除了年龄因素外，在某些疾病中还存在其他因素，如性别因素(类风湿关节炎多见于女性；Paget 病多见于男性)和种族因素(镰刀型细胞贫血症，地中海贫血)。

5.病变边界

通常，病变的边界有两种情况：边界清晰或边界不清(图 2–30)。

- 清晰、硬化的边界是生长缓慢或良性病变的特征。通常用狭窄的过渡区来描述此列边界。
- 极少或没有反应性硬化的宽大不清晰的边界是生长迅速或恶性病变的特征。

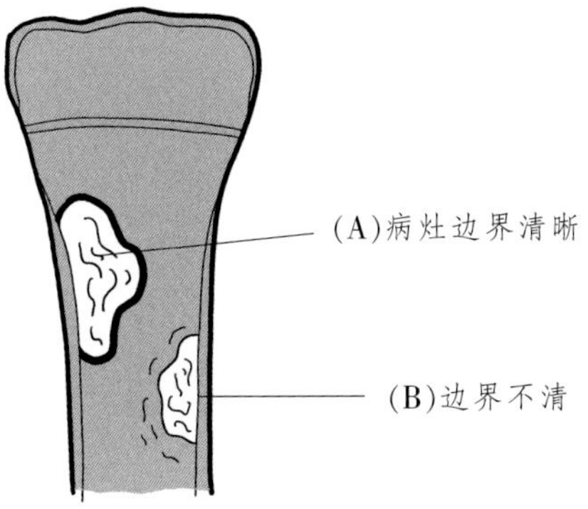

图 2–30　病变边界的影像学特点。(A)生长缓慢，良性病变。(B)生长迅速，恶性病变。

这种相互联系是具有逻辑性的，在慢性增长过程中，骨骼会生成新骨包裹异常组织。相反，在恶性过程或侵袭性过程中，由于病程发展十分迅速以至于骨骼

表 2–5　骨良恶性肿瘤发病高峰年龄

组织学类型	年龄(岁) 0	10	20	30	40	50	60	70	80	90
良性										
骨软骨瘤		■								
骨囊肿	■	■								
骨巨细胞瘤			■	■						
内生软骨瘤		■								
多发性骨纤维结构发育不良		■	■	■						
骨样骨瘤		■	■	■						
成骨细胞瘤		■	■	■						
恶性，原发(约占 0.2%)										
骨肉瘤				■	■					
尤因肉瘤		■	■							
软骨肉瘤					■	■	■			
脊索瘤					■	■	■			
恶性纤维组织细胞瘤				■	■	■	■			
恶性，转移(占组织器官癌症骨转移的 20%~80%)										
来自前列腺、甲状腺、乳房、肺、肾的转移瘤						■	■	■	■	

无法充分对异常组织产生反应。

6.病变形状

同边界一样，病变的形状同样可以帮助我们确定疾病是侵袭性或非侵袭性。在不成熟骨骼中，长大于宽的病变可能是良性的，因为病变沿着骨骼生长缓慢。相反，宽大于长并向软组织中延伸的病变具有侵袭性的可能性大。

7.累及关节间隙

通常来说，肿瘤不论良恶性都不会跨越关节间隙或骨骺生长板(图 2–31)。然而，感染会跨越关节间隙。炎性过程以引起关节两端骨破坏为特点(图 2–32)。

8.骨反应

骨骼对病变、创伤或退行性变的反应包括硬化、扶壁样变化和骨膜反应。

硬化是新骨的生长，以加强承受压力的区域，如骨关节炎中软骨下骨的硬化。反应性硬化是机体试图遏制异常骨形成的区域。

扶壁样变化是在关节边缘形成外生骨疣或骨赘，以维持关节结构的稳定。

肿瘤骨膜反应通常为间断性或连续性。间断的骨膜反应可以是良性也可以是恶性的病变，但侵袭性可能大。骨膜反应常表现为放射状、葱皮样改变或骨膜三角，并常见于骨肉瘤。连续性骨膜反应常是良性病程，表现为高密度区，可以是纵行的、波状的或扶壁状的。

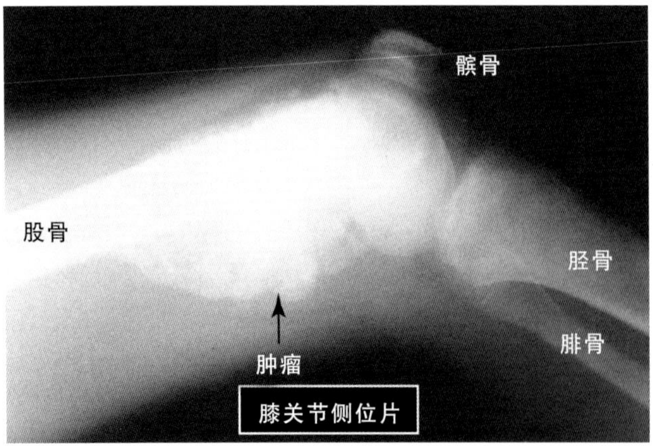

图 2–31 骨肉瘤。患者，女，16 岁，膝关节疼痛、肿胀 3 个月，诊断为股骨远端骨肉瘤。图中可发现肿瘤延伸至关节间隙但没有跨越关节间隙。

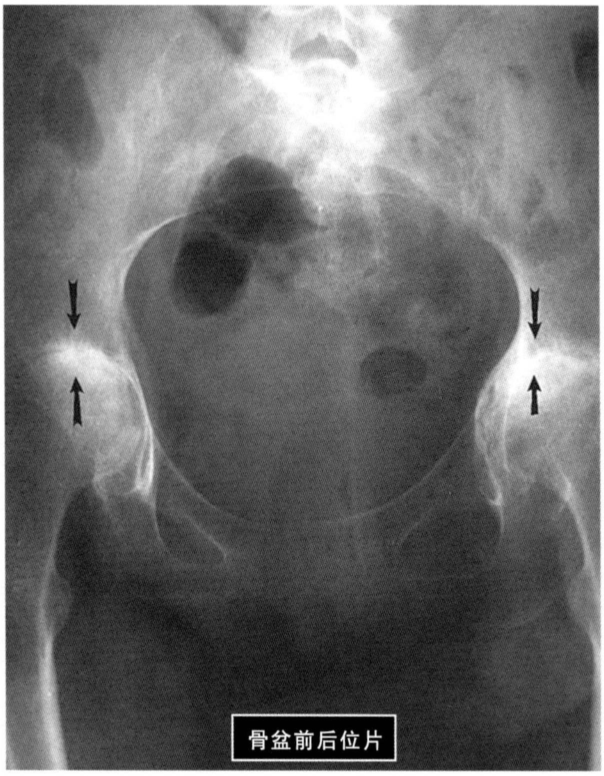

图 2–32 髋关节晚期类风湿关节炎。类风湿关节炎引起的骨破坏累及整个关节间隙和关节两侧骨骼，导致关节间隙狭窄。图中箭头标识的是负重关节上关节面的小硬化区。虽然这并不是类风湿关节炎的最主要特点，但硬化性修复(常见于关节退行性疾病)可随着类风湿关节炎恶化而出现。

9.基质产生

基质是原发性骨肿瘤产生的细胞间组织。肿瘤基质在影像学上可辨认为软骨样、骨样或混合。在肿瘤中可见侵入软组织的软骨基质呈斑点状、爆米花样或逗号状钙化。骨样基质最常见于骨肉瘤，在髓腔和邻近软组织中呈白色、云雾状、蓬松状密度影(见图 2–31)。

10.软组织改变

检测软组织密度改变可为潜在异常提供线索。以下条件均可改变正常软组织轮廓并增加图像上软组织的密度：

- 骨折和某些创伤可合并软组织水肿、出血或关节积液。
- 脂肪垫或脂肪的移位常合并创伤。
- 感染和炎症也会增加图像中软组织的密度。
- 结缔组织病或慢性创伤引起的软组织钙化。

● 肿瘤包块可能原发于软组织，或者从邻近的骨或器官扩散而来，并通过基质或破坏正常软组织可见。通常，良性肿瘤不向软组织中延伸。通过皮质延伸至软组织是恶性肿瘤的特点。

11.创伤或手术史

创伤是最常见的骨异常，包括了现在及之前相关创伤描述的全面临床病史，对影像检查工作有重要意义。有些创伤的影像学表现和某些病变类似。Daffner[25]认为，应力性骨折可能被误诊为恶性骨肿瘤，除非有明确的活动相关的疼痛史且休息后缓解。此外，骨骼受伤史或手术史也可能导致曾经手术部位外形奇怪或重塑畸形。

常见病变的影像学特点

下面简要回顾一下肌肉骨骼系统中一些较为常见病变的影像学特征。除了创伤情况和先天性情况外，主要的病理分类都有例子。为了了解下述疾病类型的影像特点，临床医生需了解每个特点是怎样和 ABCs 模式相对应的（表 2–6）。同时，临床医生需了解某些影像学特征，而其他特征又是如何在多种情况下出现的，因此有必要进行鉴别诊断（表 2–7）。

成人类风湿关节炎[19,22,26,27,33]

类风湿关节炎是一种进行性、全身性的炎性结缔组织病，影响滑膜关节，也可累及非关节组织，包括血管、肌肉、心脏和肺。类风湿关节炎是最常见的炎症性关节炎。温带气候国家人口中约有 3%受其影响。女性患病率是男性的 3 倍，发病年龄高峰在 35~40 岁。检测关节液中特异性抗体或类风湿因子对诊断有重要意义。

类风湿关节炎的特点是自发加剧的双侧或对称性关节炎症、增生性滑膜炎、软骨和骨破坏、功能丧失。早期表现为手腕、手和足的小关节受累。后期表现为不同程度的关节畸形、肌挛缩、强直，并累及大小承重及非承重关节（图 2–33）。类风湿关节炎临床特征为关节疼痛、肿胀、活动受限、进展性畸形和关节功能丧失。

类风湿关节炎的影像学特点

MRI 和超声是类风湿关节炎、滑膜炎和骨损伤特征的早期诊断和最灵敏的检查技术。早发现对于指导治疗方案具有重要作用。传统的影像学继续用来描述疾病的渐进性效应。

类风湿关节炎影像特点如下：

表 2–6 类风湿关节炎和骨关节炎的影像学对比

	类风湿关节炎	骨关节炎
临床症状、体征	疼痛、肿胀、畸形、活动受限	疼痛，畸形，活动受限
分布特点	双侧手、腕、足、髋、膝或肘部滑膜关节，或寰枢关节受累	单侧脊柱、髋、膝，第 1 跖骨和趾骨滑膜关节或软骨关节
A：对线	掌指关节半脱位和尺骨鹅颈样畸形和指间关节纽扣样畸形 后期可发生脱位 髋臼凸起	膝关节内翻或外翻畸形 半脱位或关节移位
B：骨密度	关节周围骨质疏松 后期广泛骨质疏松	一般无骨质疏松
C：软骨腔隙	对称性关节腔狭窄 软骨下骨侵袭 软骨下囊肿	不对称，不规则关节腔狭窄 软骨下骨硬化 关节边缘骨质疏松 软骨下囊肿 关节内游离体
S：软组织	关节周围肿胀 梭形肿胀	急性期关节积液

表 2-7 关节炎特征比较：炎症性、沉积性和退行性[26,40]

	发病高峰年龄	男女比例	受累关节	影像学表现
炎症性				
AS	15~25 岁	1~10:1	中轴关节	侵袭性、骨质增生、强直
青少年骨关节	<16 岁	1:1	颈、腕关节	骨膜炎、生长异常、关节内融合
银屑病关节炎	30~50 岁	1:1	不对称受累，膝关节	类似 AS 和 RA
RA	20~50 岁	1:3	MCP、腕关节	关节周围肿胀、稀疏，关节磨损，假囊肿，畸形
Reiter 综合征	15~35 岁	5:1	足和大腿关节，SIJ	类似 RA
硬皮病	20~50 岁	1:3	手	远端小管吸收，皮下结痂
系统性红斑狼疮	20~40 岁	1:9	手	非侵袭性、游走性改变
代谢性和沉积性				
痛风	40~50 岁	20:1	第 1 跖趾关节	虫噬样，关节侵袭明显
CPPD	随年龄增长发病率逐渐上升	1:1	膝、腕、掌指关节，耻骨联合	软骨钙化、关节退化，类似 OA 和痛风
退行性关节炎及相关疾病				
OA	>40 岁，有影像学特征者均>65 岁	随骨骼区域变化	脊柱，髋、膝关节，第 1 跖骨，指骨	间隙变窄、骨赘、软骨下硬化、软骨下囊肿、关节内游离体、畸形
DISH	>40 岁	女>男	中下胸椎、腰椎、下颈椎	至少相邻的 4 个椎体前外侧轻度骨化，椎间盘高度不变，无骶髂炎或强直
椎间盘突出	25~45 岁	女>男	L4/L5、C5/C6	椎间盘高度降低，边缘骨赘病
神经性关节病（沙尔科关节）	继发于感觉受损，病因不同（糖尿病、脊髓空洞症、梅毒、脊髓损伤）		增生型：脊柱、下肢 吸收型：上肢	皮质下骨致密，关节软骨破坏，关节碎片，肿胀，组织紊乱，关节脱位 关节骨完全吸收伴明显分界（假性截肢）
椎管狭窄	40~50 岁	女>男	颈椎、腰椎	X 线片诊断价值有限，但可评估相关情况（脊椎滑脱、Paget 病）

AS，强直性脊柱炎；CPPD，焦磷酸钙沉积症；DISH，弥漫性特发性骨质增生；MCP，掌指关节；OA，骨关节炎；RA，类风湿关节炎；SIJ，骶髂关节。

软组织改变

影像学中最早期的征象是小关节周围梭形肿胀，常合并积液、腱鞘炎和水肿（图 2-23 和图 2-34）。大、小关节的肿胀在进展过程仍很明显。

关节磨损

关节侵袭在疾病前两年开始出现，改变了关节完整性和关节表面外形（图 2-35）。软骨下骨呈现局部吸收，表现为透亮空洞。多孔软骨下骨可出现滑囊囊肿或假囊肿，是由滑液进入关节周围骨形成的。像硬化这样的修复很少或缺失。然而，如果退行性变之前就存在，则硬化较明显。

骨质疏松

由于流入滑膜的血流增加，在类风湿关节炎的早期，关节周围出现局部骨密度降低或疏松。晚期，由于活动减少，出现广泛的骨质疏松（见图 2-10）。

关节间隙狭窄

关节软骨侵袭导致关节间隙狭窄。由于全关节面受类风湿关节炎的影响，狭窄表现为向心性。在髋部，向心性狭窄导致股骨头的轴向或内侧移位，导致髋臼突出，股骨头受到向上的压力移入关节周围的疏松骨，导致髋臼外翻。在肩部，关节磨损合并肩袖撕裂可导致肱骨头移位（图 2-36）。

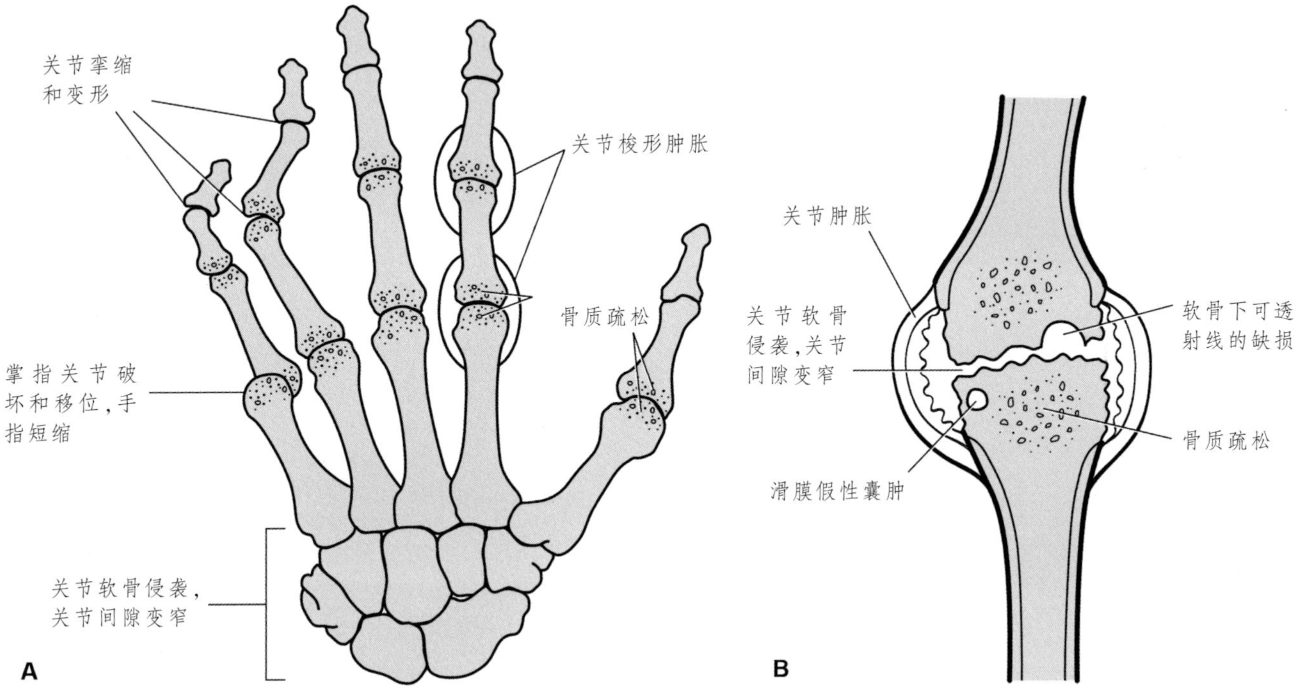

图 2-33　(A)小关节类风湿关节炎的影像学特点。(B)大关节类风湿关节炎的影像学特点。

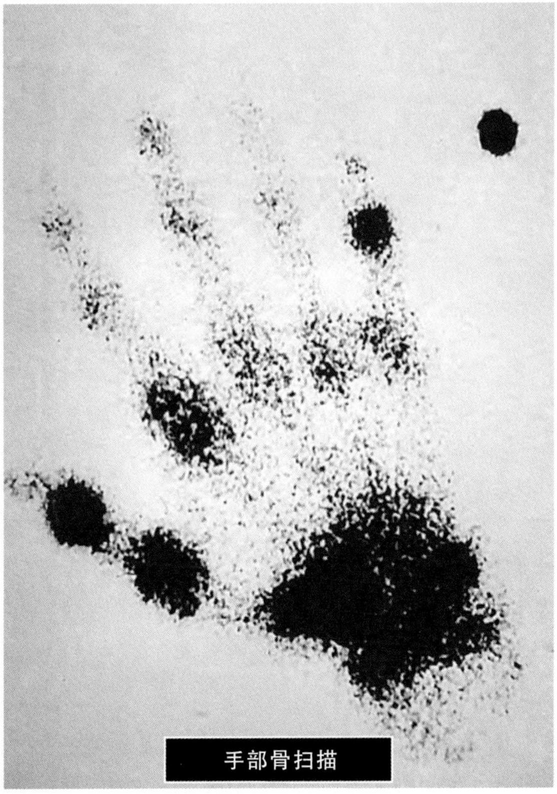

图 2-34　类风湿关节炎骨扫描。一年轻女性患者主诉单侧手部疼痛，初始检查 X 线图像无明显病理改变，并且实验室检查结果无明确结论。使用骨扫描缩小诊断范围，并在开始前 2h 注射显影剂。注意到腕部、第 5 指远端指间关节、第 1 和第 2 掌指关节、拇指指间关节存在异常摄取。这表示疾病的炎症阶段。

关节畸形

关节半脱位或脱位可继发于关节囊和韧带松弛，关节表面破坏，肌腱撕裂。关节肿胀，压力升高，产生疼痛，长期维持一种缓解疼痛的姿势形成屈曲挛缩畸形。类风湿关节炎有如下特征性畸形(见图 2-10)。

- 鹅颈样畸形：近端指间关节过伸，远端指间关节弯曲。
- 纽扣状畸形：与鹅颈畸形呈相反状态，近端指间关节弯曲，远端指间关节伸展。
- 伸缩式畸形：指骨缩短的外观，由掌指骨关节破坏和脱位引起。
- 关节强直：关节间隙固定不能活动，在成人类风湿关节炎中很少见，但若出现，常见于腕关节(图 2-37)。

关节畸形也常发生于足。跖趾关节处的畸形表现为踇外翻和槌状趾。

颈椎改变

类风湿关节炎在中轴骨较少见，但在发病后 10 年内，超过 50%的患者颈椎会受影响。最常见的是椎间关节的磨损及狭窄，导致轻微的半脱位。然而，寰枢关节(C1/C2)的半脱位可能会危及生命。这是由于寰椎横韧带松弛并伴有磨损和齿突向上方移位。虽然半脱位向前方是最常见的，但其可向各个方向脱位。我们可通过应力位 X 线图像做出诊断，先过屈，后过伸。评估寰

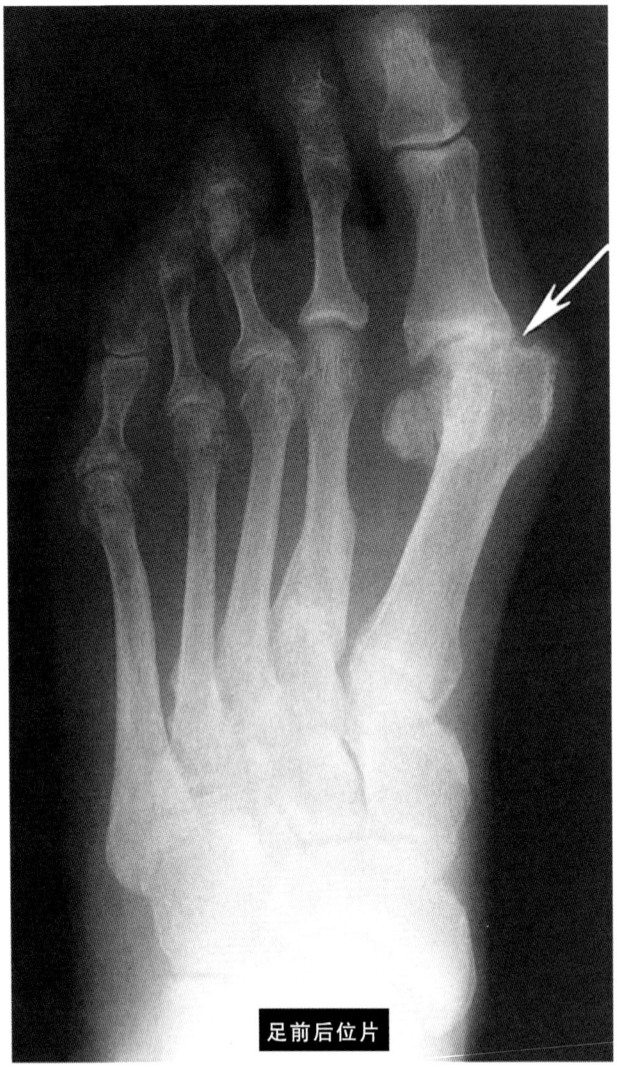

图 2-35 足部类风湿关节炎。第一跖趾关节面严重磨损并伴有跖骨半脱位。

枢关节半脱位的标准是寰枢关节面前移>3mm。然而，前半脱位的程度与神经体征和脊髓压迫没有必然联系。这可能是由于未知的滑膜翳的厚度，在普通 X 线图像上是不可见的，MRI 对确定真正的脊髓间隙有重要作用。这种局部不稳定通常需要外科干预，因为即使很小的创伤也可能引起致命的脊髓压迫(图 2-38)。

骨关节炎(关节退行性疾病)[19,26,27,30]

骨关节炎(关节退行性疾病、骨性关节病、退行性关节炎)是目前最常见的关节炎。影像学表明，在美国 65 岁以上的大多数人都患有骨关节炎。骨关节炎以关节软骨退行性变和关节缘骨质增生为特点(图 2-39)。临床症状包括疼痛、畸形、关节功能丧失，从无或轻到

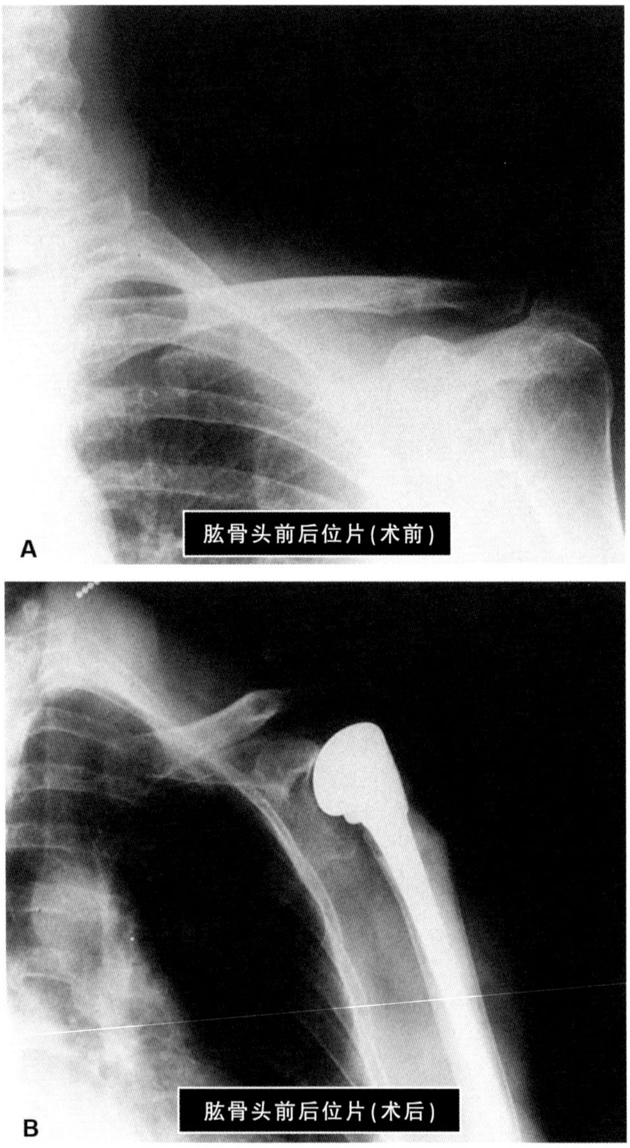

图 2-36 肩关节晚期类风湿关节炎。(A)正位片示肱骨头由于受侵袭发生移位并伴有肩袖撕裂。(B)术后片是肱骨头切除并用假体置换。

严重或需要外科干预。骨关节炎适合前述各种分类方法，因为它的病因是多因素的。遗传、年龄、性别、肥胖、种族和机械性创伤，均是其影响因素。

骨关节炎可以分原发和继发。原发性骨关节炎在中年发病，随着关节老化逐渐进展。相反，继发性骨关节炎可在各种年龄发病，是剧烈创伤或某些潜在条件的结果。

继发性骨关节炎是骨关节病中最常见的类型，是任何损伤、疾病或畸形破坏了关节软骨，改变了正常关节运动的结果。例如，炎症、关节感染、先天畸形及重度

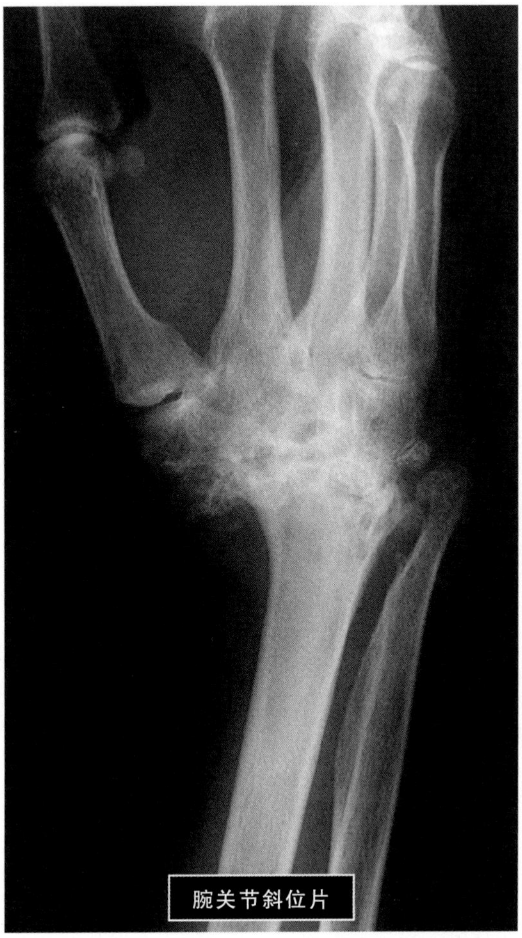

图 2–37　腕关节晚期类风湿关节炎。受到侵袭的桡腕关节发生弥漫性强直。桡骨远端严重磨损且远端尺骨脱位并囊性变。

关节损伤,如半月板撕裂或韧带撕裂。继发于骨折,由关节内骨折线的延伸或骨折部位畸形愈合造成的骨关节炎被称作创伤性关节炎。

骨关节炎在临床表现和影像学表现中存在一个有趣的矛盾:骨关节炎的严重性在影像学中并不总是和临床表现一致。有明显骨关节炎影像学表现的患者可能仅有轻度疼痛和轻度功能障碍,而骨关节炎影像学表现不明显的患者可能有剧烈疼痛和明显功能障碍。因此,要基于疼痛的严重程度和关节功能丧失的程度来给予治疗或者外科干预,而不是影像表现的严重程度。

骨关节炎的临床特点是运动或负重时关节疼痛。急性发作期可有短暂性的关节积液。关节畸形会随着时间推移而逐渐进展。关节功能进行性受限。

骨关节炎影像学特点

骨关节炎的影像学特点在下述段落进行讨论。

关节间隙变窄

骨关节炎中最早的生物学改变是关节软骨基质中的蛋白多糖的丢失。其对生物力学的影响包括以下几点:

- 正常弹性恢复能力缺失。
- 胶原纤维的支持减少,使其更容易受到关节摩擦的影响。
- 软骨表层随着更深层的纵向裂开加速脱落。

修复不充分,软骨的退行性变,影像学表现为关节间隙缩小(图 2–40)。

软骨下硬化

软骨下骨的关节软骨退行性变反应是关节炎的一个显著特征(图 2–41)。软骨下骨逐渐变成一个负重面。硬化了的软骨下骨暴露出表面光滑的象牙外观。在最大应力和摩擦的中心区,软骨下骨肥大到某种程度会在影像学上变得更加致密或硬化。然而,在最小的应力区,软骨下骨萎缩、丧失密度或稀疏,这些表现可能很明显。

骨质增生

对关节软骨缺失的修复反应是关节周边的肥大和增生。这种骨生长的形成被描述为骨质增生、骨刺、骨关节炎的唇形变或者骨赘病。骨赘可能扩大到侵犯邻近组织或限制关节功能。

囊肿或假性囊肿

过度的压力,尤其是负重关节,会导致软骨下骨骨小梁裂隙。滑膜液侵入松质骨会形成囊样病变,X 线上表现为明显的透亮区(图 2–42)。

软组织肿胀

失活的软骨碎片能够进入关节,刺激滑膜并引起急性炎症和滑膜积液。滑膜可以包裹这个关节碎片,从而使关节扩大并变形,例如,在远端指间关节中的赫伯登结节。

关节畸形

其他关节畸形和关节错位可导致挛缩(保持在缓解疼痛的关节囊体积最大位置)或改变关节面的一致性(由于关节软骨的缺损)。例如,膝关节能够表现出明

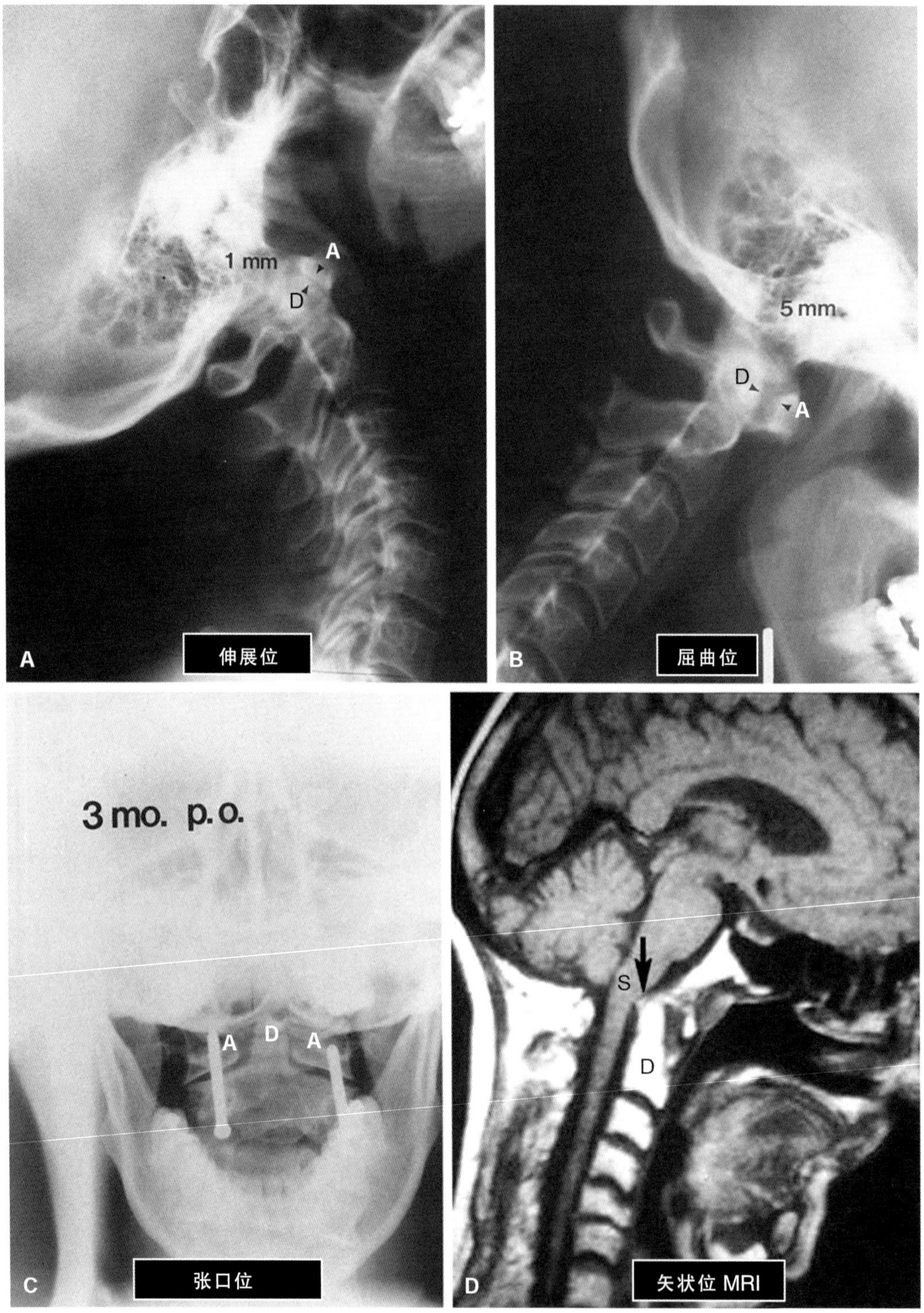

图 2-38 患者，女，28 岁，类风湿关节炎，可看出 C1/C2 的不稳定。(A,B)过伸过屈位 X 线片显示寰齿间隙变化较大，分别为 1mm、5mm。A 显示寰椎弓；D 显示齿突。一般来说，在任何程度的弯曲和伸展下，寰齿间隙大小保持不变。(C)基于这些发现，患者接受 C1/C2 段外科手术固定。(D)在术前先做一个矢状位 MRI 来显示目前脊柱在弯曲状态下齿突的压迫(S，箭头所示)。

显的膝外翻或膝内翻。

骨质疏松[19,26,27,32,46,47]

骨质疏松是一种代谢性骨病，其特征是成骨细胞基质的形成减少和破骨细胞骨质吸收增加。结果是骨总量和密度降低。因此，虽然骨骼是正常的，但骨量是不够的。

直到现在，骨质疏松仍然是一种未被全面认识的

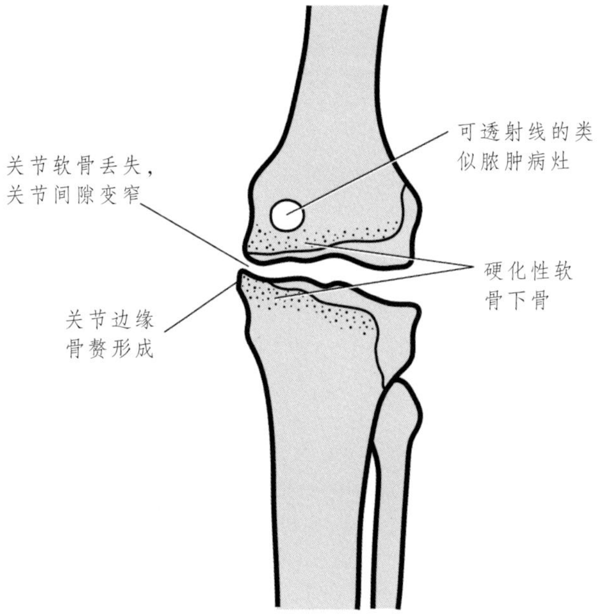

图 2-39 骨关节炎的影像学特征。

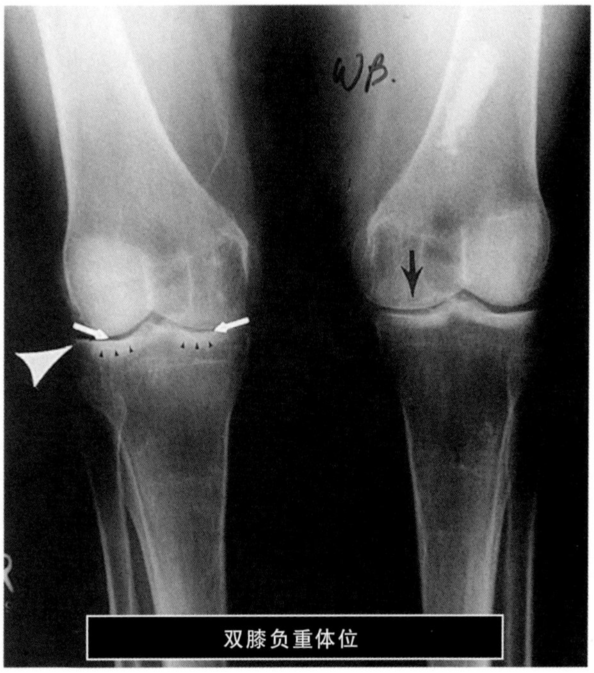

图 2-41 患者，女，66 岁，患有膝关节骨性关节炎。图像是在患者负重体位下拍摄的。患者右膝骨关节炎表现为关节间隙变窄（白色箭头），关节边缘骨赘形成（三角箭头），胫骨平台内侧和外侧软骨下骨硬化（黑色箭头）。在患者左膝负重压力较小的区域，关节内侧软骨下骨的骨密度降低。

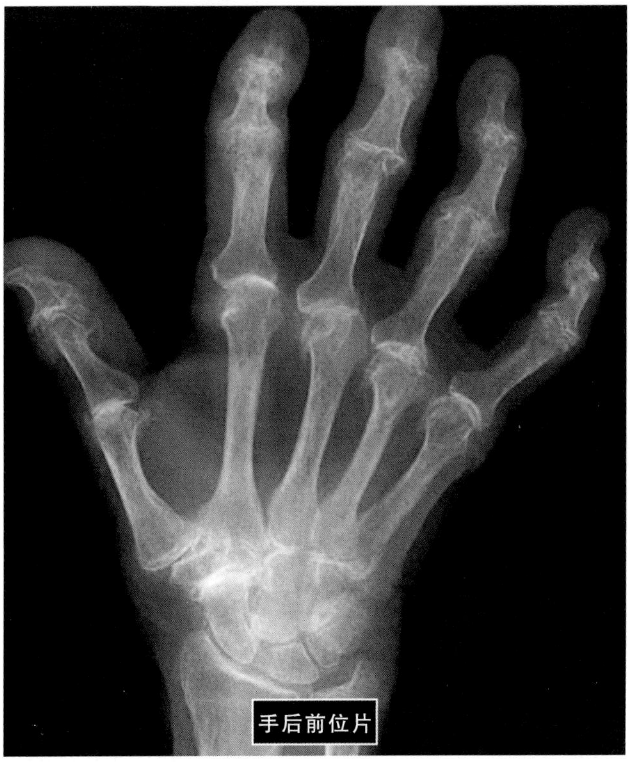

图 2-40 患者，女，75 岁，患有指骨关节炎。骨关节炎的影像学特征在所有手指的指间关节和掌指关节、拇指和所有腕骨间关节是显而易见的，包括关节间隙变窄、软骨下骨硬化和关节边缘骨赘形成。

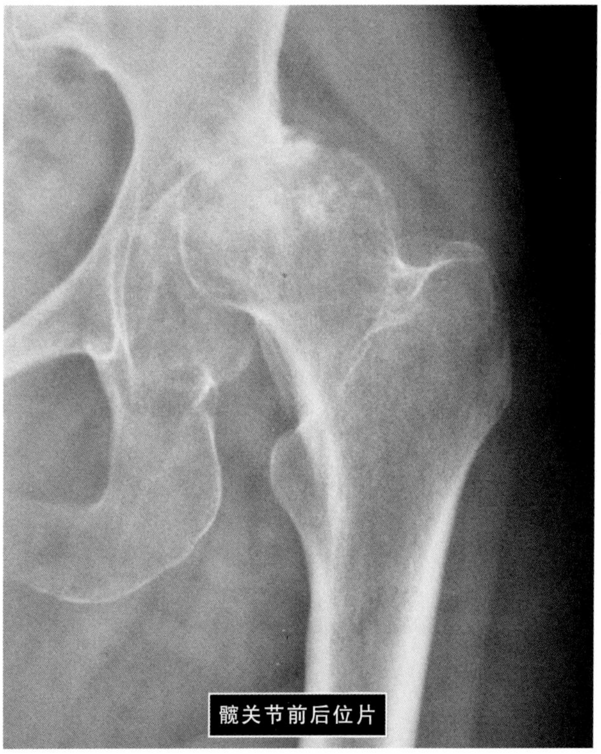

图 2-42 伴有假性囊肿的严重髋关节骨关节炎。影像所示透明的囊样区（卵圆形）是由滑膜液侵入软骨下骨引起的，软骨下骨区域因微骨折而变得脆弱。

疾病,并且被认为是衰老的必然结果。自从流行病学研究暴露了骨质疏松性骨折对社会的高成本负担以来,人们的观念发生了变化。现在研究人员正致力于那些早期骨折危险因素的识别,以便开展适当地治疗,以期减少骨质疏松性骨折患者的数量。目前,美国和欧洲每年有500万人患骨质疏松性骨折。成像在识别此病方面起着重要作用。

作为预防和治疗骨质疏松症方法的一部分,世界卫生组织建立的骨折风险评估工具整合了临床危险因素和股骨颈密度来计算10年髋部骨折的概率和10年骨质疏松性骨折概率。这包括11个问题(年龄,性别,身高,体重,既往脆性骨折,亲代髋部骨折,吸烟,饮酒,糖皮质激素,类风湿关节炎的诊断,其他疾病继发性骨质疏松症的诊断),并且采用DXA(双能X线骨密度仪)评分,计算机算法计算骨折的概率。世界卫生组织网站上免费提供工具和即时计算。

骨折风险成像:DXA

传统的放射影像技术是评估骨质疏松最常用的方法,但对于疾病的早期阶段不敏感:骨量减少在30%之前需要密度变化更明显的放射学检查技术。对于那些被确定为有骨质疏松症风险的患者,骨密度测定能够尽早诊断骨质疏松症。几种成像方式对骨密度的微妙变化是敏感的。然而,在成本、辐射剂量和可用性中的差别很大。DXA提供了最高的精确度和最低的辐射剂量,是目前首选的诊断方法。

DXA是一种确定患者骨质密度的特殊X线检查。DXA不能直观地显示;通过计算机对胸腰段脊柱和非优势髋关节的改良X线片进行数字化分析。患者被给予两个分数。T值是把患者的骨密度与一个年轻的、健康的女性相比较;Z值是把患者的骨密度与一个年龄相匹配的健康女性比较。根据这些评分推荐药物治疗。DXA经常重复评估患者对治疗的反应。

病因

骨质疏松症的病因是多种多样的。它可能是一种与年龄有关的原发性疾病或可能继发于先天性或后天性的潜在疾病(表2-8)[14]。骨质疏松症可能是以下症状之一:

- 广义的,累及整个骨骼。
- 区域性,累及肢体或骨骼的某一区域。

表2-8 骨质疏松症的病因学实例

表2-8 骨质疏松症的病因学实例
全身性骨质疏松症(大多数骨骼,尤其是中轴骨)
内分泌
• 雌激素缺乏
• 甲状旁腺功能亢进
• 甲状腺功能亢进
• 糖尿病
• 妊娠
肿瘤
• 恶性骨疾病
• 白血病
• 淋巴瘤
• 转移性疾病
医源性
• 药物引起
• 肝素
• 苯妥英(狄兰汀)
• 类固醇
遗传
• 成骨不全症
• 血友病
• 戈谢病
缺陷状态
• 厌食症
• 酗酒
• 减肥
• 营养不良
其他
• 更年期
• 老年性骨质疏松症
• 绝经后骨质疏松症
• 截瘫
• 失重
局部骨质疏松(涉及骨骼的肢体或区域)
• 迁徙性骨质疏松
• 暂时性骨质疏松
• 复杂区域疼痛综合征(原RSD)
• Paget病
• 失用/疼痛
局限性骨质疏松(局灶性受累)
• 肿瘤
• 类风湿关节炎

● 局限性，只累及骨的局部区域。

在常规的 X 线检查中，骨质疏松的标志性变化是透亮度增加。这会导致对骨质疏松不正确的影像学描述。这种用法是错误的，因为它不可能作为区分骨质疏松症和增加骨病灶的其他潜在原因的影像学基础。比较以下 3 种疾病，它们在 X 线片上均表现为透光性。

● 骨质疏松症：缺乏基质，正常矿化。

● 骨软化症：基质正常，矿化缺陷(见图 2–13)。

● 甲状旁腺功能亢进症：正常基质和矿化，骨吸收增加(见图 2–14)。

因此，长期骨质疏松症不应该被用来作为一个描述，但可以在适当的时候作为一种临床诊断。异常透亮的骨的适当描述是低骨量或低骨密度。

骨质疏松的影像学特征

无论什么原因，各种形式的骨质疏松症的影像学特点为骨皮质变薄、骨质疏松、骨小梁变化和骨折。

皮质变薄

受骨质疏松影响的第一部位，以及放射学表现最明显的部位是关节周围区域皮质变薄。皮质轮廓的丢失表示密度的损失。在长骨轴，密度的减少也是通过皮质变薄来显示的。

在同一患者的后续研究中，正常量的皮质厚度是一个客观的测量值，可以与正常标准相比或作为一个基准使用(图 2–43A)。在掌骨中点测量(通常是第二或第三)，皮质厚度是两皮质的总和。这个和应该等于骨的总直径的 1/2。另一个密度的测量是骨量指数，它仅仅是皮质总和除以总直径(图 2–43B)。

低骨量

低骨量、低骨密度或弥漫性脱矿是骨光性增加的影像学描述。脱矿骨通过观察、对比灰色软组织影和灰色骨阴影来诊断。这个词也用来描述骨质疏松，局部密度降低。

骨小梁变化

在骨质疏松症中，骨小梁的数量和厚度减少，所以出现稀疏、薄和纤弱现象。在图 2–44 中观察诊断为骨质疏松患者的膝关节的前后位 X 线图像。虽然骨小梁出现突出，这并不是因为它们是强壮的；相反，周围骨吸收使仅存的骨小梁显得突出。注意 Wolff 定律的影响，垂直取向的骨小梁到可保留到最后以承受重力。

骨折

在骨质疏松患者中骨折发病率增加是与骨量的损失和骨结构完整性的损失直接相关。骨质疏松症患者骨折最常见的部位是椎体、肋骨、肱骨近端、桡骨远端和股骨近端(图 2–45 至图 2–48)。多椎体压缩性骨折的累积效应的一个特点是脊柱后凸畸形，老年女性常见。

病理学问题：图像质量与疾病[37]

脱矿出现骨质疏松会出现一个新的逻辑问题：如何区分脱矿骨和图像质量差，这是放射技师试图针对所有的疾病过程解决的“病理学问题”。阅片者必须了解患者的病变，以及它如何影响整体厚度和人体组织成分，从而选择最合适的技术曝光参数。收集患者的申请表的数据，充分了解病史并观察患者是放射技师的岗位职责。大体上来说，技师一般将病变分为累积性病

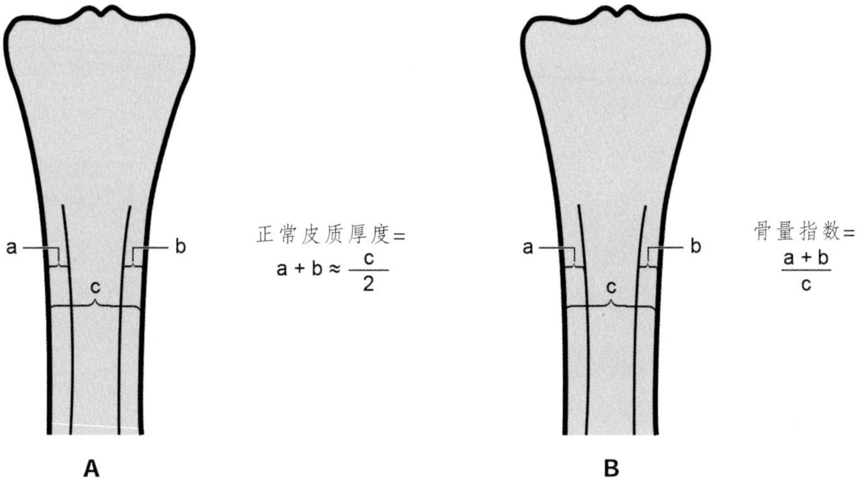

图 2–43　(A)皮质厚度测量通常以第 2 或第 3 掌骨中轴的皮质为基础。正常情况下，两个皮层厚度的总和应约等于骨干总直径的一半。(B)皮质厚度也可以表示为骨量指数，即皮质厚度除以骨干直径之和。

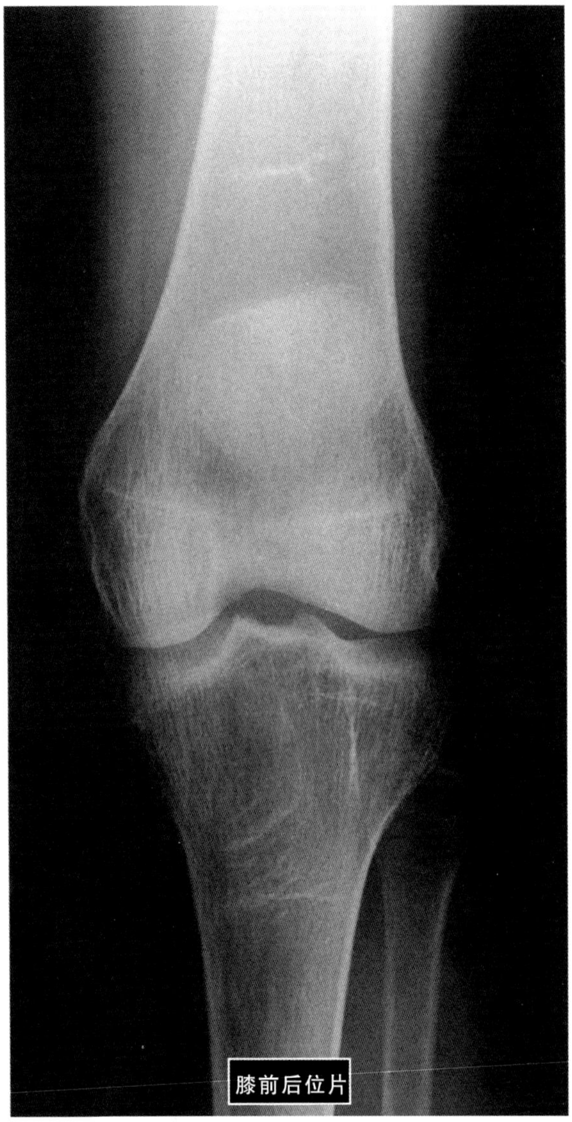

图 2-44 膝关节骨质疏松症可通过残余骨小梁的强度诊断。骨小梁在数目和厚度减少，而剩余的垂直方向的骨小梁显示为薄的，纤弱的线条图像。

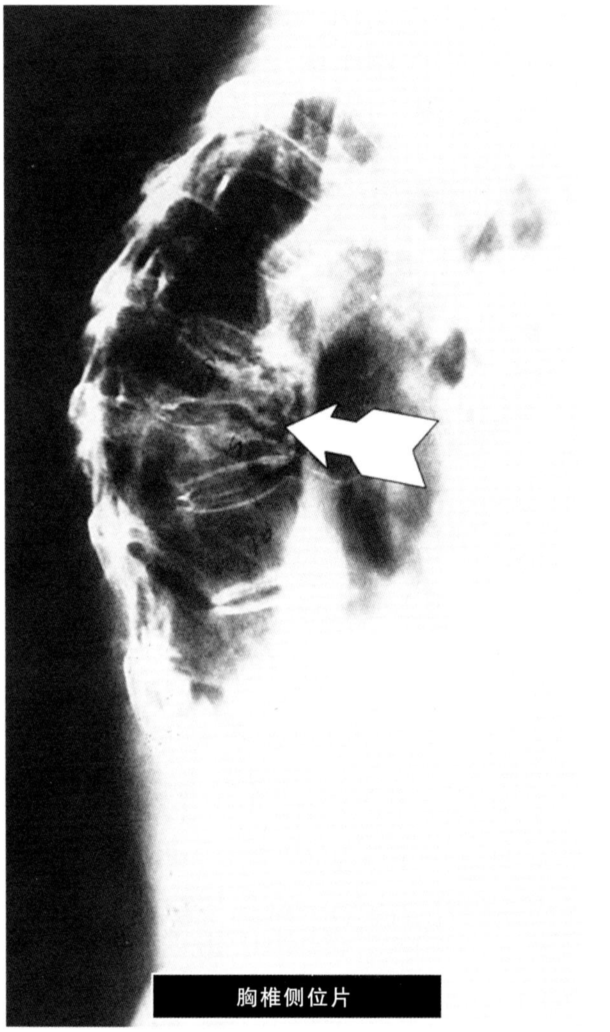

图 2-45 脊柱的骨质疏松多伴发压缩骨折。箭头指向 T8/T9 椎间盘，这是由多个压缩性骨折导致两个椎体塌陷。这例 94 岁的女性患者有严重的胸椎后凸(也称为后凸畸形椎体)，多个椎体塌陷变形，表现更明显。在侧位片下半部的白色区域是骨盆和腹部器官的放射密度叠加造成的。

变(衰减加大)和破坏性病变(衰减减小)。

累积性疾病增加了身体密度，反过来，这也增大了 X 线束的衰减。这种情况下需要增加曝光量达到适当的 X 线密度。累积性疾病包括肢端肥大症、慢性骨髓炎、骨转移瘤、Paget 病、硬化。破坏性病变会降低组织密度。这些组织对 X 线束衰减较少，较少的曝光量即可达到 X 线密度。破坏性疾病包括骨质疏松、骨软化、溶骨性转移瘤和甲状旁腺功能亢进。

没有神奇的 X 线摄影技术公式可以弥补病理的影响。有太多的变量起作用，其中最重要的是早期和晚期疾病之间的差异。因此，放射技师的经验和判断起到了重要的作用。成像之后，放射技师决定 X 线片是否具有足够的诊断质量。影像质量差、诊断细节不足的 X 线片将会被丢弃。

在放射线检查之前未知的条件可能需要额外的曝光以产生足够诊断质量的射线。数字化 X 线摄影的优点之一是在曝光后能够调整密度，从而不需要重复曝光。

肌肉骨骼系统感染[26,38-41,44]

肌肉骨骼系统的感染可分为 3 类(表 2-9)：

1.骨感染、骨髓炎。

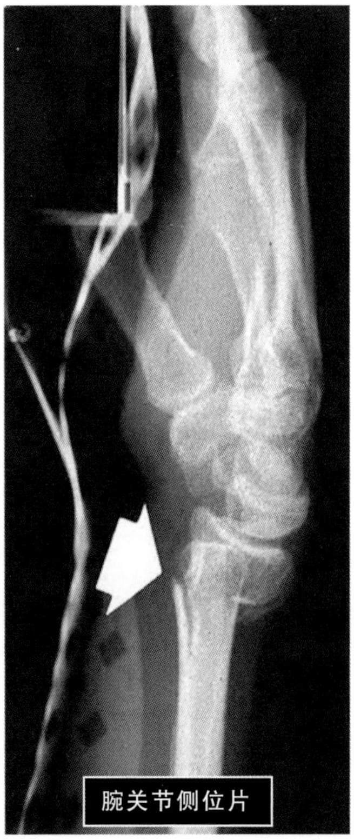

图 2-46　桡骨远端骨折。这例 54 岁女性患者在上肢伸直位发生桡骨远端骨折，通常称为 Colles 骨折。骨折部位向背侧移位成角。目前骨质疏松的改变难以通过夹板固定。

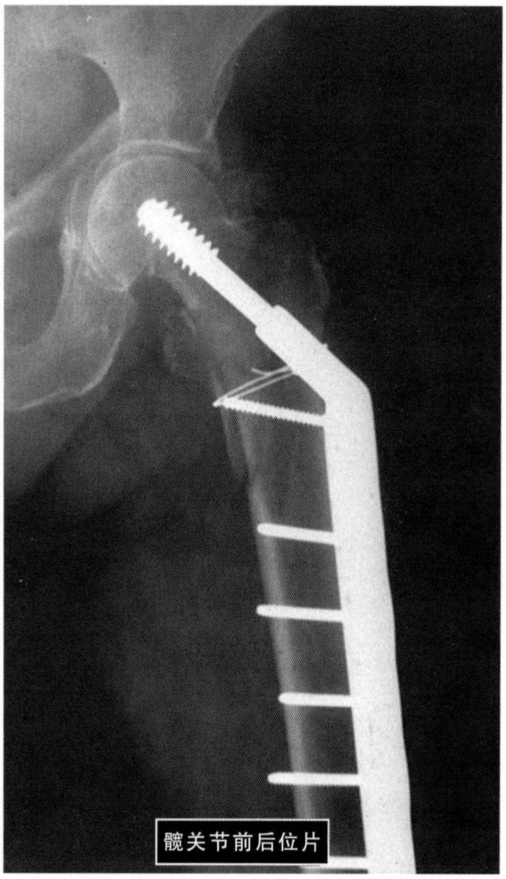

图 2-47　左股骨粗隆间骨折，用压缩板和螺钉固定。

2.关节感染、脓毒性或感染性关节炎。

3.软组织感染、蜂窝织炎、肌炎。

允许感染微生物进入的 3 个基本机制或途径是：

1.直接进入伤口，如开放性骨折或手术(图 2-49)。

2.相邻软组织感染的扩散。

3.通过血液从体内远处感染部位播散感染。

骨和关节感染可能表现为急性、亚急性或慢性改变。由感染过程的强度和相关的症状定义。此外，骨和关节感染可分为化脓性(或产生脓液)或非化脓性。化脓性感染最常见的微生物是金黄色葡萄球菌。非化脓性感染可能是由结核分枝杆菌、梅毒螺旋体和真菌引起的。

肌肉骨骼感染的一般临床症状和体征包括受累关节和邻近软组织疼痛、肿胀、压痛、发热、全身不适、体重减轻。

肌肉骨骼感染成像概述

一般情况下，多数 X 线图像足以评估骨量及确定软组织受累情况。对出现症状 3 天内的感染，骨扫描是确定感染最敏感的方式，但不具有特异性。MRI 是目前最有利于区分感染的程度和所累及组织的检查。通常需要结合影像学来完善诊断和指导治疗。然而，对感染的关节进行经皮穿刺活检或关节穿刺术对快速确定病原体和治疗是必不可少的。

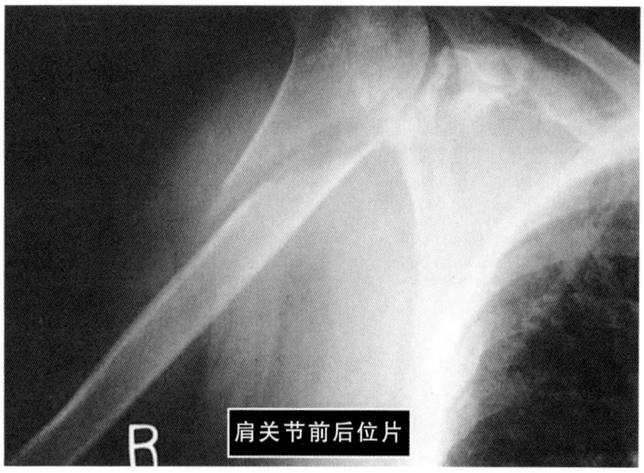

图 2-48　患者，女，62 岁，肱骨外科颈的螺旋形骨折。骨质疏松症表现为沿肱骨干的皮质变薄。

表 2-9 肌肉骨骼感染

类别	常见传播途径	常见病原体	典型发病部位	放射学特征
骨				
骨髓炎	血行性	金黄色葡萄球	儿童长骨干骺端	• 发病后 24~48 小时软组织肿胀 • 7~10 天出现溶解性病灶 • 6~8 周出现死骨和包膜 • 引流窦道
关节				
脓毒性或感染性关节炎	血行性	金黄色葡萄球	儿童：髋、膝、肘、椎间盘 成人：髋、膝、肩、腕、椎间盘	• 软组织肿胀 • 关节积液 • 关节周围骨质稀薄 • 关节间隙变窄 • 软骨下骨侵袭
软组织				
蜂窝织炎	直接蔓延	诺维梭状芽孢杆菌和产气荚膜梭菌	足	• 软组织肿胀 • 代表气性坏疽的放射条纹或气泡

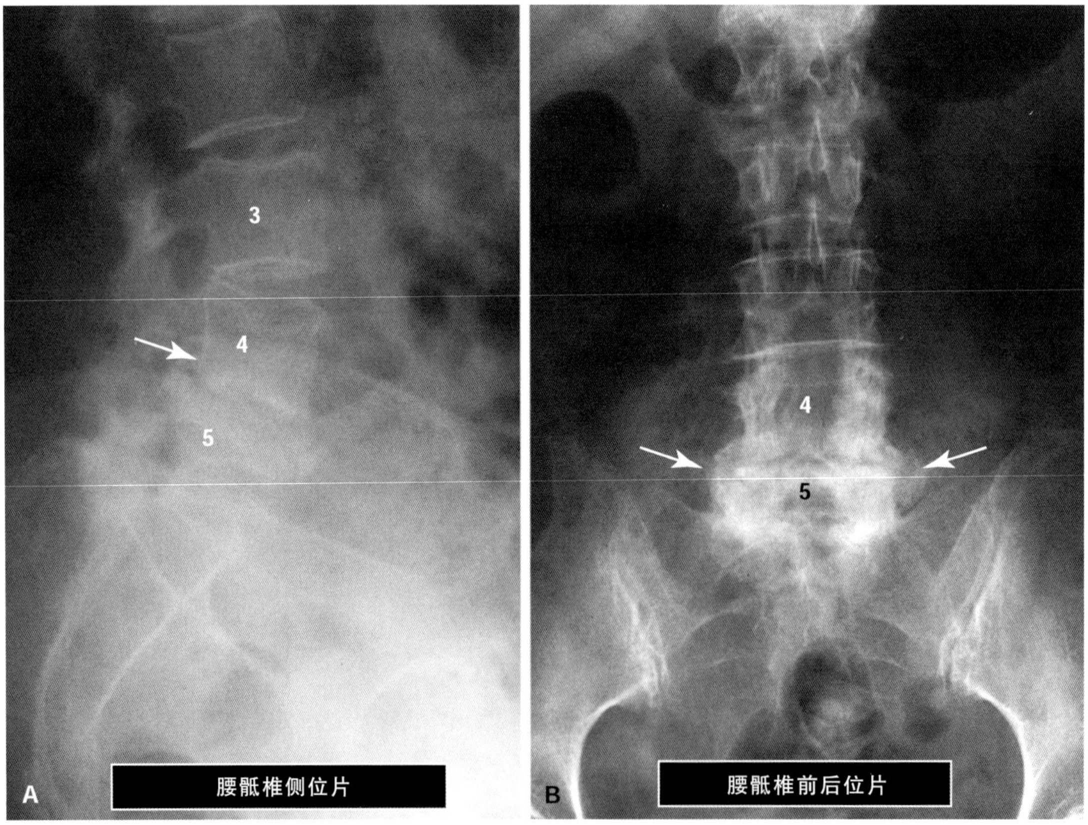

图 2-49 L4/L5 骨髓炎。患者，女，77 岁，有 L3~L5 椎板切除史，L4/L5 椎间盘切除继发于神经根病，肠和膀胱功能下降。术后发生感染。(A)在侧位片上，可见 L5 的侵袭体上的 L4 前突(箭头所示)。(B)在前后位片中，发现了死骨(箭头所示)。

骨髓炎的X线表现

急性骨髓炎通常是化脓性的,由金黄色葡萄球菌的扩散引起。它最常见于儿童长骨,在男孩中具有较高的发病率。因为在生长过程中血液供应的特点,干骺端最先受累。急性化脓性骨髓炎的 X 线特征是软组织肿胀、溶骨性病变和皮膜分离,下文将讨论。

软组织肿胀

最早的骨感染的征象是软组织水肿和组织平面的缺失,通常在发病后 24~48 小时内出现。组织平面的缺失意味着肌肉和皮下脂肪组织之间清晰的界面变模糊。

溶骨性病变

破坏性的溶骨性病变表现为骨透亮区面积增加,感染后 7~10 天可见。进行性皮质骨和松质骨的破坏发生在接下来的 2~6 周(见图 2-17)。

死骨与皮膜

发病后 6~8 周,死骨通常被脓液环绕,变得明显。死骨周围是一个包膜,未成熟的骨膜也会被感染,窦道往往通过包膜形成(见图 2-17),并且脓液和死骨的小部分可被排出。这个阶段被认为是慢性骨髓炎(图 2-50)。

感染性骨关节炎的影像学表现

化脓性感染性关节炎多见于儿童和老年人。血行性传播是最常见的感染途径。虽然金黄色葡萄球菌是最常见的病原体,但是某些人群易被其他微生物感染。例如,滥用静脉药物注射的人易被引发轴向骨关节的铜绿假单胞菌感染,常与椎体骨髓炎相关(图 2-51)。沙门菌通常在镰状细胞病患者中引起感染性关节炎。此外,低耐药性的条件下,如长期的肾上腺皮质激素的治疗,可能会影响感染的易感性。虽然假体关节感染不常见,但会导致剩余关节的松动、失效和破坏性退化。

在儿童中,干骺端被完全包被的关节(即髋关节、肘关节和膝关节)最常受到影响(图 2-52)。生长板的破坏与由此产生的生长停滞是一种严重的并发症。在成人中,感染性关节炎可能发生在任何关节上,尤其是膝关节、髋关节、腕关节和肩关节。一些报道认为静脉内药物滥用会导致脊柱发病率的增加(图 2-53)。化脓性感染性关节炎的影像学特征在以下段落中讨论。

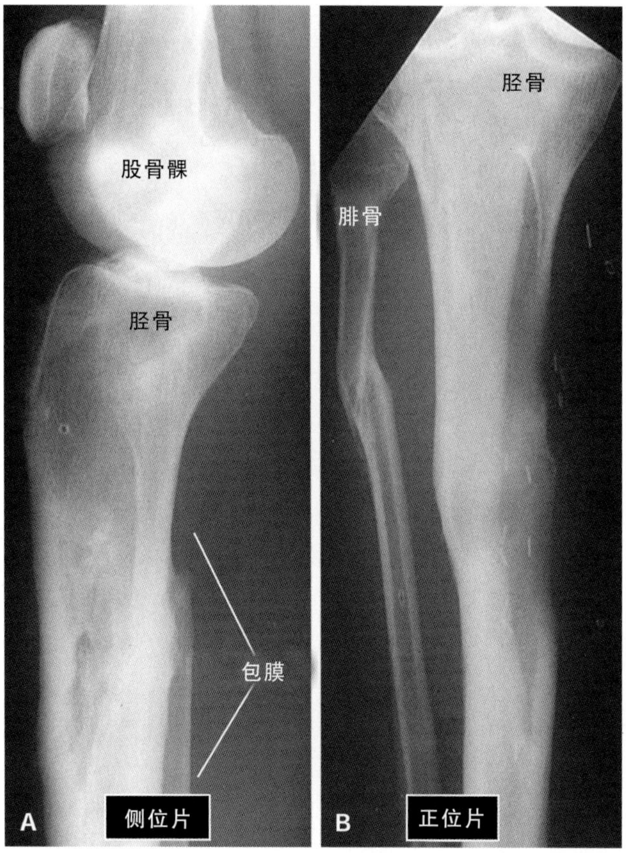

图 2-50 胫腓骨的慢性骨髓炎。这例 44 岁的男性患者骨折后发生了骨髓炎。从侧面观察其下肢可以发现环绕胫腓骨的包膜。对患者进行抗生素和手术治疗。术后的 X 线图像显示死骨已经被清除。

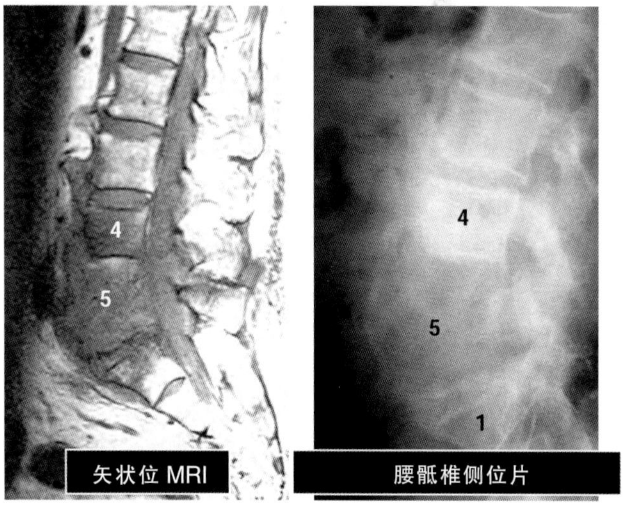

图 2-51 脊柱的骨髓炎和脊柱的椎间盘炎症是继发于静脉注射药物的滥用。这例 44 岁的患者是因下背部疼痛来就诊的。矢状位的 MR 图像和轴位平片显示了 L5 椎体的充分破坏和感染,通过椎间盘侵犯 L4 和 S1 椎体。(Image courtesy of John C. Hunter, MD, University of California, Davis School of Medicine.)

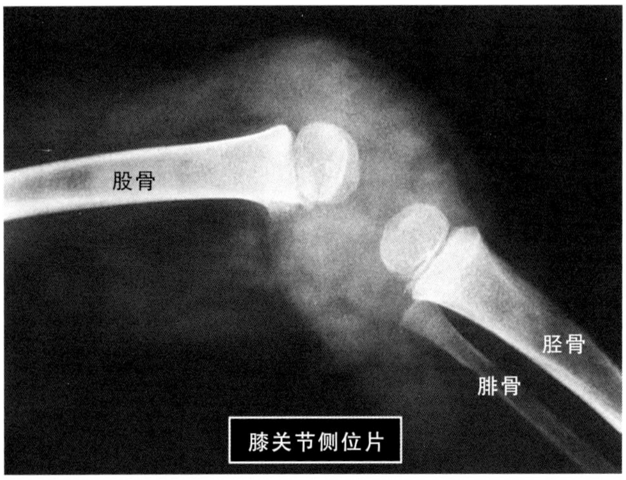

图 2-52 感染性关节炎。3 岁半患儿因持续 3 个月膝关节肿胀、疼痛,并可见一个明显的肿块来就诊。有反复发作的呼吸道感染和肺炎病史。肿胀的膝关节充满脓液。髌骨直到 4 岁才开始骨化,故图像上未显示。

软组织肿胀

早期的关节感染显示为关节积液和邻近软组织肿胀。

关节周围骨质稀薄

关节周围区域骨出现透亮区也是早期的影像学发现。

关节间隙变窄

在后期,关节两侧软骨的破坏将大大缩小关节间隙。

软骨下骨侵袭

感染性关节炎累及关节内所有的关节面,对所有的关节面的侵袭将是显而易见的。

蜂窝织炎的影像学特征

蜂窝织炎通常由直接穿刺引起,但也可由如糖尿病等系统紊乱性疾病的并发症导致。最常见的感染性生物是产气的诺维梭状芽孢杆菌和产气荚膜梭菌。蜂窝织炎的影像学特点将在下面的段落中讨论。

软组织肿胀

蜂窝织炎表现为软组织水肿、脂肪和筋膜填塞。

透亮的条纹或气泡

产气的生物可能会导致软组织内气体积聚,X 线图像上表现为气泡状或条纹状透亮影。这是气性坏疽的表现(图 2-54)。

骨肿瘤[19,26-30,38-40]

分期和术语

肿瘤这一术语指的是一个自主生长的团块状瘤状物。肿瘤通常被分为两类:良性和恶性。良性肿瘤通常不会复发和发生浸润性骨质破坏。恶性肿瘤,恰恰相反。具有极强的侵袭性,可以发生局部或远处转移。恶性肿瘤分为原发性和继发性(良性进展的恶变)和转移。原发性骨肿瘤的发生率仅有 0.2%。相反,20%~80%的癌会转移至骨(见表 2-5)。另外,在确定肿瘤是恶性还是良性时,还可参考特定的组织病理学标准。

肿瘤通常依据来源组织进行分类(表 2-10),发生于骨的肿瘤可能来源于骨、骨髓、软骨、纤维组织或未知组织。出现在软组织的肿瘤通常来源于脂肪和纤维组织。

肿瘤命名的术语有时可以帮助确定组织的来源和判断肿瘤的良恶性。命名的前缀通常提示肿瘤的来源。后缀“瘤”通常提示良性病变。后缀“肉瘤”提示恶性过程。例如,成骨良性肿瘤是来源于骨组织的肿瘤,如骨瘤、骨样骨瘤、成骨细胞瘤。恶性骨肿瘤的例子是骨肉瘤。除此之外,也有特殊的例子,如恶性骨髓瘤和神经母细胞瘤。

临床症状和体征

骨肿瘤通常表现为局部的疼痛、压痛、肿胀、明显的肿块。有的患者还会出现发热、乏力、体重减轻。极少数患者没有临床症状,而是因其他原因进行影像检查时被偶然发现。病理性骨折、骨小梁的骨折可能是早已存在的疾病导致的结果,有时会导致肿瘤的发现。

骨肿瘤成像

传统的 X 线片是最初判定骨肿瘤的主要影像学形式。X 线片的表现决定了肿瘤的基本分类。病变分为侵袭性和非侵袭性。传统的 X 线片详细地描述了钙化、骨化、皮质破坏和骨膜反应。对于有典型征象的非侵袭性肿瘤可以快速诊断,不需要其他影像学检查。影像学表现模糊或者有侵袭性的肿瘤需要更多的影像检查。通常接下来要做的检查要依照肿瘤的类型选择(图 2-55)。

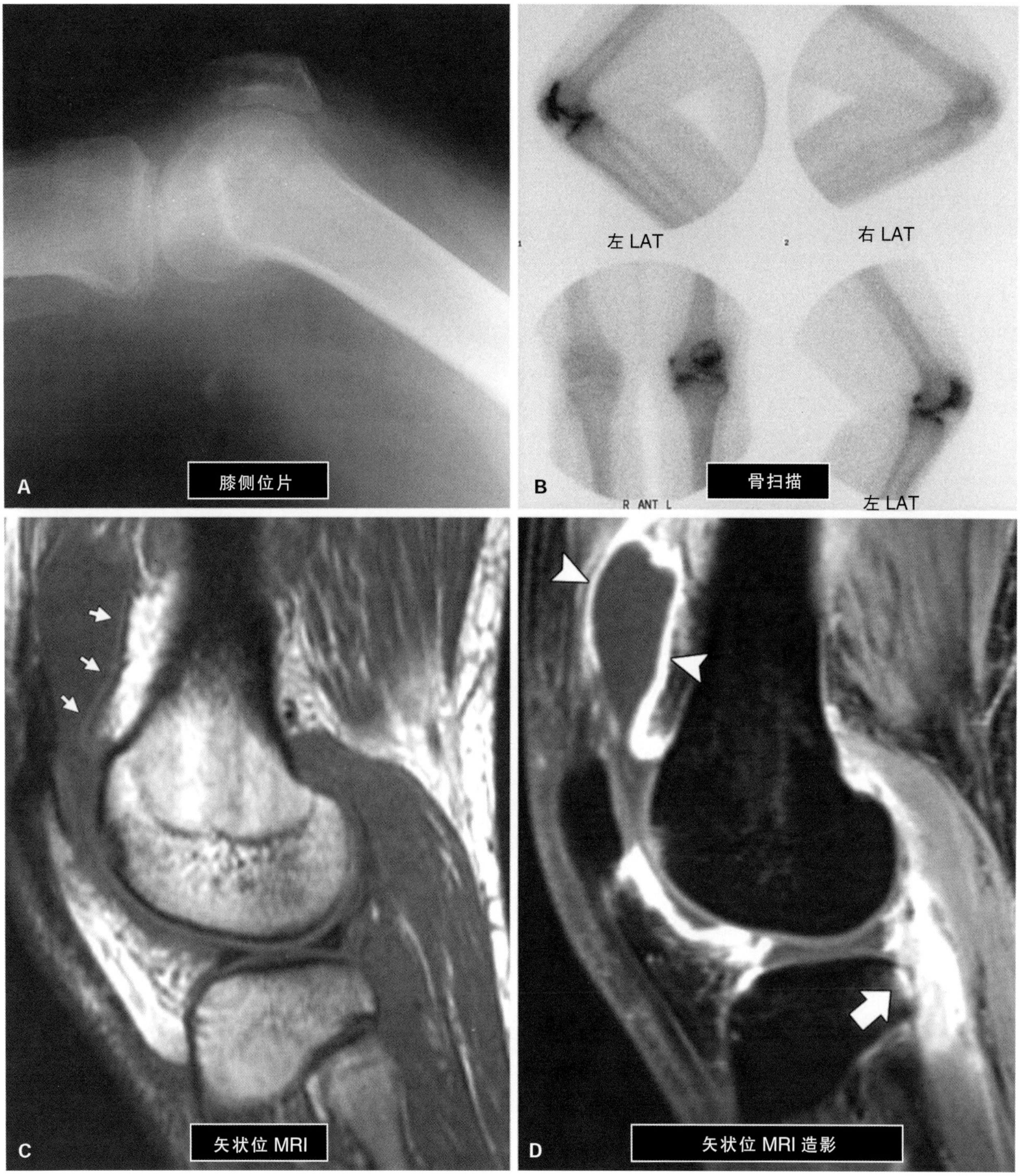

图 2–53　感染性关节炎。患者，男，34 岁，1 年前接受过膝关节外科清创术。因反复发作性疼痛来就诊。(A)X 线图像示脊髓炎和感染性关节炎。(B)骨扫描示膝关节内外侧间室和髌骨摄取增加。(C)T1W MRI 示髌上囊的滑膜增厚(箭头所示)。T1W 压脂增强 MRI 示滑膜增厚和胫骨裸区皮层下水肿(箭头所示)。这些发现与实验室检查结果一致，证实为感染性关节炎。(AJR 2004,p.182,with permission)

MRI 可用于描述骨髓和软组织受累及肿瘤的分期。CT 可用于评估复杂的解剖结构、细微的皮质糜烂和骨膜反应的区域。放射性核素骨扫描确定骨骼多发性病变的分布。尽管骨扫描没有特异性和依靠追踪核素，但这些信息依然可以用来诊断一些肿瘤。例如，骨髓瘤是少数摄取不增加的肿瘤之一，正常的骨显像不排除存在骨髓瘤的可能。

最近，PET 已用于基于摄取 ^{18}F–FDG 来区分不确

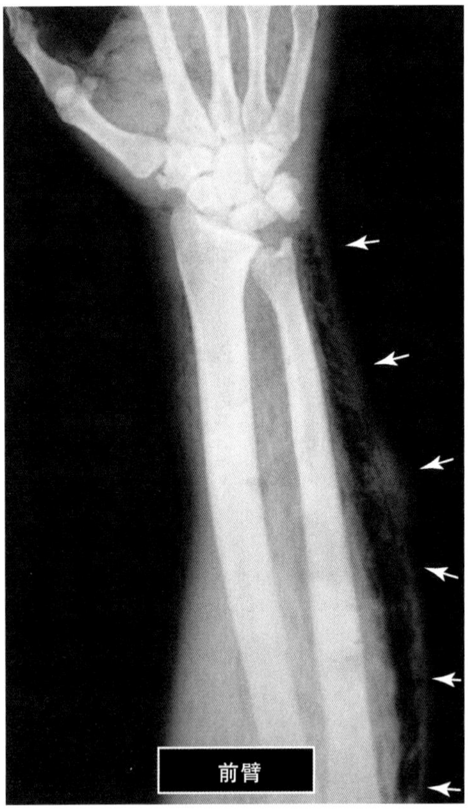

图 2–54 气性坏疽和蜂窝织炎是梭形菌感染引起的。前臂 X 线片显示皮下线性的 X 线可透气体的聚集(箭头所示)。(Image courtesy of www.medcyclopaedia. com by GE Healthcare.)

表 2–10 组织来源的肿瘤分类

组织类型	肿瘤	好发部位
骨	良性	
	骨岛	股骨、髋骨、肋骨
	骨瘤	颅骨、面部骨、鼻窦
	骨母细胞瘤	脊柱、股骨、胫骨髓质病变
	恶性	
	骨肉瘤	股骨、胫骨、肱骨
骨髓	良性	
	骨巨细胞瘤	股骨、胫骨、桡骨
	恶性	
	多发性骨髓瘤	脊柱、肋骨、髋骨、股骨
	尤因肉瘤	股骨、髋骨、胫骨
软骨	良性	
	软骨瘤	指骨、肱骨、腕
	软骨母细胞瘤	肱骨、股骨、胫骨
	恶性	
	软骨肉瘤	肱骨、髋骨、股骨
神经	良性	
	神经纤维瘤	口、胸膜、胃
	恶性	
	成神经细胞瘤	纵隔、腹膜后
脂肪	良性	
	脂肪瘤	跟骨、股骨、四肢
	恶性	
	脂肪肉瘤	臀部、大腿、小腿、腹膜后
纤维组织	良性	
	骨纤维异常增殖症	股骨、胫骨、颅骨
	纤维性骨皮质缺损	股骨、胫骨
	恶性	
	纤维肉瘤	股骨、颌骨、胫骨
	恶性纤维组织细胞瘤	股骨、胫骨、肱骨
未知	良性	
	单纯性骨囊肿	肱骨、股骨
	动脉瘤样骨囊肿	长骨干骺端
	恶性	
	血管网状细胞瘤	胫骨骨干

定的良恶性病变。良性病变通常具有低 FDG 摄取,而高度代谢性恶性病变表现出摄取增加。由于良性肿瘤的代谢率有例外,PET 在临床上的诊断价值并不是很清楚。在治疗上,^{18}F–FDG 被用来评估化疗药物在肿瘤治疗前和治疗后的疗效。摄取的减少与良好的组织学反应有关。

骨活检

活检是手术或经皮切除可疑组织进行病理检查的组织学检查。在大多数情况下,活检提供了最准确的诊断可能。然而,活检并不能测定肿瘤的生长速度和侵袭性。为确定诊断,病理和影像学是互补的。有趣的是,实验室指标在诊断过程中往往没有多大价值,因为良恶性肿瘤通常显示为正常结果。

肿瘤的影像学特征

可用前面所讨论的 11 个预测性变量来描述病变和肿瘤特点。依据表 2–4 的预测变量来阐述每个要点的相关信息。依据图 2–29 来核查常见肿瘤的好发部位,依据表 2–5 来查看良性和恶性肿瘤的发病高峰年龄。

良性肿瘤,如软骨母细胞瘤见图 2–56。最常见的

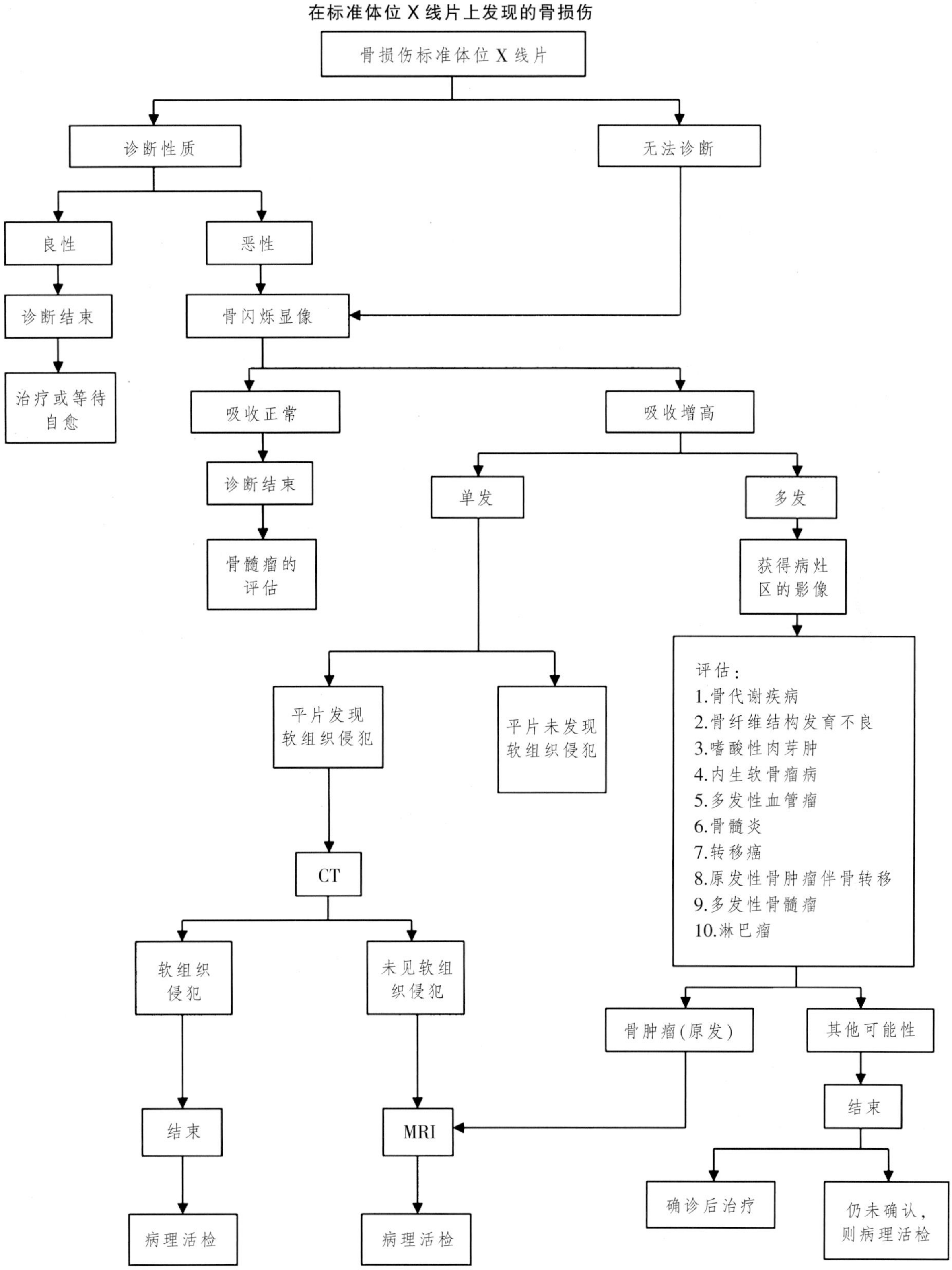

图 2–55　评估和处理在常规 X 线片上发现的骨损伤方法。

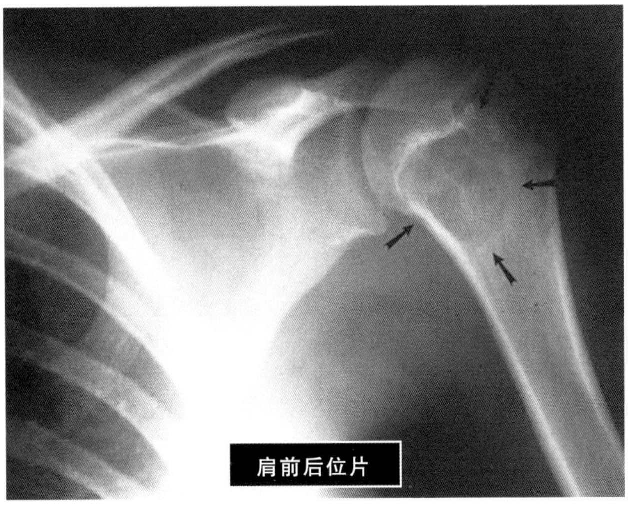

图 2-56 患儿,女,15 岁,肱骨近端软骨母细胞瘤。注意狭窄过渡区和提示生长缓慢或良性肿瘤边界清晰的骨化边缘。

原发性恶性肿瘤——骨肉瘤见图 2-31。发病率排在第二的是尤因肉瘤(图 2-57)。可以向骨转移的恶性软组织肿瘤——横纹肌肉瘤见图 2-58。器官的癌症转移至脊柱的见图 2-59。

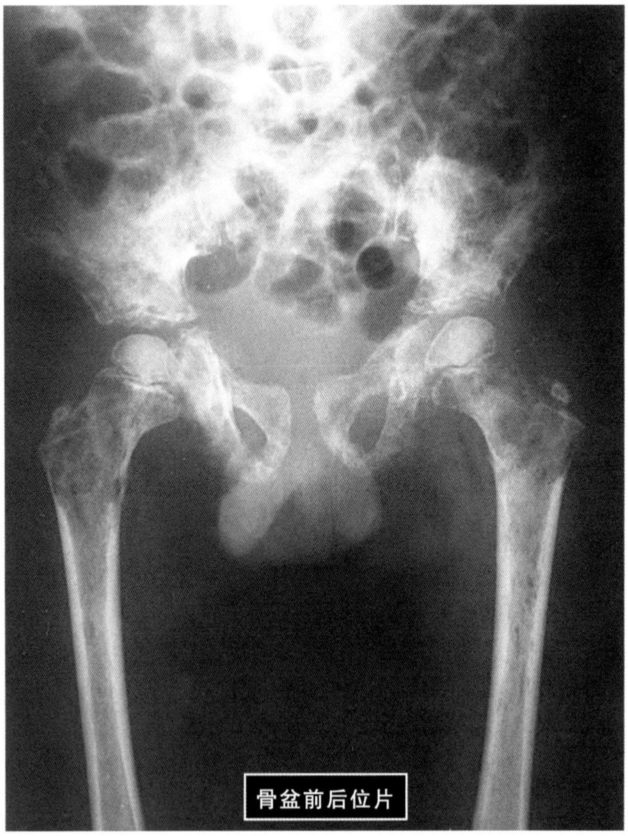

图 2-58 继发横纹肌肉瘤的弥漫性骨转移癌。注意骨质的破坏和病变边界的模糊,这是确定侵袭性和恶性病变的关键。

影像学报告[19]

书写影像报告有以下几个目的:

- 尝试将影像学标志和患者的病史及临床检查结果联系起来。
- 提供了前后影像的对比。
- 这是一个永久的记录,以防图像丢失或无法立即获得。
- 通过提供重要的适应证和禁忌证,加速治疗方案。
- 可以用于研究。
- 它有利于职业和非职业人员的交流。

像许多医疗记录一样,影像报告反映了临床医生的能力和专业。不幸的是,它的格式和术语并没有统一

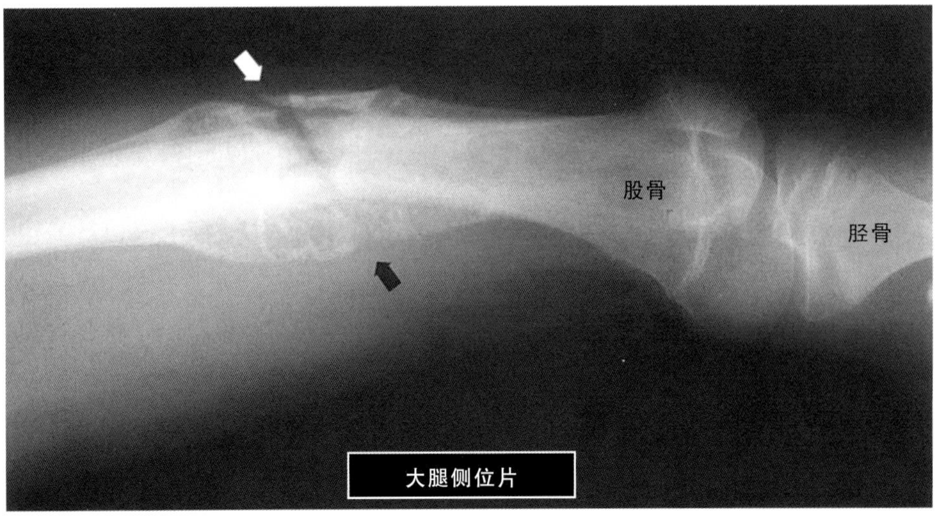

图 2-57 患儿,男,16 岁,尤因肉瘤导致股骨干病理性骨折。

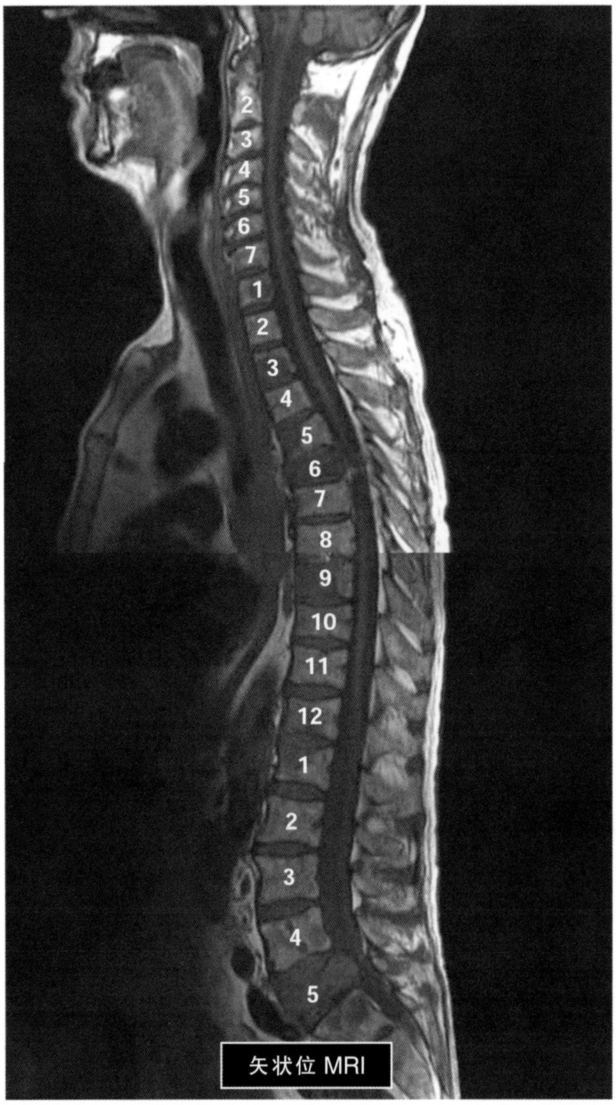

图 2-59 肺癌骨转移。矢状位 T1W MRI 显示了多处骨损伤。最严重处在 T6,肿瘤压迫了脊髓。在 L5 肿瘤压迫硬膜囊。其余的损伤在 T1、T3、T5、T9、L1、L4、S1 处显示低信号。(Image courtesy of Nick Oldnall, www.xray2000.uk.co.)

标准,报告的形式和长度存在很大差异。

通常,影像学报告包含了如下方面:

- 标题。
- 临床信息。
- 结果。
- 结论。
- 建议。
- 报告者的签字。

标题

影像报告的标题包括:

- 设备信息:设备的识别号和使用地址,检查日期。
- 患者信息:姓名,年龄或出生日期,性别,病例号。
- 影像信息:检查部位,影像号。

CT 报告的标题包括:

- 影像层面。
- 层面是否连续或中断。
- 层厚。
- 重建。
- 机架角。
- 窗宽。
- 是否使用造影剂。
- MRI 报告标题。
- 成像区域。
- 成像平面。
- 成像序列。

医学信息

影像报告的医学信息部分包括病史信息、体格检查和实验室检查的简要总结。这些信息包括:

- 位置、持续时间、发作和症状。
- 受伤史。
- 骨科、神经科系统检查。
- 既往影像检查。
- 异常的实验室结果。
- 阳性体征。

结果

结果组成了报告的主体。它有完整的句子,专业的术语。结果表述了异常影像学表现和正常的表现。除了骨折及脱位的病例,结果并不能说明诊断。

结果也可能被分成几段,符合影像搜索模式。ABCs 模式被分成四部分。例如,最开始的 A 部分:对线,评论任何对齐异常,或者提供长度、角度和位置来描述异常。如果不存在异常,将描述为“未检测到异常”或者“检查在正常范围内”。像这样的陈述证明临床医生实际上评估了这个部分。

结论

这个阶段也可以用其他名称来标识。包括印象、诊断、判断、解释。这个部分是结果关键点的总结。在这里有建议也有诊断。诊断是严谨的,是有许多严格的先决条件的。例如,“转移性疾病”在退行性关节疾病之前。如果整个影像学检查显示无异常,结论可能仅仅是简单的阴性。

建议

建议是一个可选部分,如果后续检查需要的话,这些建议是针对已诊断或疑似病症的。建议可能包含额外的检查,可选的项目,其他影像学检查、实验室检查或转诊到其他医疗机构。

签字

所有的影像学报告必须由医生签字,医生必须有资质。

影像学报告示例

标题

患者:Winnifred T. Pooh
年龄/性别:96/女
编号:061392
检查日起:01/31/10
部位:骨盆
体位:斜位

临床病史

3 天前摔伤伴左臀部疼痛。

影像表现

股骨颈,股骨头下有骨折线。无股骨头或股骨颈的移位。

骨盆和股骨近端存在广泛的脱矿,没有证据表明存在软骨性疾病。

双侧髋关节间隙缩小,关节边缘骨赘生长轻微骨质疏松。骶髂关节和耻骨联合无明显异常。

软组织未发现异常。

结论

1.左股骨颈的无移位骨折。

2.骨质疏松。

3.髋关节的骨性关节炎。

建议

1.立即骨科手术治疗。

2.监测股骨头坏死的可能。

要点总结

1.发生在整个生命过程中的骨的重塑直接关系到骨的功能。依据 WOLFF 的发现,骨因应力而沉积,因应力缺少而吸收。

2.影像分析的重点可以被记忆为 ABCs:对线(Alignment)、骨密度(Bone density)、软骨间隙(Cartilage space)和软组织(Soft tissue)。

3.有 6 种骨骼易发生的疾病:先天性、炎症、代谢、肿瘤、外伤、血供。第 7 类,严格意义上不属于任何一类,例如,关节炎。

4.骨科影像的诊断首先从判断损伤的部位和损伤的类型开始。

5.预测变量是进一步限制诊断选择的因素。Daffner 描述了 11 项:损伤的表现;股或关节的受累;部位;年龄、性别、种族;病灶边缘;病灶形状;关节间隙受累;骨反应,软组织的变化,外伤和手术史。

6.成人类风湿关节炎的特点是软组织的肿胀、关节侵袭,无修复过程,关节间隙的缩小,早期阶段关节周围区域较少,继而骨质疏松,关节畸形。

7.骨关节炎的放射学特征是关节间隙变窄,软骨下骨硬化,关节周围骨赘。

8.骨质疏松的放射学特征是骨质厚度的减少,普遍骨质疏松和相关的骨折。最常见的骨折部位是脊椎、肱骨近端、桡骨远端和股骨近端。

9.骨的感染可以被分为骨干的感染和关节的感染,软组织的感染。感染最早期的特点就是软组织的肿胀。

10.骨的肿瘤可以被分为良性和恶性。它们是依据组织来源划分的。帮助区分肿瘤的特点是:病变部位,边缘是否是骨和软骨的混合,破坏的类型,间断或不间断的骨膜反映,病变的软组织的扩张。

(郁万江 连城锦 译)

参考文献

1. Garland, LH: Studies on the accuracy of diagnostic procedures. Am J Roentgenol 82:25–38, 1959.
2. Berlin, L: Accuracy of diagnostic procedures: Has it improved over the past five decades? Am J Roentgenol 188:1173–1178, 2007. Available at http://ajronline.org.
3. Pinto, A, and Brunese, L: Spectrum of diagnostic errors in radiology. World J Radiology 2(10):377–383, 2010.
4. Pitman, AG: Perceptual error and the culture of open disclosure in Australian radiology. Austrlas Radiol 50(3):206–11, 2006.
5. Pinto, A, et al: Learning from diagnostic errors: A good way to improve education in radiology. Eur J Radiol 78 (3):372–376, 2011.
6. Fileni, A, and Magnavita, N: A 12-year follow-up study of malpractice claims against radiologists in Italy. Radiol Med 111(7):1009–22, 2006.
7. Olivetti, L, et al: The legal implication of error in radiology. Radiol Med 113(4):599–608, 2008.
8. Fileni, A, et al: Radiologic malpractice litigation risks in Italy: An observational study over a 14 year period. Am J Roent 194(4):1040–6, 2010.
9. Christensen, E, et al: The effect of time search on perception. Diagn Radiol 138:361, 1981.
10. Doubilet, P, and Herman, P: Interpretation of radiographs: Effect of clinical history. Am J Roentgenol 137:1055, 1981.
11. Holman, BL, et al: Medical impact of unedited preliminary radiology reports. Radiology 191:519, 1994.
12. Rhea, J, et al: Errors of interpretation as elicited by a quality audit of an emergency radiology facility. Radiology 132:277, 1979.
13. Swensson, R, et al: Omissions in radiology: Faulty search or stringent reporting criteria? Radiology 123:563, 1977.
14. Peterson, CK: Factors associated with success or failure in diagnostic radiology. Master's thesis, University of Dundee Centre for Medical Education, Scotland, 1996.
15. Goddard, P, et al: Error in radiology. Br J Radiol 74:949, 2001. Available at http://brj.birjournals.org/cgi/content/full/74/886/949.
16. Ashman, C, et al: Satisfaction of search in osteoradiology. 175:541, 2000. Available online at http://ajronline.org.
17. Fitzgerald, R: Radiological error: Analysis, standard setting, targeted instruction, and teamworking. Eur J Radiol 15(8):1760, 2005. Available at www.springerlink.com/content/7ewte32mr7hell3k/
18. Berbaum, K, et al: Satisfaction of search in multitrauma patients: Severity of detected fractures. Acad Radiol 14:711, 2007. Available online at http://linkinghub.elsevier.com/retrieve/pii/S1076633207001390.
19. Marchiori, DM: Clinical Imaging with Skeletal, Chest, and Abdomen Pattern Differentials, ed. 2. Mosby, St. Louis, MO, 2004.
20. Taylor, JAM, et al: Interpretation of abnormal lumbosacral spine radiographs: A test comparing students, clinicians, radiology residents, and radiologists in medicine and chiropractic. Spine 20(10):1147, 1995.
21. James, JJ, and Stuart, RB: Expanded role for the physical therapist: Screening musculoskeletal disorders. Phys Ther Mag 55:121, 1975.
22. Novelline, RA: Squire's Fundamentals of Radiology, ed. 6. Harvard University Press, Cambridge, MA, 2004.
23. Bontrager, KL, and Lampignano, J: Textbook of Radiographic Positioning and Related Anatomy, ed. 7. Mosby, St. Louis, MO, 2009.
24. Frank, E, Smith, B, and Long, B: Merrill's Atlas of Radiographic Positions and Radiologic Procedures, ed.12. Elsevier Health Sciences, Philadelphia, 2011.
25. Daffner, RH: Clinical Radiology: The Essentials, ed. 3. Williams & Wilkins, Baltimore, 2007.
26. Greenspan, A: Orthopedic Radiology: A Practical Approach, ed. 5. Lippincott Williams & Wilkins, Philadelphia, 2010.
27. Sutton, D: Radiology and Imaging for Medical Students, ed. 7. Churchill Livingston, Edinburgh, Scotland, 2002.
28. Stoller, D: Pocket Radiologist Musculoskeletal, Top 100 Diagnoses. Saunders, Philadelphia, 2002.
29. Netter, FH: Atlas of Human Anatomy, ed. 5. Saunders, Philadelphia, 2010.
30. Yochum, TR, and Rowe, LJ: Essentials of Skeletal Radiology, ed. 3. Williams & Wilkins, Baltimore, 2004.
31. Nordin, M, and Frankel, VH: Basic Biomechanics of the Musculoskeletal System, ed. 3. Lippincott Williams & Wilkins, Philadelphia, 2001.
32. Salter, RB: Textbook of Disorders and Injuries of the Musculoskeletal System, ed. 3. Lippincott Williams & Wilkins, Baltimore, 1999.
33. Hoppenfeld, S, deBoer, P, and Buckley, R: Surgical Exposures in Orthopaedics: The Anatomic Approach. Lippincott Williams & Wilkins, Baltimore, 2009.
34. Swain, JH: An Introduction to Radiology of the Lumbar Spine: Orthopaedic Study Course 94–1. Orthopaedic Section. APTA, Inc., LaCrosse, WI, 1994.
35. Richardson, JK, and Iglarsh, ZA: Clinical Orthopaedic Physical Therapy. Saunders, Philadelphia, 1994.
36. Costa, DN, Calvacanti, FA, and Sernik, RA: Sonographic and CT findings in lipohemarthrosis. Am J Roentgenol 188:W389, 2007. Available online at http://ajronline.org.
37. Carlton, R, and Adler, A: Principles of Radiographic Imaging, ed. 4. Delmar, Albany, NY, 2006.
38. Zelman, M, et al: Human Diseases: A Systemic Approach, ed. 7, Prentice Hall New Jersey, 2009.
39. Dahnert, W: Radiology Review Manual, ed. 7. Lippincott Williams & Wilkins, Philadelphia, 2011.
40. Hodler, J, von Schulthess, GK, and Zollikofer, CL: Musculoskeletal Disease: Diagnostic Imaging and Interventional Technology. Springer, Italy, 2005.
41. Bernstein, J (ed): Musculoskeletal Medicine. American Academy of Orthopedic Surgeons, Rosemont, IL, 2003.
42. Bonakdarpour, A, Reinus, W, and Khurana,J, (eds): Diagnostic Imaging of Musculoskeletal Diseases: A Systemic Approach. Springer, New York, 2010.
43. Kandarpa, K, and Machan, L: Handbook of Interventional Radiologic Procedures. Lippincott Williams & Wilkins, Philadelphia, 2010.
44. World Health Organization: Manual of Diagnostics Imaging: Radiography Anatomy and Interpretation of the Musculoskeletal System. New Age International Pvt Ltd Publishers, Delhi, 2005.
45. Karchevsky, M, et al: MRI findings of septic arthritis and associated osteomyelitis in adults. AJR, 182:119–22, January 2004.
46. World Health Organization Science Group on the Assessment of Osteoporosis at Primary Health Care Level. Available at http://who.int/chp/topics/Osteoporosis.pdf. Accessed June 15, 2012.
47. International Society for Clinical Densitometry Position Paper. Available at www.iscd.org/visitors/positions/OfficialPositionsText.cfm. Accessed June 15, 2012.

自测

图A

1.明确投影。

2.股骨干部位有一骨折。你根据什么影像学表现判断它是一处病理性骨折。

3.完整的股骨有这种影像学表现吗？骨盆呢？

4.可见一个联合骨折缺口的髓内钉，这是这个位置第一次内固定装置的表现吗？

5.髋关节表现正常吗？

图B

6.明确投影。

7.骨折被标出。明确在股骨远端的另两处骨折。

8.你能把病理类型分开吗？感染炎症肿瘤。什么样的影像学特征代表一个分类？

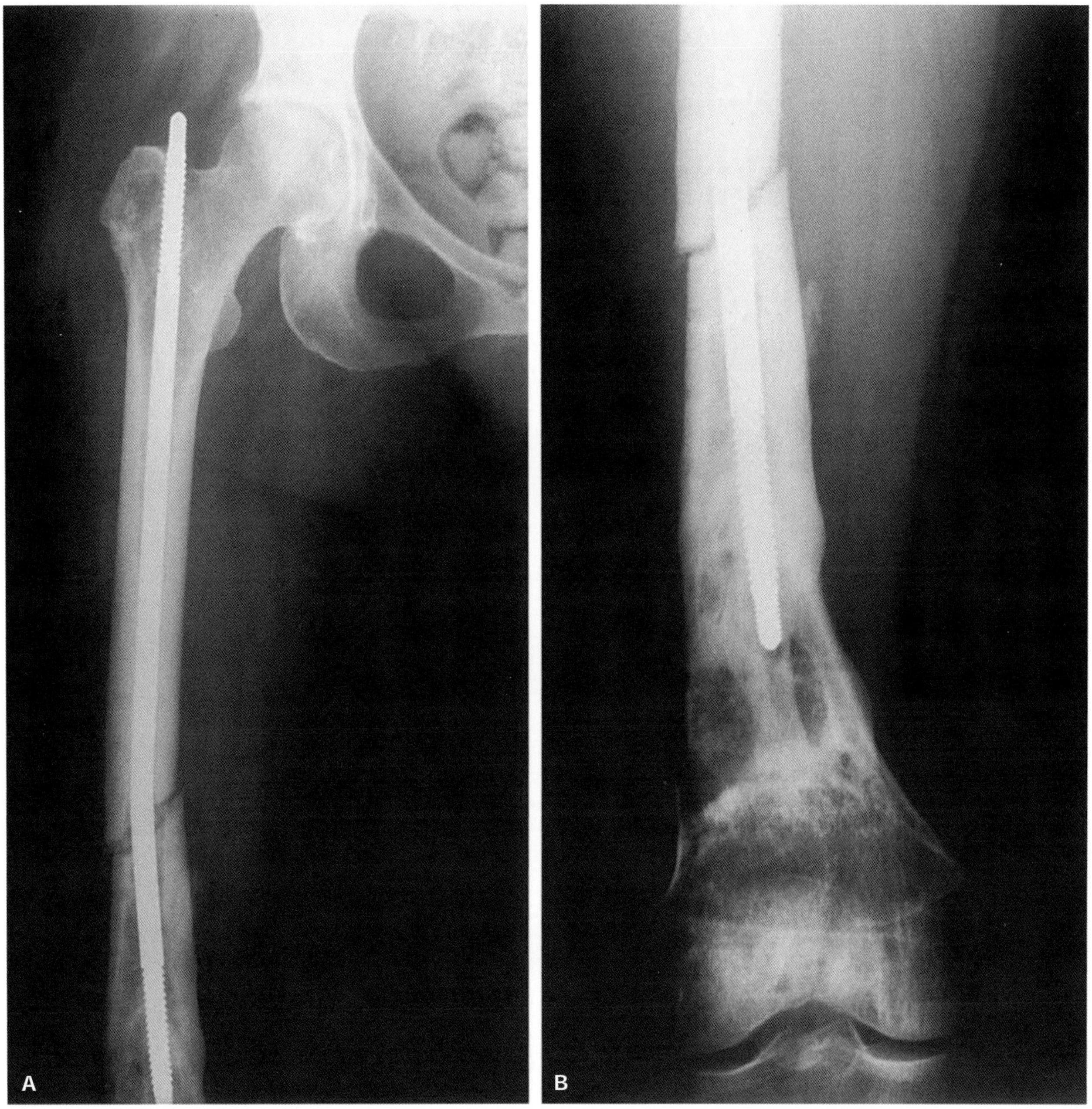
A
B

第 3 章

骨折的影像学评估

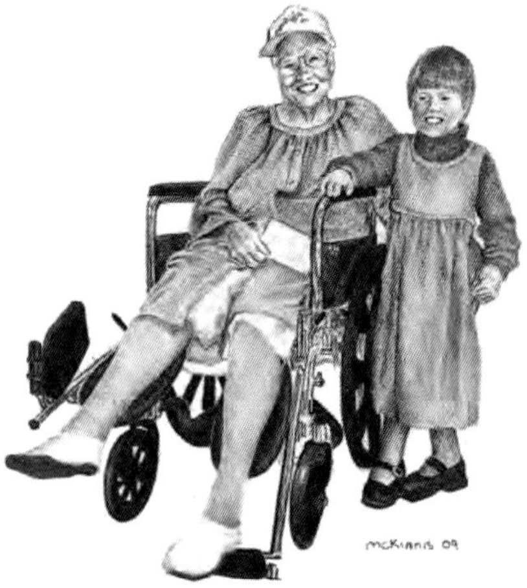

本章大纲

创伤:最常见的疾病[1–4]

创伤是影像学诊断中最常见的疾病之一，骨折和脱位是创伤的主要组成部分,是医院急诊、门诊和乡村诊所最经常遇到的问题。康复医生参与创伤治疗的多个阶段,包括临床评估、术后监护、日常生活和转运的管理、制动后并发症的预防,以及愈合后力量、活动度和功能的恢复。

肌肉骨骼创伤的影像学检查主要是常规 X 线摄影。常规 X 线片可以有效评估大多数骨折和脱位,CT 主要用于显示复杂部位的骨折,MRI 主要用于评估软组织损伤。针对创伤,影像医生的任务包括 3 个方面:①诊断和评估骨折和脱位的特征;②确保临床病史和损伤机制与损伤类型相匹配;③评估治疗结果,监测愈合过程及可能的并发症。

创伤放射学[5–19]

治疗创伤患者的康复医生应知道在急诊室采取何种影像学检查,这被称为“创伤初级筛查”。在有些病例中,这是康复治疗前仅有的影像学检查,另一些患者可能需要在临床稳定后进行影像学随访或进一步的影像检查。

初级创伤筛查中的影像学检查

初级创伤筛查包括一系列的 X 线和先进成像技术,对患者的多发性损伤进行筛查并区分轻重缓急。例如,对于车祸或高处坠落患者应进行以下常规 X 线检查:

- 颈椎水平侧位评估失稳、骨折、脱位。

● 胸部前后位评估气胸、血胸、肺挫伤。

● 骨盆前后位评估骨折、出血。

其他检查根据损伤方式、临床体征及可用检查方法而定，包括：

● 创伤超声重点评估(FAST)，确认腹腔游离液体。

● 头部 CT 评估颅内出血。

● 颈椎 CT 进一步评估骨折，特别是侧位难以看到的颅颈和颈胸区病变。

● 胸、腹、盆腔 CT 确认腹腔和盆腔脏器损伤。

● 胸腰椎侧位 X 线片评估失稳、骨折、脱位。

● 四肢 X 线片确认骨折、脱位。

大多数创伤中心也采用头、胸、腹、盆腔 CT 筛查脊柱骨折。研究显示这样缩短了检查时间、降低了成本，减少了 X 线片的骨折漏诊。目前的 CT 可在脏器成像的同时重建脊柱影像，因此，只要有可能，CT 是多发创伤患者明确的影像学研究[19]。

创伤筛查也是危及生命的损伤和后果严重损伤的评估工具。骨科疾病通常不需要优先处置，但有些情况需要采取紧急措施以避免严重的并发症。对于可能导致出血、脂肪栓塞或神经血管损伤的骨折，必须立即处理(表 3-1)。

表 3-1 需要紧急处置的损伤

损伤	可能的并发症	注释
骨折		
● 骨盆骨折	出血	半数需要输血
● 股骨骨折	出血	发生于闭合骨折
● 多发或挤压骨折	脂肪栓塞	发生于 12~72 小时内
● 肘关节骨折	桡动脉损伤	与髁上骨折有关
● 肱骨近端骨折	腋神经损伤	三角肌麻痹
脱位		
● 肩关节脱位	腋动脉、臂丛、腋神经损伤	动脉撕裂可无症状但迟发闭塞
● 肘关节脱位	桡动脉、正中神经、尺神经损伤	神经损伤多为一过性但要监测远端运动和感觉
● 髋关节脱位	股动脉、股神经损伤	
● 膝关节脱位	腘动脉、腓神经损伤	

创伤的X线定位[20]

采用常规 X 线检查程序通常是必要的，对于高速损伤患者，需要评估的最关键部位是颈椎，因为半数以上脊髓损伤发生于此。在摄取颈椎侧位片并认真阅读之前，患者应保持稳定体位。这种摄片采用水平射线，中心线平行于床面，侧向穿过颈椎，因此称之为水平侧位。如果脊椎排列异常，应怀疑骨折、脱位及可能的脊髓损伤，通常有必要行 CT 进一步检查。

对于四肢骨折，至少获取互呈 90°的两个位置，这样可以确保损伤的三维评估。尽最大可能摄取前后位和侧位片，因为这是临床医生最熟悉的位置。但由于救助物的阻碍、严重疼痛、强制移动可能造成进一步损伤或患者不配合等因素，完美的体位是不可能的。互呈 90°的两张斜位片有可能满足要求。此外，在非常规情况下要保持射线与床面垂直，这样可以提供最好的影像和最低程度的失真。有些情况下要与射线角度及其造成的变形达成妥协。

四肢骨折的影像学评估必须包括邻近关节，这一点具有临床意义，因为许多损失类型伴有远端的骨折、半脱位或脱位。

什么是骨折？[21-28]

骨的生物力学

骨由丰富的细胞外间质内的细胞构成，而间质包括无机矿物质和有机胶原成分。矿物质为骨提供了硬度和强度，胶原提供了韧性和弹性。松质骨和皮质骨这两种类型的骨组织为其重量提供了合理的强度。

骨是一种黏液弹性物质，这意味着施加负荷后骨会变形，负荷停止后恢复原形。骨能够承受多大负荷取决于多种因素，包括骨的几何结构、骨的生理健康情况，以及负荷类型和速度等。如果负荷超过骨的承受度，就会发生骨折。根据负荷直接作用于骨或作用于远处传递到骨折处，骨折可由直接创伤和间接创伤造成。

初学者可能会经常看到相似的骨折类型。骨折形态极少是唯一的，根据骨的黏液弹性本质，结合负荷的生物力学，骨折类型是可以预测的，下表总结了长骨的骨折类型，以及相关的表现、作用力和软组织附着部位(表 3-2)。

表 3-2 长骨骨折生物力学

损伤机制	骨折类型	软组织附着部位	表现
直接作用力			
撞击	横行	凹面	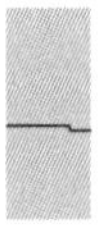
碾轧	粉碎性	破坏	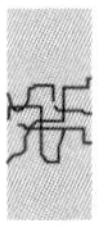
穿透			
低速	粉碎性	不定	
高速	粉碎性	破坏	
间接作用力			
弯力	横行	凹面	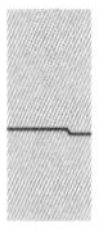
扭转	螺旋形	竖直部分	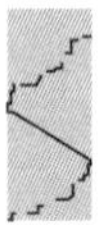
压缩+弯力	斜行、横行或蝶形	凹面或蝶形骨折面	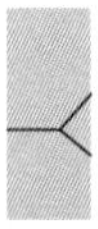
压缩+弯力+扭转	斜行	凹面(常被破坏)	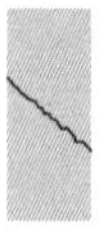
牵拉	撕脱碎块	韧带松弛	

骨折的定义

骨折是骨或软骨结构连续性的中断。影像学报告中用于描述骨折的词语应是解剖学术语和标准术语，这一点极为重要，因为只有如此才能使所有参与患者治疗的临床医生得到正确的信息。以人名命名的术语经常见于口头交流，但在影像学描述中应避免，因为其缺少描述性细节并容易导致误解。

定义骨折的基本临床差异是骨折是否暴露于外界环境。闭合性骨折时局部皮肤和软组织完好(图 3–1)，开放性骨折时穿透皮肤，无论伤口大小。过去还用单纯性和复合性的术语，但由于用法模糊，已经不再使用。

骨折描述的要素[1–4,23–28]

影像学报告中的骨折描述尚未标准化，在类型、长度和形式上存在很大的不同。骨折的临床处置始于正确的认定和描述。骨折的完整影像学描述可能包括以下 7 个要素：

1.骨折的部位和范围。

2.骨折类型：完全性或非完全性。

3.骨折的对线。

4.骨折线的方向。

5.特殊骨折的特征，如撞击或撕脱。

6.骨折伴发的异常，如关节脱位。

7.可能发生于异常应力或继发于骨病的特殊骨折类型，如应力性骨折或病理性骨折。

以上 7 条解释如下。

骨折的部位和范围

确定骨折的部位需要参照点(图 3–2)。长骨的骨干分为三段，骨折可发生于近端、中端、远端或其交界处。骨的两端称为远端或近端，每一端又分为关节外和关节内部分，关节内部分是指关节表面区域(图 3–3)。骨折可由关节外延伸到关节内(图 3–4)。

扁骨和不规则骨的参照点可以是关节内或关节

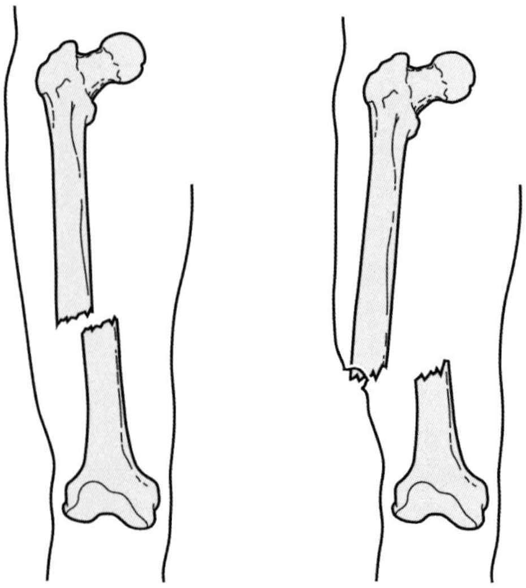

图 3–1 (A)闭合性骨折与外界环境不相通。(B)开放性骨折指的是皮肤上存在开口，骨折部位容易受到外部环境的感染。

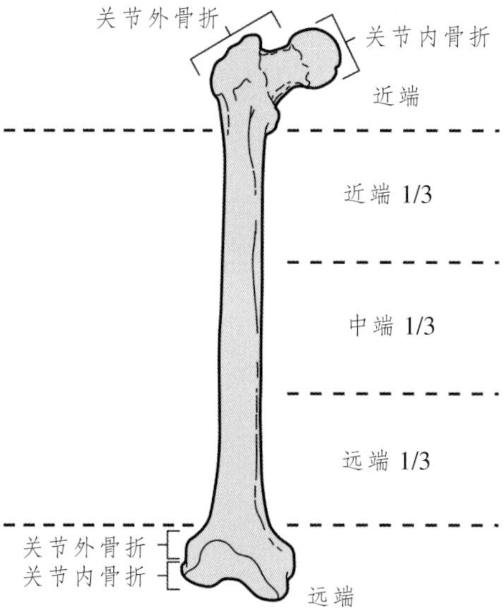

图 3–2　长骨的解剖参考点。

外。另外,所有骨均可参照标准的解剖标志,如肱骨外科颈、股骨粗隆间、股骨髁上、胫骨内踝等。

骨折类型:完全性或非完全性

完全骨折是骨皮质完全中断的骨折(图 3–5)。完全骨折中原来的骨形成两个骨折段(图 3–6)。如有两个以上骨折段则归类为粉碎性骨折。相反,不完全骨折只有部分骨皮质中断(图 3–7)。一般情况下,不完全骨折相对稳定,如果不施加后续应力将保持原位。不完全骨折主要见于短骨、不规则骨和扁骨。有些不完全骨折只见于儿童,将在后面讨论。

骨折的对线

骨折的进一步描述包括确定骨折段的相互关系,通常是描述远端骨折段相对于近端骨折段的关系。准确表达位置关系需要许多术语。

位置是指骨折段与其正常解剖结构的关系,失去位置称为移位。如果骨折段表面失去位置或接触,称为骨折移位。移位方向可以是向内、向外、向前、向后、向上、向下。移位程度可以使用皮质厚度、半骨干宽度、骨干宽度等术语定量。另外,移位可因骨折段的短缩、重叠、旋转而发生。相反,非移位骨折的骨折段保持一定程度的接触(图 3–8)。

对线是骨折段长轴的相互关系。如果骨折段的长

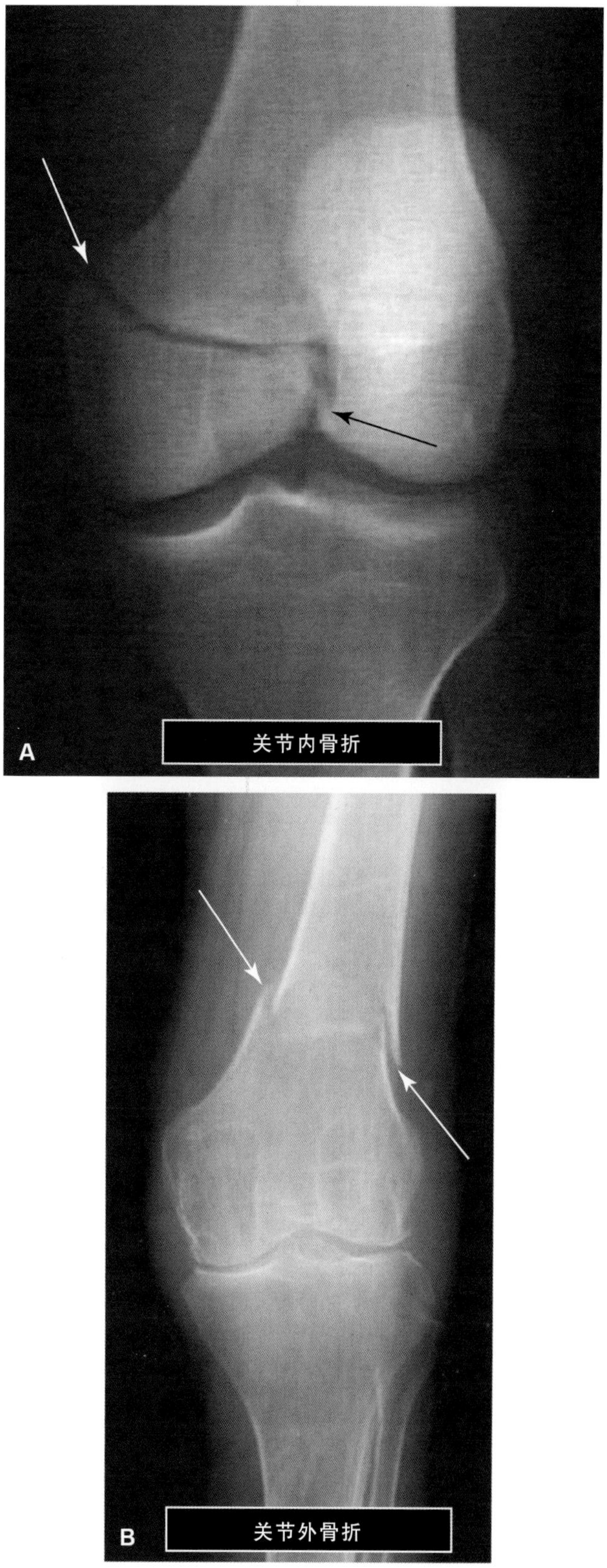

图 3–3　(A)膝关节正后方图显示股骨远端关节内骨折。骨折线穿过髁间切迹,内侧髁向内侧移位(箭头所示)。(B)股骨远端骨折为关节外骨折,不累及关节间隙。骨折线在髁突上方。

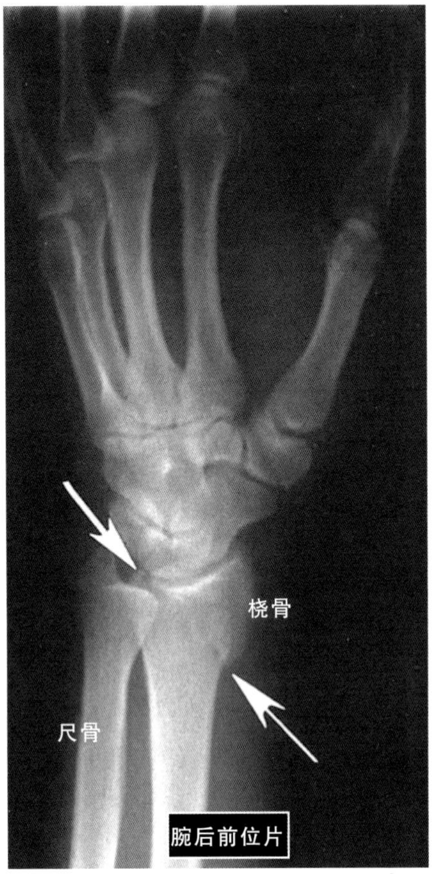

图 3-4 桡骨骨折的骨折线延伸至关节内。箭头所示为骨折线的范围。骨折线是倾斜的，从骨的桡侧干骺端延伸到桡腕关节的关节内表面。

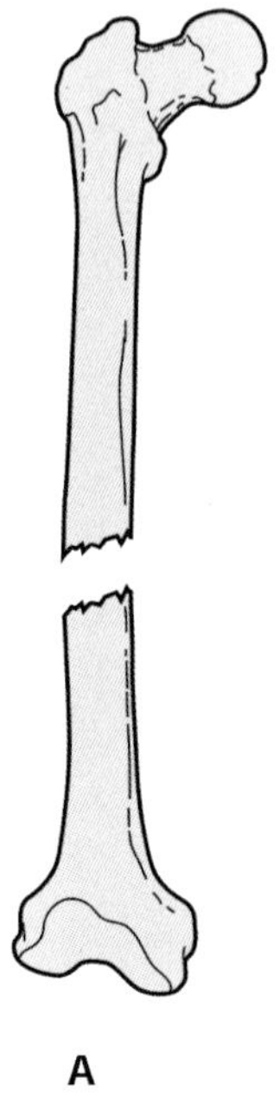

图 3-5 (A)完全骨折。所有骨皮质边缘都断了。一块骨头现在变成了两块骨折碎片。(B)不完全骨折。一侧骨皮质边缘完好无损。

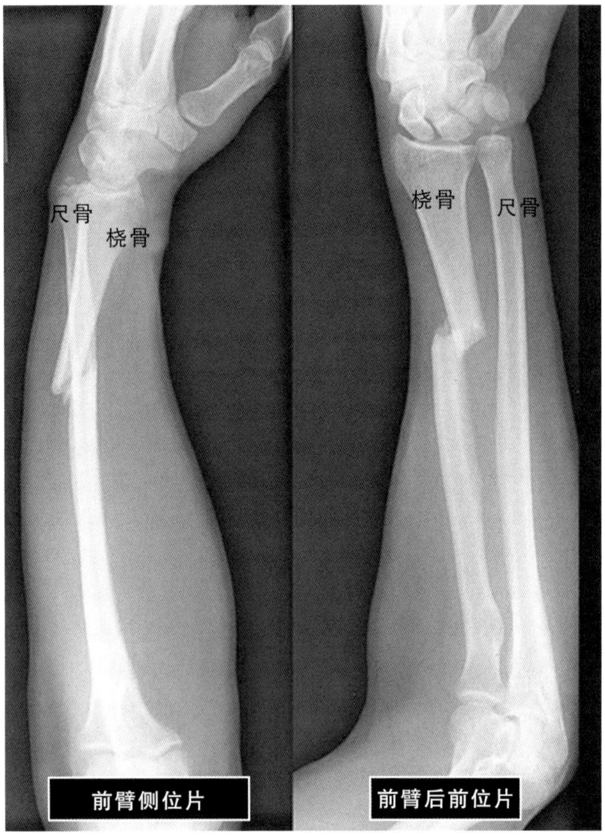

图 3-6 前臂侧位和后前位(PA)视图。桡骨中部和远端 1/3 连接处为完全性骨折。骨折线是斜的。远端碎片向背侧和外侧移位。远端尺桡关节断裂，最明显的表现为远端尺骨背侧移位，如图所示。这两种损伤的结合是由于摔倒时手是伸直的，这就是有名的 Galeazzi 骨折。(Image courtesy of John C. Hunter, MD, University of California, Davis School of Medicine.)

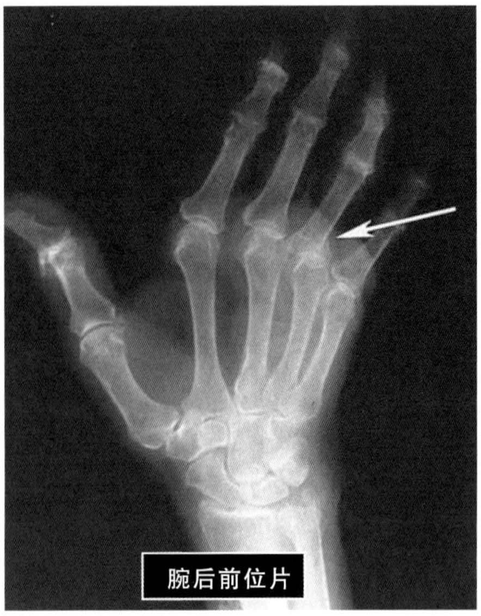

图 3-7 第四指(或无名指)近节指骨基底部不完全骨折。注意掌指关节的异常位置，表明半脱位或脱位。同时注意急性损伤引起的大量软组织肿胀和水肿。

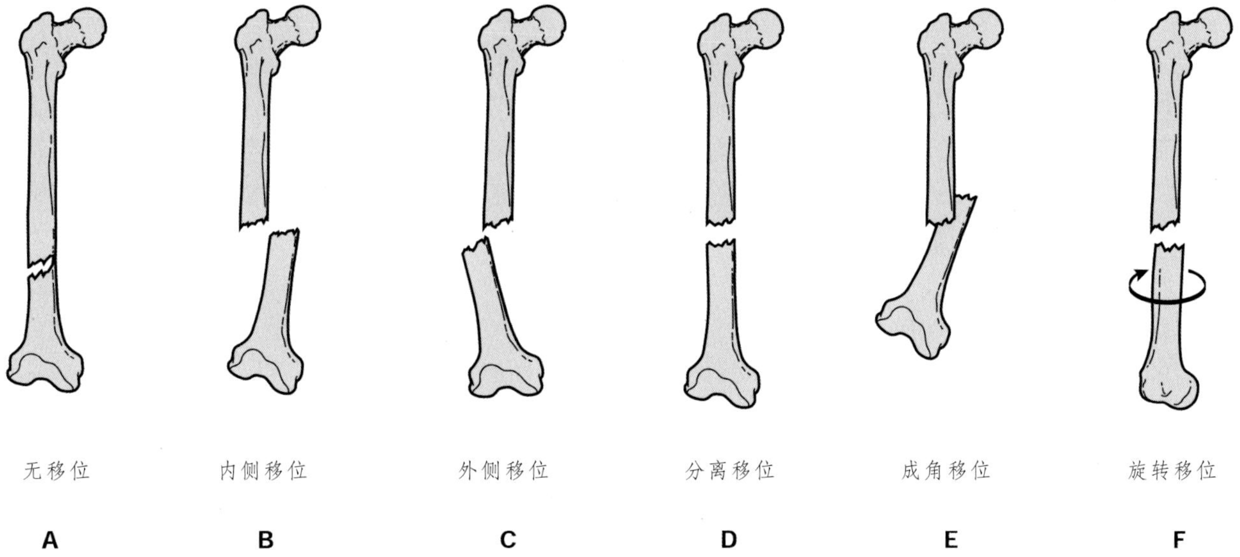

图 3–8　骨折碎片的位置可以通过远端碎片与近端碎片的关系来描述。

轴呈串联排列或平行，则骨折对线好，对线的偏移由骨折段成角造成(图 3–9)。成角可以描述为:①远侧骨折段相对于近侧骨折段的成角方向(如向内成角)，②骨折段成角所指的方向(如背侧成角)。

骨折线的方向

骨折线方向的描述以长骨的长轴为参照，不规则骨的骨折线以皮质为参照。骨折线可以是横行、纵行、斜行或螺旋形(图 3–10)。

横行骨折线由与骨长轴或皮质呈直角的弯曲暴力引起，而纵行骨折线大致与骨干平行。

斜行骨折线是对角方向的骨折，由压缩、弯曲、扭转复合暴力所致。螺旋形骨折线是围绕长轴旋转的骨折，扭转暴力所致。螺旋形骨折线和斜行骨折线在 X 线图像上乍看相似，但螺旋形骨折可见垂直段及锯齿边缘。螺旋形骨折使更多的骨表面中断，更有利于骨折

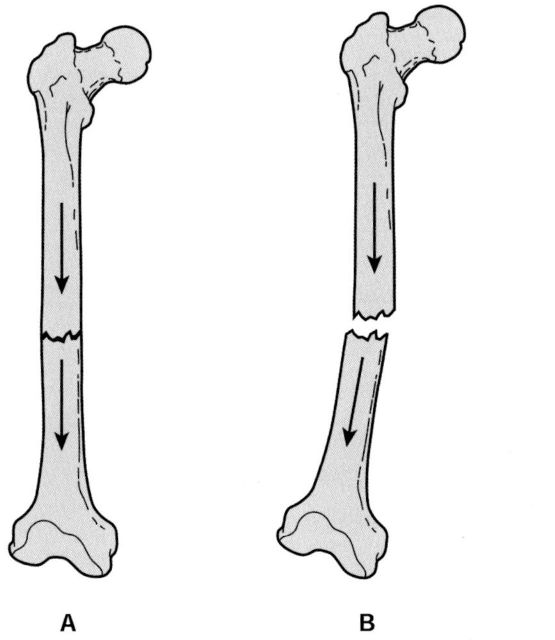

图 3–9　对位是骨折碎片的纵轴之间的关系。(A)骨折对位良好。(B)骨折对位不良，因为远端碎片成角畸形。

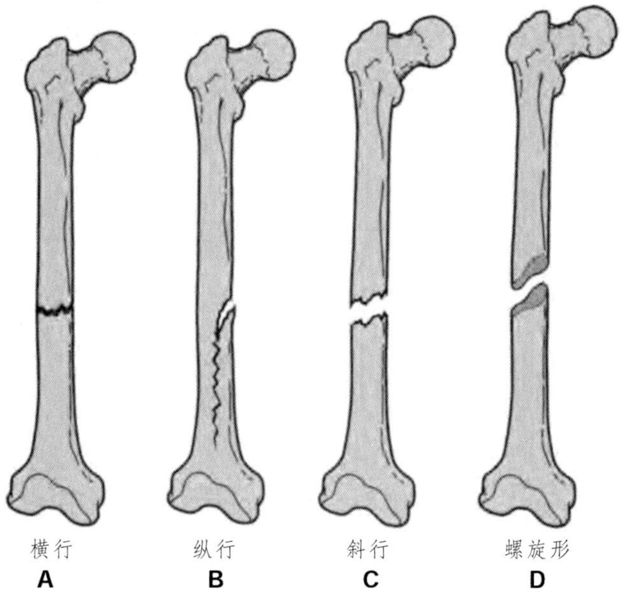

图 3–10　骨折线的方向是参考于骨的长轴。

愈合，这样的结构使骨折段以更高的稳定性对合，促进愈合。

粉碎性骨折并不总是有清晰的方向，因为这种骨折有多个骨折段。最常见的粉碎性骨折类型是蝶形骨折片，这是与主骨折段分离的楔形骨折片，由压缩和弯曲复合暴力引起。节段性骨折也是一种粉碎骨折，这时多条骨折线将骨分为数段（图 3-11 和图 3-12）。

粉碎性骨折一般由极端高能负荷所致，这一术语用于描述多于 2 个骨折片的骨折。粉碎性骨折的记录有多种方法，包括百分比法、厘米测定法或使用轻微、中等、严重加以描述。

在 X 线图像上骨折线呈低密度，其成因是骨折处的急性出血和骨折段之间真实存在的间隙。间隙大小与骨折段的移位程度有关。

特殊骨折的特征

特殊骨折的特征包括撞击和撕脱（图 3-13）。骨骺和骺板骨折是儿童骨折的特殊特征，另做讨论。

撞击骨折

撞击骨折源于轴向施加的压缩暴力。发生这种损伤时骨向其内部移动，骨小梁相互重叠或彼此陷入。主要见于松质骨，因为疏松的结构使撞击所致的压缩得以发生。撞击骨折有一定程度的天然的稳定性，加之骨折段紧密接触，有利于骨折愈合。

撞击骨折有两种，塌陷骨折和压缩骨折，前者某一骨的表面进入另一骨表面，后者骨的两个表面互相靠近。例如，胫骨平台的塌陷骨折是由更为强壮的股骨髁撞击相对薄弱的胫骨平台所致，而椎体的压缩骨折源于脊柱的轴向负荷压缩位于邻近上下椎体之间的椎体（图 3-14）。在 X 线图像上，撞击骨折由于重叠骨小梁密度增加而表现为高密度。

撕脱骨折

撕脱骨折是由作用于骨的拉力造成，通过肌肉的主动收缩或韧带对拉力的被动抵抗，骨折片离开主体骨。撕脱骨折发生于骨的突起处，这里是肌肉、肌腱、韧带的附着处。撕脱骨折按照解剖标志描述，例如，跟骨结节的撕脱骨折发生于跟腱附着处（图 3-15）。在 X 线图像上，撕脱骨折由于出血，以及骨折片与主体骨之间的间隙而呈低密度。

骨折伴发的异常

与骨折有关的异常多种多样，相关关节的半脱位和脱位可能最为常见（图 3-16）。邻近软组织受累也常见，如关节囊、韧带、桡尺骨间膜或胫腓骨韧带连结的断裂。常规 X 线图像可以提示某些软组织断裂，但特异性的诊断需要进一步检查。

异常应力骨折或病理性骨折

压缩骨折

应力骨折又称为微骨折、疲劳骨折或不足骨折。应力骨折的发生有两种方式，第一种机制是正常骨的反复微小创伤，长时间高频率的低负荷导致没有足够的时间修复和重塑，这种应力骨折最常见于下肢，典型的例子是与长期步行、行军、跑步有关的跗骨骨折。第二种机制是正常负荷作用于异常骨，最常见的例子是骨质疏松老年女性的椎体骨折。

压缩骨折的影像检查

明显的应力骨折 X 线表现为局限性不规则的高密度区，这代表正在进行的骨修复（图 3-17）。但由于最初表现通常是正常的而难以诊断。6 周以内可不存在骨折线或骨膜反应。因此，阳性表现是有帮助的，但

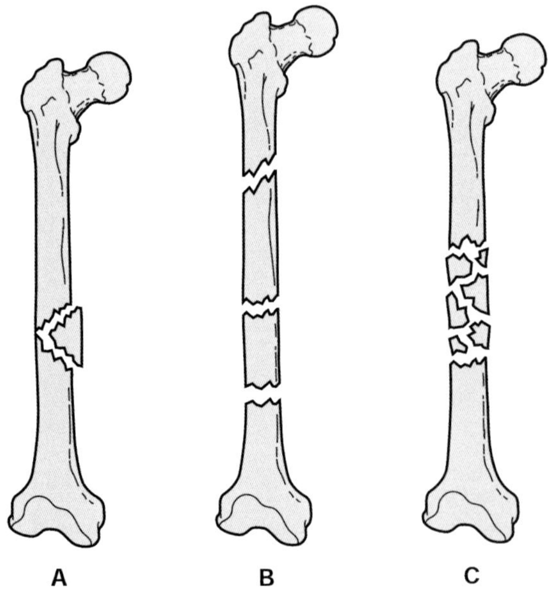

图 3-11　粉碎性骨折是指有两个以上碎片的骨折。一些常见的粉碎性骨折类型是（A）楔形或蝶形骨折和（B）两段或三段骨折类型。（C）为有多个碎片的其他骨折，无论是几个还是几百个，仍然为粉碎性骨折。

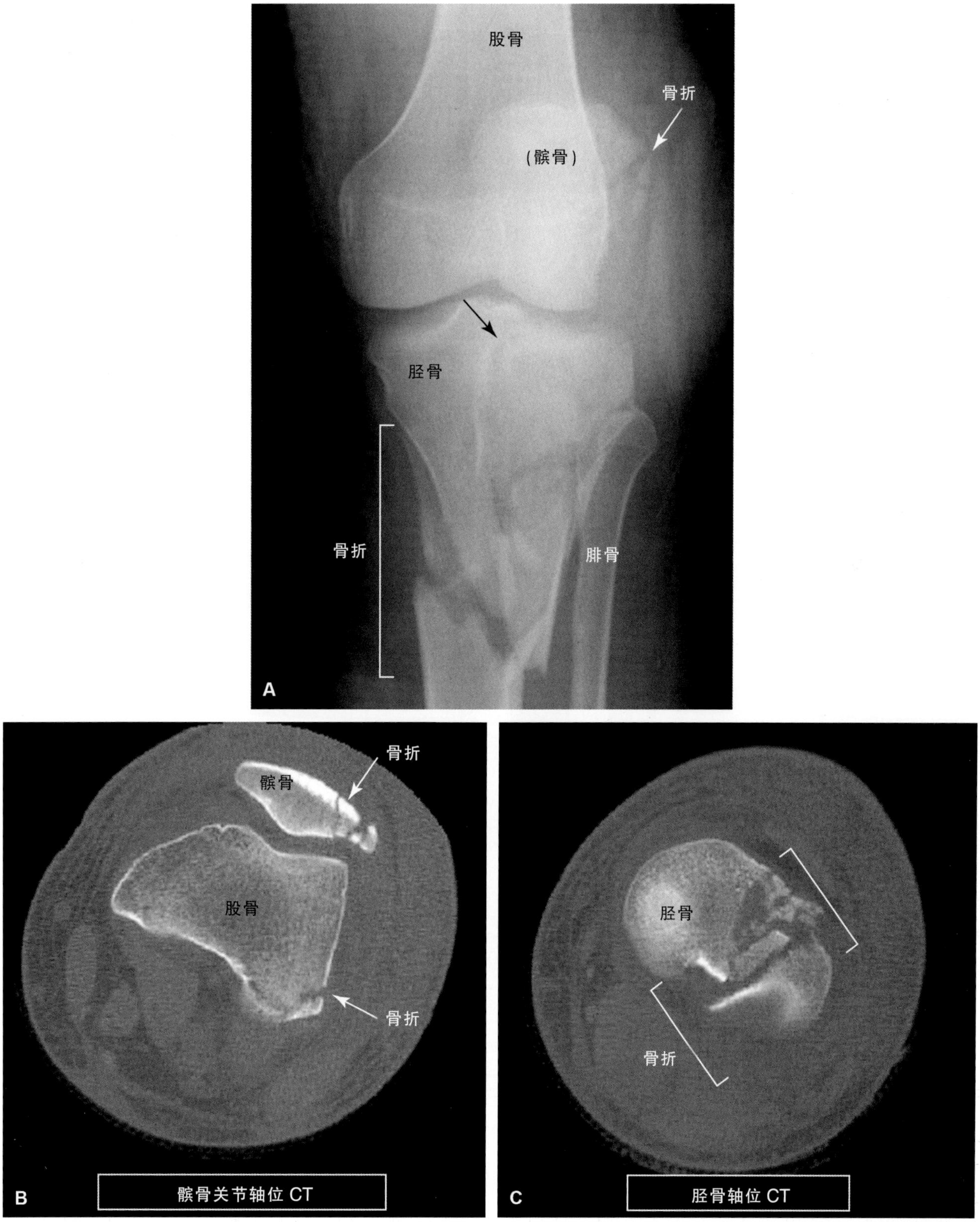

图 3–12　(A)膝关节正位片。胫骨和髌骨近端可见粉碎性骨折。(B)轴位 CT 显示髌骨和股后外侧髁粉碎骨折。(C)轴位 CT 显示胫骨近端粉碎骨折。(Image courtesy of John C. Hunter, MD, University of California, Davis School of Medicine.)

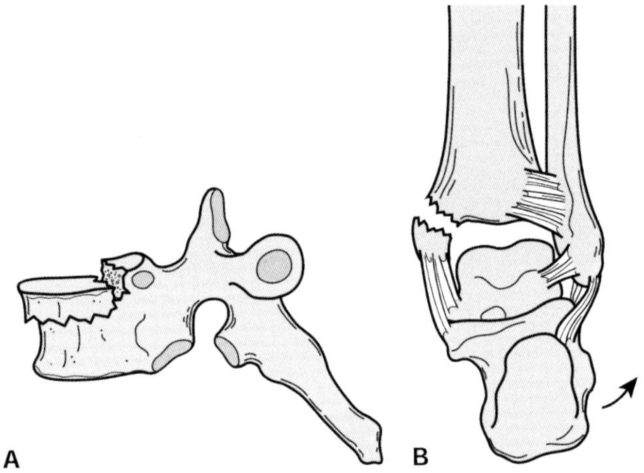

图 3–13 骨折的特殊征象包括(A)嵌塞,如椎体压缩性骨折,或(B)撕脱,如在踝关节外翻力损伤时发生的内踝撕脱骨折。

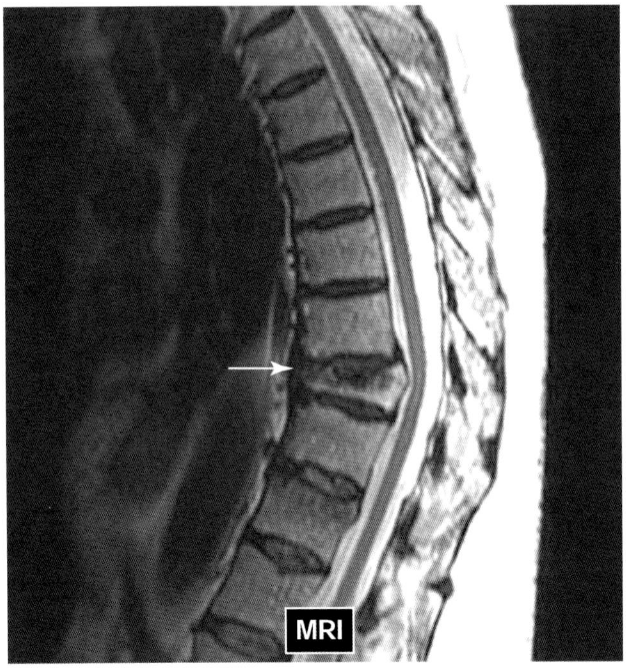

图 3–14 胸椎矢状 T1W MRI 显示椎体压缩性骨折(箭头所示)。

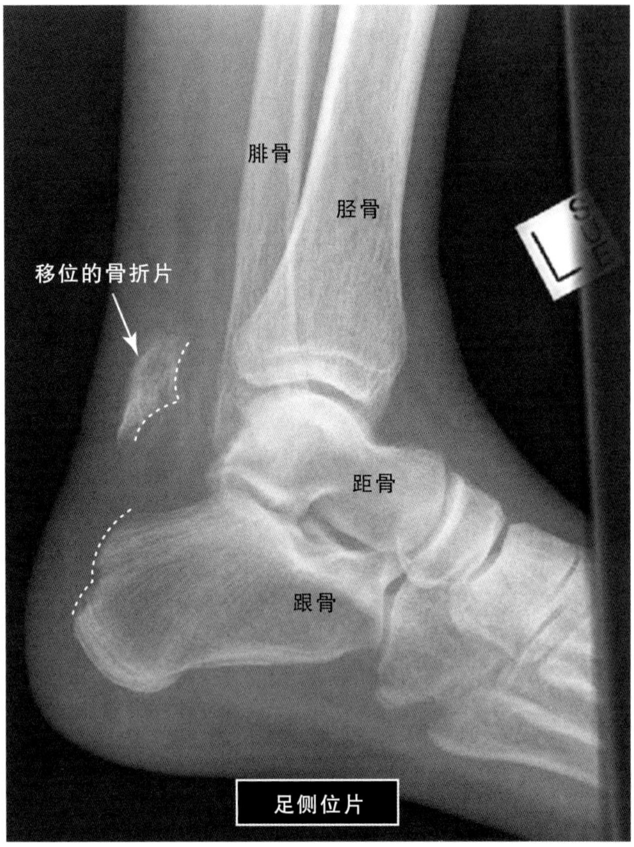

图 3–15 足部侧面图示跟骨粗隆撕脱骨折。撕裂的碎片(箭头所示)已经向上移位,因为现在未连接的肌腱已经收缩。虚线表示碎片与跟骨正常接触的区域。(Image courtesy of Laughlin Dawes, MD.)

敏感度较低。

核素骨扫描对应力性骨折敏感度高，但缺乏特异性,不能直接显示骨折线。MRI 可对骨髓水肿、骨膜反应，以及细微的骨折线做出高度敏感性和特异性的评估。最近,ACR 指南推荐使用 MRI 诊断四肢应力骨折[29]。

病理性骨折

病理性骨折是指由于病理过程导致骨结构薄弱的骨折(图 3–18),导致骨折发生的病变可以是全身性的或局部的。全身性病变可以是先天性的或获得性的,局部病变可以是肿瘤、感染、失用或辐射后遗症(图 3–19)。

假体周围骨折

与关节置换有关的骨折称为假体周围骨折,可发生于术中局部处理或植入假体时,更为常见的是术后数年发生于假体周围。危险因素多样,因关节而异,包括假体松动、骨水泥–骨交界区皮质变薄或坏死、骨质疏松等。

移植骨骨折

大块移植骨的骨折通常自发出现于术后 2~3 年,与创伤无关。好发部位为股骨远端、胫骨近端、胫骨远端,发生率可高达 40%,固定或辅助化疗患者发病率是其 5~6 倍。骨折一般发生于螺钉孔等移植骨缺损区

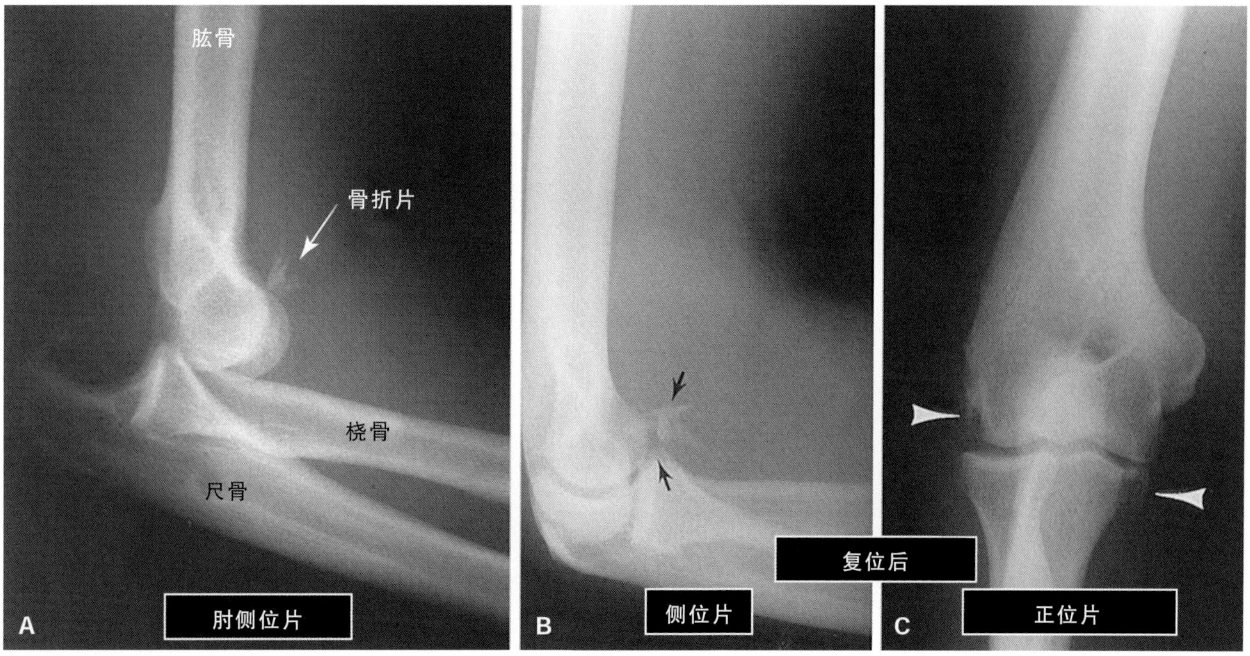

图 3–16　肘关节后脱位并伴有骨折。这名 39 岁的男子从滑板上摔下来，肘部受伤。(A)复位前肘关节侧位图显示出桡骨和尺骨与肱骨远端的相关关系。黑色箭头显示前方软组织有骨折碎片。(B)复位后的侧位和(C)正位图像显示关节位置良好，软组织中有多处骨折碎片(箭头所示)。注意关节肿胀，由于急性创伤，最易在侧位图上看到。

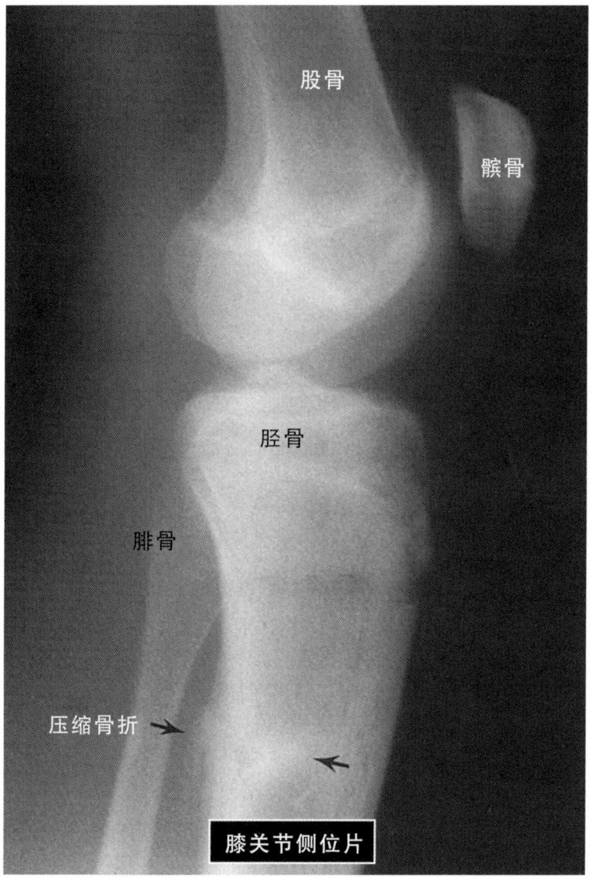

图 3–17　一名 15 岁男性跑步运动员，胫骨干近端 1/3 处应力性骨折。箭头所示的放射密度增高区代表骨骼对反复创伤的反应。

或没有再生血管及宿主组织进入到的区域。制动治疗效果不佳，可能需要骨移植、自体骨移植、髓内固定、假体置换等。50%~80%的患者预后良好。

儿童骨折[1,22–27,30–32]

生长骨骨折具有独特的损伤类型，诊断、治疗和愈合面临特殊的问题。未成熟骨骨折的第一优势是愈合快、重塑能力强，但首先要关注的是破坏生长的可能性。

部位

儿童长骨骨折部位一般按照发育区域描述，分为骨干骨折、干骺端骨折、生长板骨折、骨骺骨折(图 3–20)。

未成熟骨的评估难点

类似于骨折的解剖特征使成人骨折的 X 线诊断复杂化，而生长板、生长线、二次骨化中心，以及滋养孔的存在使儿童骨折更为复杂，这些都可以与骨折线混淆(表 3–3)。因此，有时需要健侧对照帮助诊断。未成熟骨检查的另一个困难在于只有骨化的部分有足够密度成像。而软骨不能显影。正常位置的评估要根据可见

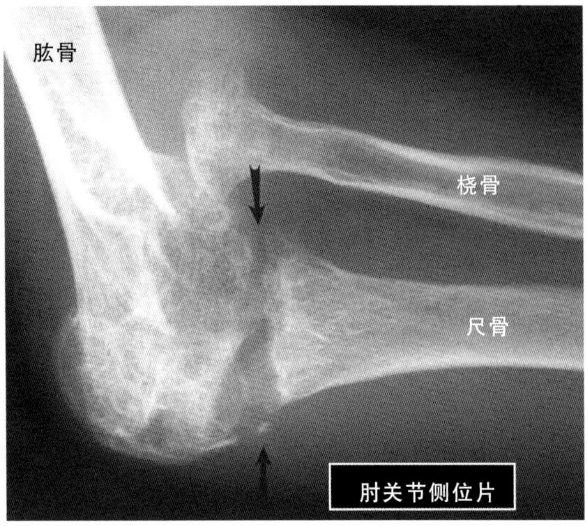

图 3–18 患者，男，26 岁，尺骨鹰嘴远端 1/3 病理性骨折(箭头所示)。潜在的病变是成骨不全，是一种以胶原异常成熟为特征的疾病，影响骨膜和软骨形成。可见弥漫性骨密度下降，皮质薄，向上突起，桡骨和尺骨近端见囊性外观。

的骨化部分的空间关系来进行，使用与年龄和骨龄相应的各种测量线、角度和距离。

描述骨折的要素

前面列举了 Greenspan 提出的骨折 X 线描述七要素，儿童骨折与成人骨折一样适用，同时还包括不完全骨干骨折，以及骨骺和生长板骨折的特殊特征，描述如下。

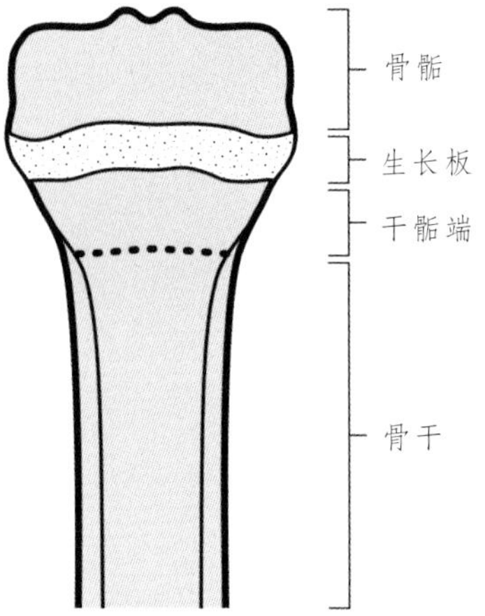

图 3–20 骨骼生长位置参考点。

不完全骨折

发生于儿童长骨骨干的不完全骨折分为以下类型(图 3–21)。

青枝骨折：由于精确描述了这种骨折的表现，该用法几乎是标准的。受力一侧骨干中断而对侧皮质和骨

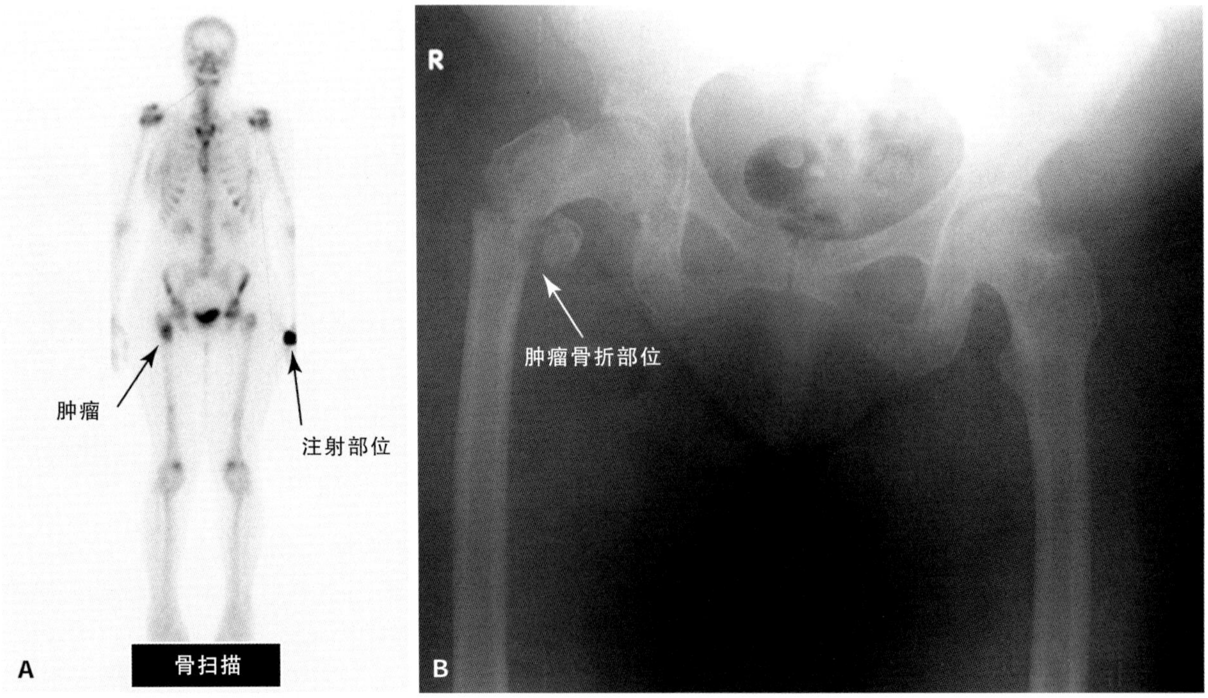

图 3–19 股骨颈的病理性骨折。(A)患者骨扫描显示由乳腺癌引起的多发性转移病灶。示踪剂的摄取增加通常可见于注射部位和膀胱。其他的黑点是不正常的，代表肿瘤对示踪剂的吸收增加。(B)股骨近端肿瘤导致骨密度降低，从而出现骨折。

表 3-3　X 线片上看似骨折而实际上不是骨折的情形

情形	例子
副骨	常见于足、少见于腕和肩关节
骨骺	多骨化中心，有的骨骺看似粉碎性骨折
关节旁钙化	钙化沉积在肌腱附着处
多分骨	二分或三分髌骨，双舟骨
营养孔	长骨干斜行不透 X 线
籽骨	掌骨和跖骨头、豌豆骨

膜完好(图 3-22)。由于完好的皮质通常发生塑性畸形或弯曲，成角畸形常见，罕见情况下有必要同处置完全骨折一样整复畸形。

花环骨折：也很常见，用于描述导致骨皮质弯曲的骨折，主要见于干骺端，该区域存在相当数量的松质骨和新塑型骨，容易发生压缩反应。如有基础病变，这种骨折也可见于成人(图 3-23)。

塑性弯曲：这是由发育骨独特的生物力学特点造成的，如果作用于自然弯曲的管状骨的纵行压力超过其复原的弹性，将会出现塑性畸形或弯曲。这意味着即使作用力消失，骨也仍将是弯曲的。塑性弯曲是一种不完全骨折，因为显微镜下可见疲劳线或微骨折。如果作用力进一步加大，骨将会继续薄弱并最终中断。因此有理由假设这是儿童骨折的一部分。

儿童年龄越小越容易发生塑性弯曲，腓骨和尺骨尤其多见。另外一种常见损伤类型是骨的弯曲并发并行骨的青枝骨折，例如，腓骨弯曲并发胫骨骨折，或尺骨弯曲并发桡骨骨折。有时，为了整复畸形并取得好的对线愈合，必须造成弯曲骨的骨折。

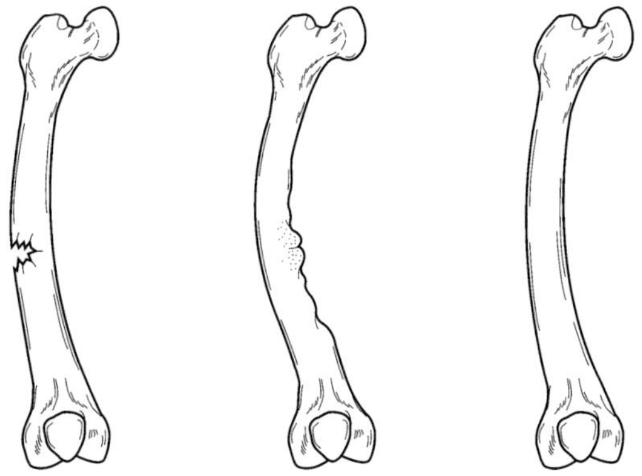

图 3-21　儿童的不完全骨折表现出独特的骨骼生长结构。

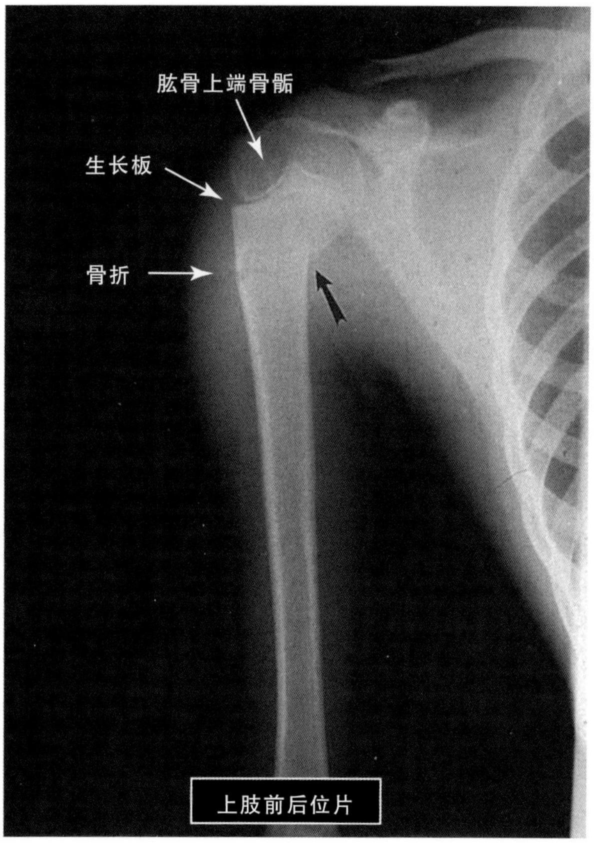

图 3-22　患者，男，13 岁，肱骨外科颈青枝骨折。白色箭头示肱骨外侧的不完全横骨折线。黑色箭头所示为肱骨内侧的一处相关骨折，靠近青枝骨折。注意肱骨头的骨骺，在生长板的骨骺侧有高密度线。这是正常的外观。

骨骺骨折

累及骺板的骨折占全部儿童骨折的 15%~20%，青春期发病率增加，与这一时期的生物力学和骺软骨结构薄弱有关。另外，男孩发病率高于女孩，可能与男孩较容易受伤，以及其骺板存在时间较长有关。准确的诊断至关重要，因为治疗必须达成微妙的平衡，帮助愈合而不破坏生长。确定各种骨骺骨折的最常用方法是 Salter-Harris 体系的 Ⅰ~Ⅴ型，随后 Rang 和 Ogden 又增加了Ⅵ~Ⅸ型(图 3-24)。

骨骺骨折的 Salter-Harris 分类

- Ⅰ型：骨折线贯穿生长板，骨骺分离移位。常见于年幼儿童，与产伤有关。预后通常较好，可正常生长，但与移位程度有关。
- Ⅱ型：骨折线位于生长板并通过干骺端，造成三角形干骺端骨片与骨骺一起移位。这是最常见的类型，

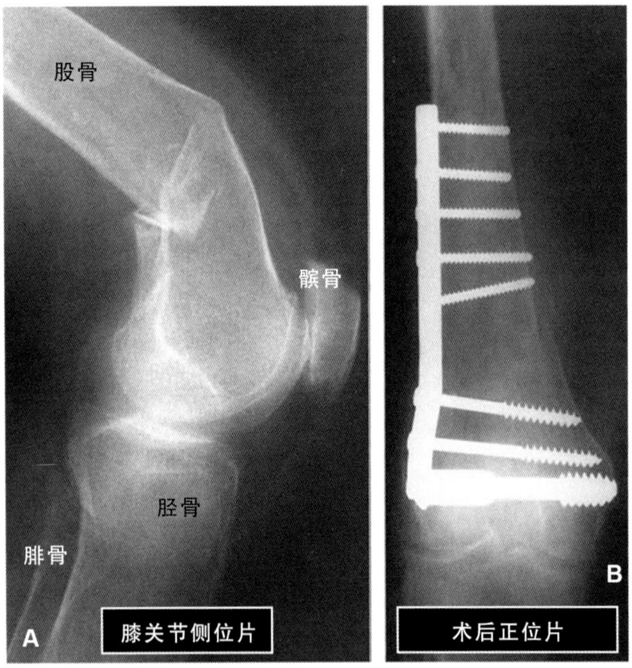

图 3-23　股骨远端屈曲性骨折。(A)56 岁女性，罕见的骨折扣状结构是骨软化引起的骨骼脱钙所致。具有儿童环面骨折的特点：干骺端皮质屈曲。(B)术后平片显示骨折部位切开复位和内固定。

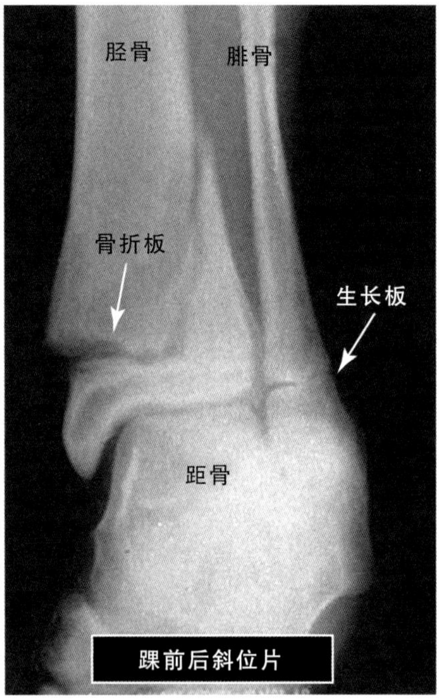

图 3-25　胫骨远端 Salter-Harris Ⅱ型骨折。骨折线穿过生长板并穿过干骺端，形成一个三角形的干骺端楔形，与骨骺一起移位。

多见于 10岁以后，正常生长预后较好，但与移位程度有关(图 3-25)。

- Ⅲ型：骨折线从关节面经骨骺并穿过生长板，造成骨骺的一部分移位。可发生部分性生长停滞，可能需要手术固定。

- Ⅳ型：骨折线由关节面穿过骨骺、生长板和干骺端，形成骨折片。可发生部分性生长停滞，可能需要手术固定。

- Ⅴ型：压缩力损伤生长板，急性期难以诊断，生长停滞可能是损伤的唯一线索。该型的两个非创伤性起因是感染和骨骺缺血坏死。

- Rang Ⅵ型：累及生长板的软骨环或相关骨膜，

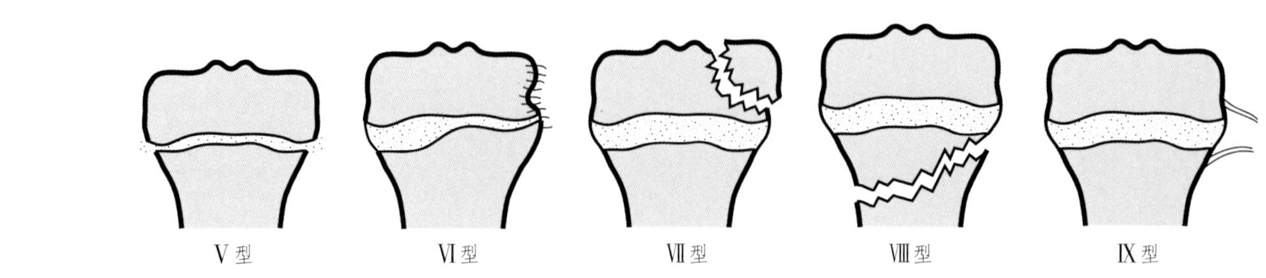

图 3-24　Salter-Harris 对骨骺骨折的分类示意图：第Ⅰ~Ⅴ型。后来由 Rang 和 Ogden 补充：第Ⅵ~Ⅸ型。Ⅱ型是最常见的损伤类型。

虽然没有或极少有生长板直接损伤，但骨膜修复可导致干骺端与骨骺间骨桥形成，造成生长停滞或成角畸形。

- Ogden Ⅶ~Ⅸ型：这些软骨周围骨折不直接累及生长板，但可破坏其血供，导致生长异常。Ⅶ型是骨骺关节部分的骨软骨骨折，Ⅷ型为干骺端骨折，Ⅸ型为骨膜撕脱。

影响骨折愈合的因素

同成人一样，儿童骨折愈合可分为部分重叠的三期，即炎症期、修复期、塑形期。与成人相比，儿童的塑形期要广泛得多，在生理学上更为活跃，生长板及其对关节改变的反应使塑形期更为复杂。

塑形方面

儿童骨折的塑形并非总有可接受的结果，畸形重塑取决于以下基本因素：

- 儿童的骨龄。
- 骨折点与生长板的距离。
- 骨折移位的严重程度。

儿童的骨龄

闭合复位后的对线标准取决于预期塑形能力，在 2 年或以上的骨生长期内，预计可以完成塑形，但并不总是乐观的，例如，同样是 10 岁的男孩，8 岁和 12 岁的骨龄生长潜力相去甚远。骨龄较小的儿童，塑形时间更多，这是有利的，但在部分性生长停滞的情况下，同样有更多时间产生畸形。相反，骨龄较大的儿童塑形时间短，这是不利的，但在部分性生长停滞时产生畸形的时间同样短，生长板闭合后畸形不会继续进展。

一般而言，塑形有时并不可靠，在复位中要尽可能达到正常的解剖对线。

骨折点与生长板的距离

有时越靠近生长板塑形越好，生长板具有更好的重塑能力，更接近正常生长方式。例如，桡骨远端骨折在生长板水平容易重新对线，干骺端不断塑形，随着儿童的成长，畸形区域不断远离关节，持续塑形。

骨折移位严重程度

对于发生严重移位的骨折，预期塑形肯定不会有帮助，以下骨折需要手术固定：关节内移位骨折，中段骨干明显移位的骨折，与正常运动方向呈直角的移位骨折、旋转畸形骨折，以及跨越生长板的移位骨折。

纵行生长的预期

创伤可能导致肢体长度不一，这是处置儿童骨折的一个基本关注点。肢体长度不一也可能由先天性或获得性病变造成。如果能够精确预期纵行生长，各种矫形手术的结果将会得到加强。

取材于特定人群的图表预计了每一长骨各生长板对纵行生长的相对贡献百分比，虽然存在极大的变异，但这些百分比是针对平均生长方式的合理指导，通过骨龄和性别显示了正常的尺寸。

骨成熟度

使用图表预期生长及合适的手术时机时，必须要考虑骨成熟度。骨成熟度以骨龄为测量标准，与其他形态年龄一样，骨龄因年龄而异。

评估骨成熟度最常用的方法是与典型年龄和性别群体的一系列 X 线图像进行对照，通过与不同年龄的手、腕 X 线图像对照，达到确定骨龄的目的。这种方法存在误差，也曾探索其他方法，如各种骨实际大小的 X 线测量，以及已形成或对已融合的骨化中心的评估。

髂嵴骨化的出现确定青春期开始，见于月经初潮 6 个月内，大约在 13 岁的女孩。男孩在 13 岁以后也会出现类似骨成熟。髂嵴完全骨化是四肢完成纵行生长的标志，由于胸腰段椎体在 20 岁以后继续纵行发育，身高仍可以增加。

骨折的复位和固定[1,2,24–28]

骨折复位和固定的基本原则超出本书范围，但简要讨论以引入可能在影像报告中出现的术语。

复位

骨折发生后，X 线确认骨折段移位，则需要将其恢复正常解剖位置，即复位。如果移位不明显，不一定需要复位。复位有两种方式，闭合复位和开放复位。

闭合复位

闭合复位没有手术切口，而是通过触摸、牵拉或二者结合将骨折段回复原位。大多数骨折段之间存在软组织连接，一般位于横行或斜行骨折的凹面，由此可以使骨折复位，并在复位后适当加压保持稳定(图 3–26)。

开放复位

开放复位手术暴露骨折部位，指征如下：

- 闭合复位失败。
- 通过经验已知闭合复位无效(如股骨颈骨折)。
- 关节表面的骨折移位，为了关节功能有必要完全复位。
- 继发于转移的骨折(开放复位可以快速缓解疼痛并出院)。
- 伴发动脉损伤(为了保证动脉修复，可能需要开放复位)。
- 多发性损伤(开放复位可以方便护理、搬运、预防并发症)。
- 不宜持续卧床(老年人，早期活动减少并发症)。
- 显著降低治疗费用(较早出院，较早工作)。

固定

固定是骨折复位后为了达到愈合目的而使其保持正常位置的方法，固定对所有骨折都有利，可以立即缓解疼痛并加速愈合(表 3–4)。固定的目的如下：

1.避免软组织进一步损伤。

2.保持骨的长度，特别是下肢骨。

3.保持骨折对线，特别是关节周围骨。

固定有两种类型，外固定使用石膏或夹板，用于维持闭合复位。开放复位采用内固定，使用钢钉、钢丝、钢板、螺钉等器材。开放复位与内固定结合使用(简称"ORIF")。骨移植也可以认为是内固定的一种方式。另外，内固定和外固定及其器械可以结合使用(图 3–27)。

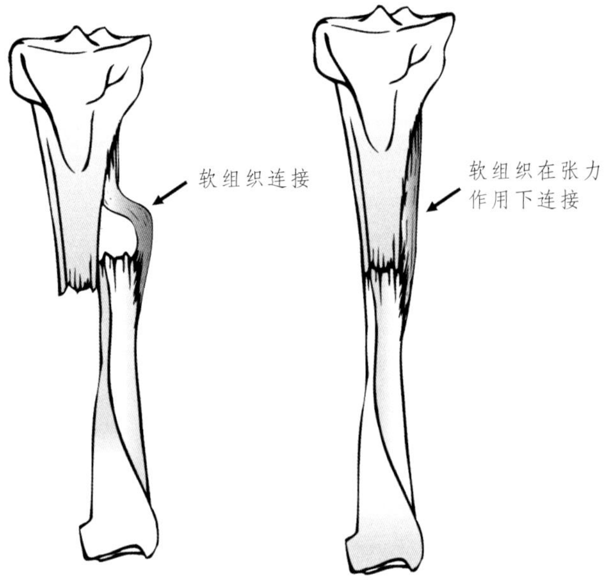

图 3–26 软组织连接使骨折位移减少到几乎与正常排列相同的连接点。

应力分享与应力屏蔽

固定器械可分为应力分享型和应力屏蔽型，前者可以使骨折端的负荷部分传递，根据 Wolff 定律这有利于骨折愈合，如果没有机械应力将会发生骨膜和骨膜下吸收。应力分享型是最常见的固定类型，器械包括石膏、钢针、钢丝、外固定器等。

应力屏蔽型器械将骨折完全屏蔽于机械应力之外，通过固定器械传导应力。钢板属于此类。愈合时间将会延长，康复计划需要相应调整。

骨折的愈合[1–3,23,24,27,28]

骨折愈合在骨折发生后很快即开始，愈合机制并不完全一致，皮质骨、松质骨及手术后有所不同。

皮质骨的愈合

简言之，皮质骨愈合是通过骨折端新骨或骨痂形成，这一过程由骨膜和骨内膜的反应达成，骨折的急性血肿机化并骨化。新骨最初位于骨折两端，距离实际骨折线约数毫米，随后不断进展，最终互相接触。形成原始外骨痂。通过破骨细胞的吸收作用及成骨细胞的新骨沉积，这种随机排列的不成熟骨逐渐被次级骨痂取代。根据 Wolff 定律，通过对正常功能下机械应力的反应，次级骨痂转而排列有序(图 3–28)。

骨折塑形是一个复杂的过程，是最容易看到 Wolff 定律的表现。塑形的最终结果为以下两者之一：

1.恢复原形。

2.骨改变以最好发挥其功能。

有趣的是，X 线研究显示骨折后骨活性增加持续时间远长于想象，人类胫骨骨折后活性增加持续 6~9 年。

表 3–4 骨折固定的好处
• 明显缓解疼痛
• 避免邻近组织进一步损伤
• 避免骨折片移位
• 加速愈合

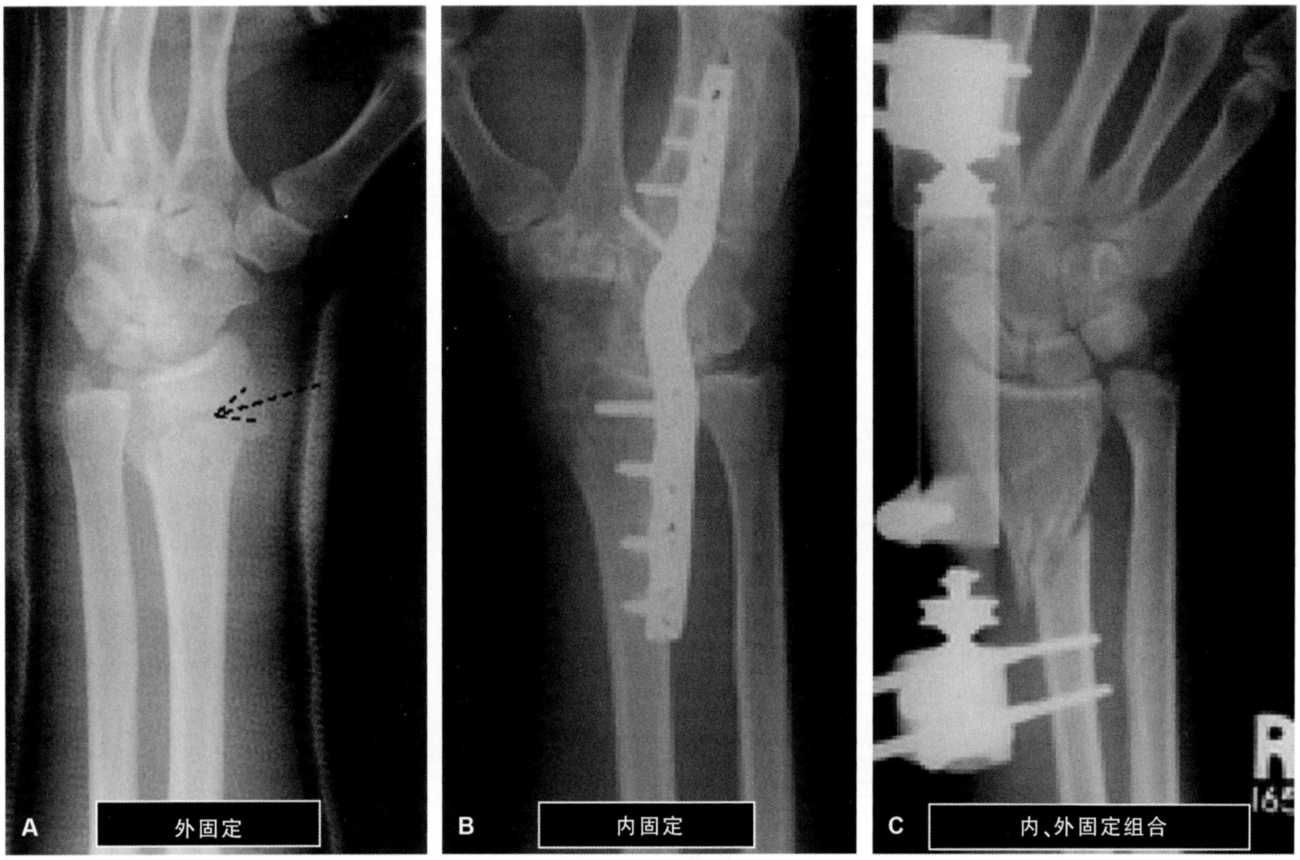

图 3-27　3 例不同患者的固定方式。(A)外固定：石膏固定桡骨远端骨折(箭头所示)。(B)内固定：一种用于腕关节融合术的动态加压钢板，一种缓解疼痛并为晚期关节炎患者提供稳定性的融合技术。(C)内外联合固定：标准同用平面外固定架治疗桡骨远端粉碎性骨折。钉固定在第二掌骨和桡骨轴上。尺骨茎突骨折也同时存在。(Image courtesy of Mihra Taljanovic, MD, University of Arizona.)

松质骨的愈合

松质骨骨折的愈合很少或没有骨痂形成，通过局部直接的成骨细胞活动完成愈合，又称为匍行替代。这种愈合方式要求骨折段彼此靠近，否则骨折段之间以血肿填充，以骨痂形成的方式愈合。

术后骨愈合

手术固定的骨通过直接成骨细胞活动愈合，极少或没有骨膜反应或骨痂形成(图 3-29)。另外，成骨细胞和破骨细胞活动造成的骨沉积和骨吸收同时持续，因而塑形立即开始。

骨折愈合的影像评估

描述骨折愈合影像学表现的术语如下：

- 骨痂形成：跨越骨折线的骨膜和骨内膜高密度线状影(图 3-30A)。
- 原发性骨愈合：骨折的愈合是通过新生骨小梁发生的，无骨痂形成(对位良好)。
- 早期愈合：出现跨越骨折线的骨小梁。
- 临床愈合：可见连接骨折段的骨痂，而骨折段之间仍可见透亮带，提示修复缺乏正常的强度(图 3-30B)。
- X 线愈合：骨膜和骨外膜致密骨痂连接骨折段。
- 确定愈合：皮质结构和塑形开始出现。
- 塑形：骨小梁沿承重应力线排列。
- 纤维愈合：骨折部位达到临床稳定，无疼痛，无骨折线修复的表现(图 3-30C)。

骨折愈合的时间表[2,24,27,28]

完全骨折愈合分为三期，有所重叠，炎症期约占全部愈合时间的 10%，修复期约占 40%，塑形期约占70%。

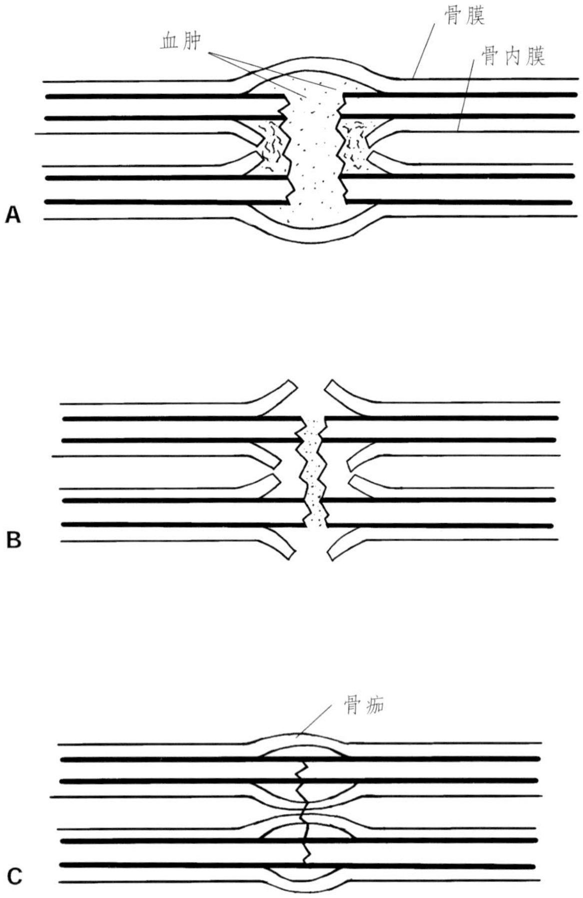

图 3–28 皮质骨骨折愈合。(A)骨膜和骨内膜破裂后,骨折部位充满血肿。(B)骨膜和骨内反应导致向骨折方向发展的骨沉积。(C)骨折部位周围有一圈骨痂,随着时间的推移会逐渐重塑。

三期的实际周数或月数受多种因素影响,影响细胞代谢功能的各种内源性和外源性因素几乎都可以影响愈合过程,但在临床上骨折愈合的进展有一定的可预见性,受到相对较少影响,例如,大多数非手术治疗的四肢骨折在4~8周愈合(表3–5)。

影响骨折愈合速度的因素

以下几种因素影响骨折愈合速度。

患者年龄

一般来说,患者越年轻,骨折愈合越快。发育中的儿童骨处于正平衡状态,具有快速愈合及出色的塑形能力。另外,儿童骨膜较厚,与骨干结合疏松,因此骨折时不大可能撕裂,这有助于维持复位,并容易为修复过程提供至关重要的血供。与此相反,成人骨膜较薄,紧贴骨干骨折时通常会撕裂。

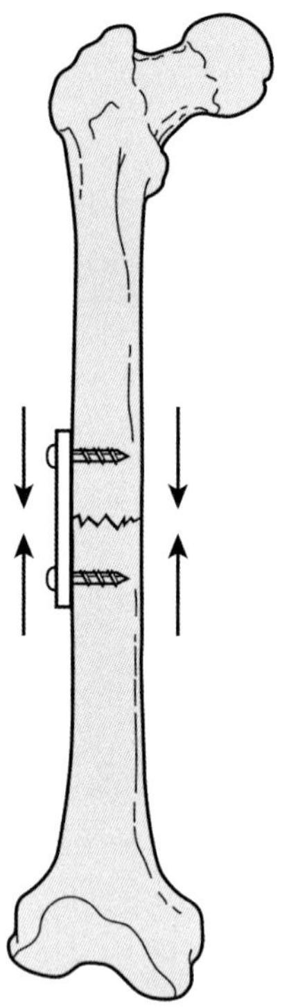

图 3–29 压迫和外科固定后骨折愈合,通过直接成骨细胞活动发生,很少或没有骨膜反应或骨痂形成。

局部创伤程度

骨折处及邻近软组织较大的局部创伤会延缓骨折愈合,较严重的骨折移位也会延缓骨折愈合。

表 3–5 非手术治疗的骨折愈合时间

骨折	平均愈合时间(周)	推荐固定时间(周)
近节指骨	4.1	4
中节指骨	3.7	4
远节指骨	4.4	3
掌骨	4.9	4
舟骨	7.7	6~12
桡骨远端	5.6	6
桡骨和尺骨远端	6.7	6
锁骨	3.9	4~6
腓骨	5.9	7~8
跖骨	5.9	4~6
足趾	3.6	3~4

Adapted from Eiff.[2]

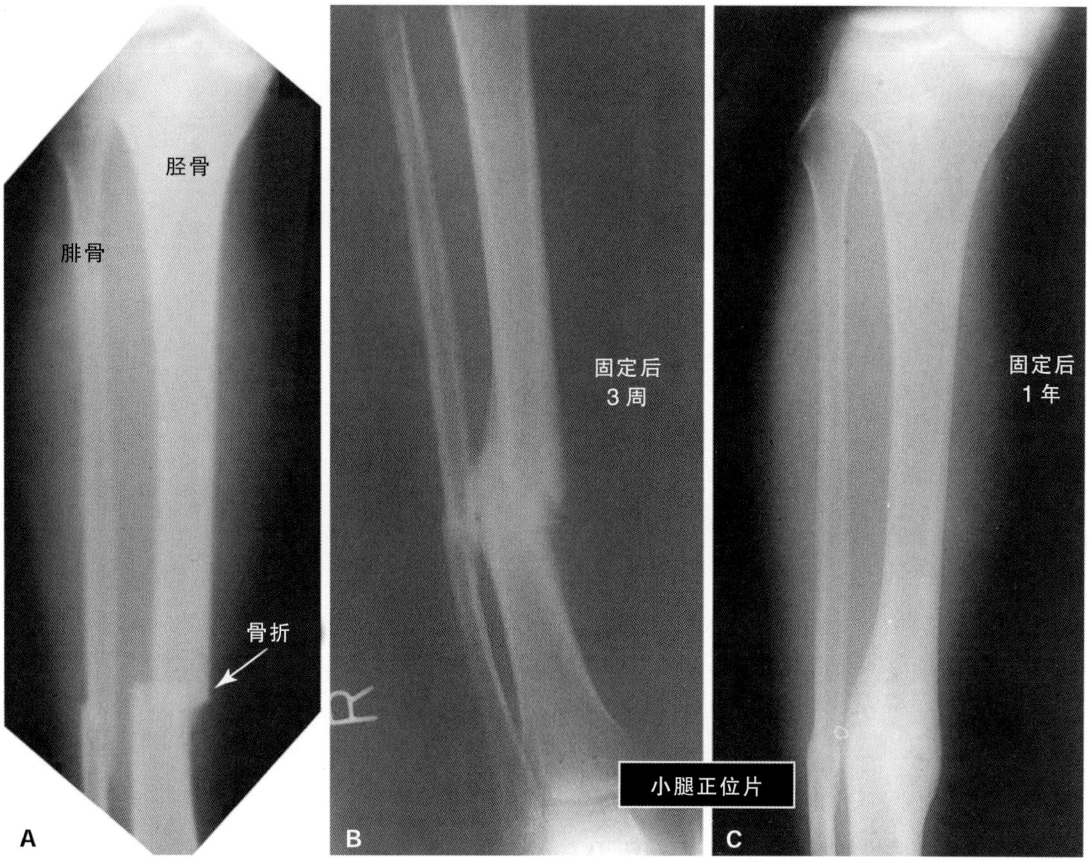

图 3-30　患者,女,17 岁,小腿两处骨折均成功愈合。(A)一场滑雪事故后的急救室平片。骨折位于胫骨和腓骨干的远端和中间 1/3 的交界处。在两块骨头中,骨折碎片是上翻和侧向移位的。对位尚可。(B)石膏固定 3 周后,随访 X 线片显示骨折间隙形成骨痂。(C)1 年后随访显示骨折重塑进展良好,没有骨折线残留的迹象。

骨丢失程度

骨丢失或骨折片过度分散损害细胞连通骨折部位的能力,从而造成愈合延迟。

骨损伤的类型

松质骨愈合迅速,但仅见于直接接触处。皮质骨通过两种机制愈合,根据局部情况而定。制动较好而骨折段彼此接触的骨折愈合快于制动不佳的移位骨折。

制动程度

制动程度是骨折愈合的主要参数,制动不充分可导致愈合延迟或不愈合,如果在修复过程中持续存在相对运动,骨折段之间可出现裂隙或假关节。

感染

骨折合并感染或感染导致的骨折,由于局部细胞反应转向感染,愈合将会延迟,甚至完全不愈合。

局部恶性肿瘤

除非恶性肿瘤得到治疗,否则原发性或继发性恶性肿瘤导致的骨折即使在显微镜下可见骨痂,也不会明显愈合。

局部非恶性病变

发生于非恶性病变的骨折有可能愈合,但有时会延迟愈合甚至完全不愈合,如 Paget 病和纤维结构不良。

放射坏死

辐射骨的愈合要慢很多,有时甚至不愈合,这是由于局部细胞凋亡、血栓形成和骨髓纤维化,而这些都将影响修复所必需的毛细血管生长。

缺血坏死

正常情况下愈合发生于骨折两端,如果一侧出现缺血,愈合只能在一侧进行,因此愈合会延迟。如果两端血供中断，愈合机会极小。

激素

皮质激素是骨折愈合的强力抑制剂，生长激素可刺激骨折愈合。

锻炼和局部应力

作用于骨折部位的应力刺激骨形成，可以利用重力刺激骨的形成，但适当的应力不能与骨折部位不必要的运动相混淆，后者可导致延迟愈合。

骨折愈合过程中的影像检查间隔

骨折愈合过程中，X 线检查的间隔因骨折移位的可能性和监测各种并发症的需要而不同。

对于石膏固定的没有并发症的非移位闭合骨折，进行最少量 X 线检查是恰当的，此时，在最初检查做出诊断并直接治疗后，直到拆除固定前不需要检查，约 6 周后检查以记录成功的骨折愈合。

移位骨折可在初次治疗数天后检查以确认对线情况。已知对线可能有问题或很可能出现并发症的骨折需要更频繁的检查，可在制动过程中间隔 1、2 或 4 周进行 X 线检查。

骨折愈合的并发症[1-3,22-28]

表 3-6 骨折并发症

威胁生命的并发症
出血
脂肪栓塞
肺栓塞
气性坏疽
破伤风
相关组织并发症
动脉损伤
神经损伤
骨筋膜室综合征
感染
皮肤隆起
重要软组织损伤
骨折部位骨的并发症
延迟愈合
缓慢愈合
不愈合
愈合不良
假性关节
骨髓炎
缺血性坏死
远期并发症
复杂性区域疼痛综合征
肢体长度差异

骨折部位的并发症

以下是描述骨折愈合并发症的术语(表 3-6)。

延迟愈合

延迟愈合是指在通常所需时间内未愈合的情况，虽然骨折愈合延迟，但细胞修复存在，如果去除延迟愈合的不利因素，将会继续完成愈合。延迟愈合的起因可能是血供中断、感染、制动不充分或中断、复位不满意、严重的局部创伤、骨丧失或骨折片过于分散。

缓慢愈合

已知很多骨折愈合缓慢，即使在理想状况下也会出现，考虑到患者年龄及骨折部位等因素，愈合速度虽然缓慢，但仍属正常。因此，这不同于延迟愈合，后者是一种病理状态。

不愈合

骨折段不能愈合且骨修复过程完全停止，这时称为不愈合。造成延迟愈合的因素如果不加以检查将导致不愈合，X 线图像表现为骨折线持续存在、骨折端硬化圆钝，以及髓腔阻塞，没有骨痂(图 3-31)。

畸形愈合

骨折愈合但存在成角或旋转畸形称为畸形愈合，如果导致明显的功能问题可能需要手术矫正。

假关节

这是与骨折不愈合相关的一种异常情况，骨折段之间通常以致密的纤维组织或纤维软骨组织相连，但有时可形成假关节，周围有滑囊环绕，内有滑液(图 3-32

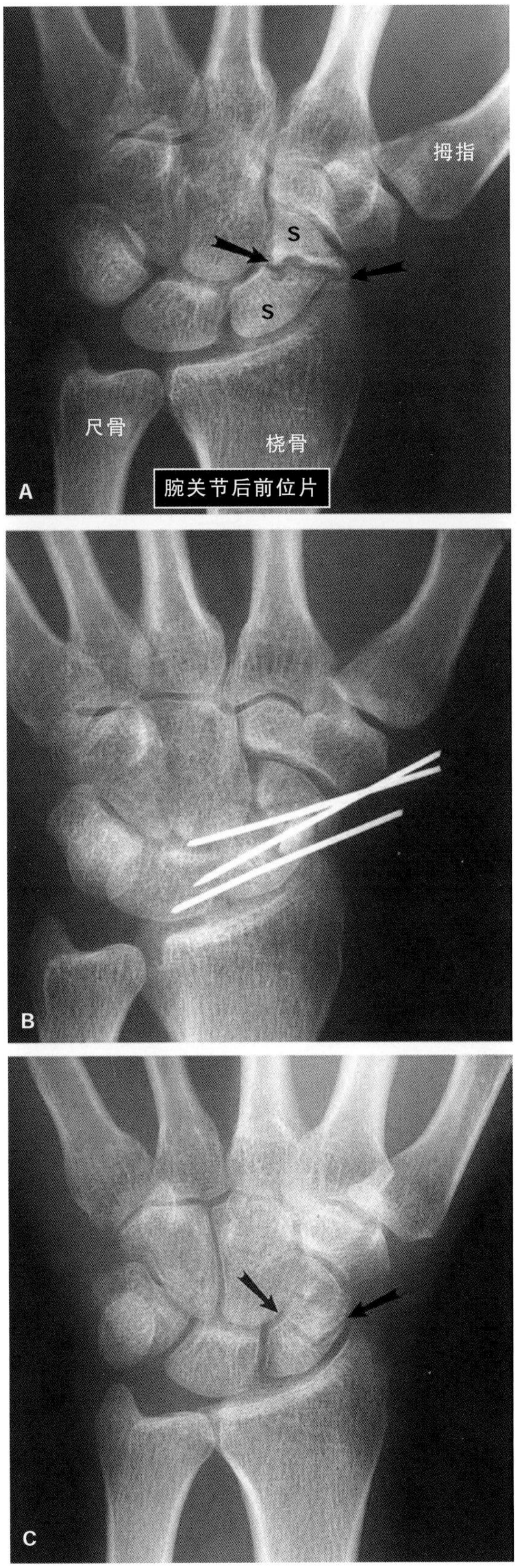

图 3-31 舟骨中部骨折。(A)箭头所示为骨折部位。(B)用 3 枚针对骨折进行内固定。术后 2 个月随访 X 线片显示没有骨折愈合的指征。代表骨折部位的透光性保持不变。这些针随后被移除。(C)取出金属 6 周后的随访 X 线片显示舟骨不连续。

和图 3-33)。

骨髓炎

骨折后骨髓炎是由开放骨折或手术所致病原菌播散引起，四肢长骨最易受累，慢性骨髓炎难以治愈，通常需要手术。

缺血性坏死

骨或骨的部分血供中断导致局部骨死亡，缺血性坏死早期在平片上未见异常，但随后密度增加(图 3-34)。

骨折的晚期并发症

复杂性区域疼痛综合征

复杂性区域疼痛综合征(CRPS)是指各种区域性、创伤后或神经性的慢性疼痛性病变，以前称为反射性交感神经营养不良综合征。目前为止尚没有单一概念的发病机制。

CPRS 可分为 1 型和 2 型，2 型的特点是存在外周神经损伤，在其他方面两型具有相似的临床表现，主要是疼痛、感觉过敏和触痛，其他表现可以分别归入连续的三个阶段，但并不是所有患者都会经历这三个阶段。第一阶段持续 1~3 个月，特点是与初始损伤不成比例的持续性烧灼样疼痛；第二阶段持续 3~6 个月，特点是皮肤冷滑，活动受限，X 线图像可见弥漫性骨密度降低；第三阶段的特点是皮肤、肌肉进行性萎缩，关节挛缩，X 线图像可见明显的节段性骨密度降低。

诊断主要根据临床表现，交感神经阻滞可缓解疼痛并缩小诊断范围。一般情况下诊断性试验仅用于排除导致四肢疼痛的其他病变。

治疗的首要目的是控制疼痛和保护功能，理疗是少有的有效方法之一。为了使患者能够完全参与到康复中，充分的止痛是必要的。

骨长度失调

一些骨折愈合可导致不可接受的骨长度变短，所谓不可接受，包括明显的功能丧失、美容方面的畸形，以及退行性变和邻近关节功能丧失的风险。高危因素包括严重的粉碎性骨折和部分骨完全缺失(如枪伤所致)，晚期并发症，如感染、不愈合、畸形愈合等也可导致骨长度丧失。手术治疗可在愈合期实施或延迟进行。

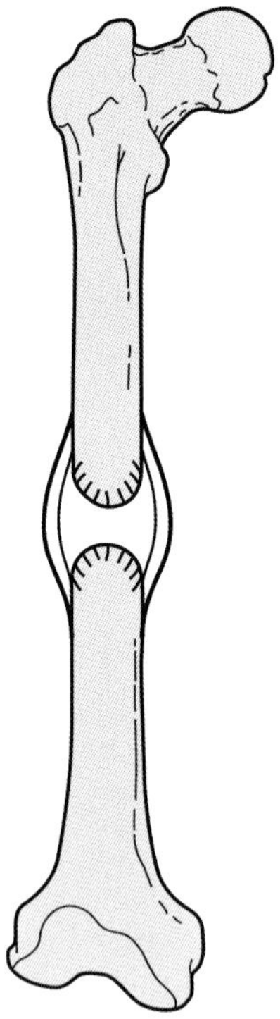

图 3–32 假关节是骨折不愈合部位的一种异常情况，即囊包围骨折部位。

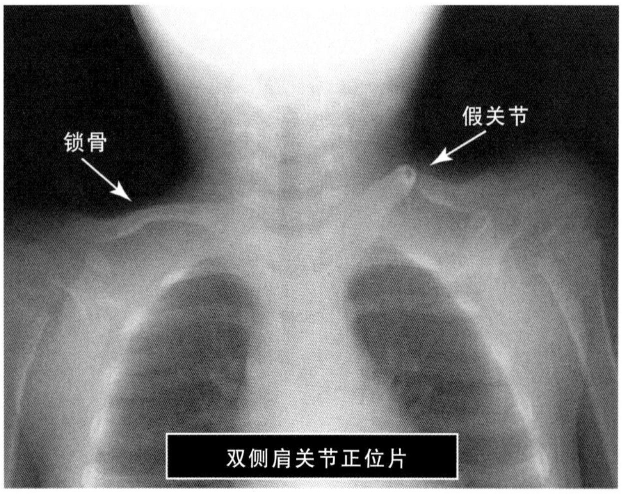

图 3–33 患儿，女，5 岁，骨折后 1 年半左锁骨假关节。骨折部位的不愈合导致假关节的形成。

外固定是骨延长手术的基石，基本结构是外支架上的经皮固定针。以此达成骨牵引和内固定的折衷效果，使骨折段对线稳定，同时新生长骨填充间隙。总之，外固定器是获得足够骨长度后的临时装置，在获得足够的长度后，外固定将被拆除，骨折部位通过内固定保持稳定(图 3–35)。

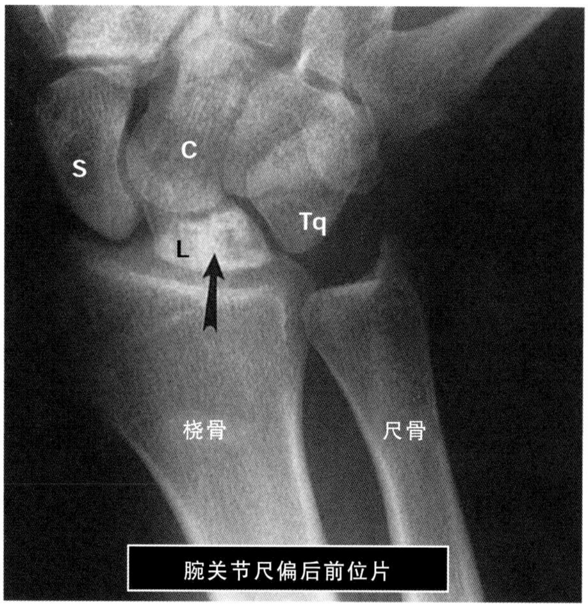

图 3–34 患者，男，25 岁，月骨缺血性坏死。月骨密度的增加表明人体试图重建血管和产生新骨。

其他组织的相关并发症

软组织损伤

与骨折伴发的软组织损伤，从轻微的水肿至大范围的软骨、关节囊、韧带和肌腱断裂。开放骨折一般会比闭合骨折导致更多的软组织损伤，可以由外在创伤或骨折移位造成。闭合骨折也可导致严重的软组织损伤，这通常见于关节稳定组织断裂的骨折脱位病例。闭合骨折如果严重成角，骨折段顶向皮下，可导致皮肤呈幕状，这可造成局部缺血和皮肤破坏，使闭合骨折转变为开放骨折。

动脉损伤

只有少数骨折伴发动脉损伤。肱骨髁上骨质存在肱动脉闭塞的风险。关节脱位更多造成血管损伤，肘关节和膝关节多见。对于膝关节脱位，有的治疗指南建议无论有无正常搏动均在复位后行动脉造影，以检测最初无症状的内膜撕裂，内膜撕裂可发展为完全闭塞。

Eitf[2]提出以下建议，使动脉损伤的不良后果最小化。

1.所有骨折或脱位患者都要评估远端循环情况，脉搏变慢、苍白、毛细血管再充盈变慢(>3s)是动脉损伤的指征。

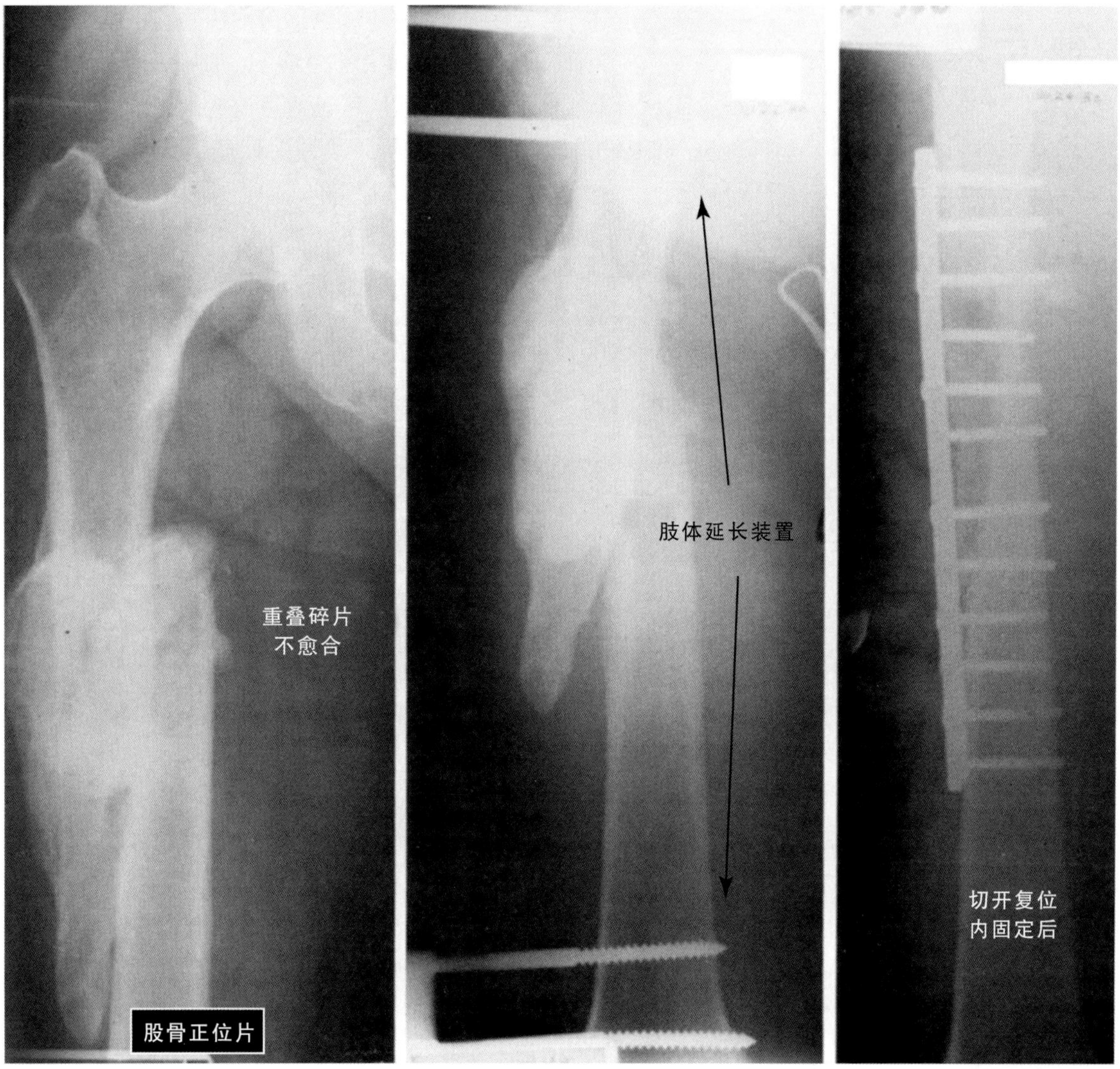

图 3–35　使用瓦格纳装置逐渐延长肢体的治疗方式。患者，男，44 岁，在掀翻拖拉机时股骨骨折。他最初是用石膏支架治疗的。在取下石膏支架后，他的大腿开始疼痛，但仍继续行走。随后的下肢长度缩短被认为是由畸形愈合所致。左图，X 线片显示骨痂形成失败，骨不连和碎片重叠。中间，肢体被瓦格纳器械逐渐拉长。右图，股骨被拉至所需长度后用侧板装置进行内固定。内固定是必要的，以促进正常对齐的碎片愈合，并在无外部设备阻碍的情况下进行下床活动。

2.X 线检查前尽早进行循环评估。

3.如果骨折或脱位并发无脉而骨科处置不易实施时，应尝试复位。许多情况下动脉仅是弯折而非撕裂，如果肢体没有搏动，尝试复位得大于失。

神经损伤

骨折和脱位伴发的大多数神经损伤是一过性的功能麻痹，由牵拉造成，可自行缓解，许多患者经历过由软组织水肿造成的一过性麻痹，这也是良性的和自限性的。

更为严重的神经损伤伴发于开放骨折和穿透伤，最常见于靠近膝关节和肘关节的骨折，以及髋关节、膝关节、肩关节的脱位，此时通常需要开放探查和神经修复。

骨筋膜室综合征

骨筋膜室综合征是由封闭空间内压力升高，导致的其中组织循环和功能受损，最早由 Richard von Volkmann 于 1881 年记述而得名 Volkmann 缺血，是指前臂筋膜腔隙压力增高。尽管由于病因和部位不同而名称各异，但其基本特征是大致相同的。

典型表现为 5P，按常见顺序依次为疼痛、苍白、感觉异常、麻痹、无脉，但并非总是都出现，要根据临床综合表现加以评估和解释(表 3–7)。

危及生命的并发症

极少数骨折可危及生命，处置的关键是早期发现和及时治疗，这包括出血、脂肪栓塞、肺栓塞、气性坏疽和破伤风。

出血

出血是与骨折伴发的最常见的危及生命的并发症。半数骨盆骨折需要输血，闭合性股骨骨折也可导致明显的出血，但开放性骨折由于缺少周围软组织的压迫，因而造成的失血一般较多。

脂肪栓塞

单一骨折极少发生脂肪栓塞，但通常伴发于青年的长骨骨折或老年人的髋部骨折。研究显示脂肪栓塞的高危因素与车祸或战伤中的多发骨折有关，呼吸衰竭导致的死亡率高达50%。压缩性的骨折可使骨髓内的脂肪以滴状进入静脉，最终嵌塞于某一肺动脉，脂肪栓塞通常发生于骨折后12小时内，但也可见于骨折后72小时，早期症状类似于肺栓塞，体征包括发热、低氧血症、意识模糊、烦躁不安、尿失禁，以及胸部和结膜出现瘀点样皮疹。

肺栓塞

骨折后的制动、活动减少和软组织损伤使血流减慢，以及静脉血栓风险增大，血栓有可能脱落进入血流形成栓子。肺栓塞的典型表现为突发呼吸困难和焦虑，伴或不伴胸骨后疼痛。治疗关键是预防性抗凝和物理手段。

气性坏疽

骨折后的气性坏疽几乎总是与深部肌肉穿通伤有关，导致本病的梭形芽孢杆菌存在于人类和动物的肠道，由于其无处不在，感染的风险总是存在。最初症状为疼痛、水肿和深色稀薄渗出物。发酵产生的具有恶臭的液体和气泡沿肌鞘蔓延，加压可沿肌肉上下移动。这种液体有剧毒，可迅速进展为毒血症并导致死亡。深部组织穿透伤应常规预防性使用抗生素，一旦发生气性坏疽，手术清除坏死组织是必要的。

表3-7 骨筋膜室综合征表现：5P

疼痛(Pain)	深，无法准确定位
苍白(Pallor)	筋膜室远端
感觉异常(Paresthesia)	感觉神经经过筋膜室
麻痹(Paralysis)	可能为永久损害
无脉(Pulselessness)	

破伤风

开放骨折也可感染破伤风杆菌，后者常见于有马粪的土壤中，感染局限于伤口，这一点不同于气性坏疽，但其产生的毒素甚于致命的蛇毒，7~10天毒素逐渐从伤口沿神经到达脊髓的运动神经元，导致强直和痉挛，咬肌最早受累，导致牙关紧闭。伤口污染通常预防性使用破伤风抗毒素。

经常漏诊的骨折[34-69]

为什么X线片漏诊骨折[34-43]

大多数人会认为骨折患者不会被漏诊，急性疼痛是可靠的指征。放射医生的回顾性研究发现，不同急诊医生的错误与以下一项或多项有关：

1.未进行X线检查。

2.未发现骨折。

3.细微的骨折，最初检查时不明显。

4.多发损伤。

5.病史不充分。

已知误差来源的多样性强调临床评估的重要性，以及急性损伤安全至上的保守性原则。

临床病史和评估的重要性

骨折前几乎总有创伤，这一信息应在病史中披露。了解损伤机制通常有助于确定可能的骨折部位，但有时病史没有帮助。有时骨折是由相对小的外力造成，患者并未在意；有时由于身体的、精神的或情绪上的原因，患者无法提供明确的病史；有时创伤的细节由于隐私原因被患者隐瞒。

骨折的临床评估通常不会像病史一样不确定，骨折部位剧烈的触痛，既是患者可靠的感觉，也是骨折的可靠指征。而且，临床医生可以采用不同关节的特异性来帮助决定是否进行X线检查，这可以帮助确保检查是恰当的，并避免不必要的检查。

骨折处置中的处理规则

如果模糊不清，临床医生应采用骨折处置的一般原则；如果像是骨折而 X 线检查正常，按照骨折处理（制动）并在 1~2 周后再次检查；如果有骨折，再次检查可在原骨折部位见到局限性密度改变；如果没有骨折，患者也仅仅是稍有不便。这样处理的好处是避免不稳定骨折和不当医疗行为的不良可能性。由于谨慎而出现的错误极少产生不良后果。

哪些骨折会漏诊

临床医生应知道骨折的统计学频率，文献记载了经常漏诊的骨折，以及帮助确定细微骨折的 X 线征象（表 3-8）。

经常漏诊的脊柱骨折[44-53]

颈椎最经常损伤的部位是 C1/C2，其次是 C6/C7，据报道漏诊率为 4%~30%，最常见的原因是检查不充分，颅颈和颈胸交界处解剖显示不佳。颈椎骨折确诊延误存在不稳定加重和永久性神经后遗症的风险。

胸腰椎骨质疏松性椎体骨折通常被忽视或放射科医生对其诊断不足。延迟用药增加了脊柱和髋部骨折的风险。

经常漏诊的上肢骨折[54-61]

舟骨是最经常骨折的腕骨，漏诊率也最高，部分原因在于 20%的检查正常[51]。治疗原则是不论检查结果如何，腕部损伤局部触痛时用石膏夹板固定。

肘部的桡骨头骨折可能难以发现，但 X 线片上有可靠的软组织征象。脂肪垫移位与桡骨头骨折高度相关。肱骨远端前方三角形透光区这一典型表现称为帆征，描述前脂肪垫移位。

其他经常漏诊的骨折损伤机制相同，都是手部外展摔倒，包括三角骨骨折，以及前臂和腕关节骨折-脱位复合伤。

在骨折-脱位损伤中，只看到明显的损伤而未注意伴发的损伤，可能会出现错误。例如，桡骨远端骨折并发舟骨脱位，桡骨远端骨折并发桡尺远端关节脱位，近端尺骨骨折并发桡骨头脱位。

经常漏诊的下肢骨折[34-39,41,42,62-69]

股骨颈骨折是最常漏诊的髋部骨折。漏诊的髋部骨折很可能从未移位骨折变为移位骨折。血供中断和股骨头坏死的可能性极大。对于有摔倒和承重疼痛病史的患者，都应保守治疗，即使 X 线检查正常。

膝关节常见骨折部位是胫骨平台，胫骨平台外侧缘撕脱骨折经常并发前交叉韧带撕裂。X 线检查正常但临床表现阳性时应进行 CT 检查。对于细微的髌骨骨折，切线位显示最佳。

跟骨是最经常骨折的跗骨，有研究报道其漏诊率为 10%[42]。发现骨折的关键是在侧位显示 Boehler 三角。10%的跟骨骨折合并胸腰椎骨折。如患者损伤机制为足后跟着地时轴向负荷，应同时进行脊柱成像和跟骨片检查。表 3-8 汇总了 X 线片上易漏诊的骨折。

表 3-8 X 线片上易漏诊的高风险骨折[14-30]

骨	损伤机制	解释
脊柱		
C1/C2 骨折	跌落或机动车事故	• X 线片上不稳定的表现包括节段性后凸、前凸消失、前部软组织肿胀、前/后倾；最好进行 CT 成像
C6/C7 骨折		
继发于骨质疏松的椎体骨折	绝经后女性随着年龄增大发病率增高（无论是否有外伤）	• 椎体高度丢失>20%
腕		
舟骨骨折	着地时，手肘伸直	考虑加拍舟骨视图 X 线片，因为常规 X 线片常表现正常
三角骨骨折	着地时，手肘伸直	三角骨骨折在侧位片上容易诊断
Galeazzi 骨折（桡骨远端 1/3 骨折伴远端尺桡关节断裂）	着地时，手肘伸直，前臂旋前	后前位片：尺骨茎突骨折可以通过远端尺桡关节增宽诊断 侧位片：尺骨不覆盖桡骨，尺骨茎突不与背侧三角肌对齐
桡骨远端骨折+腕关节损伤	着地时，手肘伸直	桡骨远端骨折有时伴有舟月骨分离

（待续）

表 3-8(续)

骨	损伤机制	解释
肘		
Monteggia 骨折(尺骨近端骨折伴桡骨头脱位)	着地时,手肘伸直,受旋转力作用	• 尺骨近端明显骨折 • 桡骨头线错位
桡骨头	着地时,手肘伸直	• 桡骨头皮质破裂可能非常轻微,或在非移位骨折中不存在 • 前脂肪垫大(帆征);后脂肪垫征
髋		
股骨颈	直接损伤,如跌落	• 注意:尽管有骨折,有的患者仍能承受体重 • 寻找皮质破坏或受影响的高透光区 • 股骨颈至股骨头的平滑皮质过渡缺失及骨小梁断裂
髋臼	直接作用于股骨头,如"仪表盘"损伤	• 髂腹肌线断裂显示髋臼前部骨折 • 髋臼后部骨折表现为髂胫线断裂,可见于股骨头后方 • 额外的斜视图有助于诊断
骨盆		
骶骨	高处跌落,机动车事故	• 注意光滑的骶骨弓状线的细微断裂 • 骨盆出口视图改善骶骨和分支的可视化
骨盆环骨折	机动车事故,行人意外事故,高处跌落	• 寻找由于骨盆不灵活的环状结构造成的多发伤;注意分支骨折与骶髂关节分离
膝关节		
胫骨平台 胫骨棘	具有轴向载荷的外翻力,如汽车保险杠撞击	两个视角平片的敏感性仅为 85%,斜位片可增加敏感性
Segond 骨折(胫骨近端外侧小撕脱伤)	内旋与内翻应力	可能伴有其他损伤: • 前交叉韧带撕裂(75%~100%)、内侧和外侧半月板撕裂(66%~70%)、腓骨头撕脱骨折 • 需要 MRI 来评估前交叉韧带、半月板和其他结构可能的损伤
髌骨	机动车损伤,直接撞击膝关节	• 通过轴向髌股关节"日出"视图进行评估 • 侧视图最适合检测横行骨折
Maisonneuve 骨折(腓骨近端骨折伴下胫腓骨远端断裂)	踝关节外展和外旋	需要膝关节前后位视图及同侧踝关节前后位视图
足		
跟骨	从高处坠落,足跟着地	• Boehler 角<25°提示存在骨折 • 考虑拍摄"跟骨视野"(长轴视图) • 通常需要 CT 成像来评估碎片和关节内延伸
距骨	踝关节过度背屈	在侧位片上可以发现细微的皮质断裂
胸腰段骨折+跟骨骨折	从高处坠落,受力从足跟转移至胸椎	• 这两个骨折的关联率为 10% • 确保对胸腰椎和跟骨进行评估

要点总结

1. 放射科医生评估创伤的任务有两方面：①诊断骨折或脱位的物理特征；②评估和监测治疗结果。

2. 骨折是指骨头或软骨的连续性发生断裂。闭合性骨折不会破坏皮肤表面。开放性骨折通过皮肤撕裂或穿孔与外部环境相通。

3. 骨折的影像描述包括7个要素：骨折的解剖部位和范围；完全性或非完全性的骨折类型；骨折的对线；骨折线的方向，特殊的骨折特征，如撞击或撕脱；骨折伴发的异常，如关节脱位，以及由于异常应力或潜在病理（如应力性骨折）而导致的特殊类型的骨折。

4. 儿童长骨骨折部位按发育区域命名：骨干骨折、干骺端骨折、生长板骨折和骨骺骨折。

5. 未成熟骨的不完全骨折的独特模式包括青枝骨折、花环骨折和塑性弯曲。

6. Salter-Harris分类系统描述生长板和周围骨的损伤模式。

7. 15%~20%的儿童骨折发生在骨骺区。准确的诊断是防止生长停滞的关键。Salter-Harris Ⅱ型是最常见的损伤类型。

8. 未成熟骨重塑畸形的能力取决于骨龄、骨折移位，以及骨折与生长板的距离。

9. 骨龄是衡量骨骼成熟度的指标。骨骼年龄有助于预测纵向生长、重塑潜力和治疗选择。

10. 通过闭合复位（手法、牵引）或开放复位（手术暴露骨折部位）引导骨折碎片回到其可能的最佳解剖位置。

11. 通过外固定方法（夹板、石膏）或内固定方法（针、钢丝、加压板和螺钉）来固定骨折以促进愈合。有时，这两种方法会结合使用。

12. 骨折可通过骨痂的形成或直接成骨细胞的活动，即蠕变替代而愈合。

13.愈合的时间范围受到几个因素的影响，包括患者的年龄；组织损伤程度；骨折的部位及形态；骨折的类型；制动程度；感染、恶性肿瘤、缺血性坏死、病理过程或放射性坏死；糖皮质激素；锻炼及骨折处的局部应力。

14.骨折部位的并发症包括延迟愈合、缓慢愈合、骨不愈合、畸形愈合、假关节和缺血性坏死。

15.相关组织骨折的并发症包括动脉损伤、神经损伤和筋膜室综合征。

16.骨折的晚期并发症包括复杂性区域疼痛综合征和骨长度失调。

17.危及生命的骨折并发症包括出血、脂肪栓塞、肺栓塞、气性坏疽和破伤风。

18.常见的骨折漏诊是由于：①未能获得X线片；②未能在X线片上识别骨折；③在常规X线片上难以看到的隐匿性骨折。

19.骨折治疗的一个基本原则是，如果看起来像是骨折，但X线片检查是正常的，将其作为骨折进行固定治疗，并在1~2周内再次拍摄X线片以证实。

20.使用名字（例如，Colles骨折，髋关节指针）来描述骨科创伤有历史渊源，新的术语（例如，键盘手腕）至今仍在不断产生。尽管人名命名词是一种骨科语言的速记，但由于其解剖上的不准确，在放射学描述中应避免使用。

21.专业合作可以提高患者的预后，正如一个病例研究中说明的那样，缺乏合作会产生严重的负面后果。

病例分析

芭蕾舞演员的撕脱骨折

在 Quarrier 和 Wightman[70]的许可下，将本病例作为诊断研究示例。诊断困难的原因在于：①未能将放射学证据与临床表现联系起来；②关于临床和放射学证据，不同专业间沟通失败。这是一个不幸的例子，医疗保健专业人员的善意反而导致了大量无关的成像和侵入性检查，加重了患者的痛苦和残疾。

受伤病史

患者，女，18 岁，之前为职业芭蕾舞演员，出现原因不明的慢性左髋关节疼痛，被建议接受物理治疗。最初的损伤发生在患者 15 岁时，在芭蕾课上拉伤腹股沟。出现剧烈的左腹股沟间歇性疼痛，活动时和月经期间加重。

最初的鉴别诊断

在 3 年间，各科医生认为有可能的诊断包括卵巢囊肿、韧带的扭伤、纤维组织炎、滑膜炎、痉挛性结肠、输尿管功能障碍、腹股沟疝、腹型癫痫、躯体疼痛障碍、心身障碍、炎性肠病、肠胃炎、子宫内膜异位症、股直肌劳损与腰大肌撕裂、髋臼的上唇和髂腰肌肌腱炎。

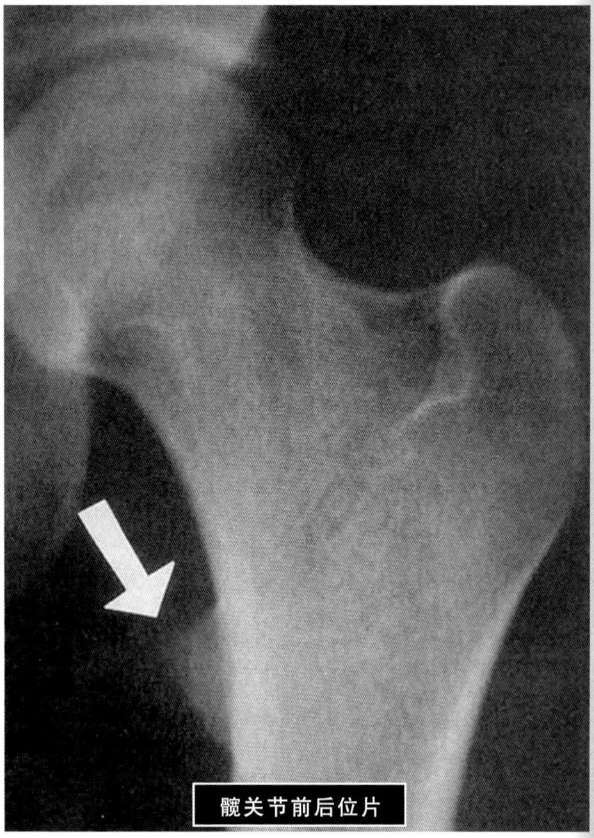

图 3-36　髋关节 AP 视图。箭头指向最初被称为"一个微不足道的小骨"。经过 6 年不成功的止痛干预后，这个小骨被确认为小转子撕脱骨折引起的骨碎片。手术切除小骨缓解了所有的疼痛。

初诊影像

为了帮助鉴别诊断，在此期间进行了一系列的诊断测试。这些包括盆腔和腹部超声、血液分析、上/下消化道系列、静脉肾盂造影、梅克尔憩室核医学扫描、腹部/骨盆 CT、腹腔镜、腹股沟探查手术、髋部 X 线片、乙状结肠镜、骨扫描、骨盆/髋关节 MRI、神经阻滞、脑电图。所有检测均为阴性，未做出明确诊断。两份放射学报告显示在小转子处有一个不明显的继发骨性小骨。初始髋关节 X 线片如图 3-36 所示。

治疗

患者不得不停止跳舞，这就排除了从事舞蹈事业的可能性。数年来，尝试了多种干预措施，均未成功，包括抗炎药物、针灸、按摩疗法、肌筋膜释放、心理咨询、生物反馈、捏脊和物理治疗。因患者有可能有子宫内膜异位症，因此，转诊医生希望在进行子宫切除术之前，尝试所有形式的保守治疗。共进行了4次物理治疗评估，每个治疗师都记录了腰肌病变。

治疗髋关节功能失调的措施并未缓解髋关节疼痛，患者被转介到髋关节整形外科专家处继续治疗。怀疑唇撕裂而进行关节镜手术。结果正常，建议再次行关节切开术，将股直肌肌腱头置于凹处并去除瘢痕组织。患者拒绝。

补充成像

患者因挫折感而终止所有治疗和药物干预长达一年半，直到一次跌倒造成损伤，拍摄了新的髋关节X线片，报告为正常。保险公司网络内医生将患者介绍给运动医学医生，后者重新评估了X线片。小转子处的小骨，在6年前被认为不重要，但这位医生认为很重要，并建议手术切除。

结果

切除1个1cm×0.5cm撕脱的小骨片，小骨片完全松动并嵌入髂腰肌肌腱，靠近其在小转子的止点处。

在这6年多的时间里，患者一直与髋关节疼痛做斗争，经历了大的侵入性手术，并担心子宫有可能被切除。现在这个21岁的女孩终于摆脱了疼痛，恢复了正常的活动，包括娱乐、舞蹈。

讨论

为什么没人做出正确的诊断？

让我们看看有多少专业人士拥有正确的信息，但没有做出正确的诊断。至少有3名放射科医生确认了小骨片。至少有4名医生（骨科医生、初级保健医生、妇科医生和内科医生）知道放射学报告。共有5名不同的理疗师确认了腰大肌受累。每个人都记录了，没有人真正交流！除了运动医学医生外，所有人都没有注意到小骨片可能是撕脱性骨折。

思考要点

物理治疗师没有接受过放射学方面的培训，不能将放射学发现与他们的功能解剖学知识联系起来。相反，没有接受过功能解剖学训练的医生不能将临床发现与放射学证据联系起来。缺乏专业人员的合作导致了巨大的成本、疼痛、残疾，并毁掉了这位年轻患者潜在的职业生涯。

（李啸扬　郁万江　连城锦　译）

参考文献

1. Greenspan, A: Orthopedic Radiology: A Practical Approach, ed. 5. Lippincott Williams & Wilkins, Philadelphia, 2010.
2. Eiff, MP, et al: Fracture Management For Primary Care, ed. 3. WB Saunders, Philadelphia, 2011.
3. Hoppenfeld, S, and Murthy, VL: Treatment and Rehabilitation of Fractures. Lippincott Williams & Wilkins, Philadelphia, 2000.
4. Sonin, A, et al: Diagnostic Imaging: Musculoskeletal Trauma. Lippincott Williams & Wilkins, Philadelphia, 2010.
5. Daffner, RH: Imaging of Vertebral Trauma, ed. 3. Cambridge University Press, New York, 2011.
6. Dries, D, and Perry, J: Initial evaluation of the trauma patient. Emedicine, 2007. Available at www.emedicine.com/med/TOPIC3221.HTM.
7. Helling, T, Wilson, J, and Augustosky, K: The utility of focused abdominal ultrasound in blunt abdominal trauma: A reappraisal. Am J Surg 194(6):728, 2007.
8. Torretti, JA, and Sengupta, DK: Cervical spine trauma: Review article. Indian J Orthop 41(4):255, 2007.
9. Brandt, MM, Wahl, WL, Yeom, K, Kazerooni, E, and Wang, SC: J Trauma 56(5):1022, 2004.
10. Wilson, A, and Walsh, M: Clinical review: ABC of emergency radiology, major trauma. BMJ 330:1136, 2005.
11. Diaz, JJ, et al: Practice management guidelines for the screening of thoracolumbar spine fracture. J Trauma 63(3):709, 2007.
12. Kaur, S, et al: Lumbar spine plain film in blunt trauma: Is it necessary if an abdominal and pelvis CT are obtained? Am J Roentgenol 188:A16, 2007.
13. Bell, RM: Clearing the cervical spine. Tutorial. Available at www.swsahs.nsw.gov.au/livtrauma/education/x-ray/cspline.asp. Accessed April 25, 2008.
14. Hoffman, JR, et al: Selective cervical spine radiology in blunt trauma: Methodology of the national emergency x-radiography utilization study. Ann Emerg Med 32(4):461, 1998.
15. Hendey, GW, et al: Spinal cord injury without radiographic abnormality: Results of the National Emergency X-ray Utilization Study in blunt cervical trauma. J Trauma 53(1):1, 2002.
16. Kanz, KG, et al: Priority-oriented shock trauma room management with the integration of multiple-view spiral computed tomography. Unfallchirurg 107(10):937, 2004.
17. Berry, GE, et al: Are plain radiographs of the spine necessary during evaluation after blunt trauma? Accuracy of screening torso computed tomography in thoracic/lumbar spine fracture diagnosis. J Trauma 59(6):1410, 2005.
18. Quencer, R, Nunez, D, and Green, B: Controversies in imaging acute cervical spine trauma. Am J Neuroradiol 18:1866, 1997.
19. Brown, CV, et al: Spiral computed tomography for the diagnosis of cervical, thoracic, and lumbar spine fractures: Its time has come. J Trauma 58(5):890, 2005.
20. Drafke, MW, and Nakayama, H: Trauma and Mobile Radiography, ed. 2. FA Davis, Philadelphia, 2001.
21. Nordin, M, and Frankel, VH: Basic Biomechanics of the Musculoskeletal System, ed. 4. Lippincott Williams & Wilkins, Philadelphia, 2012.
22. Daffner, RH: Clinical Radiology: The Essentials, ed. 3. Williams & Wilkins, Baltimore, 2007.
23. Whiting, W, and Zernicke, R: Biomechanics of Musculoskeletal Injury, ed. 2. Human Kinetics, Champaign, IL, 2008.
24. Egol, KA, Koval, KJ, and Zuckerman, JD: Handbook of Fractures, ed. 4. Lippincott Williams & Wilkins, Philadelphia, 2010.
25. Gustilo, RB: The Fracture Classification Manual. CV Mosby, St Louis, MO, 1991.
26. Schultz, RJ: The Language of Fractures, ed. 2. Williams & Wilkins, Baltimore, 1990.
27. Beaty, J, and Kasar, J (eds): Rockwood and Wilkins' Fractures in Children, ed. 7. Lippincott Williams & Wilkins, Philadelphia, 2009.
28. Bucholz, RW, Heckman, J, and Court-Brown, C (eds): Rockwood and Green's: Fractures in Adults, ed. 7. Lippincott Williams & Wilkins, Philadelphia, 2009.
29. Practice Guidelines and Technical Standards, 2012. American College of Radiology. Available at www.acr.org.
30. Greulich, WW, and Pyle, SI: Radiographic Atlas of Skeletal Development of the Hand and Wrist, ed. 2. Stanford University Press, Stanford, CA, 1999.
31. Gilsanz, V, and Ratib, O: Hand Bone Age: A Digital Atlas of Skeletal Maturity, ed. 2. New York, Springer, 2011.
32. Salter, RB, and Harris, WR: Injuries involving the epiphyseal plate. J Bone Joint Surg 45:587–622, 1963.
33. Manaster, BJ, et al: Diagnostic Imaging: Musculoskeletal Nontraumatic Disease. Lippincott Williams & Wilkins, Philadelphia, 2010.
34. Kachalia, A, et al: Missed and delayed diagnoses in the emergency department: A study of closed malpractice claims from four liability insurers. Ann Emerg Med 49(2):196, 2007.
35. Wei, CJ, et al: Systematic analysis of missed extremity fractures in emergency radiology. Acta Radiol 47(7):710, 2006.
36. Lin, M: Pitfalls in orthopedic radiographic interpretation. Mediterranean Emergency Medicine Conference. 2003. Available at www.emcongress.org/handouts/lin_handout.pdf. Accessed September 27, 2003.

37. Espinosa, JA: Reducing errors made by emergency physicians in interpreting radiographs: Longitudinal study. BMJ 320(7237):737, 2000.
38. Guly, HR: Diagnostic errors in an accident and emergency department. Emerg Med J 18(4):263, 2001.
39. Massachusetts College of Emergency Physicians: Module 6: Fractures. Risk Management Course. Available at www.macep.org/practice_information/rm /rm_module6.htm. Accessed August 28, 2004.
40. John, H, et al: Fatigue fracture: a frequently overlooked injury? Helvetica Chirurgica Acta 60(4):551, 1994.
41. Gagliardi, JA, Nunberg, SM, Fisher, T: Fracture detection: A possible method to aid in diagnosis and improve reporting accuracy. RadiologyWeb, 2001. Available at www.radiologyweb.com_direction/ii/01apr/jg-ii-mar01.
42. Freed, HA, and Shields, NN: Most frequently overlooked radiographically apparent fractures in a teaching hospital emergency department. Ann Emerg Med 13(10):900, 1984.
43. Moore, MN: Orthopedic pitfalls in emergency medicine. South Med J 81(3):371, 1988.
44. Lenchik, L, Rogers, L, Delmas, P, and Genant, H: Diagnosis of osteoporotic vertebral fractures: Importance of recognition and description by radiologists. Am J Roentgenol 183:949, 2004.
45. Sadat-Ali, Mir, et al: Are we missing osteoporosis related vertebral fractures in men? Asian Spine J 5(2):107–110, 2011.
46. Barrett, TW, et al: Injuries missed by limited computed tomographic imaging of patients with cervical spine injuries. Ann Emerg Med 47(2):129, 2006.
47. Bernstein, MR, Mirvis, SE, and Shanmuganathan, K: Chance-type fractures of the thoracolumbar spine: Imaging analysis in 53 patients. Am J Roentgenol 187:859, 2006.
48. Levi, AD, et al: Neurologic deterioration secondary to unrecognized spinal instability following trauma—A multicenter study. Spine 31(4):451, 2006.
49. Sava, J, et al: Thoracolumbar fracture in blunt trauma: Is clinical exam enough for awake patients? J Trauma 61(1):168, 2006.
50. Dai, LY, et al: Thoracolumbar fractures in patients with multiple injuries: Diagnosis and treatment—A review of 147 cases. J Trauma 56(2):348, 2004.
51. D'Costa, H, et al: Pitfalls in the clinical diagnosis of vertebral fractures: A case series in which posterior midline tenderness was absent. Emerg Med J 22(5):330, 2005.
52. Harris, RD, and Harris, JH, Jr: The prevalence and significance of missed scapular fractures in blunt chest trauma. Am J Roentgenol 151(4):747, 1988.
53. Ferrar, L, Jiang, G, Adams, J, and Eastell, R: Identification of vertebral fractures: An update. Osteoporosis Int 16:717, 2005.
54. Tysver, T and Jawa, A: In brief: Fractures in brief: Scaphoid fractures. Clin Orthop Relat Res (9)468, 2010.
55. Landy, DC, et al: Upper extremity fractures in pedestrian versus motor vehicle accidents: An underappreciated concern. Iowa Orthop J 30:99–102, 2010.
56. Ty, JM, Lozano-Calderon, S, and Ring, D: CT for triage of suspected scaphoid fractures. Hand 3(2):155–158, 2008.
57. Stanley, BG, and Tribuzi, SM: Concepts in Hand Rehabilitation. FA Davis, Philadelphia, 1992.
58. Waeckerle, JF: A prospective study identifying the sensitivity of radiographic findings and the efficacy of clinical findings in carpal navicular fractures. Ann Emerg Med 16(7):733, 1987.
59. Shearman, CM, and el-Khoury, GY: Pitfalls in the radiologic evaluation of extremity trauma: Part I. The upper extremity. Am Fam Physician 57(5):995, 1998.
60. Welling, RD, et al: MDCT and radiography of wrist fractures: Radiographic sensitivity and fracture patterns. Am J Roentgenol 190:10, 2008.
61. Moser, T, et al: Wrist ligament tears: Evaluation of MRI and combined MDCT and MR arthrography. Am J Roentgenol 188:1278, 2007.
62. Pfeifer, R and Pape, H: Missed injuries in trauma patients: A literature review. Patient Saf Surg 2:20, 2008.
63. Shearman, CM, and el-Khoury, GY: Pitfalls in the radiologic evaluation of extremity trauma: Part II. The lower extremity. Am Fam Physician 57(6):1314, 1998.
64. Parker, MJ: Missed hip fractures. Arch Emerg Med 9(1):23, 1992.
65. Ray, JM, and Hendrix, J: Incidence, mechanism of injury, and treatment of fractures of the patella in children. J Trauma 32(4):464, 1992.
66. Yamamoto, LG: Sunrise view of the knee. Radiology Cases in Pediatric Emergency Medicine, Volume 6, Case 8. Kapiolani Medical Center for Women and Children. University of Hawaii John A. Burns School of Medicine, 2008. Available at www.hawaii.edu/medicine/pediatrics/pemxray/v6c08.html.
67. Fayad, LM, et al: Distinction of long bone stress fractures from pathological fractures on cross sectional imaging: How successful are we? Am J Roentgenol 185:915, 2005.
68. Nork, SE: Percutaneous stabilization of U-shaped sacral fractures using iliosacral screws: Technique and early results. Session I—Pelvic trauma. 1998. Available at www.hwbf.org/ota/am/ota98/otapa/OTA98104.htm. Accessed October 6, 2003.
69. Kim, MY, et al: Transverse sacral fractures: Case series and literature review. Can J Surg 44:359, 2001.
70. Quarrier, NF, and Wightman, AB: A ballet dancer with chronic hip pain due to a lesser trochanter bony avulsion: The challenge of a differential diagnosis. J Orthop Sports Phys Ther 28(3):168, 1998.
71. Kilcoyne, RF, and Farrar, E: Handbook of Radiologic Orthopedic Terminology. Yearbook Medical Publishers, Chicago, 1986, p. 25.

自测

1.确定患者小腿的两个突出处。

2.描述骨折的解剖部位。

3.骨折是完全性骨折还是不完全性骨折?

4.描述关于成角和位移的骨折碎片的排列。

5.描述骨折线的方向。

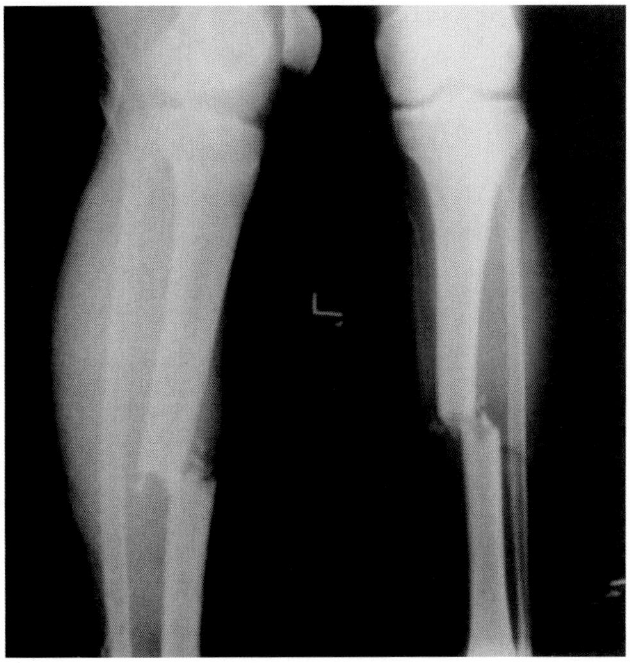

附录：骨折术语

使用医学人名冠名术语（eponym）来描述骨折解剖学和骨科创伤有历史渊源，比X线的发现还要早1个世纪。现在的许多人名冠名术语已经存在了几十年或更久，新的人名冠名术语也在不断出现。如前所述，由于人名冠名术语的一般特征、解剖描述不准确或容易误解，在放射成像描述中通常避免使用人名冠名术语。此外，一些术语在过去的几年里获得了新的含义，有些一直是有争议的。然而，人名冠名术语的使用仍然存在，因为它们是一种方便的骨科速记。Kilcoyne和Farrar[71]已经编制了一份骨科常见人名冠名术语表，这里列举了一些术语。

前踝骨折：发生在胫骨远端前外侧缘胫腓骨前韧带附着部位的罕见骨折。这个骨折碎片也被称为Chaput结节。

飞行员距骨：距骨的各种骨折，包括颈部压缩性骨折，体部或后突骨折，或伴有脱位的骨折。

回火骨折：见司机骨折。

Bado分型：根据桡骨头脱位方向对Monteggia骨折进行分类。

Bankart病变：从关节盂前下缘分离的碎片；可见肩关节前脱位。

巴顿骨折：桡骨远端边缘关节内骨折。它可能累及背侧或掌侧缘。

棒球指：远指间关节过度屈曲损伤，常伴有远指骨基部背侧撕脱骨折；它也被称为"下垂"或"槌状"指。

篮球足：足距下脱位。

贝内特骨折：第一掌骨基底部关节内撕脱骨折半脱位。骨折产生一个小的掌侧唇样碎片，通过强大的掌侧斜韧带附着在大多角骨和小多角骨上，同时体部骨折碎片因近端肌肉拉扯而移位。

反向Bennett骨折：第5和（或）第4掌骨基底部关节内骨折、半脱位。

靴顶骨折：胫骨和腓骨远端1/3的中部骨折，由滑雪时穿靴摔倒引起。

钮孔畸形：手指近端指间关节过度屈曲，因伸肌腱中央滑移断裂。

拳击者骨折：第5掌骨颈部骨折，成背角，常发生掌骨头掌侧移位。

Boyd分型（Boyd Griffin分型）：股骨粗隆间骨折的分型。

屈曲骨折：见环形骨折。

保险杠骨折：胫骨平台外侧受压性骨折，常伴有膝关节内侧副韧带撕脱；这也被称为挡泥板骨折。

双层床骨折：儿童第一跖骨基底部关节内骨折。

爆裂性骨折：椎体的严重粉碎，通常继发于轴向负荷，有时伴有旋转成分。通常是贯穿全身的矢状骨折加上后部骨折；这种情况常见于不稳定性脊柱骨折。

蝴蝶碎片：从主要碎片中分离出来的楔形粉碎性骨折；提示与碎片相反的方向有高速创伤。

偶然性骨折：屈曲性牵张损伤导致椎体受压。后方可能出现韧带断裂而无骨折，椎间盘环复合体可能断裂。另外，椎体和神经弓也可能发生非粉碎性横行骨折。G. Q. Chance在1948年描述了这种情况，它也被称为膝型安全带断裂。

司机骨折：桡骨远端茎突关节内斜位骨折。之所以这样命名，是因为一个人试图用一个手动曲柄来启动一个早期的汽车发动机，如果发动机发生回火，可能会发生这种断裂；因此，它也被称为回火骨折或卡车司机骨折。它也被称为Hutchinson骨折。

凿状骨折：桡骨头不完全关节内骨折，远端距关节面中心约1cm。

Chopart骨折脱位：距舟关节和跟骰关节的骨折脱位。这个名称来源于F. Chopart（1743—1795）对通过这些跗骨中部关节的截肢的描述。

泥铲骨折：发生于一个或多个下颈椎或上胸椎棘突的撕脱性骨折，常见于C7处。可累及多个椎体。

教练指：近端指间关节背侧脱位。

Colles骨折：桡骨远端干骺端关节近端横断伴远

端碎片背侧移位和掌侧成角。尺骨茎突也可能骨折。由 C. Pouteau 在 1783 年和 A. Colles 在 1814 年描述，它也被称为 Pouteau 骨折或 Pouteau Colles 骨折。

反向 Colles 骨折：见 Smith 骨折。

对背伤：在撞击点对面的一侧受伤。

棉性骨折：见踝部三踝骨折。

仪表板骨折：通过膝关节撞击，驱动股骨头撞击髋臼，导致髋臼后缘骨折。常伴有后交叉韧带损伤、股骨干骨折或髌骨骨折。

de Quervain 骨折：舟骨骨折伴舟骨碎片和月骨掌侧脱位。

Desault 脱位：远端尺桡关节的各种脱位。

德斯科特骨折：第三踝骨折（即胫骨后唇）。

模冲骨折：一种由月骨嵌塞引起的桡骨远端关节内骨折，这可能是由紧握拳击打的轴向载荷造成的。

穹隆骨折：涉及髋臼承重面或距骨上关节面的骨折。

抽屉综合征：膝关节前交叉韧带或后交叉韧带断裂。

手指下垂：参见棒球手指。

踝骨骨折：外踝尖上方 2.5 英寸的腓骨骨折，由旋前、外旋损伤引起。它与胫腓骨韧带和三角韧带撕裂（或内踝骨折）有关。

Duverney 骨折：髂翼孤立性骨折。

Essex-Lopresti 骨折：桡骨头粉碎性骨折伴远端尺桡关节脱位。

挡泥板骨折：见保险杠骨折。

Ferguson Allen 分类：一种基于柱状骨折，数量的脊柱骨折分类。

Fielding Magliato 分类：股骨粗隆下骨折，根据与小转子的距离进行分类（Ⅰ~Ⅲ）。

连枷胸：当几根连续的肋骨有两处以上断裂时产生的一种效果。这部分胸部独立运作，与胸部其余部分呼吸方向相反。也叫反常呼吸。

Frykman 分型：根据桡腕/桡尺关节有无尺骨茎突骨折的受累程度对桡骨远端骨折进行分型。

Galeazzi 骨折：桡骨中端和远端 2/3 交界处骨折并伴有远端尺桡关节脱位或半脱位。也被称为反向孟氏骨折。

猎场看守人拇指：拇指掌指关节尺侧副韧带部分或全部断裂。也可能有近节指骨基部撕脱骨折。

Garden 分类：股骨颈骨折的分类，由 R.S. Garden 于 1963 年描述。Ⅰ、Ⅱ、Ⅲ和Ⅳ型基于当前的位移。

Gosselin 骨折：胫骨下 1/3 处的 V 形骨折，向胫骨平台远端延伸。

青枝骨折：一种长骨干的不完全骨折，张力侧断裂，压迫侧塑性变形。

Hangman 骨折：外伤性椎体滑移伴 C2 椎弓根或椎板骨折，继发于牵张力。

霍金斯征：距骨穹隆处有透光线，表明距骨骨折愈合后无骨坏死。只有距骨的血液供应是完整的，软骨下骨质疏松症才会发生。

Hawkins 类型：距骨骨折脱位的分类。

亨德森骨折：见三踝骨折。

希尔-萨克斯病：肩关节前脱位内爆骨折引起的肱骨头后外侧缺损。

反向希尔-萨克斯病：肩关节后脱位继发肱骨头前部缺损。

髋指：髂上翼嵌塞性骨折。

Hoffa 骨折：股髁内侧冠状骨折。

Holdsworth 骨折：发生在胸腰椎交界处的不稳定脊柱骨折脱位。损伤包括后韧带断裂、关节突骨折和椎体骨折。

Holstein Lewis 骨折：肱骨中、远端 1/3 交界处骨折，此处桡神经被外侧肌间隔束缚。因此，它与桡神经麻痹有关。

马背上骑手的关节：腓骨头脱位（撞到门柱导致脱位）。

哈钦森骨折：见司机骨折。

杰弗逊骨折：寰椎环爆裂性骨折，小关节突关节前后均有骨折。它是头部次要的轴向负荷。环内通常有 4 处断裂和侧块向外侧扩散。

琼斯骨折：有时用于第 5 跖骨基底关节外和关节内骨折的术语。

Kocher 骨折：肱骨小头关节内骨折。

科勒病：跗骨舟骨骨折伴无菌性坏死（儿童）。

Lauge-Hanson 分类：根据损伤机制对踝关节骨折进行分类。

劳吉尔骨折：肱骨滑车骨折。

LeFort 骨折（腓骨）：参见 Wagstaffe-LeFort 骨折。

跗跖关节骨折脱位：通过跗跖关节的骨折脱位，通常伴有第 2 跗跖关节断裂和第 2~5 跗跖关节外侧脱位。它也可能显示其他类型的跗跖骨破坏。它是以 J. Lisfrancs(1790—1847)对跖跗关节截肢的描述命名的。

小联盟肘:外翻应力继发的肘内上髁撕脱伤。

卡车司机骨折:见司机骨折。

Maisonneuve 骨折:腓骨近端 1/3 骨折伴远端胫腓骨联合和骨间膜撕裂。它也可能包括内踝骨折或三角韧带撕裂。

Malgaigne 骨折(肱骨):伸展型髁上骨折。

Malgaigne 骨折(骨盆):一侧骨盆骨折脱位。这是一种不稳定的损伤,垂直剪切力产生了两处垂直裂缝。前骨折发生在耻骨上、下支,后骨折或脱位发生在髂骨、骶骨或骶髂关节。这使得外侧碎片(包含髋臼)不稳定。

槌状手指:见棒球手指。

行军骨折:指新兵在长途行军后,因应力或疲劳导致的跖骨骨折(其他骨可能有应力性或疲劳性骨折)。

Mason 分型:根据受累关节面数量对桡骨头骨折进行分类(类型Ⅰ~Ⅳ)。

机械性拇指:第 1 掌骨基部骨折。

子夜骨折:第 5 趾近节指骨斜行骨折。

孟氏骨折:尺骨近端 1/3 骨折伴桡骨头前脱位。其他类型的尺干骨折和桡骨头脱位有时也包括在内。J. L. Bado 将这些骨折分类如下,Ⅰ,尺骨干骨折伴前桡骨头脱位;Ⅱ,尺干骨折伴外侧桡骨头脱位;Ⅲ,尺干骨折伴后侧桡骨头脱位;Ⅳ,双前臂骨折伴桡骨头脱位。

反向孟氏骨折:见 Galeazzi 骨折。

Montercaux 骨折:腓骨颈骨折伴踝关节榫眼分离。

Moore 骨折:桡骨远端 Colles 骨折伴尺骨茎突骨折,远端尺骨背侧半脱位。

肱骨小头骨折:肱骨小头骨折。

尺杆骨折:由于直接打击而导致的尺干单侧骨折,未破坏骨间膜或任何桡尺关节。

保姆肘:幼童桡骨头脱位,环状韧带完好。由于桡骨头可能不会发生骨化,因此很难用 X 线片证实。在 X 线检查中可通过旋后复位脱位。

跳伞伤:腓骨头前脱位。

伞兵骨折:胫骨远端和腓骨轴骨折。

Pauwels 分型:股骨近端颈骨折的分型。类型Ⅰ、Ⅱ和Ⅲ表示骨折角度。

骨盆环骨折:骨盆至少有两处骨折。

山前骨折:桡骨远端斜行骨折,远端尺桡关节不破裂。用封闭的方法很难控制。在皮埃蒙特骨科学会的一次会议上描述了这一点。

Pilon 骨折:胫骨远端带有长斜位假体的粉碎性关节内骨折,继发于轴向负荷(Pilon=法语中的“捣锤”)和距骨嵌塞到胫骨平台。

Pipkin 分类:根据骨折次数对腓骨头骨折进行分类(Ⅰ~Ⅲ)。

Plafond:胫骨远端关节面(Plafond =法语中的“天花板”)。

Posada 骨折:肱骨远端经髁突骨折伴髁突碎片前屈,桡骨和尺骨后脱位。

Pott 骨折:踝关节双踝骨折的误称,最初用于描述外展性损伤伴远端腓骨骨折和内侧踝关节韧带断裂。

Pouteau 骨折:参见 Colles 骨折。

Rolando 骨折:第 1 掌骨基底部严重粉碎型 Bennett 骨折。

Runners 骨折:腓骨远端应力性骨折。

Salter Harris 分类:生长板损伤分类。Ⅰ期=骺板骨折;Ⅱ期=Ⅰ期临床表现+干骺端碎片(Thurston Holland 征);Ⅲ期=Ⅰ期临床表现+骨骺碎片;Ⅳ期=Ⅱ期临床表现+Ⅲ期临床表现;Ⅴ期=Ⅰ期临床表现+严重粉碎性骨折。

安全带断裂:见偶然断裂。

节段性骨折:骨折将长骨分成若干节段。

Segond 骨折:胫骨外侧髁在 Gerdy 结节髂胫束附着部位撕脱性骨折。常伴有前交叉韧带(ACL)损伤。

Shepherd 骨折:距骨后突外侧结节骨折,由 F. Shepherd(1851—1929)描述。该片段可以模拟三角籽骨综合征。

侧击肘部骨折:肱骨远端粉碎性骨折。它可能包括桡骨和尺骨骨折。

Sinegas 分类:髋臼骨折的分类。

滑雪靴骨折:见靴顶骨折。

滑雪杆骨折:第一掌骨基底部骨折。可能在关节内。

Smith 骨折:桡骨远端干骺端横向骨折伴远端骨折碎片前移位。骨折可能在关节内。它也被称为反向 Colles 骨折、反向 Barton 骨折或 Smith-Goyrand 骨折。

短跑骨折：发生于髂前上棘或髂前下棘的骨折，由于肌肉突然牵拉，导致骨折碎片产生。

胫旁韧带起始处股内侧髁撕脱骨折：佩莱古尼病一词描述了慢性创伤导致股骨内侧髁边缘的胫骨副韧带骨化。

跨坐骨折：双侧耻骨上、下支骨折。

天鹅颈样畸形：继发于掌侧板断裂或内在肌肉挛缩的手指近端指间关节过伸。

泪点骨折：椎体粉碎性骨折，伴有前部碎片移位。它是由中颈椎屈曲时的轴向压缩力引起的。这个术语有时也适用于延伸性损伤。这意味着椎体后移可能导致不稳定，导致脊髓损伤。

Terry Thomas 征：腕关节后前视图可见舟月骨分离。腕关节近端排列的缝隙类似于这位英国著名演员的缺牙微笑。

瑟斯顿霍兰德征：伴有骨骺骨折(Salter-Harris Ⅱ型骨折)的干骺端碎片。

Tillaux-Kleiger 骨折：12~14 岁儿童胫骨远端骨骺前外侧(Chaput 结节)关节内骨折。

幼儿骨折：通常发生于 2~3 岁儿童的胫骨螺旋形骨折。

舌骨折：跟骨后上表面水平骨折。

环形骨折：长骨在干骺端或附近的压缩性骨折。它通常是不完全骨折，发生在幼儿。它来源于希腊术语，指建筑柱子中的凸起部分。

三踝骨折：胫骨远端内踝、外踝及后关节唇骨折。这种骨折也被称为棉状骨折或亨德森骨折；1916 年，F. J. Cotton 和 F. F. Henderson 描述了各种跟骨骨折。三踝骨折这个词是亨德森提出的。

三平面骨折：青春期早期累及生长板的胫骨远端骨折。它是 Salter-Harris Ⅳ型。

干裂结节：胫腓骨前韧带附着的胫骨远端前结节。

草皮趾：第一跖趾关节囊过伸性损伤。

马车轮：创伤性股骨远端骨骺分离。

Wagstaffe-LeFort 骨折：前下胫腓骨韧带附着部位腓骨远端撕脱。

瓦尔特骨折：横断坐骨髋臼骨折。骨折线穿过坐骨耻骨交界处，髋臼和坐骨棘。

Weber 分类：踝部骨折的一种分类。

鞭伤：颈椎的一种损伤，其机制类似于鞭尾断裂的运动。颈部过屈和(或)过伸可导致软组织劳损到椎体骨折等一系列损伤。

威尔逊骨折：指中指骨掌侧板骨折。

第 4 章

CT 成像

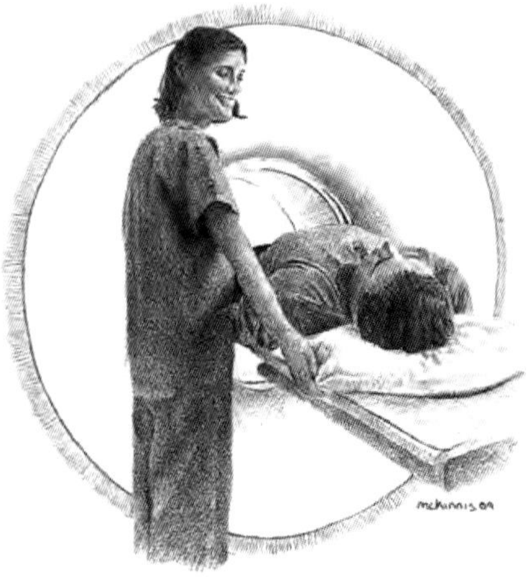

Hilmir Agustsson

本章大纲

CT成像历史

CT 合并计算机 X 线技术，提供了详细的数字化轴位图像,它克服了普通 X 线检查时人体不同组织结构影像重叠的局限性。

CT 图像能清晰显示由软组织构成的器官,它是在 1972 年由一位名叫 Godfrey Hounsfield 的英国工程师在 EMI 实验室发明。1979 年,Hounsfield 因为他的发明被授予诺贝尔医学奖。他的工作是根据艾伦·科尔马克的数学公式将数字信号重建出 CT 图像。

第一个 CT 扫描仪专门用于扫描头部,在 1976 年推出了可以扫描全身的 CT 扫描仪并在 20 世纪 80 年代广泛使用。最初几年，获取 CT 图像数据需要数小时,重建图像需要数天的时间。但随着计算机技术的进步,减少了图像采集时间,可以在数秒钟之内完成整个胸部成像所需的信息收集。收集信息的数量、细节和清晰度都有很大的提高。第一个扫描仪的图像矩阵只有 80×80(6400)的数据点,而现代扫描仪可能有 1024×1024 的像素矩阵或 1 048 576 数据点。

CT成像原理

CT 是以传统 X 线成像中 X 线能被人体组织吸收的原理为基础的。在 CT 图像上人体组织的密度用灰度来表示。两个模式之间的主要不同是 CT 创建的轴位(轴位)图像是由 1000 多种不同的投射角度产生的。

CT扫描仪的要素

以下描述是指螺旋扫描仪,它是现在最常用的(图 4-1)。一个 CT 扫描仪有三个组件:

- 扫描架。
- 操作者的控制台。
- 计算机系统。

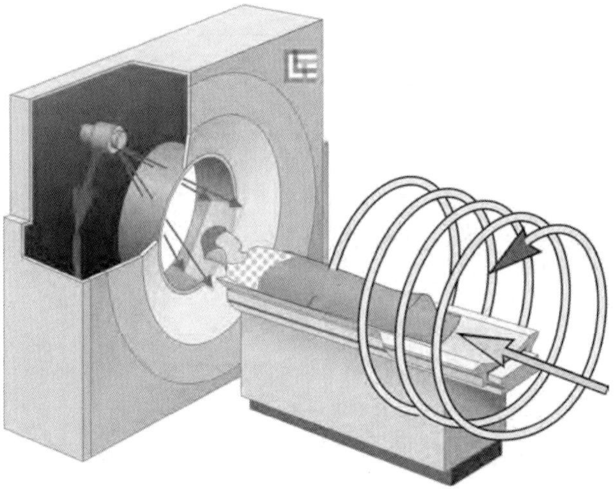

图 4-1　螺旋扫描。在检查过程中患者的检查床不停地移动，而 X 线球管环绕着患者连续旋转并投射到固定探测器。

扫描架

扫描架包括 X 线球管、高压发生器、准直器、探测器和数据采集系统。

X线源

CT 采用高强度 X 线球管，使 X 线可以均匀穿透组织，减少骨与软组织的衰减。

准直器

扇形 X 线束必须严格准直。X 线通过准直器的缝隙照射到患者，提供以下功能：

- 控制辐射散射。
- 创建一个狭窄，扇形 X 线束，确定扫描野。
- 决定层厚。

探测器

X 线透过人体组织衰减后，仍有部分辐射残留在人体内，类似传统的 X 线摄影。为了测量残余辐射，将 1000 多个探测器组成阵列并环绕着患者。

现代的组件通常有 16~64 排探测器；X 线球管旋转一次，可以同时采集大量图像。

数据采集系统

数据采集系统放大探测器中的信号。以不同电流的形式传入的信号，称为一个模拟信号。数据采集系统将模拟信号转换为数字信号并输送到计算机。

操作员控制台和CT计算机

操作员控制台是用 CT 技术员控制扫描过程和选择层厚、重建算法及其他参数的操作台。

CT图像的形成

扫描过程

CT 扫描之前，先采集定位图像，它是一个由 CT 扫描仪产生的二维数字 X 线图像。这样做是为了确定需要扫描的结构范围。在这之后，开始扫描。

在早期的 CT 扫描仪中，X 线球管环绕患者移动，完成一定数量的投照。一次扫描完成后，检查床和患者需要移动到新的层面，因此两次扫描之间有时间延迟。检查床面的运动称为螺距。螺距是一个比值，即 X 线球管旋转 360°的进床距离/准值宽度。单一探测器螺旋 CT，螺距 1 意味着检查床面移动的距离等于层厚；螺距 2 意味着检查床面移动的距离是层厚的 2 倍，扫描区域的覆盖范围减少；螺距 1/2 意味着层面部分重叠。

现代螺旋扫描没有停止-运行模式，而是在检查过程中不断移动。因此，由此产生的层面不是轴位的，而是螺旋的，同时由多个检测器收集数据。这些多排探测器扫描仪或多层螺旋 CT 扫描仪(MSCT)的一个重大进步就是能获得大量数据且精度高、成像时间短。在容积扫描中，图像不再局限于轴位，它可以重建出任何平面和三维旋转，且不损失空间分辨率(图 4-2)。

数据转换

扫描每个层面的时候，扇形束 X 线是从多个角度进行投射。这些投影提供足够的数据来计算每个层面每立方毫米或更少的放射密度。这些放射密度通过计算机由数字信号转换为矩阵。每个单元的矩阵是像素。每个像素分配某一种灰色，代表放射密度的矩阵，单位用 Hu 表示。

矩阵通过一个数学过程转化为一个图像称为投影。图像被创建后，它可以用计算机的软件系统处理去改进对比度或调整窗宽。这个图像重建的阶段被称为后处理。

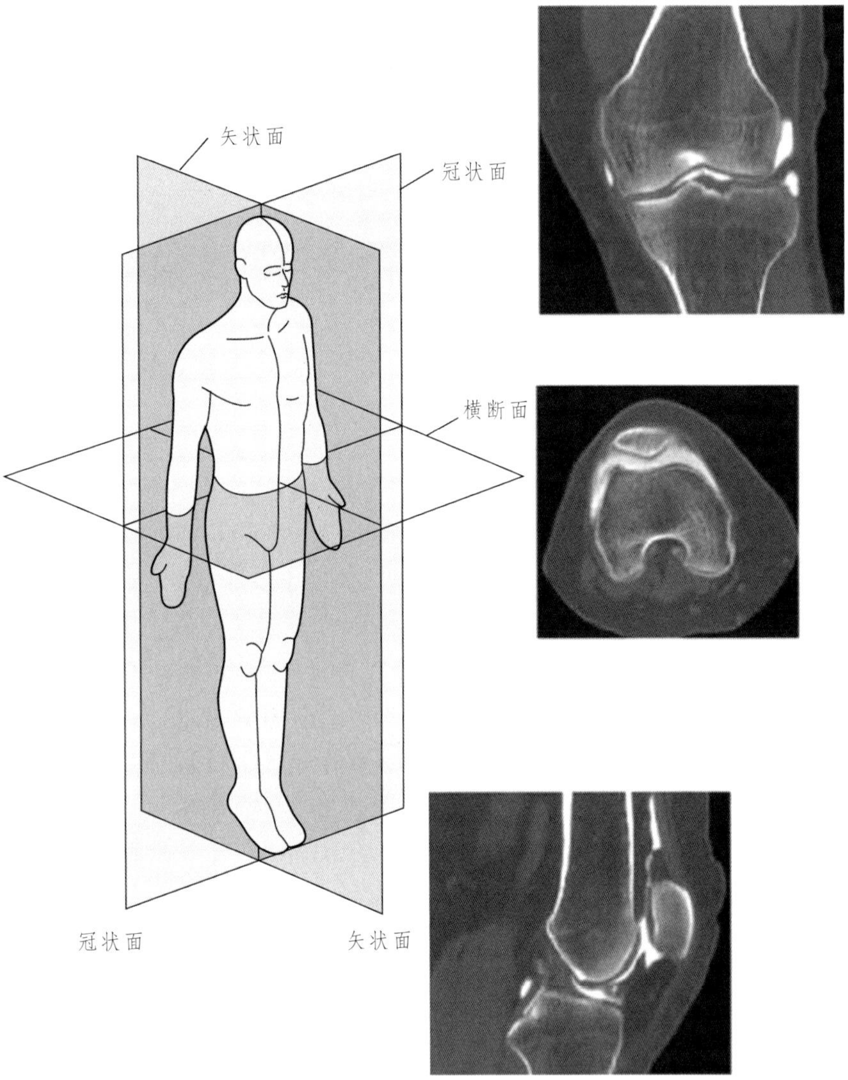

图 4–2 CT 和 MRI 使用的直角正交平面。这 3 幅 CT 图像来自膝关节造影术。(Source of image: www.Medcyclo.com by GE Healthcare.)

CT成像模式

不同形式的 CT 扫描包括三维 CT、CT 脊髓造影术和锥形束 CT。

三维CT

容积扫描的优点之一是能够创建三维(3D)图像，在电脑屏幕上的“空间”旋转身体部位的过程被称为多平面重建(MPR)。

观看 3D 图像可以观察之前不能看到的复杂的解剖结构(图 4–3)。可以肯定地说，这种技术的全面应用尚未实现。目前，放射科医生和其他医生习惯使用的二维图像研究还有许多挑战。他们发现，这些图像不能在打印格式(硬拷贝)充分查看；只有在数字格式(软拷贝)查看才有优势，可以使用 3D 软件自由旋转检查部位。

CT脊髓造影术

随着 CT 和后来 MRI 的发展，脊髓造影术可能被取代，部分原因是它的侵入性，因其需要注射对比剂至蛛网膜下隙。目前脊髓造影术更常规应用于 CT，而不是传统的射线图像。使用 CT，应用对比剂在脊髓液里产生的密度差在每一个层面都可以观察，同时可以准确地收集硬膜囊和神经根的结构信息(图 4–4)。CT 脊髓造影术相对 MRI 的优势在于能够更好地区分骨赘、韧带钙化和环形物质。在有腰椎管狭窄症病史的情况下，CT 脊髓造影术被视为术前明确检查[1]。

其他可能在很大程度上仍未知。由于 CT 的图像采集速度快，有助于在每一个层面半动态研究脊髓撞击[2]。这种方法可以准确地识别引起撞击的结构及发

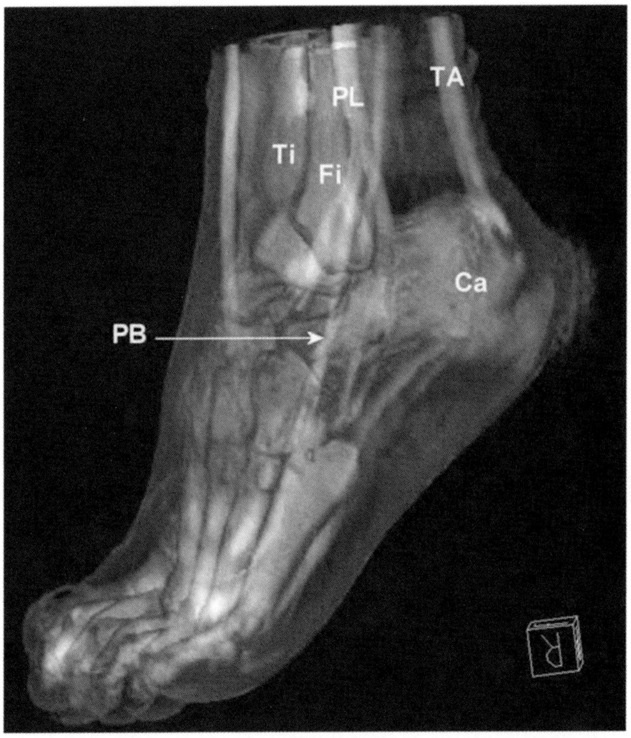

图 4-3　左侧踝关节侧位 3D 重建 CT 图像。其清晰显示了胫骨(Ti)、腓骨(Fi)、跟骨(Ca)、跟腱(TA)、腓骨长肌肌腱(PL)和腓骨短肌肌腱(PB)。这些图像显示的是骨折愈合后对运动有影响的或有退行性变的肌腱范围。(Source of image:www.medical.siemens.com.)

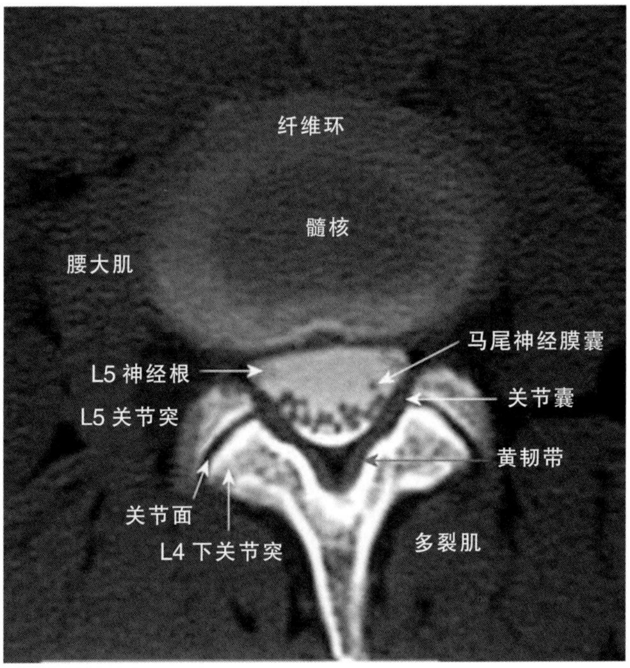

图 4-4　L4/L5 椎间盘和小关节 CT 脊髓造影术。L4 水平神经根出口在图像所示的上方。这个层面的脊柱前突症可以观察到硬膜囊内马尾神经的数量。

生撞击的条件。

锥形束CT(CBCT)

传统的扫描仪使用探测器和准直 X 线束,且需患者在扫描机架内不停移动。而 CBCT 使用锥形 X 线束和平板探测器,扫描一次即可采集大量容积数据。

因此,CBCT 图像不是由大量断层图像重建而成,而是基于一组容积数据。这样就可以缩短扫描时间和降低辐射。此外,空间分辨率也优于传统扫描[3]。CBCT 已被应用于下颌关节和乳腺的扫描。

CT图像的阅读

获得图像后,它可以作为“硬拷贝”打印在胶片或纸上。然而,越来越多的“软拷贝”图像可以通过图像存档和通信系统(PACS)查看。观察 CT 图像的时候可以注意到每个图像包含许多信息,包括曝光强度、扫描野、像素数量等(图 4-5)。

放射密度

像传统的 X 线图像一样,CT 图像反映的组织密度是由 X 线球管和探测器共同产生的。各种组织密度合成的灰度图类似于常规 X 线图像。然而与传统的 X 线图像不同,CT 图像上的灰度准确地反映了组织的放射密度,能克服不同组织影像的重叠(图 4-6)。一般来说,与传统的 X 线图像一样,致密结构呈现白色或浅灰色,而密度较低结构呈现的是黑色。MRI 图像和 CT 图像不同,致密结构通常呈现黑色或深灰色。

图像

在 CT 图像上,组织的放射密度是相对的而不是完全没有组织重叠。残余重叠是由于 CT 层厚没有足够薄。图像中的一个像素并不是代表一个表面积,而是一个 0.1~10mm 的层厚。像素和层厚的乘积称为体素。一个单一的体素可能包含不同的组织。

平均容积

如果体素包含不同的组织,其放射密度代表各组织放射密度的平均值。在一个扫描区域,例如,骨的附属肌腱,体素可能包含骨组织和肌腱组织。因此,体素

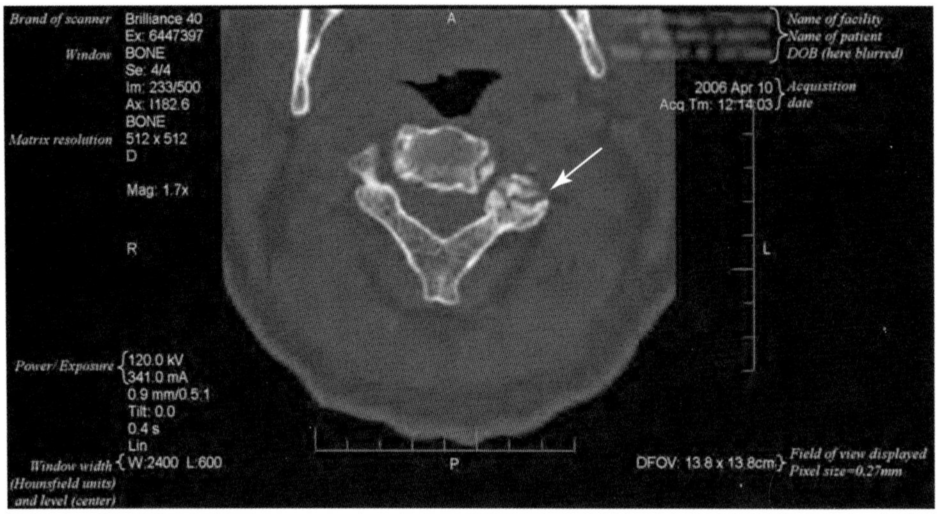

图 4-5 这是典型的轴位 CT 图像，C3/C4 椎间盘层面左侧椎小关节有明显的退行性变（箭头所示）。

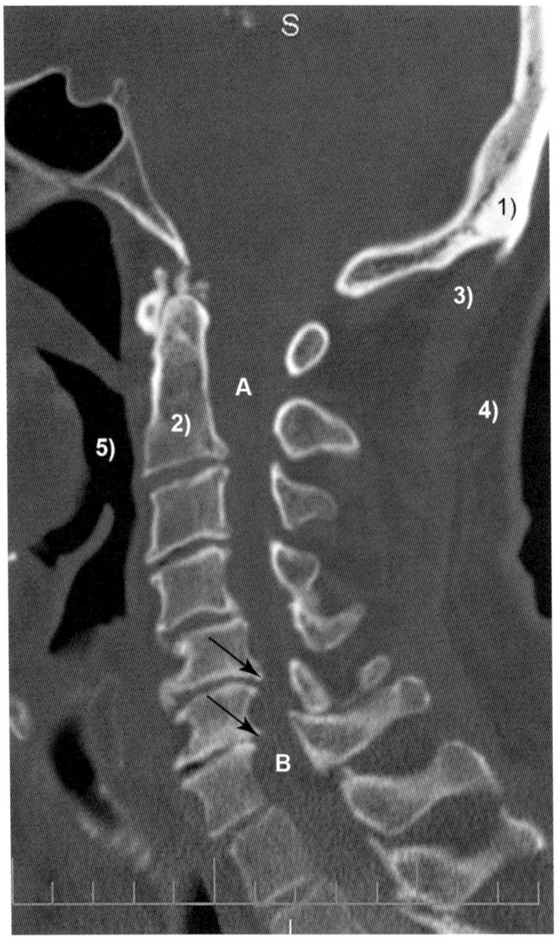

图 4-6 CT 图像的放射密度。这是 1 例 80 岁患者的颈椎中央矢状位 CT 图像，图像显示有严重的椎管狭窄。在这幅图像上。不同结构有不同的放射密度。后枕骨部的皮质骨(1)显示白色，但是 C2 椎体的松质骨(2)显示灰色。斜方肌(3)显示比较浅的阴影但比皮下脂肪(4)密度高。充满空气的咽腔射线可透过(5)。注意，寰枢联合(A)水平比 C7(B)水平的椎管前后径更宽。C5/C6 椎体略后移。

的放射密度代表肌腱和骨的密度之和(图 4-7)。这种现象称为平均容积，它可能导致对比度分辨率的降低。这个问题大部分可以用薄层解决，因为薄层不受平均容积的影响，因此有更好的对比度。然而它含有的信息更少，这可能导致图像质量下降。

观看患者图像

轴位的图像代表横向层面（例如，腰椎的 CT 图像）。如果患者取仰卧位，从尾侧到头侧方向观察，那么这个腰椎轴位 CT 图像显示的是从下面向上看的解剖结构。矢状图像是从从左向右观看。查看 CT 图像需要良好的轴位解剖知识，尽管查看相邻层面会有帮助，但通常没有太多的图像。

在任何刊物上发表的图像，都是通过查看大量连续的 CT 或 MRI 图像选出来的。这些层面标识的层数对应于所要观察的图像。有时所要观察的图像只显示为一个小定位图像。

选择图像的窗宽

操作者可以通过选择显示在图像上的密度（窗宽）来观察重点要看的组织。窗宽是指显示在一个图像放射密度的范围。人类视觉只能区分 32 个灰阶，而计算机可以区分数以百计的灰阶并可以选择用哪些灰阶来显示。由于人类视觉的能力有限，很多不同放射密度的结构显示为一个灰阶，使人无法区分它们。

颈椎可以作为一个例子。CT 图像包括许多放射密度，从可透过气管的最低密度射线到最高密度的骨皮质。如果一个图像的窗宽被设置为显示整个范围的放

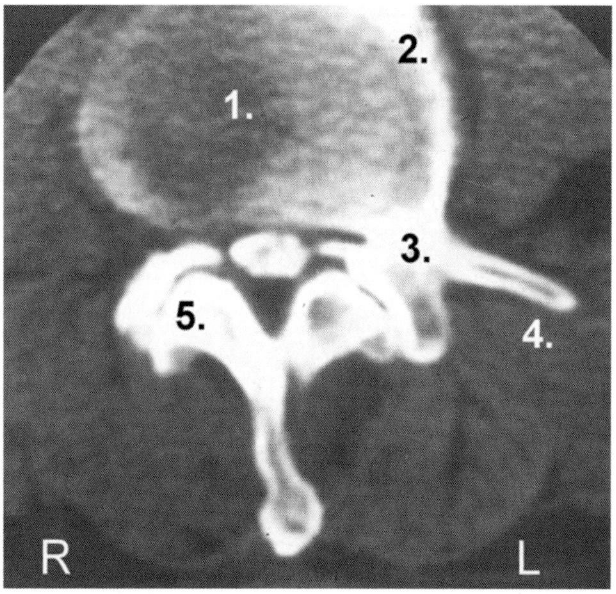

图 4–7 L4/L5 椎小关节轴位 CT 脊髓造影平均容积图像。注意，因为患者是“从下面被观察”，所以患者的右边是图像的左边。这个层面是通过 L4/L5 椎间盘（1）和 L5 终板（2）的一部分。患者在检查过程中处于一个倾斜的位置或横向左侧弯曲，结果图像上观察到的椎体终板、椎弓根（3）和 L5 椎体的横突（4）是在患者的左边而不是在右边。因此，左侧椎间孔的一部分显示的终板平均容积的放射密度优于椎间盘。注意右侧椎小关节的放射密度（5）。（Image courtesy of A. Graham-Smith，MD.）

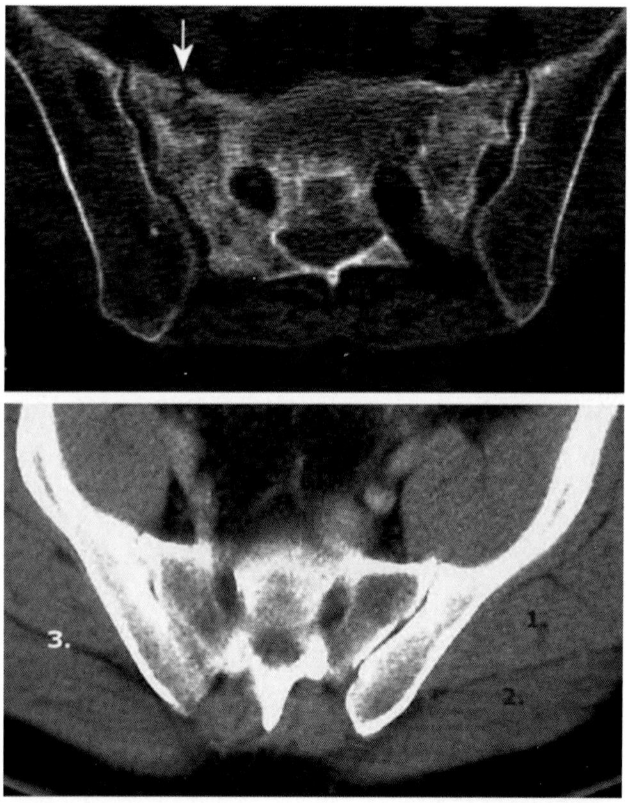

图 4–8 骶骨和髂骨；骨窗（上图）和软组织窗（下图）。骨窗清楚地显示了骶骨骨折（箭头所示）和不同体系结构松质骨的密度。软组织窗可以清楚区分臀中肌（1）和臀大肌（2），以及二者之间的脂肪间隙（3）。然而，在软组织窗区分骨皮质和松质骨是很困难的，骨骼都显得很亮，因为两者的放射密度在很大程度上都大于软组织窗的最大密度。（Source of image：www.medcyclo.com by GE Healthcare.）

射密度，即人类肉眼可见的 32 个灰阶的每一个都代表一个广泛的放射密度，那么这个窗口设置，可能不适合于区分脂肪和肌肉，因为它们的放射密度非常相似。显示较窄的辐射密度范围有助于区分各种软组织，例如，脂肪和肌肉。

CT 能够选择显示的放射密度范围，从而可以区分密度相似的组织，如大脑中的灰质和白质。为了实现这一目标，选择设置一个狭窄的窗宽，用一个中间值代表脑组织的平均衰减值。这个值被称为窗位。

骨窗和软组织窗

将窗位选择为骨窗或软组织窗（骨或软组织算法）是最常见的做法，这取决于要观察的组织（图 4–8）。这是一个显示密度范围的简单方式。例如，CT 图像为观察肌肉、软组织或内脏，则使用软组织窗显示（图 4–8 和图 4–9）。CT 扫描过程中可以调整窗位，不像 MRI“序列”，需要在扫描前设置好。

图像质量

CT 图像的质量主要取决于对比分辨率和空间分辨率。但是传统 X 线图像，射线透射性和对比度在成像前大部分是通过毫安（mA）和兆伏（MV）设置决定，CT 扫描使用毫安（mA）和兆伏（MV）预设置，对比度和密度在后处理中决定。

对比度分辨率可能有太多的对比，所以能够区分相似组织的放射密度。高对比度分辨率的图像类似于一张模糊的图像，很容易看到鲜明的对比，但可见的细节可能有限。空间分辨率是指图像中可见的细节。良好的空间分辨率可以区别高对比度的细小结构。下列因素可提高空间分辨率：

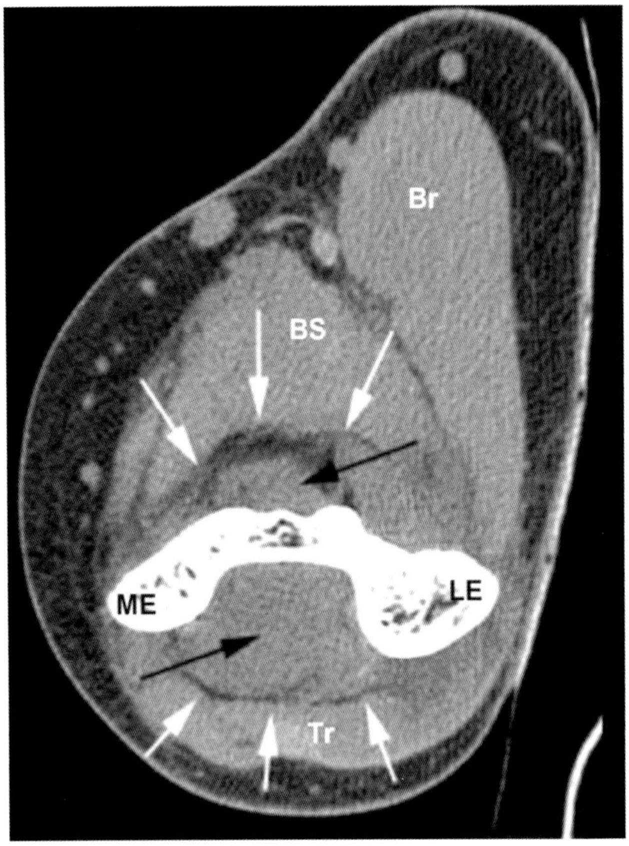

图 4-9 左侧肘关节轴位 CT 扫描，软组织窗。一名年轻女子摔倒导致了桡骨骨折(图中未显示)。肿胀的关节囊积液(黑色箭头所示)，前部和后部的脂肪间隙都脱离了正常位置的鹰嘴窝和冠状窝。这个轴位图像显示近端肘部的内上髁(ME)，外上髁(LE)，肱肌(BS)，肱桡肌(Br)和肱三头肌(Tr)。(Image courtesy of John C. Hunter, MD, University of California, Davis School of Medicine.)

- 大矩阵。
- 小视野。
- 薄层。

大矩阵意味着用更多的像素来显示组织；一个小视野意味着可用像素显示更小的组织样本。图像质量和螺距成反比，因为图像质量中信息的数量取决于相关层面的重叠，它随螺距值增大而减小。

降低图像质量的因素

降低图像质量的因素中最常见的就是图像伪影[5]。它包括射束硬化、条纹伪影和运动伪影。

- 射束硬化：X 线光子通过像颅骨这样的结构会变得很“困难”，因为低能光子吸收更容易。这可能导致图像中的高密度区域有黑边伪影。
- 与金属相关的伪影：金属可以产生有条纹的伪影，在图像中表现为明亮的呈放射状的线样伪影(图 4-10)。
- 运动伪影：患者的运动可以导致图像的模糊阴影或条纹。运动伪影会随着扫描时间的缩短而减少。

层厚

对于不同的解剖部位要选择恰当的层厚才能达到理想的观察效果。肺部 CT 扫描，层厚用 8mm，而对于手腕，层厚可以使用 0.5~2mm。更薄的厚度通常用于解剖学领域的研究。然而通过使用更薄的层厚，可以达到提高空间分辨率的极限。层厚越薄，成像体积越小，从而导致密度减小，增加了图像中的“噪声”。薄层还存在其他问题，为了产生相同的图像质量它们需要更大的辐射，增加了检查的持续时间，也增加了所需组织结构层厚的数量，从而进一步增加辐射剂量。因此，选择薄层扫描需要对良好空间分辨率、中等强度辐射和短时间检查三者进行综合考虑和衡量。例如，对于肌肉骨骼 CT 的层厚选择会有所不同，可以从 0.5~2mm(小关节)到 2~3mm(骨盆)。

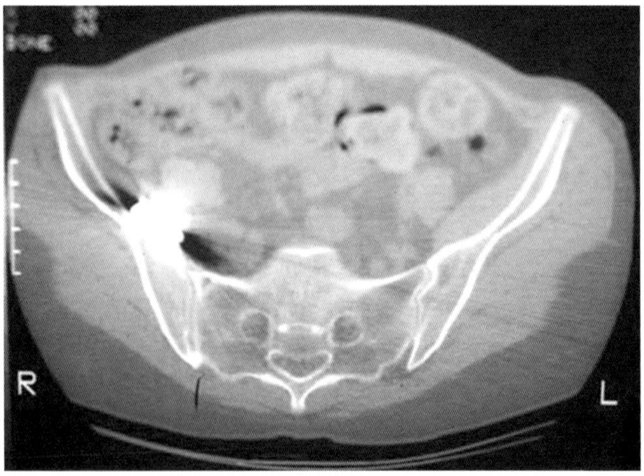

图 4-10 骶髂关节的轴位 CT 图像，S2 水平显示金属伪影的存在，这是手术金属内固定物的金属伪影。(Image courtesy of A. Graham-Smith, MD.)

CT的临床应用

CT 是传统放射学的巨大进步。此外，它比其他先进的成像方法有更多的优点。

CT图像优势

对于骨骼的评估,目前 CT 通常是很好的检查方法。

1. CT 是识别细微骨折和(或)复杂骨折最好的检查方法(图 4-11)。

2. CT 是评估退行性变的最佳方式,例如,脊柱关节的退行性变。

3. CT 可能是严重创伤的首选检查方法。因为骨和软组织的多发损伤情况可以从一个成像系列中确定。

4. CT 擅长评估脊髓狭窄(图 4-6 和图 4-12),特别是 CT 脊髓造影术的应用。

5.结合椎间盘扫描,可以提供关于椎间盘情况的信息(图 4-13)。

6. CT 是评估关节脱位的最佳扫描方式。

7. CT 比 MRI 或超声更节省时间。

8. CT 可以准确测量任何层面的骨性结构。

9. CT 通常比 MRI 便宜。

10.对于患有幽闭恐惧症的患者来说,CT 的问题较少。

文献中已经讨论了许多三维成像的应用[6]。该方法临床有效性的一个例子是从物理治疗师的角度来评估骨折的畸形愈合。对骨折畸形愈合的患者进行康复治疗可能会很复杂,而且会引起严重的运动障碍。物理治疗师可以从 CT 重建图像中很好地观察骨的形状和相应关节的位置(图 4-14)。此外,物理治疗师还可以使用三维重建显示骨和肌腱,提高骨折复位的准确性,包括避免肌腱对骨表面可能的干扰运动[7](见图 4-3)。

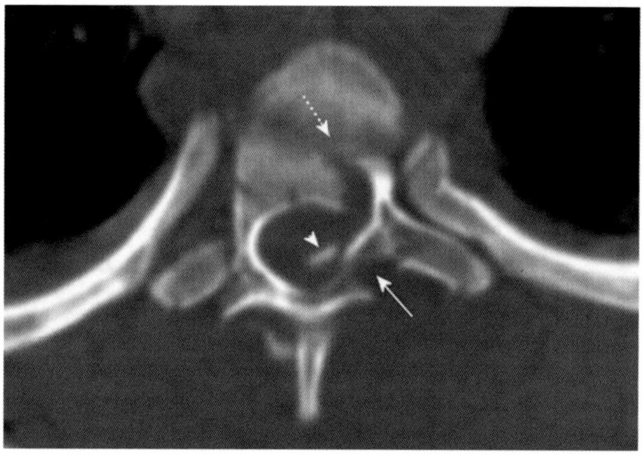

图 4-11 复杂的胸椎骨折。左侧椎弓根骨折(箭头所示)导致椎弓根移位压迫椎体(虚线箭头所示)。注意椎管内有骨碎片(箭头所示)和多发椎体骨折。(Source of image:www.medcyclo.com by GE Healthcare.)

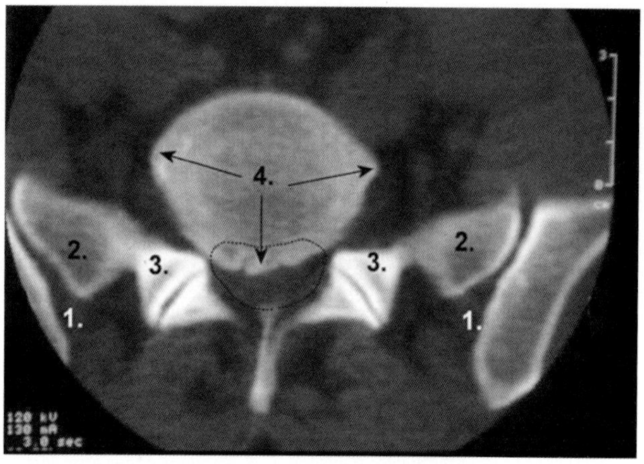

图 4-12 L5~S1 水平骨性椎管及椎间孔狭窄的右下肢疼痛患者:(1)骶髂关节,(2)骶骨翼,(3)过度增生肥大的 S1 椎小关节,导致椎间孔狭窄,(4)椎体后外侧边缘骨质增生(箭头所示)。虚线显示椎管的正常轮廓。(Image courtesy of Cliff Spohr, MD.)

CT的局限性

CT 在确定成像组织的组织学结构上能力有限,因为它确定组织结构主要依据密度。当组织密度相似时,不同的组织可能会有相同的灰度。例如,当肿瘤密度与周围的肌肉密度相同时,那么这个肿瘤就可能会被忽略,因为电脑给肿瘤和肌肉分配了相同的灰度。另外,CT 较高的辐射暴露越来越受到关注。1980—2006 年医学辐射率增长了 7 倍,在很大程度上是因为 CT 扫描使用的增加[8]。

总结和未来展望

在过去的 25 年里,CT 扫描仪的性能水平每 2 年翻一番,很大程度上是由于计算机能力的提高[9]。因此,CT 的进一步发展是可以肯定的。需要改进提高的方面包括软组织结构的评估,以及不断提高图像采集速度。

目前,CT 扫描可以很好地观察骨皮质和骨小梁。另外,CT 能够在很短的时间内扫描大量的组织, 这使 CT 成为心脏和肺成像的首选方式。

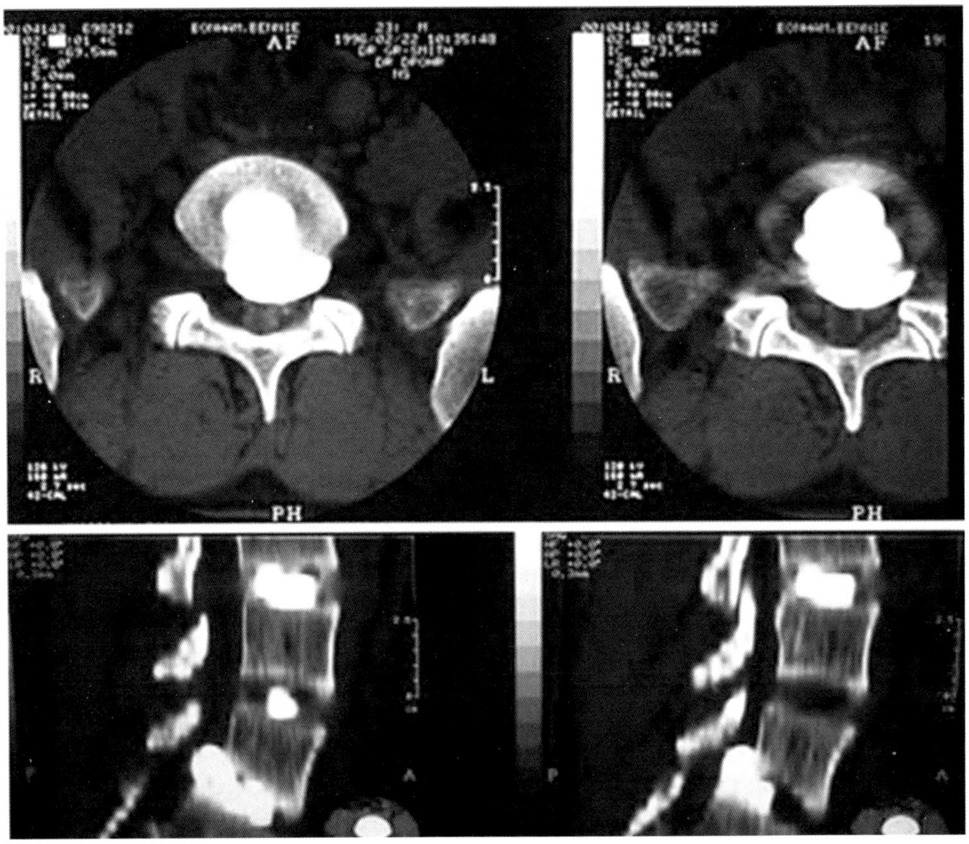

图 4-13 椎间盘的 CT 三维重建。L5~S1 轴位显示高密度的椎间盘突出到 L5 左侧椎间孔。近中心矢状位显示椎间盘突出物到达 L5 椎体后侧并使 L5 椎体前移。(Image courtesy of A. Graham-Smith, MD.)

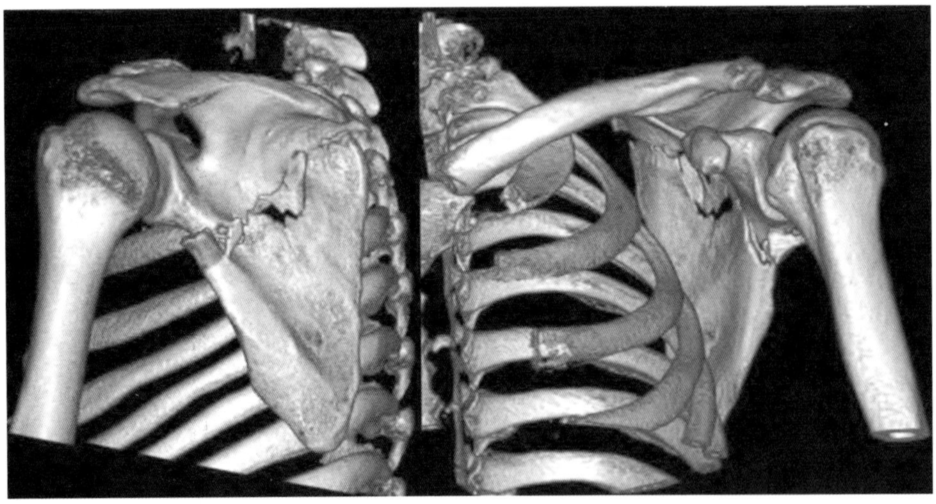

图 4-14 左肩胛骨骨折的前后位容积重建图像。骑自行车的患者在比赛中摔倒,导致肩胛骨骨折并经保守治疗。

神经影像学

神经成像或大脑成像可以被描述为结构成像和功能成像。结构成像显示了大脑的宏观解剖,用于诊断损伤和疾病。功能成像显示了大脑在新陈代谢基础上的活动,它被应用于对大脑和疾病诊断的功能研究,以及对不能在结构变化中观察到的小病变的功能研究[10]。

历史

在 20 世纪初，对大脑成像是通过结合侵入性检查技术间接成像，包括脑室造影术，就是将空气注入大脑的脑室系统，后来又出现了脑血管造影术，显示大脑中的血管情况。在 20 世纪 70 年代，CT 扫描彻底改变了神经影像。神经影像学的 CT 价值进一步体现在 20 世纪 80 年代，它结合核医学创建 SPECT 和 PET，采用放射性标记的化学物质研究大脑的功能成像。当 MRI 被应用时，尽管成像时间更长，但它提供了更多的解剖细节。

CT和MRI

目前，由于扫描时间短，CT 被认为是急诊神经成像的首选。头部 CT 可以评估颅内出血，是临床外伤的标准检查。

然而，MRI 在神经成像中起着更重要的作用，MRI 在显示液体的成分，如局部缺血、水肿、出血比 CT 更准确。此外，功能性磁共振成像（fMRI）可以根据血红蛋白的顺磁性性质或对比剂的使用来显示血流量的变化。fMRI 在反映大脑的神经元活动中成为关键方法。

fMRI 除了在研究中的应用，目前也越来越多地用于诊断。由于其对血流量变化的敏感性，在缺血性卒中和脑出血的鉴别诊断时，它可以显示出与卒中相关的缺血情况。此外，一旦确定患者患有卒中，fMRI 技术就能辅助治疗疾病，这对于决定药物治疗至关重要。

大脑的CT和MRI特点

大脑的 CT 和 MRI 的成像特征类似于其肌肉骨骼成像特征（见图 5-15）。在 CT 图像中，大脑的灰质比白质更致密，密度更高。脑脊液（CSF）比白质和灰质密度更低（图 4-15）。颅骨看起来密度很高，皮下脂肪密度也很低。

在 MRI T1 图像上，灰质产生低信号强度比白质深，皮下脂肪为高信号。在 T2 图像，脂肪和水的信号不同于 T1 图像；灰质比白质产生更高的信号强度，脑脊液的信号最高，呈明亮的白色。在所有的 MRI 序列中，颅骨都是黑色的。

CT测试：6幅脑部图像

大脑可以在 3 个正交的平面上扫描。轴位图像通常用于诊断。然而，冠状位可以很好地显示脑室系统，矢状位可以很好地显示脊髓、髓质、脑桥和中脑。

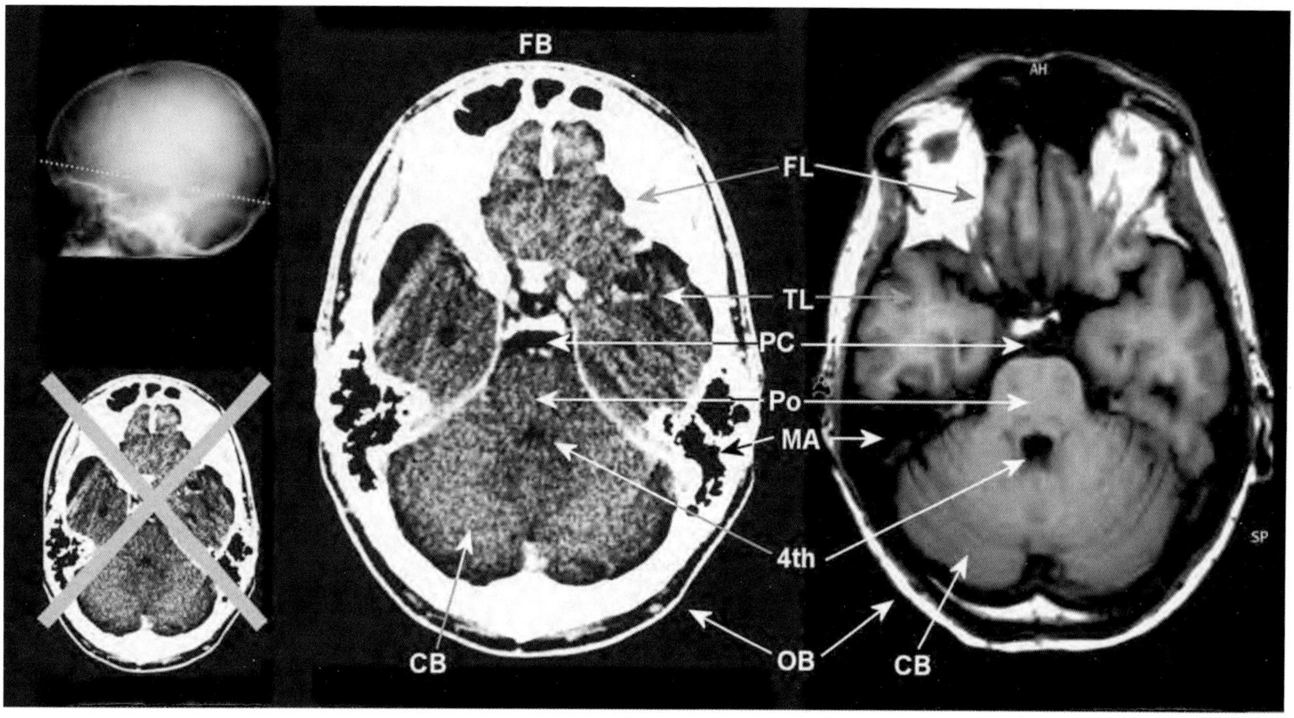

图 4-15　CT 和 MR T1W 图像，第 1 幅；“十字架”。注意额骨（FB），额叶（FL），颞叶（TL），桥前池（PC），脑桥（Po），乳突（MA），第四脑室（4th），枕骨（OB）和小脑（CB）。（Source of images：www.medcyclo.com by GE Healthcare.）

典型的轴位 CT 检查使用 2mm 层厚，可采集 50~100 幅图像。在本书的范围内，只有 6 幅被认为具有代表性的轴位图像。作为助记，这些层面被称为“十字架”“五角星”“快乐先生”“伤心先生”“蠕虫”和“咖啡豆”。图 4-15 至图 4-20 大脑的 CT 和 MRI 图像，可观察基本解剖结构。

常见的脑部疾病

最常见的脑部疾病是局部脑缺血或出血。

1.缺血性卒中

- 由栓塞、血管痉挛、心输出量的减少和动脉粥样硬化引起。
- 病变可能是小而圆的。
- 损伤常位于脑干和基底节神经核团或丘脑。
- 在大血管血栓形成的过程中，血管本身可能比周围的脑组织放射密度高，因此，在 CT 图像上也会比周围的脑组织亮(图 4-21)。
- 脑损伤因为伴随着水肿而呈低密度。
- 在 MRI T2 图像中，伴随脑组织死亡的脑水肿产生一个更亮的信号(图 4-22)。

2.脑出血/脑血肿

- 由血管破裂引起。
- 脑出血急性期的 CT 密度很高，如果脑脊液中有血液，密度也增加(图 4-23)。
- 在亚急性期，出血性区域在 CT 上的放射性密度比周围脑实质的密度略低。
- MRI。
- 急性出血，在 T1 图像上显示高信号，在 T2 图像显示低信号，但出血周围水肿在 T2 图像显示高信号(图 4-24)。
- 慢性出血在 T2 图像上显示高信号，但 T1 图像显示低信号。

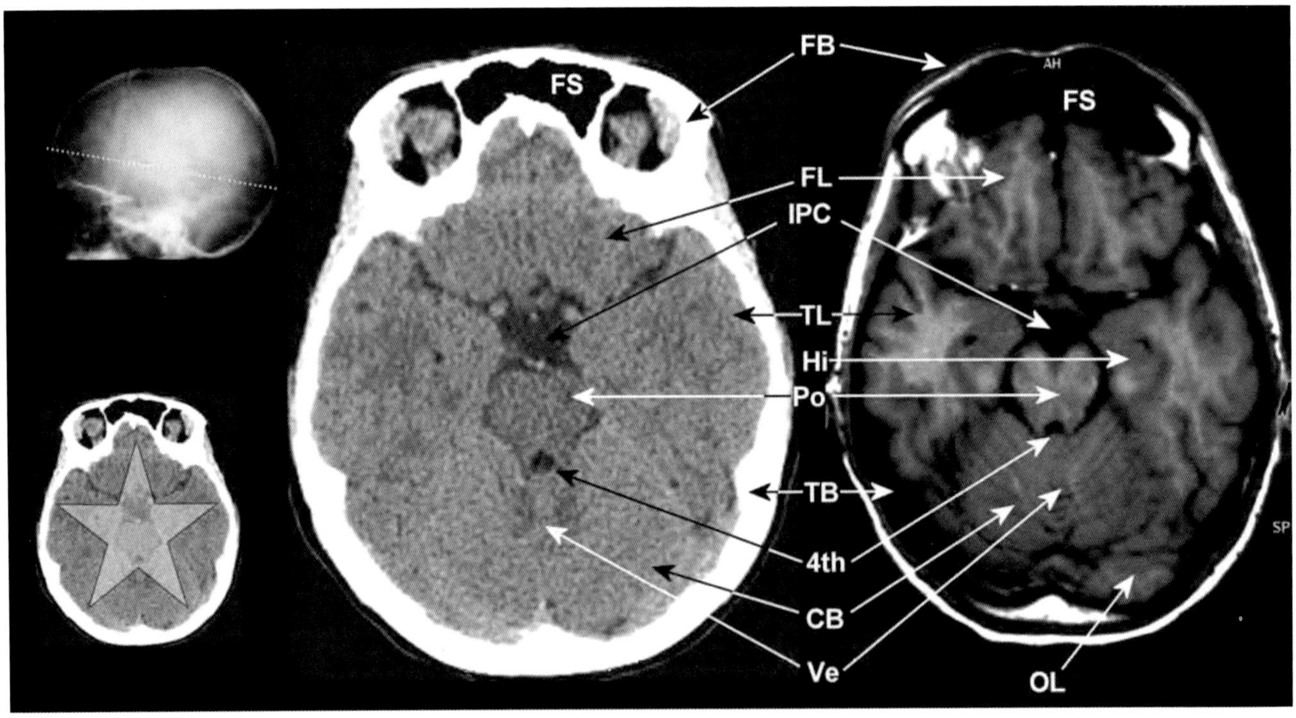

图 4-16 CT 和 MR T1W 图像，第二幅；“五角星”。请注意，这是动脉环的位置。观察额骨(FB)，额窦(FS)，额叶(FL)，鞍上池(IPC)，颞叶(TL)，海马(Hi)，脑桥(Po)，颞骨(TB)，第四脑室(4th)，小脑(CB)和小脑蚓部(Ve)。(Source of images:www.medcyclo.com by GE Healthcare.)

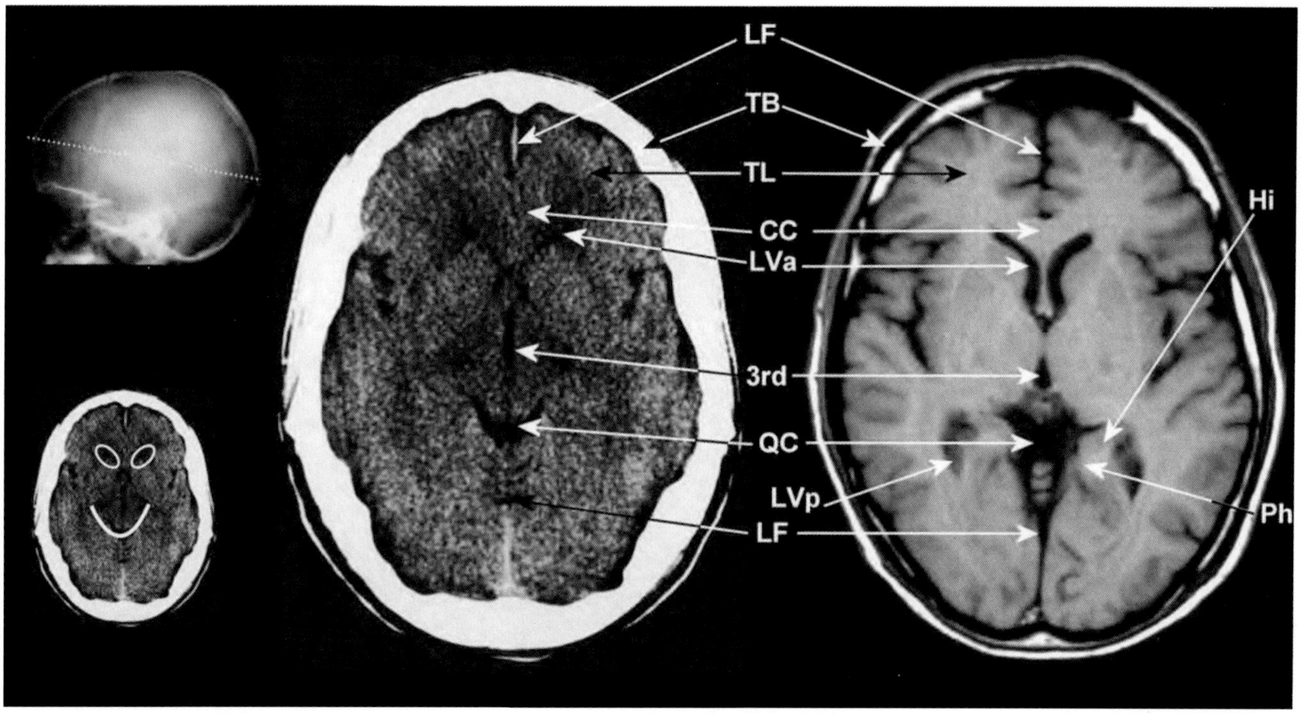

图 4–17　CT 和 MR T1W 图像，第三幅；“快乐先生”。观察纵裂池（LF），侧脑室前角的（LVa），第三脑室（3rd），四叠体池（QC），颞叶（TL），胼胝体（CC），海马（Hi），海马旁回（Ph），颞骨（TB）和侧脑室后角（LVp）。（Source of images：www.medcyclo.com by GE Healthcare.）

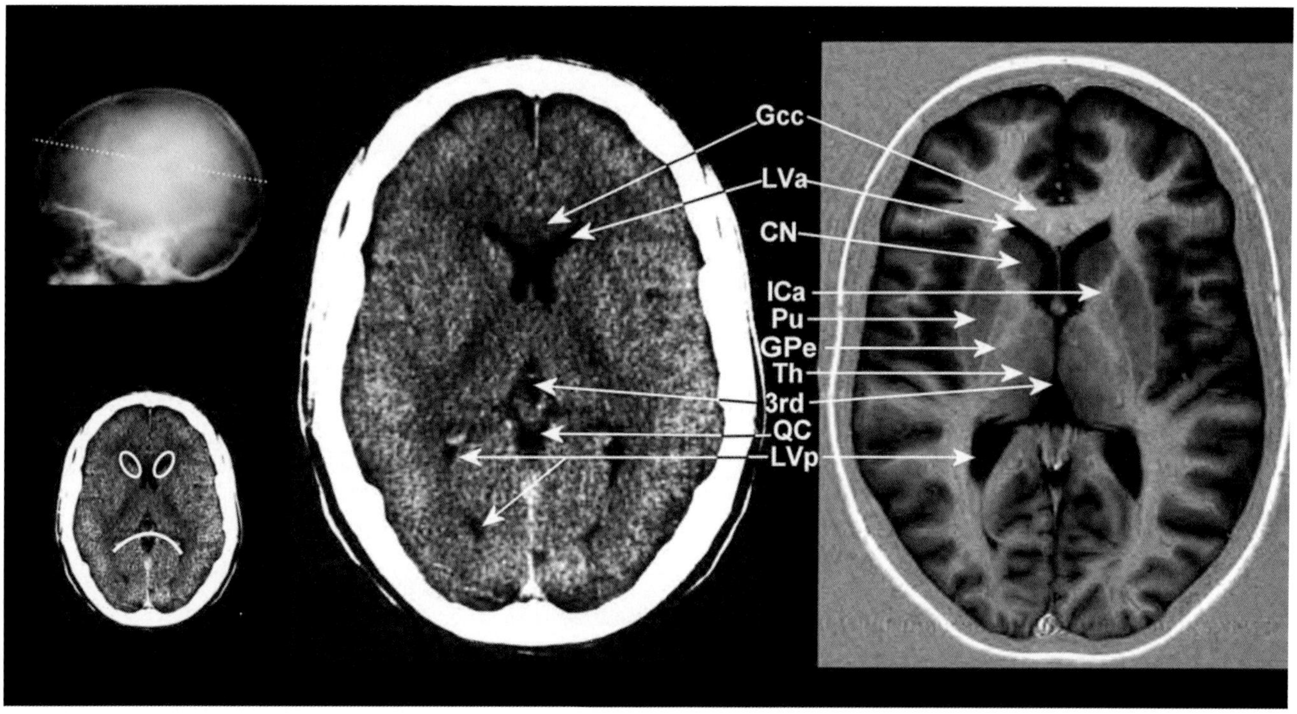

图 4–18　CT 和 MR T1W 图像，第四幅；“伤心先生”。观察胼胝体膝部（Gcc），侧脑室前角（LVa），尾状核（CN），内囊前肢（ICa），壳核（Pu），苍白球（GPe）、丘脑（Th），第三脑室（3rd），四叠体池（QC）和侧脑室后角（LVp）。（Source of images：www.medcyclo.com by GE Healthcare.）

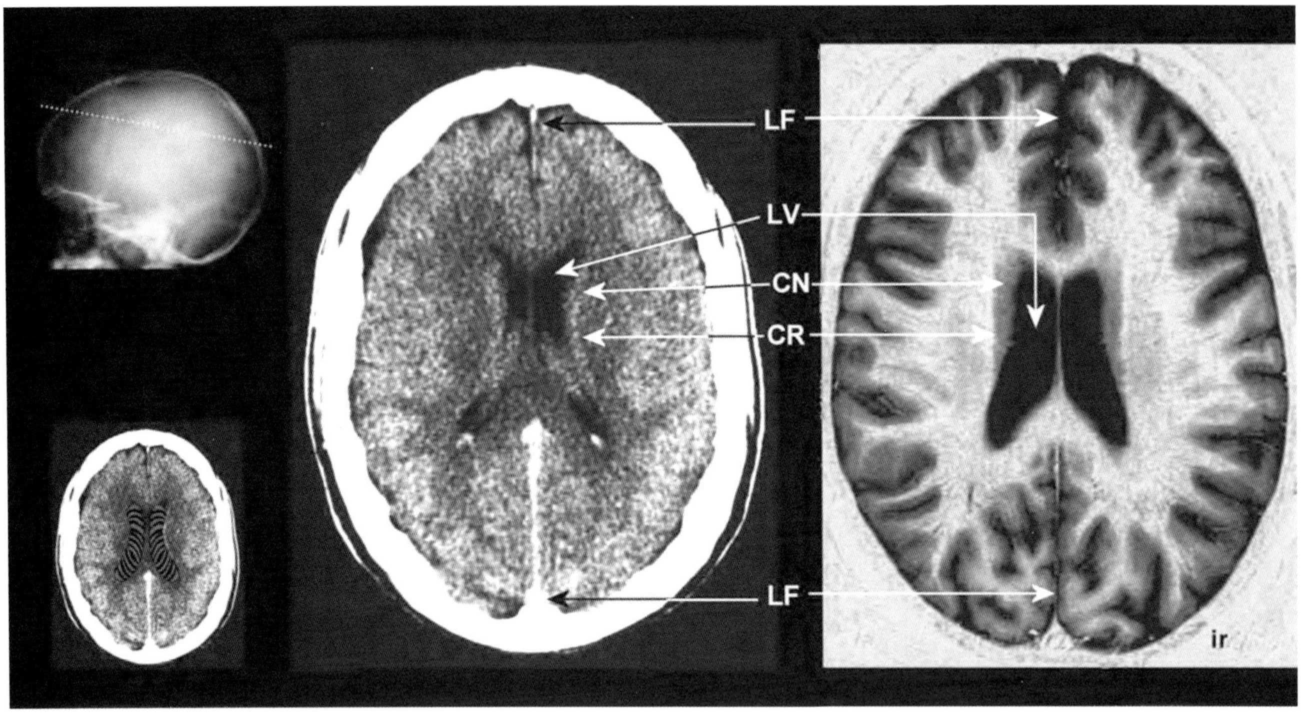

图 4-19 CT 和 MR T1W 图像,第五幅;"蠕虫"。观察纵裂池(LF),侧脑室(LV),尾状核(CN)和放射冠(CR)。(Source of images:www.medcyclo.com by GE Healthcare.)

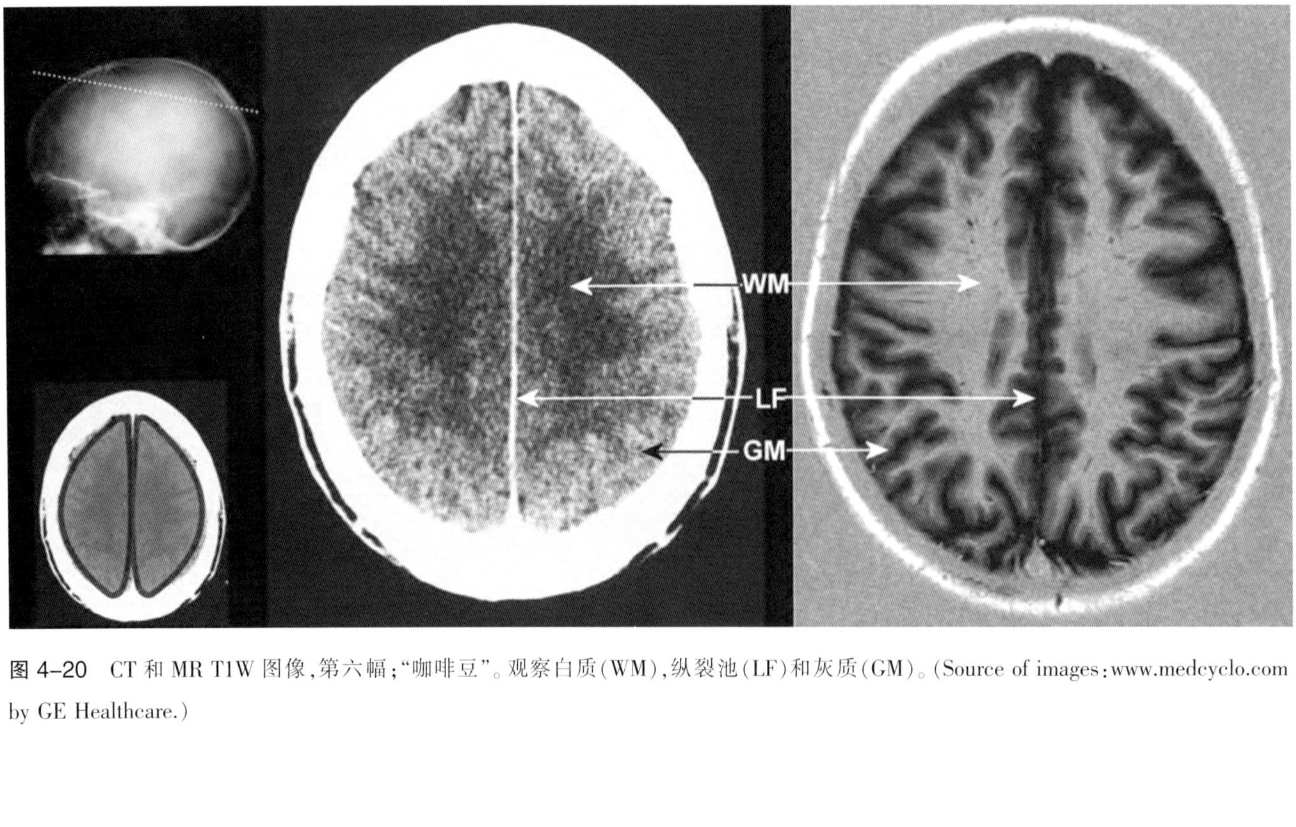

图 4-20 CT 和 MR T1W 图像,第六幅;"咖啡豆"。观察白质(WM),纵裂池(LF)和灰质(GM)。(Source of images:www.medcyclo.com by GE Healthcare.)

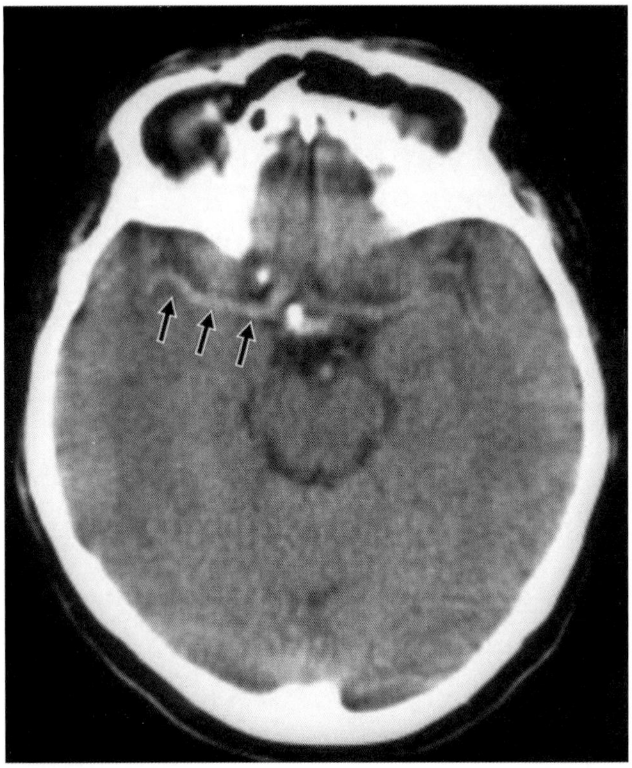

图 4-21 急性卒中(2h)。CT 平扫显示右侧大脑中动脉密度增高,提示血栓形成(箭头所示)。(Source of image:www.medcyclo.com by GE Healthcare.)

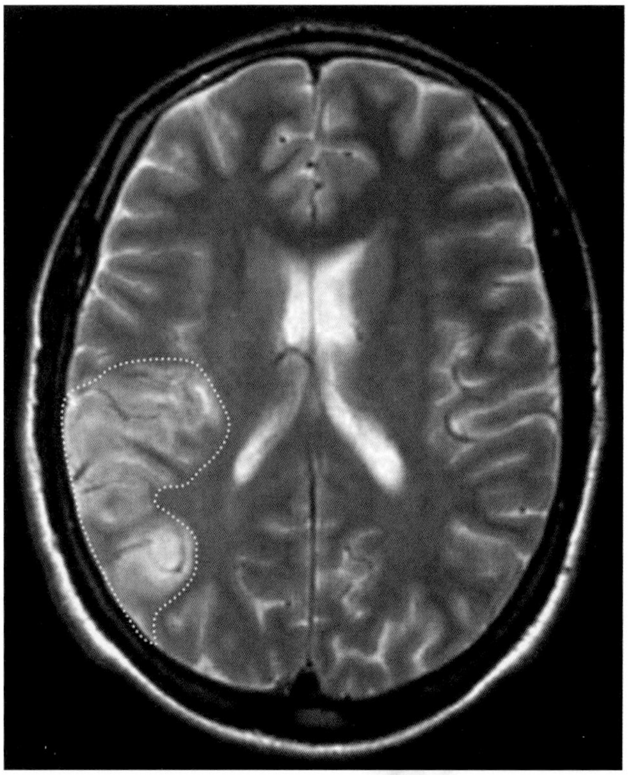

图 4-22 与图 4-21 为同一患者。12h 后 MR T2W 图像显示梗死的区域信号增高(虚线区域)。(Source of image:www.medcyclo.com by GE Healthcare.)

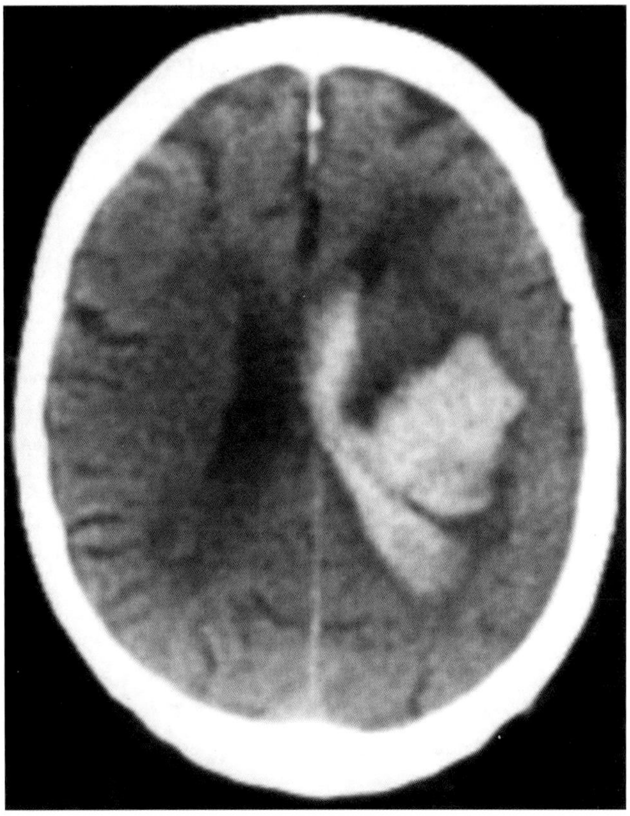

图 4-23 脑卒中后 5h 脑出血。CT 扫描显示左侧基底节及脑室出血。(Source of image:www.medcyclo.com by GE Healthcare.)

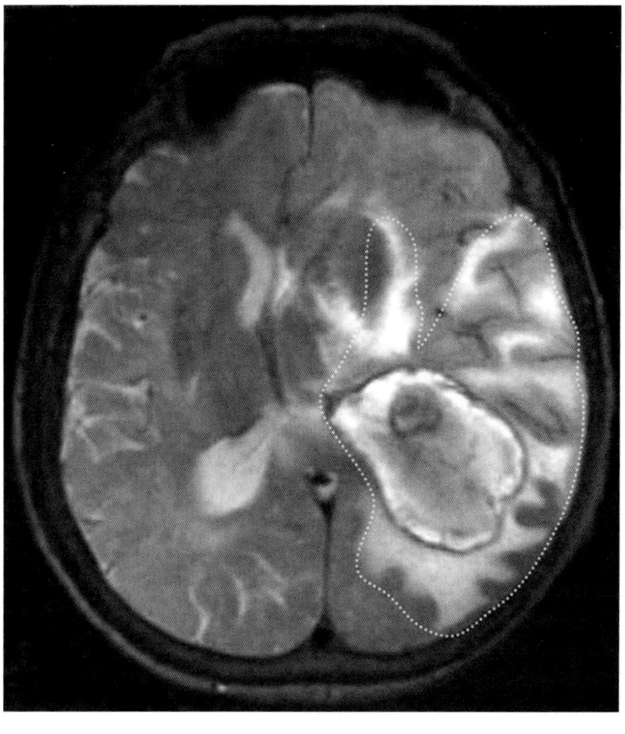

图 4-24 与图 4-23 为同一患者,2 周后。MR T2W 图像显示血肿周围区域信号增高(虚线区域),周围脑实质及左侧侧脑室受压,中线结构向右侧移位。(Source of image:www.medcyclo.com by GE Healthcare.)

要点总结

1.这些图像是轴位图像，基于多个不同角度的辐射投影。

2.现代 CT 扫描采集容积数据，并允许在任何平面上显示。

3.图像显示组织的放射密度。

4.层厚可以在单个像素内包含不同的组织，从而产生平均容积。

5.三维 CT 和 CT 脊髓造影术是 CT 很有价值的检查方法。

6.通过设置窗宽，可以选择想要显示最好的组织。

7.更薄的层厚和更小的像素提高了空间分辨率。

8.较厚的层厚和更大的像素能改善对比度。

9.CT 的优点是快速扫描、薄层和显示骨质细节，但是有相对较高辐射的缺点。

10. 现代神经成像包括 CT、MRI 和反映大脑细胞代谢活动的功能成像。

11.CT 可用于急诊和创伤神经影像检查。

12.大脑的 CT 和 MRI 成像特征，与肌肉骨骼成像相似，即以细胞密度、脂肪和液体内容物为基础。

（郁万江 连城锦 李英丽 译）

参考文献

1. Saifuddin, A: The imaging of lumbar spinal stenosis. Clin Radiol 55:581, 2005.
2. Yamazaki, T, Suzuki, K, Yanaka, K, and Matsumura, A: Dynamic computed tomography myelography for the investigation of cervical degenerative disease. Neurol Med Chir (Tokyo) 46:210, 2006.
3. Patel, S, Dawood, A, Ford, TP, and Whaites, E: The potential applications of cone beam computed tomography in the management of endodontic problems. Int Endod J 40:818, 2007.
4. Hussain, AM, Packota, G, Major, PW, and Flores-Mir, C: Role of different imaging modalities in assessment of temporomandibular joint erosions and osteophytes: A systematic review. Dentomaxillofac Radiol 37:63, 2008.
5. Barrett, JF, and Keat, N: Artifacts in CT: Recognition and avoidance. Radiographics 24:1679, 2004.
6. Fishman EK, Horton KM, and Johnson PT. Multidetector CT and three-dimensional CT angiography for suspected vascular trauma of the extremities. Radiographics 28:653–665, 2008.
7. Choplin, RH, Farber, JM, Buckwalter, KA, and Swan, S: Three-dimensional volume rendering of the tendons of the ankle and foot. Semin Musculoskel Radiol 8:175, 2004.
8. Schauer, DA, Linton, OW: National Council on Radiation Protection and Measurements report shows substantial medical exposure increase. *Radiology* 253:293–296, 2009.
9. Prokop, M: New challenges in MDCT. Eur Radiol 15:E35, 2005.
10. Muir, KW, Buchan, A, von Kummer, R, et al: Imaging of acute stroke. Lancet Neurol 5:755, 2006.
11. Hugue Ouellette, H, and Tetreault, P: Clinical Radiology Made Ridiculously Simple. Medmaster, Miami, FL, 2000.

自测

图A

这些都是 L5/S1 水平的轴位 CT 图像。这些图像层间距是 9mm。

1.标记 1~4 的结构是什么?

2.对比一下标有 5 和 6 的“关节”。

3.哪幅图像是最下面的一层? 你是怎么知道的?

图B

这些图像是左肩关节的 X 线正位图像和通过关节盂中间的轴位 CT 图像。

4.从 1~8 的组织和结构是什么?

5.你在这些图像中看到了什么异常病变?它看起来是良性的还是恶性的?

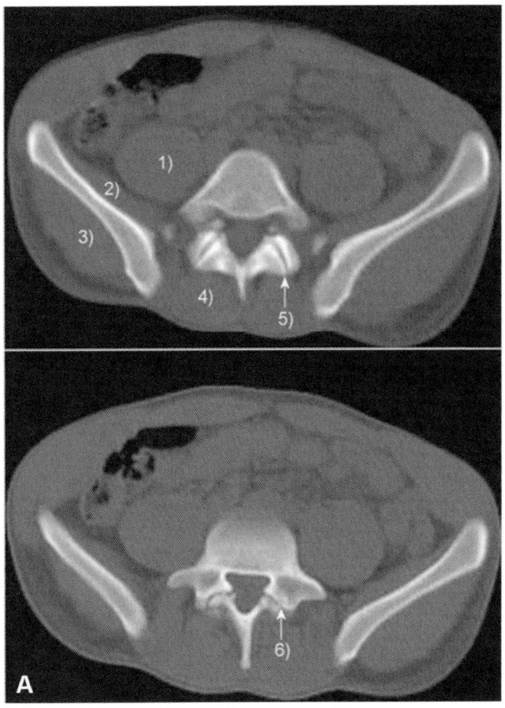

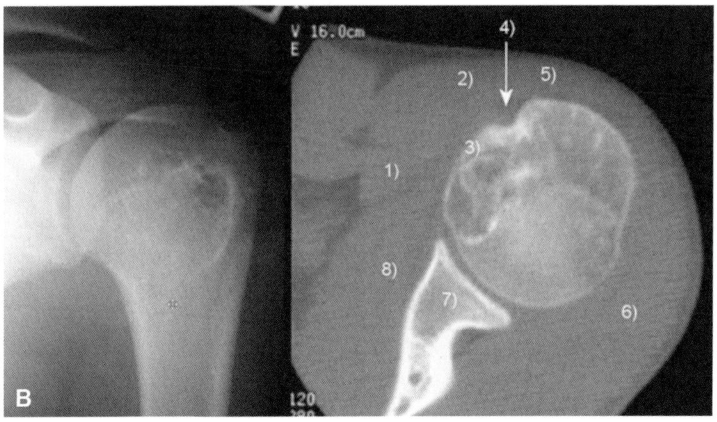

第 5 章

磁共振成像

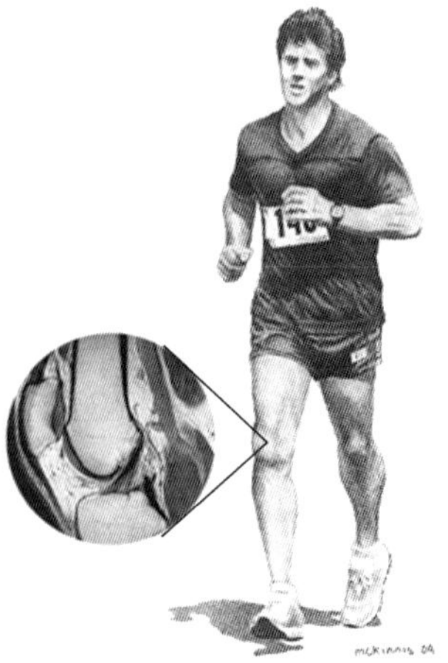

Hilmir Agustsson

本章大纲

MRI历史

MRI 是断层成像技术,利用磁场和射频信号使氢原子核发出信号,再利用计算机将其转换成图像。

MRI 的成像原理与传统的 X 线摄片、CT (基于组织对 X 线的吸收)及超声(基于组织的反射)截然不同。磁共振现象最初被用于确定分子结构,由菲利克斯·布洛赫和爱德华·珀塞尔这两位美国科学家于 20 世纪 40 年代共同发现,并因这一发现于 1952 年被授予诺贝尔物理学奖。在 2003 年,保罗·C·劳特伯和皮特·曼斯菲尔德爵士被授予诺贝尔医学奖,以表彰他们对于 MRI 在医疗应用所做的贡献。

MRI原理

简单来说,MRI 是基于氢原子核在射频信号激励后释放的能量的测量。释放的能量根据发出信号的组织不同而变化,这使得 MRI 能够区分不同的组织。

磁共振现象

磁共振是原子核在外磁场的作用下吸收和释放能量的过程。许多分子都可以表现磁共振,但实际上 MRI 都是以水分子中氢原子核的信号为基础的。因为氢原子核仅有一个质子,所以在 MRI 中,氢原子被称为质子蛋白。

质子在外磁场中的直线排列

获得图像的第一步是将患者置于扫描仪中,扫描仪内含有用于产生强外磁场的线圈。质子在磁场中像小条形磁体一样排列成行,可以与磁场同向或反向[1],二者间的质子数量有轻微的差别。同向及反向质子间的数量差产生了净磁化强度,且平行于外磁场,这称为纵向磁化强度。

质子阵列的改变

以恰当的角度给予纵向磁化强度一个射频脉冲波,将质子阵列改变为横向平面,在此过程中被吸收的能量使质子跃迁到高能级–横向磁化强度(图 5–1)。

重新排列及衰减

在射频脉冲波之后,质子在主磁场内重新排列,通常在两个 90°脉冲波之间辅以一个 180°射频脉冲波。在质子重新排列时,释放出之前被移出阵列时吸收的能量。这些能量使接收线圈内产生电流,进而产生数据,这是 MRI 的基础。

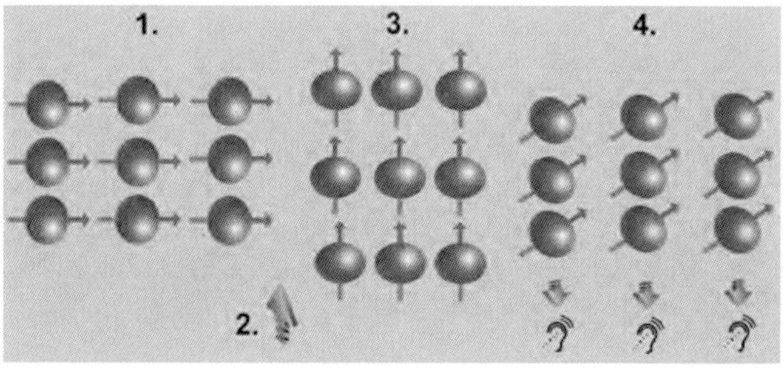

图 5–1 位移和重新排列的质子。在本图中,质子沿主磁场排列(1),此时以适当的角度给予射频脉冲波(2),导致质子排列改变。当射频脉冲波中断后,质子在主磁场中逐渐恢复排列(3)。

T1及T2现象

T1 和 T2 现象是同时发生的不同进程,与质子在主磁场中复位相关。在射频脉冲波之后,发生两件事:

(1)质子获得纵向磁化强度,或在外磁场中重新排列。

(2)质子失去横向磁化强度。

虽然这两个事件似乎是同一枚硬币的两面,但它们却是不同的进程,帮助 MRI 区分各种各样的组织类型和疾病过程。

恢复纵向磁化称为 T1 恢复。在 T1 恢复期间,质子失去能量并传递给周围的分子。恢复的时间取决于不同的组织,恢复时间越快(更短的 T1),组织中质子产生的信号就越强。

横向磁化强度趋向于平衡的弛豫称为 T2 衰减。横向磁化强度衰减的原因是质子间相互作用导致相位相干性的丧失。需要注意的是,衰减越慢,在邻近进程末所记录的信号强度越强(图 5–2)[2]。

T1W成像和T2W成像

在 MRI 中,图像中组织对比是基于不同组织中 T1、T2 和质子密度(氢原子核的数量)的差别并通过针对这些现象采用不同的序列而产生。“序列”的概念指的是以图像采集过程中事件发生的时间为特点的影像协议。两个参数对于图像对比的产生最为重要——重复时间(TR)和回波时间(TE):

- TE 是信号被捕获的时间。
- TR 是重复给予 RF 脉冲使质子再次移位的时间。

T1 图像与 T2 图像的差别在于两者的 TE 及 TR 值不同。TE 和 TR 值,以及其他相关图像参数,通常会在

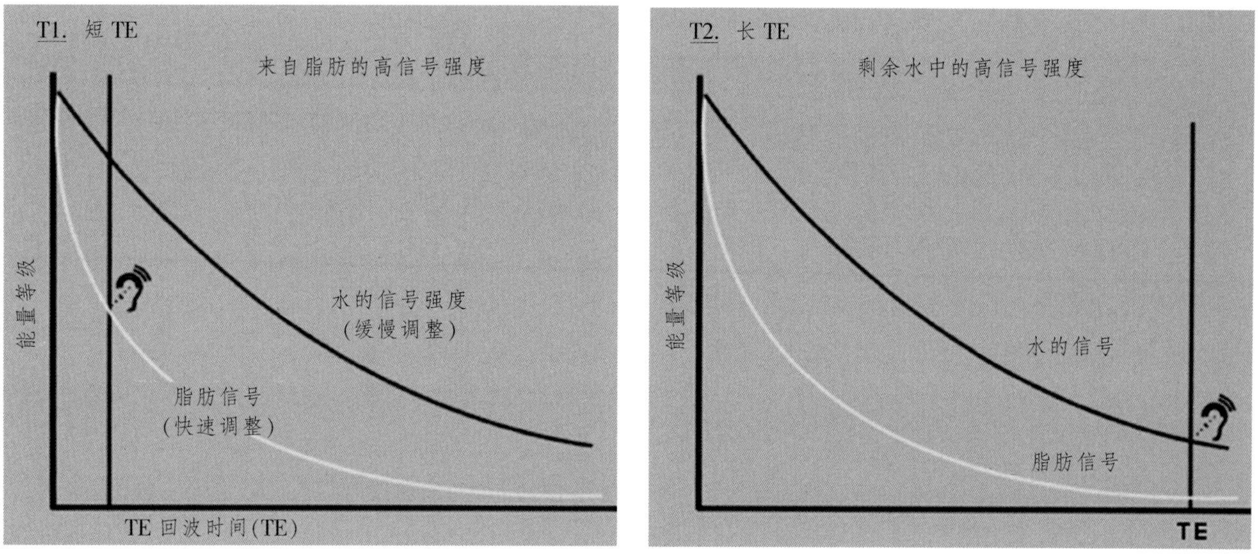

图 5–2 T1 及 T2 现象。

MR 图像中阐述。

T1W成像

T1 成像以短 TR 及短 TE 时间为特点，因此，在早期脂肪和水弛豫差异最显著的时刻采集信号。恢复纵向磁化迅速的组织，如脂肪，产生高信号强度（生成一个明亮的图像）。当使用短 TE 时，恢复纵向磁化缓慢的组织，如自由水含量高的组织，表现出低信号强度（见图 5-2）。这些组织在 T1W 图像上表现为暗色。

T2W成像

T2 成像以长 TR 及长 TE 时间为特点。因为 T2W 成像中信号是在衰减过程的后期测量，已经释放大部分能量的组织被选择性成像。自由水释放能量缓慢，因此在 T2 序列上表现为高信号强度。脂肪释放能量迅速，在 T2 上表现为低信号强度。

T1W和T2W成像间的区别

T1 和 T2 是互补又有区别的两种方法。T1 图像是在来自射频脉冲的能量大部分保留在组织的时候生成的，然而 T2 图像是在低能量水平时生成的。因此，T2 图像显得粗糙且空间分辨率低（图 5-3）。

T1 和 T2 之间的区别概括如下：

- T1 成像在结构（如脂肪，迅速释放能量）重新纵向磁化进程的早期测量其能量。T1 成像能够提供更好的解剖细节，以相对平衡的方式显示组织。
- T2 成像在横向弛豫衰减的晚期测量能量，有选择地显示那些释放能量不是很快的结构，如水。对于检测炎症有特殊价值。

图像信息和方案

图像信息

与 X 线图像一样，每一幅 MR 图像切面在图像的角落都显示两类信息：个人信息和技术信息。患者信息包括姓名、出生日期、病案标号、检查日期、设备及检查部位。技术信息显示使用的序列（常以 TR 和 TE 值来显示）、显示野的大小、以毫米显示的层面厚度。另有一些字母组合提示层面在所显示一系列层面中的编号（图 5-4）。不同设备在图像中显示的 MRI 扫描仪制造商信息及技术参数可能不一致。

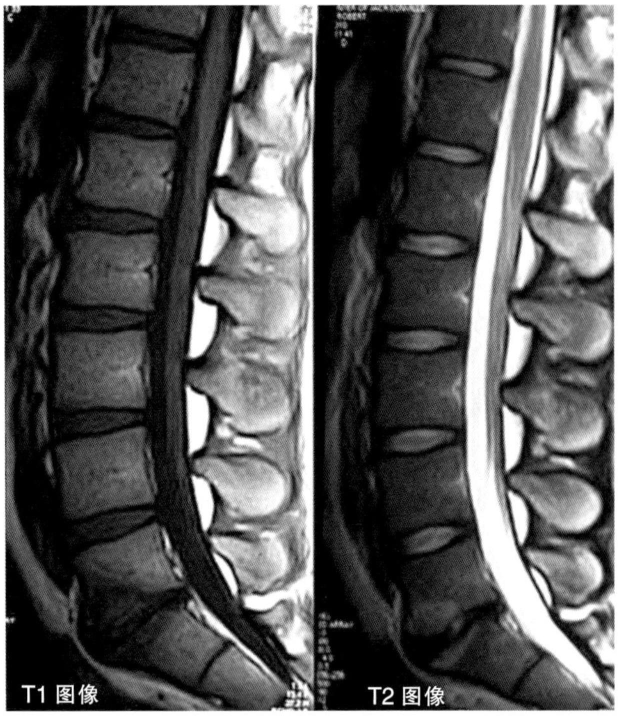

图 5-3 T1 和 T2 成像间的区别。T1 图像：骨髓产生相对高信号强度。脑脊液（CSF）产生低信号强度，在图像上为黑色。流体饱和的椎间盘也是黑色。注意脊髓及马尾与 CSF 相比是中等信号强度。T2 图像：CSF 表现为高信号强度，除变性的 L5/S1 椎间盘外，其余椎间盘产生相当高的信号强度。注意前面提及的 L5/S1 椎间盘突出。L5 及 S1 椎体邻近区域骨髓水肿信号在 T1 和 T2 上不同。相对于周围的松质骨，骨髓水肿在 T2 图像上表现为信号强度增加。（Image courtesy of A. Graham-Smith, MD.）

方案

方案一词指的是在 MRI 对检查部位成像过程中所应用的序列组合。并没有“标准”的 MRI 检查方案，联合序列的应用取决于身体部位及疑似的病变。鉴于 MRI 检查耗费时间的特性，在每个正交平面都使用大量的序列既不实用也不必要。当怀疑缺血性坏死时，髋关节成像方案如下：

(1)冠状位 T1，非脂肪饱和。

(2)冠状位短时反转恢复序列（STIR）。

(3)轴位 T1，非脂肪饱和。

(4)轴位 T2，快速自旋回波。

(5)矢状位 T2，脂肪饱和。

有两种主要类别：自旋回波（SE），如 T1 和 T2 成像；以及梯度回波（GRE）序列。在这两种序列的基础上设计了大量变化的序列。

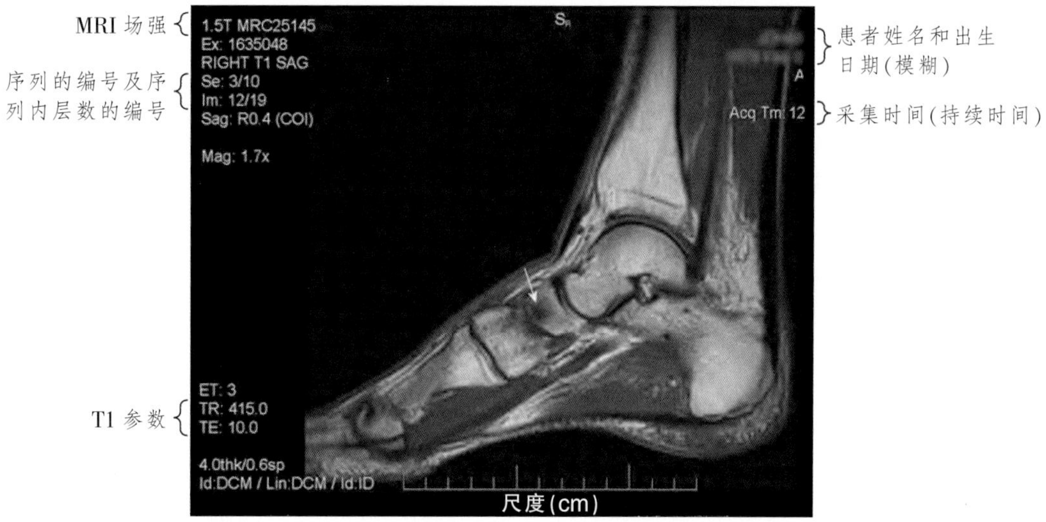

图 5–4　舟骨骨髓水肿(箭头所示)的 T1 MR 图像上的注解,说明了典型 MR 图像上的标记。

序列

SE序列

上述成像方法构成常用的成像序列,即所谓的 SE 序列。它们的特点是 90°脉冲,接下来的 T1 弛豫及 T2 衰减,以及 180°聚相位脉冲。MRI 设备制造商设置了很多变异序列,但在今天的放射学文献中,SE 序列越来越多地被简单称为 T1W 或 T2W。尽管如此,一些常见命名的变体必须被探讨。

快速 SE

传统的 SE 序列需要耗费很长时间才能执行,但是通过使用快速 SE 序列能够提高成像过程的效率。在快速 SE 成像过程中,90°脉冲后面跟随着多个 180°脉冲。这使得成像速度是常规 SE 序列的 2 倍,或是能够在同一层面位置得到多个图像而不增加成像时间。

质子密度(PD)

当使用长 TR、短 TE 时,MR 图像对比主要取决于质子密度的差异,具有高质子密度的组织产生高信号强度。基于这些参数的成像被称为质子密度成像,它具有以下特性:

1.长 TR(>2000ms)、短 TE(20~30ms)。

2.图像基于质子密度的测量,看起来像 T1 图像,但是具有更好的解剖细节。

反转恢复序列

传统的反转恢复是一个 SE 序列,使用一个 180°的预备脉冲用于翻转净磁化矢量到相反的方向并抵消来自选定实体的信号,如水。接下来施加 90°射频脉冲,随后是 SE 序列。180°脉冲和 90°脉冲间的间隔时间被称为反转时间(TI)。反转时间影响来自不同组织的信号;改变此参数使得水和脂肪的信号被抑制。反转恢复序列能提供不同 T1 弛豫时间组织间的明显对比,缺点是成像时间较长。

短时反转恢复序列(STIR)是反转恢复序列最常见的例子。在 STIR 序列中,反转恢复脉冲被用于抵消脂肪信号,使其信号强度比 T2W 图像中更低。因此,STIR 序列能够清晰显示骨髓水肿,这一点在疾病检测中非常有用。STIR 具有以下特性:

1.TR 时间长,但 TE 时间短,然而比 T1 或质子密度序列稍长。

2.图像与 T2 图像类似,对富含水的结构更敏感。

3.分辨率低于常规 SE 或 PD 图像。

GRE序列

GRE 成像的特点与自旋回波成像有较大区别。在一个 GRE 序列,射频脉冲只用于将净磁化矢量部分反转到横断面,从 0°~90°的任意角度(可变的反转角)。这个序列可以重组为任何成像平面, 不仅仅是正交平面,因此,常被用于对复杂解剖结构的成像。GRE 具有以下特性:

(1)图像采集快速。

(2)分辨率高,层厚薄。

(3)液体与软骨间的高对比(取决于参数)。

对比剂的使用

通常使用静脉注射含钆对比剂能够改善 MRI 诊断效能。钆是一种顺磁性金属离子,可应用于常规MRI(图 5-5)、磁共振血管成像(MRA)。

MR图像的形成

MRI 成像装置是专门设计用于测量组织中磁共振相关过程的。

MRI扫描仪的组成部件

MRI 扫描仪的组成部件包括主磁体、梯度线圈、射频线圈、工作站及计算机(图 5-6)。

磁体

常规 MRI 扫描仪的磁体包括足够容纳人体的机架和必要的接收线圈。开放式扫描仪也很普遍,患者并不是完全被磁体包绕。然而,这里仅描述常规的扫描仪。通常磁体具有 0.3~3T 的均匀场强。相比较而言,1T 等于地球磁场强度的 20 000 倍。

梯度线圈

每个正交平面上有一个梯度线圈,共 3 个梯度线圈被安装在 MRI 磁体孔内。梯度线圈在主磁场内产生连续变化,用于提供空间信息。

射频线圈

射频线圈有 2 个用途:

(1)发射射频脉冲改变质子排列。

(2)接收质子发出的信号。

机架内包绕患者的线圈称为体线圈,当对较大区域(如骨盆、腰椎或双侧髋关节)成像时用于接收信号。然而对于小关节来说,体线圈过大不能提供足够的分辨率。因此,观察小关节时需要使用特殊的肢体线圈作为接收线圈。

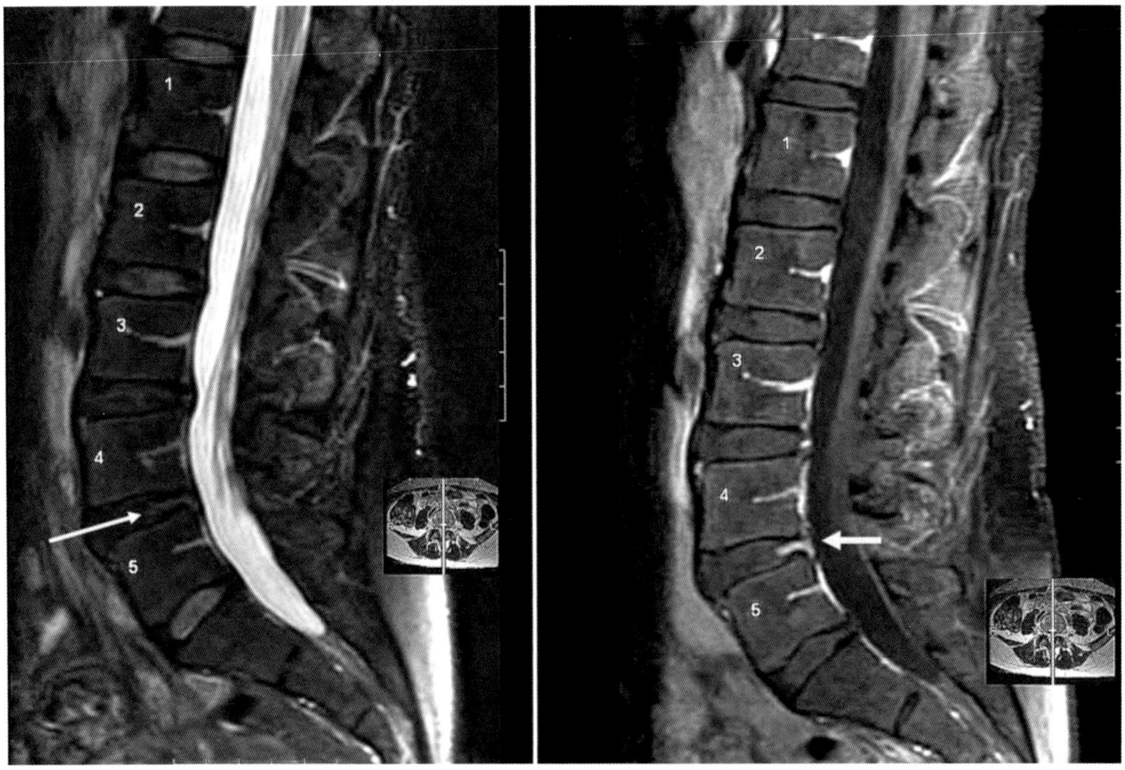

图 5-5 患者,女,50 岁,L4/L5 椎间盘显微切除术,纤维环修复的证据。左侧的矢状位 T2W 图像显示了纤维环后部的水平撕裂。注意裂隙的信号强度与上方富含水分的髓核近似,这点能够表明髓核内容物向外渗漏。脂肪抑制 T1 增强图像(右)在裂隙上显示高信号强度,而髓核仍然是暗的。这一点表明了血管化与纤维环修复相关。

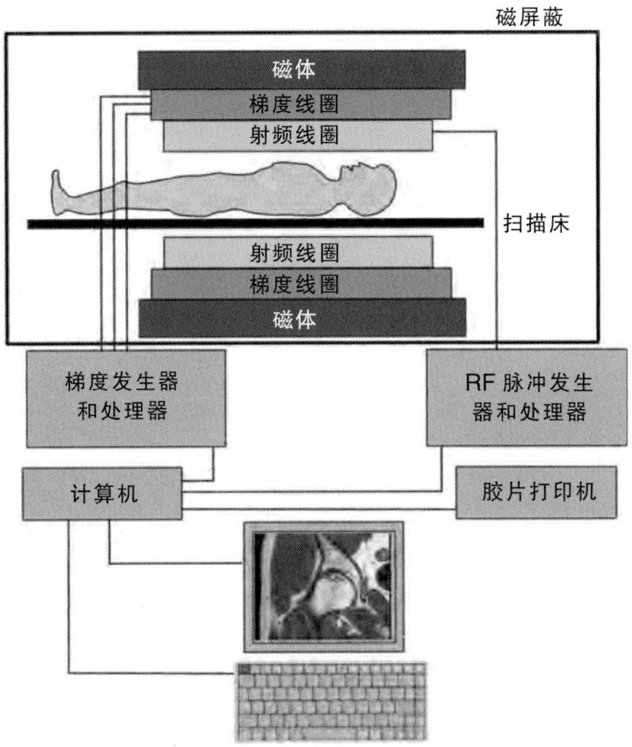

图 5–6 MRI 扫描仪的原理。计算机控制梯度线圈及射频线圈的运行,不仅仅是从射频线圈接收信号,还包括处理信号。

工作站和计算机

在工作站,MRI 技师或放射科医师在成像之前依据诊断需要选择扫描方案。计算机指导扫描过程,转换来自射频线圈的数据并重建图像。

开放式扫描仪

开放式扫描仪通常用于肢端关节检查, 以及用于患有幽闭恐惧症或肥胖症不能使用常规扫描仪成像者的检查(图 5–7)。包括半开口扫描仪、短孔径及扩口端、垂直的扫描仪等变化(见下)。

开放式扫描仪的优势:

- 扫描幽闭恐惧症或肥胖症患者的能力更强。
- 扫描噪声低。
- 在扫描期间执行测试或程序的可能性。

开放式扫描仪的劣势:

- 场强更低,需要调整成像序列。
- 信噪比更低。
- 检查时间更长。

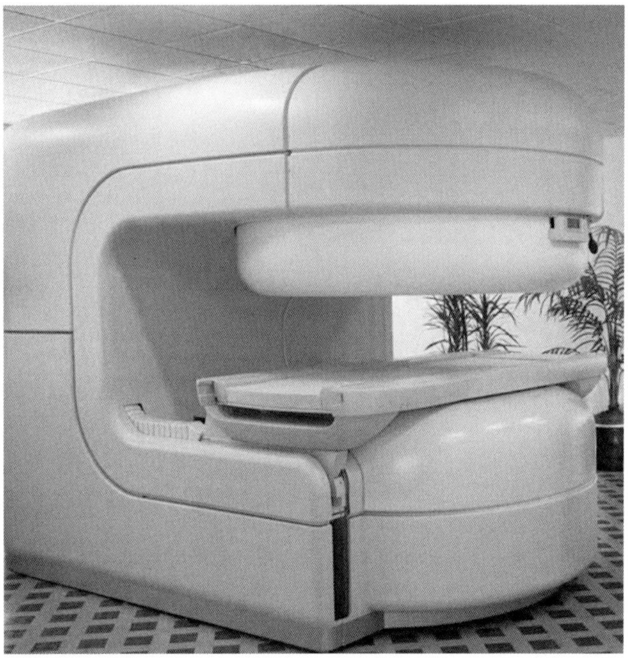

图 5–7 开放式扫描仪。不是把患者置于扫描架的检查孔内,而是放置在检查床上,由侧面滑动至磁体下方。

垂直扫描仪[3,4]

垂直(位置)MRI 扫描仪正越来越多地应用于临床及研究。这是一种开放式扫描仪,允许倾斜 MRI 装置以满足在直立位、坐位或站立位进行检查(图 5–8)。这使得脊柱和其他关节可以按照想要的位置摆放,无论承重与否。

垂直扫描仪的优势:

(1)在负重条件下进行脊柱检查,这可能会有助于检测以下情况。

- 突出。
- 间盘内疝。
- 位置相关的脊柱不稳。
- 神经根撞击(因为脊柱处于承重位,使得椎管和椎间孔狭窄)。

(2)能够对体形过大、过胖无法进入磁体检查孔内的患者,或由于充血性心力衰竭、严重的胸椎后突而必须直立位扫描的患者进行检查[5]。

垂直扫描仪的劣势:

- 更长的扫描时间,是常规高场强扫描仪的 4 倍。
- 更长的扫描时间及更低的场强可能会导致图像

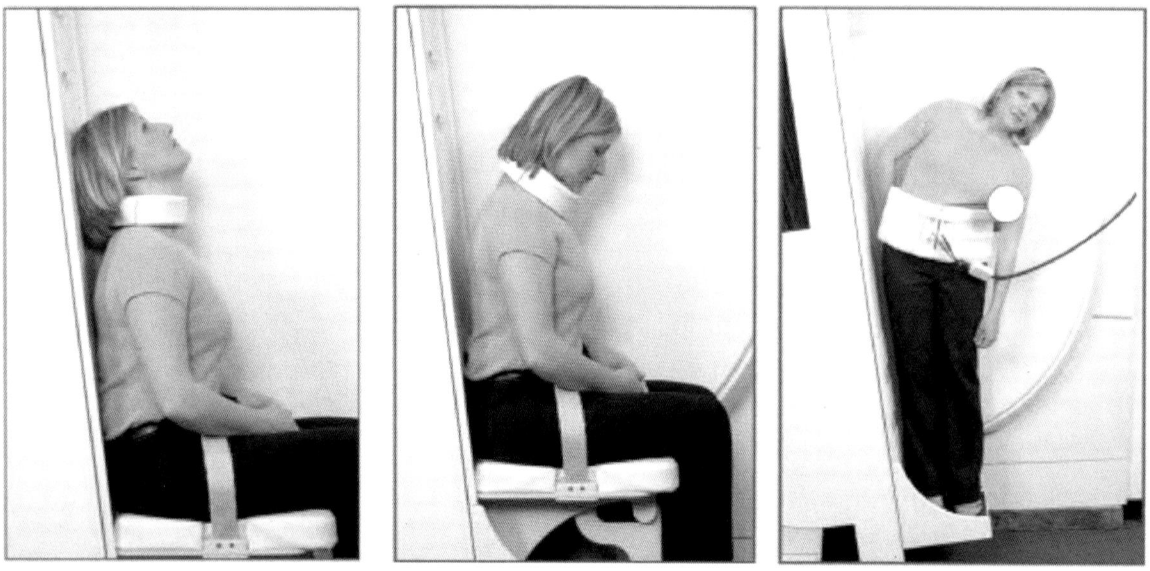

图 5-8 开放的、直立的扫描仪。直立扫描仪的磁体具有一种开放式结构。注意在颈椎伸展及屈曲的全过程中，接收线圈均环绕在患者颈部。同样的，在腰椎侧曲成像过程中，线圈均环绕在患者腰部。(Source of image：Fonar；http：//uprightmrinews.com.)

质量降低。

● 将患者安置在一个不舒服的位置，有可能增大患者在检查期间移动的可能性，降低图像质量。

MR图像的阅读

与 CT 类似，MRI 可以生成组织的灰阶图像，这些图像代表层面。与 CT 扫描一样，显示器上的像素表示组织的体积。冠状位图像从前面观察，好像面对患者；轴位图像从下面观察。矢状位图像从左到右观察。

不同组织的成像特点

在 T1 和 T2 图像上不同组织表现不同的成像特点，二者之间的对比常用来评估疾病过程和创伤。疾病过程通常导致 T1 成像上的低信号及 T2 成像上的高信号(见图 5-3)。

MRI报告的语言

与 X 线片报告通过射线密度的变化识别不同的解剖和病变不同，MRI 对结构及病变的描述与源自不同组织的信号强度有关。为了理解 MRI 报告，熟悉正常组织及常见病变在 T1W 及 T2W 图像上的信号强度非常必要。

不同组织的T1和T2成像特点

下列所述是不同组织的 T1 和 T2 成像特点的简要说明。对信号强度的概览，见表 5-1 和相对应的图 5-9。

● 脂肪在 T1W 图像上产生高信号强度，在 T2W 图像上产生低到中等信号强度。

● 自由水在 T2W 图像上产生高信号强度，T2 上信号非常低。

● 肌腱、韧带和半月板在所有序列都表现为低信号强度。

● 皮质骨在所有序列上都显示为非常低的信号。

● 红(造血)骨髓在 T1 上显示为中等信号强度，而黄骨髓为高信号强度[6]。

● 肌肉在 T1W 和 T2W 图像上均显示为中等信号强度，但是在 T2 上的信号强度稍低。

● 软骨在 T1W 和 T2W 图像上均产生中等信号强度。

异常发现及病变

疾病过程通常与自由水浓度的增加有关。因此，常导致 T1W 信号强度降低、T2W 信号强度增加，但是这一规律也有例外：

表 5-1　MRI 成像特点

	T1W 信号强度	T2W 信号强度
正常组织		
皮质骨/钙化	非常低	非常低
软骨	中等	低-中等
红骨髓	中等-低	中等
脂肪/黄骨髓	高	中等
韧带和肌腱	低	低
肌肉	中等	中等
液体：CSF，关节液	低	高
疾病/异常		
炎症	低	高
滑膜肥大	低-中等	中等-高
急性出血	高	中等-低
亚急性出血	中等-高	中等-高
慢性出血	多变	高
软组织钙化	低	低
软组织肿瘤	低	高
骨肿瘤	多变	多变
软骨软化	降低；软骨增生	信号增高
急性骨折	低，伴有黑暗带	高，伴有黑暗带
应力性骨折	低，伴有黑暗带	高，伴有黑暗带
早期缺血性坏死	低	中等-高
进展期缺血性坏死	低(在软骨下带状)	高(在软骨下带状)

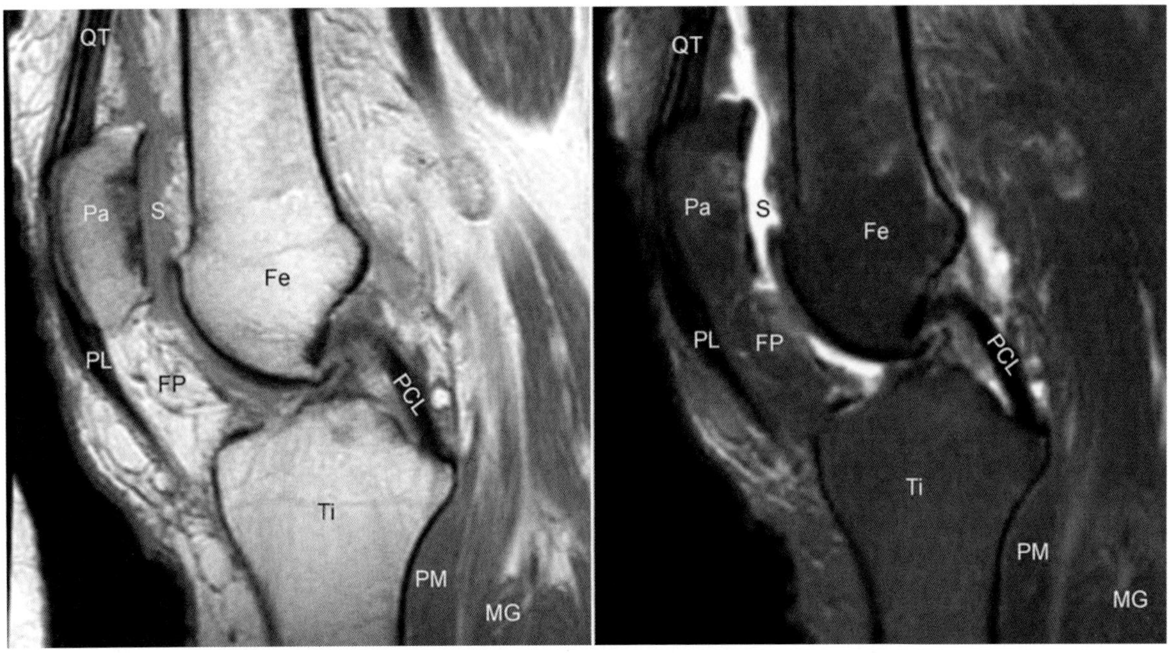

图 5-9　髌骨软化症患者的 T1(左)和 T2(右)图像。比较 T1 和 T2 图像的特点列在表 5-1。膝关节正中矢状位图像，显示了股四头肌肌腱(QT)、髌骨(Pa)、关节液(S)、股骨(Fe)、后交叉韧带(PCL)、髌韧带(PL)、Hoffa 髌下脂肪垫(FP)、胫骨(Ti)、腘肌(PM)及腓肠肌内侧头(MG)。(Image courtesy of John C. Hunter, MD, University of California, Davis School of Medicine.)

1.出血。

● 急性出血在 T1W 图像上表现为高信号，但是在 T2W 图像上可以表现为低到中等信号强度；然而这可能与水肿的程度有关。

● 亚急性出血在 T1W 和 T2W 图像上都表现为中等到高信号强度。

● 慢性出血在 T1W 图像上的信号强度多变，但是在 T2W 图像上表现为高信号强度。

2.炎症及其他导致组织中自由水含量增加的病变表现为 T1W 图像信号强度降低，但是 T2W 图像信号强度增高。

3.与风湿性关节炎相关的滑膜增生(滑膜肥大)产生中等到高信号强度(图 5–10)。

4.肌萎缩常与肌肉被脂肪和水渗透有关系，在T1W 和 T2W 图像上信号强度增高(图 5–11)。

5.软组织钙化含有少量或不含自由水，因此，在 T1W 和 T2W 图像上表现为低信号强度。

6.软组织肿瘤自由水含量通常较高，在 T1W 图像上显示为低信号强度，而在 T2W 图像上显示为高信号强度。

7.骨肿瘤具有多种信号强度，取决于肿瘤来源的组织，以及肿瘤的性质是成骨的还是溶骨的。

8.急性骨折在 T1W 和 T2W 图像上均表现为直的或匍行的(蠕虫状)低信号强度线。这些低信号强度线常被骨髓水肿包绕，骨髓水肿显示为 T1W 图像低信号强度、T2W 图像高信号强度。

9.应力性骨折在发现骨折线之前可以表现为骨挫伤，在 T1W 图像上为低信号强度、T2W 图像上为高信号强度。

图像质量

MR 图像的质量与 CT 图像取决于许多相同的参数，例如，显示野和像素大小。然而，它们还是有少许不同。

内在因素和外在因素

除了 T1 和 T2 时间以外，采集图像最重要的内在因素是质子密度[7]。较低数量的质子，如皮质骨，产生低信号强度，在所有脉冲序列图像上都呈黑色。然而，如果被其他高信号强度结构包绕，具有较低质子密度

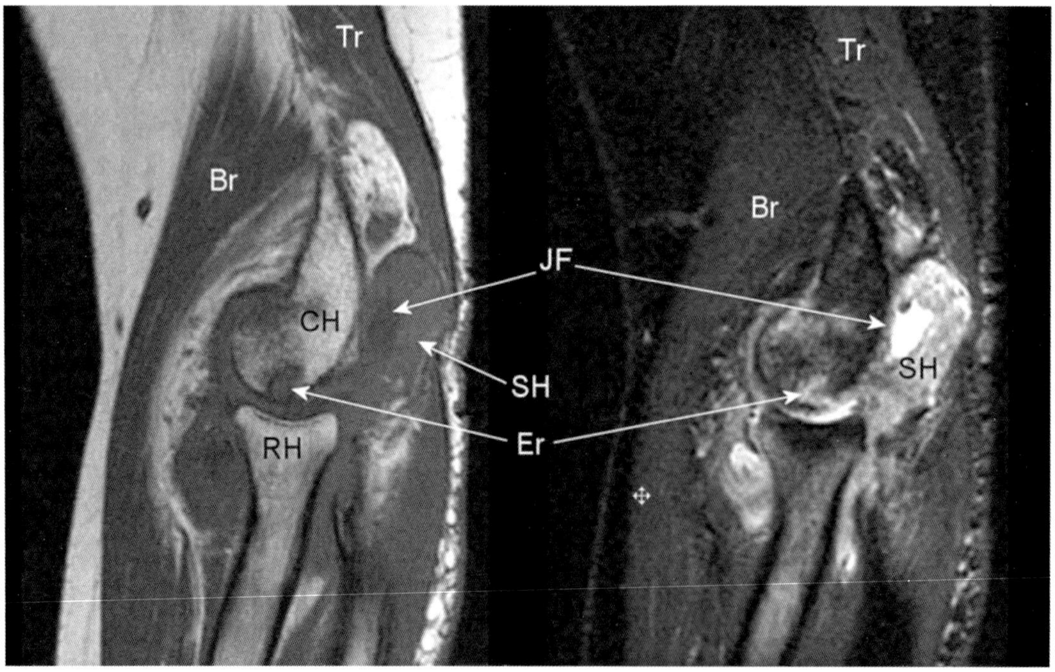

图 5–10 风湿性关节炎患者，与炎症、滑膜肥大及侵袭相关的信号强度。关节液(JF)在 T1 图像(左)上显示为低信号，而在 T2 图像(右)上显示高信号。滑膜肥大(SH)和充满液体的腘肌侵袭(Er)在 T1 图像上产生低到中等信号，但是在 T2 上产生明亮的信号。这一层面，从关节的外侧面，显示了肱肌(Br)、肱三头肌(Tr)、肱骨小头(CH)及桡骨头(RH)。(Image courtesy of John C. Hunter，MD，University of California，Davis School of Medicine.)

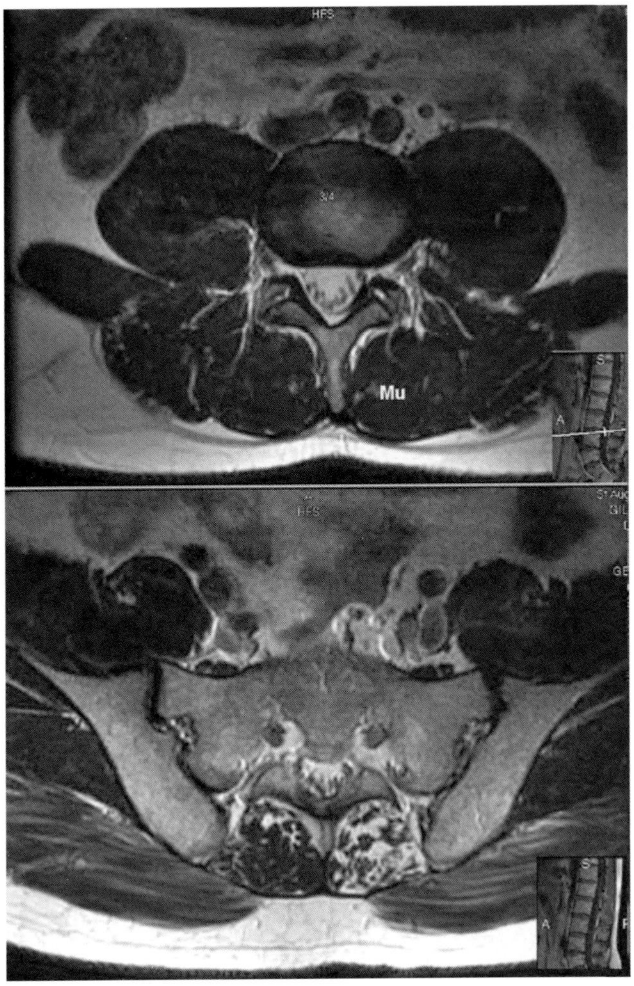

图 5-11 L4/L5 水平椎板切除术后伴发严重的多裂肌萎缩。上图是 L3/L4 椎间盘层面，显示正常多裂肌（Mu）的外观；下图是 L5/S1 椎间盘层面成像。注意失去许多肌肉组织的多裂肌的“虫噬状”表现。

的结构仍然可以被成功显像。

最重要的外在因素与成像序列的选择有关。磁体强度也影响图像质量，在其他条件都相同的情况下，更高的磁场强度会提高图像质量。顺磁剂（如钆）能够增强图像，使炎症在 T1 序列上可见。

MRI的临床应用

MR图像优势

- MRI 检测骨髓的变化和变异非常敏感。这点在骨肿瘤、应力性骨折及缺血性坏死的诊断上非常重要。
- MRI 在显示软组织细节上非常出色。由于能够区分不同的软组织，并能够鉴别肌腱和韧带的部分撕裂或完全撕裂，MRI 被广泛应用于运动损伤的诊断。
- 在某些情况下，MRI 已经取代了侵入性诊断程序，如半月板损伤的关节镜检查。
- MRI 是评估椎间盘突出及其他可能引起神经根撞击潜在病因的最好模式（图 5-12）。
- MRI 不但有术前对骨和软组织肿瘤进行分期的能力，而且还能评估软组织侵犯范围[8]。尽管骨扫描是一种更有效的筛选技术，但 MRI 检测骨转移瘤的敏感度高于骨扫描。

MRI的局限性

MRI 的局限性在于皮质骨的成像，由于皮质骨的低信号强度。MRI 其他的局限性包括以下几个方面：

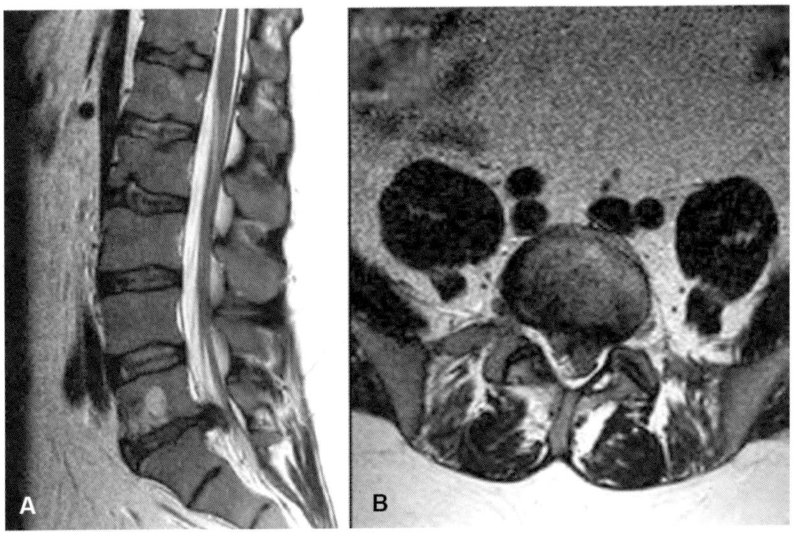

图 5-12 患者，男，40 岁，急性椎间盘突出症。（A）正中矢状位 T2 图像显示了 L5/S1 水平巨大的椎间盘突出，压迫骶神经。L5 椎体内部存在骨髓水肿，T12/L1、L1/L2 及 L2/L3 椎间关节终板异常、许莫结节。（B）轴位 T2 图像显示了间盘疝占据了超过 3/4 的椎管。患者经伸展运动、固定和体位牵伸治疗后，在 6 周内几乎没有任何症状，1 年半之后，症状就消失了。

- 生成一幅图像的时间长度。
- 成本高。

禁忌证和健康问题

MRI 扫描仪的磁场足够强大，能把氧气罐从地面吸入磁体孔内。因此，任何金属物体接近 MRI 磁体时都可能出现问题，包括金属植入物、工业碎片、子弹等。

- 铁磁性外科夹钳可以移位。在脑动脉瘤夹钳的情况下，这种移位能够引起致命性出血。
- 骨科金属硬件能够导致图像失真，但通常不代表对健康有危害。

其他问题如下：

- 接近或进入磁场可能会导致起搏器故障。
- 约 10%的患者患有幽闭恐惧症。
- 有的患者(如儿童)可能无法在整个检查期间保持静止不动，需要镇静。

MR关节造影

MR 关节造影结合了标准关节造影的原理及 MRI，近十年来越来越多地被应用[9]。这种方法常用来研究髋关节或肩关节上唇撕裂，以及用来研究腕关节及踝关节韧带撕裂。通常情况下，放射科医师将少量钆加入碘对比剂中，注射至关节内。钆显示为明亮的信号，这使得放射科医师能够观察关节囊、关节面、韧带或关节唇上的小缺陷。

MR脊髓造影[10]

MR 脊髓造影一词可能会引起误会，以为它与 CT 脊髓造影一样应用造影剂。然而，MR 脊髓造影只是使用高分辨率及重 T2W 对椎管及蛛网膜下隙进行研究，是一种非侵袭性方法，无造影剂注入脑脊液内。这项技术很大程度上使得传统 X 线脊髓造影得以停止使用。

MRI和CT的对比

成像特点

尽管 MRI 和 CT 应用的目的常相似，但它们建立在不同的原理基础上。CT 成像的基础是组织的放射密度，而 MRI 成像的基础是水或软组织中氢质子释放的能量。因此，CT 和 MR 图像的组织特性有很大区别。在 X 线摄影及 CT 图像上显示为明亮的结构，在 MR 图像上常显示为黑色(图 5-13)。

MRI的优势及劣势

由于存在竞争，MRI 常被拿来与 CT 比较。

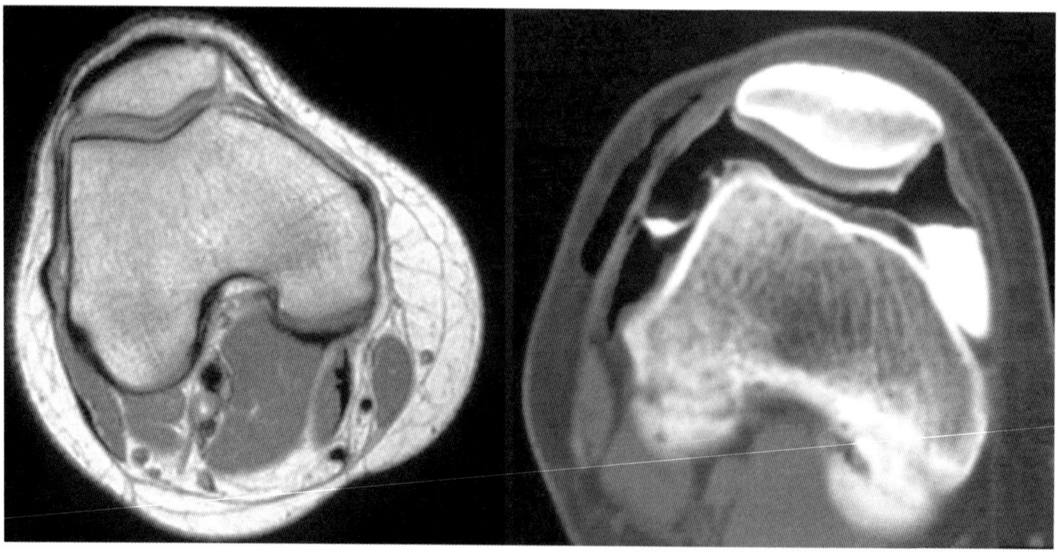

图 5-13 CT 和 MR 图像间的区别。左侧是髌股关节 MR 轴位 T1 图像，右侧是轴位 CT 关节造影图像(注意内侧关节间隙的明亮的对比剂)。皮质骨在 CT 图像上表现为明亮的，但是在 MR 图像上是暗的。脂肪在 CT 图像上是暗的，但是在 MR T1 图像上是明亮的。关节囊的致密软组织和髌骨支持带在 CT 图像上是相当明亮的，但是在 MR 图像上是暗的。此外，请注意 MRI 对软组织成像的能力。(Source of image: www.medcyclo.com by GE Healthcare.)

MRI 优于 CT 的方面：

- 软组织成像上更好的对比分辨率。
- 在显示被致密骨性结构包绕的器官上具有更强的能力。
- 无电离辐射。
- 漏诊疾病过程的风险更低，因为在一个序列上遗漏的疾病过程常在另一个序列上被发现。

CT 优于 MRI 的方面：

- 费用低。
- 实用性强。
- 成像时间短。
- 包括选择成像参数在内的操作时间更短。
- 层厚更薄。
- 因移动导致的图像质量损失更少。
- 对皮质骨成像时具有更强的分辨率。
- 对具有金属植入物的个体成像更简单。

临床思考要点

由于 MRI 提供的可能性，许多以往不能诊断的临床疾病已经能够被诊断。其中的许多疾病吸引了物理治疗专家的特殊兴趣；其中两个是骨挫伤和应力性骨折。

要点1：骨挫伤——损伤的足迹[11]

骨髓挫伤常在骨骼肌肉系统损伤后的 MRI 检查中被确认。这些损伤通常不涉及骨性结构的永久性改变。骨髓挫伤被恰如其分地称为“损伤的足迹”，可能是韧带牵拉伤的结果，例如，膝外翻应力过程中内侧韧带的损伤。韧带的牵拉能够导致下面的骨损伤。骨髓挫伤也可以是骨直接被撞击的结果，或是损伤期间作用在关节面的压迫力造成的结果，例如，膝外翻应力期间外侧关节面的压力。

通常情况下，在 X 线图像和 CT 图像上不能显示的损伤能够在 MRI 上有所发现，就是因为损伤以骨髓水肿的形式留下了“足迹”。暂时性髌骨脱位就是一个很好的例子。目前认为，大多数情况下侧向髌骨脱位包括暂时性脱位（能够自行复位的一种损伤，导致软组织损害的 MRI 表现有限）。不管怎样，损伤导致髌骨中下部及股骨外侧髁前部的骨髓水肿，在 T2W 图像上为明亮的信号，而在 T1 上是黑色。骨髓水肿的图像提示潜在的损伤并说明所涉及的力量，有助于预测可能的组织损伤（图 5–14）。

要点2：应力性骨折的MR成像[12]

应力性骨折多数情况下累及下肢骨，是反复微小损伤的结果。这个过程始于骨的加速转换及重塑，如果应力持续的话可以向应力性骨折发展。

不同的成像模式有各自的优缺点。传统的 X 线摄片是最常用于诊断应力性骨折的成像工具，临床提出怀疑后 4~6 周才有可能发现应力性骨折。换言之，一旦考虑到应力性骨折时已经发生骨愈合了。因此，大多数应力性骨折在最初的 X 线图像上被忽视。然而，早期诊断是至关重要的，因为更严重的应力性骨折意味着更长的恢复时间。此外，应力性骨折在持续活动的情况下会向成熟的、移位的骨折发展。股骨颈骨折是最严重的例子。

放射学核素骨扫描长期以来被称作应力性骨折诊断的金标准，但是尽管其敏感性接近 100%，特异性却很低，因为它只识别基于代谢活动增加的病变。此外，骨扫描是个相当耗费时间的检查，同时具有相当大的辐射。近来，CT 和 MRI 均被证明与骨扫描具有同样或更高的敏感性，并且有更高的特异性。这一点在舟骨应力性骨折上得以证实，CT 是更准确的诊断模式。同样在股骨颈骨折的诊断上，MRI 是更有效的方法。

MRI 能够清晰地显示应力性骨折之前的反应：骨的吸收和替换。这种代谢活动伴随着骨髓和骨膜局部充血及水肿。最初，骨髓的改变只能在 MRI 序列上显示，例如，STIR 序列对炎症改变有特殊的敏感性。但是当应力性反应变得更严重时，这些改变常导致 T2W 图像上的高信号强度及 T1W 上的信号降低。一旦应力性反应进展成应力性骨折，就能看到带状低信号强度的骨折线（图 5–15）。

MRI 具有超出其他成像模式的价值，能够显示常见骨折的骨邻近软组织的异常。这些异常情况包括邻近肌肉的炎症，会导致 T2W 图像上的高信号强度。

MRI 对应力性骨折进程的研究显示，不是所有 MR 图像上可见的应力性反应都会引起应力性骨折。引起疼痛的骨髓水肿和出血，推测其原因是松质骨的广泛微小骨折，可能不会发展到全面的应力性骨折。MR图像上显示的应力性反应通常没有症状。它们可能只是运动早期应激反应的信号，或代表一种无症状的慢性

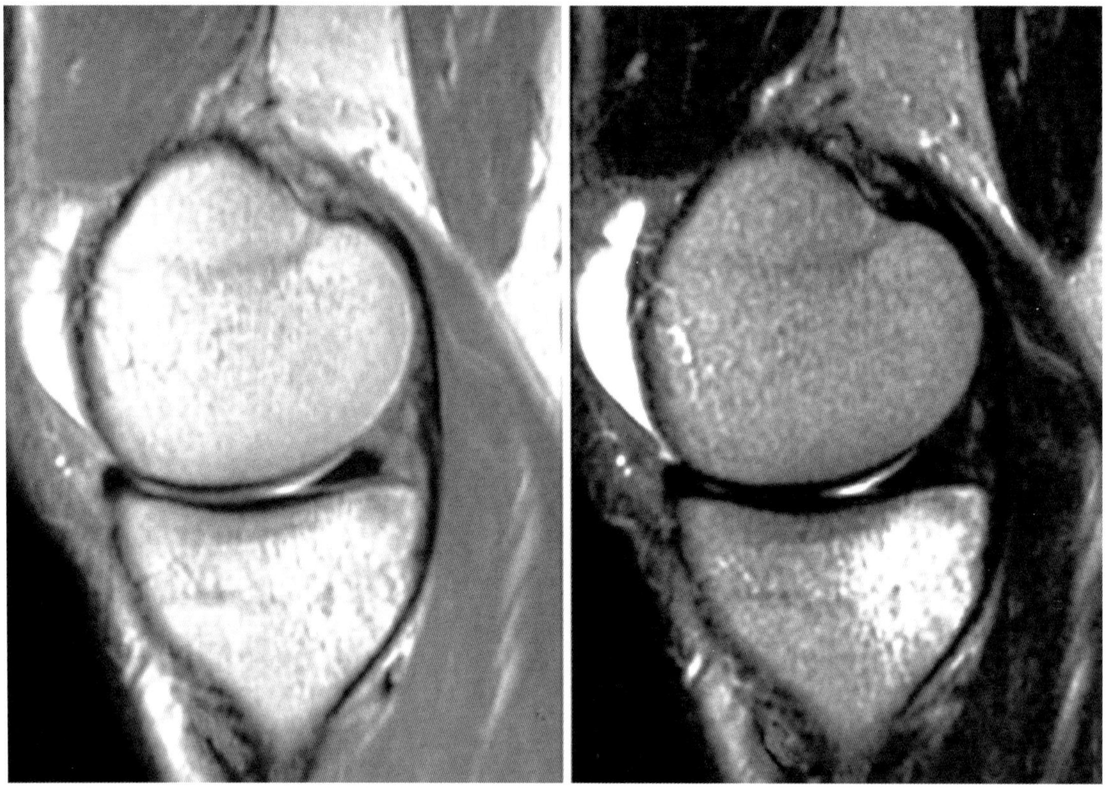

图 5–14 青年男性患者，当膝关节屈曲时持续性轴移损伤(外旋)，导致关节内侧受压，胫骨内侧平台骨挫伤。矢状位质子密度图像(左)显示了胫骨内侧平台后部骨小梁模式的轻微改变；T2W 图像显示在这部分骨髓内信号强度增加。(Source of image：www.medcyclo.com by GE Healthcare.)

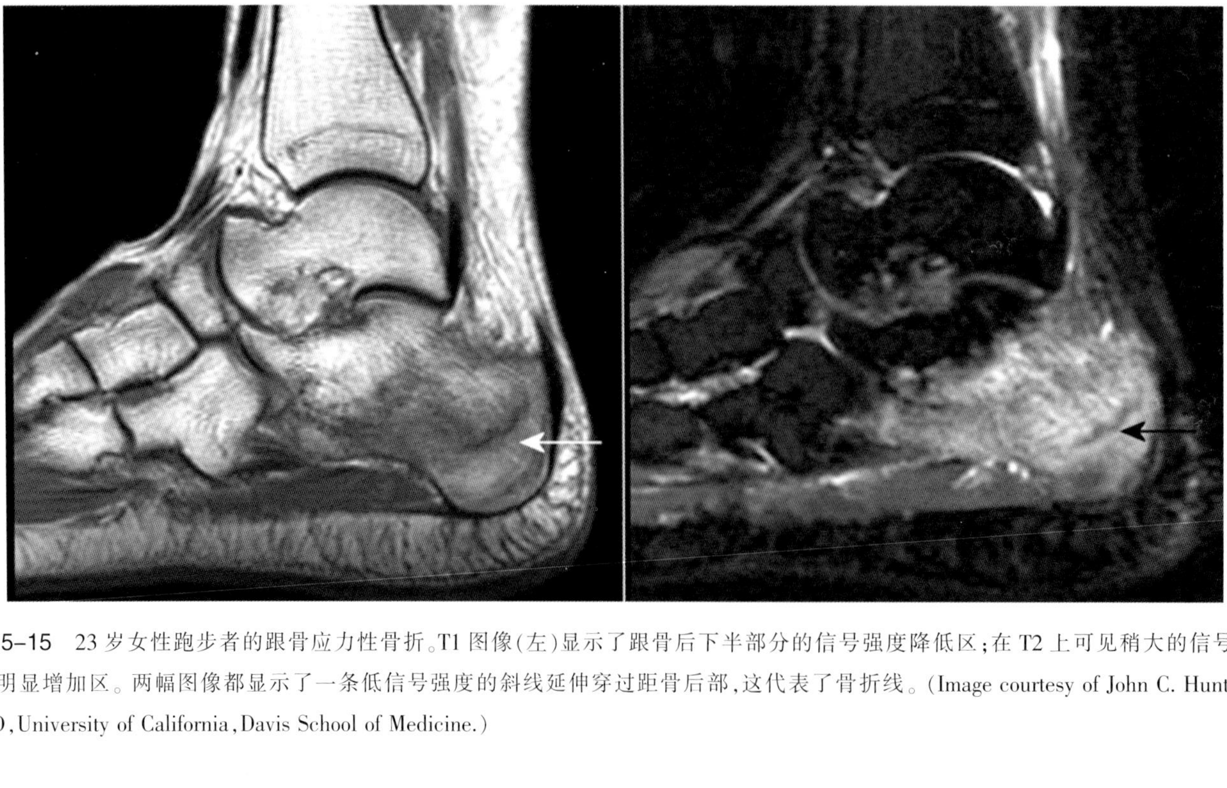

图 5–15 23 岁女性跑步者的跟骨应力性骨折。T1 图像(左)显示了跟骨后下半部分的信号强度降低区；在 T2 上可见稍大的信号强度明显增加区。两幅图像都显示了一条低信号强度的斜线延伸穿过距骨后部，这代表了骨折线。(Image courtesy of John C. Hunter, MD, University of California, Davis School of Medicine.)

疾病，许多情况下与损伤无关，如专业的芭蕾舞演员都被发现有距骨颈部的骨髓水肿区[13]。

总结和未来展望

总的来说，MRI 仍然是观察软组织结构细节的最佳成像方法，尽管 CT 正在不断发展。检查时间长的问题正在用快速序列来解决。

开放式扫描仪的发展及更快的采集时间不仅仅解决了幽闭恐惧症的问题，还打开了介入成像的可能性。随着开放式扫描仪的应用，有可能对运动的关节甚至抗阻关节进行成像。这项技术已经被应用于脊柱关节运动学研究，使得脊髓的节段运动可视化[14]。

要点总结

1. MRI 的成像基础是质子在主磁场中再排列的过程中释放能量。

2. 诊断常以 T1W 和 T2W 图像间的差别为基础。

3. T1W 图像显示了更好的解剖细节，倾向于突出富含脂肪的结构；反之 T2W 图像更粗糙，对自由水含量高的结构或炎症更敏感。

4. 序列是捕捉 MRI 信号的不同方法，如 SE 序列（T1、T2 及质子密度）和 GRE 序列。

5. 协议指的是成像平面的选择，以及应用于特定临床情况的序列的组合。

6. 对比剂（例如，钆）通过静脉使用可以突出显示富血供的结构或病变，也可以通过关节内注射（MRI 关节造影）。

7. 开放式、垂直扫描仪减少了幽闭恐惧症的问题，使在承重位成像成为可能。但是涉及更低的场强及更长的检查时间。

8. 像皮质骨、韧带、半月板和肌腱等高密度的结构，在所有 MRI 序列上都是暗的（低信号强度）；其他大部分结构在 T1W 及 T2W 图像上表现出不同的信号强度。

9. MRI 擅长检查骨髓的改变、显示软组织细节、展示炎症区域。

10. 相比于 CT，MRI 的优势包括不使用电离辐射、对比分辨率更强，以及对骨骼周围结构的成像能力更强。

11. MRI 的劣势在于成像时间长和费用较高。

（郁万江 连城锦 柴晓明 译）

参考文献

1. Elster, AD, and Burdette, JH: Questions and Answers in Magnetic Resonance Imaging, ed 2. Mosby, St. Louis, MO, 2000.
2. Bitar, R, Leung, G, Perng, R, et al: MR pulse sequences: What every radiologist wants to know but is afraid to ask. Radiographics 26:513, 2006.
3. Alyas, F, Lee, J, Ahmed, M, et al: Upright positional MRI of the lumbar spine. Clin Radiol 63:1035, 2008.
4. Chung, YN, Chou, CN, Lan, HC, and Ho, WH: Kinematic patellar tracking from MR images for knee pain analysis. Comput Biol Med 37:1653, 2007.
5. Skelly, AC, Moore, E, and Dettori, JR: Upright MRI Effectiveness of Upright MRI for Evaluation of Patients with Suspected Spinal or Extra-Spinal Joint Dysfunction. Health Technology Assessment Program, Olympia, WA, 2007.
6. Porter, BA, and Deutsch, AL: Marrow. In Deutsch AL, Mink JH (eds): MRI of the Musculoskeletal System: A Teaching File, ed 2. Lippincott-Raven, Philadelphia, 1997.
7. Moser, E, Stadlbauer, A, Windischberger, C, et al: Magnetic resonance imaging methodology. Eur J Nucl Med Mol Imaging 36 Suppl 1:S30–S41, 2009.
8. van der Woude, HJ, Bloem, JL, and Pope, TL, Jr: Magnetic resonance imaging of the musculoskeletal system. Part 9. Primary Tumors. Clin Orthop 347:272, 1998.
9. Steinbach, LS, Palmer, WE, and Schweitzer, ME: Special focus session. MR arthrography. Radiographics 22:1223, 2002.
10. Nagayama, M, Watanabe, Y, Okumura, A, et al: High-resolution single-slice MR myelography. AJR Am J Roentgenol 179:515, 2002.
11. Sanders, TG, Medynski, MA, Feller, JF, and Lawhorn, KW: Bone contusion patterns of the knee at MR imaging: Footprint of the mechanism of injury. RadioGraphics 20:135, 2000.
12. Moran, DS, Evan, RK, and Hadad, E: Imaging of lower extremity stress fracture injuries. Sports Med 38:345, 2008.
13. Elias, I, Zoga, AC, Raikin, SM, et al: Bone stress injury of the ankle in professional ballet dancers seen on MRI. BMC Musculoskel Disord 9:39, 2008.
14. Kulig, K, Landel, R, and Powers, CM: Assessment of lumbar spine kinematics using dynamic MRI: A proposed mechanism of sagittal plane motion induced by manual posterior-to-anterior mobilization. J Orthop Sports Phys Ther 34:57–64. 2004.

自测

图A

这是腰椎的正中矢状位 T1(左)和 T2(右)图像。

1.这些图像上的椎间盘情况怎么样?

2.你会如何描述椎体终板?

3.图像中标记为 1 的是什么现象?

4.标记为 2 的是什么现象?

5.你会如何描述 L5/S1 关节的特点?

图B

这些是经膝外侧髁的矢状位图像。

6.标号 1~10 的是什么组织/结构?

7.T1 和 T2 间的哪些相似或差异帮助你鉴别组织?

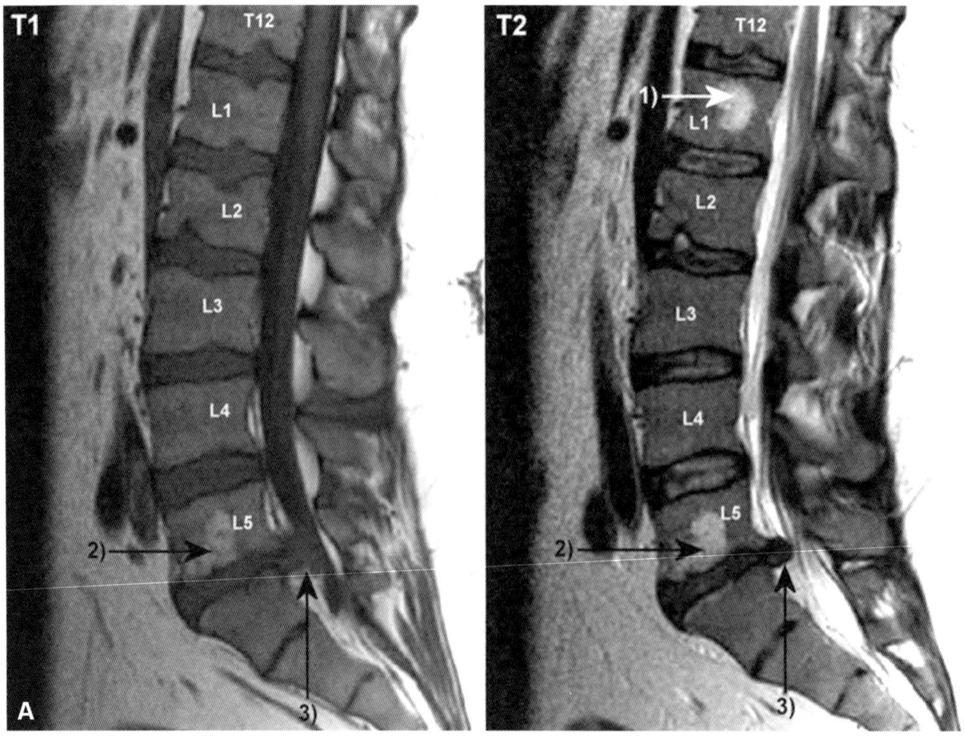

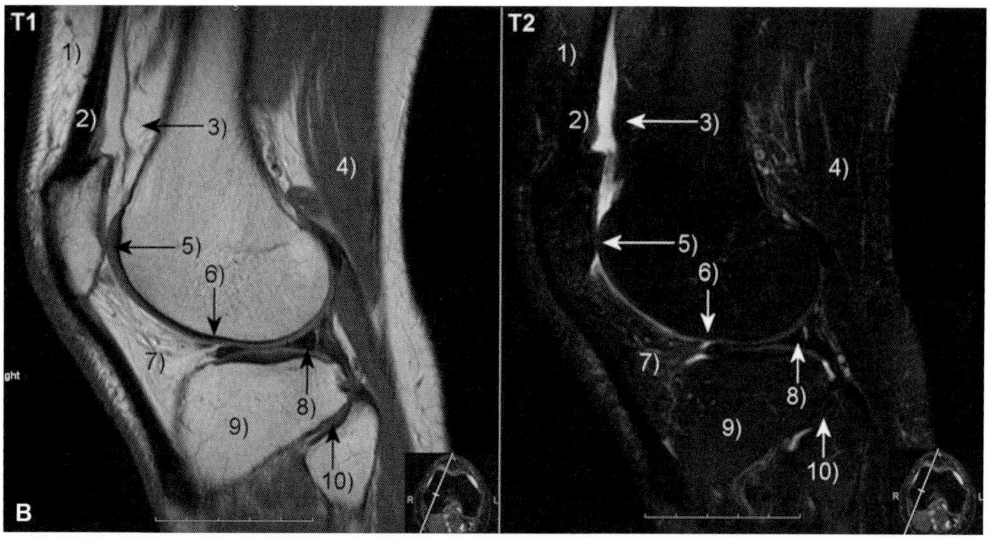
T1
1)
2)
3)
4)
5)
6)
7)
8)
9)
10)
B
T2
1)
2)
3)
4)
5)
6)
7)
8)
9)
10)

第 6 章

超声影像学

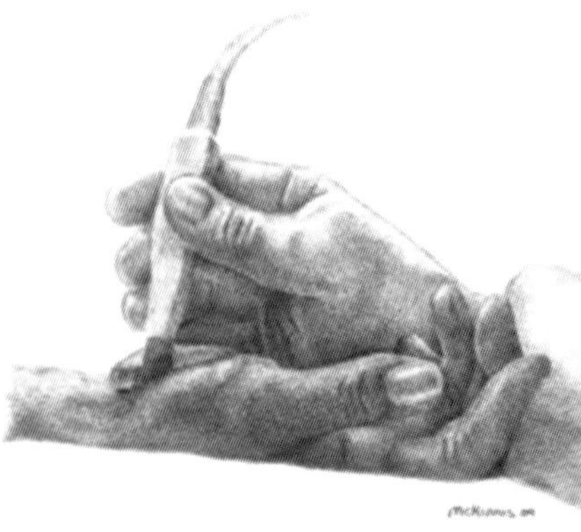

Hilmir Agustsson

本章大纲

超声影像学历史

超声是根据人体组织界面对超声波的反射获得断层图像的一种成像方法。早在 CT 和 MRI 出现之前，超声就已经用于软组织疾病的诊断。近 30 年来，超声在肌骨系统的应用呈日渐增多趋势[1]。

超声诊断来自导航与测距，后者是一种潜艇导航和水下探测物体的技术。1912 年，声呐探测被用来对泰坦尼克号的残骸进行定位，但并不成功。随后在第一次世界大战期间（1914—1918），声呐技术得到了广泛应用。

超声诊断在医学上的应用开始于 20 世纪 40 年代。20 世纪 50 年代初期，超声探查乳腺肿块的能力便得到了公认。虽然超声是第一种能精确诊断软组织病变的技术，但直到 20 世纪 80 年代，超声在肌骨系统方面的应用才被人们普遍接受。

超声在康复中的应用

理疗师正越来越多地利用超声诊断肌骨系统疾病。许多研讨班、大型学术会议和学术论坛都广泛涉及这方面的内容，但由理疗师所著的超声诊断出版物却鲜有问世。很久以来，理疗师就将超声用于生物反馈疗法。在腰部疼痛的治疗方案中，超声也扮演了一个关键的角色，而且超声还被常规用于腰部和其他部位肌肉活动的检测。这种应用有时被称为实时超声影像学或康复超声影像学（RUSI）。

康复超声影像学

根据国际康复超声研讨会的一份专家共识，“RUSI”指的是在进行锻炼和康复过程中理疗师用于评估肌肉和相关软组织形态和功能的一套程序。RUSI 也可以作为改善神经肌肉功能的一项治疗措施[2]。

理疗师使用 RUSI 的历史已长达 20 年。在对多裂肌和腹横肌(TrA)维持腰椎稳定性的研究中,人们大量采用超声来获得实时信息[3]。理疗师们通过研究发现,在维持脊柱的稳定性方面,健康人腹横肌的收缩先于肢体的运动,而下腰痛患者的这项功能则会减弱[4]。对于下腰痛患者来说,这种肌肉激活的差异,以及其他稳定肌肉的功能异常被认为是下腰痛高复发率的原因[5]。通过对腹横肌正常和异常功能的发现,人们设计出了一套锻炼方案,以使腹横肌和多裂肌保持低强度的共同收缩来保持身体稳定。这套方案已经被成功地用于非特异性下腰痛、脊椎滑脱和骶髂关节失稳的治疗[6-8]。最近,超声还被用来测量节段性腰椎运动[9]。

诊断超声影像学

相对于大量的康复超声影像研究,理疗师极少发表肌骨系统超声诊断方面的研究报告[10,11]。令人吃惊的是,理疗师认为他们掌握肌骨系统超声影像学知识是理所应当的。在临床实践中,他们拥有扎实的肌肉骨骼解剖学知识,以及将超声成像应用于临床所需的检查和处理患者技能。在进行超声扫描时,同时使用物理检查技术可以极大地提升检查的价值,这一点非常重要。这些检查技术包括:

- 触诊有无压痛以指引换能器的放置。
- 将关节置于一个能引起症状的体位。
- 使阻抗肌肉收缩或被动拉伸。
- 韧带的压力测试。
- 施加牵引力或压缩力。

这些技术可以提升超声检查的敏感性,减少无关影像发现的干扰。

将超声诊断知识整合到临床实践是理疗师的现实目标。肌骨系统超声并不属于任一特殊的专业,而是越来越多地由非放射学专业人员操作,如足病医师,并且显示出适合理疗师应用的特点。临床实践中,超声可以用于持续监测状况,肌骨理疗师也因此可以不断地将检查和治疗融为一体。另外,超声检查不受限制,理疗师在使用时也不必顾虑电离辐射的危害[12]。

超声成像原理

超声诊断可以被定义为利用声波的反射,测量发射与接收声波的差别进行成像的一种检查方式。

超声成像设备

超声扫描套件包括脉冲发生器、超声换能器、扫描转换器、监视器(图 6–1)。

脉冲发生器

脉冲发生器产生 2~15MHz 的电脉冲,称为基础频率。然后将此基础电脉冲频率传送至超声换能器,在这些脉冲之间为“静默区”。检查过程中,换能器发射超声波的时间只占检查时间的 1%,其余 99%的时间在接收反射回来的超声波。

超声换能器

超声换能器将脉冲发生器传送过来的电脉冲转换为超声波,并将其发射到组织内,同时接收反射回来的超声波,并将其转换成电信号。用于诊断的超声换能器含有晶体阵列。这些晶体阵列既可以是线型阵列,也可以是弧型阵列。用于肌骨系统的超声多为线型阵列,而用于盆腔和腹部的超声多为弧型阵列(图 6–2)。

扫描转换器和监视器

扫描转换器是一台电子计算机,它可以将接收到的模拟信号转换为数字矩阵,并将其作为图像显示出

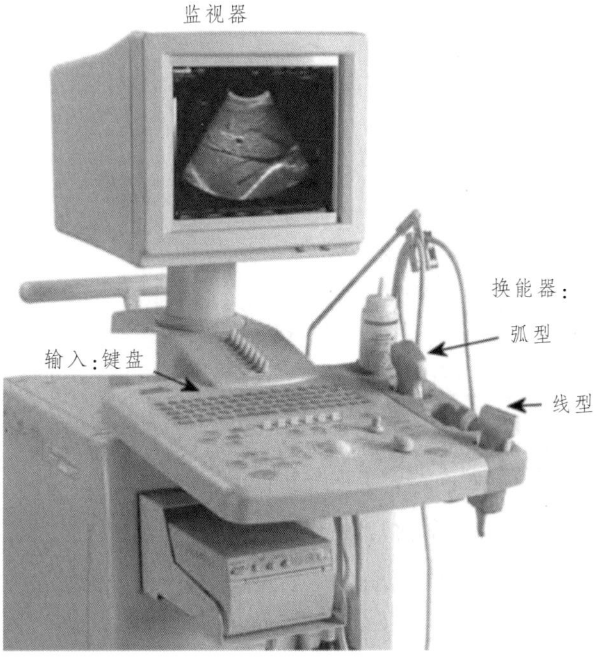

图 6–1　超声设备。注意不同形状的超声换能器。

来。转换器也可以将信号放大以提高信噪比。大多数监视器都显示256色灰阶,但多普勒超声采用彩色显示器。

超声成像物理学

超声是一种纵向声波,它从换能器发射出来后进入人体组织。因为声波是一种机械能,所以它需要通过介质传播。

超声波的产生

通过逆压电效应可知,当在晶体的两端施加电荷时,晶体会发生形变。当脉冲发生器内的电流以基础频率发生振荡时,就会引起晶体以同样的频率发生波浪样的运动。这种波浪样的运动就产生了可在人体软组织内传播的超声束。

超声波的接收

从人体组织内反射回来的声波会引起换能器内晶体的形变,这种形变又会在晶体的相对两面产生电荷,而不同的晶体形变方式又决定了它产生的是正电荷还是负电荷。晶体形变产生电荷即所谓"压电效应",这些电荷形成了图像重建的基础数据。

超声束

每一个超声波都代表了声波传播纵轴方向上的一个压力循环。晶体振动时,正压(压缩)和负压(膨胀)形成了一个声波循环。

超声束特点

在超声束的横断面上,超声的密度是不一样的,在声束中心密度最大。声束的侧面也并不平行;超声先会聚后分散。在声束的长轴方向上,声束最窄的区域成为"焦点",这是最佳成像区域。超声换能器与焦点的距离与超声的频率成反比。

超声与组织的相互作用

超声是一种机械能,进入人体后部分能量被反射回换能器,而部分能量被人体组织吸收转换为热能。诊断水平的超声能量,尚不足以引起可测量的组织温度变化。超声可通过吸收、反射、折射和散射而发生衰减(图6-3)。

吸收

吸收是超声衰减的主要方式,是分子间摩擦的结果,而后者也将机械能转换为热量。

反射

超声显像依赖于声波的反射。当声波在组织中传播时,不同类型的组织对声波的阻抗不同,在两种组织的交界面上会有一些声波反射回来。声波反射的多少取决于:①组织反射声波的数量(回声);②两种组织声阻抗的差异(差异越大反射越多);③反射界面的平滑度(平滑界面较不规则界面反射回声多,图6-4);④反射角度:越偏离垂直面,反射回换能器的能量越少。由此可知,要得到最好的图像质量,超声束应随时与检查组织保持垂直。但很显然,这并不容易做到。

折射

声波在穿越组织界面时,传播的方向会发生改变,类似于光波的折射。例如,一个人要想拿取盛满水的容器底部的物体时,他很难一次成功,因为从这个物体发出的光线在通过水和空气的界面时方向发生了改变。超声束也有同样的现象。声波折射的数量与以下因素

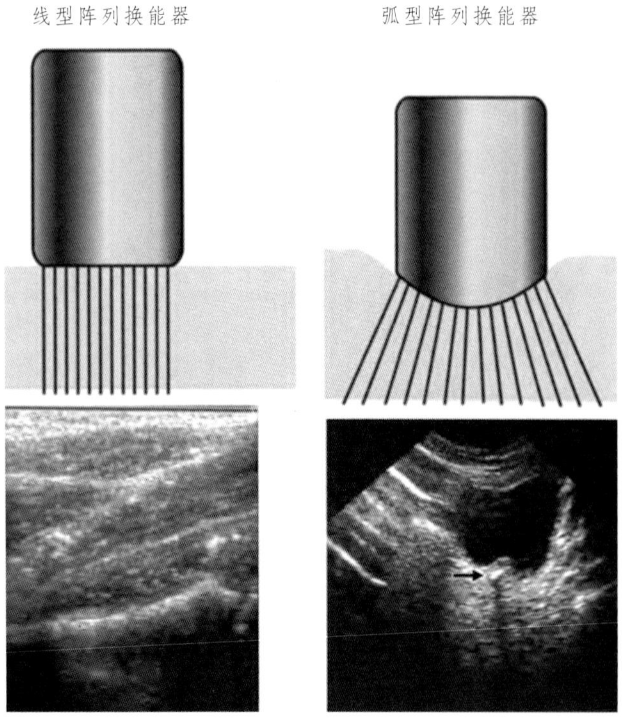

图6-2 线型和弧形阵列的超声换能器。线型阵列换能器(左)显示髋关节前部的纵向图像,视野与换能器本身等宽。弧型阵列换能器(右),视野随着距离增加而增宽。图示髋关节的图像,其深部结构显示的范围明显大于表面结构。

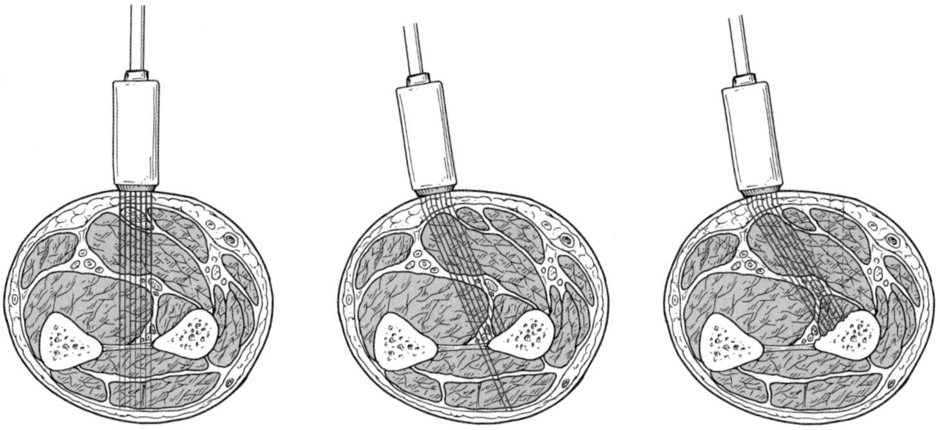

图 6-3　超声束的吸收(左)、折射(中)、反射/散射(右)。

有关:

- 两种组织声阻抗的差异。
- 偏转角度:距离垂直面越远,折射越多。

声波的折射会丢失能量,造成图像的扭曲,也使组织定位更加困难。

散射

当反射的界面不平整时,返回的能量就会减少。散射会使反射界面及其下方结构的定位精度减弱(图6-3)。

多普勒超声

基于多普勒效应,超声可以用来测量动脉和静脉血管内的血流。根据多普勒原理,流向换能器的血细胞反射回来的声波频率高于从换能器发射出来的声波频率;反之,远离换能器的血细胞反射回来的声波频率低于原始声波频率。这两种情况都会导致反射回来的声波与换能器发射出来的声波的频率产生差异。基于这个原理,可以对血管内的血细胞的流动速度进行测量。

彩色多普勒能够观察一个区域内血流的整体情况,也可以用来鉴别组织内的血管结构以供进一步检查。它可用来证实血流的存在及方向,鉴别大体的循环异常。多普勒不能提供详细的血流信息,而光谱多普勒却能对某一点的血流信息进行详细的图像分析。

彩色多普勒会将血流信息叠加于常规的超声图像之上。流速高的血流显示为红色,而流速低的血流显示为蓝色。需要注意的是,多普勒超声显示的是朝向或远离换能器的相对血流速度,而非真正的血流速度。迂曲血管内的血流,即使流速恒定,也可以显示为不同的颜色,取决于换能器与血流方向的相对关系。

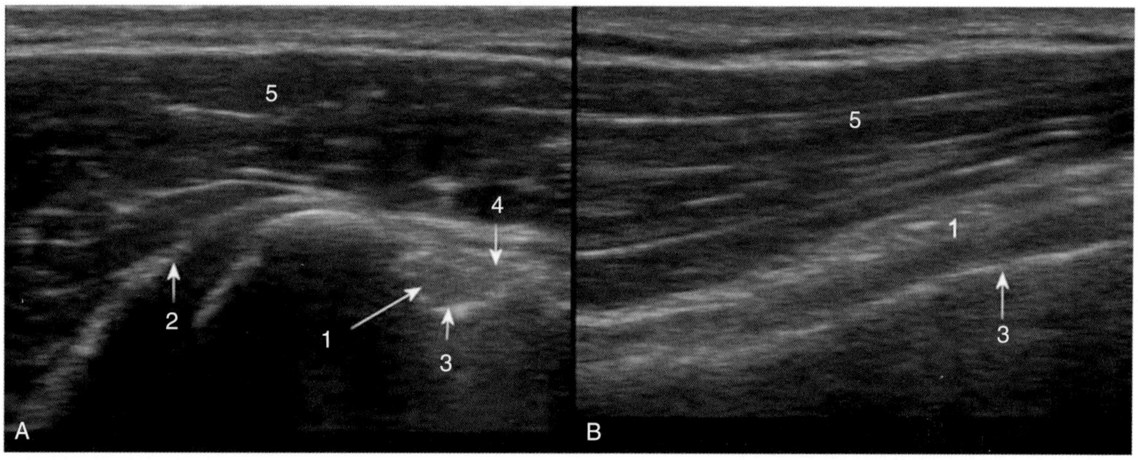

图 6-4　轴位超声图(A)显示(1)肱二头肌长头腱、(2)肩胛下肌肌腱、(3)肱二头肌腱鞘、(4)肱横韧带和(5)三角肌前部。纵轴位超声图(B)显示肱二头肌腱鞘内的肌腱。

多普勒超声可用来诊断动脉血管狭窄和血管的继发性收缩。正常情况下，血流呈平滑的平行线性流动，因此几乎所有的血细胞都以相同的速度流动。血管狭窄时，血流速度加快，流动状态紊乱，血流信号变得混杂。在肌骨系统的侵入性操作时，例如，超声引导下的注射和干针疗法，多普勒超声可用来帮助分辨并避免损伤血管。

能量多普勒

在肌骨系统的诊疗中，能量多普勒也许是最有价值的多普勒检查方式。20 世纪 90 年代中期，为了探测小血管内的慢速血流，人们发明了能量多普勒。与常规多普勒的不同之处在于它可以探测血流的振幅而不必测量血流的速度，也不依赖血流对换能器的相对方向。由于能量多普勒可以显示细小的血管，以及由于炎症和滑膜增生造成的局部血流的改变，因此这种检查广受风湿病医生的好评。

超声图像的形成

从组织反射回换能器的能量通过压电效应而产生图像。

超声换能器的使用

动态图像是超声不同于其他影像学方法的特点，在超声扫描的同时可以实时观察到图像，因此换能器的使用显得尤为重要。

- 放置换能器之前常需用触诊确定病变的位置，甚至扫描过程中也可使用触诊。
- 超声换能器与皮肤直接接触，中间为超声耦合剂。超声医生的手指靠近病人的皮肤，有时会放置于换能器的一侧，以帮助在感兴趣区内进行病灶定位。
- 换能器的压力也需根据情况进行调整。当检查表浅的囊性病变时，压力不应太高，否则会使囊液流到视野之外而影响观察。当观察血管时，应增加压力以排除静脉血管的影响，使动脉显示得更加清楚。
- 扫描时，检查者可使用各种肌骨系统检查方法。

图像重建所需的信息

图像重建所需要的最重要的信息包含以下内容：

- 反射波的振幅。
- 反射波的时相。
- 反射波的横断位定位信息。

振幅（回声强度）

需要知道的是，在超声影像中没有所谓的“固定的”特征信号强度。声波反射的方式和强度取决于组织界面的特点、声波与界面相遇的角度、周围组织的回声特点及组织的类型。

组织回声的属性

能反射大量声波的结构（组织或界面）称为高回声；反射少量声波的结构称为低回声；没有声波反射的结构为无回声。高回声组织或密度不同的组织界面反射回的声波较多，强度较大，图像较为明亮；低回声组织反射回的声波较少，强度较低，图像较暗。

时相

换能器到组织的距离大小决定了声波从换能器到兴趣组织，再从感兴趣组织回到换能器的时间长短。也就是说，从不同深度的组织回到换能器的回声时间是不同的。基于此，我们可以计算从换能器到组织的距离。

横轴定位

在换能器的断面上，排列着数百个独立的晶体。这些沿换能器长轴排列的晶体接收到信号后就可以对输入信号进行横轴定位。

超声图像的阅读

从组织和界面反射回来的不同强度的回声信号，在显示器上会以不同亮度的光点显示出来。正如 CT 和 MRI，超声图像也以断面的方式显示。对于线型阵列换能器，图像断面与超声束的方向一致；视野（FOV）的宽度也与换能器的长轴相同。而对于可扩展视野的超声设备来说，图像断面的宽度是可以增加的。扩展视野设备可以将换能器采集到的一系列图像以连续的方式显示在显示器上，而非仅仅显示实时采集到的一幅图像，这样就可以使显示出来的组织结构超过换能器的长轴宽度（图 6-5）。这种技术用在圆形的肢体扫描中，得到的图像类似于轴位 CT 或 MRI。

扫描平面:术语

超声诊断中用来描述扫描平面的名词与 CT 和 MRI 中的名词不同。CT 和 MRI 用的是三个正交平面(虽然有时会有修正),而超声影像是用所检查的解剖结构来命名的。例如,换能器的长轴与肌肉的长轴平行时,我们称之为"纵轴位"。下面这些超声扫描平面及其正交平面的对比能让我们更好地理解这种差异:

- 肱二头肌肌腱长头纵轴位图像,换能器沿肌腱平行摆放,显示肌腱的矢状位图像(见图 6-4B)。
- 同一肌腱的轴位图像,换能器与肌腱垂直摆放,显示肌腱的轴位图像(见图 6-4A)。
- 冈上肌的纵轴位显示的是斜冠状位图像。

不同组织的影像特点

组织的图像特点主要与其本身的回声特征及其与相邻组织交界面的声波反射特点相关(表 6-1)。例如,骨皮质和肌腱回声较强,图像上显示较为明亮。但是,如果肌腱的表面覆盖有不同反射特征的组织,信号也会比较明亮。信号的亮度往往以其周围组织为参照,所以肌腱的亮度高于周围的肌肉纤维。下面是关于超声图像特征的一些讨论:

- 超声不能穿透骨,所以骨-软组织界面回声增强,而骨皮质下没有回声,显示为低回声(图 6-6)。
- 肌腱相对于肌肉为高回声,在纵轴位图像上显示为明显的平行纤维条索样;在轴位图像上显示为致密的点状(见图 6-4 和图 6-7)。

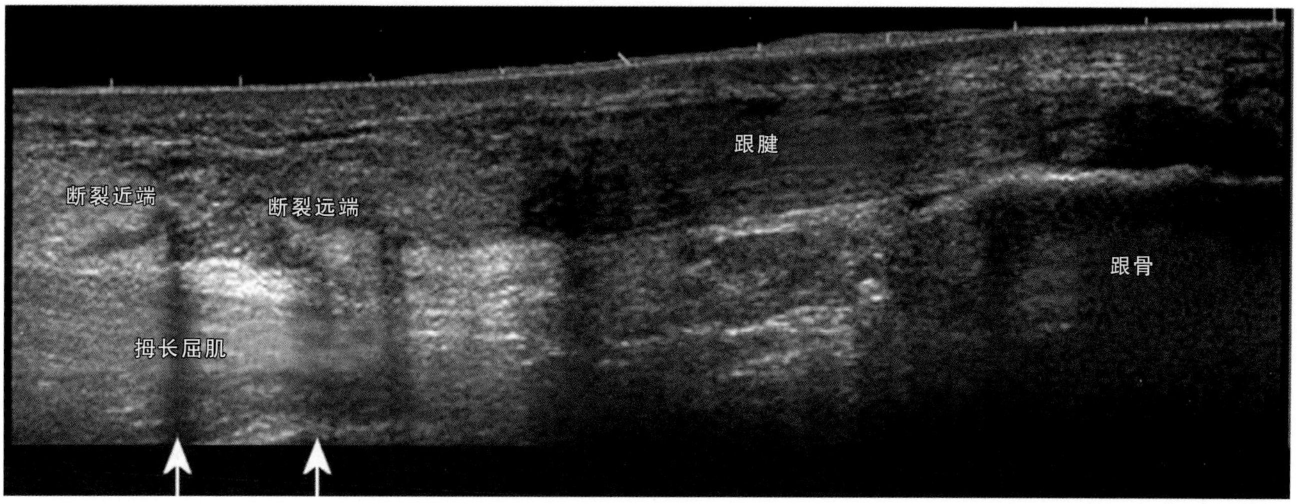

图 6-5 腓肠肌肌腱断裂连接处可扩展视野超声纵轴图显示:断裂近端和远端呈卷曲状并在下方组织内出现声影。(Image source: www.medcyclo.com by GE.)

表 6-1 各种组织正常及异常超声影像特征

组织类型	正常	异常
骨皮质	高回声,平滑,连续	连续性中断,表面不平
肌腱和韧带	高回声,平行排列,边缘清楚	劳损:增厚,回声混杂(炎症或出血为高回声)纤维中断 撕裂:结构中断,内有低回声血肿,末端分离
肌肉	低回声,伴高回声的纤维性带状影	肌肉劳损:纤维带中断,早期可见到低回声的血肿 撕裂:肌肉回缩
滑液囊	线样低回声	宽度增加;晚期滑囊壁增厚,回声增强
透明软骨	皮质上低回声层	早期为不均匀性增厚;晚期形态不规则,中断
神经	相对于肌肉为高回声	变扁,受压近端水肿
囊肿	无回声	体积增大,壁增厚,间隔,碎屑

● 韧带相对于肌肉为高回声，表现为清楚的条索，比肌腱更加致密（图 6-8）。韧带和肌腱具有各向异性的属性，也就是说，超声换能器的角度稍有改变，韧带即可发生从低回声到高回声的转变。这种表现有助于区分韧带与周围组织（图 6-8）。

● 肌肉相对于邻近的筋膜和肌腱为低回声（图 6-9）。肌肉组织内的筋膜和纤维脂肪组织在纵轴位超声图像上表现为平行的高回声条带伴稍亮信号。在轴位超声图上，纤维条带表现为在相对低信号的肌肉组织中的点状影。

● 滑液囊为一潜在腔隙，其内仅含少量液体，所以多数时候显示为两个或多个高回声结构之间的低回声线条影（宽度≤2mm），例如，位于肌腱和骨之间或肌腱和肌肉之间（图 6-10）。

● 透明软骨显示为低回声层，下方为高回声的骨皮质（图 6-11）。

● 颞颌关节表面和膝关节内半月板的纤维软骨为高回声，有时与其下方的骨皮质不易鉴别（图 6-12）。

● 神经与肌腱相比为低回声，与肌肉相比为高回声（图 6-13）。纵轴位为隐约的条纹状，轴位为斑点状表现。

异常表现[13,14]

● 肌肉劳损显示为部分肌纤维中断，并可据此判断损伤的程度。肌肉损伤常伴有低回声的血肿。损伤严重或完全断裂时，可见到肌纤维的回缩。肌肉纤维化区

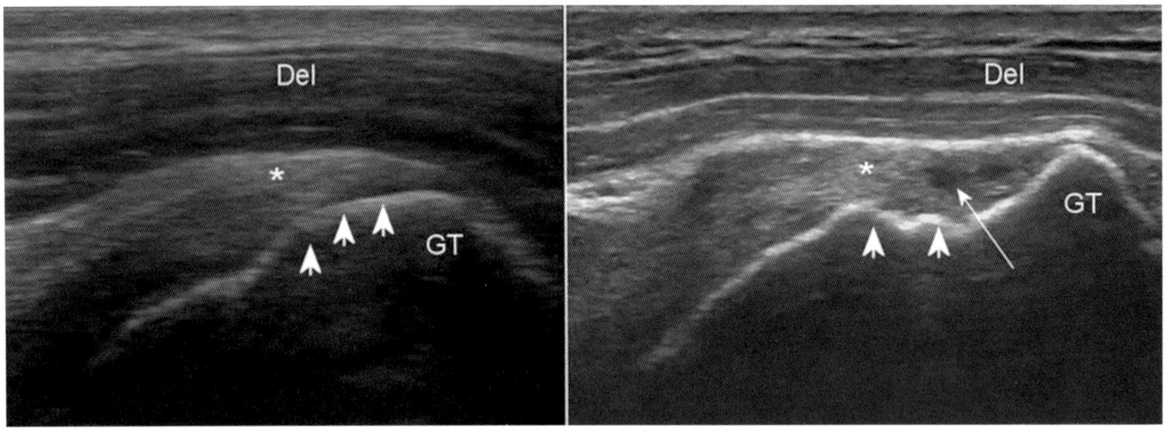

图 6-6 冈上肌纵轴位图像：左图为正常肱骨头平滑的骨皮质线（箭头所示），右图为不规则的骨皮质线伴部分冈上肌肌腱撕裂（白箭头所示）。注意三角肌（Del）、大结节（GT）、肌-腱连接区（*）。

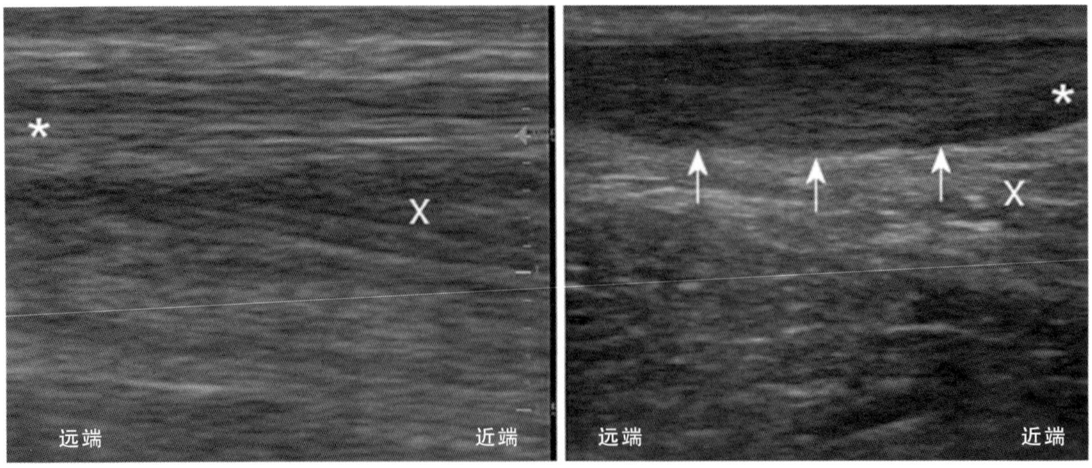

图 6-7 纵轴位超声图：健康跟腱（左）和炎性跟腱（右）。注意跟腱（*）和比目鱼肌（×）。跟腱增厚和炎性改变区与触诊时增厚、发热、质软的区域一致。虽然其表面有严重的炎性改变，但低回声区提示其结构完整。

域表现为回声增强(见图 6–9)。

• 肌腱病变常表现为局限性或弥漫性的肌腱增粗,回声减弱(见图 6–7);也可能表现为纤维中断。如果滑膜囊出现炎症,纵轴位显示为低回声带,轴位显示为环绕圆形肌腱的环形低回声环。肌腱撕裂表现为纤维结构的中断,常合并低回声的血肿和纤维碎屑。为了证实肌腱完全撕裂,可以将其做轻度拉伸。一般来说,肌腱断裂后,其末端会回缩变短,在其后方出现声影(见图 6–5)。

• 滑囊炎表现为增宽的低回声区。液体积聚在解剖间隙或滑囊较低的位置(见图 6–10)。正常情况下,滑囊壁不可见。慢性滑囊炎时,滑囊壁会增厚,表现为高回声的线条影。

• 韧带劳损和部分撕裂表现为纤维的部分中断;韧带劳损也可表现为韧带增厚和回声降低(见图 6–8)。

• 在超声能穿透软骨的地方,超声能显示软骨早期的病理变化,表现为软骨不均质的增厚;晚期表现为软骨形态不规则并有缺损(见图 6–11)。

• 神经受压(例如,腕管综合征)表现为在受压点处神经变扁和(或)近端肿胀(见图 6–13)。

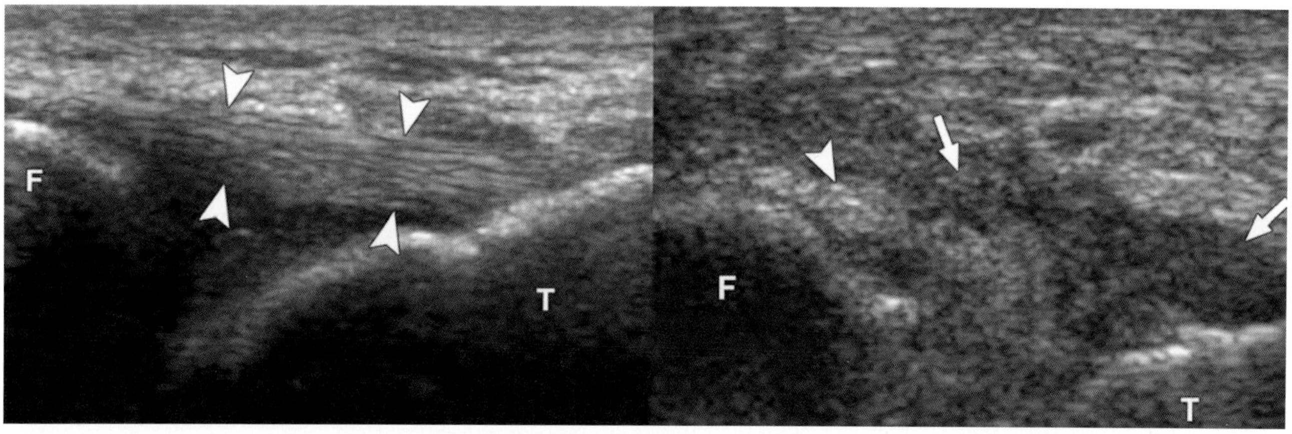

图 6–8　纵轴位超声图显示正常的距腓前韧带(左)。箭头所示韧带从腓骨(F)到距骨(T)。右图显示为距腓前韧带撕裂。白箭头所示为韧带断裂处,箭头所示为韧带断端。(Images courtesy of Dr. Jon A. Jacobson.)

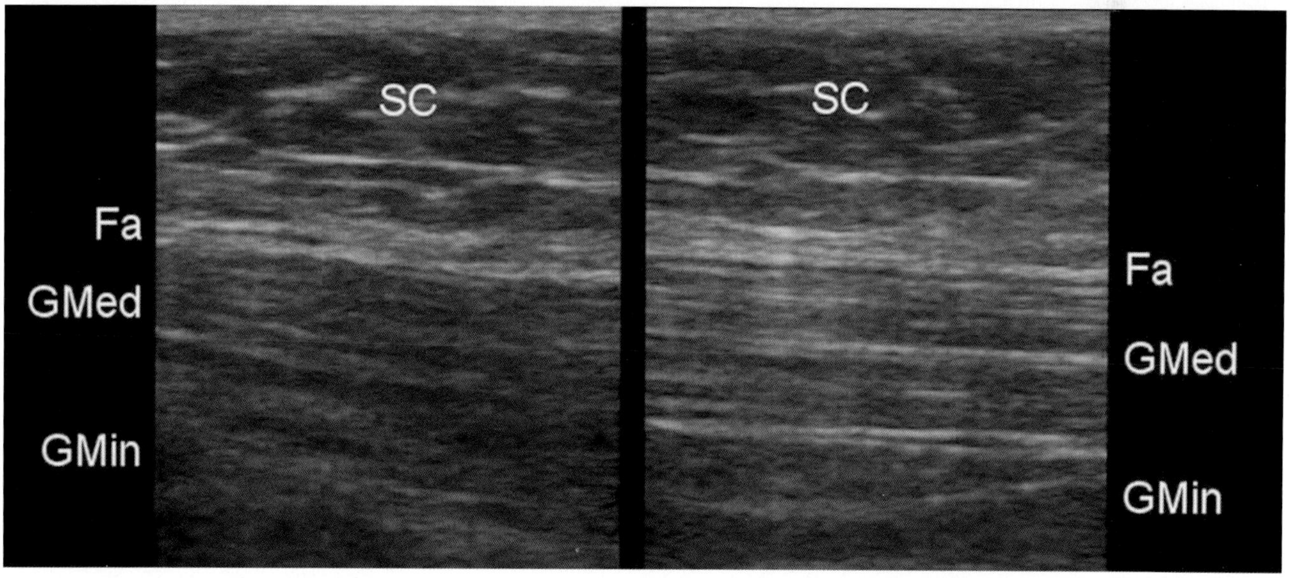

图 6–9　纵轴位超声图显示主动运动中的正常(左)和纤维化(右)的臀中肌。肌肉纤维化原因不明,但可能与髋关节的退行性变有关。纤维化后,肌肉内出现明显的高回声的条带影,而正常肌肉则为低回声。注意皮下脂肪(SC)、筋膜(Fa)、臀小肌(GMin)和臀中肌(GMed)。

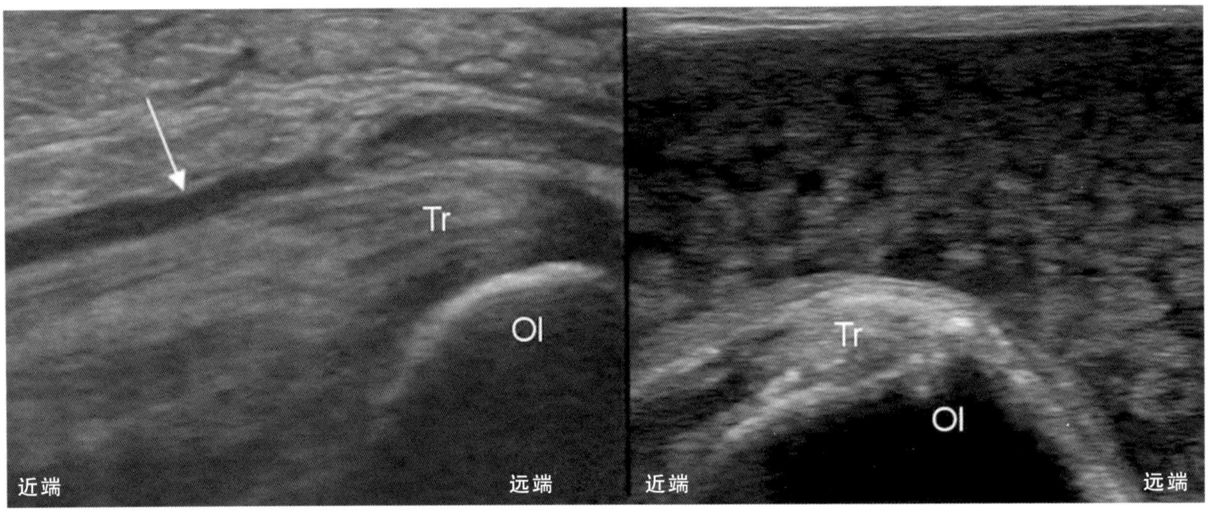

图 6-10 纵轴位超声图显示肘关节近端(左)轻度炎性改变的鹰嘴滑液囊(白箭头所示)。右图显示的是一痛风患者肘关节远侧的鹰嘴滑液囊,其内有严重的炎性改变。滑液囊内有云雾状高回声物质(痛风石)。鹰嘴(Ol),肱三头肌肌腱(Tr)。(Left image courtesy of Dr. Taco Geertsma.)

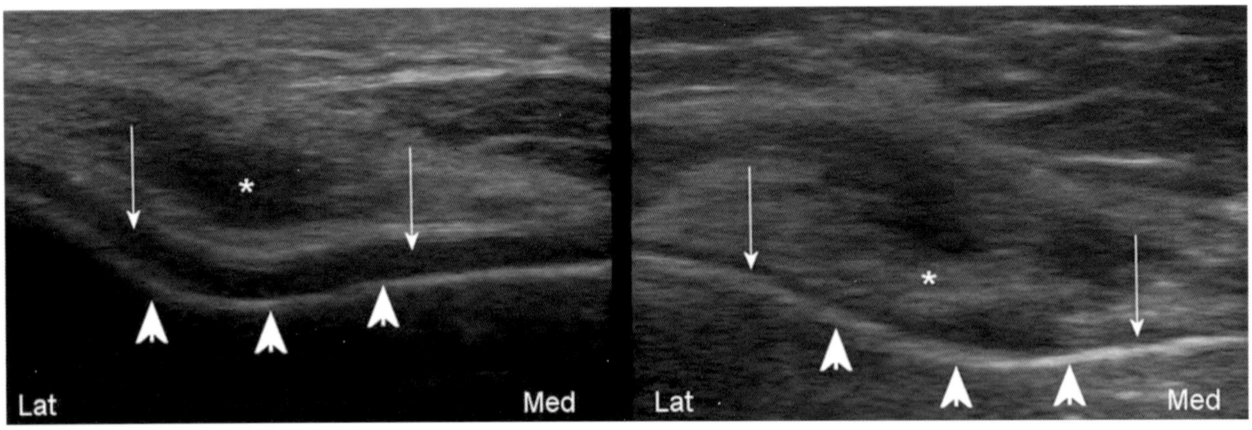

图 6-11 轴位超声图显示正常(左)及严重退行性变(右)的右股骨滑车处的软骨。股骨切迹(箭头所示)处的软骨表现为邻接骨皮质的层状低回声带(白箭头所示)。外侧髁(Lat)、内侧髁(Med)、股四头肌肌腱(*)。右图显示有严重的关节软骨的缺失伴部分区域形态不规则。

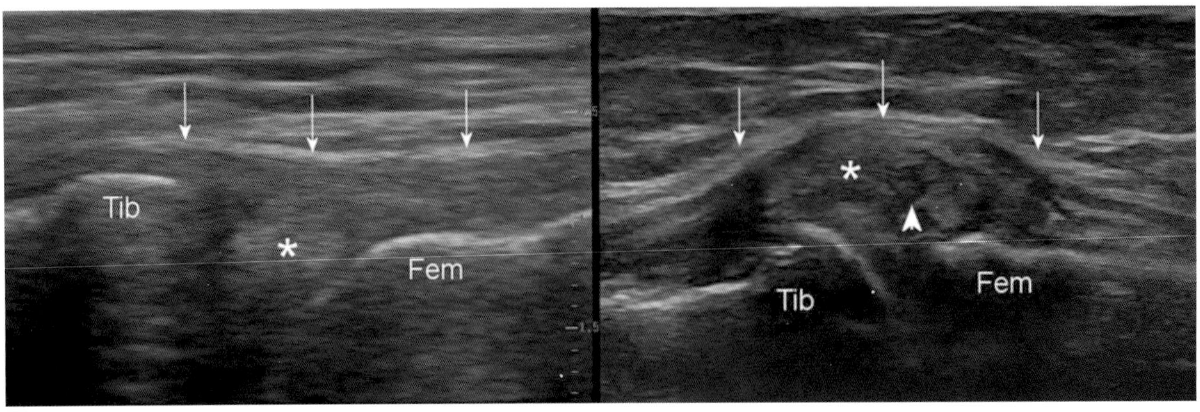

图 6-12 纵轴位超声图;左图为健康膝关节。注意内侧胫骨平台(Tib)、股骨内侧髁(Fem)、内侧半月板(*)、内侧副韧带(白箭头所示)。右图显示半月板突出伴不规则横行裂隙(箭头所示),邻近的内侧副韧带有炎性改变。(Right image courtesy of Dr. Taco Geertsma.)

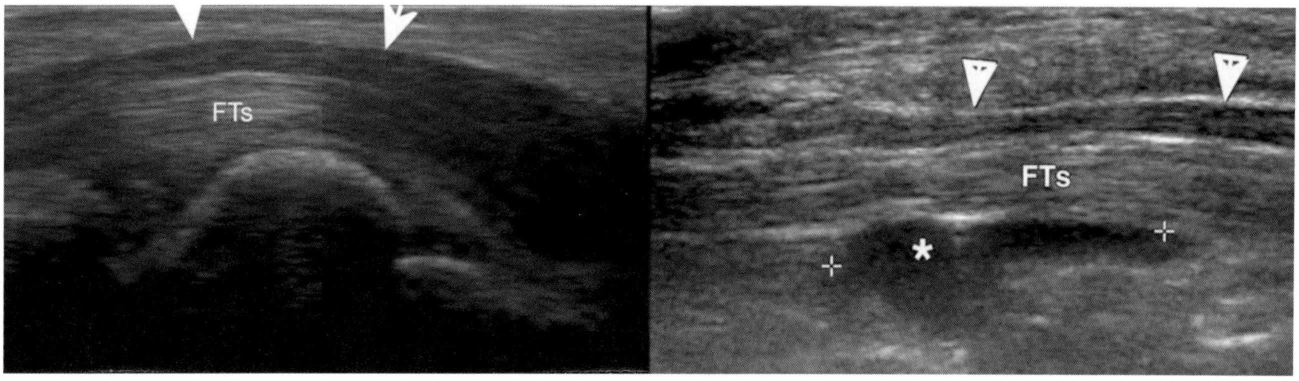

图 6–13　正常正中神经(左)和受压正中神经(右)的纵轴位超声图(箭头所示)。右图腕关节掌侧扫描显示位于屈肌腱(FTS)深部的神经节(*)。囊肿使肌腱向前移位并压迫正中神经(箭头所示)。神经显示为平行排列的低回声线样结构。(Right image courtesy of Dr. Stefano Bianchi.)

● 囊肿内可有增厚的滑膜、出血、间隔或邻近关节间隙内的碎屑等。

表 6–1 列举了常见的异常表现。

图像质量

横向和轴向分辨率

超声影像中常需要讨论的分辨率为横向和轴向分辨率。横向分辨率指的是在与超声束垂直相交的平面上分辨组织结构的能力。换能器小而超声频率高时,横向分辨率高。轴向分辨率指的是在超声束的纵轴上分辨一种结构位于另一种结构之上的能力。轴向分辨率往往要高于横向分辨率,而且与后者一样,超声频率越高,轴向分辨率越好。增加超声的频率主要有以下两方面的作用:

● 超声频率的提高,可以增加组织界面处的反射能量,信号越强。

● 超声频率的提高,意味着在纵轴位上对小器官的显示能力越强。而频率越低,声波越长,对组织穿透能力越高,反射回来的声波越少。

伪影

超声成像的理论基础是假定组织的回声波幅与组织的反射特性之间直接相关。如果这个理论基础发生偏离,解剖结构的显示就会出现偏差。这种偏差称为“伪影”。虽然有些伪影是由不正确的扫描造成的,但有些却是不可避免的,甚至有些还有助于诊断。这些伪影包括:

● 畸变:肌腱和韧带内平行的胶原纤维与超声束垂直相交时为高回声,但扫描角度稍有偏转时会变为低回声或无回声(图 6–14)。这种现象称为畸变。换能器的踵趾成角可以消除这种伪影。但对于一些弯曲的肌腱,例如,冈上肌肌腱止点附近,这种伪影也不能完全消除。

● 层厚伪影:扫描层厚(以正确的角度入射扫描层面)是有一定厚度的,所以在单个像素里面会混合不同回声特性的组织。这一特点与容积 CT 和 MRI 成像相似。

● 声增强效应:一个声波衰减特别小的结构深部,

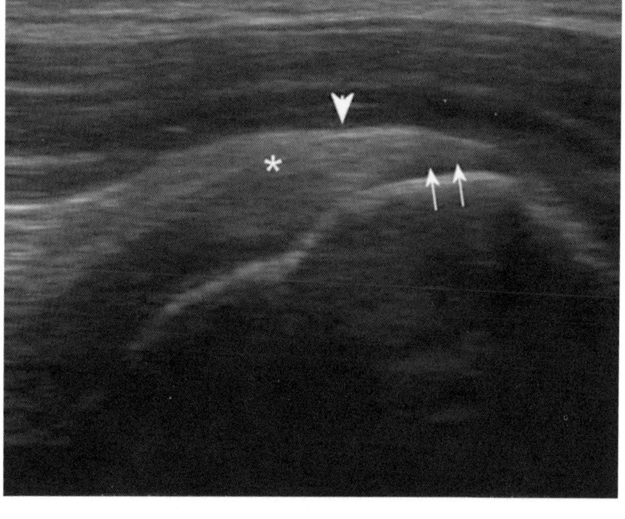

图 6–14　畸变。冈上肌的纵轴位图像。超声束角度正确时肌腱(*)显示为高信号(三角箭头所示),倾斜区域显示为低回声(箭头所示)。

组织内回声会显著增强,例如,一个充满液体的滑囊后方回声会明显增强。

● 声影:是与声增强效应相对的一种现象,指的是高衰减的组织深部,声波反射减弱的现象(图 6-14)。当声波经过液性界面,发生折射时也会出现声影。

● 混响效应:超声波在组织和换能器之间多次反射造成。超声波在遇到与换能器表面平行的高反射平面时会被反射回换能器,又被再次反射进入组织内并返回换能器。这些回波会被成像并显示为深部的结构。

超声的临床应用

在肌骨系统中,超声正快速成为软组织疾病诊断的基础性手段。有许多研究在诊断的敏感性和特异性方面与 MRI 进行比较[15-17]。用超声代替 MRI 的潜在收益十分巨大。Parker 等在一所大学医院经过一年的影像随访,发现有 31%~45%的肌骨疾病可以通过超声诊断而无须 MRI[18]。作者得出的结论是,如果适当地用超声代替 MRI,则可以在 15 年内为医疗卫生行业节省 69 亿美元(1 美元≈6.4 元人民币)的开支[19]。下面将超声和 MRI 这两种软组织疾病诊断最敏感的检查方式做一对比。

一般优势[20]

超声与 MRI 相比,一般优势包括(表 6-2):

● 分辨率高。

● 费用低廉,携带方便。

● 没有危害,在有矫形外科器械的情况下也可以进行软组织的检查。

● 可以与对侧进行对照。

● 可以追踪结构,例如,外周神经可以从开始直到终点,即使有垂直相交的平面。

另外一个优势在于扫描时可以修正影像,即在检查过程中可以对压痛区域进行触诊,并进行物理检查。

图像特点——与MRI相比

肌肉

超声对肌肉的显示与 MRI 一样精确,但能额外提供肌肉内部结构的细节。超声测量肌肉横截面积与 MRI 一样精确[21]。

表 6-2 超声相较于 MRI 的优势和劣势

一般优势	
费用低廉,携带方便	
无禁忌证,穿戴矫形器械也可进行检查	
观察结构不受相交平面的影响	
根据观察结果,可以连续修正图像	
扫描时可以触诊、按压、检查并施加阻力	
与 MRI 相比,超声的优势	
肌肉	内部架构,检查或施加阻力时也可以成像
肌腱	纤维结构,退行性变,纵向撕裂
韧带	纤维结构,成像时可以进行压力测试
囊肿和滑液囊	MRI 上不可见的分隔、碎屑
不足之处	
关节;关节内结构	对关节面和关节内结构的显示有限
骨	只能显示骨皮质的轮廓
通过肺部的扫描	超声不能穿过气体-组织界面

肌腱

与 MRI 相比,超声的优势在于可以显示肌腱的内部结构。超声能清晰地显示肌腱内的纤维束,从而揭示其病理变化,而这在 MRI 上并不容易诊断。例如:

● 退行性变,常出现于肌腱断裂之前。

● 肌腱内的纵向撕裂。

韧带

与 MRI 相比,超声可以更好地显示纤维结构,并可以在扫描过程中进行物理检查。

神经

超声能发现神经的炎性病变和直径的改变,提示相关的神经病变。

关节

与 MRI 相比,超声对于关节内结构的显示受到限制。但是超声可以观察半月板的周缘部分,对于关节积液和关节炎侵袭的显示也很有价值。对于儿童,其他的影像检查方法或者有健康风险,或者难以显示,超声却可以用来评估髋关节的发育不良。

囊肿和滑囊

相较于 MRI，超声能对囊肿和滑囊提供更多的细节。MRI 上显示为单纯充满液体的滑囊，超声上常会发现含有分隔、邻近关节的碎屑、滑膜组织增厚。

骨

超声只能显示骨皮质的轮廓，在这一点上不如 CT 和 MRI。但是超声在评估肌腱端病变时很有价值，后者常与退行性变和炎性病变有关，表现为在肌腱和韧带附着点处骨质变得粗糙(见图 6–12)。超声也可以用来评估骨质疏松症，其原理与放射学方法不同。放射学通过对射线吸收的多少来测定骨内矿物质的密度；而超声是通过声波在骨内的衰减和传播的速度来测定骨的强度，这种方法可以更精确地预测骨质疏松性骨折的风险[22]。

超声的局限性

超声的主要局限之一是视野太小，这是由换能器的尺寸所决定的。其他的局限性如下(见表 6–2)：

- 超声诊断比其他影像方法更加依赖于操作者。
- 超声波不能穿透骨，所以骨深部组织，例如，关节内韧带，不能显示。
- 超声波不能穿过气体界面。当被观察组织被肺和肠内气体遮挡时会是一个很大的问题。
- 肥胖患者图像较差。不光是由于声能衰减，而且还由于很难获得正确的长度。

未来展望

超声虽然没有得到广泛应用，但在肌骨系统软组织疾病诊断方面还优于 MRI。它价格低廉、携带方便、使用安全，并且与临床检查可以有效整合的特点一定会让更多的理疗师接受和使用。

临床思考要点——非放射工作人员对肌骨系统超声的使用

超声在影像学中的地位比较独特。放射学工作者的主要任务是对 CT、MRI，以及传统的平片这一类静态图像进行解读。而诊断性超声则不然，它是一种实时显示的动态图像，是临床检查的一部分。在操作过程中，检查者要根据影像所见不断地调整检查方式，并配合使用不同的物理检查方法。所以非放射学医务工作者适合进行超声检查并将其作为临床实践的一部分[23]。

虽然目前大多数超声检查仍然由放射学工作者施行，但所占比例在持续下降。2000—2009 年，医疗保险对个人超声扫描的报销数额增长了 7 倍。其中非放射工作者，尤其是足病医生对这种增长起了决定性的作用[24]。对于风湿病学家、足病医生和理疗师来说，肌骨超声已经成为重要的影像学检查方式之一。

要点总结

1. 超声是第一种精确诊断软组织疾病的影像学方法。

2. 超声是一种实时显示的影像方法，并可根据影像所见对影像进行连续修正。

3. 超声影像一般不以垂直相交的平面作为参考，但以被扫描结构的纵轴位和轴位做参考。

4. 横向分辨率和轴向分辨率随着频率的增加而提高，高频超声更适合表浅器官的检查。

5. 在体内，超声波被部分吸收、反射、弥散(折射和散射)。

6. 超声成像的基础是返回信号的波幅和时间，声波的横向定位返回到超声换能器。

7. 从光滑的表面反射回来的信号波幅最高，高度不同的两种回声组织之间的界面也有很强的反射。

8. 高回声组织包括骨皮质、肌腱和韧带。

9. 低回声组织包括囊肿、滑液囊和脂肪。

10. 超声的优势包括分辨率高、价格低廉、使用安全、检查中图像修正的能力；不足之处包括操作者依赖性、不能显示关节内结构。

11. 与 MRI 相比，超声在显示肌腱、韧带和肌肉的内部结构方面有更高的分辨率。

(郁万江　连城锦　刘珍友　译)

参考文献

1. Kane, D, Grassi, W, Sturrock, R, and Balint, PV: A brief history of musculoskeletal ultrasound: "From bats and ships to babies and hips." Rheumatology (Oxford) 43:931-933, 2004.
2. Teyhen, D: Rehabilitative Ultrasound Imaging Symposium, San Antonio, TX, May 10, 2006. J Orthop Sports Phys Ther 38:A1-3, 2006.
3. Whittaker JL, and Stokes M: Ultrasound imaging and muscle function. J Orthop Sports Phys Ther 41:572-580, 2011.
4. Hodges, PW, and Richardson, CA: Contraction of the abdominal muscles associated with movement of the lower limb. *Phys Ther* 77:132-142, 1997.
5. Hodges, PW, and Richardson, CA: Inefficient muscular stabilization of the lumbar spine associated with low back pain. A motor control evaluation of transversus abdominis. *Spine* 21:2640-2650,1996.
6. O´Sullivan, PB, Twomey, LT, and Allison, GT: Evaluation of specific stabilizing exercise in the treatment of chronic low back pain with radiologic diagnosis of spondylolisis or spondylolisthesis. *Spine* 22:2959-2967, 1997.
7. Koppenhaver, SL, Fritz, JM, Hebert, JJ, et al: Association between changes in abdominal and lumbar multifidus muscle thickness and clinical improvement after spinal manipulation. J Orthop Sports Phys Ther 41:389-399, 2011.
8. Richardson, CA, Snijders, CJ, Hides, JA, Damen, L, Pas, MS, and Storm, J: The relation between the transversus abdominis muscles, sacroiliac joint mechanics, and low back pain. Spine 27:399-405, 2002.
9. Chleboun, GS, Amway, MJ, Hill, JG, et al: Measurement of segmental lumbar spine flexion and extension using ultrasound imaging. J Orthop Sports Phys Ther 42:880-885, 2012
10. Smith, W, Hackel, JG, Goitz, HT, et al: Utilization of sonography and a stress device in the assessment of partial tears of the ulnar collateral ligament in throwers. Int J Sports Phys Ther 6:45-50. 2011.
11. Croy, T, Saliba, SA, Saliba, E, et al: Differences in lateral ankle laxity measured via stress ultrasonography in individuals with chronic ankle instability, ankle sprain copers, and healthy individuals. J Orthop Sports Phys Ther 42:593-600, 2012.
12. Boyles, RE, Gorman, I, Pinto, D, and Ross, MD: Physical therapist practice and the role of diagnostic imaging. J Orthop Sports Phys Ther 41:829-837, 2011.
13. Chew, K, Stevens, KJ, Wang, TG, Fredericson, M, and Lew, HL: Introduction to diagnostic musculoskeletal ultrasound: Part 2: Examination of the lower limb. Am J Phys Med Rehabil 87:238-248, 2008.
14. Lew, HL, Chen, CP, Wang, TG, and Chew, KT: Introduction to musculoskeletal diagnostic ultrasound: Examination of the upper limb. Am J Phys Med Rehabil 86:310-321, 2007.
15. Beggs, I: Ultrasound of the shoulder and elbow. Orthop Clin North Am 37:277-285, 2006.
16. Al-Shawi, A, Badge, R, and Bunker, T: The detection of full thickness rotator cuff tears using ultrasound. J Bone Joint Surg Br 90:889-892, 2008.
17. Warden, SJ, Kiss, ZS, Malara, FA, Ooi, AB, Cook, JL, and Crossley, KM. Comparative accuracy of magnetic resonance imaging and ultrasonography in confirming clinically diagnosed patellar tendinopathy. Am J Sports Med 35:427-436, 2007.
18. Parker, L, Nazarian, LN, Carrino, JA, et al: Musculoskeletal imaging: Medicare use, costs, and potential for cost substitution. J Am Coll Radiol 5:182-188, 2008.
19. Parker, L, Nazarian, LN, Carrino, JA, et al: Musculoskeletal imaging: Medicare use, costs, and potential for cost substitution. J Am Coll Radiol 5:182-188, 2008.
20. Nazarian, LN: The top 10 reasons musculoskeletal sonography is an important complementary or alternative technique to MRI. AJR Am J Roentgenol 190:1621-1626, 2008.
21. Hides, JA, Richardson, CA, and Jull, GA: Magnetic resonance imaging and ultrasonography of the lumbar multifidus muscle. Comparison of two different modalities. Spine 20:54-58, 1995.
22. Guessous, I, Cornuz, J, Ruffieux, C, Burckhardt, P, and Krieg, MA: Osteoporotic fracture risk in elderly women: Estimation with quantitative heel US and clinical risk factors. Radiology 248:179-184, 2008.
23. Brown, AK, Roberts, TE, O'connor, PJ, Wakefield, RJ, Karim, Z, and Emery, P: The development of an evidence-based educational framework to facilitate the training of competent rheumatologist ultrasonographers. Rheumatology (Oxford) 46:391-397, 2007.
24. Sharpe, RE, Nazarian, LN, Parker, L, et al: Dramatically increased musculoskeletal ultrasound utilization from 2000 to 2009, especially by podiatrists in private offices. J Am Coll Radiol 9:141-146, 2012.

自测

图A

这是后肢的纵向(中线矢状)超声图像。

1.图中标注 1~8 的结构是什么?

2.超声的哪些成像特征可以帮助你识别它们?

图B

图 A 和图 B 为髌骨韧带(1)及其在髌骨上的止点(2)的纵向超声图;图 A 为正常肌腱。图 C 为髌骨前部的横向超声图。

3.(b)和(c)中表示的病变是什么?

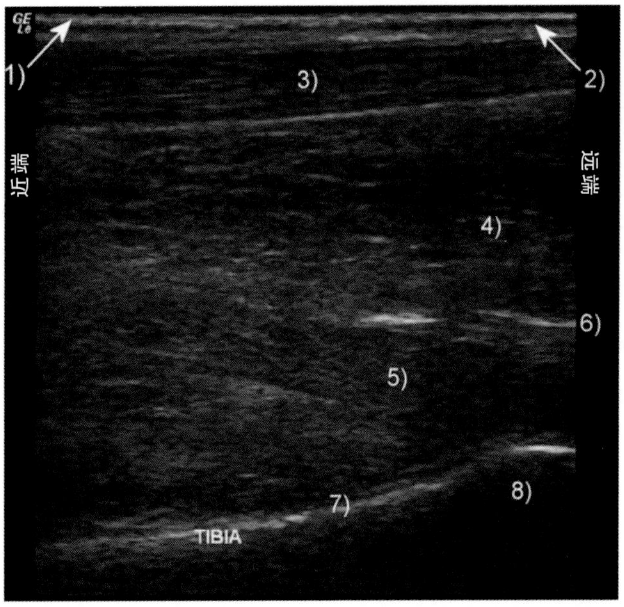

A

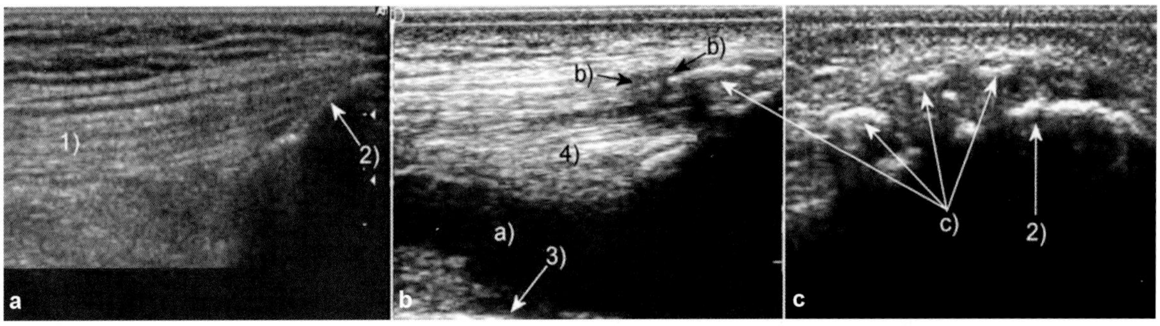

B

第 7 章

颈椎影像学评估

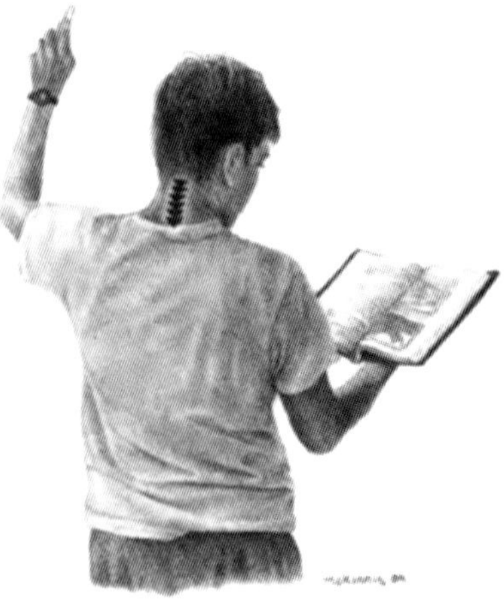

本章大纲

颈椎区域是临床医生治疗功能障碍最常见的区域之一。急性创伤、退行性疾病和慢性姿势性紧张引起的疼痛和虚弱都会导致患者寻求治疗或者进行外科干预。对这些患者来说，临床评估的要点是对于 X 线图像上所显示的脊椎退行性变的理解。退行性变的严重程度会影响脊椎耐受创伤的能力，采取体位变化以增加脊椎在活动和运动模式方面的功能。

在放射学中，颈椎也是最常评估的身体部位之一。急诊科经常要对颈椎的直接创伤进行评估。如果患者是高处坠落或车祸伤，也要拍摄颈椎 X 线图像以对其可能的间接损伤进行评估。颈椎的活动虽然可以保护神经成分，但同时也会使其容易受到某些类型的损伤。如果受到创伤，即使伤处发生在远离颈部的位置，颈椎这个部位的潜在性伤害决不能被低估。临床医师在开始评估颈椎外伤的患者之前，一定要详细阅读放射医师的会诊意见。同样重要的是，临床医师绝不能依赖单一的诊断学检查结果。物理检查，包括韧带稳定性试验也非常重要，应该对每一位颈椎外伤的患者进行评估。治疗方案的制订应基于所有的检查结果，如病史、临床评估和实验室检查，包括放射学检查。

解剖学概述[1-14]

骨性解剖

颈椎（图 7-1）由 7 块椎骨组成，并形成一前突的弧线。寰椎（C1，图 7-2）和枢椎（C2，图 7-3）形态较为独特。其余椎骨，C3~C7（图 7-4）形态相同。

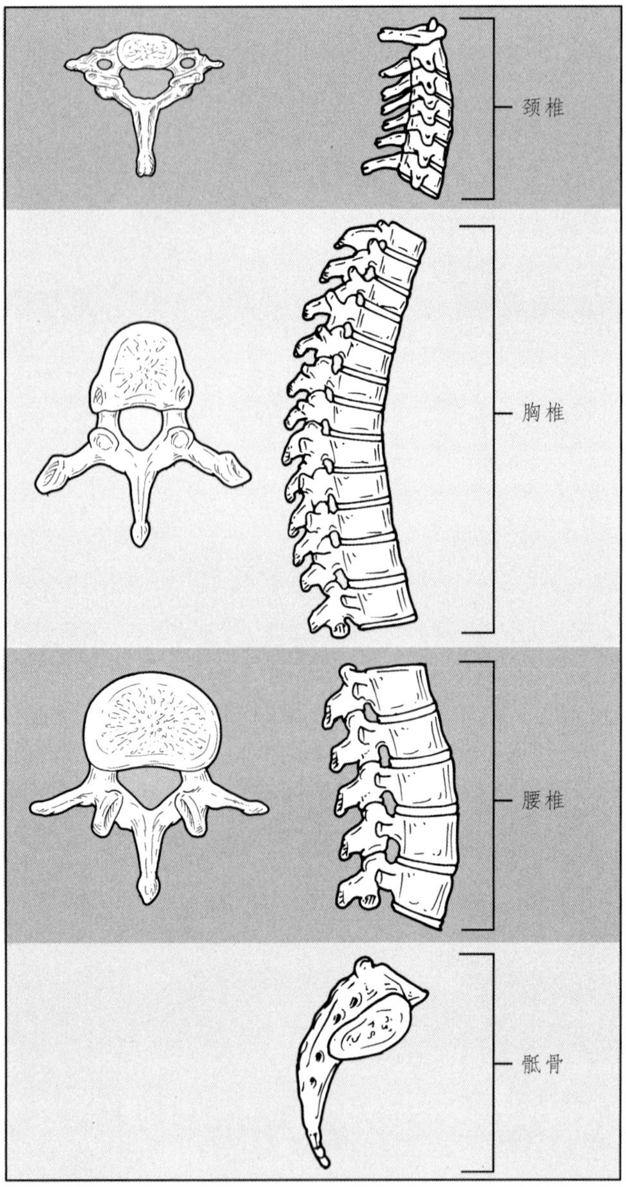

图 7-1　脊柱的分段。

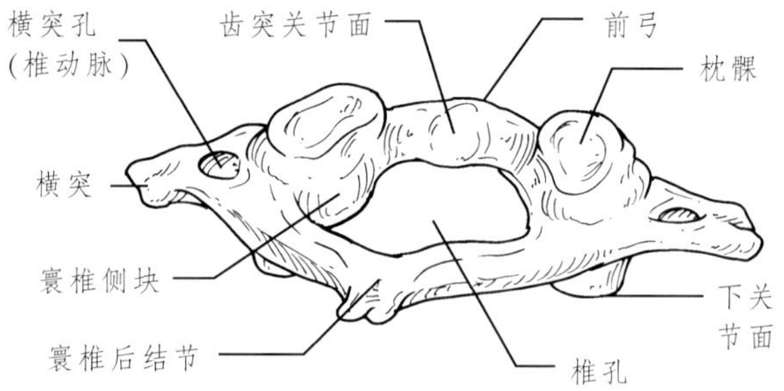

图 7-2　寰椎(C1)。

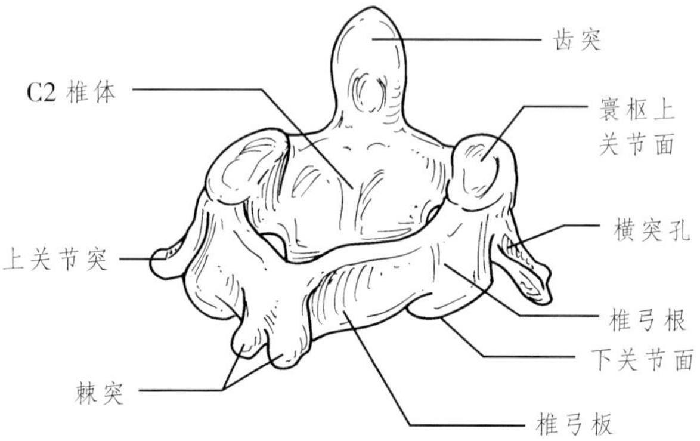

图 7-3　枢椎(C2)。

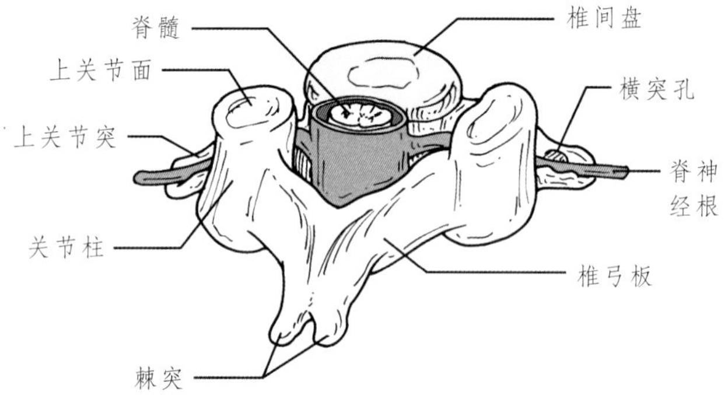

图 7-4　典型的颈椎。

寰椎(atlas)支撑着头部,以神话里支撑地球的巨人的名字命名。由前弓和后弓组成,由侧块将其连接,共同形成一个骨环。侧块向外伸出长而有孔的横突,后者很容易在下颌角的后部触摸到。前弓外侧面在中线区有一结节,内侧面有一关节面,与枢椎向上突起的齿突构成关节。后弓中线区也有一结节,是一个退化的棘突。侧块的上面是一个较大的骨性关节面,上缘凹陷并向内倾斜,与枕骨髁形成环枕关节(AO)。下面的关节面相对水平,与枢椎的上关节面形成寰枢关节(AA)(图 7-5)。

枢椎因头部以其为支点旋转而得名。枢椎的椎体小,前部有一明显的突起(齿突)。齿突有两个关节面,前面的关节面与寰椎的前弓相关节,后面的关节面与寰椎横韧带相连。椎体两侧发出短而厚的椎弓根,椎弓根上有上下关节突(面)。下关节面位置较上关节面偏后,并且与其他的颈椎关节突关节位置一致。横突较小且不分叉。椎板于中部后突并合成分叉的棘突。

C3~C7 结构基本一致,都有一个椎体、坚固的椎弓根、成对的上关节突和下关节突、横突分叉、椎板后突并合成分叉的棘突。所有的颈椎都有一个大的椎孔,内

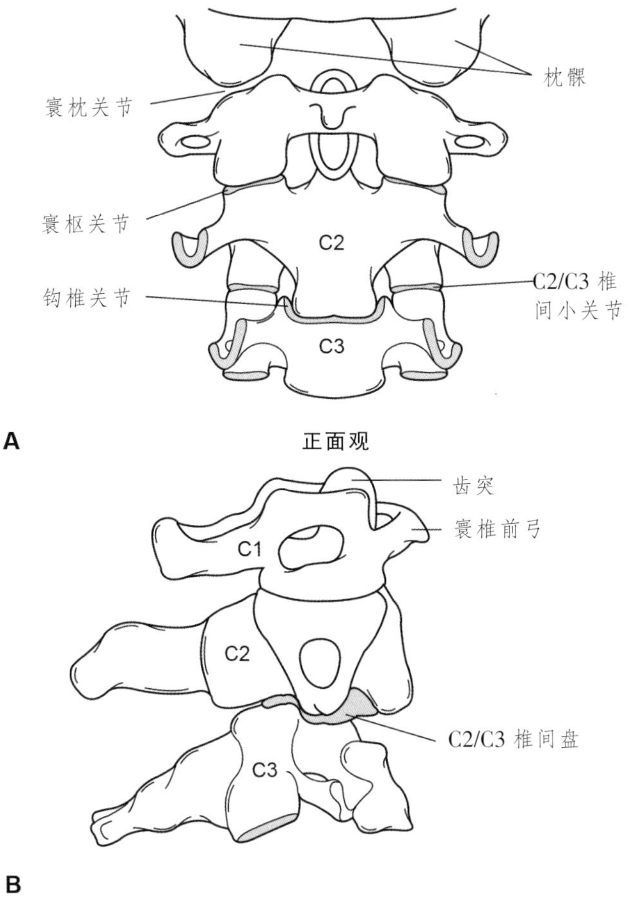

图 7-5 (A)正面图。(B)寰枢关节(C1/C2)和 C2/C3 椎间小关节侧位图。

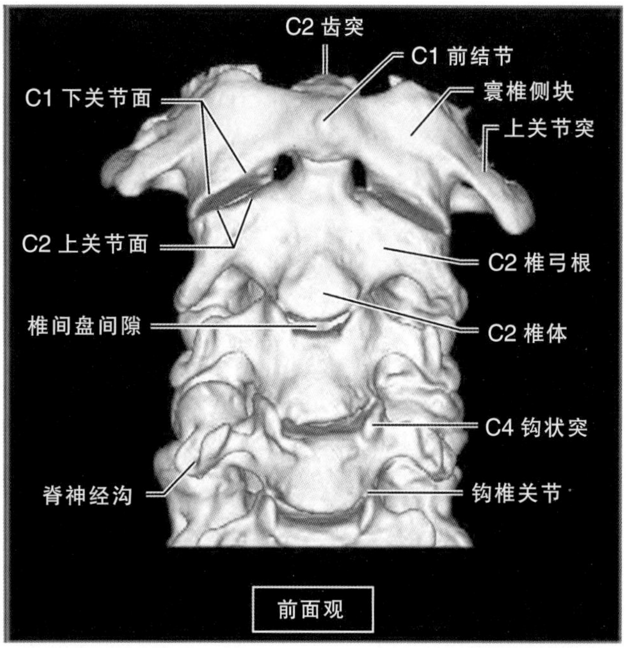

图 7-6 上颈椎 CT 三维重建前面观。

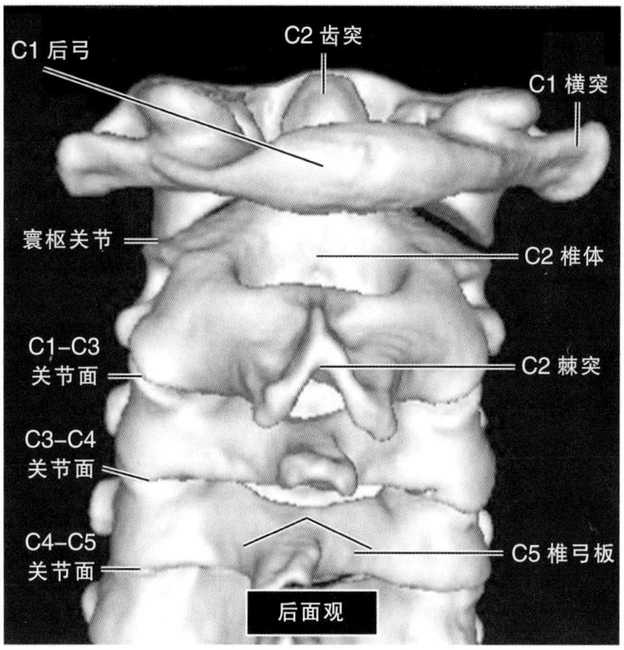

图 7-7 上颈椎 CT 三维重建后面观。

有脊髓;横突孔内有动脉和静脉。横突上面的结节间沟内有脊神经通过。椎间盘在 C2/C3 椎体间开始出现。钩突位于椎体的上外侧缘,与邻近椎体形成钩椎关节,有助于椎间盘的稳定(图 7-6 和图 7-7)。颈椎关节突关节,更常用的说法为"椎间小关节",由相邻椎体的关节突组成。上下关节突等骨骼宽大的地方与椎弓根不同,被称为"关节柱"。上下关节突之间的区域称为"椎弓峡部"。

韧带解剖

复习该区域的韧带有助于理解损伤和不稳的机制。韧带与水的密度一致,缺乏足够的放射密度,不能明确得显示在 X 线图像上。不过,我们可以通过评估关节之间的关系而间接地评估韧带, 因为前者需要后者来维持。关节正常关系的丧失意味着韧带支持的丧失。MRI 可以直接显示韧带(图 7-8)。

颈颅部韧带是一组复杂的韧带群,起着维持枕骨、寰椎和枢椎之间关系的作用(图 7-9)。主要的韧带有:①翼状韧带,从齿突向外、向上到达枕骨,起着限制环枕关节过度旋转的作用;②寰椎横韧带,水平走行越过齿突,连接到两侧的寰椎侧块,固定两块椎骨;③前、后环枕韧带,从寰椎上缘到枕骨大孔;④覆膜,枢椎后部延伸到枕骨大孔前缘。前后环枕韧带和覆膜均对下颅

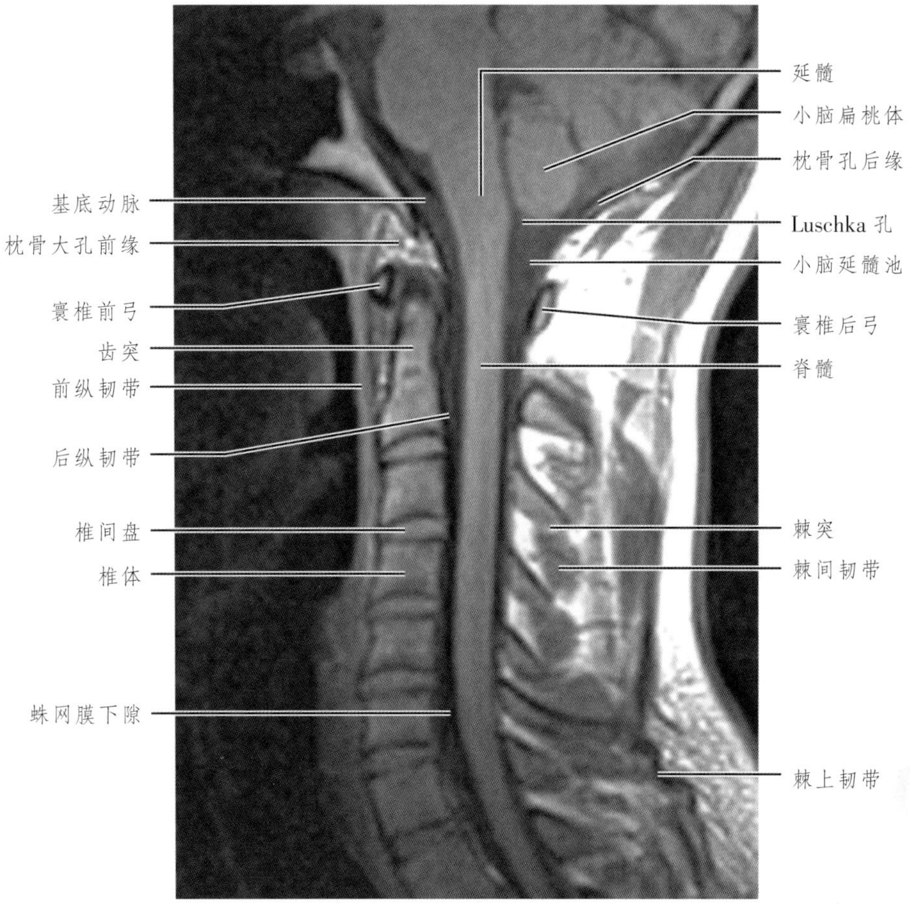

图 7–8　MRI T1W 图像，带有韧带和主要结构标记的颈椎矢状面视图。（Image courtesy of www.medcyclopedia.com.）

部提供支持。

下颈部椎体由以下韧带支持固定：①项韧带，从枕外隆凸到棘突；②黄韧带，连接相邻椎体的椎板；③棘间韧带，连接相邻的棘突；④后纵韧带，位于椎管内，紧贴椎间盘和椎体的后缘。所有这些韧带均起着限制颈椎前屈和旋转的作用。前纵韧带从枕骨延伸到骶骨，紧贴椎间盘和椎体的前缘，以限制脊椎向后弯曲。

关节的运动

颈椎活动度很大，以适应头部大范围运动。所有颈椎关节联合运动能产生 145°的前屈和后伸，180°轴向旋转，90°侧方屈曲。上部颈椎关节独特的解剖结构产生独特的功能运动，而 C2 以下的颈椎关节在功能上对颈椎整体运动的贡献相似。

寰枕关节能产生 10°~15°的屈曲和伸展运动，每一侧侧向屈曲<10°，旋转运动极小或没有。

寰枢关节是颈椎活动度最大的部分，向一侧旋转可以达到 50°，约占颈椎整体旋转运动的一半；屈曲和伸展运动<10°，侧向屈曲运动没有或极小。

C2 以下颈椎关节都可以进行屈曲、伸展、旋转和侧屈运动。C3~C7 椎体可产生约 40°屈曲、25°伸展、一侧旋转 45°、一侧侧屈 50°的运动。

生长发育

椎骨的骨化过程始于胚胎第 6 周。出生时每个椎体至少有 3 个骨化中心（见图 11–7）。

寰椎的前弓在出生时完全为软骨成分（图 7–10）。软骨结合与前弓和后弓完全融合的时间分别为 8 岁和 4 岁。齿突有上下两个骨化中心，3~6 岁时齿突向下与椎体融合（图 7–11），12 岁时顶端融合。

枢椎及以下椎体出生时均已发生骨化，2~3 岁时椎弓与棘突融合，3~6 岁时脊椎的后部与椎体融合。7 岁以前椎体的前部呈楔形，以后逐渐接近四方形，8 岁后椎体形状接近成年人（图 7–12）。

儿童期，椎体通过骨膜并继续生长，类似于长骨的骨膜生长。青春期，椎体的上下终板出现二次骨化中

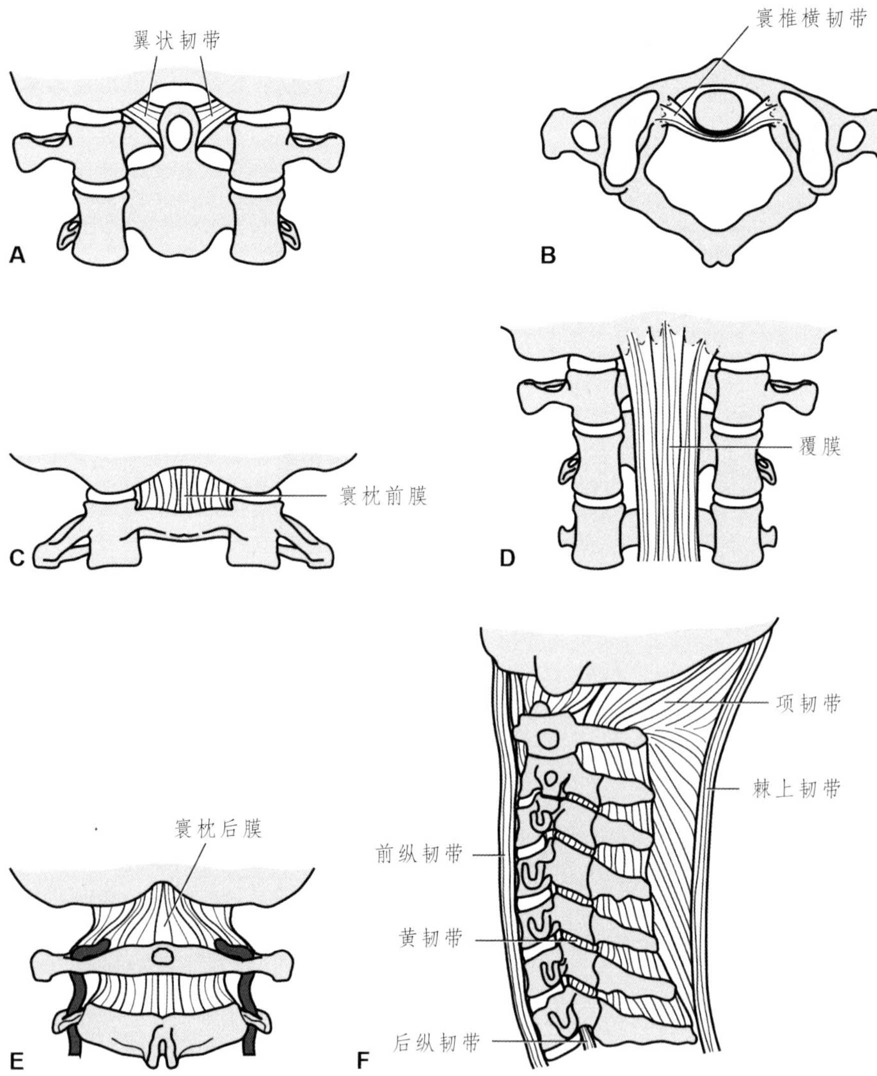

图 7-9 颈椎韧带。

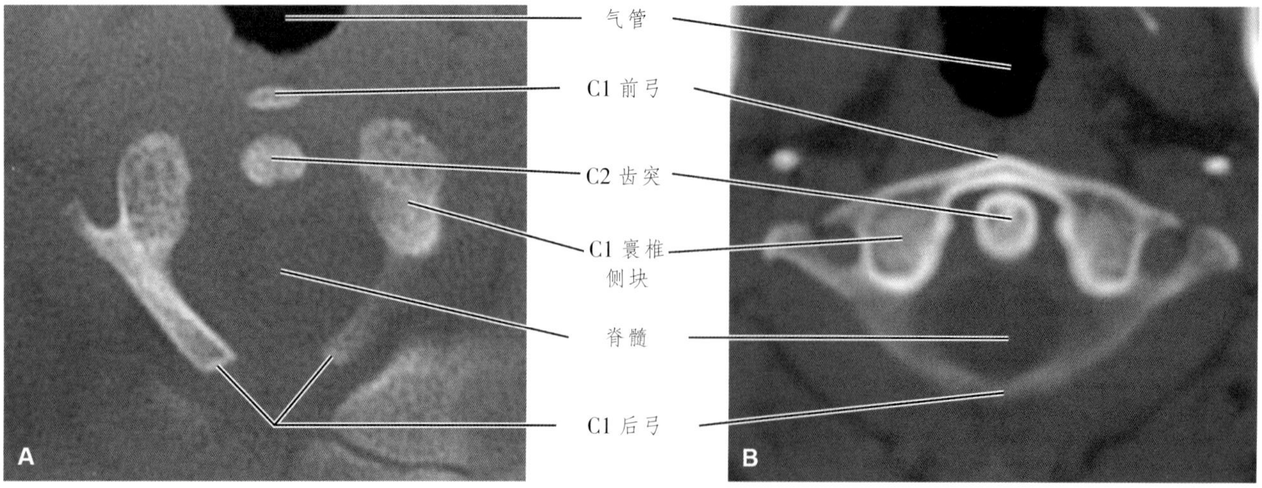

图 7-10 10 个月大儿童的轴位 CT 图像(A)。注意,只有骨化中心可见,这个年龄大多数是软骨。骨骼成熟度的轴位 CT 图像(B)。

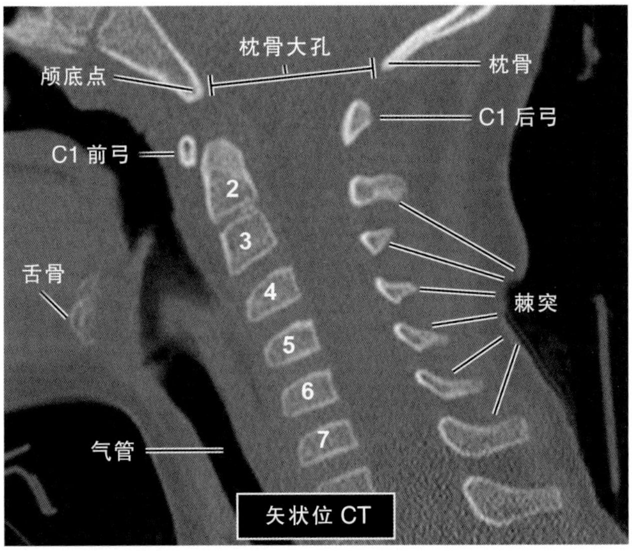

图 7-11　3 岁儿童颈椎的 CT 矢状位重组。

心，同时在分叉的棘突、横突、上下关节突也分别出现二次骨化中心，这些骨化中心在 25 岁之前都会完全融合。

钩椎关节在生命的早期不存在，并且似乎是与正常衰老相关的退行性纤维变性的结果。

姿势发育

出生时，脊柱只有一个向后的弧度，称为脊柱的原始曲度。当婴儿在俯卧位状态下开始学习抬头时，出现了继发性的颈椎向前的弧度(图 7-13)。开始行走后又出现了腰部前突的继发性弯曲。这些继发性弯曲会一直发展，直到青春期后脊柱成熟才渐趋稳定。

成年后，脊柱姿势的改变受到很多因素的影响，包括遗传、健康、职业、娱乐活动的类型等。退行性变和疾病进程常导致脊柱姿势的特征性改变(图 7-14)。脊柱或肢体创伤后，机体为了减轻疼痛也会影响脊柱的姿势。颈椎同时还要适应眼睛向前和水平旋转运动。

常规影像学评估[15-34]

儿童和成人脊柱放射学实践指南[15]

美国放射学会是美国主要的放射学工作者的专业

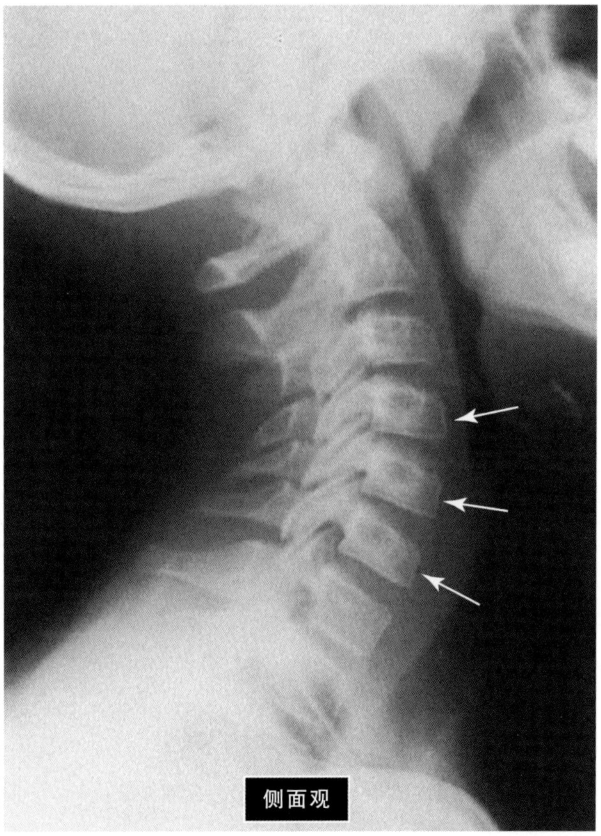

图 7-12　11 岁女孩的正常颈椎 X 线侧位片。椎骨已经表现为成年形式，但椎体前部仍显示一些轻微的楔形(箭头所示)。棘突的尖端刚刚开始融合。

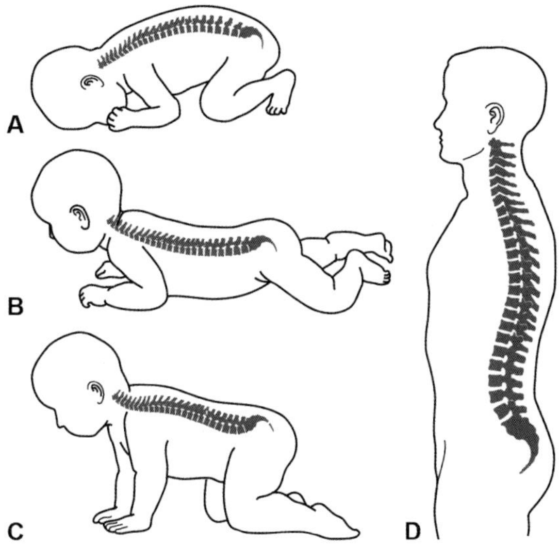

图 7-13　(A~D)脊柱曲度的姿势性变化，从出生时的原始曲度(A)到成年人颈椎和腰椎的继发性曲度(D)。

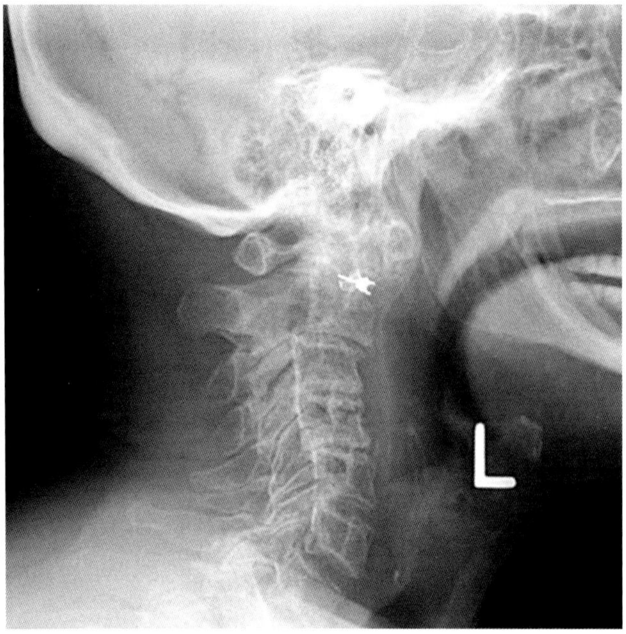

图 7-14 一位类风湿关节炎晚期患者的颈椎侧位 X 线图像。病变进展引起齿突的骨质侵袭，颈椎向前的弧度几乎消失。注意，C2~C4 后突引起的 "S" 样弯曲。金属伪影为耳环。(Image courtesy of John C. Hunter, MD, University of California, Davis School of Medicine.)

组织，他们制订了如下的实践指南，作为教育工具帮助从业人员为患者提供适合的放射学检查。

目标

颈椎 X 线检查的目的是识别或排除脊柱的解剖异常或疾病过程。

适应证

放射检查的适应证包括但不限于：

- 创伤。
- 肩及上臂疼痛。
- 枕部头痛。
- 运动受限。
- 计划或术前检查。
- 原发或继发恶性肿瘤的评估。
- 关节炎。
- 疑似先天性异常。
- 脊椎相关的综合征。
- 评估其他影像学检查发现的脊椎异常。
- 已知病变的随访。
- 疑似脊椎失稳。

基本体位和影像学表现

完整的检查应包括全部的颈椎，范围从颅颈交界区到第一胸椎的上终板。标准体位包括前后位和侧位。有时根据临床需要还要拍摄张口前后位(或齿突位)。如果要观察下颈椎或颈胸交界区应拍摄"游泳者侧位"。

外伤患者如果怀疑颈椎骨折，则需要在不移动患者的基础上拍摄仰卧水平侧位、前后位、张口前后位，然后再送患者做进一步检查。

其他的摄影体位视情况而定。神经孔需要评估时，应加照"双斜位"。过屈-过伸侧位可用来评估颈椎稳定性。初次检查时，如果怀疑有椎间小关节骨折，应考虑"关节(柱)"位拍摄。

对于儿童，前后位、张口前后位和侧位足以应对大多数临床病症。其他体位使用的频率较成人少，但上述讨论对儿童同样适用。颈椎失稳的高风险儿童(如唐氏综合征)的检查，应包括过伸-过屈侧位片(图 7-15 至图 7-38 常规放射检查)。

颈椎的常规影像学评估

张口前后位(齿突位)

这个位置显示 C1 和 C2 的关节，即寰枢关节。患者张大口，以避免高密度的牙齿和颌骨与上颈椎重叠。

影像学观察

重点观察：

1. 寰椎沿中轴线两侧对称，两侧侧块的宽度相等(图 7–15 中 a,a)。侧块宽度不相等提示寰椎的旋转。一侧侧块增宽说明其向前旋转。

2. 寰椎侧块的外侧缘不应超出 C2 上关节突(图 7–15 中 b,b)。“外突”的寰椎提示骨折或脱位。儿童轻微的外突可能是一种正常变异。

3. 齿突位于寰椎侧块中间，两侧间隙等宽（图 7–15 中 c,c)。

4. 两侧的寰枢关节间隙上下径相等（图 7–15 中 d,d)。

5. C2 棘突位于中线(图 7–15 中 e)。

6. 齿突与寰椎的前弓和后弓重叠，前后弓的边缘穿过齿突呈线状影，这条线状影须与骨折鉴别。

上述这些征象中任一发生改变，均提示与寰枕、寰枢关节相关的韧带松弛或撕裂、骨折、脱位。

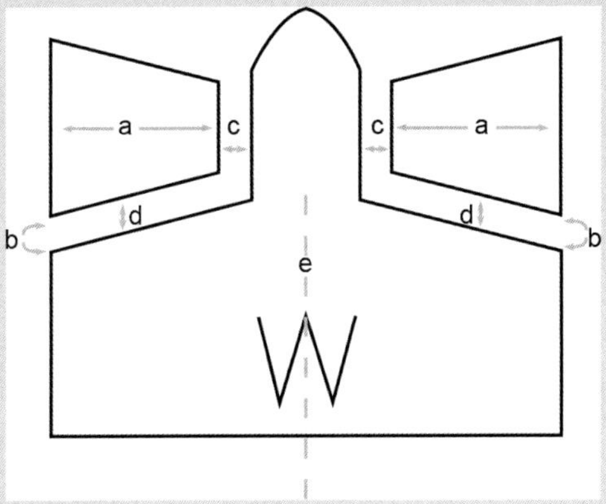

图 7–15　C1/C2 X 线图像的空间关系。

基本投照体位

- 张口前后位
- 下颈椎前后位
- 侧位
- 右斜位
- 左斜位

X 线摄影摆位

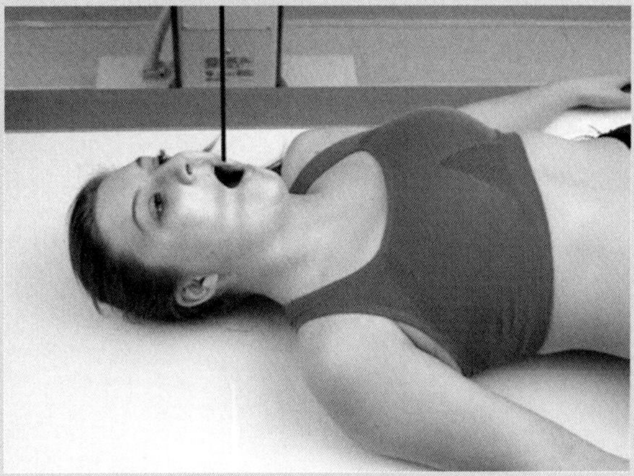

图 7–16　颈椎开口前后位患者体位。

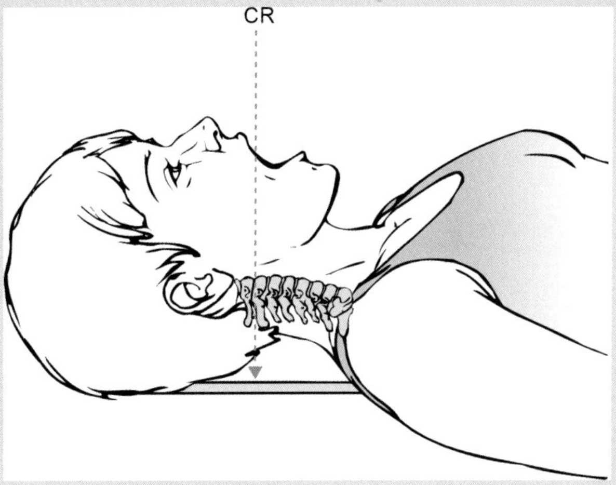

图 7–17　中心线通过 C1/C2 关节间隙。

你能看到什么?

观察下面这张图像(图 7–18),并尝试分辨出图像中的解剖结构。取一张透明的纸,用笔勾画出结构的轮廓。将你勾画出的结构轮廓与书中的线条图(图 7–19)比较,你能分辨出下面的结构吗?

- 长曲线是枕骨的基底部
- 下颌角
- C2 的齿突和椎体
- 寰椎的前弓
- 寰椎的后弓
- 寰枢关节的外侧面
- 寰椎的横突
- C2~T1 的椎体和棘突

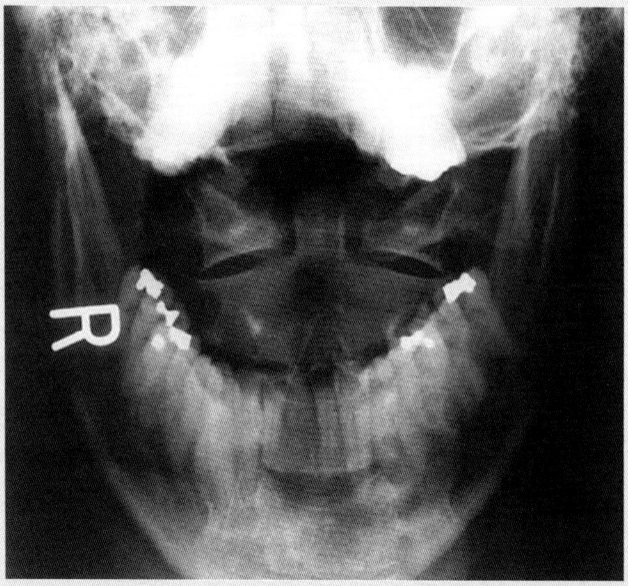

图 7–18 颈椎开口前后位 X 线图像。

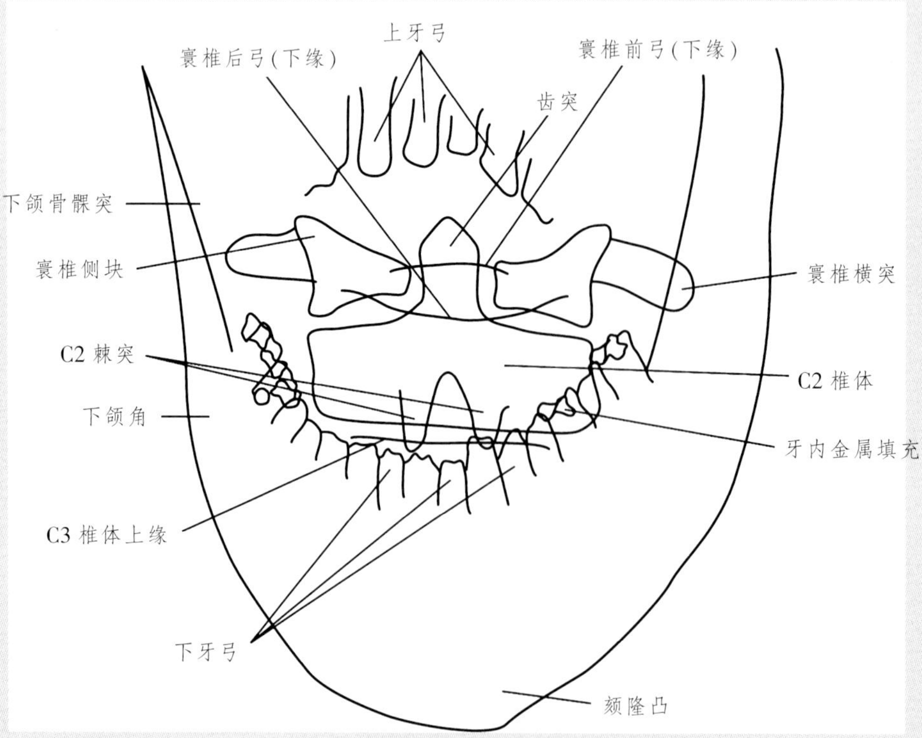

图 7–19 颈椎开口前后位线条图。

颈椎的常规影像学评估

下颈椎前后位

这个体位显示下部 5 个颈椎，上胸椎和相关肋骨，锁骨的内侧 1/3 和气管。上部颈椎由于下颌骨和颅骨的重叠而显得模糊。在确定颈椎水平时，记住 C2/C3 具有第 1 个椎间盘，T1 具有第 1 胸肋骨关节。

影像学观察

重点观察：

1.颈椎椎体和胸椎椎体相对垂直。

2.脊柱所有的棘突均位于中线。棘突到椎体两侧外侧缘的距离相等(图 7-20 中 a,a)。正常情况下棘突的形状很不规则。

3.关节突关节和关节柱重叠形成一个影像学上的表现:椎体的每一侧都是平滑的起伏,即“侧柱”。

4.横突多数情况下与侧柱重叠,两者较难分辨。

5.椎弓根与侧柱重叠,但可以根据其卵圆形的高密度皮质线将其分辨。椎弓根表现与棘突一样,类似于管子一端的影像表现(见图 1-12C)。

6.成对的椎弓根间距在颈椎为 30mm(图 7-20 中 b)。

7.椎间隙的宽度在这一体位难以评估。颈椎向前弯曲和中心线的入射角度会导致一些结构失真。颈椎侧位是观察椎间隙的最好位置[1]。

8.注意,钩突从上位椎体突起,在某些平面形成钩椎关节。

9.中线区可见低密度的充气的气管与颈椎重叠。

10. 锁骨离胶片暗盒最远，因此与其他结构相比,锁骨的失真也最为严重。注意,X 线图像上锁骨的放大效应。

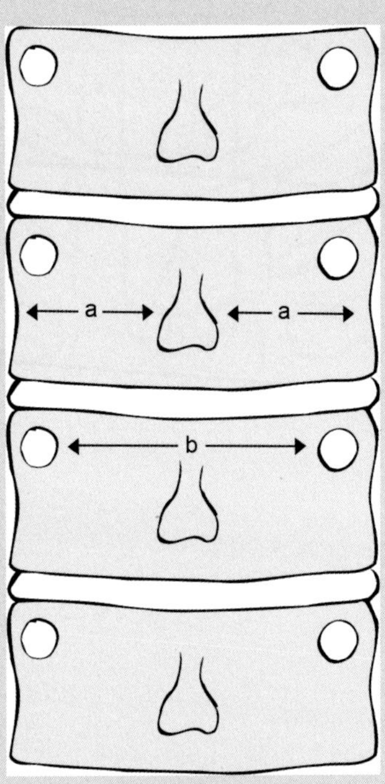

图 7-20　颈椎前后位的放射学空间关系。

基本投照体位

- 张口前后位
- 下颈椎前后位
- 侧位
- 右斜位
- 左斜位

X 线摄影摆位

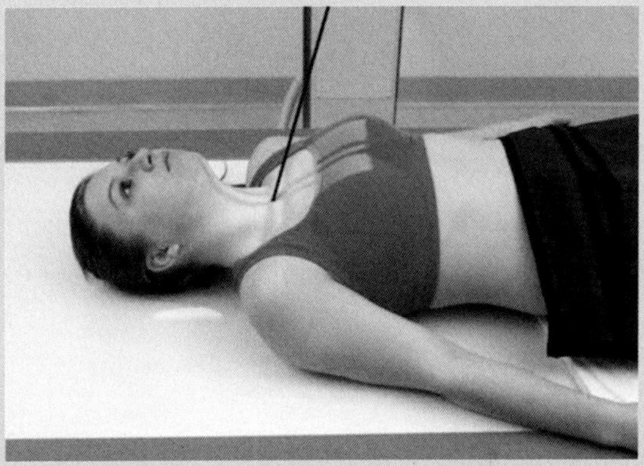

图 7-21　下颈椎前后位患者的 X 线图像定位。

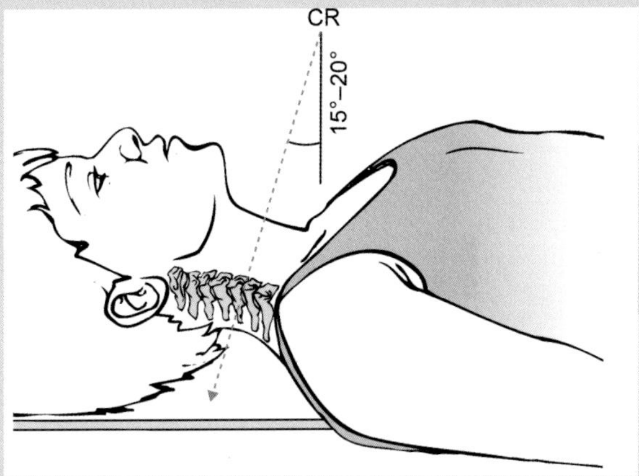

图 7-22　中心线向头侧倾斜 15°~20°沿甲状软骨下缘射入,穿过 C5/C6 椎间隙。

你能看到什么？

观察下面的 X 线图像(图 7–23)，并尝试识别放射解剖。取一张透明的纸，用笔勾画出结构的轮廓。将勾画出的结构轮廓与书中的线条图（图 7–24）比较，你能分辨出下面的结构吗？

- C3~T1 椎体(注意，在某些平面存在钩突)
- C3~T1 的棘突
- T1 大横突
- 第 1 肋骨和肋横突关节
- 锁骨
- 充气气管

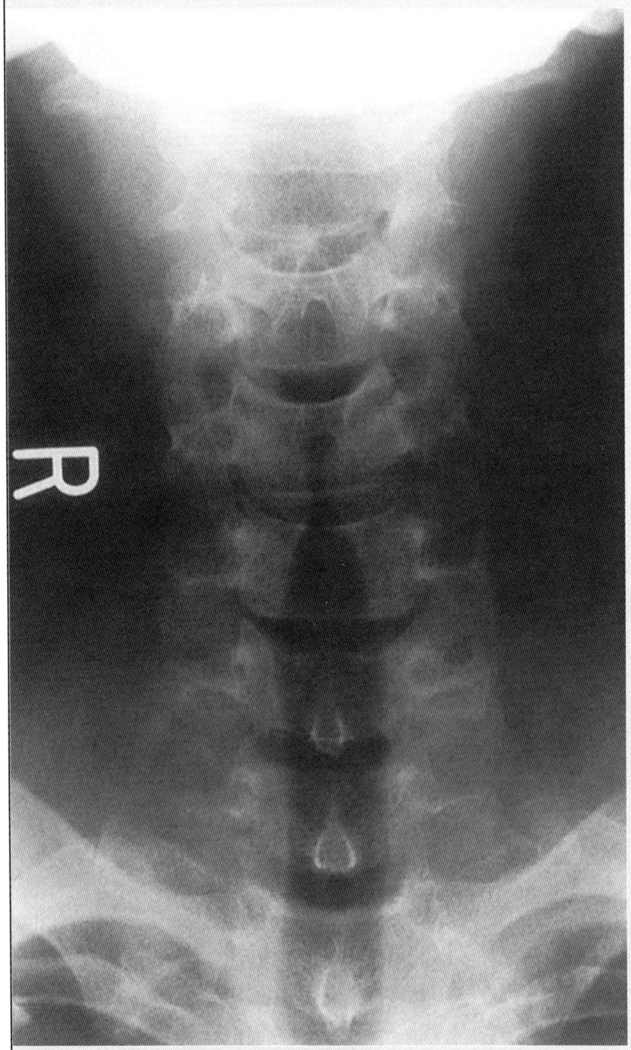

图 7–23 下颈椎前后位 X 线图像。

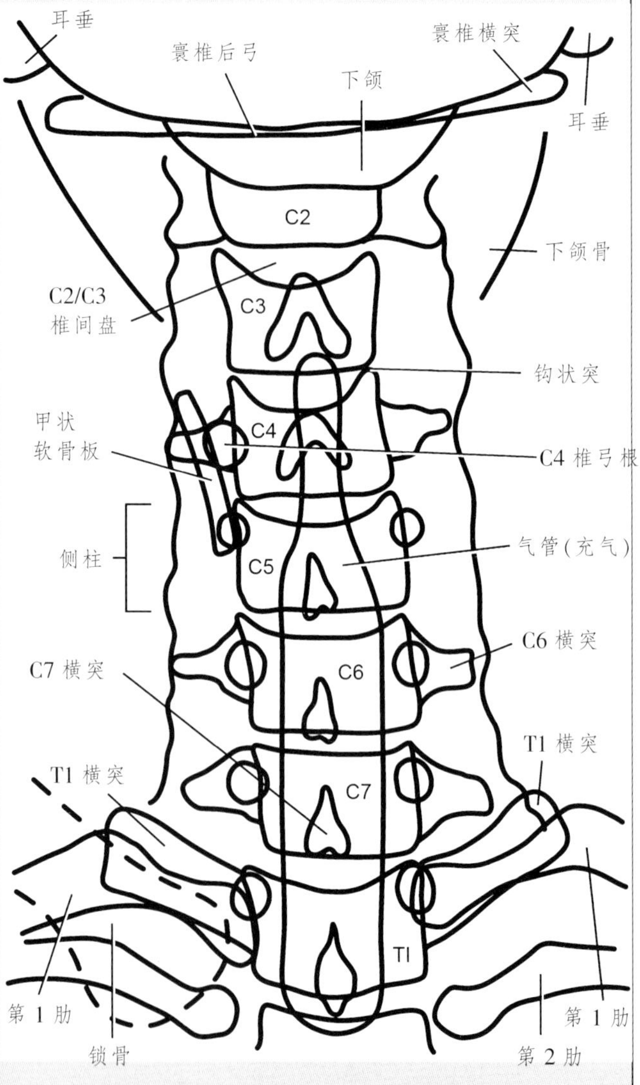

图 7–24 下颈椎前后位 X 线图像线条图。

颈椎的常规影像学评估

侧位

颈椎侧位观察 7 个颈椎、椎间盘间隙、关节柱和小关节、棘突和椎前软组织。

影像学观察

重点观察：

1.侧位像上，颈椎可画出 3 条大致平行的线(图 7–25a)。正常情况下，无论颈椎处于中立位、过屈或过伸位，这 3 条线的空间关系保持不变。正常空间关系的破坏见于骨折、脱位、严重的退行性变。

- 线 1：正常情况下颈椎椎体前缘连成的一条前凸的线。前纵韧带附着处的牵拉刺激或椎间盘退行性变会引起骨赘形成，后者向前突起。但在评估这条线的空间关系时，这些骨赘要被忽略。
- 线 2：椎体后缘与前缘的曲度保持一致。这条线上的骨赘会突入椎管和椎间孔，有可能会压迫脊髓和脊神经。
- 线 3：椎板线是椎板与棘突的交界线。这条线代表中央椎管的后缘。脊髓位于线 2 和线 3 之间。

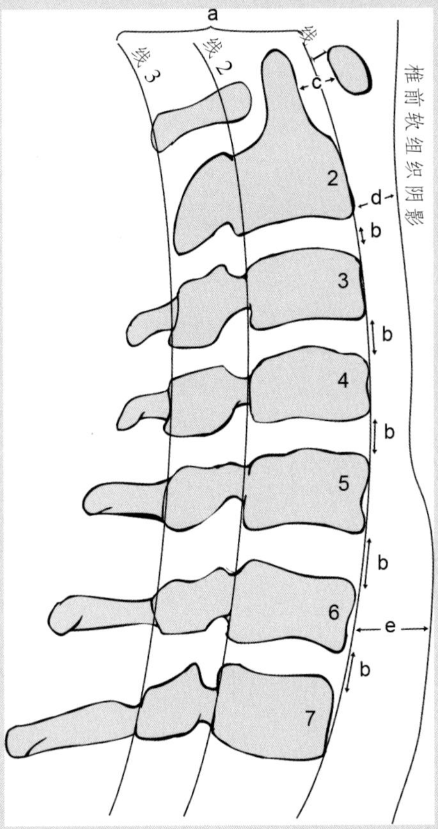

图 7–25 颈椎侧位 X 线图像的空间关系。

基本投照体位

- 张口前后位
- 下颈椎前后位
- 侧位
- 右斜位
- 左斜位

X 线摄影摆位

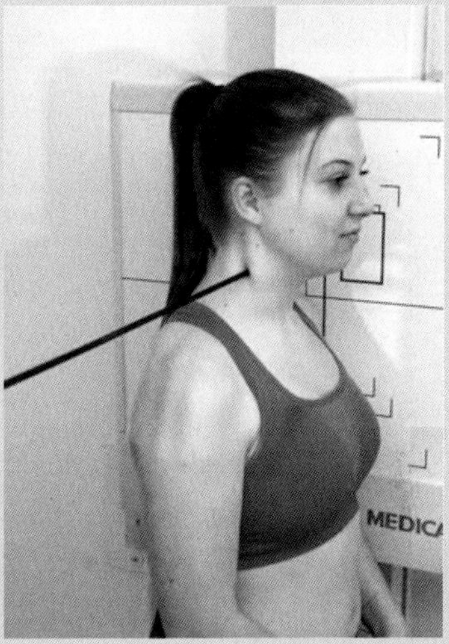

图 7–26 颈椎侧位 X 线图像的患者体位。

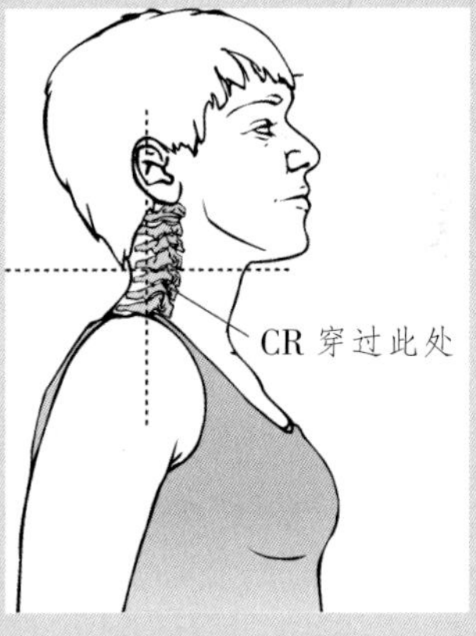

图 7–27 中心线水平穿过 C4/C5 间隙。

2.椎体呈方形的盒子样外观，边缘是清楚平滑的弧形骨皮质。描述时要首先描述任何骨性突起。

3. 每一个椎间盘间隙都要保持一定的高度(图 7–25b)。

4.关节柱和小关节互相重叠。单个小关节在斜位才能观察到，但侧位观察关节边缘和关节间隙最佳。

5.枢椎齿突前方的低密度影为枢椎齿突和寰椎关节面之间的滑囊。由于寰椎横韧带的固定，寰齿间距或齿突前间隙在任何运动状态下均保持恒定（图7–25c）。成人这一间隙宽度≤2.5mm，儿童≤4.5mm。详细情况请参见颈椎过屈过伸位片。

6.横突与椎体重叠。

7.咽后间隙为咽后壁与C2前下缘之间的距离。正常≤6mm(图7–25d)。该处软组织增厚常是出血、积液或外伤的结果。

8. 气管后间隙为气管后壁到C6之间的距离(图7–25e)。正常时成人为22mm，儿童为14mm。

你能看到什么？

观察下面的X线图像(图7–28)，并尝试识别放射解剖。取一张透明的纸，用笔勾画出结构的轮廓。将勾画出的结构轮廓与书中的线条图（图7–29)比较，你能分辨出下面的结构吗？

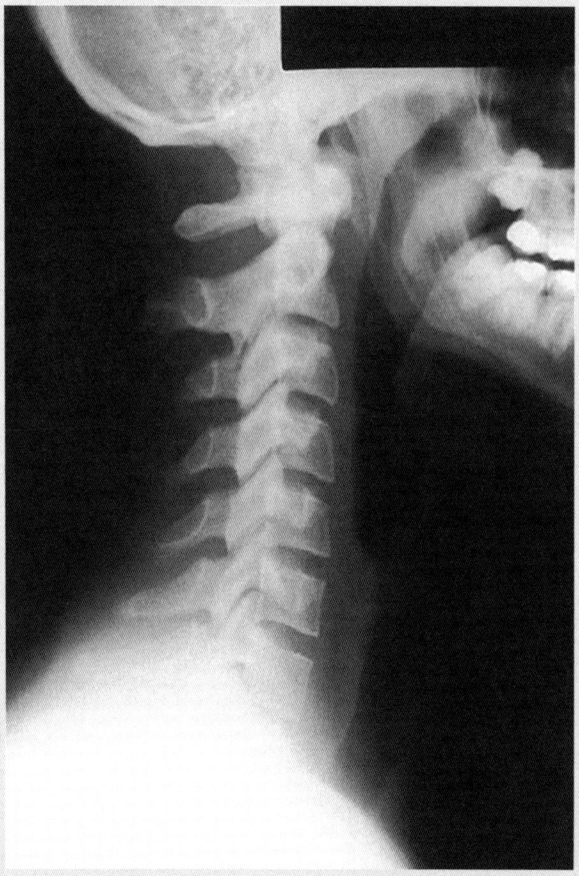

图7–28 颈椎侧位X线图像。

- C1的前后弓
- 齿突
- C2~C7的椎体
- 关节柱和椎板(注意，相邻关节突形成的小关节)
- C2/C3~C6/C7之间的椎间盘间隙
- 棘突(注意，C7的棘突最明显)
- 横突
- 小关节面

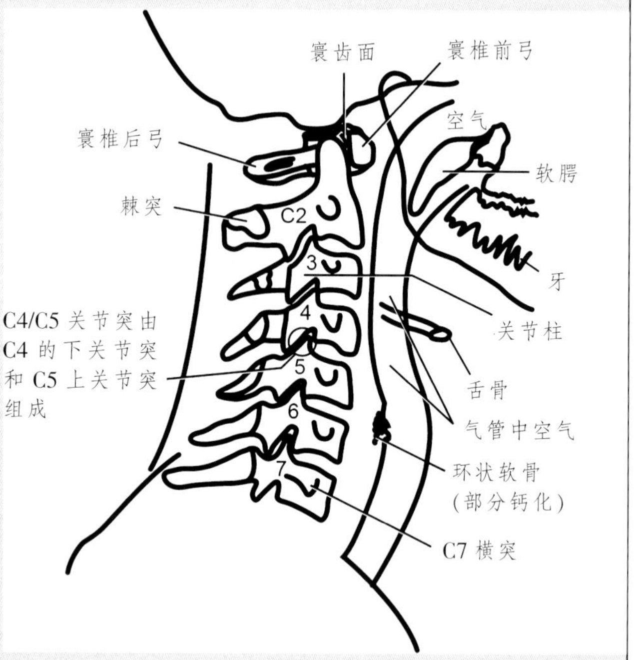

图7–29 颈椎侧位X线图像线条图。

颈椎的常规影像学评估

右斜位和左斜位

该位置主要显示椎间孔、钩锥关节、小关节和椎弓根。右侧和左侧斜位会分别显示上述结构，而颈椎侧位这些结构会与颈椎后部重叠。

影像学观察

重点观察：

1.椎间孔是脊神经根走行的区域，正常显示为卵圆形的低密度影(图 7–30 中的 a)。卵圆形的椎间孔变窄、边缘不规则提示脊神经受到骨质压迫。对侧的椎间孔不能显示。椎间孔的命名也是基于相应的脊椎节段(例如，C4/C5 椎间孔或 C5/C6 椎间孔)。

2.在此视图下头部和身体处于中立位，向一侧旋转 45°。旋转的方向取决于所用的设备。左前斜位(LAO)(患者颈部的左前方贴近胶片)显示左侧椎间孔；右前斜位(RAO)显示右侧椎间孔。相应的，左后斜位(LPO)(患者颈部的左后方贴近胶片)显示右侧椎间孔，与图 7–31 左图相同；右后斜位(RPO)显示左侧椎间孔，与图 7–31 右图相同。患者体位简图见图 1–16。这种区别在日常交流中很少被讨论，除了影像技师。我们所说“右斜位”指的是患者的右侧第 4 椎间孔可见。患者是 RAO 还是 LPO，不是一个关键因素。

3.椎弓根展开为一个面，或者说与图像接收器

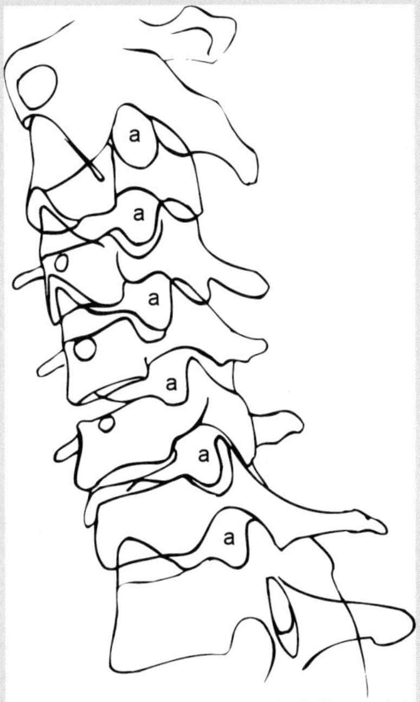

图 7–30　颈椎斜位所显示的椎间孔。

基本投照体位

- 张口前后位
- 侧位
- 下颈椎前后位
- 右和左斜位

X 线摄影摆位

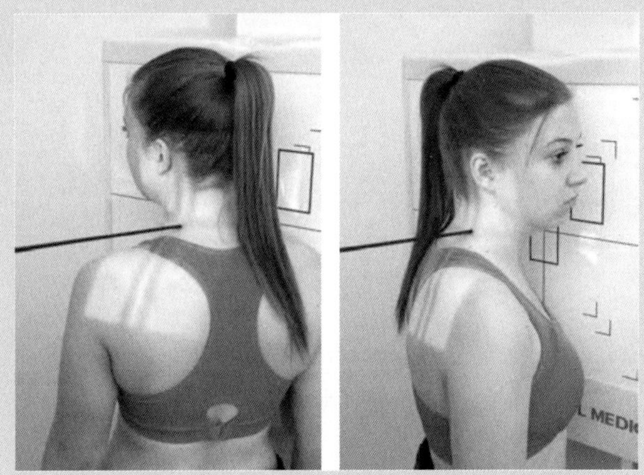

图 7–31　右前斜位和左前斜位颈椎 X 线图像的患者体位。

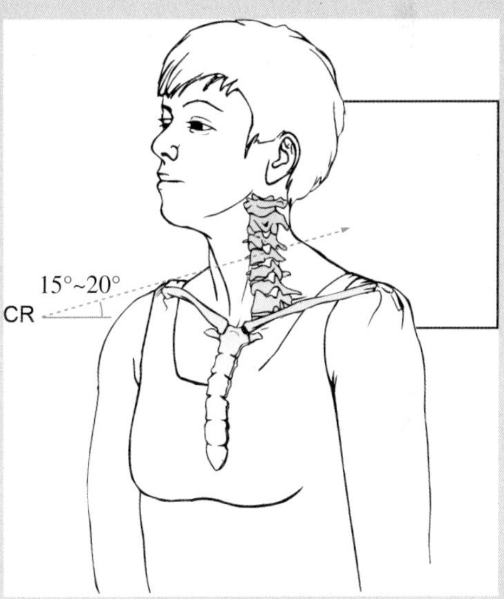

图 7–32　后斜位中心射线向头侧倾斜 15°~20°，穿过 C4。

平行，失真较小。对侧椎弓根与椎体重叠，影像上类似于一根管子的一端。

4.椎板的形状不规则，且越往下越大。它们在影像上也是表现为上下结构。

你能看到什么？

观察下面的 X 线图像(图 7–33)，并尝试识别放射解剖。取一张透明的纸，用笔勾画出结构的轮廓。将勾画出的结构轮廓与书中的线条图(图 7–34)比较，你能分辨出下面的结构吗？

- 椎体
- 椎弓根，椎板和棘突
- 上下关节突
- 椎间孔
- 对侧椎弓根
- 下颌角
- 胸肋

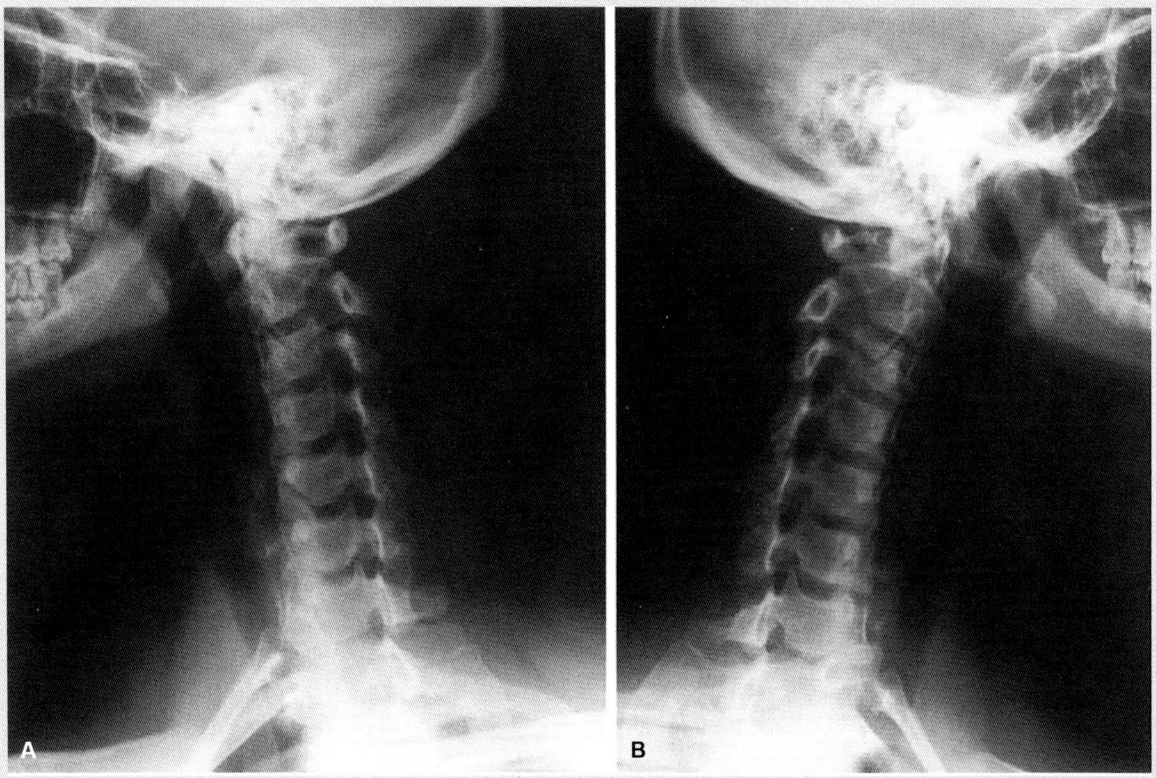

图 7–33　右后斜位（A）颈椎 X 线图像，左后斜位（B）颈椎 X 线图像。

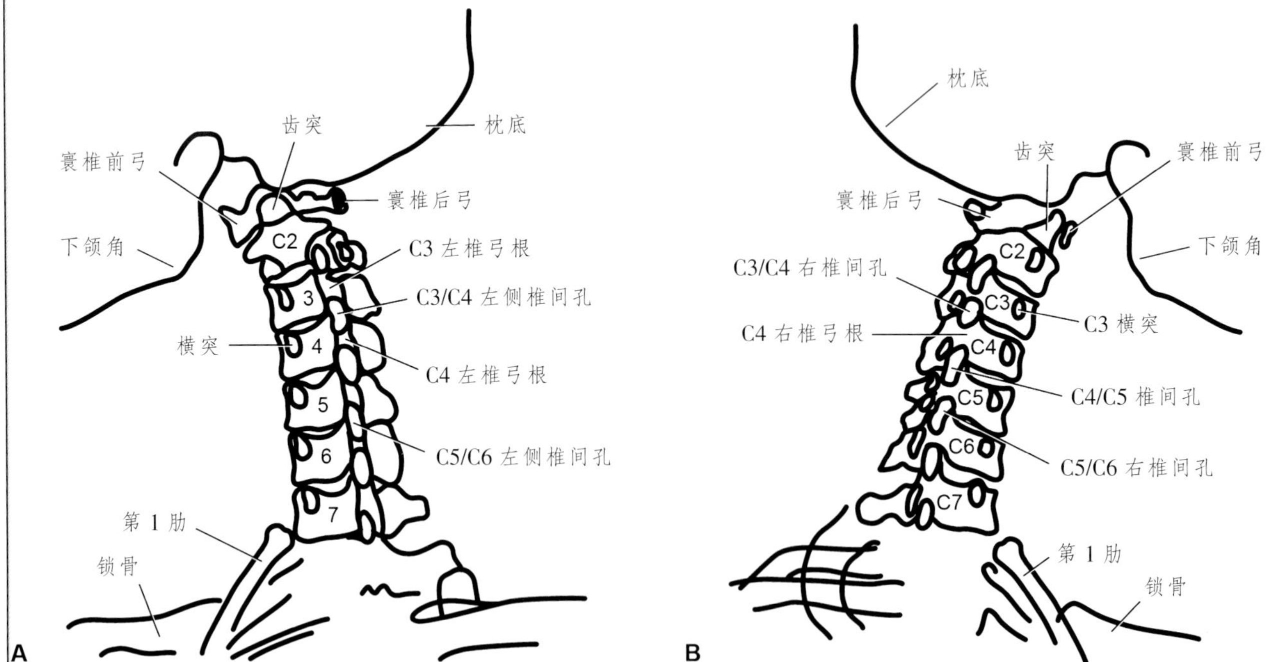

图 7–34　右后斜位（A）颈椎 X 线图像和左后斜位（B）颈椎 X 线图像的线条图。

可选投照体位

过屈过伸侧向应力位

该体位并非常规的放射检查体位，但却是常用的可选体位。当颈椎周围的软组织在过屈或过伸的应力状态时，这一体位可以观察关节的排列。所以，这些图像也被称为“应力片”或“功能研究”，因为它能检查在最大屈、伸位时的关节状态。关节不稳在颈椎侧位表现不明显，而在该体位会清楚显示。

影像学观察

重点观察：

1.与常规侧位片一样，正常情况下 3 条平行线的空间关系确定了颈椎的排列(图 7–25)，而这种空间关系不因颈椎的任何屈伸活动而变化。要注意，观察图像上的这种正常关系。这种空间关系的改变可能是由于骨折、脱位或者严重的退行性变。

2.椎体的骨皮质轮廓、关节柱、棘突的表现同颈椎侧位，而关节的位置会有轻度改变。在过屈位，椎间盘间隙前部稍窄而后部和棘突间隙稍宽；过伸位时，椎间盘间隙的前部稍宽而后部和棘突间隙稍窄。

3. 寰齿间隙是齿突关节面前部的线样透亮影，与颈椎侧位表现一致。正常情况下，该间隙的宽度在任何屈伸状态下均保持恒定。该间隙增宽>3mm，提示 C1/C2 关节半脱位(见图 2–38 病例，寰齿间隙增宽代表 C1/C2 关节失稳)。

基本投照体位

- 过屈过伸侧向应力位

X 线摄影摆位

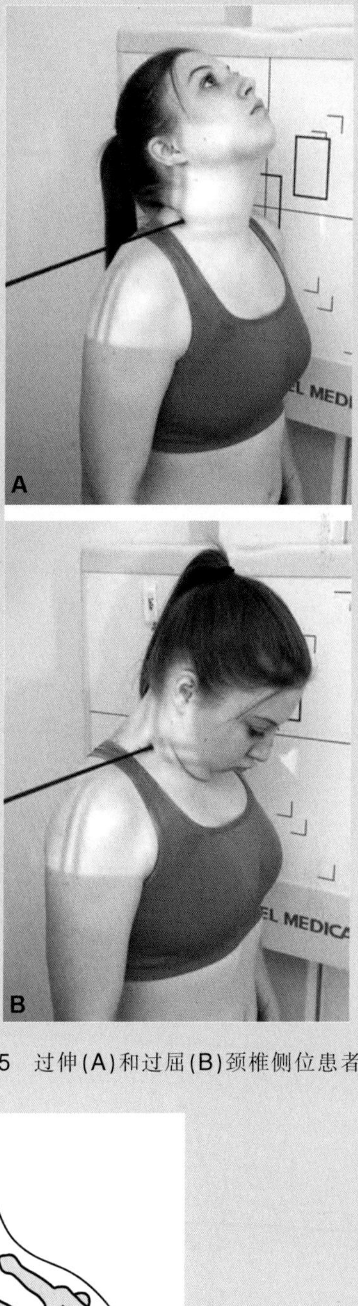

图 7–35　过伸(A)和过屈(B)颈椎侧位患者体位。

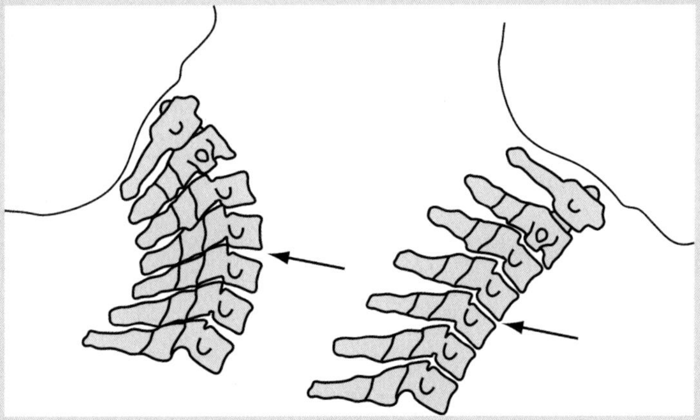

图 7–36　中心线水平穿过 C4/C5。

你能看到什么？

观察 X 线图像(图 7–37)，并分辨线条图(图 7–38)中的关系。

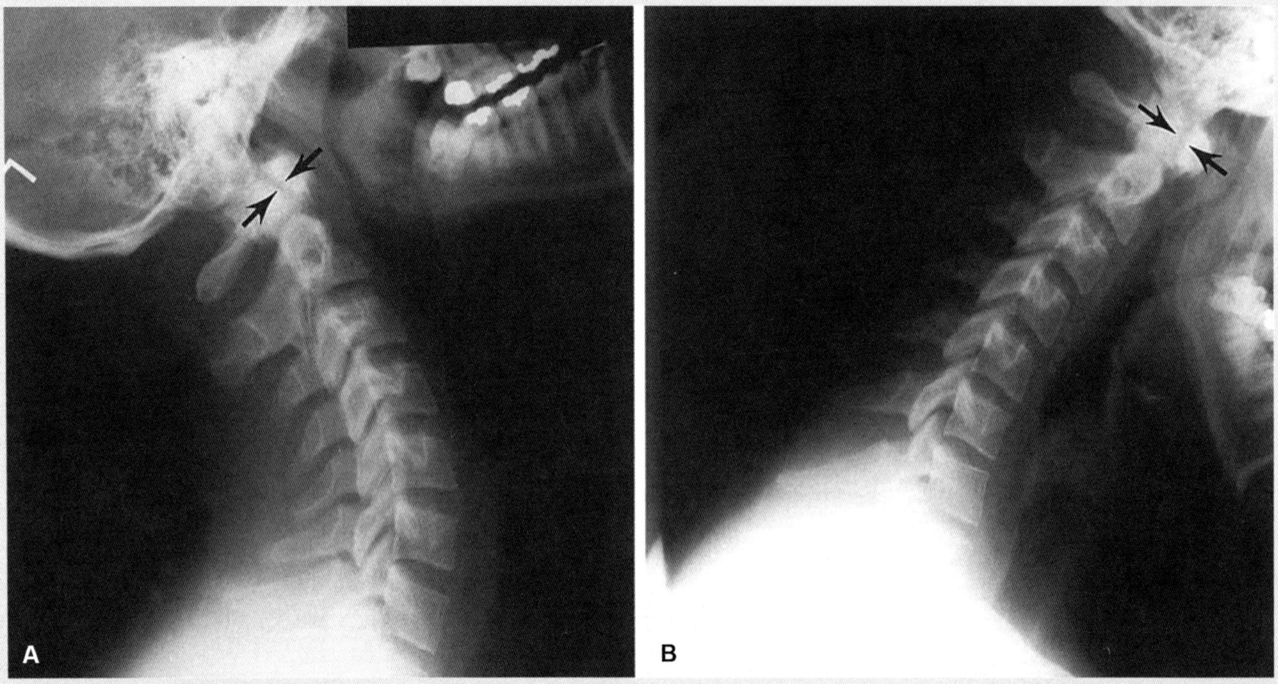

图 7–37 过伸侧位(A)和过屈侧位(B)应力 X 线图像。箭头所示为寰齿间隙，其在两张图像中的宽度相等。

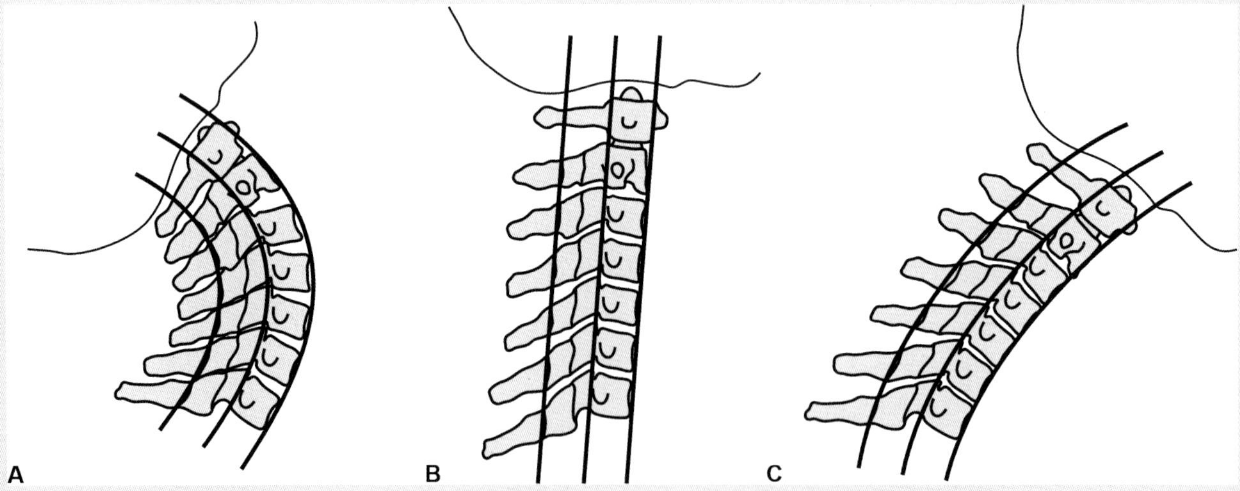

图 7–38 颈椎排列的参考线保持恒定，无论颈部处于过伸(A)，中立(B)还是过屈位(C)。

先进成像技术评估[15-34]

许多颈椎疾病都可以由传统放射学诊断，不恰当地使用昂贵的高级影像学检查并不值得提倡。然而，现在完整的评估往往需要多种影像学检查方法。对肌骨疾病来说，最常用的高级影像学检查为 CT 和 MRI。CT 的价值在于显示骨骼细节，MRI 的优势是可以直接观察脊髓、神经根和椎间盘。

下面的部分包括颈椎评估的基本 CT 和 MRI 知识。

CT/MRI断层解剖简介

在学习开始时，首先熟悉颈椎的 X 线表现是有益的，因为不管检查手段如何变化，人体的解剖关系不会改变。X 线图像是理解高级影像学断层解剖的“路标”。例如，通过对颈椎侧位片的学习，我们了解了脊椎 3 条线的空间关系对确认完整关节的重要性。这些线在 CT 或 MRI 矢状位图像上也同样适用。另外，前后位 X 线图像上各种结构之间的空间关系也适用于 CT 或 MRI 的冠状位图像。

脊柱CT扫描实践指南[26]

美国风湿病协会（ACR）和美国神经放射学会（ASNR）、美国脊柱放射学会（ASSR）、儿科放射学会（SPR）共同发布了一个实践指南，旨在帮助临床医生为患者提供合理的诊疗路径。

适应证

脊柱任何区域 CT 检查的主要适应证包括但不限于如下所述：

- 成人急性创伤。
- 退行性变和骨关节炎。
- 骨移植或器械融合术的术后评估。
- 脊柱感染性病变。
- 脊柱介入的影像学引导（例如，活检、注射）。
- 肿瘤病变及其并发症。
- 炎性病变与结晶沉积性疾病。
- 先天性或发育性脊柱异常（例如，脊柱侧凸、脊椎滑脱）。
- MRI 禁用时，CT 可检查脊髓瘘管和其他的硬膜内肿物。

CT基本扫描序列

颈椎 CT 的基本检查范围为从颅底向下至少延伸到第 1 或第 2 胸椎。所采集的图像为层厚≤1mm 的轴位图像，这些原始数据是后续所有 CT 检查的“数据集”。

数据可以按照轴位观察，也可以重组为“矢状位”和“冠状位”。现在，数据也可以重组成“3D”图像以解决某个特定的临床问题。另外，图像可以改变窗宽和窗位以分别显示骨骼和软组织，而且可以手动调节以显示特定的组织结构。这些处理图像的功能都在患者检查完以后完成。这一点与 MRI 不同，后者在检查之前就要根据不同的组织选择相应的序列。

CT 检查序列可以根据患者病史和体格检查等临床情况进行增减。一般来说，CT 检查要在图像质量和射线剂量之间进行优化。

脊椎CT图像的解读

可以按照“ABCDS”法来有顺序地解读 CT 图像。

- 排列和解剖（Alignment and anatomy）：冠状位重组（类似于前后位 X 线图像）和矢状位重组（类似于侧位 X 线图像）是观察脊椎排列和偏移的最佳方法，而后者常由骨折、脱位和骨质破坏引起。
- 骨密度（Bone density）：与 X 线图像一样，骨皮质密度最高，骨松质密度较低；前者见于脊椎的后环结构，后者见于椎体。骨质破坏见于各种疾病或感染，皮质中断见于骨折。
- 椎管空间（Canal space）：在轴位图像上评估椎管是否通畅。寻找中央管和侧隐窝狭窄这些能引起神经压迫的征象。分辨由骨折和突出的椎间盘导致的椎管内的游离体。
- 椎间盘的完整性（Disk integrity）：在轴位视图观察椎间盘的后部和后外侧缘，并评估其轮廓和完整性。椎间盘突出会改变椎间盘的后部轮廓。
- 软组织（Soft tissue）：矢状位重组可以评估外伤引起的椎旁软组织水肿。

颈椎CT成像的其他应用

- CT 脊髓造影

CT 脊髓造影是联合应用脊髓造影与 CT 成像的

检查方法。脊髓造影是将水溶性对比剂注入蛛网膜下隙。对比剂能够将影响脊髓、椎管、脊神经根、脊髓供血血管的异常改变显示出来。但是,脊髓造影为侵入性操作,且带有一定的风险。基于此,MRI 是评估脊髓和脊神经根的首选。只有当没有 MRI 或 MRI 有禁忌证时才可选择 CT 和对比剂。CT 脊髓造影应用较少,且只用于解决特定的问题。

● CT 与对比剂

CT 检查也可在静脉内注射含碘对比剂后进行,血管内的对比剂与血液混合后能提高血管和脉管性组织的密度。在颈椎,对比剂可用来评估肿瘤的血供和诊断硬膜的感染性病变。

● “头颈部 CT”(不同的检查)

虽然“颈椎”和“头颈部”在解剖位置上是一致的,但这两个名词的影像检查却截然不同,并且经常会被分配至不同的检查部门。“头颈部”属于“神经放射学亚专科”,与脑的研究密切相关。静脉内造影常用来评估癫痫、感染和癌症等疾病。

参见图 7-39 至图 7-42 CT 检查示例。

颈椎轴位体层扫描

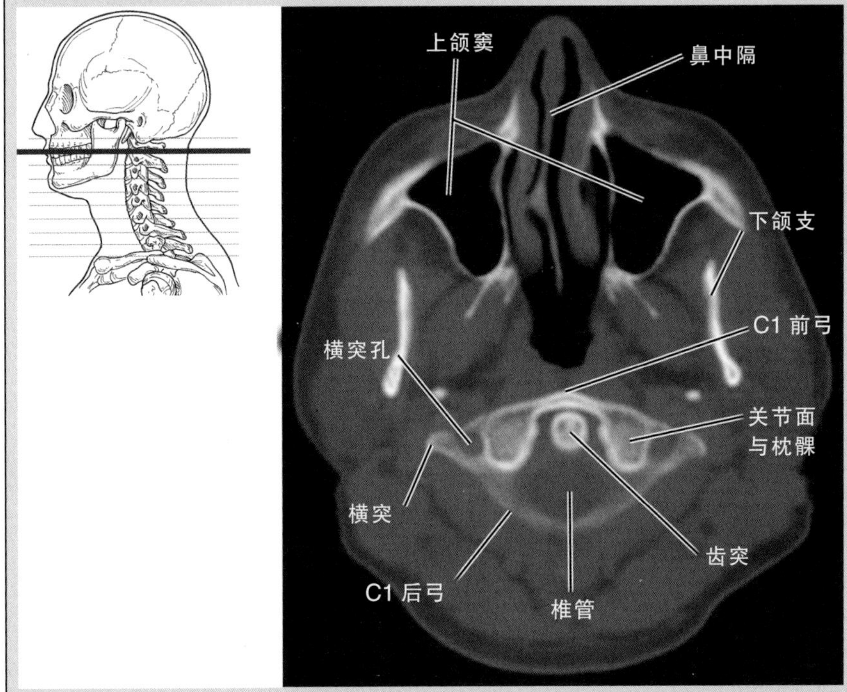

图 7–39　C1/C2 的轴位 CT 图像。

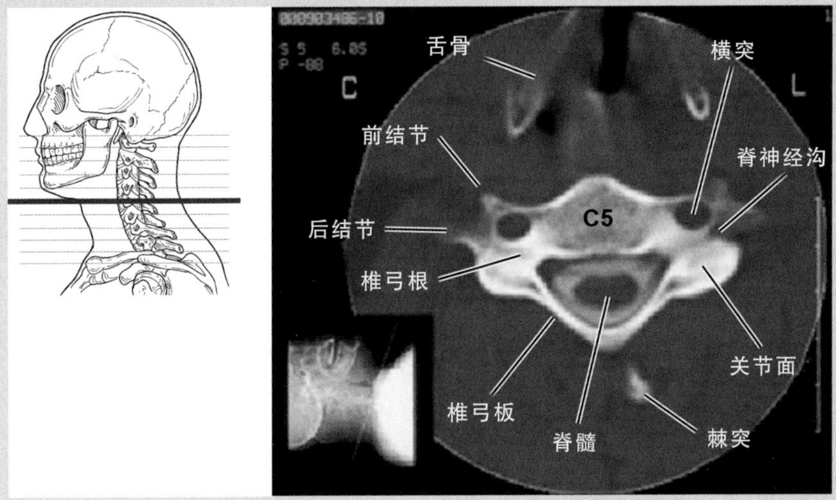

图 7–40　C5 水平的轴位 CT 图像。

轴位

参数

- 首先获得类似于普通 X 线图像的正位和(或)侧位图像，以帮助进行断层图像的定位。
- 视野(FOV)至少从颅底到 T2 水平。
- 连续的薄层轴位图像，层厚<1mm。

观察内容

- 通常情况下按照 ABCDS 的顺序观察图像。另外，要重点观察如下内容：
- C1/C2 关节要重点观察齿突与寰椎前弓和侧块的相对位置。两侧不对称可见于骨折、寰枢关节半脱位、寰枢旋转不良，以及横韧带/翼状韧带/顶部韧带这些固定关节的韧带的撕裂。
- 寰齿间隙成人<3mm，儿童<5mm。
- 根据“钢铁三分法则”，寰椎形成的环前后经约 3cm，其中齿突和脊髓分别占据 1cm，剩余的 1cm 空间允许一些病理状态下的位移。
- 颈椎的其余部分在每一个层面上都要评估有无骨折、游离体，以及其他任何能引起正常结构改变的病变。
- 每个层面都要观察椎管的直径。Pavlov 比值为椎管宽度与相应椎体宽度的比值。正常情况下，Pavlov 比值=1，如果该比值<0.85 则认为存在椎管狭窄。

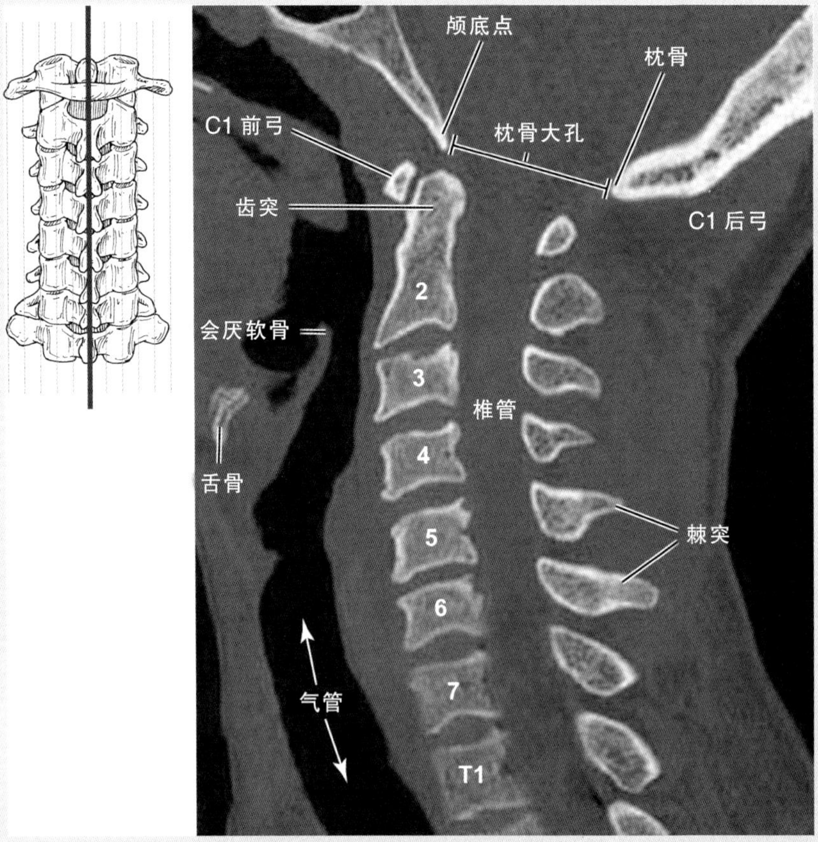

图 7-41 正中矢状位 CT 图像。

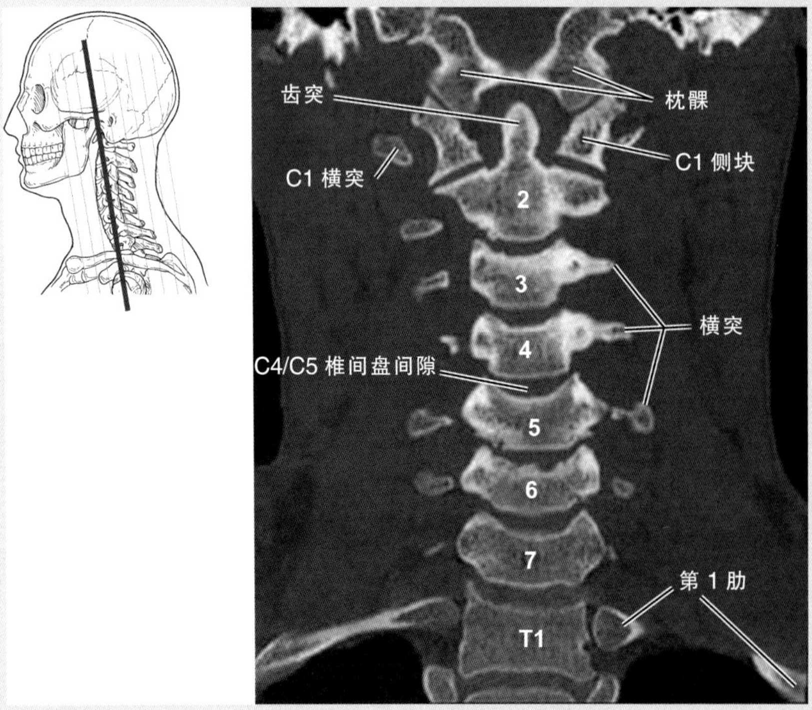

图 7-42 通过椎体的冠状位 CT 图像。

矢状面

参数

- 矢状位图像是从轴位数据重组而来。
- 视野从舌骨的前缘到后面的棘突。
- 层厚<1mm，间隔<0.5mm。

观察内容

- 测量寰椎、枢椎和枕骨之间的距离，判断正常的颅颈关系。
- 颅底-枢椎后线间距（BAI）<12mm。
- 颅底-齿突间距（BDI）<12mm。
- Powers 比值≤1。
- 寰齿间距（ADI）< 3mm。
- 上述数值增大提示 C0/C1 或 C1/C2 外伤性脱位，或者类风湿关节炎引起的韧带松弛。
- 与颈椎侧位 X 线图像相似，椎体的排列也要依靠 3 条弧线来判断：椎体前缘、椎体后缘和椎板联合，阶梯状表现提示骨折、半脱位和脱位。

冠状面

参数

- 冠状位图像是从轴位数据重组而来。
- 视野从椎体的前缘到棘突的后缘。
- 层厚<1mm，间隔<0.5mm。

观察内容

- 评估正常的颅颈关系：
- 寰枕关节 1~2mm。
- 寰枢关节 2~3mm。
- 显示 C1/C2 的关系与开口前后位 X 线图像相似。
- 尤其有利于齿突骨折的显示。

脊椎MRI的实践指南[27]

ACR 和 ASNR 共同发表了实践指南，以帮助从业者向患者提供合理的诊疗方案。

适应证

对于脊柱任何区域的 MRI 检查，包括但不限于以下适应证：

- 椎间盘的退行性疾病。
- 硬膜外软组织和骨肿瘤。
- 髓外硬膜内肿物。
- 硬膜内肿物或软脊膜病变。
- 放疗区域。
- 脊髓内病变，包括脱髓鞘和炎性病变。
- 脊椎血管畸形和（或）隐匿的蛛网膜下隙出血的原因。
- 脊髓空洞症。
- 先天性脊椎畸形/脊柱侧凸。
- 手术后脊椎积液或手术后软组织改变。
- 脑膜异常。
- 脊椎感染性病变，包括椎间盘感染、骨髓炎、硬膜外脓肿。
- 椎体成形术、后凸成形术的术前评估。

禁忌证

可能的禁忌证包括但不限于心脏起搏器、铁磁性颅内动脉瘤夹、某些神经刺激器、某些耳蜗植入物，以及其他一些铁磁性异物或电子装置、广泛的文身、不可移除的身体穿孔装饰。

MRI基本成像序列

颈椎的 MRI 检查至少应包括颅颈交界区和 C7/T1 椎间盘。层厚≤3mm，间隔≤1mm。

颈椎 MRI 应有轴位和矢状位图像。冠状位图像并不常用，因为 MRI 评估软组织结构有轴位和矢状位图像已经足够了（CT 图像显示骨折需要 3 个方位的图像）。

常用的序列包括轴位、矢状位的 T1W 和 T2W 序列。这两个序列的主要作用是：

- T1W 序列观察解剖结构。
- T2W 序列显示异常的水分（异常的水分或水肿是病理征象之一。不过需要记住的是慢性损伤也可能没有水肿，解剖结构的畸形也可以为慢性病理过程）。

这些序列也可以被修改，用以抑制或减弱某些组织的信号，减少运动伪影（来自呼吸或血流），或提供高分辨率图像以供多平面后处理以显示椎间孔。

颈椎MRI图像的解读

可以遵循 CT 图像上的 ABCDS 基本读片顺序，但要更多地注意脊椎软组织：

- 排列（Alignment）：矢状位图像（与侧位 X 线图像相似）是观察脊椎正常排列的最好的图像，对线偏差提示骨折、脱位或骨质破坏。
- 骨质信号（Bone signal）：评估任何提示疾病或感染的异常信号，这些信号可以局部的，也可以由邻近组织蔓延而来。
- 椎管空间/中枢神经系统（Canal space/Central nervous system）：矢状位和轴位评估椎管空间。观察椎管的大小，正常情况下椎管呈半透明区（通畅）。硬膜囊内的内容物（脊髓、神经根、脑脊液）也需要评估。寻找任何硬膜囊消失（邻近结构的压迫）的征象。
    - 硬膜囊消失可能有以下因素：椎体终板后缘的突起、椎间盘、小关节面、游离体或增厚的韧带退行性变，引起机械性狭窄。
    - 评估髓内病变：使用或不使用对比剂，MRI 可以显示许多脊髓疾病的存在及程度，例如，脱髓鞘、肿瘤、退行性变、炎症和先天性病变。
- 椎间盘的完整性（Disk integrity）：评估椎间盘的高度和髓核的含水量。矢状位观察椎间盘的后缘，轴位观察椎间盘的后外侧缘以评估其轮廓和完整性。MRI 已经被证明是椎间盘退行性变的影像学检查方法之一。不过，由于缺乏统一的命名，MRI 诊断椎间盘脱出（常伴有神经根压迫）的精确性受到限制。大多数医疗协会的推荐指南见表 11-3。在该指南中：
    - 弥漫性椎间盘向后膨出到椎管（多数情况下没有神经根的压迫）的定义：椎间盘组织广泛而相对对称地向外延伸出椎间盘间隙。
    - 疝：椎间盘组织局限而非对称地向后中央、后外侧、外侧突入椎管和（或）椎间孔。椎间盘疝也可以是椎间孔外型（或被称为外侧型）。
    - 突出和脱出：是椎间盘疝的亚型。突出的基底部较宽，而脱出椎间盘的基底较窄。

● 软组织(Soft tissue):对椎体周围软组织的检查往往是由于外伤导致的水肿、原发性肿瘤、感染或占位性病变的浸润。注意检查韧带的完整性和脊髓有无外伤。硬膜外血肿和髓内损伤/出血都可以在 MRI 上得到很好的显示。

脊椎MRI检查的其他应用

MRI 对比强化是常用的标准 MRI 扫描。对比剂为顺磁性的钆类物质。顺磁性意味着物质的原子在磁场中可以排列并被处理(就像组织内的原子),显示为高信号。钆剂可以口服用于胃肠道检查,也可静脉注射用于其他大多数检查。对比剂积聚在含有异常血管的组织中并显示出其轮廓。在颈椎,对比剂可以用于感染、脊髓病变或脊椎术后以鉴别瘢痕组织和椎间盘物质的残留(图 7-43 至图 7-45 MRI 检查示例)。

颈椎MRI

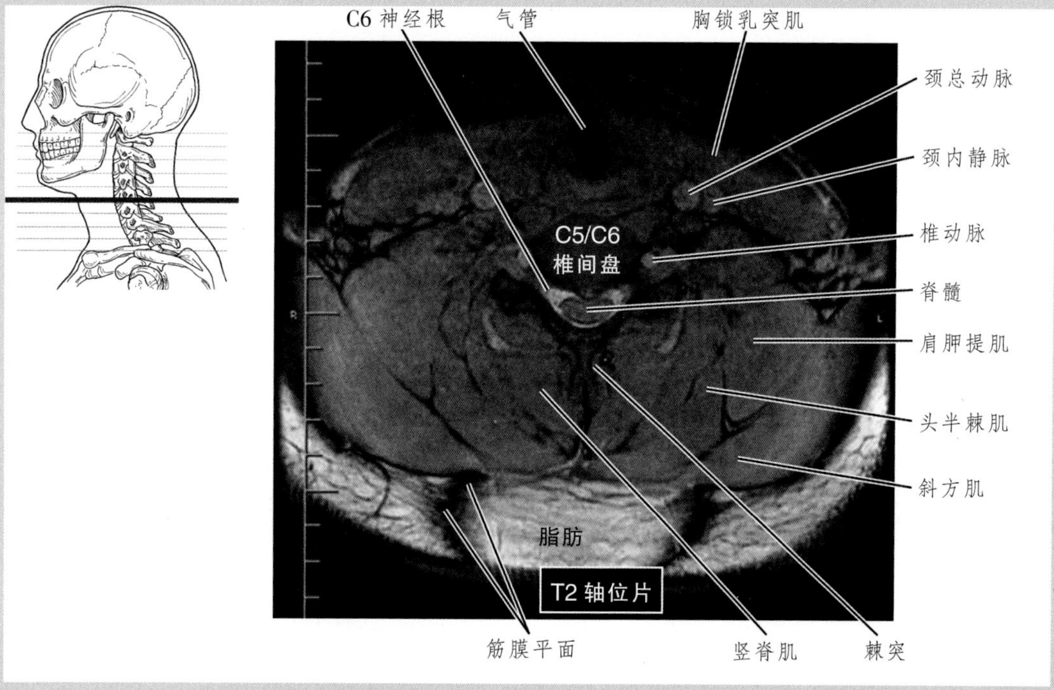

图 7–43 C5/C6 椎间盘轴位 MRI 图像。

轴位和矢状面

参数

- 视野需包括寰枕关节到 C7/T1 椎间盘。
- 层厚≤3mm，间隔≤1mm。此处是中线处的矢状位图像。
- 轴位图像通过 C5/C6 椎间盘(图 7–43)。
- 中线区的 T1W 和 T2W 矢状位图像，显示椎管的前后径(图 7–44 和图 7–45)。

观察内容

- 对比 T1W 和 T2W 图像中的正常信号强度。黑色的为低信号，灰色为中等信号，亮的为高信号。

结构	T1 信号强度	T2 信号强度
脊髓	中	中
脑脊液	低	高
椎间盘	中	高
骨皮质/韧带	低	低
肌肉	中	中

- 矢状面显示的结构：
  - 椎体，终板。
  - 椎间盘信号，椎间盘的高度。
  - 硬膜外间隙，神经根(中线层面未显示)。
  - 椎管，脊髓。

- 前纵韧带和后纵韧带。
- 棘间韧带和棘上韧带。
- 棘突。
- 轴位显示的结构
  - 第 4 椎间盘（注意，椎间盘的后中央型突出，硬膜囊受压）
  - 神经根
  - 椎间孔
  - 椎管，硬膜外间隙，硬膜囊
  - 小关节
  - 黄韧带

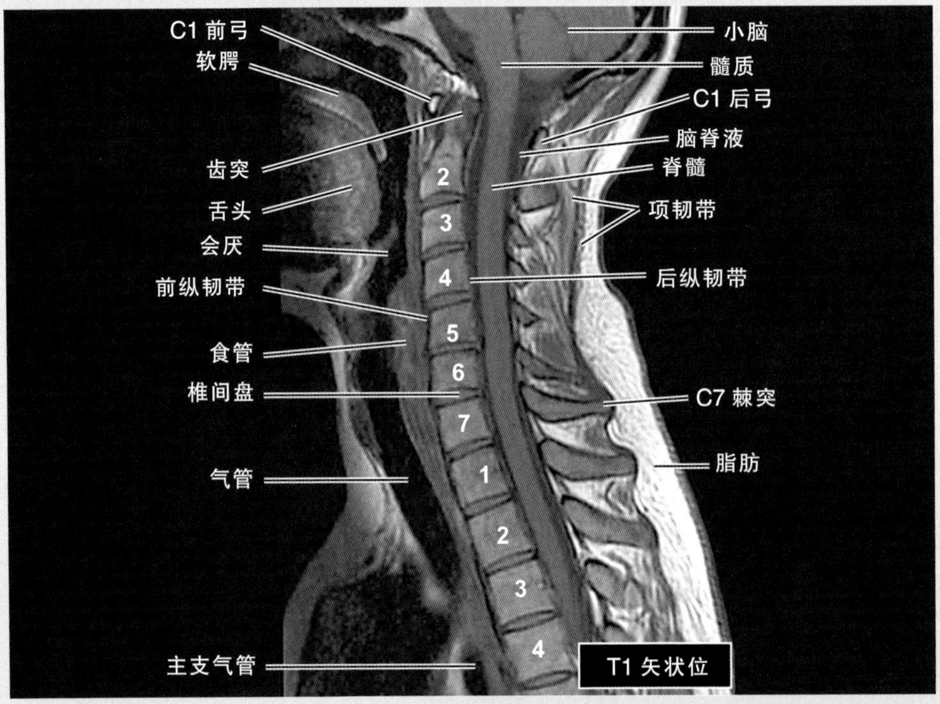

图 7-44 T1WI 正中矢状面。

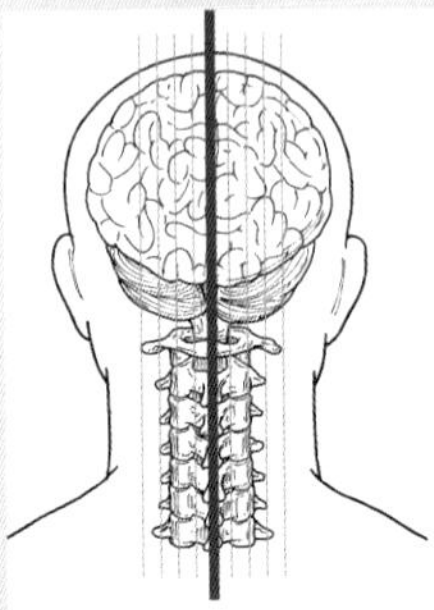

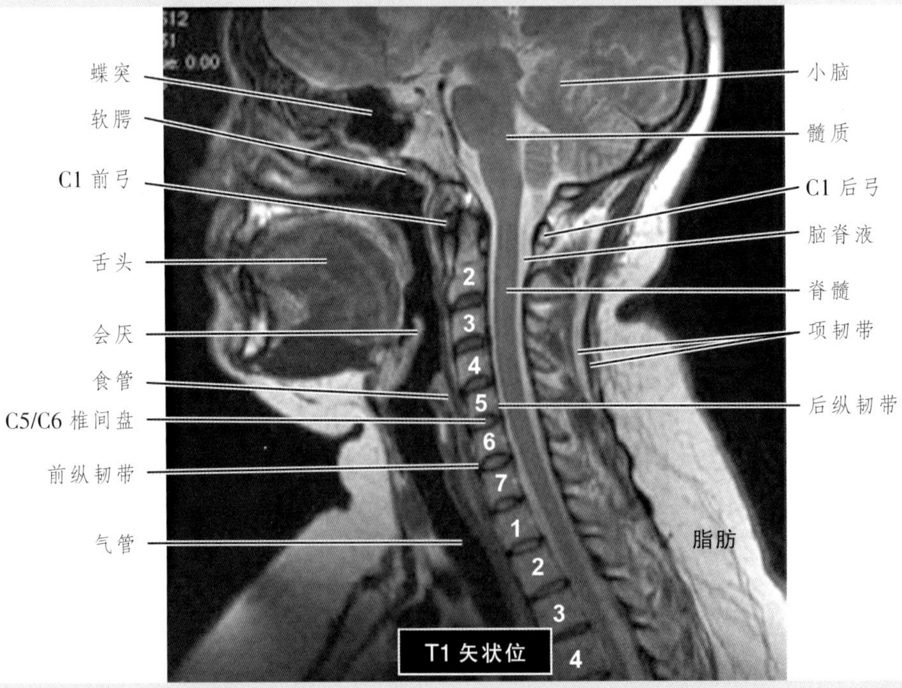

图 7-45 T2WI 正中矢状面。

颈椎创伤[35–46]

颈椎创伤的影像诊断

对于急性颈椎创伤的患者来说，哪一种影像检查是最有效的检查方法一直存在争议。过去人们认为应该首先拍摄一张X线图像。然而，CT已被证明显示轻微的损伤比X线图像更敏感，对颅颈交界和颈胸交界区的显示也更好。而且急诊科内的CT使用越来越便捷，对一些严重外伤的患者进行CT检查也更加具有可操作性；相对更快，患者无须过多移动，头颈部可以与脊椎一并进行检查（与此对应的是，紧急情况下对患者进行长时间的MRI检查是不切实际的，尽管MRI能很好地显示神经组织）。因此，如果可使用CT，对于怀疑有严重外伤的患者无须进行X线检查。严重外伤包括骨折、脱位或失稳。

已有2个循证指南帮助临床医生判断患者是否有严重的颈椎外伤，是否有必要进行X线检查。加拿大颈椎检查指南（CCR）和美国急症X线应用研究（NEXUS）确立了相似的临床标准（表7–1）。总之，对于损伤机制具有危险性（例如，潜水事故、高处坠落、机动车事故）、65岁以上、四肢感觉异常、脊柱中线区压痛或者颈部不能左右旋转45°者，需要进行放射学检查。

如果患者符合CCR或NEXUS指南中的临床标准，当前的"ACR疑似脊椎创伤的适用性指南"推荐CT矢状位和冠状位重组，或者CT和MRI作为互补性检查评估失稳和脊髓病变。各种疑似脊椎创伤的ACR指南中有关临床医生决定的更多信息请参阅第18章。

表7–1　钝性损伤后的放射学指南

美国急症X线应用研究（NEXUS）

除非满足以下所有标准，否则推荐外伤患者进行颈椎影像学检查

- 无脊椎中线区的压痛
- 无中毒征象
- 正常水平的清醒状态
- 无局灶性神经症状
- 无"转移注意力的损伤性疼痛"

加拿大颈椎检查指南

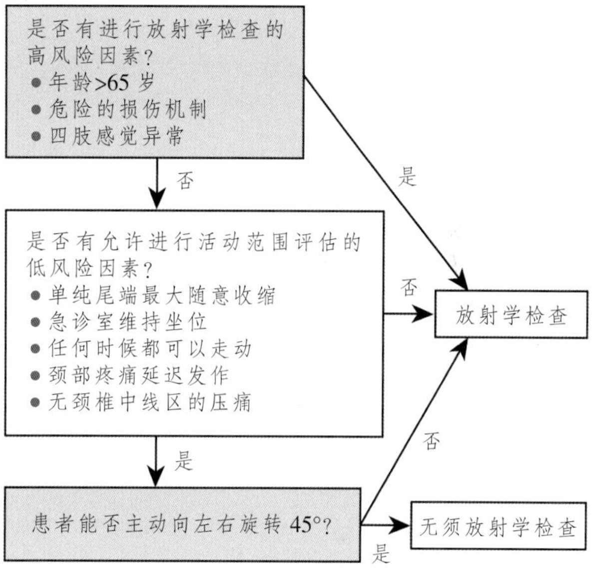

Stiell[46]，Hoffman[47,48]

仰卧水平侧位

如果患者有外伤史，侧位片是首先要拍摄和评估的；但如果是在高级影像学检查很容易获取的创伤中心，则没有拍摄侧位片的必要。侧位观察的意义在于其很容易观察到颈椎平行排列的3条线（已如前述）。骨骼排列不连续和明显的阶梯状改变提示骨折或脱位。对于严重外伤的患者，患者仰卧且不能移动时，可拍摄仰卧水平侧位，效果与不受限时所拍摄图像相同。大多数颈椎损伤都可以在侧位片上观察到。

过屈和过伸应力侧位

过屈和过伸应力侧位是用来暴露功能性运动时部分节段的运动过度。现在已有足够的证据和患者症状支持存在严重损伤，但却几乎观察不到影像学改变的疾病。传统的X线图像是一种静态图像，它只抓取关节运动到某一点时的图像。关节失稳也许存在，但在摄片时刻关节的位置却不能显示它。应力位图像使关节处于机械性应力状态，给了关节更多的机会去显示关节失稳。当患者有关节失稳的临床体征和症状（例如，出现脊髓受压征象）而X线图像显示正常时，应做进一步影像学检查。

颈椎创伤后的影像学征象

颈椎创伤的放射学评估包括软组织检查、椎体排列和关节特征（表7–2）。

异常软组织征象包括：①咽后间隙或气管后间隙

表 7-2 颈椎创伤的放射学征象

表 7-2 颈椎创伤的放射学征象
异常软组织
咽后间隙增宽(C2~C4 水平正常 2~5mm)
气管后间隙增宽(C5~C7 水平正常成人 18~22mm)
椎体周围脂肪垫移位
气管移位
喉部移位
异常椎体排列
后突曲度的反转
急性后突成角
椎体旋转
椎体间隙增宽
椎体排列呈阶梯状
异常关节关系
寰齿间隙增宽
脊椎间隙增宽
椎间盘间隙增宽
椎间盘间隙变窄
小关节面消失

增宽;②气管和喉部移位;③椎体周围脂肪垫移位。以上任何一条征象都提示水肿或出血的存在，以及相关的病理变化。

异常椎体排列征象包括:①侧位片上 3 条纵线不平行,提示骨折、脱位或严重的退行性变;②脊椎前突消失,提示潜在的损伤引起肌肉痉挛;③急性后突成角伴椎间隙增宽,提示后部韧带的撕裂;④椎体旋转提示单侧小关节脱位,过度伸展型骨折、肌肉痉挛或椎间盘和硬膜囊损伤。

异常关节征象包括:①寰齿间隙增宽,提示退行性变、牵拉、横韧带撕裂;②棘突间隙增宽(像"扇子展开"),提示棘间韧带和其他后部韧带撕裂;③椎间盘间隙增宽,提示后部韧带撕裂;④椎间盘间隙变窄,提示椎间盘破裂、髓核溢出;⑤小关节面消失,提示脱位。C0/C1 和 C1/C2 关节异常征象列于表 7-3。

表 7-3 颅底关节:平片和 CT 的正常值

寰齿间距(ADI)

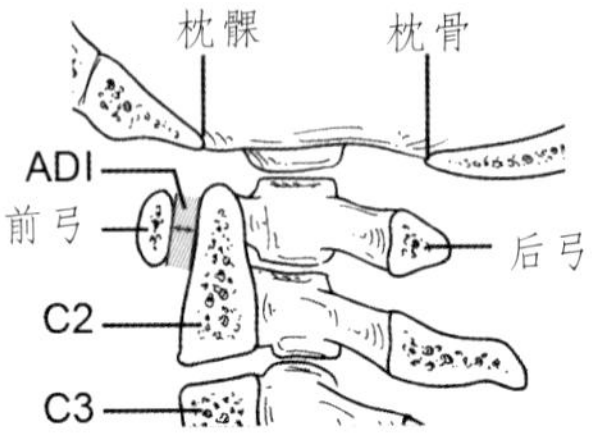

ADI 是寰椎前弓和齿突之间的距离

平片值:≤2mm,男性和女性

CT 正常值:≤2mm,男性和女性

颅底-齿突间隙(BDI)

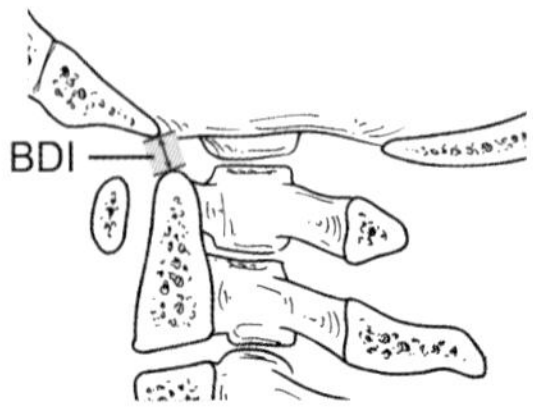

BDI 是颅底下缘和齿突尖部之间的距离

平片值:≤12mm

CT 正常值:≤9.1mm

颅底-枢椎后线间距(BAI)

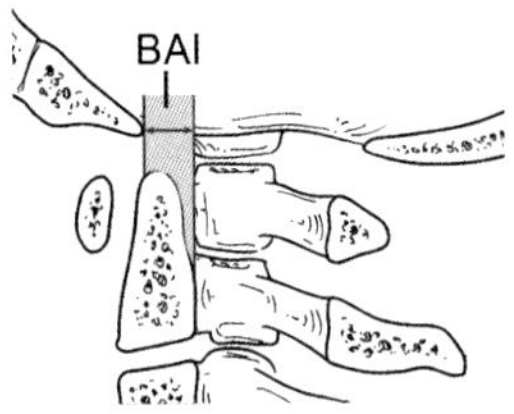

BAI 是颅底与 C2 椎体后缘皮质延长线之间距

平片值:≤12mm

CT 正常值:因难以测量后缘线而未定

Powers 比值

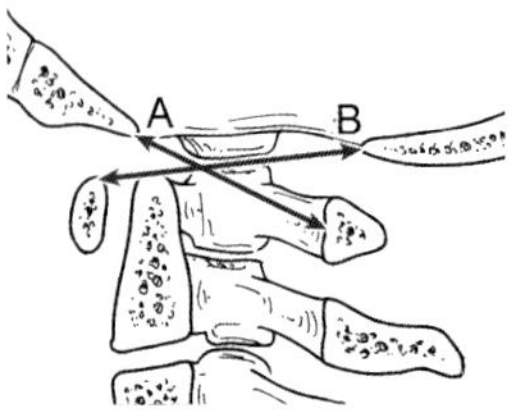

Powers 比值:A 线为颅底到 C1 后弓的距离,B 线为枕骨大孔后缘到 C1 前弓的距离,两者之比约为 1:1

平片值:≤0.9

CT 正常值:≤0.9

脊髓和脊神经的潜在损伤

稳定型和不稳定型损伤

根据对脊髓和脊神经的急性或潜在的风险，颈椎的创伤首先可被分为稳定型和不稳定型损伤。稳定型损伤指的是在完整的后部韧带的保护下，骨和关节不会发生严重的移位。例如，压缩性骨折、外伤性椎间盘突出和单侧的小关节脱位。不稳定型损伤指的是初始即可发生严重的移位或在运动后有发生移位风险的损伤。例如，骨折移位或双侧小关节脱位。

C1/C2 和 C6/C7 是最容易发生损伤的颈椎区域。成人好发下颈椎的损伤，而儿童则多见于上部颈椎。颈椎损伤约有 40%合并神经的损伤；而就全部脊髓损伤而言，约 2/3 发生在颈髓。

SCIWORA综合征

有些脊髓损伤可以不伴有骨折或移位，即无影像放射学异常的脊髓损伤(SCIWORA)。它主要见于儿童，这是由于儿童的脊椎更富于弹性。病因包括韧带的损伤或椎体软骨终板的骨折。过伸和过屈侧位能显示脊椎不稳，高级影像检查能显示软组织的撕裂。在成人，急性椎间盘脱出和(或)因椎体后部的骨质增生造成的黄韧带过度膨出到椎管内，会导致中央脊髓综合征。

骨折

颈椎损伤机制

颈椎损伤的机制大体可以分为两类：一类是直接暴力，例如，殴打头颈部；另一种是非直接暴力，例如，在机动车事故中身体被快速的加速或减速。根据损伤过程中颈部的运动或位置，损伤机制还可以进一步分类。当肢体受到过度牵拉、屈曲、侧屈、旋转或颈椎受到轴位压迫(例如，当头部撞击挡风玻璃时)，力量会传导到颈部，造成颈椎的进一步损伤。表 7-4 总结了这些损伤机制。

表 7-4　颈椎损伤

受累结构	机制	表现	稳定性+/–
屈曲过度扭伤：浅层后部韧带和被膜撕裂，伴颈椎关节暂时性向前半脱位	过度屈曲	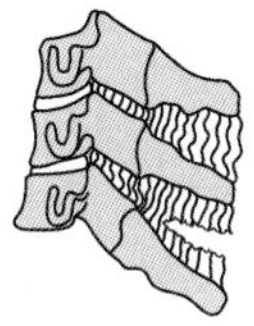	+
双侧小关节脱位	过度屈曲	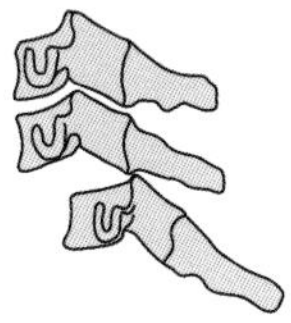	–
翼状韧带、齿突尖韧带和横韧带撕裂，可能有 C1/C2 脱位，可能有齿状突骨折	过度屈曲	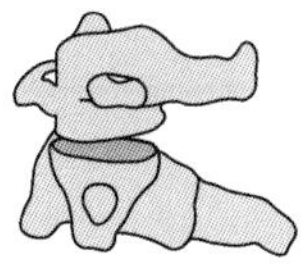	–
棘突撕脱伤，“铲土者骨折”	过度屈曲	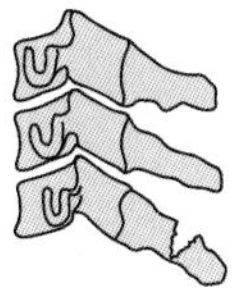	+
单侧小关节脱位	过度屈曲+旋转	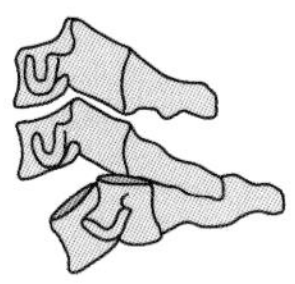	+

(待续)

表 7-4(续)

受累结构	机制	表现	稳定性+/−
椎体前部压缩骨折,“楔形骨折”	过度屈曲±压缩	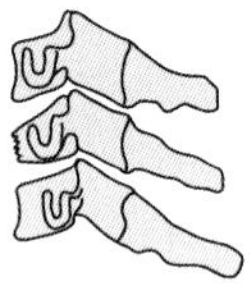	+
椎体前下部骨折伴椎体后部其余部分的移位,“屈曲泪滴骨折”	过度屈曲±压缩	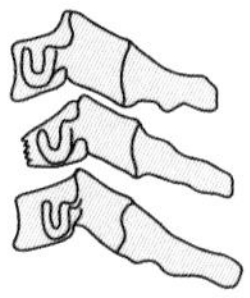	±
C1/C2 骨折−脱位	过度屈曲±压缩	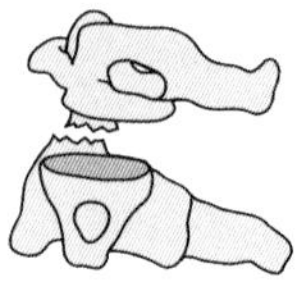	−
C3/C7 任意脊椎骨折−脱位	旋转	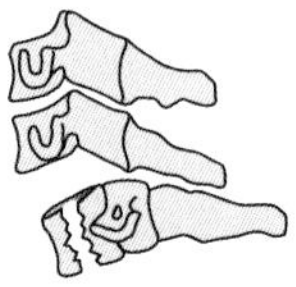	−
单侧小关节脱位	旋转	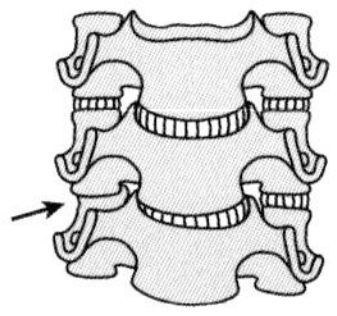	+
C2 上的 C1 脱位	旋转	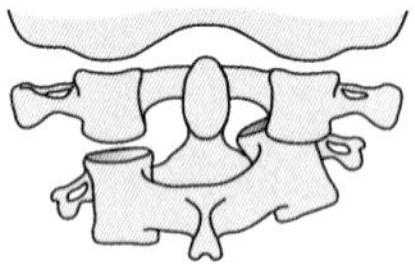	−
齿状突骨折	旋转	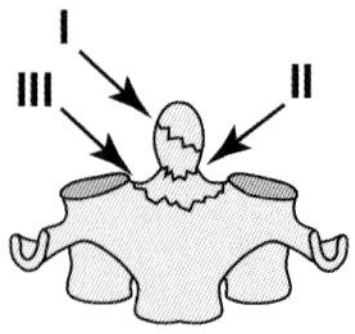	±
C1 前弓和后弓骨折,“Jefferson 骨折”	轴位压缩	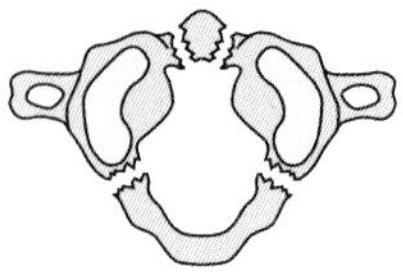	−
椎体爆裂骨折	轴位压缩	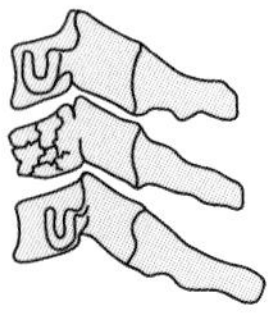	±
过度伸展扭伤:前部韧带和软组织撕裂并暂时性后部半脱位	过度伸展	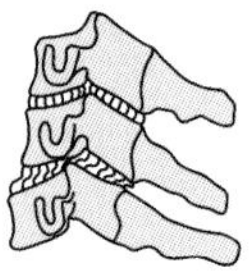	+

(待续)

表 7–4(续)

受累结构	机制	表现	稳定性+/–
椎体前下部骨折	轴位压缩	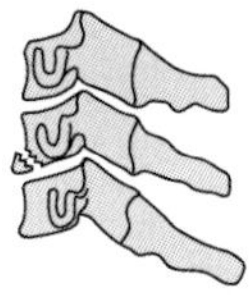	±
齿突骨折向后移位	轴位压缩	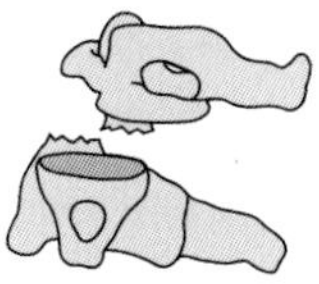	–
C1 前弓撕脱骨折	过度屈曲	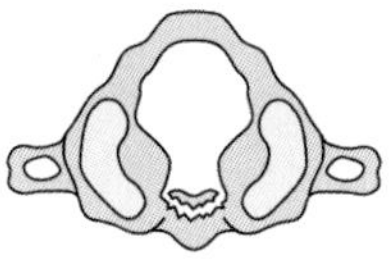	+
C1 后弓骨折	过度屈曲	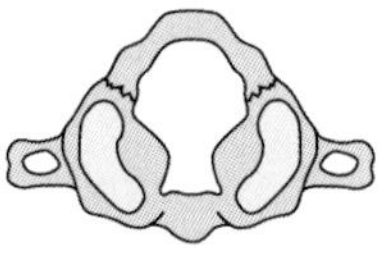	+
C2 椎弓根骨折并椎体移位,“Hangman 骨折”	过度屈曲	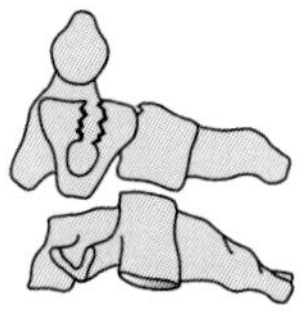	–
钩突骨折	侧屈	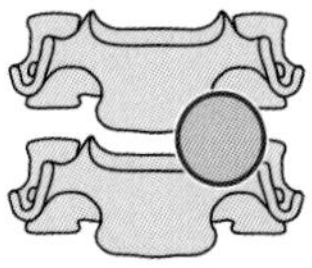	+
横突撕脱骨折	侧屈	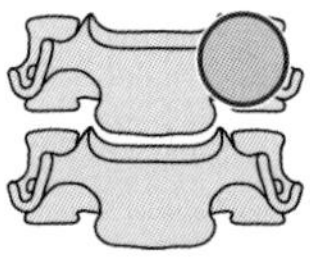	+
椎体侧向压缩骨折	侧屈	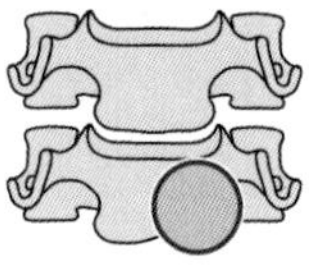	+
关节柱骨折	侧屈	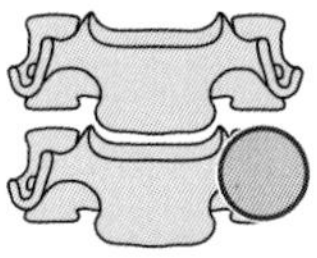	+

颈椎骨折特征

有两种颈椎骨折在形态学上较有特征:撕脱骨折和压缩骨折或嵌入骨折。撕脱骨折是由于肌肉强力收缩,或者由韧带被动抵抗反向的直接作用力时牵拉,后者更为常见。例如,当菱形肌和斜方肌强力收缩或者屈曲时,棘上韧带和棘间韧带抵抗就会造成 C7 棘突的撕脱骨折。

压缩骨折或嵌入骨折发生于邻近椎体被强力挤压时。例如,轴位压力会造成受压椎体的粉碎或“爆裂”骨折。屈曲压力会压迫椎体前部造成楔形变。伸展力会造成关节柱的骨折和压缩。

下面是一些常见的具体类型的骨折。

寰椎骨折(C1)

C1 的压缩性骨折常发生在后弓,在过伸时后弓要承受枕骨髁和 C2 后部之间的压力。另一种常见的压缩骨折贯穿于寰椎的前弓和后弓,称为爆裂骨折或“Jefferson 骨折”。这种骨折发生的机制是枕部与寰椎之间的轴位压力。头向下俯冲入浅水或机动车事故是常见的事故原因。寰椎骨折极少伴随神经损伤。

影像学表现

寰椎骨折在常规 X 线图像上显示困难。张口前后位可能会显示 C1 侧块向侧方移位或伸展。CT 扫描可以明确显示。但是,如果骨折线水平穿过前弓,轴位 CT 图像则可能无法显示。矢状位和冠状位重建对于显示这种损伤很有价值。骨折愈合后,颈椎过伸、过屈侧位可评估其稳定性。

治疗

一般而言,患者需制动并 halo 牵引(环形架颈牵引)6~8 周,然后颈部支架固定 6~8 周。稳定性差的骨折需要延长 halo 牵引的时间。慢性非稳定性或疼痛有时必须进行 C1/C2 融合术。活动范围的康复通常要在损伤 4 个月后开始。

枢椎(C2)骨折:椎弓根

枢椎常见的压缩骨折是双侧的椎弓根骨折,引起 C2 相对于 C3 的移位。这种骨折移位称为外伤性脊椎前移和 Hangman 骨折,因其在病理上与绞刑的致命特征类似。导致这一骨折的机制是过伸,常见于机动车事故。这种骨折通常不稳定。

影像学表现

侧位 X 线图像可以很好地显示骨折。CT 会明确有无椎管狭窄,MRI 能提供脊髓的信息。

治疗

治疗需根据移位和不稳的程度,包括刚性颈椎矫正器,halo 牵引和 C2/C3 融合术。骨折愈合后需要进行活动范围、力量、功能的康复锻炼。

枢椎(C2)骨折:齿突

齿状突骨折约占所有颈椎骨折的 20%,且有很高的比率合并其他的颈椎骨折,10%合并神经损伤。齿突骨折可分为 3 型:Ⅰ型是由于翼状韧带或齿突尖韧带牵拉造成的尖部的撕脱骨折;Ⅱ型是齿突与椎体结合部的骨折,最为常见且最难愈合;Ⅲ型是结合部深部的骨折,容易愈合。这种骨折的机制在年轻人常是机动车事故,老年人则多为跌倒。

影像学表现

由于有寰椎弓和牙齿的重叠,齿状突骨折在张口前后位上常难以显示。水平走行的骨折在轴位 CT 图像上很难显示,但在冠状位重组片上显示较好(图 7-46)。有些临床医生认为 CT 三维重建有助于诊断,而且可以作为外科治疗的基础。

治疗

治疗取决于骨折类型、稳定性,以及是否合并其他颈椎骨折。治疗方法包括刚性颈椎矫正器、halo 牵引、螺丝固定齿突、后期融合以使其稳定。如果合并神经损伤(脊髓半切综合征即 Brown-Séquard 综合征、轻偏瘫、四肢轻瘫)需进行神经功能的康复,其他需要康复的内容包括活动能力、力量和功能。

C3~C7骨折

中位和低位颈椎骨折可以发生在任何部位。常见的骨折如下:

- 楔形骨折:过屈时,1 个椎体的前部受到相邻上下两个椎体的挤压时发生楔形骨折。2/3 的楔形骨折发生在 C5~C7。这种骨折由于韧带至少部分保持完整而比较稳定(图 7-47)。
- 爆裂骨折:当椎间盘受到轴位压力,髓核向上或下突破邻近椎体的终板,引起椎体破裂。这种骨折可以

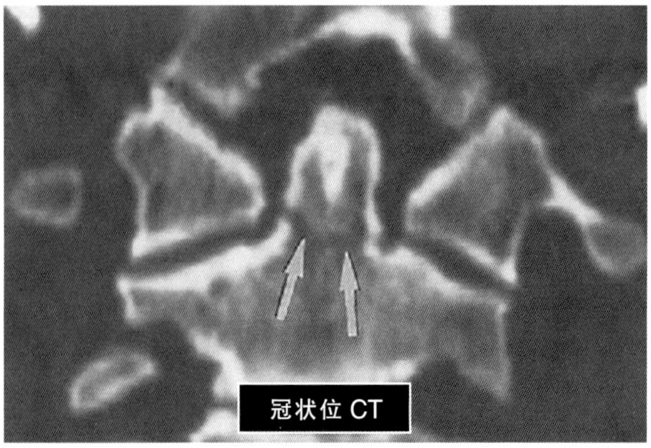

图 7-46 Ⅱ型齿状突骨折(箭头所示),骨折线位于齿突基底部与体部的结合处,是最常见也是最难愈合的类型。这是 CT 冠状位重组图像。

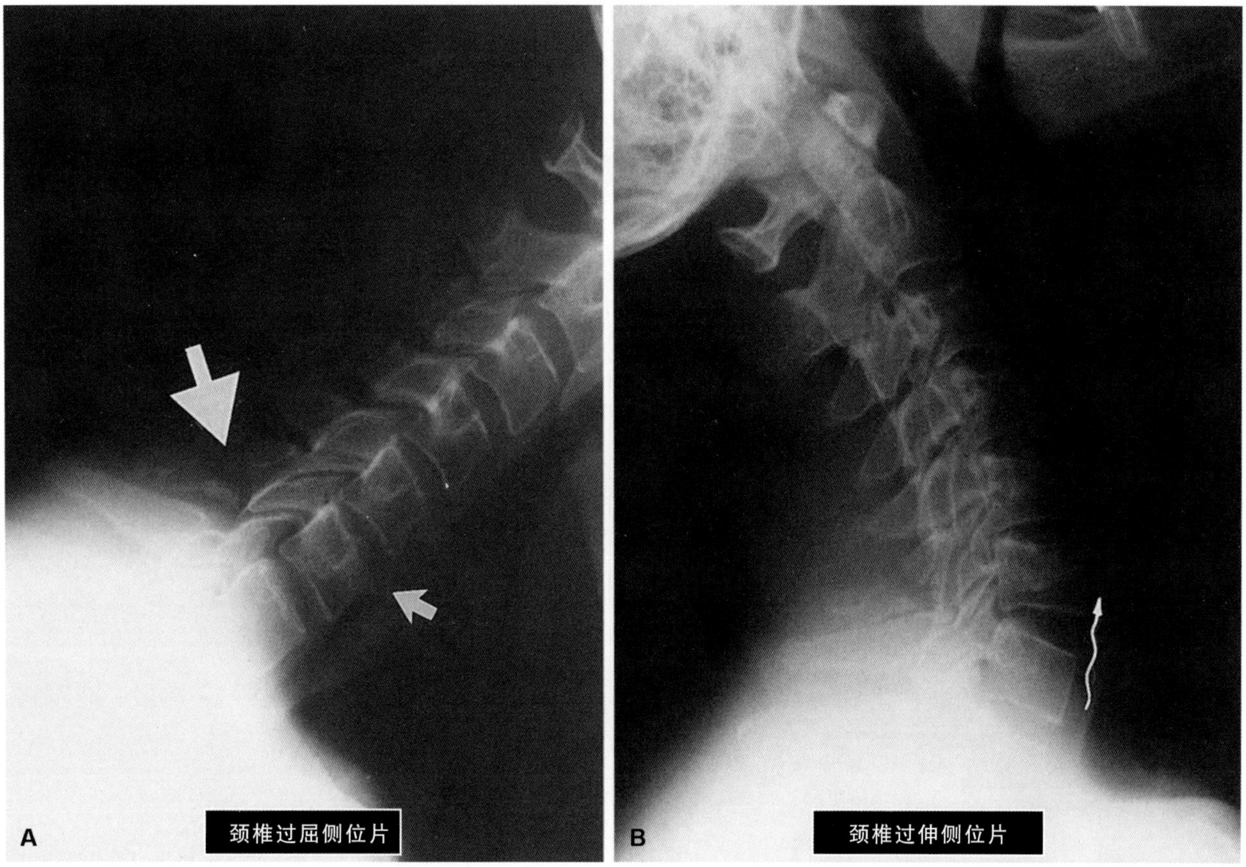

图 7–47　38 岁女性机动车事故后，颈椎过伸过屈侧位片。(A)注意，C6 棘突的撕脱骨折(大箭头所示)，C6 椎体前下角的压缩骨折(小箭头所示)。(B)过伸位显示 C6/C7 间隙增宽(曲箭头所示)。椎间隙增宽是该节段韧带撕裂的征象。

稳定也可以不稳定，取决于骨折的形态(图 7–48)。

● 泪滴骨折：当椎体的前下部出现三角形的骨块时即称为泪滴骨折。这种骨折是由过屈或过伸时椎体骨质撕裂造成的。屈曲性泪滴骨折是最严重的下位颈椎骨折，因为这种骨折常合并其他损伤，例如，椎间盘撕裂、韧带断裂、小关节的移位，所以这种骨折是一种不稳定性骨折。椎体向后移位会导致脊髓前部受压，出现四肢瘫痪(图 7–49)。

● 关节柱骨折：关节柱是由上下关节突组成的菱形结构，此处骨折是由过伸并伴有一定程度的侧向屈曲力所致。此种骨折最常发生于 C6，一般是一种稳定性损伤。

● 铲黏土骨折：发生于棘突的撕脱骨折，是由过屈或斜方肌和菱形肌的强力收缩所致，常伴随上肢的重复性重体力劳动，例如，铲黏土者。好发于 C6、C7 和 T1，是一种稳定性骨折(图 7–47A)。

● 横突骨折：不常见，好发于最大的颈椎——C7 横突。常由侧屈引起对侧横突尖部的撕脱骨折。

影像学表现

放射学检查包括前后位、开口前后位和侧位。如果怀疑为非稳定性骨折，且患者不伴有神经症状，自愿合作并且意识清醒，应拍摄过伸过屈应力位。CT 及图像后处理可以确定骨折的类型，评估椎管狭窄的程度。MRI 也可被用于评估脊髓、椎间盘和椎管异常。随诊影像可以检测愈合的过程及脊椎节段的稳定性。

治疗

在紧急情况下，稳定性骨折需利用颈椎矫形器固定制动，非稳定性骨折需牵引以间接性为椎管减压。随后的影像学检查要完善并确定损伤的范围，治疗方法取决于颈椎损伤的稳定性。对稳定性骨折的保守治疗包括某些类型的刚性矫形器[例如，费城颈托、四柱支架、其他颈胸支架或环形圈(halo)牵引]。手术治疗是通过脊椎间融合、双侧钢板固定、前部钢板固定和骨移植物达到稳定的目的。

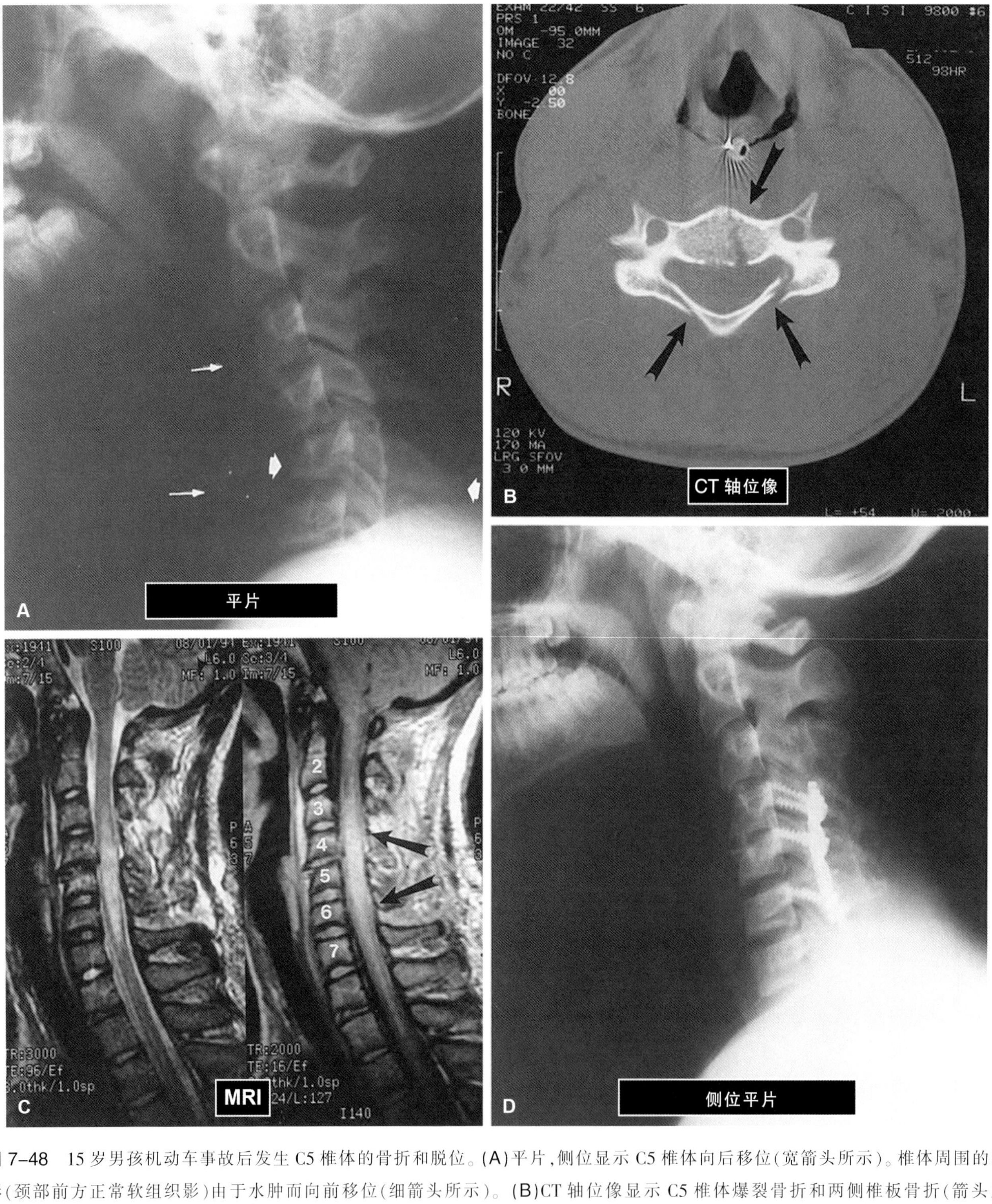

图 7-48 15 岁男孩机动车事故后发生 C5 椎体的骨折和脱位。(A)平片，侧位显示 C5 椎体向后移位（宽箭头所示）。椎体周围的阴影（颈部前方正常软组织影）由于水肿而向前移位（细箭头所示）。(B)CT 轴位像显示 C5 椎体爆裂骨折和两侧椎板骨折（箭头所示）。(C)MRI 矢状位显示 C3~C7 水平脊髓水肿（箭头所示）。(D)侧位平片，内固定后保持脊椎节段并维持脊椎稳定。

脱位

脊椎脱位是指上位脊椎节段的移位。例如，C2/C3 脱位是指 C2 相对于 C3 向前移位。

脱位合并骨折

最严重并有生命危险的颈椎损伤是骨折并脱位（图 7-48）。在上部颈椎，通过齿突基底部的骨折伴韧

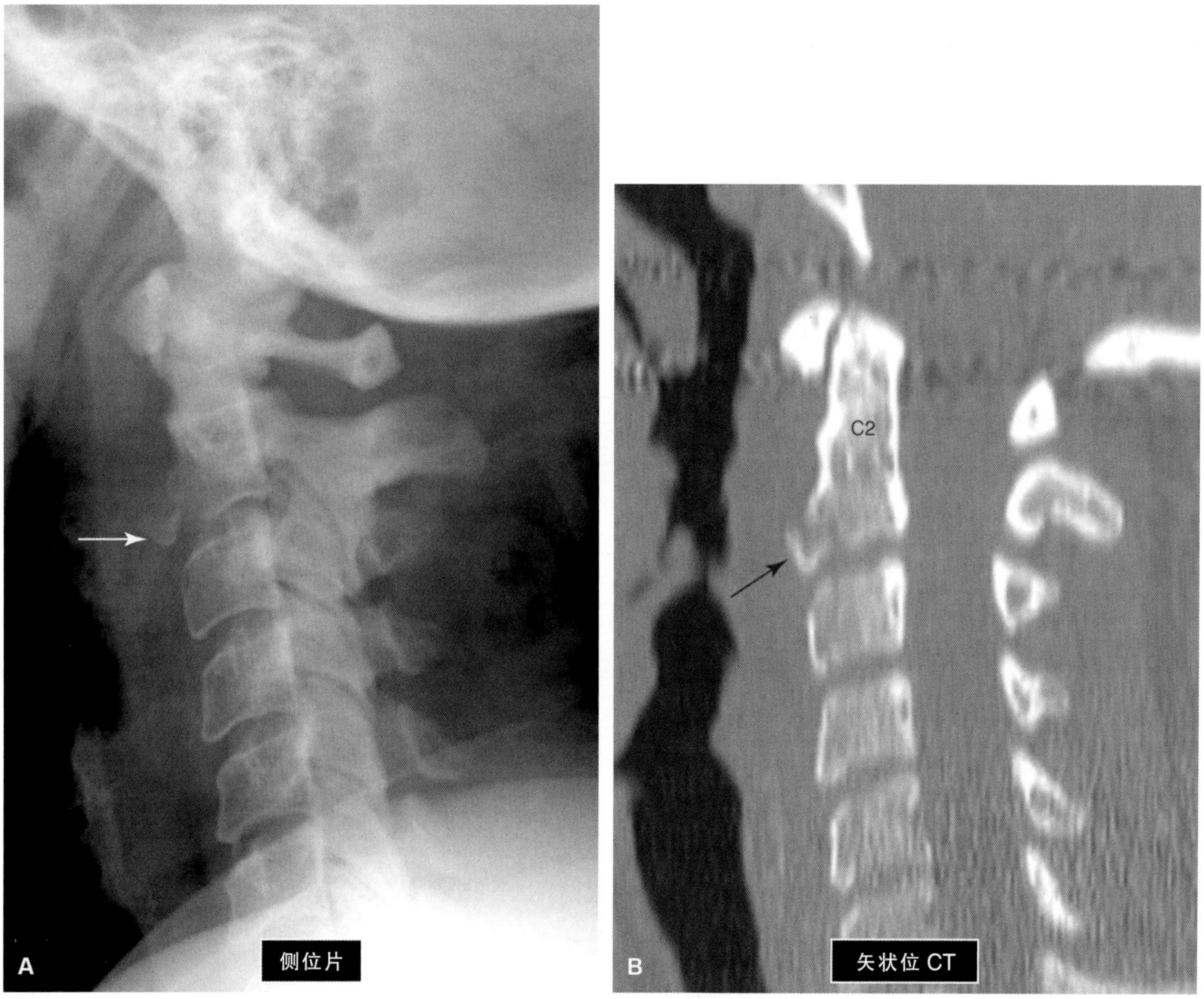

图 7-49 (A)颈椎侧位 X 线图像显示 C2 椎体(箭头所示)前下角骨折，称为泪滴骨折。(B)同一患者，CT 矢状位重组，箭头所示为 C2 椎体的三角形骨片。(Image courtesy of John C. Hunter, MD, University of California, Davis School of Medicine.)

带撕裂会引起寰枢关节，C1/C2 的骨折并脱位。以前所谓枢椎 Hangman 骨折，通常伴有 C2 向前移位。在任一个低位颈椎，椎体后部结构的骨折伴有后部韧带的撕裂会引起椎体向前移位，导致脊髓的横断和挫伤。

脱位不伴骨折

脱位不伴有骨折可以是完全脱位，也可以小关节脱位后自我复位。在自我复位的脱位中，引发脱位的力作用短暂，当作用力消失后，关节即恢复到原来的排列。这种短暂的脱位也可以称为暂时性脱位或半脱位。需要记住的是，这种暂时性的关节损伤是不会在 X 线图像上显示的，因为关节已经恢复到原来的正常位置。软组织征象可能会提供以前损伤的线索。颈椎损伤后，放射学检查没有异常发现会使临床医生在任何时候面对任何患者时都要高度谨慎。

某一脊椎节段如果受到屈曲-旋转力量，可以发生单侧完全性小关节脱位；而如果受到过屈的力量，则可以发生双侧完全性小关节脱位。不管什么情况，上位脊椎的下关节突都将位于下位脊椎上关节突的前面，将关节交锁在一个非正常位置，因此被称为关节交锁(图 7-50)。

单侧小关节脱位会撕裂关节囊和后方的韧带。如果不伴有椎体的半脱位，那么这种单侧小关节脱位就是一种稳定性损伤。但是，约 25%的患者合并椎体向前半脱位(侧位观察椎体前缘呈阶梯状)。这些患者会有神经根损伤的风险，或者在罕见的情况下发生 Brown-Séquard 脊髓损伤(即脊髓半切综合征)。

双侧小关节脱位因为合并广泛的后部韧带的撕

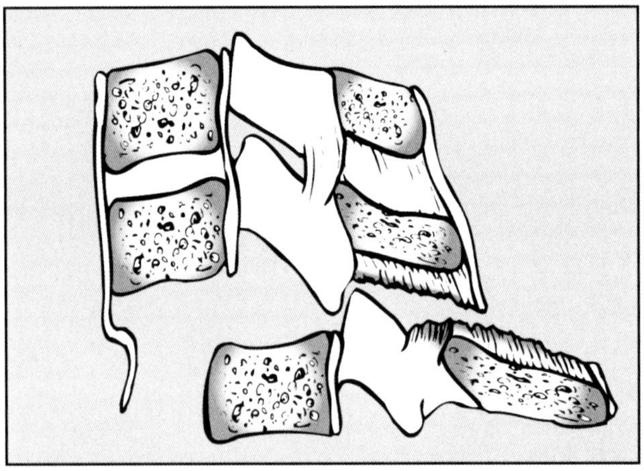

图 7-50 双侧颈椎小关节脱位示意图。

裂(包括小关节囊、纤维环,有时有前纵韧带),因此是一种不稳定性损伤。这种脱位常合并脊髓损伤(图 7-51)。

C1/C2 旋转型半脱位和脱位

当颈部屈曲或伸展伴随旋转时,C1 的下关节突滑到 C2 上关节突的前面并固定,此时即可称为寰枢椎旋转型半脱位。这种情况可以在没有创伤病史时自发出现。患者表现为明显的运动受限的症状,尤其是向脱位一侧活动时。慢性患者可能以斜颈为主要表现。

影像:开口前后位 X 线图像表现为枢椎齿突与寰椎侧块之间的关节间隙两侧不对称。侧位 X 线图像 C1 下关节突位于 C2 上关节突的前方。

治疗:颈部牵引配合主动性运动练习以恢复颈椎的正常排列。复位后需佩戴矫正器制动固定数周。

C3~C7 脱位

影像:颈椎侧位片上,由于成对的小关节完全重叠,因此单侧小关节脱位难以显示。但是仔细观察椎体后缘的连线,可以为诊断小关节脱位提供线索。椎体向前移位是小关节脱位的证据。单侧小关节脱位可使椎

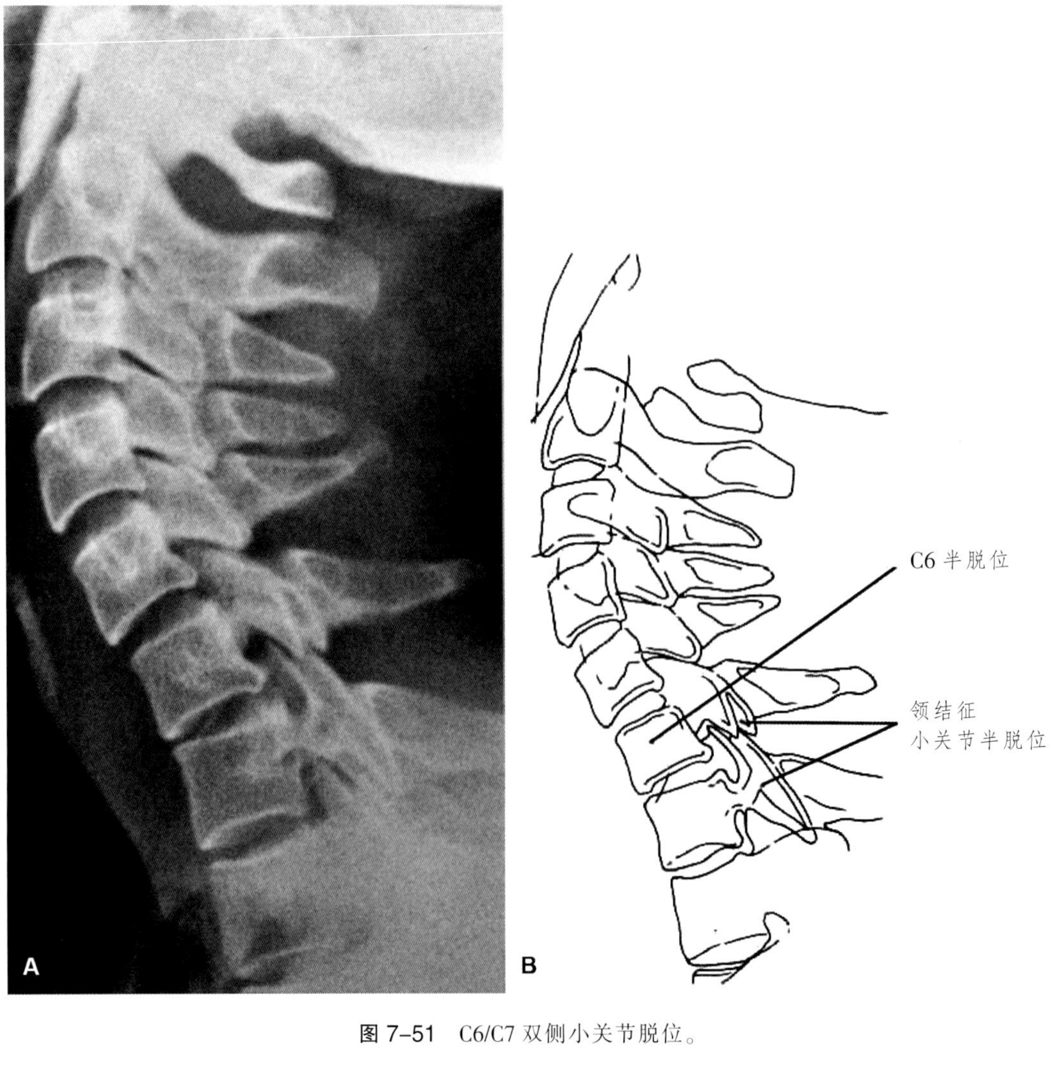

图 7-51 C6/C7 双侧小关节脱位。

体前移达椎间盘前后径的 25%，双侧脱位可达 50%。

在前后位图像上，小关节脱位会导致椎间盘间隙的异常增宽和棘突排列发生偏移，这时需要斜位图像以显示这些小关节。

治疗：颈椎牵引减压，手法复位，或通过颅骨牵引和施加重量进行理疗。有些患者需要在复位后用颈椎矫形器固定数周，以利于破裂的后韧带复合体修复。少数患者不能用上述方法复位，或在过屈、过伸侧位片上表现为持续的不稳定，需要进行切开复位或手术融合。

颈椎扭伤

颈椎扭伤是脊椎韧带的损伤。“过伸和过屈扭伤”更精确地定义了损伤的机制、力量的方向和可疑的韧带撕裂。俗称的“急性颈部扭伤”常指的就是这种损伤。

过度屈曲扭伤

过度屈曲性扭伤会使后部韧带复合体撕裂。后部韧带复合体包括所有后部的韧带和小关节囊。力量过大时，后部纤维环和椎间盘的后部损伤、暂时性小关节脱位、棘突的撕脱骨折、椎体前部的压缩骨折都可以发生（见图 7–47）。力的大小、方向和屈曲的程度决定了损伤的程度和受损结构的数量。

影像

后纵韧带撕裂会使上位脊椎节段发生旋转和前移。在侧位片上，颈椎将不再保持正常前突的弧线形，而是呈后突成角（图 7–52）。这样受损伤的脊椎弯曲，而剩余的脊椎则呈相对中立位。

有时后部复合体撕裂但颈椎侧位片却没有任何颈椎不稳的征象。如果有外伤史和关节不稳或活动幅度过大，或者临床怀疑需要排除，就需要拍摄过屈过伸侧位片。这两个位置的图像在发现关节活动范围过大时很有价值，可显示受伤节段错位（过度成角或过度平滑）。以常规中立侧位图像上各条线的解剖空间关系为参照可以判断错位。常规的放射学检查还可以显示相关的骨折。

过度伸展扭伤

当颈椎被过度伸展超过其正常范围时就会造成过度伸展性扭伤。过度伸展性损伤可以是一种独立的损伤，也可以是过度屈曲后的回弹性活动。严重的扭伤会使前部韧带和软组织撕裂，导致暂时性的脊椎节段后部半脱位。当增大的伸展力量转变为压迫性力量时，就会发生椎体骨折。过度伸展时发生的压缩是由脊椎上颈部屈肌的平行拉力造成的。

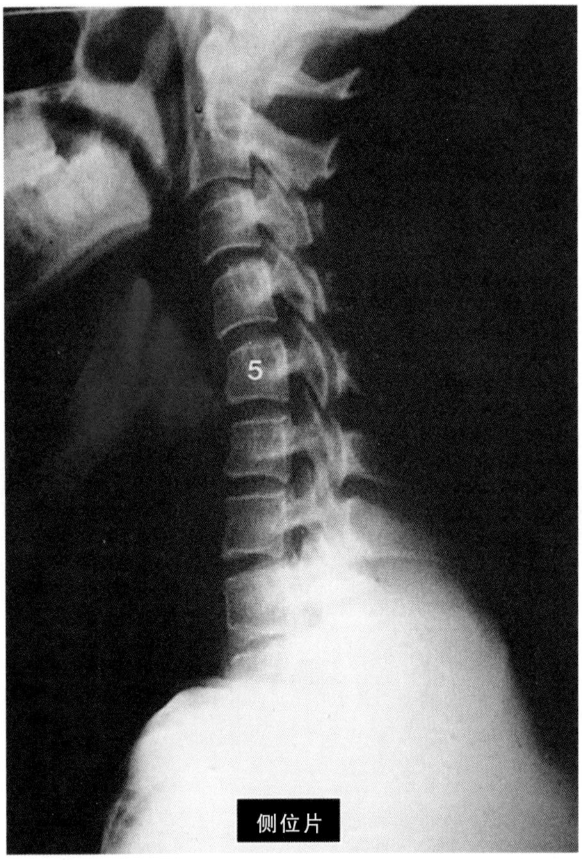

图 7–52　脊柱节段的后凸角。一个 40 岁女性的颈椎侧位图，主诉慢性颈部疼痛，唯一的受伤史是 5 年前的一次事故，患者在打壁球时撞到了墙。最显著的特征是颈椎前凸性丧失，以及 C4/C5 和 C5/C6 节段后凸性成角。一个可能的假设是过去曾发生过一段或多段韧带损伤，随着时间的推移，软组织适应性缩短。过屈和过伸侧位片可提供有关节段活动性有价值的信息。

影像

侧位 X 线图像显示继发于韧带和椎间盘撕裂的脊椎错位。过屈和过伸应力侧位用来评估关节的稳定性（图 7–53）。常规的放射学检查可显示相关的骨折。

治疗

固定时间的长短取决于软组织损伤的严重程度。软性和刚性颈椎矫正器可以为颈椎提供支持和组织恢复的时间。急性期可以使用止痛和其他的治疗方法。康复的重点在于恢复颈椎的正常姿势、关节动力学、主动性运动和强度。

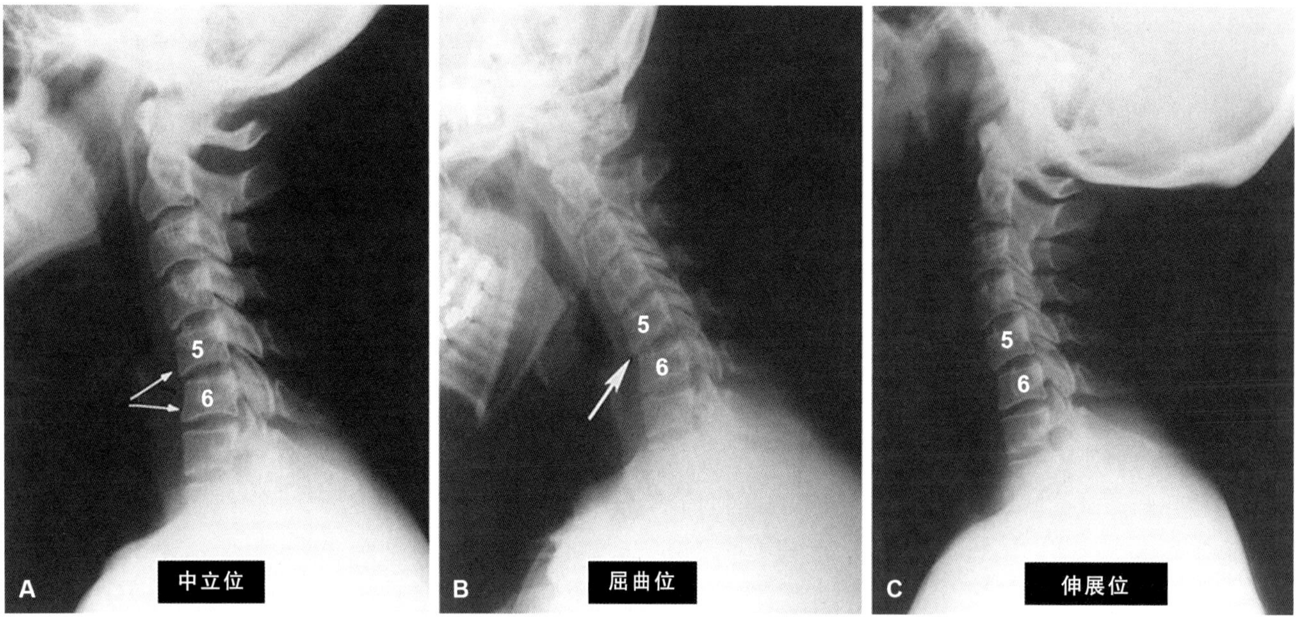

图 7-53 颈部扭伤，这名 22 岁女性在进行撞车大赛时发生颈部过屈和过伸性扭伤。(A)侧位平片显示颈椎失去正常的前凸弧度，并以 C5/C6 后突成角。(B)侧位屈曲位片显示 C5 相对于 C6 轻度向前移位(箭头所示)，C5/C6 椎体间隙增宽。(C)伸展位片显示患者颈部不能充分伸展，C5/C6 维持了后凸的形态，提示 C5/C6 节段的韧带撕裂。

椎间盘突出

急性损伤

急性椎间盘突出很少会引起神经根的压迫，这得益于颈椎解剖对神经根的保护作用。颈椎的椎间盘髓核靠前，纤维环的后部强韧，宽大且双层的后纵韧带及钩椎关节保护了颈椎间盘，使之不像腰椎间盘那样容易突出。但颈椎的创伤可以引起椎间盘向后方和侧方突出，从而压迫神经根，患者往往因为放射性上肢疼痛就医。

不伴神经根压迫的颈椎间盘突出很常见，但却不容易被认知，患者也没有明显的症状。另外，急性椎间盘损伤也可以引起椎间盘向前和椎体内突出，但这不会造成神经压迫。

影像

传统 X 线图像对诊断颈椎间盘突出价值不大。MRI 是显示椎间盘病变的首选检查方法(图 7-54)。如果没有 MRI 设备、有禁忌证或为了解决某些特定的问题，强化 CT 也可以应用。脊髓造影因为侵袭性和风险而不常应用。

慢性椎间盘突出会导致退行性变，后者在传统的 X 线图像上即可显示(见下面退行性椎间盘疾病的讨论)。

治疗

保守治疗通常采用药物减轻炎性反应，例如，非甾体抗炎药或短效类固醇激素，疼痛管理和缓解症状的

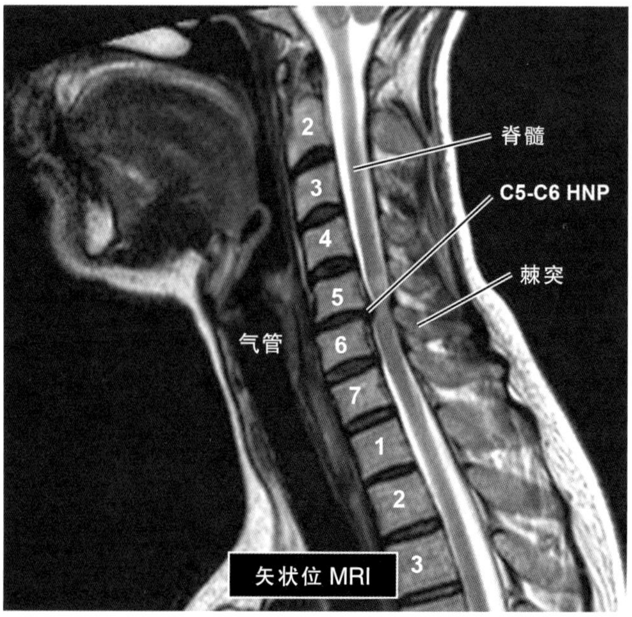

图 7-54 颈椎矢状位 MRI-T2WI。37 岁女性在洗车时发生癫痫，跌倒时头部撞到保险杠。为查明癫痫原因，进行血液检测，脑部 CT 和 MRI 显示正常。入院后第 3 天患者仍然不能行走，神经科检查显示颈髓病变。颈椎 MRI 显示 C5/C6 椎间盘突出(HNP)并压迫脊髓。手术后患者恢复良好。(Courtesy of Imran Satia，MD.)

治疗方法,例如,颈椎牵引、关节活动、软组织技术以减轻痉挛等治疗手段。

当经过一段时间的保守治疗不能改善症状时,就要考虑外科治疗了。近几十年来最常用的治疗手段包括前部颈椎间盘切除术、融合或不融合骨植入物,有时使用电镀。最新的进展为后方入路,行微椎板切除术或小孔切除术并椎间盘切除不融合。

颈椎退行性疾病[19,31–53]

颈椎的退行性变发生于多处:

1.椎间盘退行性变导致退行性椎间盘疾病(DDD)。

2.颈椎滑膜小关节的退行性变导致颈椎退行性关节病(DJD)。

3.椎间孔变小继发于邻近结构的退行性变,称为椎间孔受侵犯。

4.关节边缘的骨赘形成导致颈椎病。

5.椎体和纤维环的退行性变导致骨刺形成,称为变形性椎关节强硬。

6.沿椎体和椎间隙前缘的骨化称为弥漫性特发性骨质增生(DISH)。

在临床实践中,不管是文献中还是口头交流,这些名词都可以互换使用。例如,名词"颈椎病"常作为一个通用名词,泛指任一脊椎节段的退行性变。如果要更有效地进行交流,就要避免使用泛指名词,而要使用具体的解剖信息。

退行性椎间盘疾病

退行性椎间盘疾病多见于 60 岁以上的人群。椎间盘的退行性变包括脱水、髓核疝、纤维环突出、环的纤维性替换。上述这些改变会引起椎间盘高度的降低。当椎体间隙变小时,椎体终板互相接近。钩椎关节摩擦增大,在终板的骨性边缘有骨赘形成。椎间盘退行性变也可以表现为 Schmorl 结节 (髓核通过终板疝入椎体松质骨) 和真空现象 (细胞外间隙中的氮气积聚在退行性变、脱水的椎间盘裂隙内)。

影像学表现

椎间盘退行性变主要的放射学特征为侧位片上椎体间隙变小(图 7–55)。Schmorl 结节表现为椎体终板上局限性的低密度的骨质缺损。钩椎关节和终板骨赘可以在侧位和前后位上显示。真空现象表现为椎间盘内水平走行的低密度影。只有很严重的椎间盘退行性变患者才有可能见到上述所有特征。脱水和 Schmorl 结节在 MRI 上显示得更好。

退行性关节病

颈椎的退行性关节病包括小关节的骨关节改变。颈椎小关节容易发生退行性变是因为颈椎活动度大,姿势性紧张,反复的职业性或娱乐性动作导致组织和关节发生异常的生物力学和生物化学改变。与其他部位的关节退行性变相同,小关节的退行性变也会出现关节软骨变薄,软骨下骨质硬化,象牙质样硬化,关节边缘的骨赘形成。颈椎关节退行性变可以单独存在,也可以与椎间盘退行性变合并存在。一种病理过程可以启动或加速另一种病理过程的发展。

影像学表现

侧位或斜位 X 线图像都可以显示颈椎退行性关节病的特征性表现——关节间隙变窄、软骨下骨质硬化、骨赘形成(图 7–56)。

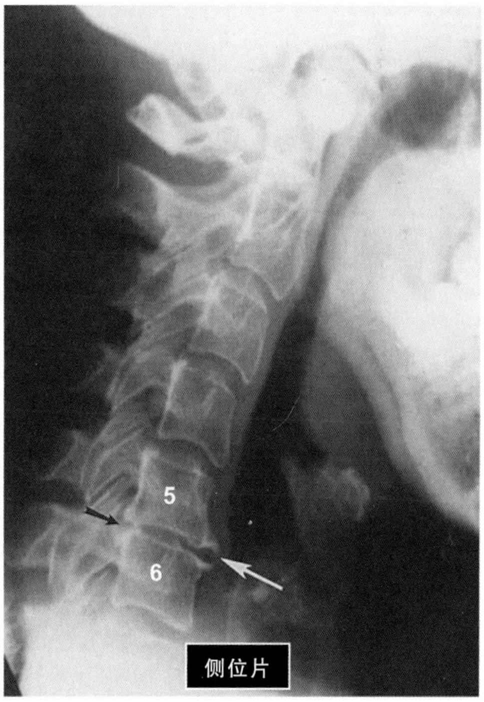

图 7–55 颈椎退行性椎间盘疾病。颈椎侧位片上,C5/C6 椎间盘间隙变小。注意,椎体前缘(白箭头所示)和后缘(黑箭头所示)均有骨赘形成。

椎间孔受侵犯

椎间孔受侵犯是由于邻近结构的退行性变,包括退行性椎间盘疾病和颈椎退行性关节病,它们都可以引起椎间孔变小。脊神经根穿越变小的椎间孔时很容易受到机械性压迫。放射性的上肢疼痛往往是患者就医的主要原因。

影像学表现

颈椎斜位片可以很好地评估椎间孔。椎间孔侵入表现为低密度的椎间孔变窄(图 7-57)。需要注意的是,只有骨性退性行变才能在 X 线图像上显示。关节囊增厚虽然观察不到,但却可以引起神经根走行通道的狭窄。

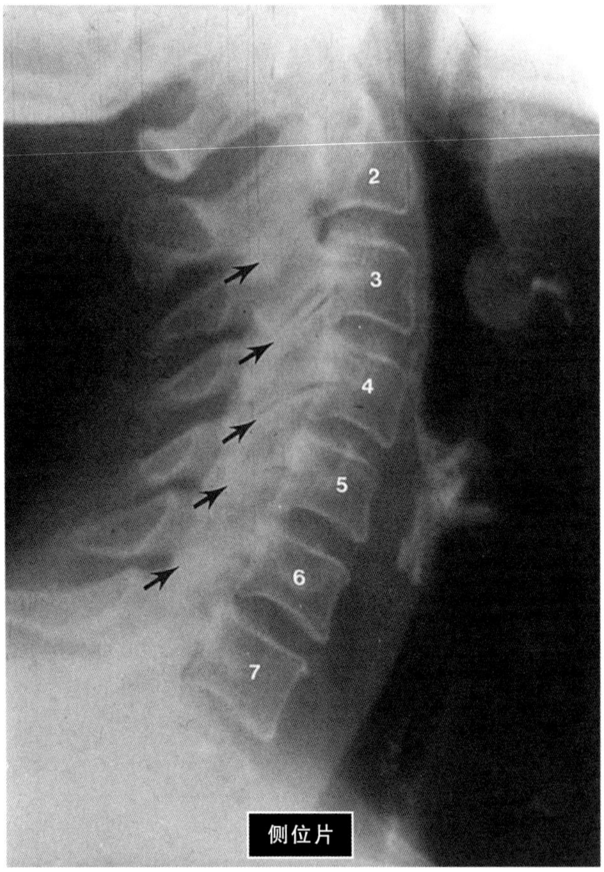

图 7-56 颈椎退行性关节病。颈椎侧位片上,黑色箭头表示小关节间隙。注意,所有的关节间隙变窄和关节面硬化。还要注意,所有椎间盘间隙均保存,没有退行性变。这是真正的颈椎退行性关节病;即小关节显示了骨关节炎的典型特征。

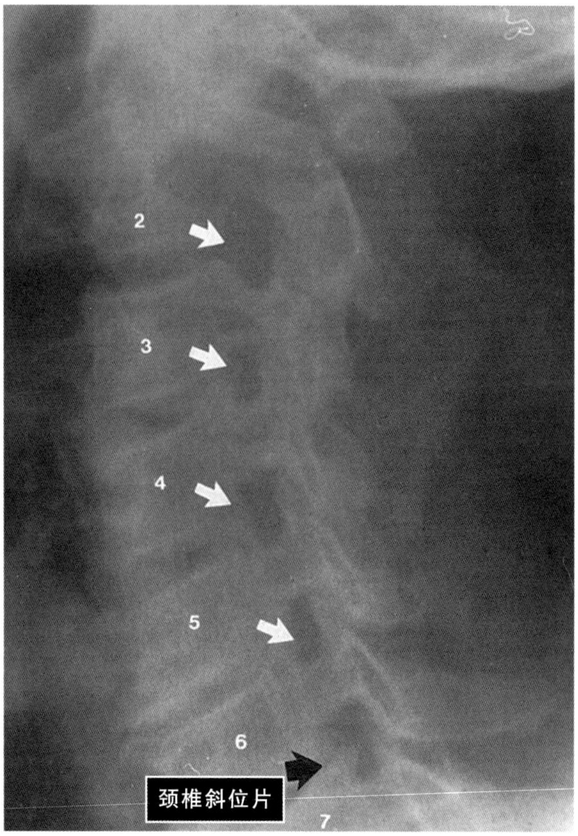

图 7-57 椎间孔侵入在颈椎斜位片上显示最佳。箭头所示为椎间孔。注意,C2/C3 椎间孔没有任何骨赘造成的狭窄。其余椎间孔显示出不同程度的狭窄。受损最严重的是 C6/C7(黑箭头所示)。注意,从这两个椎体的后缘突出的大骨赘。

颈椎病

颈椎病是由椎间盘退行性变后的骨赘造成的。骨赘最容易出现在弧形、脊椎距离重心最远的点上,或者出现在凹面的顶点,也是脊椎活动度最大的部分。在颈椎,这些点位于 C4/C5 和 C5/C6。骨赘的出现是机体为了修复摩擦造成的损害或者防止摩擦损伤,但骨赘本身也会造成摩擦。椎体终板的骨赘会突入椎间孔使其狭窄,发生椎间孔侵入。

影像学表现

骨赘在颈椎前后位、侧位和斜位片上都可以显示,表现为脊椎关节边缘不规则的致密影。

变形性椎关节强硬

变形性椎关节强硬以椎体终板前方和侧方骨赘形成为特征,是椎间盘向前或前外侧突出所致。始动因子是纤维环的外围纤维变弱，导致椎间盘与终板的附着力减弱。与椎间盘退行性疾病相比，变形性椎关节强硬的椎间盘间隙没有变窄。

影像学表现

骨赘在颈椎前后位和侧位片上均可显示，呈爪状弯向椎间盘(见图11-63)。本病常累及多个脊椎节段，但与多水平受累的DISH并不相同，在下面的章节中将有讨论。

弥漫性特发性骨质增生

弥漫性特发性骨质增生(DISH)与变形性椎关节强硬不同，尽管两者都有广泛的骨质增生。DISH病因未明，虽然有学者认为其与糖尿病、生长激素、维生素A或类视色素衍生物，以及代谢性综合征有关。DISH多数始于40岁，随年龄增长发病率逐渐增加，男性多于女性。最容易累及的部位是中下胸椎、上腰椎和下颈椎。

DISH的临床症状是轻度疼痛和僵硬。其他如呼吸困难、吞咽困难、误吸、肺炎、骨髓病变、周围神经卡压、肌腱炎等症状比较少见。

影像学表现

主要在侧位片评估，3个放射学标准可以与变形性椎关节强硬进行鉴别：

1.至少连续4个椎体的前外侧缘有骨化。

2.椎间盘高度相对保留，没有退行性椎间盘疾病证据。

3.没有小关节颈椎退行性关节病表现，没有骶髂关节炎。

与DISH相关的疾病是后纵韧带骨化(OPLL)，后者可以单独发生，也可以与DISH合并发生。有研究认为50%的DISH患者合并OPLL，其中颈椎是最易受累的部位。

在侧位X线图像上，OPLL显示为与椎体后缘平行的薄层线样钙化影。钙化的后纵韧带与椎体之间可见透亮裂隙呈三明治样表现。

脊柱退行性变的临床治疗

对临床医生来说重要的是，所有这些退行性变过程形成缓慢，人体有时间适应。然而，人体也会在某个时候达到其适应能力的上限。这时，即使是轻微的创伤，也会出现症状。正常没有退行性变的脊椎，关节囊软而有弹性，韧带可屈曲、可回弹，椎间盘和软骨含水丰富能缓冲，椎间孔宽大，所有这些构成了安全的椎体边缘。相反，退行性变的脊椎则失去其安全的边缘，受到创伤后功能失常更严重，恢复需要的时间也更长。仔细观察急性患者的X线图像，重点关注潜在的慢性退行性变，对理解患者的疼痛模式，协助制订综合治疗计划很有必要。

退行性变是不可逆的。不过，关节周围的环境可以被优化以防止或控制疼痛，保留活动的功能范围。康复治疗包括：①节段性活动技术以恢复关节的运动；②治疗性锻炼以平衡肌肉强度和柔韧性，促使最优姿势；③教育患者在职业和休闲活动的适应中，减少紧张姿势和不适应行为；④治疗方法，例如，颈椎牵引、热敷/冷敷和超声波以缓解患者的急性症状。

颈椎成形术：全椎间盘置换

当保守治疗失败，或要解除神经压迫时，标准的外科治疗为椎间盘前部切除和融合(图7-58)。这种方法的短期效果为解除神经压迫和缓解根性症状。但从长期来看，其不利的一面为加速融合节段上方的椎间退行性变。作为椎体融合的替代方式，颈椎成形术和全椎间盘置换术保留了椎体之间的运动功能。这种手术始于20世纪90年代的欧洲，最近几年在美国也开始施行。颈椎成形术在材料和方式上的改进还在继续，并且虽然还需要对其远期疗效进行研究，但这种手术有望使脊柱外科领域发生根本的变革(图7-59)。

颈椎异常[2,47]

脊椎的先天或发育异常好发于过渡节段或不同弧度的交界区。寰枕部和腰骶部是最常发生异常的区域。脊椎异常在结构上包含以下一种或几种：

1.未发育。

2.发育停止。

3.副骨发育。

4.结构非对称性发育。

脊椎异常可以单独发生，也可以与其他脊椎、内脏、软组织畸形合并发生。

颈椎尤其是上颈椎的异常，其临床意义在于其潜

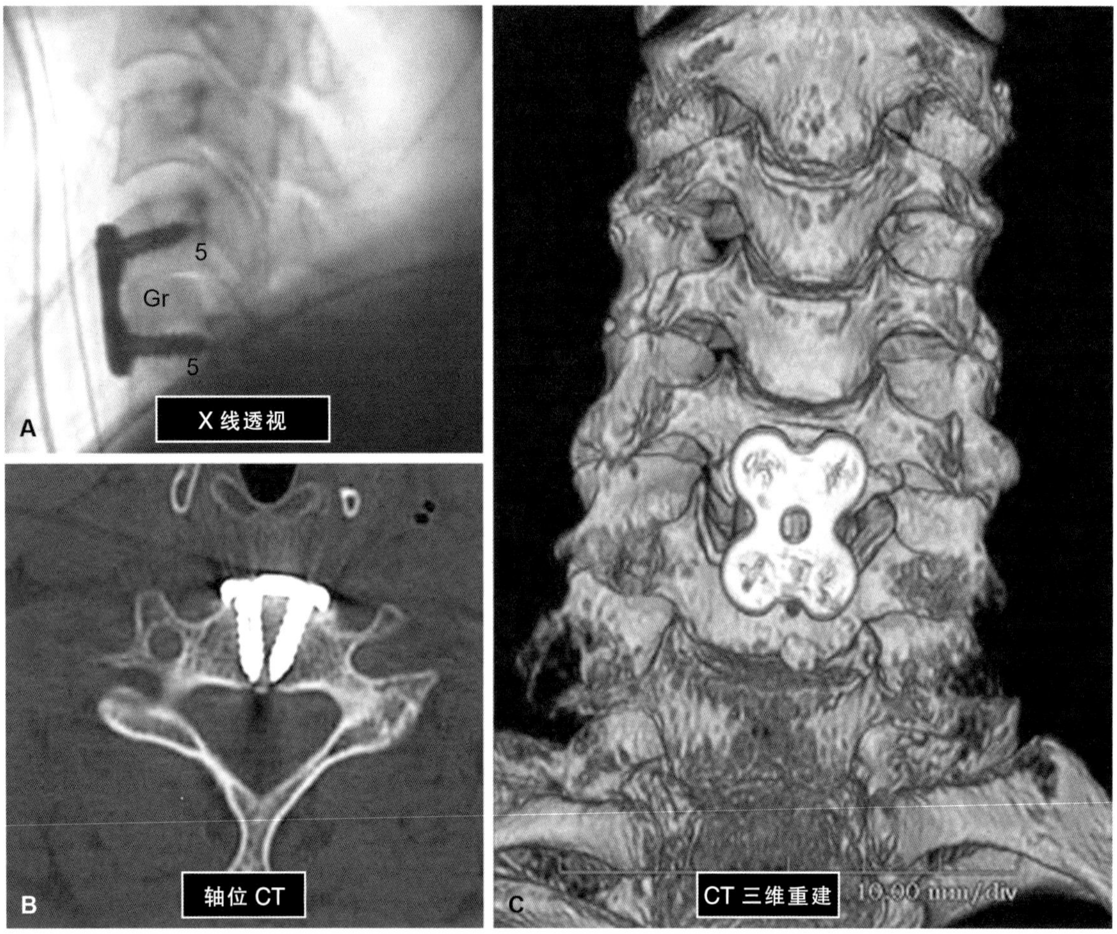

图 7–58 椎间盘切除后最常用的内固定形式，用骨填充物融合和（或）金属板、钉融合。金属板置于椎体的前部，金属钉向后穿入椎体内。C5/C6 间的骨填充物（楔形置入椎间盘间隙内）使椎体融合固定。（A）为术中 X 线透视影。金属钉进入 C5 和 C6 椎体内，稳定骨间填充物。（B）C5 椎体水平轴位 CT 图像，显示椎体内的金属钉。（C）CT 三维重建图像显示脊柱前部的金属板使椎体联合在一起。

在的关节不稳。在没有提前预知颈椎异常的情况下，活动、推拿、徒手阻力、牵引会引起神经损伤、麻痹甚至死亡。虽然颈椎异常在一般人群总占比很少，但对这类患者处理不当会造成毁坏性的后果，临床医生要注意任何脊椎的结构异常。

常见的颈椎异常及其临床意义、放射学特点和表现列于表 7–5。病例见图 7–60 和图 7–61。

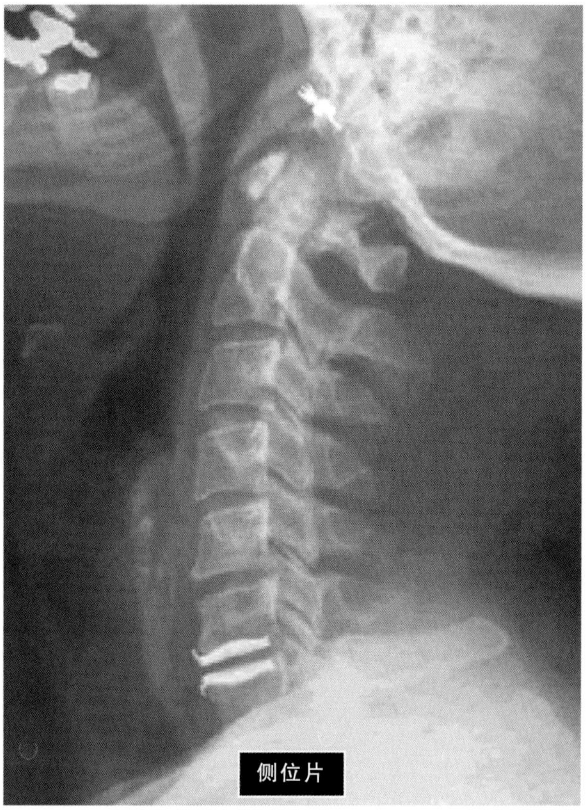

图 7–59　颈椎关节置换术，在 C6/C7 放置人工椎间盘。在两个金属终板之间是聚乙烯核心。核心起着间隔的作用，使得终板能以此为支点模仿正常的椎体运动。每一片终板都有一个小的分叉，有助于将终板固定在椎体表面。

表 7–5　颈椎异常

异常	临床意义	影像特点	表现
寰椎			
C1 枕化	寰枕关节无法活动，下位关节补偿性活动过度导致退行性变	侧位片：枕骨与寰椎后弓间距变小或消失	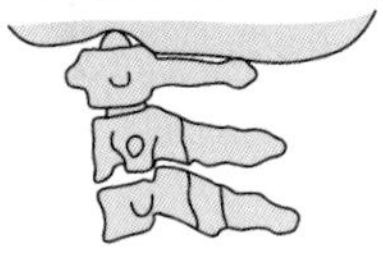
C1 后弓发育不全	横韧带完整可能会有补偿，寰枢关节可能不稳	侧位片：后弓缺如，前弓宽大；C2 棘突增大，代表发育不全的后弓与 C2 棘突融合	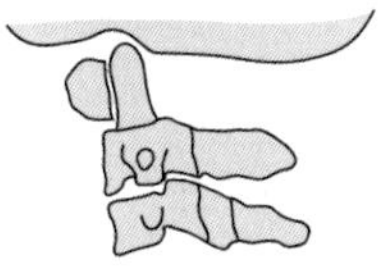
横韧带缺如	寰枢关节不稳；可能有脊髓受压	侧位屈曲位片：明确寰枢关节稳定性	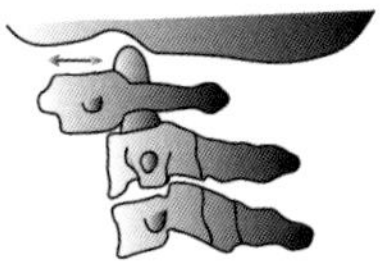
枢椎			
齿突异常：末端小骨—齿突末端未与齿突愈合	通常无临床意义	观察齿突异常用开口前后位：齿突头部与体部分离，骨性边缘平滑	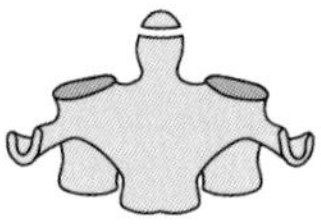
游离齿突：齿突未与 C2 椎体融合	可能有寰枢关节不稳。相关综合征包括 Klippel-Feil 和 Morquio 综合征；见于 20% 的 Down 综合征患者	齿突与椎体分离，需过屈侧位片评估寰枢关节的稳定性	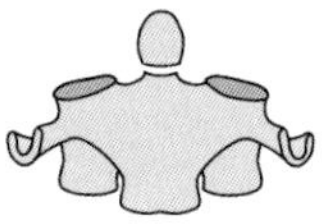

(待续)

表 7-5(续)

异常	临床意义	影像特点	表现
齿突发育不全:发育时间过短	可能有寰枢关节不稳	小而畸形的齿突,需侧位屈曲片评价寰枢关节的稳定性	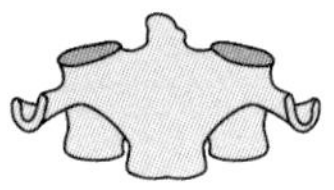
颈椎			
阻滞椎:出生时两个相邻的椎体融合,椎体、小关节、棘突部分或完全融合	融合的脊椎不能活动,邻近自由关节活动过度致退行性变。最常见于C5/C6,C2/C3,可见于Klippel-Feil综合征	侧位X线图像:椎体前后径变小,融合椎间盘间隙变细,50%患者有小关节融合,棘突融合或畸形	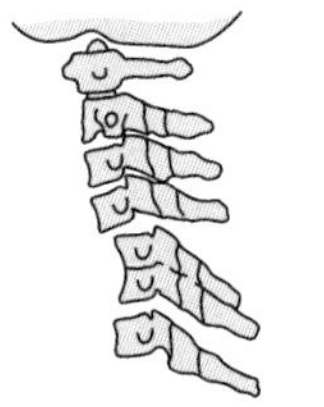
Sprengel畸形:先天性肩胛骨高位	见于25% Klippel-Feil综合征患者,常有侧凸、阻滞椎、隐性脊柱裂、半椎体和颈肋	前后位X线图像:30%~40%合并肩胛脊椎骨,从C7椎板突起到肩胛冈的边缘	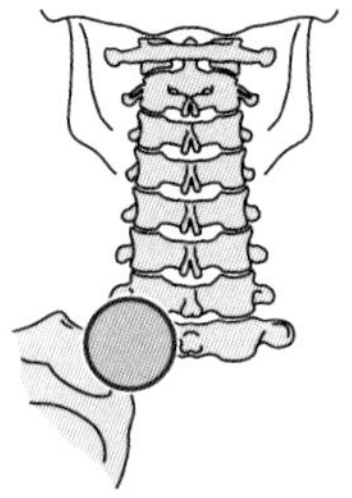
颈肋:额外的突起,有时与横突形成关节	胸椎出口综合征可能的压迫原因。多见于C7,少见于C6和C5,常为双侧,但有时在大小和形状上不对称	前后位片:颈椎横突末端突起的肋骨(胸肋起自横突头端),远端可能形成关节。如果没有关节形成,往往会有纤维带固定肋骨远端。这条纤维带在X线图像上不显影,但却可能造成神经血管束的卡压	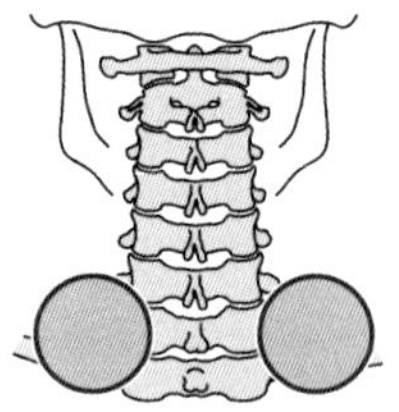
隐性脊柱裂:椎板未融合,未形成棘突	多无临床意义	前后位片:两侧椎板之间垂直的线样透亮影。棘突缺如或畸形	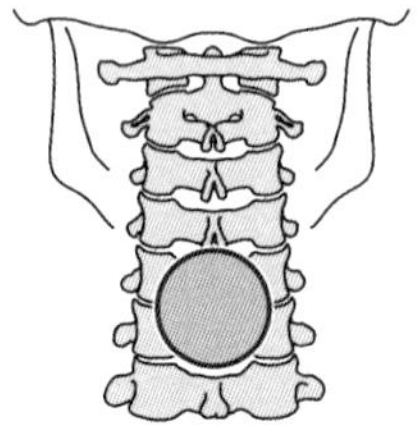

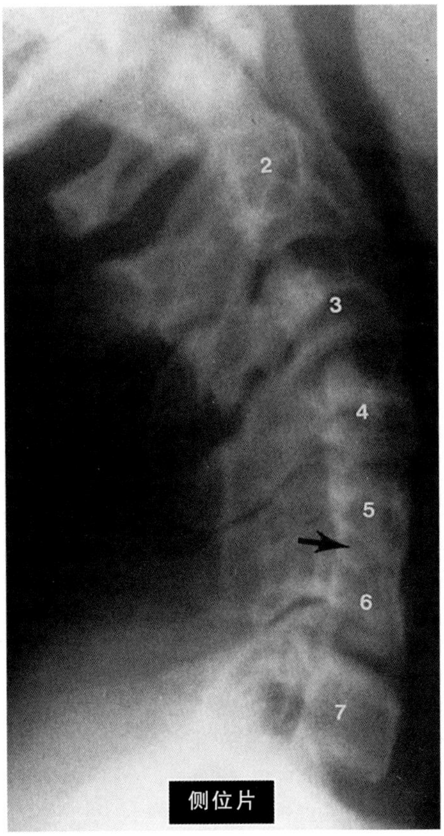

图 7–60　患儿,男,3 岁,多发先天性颈椎和肩胛骨变形。左侧肩胛骨升高(黑箭头所示为肩胛冈)这种疾病常被称为“Sprengel 畸形”。这是由于胚胎早期的数周内,肩胛骨没有从较高的位置下降到正常位置。这种疾病病因未明,但常合并其他发育异常。如本例所示,颈椎上的一组异常被称作 Klippel–Feil 综合征。注意,在椎板未能在中线的某些水平上融合,下颈椎的多块椎骨融合成一块骨。

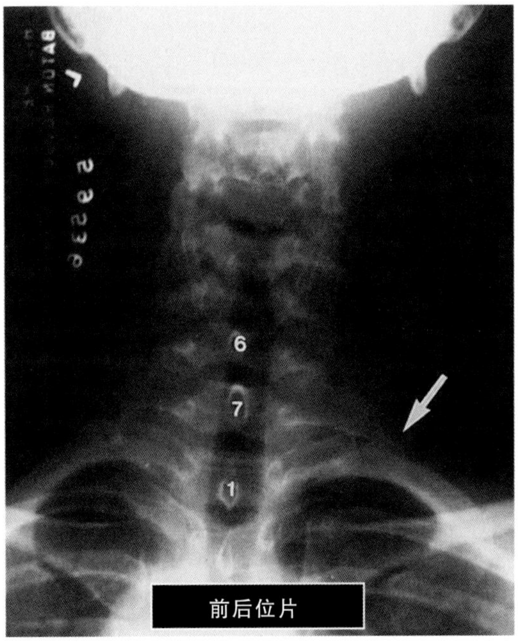

图 7–61　C7 颈肋。这种先天异常大多发生在 C7。颈肋常为双侧,且一侧常高于另一侧,发育程度也较另一侧完善。如图所示,左侧肋骨较大,且与第 1 胸肋形成关节。

要点总结

常规影像学评估

1.颈椎的常规影像学评估包括 3~5 个体位:

➤ 开口前后位显示寰枢关节。

➤ 下颈椎前后位显示 5 个下颈椎。

➤ 侧位片显示所有 7 个颈椎和成对的小关节的正常排列。

有时:

➤ 右和左斜位显示单侧椎间孔。

2.侧位片上正常的椎体排列由 3 条大致平行的线判断:

➤ 椎体的前缘。

➤ 椎体的后缘。

➤ 椎板与棘突的联合线(椎板线)。

这些线在空间关系上的不连续性可以提示骨折或脱位。

先进成像技术评估

3.颈椎的基本 CT 检查要包括颅骨基底部和 T2。CT 检查也可以被限制在适当的水平以减少辐射,这对儿科患者特别重要。

4. CT 数据为轴位图像,但可以重组为矢状位和冠状位。另外,图像可以以不同的窗宽、窗位显示以发现骨骼和软组织的异常。

5. MRI 基本扫描范围是从颅底到 T2,轴位和矢状位是基本序列,冠状位并不常用,因为软组织结构在轴位和矢状位显示已足够。

6.典型的脉冲序列包括:

➤ T1WI 序列观察解剖。

➤ T2WI 序列观察病变。

7.CT 和 MRI 图像上依照 ABCD 法来寻找病变,即序列和解剖、骨质密度/信号、椎管间隙/中枢神经系统、椎间盘的完整性和软组织。

创伤

8.创伤的影像检查是一系列 X 线图像和选择性的高级影像学检查,以此区分病情轻重。如果条件允许,重伤患者应首选 CT,因为 CT 检查速度快、患者不需过多移动,在检查脊椎的同时可以检查脑部和颈部。

9.多体位侧位片观察颈椎骨折和脱位。

10.外伤的放射学征象包括异常的软组织改变、异常椎体排列和异常的关节关系。

11.颈椎外伤大体可以分为稳定性和不稳定性损伤,主要根据伤后立即或延迟期对脊髓有无危险。

12. MRI 的作用在于帮助确定软组织损伤的特征,神经组织的损伤,椎间盘的损伤和神经系统的功能缺损。

骨折

13.撕脱骨折和压缩骨折是颈椎骨折的特征性类型。

14.骨折-脱位是颈椎最不稳定的损伤,也是最严重、有生命危险的颈椎损伤。

脱位

15.单独发生的脱位可以发生在单侧小关节,继发于屈曲-旋转暴力;双侧小关节脱位继发于过屈暴力。

16.单侧脱位不伴有向前移位是稳定型损伤。双侧脱位或单侧脱位伴椎体前移被认为是不稳定型损伤。

其他损伤

17.颈椎扭伤是韧带的损伤。过屈型扭伤损伤后部韧带和相关的软组织;过伸型扭伤损伤前部韧带和相关软组织。扭伤的严重程度可以从轻度的软组织损伤到韧带撕裂伴暂时性关节半脱位和压缩骨折。

18.传统的放射学不能诊断急性椎间盘突出,需要脊髓造影或 MRI 等其他检查方法进行诊断。

退行性疾病

19.退行性椎间盘疾病需侧位观察,表现为椎间盘间隙变窄。MRI 显示为脱水和椎间盘退行性变。

20.小关节的退行性变需侧位观察,表现为关节间隙变窄、硬化和骨赘形成。60 岁以上人群多数都可见到颈椎退行性关节病。

21.椎间孔侵入是邻近结构的退行性变导致椎间孔变窄所致,有压迫脊神经的潜在风险。

22.颈椎病是椎体终板对退行性椎间盘疾病的反应。

23.变形性椎关节硬化是在椎体和纤维环前缘和前侧缘广泛的骨赘形成。椎间盘高度不变。

24.弥漫性特发性骨质增生(DISH)是在不伴有退行性椎间盘疾病和颈椎退行性关节病的情况下椎体前缘广泛骨化达 4 个椎体以上。后纵韧带骨化(OPLL)是另一种独立的疾病,但约 50%患者合并 DISH。

颈椎异常

25.颈椎异常是结构发育失败的表现,包括发育终止、不对称和副骨发育。好发于脊椎节段的过渡交界区。

26.上颈椎节段的异常,例如,齿突过小,会有潜在的不稳定和生命危险的后果。

病例分析

病例 1

颈椎不稳定？是！

患者是一位 45 岁的女性，一次车祸后出现颈部疼痛，由家庭医生进行物理治疗。

外伤史

在邻近的州度假乘车返回时，发生了交通事故，当时患者坐在乘客座位。司机开车时睡着了，把车开入沟里，并翻滚了 2 次。患者被安全带束缚，直到救援人员到达现场，患者被困车中 30 分钟。她立即被送到当地医院急诊室。她当时的主要症状是颈部疼痛。同时有头皮裂伤及头部出血。

初始影像检查

在急诊室，患者做了常规 X 线摄影检查，包括前后位、侧位(图 7-62)和开口位。放射科医生的报告指出除颈椎前凸减少以外，没有其他异常，可能是由颈椎棘旁肌痉挛引起的。

临床干预

患者接受头皮撕裂治疗，服用了止痛药物并出院。第二天她回家后，跟她的家庭医生通话，在 2 天后去了医生办公室，医生建议在事故发生 2 周后开始对她的颈部进行物理治疗。

物理治疗

(1)患者主诉

在患者初次预约物理治疗时，她抱怨颈部持续疼痛和双手弥漫性刺痛，这是在过去 1 周中出现的。她没有和她的医生讨论过刺痛的感觉，也没有安排 1 个星期的后续预约。她没有出现任何头晕、恶心、四肢无力或步态障碍的症状。

(2)体格检查

物理治疗师没有获得患者的初始 X 线图像，但读过放射科医生的报告。治疗师通过有限的测试仔细检查了患者。她的姿势仍然是以颈椎前凸减少为特点。颈椎活动范围加大增加了患者双侧屈曲和伸展的刺痛感。这时治疗师结束了检查，联系患者的家庭医生，并表示了对颈椎不稳定的担忧。治疗师和医生一致认为，有必要做进一步的检查与成像。

其他影像检查

患者做了一系列的颈椎常规 X 线和 MRI 检查。侧位 X 线图像(图 7-63)显示 C6 向前滑脱。矢状位 MRI 图像(图 7-64)证实了 C6 椎体向前滑动并且显示侵入椎管并伴有中度脊髓压迫。

结果

该患者立即被转诊至脊柱整形外科医生。外科医生安排患者进行脊柱融合手术以稳定 C6/C7 节段。情况总结如图 7-65 所示。

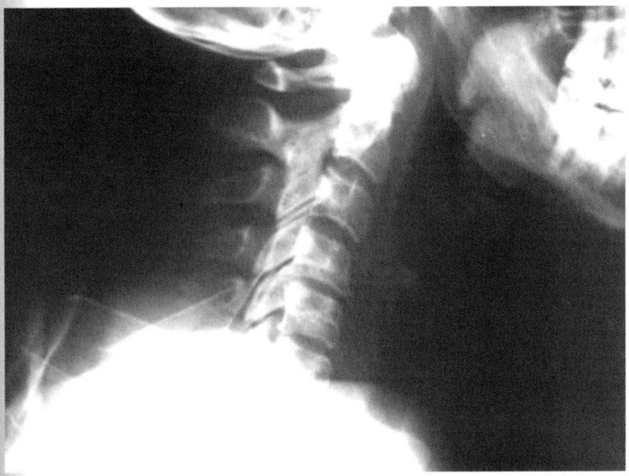

图 7-62　颈椎侧位片，可见的椎骨没有异常发现。能观察到多少椎骨？

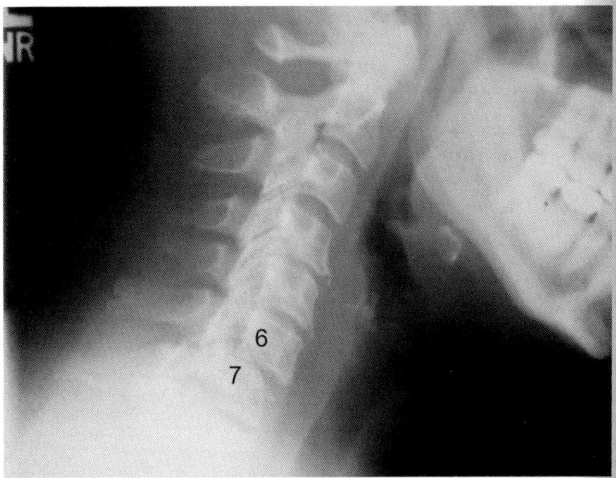

图 7-63　颈椎侧位显示 C6 前滑脱。

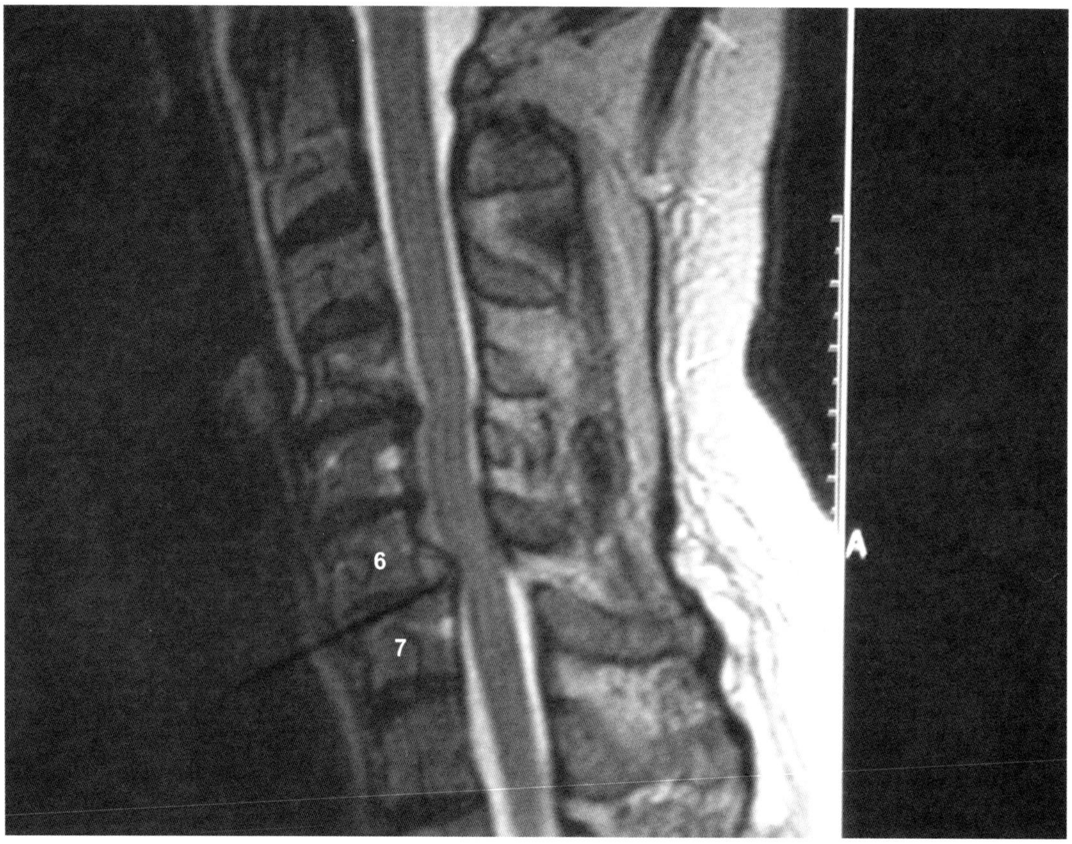

图 7-64 矢状位 MRI 显示 C6 前滑脱，椎管侵犯和中度脊髓压迫。

讨论

虽然在这个例子中物理治疗师在初始创伤后没有首先与患者接触，但是治疗师是第一个在新症状发展后检查患者的专业人员。在这个意义上，治疗师确实承担了初级保健角色。治疗师在识别潜在的危险情况时要提高警惕。颈椎创伤后的双侧麻木和刺痛症状是“红线”，表示对脊髓完整性的潜在威胁，需要转诊给另一名医生。

为什么初始 X 线图像阅读正常？

首先，不稳定的关节在静态射线图像上出现正常并不常见。在拍摄初始 X 线图像时，不稳定的关节可能只是处于简单的正常排列。如果一个关节不稳定，它还有能力移动。体位固定和肌肉痉挛可能有助于维持暂时的关节位置。后来发生的半脱位受到许多因素的影响，机械力和止痛药改善保护性痉挛最为明显。

其次，也许拍摄初始 X 线图像时就存在不稳定——但未被诊断出来，因为图像上没有显示所有的 7 个椎骨。再次观察图 7-54，C7 不可见，患者可能因为保护或痉挛而抬高了肩膀或是肩的叠加遮挡了 C7。没有显示所有 7 个椎骨是漏诊颈椎损伤的最常见的原因之一。

关键思考点

即使放射科报告没有发现异常，也不代表没有异常存在。放射科医师的报告仅仅只是图像上的发现。2 周之后面对患者的既不是放射科医生也不是家庭医生。治疗师有责任完善所有的病史，根据损伤机制发现潜在的后果，熟悉严重颈椎损伤的临床症状和体征，在初次接触患者时要保持适度的警惕。对这例患者来说，如果治疗师评估和治疗过于积极，那么就有可能对患者的脊髓造成不可恢复的损害。治疗师有关影像的知识体系，包括它的局限和能力，使其能有效地与参考医师进行沟通，同时也能使其对后续的影像检查提出建议。

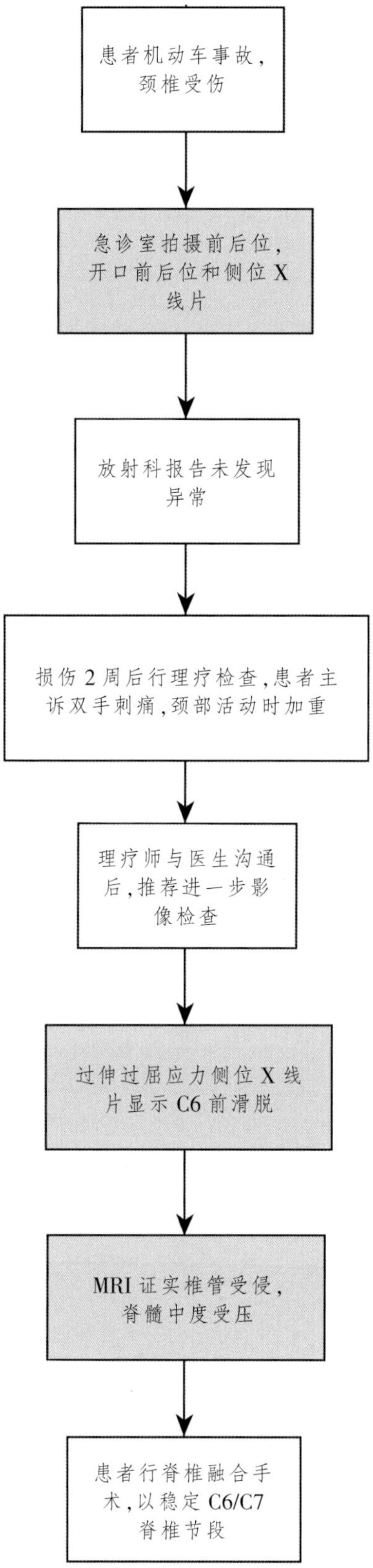

图 7–65　病例 1 分析路径。

病例 2

颈椎不稳定？否

患者是一名 37 岁的男子，机动车事故后因颈部疼痛被初级保健医生转诊，进行物理治疗。

外伤史

患者在交通高峰时间下班回家时突然刹车，他身后的那辆车撞上了他的车，他的车又撞到了前面的车，使颈部先向后再向前发生碰撞。他的颈部立即开始疼痛。他被救护车带到急诊室，由急诊室医生检查。

初始影像检查

患者进行了传统放射学检查，包括颈椎前后位、侧位、开口位。放射科医生的报告没有发现颈椎骨折或关节不稳定的证据。

临床干预

患者除了颈部疼痛之外没有其他症状，遵医嘱佩戴舒适的软项圈，开了止痛药后就从急诊室离开了，并前往初级保健医生处随访。第二天患者见到他的医生时，给他看了急诊室的 X 线图像。医生建议患者在必要时继续使用软项圈和止痛药，并在 2 周内复查。在 2 周后，患者主诉持续的颈部疼痛和右拇指间歇性刺痛。医生停止了软项圈治疗，建议患者 2 周后开始转为物理治疗。

物理治疗

(1)患者主诉

初次进行物理治疗时，也就是受伤后 4 周，患者的主要症状是颈后疼痛，尤其是右侧，右拇指刺痛，频率增加。他没有报告任何其他症状。

(2)体格检查

治疗师查看了在急诊室时拍摄的 X 线图像的副本，并阅读了放射科医生的报告。在检查颈椎活动范围时，向右侧伸展和旋转导致右拇指刺痛加重。颈椎压迫也加重了刺痛，而手法分离时症状减轻。治疗师考虑是 C5/C6 脊椎节段的功能失常。治疗师与医生沟通，并要求跟进 X 线图像以确认颈椎的稳定性，并确定手法干预是否安全。

其他影像检查

过伸过屈侧位应力位 X 线图像（图 7–66 和图

7-67)显示正常，颈椎运动也没有表现出 C5/C6 过度前移征象。

结果

治疗师采用手法颈椎牵引和软组织松动术。患者的刺痛症状消失，颈部疼痛在接下来的 3 周内逐渐减少。情况总结如图 7-68 所示。

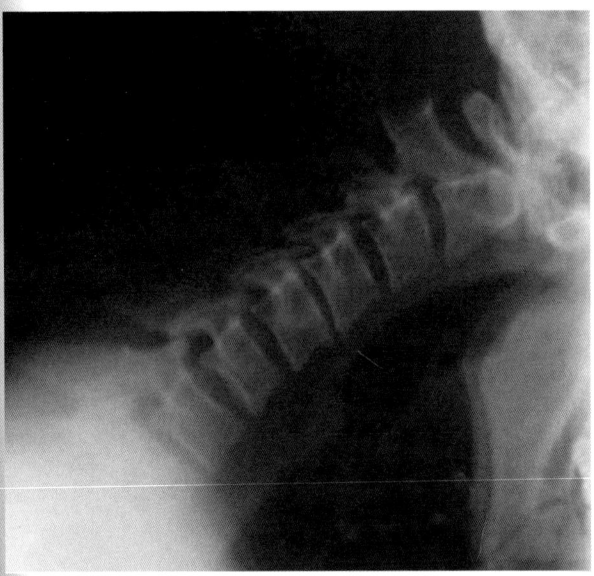

图 7-66 颈椎屈曲侧位 X 线图像。无异常发现。

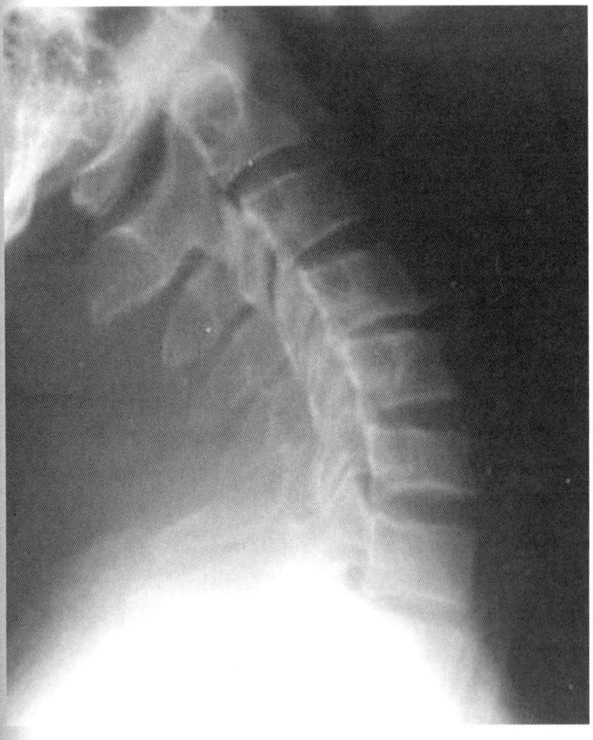

图 7-67 颈椎过伸侧位 X 线图像。无异常发现。

讨论

与病例 1 中的患者相反，该患者没有报告脊髓

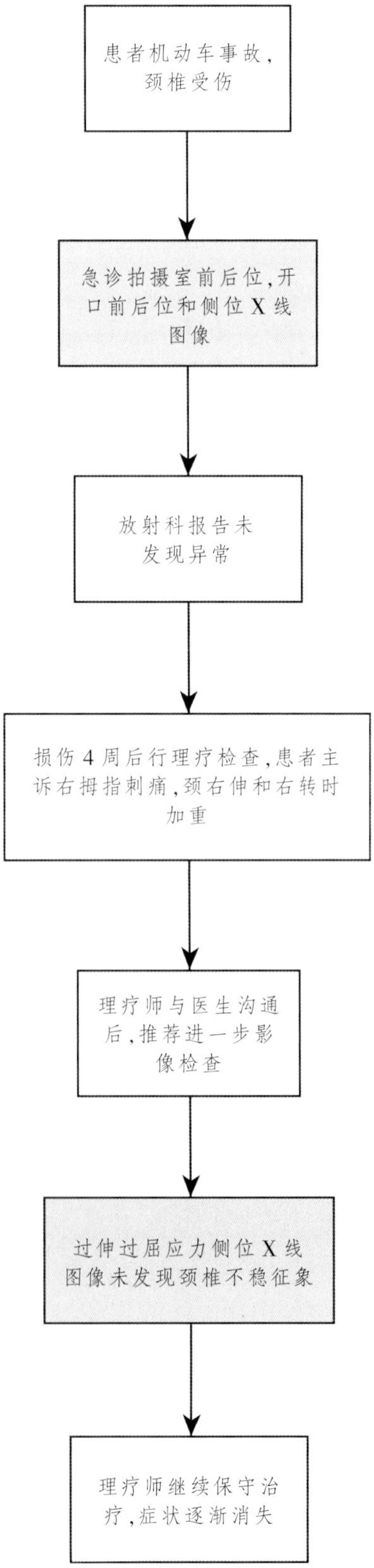

图 7-68 病例 2 诊疗过程。

受压时双侧上肢症状的“红线”。他的新神经症状是单侧的，仅限于拇指。因此，由于颈椎不稳而导致的脊髓压迫不太可能。

关键思考点

缺乏颈椎不稳的临床证据时，不一定非要拍摄过屈/过伸应力位图像。单侧症状和临床体征会显著缩小诊断的范围。单侧椎间孔侵入是发生临床症状的最常见原因。斜位图像能观察椎间孔，但只有骨性改变才能在 X 线图像上显示。一例 37 岁的患者，既往没有放射性症状，不可能出现椎间孔的退行性变。该患者斜位片显示正常，引起症状的软组织改变不能显示。

这个病例说明：

1.理疗师在治疗颈部创伤患者时要谨慎。

2.医生-理疗师的工作关系，包括患者信息交流和转诊推荐。

3.不必要的影像学检查。

4.没有与放射科医生协商；如果放射科医生与理疗师和医生讨论后了解到损伤 4 周后的症状，可能会提出不同的建议（例如，在进行进一步的影像检查之前允许进行实验性的保守治疗）。

Case studies adapted by J. Bradley Barr, PT, DPT, OCS.

（郁万江 连城锦 刘珍友 译）

参考文献

1. Netter, FH: Atlas of Human Anatomy, ed. 4. WB Saunders, Philadelphia, 2006.
2. Yochum, TR, and Rowe, LJ: Essentials of Skeletal Radiology, ed. 3. Williams & Wilkins, Baltimore, 2004.
3. Brant, WE, and Helms, CA: Fundamentals of Diagnostic Radiology. Lippincott, Williams & Wilkins, Philadelphia, 2007.
4. Dean, D, and Herbener, TE: Cross-sectional Human Anatomy: Lippincott Williams & Wilkins, Philadelphia, 2000.
5. Grey, M, and Ailinani, JM: CT & MRI Pathology: A Pocket Atlas. McGraw-Hill, New York, 2003.
6. Kaplan, P: Musculoskeletal MRI. Saunders, Philadelphia, 2001.
7. Katz, DS, Math, KR, and Groskin, SA: Radiology Secrets. Hanley & Belfus, Philadelphia, 1998.
8. Stoller, DW, Tirman, PFJ, and Bredella, MA: Musculoskeletal: 100 Top Diagnoses. Amirsys, Salt Lake City, UT, 2002.
9. Wicke, L, Firbas, W, Schmiedl, R, Taylor, AN, and Taylor, KC: Atlas of Radiologic Anatomy. Lea & Febiger, Philadelphia, 1994.
10. Nordin, M, and Frankel, VH: *Basic* Biomechanics of the Musculoskeletal System, ed. 3. Lippincott Williams & Wilkins, Philadelphia, 2001.
11. Whiting, W, and Zernicke, R: Biomechanics of Musculoskeletal Injury, ed. 2. Human Kinetics, Champaign, IL, 2008.
12. Gehweiler, JA, et al: The Radiology of Vertebral Trauma. WB Saunders, Philadelphia, 1980.
13. Meschan, I: An Atlas of Normal Radiographic Anatomy. WB Saunders, Philadelphia, 1960.
14. Weber, EC, Vilensky, JA, and Carmichael, SW: Netter's Concise Radiologic Anatomy. WB Saunders, Philadelphia, 2008.
15. American College of Radiology: Practice Guideline for the Performance of Spine Radiography in Children and Adults. 2012 (Res. 39). Accessed May 18, 2012 at www.acr.org.
16. Bontrager, KL: Textbook of Radiographic Positioning and Related Anatomy, ed. 7. Mosby, St. Louis, MO, 2009.
17. Chew, FS: Skeletal Radiology: The Bare Bones, ed. 2. Williams & Wilkins, Baltimore, 1997.
18. Fischer, HW: Radiographic Anatomy: A Working Atlas. McGraw-Hill, New York, 1988.
19. Greenspan, A: Orthopedic Imaging: A Practical Approach, ed. 5. Lippincott, Williams & Wilkins, Philadelphia, 2010.
20. Harris, JH, and Edeiken-Monroe, B: Radiology of Acute Cervical Spine Trauma. Williams & Wilkins, Baltimore, 1987.
21. Helms, CA: Radiology of Acute Cervical Spine Trauma. WB Saunders, Philadelphia, 1989.
22. Whitley, A: Clark's Positioning in Radiography, ed. 12. Oxford University Press, New York, 2005.
23. Frank, E, Smith, B, and Long, B: Merrill's Atlas of Radiographic Positions and Radiologic Procedures, ed. 12. Elsevier Health Sciences, Philadelphia, 2011.
24. Kelley, LL, and Peterson, CM: Sectional Anatomy for Imaging Professionals, ed. 2. Mosby, St. Louis, MO, 2007.
25. Lazo, DL: Fundamentals of Sectional Anatomy: An Imaging Approach. Thomson Delmar Learning, Clifton Park, NY, 2005.
26. ACR-ASNR-ASSR-SPR Practice Guideline for the Performance of Computed Tomography (CT) of the Spine Res. 34 - 2011. Available at www.acr.org. Accessed May 18, 2012.
27. ACR-ASNR Practice Guideline for the Performance of Magnetic Resonance Imaging (MRI) of the Adult Spine. Res. 8, 2011. Available at www.acr.org. Accessed May 18, 2012.
28. American College of Radiology: Appropriateness Criteria. Clinical Condition: Suspected Spine Trauma. Updated 2012. Available at www.acr.org. Accessed May 18, 2012.
29. Steil, I, et al: The Canadian C-Spine Rule versus the NEXUS Low Risk Criteria in Patients with Trauma. N Engl J Med 349:2510, 2003.
30. Ebraheim, NA: The effect of translation of C1-C2 on the spinal canal. Clin Orthop Relat Res 351:222–229, June 1998.
31. Manaster, BJ: Diagnostic and Surgical Imaging Anatomy: Musculoskeletal: Amirsys, Salt Lake City, 2007.
32. Pavlov, H: Cervical spine stenosis: Determination with vertebral body ratios. Radiology 164(3):771–775, 1987.
33. Rojasa, CA: Reassessment of the craniocervical junction. Spine 1819–1823, 2007.
34. Saenz, R: CT for the Nonradiologist. [S.l.]: Xlibris, 2011.
35. Berquist, TH: Imaging of Orthopedic Trauma, ed. 2. Raven Press, New York, 1989.
36. Bucholz, RW, Heckman, J, and Court-Brown, C (eds): Rockwood and Green's Fractures in Adults, ed. 6. Lippincott Williams & Wilkins, Philadelphia, 2005.
37. McCort, JJ, and Mindelzun, RE: Trauma Radiology. Churchill Livingston, New York, 1990.
38. Drafke, MW, and Nakayama, H: Trauma and Mobile Radiography, ed. 2. FA Davis, Philadelphia, 2001.
39. Koval KJ, and Zuckerman, JD: Handbook of Fractures, ed. 3. Lippincott Williams & Wilkins, Philadelphia, 2006.
40. Hodler, J, von Schulthess, GK, and Zollikofer, CL: Musculoskeletal Diseases: Diagnostic Imaging and Interventional Techniques. Springer-Verlag Italia, Milan, Italy, 2005.

41. Bernstein, J: Musculoskeletal Medicine. American Academy of Orthopaedic Surgeons, Rosemont, IL, 2003.
42. IP, D: Orthopedic Traumatology: A Resident's Guide. Springer, Berlin, Germany, 2006.
43. McConnell, J, Eyres, R, Nightingale, J: Interpreting Trauma Radiographs. Blackwell, Oxford, UK, 2005.
44. Salter, RB: Textbook of Disorders and Injuries of the Musculoskeletal System, ed. 2. Williams & Wilkins, Baltimore, 1983, p. 227.
45. Brashear, HR, and Raney, RB: Shand's Handbook of Orthopaedic Surgery, ed. 10. Mosby, St. Louis, MO, 1986, p. 340.
46. Daffner, RH: Clinical Radiology: The Essentials, ed. 3 . Williams & Wilkins, Baltimore, 2007.
47. Marchiori, DM: Clinical Imaging with Skeletal, Chest, and Abdomen Pattern Differentials, ed. 2. Mosby, St. Louis, MO, 2004.
48. Chi, JH, et al: General considerations for cervical arthroplasty with technique for ProDisc-C. Neurosurg Clin North Am 16(4):609, 2005.
49. Sekhon, LH, and Ball, JR: Artificial cervical disc replacement: Principles, types, and techniques. Neurol India 53(4):445, 2005.
50. Eroken, WE: Radiology 101: The Basics and Fundamentals of Imaging. Lippincott Williams & Wilkins, Baltimore, 1998.
51. Stiell, IG, Wells, GA, Vandemheen, KL, et al: The Canadian C-spine rule for radiography in alert and stable trauma patients. JAMA 286:1841–48, 2001.
52. Hoffman, JR, Wolfson, AB, Todd, K, and Mower, WR: Selective cervical spine radiography in blunt trauma: methodology of the National Emergency X-Radiography Utilization Study (NEXUS). Annals of Emergency Medicine 32:461–469, 1998.
53. Hoffman, JR, Mower, WR, Wolfson, AB, Todd, KH, and Zucker, MI: Validity of a set of clinical criteria to rule out injury to the cervical spine in patients with blunt trauma. National Emergency X-Radiography Utilization Study Group. N Engl J Med 343:94–99, 2000.

自测

图 A 和图 B 属于同一患者。

图A

1.读图。

2.椎体结构是否存在异常?

3.哪些椎间隙显得狭窄?

4.您看到有哪些椎间盘退行性变的迹象?

图B

5.读图。

6.在此视图上哪些解剖特征最好评估?

图 C 和图 D 属于同一患者。

图C

7.读图。

8.您看到椎间盘退行性变有哪些迹象?在什么水平?

图D

9.读图。

10.哪个神经根容易受压?

比较两个患者

11.考虑到关节的退行性变,哪个患者可能具有更大程度的颈椎活动范围受限?

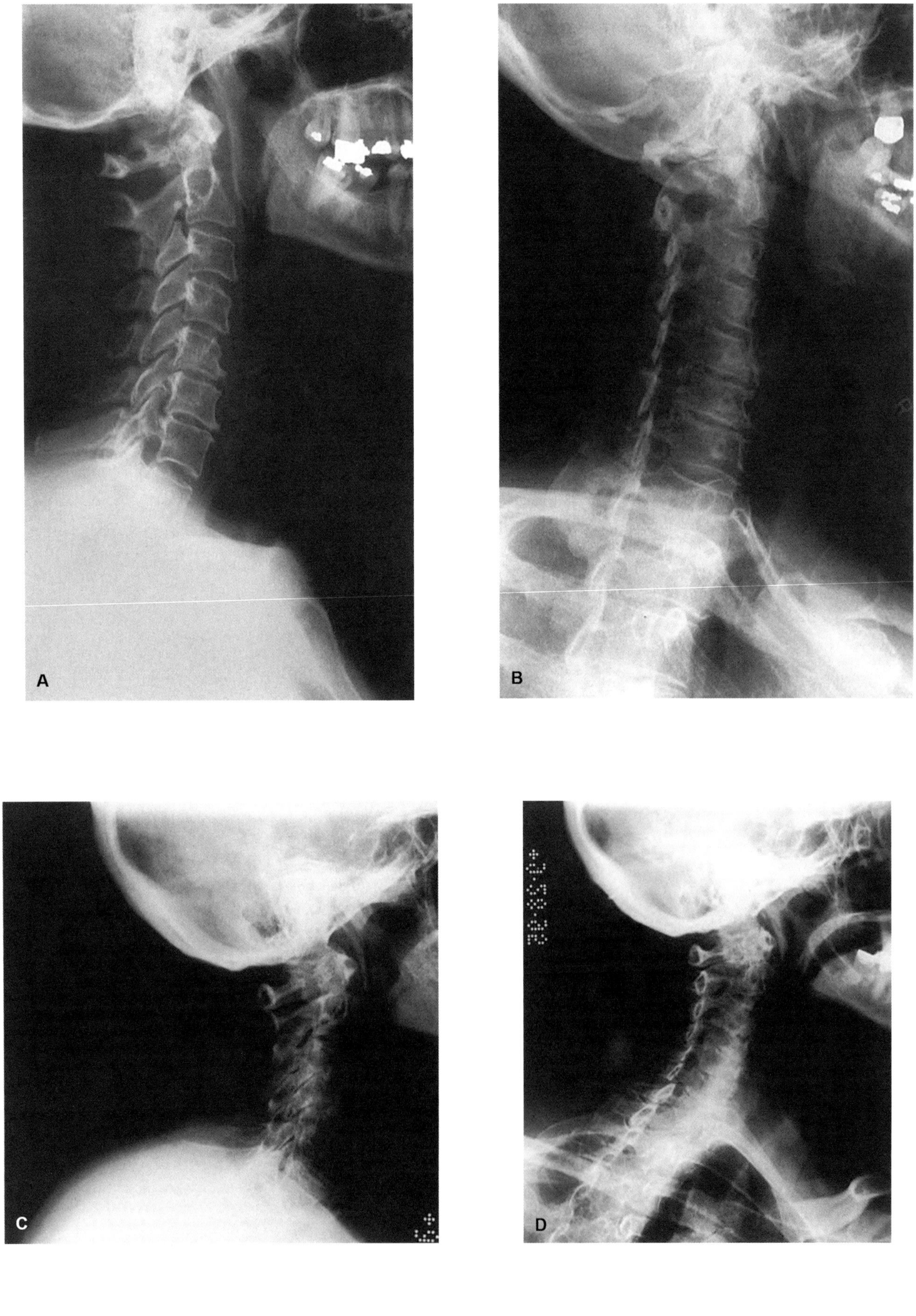
A
B
C
D

第 8 章

颞下颌关节影像学评估

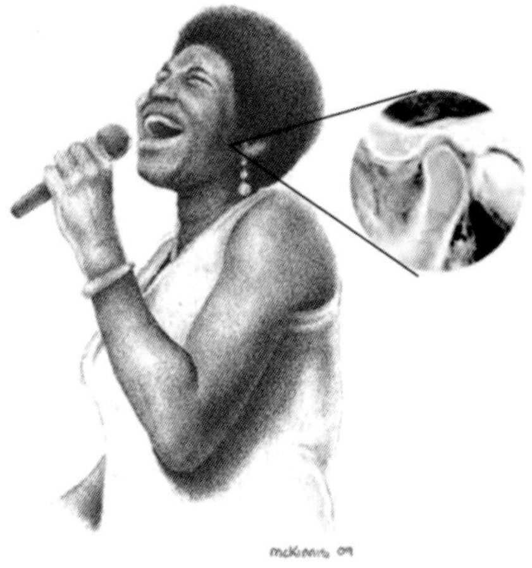

Hilmir Agustsson, MHSc, DPT, MTC, CFC

本章大纲

历史回顾

早在 4000 年前,埃及的纸莎草纸上就首次出现了对颞下颌关节治疗的描述，目前用于减少颞下颌关节移位的技术是古希腊人发明的[1]。然而,颞下颌关节紊乱症的概念最早出现于 20 世纪 30 年代,当时,耳鼻喉科专家 Jame Costen 提出，咀嚼肌疼痛、面部疼痛、头痛、耳鸣以及许多其他症状都源于颞下颌关节。颞下颌关节紊乱症被认为是由牙齿排列不齐、咬合失调和牙齿缺失导致的,言下之意就是,颞下颌关节紊乱其实是口腔问题,最好采用结构性矫正法进行治疗。这一理论维持了半个世纪,在过去 30 年,关于颞下颌关节相关问题的讨论已经发生了极为不同的转变。咬合因素作为症状的主要病因已被摈弃，目前的治疗指南一般不建议侵入性干预治疗和结构性转变治疗[2]。

颞下颌关节紊乱症的病因

颞下颌关节紊乱症被认为是由多种原因导致的，但是近年来，关注焦点已从先前的认为颞下颌关节是引起关节症状的唯一原因转移到别处。颞下颌关节外的结构现在被认为是常见的症状来源，包括椎间关节和肌肉。而说明关注焦点改变的一个例子就是对疾病和功能性障碍关注的减少。关于该病症的讨论正从假定的力学或结构性问题转向为关注病症的症状,因此,与颞下颌关节紊乱症有关的症状就是目前最常提及的颅面疼痛或面部疼痛[3]。

解剖学概述

颞下颌关节系指下颌骨和颅骨之间的复合滑膜关节。该关节被认为是大功能单位的一部分,颅颌功能系统包括颞下颌关节、颅骨和颈椎的一部分。

骨性解剖

颞下颌关节的骨性结构包括:覆盖有纤维软骨的两个关节面、居于下颌骨髁突和关节面之间的关节盘。其骨性组成部分是:①颞骨下颌窝的前部及其前面的关节结节;②下颌骨髁突(图 8-1)。在此,本文将在矢状面、冠状面和横断面,对颞下颌关节的解剖进行描述:

- 矢状面:颞骨关节面覆盖着下颌窝前斜面和关节结节,下颌(髁突)软骨主要覆盖着前上髁突。注意,这两个骨性表面都是凸面体,关节盘弥补了这两个骨性表面一致性的缺失(见图 8-1)。
- 冠状面:从冠状面上看,下颌窝呈凹面状,只和凸面髁突内侧连接(图 8-2)。
- 横断面:髁突内外尺寸大于前后径,使得髁突呈椭圆形(图 8-3)。

髁突长轴朝向后内侧,平均与冠状面呈 15°~30°,而颞面朝向前方和侧方。髁突和颞面之间形成约 40°锐角。

关节盘

纤维软骨关节盘是一个呈椭圆形的结构,位于颞下颌关节的骨性结构之间。从矢状面上看,纤维软骨关节盘呈双凹形,因此,该关节盘的每个表面都形成一个凹凸状关节,并具有相应的凸状骨性表面。这样的结构提高了关节表面的一致性,对颞下颌关节的稳定性有帮助。

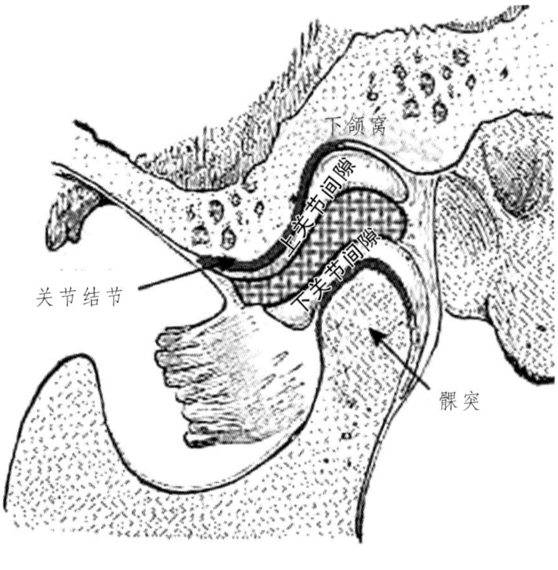

图 8-1 左侧颞下颌关节矢状面剖面。[Adapted from Gray, 1918. (Gray, H: Anatomy of the Human Body, ed. 20. Lea & Febiger, Philadelphia, 1918. Accessed November 7, 2003 at www.bartleby.com/br/107.html.)]

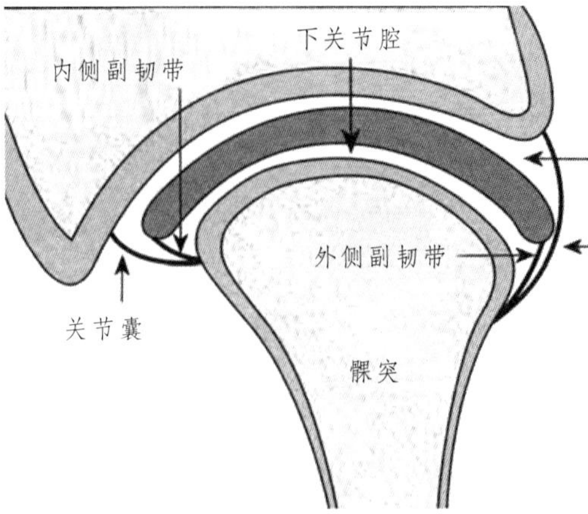

图 8-2 左侧颞下颌关节:冠状面剖面展示了关节盘和副韧带,显示出这一平面上颞下颌关节的凹凸性。

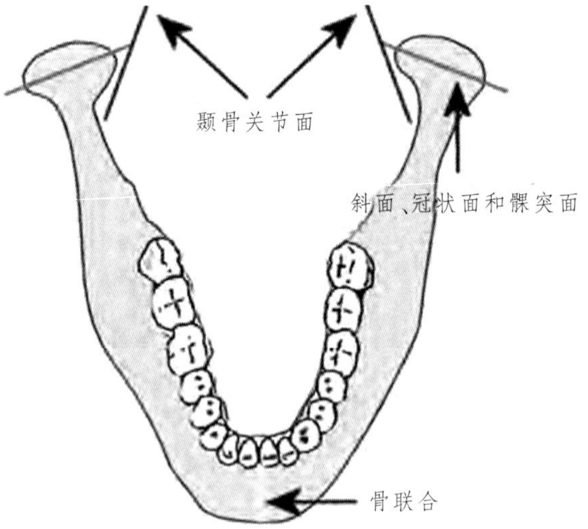

图 8-3 下颌骨横断面图,显示了关节面的方向以及下颌骨联合。

不同于膝关节的半月板,颞下颌关节盘是没有穿孔的。它是一个中间部分薄、前部和后部较厚的楔形纤维结构,巩固了凸状髁突上的凹状过渡带。此外,该关节盘的后带保持了垂直方向上的“关节高度”,防止髁突升至下颌窝顶部。后带部分组织有血管,同时也受神经支配。

韧带解剖

颞下颌关节的韧带在稳定关节方面起次要作用，而肌肉组织的协调起主要作用。

关节囊

关节囊向上附着于下颌窝四周，末端环绕着下颌骨髁突颈。关节囊附着于关节盘外围，将关节分成两个腔室：①一个较小的下关节腔，由髁突和关节盘下表面构成；②一个更大的上关节腔，由关节盘颞面和上表面构成。

外侧韧带和内侧韧带

关节的内侧和外侧都有一个韧带，可以：①引导关节运动；②控制关节盘位置；③限制过度开口。

1.在颞下颌关节开始活动时，颞下颌韧带限制下颌骨向下及向后运动，同时引导髁突向前移动(图 8–4)。

2.内侧和外侧副韧带可以稳定髁突顶部的关节盘(图 8–5)。

3.关节内侧的蝶下颌韧带和茎突下颌韧带，可以限制过度开口(图 8–6)。

后部韧带

后部韧带结构通常都是复合的，被称为双板区(图 8–7)。这些结构包括覆盖着丰富血管和受神经支配的盘后组织上韧带层和下韧带层，髁突前后移动会引起其体积变化。张口时，后部韧带会限制关节盘向后运动，闭口时，后韧带下部会向后牵拉关节盘。

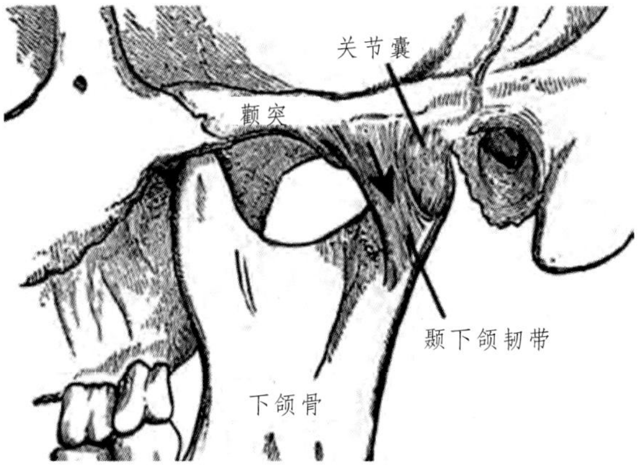

图 8–4　颞下颌韧带。(Adapted from Gray，1918.)

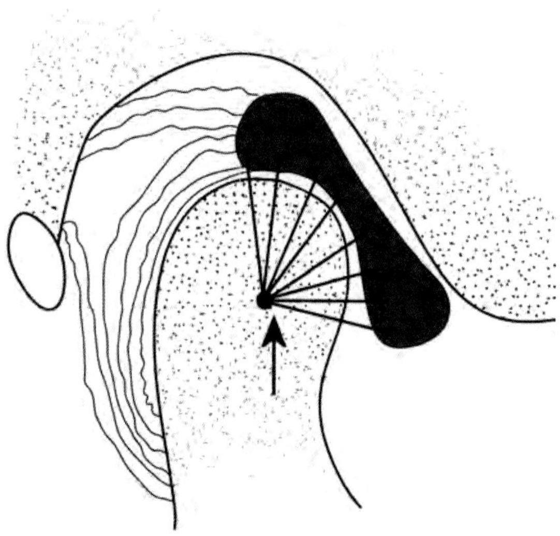

图 8–5　外侧副韧带，稳定椎间盘顶部髁突。

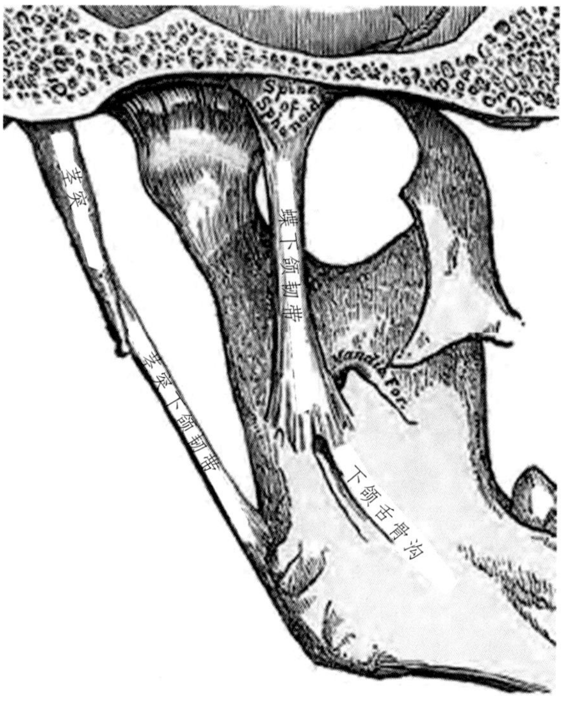

图 8–6　茎突和蝶下颌韧带。(Adapted from Gray，1918.)

颞下颌关节的生物力学研究

由于说话、吞咽、咀嚼和面部表情活动，颞下颌关节几乎需要连续不断地运动。关于这些运动的论述是从关节骨运动(下颌骨总运动)和关节面运动(关节面的相对运动)开始的。

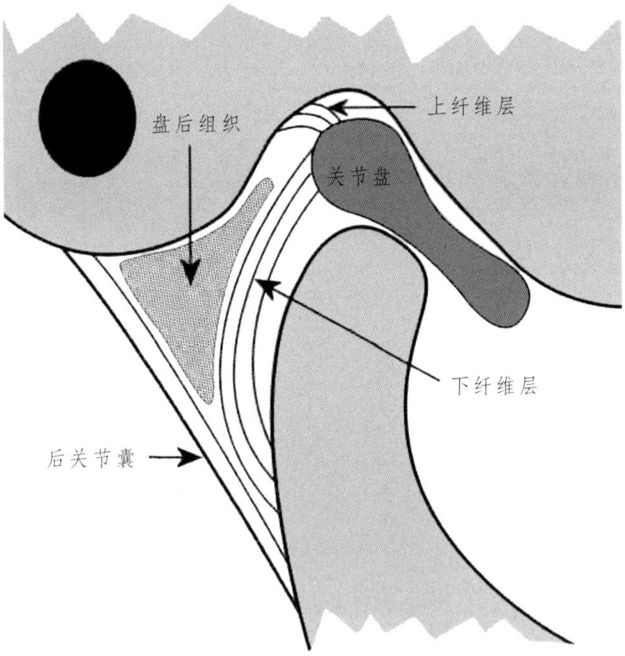

图 8-7 双板区和盘后组织。闭口时关节盘向后旋转，下纤维层就会将关节盘向后拉。

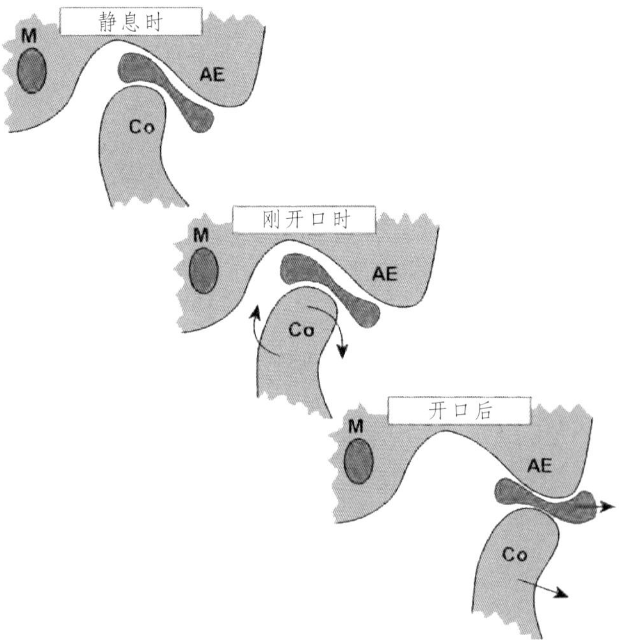

图 8-8 开口时颞下颌关节的运动。M=外耳道，Co=髁突，AE=关节结节。注意刚开口时髁突的旋转运动和之后的有力移动，以及在髁突运动期间关节盘结构的变化。

骨运动学

关节骨运动包括开合、颌骨前凸/后移以及侧向移动。注意以下几点：

- 从中切牙中间开始测量，颞下颌关节打开的正常范围≥40mm。
- 颌骨前凸和后移运动的组合范围是 10mm。
- 侧向移动两边之间的范围是 10mm。
- 开口范围和侧向移动的范围是相互关联的。髁突主动向任一边侧向移动的范围是 10mm，这 10mm 对于完全开口运动是必需的。

关节运动学

成像对于我们理解颞下颌关节的关节面运动非常有帮助，它可以将关节面的正常和异常运动显现出来。在那之前，MRI 和关节造影可以将关节面运动和张、闭口各阶段中的关节盘显现出来。张、闭口运动在相反顺序上也包含着相同的活动。开口时，关节运动包括旋转和移动(图 8-8)。

髁突旋转运动发生在刚开口时的下关节腔内。

髁突前移运动发生在开口后期时的上关节腔内。

开口时，旋转和移动运动约占关节运动的 50%。在开口时，由于颞下颌关节面的方向是朝着前外侧的，所以髁突也会向外侧移动，迫使下颌骨周围提前出现骨联合，从而导致下颌骨向后扩大(见图 8-3)。注意，两侧颞下颌关节是相互依存的：如果一个关节运动受到限制，另一个关节运动就会对此进行弥补，由于不受限制一侧关节的前移运动增加，在张口时，下颌骨会偏向受限制一侧的关节。关节移动时，由于髁突被侧副韧带和关节囊附着，关节盘和髁突会向下朝关节结节顶部活动(图 8-8)。

生长发育

在生命的最初 6 年中，面部和头骨迅速生长，在这段时间里，包括下颌骨在内的面部尺寸比头骨生长得更快。随着生命的成熟，下颌支朝着一个更为垂直的方向不断增长，从而导致下颌支与下颌之间的夹角变小，从儿童早期的 140°减小到成年期的 110°。

面部结构在整个生命过程中都在不断地重塑，下颌骨和上颌骨的形状以及牙齿的平衡都会影响颞下颌关节功能的发挥。然而，颅下颌系统的功能同样也会影响颌面结构的发育。例如，肌肉无力和头部前倾姿势，而这通常会导致前牙开咬和脸下部的延长，也会导致下颌角变大。异常姿势和肌肉张力的影响在神经系统受累严重的患者身上尤为明显，他们经常会出现明显的面部和牙齿畸形。

颞下颌关节评估中的有关成像

用于颞下颌关节评估的成像方法包括常规放射摄影术、体层摄影术、CT、超声以及 MRI。成像研究的选择是基于若干因素进行考虑的，包括实用性、建议诊断的适用性、成本和辐射暴露[4]。

患者的全面检查发挥着核心作用。成像能够准确地显示结构的改变和相关的运动异常，但成像发现和患者症状之间无较强相关性。多达 1/3 的无症状患者可能有关节盘移位，而相反，可能 23%的有症状患者的关节盘位置正常[5]。

常规X线图像

常规 X 线图像在颞下颌关节成像上的使用有限，部分原因是其在获取关节面无障碍视图上有一定困难。常规 X 线图像最常用于关节炎、骨折或疾病过程的评估。经颅 X 线图像拍摄是基本的检查项，但侧位 X 线投影测量和颈椎 X 线图像可用于辅助临床决策。

颞下颌关节常规影像学评估

经颅视图(斜侧位经颅)

经颅视图显示了颞下颌关节的一个斜侧位投影[6]。患者侧面部与影像接收器相对,而最接近于接收器的颞下颌关节是较为直观的。中心射线从斜上方进入,与髁突的长轴平行(图 8-9)。经颅视图提供了关于颞下颌关节的骨性结构以及髁突、关节结节和下颌窝的总体概览。

影像学观察

重点观察:

1.关节结节的形状,它决定了开口和侧向偏移时髁突移动的路径。

2.髁突的形状和尺寸。

3.下颌窝内髁突的位置。从下颌窝顶部绘制的垂直线应与髁突两极之间的中点相交。

4.颞骨岩部线的位置(通常情况下,颞骨岩部线应与髁突相交)。

5.由于 X 线朝向下方,观察可以看见髁突的水平长轴,该长轴显示了外侧(下方)髁棘和内侧(上方)髁棘。

6.关节高度。在某些情况下,可以拍摄 2 幅经颅 X 线图像:一幅是闭口位经颅 X 线图像,另一幅是张口位经颅 X 线图像。记下两个成像中不同的关节高度,假如在张口位时关节间隙增大,而在闭口位时关节间隙减小,那么这可能说明关节盘移位了。

需注意的是,经颅视图仅局限于对关节侧面的观察。由于髁突不同组织的重叠和颞骨岩部的阻碍,关节的中间和内侧面无法显示清楚。

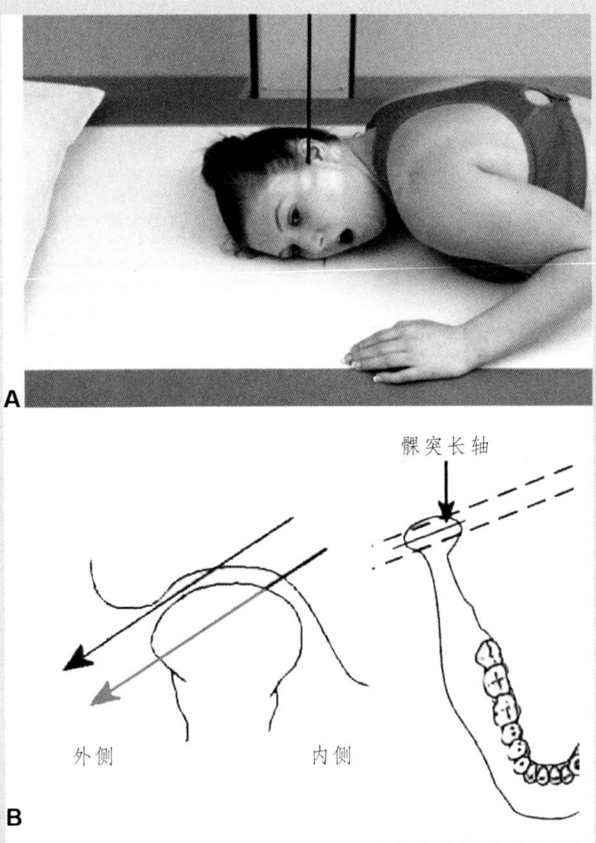

图 8-9 右侧颞下颌关节经颅 X 线摄影中 X 线的方向。胶片板放置于颞下颌关节的外侧,X 线对准髁突的长轴(首先是 15°~30°)并向下移动约 25°。

你能看到什么?

观察 X 线图像(图 8-10)同时确定 X 线解剖。使用标记笔和透明纸勾画结构轮廓。之后将所勾画的轮廓和图 8-11 的线条图对比,你能确定以下几点吗:外耳道、颞骨岩部线、外侧髁棘和内侧髁棘、髁突颈、关节结节、下颌窝?

头影测量法:侧位X线图像

侧位 X 线头影测量是用于测量头部尺寸的一种手段。牙齿矫正医师在制订治疗计划和监测治疗时会用到这一方法。X 线头影测量成像(图 8-12)对临床医师在颞下颌关节疾病的治疗中也是有意义的。侧位 X 线图像可以显示颅椎关系和颈椎生理曲度,从而有助于指导颅下区的治疗。颅下区对颞下颌关节运动是有影响的,同时也可能是头面部疼痛的病因。

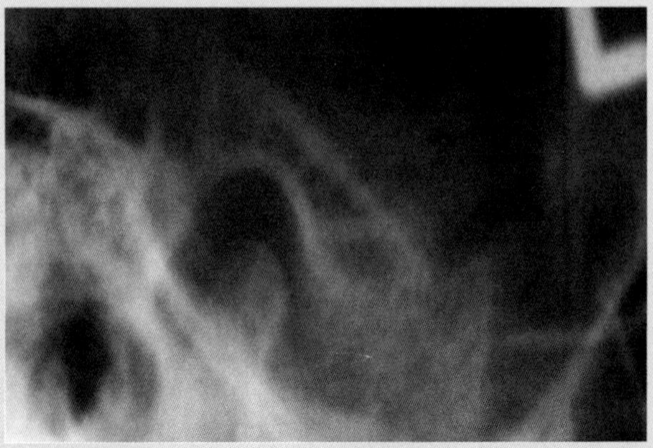

图 8-10 左侧颞下颌关节的常规经颅 X 线图像。该 X 线图像是在下颌骨的静止位置上拍摄的。(Courtesy of M. Rocabado.)

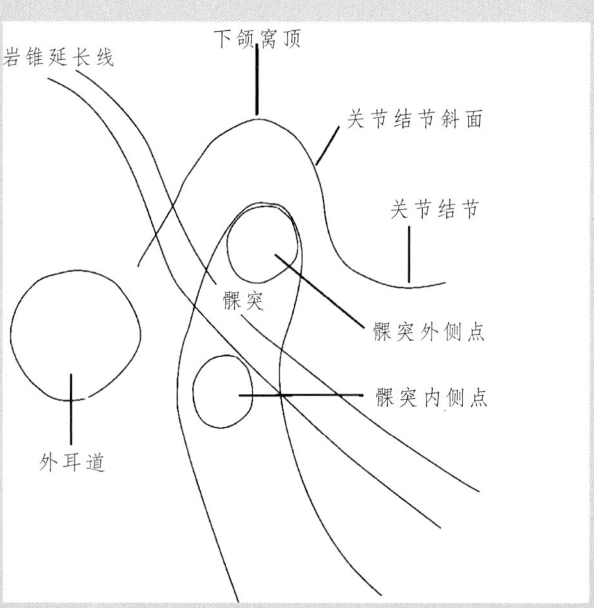

图 8–11　常规经颅 X 线图像的线条图。

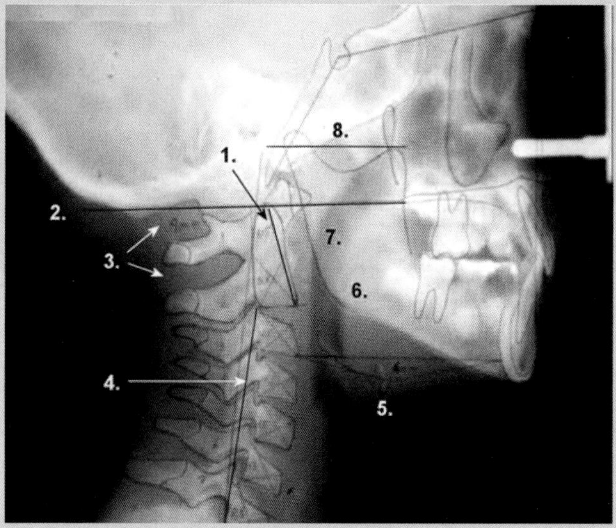

图 8–12　男性患儿的正常侧位 X 线图像：①齿状突面；②麦格雷戈线；③后颅下骨间隙；④后椎体 C2 和 C7 的连线；⑤舌骨；⑥下颌骨角度；⑦下颌支；⑧该线显示了与髁突相对的冠突高度。注意，贯穿椎体的线是用于确定椎体中心的。(Image courtesy of M. Rocabado.)

影像学观察

关于颈椎侧位影像学评估已经在第 7 章进行了描述。对侧位 X 线图像的额外观察对于颅面疼痛和颞下颌关节紊乱症的评估非常重要，需要重点观察：

1.齿状突面：从 C2 椎体的前下角穿过齿突尖绘制一条线就可以找到齿状突面。

2.头部的矢状面倾角：从后硬腭到枕骨下缘的线(麦格雷戈线)应是水平的。

3.后颅下骨间隙：注意枕骨部与 C1 椎体、C2 椎体与 C3 椎体之间的间隙(每个间隙至少 6mm)。

4.脊柱前弯度：可以沿着后椎体从 C2~C7 绘制一条线，迅速对脊柱前弯度进行评估。

5.舌骨的位置：由于颏舌肌(舌头)附着在舌骨上，所以舌骨的位置与舌头位置及下颌骨的静止位置息息相关。

6.下颌骨的角度：长期肌无力，该角度增大。

7.下颌支的尺寸和形状。

8.与髁突相对的冠突高度：如果髁突低于冠突，这可能意味着严重的髁突退行性病变。

颅颈角用于描述头部与颈椎对线情况。颅颈角的角度就是麦格雷戈线和齿状突面后部相交的角度。颅颈角的正常值一般是 96°~106°。

其他投影

颏顶位视图展示了颞下颌关节的一个轴位图像。中心射线从下颌(靠近下颌骨联合)入射直达头部,并从影像接收器所在的颅顶点射去。该视图展示了髁突在横断面上的对齐方式和形状,有助于显示髁突不对称的情况(图 8–13)。此外,可以在拍摄经颅 X 线图像前拍摄颏顶位 X 线图像,这有助于中心线与髁突长轴的平行对齐和常规成像的规划,这一方法叫作轴向校正断层摄影术。

全景 X 线图像可以在一张图片中看到颞下颌关节、下颌骨和牙齿。这通常用于牙科,也可用于颞下颌关节的初步射线检查。但由于其他结构叠加和形状畸变,全景 X 线图像对颞下颌关节紊乱症的诊断价值有限。

常规断层成像

颞下颌关节的常规断层成像能够显示出贯穿颞下颌关节内外的、薄至 1mm 的矢状断层图像(图 8–14),从而弥补了常规经颅 X 线图像只能显示关节侧面的不足。颞下颌关节的常规断层成像是通过让患者坐直,将影像接收器放在关注焦点(颞下颌关节)周围的相对位置上,移动 X 线源完成的。通常情况下,X 线断层图像是在旁矢状面上拍摄的,与髁突长轴呈直角。CT 可以提供更高的空间分辨率,所以现在不常用常规断层成像这一方法。然而,在诊断关节侵蚀和骨赘症状时,常规轴向校正成像的价值被认为等同于 CT 的价值[7]。

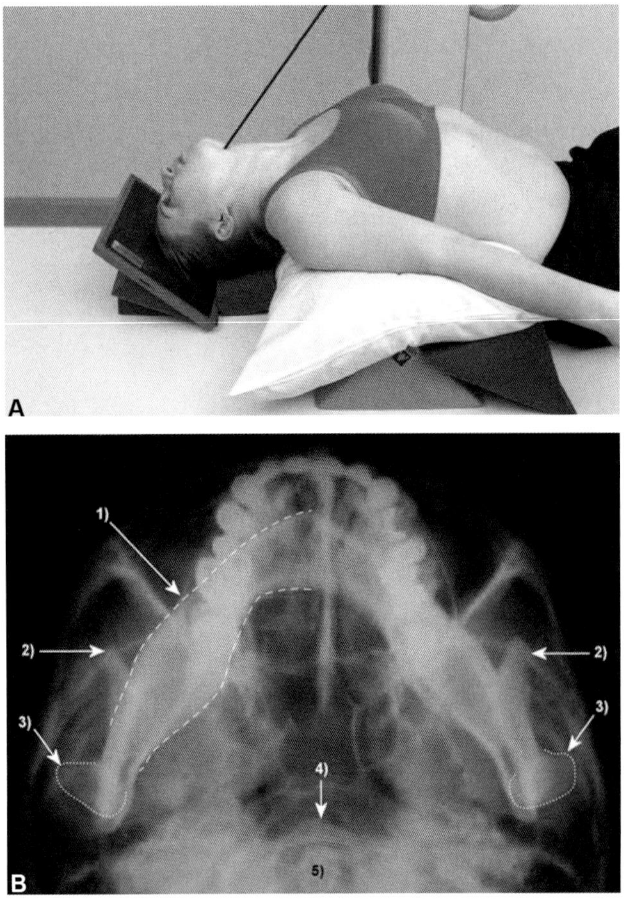

图 8–13 下颌骨和颅骨的颏顶位 X 线图像:①下颌骨;②冠突;③髁突;④寰椎前弓及⑤牙齿。

CT

CT 可以针对颞下颌关节的骨性结构提供精确的 X 线断层图像,而对于不同组织重叠部分的摄影还是相对清晰的(图 8–15)。现代扫描仪也越来越能够显示软组织结构。在使用容积螺旋扫描获取数据时,可以在任何正交平面上创建图像,但颞下颌关节的 CT 却是在轴向平面上进行的。容积扫描还可以提供三维显示的可能性,这是一项可能对口腔颌面外科手术以及颞下颌关节紊乱症治疗有重大影响的技术[8]。颞下颌关节扫描通常会产生 12~15 个 1~3mm 厚的断层图像,但利用锥形束 CT(见第 4 章)却可以得到亚毫米断层图像。扫描覆盖的面积从下颌窝顶部一直到上颌牙。

临床应用

CT 在显示软组织结构上无法与 MRI 相提并论,但它却能清楚显示颞下颌关节骨性结构的形态。与 MRI 相比,其优势包括:扫描层厚更薄、空间分辨率更高、成像时间更短以及成本更低。主要缺点是放射剂量相当高,虽然锥形束 CT 的使用可能会使之降低。CT 在复杂骨折、关节僵硬以及骨组织病变的评估中意义较大,在关节侵蚀和骨赘的检测上也比 MRI 具有更高的敏感性和特异性[7]。CT 可以显示出关节盘,但由于关节盘和周围软组织之间的密度差较小,在显示关节移位时,CT 的精确度不如 MRI。

观察CT图像

颞下颌关节的轴向图像是从下向上观察的,而其矢状面图像是从左向右观察的。在计算机屏幕上观察尺寸图像,可以通过旋转从任何一个角度进行观察。

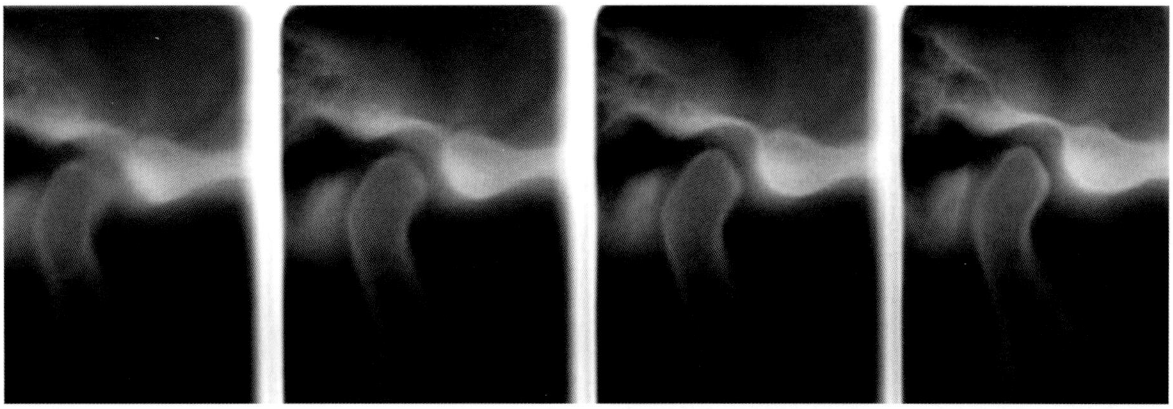

图 8–14　右侧颞下颌关节的常规断层图像，显示了关节内侧到外侧的关节骨性轮廓的变化。注意，X 线越靠近外侧，关节窝越深。(Image courtesy of M. Rocabado.)

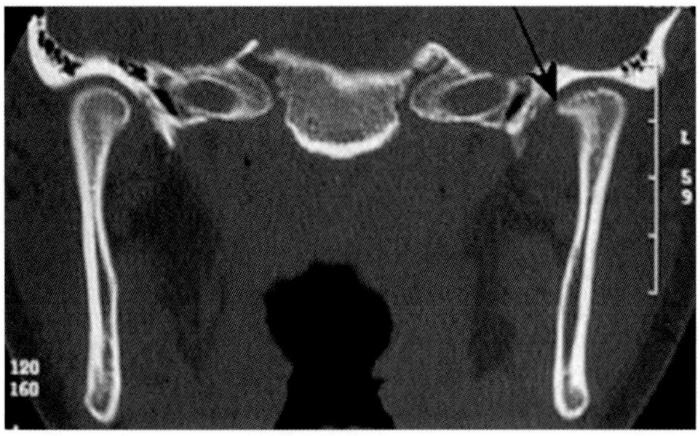

图 8–15　该 CT 图像是在冠状面上重建的，显示了左侧髁突（箭头所示）前内侧上的骨赘。注意左侧髁突头为扁平形。(Image courtesy of M. Rocabado.)

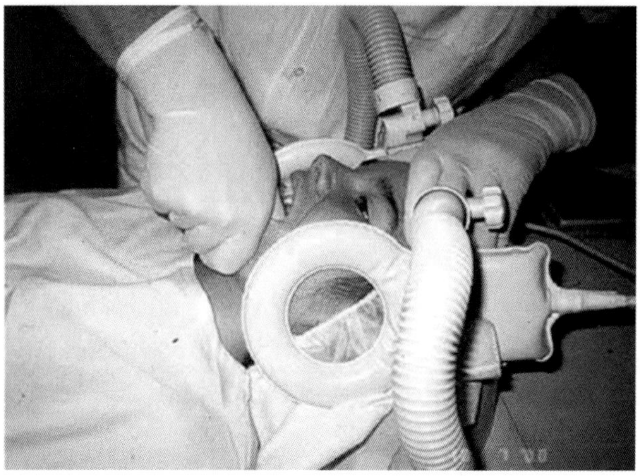

图 8–16　MRI。同时扫描左右两侧颞下颌关节。扫描前，临床医师要根据张口预定的角度确定关节的位置。(Image courtesy of M. Rocabado.)

MRI

MRI 是用来显示颞下颌关节和关节盘周围软组织首选的影像学检查方法。20 世纪 90 年代，MRI 取代了关节造影术成为关节盘疾病评估的首选方法，虽然关节造影术仍然是识别关节盘穿孔的最好方式。MRI 可以准确地反映出关节盘位置及其形态的变化。相对于 CT，MRI 的缺点是成像时间长、成本高、扫描层厚大。

方法及扫描平面

通过使用直径约 7.5mm 的专业表面接收线圈，MRI 可以同时获得两侧颞下颌关节的高清图像。扫描层厚一般为 3~4mm。视野为 10~12cm，矩阵为 256×256 时，像素大小约为 0.5mm（图 8–16）[9]。扫描平面包括轴向平面（图 8–17）、垂直于髁突长轴的斜矢状面以及与髁突长轴方向一致的斜冠状面（图 8–18）。为了减少吞咽需要，防止出现运动伪影，扫描次数要尽可能少。

观察颞下颌关节

观察颞下颌关节的 MRI 图像有一定难度，这一区域的结构相对于扫描层厚而言较小，且在扫描平面校准上的微小变化都可以改变所要显示的结构外观。因此，确定主要参考点非常重要，主要参考点包括：关节结节、外耳道和髁突。关于 CT 和 MRI 断层解剖的挑战是，所需观察的结构通常无法完全看得到，只能在观察连续断层图像时才有可能看到这些结构。所以，不要太在意在特定断层图像中看到陌生的结构。或许在相邻

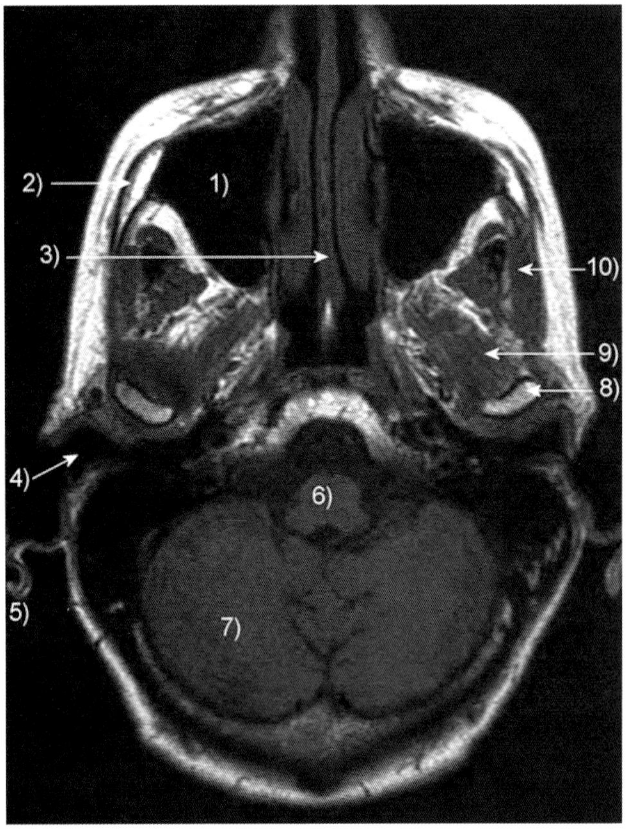

图 8–17　下颌骨髁突水平轴向上的低信号。轴位 T1 MRI 显示了：①上颌窦；②颧弓；③鼻中隔；④外耳道；⑤耳朵；⑥髓质；⑦小脑；⑧髁突；⑨翼外肌；⑩咀嚼肌。(Source of image：www.medcyclo.com by GE Healthcare.)

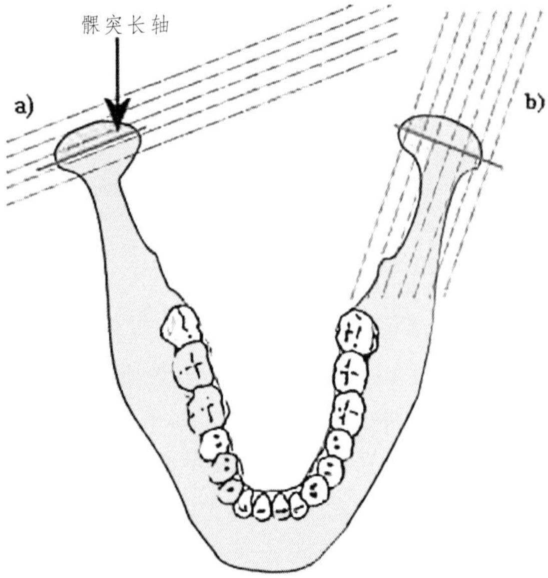

图 8–18　颞下颌关节的 MRI 扫描平面：(a)斜冠状面，与髁突长轴对齐；(b)斜矢状面，垂直于髁突长轴。

断层图像中，你就能将这些结构识别出来(图 8–19 至图 8–21)。

MRI表现

与其他关节一样，颞下颌关节的 MRI 图像信号强度取决于其软组织和骨髓的成像变化，其与 CT 显示皮质骨变化的能力不是一回事。可根据在 MRI 看到的一些变化诊断病情，如关节盘移位。而其他变化，如骨髓水肿和积液，它们可以是多种疾病的症状。

- 骨髓改变，被称为骨水肿或骨挫伤，这在缺血性坏死(AVN)和骨关节炎的诊断中很重要，两者在发病前都有一段骨内炎症反应。尽管成像发现和患者症状的相关性不大，骨挫伤与颞下颌关节疼痛却密切相关[10]。

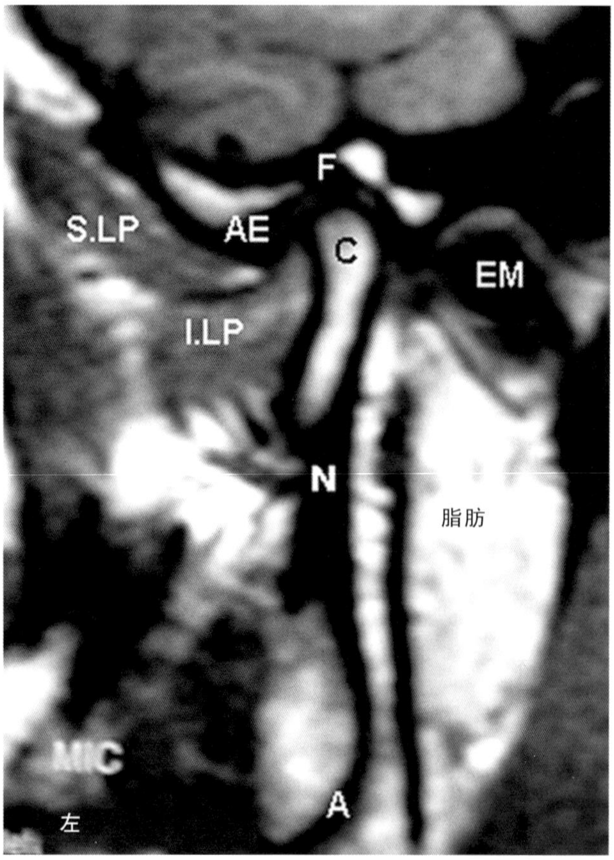

图 8–19　口部完全咬合时，左侧颞下颌关节的矢状面 T1 MRI 图像。以下结构可以通过图像确定：关节窝(F)、关节结节(AE)、翼外肌的上下翼头(S.LP 和 I.LP)、外耳道(EM)、髁突颈部(N)以及下颌角(A)。关节盘在髁突上方形成了一条细而低的信号线，但仍不像髁突皮质那么暗淡，而关节盘轮廓也无法看清楚。注意，可以同时看到髁突的皮质骨(黑色)和骨髓(白色)。但再往下的髁突颈，只有皮质骨可见。(Image courtesy of M.Rocabado.)

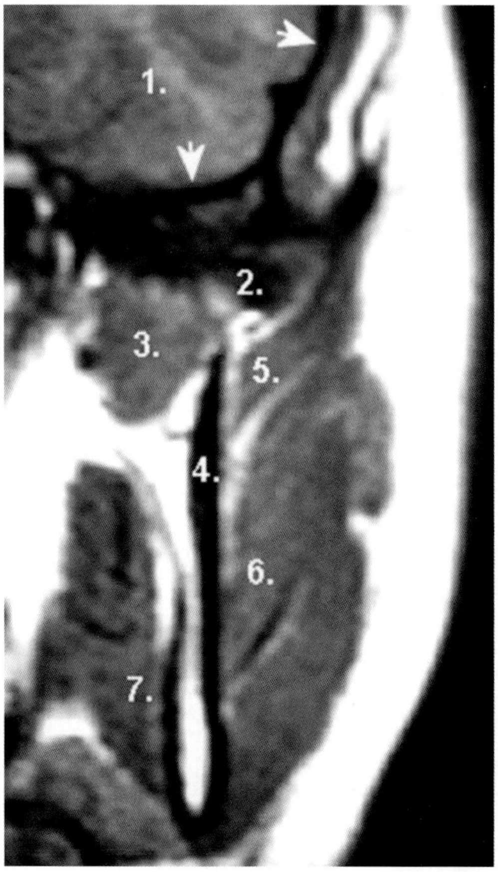

图 8-20　冠状面 T1 MRI 图像。该图像是在髁突前方拍摄的，所以在这里看不到髁突。颞骨用箭头标记。其他结构包括：①大脑；②关节盘；③翼外肌；④下颌支前缘；⑤咀嚼肌深部；⑥咀嚼肌浅部和⑦翼内肌。（Image courtesy of M. Rocabado.）

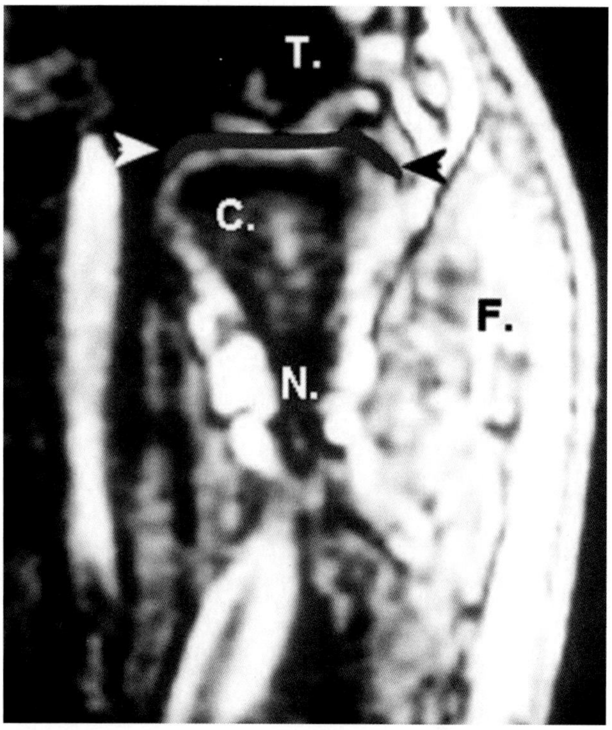

图 8-21　口部完全咬合时的冠状面 T1 MRI 图像。该图像是在图 8-20 后拍摄的。可以看到髁突（C）下方的髁突颈（N）。明亮部分是皮下脂肪（F）。颞骨（T）是黑色的。箭头标记的是关节盘轮廓，可见关节盘增强。（Image courtesy of M. Rocabado.）

● 渗出液，系指关节积液增多，在无症状患者中较少见。它与关节盘移位、早期骨关节炎和创伤有关，是类风湿关节炎（RA）的特征。MRI 可以从类风湿关节炎简单的渗出液中区分滑膜增生引起的囊性膨胀[11]。有时，静脉注射钆会用于滑膜增生的诊断；注射钆后，显示滑膜组织的信号强度增加了，而此时关节液却并未增多。

MRI中颞下颌关节的活动

MRI 可以将活动范围内不同点上的髁突位置变化和关节盘位置、形状都清楚地显示出来。这不是通过真正的动态成像完成的，而是通过在不同开口程度，对颞下颌关节连续成像完成的。图 8-22 显示了从完全咬合开始，在不同张口程度时左侧颞下颌关节的矢状面成像，图 8-23 显示了关节侧向移动至对侧的冠状断层图像。

超声

在过去几年中，超声已经越来越多地被用于诊断关节盘移位，它提供了一种便携式、低成本的方法来代替 MRI。超声可以实时显示整个张口活动范围内关节盘的位置，近期已经被用于显示不同类型的咬合症患者在髁突活动上的不同[12]。颞下颌关节超声扫描分类体系的缺失，使得 MRI 和超声的比较工作难以进行，但人们发现，超声的敏感性和特异性与 MRI 一样好。在检测颞下颌关节退行性病变和关节积液时，超声表现出近乎完美的敏感性和特异性[13]。但正如第 6 章所讨论的，超声是一种动态成像方法，其极易受到一些因素的影响，如传感器压力、定位和角度，所有这些因素都会对成像观察和重复检查造成困难。

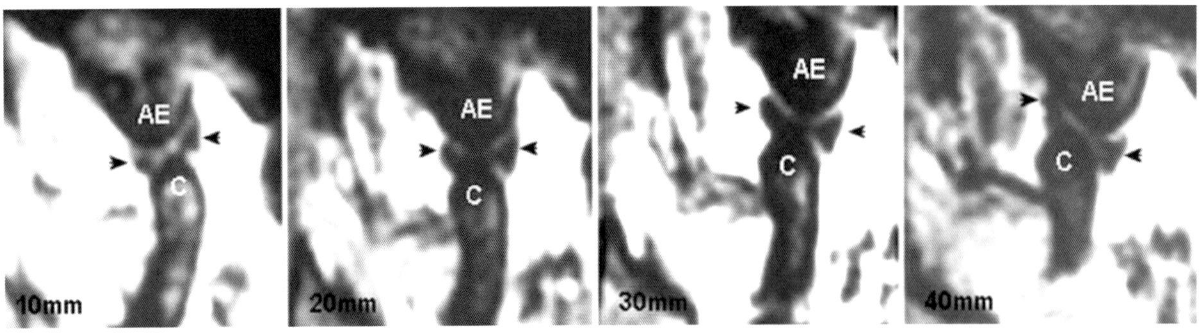

图 8-22 颞下颌关节在不同张口程度时的矢状面 MRI。箭头指示的是关节盘。图像已经标记出髁突(C)和关节结节(AE)。这显示了髁突的过度平移运动(活动过度),但同时这一系列图像也显示出了盘突复合体活动过度,而此时关节盘却是具有稳定性的。张口 20mm 时,关节盘早已处于结节顶部,开口到 30mm 和 40mm 时,关节盘和髁突的活动已经超出了关节结节。注意,明亮部分是脂肪,黑色部分是骨性结构和关节盘。(Image courtesy of M. Rocabado.)

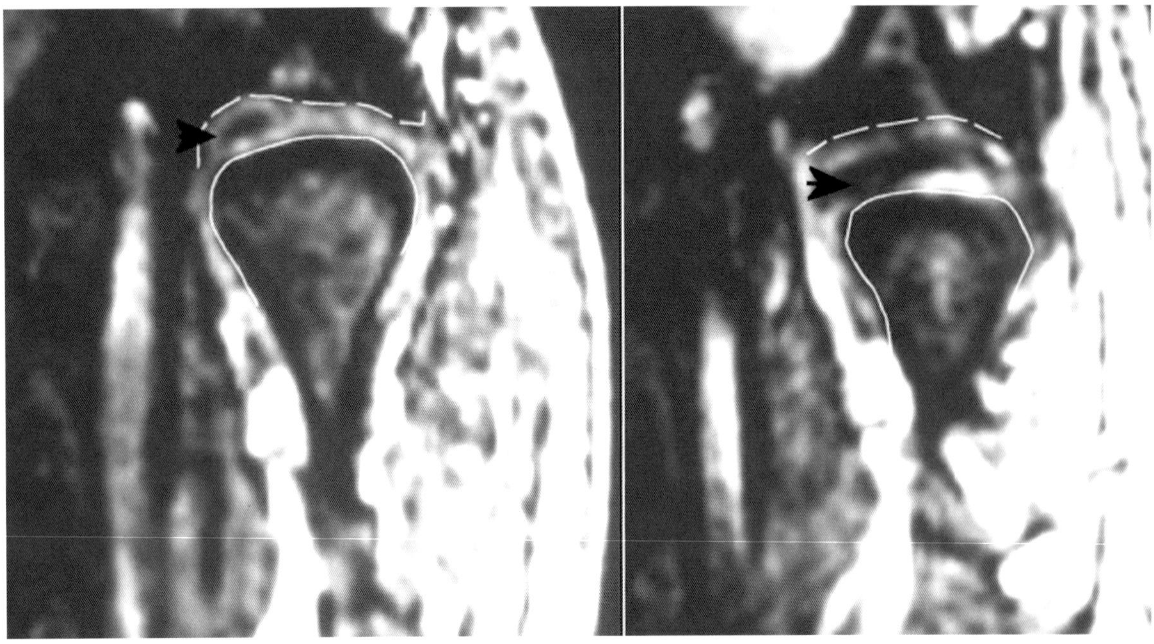

图 8-23 左边图像:左侧颞下颌关节完全向左移动时的冠状面 MRI。箭头标记的是关节盘。注意,左向移动包括右髁突前向平移,而左髁突或多或少发挥了支点功能。髁突以实线标记;结节以虚线标记。该图像显示了髁突和关节盘之间良好的关联。注意,从图像可以预知,外侧关节,也就是髁突靠近颌窝外侧区的位置,其压力增加了。右边图像:右侧颞下颌关节完全向右移动时的冠状面 MRI。现在,骨表面之间的关节盘显而易见。在完全移动时,关节间隙已经完全打开,髁突的外端也向侧面平移。(Image courtesy of M. Rocabado.)

颞下颌关节病变

骨关节炎

颞下颌关节骨关节炎是一种常见疾病。但一方面,骨关节炎 X 线图像上的一些发现,其相关性有限;另一方面,骨关节炎症状和体征的相关性也是有限的。此外,体征和症状似乎并未随着退行性病变的进展而增加。事实上,长期研究表明,颞下颌关节骨关节炎的症状会随着时间而减轻[14]。然而,尽管症状可接受,退行性病变还是可能会引发功能性转变、咬合不正及面部两侧不对称问题。

骨关节炎一般是由关节盘移位造成的,其很少会发生于关节盘位置正常的患者中[15]。关节盘移位以及很多退行性病变症状常发生于儿童和青少年，20%的患者在最初咨询关节疾病时就已经患有骨关节炎（图 8-24）。

临床表现和治疗

骨关节炎的体征和症状包括颞下颌关节疼痛、耳内疼痛、活动受限以及运动时有骨擦音[16]。退行性病变无法逆转，但通过锻炼、运动、放松及姿势矫正可有效治疗骨关节炎的体征和症状[17]。

影像学表现

颞下颌关节骨关节炎的影像学表现包括以下几点：

1.髁突和关节结节之间的关节间隙减小。

2.软骨下硬化。

3.髁突的扁平化或结节的扁平化，或者两者的扁平化。

4.关节表面不规则。

5.骨赘，通常都发生在接近关节囊的前附件上，表现为前髁突上的一个喙(图 8-24 和图 8-25)。

6.软骨下囊肿，代表滑膜液已侵入软骨下骨。

类风湿关节炎

研究证明，将近 50%被诊断为类风湿关节炎的患者，其颞下颌关节都会发生变化，虽然通常情况下，人们会首先考虑其他关节的病变。而双侧颞下颌关节往往都会受累。

临床表现和治疗

类风湿关节炎的特点是：颞下颌关节局部疼痛、肿胀、运动时有骨擦音以及活动受限[18]。由于关节受损，这通常会导致咬合的变化。治疗重点是使用抗炎药物，通过休息、疗养以及夹板疗法减少炎症反应，旨在稳定关节并减少关节负荷。

影像学表现

颞下颌关节类风湿关节炎的特征性改变包括以下几点：

1.关节间隙减小。

2.软骨下囊肿。

3.髁突头的快速吸收[19]。

4.由于髁突变化导致的伴随着磨牙接触症状的前牙开咬。

5.在 T2 MRI 图像上可看到软组织水肿和关节积液，但最好在钆增强图像中观察滑膜增生。

关节盘移位

关节盘移位代表关节盘和髁突正常位置关系的破坏，最常见的是发生于髁突中间的关节盘移位和髁突前面的关节盘移位。关节盘移位通常发生于 40 岁，是最常见的颞下颌关节结构性畸形。女性关节盘移位比

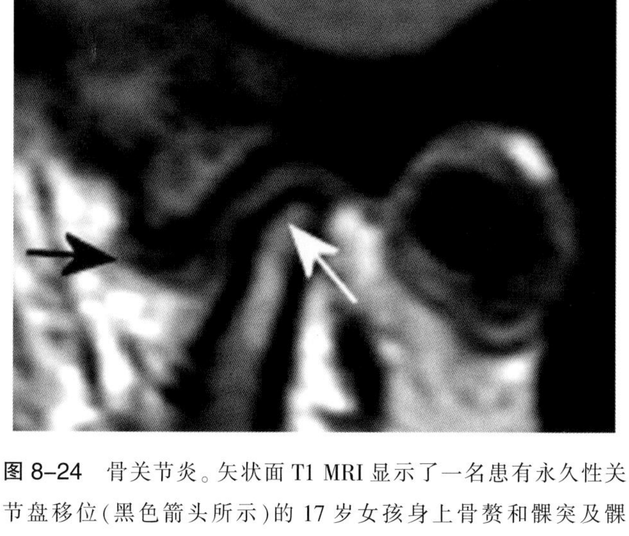

图 8-24 骨关节炎。矢状面 T1 MRI 显示了一名患有永久性关节盘移位(黑色箭头所示)的 17 岁女孩身上骨赘和髁突及髁突头(白色箭头所示)严重扁平化现象。(Image courtesy of M. Rocabado.)

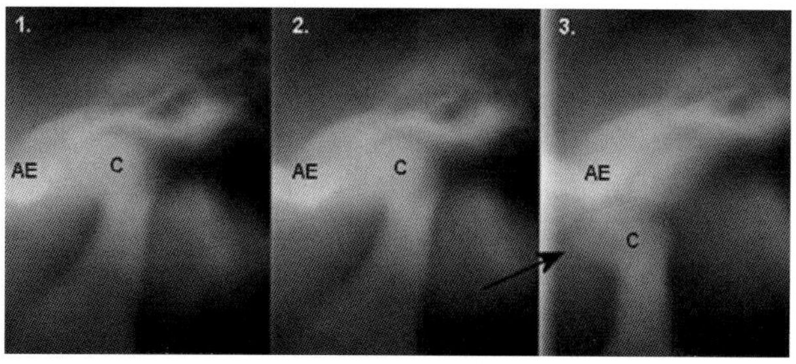

图 8-25 显示退行性病变的常规断层成像。不管口部是完全闭合(第 1 和第 2 幅图像)还是完全张开(第 3 幅图像)，都可以在图像中观察到关节间隙减小。图像显示患者患有软骨下硬化症，特别是在关节结节(AE)处。结节被侵蚀，髁突及髁突头(C)变得扁平。当患者试图完全张口(3)时，可以观察到平移运动的减少。注意，典型的喙状骨赘发生在髁突前面。(Image courtesy of M. Rocabado.)

男性更常见，是男性的3~5倍。和关节盘移位相关的变化可能包括髁骨骨髓水肿、韧带增生和翼外肌纤维化，这可能会形成一个平行于关节盘且信号强度减弱的区域（“双盘迹象”）。

病因学

关节盘移位的原因尚不清楚。但和漫长牙科手术相关的过度张口或过度延长伸展动作，有可能是关节盘移位的原因。经确认，关节盘移位与颞下颌关节过度活动有关，其表现为张口时髁突的过度平移。其他潜在因素包括侧副韧带拉伸过大和后韧带弹性丧失，这可能会导致关节盘移动到髁突前面。

椎间盘移位的一个可能并发症是髁突的缺血性坏死(AVN)，这是由髁突向后和向上移位引起的，导致包含髁突侧支血供的双板区受压。

临床表现

关节盘移位，以及随后的软组织和骨性变化，可以看作是一种有着识别阶段的渐进式疾病[19]。关节盘移位的第一个迹象是关节中的“咔嗒”声以及做平滑运动时的干扰声。在永久性关节盘移位的早期阶段，运动可能会受到严重限制，患者同时还会感到疼痛，但之后，运动就会恢复至接近正常。

分类

关节盘移位通常分为可复性型和不可复性型（永久性关节盘移位）。在可复性关节盘移位中，关节盘在张口运动时返回其正常位置，即返回髁突的顶部，但在闭口运动时，每次髁突后退时，关节盘都会移动其位置。不可复性关节盘移位的特点是在张口的整个运动中，髁突前面的关节盘一直是移位且变形的(图8–26)。关节盘移位最常发生于髁突前，但目前认为，由于一侧副韧带弱化导致的冠状面关节盘移位会先于关节盘前移位发生[20]。

移位分级

为了达到分级目的，把髁突上部和髁突前部分为四段，关节盘移位分期的根据是关节盘后缘与这四段的相对位置(图8–26)。在可复性关节盘移位的关节内，在张口时，其关节盘位于髁突前面，但当张口到一定程度时，关节盘却被迫要在髁突顶部重新定位。不论关节盘移位的时间有多长，其都会变形，假如关节盘变成双凸形，要使其位置还原就更困难了。

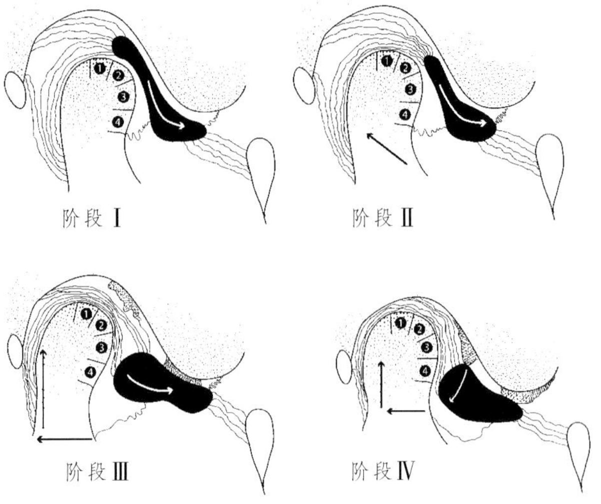

图8–26　关节盘移位的4个阶段。

影像学表现

目前还无法根据常规X线图像或X线断层图像，得出关于关节盘位置的明确诊断结论。但髁突和下颌窝顶部之间关节高度的降低会使髁突向上、向后移动，而这可能预示着发生关节盘移位(图8–27)。如果关节高度增加，一旦髁突在向后移动时抵达结节的位置，那么关节盘位置就有可能被还原。

关节盘移位MRI

MRI是评估关节盘移位的最终成像方式。它可以用来评估关节盘移位的方向和所处的阶段，也可以用于评估关节盘的形态变化。关节盘的低信号强度是阻碍关节盘显现的主要原因，所以，从髁突相邻皮质骨和关节结节中辨别出关节盘往往很困难。

关节盘前移通常容易识别。然而，矢状面图像显示关节盘位于髁突头上方，那么实际上，在冠状位检查时，关节盘就有可能向侧面移位，这说明，其中一个侧副韧带已经失去其功能。在关节盘侧移的情况下，髁突也可能发生异常移位。此时，在髁突反方向上的关节盘往往会出现半脱位现象(图8–28)。

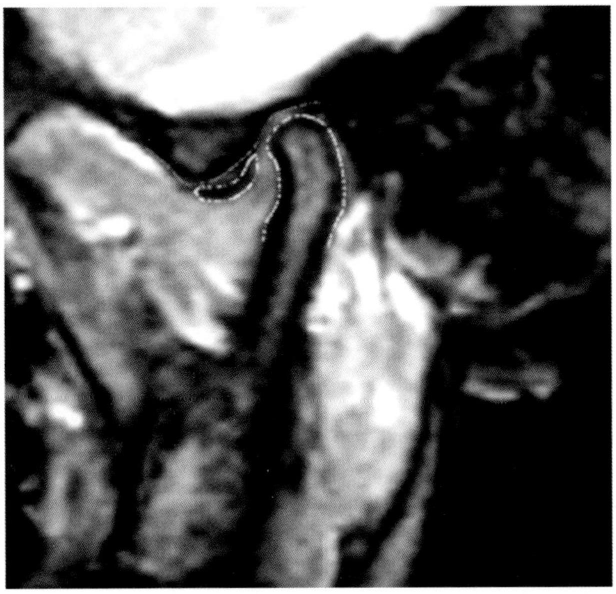

图 8-27 口部完全咬合时发生的关节盘移位。该 MRI 显示一 14 岁女孩的左侧颞下颌关节发生了关节盘前移。关节盘位于结节上，而髁突已经上移至颌窝深处。(Image courtesy of M. Rocabado.)

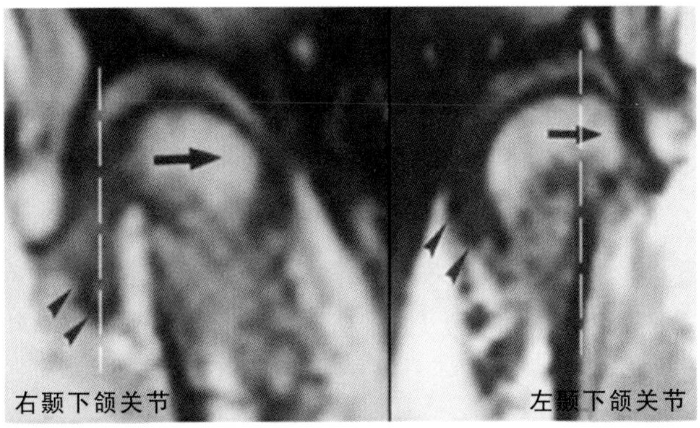

图 8-28 双盘移位，且在关节盘移位的反方向上出现了髁突半脱位现象。箭头所示为发生移位的关节盘轮廓。虚线表示颞骨对侧的髁突发生移位。(Image courtesy of M. Rocabado.)

关节盘移位的治疗

鉴于即将发生的关节盘移位迹象，预防措施很关键。预防措施包括通过锻炼矫正姿势并恢复正常的关节和关节面关系。对于可复性关节盘移位，纵向牵引法或对侧横向偏移法常是被用来减少关节盘移位的手段(图 8-29)。关节盘移位治疗是通过那些旨在稳定关节盘正常位置的措施完成的，如锻炼和夹板疗法。

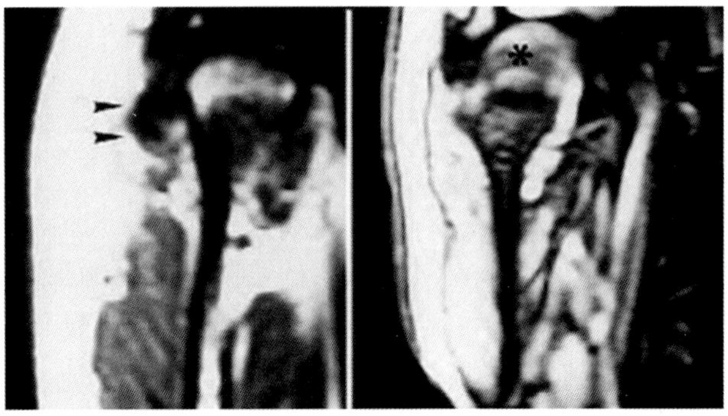

图 8-29 侧向移位的关节盘被还原。这两张关于右侧颞下颌关节的冠状面 MRI，左边图像明显展示了关节盘侧向移位现象(箭头所示)。右边图像显示的是由于颌关节左侧移动从而还原了关节盘位置的现象(*)。这可能是由关节盘朝对侧侧向移动时产生的干扰造成的。(Image courtesy of M. Rocabado.)

关节盘移位治疗中利用咬合作用力而进行的下颌后移法

在下颌骨凸起时将关节盘还原后(注意，这比减少开口更容易，它倾向于把关节盘向前推移)，咀嚼肌的收缩可以将关节盘稳定在髁突上，而髁突会向后平移至完全咬合的位置上。收缩力使得髁突处于关节盘的凹陷处，所以目前关节盘位于髁突后面(图 8-30)。这种治疗方法能否持续起效取决于患者是否能够在保持关节盘和髁突正常位置关系的状态下进行功能性运动。

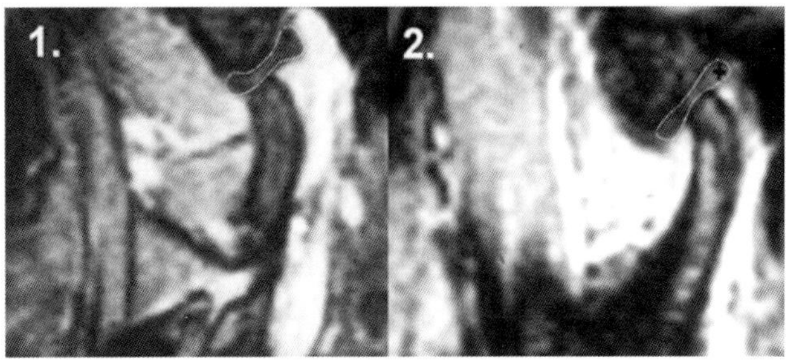

图 8-30 利用咬合力还原关节盘位置。这两张矢状面 MRI 图像显示了患者的右侧颞下颌关节，其关节盘在闭口时发生了移位。一旦关节盘位置因下颌骨完全凸起而被还原，那么：(1)患者就会咬上一大口。下颌后移运动会保持咬合力，而咬合力是可将关节盘稳定在髁突上的作用力。目前，髁突无须向后移出关节盘的凹陷处就能移回原处。(2)正常关节高度已经恢复(+号所示)。(Image courtesy of M. Rocabado.)

其他疾病和表现

颞下颌关节活动过度

颞下颌关节活动过度说明的是力学问题，它会导致关节周围肌肉和软组织负荷增加，如前关节囊和颞肌腱后侧面负荷增加（图 8-31）。颞下颌关节活动过度与骨关节炎发病率不断增加有关，并被认为是关节盘移位的诱因[21]。

关节盘粘连

相反地，关节盘的可动性可能会降低，甚至粘连在关节结节上。这种情况的生物力学后果因关节盘“被卡住”的位置不同而有所不同。如果关节盘粘连在髁突的静止位置上，那么，当关节移动超出其运动的中等长度范围时，髁突就会移出关节盘的凹陷处。如果关节盘沿着结节被进一步粘连，那么在张口位时，关节盘和髁突的接合就会降低。MRI 诊断的依据是关节盘活动是否缺乏，而不是肉眼观察到的关节盘粘连现象。

骨折

大多数下颌骨或髁突骨折是由参加体育运动或人力击打导致的。如果受到人力击打，上下牙齿接触，可能会导致影响扩散。骨折可能累及髁突颈、下颌支上部或下颌体（图 8-32）。一般来说，常规 X 线摄影就可以充分显示骨折现象，CT 则可用于评定复杂性骨折。

关节盘移位的类型与骨折之间是否有关联，部分取决于骨折碎片上的作用力。就髁颈骨折而言，翼外肌可能会向外旋转骨折碎片，从而赶在下颌支之前取代碎片的位置。而至于冠状突骨折，骨折碎片可能会被迫上移[22]。

颅颌功能紊乱症

颅颌区会受到各种先天性或后天性畸形的影响。面部两侧骨头有可能会不对称，而正如颞下颌关节活动的改变同样会导致面部两侧骨头不对称一样，面部两侧骨头不对称也会影响颞下颌关节的活动。在颅面疼痛领域工作的临床医师对面部两侧不对称症状尤为感兴趣，而相对于无症状患者，面部两侧骨头不对称症状在颞下颌关节紊乱症患者及单侧头痛患者中更为常见[23]。面部两侧骨头不对称通常是由髁突退行性病变引起的。颅颌功能紊乱症常利用测颅法通过临床诊断确定。

伊戈尔综合征是可能会影响颞下颌关节活动的一种紊乱症，该症表现为茎突伸长或茎突舌骨韧带骨化，其第一次于 1937 年由美国耳鼻喉科专家 Watt Weems Eagle 进行了描述[24]。这种骨化症可能会引起面部疼痛、气管疼痛以及吞咽困难，也可能会对颈椎和颞下颌

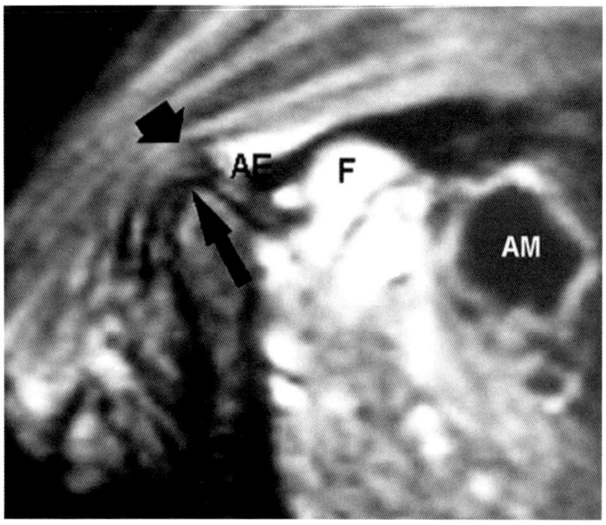

图 8-31　颞下颌关节活动过度会引发对颞肌腱的撞击。该 MRI 图像显示了髁突过度移动甚至要越过关节结节（AE）的现象（长箭头所示）。该移动导致颞肌腱相当大的变形（短箭头所示）。（Image courtesy of M. Rocabado.）

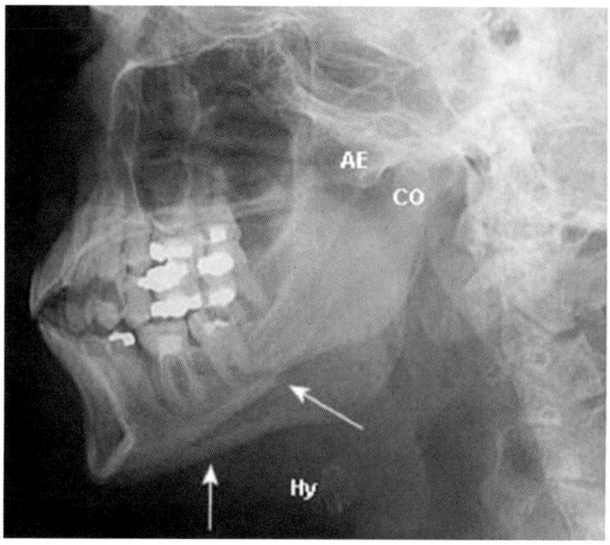

图 8-32　侧斜位投影显示双侧下颌骨骨折现象（箭头所示）。（Image courtesy of Amilcare Gentili, MD, www. gentili.net/）

关节活动产生机械障碍(图 8–33)。

颞下颌关节和颈椎

由于以下原因,颈椎成像可能会被列入颞下颌关节紊乱症的评估中:

- 颞下颌关节紊乱症引起的疼痛通常发生在三叉神经和 C2~C4 椎体的感觉分布区。由此可见,颈椎是一个可能的疼痛来源。
- 颅下关节的位置会影响颞下颌关节的生物力学研究[25]。

关于颈椎生物力学的讨论已经超出了本章的论述范围,但应记住,颅下脊柱负责多达 50%的颈椎旋转活动。颅下移动性的丧失会导致中段颈椎活动需求的增加,也可能导致颈椎活动过度(图 8–34)。如果颈椎对位不良,那么当眼睛向前平视时,为了到达某个位置,颅下脊柱就会做出相应的弥补运动。例如,如果中段颈椎发生旋转且向右侧面弯曲,那么就会发生以下颅下脊柱弥补运动:

1.为了保持眼睛平视,必须延伸 C0/C1 椎间关节

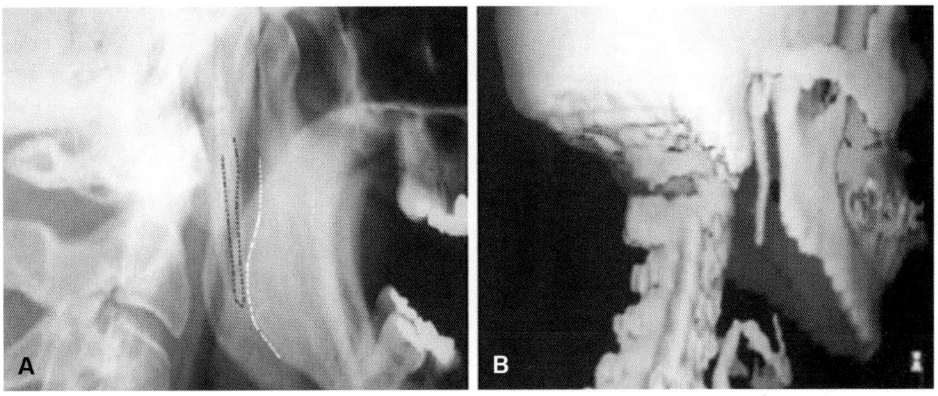

图 8–33　伊戈尔综合征限制了张口程度。左边图像是在完全开口时上段颈椎和下颌骨的侧位 X 线图像。注意,头部是略微向左旋转的,所以看起来右侧下颌骨(白色实线)在左侧下颌骨的前面。灰色部分轮廓是拉长的右茎突。右边图像是一个三维重建 CT 图像,显示了茎突舌骨韧带的大量骨化现象以及茎突舌骨韧带与下颌骨的关联。(Image courtesy of M. Rocabado.)

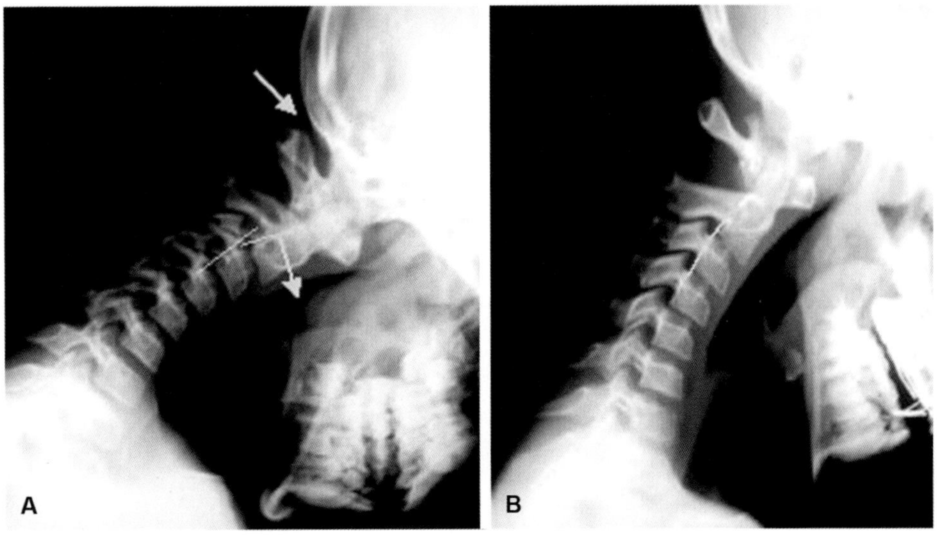

图 8–34　一名 9 岁男孩的 C0/C1 椎体生理曲度消失图像。左边 X 线图像展示了颈椎生理曲度完全消失的症状。但 C1 椎后弓却未做出相对于枕骨的运动,所以 C0/C1 后面的间隙减小了,而 C1/C2 之间的间隙增大了。然而,主要的补偿运动发生在 C2/C3 水平面上。在这里可以看到由于活动过度引起的过度回转。注意那两条沿着 C2 和 C3 后脊椎边缘绘制的线。右边 X 线图像是在 C0/C1 椎体松动治疗后拍摄的,显示了标准的椎体间关系。(Image courtesy of M. Rocabado.)

并使之向左侧面弯曲。

2.为了保持眼睛向前看，必须使 C1/C2 椎间关节旋转至左侧。

颈椎错位

专门研究脊椎治疗的临床医师经常用“错位”这一术语来描述脊椎位置不对称症状。就颅面疼痛而言，颅下关节延伸，伴随着颈椎生理曲度消失，是最常见的颈椎错位表现。这些位置变化可能是由下颌位置改变引起的，而其较常见的诱因是呼吸模式改变[26]。

矢状面上的颈椎位置

颈椎的矢状面排列与颅下关节位置的关系较为复杂，它会影响下颌骨的位置，也与一些临床问题有关，如：

- 关节肌肉活动增加。
- 颅下区肌肉张力增加。
- 发生在后侧颅下间隙的软组织结构压迫（图 8–35）。
- 颈椎生理曲度消失。

那些与颅下脊柱延伸（颅椎角减小）和颈椎生理曲度消失有关的问题，其关联可概括如下：

1.即使延伸颅下脊柱，也要保持头部水平（保持麦格雷戈线水平）。

2.使 C2 椎骨发生弯曲。

3.后倾的 C2 椎体下终板使 C2/C3 椎间关节发生弯曲，从而出现了一个 C3 椎骨的屈曲位。

4.头部向前时，中段颈椎的生理曲度变得扁平消失（见图 8–35）。

与颈椎生理曲度消失有关的问题包括以下几个：

1.所载负荷从下颈椎转移到中段颈椎和上颈椎。

2.关节面上早期的骨关节炎变化[27]。

3.头痛的发病率增加，可能的病因是：①咀嚼肌活动的增加；②颅下肌肉的静态拉伸；③C1 神经和 C2 神经受压；④颈椎动脉压迫；⑤颈椎减震作用的缺失。

注意，C1 和枕骨（见图 8–34 和图 8–35）以及 C1/C2 之间的颅下间隙可能会减小（图 8–36）。

冠状面上的颈椎错位

冠状面上的颈椎错位会导致颞下颌关节运动模式

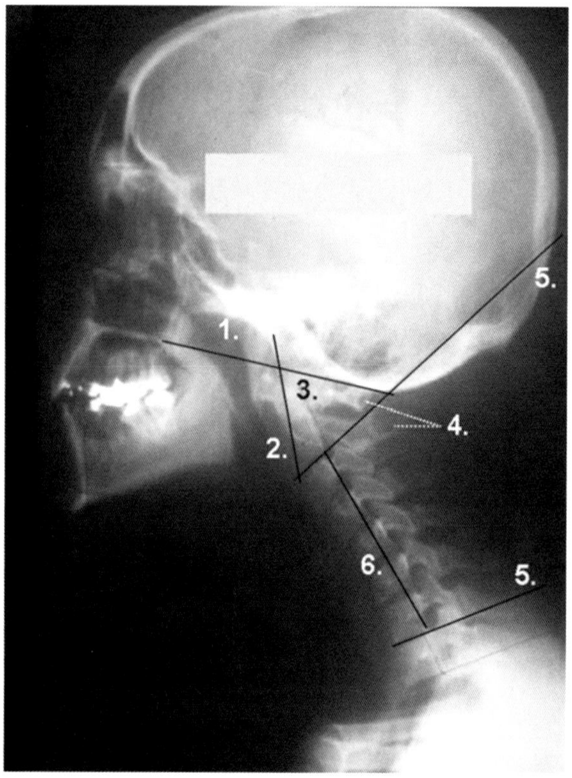

图 8–35 头部向前姿势导致了严重的颈椎排列紊乱。注意以下几点：①麦格雷戈线被定为前上方向 12°，而不是水平的；②齿状平面被定为向前方向 10°而不是向后方向 6°~16°；③颅颈角减小了，经测量只有 68°；④由于 C2 脊柱棘突与枕骨相抗，这时出现了后侧颅下间隙减小的现象，且几乎无法看到 C1 脊柱后弓；⑤脊柱前弯变成脊柱后弯，可以看到，从第一节椎骨（T1）下方以及从 C2 椎体出发而绘制的线后来出现了偏离而不是会聚，从而产生了 20°的脊柱后弯，而不是出现预想的 35°脊柱前弯；⑥直抵 C6 椎体的 C4 椎体后缘全都落后于 C2 和 C7 颈椎线。（Image courtesy of M. Rocabado.）

的改变。例如，脊柱向左侧弯症状有可能与右侧颞下颌关节活动过度有关。颅面不对称也可能导致脑神经结构压迫。在前后开口位图像中（图 8–37），可以很清楚地看到这些颈椎错位现象，这在本文第 7 章已进行了详细描述，且这些颈椎错位症状常会影响 C1/C2 椎间关节的旋转活动（图 8–38）。

C1/C2椎体旋转不当

对于 C1/C2 椎体旋转不当的情况，开口位 X 线图像可能显示的问题如下：

- C1 侧块下面和 C2 侧块下面的关节间隙减小。

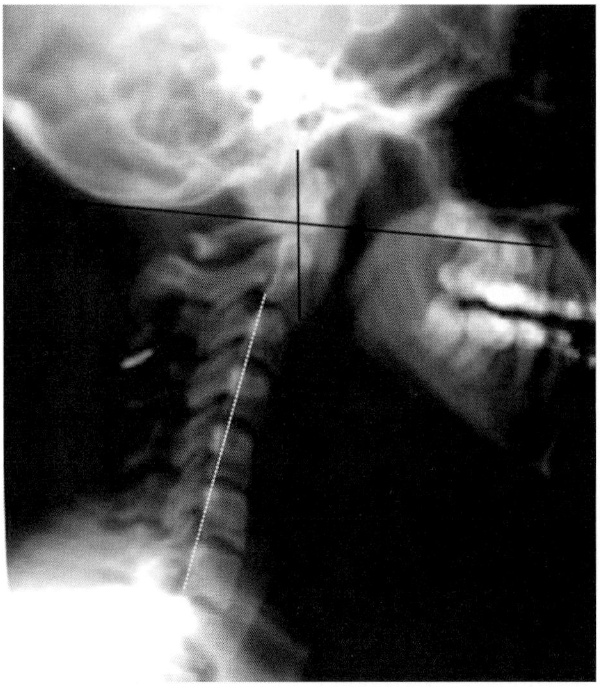

图 8-36　一例在 C1/C2 椎间关节出现位置延伸症状的年轻女性患者。枕骨和 C1 椎体后弓的间隙大小正常，但 C1/C2 间隙却减小了。C2 椎体下终板被定在后方，这引发了脊柱后弯症。然而，颅颈角的角度却是正常的，这可能是由于头部保持屈曲(将麦格雷戈线向下倾斜)。这一补偿活动可能不会持续，因为齿状平面是垂直的，所以，眼睛一旦平视，颅颈角就会接近于 90°，这个度数显然太小了。注意，C2~C7 颈椎线与所有的中段椎骨相交。(Image courtesy of M. Rocabado.)

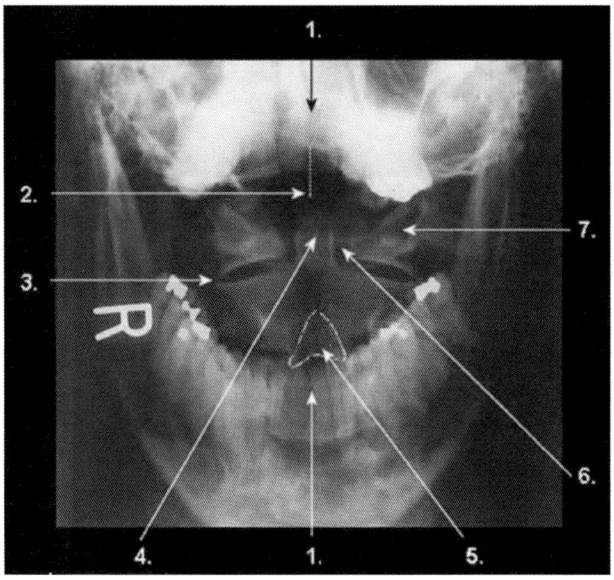

图 8-37　前后开口位图像中的关注点。注意以下几点：①中切牙的位置；②前庭间线；③C1/C2 切面的一致性和校准；④与其他中线结构相对的牙齿位置；⑤C2 脊柱棘突；⑥牙齿和寰椎侧块之间的距离；⑦寰椎侧块的大小和对称性。

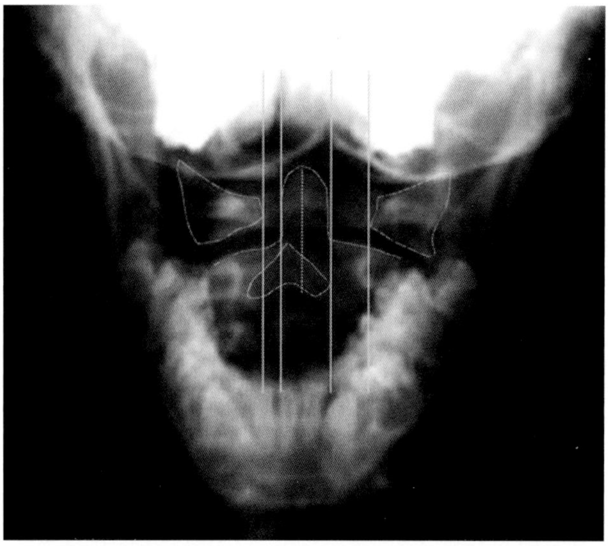

图 8-38　C1 椎体的左旋转运动及侧向平移运动。图像显示左侧寰齿间隙增大了。注意，随着旋转运动以及随之产生的向后滑动，C1 椎体侧块已经下降，而左侧椎间关节的间隙也因此减小了。应注意，图像中 C2 脊柱棘突正位于那条穿过齿尖而绘制的线的右边(图像的左边)。这个位置意味着左侧 C2 椎体正进行旋转运动。(Image courtesy of M. Rocabado.)

• C1 侧块和 C1 发生旋转活动的一侧牙齿之间的距离明显增加(见图 8-38)；产生这一现象的原因将在图 8-39 进行解释。

注意，旋转不当往往与侧向屈曲有关，而这一不当活动可能会在侧位片上出现，从而作为 C1 后弓的一个双像(图 8-40)。

致谢

我要感谢 Mariano Rocabado 教授所做出的贡献，在过去 30 年中，Mariano Rocabado 教授一直是颞下颌关节物理治疗领域的领导者。他慷慨地允许本章内容使用他在成像研究中收藏的独一无二的资料。

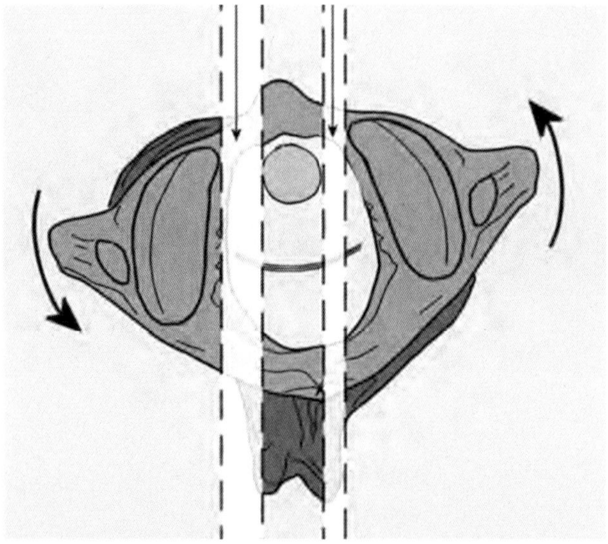

图 8–39 C1/C2 椎间关节向左旋转。左侧侧块偏离中线，左侧寰齿间隙明显加大，但右侧侧块却使右寰齿间隙变窄，正如在前后开口位图像中所看到的那样。

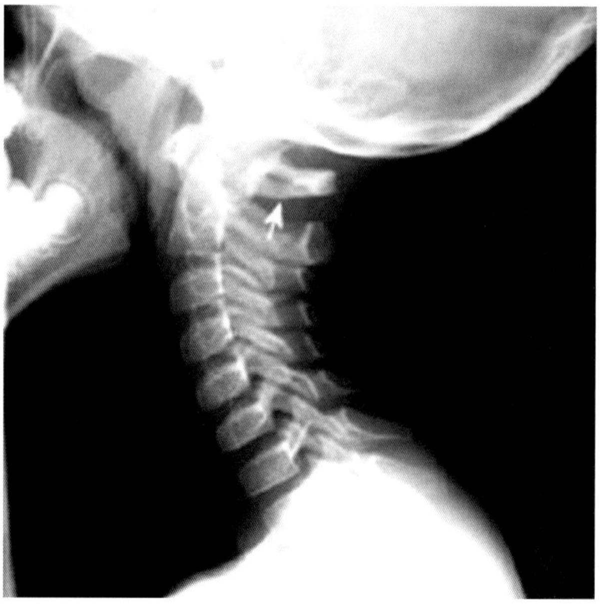

图 8–40 C1 椎体的旋转位置和侧屈位置。从侧视图上可见 C1 椎体的左、右后弓，其高度略有不同，所以可以确定，C1 椎体处于旋转位置和侧屈位置上。

要点总结

影像学评估

1.与颞下颌关节有关的常规影像学评估包括：

➤ 经颅视图，提供了关于颞下颌关节外侧部分骨性结构的一个总体概览。

➤ 侧位 X 线头影测量法。

先进成像技术评估

2. CT 可以针对颞下颌关节的骨性结构提供精确的 X 线断层图像，且相对而言，其图像的清晰度不会受到不同组织重叠部分的影响。

3. MRI 可以最好地显示关节内结构，还可以显示在不同运动范围内的各个点上，关节盘的形状和位置。

4.在诊断关节盘移位和关节渗出液症状时，超声提供了一种便携式、低成本的方法来代替 MRI。

颞下颌关节关节炎

5.骨关节炎 X 线图像上的发现包括关节间隙减小、软骨下硬化、骨赘以及髁突和关节结节的关节面扁平化、不规则。

6.类风湿关节炎 X 线图像上的发现包括关节间隙减小、软骨下囊肿以及髁突头吸收作用。类风湿关节炎的 MRI 显示了软组织肿胀和关节积液症状。

关节盘移位

7.关节盘移位分为可复性和不可复性关节盘移位，或根据关节盘与髁突的相对位置进行分级。

8.关节盘移位的 X 线图像表现包括关节高度的降低。MRI、CT 或超声可以显示发生在髁突前面的关节盘移位，还可以显示在不同开口程度时，关节盘移位症状的减少或关节盘侧向移位症状。

其他疾病

9.颞下颌关节活动过度是指髁突在开口时的过度移动。这一症状可在常规 X 线图像或 MRI 中观察到。

10.骨折最常与人力击打有关，对参加体育运动会产生持续性的影响。骨折经常牵涉髁突颈，常规 X 线图像可以最好地显示骨折现象。

颞下颌关节和颈椎

11.由于颅下关节的位置会影响颞下颌关节的生物力学研究，且颅下关节的位置可能是涉及的颅面疼痛的病因，所以，颈椎成像可能会列入颞下颌关节紊乱症的评估中。

12.颈椎影像学评估包含以下几个观察要点：

➤ 侧位片：颅颈角和颈椎生理曲度的消失。

➤ 前后开口位视图：冠状面上的颈椎位置错误。

病例分析

颈椎对颞下颌关节疼痛的影响

外伤史

Janet 是一名在代收欠款公司上班的 31 岁女性。5 周前，其发生了一起追尾事故。患者当时感到右上颈椎和斜方肌上部疼痛，且疼痛感蔓延至右下颌骨右侧，颞下颌关节还会发出令人痛苦的咔嗒声。2 周后，对 Janet 做了随访，其颈椎疼痛消失，但右侧颞下颌关节疼痛感仍在。医师将其症状解释为颞下颌关节鞭击损伤，建议患者去看牙医。仔细检查后，Janet 的牙医建议其去做物理治疗。

初始影像检查

牙医未在急救室进行成像研究，但拍摄了经颅 X 线图像。X 线图像显示，与左侧颞下颌关节髁突相比，右侧颞下颌关节髁突的位置升高了。

物理治疗

(1)患者主诉

Janet 主诉右侧头痛，右腭疼痛感日益增加。口部半张时，右侧颞下颌关节有咔嗒声，闭口时咔嗒声再次出现。Janet 表示她的工作几乎要连续使用电脑，同时经常要把听筒放在右肩和耳朵中间听电话，其电脑显示器位于键盘左边。

(2)体格检查

Janet 在做头部前倾姿势时，可以明显看到其右侧咀嚼肌肥厚。经矫正后，主动张口动作伴随下颌骨向右偏离症状，还有听得见的咔嗒声，位置接近活动范围的末端。其最大程度张口动作受限，同时伴随右侧颞下颌关节疼痛。右侧关节偏移范围在正常范围内，但左侧关节偏移范围只有正常活动范围的一半。触诊发现，右侧颞下颌关节的髁突有压痛感。颅下间隙较小，且右侧 C1 椎体横突的上面和中间部位有明显压痛感。在右上斜肌、胸锁乳突肌以及咀嚼肌上发现活跃的扳机点，疼痛延伸至颞下颌关节。

治疗

治疗集中于以下几点：

- 关于工作场所中人机工程学和姿势矫正的教育。
- 关于右咀嚼肌、胸锁乳突肌以及颅下肌肉的软组织推拿。
- 颈椎牵引。
- 轻度的、重复的颌骨开口练习。
- 抗张口练习。
- 右侧颞下颌关节牵引。

结果

2 周后，经过 6 次随访，Janet 表示她的头已经不痛了，且张口时无疼痛感。其张口运动在正常活动范围内，但仍向右侧偏离。下颌骨左侧偏移的活动范围在正常的活动范围内。体征和症状得到了很好的缓解，但为了将关节盘稳定在髁突上，计划行进一步治疗。

讨论

Janet 很有可能患有可复性关节盘移位，这本身就是受到关注的一个病因，而她的症状可能与其工作条件有关。来自上斜肌和胸锁乳突肌的牵涉性痛是引发其疼痛感的一个可能解释。Janet 的工作条件，造成缩短位置上的两侧肌肉过度劳累。咀嚼肌显然是疼痛感的来源，同时也导致了运动受限。很可能是受伤引起了患者的这些症状，但其颞下颌关节不太可能是在追尾事故中受伤的。怎么会这样呢？

在追尾事故中，胸锁乳突肌为了阻止头部向后运动而发生了偏心延长，且当时，它先于其他颈部肌肉被激活[28]。这可能会导致胸锁乳突肌受伤，反过来又会产生牵涉性痛。Janet 不对称的工作姿势延续了这种损伤。

关键思考点

在颞下颌关节鞭击损伤的假定机制下，下颌骨是被迫张开的，而在过度紧张时，下颌骨就会保留其被迫张开的状态。这还未被证实。事实上，颈部突然延伸会引起咀嚼肌和颞肌的反射活动，即口部会闭合，随后下颌骨抬高至完全闭合[29]。此时，舌骨下肌和舌骨上肌处于力学上的一个优势位置，假如咀嚼肌和颞肌可以充分固定下颌骨，那么舌骨下肌和舌骨上肌就可以抵抗头部的延伸。这些肌肉的协同作用已明确[30]。

该模式可以解释颞下颌关节颈前肌肉和举肌损伤，也可以解释颞下颌关节功能性疼痛和改变，包括关节盘移位。因此，这一区域的软组织功能以及改进姿势对于缓解无颞下颌关节紊乱症病史患者的体征和症状大有帮助。

（刘德浩　郁万江　连城锦　译）

参考文献

1. Molin, C: From bite to mind: TMD-A personal and literature review. Int J Prosthodont 12:279, 1999.
2. Okeson, JP (ed): Orofacial Pain: Guidelines for Assessment, Diagnosis, and Management. Quintessence, Chicago, 1996.
3. Greene, CS: The etiology of temporomandibular disorders: Implications for treatment. J Orofac Pain 15:93, 2001.
4. Brooks, SL, Brand, JW, Gibbs, SJ, et al: Imaging of the temporomandibular joint: A position paper of the American Academy of Oral and Maxillofacial Radiology. Oral Surg Oral Med Oral Pathol Oral Radiol Endod 83:609, 1997.
5. Katzberg, RW, Westesson, PL, Tallents, RH, and Drake, CM: Anatomic disorders of the temporomandibular joint disc in asymptomatic subjects. J Oral Maxillofac Surg 54:147, 1996.
6. Tucker, TN: Head position for transcranial temporomandibular joint radiographs. J Prosthet Dent 52:426, 1984.
7. Hussain, AM, Packota, G, Major, PW, and Flores-Mir, C: Role of different imaging modalities in assessment of temporomandibular joint erosions and osteophytes: A systematic review. Dentomaxillofac Radiol 37:63, 2008.
8. Periago, DR, Scarfe, WC, Moshiri, M, et al: Linear accuracy and reliability of cone beam CT derived 3-dimensional images constructed using an orthodontic volumetric rendering program. Angle Orthod 78:387, 2008.
9. Vilanova, JC, Barceló, J, Puig, J, et al: Diagnostic imaging: Magnetic resonance imaging, computed tomography, and ultrasound. Semin Ultrasound CT MR 28:184, 2007.
10. Sano, T, Otonari-Yamamoto, M, Otonari, T, and Yajima, A: Osseous abnormalities related to the temporomandibular joint. Semin Ultrasound CT MR 28:213, 2007.
11. Tomas, X, Pomes, J, Berenguer, J, et al: Temporomandibular joint soft-tissue pathology, II: Nondisc abnormalities. Semin Ultrasound CT MR 28:205, 2007.
12. Landes, CA, and Sader, R: Sonographic evaluation of the ranges of condylar translation and of temporomandibular joint space as well as first comparison with symptomatic joints. J Craniomaxillofac Surg 35:374, 2007.
13. Manfredini, D, and Guarda-Nardini, L. Ultrasonography of the temporomandibular joint: A literature review. Int J Oral Maxillofac Surg. 38:1229–1236, 2009.
14. de Leeuw, R, Boering, G, Stegenga, B, and de Bont, LG: Symptoms of temporomandibular joint osteoarthrosis and internal derangement 30 years after non-surgical treatment. Cranio 13:81, 1995.
15. Westesson, PL: Magnetic resonance imaging of the temporomandibular joint. In Pertes, RA, and Gross, SG (eds): Clinical Management of Temporomandibular Disorders and Orofacial Pain. Quintessence, Chicago, 1995, pp. 175–196.
16. Lobbezoo-Scholte, AM, Lobbezoo, F, Steenks, MH, et al: Diagnostic subgroups of craniomandibular disorders. Part II: Symptom profiles. J Orofac Pain 9:37, 1995.
17. Nicolakis, P, Burak, EC, Kollmitzer, J, et al: An investigation of the effectiveness of exercise and manual therapy in treating symptoms of TMJ osteoarthritis. Cranio 19:26, 2001.
18. Pertes, RA, and Gross, SG: Disorders of the temporomandibular joint. In Pertes, RA, and Gross, SG (eds): Clinical Management of Temporomandibular Disorders and Orofacial Pain. Quintessence, Chicago, 1995, pp. 69–89.
19. Bayar, N, Kara, SA, Keles, I, et al: Temporomandibular joint involvement in rheumatoid arthritis: A radiological and clinical study. Cranio 20:105, 2002.
20. Nebbe, B, and Major, PW: Prevalence of TMJ disc displacement in a preorthodontic adolescent sample. Angle Orthod 70:454, 2000.
21. Dijkstra, PU, de Bont, LG, de Leeuw, R, et al: Temporomandibular joint osteoarthrosis and temporomandibular joint hypermobility. Cranio 11:268, 1993.
22. Cohen HV, and Pertes, RA: Congenital, developmental and acquired disorders of the temporomandibular joint. In Pertes, RA, and Gross, SG (eds): Clinical Management of Temporomandibular Disorders and Orofacial Pain. Quintessence, Chicago, 1995, pp. 109–121.
23. Schokker, RP, Hansson, TL, Ansink, BJ, and Habets, LL: Craniomandibular asymmetry in headache patients. J Craniomandib Disord 4:205, 1994.
24. Murtagh, RD, Caracciolo, JT, and Fernandez, G: CT findings associated with Eagle syndrome. AJNR Am J Neuroradiol 22:1401, 2001.
25. Zafar, H: Integrated jaw and neck function in man. Studies of mandibular and head-neck movements during jaw opening-closing tasks. Swed Dent J Suppl 143:1, 2000.
26. Solow, B, Siersbaek-Nielsen, S, and Greve, E: Airway adequacy, head posture, and craniofacial morphology. Am J Orthod 86:214, 1984.
27. Harrison, DE, Harrison, DD, Janik, TJ, et al: Comparison of axial and flexural stresses in lordosis and three buckled configurations of the cervical spine. Clin Biomech (Bristol, Avon) 16:276, 2001.
28. Brault, JR, Siegmund, GP, and Wheeler, JB: Cervical muscle response during whiplash: Evidence of a lengthening muscle contraction. Clin Biomech (Bristol, Avon) 15:426, 2000.
29. Christensen, LV, and McKay, DC: Reflex jaw motions and jaw stiffness pertaining to whiplash injury of the neck. Cranio 15:242, 1997.
30. Porterfield, JA, and DeRosa, C: Mechanical Neck Pain: Perspectives in Functional Anatomy. WB Saunders, Philadelphia, 1995.

自测

图A

这是一张关于颞下颌关节的经颅 X 线图像。

1.图像中标记有 a 和 e,它们之间的结构是什么?

2.髁突的位置在图 1 和图 2 中有什么不同?

图B

这是一张关于上颈椎的前后开口位 X 线图像。

3.寰椎是否在做旋转运动?旋转至哪一边?

4.颈椎轴线是否在做旋转运动?旋转至哪一边?

5.寰椎是否侧向弯曲?

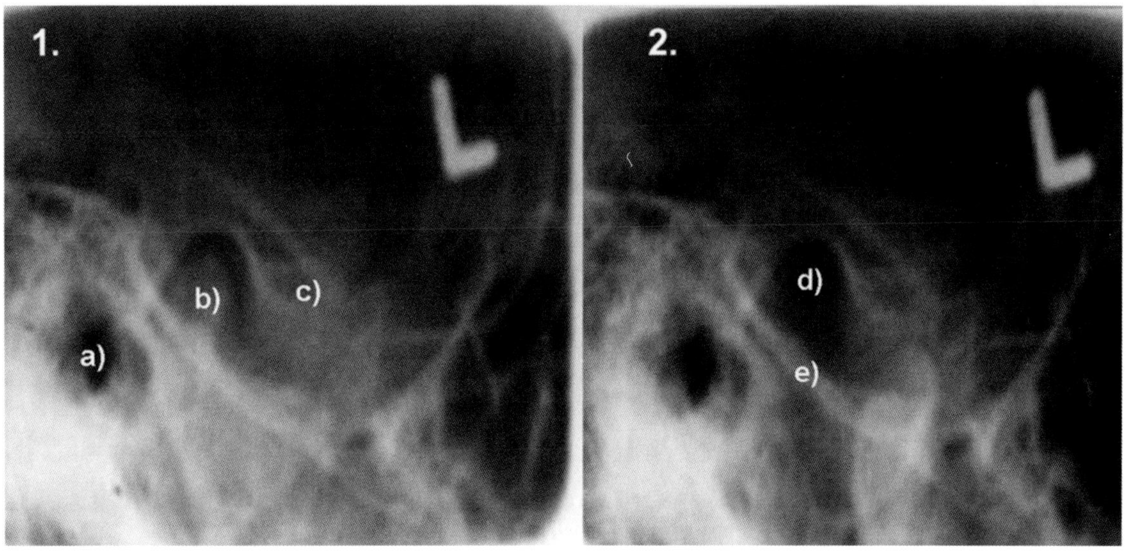

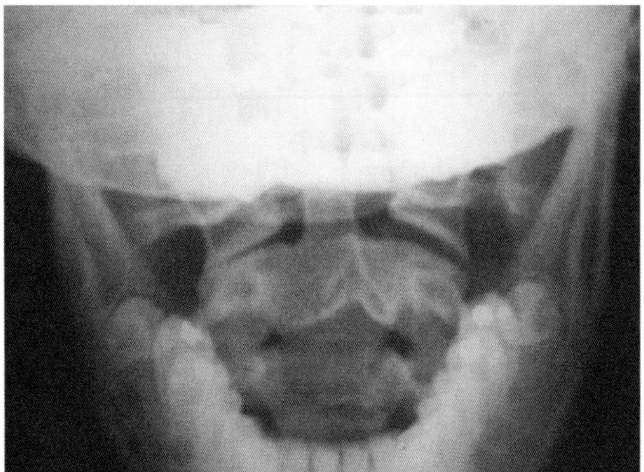

第 9 章

胸椎、胸骨和肋骨影像学评估

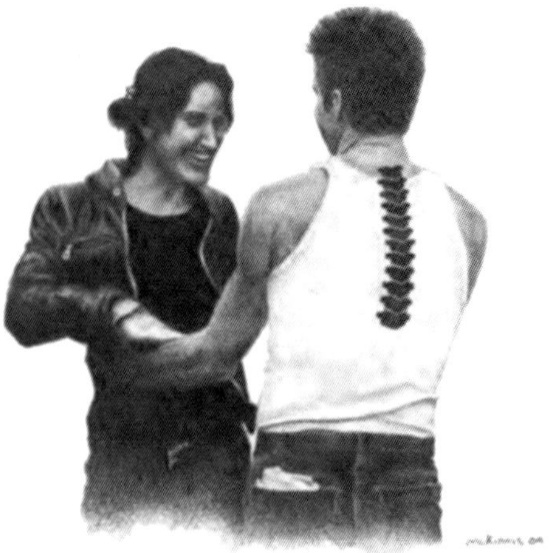

本章大纲

胸椎位置不同会有不同的发育性和姿势性变形、骨折类型以及关节功能障碍。颈胸和胸腰交界区比较特殊，因为这两个部位是曲度大的颈椎和腰椎与曲度小的胸椎的交界区域。

在 X 线图像上，几乎所有胸椎的特征都可以在前后位和侧位片上显示出来。胸骨和肋骨有自己特有的显示体位，它们包含在这一章是因为在外伤、疾病和发育异常时，这些结构的改变都与胸椎息息相关。

解剖学概述[1-8]

骨解剖

胸廓

骨性胸廓包括 12 个胸椎、24 根肋骨和胸骨。胸廓形成一个保护结构，其内容纳心脏、肺和上腹脏器。胸廓的关节能适应呼吸和躯干的运动。此外，胸廓也为颈部和上肢的活动提供支撑。

胸椎

矢状位上，胸椎有一弧形向后的 20°~40°凸度(胸椎后凸)(图 9-1)。一般来说，胸椎有一<10°的轻度侧向凸度，这可能与左或右利手有关。上部胸椎(T1~T4)显示有颈椎的特点，下部胸椎(T9~T12)显示有腰椎的特点。这些交界部位的椎体常分别被称为颈胸区和胸腰区。T5~T8 椎体具有典型的胸椎特点。

胸椎椎体呈盾形，椎体后外侧面有上下肋骨半关节面，椎间孔呈圆形，椎弓根宽大。短而厚的椎板两侧重叠呈瓦片样。棘突长且向下倾斜。横突长而向后外侧倾斜，顶端有肋骨关节面(图 9-2 和图 9-3)。成对的上下关节突与相邻椎体形成关节突关节。典型的胸椎小

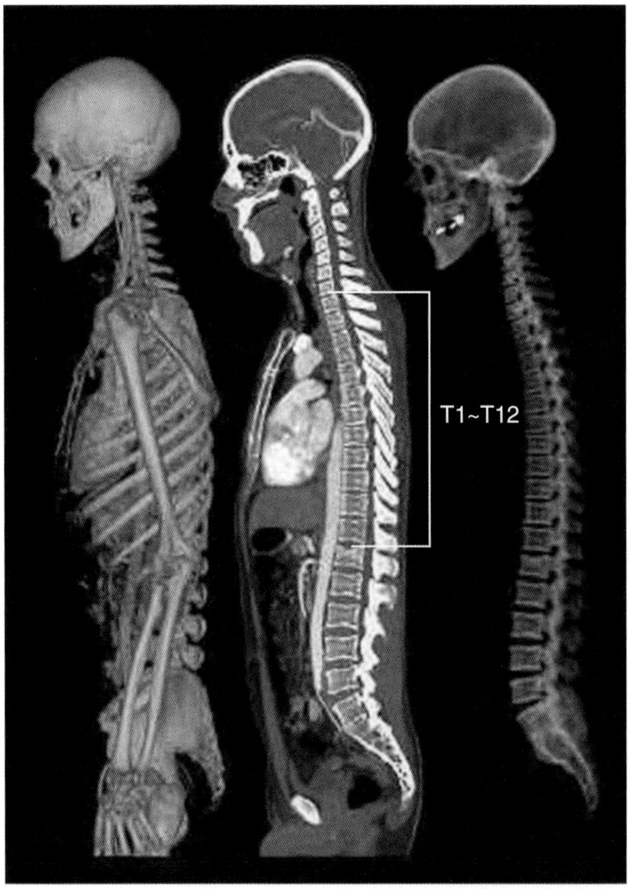

图 9-1　人体增强 CT 图像，完成此项检查不超过 17 秒。左侧是三维重组图像，显示骨骼和器官；中间是二维矢状位重组图像，以纵隔窗显示强化的软组织和骨骼；右侧的图像类似于传统 X 线图像，实际是矢状位重组的骨性脊柱。(Image courtesy of Toshiba Medical Systems，Europe.)

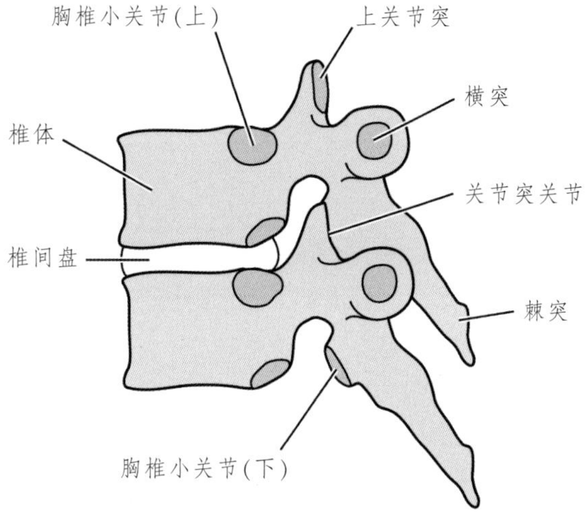

图 9-3　典型的胸椎侧位观。

关节在额面呈垂直位，上部胸椎逐渐呈斜冠状位与颈椎相似，下部胸椎逐渐接近矢状位与腰椎相似。椎弓根互相连接形成椎间孔，12 对脊神经从中穿出。

肋骨

肋骨呈半圆形扁骨，前端与透明肋软骨相延续(图 9-4)。第 1 肋骨的前端与胸骨柄相接，第 2 肋骨接于胸骨角，第 3~6 肋骨接于胸骨体，剩余肋骨依次连接形成肋弓。第 11 和 12 肋前端游离，称为"浮肋"。后方，肋骨通过肋椎关节的滑膜与胸椎相连。每一个肋骨头与相邻的椎体及其间椎间盘形成肋椎关节。肋结节与

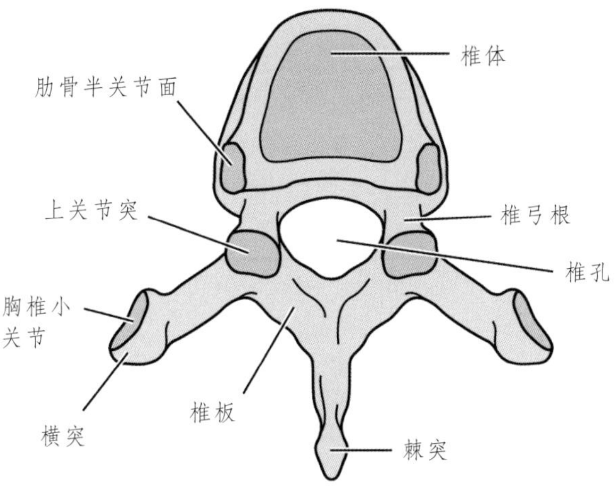

图 9-2　典型的胸椎上面观。

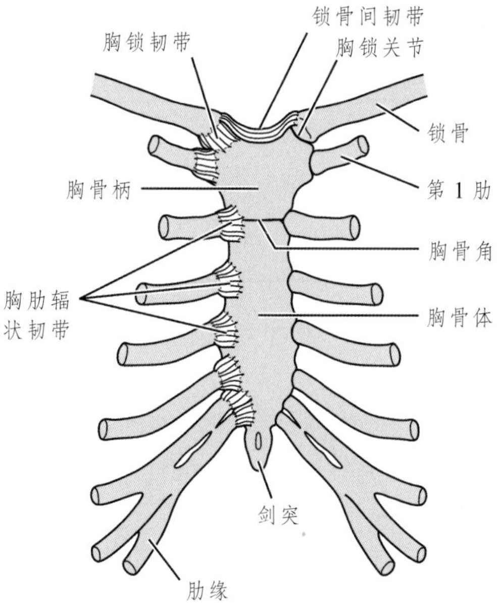

图 9-4　肋骨附着于胸骨形成胸廓前部。

横突形成肋横突关节。例外的是第1肋骨,其只与一个椎体形成关节。第11和12肋也只与一个椎体形成关节,且不与横突形成关节。

胸骨

胸骨由胸骨柄、胸骨体和剑突组成,这样的结合可以允许胸骨有一定程度的活动,但中年以后,胸骨往往会融合成一块骨骼。

韧带解剖

胸椎关节

胸椎前部由前纵韧带固定,前纵韧带附着于椎体和椎间盘的前缘,从寰椎一直到骶椎,宽度逐渐增加。胸椎后部由后部韧带复合体固定(图9–5)。后部韧带复合体由以下部分组成:

1.后纵韧带:附着于椎体和椎间盘后缘,从寰椎一直向下到骶椎,宽度逐渐增加。

2.黄韧带:连接相邻的椎板。

3.棘上韧带和棘间韧带:连接相邻的棘突。

4.横突间韧带:连接相邻的横突。

5.关节囊:支持固定小关节。

胸锁关节

胸锁关节是胸骨柄和锁骨近侧端形成的滑膜关节。关节腔内有一纤维软骨板或称关节盘,有利于锁骨的旋转和关节上下左右滑动。胸锁关节有肋锁韧带加以固定和支持。

肋骨关节

肋骨既与椎体也与横突形成关节(图9–6和图9–7)。肋椎关节是肋骨和椎体之间的关节,由以下结构支持:

1.关节囊。

2.关节内韧带,与椎间盘的纤维束混合。

3.放射或星状韧带,从肋骨头延伸到椎体并附着于椎间盘。

肋横突关节是肋骨与横突之间的关节,由以下结构支持:

1.关节囊。

2.中肋横突韧带:附着于肋骨颈和横突。

3.上肋横突韧带:附着于肋骨颈和上位椎体的横突。

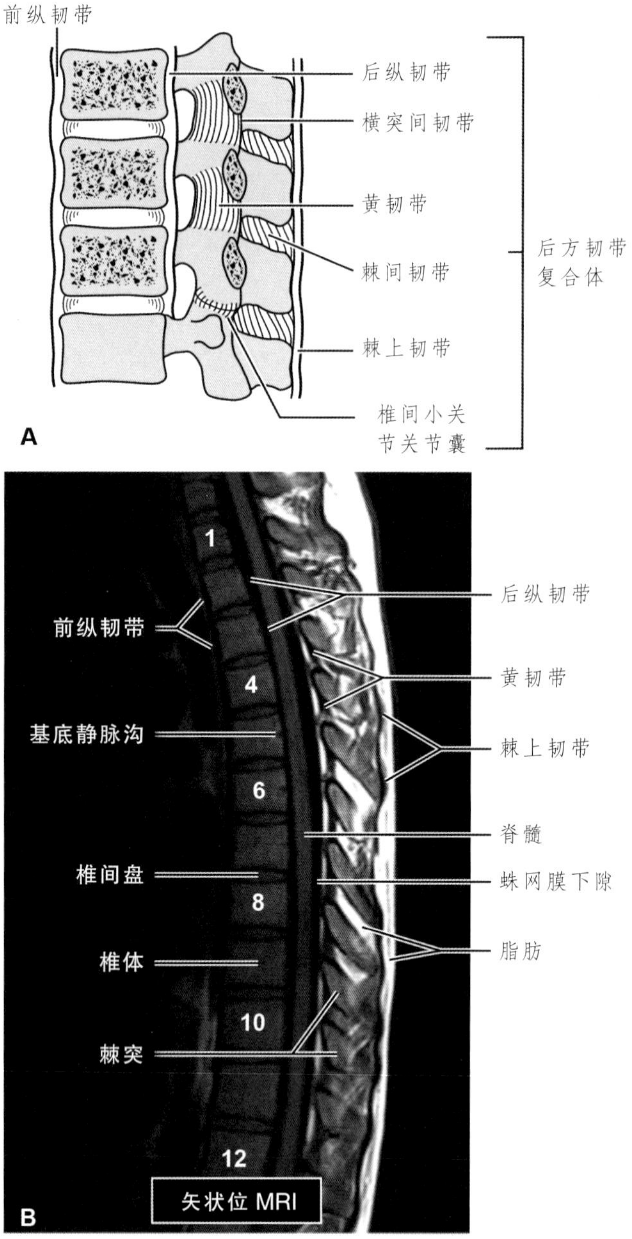

图9–5 胸椎的韧带。(A)通过椎体和椎板的韧带剖面图。(B)矢状位T1 MRI,在这一层面上,有可能看到脊椎的韧带。(Image courtesy of www.medcyclopaedia.com by GE Healthcare.)

4.外肋横突韧带:从横突尖部到肋结节的非关节部分。

前方,肋骨通过胸肋韧带与胸骨相连(见图9–4)。

关节运动

胸椎可以做屈曲、伸展、侧屈和旋转运动。骨性胸廓的附属关节起着引导和限制躯干运动的作用。所以,

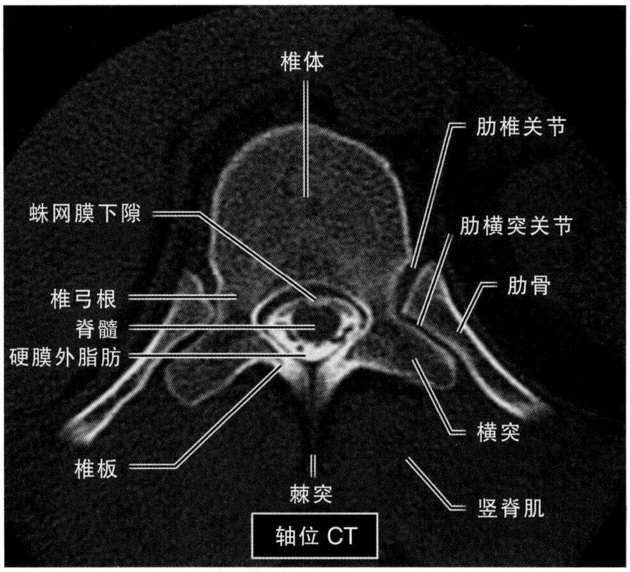

图 9–6 CT 脊髓造影显示肋骨通过肋椎关节和肋横突关节与胸椎相连。(Image courtesy of www.medcyclopaedia.com by GE Healthcare.)

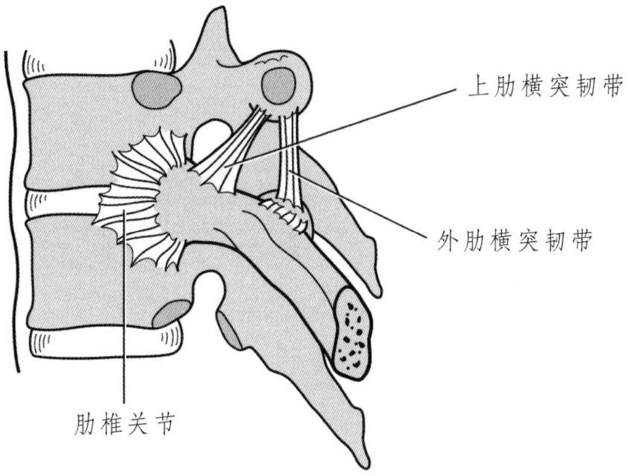

图 9–7 肋椎关节和肋横突关节侧面观。

胸椎、肋骨、胸骨在运动时被认为是一个整体,这些相关的关节互相限制,同时也互相适应。

躯干发生屈曲、伸展、侧屈时,每个动作都会引起胸椎 20°~45°的运动。躯干旋转时,胸椎也会发生 35°~50°的旋转。脊椎运动时,有弹性的肋骨及其关节可使肋间隙、肋椎关节、胸肋关节、肋和肋软骨角变得更大或更小。

生长和发育

胸椎骨化

胸椎骨化始于胚胎第 6 周。出生时,椎体已经骨化,且每个脊椎水平至少有 3 个骨化中心,分别发育成椎体和后部结构(见新生儿骨骼 X 线图像,图 11–7)。2~3 岁时,神经弓与棘突融合;3~6 岁,后部结构与椎体融合。青春期,椎体终板、棘突、横突和关节突出现二次骨化中心,并在 25 岁完全融合。

新生儿脊椎的X线表现

出生时,胸椎和腰椎椎体呈圆形。在 X 线图像上,椎体上缘和下缘显示致密的钙化,显示为清晰的白边,椎体中央密度较低。但有时也会出现相反的情况,即椎体中心呈致密钙化,在 X 线图像上呈“骨中骨”样表现。椎体前缘中部会出现压痕,即椎体静脉沟(图 9–8)。椎体后部也会出现单发或成对的静脉沟,这些静脉沟会一直持续到成年。

椎体环形凸起

大约 6 岁时,在中下部胸椎和上部腰椎的上下前外侧表面出现椎体环形凸起(图 9–9)。在少见情况下,颈椎和上部胸椎也出现这样的改变。在 X 线图像上,骨突表现为薄层环形骨性结构,与椎体轻度分离。骨突与椎体的骨化大多发生于 13 岁,通常于 18 岁完成骨性融合。这些骨突是椎体外的骨骺板,并不参与椎体的生长。这些骨突的意义在于作为一个 X 线指标来评价骨龄。例如,要纠正脊柱侧弯时,治疗时机的选择在很大程度上要依赖这些可靠的判断骨成熟度的征象。

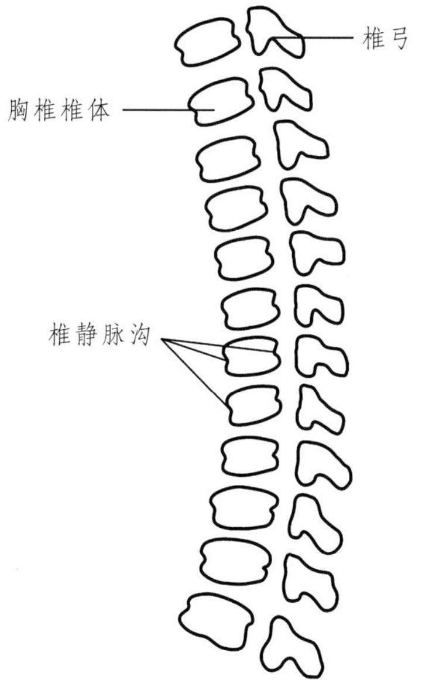

图 9–8 新生儿胸椎骨化结构的 X 线表现。

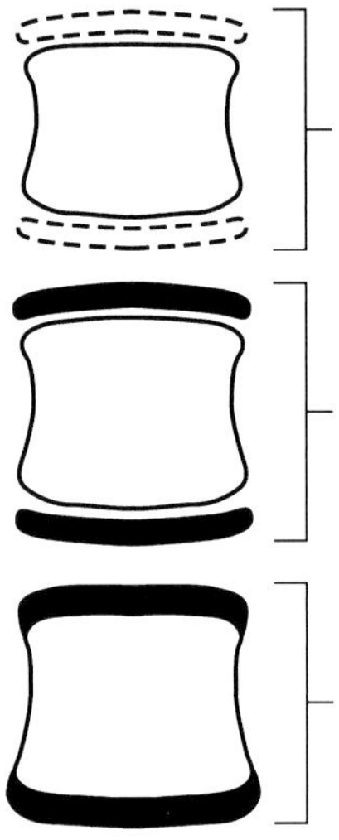

图 9–9 椎体环形骨凸的 X 线表现。

胸椎后凸

胸椎后凸的程度随着姿势的稳定而逐渐增加，儿童期约为 20°，成人期为 30°~40°。胸椎后凸增大可由很多原因引起，如骨质疏松相关性退变、遗传倾向、姿势习惯、先天异常、麻痹、结核、关节炎、强直性脊椎炎、脊椎骨软骨病(Scheuermann 病)、Paget 病、骨软化病和佝偻病等[8–10]。

胸骨和肋骨骨化

胸骨和肋骨骨化始于胚胎第 8~9 周。出生时，胸骨很大一部分是软骨，在每个胸骨节都有一个垂直位的骨化中心，青春期后，这些胸骨节开始融合成胸骨体。剑突在出生时为软骨，直到 3 岁时才会出现骨化中心，剑突的软骨会一直保留到成年早期。

肋软骨会逐渐发生骨化，这一过程贯穿于整个成年晚期。肋软骨骨化会逐渐限制肋骨的柔韧性，并进而限制胸椎的曲度变化。

脊髓解剖

脑和脊髓共同组成中枢神经系统。脊髓从延髓向下延伸，经过枕骨大孔，终止于腰 1~2 椎体水平的脊髓圆锥。所谓的“马尾”是脊髓圆锥以下神经的集合。

脊髓由 3 层脊膜保护。最外面的保护层是一层坚硬的硬脊膜。硬脊膜与周围椎骨之间的间隙称为硬膜外间隙。这一间隙内充满着脂肪和血管。中间的保护膜为蛛网膜。蛛网膜与下方软脊膜之间的间隙称为蛛网膜下间隙，其内充满脑脊液(CSF)。软脊膜是最内侧的保护膜。脊髓由硬脊膜内面的齿状韧带固定。硬膜囊终止于第二骶椎。终丝是硬脊膜的延长物，将脊髓锚定在尾骨上。

在横断面上，脊髓包含感觉和运动神经元的白质纤维束。灰质位于白质内，是由神经细胞形成的蝴蝶状中心区。灰质的中心为中央管，是脑室的延伸，其内同样含有脑脊液。

脊髓可以分为 31 个节段。在每个脊髓节段，感觉和运动神经分别从脊髓的背侧和腹侧发出，在穿过椎间孔时形成脊神经根。脊髓在颈膨大和腰膨大处分别厚约 0.5 英寸(约 1.27cm)。胸髓厚约 0.25 英寸(约 0.635cm)。颈髓在 C4~T1 椎体水平处支配上肢。腰骶髓 L2~S3 脊髓节段约平 T9~T12 椎体水平，该段脊髓支配下肢。这是由于在 4 岁时，脊髓即停止增加长度，而椎骨却一直生长到成年长度(图 9–10)。

常规影像学评估[9–25]

儿童和成人脊椎影像学实践指南[9]

美国放射学院(ACR)——美国最重要的影像学工作者专业组织，制订了以下实践指南作为教育工具，以帮助从业者为患者提供合适的影像学检查。

目标

胸椎影像学检查的目的是识别或排除脊椎的解剖异常以及疾病。

胸椎检查是为了评估骨折、炎症或其他病变。胸锁关节检查是为了评估关节分离或其他关节病变。

适应证

影像学检查的适应证包括但不限于外伤、围绕胸壁的放射性疼痛、活动受限、计划手术或术前检查、原发或继发肿瘤的评估、关节炎、骨质疏松、压缩性骨折、脊椎后凸或侧弯、怀疑先天异常或与脊椎异常有关的综合征、其他影像学检查发现的脊椎异常、已知异常的随访，以及怀疑脊椎失稳[9]。

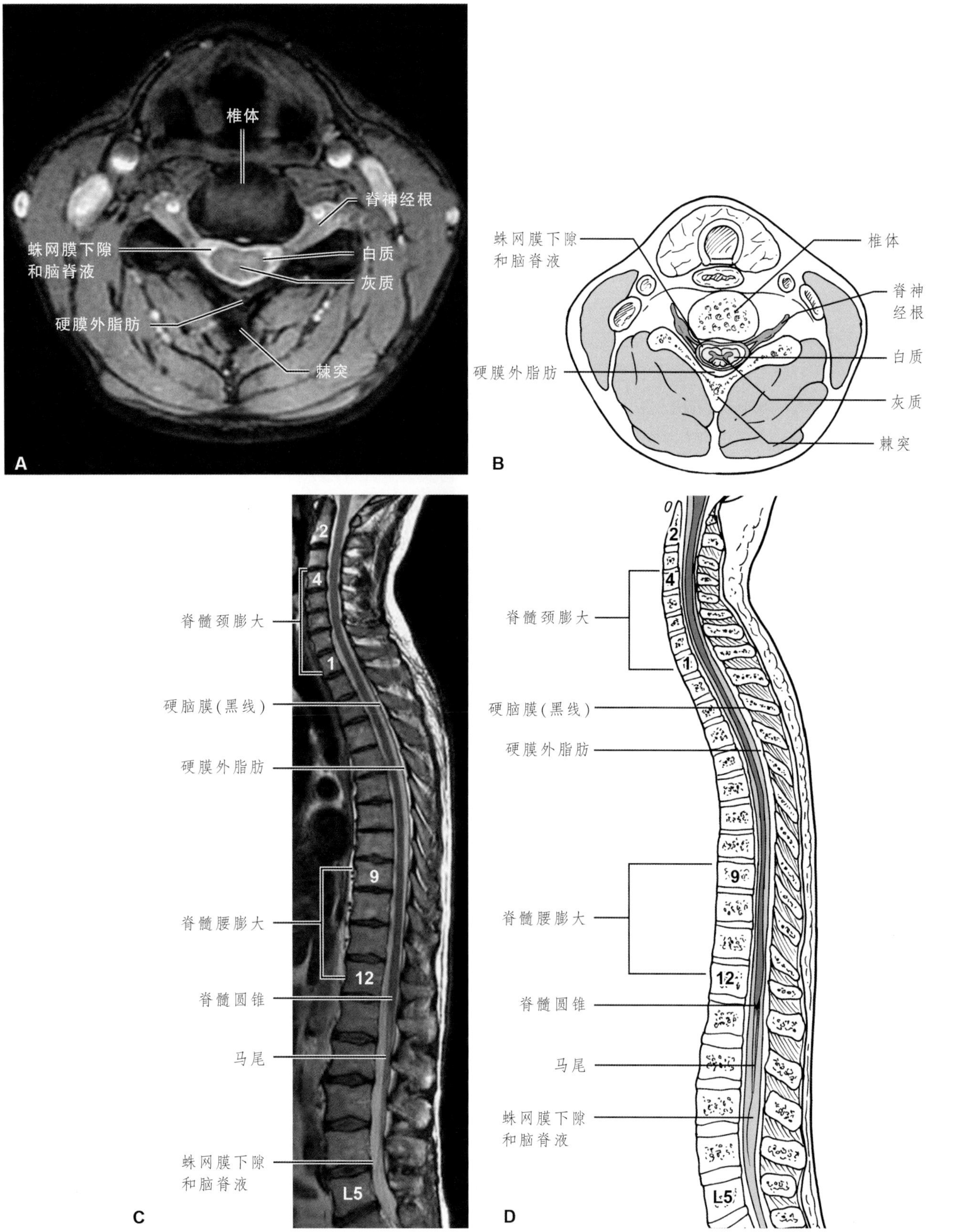

图9-10 脊髓和椎管结构。(A)颈椎水平的轴位MRI,显示脊髓和通过椎间孔的脊神经。(B)为(A)的线条图。(C)脊髓全长的矢状位MRI。(D)为(C)的线条图。

基本体位和影像学观察

推荐的胸椎投照体位

常规投照体位包括前后位和侧位。下部颈椎和上部腰椎应加以显示，以保证能精确计算胸椎的数目。数肋骨同样有助于识别椎体水平。

某些情况下需要额外的评价，包括下面的部分或全部：

- 上部胸椎游泳者侧位：患者手臂置于头上，侧位投照，以去除肩部对下颈椎和上胸椎的重叠。
- 斜位：可以显示小关节。这个位置不包含在常规投照体位中是因为胸椎小关节极少发生病理改变。
- 胸腰椎和其他锥形视图：锥形视图是指定区域的近距离视图。所谓锥形是指X线球管上的圆形空隙，起着限制照射野的作用。

推荐的胸骨投照体位

胸骨由于与高密度的胸椎重叠，几乎不可能在前后位X线图像上显示。所以，旋转一下身体以使胸骨避开胸椎的阴影，才能得到胸骨的前面观图像。后斜位投照，也就是患者身体右前斜位(RAO)最为常用，这个位置将使胸骨投照在密度均匀的心脏上产生对比。

如果胸锁关节是兴趣区，患者的位置和体位与之前相同，中心线通过关节区。RAO显示右侧胸锁关节，左前斜位(LAO)显示左侧胸锁关节。

胸骨侧位容易观察，因为胸骨是胸廓最前面的结构，组织重叠少。

推荐的肋骨投照体位

肋骨扁平，呈弓形，又有肌肉性膈肌重叠，这些都使得肋骨的影像学评估必须分段进行。整体肋骨一般不作为影像学评价的重点。相反，临床病史和症状会限定兴趣区，这个兴趣区所在的节段才是影像检查的重点。

肋骨节段分为前肋、后肋和腋段肋骨。每个节段又分为左侧和右侧。肋骨还可分为上部肋骨(1~9肋)和下部肋骨(8~12肋)。上部肋骨可以在高密度的膈肌之上显示。下部肋骨显示在膈肌之下，需要额外增加射线量。

肋骨可以用前后位和后前位投照，分别显示后部和前部肋骨。斜位投照显示腋段肋骨。后前位胸部X线片常包括受伤的肋骨，同时可以排除气胸和血胸(见图10-12)。

胸椎常规影像学评估

前后位

这一位置显示胸椎椎体、椎间盘间隙、椎弓根排列、棘突、横突、关节突、肋椎关节和后部肋骨。

影像学观察

重点观察：

1.椎体排列几乎呈垂直位，椎体之间为椎间盘间隙。

2.椎弓根靠近中线或棘突远离中线，可以认为胸椎柱旋转。轻度旋转不是病变，有可能是位置不正或姿势不正所致。

3.两侧椎弓根到棘突的距离相等。在胸椎，两侧椎弓根间距正常为 20mm(图 9-11 中的 a)。椎弓根间距代表椎管的宽度，此间隙变小有可能使脊髓受压。明显的排列异常提示骨折-脱位。

4.棘突间距，即上位椎体的棘突和下位椎体的

基本投照体位

- 前后位
- 胸椎侧位

X 线摄影摆位

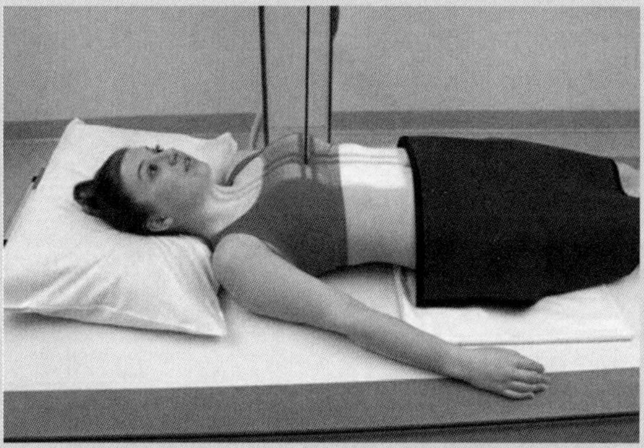

图 9-12　胸椎前后位患者体位。

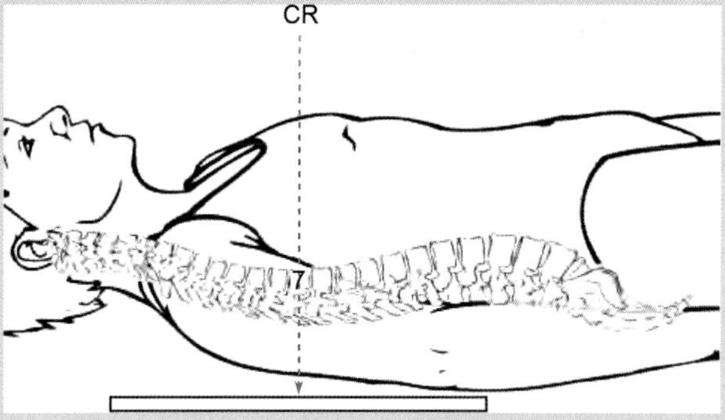

图 9-13　中心线与接收板垂直，穿过第 9 胸椎。

棘突距离，应是一致的(图 9-11 中的 b)。此距离增宽提示后部韧带复合体撕裂。

5.关节突投射到椎体上呈蝴蝶样。小关节的关节面无法显示，但关节突的排列较为明显。此排列紊乱提示骨折-脱位，或半脱位。

6.肋椎关节和肋横突关节可显示，不过多数情况下，它们与椎体重叠。

7.正常肋骨显示边缘平滑而弯曲。

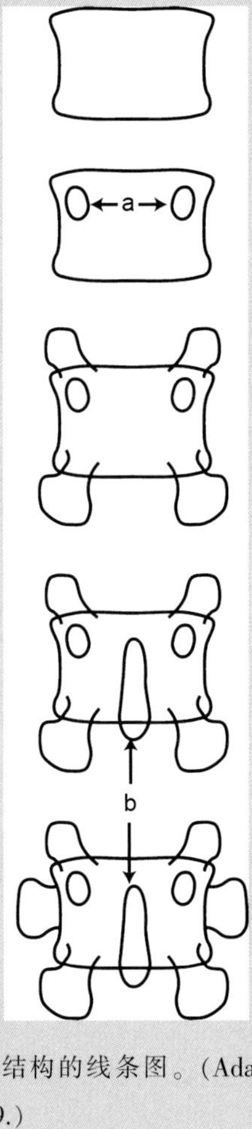

图 9-11　前后位上不同椎体结构的线条图。(Adapted from Squires and Novelline,[15] p. 169.)

你能看到什么？

看图 9-14，试着找出其中的解剖结构。使用标记笔和透明纸勾画结构轮廓，之后将所勾画的轮廓和图 9-15 的线条图对比。你能分辨出下列结构吗？

- 胸椎体。
- 棘突。
- 椎弓根。
- 横突（注意，由于身体的旋转，胸 8~10 横突变形）。
- 上下关节突。
- 肋骨和相应的脊椎关节。

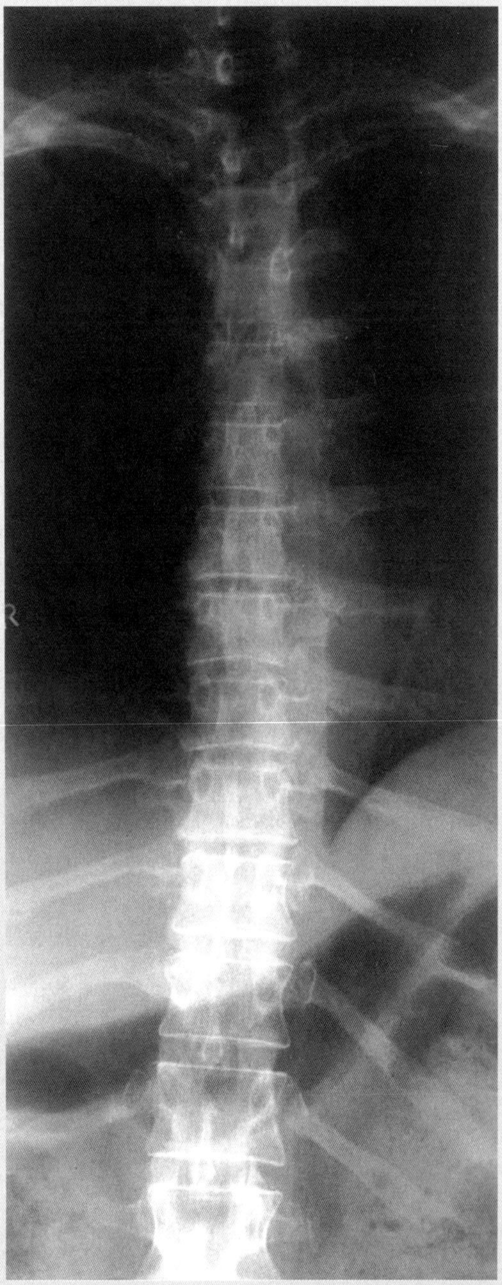

图 9-14 前后位胸椎图像。

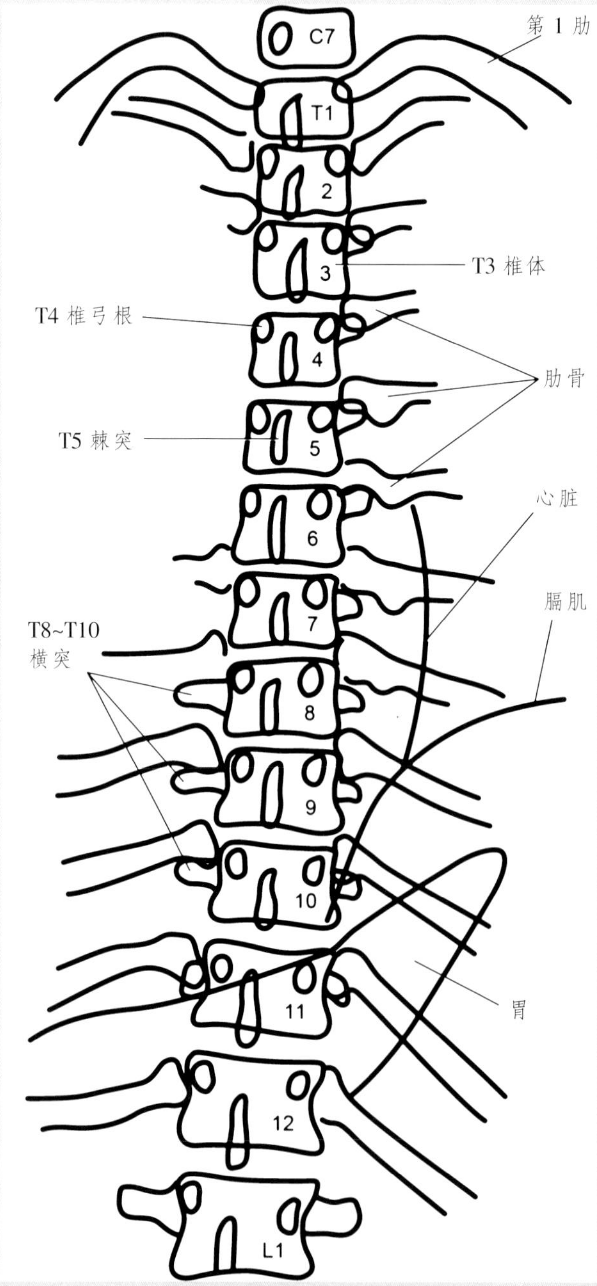

图 9-15 胸椎前后位 X 线图像线条图。

胸椎常规影像学评估

侧位

胸椎侧位显示胸椎体、椎间盘间隙和椎间孔。由于有肩部的重叠，所以最上面的 2~3 个椎体显示不清。如果要观察这些椎体，需拍摄“游泳者侧位”，即患者两手上举置于头上，以去除肩部结构的影响。

影像学观察

重点观察：

1.与颈椎侧位一样，胸椎侧位也可以看到 3 条大致平行的线（图 9–16）：

- 线 1：椎体前缘线，即椎体前缘的连线，是一条平滑而连续的曲线。
- 线 2：椎体后缘线，即椎体后缘的连线，也是一条平滑而连续的曲线，与线 1 平行。
- 线 3：椎板线，代表椎板与棘突的交界，是一条连续的曲线，与线 1 和线 2 平行。由于与椎板和长而向下倾斜的棘突重叠，胸椎的椎板线呈叠瓦状。

正常情况下，胸椎在做任何程度的屈曲和伸展运动时，这 3 条线的空间关系保持不变。如果这种平行关系被打破，则提示骨折或脱位。要记住的是，线 2 和线 3 之间是椎管，这一空间受挤压时会严重威胁脊髓的完整性。发生骨折或脱位时，这一空间会显示比相邻水平增宽或变窄。

2.椎体呈盒子样外观，骨性边缘为清晰而平滑的曲线状。

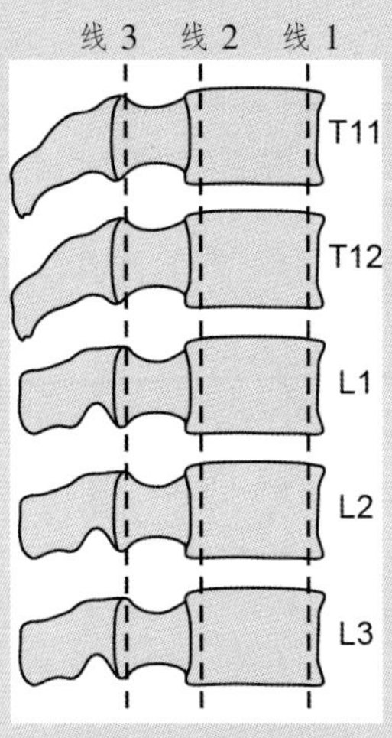

图 9–16　侧位片上胸椎的正常排列可以由 3 条平行线判断。线 1=椎体前缘线；线 2=椎体后缘线；线 3=椎板线。不管胸椎处于何种屈曲和伸展位置，这 3 条线的空间关系均保持不变。

3.椎间孔是脊神经穿出的部位，正常表现为卵圆形的透亮影。椎间孔变窄或边缘凹凸不平提示脊神经或脊髓发生骨性压迫。

4.椎间盘间隙正常表现为椎体之间的间隙。骨性边缘的任何凸起均提示退行性改变。

5.成对的椎弓根两侧重叠。

6.腋段肋骨与胸椎重叠，但射线很容易穿过，因为该段肋骨密度较低。后段肋骨显示在椎体后缘，图像致密。

基本投照体位

- 前后位
- 胸椎侧位

X 线摄影摆位

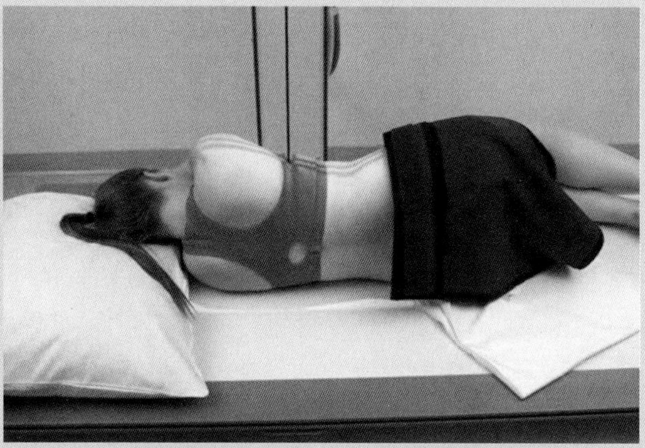

图 9–17　胸椎侧位患者体位。

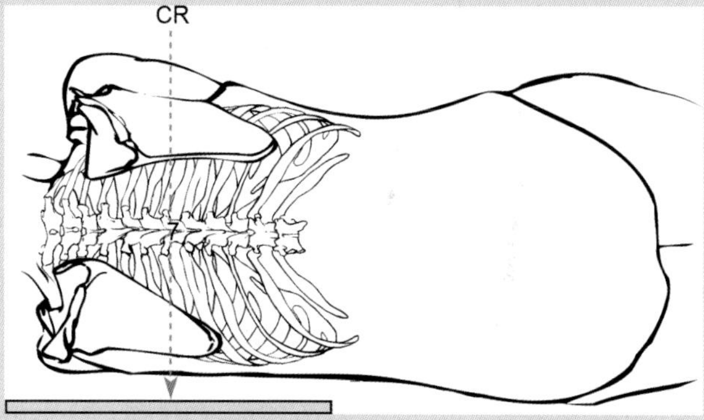

图 9–18　中心线与接收板垂直，穿过第 9 胸椎。

7.关节突关节在某些水平部分可见。

8.下部胸椎可见到与软组织密度的膈肌重叠。

你能看到什么?

看图 9-19,试着找出其中的解剖结构。使用标记笔和透明纸勾画结构轮廓,之后将所勾画的轮廓和图 9-20 的线条图对比。你能分辨出下列结构吗?

- 椎体。
- 椎弓根、椎板、棘突。
- 椎间孔。
- 小关节。
- 胺段肋骨。
- 膈肌。

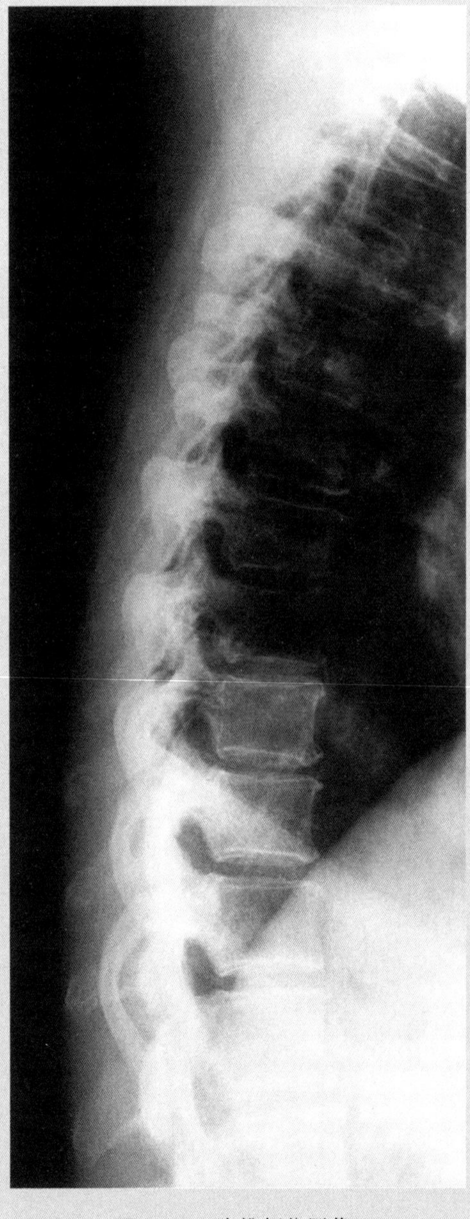

图 9-19 胸椎侧位图像。

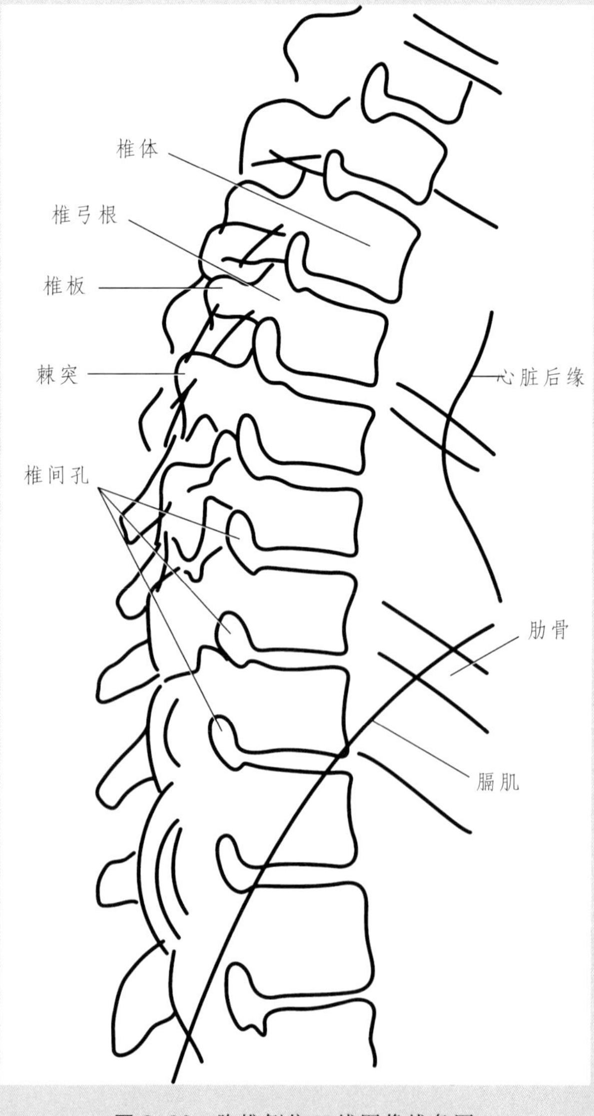

图 9-20 胸椎侧位 X 线图像线条图。

胸骨常规影像学评估

后斜位

这个体位将胸骨投影在密度均匀的心脏上，由此产生对比，显示胸骨的影像。不过由于是斜位投照，胸骨有些变形。

如果胸锁关节是兴趣区，中心线要穿过兴趣关节。RAO 显示右侧胸锁关节，而 LAO 显示左侧胸锁关节。

影像学观察

重点观察：

1.许多产生密度的结构与胸骨重叠，包括高密度的前肋和后肋，低密度的肺和气管。

2.显示胸骨柄和胸骨体的大体轮廓，但由于是斜位投照，影像有些变形。

3.在胸骨角水平可以看到胸骨柄和胸骨体之间的关节，同时可以看到胸骨体和剑突之间的关节。

4.关节包括胸锁关节和胸肋关节。注意第一肋骨与胸骨柄的关节位于胸锁关节下方。

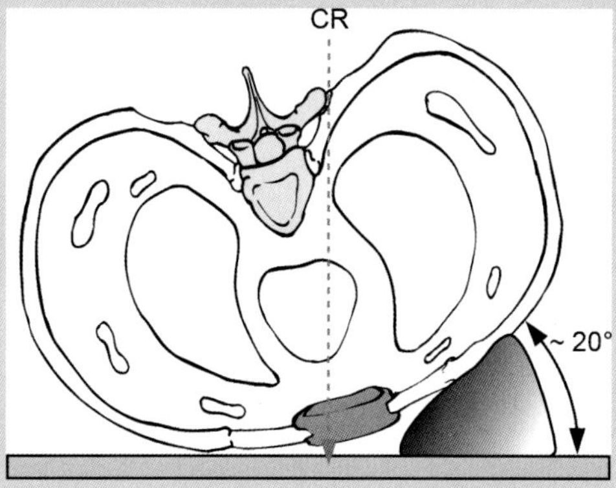

图 9-21　中心线穿过胸骨体的中心。如果胸锁关节是兴趣区，患者体位相同，而中心线穿过关节。

你能看到什么？

看图 9-23，试着找出其中的解剖结构。使用标记笔和透明纸勾画结构轮廓。你能分辨出下列结构吗？

- 胸骨柄。
- 胸骨体。
- 胸锁关节。
- 胸骨角。
- 剑突。
- 肋锁关节。

基本投照体位

- 后斜位(RAO 位)
- 侧位

X 线摄影摆位

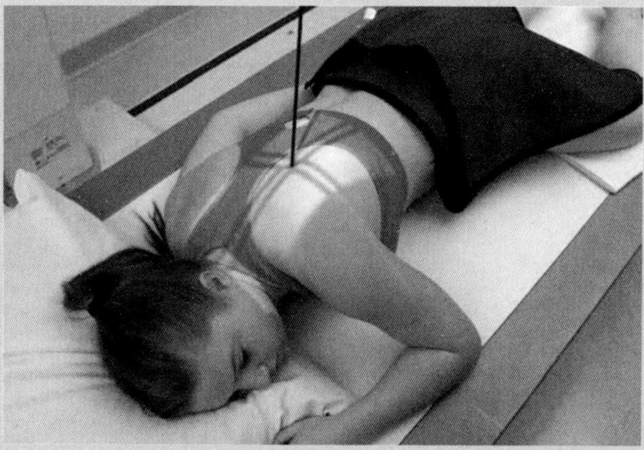

图 9-22　胸骨右后斜位患者体位。

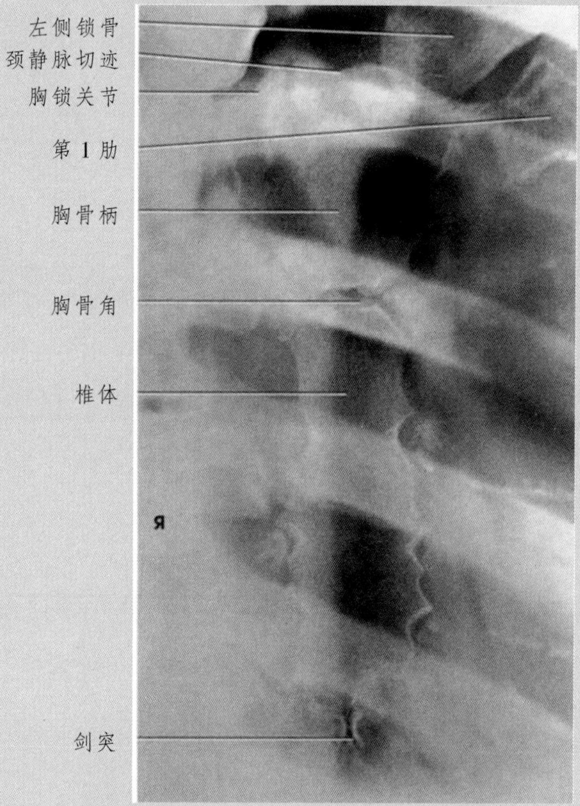

图 9-23　胸骨后前斜位。(Reprinted with permission from Merrill's Atlas of Radiographic Positions and Radiologic Procedures, ed. 10. Mosby, St. Louis, MO, 2003, p. 501.)

胸骨常规影像学评估

胸骨侧位

这一体位很容易观察到胸骨，因为胸骨是胸廓最前面的结构，很少有组织与其重叠。

影像学观察

重点观察：

1.胸部侧位能显示自胸骨柄到剑突的胸骨全貌。

2.胸锁关节和胸肋关节无法显示，因为这些结构与射线正切。

X 线摄影摆位

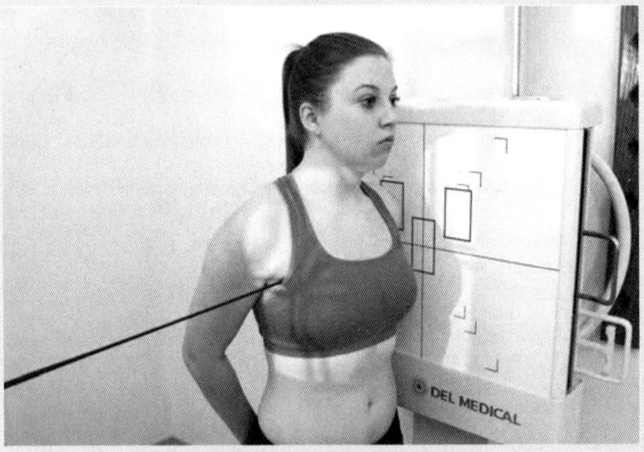

图 9-24 胸骨侧位患者体位。

基本投照体位

- 后斜位(RAO 位)
- 侧位

你能看到什么?

看图 9-25，试着找出其中的解剖结构。使用标记笔和透明纸勾画结构轮廓，之后将所勾画的轮廓和图 9-26 的线条图对比。你能分辨出下列结构吗?

- 胸骨柄。
- 胸骨体。
- 剑突。

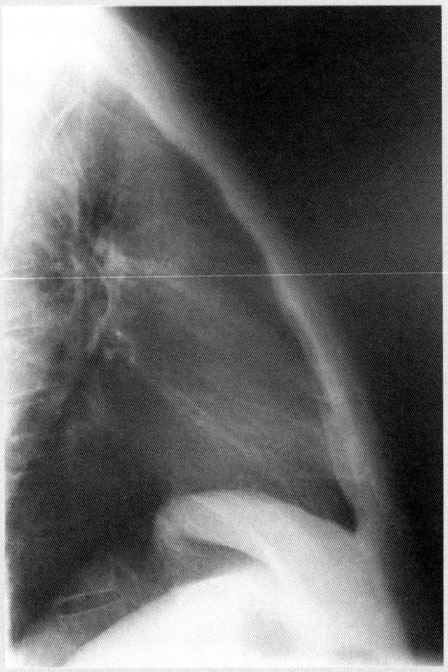

图 9-25 胸骨侧位 X 线图像。

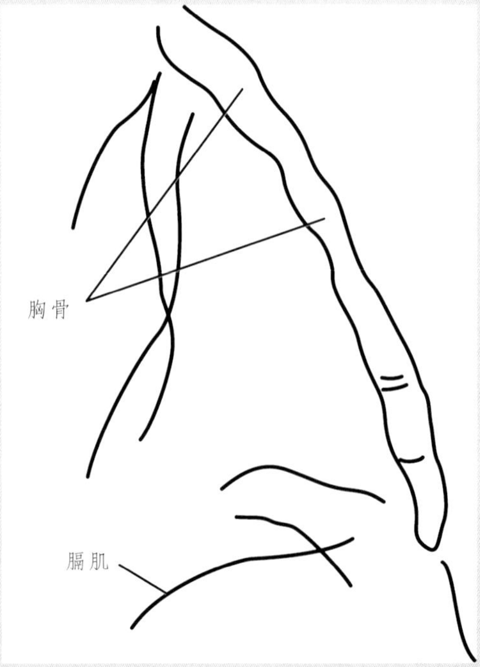

图 9-26 胸骨侧位 X 线图像线条图。

肋骨常规影像学评估

前后位或后前位

前后位投照(图 9-27)主要显示后部肋骨,因为后部肋骨距离接收板最近。后前位(患者面部靠近接收板)主要显示前部肋骨,因为前部肋骨距离接收板最近。

影像学观察

重点观察:

1.肋骨最好分段投照,由临床医师决定具体拍摄部位。多条肋骨会重叠在一起,给图像的观察带来困难。为克服这一困难,需分辨出具体的检查区域,利用解剖标志对肋骨进行定位。

2.在前后位胸部 X 线片上,前部肋骨和后部肋骨都可以看到,不过后部肋骨由于放大率较小,显示更为清晰,并且可以看到其与胸椎相连(在后前位 X 线片上,前部肋骨由于是软骨密度,需要仔细寻找前肋与胸骨的相连处)。

3.注意:膈上肋骨与低密度的充气的肺和高密度的心脏重叠(图 9-28)。患者需要深吸气,使膈肌下移,可以显示更多的肋骨。

4. 膈下肋骨与膈肌和腹腔内器官重叠 (图 9-29)。拍摄时,患者可深呼气以使膈肌和腹腔内器官升高,为观察肋骨提供一个均匀的软组织密度背景。

你能看到什么?

观察后部肋骨 X 线图像,你能分辨出下列结构吗?

- 胸椎椎体。
- 胸肋关节。
- 软组织:膈肌和心脏。
- 膈上第 1~10 肋骨,膈下第 8~12 肋骨。

X 线摄影摆位

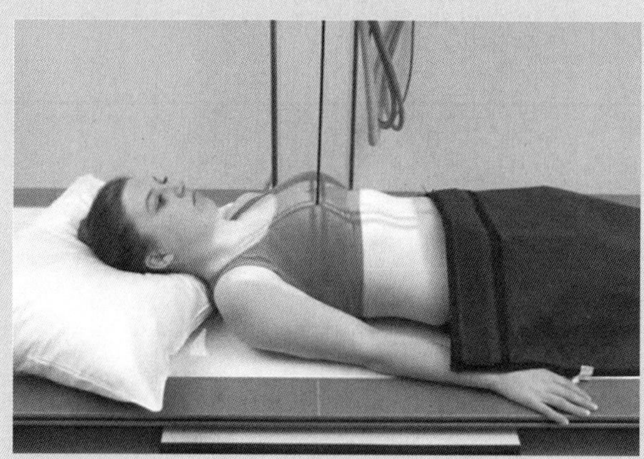

图 9-27 右侧膈上后部肋骨的前后位患者投照体位。

基本投照体位

- 前后位或后前位
- 前斜位或后斜位

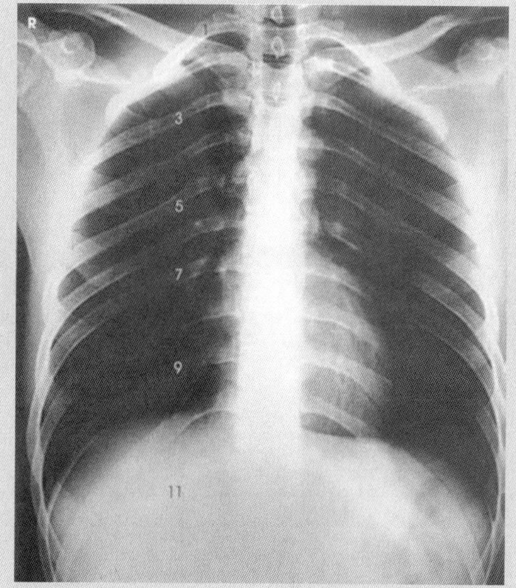

图 9-28 前后位图像显示膈上后部肋骨 (数字标注)。(Reprinted with permission from Merrill's Atlas of Radiographic Positions and Radiologic Procedures, ed. 10. Mosby, St. Louis, MO, 2003, p. 521.)

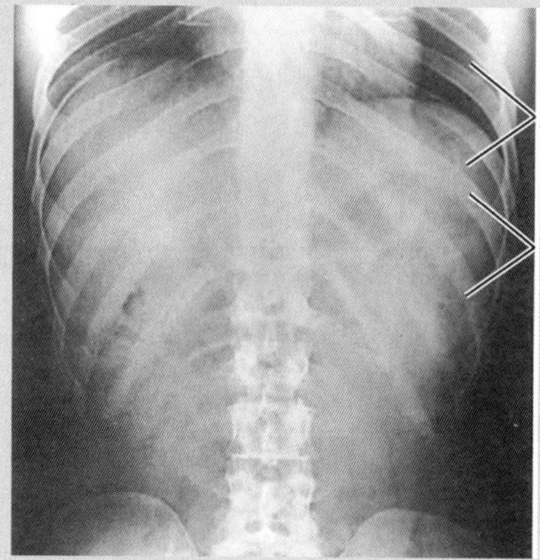

图 9-29 前后位图像显示膈下后部肋骨。(Reprinted with permission from Merrill's Atlas of Radiographic Positions and Radiologic Procedures, ed. 10. Mosby, St. Louis, MO, 2003, p. 521.)

肋骨常规影像学评估

前斜位或后斜位

斜位投照能显示腋段肋骨。可以是前斜位，也可以是后斜位。这里显示的是患者右后斜位的体位，也就是前斜位投照。

影像学观察

患者身体倾斜，中心线对准后外侧肋骨，以避开胸骨和椎体的重叠(图 9-30)。

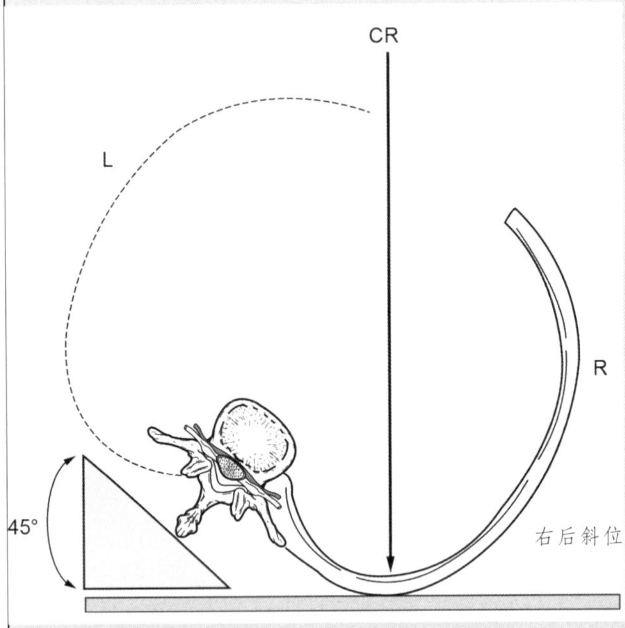

图 9-30 前后斜位投照，患者右后斜体位。患者右后方肋骨靠近影像接收板，中心线穿过右后方肋骨。

基本投照体位

- 前后位或后前位
- 前斜位或后斜位

X 线摄影摆位

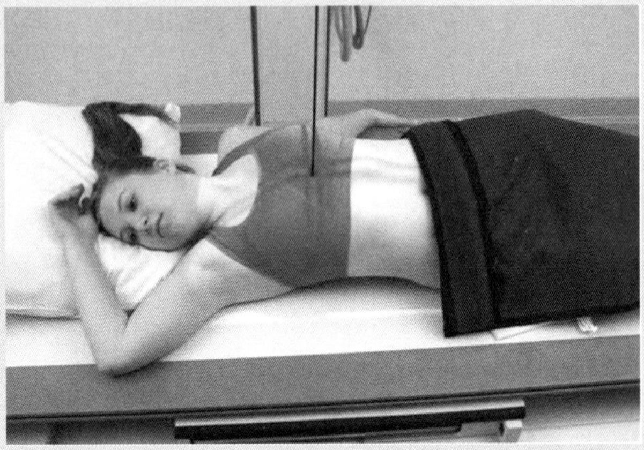

图 9-31 后斜位投照患者体位，显示右后外侧腋段膈上肋骨。

你能看到什么？

观察前后斜位 X 线图像(图 9-32)。你能看到下面的结构吗？

- 至少膈上 8 条肋骨。
- 软组织：放大的心脏和膈肌边缘。

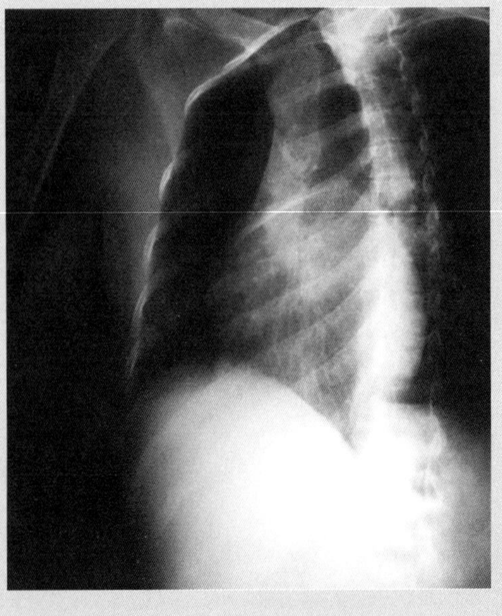

图 9-32 前斜位图像，显示右后外侧腋段膈上肋骨。

先进成像技术评估[9-24]

许多胸椎疾病通过传统影像学检查都可以得到很好的诊断，不恰当地用昂贵的高级影像学检查并不值得提倡。不过，由于疾病性质不同，现代完整的评估需要更多的影像学检查手段。同时，不同影像学检查方法的结果可以相互补充，去除疑问，最终得到更加明确的诊断，有利于治疗计划的制订。需要记住的是，CT 可以更好地显示骨的细节，MRI 能直接显示脊髓、神经根和椎间盘。下面的章节包括有关胸椎评估的基本的 CT 和 MRI 知识。

CT/MRI断层解剖的解读

首先要学习 X 线图像上胸椎的解剖。检查方式改变，但解剖关节不会改变。影像学检查作为“路标”，可帮助我们理解高级影像学的断层解剖。胸椎侧位 X 线图像上，在胸椎 3 条线的空间关系可作为判断关节完整性的标志。椎间盘间隙和椎体高度也可以很好地显示。在矢状位 CT 和 MRI 图像上，这一标准同样适用。在胸椎前后位 X 线图像上判断空间关系的标准也适用于 CT 或冠状位 MRI。

脊椎CT实践指南[23]

指南可以帮助实践者以合理的行为路径为患者提供健康服务。指南是基于当时的知识体系的。不过，可利用的资源和患者需要一直是影响最终决定的因素。

适应证

脊椎任何部位的 CT 检查，主要适应证包括但不限于如下方面：

- 成人急性创伤。
- 退行性病变和骨关节炎。
- 骨移植物或器械融合术后的评价。
- 脊椎的感染性病变。
- 脊椎介入操作的影像监测（如活检和注射）。
- 肿瘤性病变及其并发症。
- 炎性病变和结晶沉积病。
- 先天性或发育性脊椎异常（如脊椎侧弯和脊椎滑脱）。
- MRI 禁忌时，脊髓空洞或其他硬膜内肿物。

基本CT序列

胸椎基本的 CT 检查包括下部颈椎和上部腰椎检查。如果其他影像检查或临床检查能确定特定的兴趣区域，无须拍摄全部胸椎 CT。CT 检查能被限定在适当的水平，以减少辐射剂量，这对儿童患者尤其重要。

CT 扫描后可以得到一系列层厚<3mm 的薄层轴位图像。指南中说的“<3mm”是为了适应不同的扫描仪型号。有些病变，如脊椎融合，需要尽可能薄的层厚（1~2mm）对病变区域进行扫描。扫描后得到的数据可以以轴位观察，也可以进行矢状位和冠状位重组。在实践中，冠状位重组并不常用，因为在轴位和矢状位上获得的信息已经足够显示病变的解剖特点了。目前，扫描获得的数据已可以进行 3D 重建，以解决特定的临床问题，通常用于严重的骨折。此外，图像可以用不同的窗宽和窗位进行观察，分别显示骨骼和软组织异常。更进一步，对某些特定组织可以进行选择性观察。这些后处理都是在患者检查完以后进行的。这有别于 MRI，后者组织特异性序列的选择都是在检查前进行的。

脊椎CT图像的解读

继续用评价颈椎的 ABCDS 方法评价胸椎的图像：

- 排列（Alignment）——冠状位重组（类似于前后位 X 线图像）和矢状位重组（类似于侧位 X 线图像）是观察脊椎正常排列的最好方法，排列出现偏差提示骨折、脱位或骨质破坏。
- 骨密度（Bone density）——与 X 线图像相似，骨皮质最为致密（如后部椎体环形结构），松质骨密度稍低（如椎体内部）。注意观察能提示疾病和感染的任何骨质侵蚀。注意观察能提示骨折的骨皮质中断。
- 椎管间隙（Canal space）——在轴位上评估椎管的通畅程度。观察中央椎管和侧隐窝是否受累，因为后者可引起神经卡压。分辨出骨折或脱出的椎间盘游离到椎管内的游离体。
- 椎间盘完整性（Disk Integrity）——轴位上评价椎间盘后缘和后外侧缘的轮廓和边缘的完整性。突出的椎间盘会改变后缘轮廓。
- 软组织（Soft tissue）——观察矢状位重组图像上椎体周围的软组织有无外伤引起的水肿。

其他胸椎CT检查方法

● CT 脊髓造影

如第 7 章中所述,CT 脊髓造影是 CT 与脊髓造影的合并使用。将对比剂注射进入蛛网膜下隙,可显示影响脊髓、椎管、脊神经根,供应脊髓的血管的任何异常。但脊髓造影是一种侵入性检查,有其内在风险。正因如此,MRI 是检查脊髓和脊神经根的首选方法。只有在 MRI 禁忌或缺乏的情况下,才推荐使用 CT 对比造影。CT 脊髓造影较少使用,且只用于特定情况。

● CT 强化

CT 可在静脉注射碘对比剂后进行,通过血流和对比剂的混合,使血管和血管性组织的密度得以增强。在胸椎,CT 增强可用于评价肿瘤的血供,显示硬膜外的感染。

● “胸部 CT”(与胸椎 CT 不同!)

胸部 CT 指的是胸腔脏器的 CT 检查。胸部 CT 是胸部影像检查的金标准。MRI 较少用于胸部,这是由于呼吸和心脏运动导致图像质量较差。胸部 CT 主要用于 X 线片上发现的肺和纵隔异常。

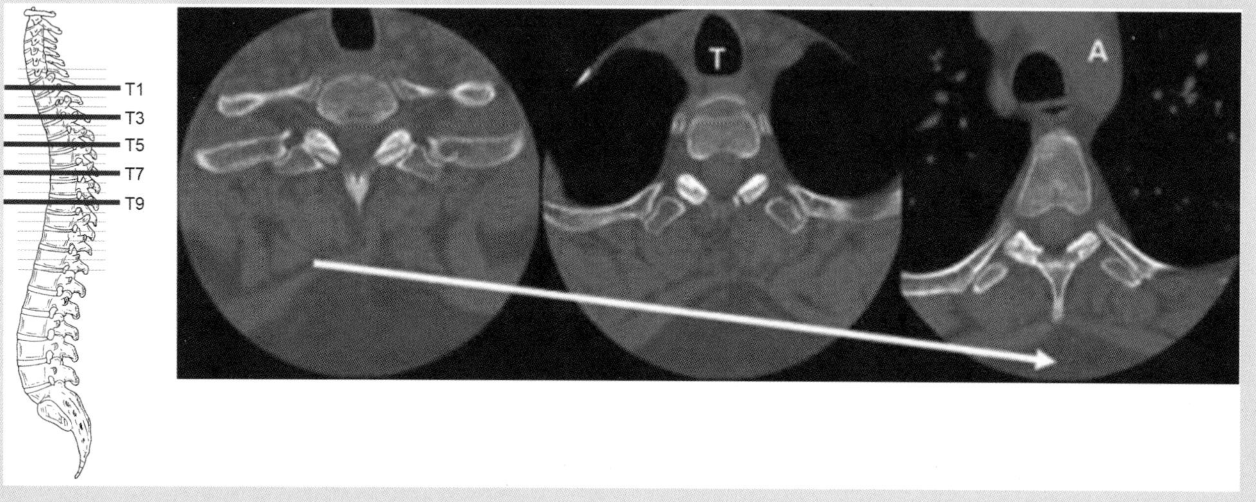

图 9-33 左图：T1 椎体位于顶端，T2 椎体的一部分也得以显示。中图：T3 椎体和部分关节突，也可以看到部分肋横突关节。注意气管（T）和肋骨限定了肺的边界。右图：显示 T5 椎体、肋椎关节和肋横突关节。（A）为主动脉弓。长箭头表示胸椎后凸和椎体位置逐渐后移。

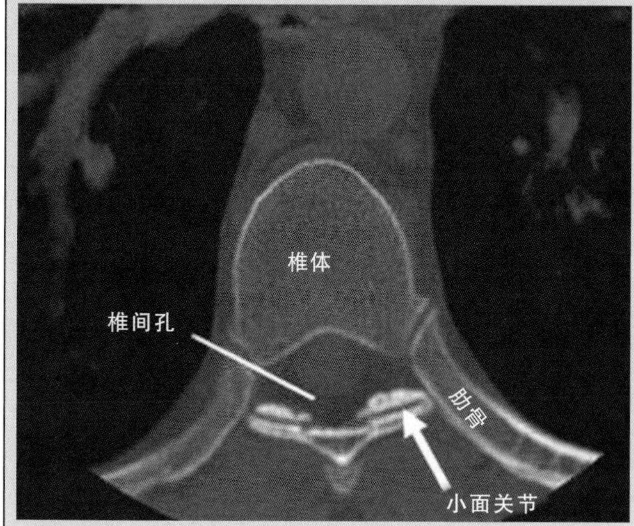

图 9-34 T7 椎体轴位 CT 图像。注意小关节面呈冠状位。

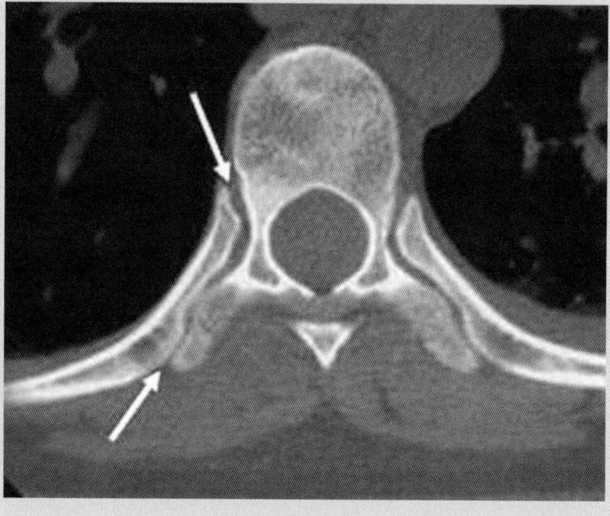

图 9-35 T9 椎体轴位 CT 图像。显示肋横突和肋椎关节（箭头所示）。

轴位

参数

- 首先获取前面或侧面观的 X 线图像定位像，以确定层面的位置。
- 视野应为 C7–L1，但应尽可能缩小，以减少射线剂量。
- 层面要连续、薄层、轻度重叠，层厚为 1~3mm。

观察内容

- ABCDS 顺序法：排列、骨密度、椎管间隙、椎间盘完整性和软组织。
- 需要记住的是，颈胸和胸腰区发病率最高的是外伤。
- 任何年龄段脊椎骨折最常见的特点为椎体前部的压缩性骨折。
- 仔细观察每个层面上的骨折、游离体或能引起正常解剖结构破坏或椎管密度变化的病灶。

● 胸椎形成一个轻度后凸的曲度，在连续层面观察时，此特点较为明显。

● 胸椎椎管前后径小于颈椎和腰椎。在T6椎体水平，矢状位观察椎管前后径约为16mm，小于颈椎中部(23mm)和腰椎中部(26mm)。

● 注意胸椎小关节的方向呈冠状位，矢状位上，胸椎小关节的方向从颈椎(与冠状面呈45°)逐渐过渡到腰椎。

● 注意肋骨与椎体和横突的结合点(图9-35)。

矢状位

参数

● 首先获得前面观和侧位观的X线图像，以确定层面的位置。

● FOV包括C7~T1，但应尽可能缩小，以提高分辨率并减少辐射剂量。

● 层面要连续、薄层、轻度重叠，层厚为1~3mm。

观察内容

● 与脊椎侧位X线图像表现相似：通过3条线评估椎体的排列：椎体前缘、椎体后缘、椎板结合处。阶梯样表现提示骨折、半脱位和脱位(图9-36)。

● 可以观察椎间盘间隙。退变的椎间盘常见到钙化。

● 在胸椎后凸区域，注意观察椎管内脊髓的前部(显示不佳，但注入对比剂后可以很容易显示)。这对于评估椎体后部骨折引起的潜在神经压迫具有很现实的意义。

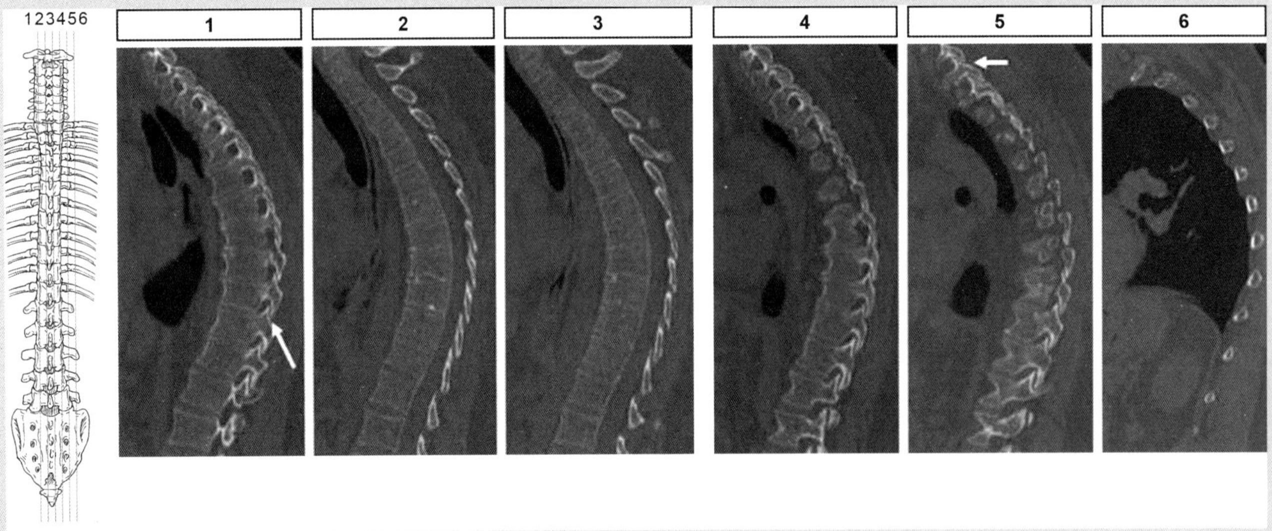

图9-36 (1)注意，左侧小关节。(2)向中线移动。(3)中线区层面，注意椎管和横突。(4)现在向右侧移动，低位脊椎开始出现小关节。(5)继续向右侧移动，其他小关节可见(箭头所示)，部分仍未显示。(6)继续向右侧移动，这个层面已越过横突，可见部分肋骨。

脊椎MRI实践指南[24]

ACR 和 ASNR 共同发表的 MRI 实践指南旨在帮助实践者为患者提供合理的临床检查路径。

适应证

脊椎(包括任何部位)MRI 检查的适应证包括但不限于如下方面:

- 椎间盘退行性病变。
- 硬膜外软组织和骨肿瘤。
- 髓外硬膜内占位性病变。
- 硬膜内病变和软脊膜病变。
- 髓内肿瘤。
- 放疗的治疗区。
- 脊髓内病变,包括脱髓鞘和炎性病变。
- 脊椎的血管畸形和(或)隐蔽的蛛网膜下隙出血。
- 脊髓空洞积水症。
- 先天性脊椎畸形/侧突。
- 术后脊髓内液体和术后软组织改变。
- 脑膜异常。
- 脊椎感染,包括椎间盘感染、骨髓炎和硬膜外脓肿。
- 椎体成形术和椎体后凸成形术的术前评估。

禁忌证

可能的禁忌证包括但不限于:存在心脏起搏器、铁磁性颅内动脉瘤夹、某些神经刺激器、耳蜗植入、其他的铁磁性异物和电子装置、文身或不可移除的人体穿孔装饰。

MRI基本扫描序列

胸椎的 MRI 检查一般包括 C7~L1,层厚≤3mm,间隔≤1mm。

获得轴位和矢状位图像。冠状位图像不经常使用,因为轴位和矢状位完全可以评估软组织结构。常用的脉冲序列包括轴位和矢状位的 T1WI 和 T2WI。此两种序列的基本作用为:

- T1W 序列确定解剖结构。
- T2W 序列观察异常的液体(异常的液体和水肿是病理改变的征象。但需要注意的是,慢性损伤也可能没有水肿。慢性病理改变需要依靠结构扭曲来确定)。

这些序列也可以修改,以抑制或黑化某些组织信号,减少运动伪影(呼吸或血流),增加分辨率,以供多平面后处理显示椎间孔。

胸椎MRI解读

与 CT 一样,采用基本的 ABCDS 法,但需额外注意脊椎的软组织。

- 排列(Alignment)——矢状位(与侧位 X 线图像类似)观察椎体的排列最佳,椎体排列异常提示骨折、脱位或骨质破坏。
- 骨信号(Bone signal)——注意观察任何病变引起的骨质侵蚀、骨内局灶性或邻近软组织的感染造成的骨质信号的改变。注意评估 T2W 序列“骨挫伤”或骨髓水肿征象。
- 椎管间隙/中枢神经系统(Canal space/Central nervous system)——矢状位和轴位上评估椎管间隙,观察椎管大小,正常椎管较为宽大。观察硬膜囊内容物(脊髓、神经根和脑脊液)。仔细寻找任何硬膜囊的缺失(邻近结构的压迫)。
    - 椎体终板后缘的退行性改变、椎间盘、小关节炎、游离体和增厚的韧带均可引起硬膜囊的机械性压迫变小。
    - 评估髓内病变。MR(平扫或强化)可以显示许多脊髓病变是否存在及其范围:脱髓鞘、肿瘤、退变、炎症、先天性异常。
- 椎间盘完整性(Disk integrity)——评估椎间盘的高度和髓核的脱水程度。分别于矢状位和轴位观察椎间盘后缘和后外侧缘的轮廓及边缘的完整性。MRI 已被证明是显示椎间盘退行性病变的检查方法之一。但由于没有统一的名词术语,MRI 诊断椎间盘突出(经常伴有神经根受压)的精确性受到限制。大多数医学协会推荐的临床指南见表 11-3。该指南指出:
    - 弥漫性后部椎间盘膨出(常不伴有神经根压迫)定义为椎间盘物质广泛和相对对称地超出椎体间隙。
    - 疝:椎间盘物质局限性或非对称性的后中央型、后外侧型、外侧型凸向椎管和(或)神经孔。椎间盘疝也可位于椎间孔外侧(也被称为远外侧型)。
    - 突出和脱出是椎间盘疝的亚型。椎间盘突出的基底部较宽,而脱出时远端宽大,基底部较窄。
- 软组织(Soft tissue)——外伤、原发性肿瘤、感染或周围占位性病变的蔓延都可引起椎体周围软组织水肿。外伤后要注意观察韧带和脊髓的完整性。MRI检查尤其适于硬膜外血肿和髓内损伤/出血。

其他MRI检查方法

MRI对比增强也是常用的标准MRI检查方法。对比剂为顺磁性钆制剂。顺磁性意味着物质的分子在磁场中会被重新排列(类似于组织中的分子),从而显示为高信号。钆制剂可以口服用于胃肠道检查,也可以静脉注射用于大多数其他检查。当组织中出现异常血管时,对比剂可在其中积聚并勾勒出组织轮廓。在胸椎,对比剂常用于感染、脊髓病变、脊髓术后瘢痕与椎间盘残留物质的鉴别诊断。

MRI检查示例见图9-37至图9-39。

胸椎MRI

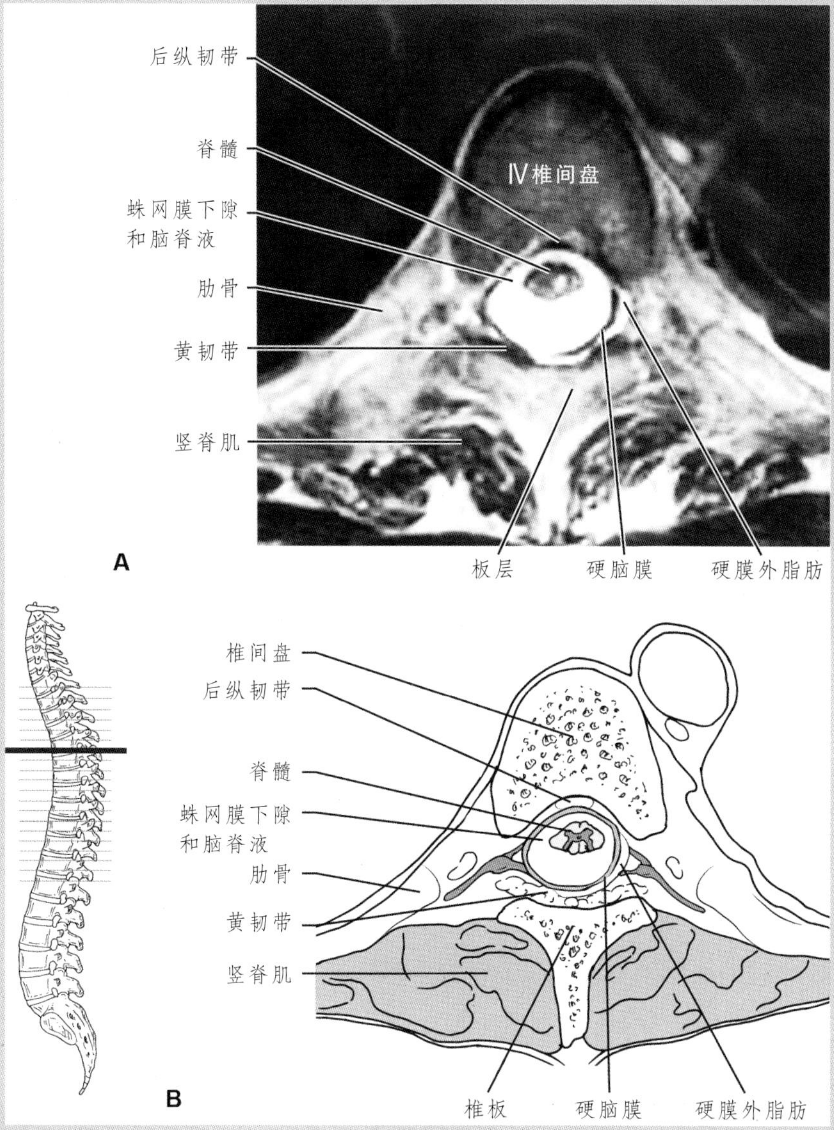

图 9–37　T5/T6 椎间隙层面轴位 MRI T2W 图像。

轴位和矢状位

参数

- FOV 应包括寰枕交界区到 C7/T1 椎间盘。
- 层厚≤3mm，间隔≤1mm。示例图为正中矢状面图像。
- 轴位图像为 T5/T6 层面。

观察内容

- 对比正常的 T1W 和 T2W 图像，低信号为黑色，中等信号为灰色，高信号为白色。

结构	T1W 信号	T2W 信号
脊髓	中等	中等
脑脊液	低	高
椎间盘	中等	高
骨皮质/韧带	低	低
肌肉	中等	中等

- 轴位显示的结构：
    - 椎间盘
    - 神经根
    - 椎间孔
    - 椎管、硬膜外脂肪、硬膜囊
    - 小关节
    - 黄韧带
- 矢状面显示的结构
    - 椎体、终板
    - 椎间盘信号及椎间盘高度
    - 硬脊膜限定的蛛网膜下隙（硬脊膜为蛛网膜下隙内的脑脊液与硬膜外脂肪之间的黑色线样影）
    - 椎管、脊髓
    - 韧带：前纵韧带和后纵韧带、肌腱韧带、棘上韧带
    - 棘突

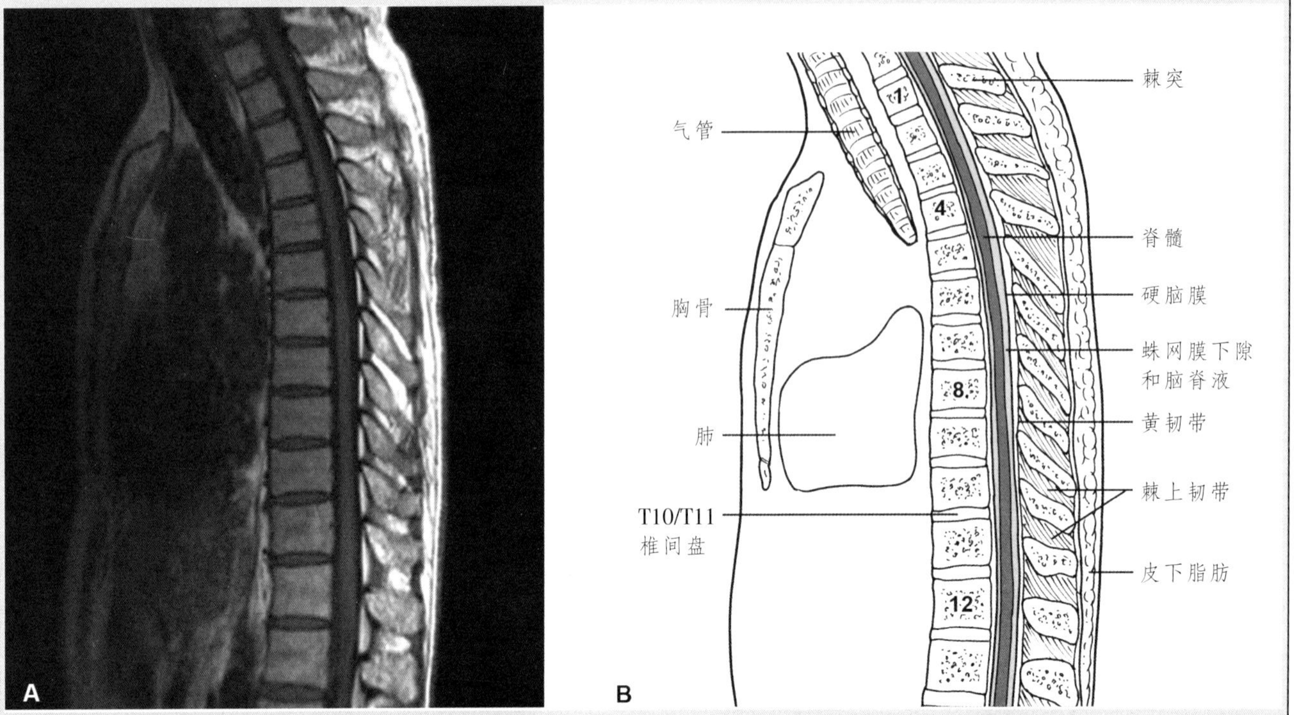

图 9-38 (A)胸椎矢状位 MRI T1W 图像。(B)MRI 线条图。

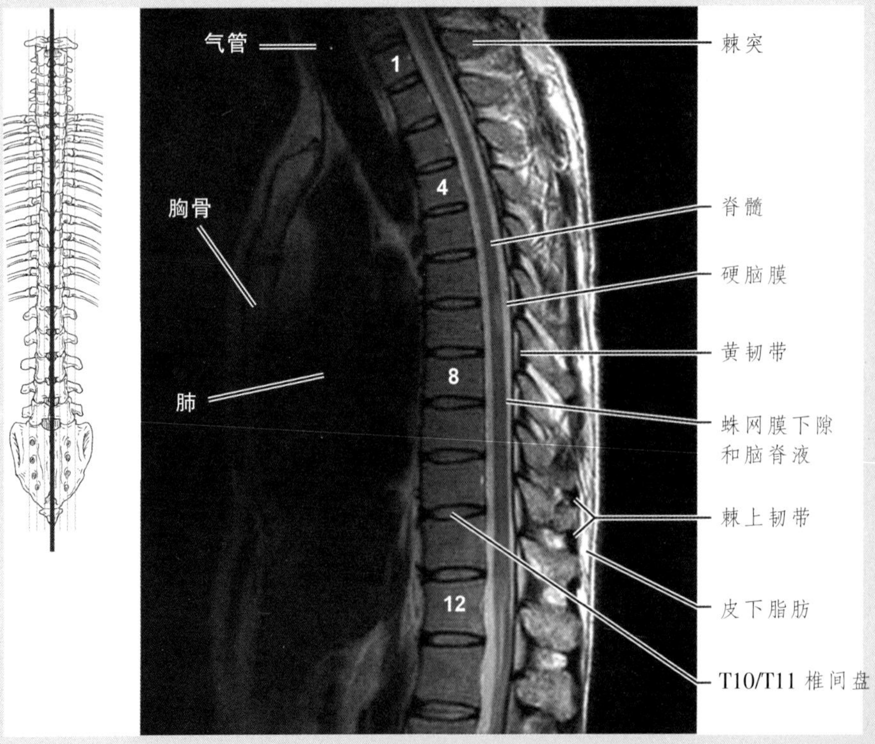

图 9-39 矢状位 MRI T2W 图像。

胸椎创伤[17,26-44]

在屈曲力的作用下，胸椎是最容易受到损伤的脊椎。而颈胸交界区和胸腰交界区又是最容易受到损伤的区域。胸椎活动度小，而颈椎和腰椎活动度大，因此，颈胸交界区和胸腰交界区便最容易受到损伤。

急性损伤发病率最高的是胸腰交界区。T12 和 L1 椎体损伤概率最大，其次是 T11 和 L2 椎体。一般为压缩性骨折和骨折并脱位。这一区域的骨折 15%~20%合并神经损伤。影响神经损伤的最显著因素为椎管直径。相对于颈椎和腰椎，胸椎的椎管更小，这意味着在脊髓受到压迫时缓冲的空间更小，更容易受到伤害。

胸椎损伤的影像学诊断

最近几年，由于高速 CT 在创伤中心和急诊科的普及，胸椎和腰椎受到钝性损伤（高能损伤机制，如机动车事故）后的影像学检查也发生了改变。严重创伤的患者多需要做胸-腹-盆腔体部（TAP）CT 评估。这些检查得到的数据可进行重组对脊柱进行评估，无须更多的费用和射线剂量，也无须花费额外的时间进行其他影像学检查。

在发现脊椎骨折方面，CT 优于普通影像学检查。多发的脊椎损伤往往不是连续的（多达 25%），在某一水平发现的脊椎骨折往往意味着要对剩余椎体进行检查。胸腰椎损伤常为多发，因此，伴发其他部位骨折时，胸腰椎的有些骨折常会被忽略，尤其是有明显分散注意力损伤的患者。分散注意力的损伤被定义为需要立即进行处置的损伤，如长骨骨折或需要手术的内脏损伤。CT 检查的最大优势是一次扫描即可获得所有数据。

14 岁以上的青少年常被作为成人对待，这是由于此时，他们的脊柱已经发育成熟。对 16 岁以下的患者初次进行胸椎和腰椎评估时，推荐使用前后位和侧位 X 线图像，除非他们已经进行了胸-腹-盆腔 CT 检查。辐射剂量是这一年龄段患者首先需要考虑的问题，随后的 CT 检查仅作为 X 线图像的补充，且只能作为解决复杂问题的一种手段。

对于神经损伤、脊髓水肿、脊髓挫裂伤、硬膜外血肿、神经根受累和韧带撕裂来说，MRI 应作为首选。然而，在胸腰段脊椎，单独韧带损伤而不伴有骨折的情况非常罕见（不像颈椎）。因此，如果 CT 正常，一般不推荐 MRI。

脊椎稳定的三柱概念

将胸腰段脊椎视作 3 条平行的柱状体是一种被广为接受的理论，主要用于评估脊椎损伤后的稳定性（图 9-40）。前柱由前纵韧带、椎体前 2/3 和椎间盘的纤维环组成。中柱由椎体的后 1/3、后纵韧带和纤维环后部组成。后柱由后部韧带复合体和椎弓结构组成。

只累及一个柱状体的骨折被认为是稳定性骨折，累及三个柱状体的骨折为不稳定性骨折，累及两个柱状体的骨折可以是或不是稳定性骨折，后者取决于骨折程度。胸腰椎的稳定通常依赖于中柱，如果中柱完整，则损伤多为稳定性。

一柱或双柱损伤

累及前柱的压缩性骨折是胸椎常见的累及单柱的损伤类型。如果损伤力度更大，这种单柱损伤会变为双柱损伤，后部韧带会受到损害。

椎体前部压缩性骨折

椎体前部的压缩性骨折是所有年龄段最常见的脊椎损伤，X 线图像即可诊断。60 岁后，压缩性骨折占所有脊椎损伤的大多数。

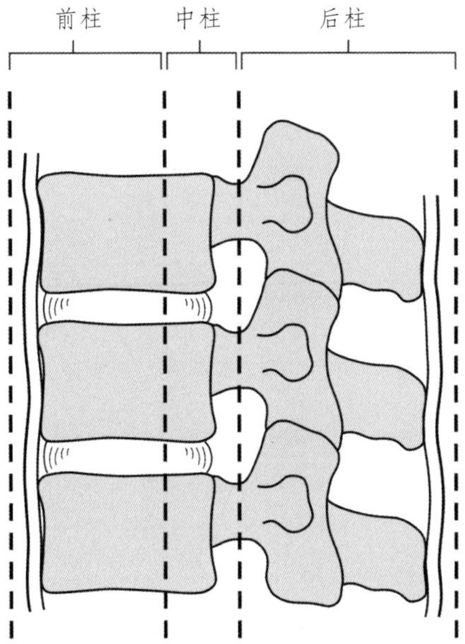

图 9-40 将胸腰椎视作 3 条柱状体的理论，其目的在于判断脊椎损伤后的稳定性。

损伤机制

约 90%的压缩性骨折由屈曲暴力造成,剩余 10%由侧屈力导致。在年轻成人,机动车事故或高处跌落是坠落事故的主要原因。当一个人从高处跳下时,重力除了会引起足后部骨折,还会向上传导引起胸腰部的骨折(见图 11-48)。在老年人,骨质疏松也是造成椎体塌陷的显著原因,即使在轻微外伤的情况下。胸椎和胸腰交界区椎体前缘压缩性骨折的发生受到多种因素的影响:

- 椎体由容易被压缩的海绵样松质骨构成,而椎弓由不容易被压缩的致密的皮质骨组成。
- 横向压缩的力量通过脊柱传导时,容易导致椎体前部结构的塌陷,但对椎体后部结构作用较小。
- 横向力量经常转变为屈曲力。而屈曲力本身会首先作用于椎体前缘,当力度超过这个区域承载的极限时,就会使之发生塌陷。
- 正常的胸椎后曲也容易使胸椎受到屈曲力的影响。
- 外在因素,如跌倒时臀部着地、从背部以上的高处坠落,以及机动车事故时处于坐位,都会使脊椎处于屈曲位或受到持续的压缩力量的影响。
- 此外,人类胸椎变成后曲也是一种保护性反应,这样在受到外伤时,可使躯干维持在屈曲状态。

特征

前部压缩性骨折会使椎体前部变形,而椎体后部、椎弓和后部韧带保持完整(图 9-41)。椎体高度的降低几乎难以被发现,也可以完全塌陷伴粉碎性骨折。

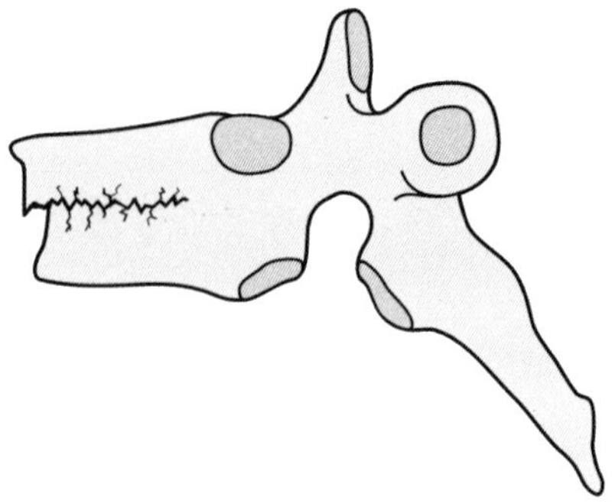

图 9-41 椎体前部压缩性骨折。

由于只有前柱受到影响,因此,前部压缩性骨折被认为是一种稳定性骨折。然而,如果受到的力量过大,后部骨质结构和韧带也会受到波及而造成断裂(图 9-42)。在这种情况下,更多的椎体结构受到损伤,脊椎的稳定性就会受到影响。

上部胸椎和下部胸椎的区别

椎体发生压缩性骨折时,椎间盘也常会受到损伤。上部胸椎和下部胸椎的椎间盘厚度不同,椎间盘损伤的性质以及椎体变形也会有差异。

在上部胸椎,椎间盘较薄,吸收冲击力的能力较弱,因此,外力很容易传导到椎体。椎体发生塌陷后也容易导致真正的楔形变。而在下部胸椎和腰椎,椎间盘较厚,吸收冲击力的能力较强,力量传到椎间盘时容易分散,且受到椎体终板的包围。结果就是在这一区域,椎间盘突出和椎体终板骨折的发病率更高,也不容易出现椎体的楔形变形(图 9-43)。

此外,下部胸椎椎间盘使椎体之间的距离更大,因

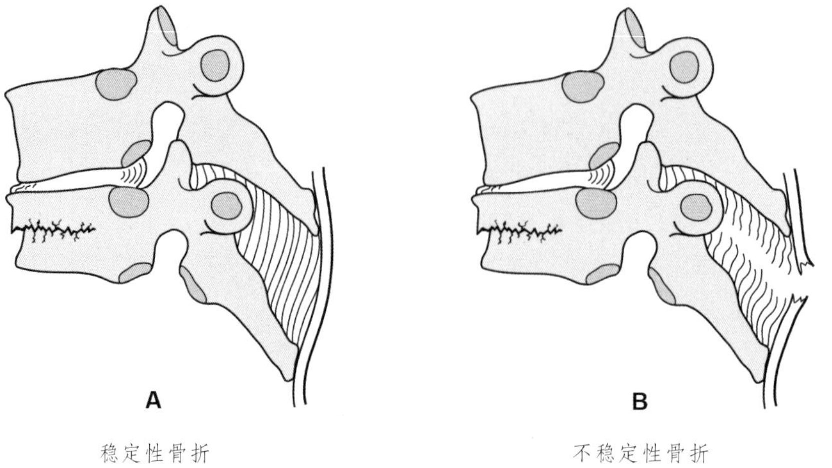

图 9-42 (A)椎体前部压缩性骨折,而后部韧带复合体保持完整。只有一个前柱受到累及,因此,骨折为稳定性骨折。(B)椎体前部压缩性骨折伴后部韧带撕裂。两柱受累意味着该损伤为不稳定性骨折。

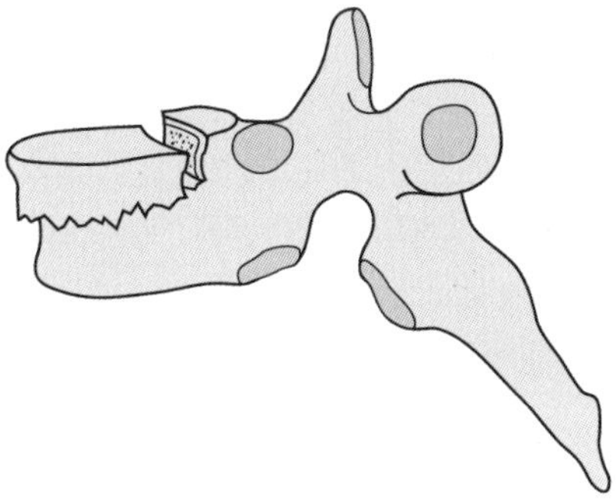

图 9-43　椎体前部压缩性骨折导致椎体终板断裂。

此也使力量更容易通过椎小关节进行传导。屈曲力能够转化为椎体前部的剪切力，使得附着在椎体终板上的最外层纤维环(Sharpey 纤维)撕裂，或终板最外层的骨缘发生剥离(图 9-44)。

老年人椎体前部压缩性骨折

压缩性骨折的发病率随年龄增加而增高，部分原因是椎体和椎间盘的退行性病变。骨内矿物质的丢失使得椎体的弹性减退、脆性增加，更容易发生骨折。髓核脱水也使得椎间盘对压缩力量的回弹力降低。这种对冲击力吸收能力的降低意味着椎体受伤程度的加重(图 9-45)。

影像学评估

如前所述，压缩性骨折反映了损伤机制。在影像学检查中，压缩性骨折的征象包括：

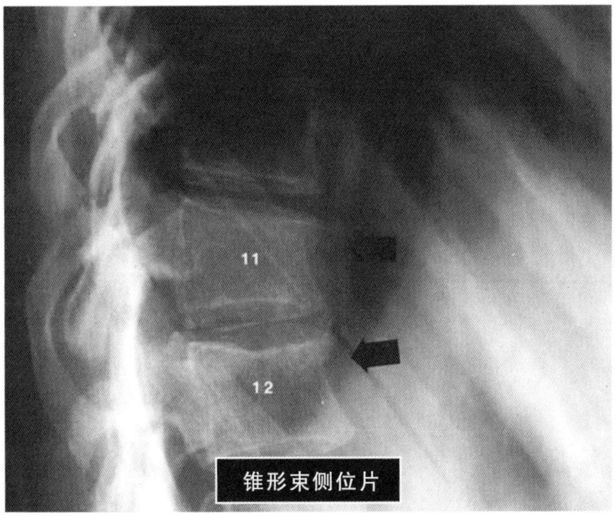

图 9-44　T11 和 T12 外伤性压缩性骨折。这名 40 岁女性在草坡上操作除草器时摔倒，臀部着地。这是下部胸椎压缩性骨折的典型特征，屈曲力转化为剪切力，损伤了椎体终板，并造成椎体压缩变形。

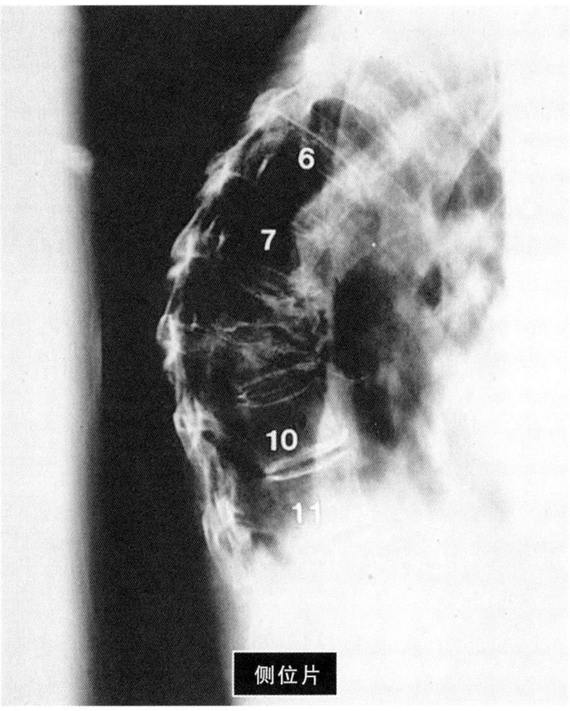

图 9-45　95 岁女性继发于骨质疏松的多发压缩性骨折。注意 T8 和 T9 塌陷。椎体变形的程度与绝经后胸椎后突的严重程度一致，这张侧位图像显示较为明显。注意两个椎体的压缩致密带，代表了压缩部分内陷的骨小梁。

1.阶梯样缺损：椎体前缘的骨皮质是第一个受到压力的结构，也是受到压力最大的结构。上部终板常会向前移位，使得正常时弧形后凹的光滑的椎体前缘变成波浪状或阶梯状。这一征象在侧位 X 线图像中显示最佳，有时是提示压缩性骨折的唯一线索。

2.楔形变形：椎体前部塌陷会使椎体呈三角形或梯形，侧位片观察最佳。这会导致胸椎后曲增加。也可发生一侧楔形变，出现胸椎侧弯，前后位片较明显。相对于椎体后部，椎体前部高度减少 30%以上时才可以观察到椎体呈楔形改变。

3.线样致密影(压缩白带)：受累终板下方致密的线样条带影。这条致密带代表了压缩性骨折后内陷的骨小梁。之后，同样表现的致密带代表了骨折愈合后的骨痂。侧位片观察最佳。

4.终板移位：椎间盘前缘的剪切力会撕裂终板的骨缘，导致其向前移位。侧位片出现这种表现时，会使前后位上椎体的径线增加。

5.椎间盘高度降低：椎体间隙和椎体排列保持良好提示椎间盘完整。椎间盘突出会引起椎间隙变窄，椎体排列出现紊乱。

6.椎旁水肿：椎旁软组织水肿或血肿，常与椎体压缩性骨折伴发，最容易见于前后位，表现为椎体任一侧的密度增高。

7.腹部肠梗阻：椎旁软组织创伤后常伴发内脏自主神经或神经节的功能紊乱，引起小肠或结肠内积气，以前后位显示最佳。这一征象的意义在于提示潜在的严重创伤以及骨折的可能较大。

压缩性骨折的期龄

在X线图像上判断压缩性骨折的期龄主要依靠是否存在上文所述的X线征象（表9-1）。急性压缩性骨折会出现上面的多数征象，只不过轻度损伤无软组织损伤征象。2个月内的近期和治疗期骨折，阶梯样缺损和线样致密征是最可靠的骨折征象。约3个月后，分离的骨端融合，这两个征象才会逐渐消失。如果压缩性骨折的时间有疑问，骨扫描可以提供帮助，因为愈合期的骨折活性增高。但骨扫描并不精确，因为阳性征象可以保留到伤后2年。

愈合

椎体骨折的愈合依靠骨内和骨外骨痂的形成。骨端愈合发生于伤后3~6个月。延迟愈合可能是由于过多的椎间盘组织疝入骨折区域、血管营养的中断、患者一般情况较差或高龄。椎体前缘的高度极少会恢复到正常，因此，椎体的楔形变会持续存在。椎体前缘过度增厚、骨痂过度形成甚至延伸到前纵韧带等并不常见，但可以持续达1年之久。椎间盘的轻度损伤可以重新血管化并恢复功能。严重的椎间盘撕裂会引起损伤节段钙化和骨性强直。

治疗

椎体压缩性骨折的治疗主要是非手术疗法。前部压缩性骨折表现为急性疼痛，多数严重症状在10~14天即可缓解。患者常需短暂住院，以控制疼痛并选择合适的胸腰骶椎矫正器（TLSO）。年轻人可以将躯干固定在伸直位，以减轻椎体前部的压力，缓解疼痛。这样能允许患者在可以忍受的情况下立即进行离床活动。固定应持续4~6周。开始康复时，如果有需要，可以使用TLSO、等长背部肌肉增强和离床装置等。

躯干支撑对老年人通常无效，也不适合，甚至不可能。这是因为老年人常有脊椎后凸、脊椎伸展活动能力下降和难以忍受的胸部受限。康复治疗包括止痛、离床装置、促进活动、防止体质虚弱、减少跌倒风险、增强忍受力和增加运动量时调整姿势，以减轻疼痛（如从坐位到站立）。

表9-1 压缩性骨折的期龄判断

	新近骨折（骨折后2个月内）	陈旧骨折
阶梯样缺损	+	-
楔形变形	+	+
线样致密影	+	-

双柱或三柱损伤

大多数胸椎双柱或三柱损伤是高能屈曲力作用的结果，损伤后可同时造成骨折和脱位。

骨折-脱位损伤

损伤机制

65%的胸腰椎骨折是由于机动车事故和高处坠落伤。其他原因为运动损伤或暴力活动。屈曲力合并旋转、撕裂、压缩或分散张力产生了损伤的特征性模式（图9-46）。表9-2总结了常见的胸椎和胸腰椎骨折-

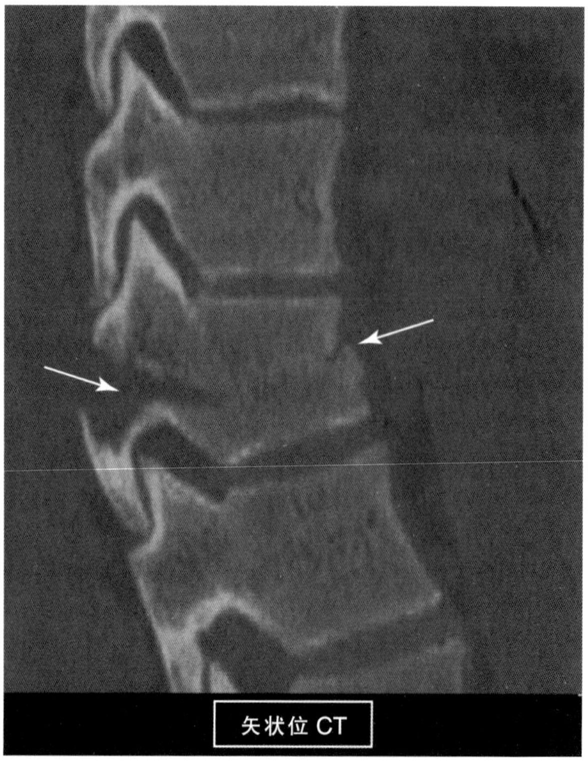

图9-46 “安全带”或“机会性”骨折。这种三柱骨折是由于水平方向固定时（如安全带）受到屈曲力。箭头所示为整个椎体水平离断，包括椎体、椎弓根和椎板。（Image courtesy of Nick Oldnall, www.xray2000.co.uk.）

表 9-2　胸腰部骨折-脱位的形式

损伤机制	损伤	表现
A.过屈	前柱：椎体压缩性骨折 中柱：后纵韧带(PLL)撕裂 后柱：后部韧带复合体(PLC)撕裂，小关节脱位	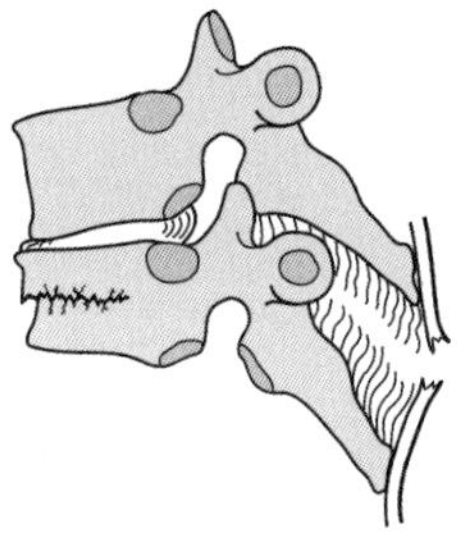
B.过屈伴旋转	前柱：椎体终板骨折，椎间盘破裂 中柱：PLL 撕裂 后柱：PLC 撕裂，小关节的脱位或骨折	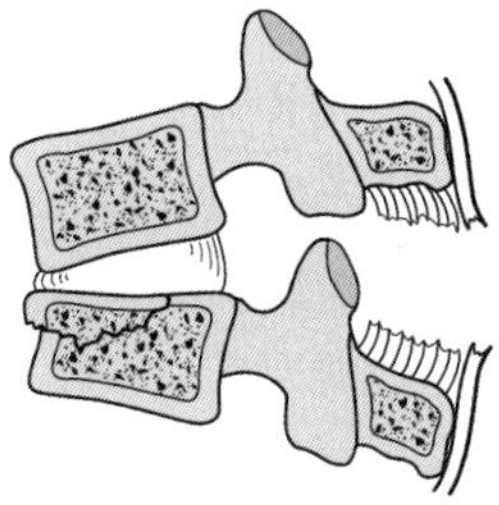
C.过屈伴剪切："外伤性脊椎前移"	前柱：通过椎体或椎间盘的剪切性骨折 中柱：椎体骨折和 PLL 撕裂 后柱：椎弓根骨折或 PLC 撕裂	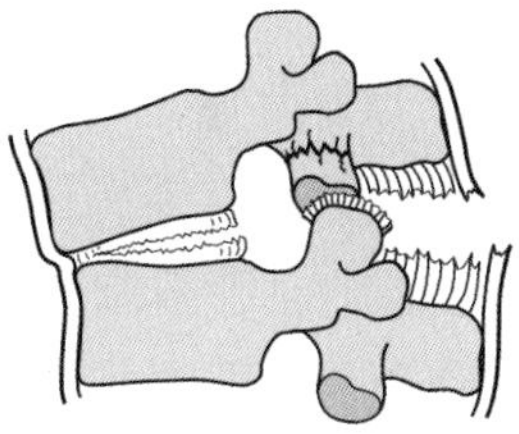
D.过屈并水平性固定限制："安全带骨折"	前柱：水平性椎体骨折 中柱：水平性椎体骨折 后柱：椎板、椎弓根和横突的裂隙样骨折	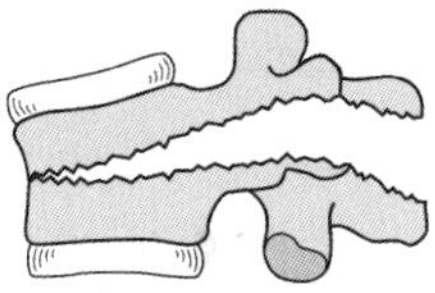
E.过伸	前柱：前纵韧带和椎间盘断裂 中柱：椎体后部压缩性骨折 后柱：椎弓压缩性骨折或小关节脱位	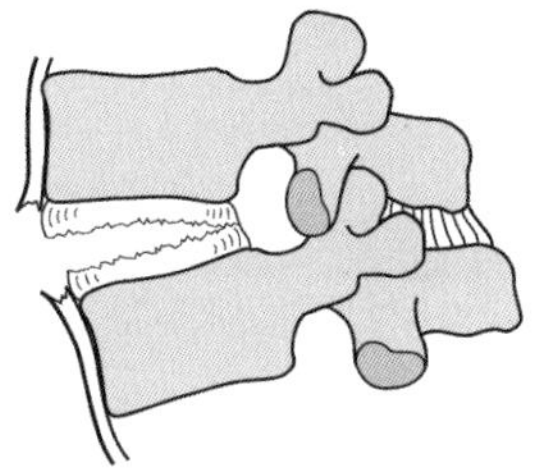

脱位。

特征

中柱和后柱的骨折和脱位很可能会成为不稳定性损伤。危险因素包括骨折碎片游离进入椎管或挤占椎管内脊髓所在的空间。

在胸椎，骨折合并脱位是常见的损伤形式。单纯的胸椎小关节脱位罕见，因为相对于活动度更大也更容易脱位的颈椎来说，胸椎小关节更稳定。胸椎小关节脱位需要更大的力量，因此，骨折比脱位更容易发生。同样，单纯的后柱骨折也少见。要使椎弓处致密的骨质骨折也需要更大的力量，因此，相关的骨折和韧带损伤也更容易发生。

后柱损伤很少发生单独的骨折，但有一种例外就是棘突的撕脱骨折，常见于颈胸交界区。这种骨折被 Eponym 称为"铲土者骨折"。按照发生率，最容易发生这种骨折的依次是 T1、C7 和 T2。

影像学评估

在发生骨折和(或)骨折-脱位的情况下,侧位片观察可采用三柱概念对胸椎进行评估(见表 9-2)。骨折和(或)脱位能显示下列任一征象:

- 椎体排列的 3 条参考平行线空被破坏,提示移位或脱位。
- 脊椎后凸成角提示后部韧带复合体撕裂。
- 椎间关节间隙增宽,提示椎间盘破裂。
- 椎间关节间隙变窄,提示髓核物质突出。
- 骨骼变形,提示骨折或软组织撕裂。

前后位片显示下述改变:

- 椎弓根间距改变。
- 棘突间隙改变。
- 椎旁水肿。
- 腹部肠梗阻。

治疗

不稳定性骨折的治疗并不总是需要手术固定。如果矢状位图像上椎体排列能够恢复,则某些不稳定性压缩性骨折或爆裂骨折对过伸石膏反应良好。模套、胸腰骶椎矫正器及支撑支架能对不同的胸椎节段提供不同程度的固定作用。

如果损伤后出现神经功能缺失,或后期发生神经功能缺失的风险较高,那么,手术治疗就是必要的。若胸椎损伤同时伴有肋骨骨折,则不稳定性的可疑度会大大增加。

骨性胸廓骨折

肋骨骨折

损伤机制

肋骨骨折是最常见的胸部损伤,可见于各种类型的创伤。肋骨骨折常见于直接冲击伤。在一些身体虚弱的患者,严重的咳嗽也可能导致下部肋骨骨折。高龄的心肺复苏幸存者也常会有左侧肋骨骨折。少见的情况下,肋骨骨折也可见于强度过大的体育运动,如划船、高尔夫球和棒球。婴儿的第一肋骨骨折几乎可以诊断为药物滥用,3 岁以下儿童的肋骨骨折在根据临床检查和病史排除其他病因的情况下,也应高度怀疑药物滥用。

特征

临床上,肋骨骨折多有明确的病史、局部压痛和深呼吸痛。肋间肌的存在使得肋骨很少发生移位。前后方向按压胸廓会使胸廓分散,并产生疼痛。

肋骨骨折的并发症包括刺破胸膜引起血胸、刺破肺引起气胸,或引起肺挫伤。评估肋骨骨折的首要目的是判断有无并发症。在无并发症的情况下,评估的目的是缓解疼痛。

影像学评估

在影像学上,肋骨骨折的评估较为困难,因为肋骨平面众多(图 9-47)。无移位的肋骨骨折一般表现为骨皮质的偏离,骨折线呈垂直或斜行。当发生血肿时,周围软组织的密度往往是附近骨折的可靠征象。肋骨骨折很容易在随访的 X 线图像上显示。外伤后 10~14 天,骨折愈合过程中骨痂形成,有时是发生骨折的首次可见征象。咳嗽引起的骨折往往会延迟诊断,因为造成咳嗽的原因才是引起临床注意的直接病理状态,如肺炎。

运动相关的压力性骨折常被误诊为肋间肌肉紧张。理论上,它们都是由划船时前锯肌和外斜肌,打高尔夫球时前锯肌、背阔肌和腹部肌肉的快速、用力收缩引起。传统 X 线图像对任一骨骼的压力性骨折的诊断都很困难,所以,肋骨的压力性骨折需要进行骨扫描或 CT 检查来加以诊断。在发现肋骨骨折方面,超声远优

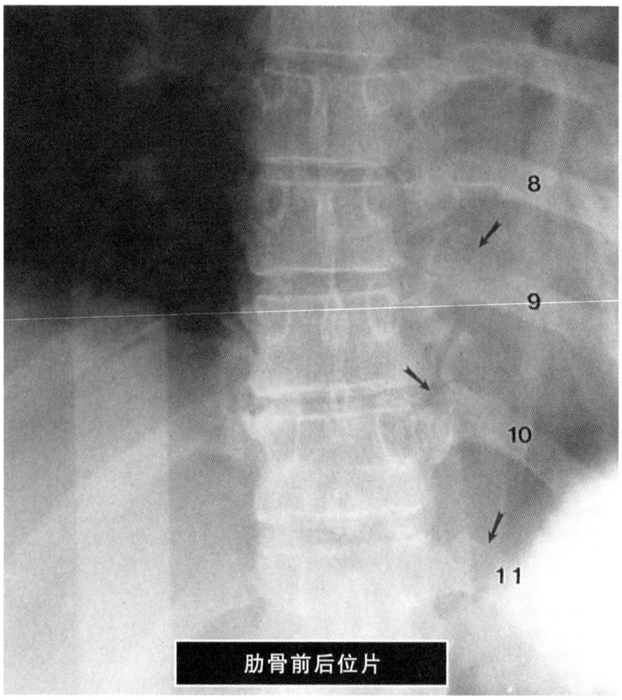

图 9-47 黑色箭头所指为左侧第 10~11 肋骨骨折。该坠落伤患者的更多骨折见图 11-38 和图 14-50。

于 X 线图像，但其局限性在于较为耗时，并且不便观察肩胛骨后方和锁骨下区。

愈合

肋骨血供丰富，有不断的呼吸运动，但一般肋骨骨折都能很快愈合。大多数肋骨骨折在休息 4~6 周后即可愈合。骨不愈合和畸形愈合极为少见，且即便发生也很少会引起症状。

治疗

对于无并发症的肋骨骨折，可用止痛剂和轻度压迫支持进行保守治疗，如贴扎和肋骨保护带。3 根或更多肋骨骨折的患者需住院治疗，以防发生并发症。

胸骨骨折

胸骨骨折由钝性创伤引起，相对少见。然而剑突骨折常见，因为剑突的末端游离，骨化后脆性增加。

需要注意的是，外科手术后，胸骨被纵行切开（胸骨切开术）以打开进入心脏和肺的通道，术后胸骨被小的 X 形接骨板和螺丝固定。改良的胸骨切开术，是从胸骨柄下方切开，避开了锁骨附着处，主要适用于胸腔小切口患者。后者可使患者术后无须严格限制上肢运动。

异常状态

骨质疏松症[45-63]

骨质疏松症是 50%的 55 岁以上美国人的主要公共健康威胁。50%的老年女性和 25%的老年男性在其余生中会发生一次骨质疏松相关的骨折。椎体压缩性骨折是最早期和最常见的骨质疏松性骨折。根据一些早期的影像学表现，放射医师能协助启动早期治疗干预，将骨折风险降至最低。参见第 2 章中 FRAX 和 DXA 中关于早期鉴别的更多信息。

遗憾的是，许多椎体骨折被遗漏或未报告，部分原因是缺乏标准的放射学解读、使用不明确的术语、未能引起临床医师对椎体骨折的足够重视，以及当患者无症状时，轻中度骨折未被报告（超过 65%的椎体骨折无症状）。普及推广使用专用放射显示屏来发现这种无症状骨折还有难度，但常会有一些偶然的机会做出诊断，尤其是患者有胸部 X 线图像时。在过去 10 年中，骨质疏松症的报告和评估标准化取得了一定的进展。目前，大多数国际组织推荐使用 Genant 视觉半量化椎体骨折评估（图 9–48）[48]。

临床表现

椎体压缩性骨折一般会有慢性背部疼痛、脊椎活动受限和社交隔离等。既往有椎体骨折的人发生多发椎体骨折的概率会增加 50%，髋关节骨折的概率增加 30%——这就是早期识别椎体骨折的重要性。胸椎后突和变形会变得显而易见（见图 9–45）。脊椎和胸部弹性丧失后其功能也会受到限制。由于疼痛，患者离床活动常会受到限制，心脏和肺容量减小，为了弥补颈椎过伸，患者常需将眼球置于水平位。

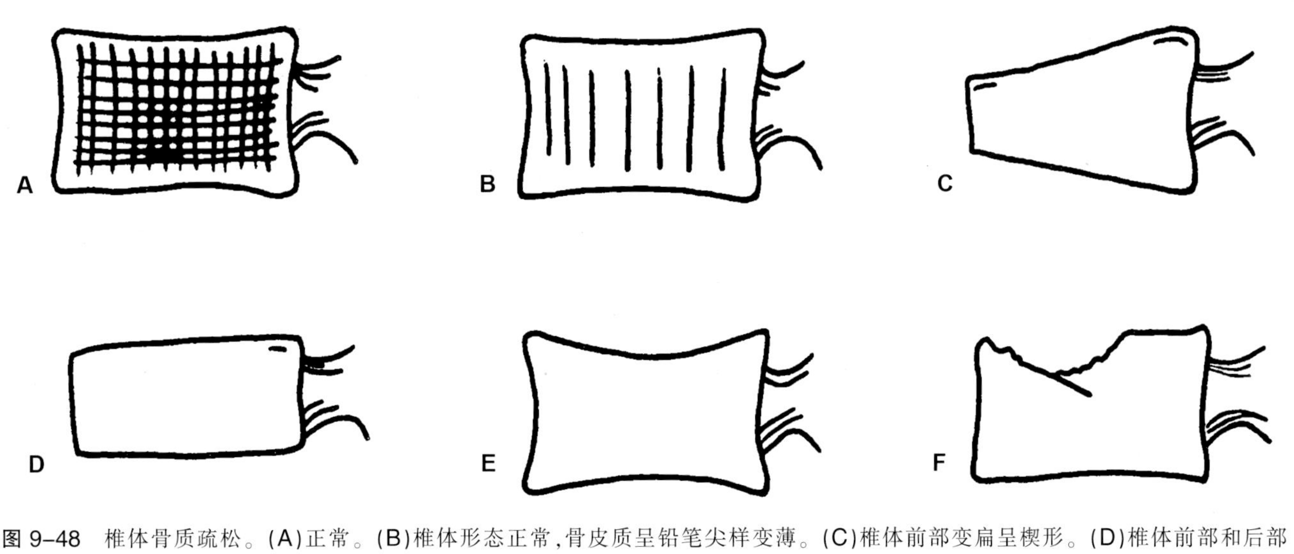

图 9–48　椎体骨质疏松。（A）正常。（B）椎体形态正常，骨皮质呈铅笔尖样变薄。（C）椎体前部变扁呈楔形。（D）椎体前部和后部同时塌陷。（E）双凹样（鱼椎样）变形，由椎体终板逐渐凹陷所致。（F）急性骨折所致终板凹陷成角。

影像学评估

一般来说，任何骨骼发生骨质疏松，都会出现典型的表现，如透亮度增加、骨皮质变薄和骨小梁改变。椎体骨质疏松同样会出现上述表现，另有一些特殊表现：

- 椎体密度降低：首先出现于椎体松质骨，导致椎体呈“空盒子”样表现。
- 骨皮质变薄：椎体边缘骨皮质变薄，尤其是在终板处，这里骨皮质相对较厚。椎弓骨皮质同样也会变薄。
- 小梁形态的改变：椎体内的骨小梁呈清晰的垂直条纹样改变。
- 楔形变：椎体结构性强度降低后常在屈曲或轴向压力下塌陷。在严重的骨质疏松患者，相对轻微或正常的日常活动即可导致骨折。骨折与骨质疏松直接相关。
- 其他椎体变形：慢性微骨折可导致椎体出现双凹样变形，不伴有椎体前缘和后缘的改变。这种改变主要是由于椎体的结构性薄弱和椎间盘的膨胀性压力。单纯的创伤事件会导致椎体变扁或爆裂骨折，使椎体呈扁平样改变。椎体骨折的 Genant 分类总结了椎体塌陷的表现和分级(见图 9-48)。
- 终板变形：终板中部相当于髓核处可见边缘平滑的压痕，胸椎和腰椎沿终板常可见硬化性改变。
- Schmorl 结节：髓核物质通过终板的结构性薄弱区突入椎体内部，形成密度降低的“结节”。

放射学报告一般不用“骨质疏松症”这一名词，因为它是一个临床诊断名词。旧有名词“骨质减少”仍然沿用，但目前推荐使用“骨量减少”或“骨密度降低”，“弥漫性矿物质丢失”也可用来表示骨密度降低。

治疗

骨质疏松性椎体压缩性骨折的治疗主要是减轻疼痛。缓和治疗以及止痛疗法对于促进活动和防止长时间卧床后并发症十分关键。如前所述，椎体前部压缩性骨折后的固定对于老年人并不十分有效。抗吸收药物和成骨性激素常被用来延缓或逆转骨量丢失。

经皮椎体成形术或气囊后凸成形术是相似的介入治疗术，都可以用来减轻椎体压缩性骨折后的疼痛(图 9-49)。操作方法为在透视下将聚甲基异丁烯酸水泥注入受累的椎体。对于脊椎后凸患者，气囊被置入椎体内充气，创造一个预置的空间，以便于水泥注射。这样有利于最大限度地保持椎体高度，使漏出的水泥最少。椎体完全塌陷是这种手术的禁忌证，因为椎体塌陷会造成水泥外漏。

康复治疗在骨质疏松的早期很有价值，通过强化和柔韧训练改善患者姿势，通过负重和离床活动改善患者的一般状况。骨质疏松晚期以进行性椎体骨折和脊椎变形为特征，康复治疗可适当延缓病情发展，保持患者在日常活动中的功能独立。

脊柱侧弯[64-76]

脊柱侧弯是脊椎从正中矢状面向外偏离，同时伴有椎体和肋骨的旋转变形。在凹面一侧，由于压迫力量，可导致椎间盘间隙变窄、椎体楔形变、椎弓根和椎板的变短变薄、椎间孔和椎管变窄。凸面一侧出现肋间隙增宽、肋骨后移，导致“驼峰肋”变形(图 9-50)。

流行病学

脊柱侧凸的发病率依弯曲程度的不同而不同。在成人，研究显示，弯曲超过 5°的患者在美国人群中的发病率约为 5%，超过 10°为 2%~4%，>25°发病率约为 1.5/1000 人[7]。曲度越大，女性占比越大。在儿童，每 1000 人中会有 3~5 人发展为脊柱侧弯而需要治疗[29]。

分类

脊柱侧弯可分为结构性侧弯和非结构性侧弯。非结构性侧弯的特点是脊椎保持柔韧性，在侧弯的凸面施加侧屈力可使之恢复或变直。非结构性侧弯可由姿势改变、神经根刺激、炎症或双下肢不等长引起。

结构性侧弯的特点是脊椎缺乏柔韧性，在侧弯的凸面施加侧屈力时，脊椎曲度不可改变。超过 50 种疾病与结构性侧弯相关。然而，约 80%的结构性侧弯患者由于病因不明，被称为“特发性侧弯”。

特发性侧弯

特发性侧弯有 3 种：

- 婴儿型特发性侧弯：3 岁前发病，可有神经症状。许多患者可自愈，也有一些会继续进展。
- 少年型特发性侧弯：3~10 岁发病，女孩多见，继续进展风险高。
- 青年型特发性侧弯(AIS)：发病于 10 岁至骨骼成熟时，女:男比为 7:1。本病在青春期或快速生长期尤

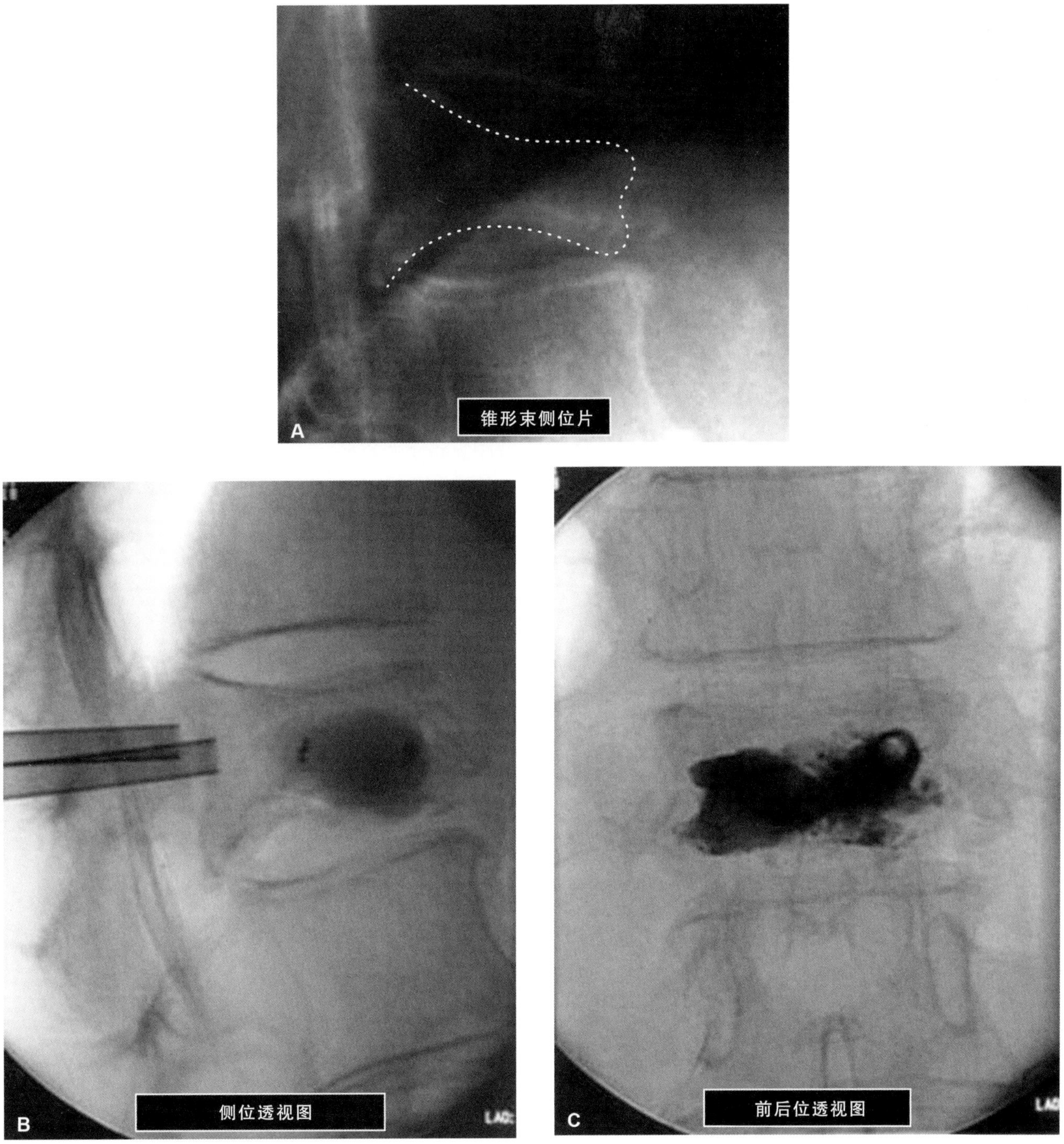

图 9-49　(A)胸椎侧位观。注意椎体的楔形塌陷。(B)侧位透视图，经椎弓根套管针在椎体内给气囊充气。(C)前后位透视图，骨水泥椎体成形术完成后，椎体高度保持。(Image courtesy of Harry Herkowitz, MD, William Beaumont Hospital, Royal Oak, MI.)

为明显。骨骼成熟会使病变进展停滞，但同时也会使治疗效果大打折扣。如果非手术疗法无法阻止病变进展，则需考虑手术治疗。

弯曲形态

常见有 4 种不同的弯曲形态(图 9-51)。弯曲以凸侧为准，并辅以左侧和右侧。

1.右侧胸椎侧弯：最常见的弯曲为向右侧弯。弯曲主要发生于 T4~T6 至 T11~L1 之间。在主弯曲的上方或下方常可见继发弯曲或次弯曲。这是补偿性或始发性非结构性弯曲，目的在于平衡脊椎和保持眼球水平位。继发性弯曲也可见于以下任一类型的脊椎

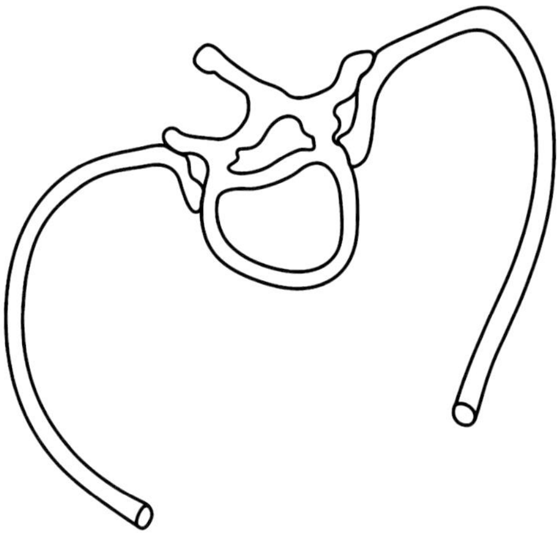

图 9-50 脊椎侧弯后椎体和肋骨的旋转变形，上面观。

弯曲。

2.右侧胸腰椎侧弯：主弯曲较长，从 T4~T6 至 L2~L4。可发生于任何一侧，以右侧多见。

3.左侧腰椎侧位：弯曲范围从 T11 或 T12~L5。也可发生于任何一侧，以左侧多见。

4.左侧腰椎，右侧胸椎侧弯：这种双弯曲由两个同等程度的弯曲组成。这种侧弯的起因很可能是胸椎侧弯后，补偿性继发腰椎侧位，但最终形成两个结构性弯曲。

影像学评估

影像学检查是脊椎侧弯患者最直观有效的诊断方法。影像学检查的目的主要体现在以下方面：

1.明确或排除脊椎侧弯的各种病因。

2.评估弯曲的程度、位置和柔韧性。

3.评价骨的成熟度和骨龄。

4.监测弯曲的进展或好转。

所有上述因素都可能影响治疗计划的选择、治疗计划的修改以及决定何时终止治疗。

脊椎侧弯的诊断和处理需要大量的 X 线图像，会使年轻患者重复暴露于辐射中，因此，风险获益比在治疗中显得至关重要。

高级影像学评估

MRI 可以发现引起脊椎侧弯的潜在脊髓异常，如脊髓栓系和脊髓内瘘管。有研究显示，在所谓的“特发性”脊椎侧弯患者中，脊髓异常的比例较高。此外，MRI 能够在术前发现会引起术后并发症的一些人体缺陷。

影像诊断序列

诊断和评估脊椎侧弯的放射序列包括以下部分或全部投照：

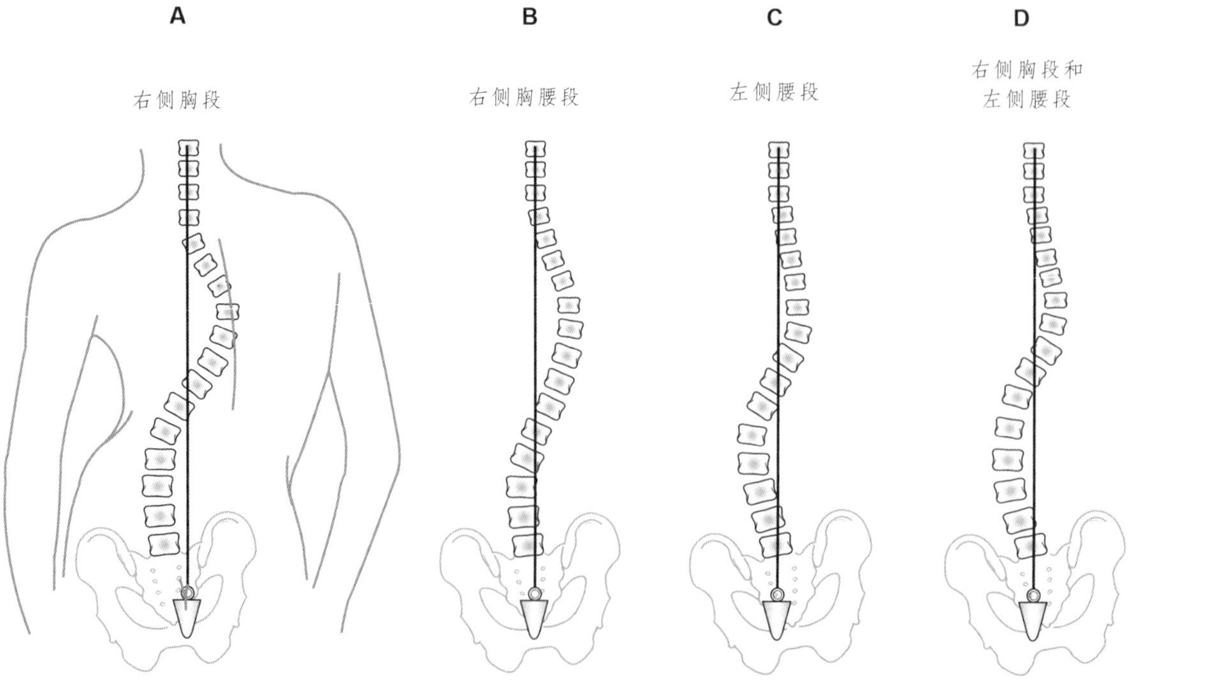

图 9-51 四种常见的侧弯类型。这些线条图代表的是临床检查（非放射学）视觉，也就是观察者从患者背部观察。弯曲的命名也来自这样的视觉。

1.直立前后位。

2.直立侧位。

3.直立前后侧屈位,观察脊柱。

4.左手后前位。

直立前后侧屈位要求最大限度向右或向左弯曲,这样可以显示弯曲的柔韧度和僵硬度。向弯曲的凸侧屈曲时,非结构性侧弯可以恢复正常或变直,而僵硬的结构性侧弯在向凸侧屈曲时不发生改变(图 9–52)。

在评估矢状位相关的弯曲时,侧位摄影就很有必要,如脊椎后凸或前凸。名词“脊椎后凸侧弯症”即指冠状位和矢状位均存在的弯曲。

除脊柱摄影外,还需拍摄手和腕部的 X 线图像。图像需要与 Greulich 和 Pyle 图谱上的标准图像进行对照,以判断骨龄[65]。骨龄指骨骼成熟的生理年龄,而非年代学年龄,详细论述见第 3 章。

骨骼成熟的影像学指标

两个骨骼成熟度的指标见于 X 线图像。椎体环形骨突的融合与骨骼成熟密切相关(见图 9–9)。同样,髂嵴骨突与髂骨的融合也代表着骨骼成熟。

骨骼成熟的 Risser 征:在 X 线图像上,骨骼成熟过程中髂嵴的表现称为 Risser 征。髂嵴骨突首先出现在髂骨前上部,经过 1 年时间,延续到髂骨的后上部。完全融合需要 2~3 年时间(图 9–53)。

骨突形成后,根据其覆盖髂嵴的面积,可将其分级。Risser 分级为 1+~5+。

- 1+:骨突覆盖髂嵴 25%的面积;
- 2+:骨突覆盖髂嵴 50%的面积,称为“帽”;
- 3+:骨突覆盖 75%的面积;
- 4+:骨突覆盖 100%的面积;
- 5+:完全骨性融合。

当出现 Risser 5+征象和椎体环形骨突完全融合时,就可以认为骨骼已经成熟。脊椎侧弯的进展此时会停止,脊椎支架也可逐渐撤除,因为进一步纠正治疗也会逐步停止。

Cobb 法测量

Cobb 法被广泛用于脊椎侧弯的 X 线图像测量。这种方法可在前后位 X 线图像上测出弯曲的程度(图 9–54 和图 9–55)。Cobb 测量方法如下:

1.找出明显向凹侧倾斜的最上面的椎体,沿其上缘画一条线。

2.找出明显向凹侧倾斜的最下面的椎体,沿其下缘画一条线。

3.画出上面两条线的垂直线,测量其相交的夹角。这个夹角就代表了侧弯的程度。

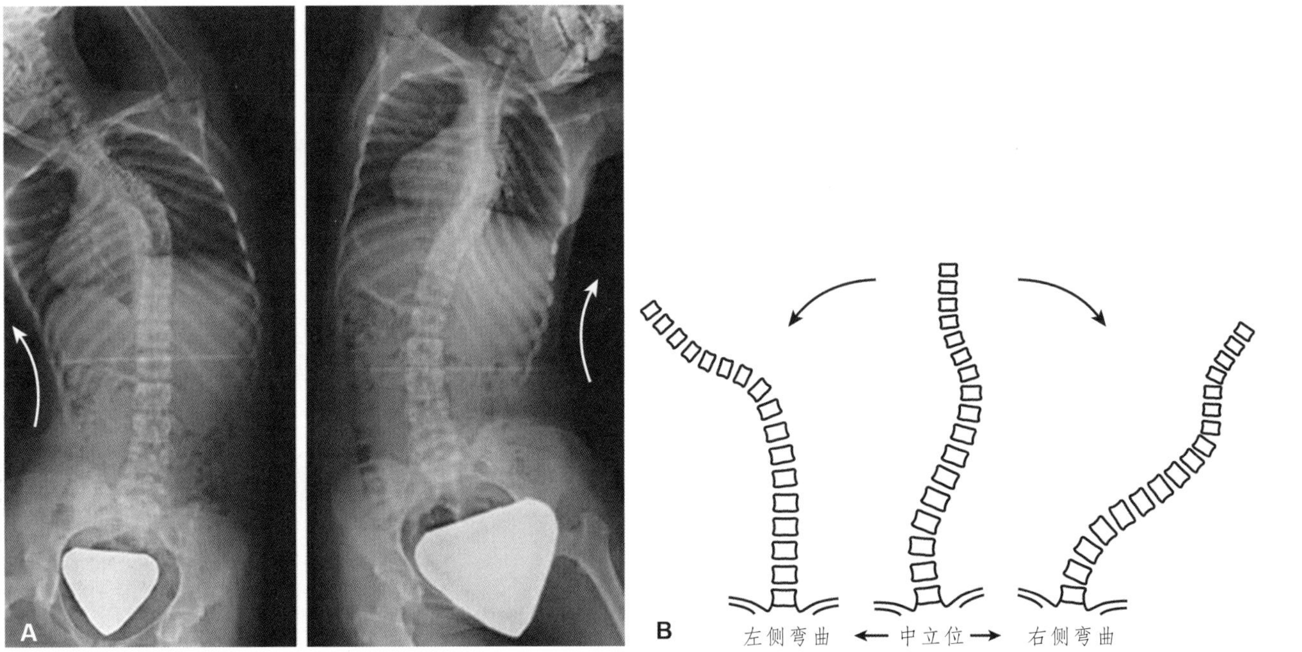

图 9–52　(A)双曲度患者前后位侧屈摄影。向左侧屈显示腰曲纠正或恢复,提示腰曲为柔韧性的非结构性侧曲。向右侧屈时胸曲未纠正,提示胸曲为僵硬的结构性侧屈。(B)线条图也显示中立位和双曲样表现。

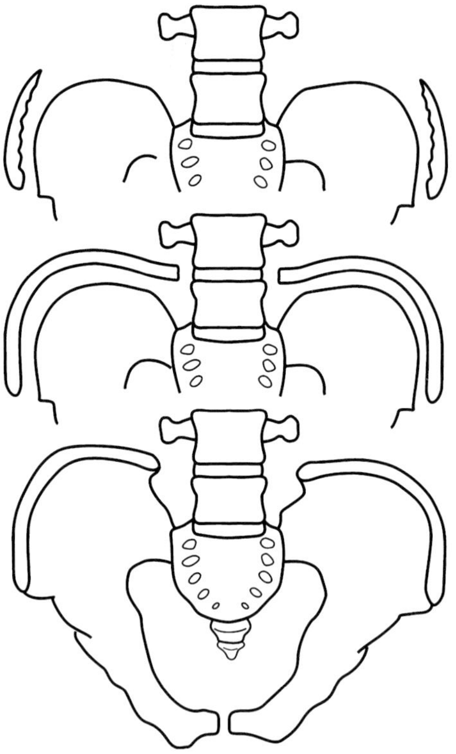

图 9–53 不同骨骼成熟期髂骨骨突的 X 线表现。参照 Risser 征象，骨突形成后根据其覆盖髂嵴的程度对其分级，完全融合为 5+。

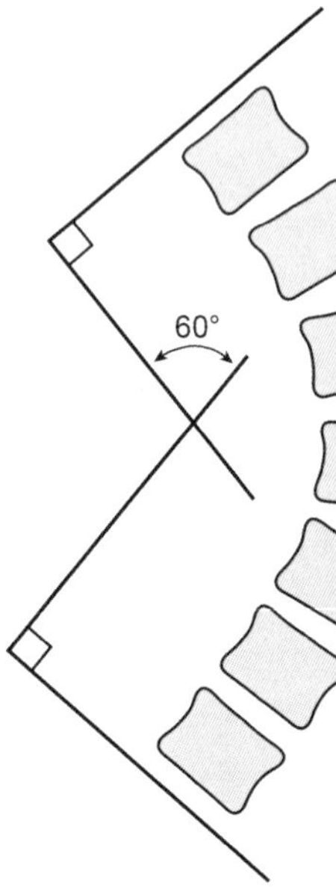

图 9–54 在 X 线图像上用 Cobb 法测量脊椎侧弯。

目前的影像工作站可自动进行 Cobb 测量，只需放射工作者确定椎体终板的延长线即可。

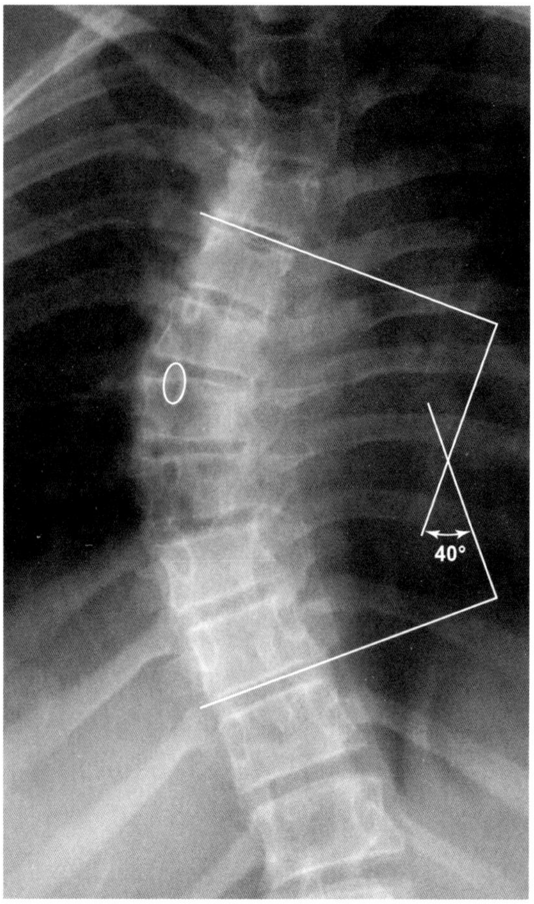

图 9–55 胸椎前后位 X 线图像。Cobb 法测量矢状位曲度为 40°。椎弓根法用来测量椎体旋转程度。棘突向侧弯的凸侧旋转，一个椎弓根“消失”，勾画出的椎弓根处于 2+位置。

椎弓根法测量

椎弓根法是测量与脊椎侧弯相关的椎体轴向旋转程度的一种方法。这种方法测量的是凸侧的椎弓根到中线的距离（图 9–56）。根据程度不同，可分为 0~4+ 五级。

- 正常位置；
- 1+：椎弓根从正常位置向中线移位 1/3；
- 2+：椎弓根移位达 2/3；
- 3+：椎弓根位于中线；
- 4+：椎弓根移位超过中线。

治疗

青年特发性脊椎侧弯的治疗需要综合考虑，主要决定因素有患者的骨龄、弯曲程度、弯曲位置和侧弯进展的潜力。与胸腰交界区的侧弯和腰椎侧弯相比，胸椎

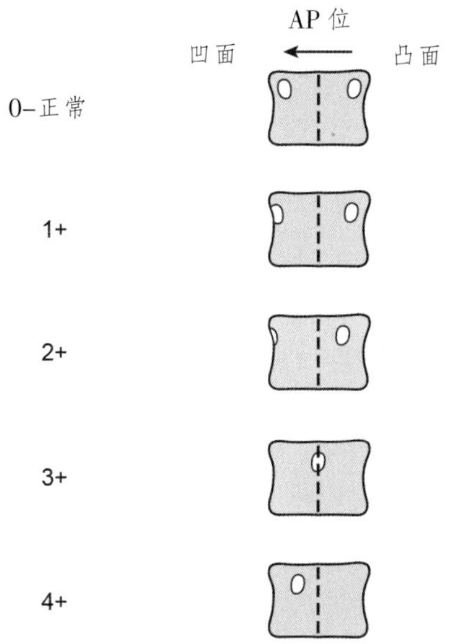

图 9-56　椎弓根法测量脊柱侧弯中椎体旋转。

侧弯继续进展风险较高。与青少年快速生长期时刚出现的侧弯相比，侧弯严重患者继续进展的风险高。

一般来说，治疗指南可分为 3 类。

- 轻度侧弯患者：无须积极治疗，但要密切观察数月或数年，以判断侧弯是否进展。
- 弯曲 20°~40°的患者：采用脊柱支架并锻炼数月或数年，直到骨骼成熟。
- 弯曲超过 50°的患者：外科固定。

支架对生长期较长的儿童最为有效。脊柱支架的首要目的是防止侧弯的进一步发展。任何能纠正侧弯的方法都可以考虑。用于青少年特发性脊椎侧弯的最常用标准外科疗法是后部脊椎融合法，常用椎旁杆、椎弓根螺丝和骨移植。最新进展包括微创胸腔镜手术和利用凸侧椎体前部 U 形钉不融合手术(图 9-57)。手术目的是防止侧弯进一步发生，减少脊椎变形。如果在骨骼成熟时侧弯超过 50°，成年期间的特发性脊椎侧弯将会继续发展。

结核性骨髓炎(Pott病)[77-89]

结核性骨髓炎或称骨结核，常继发于身体其他部位的结核病灶，是人类最古老的疾病之一。名词“脊椎结核性骨髓炎”和“结核性脊椎炎”均指的是 Pott 病，后者由 Percivall Pott 于 1779 年对其进行分类而命名。在发展中国家，脊椎结核最常见于儿童，成人感染多见

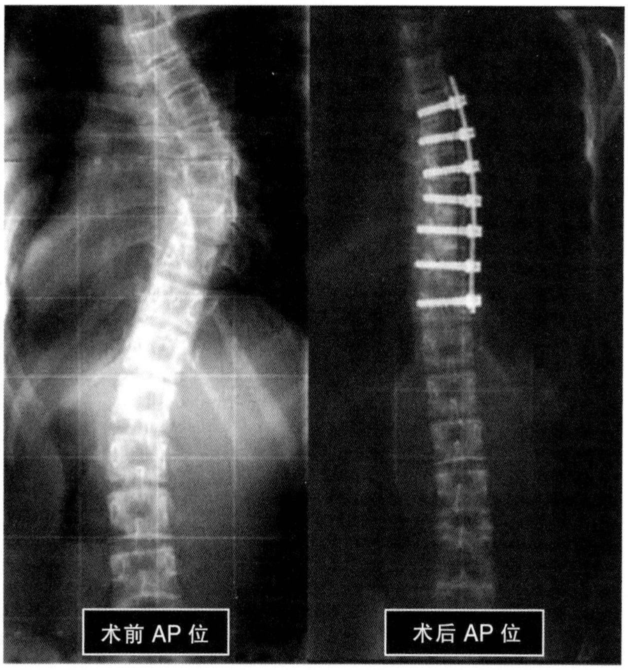

图 9-57　术前和术后胸椎 X 线图像。此微创胸腔镜“钥匙孔”手术在透视下引导完成。植入物从 T5~T11。(Image courtesy of Hee-Kit Wong, MD, University Spine Centre, National University Hospital, Singapore.)

于北美和欧洲，不过这些地区总体感染率较低。

临床表现

后背痛是最早和最常见的症状。50%的患者出现神经根和脊髓受压症状。疼痛常为局限性，且多发生于胸椎。椎体塌陷可见局限性后突。站立和活动时疼痛加重。全身症状，如体重减轻、发热、乏力等较为常见。

感染进展时，椎旁脓肿可蔓延至几个椎体，在前或后纵韧带下向上或向下扩散。最好发部位为下部胸椎(40%~50%)，其次为上部腰椎(35%~45%)。

影像学评估

传统影像学检查能够显示“脊椎炎”，或缓慢进展的骨质破坏伴反应性硬化。这些改变常见于椎体前部邻近软骨板。进行性骨质破坏会导致椎体前部塌陷，胸椎后凸加重。多数病灶累及一个以上椎体。坏死性退变阻止了反应性新骨形成，病变节段内无血管成分，产生结核性死骨，尤其好发于胸椎。与化脓性感染相比，椎间盘间隙仍然存在。椎旁阴影提示脓肿形成(图 9-58)。

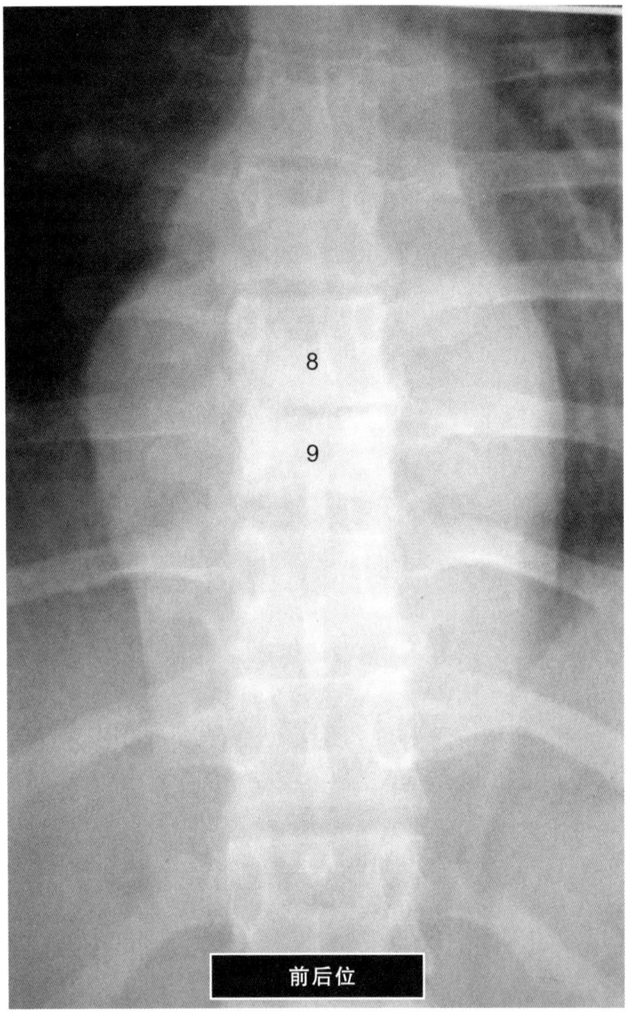

图 9-58 结核性骨髓炎前后位 X 线图像显示 T8 椎体骨质破坏并椎旁脓肿。注意椎体高度变小，椎体终板硬化和椎间隙变窄。(Image courtesy of Laughlin Dawes, MD.)

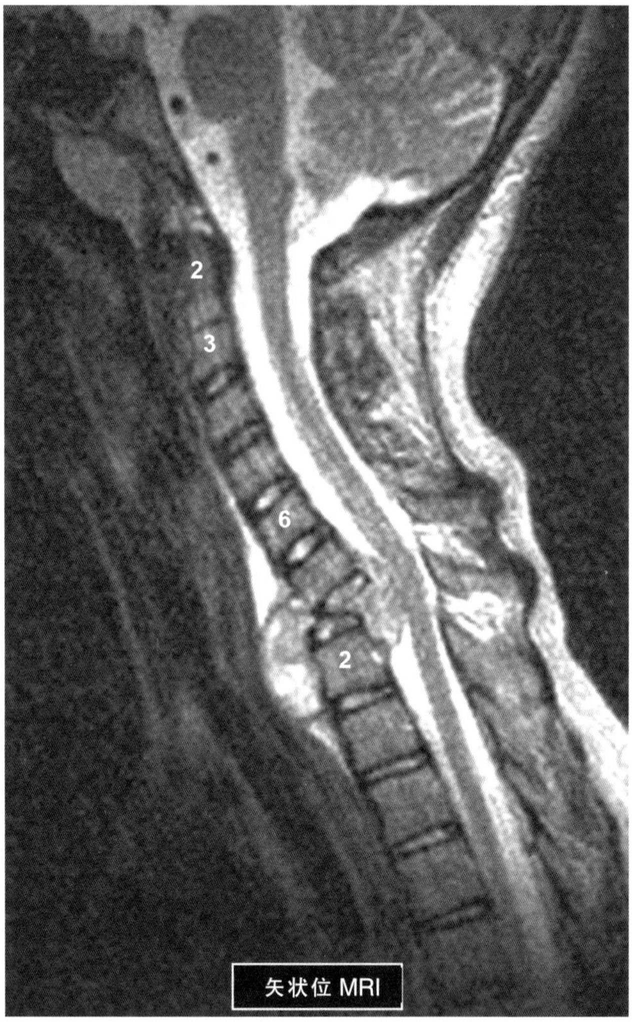

图 9-59 第 1 胸椎结核性骨髓炎，矢状位 T2W 图像发现 T1 椎体完全被破坏，但 T1 上下椎间隙存在，前纵韧带下大的脓肿，肿块向后延伸压迫神经。偶然发现并不常见的 C2 和 C3 椎体融合，注意其间的椎间盘消失。

MRI是在X线片显示椎间盘相对稀疏、椎体破坏、神经受压、疾病延伸至软组织，尤其是前纵韧带下方后的诊断研究选择。可能存在腰大肌脓肿(图9-59)。通过CT或MRI引导下的穿刺活检可明确诊断。

治疗

早期病变可采用多药联合治疗。晚期病变需要手术干预，以防止神经损害和脊椎变形。

Scheuermann病[90-99]

Scheuermann 病是发生于青少年的一种较常见疾病，以背痛和胸椎后凸为特点，病理上为发生于椎体继发骨化中心的骨软骨病。这一名词来自 20 世纪中期丹麦放射学家 Holger Scheuermann。

临床表现

本病最常累及下部胸椎及上部腰椎，导致胸椎后凸，50%的患者发生侧弯。它是两种容易与椎体骨折相混淆的疾病之一，另一种是生理性楔形变。有学者将发生于腰椎的病变归为 Scheuermann 病亚型，因其好发于青少年晚期的重度负重者。

Scheuermann 病已被证明可引起胸廓出口综合征，尤其是臂神经丛病。胸椎后凸使肩胛骨、锁骨和锁骨下肌肉旋转，增加了第 1 肋骨的倾斜度。这会加剧前斜角肌和神经血管束的紧张度。将手臂从一侧上举过头(外展伴外旋)也会使锁骨和锁骨下肌旋转，减少静脉回流。上述都会引起转移性头痛和胸廓出口综合征。

病因学

Scheuermann 病的病因不明。有人提出骨突的多次轻微损伤和持续存在的椎体前部血管沟可能与此有关,但有关其发病机制仍然所知甚少。受累椎体也可出现 Schmorl 结节,即椎间盘通过椎体前部的骺板疝入椎体,引起椎间盘组织减少而致椎间隙变窄。理论上,这种疾病会直接或间接地被骺板的生长所干扰,导致椎体骺板前部的不规则骨化。椎体前部生长受到干扰,而后部生长正常会形成特征性的楔形变。

影像学评估

当前的诊断标准包括:至少连续 3 个椎体受累,每个受累椎体前部楔形变至少 5°,胸椎后凸超过 40°。

传统胸椎侧位 X 线图像显示骨骺前部不规则骨化,并至少累及 3 个以上相邻椎体,也可出现在Schmorl 结节处的骺板。上部和下部终板呈波浪状,周边有硬化。椎间盘间隙会变窄,椎体呈楔形。

MRI 可显示与其相关的其他一些表现,如 Schmorl 结节和椎间盘突出(图 9–60)。MRI 和 MRA 都可用来评估臂丛的灌注状态。

DXA 能测量脊椎的矿物质密度。对于患有 Scheuermann 病的儿童,可用这种方法来测量矿物质的密度。一项研究显示,在患有 Scheuermann 病的儿童中,36%有矿物质丢失,理论上认为是由背痛而使体力活动减少所致。

治疗

治疗主要依赖于胸椎后凸的程度、疼痛和骨骼成熟度。如果患者骨骼尚未成熟,可使用脊椎支架。体育锻炼可增强脊椎伸肌,姿势性收缩也很重要。如果患者症状或变形无法用保守疗法治疗,则推荐使用脊柱器械和融合。

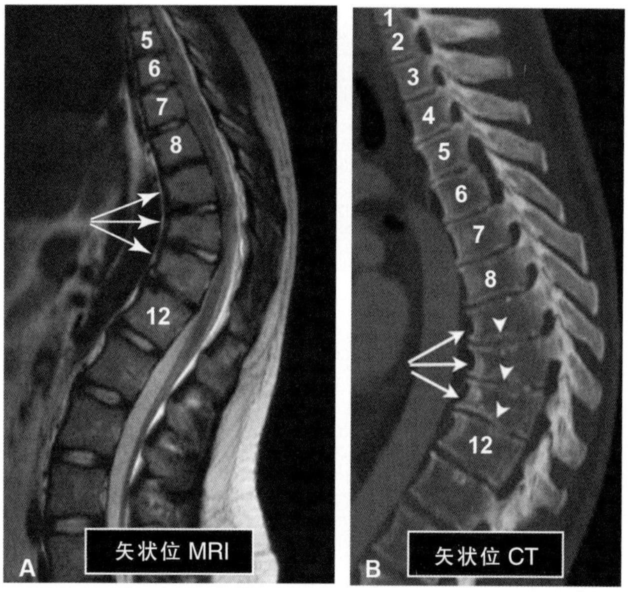

图 9–60　Scheuermann 病。(A)MRI 表现。注意 T8~T12 椎间盘退变,多发 Schmorl 结节,多个椎间盘向前突出(箭头所示)。(B)矢状位 CT 显示特征性的椎体楔形变,椎体终板变形,椎间隙变窄(箭头所示),箭头所指为 Schmorl 结节。

椎体、肋骨和胸骨病变[2,3,16,38,45]

异常与以下因素有关:①结构发育失败;②结构发育停止;③副骨发育。

椎体异常可单独发生,也可与其他椎体、内脏或软组织畸形合并发生。椎体异常最好发于脊椎曲度的交接区,尤其多见于胸腰交界区。

肋骨和前胸壁异常并不常见,一般临床表现也不明显,如分叉肋骨。

胸椎和胸廓异常的临床意义、放射学特点和表现列于表 9–3。示例图见图 9–61 和图 9–62。

表 9-3 椎体、肋骨和胸骨异常

异常	临床意义	放射学特点	表现
脊椎分节不全：出生时两个相邻的椎体融合，小关节突和棘突可能存在	融合节段无活动，邻近可自由活动的关节活动度过大可加速退变。胸椎和腰椎多见	侧位图像：椎体前后径变小，融合的椎间盘呈“蜂腰”样改变。50%的患者小关节融合，棘突可融合或畸形	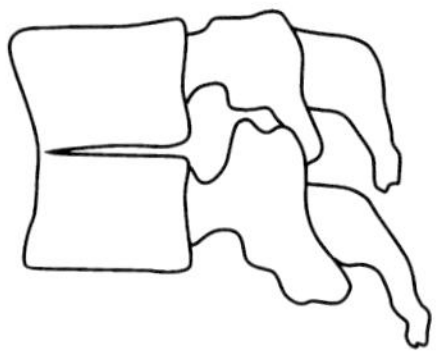
蝴蝶椎：椎体终板向椎体中心凹陷，空间由上方和下方的椎间盘组织充填	通常无临床意义。分离的椎体两半基本对称，维持椎体的正常排列。好发于胸椎和腰椎	前后位图像：内陷的椎间盘组织形成的透亮影将椎体分为两部分，呈蝴蝶状	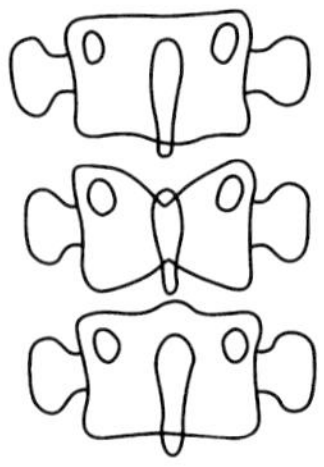
半椎体：半侧椎体未发育	通常伴有其他椎体异常，单独存在的半椎体是结构性侧弯的顶点。常见于下部胸椎和上部腰椎	前后位图像：受累椎体呈三角形。相邻的椎体间隙正常，但邻近的椎体终板往往变形，致椎体外形有轻微改变	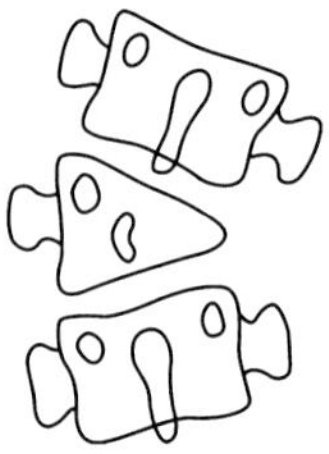
Schmorl 结节：椎体终板薄弱致使椎间盘组织通过终板疝入椎体	椎体终板的发育性薄弱、外伤或各种能引起骨质薄弱的病理状态，如骨质疏松症、Paget 病、DJD、镰刀细胞贫血、Scheuermann 病、恶性肿瘤。胸椎和腰椎多见	侧位图像：椎间盘突入椎体形成小的空腔，最终会骨化。X 线图像表现为边界清楚的方形硬化结节。结节可多发，但如果未骨化，X 线图像上不易被发现	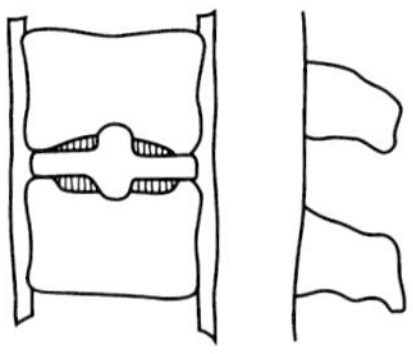
第 12 对肋骨未发育	无临床意义	前后位图像：小的不规则的骨芽，非发育良好的肋骨	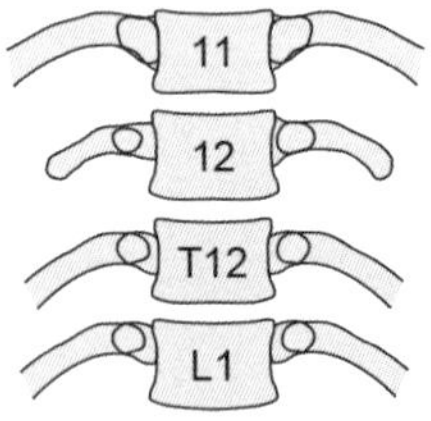
腰肋：最常见于 L1，可表现为胸部肋骨的特征，也可仅表现为骨芽	无临床意义，但需与腰椎横突骨折相鉴别	前后位图像：可发育良好，与胸肋相似，成对存在；也可表现为不规则的骨芽，与腰椎横突不同	
Erb 异常：一侧或两侧第一肋变小或不完全融合	无临床意义	前后位或后前位图像：第 1 肋骨畸形。或第 1、2 肋骨的连接	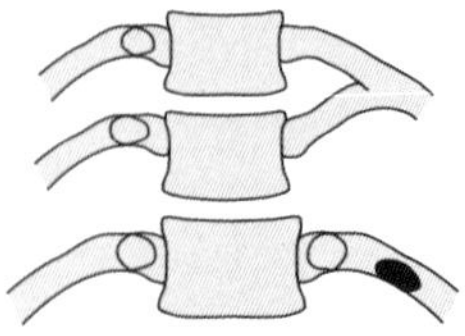
肋骨孔：肋骨骨干上开放的小孔	无临床意义	前后位或后前位图像：肋骨骨干上透明的孔	
Luschka 分叉：上部肋骨前端分叉	无临床意义，但需与肺内空腔相鉴别	前后位或后前位图像：可见肋骨分叉形成的透亮区	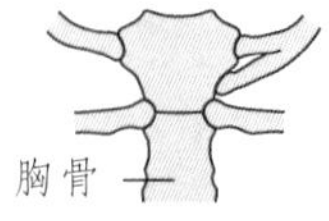
先天性融合：相邻肋骨发育性融合	无临床意义	前后位或后前位图像：邻近肋骨融合	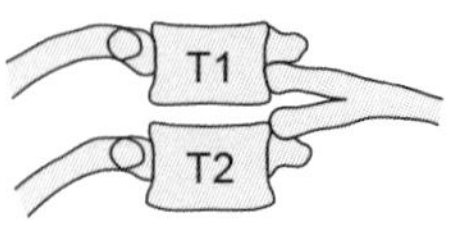

（待续）

表 9-3(续)

异常	临床意义	放射学特点	表现
胸部异常			
漏斗胸:先天性胸骨异常下降的病理状态。一般被称为"漏斗胸"	严重病例会影响心脏和肺的功能,需手术治疗	侧位图像:胸骨后移	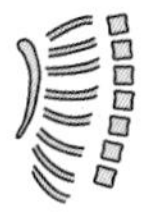
鸡胸:胸骨先天性前凸,一般被称为"鸡胸"	严重的胸廓前后径减小会影响咳嗽,使肺通气减少。外科治疗需切除肋软骨使胸骨尽可能回归正常位置	侧位图像:胸骨位置前移	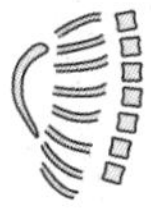

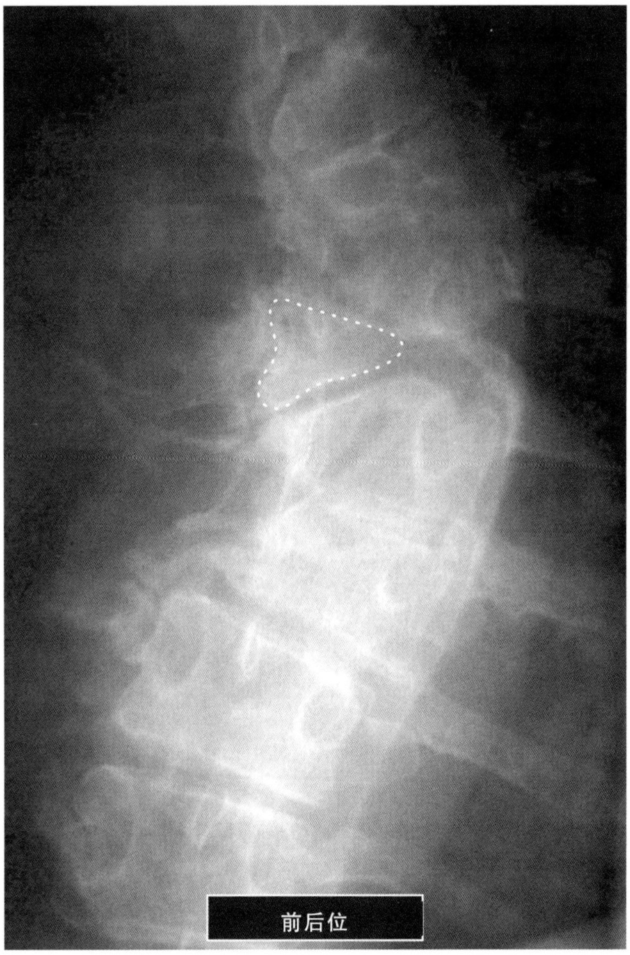

图 9-61　先天性胸椎半椎体导致脊椎侧弯畸形。三角形的椎体已被勾画出来。(Image courtesy of Nick Oldnall, www.xray2000.co.uk.)

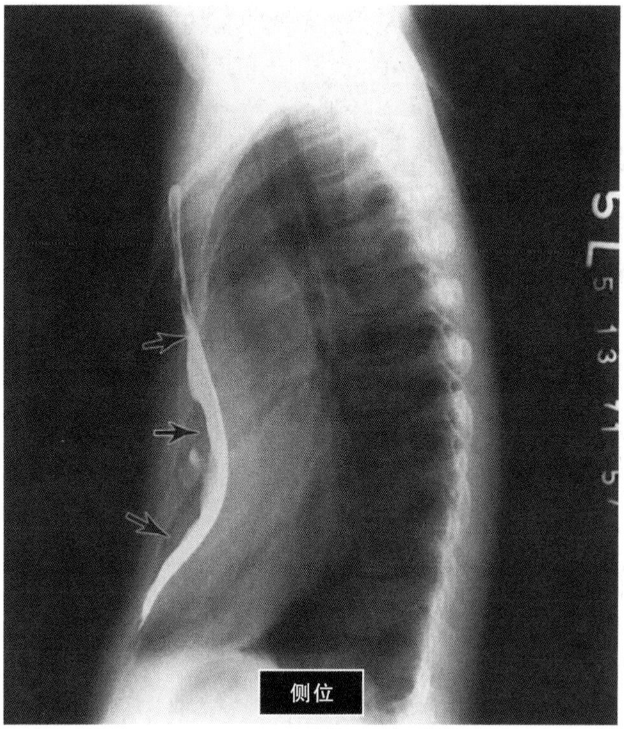

图 9-62　漏斗胸。9岁女孩,在胸部侧位片上可见胸骨异常后移塌陷。

要点总结

常规影像学评估

1.胸椎常规影像学评估包括以下两个投照位置：

➤ 前后位：显示全部 12 个椎体。

➤ 侧位：能显示除最上端的 2~3 个椎体外的全部胸椎，上部椎体由于肩部遮挡而模糊。游泳者侧位（患者双臂上举过头）可用来评估这些上部椎体。

2.胸骨常规影像学评估包括以下两个投照位置：

➤ 后斜位：显示胸骨，无上部脊椎重叠。

➤ 侧位：显示全部胸骨的轮廓。

3.常规影像学评估肋骨至少包括两种体位，根据临床体格检查，选择对应的摄影体位。肋骨可分为膈上肋骨（T1~T9）和膈下肋骨（T8~T12）。

➤ 前后位和后前位：显示后部或前部肋骨。

➤ 前斜位或后斜位：显示腋段肋骨。

➤ 后前位胸部 X 线图像：显示肋骨骨折引起的并发症，如血胸或气胸。

先进成像技术评估

4.基本的 CT 检查范围包括下部颈椎和上部腰椎。也可仅包括病变节段，以减少辐射剂量，这在儿童患者中尤为重要。

5.CT 检查数据可以轴位观察，也可以重组为矢状位和冠状位观察。此外，CT 图像也可通过调整窗宽窗位观察骨和软组织。

6.基本的 MRI 检查范围包括下部颈椎和上部腰椎，轴位和矢状位。冠状位不常用，因为 MRI 评估软组织，轴位和矢状位已能获取足够信息。

7.典型脉冲序列包括：

➤ T1W 系列确定解剖。

➤ T2W 系列发现异常水分和病变。

8.CT 和 MRI 上寻找病变可以使用 ABCDS 法：排列和解剖、骨密度/信号、椎管间隙/中枢神经系统、椎间盘完整性和软组织。

胸椎创伤

9.在侧位 X 线图像上，正常椎体排列可显示 3 条大致平行的线：椎体前缘、后缘、椎板结合处。这 3 条线在空间关系上的不连续提示骨折和脱位。

10.椎体前部压缩性骨折是 X 线图像上所能显示的最常见脊椎损伤，见于任何年龄段。在 X 线片上，椎体前部压缩性骨折的征象有阶梯征、楔形变、线样高密度区、终板移位、椎间盘高度降低、椎旁水肿和腹部肠梗阻。

11.胸腰段脊椎骨折：脱位损伤是高能屈曲力作用的结果，常见于机动车事故和高处坠落等。可累及双柱或三柱，可导致脊椎不稳。胸腰椎骨折有 15%~20%的患者伴有神经损伤症状。

肋骨骨折

12.肋骨骨折在最初的 X 线图像上常难以发现。随诊复查可更容易发现骨折，因为骨折处可出现骨痂，呼吸运动导致骨折断端移位。

骨质疏松症

13.骨质疏松性压缩性骨折的影像学特征包括椎体密度降低、骨皮质变薄、骨小梁模式改变、楔形变、双凹样变形、终板变形和 Schmorl 结节。

14.治疗手段有限。部分患者适用经皮椎体成形术。减轻疼痛是治疗的首要目标，包括姑息疗法和止痛疗法。康复治疗在保持功能独立和自由活动方面有重要作用。

脊柱侧弯

15.影像学在确定脊柱侧弯的病因方面起着十分关键的作用，可显示结构性和非结构性弯曲，评估骨成熟度，检测治疗效果。

16.在 X 线图像上，Cobb 法可用来测量脊椎离开正中矢状面的程度。椎弓根法可用来测量椎体旋转的程度。

17.骨骼成熟度的指标包括：①将左手和左腕的 X 线图像与 Greulich 和 Plye 图谱中的一般人群的图像相比较；②椎体环形骨突与椎体的骨化程度；③Risser 征，髂嵴骨突与髂骨融合的程度。

结核性骨髓炎

18.结核性骨髓炎（Pott 病）总是继发于身体其他部位的结核病灶。传统影像学检查能显示椎体的溶骨性骨质破坏。MRI 对显示脊髓压迫有价值，也可以显示椎间盘感染和感染病灶在软组织中的扩散。

Scheuermann病

19.Scheuermann 病是好发于青少年的一种常见病。临床表现为背痛和胸椎后凸，是发生于脊椎继发骨化中心的一种骨软骨病。

20.传统胸椎侧位 X 线图像显示骺板前部不规则形骨化，至少连续三个椎体。在椎间盘疝(Schmorl 结节)区域，骺板凹陷。MRI 可直接显示椎间盘疝。

病例分析

胸腰椎侧弯

患者，女，11 岁，由于胸腰椎侧弯而被其儿童骨科医师建议行物理治疗。

外伤史

患者由于学校常规脊柱检查发现脊椎侧弯而去看家庭医师。家庭医师建议患者去儿童骨科医师处就诊。

初始影像检查

骨科医师开具了传统的全脊柱 X 线片检查(图 9-63)，以确定侧弯部位和程度，评估骨骼成熟度。利用 Cobb 法，测得患者胸椎向左侧弯 7°，范围包括 T7~T11；胸腰段脊椎向右侧弯 8°，范围包括 T11~L4。髂骨骨突被评为 Risser 4+。

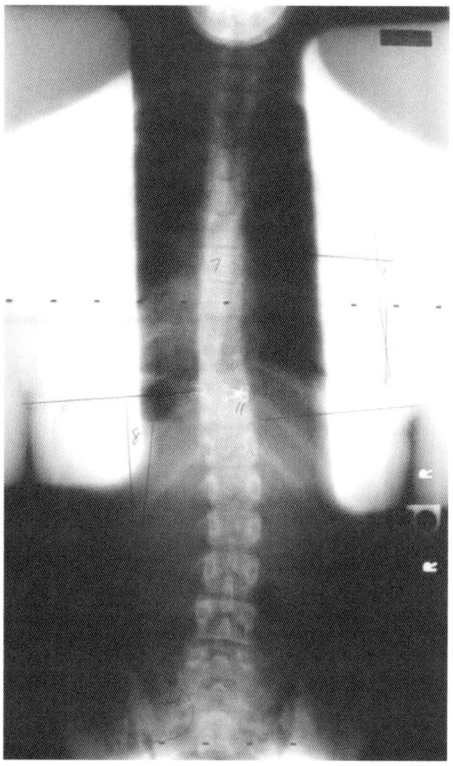

图 9-63 脊柱前后位 X 线图像。患者为 11 岁女孩，Risser 征 4+。

临床干预

骨科医师开始认为没有必要做胸椎支架，因为侧弯程度较轻且低于支架所能有效纠正的阈值。然而，由于患者正处于生长发育期，侧弯有可能会继续发展，骨科医师建议在接下来的一年内每 3 个月复查一次 X 线图像，以监测侧弯进展。同时，患者被建议进行物理治疗，以拉伸和强化胸椎。

物理治疗

(1)患者主诉

患者主诉为偶尔出现轻微的背痛，但未感到任何活动受限，包括参加足球运动或啦啦队。患者的担心在于最后是否可能需要穿戴纠正支架。

(2)体格检查

物理治疗师检查了患者站立和弯曲状态下的脊椎侧弯，发现脊椎侧屈和侧弯时均无法恢复，与结构性特发性脊椎侧弯诊断相符。治疗师阅读了骨科医师的报告，并详细观察了全脊柱 X 线图像。根据以上信息，治疗师制订了针对侧弯的家庭锻炼计划。患者被建议进行侧弯凹陷一侧的椎旁肌肉拉伸锻炼和一般的躯干强化活动。治疗师会每周看望患者一次，以督促患者实施家庭治疗计划。

其他影像检查

每隔 3 个月，骨科医师就要对患者进行全脊柱传统 X 线片检查。患者的脊椎侧弯在缓慢进展。初次检查 1 年后，左右侧侧弯均达到 18°(图 9-64)。这时，Risser 评估为 5+。

结果

患者 12 岁时，骨骼接近于成熟。髂骨骨突和椎体环形骨突已融合。患者身高达 160cm,接近于成人的身高。此时,骨科医师认为患者的脊椎侧弯应该不会再有很大的进展,推荐其在接下来的 2 年中每 6 个月继续进行 X 线图像监测，并继续进行接下来的物理治疗。2 年后,患者脊椎侧弯无继续进展的迹象。

讨论

该患者是一例轻度侧弯的青少年特发性结构性侧弯患者,治疗较为恰当。学校脊椎侧弯检查时发现伴随的肋骨隆起,这促使患者寻求进一步的医疗干预。患者定期进行影像学检查和物理治疗,直至骨骼完全成熟。

关键思考点

青少年特发性脊椎侧弯的治疗选择较为复杂。需要考虑的因素包括患者的骨龄、侧弯程度、侧弯部位和病情进展潜力。胸椎侧弯发生进展的风险高于胸腰段脊椎和腰椎。做出这一系列治疗决定的路线图见图 9-65。骨科医师在病情进展、X 线图像和骨骼成熟度之间做出了平衡。

Case study adapted by J. Bradley Barr, PT, DPT, OCS.

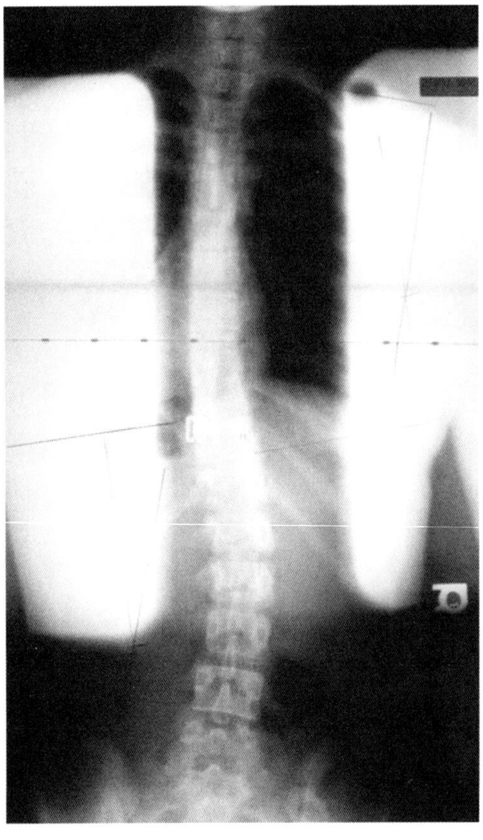

图 9-64 脊柱前后位 X 线图像。患者已 12 岁,Risser 征 5+。

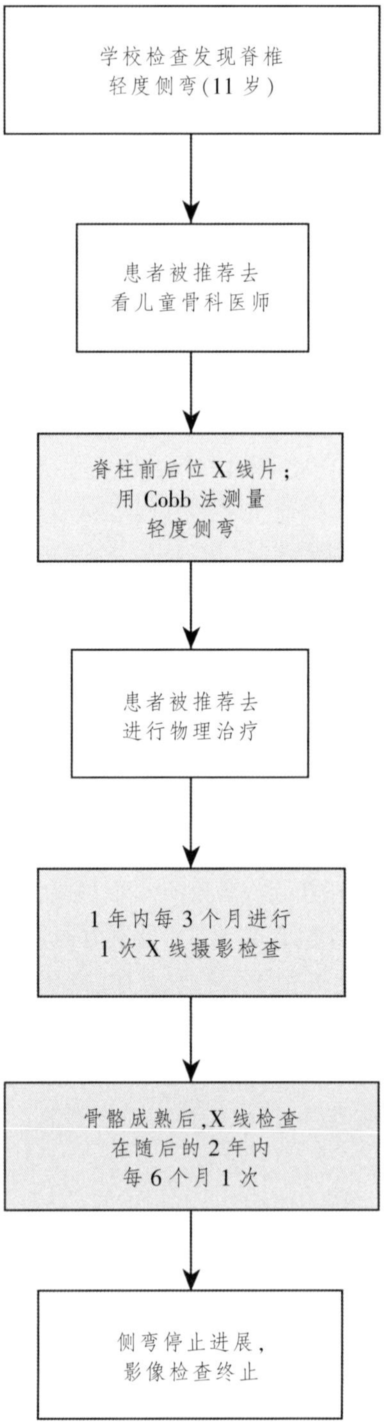

图 9-65 病例分析路径。影像部分已重点显示。

(刘珍友 郁万江 连城锦 译)

参考文献

解剖

1. Netter, FH: Atlas of Human Anatomy, ed. 4. WB Saunders, Philadelphia, 2006.
2. Yochum, TR, and Rowe, LJ: Essentials of Skeletal Radiology, ed. 3. Williams & Wilkins, Baltimore, 2004.
3. Brant, WE, and Helms, CA: Fundamentals of Diagnostic Radiology. Lippincott, Williams & Wilkins, Philadelphia, 2007.
4. Nordin, M, and Frankel, VH: Basic Biomechanics of the Musculoskeletal System, ed. 3. Lippincott Williams & Wilkins, Philadelphia, 2001.
5. Whiting, W, and Zernicke, R: Biomechanics of Musculoskeletal Injury, ed. 2. Human Kinetics, Champaign, IL, 2008.
6. Gehweiler, JA, et al: The Radiology of Vertebral Trauma. WB Saunders, Philadelphia, 1980.
7. Meschan, I: An Atlas of Normal Radiographic Anatomy. WB Saunders, Philadelphia, 1960.
8. Weber, EC, Vilensky, JA, and Carmichael, SW: Netter's Concise Radiologic Anatomy. WB Saunders, Philadelphia, 2008.

常规检查

9. American College of Radiology: Practice Guideline for the Performance of Spine Radiography in Children and Adults. 2012 (Res. 39). Accessed April 25, 2012 at www.acr.org.
10. Frank, E, Smith, B, and Long, B: Merrill's Atlas of Radiographic Positions and Radiologic Procedures, ed. 12. Elsevier Health Sciences, Philadelphia, 2011.
11. Bontrager, KL: Textbook of Radiographic Positioning and Related Anatomy, ed. 7. Mosby, St. Louis, MO, 2009.
12. Chew, FS: Skeletal Radiology: The Bare Bones, ed. 2. Williams & Wilkins, Philadelphia, 1997.
13. Fischer, HW: Radiographic Anatomy: A Working Atlas. McGraw-Hill, New York, 1988.
14. Wicke, L: Atlas of Radiologic Anatomy, ed. 5. Lea & Febiger, Malvern, PA, 1994.
15. Weir, J, and Abrahams, P: An Atlas of Radiological Anatomy. Yearbook Medical, Chicago, 1978.
16. Squires, LF, and Novelline, RA: Fundamentals of Radiology, ed. 4. Harvard University Press, Cambridge, MA, 1988.
17. Greenspan, A: Orthopedic Radiology: A Practical Approach, ed. 5. Lippincott Williams & Wilkins, Philadelphia, 2010.
18. Krell, L (ed): Clark's Positioning in Radiology, Vol. 1, ed. 10. Yearbook Medical, Chicago, 1989.
19. Manaster, BJ: Diagnostic and Surgical Imaging Anatomy: Musculoskeletal. Amirsys, Salt Lake City, 2007.
20. Pavlov, H. Cervical spine stenosis: Determination with vertebral body ratios. Radiology 164(3):771–775, 1987.
21. Rojasa, CA: Reassessment of the craniocervical junction. Spine: AJNR Am J Neuroradiol (9):1819–23, 2007.
22. Saenz, R: CT for the Nonradiologist. [S.l.]: Xlibris, 2011.
23. ACR–ASNR–ASSR–SPR Practice Guideline for the Performance of Computed Tomography (CT) of the Spine Res. 34, 2011. Available at www.acr.org. Accessed May 18, 2012.
24. ACR–ASNR Practice Guideline for the Performance of Magnetic Resonance Imaging (MRI) of the Adult Spine. Res. 8, 2011. Available at www.acr.org. Accessed May 18, 2012.
25. American College of Radiology: Appropriateness Criteria. Clinical Condition: Suspected Spine Trauma. Updated 2012. Available at www.acr.org. Accessed May 18, 2012.

创伤

26. Denis, F: The three-column spine and its significance in the classification of acute thoracolumbar spinal injuries. Spine 8:817, 1983.
27. American College of Radiology: Appropriateness Criteria. Clinical Condition: Suspected Spine Trauma. Available at www.acr.org. Accessed April 2, 2012.
28. El-Khoury, GY: New trends in imaging of thoraco-lumbar spine trauma. Virtual Hospital, University of Iowa, Iowa City, 2003. Accessed November 5, 2003 at www.vh.org/adult/provider/radiology/thoracolumbarspinetrauma/.
29. Kelley, LL, and Peterson, CM: Sectional Anatomy for Imaging Professional, ed. 2. Mosby, St. Louis, MO, 2007.
30. Lazo, DL: Fundamentals of Sectional Anatomy: An Imaging Approach. Thomson Delmar Learning, Clifton Park, NY, 2005.
31. Ip, D: Orthopedic Traumatology: A Resident's Guide. Springer, New York, 2006.
32. McConnell, J, Eyres, R, and Nightingale, J: Interpreting Trauma Radiographs. Blackwell, Malden, MA, 2005.
33. Bernstein, MR, Mirvis, SE, and Shanmuganathan, K: Chance-type fractures of the thoracolumbar spine: Imaging analysis in 53 patients. Am J Roentgenol 187:859, 2006.
34. Levi, AD, et al: Neurologic deterioration secondary to unrecognized spinal instability following trauma—A multicenter study. Spine 31(4):451, 2006.
35. Sava, J, et al: Thoracolumbar fracture in blunt trauma: Is clinical exam enough for awake patients? J Trauma 61(1):168, 2006.
36. Dai, LY, et al: Thoracolumbar fractures in patients with multiple injuries: Diagnosis and treatment—A review of 147 cases. J Trauma 56(2):348, 2004.
37. Diaz, JJ, et al: Practice management guidelines for the screening of thoracolumbar spine fracture. J Trauma 63(3):709, 2007.
38. Berry, GE, et al: Are plain radiographs of the spine necessary during evaluation after blunt trauma? Accuracy of screening torso computed tomography in thoracic/lumbar spine fracture diagnosis. J Trauma 59(6):1410, 2005.
39. Berquist, TH: Imaging of Orthopedic Trauma, ed. 2. Raven Press, New York, 1989.
40. Bucholz, RW, Heckman, J, and Court-Brown, C (eds): Rockwood and Green's Fractures in Adults, ed. 6. Lippincott Williams & Wilkins, Philadelphia, 2005.
41. McCort, JJ, and Mindelzun, RE: Trauma Radiology. Churchill Livingstone, New York, 1990.
42. Drafke, MW, and Nakayama, H: Trauma and Mobile Radiography, ed. 2. FA Davis, Philadelphia, 2001.
43. Koval, KJ, and Zuckerman, JD: Handbook of Fractures, ed. 3. Lippincott Williams & Wilkins, Philadelphia, 2006.
44. Eiff, M, et al: Fracture Management for Primary Care. WB Saunders, Philadelphia, 2003.

异常状态

45. Daffner, RH: Clinical Radiology: The Essentials, ed. 3. Williams & Wilkins, Baltimore, 2007.
46. Marchiori, DM: Clinical Imaging with Skeletal, Chest, and Abdomen Pattern Differentials, ed. 2. Mosby, St. Louis, MO, 2004.

骨质疏松

47. Lentle, B, Brown, JP, Khan, A, Leslie, W, Levesque, J, Lyons, DJ, et al: Recognizing and reporting vertebral fractures: Reducing the risk of future osteoporotic fractures. Can Assoc Radiol J. 58(1):27-36, 2007.
48. Ferrar, L, Jiang, G, Adams, J, and Eastell, R: Identification of vertebral fractures: An update. Osteoporos Int 16:717, 2005.
49. Official Position Paper, International Society for Clinical Densiometry. Available at www.iscd.org/Visitors/positions/OfficialPositionsText.cfm. Accessed June 15, 2012.
50. Burton, AW, and Hamis, B: Kyphoplasty and vertebroplasty. Curr Pain Headache Rep 12(1):22, 2008.
51. Barbero, S, et al: Percutaneous vertebroplasty: The follow-up. Radiol Med (Torino) 113(1):101, 2008.
52. Sun, G: Percutaneous kyphoplasty with double or single balloon in treatment of osteoporotic vertebral body compression fracture: A clinically controlled study. Zhonghua Yi Xue Za Zhi 88(3):149, 2008.
53. Schofer, MD, et al: Balloon kyphoplasty for recent vertebral fractures in the elderly. Orthopade 37(5):462, 2008.
54. Taylor, RS, et al: Balloon kyphoplasty and vertebroplasty for vertebral compression fractures: A comparative systemic review of efficacy and safety. Spine 31(23):2747, 2006.
55. Braunstein, V: Long-term reaction to bone cement in osteoporotic bone: New bone formation in vertebral bodies after vertebroplasty. J Anat 212(5):697, 2008.
56. He, SC, et al: Repeat vertebroplasty for unrelieved pain at previously treated vertebral levels with osteoporotic vertebral compression fractures. Spine 33(6):640, 2008.
57. Heffernan, EJ, et al: The current status of percutaneous vertebroplasty in Canada. Can Assoc Radiol J 59(2):77, 2008.
58. Caudana, R, et al: CT-guided percutaneous vertebroplasty: Personal experience in the treatment of osteoporotic fractures and dorsolumbar metastases. Radiol Med (Torino) 113(1):114, 2008.
59. Pappou, IP, et al: Osteoporotic vertebral fractures and collapse with intravertebral vacuum sign (Kummel's disease). Orthopedics 31(1):61, 2008.
60. Baroncelli, GI: Quantitative ultrasound methods to assess bone mineral status in children: Technical characteristics, performance, and clinical application. Pediatr Res 63(3):220, 2008.
61. Freedman, BA, Potter, BK, Nesti, LJ, et al: Osteoporosis and vertebral compression fractures—Continued missed opportunities. Spine 8(5):756, 2008.

62. McCloskey, EV: Vertebral fracture assessment with densiometer predicts future fractures in elderly women unselected for osteoporosis. J Bone Miner Res 23(10):1561, 2008.
63. Qin, YX, et al: Longitudinal assessment of human bone quality using scanning confocal quantitative ultrasound. J Acoustic Soc Am 123(5):3638, 2008.

脊柱侧弯

64. Rajasekaran, S, et al. Intraspinal anomalies in scoliosis: An MRI analysis of 177 consecutive scoliosis patients. Indian J Orthop Jan–Mar, 44(1):57–63, 2010.
65. Dawson, EG: Scoliosis in children: A complex disorder. Spine Universe, 2012. Accessed April 25, 2012 at www.spineuniverse.com.
66. Greulich, WW, and Pyle, SI: Radiographic Atlas of Skeletal Development of the Hand and Wrist, ed. 2. Stanford University Press, Stanford, CA, 1999.
67. Gilsanz, V, and Ratib, O: Hand Bone Age: A Digital Atlas of Skeletal Maturity. Springer, New York, 2004.
68. Hodler, J, Schulthess, GK, and Zollikofer, CL: Musculoskeletal Diseases: Diagnostic Imaging and Interventional Techniques. Springer-Verlag Italia, Milan, 2005.
69. Wong, HK, et al: Results of thoracoscopic instrumented fusion versus conventional posterior instrumented fusion in adolescent idiopathic scoliosis undergoing selective thoracic fusion. Spine 29(18):2031, 2004.
70. Zhang, J, Lou, E, Le, LH, et al: Automatic Cobb measurement of scoliosis based on fuzzy Hoough transform with vertebral shape prior. J Digital Imaging May 31, 2008.
71. Hedequist, DJ: Surgical treatment of congenital scoliosis. Orthop Clin North Am 38(4):497, 2007.
72. Guille, JT, et al: Fusionless treatment of scoliosis. Orthop Clin North Am 38(4):541, 2007.
73. Bernstein, RM, and Cozen, H: Evaluation of back pain in children and adolescents. Am Fam Physician 76(11):1669, 2007.
74. Qui, Y, et al: Radiological presentations in relation to curve severity in scoliosis associated with syringomyelia. J Pediatr Orthop 28(1):128, 2008.
75. Metz, LN, and Burch, S: Computer assisted surgical planning and image-guided surgical navigation in refractory adult scoliosis surgery: Case report and review of the literature. Spine 33(9):E287, 2008.
76. Kotwicki, T: Evaluation of scoliosis today: Examination, x-rays and beyond. Disabil Rehabil 30(10):742, 2008.

结核性骨髓炎

77. Hidalgo, JA, and Alangaden, G: Pott disease (tuberculous spondylitis). Referenced article of eMedicine, 2012. Available at http://emedicine.medscape.com/article/226141-overview. Accessed April 25, 2012.
78. Sharif, HS, et al: Role of CT and MR imaging in the management of tuberculous spondylitis. Radiol Clin North Am 33:787, 1995.
79. Mitusova, GM, et al: Computed tomography in the diagnosis of tuberculous spondylitis complicated by neurological disorders. Probl Tuberk Bolezn Legk (6):13, 2003.
80. Hoffman, EB, et al: Imaging in children with spinal tuberculosis. A comparison of radiography, computed tomography and magnetic resonance imaging. J Bone Joint Surg Br 75(2):233, 1993.
81. Grover, SB, et al: Congenital spine tuberculosis: Early diagnosis by imaging studies. Am J Perinatol 20(3):147, 2003.
82. Marchiori, D: Clinical Imaging. Mosby, St. Louis, MO, 1999.
83. Beers, MH, and Berkow, R (eds): The Merck Manual of Diagnosis and Therapy, ed. 17. Merck Research Laboratories, Whitehouse Station, NJ, 1999, p. 2414.
84. Bernstein, J: Musculoskeletal Medicine. American Academy of Orthopaedic Surgeons, Rosement, IL, 2003.
85. Medcyclopaedia: Tuberculous spondylitis. 2008. Available at www.medcyclopaedia.com/library/topics/volume_vii/t/tuberculous_spondylitis.
86. McLain, RF, and Isada, C: Spinal tuberculosis deserves a place on the radar screen. Cleve Clin J Med 71(7):537, 2004.
87. Fennira, H, et al: Vertebral tuberculosis revealed by thoracic manifestations. A study of five cases. Tunis Med 84(12):811, 2006.
88. Kotil, K, et al: Medical management of Pott disease in the thoracic and lumbar spine: A prospective clinical study. J Neurosurg Spine 6(3):222, 2007.
89. Danchaivijitr, N, et al: Diagnostic accuracy of MR imaging in tuberculous spondylitis. J Med Assoc Thai 90(8):1581, 2007.
90. du Plessis, J: Unusual forms of spinal tuberculosis. Childs Nerv Syst 24(4):453, 2008.

Scheuermann 病

91. Medcyclopaedia: Scheuermann's disease. 2008. Available at www.medcyclopaedia.com.
92. Scheuermann's disease. Scoliosis Research Society, 2008. Available at www.srs.org/professionals/resources/scheuermanns_kyphosis.pdf.
93. Collins, JD, et al: Scheuermann's disease as a model displaying the mechanism of venous obstruction in thoracic outlet syndrome and migraine patients: MRI and MRA. J Natl Med Assoc 95(4):298, 2003.
94. Popko, J, et al: Assessment of bone density in children with Scheuermann's disease. Rocz Akad Med Bialymst 42(1):245, 1997.
95. Weiss, HR, et al: The practical use of surface topography: Following up patients with Scheuermann's disease. Pediatr Rehabil 6(1):39, 2003.
96. Summers, BN, et al: The radiological reporting of lumbar Scheuermann's disease: An unnecessary source of confusion amongst clinicians and patients. Br J Radiol 81(965):383, 2008.
97. Lowe, TG: Scheuermann's kyphosis. Neurosug Clin North Am 18(2):305, 2007.
98. Lowe, TG, and Line, BG: Evidence based medicine: Analysis of Scheuermann's kyphosis. Spine 32(19 Suppl):S115, 2007.
99. Kapetanos, GA, et al: Thoracic cord compression caused by disk herniation in Scheuermann's disease: A case report and review of the literature. Eur Spine J 15(Suppl 5):553, 2006.

自测

图A

1.该图像对肋骨的哪个部分进行评估？ 明确是 AP 或 PA、左或右、膈肌的上方或下方。

2.给出你解决问题 1 中每个部分答案的放射学或解剖学原理。

图B

3.读图。

4.可见多少胸椎？可见多少个腰椎？

5.注意脊柱侧弯。

6.关于脊柱侧弯，腰椎能说明什么或不能说明什么？

7.哪些额外的拍摄方式将有助于确定脊柱侧弯是结构性的或非结构性的？

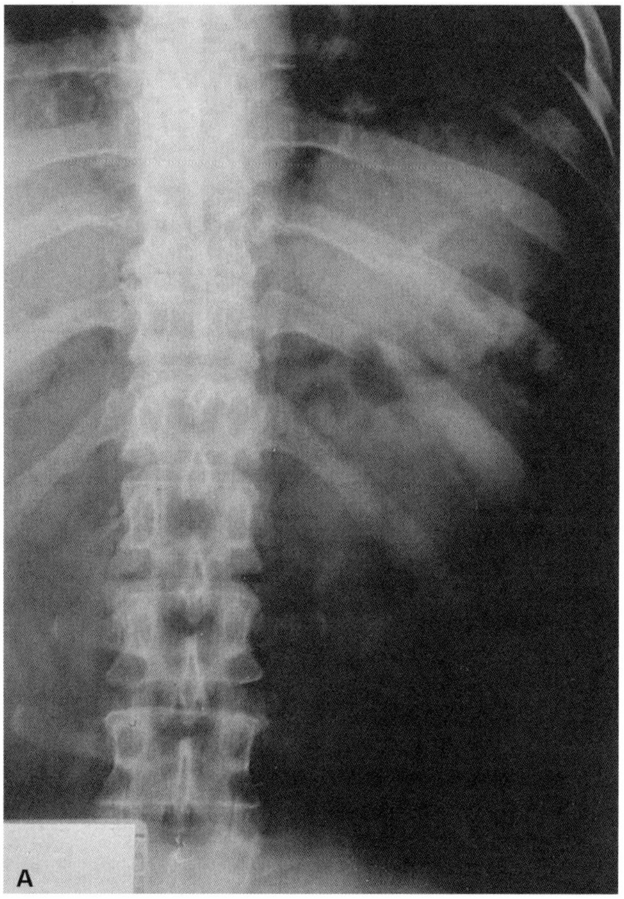

A

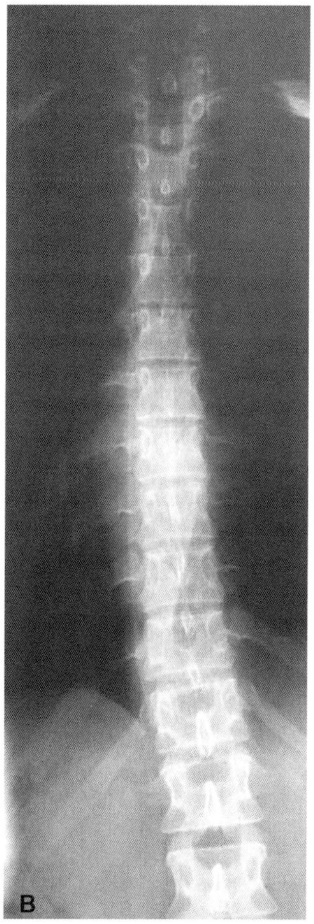

B

第 10 章

胸部 X 线摄影与心肺成像

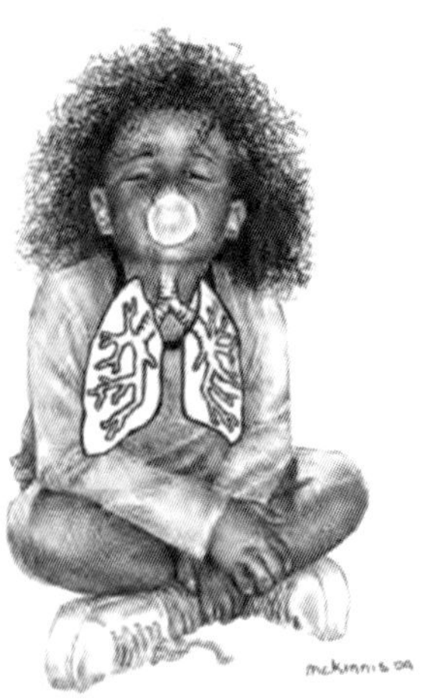

本章大纲

心肺成像从哪里开始

心肺系统的影像评估应首选传统放射摄影，心脏和肺部 X 线图像在临床上通常被称为胸片或胸部 X 线片。

胸片作为基础医疗保健的基石,提供了一种快速、廉价、无创的筛查和诊断工具,许多疾病可依据胸片进行诊断和治疗。胸片也能对甲状腺、胃肠道等胸部毗邻结构及骨性胸廓的评估提供有价值的诊断信息。此外,骨骼和内脏肿瘤常转移到肺部。因此,胸片一直被认为是健康或疾病的“一面镜子”。

当然,胸片也有其局限性,现代心肺成像检查虽然首选胸部 X 线摄影,但逐步从静态胸片图像拓展到包括器官运动评价、血流分析、通气功能、灌注功能、分子机制分析等诸多领域。当今,各种心肺生理功能均可借助于先进的成像方法进行无创性检测。

X 线解剖[1-11]

简要回顾一下解剖知识，然后具体分析接下来的胸部 X 线摄影。

胸廓

胸部 X 线摄影采用的曝光参数不同于胸椎 X 线摄影。骨骼 X 线检查采用高曝光量,皮质骨边缘显示良好,而胸部 X 线检查则采用低曝光量,以便于良好地显示软组织结构(见图 1-22)。胸片虽然不以胸廓观察为主,但通过对骨性结构的观察,有助于识别软组织解剖和病变的定位。

二者的另一区别在于胸椎 X 线检查采用前后位摄影,椎体靠近图像接收器,脊椎的细节结构更容易被识别,而胸片则采用后前位(见图 1-16),胸骨靠近图像接收器,脊柱结构重叠于胸骨上,因此难以被辨别。

肋骨

标准胸片可显示 6 对前肋和 10 对后肋。在肋骨所产生的交叉影像中，如何识别肋骨对于初学者非常困难，应首先观察后肋。由于 X 线摄影的放大效应，距离图像接收器较远的后肋更粗，另外，后肋延续到脊椎骨(图 10–1)。前肋骨透亮度较高，肋软骨 X 线不显影。

呼吸器官

呼吸器官包括喉、气管、支气管和肺(图 10–2)。喉位于 C5 水平，于 C6 水平与其下方的气管相延续。气管位于食管前方，受主动脉弓的推压略向中线右侧偏移。气管向下延伸至 T4 或 T5 椎体水平的气管隆嵴，分为左、右主支气管。在后前位胸片上，充盈空气的气管和主支气管重叠于心影之上，呈倒“Y”形透亮影。

主支气管斜向下行进入肺部，右主支气管的管腔更宽，走行更为垂直，因此食物和异物更容易进入右主支气管。右主支气管分成三个次级支气管，分别进入右肺的三个肺叶。左主支气管分为两个次级支气管，分别进入左肺的两个肺叶(图 10–3)。次级支气管分为各级

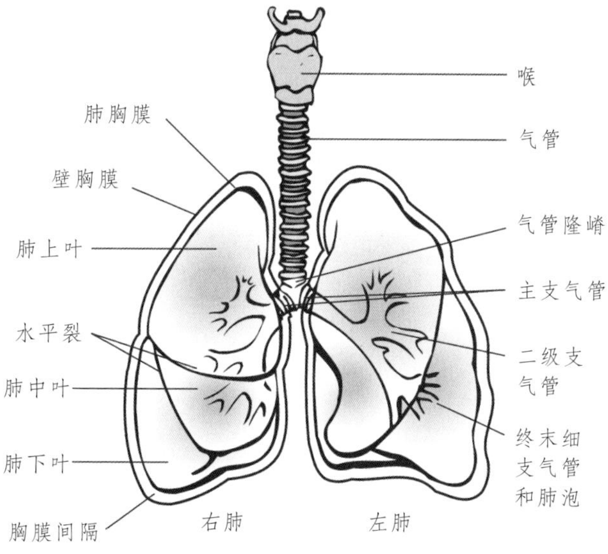

图 10–2　呼吸器官包括喉、气管、支气管和肺。

细支气管，终止于肺泡。由于气道管壁薄，管腔内充盈空气，因此气道通常在胸片上无法显示。如果气道周围的肺泡充盈液体，气道即可显示，称为“支气管充气

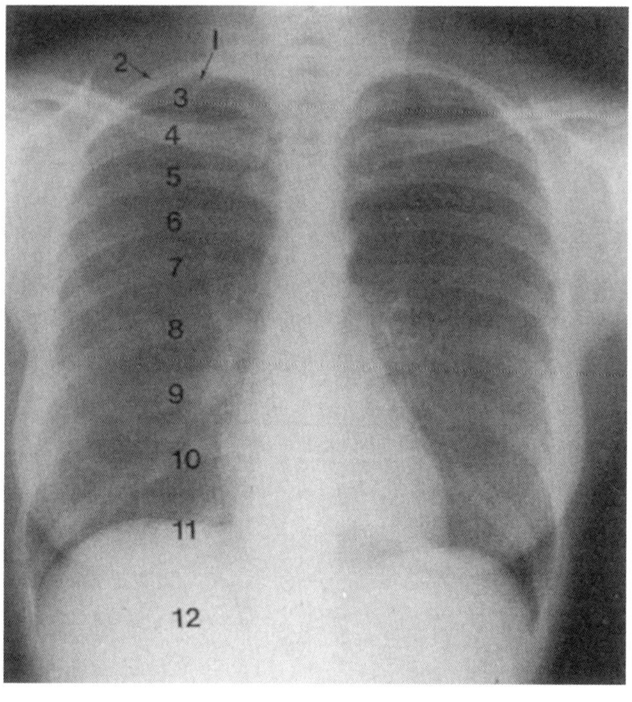

图 10–1　后肋延续至脊椎骨，吸气后摄片可显示 10 对后肋。(Reprinted with permission from Textbook of Radiographic Positioning and Related Anatomy, ed. 3. Mosby, St. Louis, MO, 1993, fig. 2–30, p. 58.)

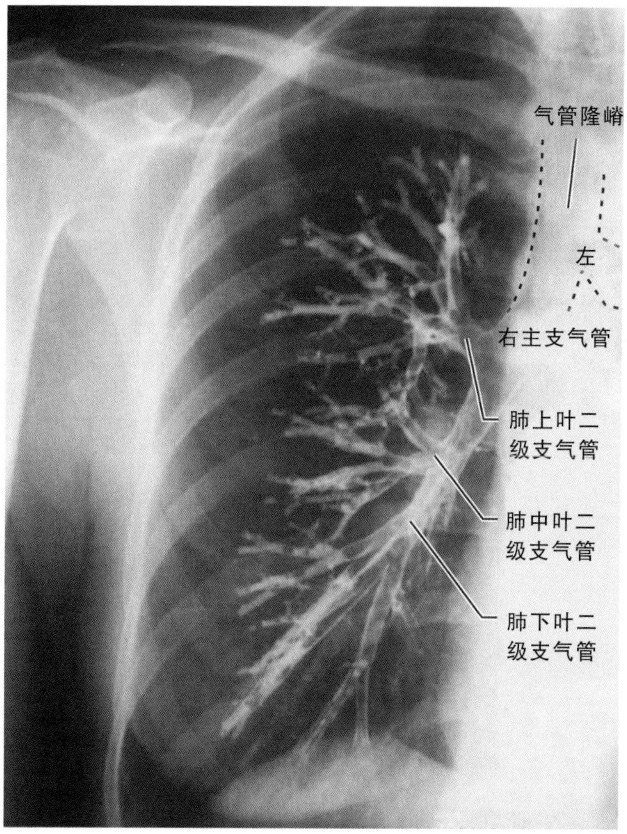

图 10–3　支气管造影检查，通过气管插管注射造影剂，目前已很少使用，图示支气管“树”、各级支气管、终末细支气管。

征”,该征象并非某一疾病的特异性征象,可见于肺炎等感染性疾病、肺出血或肺水肿等。

胸膜分为壁层胸膜和脏层胸膜，两层之间的潜在间隙称为胸膜腔。壁层胸膜被覆于胸壁和横膈,脏层胸膜覆盖于肺的表面并进入叶间裂。由于肺部紧靠肋骨内缘,胸片上无法显示正常的胸膜,当胸腔积液或受胸腔肿块推压,肺组织远离肋骨内缘时,则可在胸片上观察到胸膜。

边缘轮廓征

边缘轮廓征，是指含气组织与软组织之间正常界面消失。边缘轮廓征通常发生于心脏和肺,或膈肌和肺之间，其价值在于可以将病变定位到某一个特定的肺叶。两个相互靠近且具有相似密度的结构之间,X 线无法显示其边界,例如,位于心脏附近的肺叶实变,二者的密度相似，因此该实变肺叶和心脏之间的边界无法被显示,心脏失去其清晰的轮廓。边缘轮廓征及其相关肺叶病变(图 10–4)包括：

- 上纵隔边界消失,提示上叶病变。
- 右心缘边界消失,提示右肺中叶病变。
- 左心缘边界消失,提示左肺舌叶病变。
- 右半膈边界消失,提示右肺下叶病变。
- 左半膈边界消失,提示左肺下叶病变。

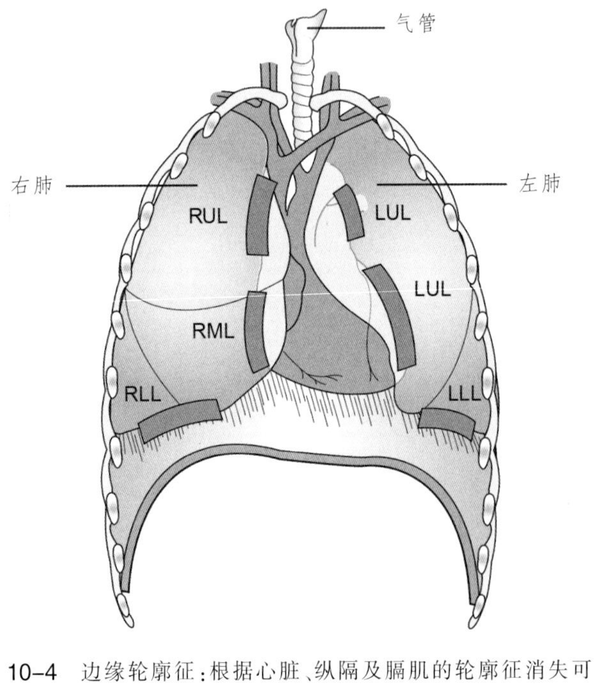

图 10–4 边缘轮廓征：根据心脏、纵隔及膈肌的轮廓征消失可确定哪一肺叶存在实变。RUL=右肺上叶,RML=右肺中叶,RLL=右肺下叶,LUL=左肺上叶,LLL=左肺下叶。

心脏

心脏及大血管位于心包腔内。心包脏层与壁层之间的心包腔内含少量液体,可减少心脏搏动时和周围结构间的摩擦。

大血管包括上腔静脉、下腔静脉、肺动脉、肺静脉和主动脉。主动脉包括升主动脉、主动脉弓和降主动脉,降主动脉穿过膈肌后移行为腹主动脉(图 10–5)。

心胸比率

心胸比率用于评估心脏大小。在后前位胸片中,健康成人心脏的最大宽度应小于膈肌水平胸廓内径宽度的 50%。心脏扩大的病因包括心肌病、充血性心力衰竭和心脏瓣膜功能不全等(图 10–6)。

心胸比率评估心脏大小有其局限性,前后位摄片、呼气相摄片、妊娠或腹胀导致膈肌抬高、心包积液等原因均可造成“心脏扩大”的假象。

纵隔

纵隔位于左、右两肺之间,前方为胸骨,后方为脊柱(图 10–7)。纵隔内结构包括心脏、血管、气管和食管等。在后前位胸片中,除含气的气管和主支气管外,其他解剖结构密度相似,表现为较均匀的软组织影,彼此之间难以区分。纵隔外缘被充气的肺组织所勾勒,易于识别。纵隔右缘主要由上腔静脉和右心房构成,纵隔左缘包括三个凸起：主动脉弓、左心耳和左心室。在实际工作中,纵隔边缘可观察到九个弓形结构(图 10–8)。

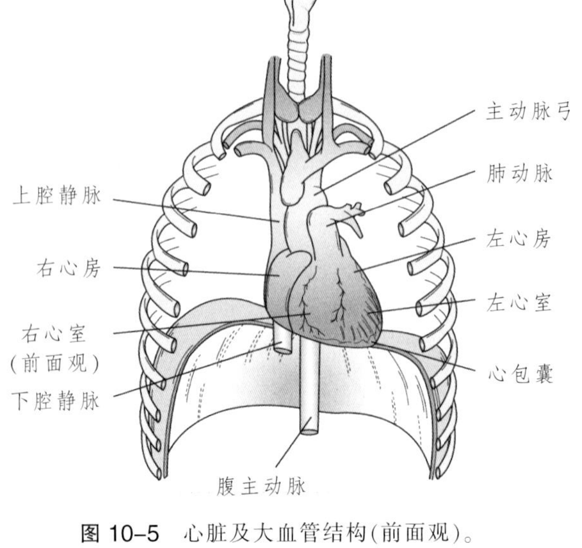

图 10–5 心脏及大血管结构(前面观)。

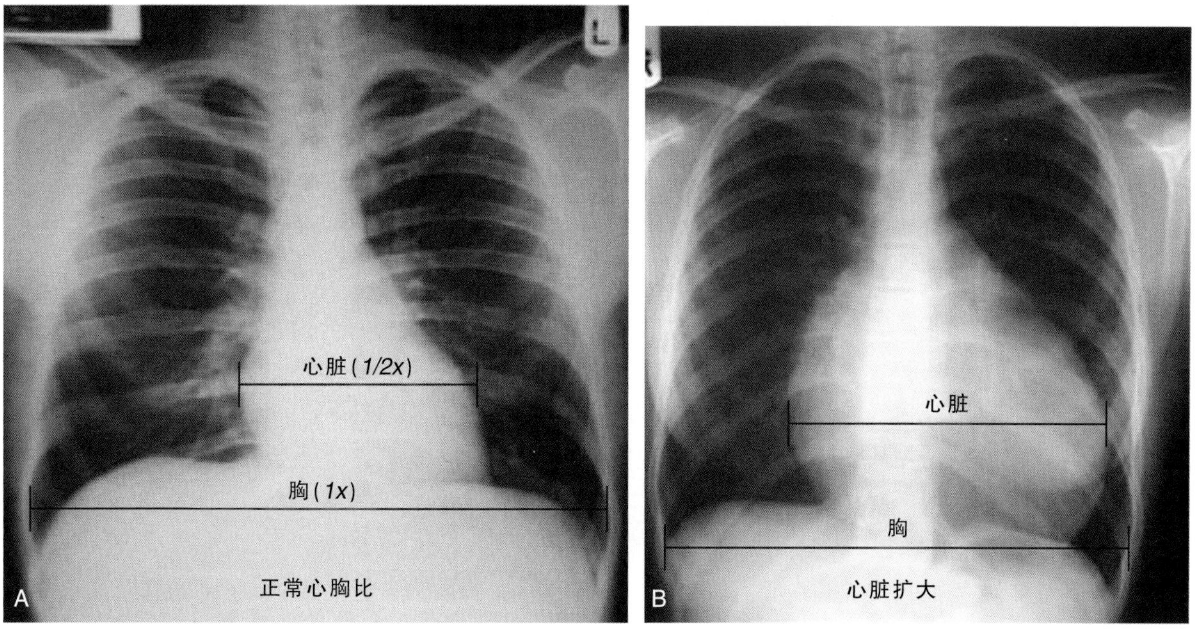

图 10-6　(A)心胸比率正常,心脏不到胸部宽度的 50%(B)心胸比率异常,心脏扩大。

纵隔移位

纵隔移位,指纵隔影偏离中线。肺切除术后等可造成永久性纵隔移位,一侧胸腔容积改变等原因则可能造成暂时性纵隔移位。纵隔移位还可分为全纵隔移位和部分纵隔移位。纵隔移位的病因包括胸腔积液、气胸和肺不张等。

纵隔肿块

许多病变可在胸片上表现为纵隔肿块。通过对后前位和侧位片的对比观察，可将肿块定位到纵隔的相应区域,如前纵隔(心脏前)、后纵隔(心脏后)或上纵隔

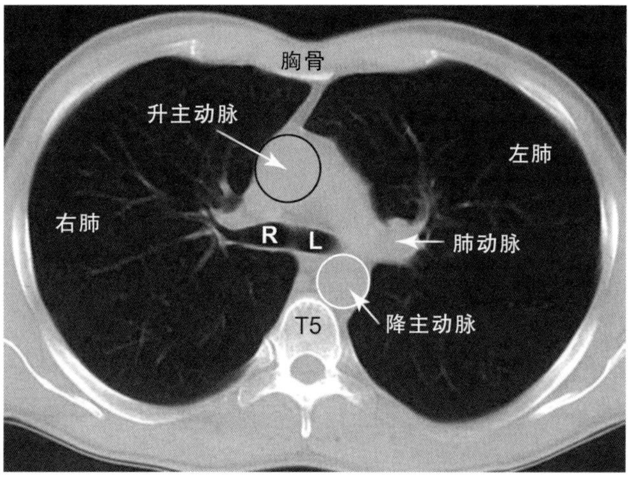

图 10-7　纵隔解剖(轴位 CT 扫描):R 和 L 分别代表右、左主支气管。

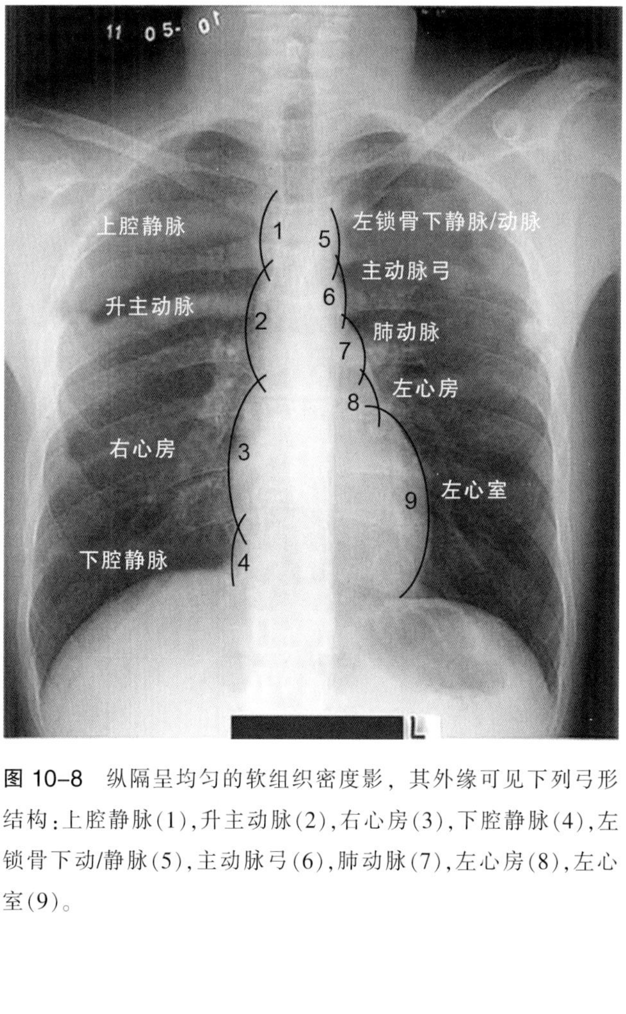

图 10-8　纵隔呈均匀的软组织密度影，其外缘可见下列弓形结构:上腔静脉(1),升主动脉(2),右心房(3),下腔静脉(4),左锁骨下动/静脉(5),主动脉弓(6),肺动脉(7),左心房(8),左心室(9)。

(颈部至 T4 椎体水平)。常见的纵隔肿块包括:

- 前纵隔肿块(甲状腺肿、胸腺瘤、畸胎瘤、淋巴瘤等)。
- 中纵隔肿块(食管癌、支气管癌等)。
- 后纵隔肿块(主动脉瘤、神经源性肿瘤等)。

肺门

肺门是指支气管、动脉、静脉和神经等进出肺部的区域。在后前位胸片上,肺门影表现为心脏两侧的血管团结构,呈软组织样密度,与含气的肺部对比鲜明。左肺门部分被心影遮挡,由于左肺动脉发出位置较高且位于左支气管上方,因此左肺门位置高于右肺门。

对肺门的 X 线观察主要是判断肺门是否正常或有无增大。任何造成含氧血自肺部至左心回流受阻的病变(心肌梗死后所致的急性心力衰竭、伴二尖瓣狭窄的慢性风心病等),均可造成肺门影扩大。造成肺门影扩大的非血管性病变包括炎性肺病,或原发性肺肿瘤引起的肺门淋巴结肿大。

膈肌

膈肌是位于胸腔与腹腔之间的弯曲的薄层肌肉。膈顶部因其与含气的肺组织对比良好而易于识别。胸片上通常被称为"膈肌"的巨大软组织密度影区实际上是由肝、脾、胃、肺和位于 X 线切线位的部分膈肌共同构成的,并非单一的膈膜影像(图 10-9)。膈肌上方的黑色透亮区为含气的肺组织。

吸气相胸片,膈顶一般位于第 10 肋间处。膈膜抬高常因腹腔积液所致,正常膈膜抬高见于晚期妊娠或近期腹部手术。膈膜低平见于肺气肿、大量胸腔积液、肺肿瘤等导致胸腔容积增加的疾病(图 10-10)。

半膈

左、右半膈,为影像学术语而非准确的解剖学术语,左右半膈的异常可独立地反映单侧的胸部或腹部病变。

双侧半膈的最高点通常位于同侧半胸的中 1/3。右半膈受肝脏影响,位置较左侧高,左半膈内含胃部,胃底部通常可见透亮的气体影。食管裂孔疝患者胃底部可经食管裂孔疝入胸腔,造成纵隔密度的局限性增高。

膈下见到胃肠内气体为正常表现,但在肠管外发现游离气体则为异常表现。腹腔内游离气体常提示胃

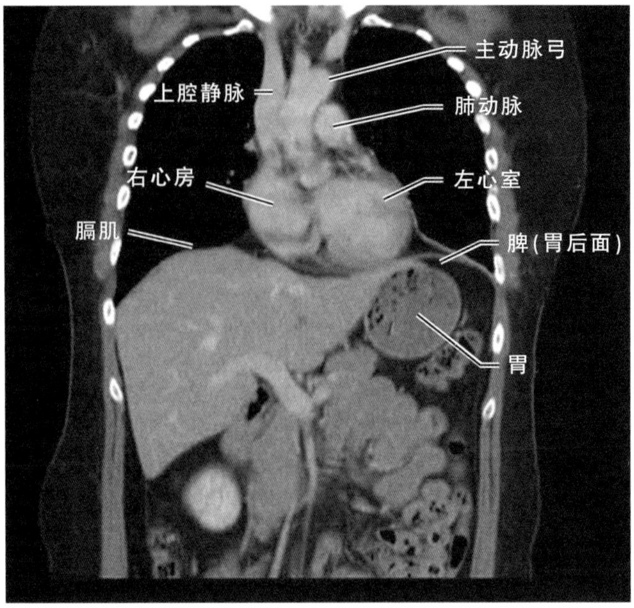

图 10-9 胸腹部 CT 冠状位重组图像:注意叠加于胸片上"膈肌"影内的解剖结构。

肠道穿孔,如消化性溃疡病、憩室炎、结肠癌等。由于立位摄片,腹腔内游离气体上升至膈肌的最高点,因此,腹腔游离气体通常位于右侧半膈与肝脏之间。腹部术

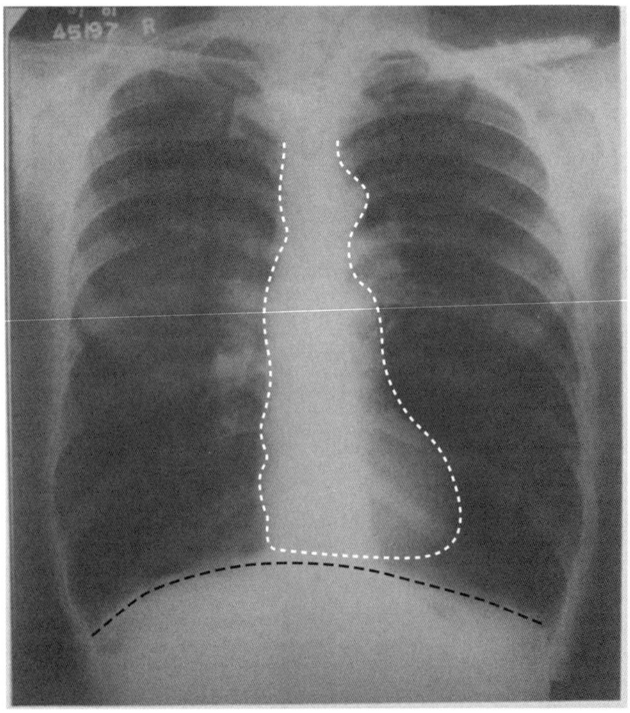

图 10-10 后前位胸片示晚期慢性阻塞性肺病的典型 X 线征象:膈膜低平、纵隔狭长、肺野拉伸、心脏悬于膈上。

后 10 天内腹腔内通常可见游离气体影。

肋膈角

肺底部在膈肌上方形成凹陷，壁层胸膜深入膈肌与胸壁之间隐窝，该隐窝称为肋膈角、肋膈沟或环状沟。正常情况下，在后前位胸片上，位于膈肌和胸壁之间的外侧肋膈角边界锐利，尖端指向下方。

立位摄片，胸腔积液受重力作用常聚集于肋膈角，肺底部受压上移，当胸腔积液量达 100mL 时，侧位片可见后肋膈角变钝，当积液量进一步增多时，液体逐渐充盈外侧肋膈角，后前位片可显示外侧肋膈角变钝。

常规影像学评估[1–12]

儿童和成人胸部影像学检查实践指南[12]

美国放射专家的主要专业组织——美国放射学会(ACR)，提供了如下指南，以帮助医疗工作者为患者提供适宜的放射检查技术。

目标

胸部放射学检查的目的为明确是否存在胸部疾病、确定胸部疾病的病因及随访疾病的发展过程。

适应证

胸部 X 线检查的适应证不仅限于评估可能与呼吸、心血管或上消化道系统相关的症状和体征，也适用于胸外疾病所继发的胸部病变、已知胸部疾病的随访、安装有生命支持系统患者的监测，以及法律要求的有关检查(肺结核、职业性肺病的筛查等)。

基本体位和影像学观察

常规胸部 X 线检查采用站立位，在深吸气后屏气时摄片，拍摄后前位及左侧位胸片。拍摄后前位胸片时，前胸靠近图像接收器，因心脏距离图像接收器较近，可减少因 X 线放大效应所导致的影像失真。前后位摄片仅用于不能站立的重症患者(见图 1–25)。拍摄侧位胸片时，采用左侧体位，心脏更靠近图像接收器。

侧位胸片有助于对后前位胸片所发现病变的定位，以及对后前位胸片上与纵隔相重叠的隐蔽区病灶的显示。儿童及无法抬举上肢的患者无法拍摄侧位胸片，可仅拍摄后前位胸片。此外，有人认为拍摄侧位胸片增加了患者的辐射量，且提供的信息价值有限，可根据后前位胸片的结果，决定是否有必要拍摄侧位片。

吸气与呼气

吸气能从三个维度上增加胸腔体积。垂直方向上的膨胀通过膈肌收缩而实现，健康成人深吸气时，膈肌下移，至少可显示十对肋骨，心脏和肺部被拉长(图 10–11)。

呼气时通过肺的弹性回缩、胸壁受重力下移的共同作用，胸腔容积缩小。通过对“吸气相”和“呼气相”胸片的对比，可确定少量气胸、是否存在支气管异物、隔膜运动异常，或用于区分肋骨或肺内的异常密度影。

阅片习惯

后前位胸片及前后位胸片所显示的图像均为“患

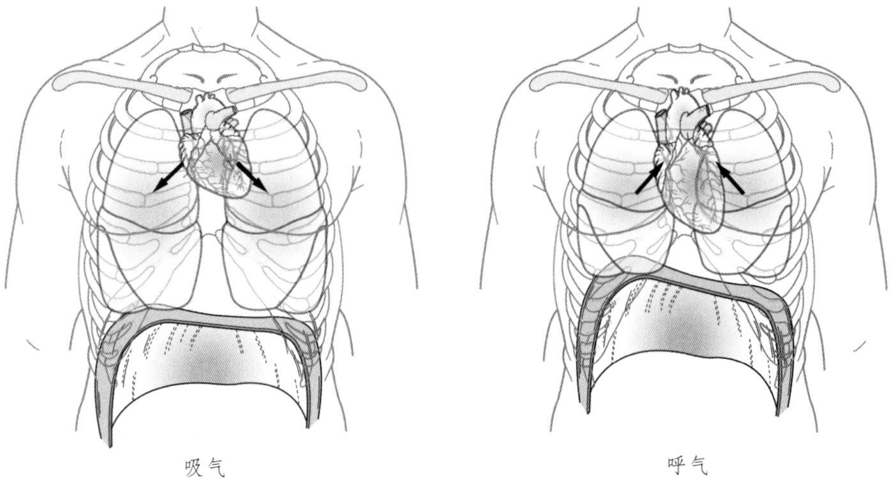

图 10–11　吸气与呼气时膈肌运动比较。

者”面对医生,因此图像上患者的心脏显示在医生的右手侧。同样,无论左侧位还是右侧位胸片,脊柱影像均显示在医生的右手侧。

阅片次序

“阅读”胸片可选用多种方法,在当今先进的成像技术运用之前，仅通过简单的胸片即可采集大量的诊断信息,如血管大小、肺野密度、心脏轮廓等的细微变化,为半个多世纪的教科书提供了大量的诊断思路。依据解剖的基础阅片次序，参见胸部 X 线阅片 ABC 列表(表 10–1)。

表 10–1 胸部 X 线阅片 ABC

A	气道	气管和支气管是否偏移,气道是否通畅
B	骨骼	有无骨折,有无溶骨性或成骨性病变
C	心脏轮廓	心胸比率是否正常,心脏轮廓是否正常
D	膈肌	右膈是否高于左膈,膈顶膨隆抑或低平,有无游离气体
E	胸腔积液	肋膈角是否锐利,胸膜腔是否可见
F	肺野	有无肿块、浸润性病变、边缘轮廓征、支气管充气征
G	胃泡	气体是否位于胃内,胃泡是否位于左上腹
H	肺门	肺门影有无增大
I	吸气	是否可见 10 对后肋
J	其他	有无导线、导管、植入物、人工瓣膜或异物

胸部常规影像学评估

后前位胸片

后前位胸片用于观察肋膈角、气道、心脏、大血管和胸廓等。

影像学观察

体位

1.后前位胸片的投照体位(图 10–12),轻微的体位旋转即可造成较大的图像扭曲。体位有无旋转可通过比较双侧胸锁关节到中线的距离，或肋骨边缘到中线的距离是否相等来进行评估。无体位旋转者,两侧距离相等,胸骨位于中线。脊柱后凸或脊柱侧弯可导致胸廓不对称。

胸廓

2.评估肩胛骨、肱骨、锁骨、肋骨的大小、形态、轮廓及双侧对称性。

3.评估骨密度,查找有无骨质侵蚀、成骨性或溶骨性病变、骨折或钙化。

4.观察椎体高度、椎间隙宽度、椎体皮质骨边缘的完整性。

5.自上而下依次观察评估肋骨并计数,通常健康成人可见 10 对肋骨。

软组织

6.评估锁骨上区、腋窝、侧胸壁及乳腺区的肌肉和脂肪组织总量，观察有无明显的软组织肿块、钙化,有无乳腺切除术导致的乳房缺失。

7.评估纵隔大小及形态,气管是否居中。

8.观察纵隔内有无导线、导管、植入物及人工瓣膜(表 10–2)。

9.纵隔内有无明显的肿块或钙化。

10.是否存在纵隔移位、全纵隔移位或部分纵隔移位。

心脏

11.正常心脏 2/3 位于中线左侧,1/3 位于中线右侧。

12.采用心胸比率评估心脏大小,正常成人的心胸比率≤50%。

13.观察心脏轮廓,右心缘自膈肌至肺门为右心房边缘,肺门以上为上腔静脉。

14.左心缘自膈肌至肺门为左心室边缘,左肺门处的局限性凹陷代表左心耳,左心房增大时,该凹陷消失、变平甚至向外凸出。左心耳区上方为肺动脉,肺动脉上方为主动脉弓。

肺部

15.对比双肺野的大小及透亮度,正常双侧透亮度一致。观察肺野内有无异常的高或低密度影,有无支气管充气征,支气管充气征累及哪一肺叶。

16.评估双侧肺门的大小,观察肺门影有无增大。

基本投照体位

- 后前位
- 左侧位

X 线摄影摆位

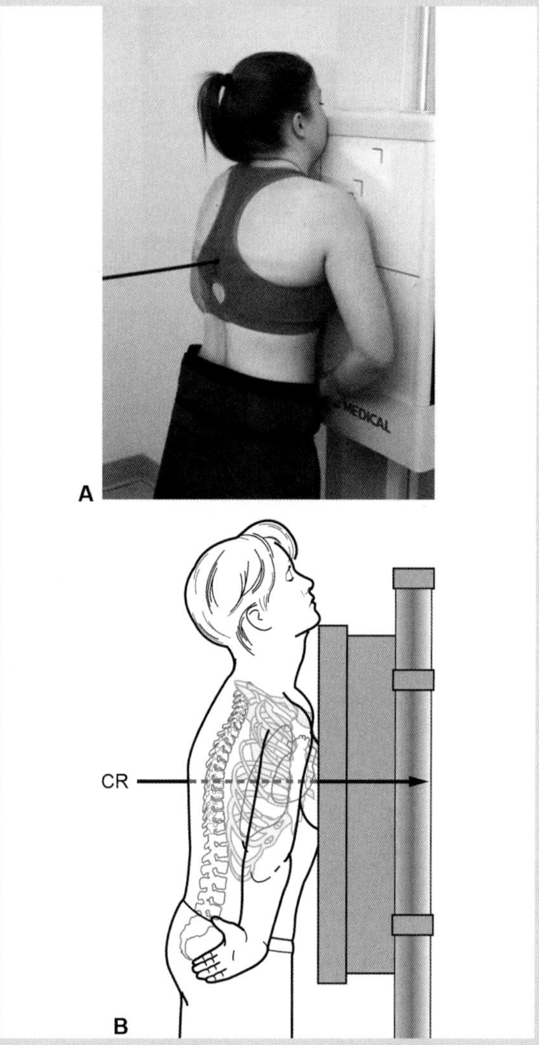

图 10–12 后前位胸片投照体位。摄片时需去除不必要的衣物,下颌抬高,手背置于髋部,肩胛骨向前旋转,肩膀压低,锁骨低于肺尖,两次深吸气后曝光,确保肺部尽量扩张,X 线中心线穿过 T7 椎体。

表 10-2 胸部 X 线摄影中可见的医疗器械

设备	位置	目的
鼻饲管	从鼻腔到胃	排空胃液、胆汁、血液；昏迷患者的药物和饮食补给
气管导管	从口腔到气管隆嵴	连接呼吸机
气管切开插管	从环状软骨下方到隆突上	长期机械通气
中心静脉导管	腔静脉、锁骨下静脉、颈内静脉或右心房	提供药物、化疗、胃肠外营养
Swan-Ganz 漂浮导管	锁骨下或颈内静脉到心脏	监测液体平衡，测量各种压力、核心体温或心排出量
心脏导线	胸壁表面的三个或更多的电极	监测心跳及心律失常
胸腔引流	腋中线第四、第五肋间	胸腔积液或气胸的引流
起搏器	左锁骨下向心脏延伸的导线	调节心脏节律，常用于心动过缓
除颤器	左锁骨下向心脏延伸的导线	电击使心脏复律
人工瓣膜	心脏内部	替代病变瓣膜，恢复瓣膜功能，防止心力衰竭

17.观察肺与心脏或膈肌间的边界是否清晰，边缘轮廓征是否消失，哪一肺叶受累导致轮廓征消失。

18.观察位于肺周边部位的胸膜，有无胸膜腔增宽、胸膜钙化、胸腔积液或气胸。

膈肌

19.膈肌正常位于第十对后肋水平，观察膈肌有无抬高或低平。

20.正常肋膈角锐利、尖端向内下倾斜，胸腔积液可导致肋膈角变钝。

21.观察膈下肠气有无增多及肠气的分布，胃泡影位于左侧膈顶下方。观察腹部软组织内有无异常的钙化及游离气体影。

你能看到什么？

看图 10-13 和图 10-14 并识别下列结构：

- 纵隔右缘：上腔静脉、右心房；
- 纵隔左缘：主动脉弓、左心耳、左心室；
- 肺野：自肺尖至肋膈角；
- 膈顶；
- 气管、气管隆嵴、主支气管。

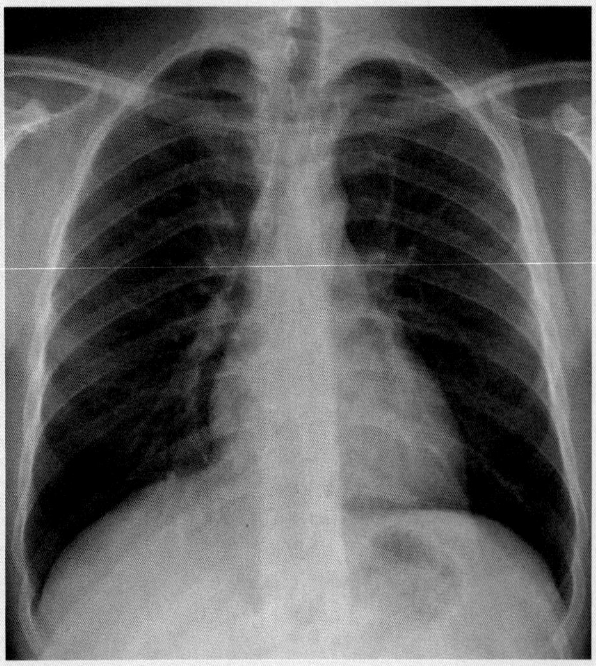

图 10-13 正常后前位胸片。

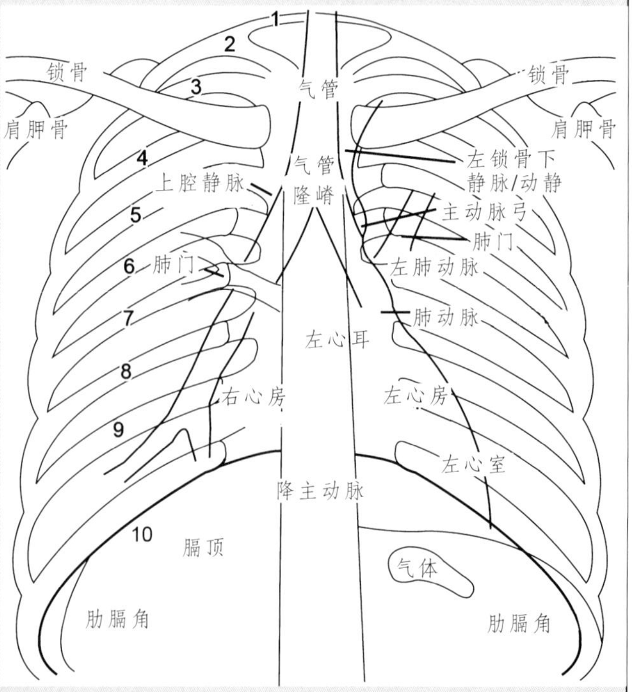

图 10-14 正常后前位胸片解剖线条图。

肘部常规影像学评估

侧位胸片

侧位胸片显示自肺尖至肋膈角、自胸骨到后肋的肺野,心脏、主动脉、气管及食管、左肺等结构左侧位片显示最佳,右侧位胸片显示右肺最佳。

影像学观察

体位

1.左侧位胸片投照体位(图 10-15),可通过观察胸骨的轮廓来确定患者是否旋转。

胸廓

2.观察胸椎序列、椎体高度、椎间隙宽度,评估

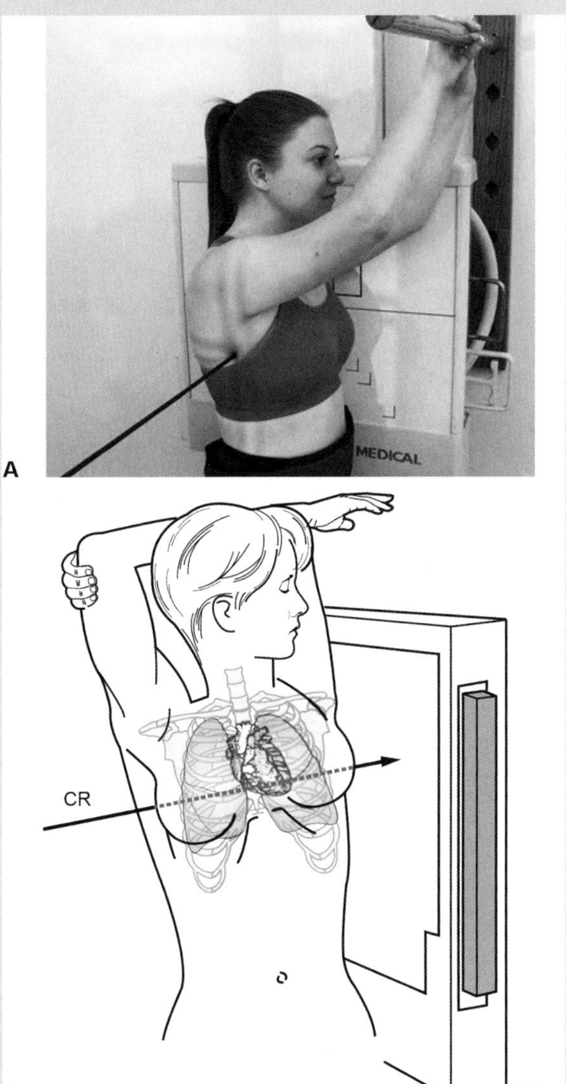

图 10-15　侧位胸片体位。双臂举过头顶以避免重叠伪影,两次深吸气后曝光,确保双肺尽量扩张,X 线中心线穿过第七胸椎。

基本投照体位

- 后前位
- 左侧位

X 线摄影摆位

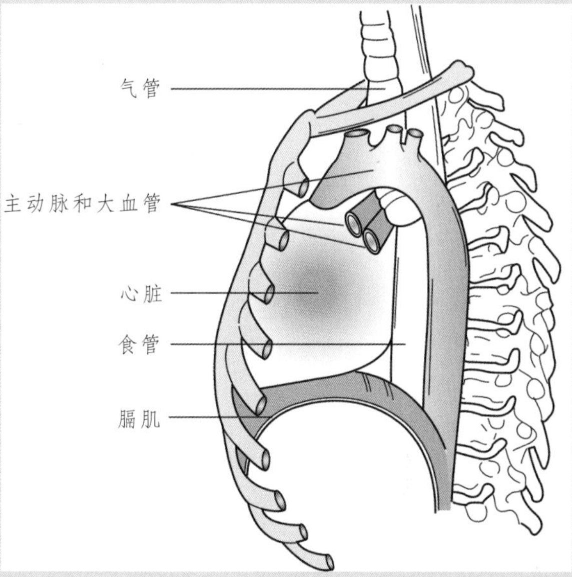

图 10-16　心脏解剖(侧面观)。

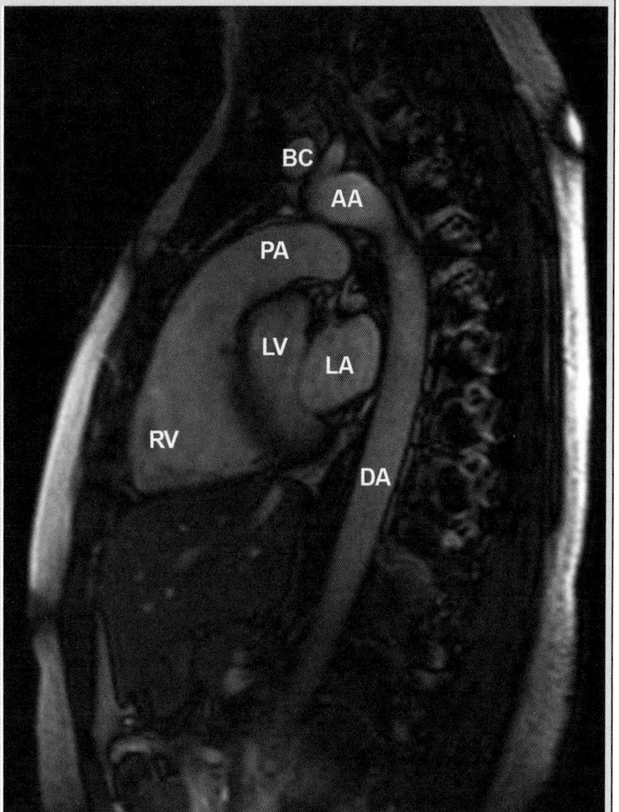

图 10-17　矢状位 MRI。BC=头臂干,AA=升主动脉,DA=降主动脉,PA=肺动脉,RV=右心室,LV=左心室,LA=左心房。

椎体皮质骨边缘的完整性。

3.评估骨密度，查找有无骨质侵蚀、成骨性或溶骨性病变、骨折或钙化。

4.腋窝区左右侧肋骨相互重叠，观察前肋区有无钙化。

软组织

5.评估软组织和乳腺组织总量，观察有无明显的软组织肿块、钙化及乳腺切除所致的乳房缺失。

纵隔

6.前纵隔、上纵隔及后纵隔由透X线的含气肺组织构成，通常表现为透亮影。

7.查找有无导线、引流管、导管、电极、起搏器及人工瓣膜等。

8.观察纵隔内有无明显的肿块影及钙化灶。

心脏

9.心前缘由右心室构成，心后缘上部为左心房，下部为左心室。

10.心影后方可见气管及主动脉(图10-15和图10-16)。

肺部

11.评估前、后肺野，查找有无异常的低或高密度影，有无充气支气管征，如存在充气支气管征，进一步判断哪一肺叶受累。

12.侧位片双侧肺门影相互重叠。

13.观察肺与心脏、肺与横膈的边界是否清晰可见，是否存在边缘轮廓征，如存在边缘轮廓征，进一步判断哪一肺叶受累。

14.沿肺周边区及胸骨后缘观察胸膜，查找有无胸膜腔增宽、胸膜钙化、胸腔积液或气胸。

15.正常后肋膈角形态锐利、倾斜下行，注意有无胸腔积液导致的肋膈角变钝。

膈肌

16.观察有无膈肌抬高或膈膜低平。

17.区分左右半膈的要点为：心脏位于左半膈上方，右半膈高于左半膈。

18.观察腹部肠气及其分布，有无异常钙化灶及腹腔游离气体影。

你能看到什么？

观察侧位胸片(图10-18)及其解剖线条图(图10-19)，并识别下列结构：

- 纵隔前缘：右心室；
- 纵隔后缘：左心房、左心室；
- 前肺野、后肺野；
- 右半膈、左半膈；
- 后肋膈角。

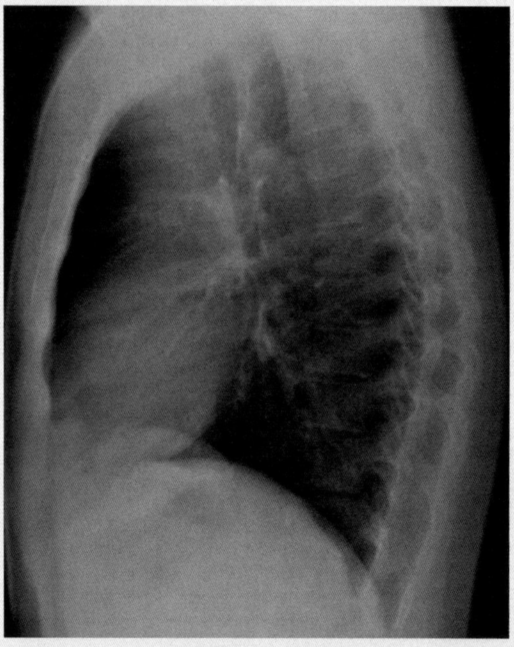

图10-18 正常侧位胸片。

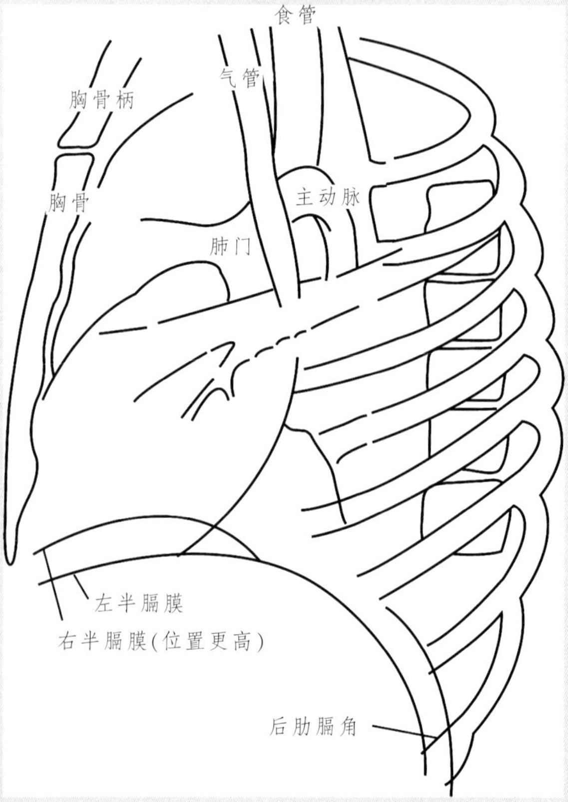

图10-19 侧位胸片解剖线条图。

病理学[5-11,21-35]

心肺评估中的影像选择

ACR 为大量心肺疾病制订了适宜性标准[21-35]，这些标准基于对既往文献的综述，并充分考虑到时间、费用、优势、风险、特异性等因素，对各种影像检查在对疑似疾病诊断中的适宜性进行排序。在心肺疾病的所有检查方法中，历经百年的胸部 X 线检查的适宜性位居第一，例如，表 10-3 所示的可疑心源性呼吸困难的影像检查 ACR 适宜性标准。

胸部 X 线检查作为心胸疾病的首选检查方法，原因如下：

- 根据胸片表现可区分肺部疾病及心脏疾病。
- 决定是否应开始进行治疗。
- 排除某些疾病并缩小鉴别诊断范围，指导选择后续的先进影像检查。

先进的影像检查技术有助于精准诊断、确定治疗方案，以及选择适当的手术方式。目前在心肺评估中最常用的检查技术包括超声心动图和多普勒检查，评估心肌灌注及肺灌注的核素扫描技术、CTA、MRA，以及常规胸部 CT 及 MRI，后续将对这些技术进行简要介绍。

表 10-3 临床疑似心源性呼吸困难的影像检查——ACR 适宜性标准[27]

影像检查方法	评分	RRL*
胸部 X 线	8	小
静息经胸超声心动图	8	无
负荷经胸超声心动图	7	无
静息/负荷 SPECT MPI	7	高
负荷 Rb-82 心脏 PET	7	中
心脏功能及形态-MRI 增强	6	无
心脏功能及形态-MRI 平扫	6	无
冠状动脉 CTA-增强扫描	6	高
低剂量冠状动脉 CTA-增强扫描	6	高
胸部非冠状动脉 CTA-增强扫描	6	中
冠状动脉及心室造影	6	中
经食管超声心动图	5	无
胸部 CT 平扫	5	中
心室核素造影	4	中
Tc-99m V/Q 肺扫描	3	中
冠状动脉钙化 CT 分析	3	中
肺动脉造影	3	高

评分量表：1、2、3 通常不适宜；4、5、6 可能适宜；7、8、9 通常适宜。

*相对辐射水平。

诊断分类

根据 X 线表现可将胸部病变划分为如下类别：

- 肺部异常发白。
- 肺部异常发黑。
- 纵隔异常增宽。
- 心影形态异常。

上述分类简单有效，因为多数胸部病变有某一种突出表现，可能表现为水样密度，或表现为气体样密度。尽管对病变本身的讨论超出本章范畴，下面的部分将对某些常见胸部病变的影像特征进行分析，并强调某些先进影像检查技术的价值。

肺部异常发白

肺炎

肺炎由各种病原菌引起，多达数十种。肺炎可累及单个肺叶或全肺，可为单侧或双侧。炎性渗出导致肺泡、支气管腔内及其周围充满液体，此时胸片可见特征性的浸润性病变或实变影（图 10-20）。肺炎的治疗基于病原菌的种类及其对抗生素敏感性，然而，病原菌明确的肺炎仅占 50%。

肺炎的 X 线表现包括：

- 单个或多个肺叶实变，呈水样密度。
- 靠近心脏或膈肌肺叶实变，边缘轮廓征消失。
- 支气管充气征，其产生的原因为终末气道周围液体积聚。

肺不张

肺不张为部分肺体积缩小，可为急性或慢性发病，可为全肺不张或肺段不张，后者更常见（图 10-21 和图 10-22）。肺不张本身并不是一种独立的疾病，而是由下列原因所致：支气管阻塞（异物、黏液栓、肿瘤）、压缩（胸腔积液、心脏扩大）或牵引（瘢痕、纤维化、粘连）。肺不张的治疗取决于其发病原因。肺不张为术后常见并发症，与术后疼痛等导致的吸气困难和气道黏液阻塞等因素有关。物理治疗通常对肺不张效果良好，体位引流、深呼

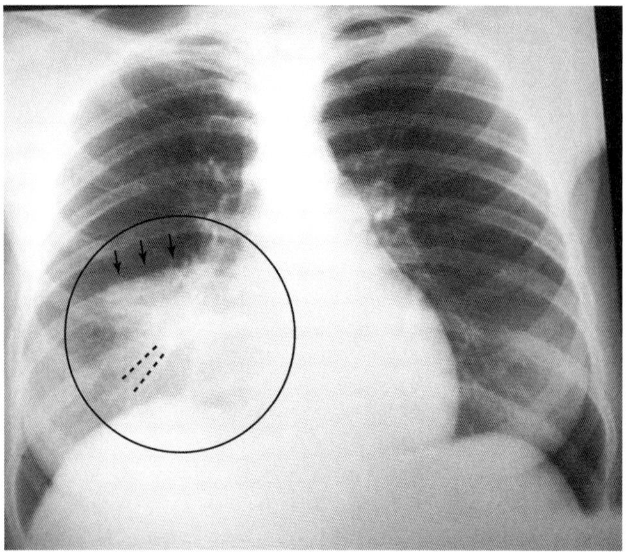

图 10-20 患者,女,25 岁,后前位胸片示右肺中叶实变。右肺野中下部内侧密度增高,病灶上缘平直,提示病变上缘为水平裂,高密度影内可见支气管充气征,肺容积未缩小,侧位片证实右肺中叶实变。(Image courtesy of Laughlin Dawes, MD.)

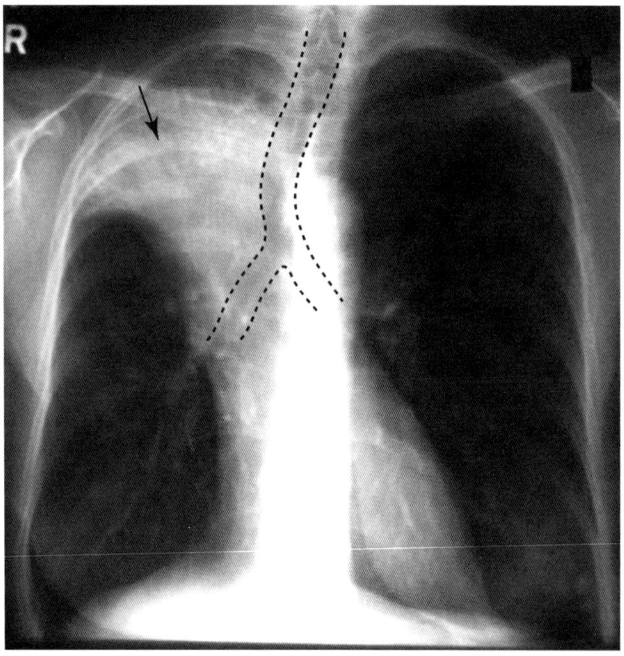

图 10-21 右肺上叶不张(箭头所示)。肺泡塌陷,不张的肺组织呈水样密度,全纵隔向患侧移位,气管右移。支气管肺癌为造成阻塞性肺不张的常见原因。

吸、咳嗽、下床活动等均有助于肺不张的康复。

肺不张的 X 线表现如下:

- 不张的肺叶不含空气,呈高密度影。
- 靠近不张肺叶的肺组织代偿通气,密度较低。

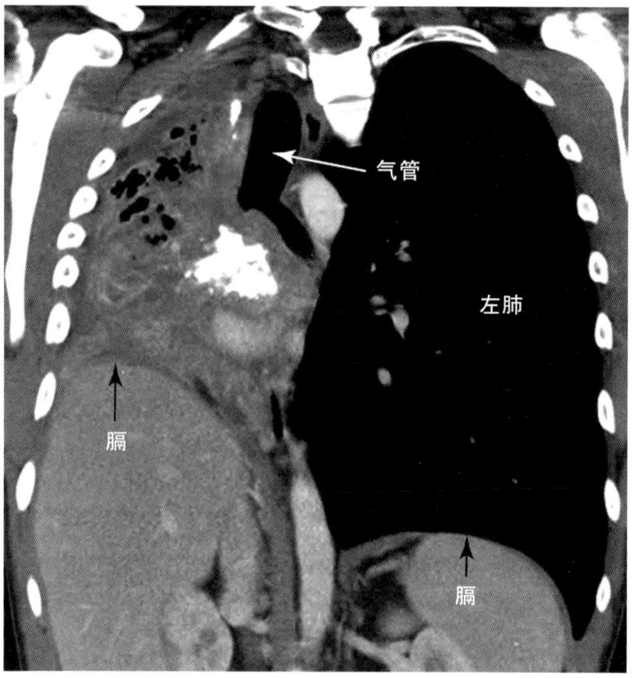

图 10-22 胸部 CT 冠状位重组图像,右肺塌陷,全纵隔向右侧移位,气管右移;右半胸体积缩小,右侧膈肌抬高。

- 肺不张侧胸腔容积下降,纵隔向该侧移位。
- 肺不张侧膈肌抬高。

胸腔积液

胸腔积液为胸膜腔内积聚了过多的液体,其病因包括感染、心力衰竭、肝衰竭、恶性肿瘤、肺栓塞、结核和创伤等。胸膜腔内的液体包括四类:浆液(胸腔积液)、血液(血胸)、乳糜液(乳糜胸)、脓液(脓胸)。由于胸膜腔与肺相互重叠,发生胸腔积液时,肺野密度增高(图 10-23)。

胸片诊断胸腔积液后,可通过分析液体成分确定其病因。胸腔穿刺(自后肋膈角区进针穿刺抽吸液体)可获取胸腔积液样本。胸腔引流术可用于治疗大量胸腔积液或复发性胸腔积液。CT 成像有助于进一步确定病因,CT 扫描时,患者取仰卧位,液体在重力的作用下积聚于靠近后胸壁的胸膜腔内(图 10-24)。

胸腔积液的 X 线表现如下:

- 肋膈角变钝,积液量超过 300mL 时,站立位胸片才能显示肋膈角异常。
- 站立位侧位片可显示后肋膈角变钝。
- 左侧卧位对积液更为敏感,肺野内可见明显的气-液平面,采用该体位,可以检出至少 50mL 的积液量。

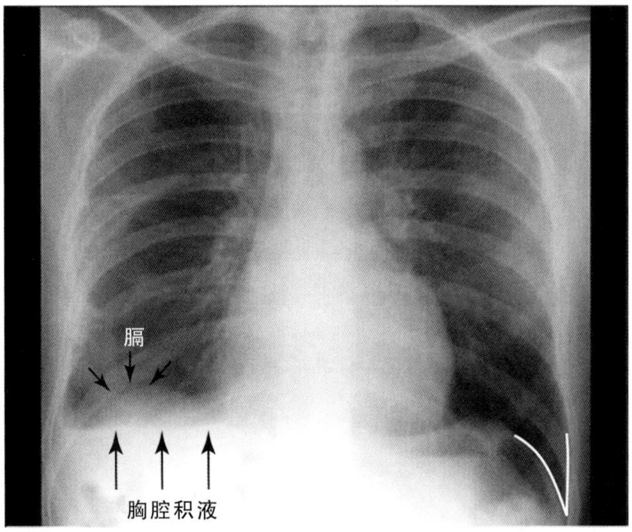

图 10–23　胸腔积液。右胸下部可见高密度影区，上缘平直，液面上方可见圆形的膈顶，胸腔积液的上缘也呈凹陷形。右侧肋膈角消失，左侧肋膈角正常。(Image courtesy of www.med.yale.edu.)

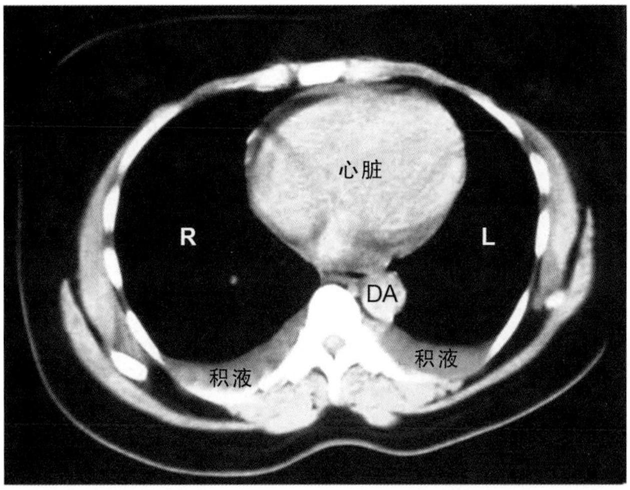

图 10–24　下肺横轴位 CT，仰卧位扫描，积液受重力影响积聚于胸膜腔后部。(Image courtesy of www.umdnj.edu.)

肺部异常发黑

气胸

气胸是指气体进入胸膜腔内。自发性气胸临床常见，尤其好发于高而瘦的女性患者，其次为胸部穿透伤或气压伤(见于潜水员)。慢性肺疾病患者常与气胸相关，中心静脉导管、机械通气等可继发气胸。

气胸分为张力性气胸和非张力性气胸，前者可能是致命性的。气胸发生后，每次吸气动作均有气体进入胸膜腔，但无法被排出，类似单向阀，胸腔内压力逐渐增加，纵隔远离患肺向对侧移位，胸内血管受压，左心静脉回流受阻。张力性气胸需要急救插管引流，立即缓解胸腔压力(图 10–25)。相反，非张力性气胸病情较轻，胸腔内气体不再增多，压力不再增加(图 10–26)，除吸氧及监测外，无须其他治疗。

多数气胸发生于单侧，气胸的 X 线表现如下：

- 由于肺部血管缺失，受影响一侧的肺呈黑色。
- 在黑色肺区域内，内脏胸膜外侧线或肺边缘通常不可见。
- 肋膈角有深沟标志(角异常深)。
- 由于在受影响的肺部正压试验阳性，肺纵隔移位。

慢性阻塞性肺疾病(COPD)

COPD 是一组以气道阻塞为主要特征的肺部疾病。肺气肿和慢性支气管炎为 COPD 最常见的两种类型。肺气肿的特征为终末细支气管膨胀、肺泡壁破坏，影响气体交换的表面积。慢性支气管炎的特征为气道壁炎症伴黏液分泌增多，炎症导致瘢痕形成，造成气道管壁增厚、管腔狭窄、气流通过受阻。肺气肿和慢性支

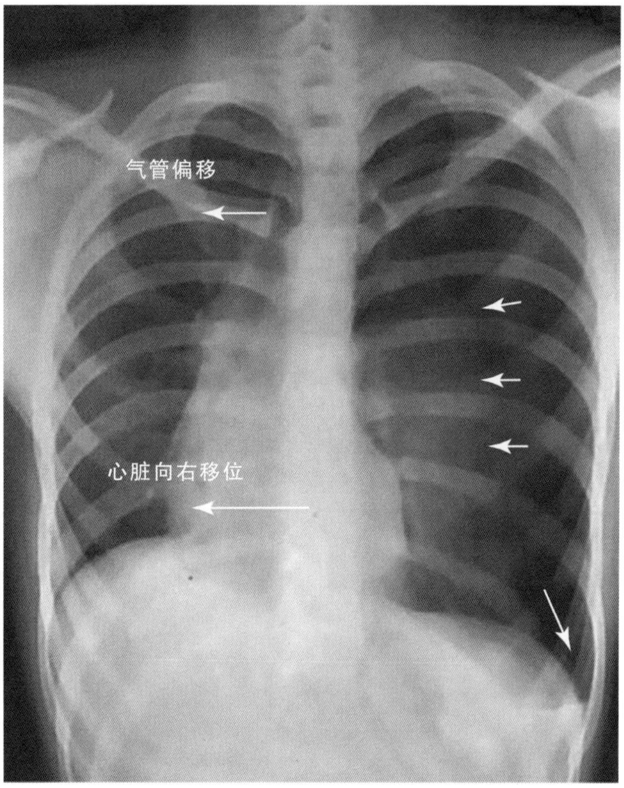

图 10–25　左侧张力性气胸：心脏、气管、纵隔向右侧移位，左侧肋间隙增宽，短箭头所示为左肺边缘，长箭头所示为深沟征。(Image courtesy of www.xray2000.co.uk.)

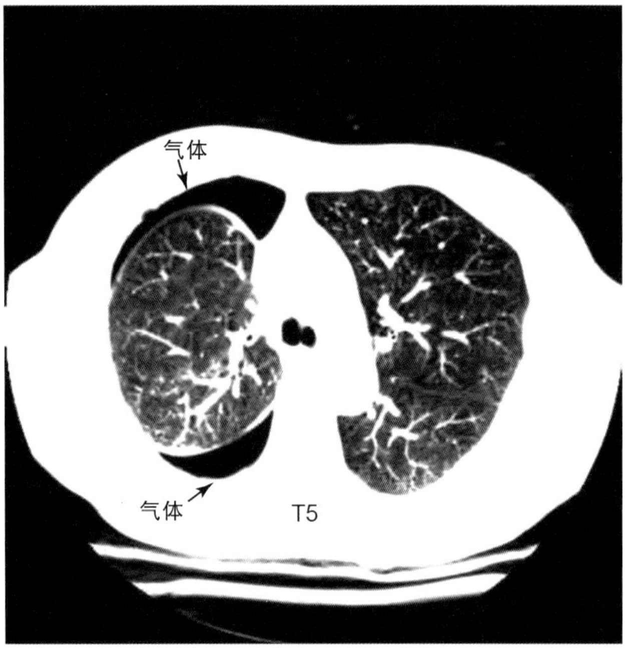

图 10–26 隆突水平的横轴位 CT：右肺前后方的胸膜腔内均可见气体影。

气管炎常合并存在，吸烟为二者的主要病因。

COPD 的 X 线表现为两肺过度膨胀(图 10–27)，膨胀原因如下：

- 双肺透亮度增加。
- 肺大泡。
- 肺野上下高度增大。
- 膈肌低平或扇贝样压迹。
- 纵隔及心影狭长。
- 心脏下方可见气体间隙。
- 侧位片胸骨后气体间隙增宽。

COPD 晚期可进展为肺心病，胸片显示肺野外带肺纹理稀疏、心脏扩大(右心室增大)、右心房扩大、肺动脉段突出等。

纵隔异常增宽

主动脉夹层

主动脉腔内血液自内膜撕裂处进入中膜，主动脉

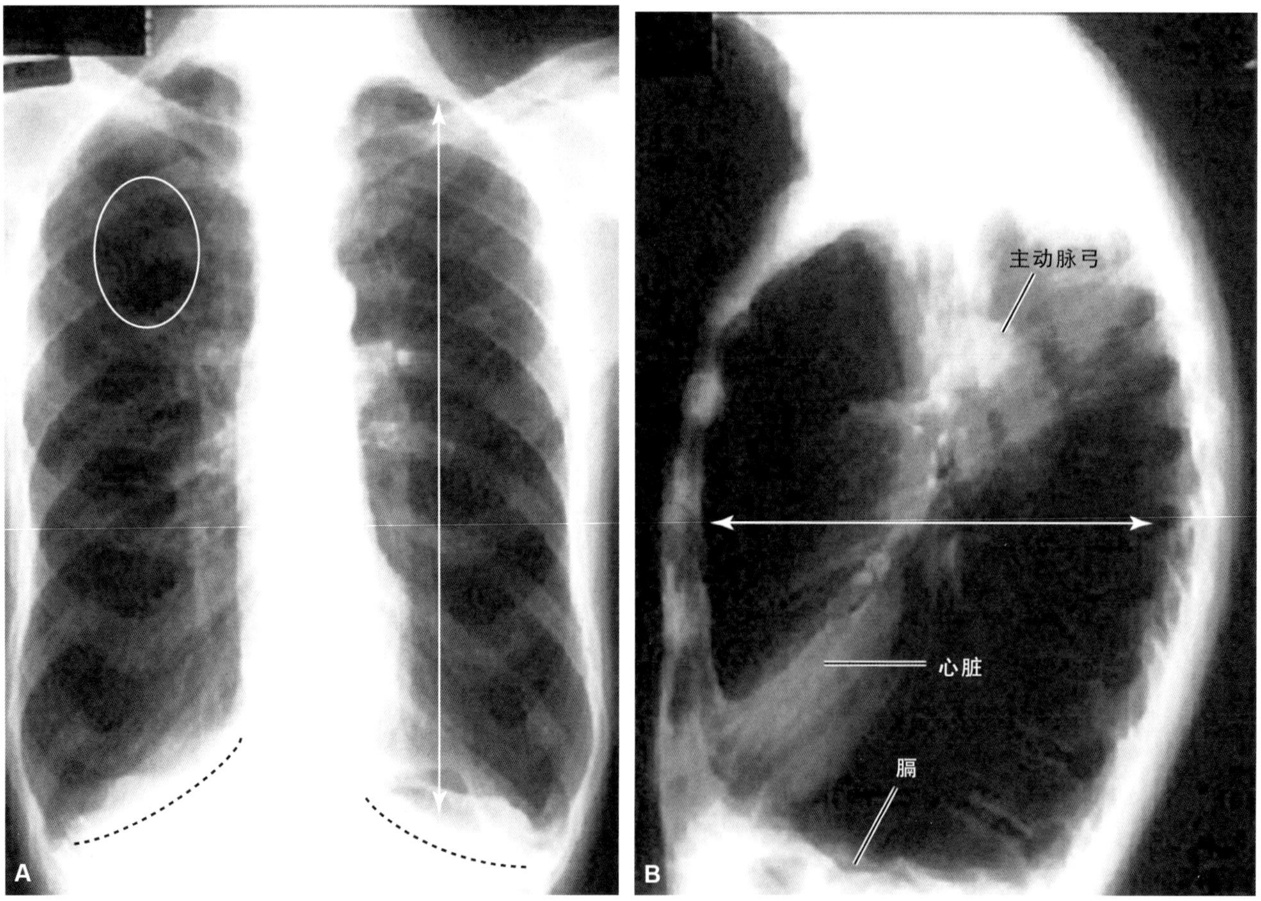

图 10–27 慢性阻塞性肺病后前位胸片(A)。双肺过度膨胀，透亮度增加，肺野高度增大，膈肌扇贝样压迹，纵隔狭长，弥漫性肺大泡，最大者位于右肺上叶。侧位片(B)显示胸廓前后径增大，"桶状胸"，肺过度充气，胸骨后气体间隙增大，膈肌扇贝样压迹。

内膜与中膜分离，管壁破裂可危及生命。主动脉夹层好发于升主动脉，常继发于主动脉瘤。

主动脉夹层的主要症状为剧烈胸痛，而心肌梗死通常不出现这一症状。主动脉夹层的治疗方案包括控制高血压、介入植入支架以防破裂、心脏直视手术和主动脉人工血管替代等。

主动脉夹层的 X 线表现如下（图 10-28）：

- 纵隔影增宽。
- 主动脉弓形态异常。
- 由主动脉压迫导致左主支气管走行异常。
- 由主动脉压迫导致气管偏移。

然而，某些主动脉夹层患者的胸片显示正常，许多其他疾病也可导致纵隔影增宽，胸片对主动脉夹层的敏感性及特异性均较差。因此，确诊需要高敏感性及特异性的检查方法，如经食道超声心电图、CTA 或 MRA（图 10-29）。

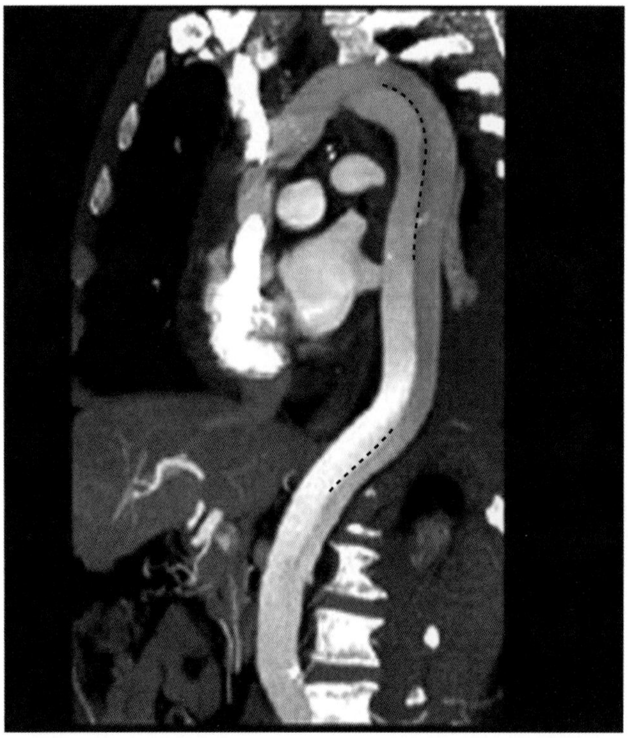

图 10-29　主动脉夹层，CT 血管造影矢状位重组图像。主动脉呈双腔改变，自主动脉弓延伸至腹部。

纵隔淋巴结病变

纵隔淋巴结病变，即纵隔内淋巴结肿大。纵隔淋巴结引流区包括肺、心脏、胸腺、胸段食管等胸内脏器。纵隔淋巴结肿大通常提示某些严重的潜在疾病，肿大的淋巴结可能导致气道或大血管梗阻，从而危及生命。下列多种病因可引起纵隔淋巴结肿大：感染（结核最为常见）、恶性肿瘤（淋巴瘤、转移瘤）、结节病（常见于青壮年）。胸片和 CT 扫描为诊断胸内淋巴结肿大的常规检查技术（图 10-30 和图 10-31）。

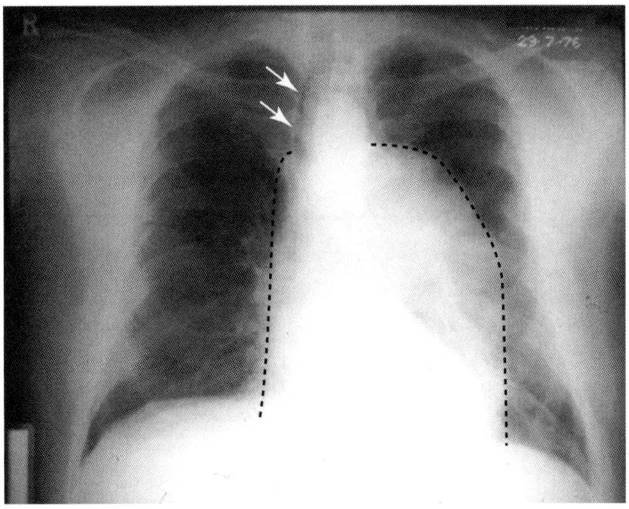

图 10-28　主动脉夹层。患者，男，60 岁，于急诊就诊，主诉胸背部疼痛。膈肌与肺门之间的纵隔影增宽，气管移位，肺野正常，无胸腔积液。

纵隔淋巴结肿大的 X 线表现与肿大淋巴结发生的位置有关：

- 右上气管旁淋巴结肿大，表现为右气管旁线增宽，上腔静脉密度增高、边缘外凸。
- 主肺动脉窗淋巴结肿大，表现为主肺动脉窗外凸。
- 隆突下淋巴结肿大，后前位胸片表现为隆突下间隙透亮度降低。
- 前纵隔淋巴结肿大，表现为侧位片胸骨后间隙透亮度降低。
- 肺门淋巴结肿大，表现为肺门影增大，肺门区圆形肿块影。

心脏畸形

充血性心力衰竭（CHF）

CHF 为心脏泵血能力不足所致的临床综合征。CHF 的病因包括：心肌收缩力减弱（冠心病、心肌梗死、心肌病等）、机体对氧气的需求量超出了心脏的供给能力（高血压、瓣膜病、甲状腺疾病、肾脏疾病、糖尿病、先心病等），多种病因可合并存在。

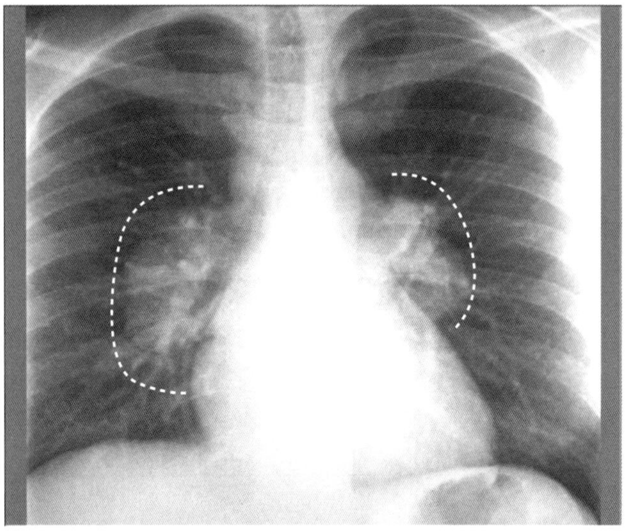

图 10-30 继发于结节病的纵隔淋巴结肿大,为一种病因未明的累及多个器官系统的肉芽肿性病变,主要表现为双肺门淋巴结肿大及肺部浸润性病变。图示双肺门区圆形高密度影为典型的肺门淋巴结肿大征象。

左心衰竭可导致肺淤血及肺水肿,液体首先渗入肺间质,然后进入肺泡及胸膜腔。右心衰竭可导致体循环毛细血管淤血、外周凹陷性水肿、腹水、肝脏肿大等。

CHF 的典型 X 线表现如下(图 10-32):

- 心影增大(心胸比率增大)。
- 肺血再分布(上肺血管影增粗,其管径大于下肺血管影)。
- Kerley B 线(自肺内向胸膜延伸的高密度短横线,其产生原因为肺水肿引起的小叶间隔内液体积聚)。

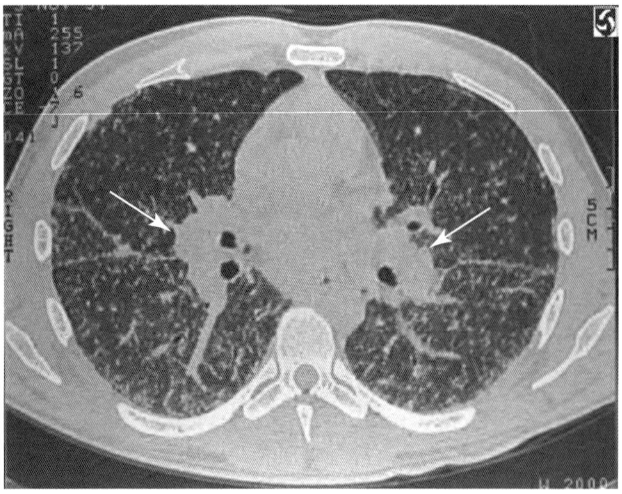

图 10-31 HRCT 显示双肺门区粟粒样结节影,沿支气管血管束分布,双肺门淋巴结肿大,呈分叶状类圆形肿块。

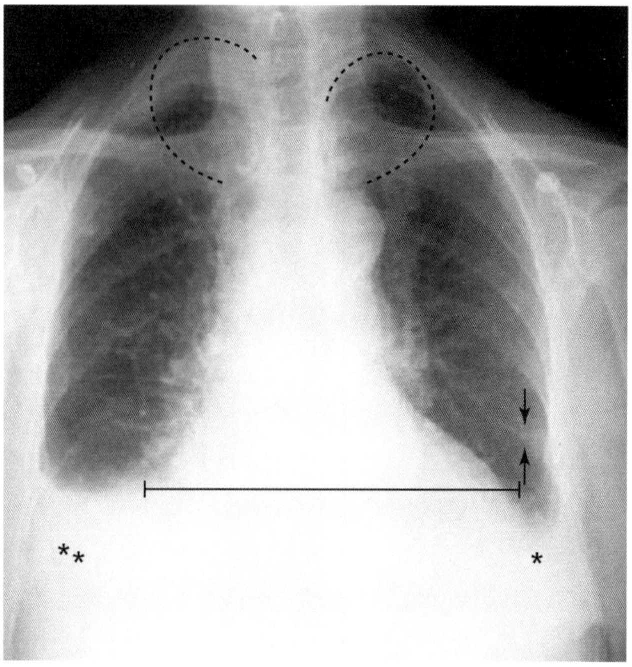

图 10-32 充血性心力衰竭。心影扩大,心胸比率增大。胸腔积液,右肋膈角消失,左肋膈角变钝,蝶翼征。向胸膜延伸的白色短水平线延为 Kerley B 线,代表小叶间隔增厚。

- 支气管袖套征(支气管周围液体聚集,支气管增粗,边缘模糊,为肺水肿的征象之一)。
- 胸腔积液。
- 蝶翼征(肺门区密度增高,形似蝶翼)。

心脏瓣膜病

心脏瓣膜病包括瓣膜狭窄及瓣膜关闭不全。瓣膜狭窄导致血流通过受阻,心脏负荷加重。瓣膜关闭不全指心脏瓣膜无法正常关闭,心脏收缩时,血液反流,泵出困难。心脏瓣膜疾病的病因包括先天性瓣膜缺陷、儿童风湿热、心肌病、年龄相关性瓣膜病等。

心脏瓣膜病的症状取决于哪一瓣膜受累,以及瓣膜受累的严重程度。常见症状包括气短、疲劳、充血性心力衰竭等。心脏瓣膜病者易患心内膜炎(瓣膜感染),因此患者术前常规预防性使用抗生素。

胸片、超声心动图、心电图、CTA 等检查可用于确诊心脏瓣膜病。二尖瓣狭窄的 X 线表现如下(图 10-33):

- 心左缘正常凹陷的左心耳变平直或凸出。
- 心右缘双房影(左心房增大,其投影重叠于右心房)。
- 肺静脉压增高导致上肺静脉增粗。

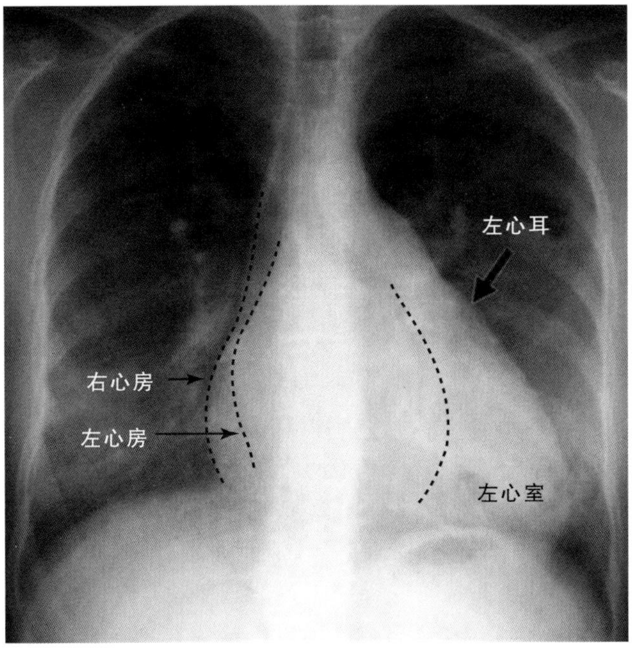

图 10–33 二尖瓣病变导致左心房增大：双房影，左心耳凸出（箭头所示），左心室增大。（Source of image：www.xray2000.co.uk.）

- Kerley B 线（向胸膜延伸的短横线，为肺水肿引起的小叶间隔增厚所致）。

先进成像技术评估

心脏超声：超声心动图

超声心动图是一种非侵入性超声检查技术，其自 20 世纪 60 年代以来一直被作为主要的心脏疾病检查方法，用于评估血流异常、心排出量、射血分数、瓣膜功能、心肌厚度、心壁运动、冠状动脉疾病、心包病变等。超声心动图的类型如下：

- 经胸超声心动图（TTE）：为标准的超声心动图检查方法，探头放置于胸部，透过胸壁观察心脏。
- 经食管超声心动图（TEE）：为超声心动图的另一方法，探头放置于食管内，因距心脏仅数毫米且无骨及肺的干扰，图像更为清晰，其缺点是需要禁食及镇静（图 10–34）。
- 负荷超声心动图：患者可在跑步机或固定自行车运动前、运动后分别进行一次超声心动图检查，检查过程中同时进行心电图（ECG）监测，对静息态和负荷态的心肌血流进行对比，用于评估冠状动脉病变导致的心肌缺血。

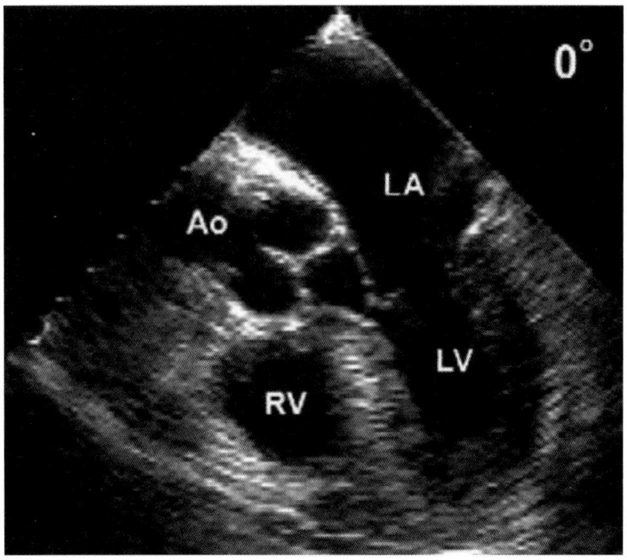

图 10–34 经食管超声心动图，显示心脏各腔：LA=左心房、LV=左心室、RV=右心室、Ao=主动脉。

- 多普勒超声心动图：利用多普勒效应，测量心脏血流的速度及方向，用于评估瓣膜功能、左右房室间的异常沟通、瓣膜反流、计算心排出量。
- 三维超声心动图：与二维超声心动图比较，三维超声心动图具有精确的体积测量、可视化显示室间隔缺损、全瓣膜功能评价等优势，甚至可以提供虚拟全息图像，将来可能成为常规的心脏检查方法（图 10–35）。

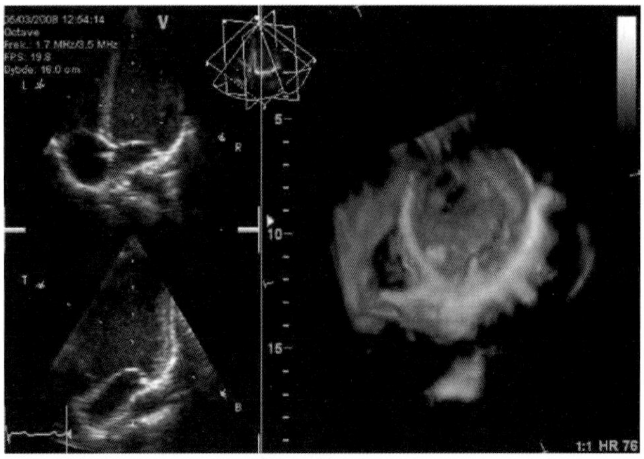

图 10–35 超声心动图 GIF 动画截图：二尖瓣显示清晰，三尖瓣和主动脉瓣处于开放状态，由于数据丢失，其瓣叶显示不清。左侧图像为从 3D 数据中获取的标准二维图像（Image courtesy of www.wikipedia.org. It can be viewed at http://en.wikipedia.org/wiki/ File:Apikal4D.gif.）

核医学

肺通气/肺灌注扫描

肺通气/灌注扫描(V/Q)是一项既可对肺通气功能进行评估，又可对肺灌注功能进行评估的核素检查方法，可借助数学方程计算气流量和血流量。

V/Q 常用于检测肺栓塞，也可用于评估 COPD 等晚期肺病的肺功能，以及肺叶切除前后肺容积的测量。

在肺通气扫描中，患者吸入放射性氙气，γ 相机连续摄取多帧图像，探测氙气进入的肺段。在肺灌注扫描中，患者经静脉注射 ^{99}锝(一种可附着于红细胞的放射性同位素)，然后通过 γ 相机获取图像。两组胸部图像进行对比，并进行匹配。如果发现部分肺段气流量正常，而血流量下降，即可诊断为肺栓塞。肺栓塞的诊断标准基于 V/Q 扫描多少肺段不相匹配(图 10–36)。

心脏核素灌注检查

核素灌注检查，联合使用放射性同位素和负荷试验，用于冠状动脉疾病的诊断。该项检查通常被称为核素负荷试验、铊或 ^{99}锝负荷试验。

铊、^{99}锝等放射性同位素示踪剂对心肌细胞具有特异性，通常采用静脉注射，采用跑步机运动或使用药物制剂均可增加患者心率。运用 γ 相机先后在患者静息时、运动后、休息几小时后进行扫描，并获取数十帧不同方位的心脏图像(图 10–37)。

通过对静息态和负荷态心肌核素灌注显像图像的对比，可明确冠状动脉有无狭窄：

- 静息态及负荷态灌注均正常，提示冠状动脉无狭窄。
- 静息态灌注正常，负荷态灌注下降，为可逆性灌注缺损，提示一支或多支冠状动脉有不同程度的狭窄。
- 静息态及负荷态灌注均降低，为不可逆性灌注缺损，提示一支或多支冠状动脉的完全闭塞，冠状动脉闭塞将对心肌造成永久性损伤。
- 可逆性灌注缺损合并不可逆性灌注缺损，提示冠状动脉各支狭窄程度不同，此型常见。

多门控扫描

多门控扫描是一种用于评估心室功能的核医学检查技术，又称为核素心室造影。静脉注射 ^{99m}锝后，使用 γ 相机获取自舒张末期到收缩末期的连续多帧心脏图像(通常为 16 帧)，其图像可进行电影播放。

运用计算机对图像进行分析，并计算心功能参数，左心室射血分数为最重要的心功能参数。多门控扫描为一项无创性检查技术，测量射血分数最为准确(高于超声心动图)，且可重复性好(图 10–38)。

部分化疗药物可能对心肌有毒性作用，对癌症化疗患者反复进行多门控扫描有助于监测患者的心脏功能受损情况，可发现其他检查可能遗漏的轻微早期心功能受损。

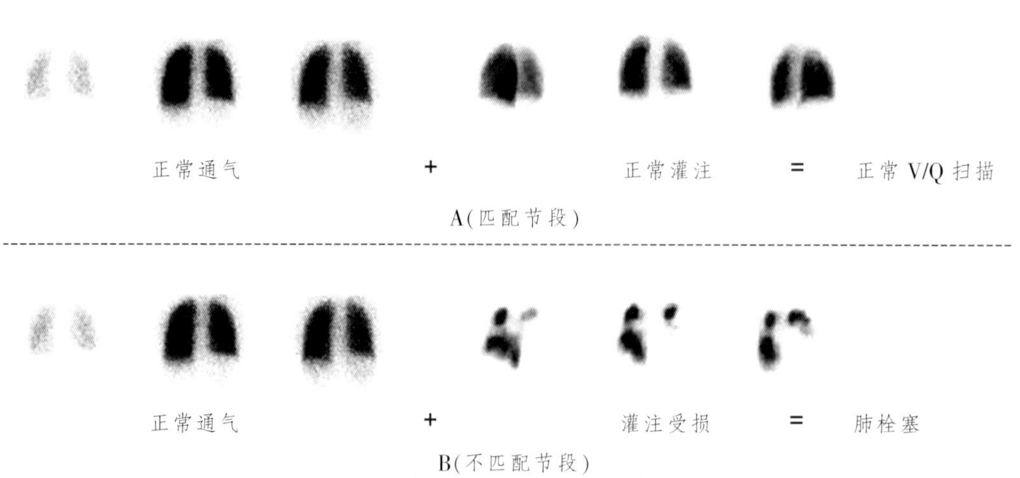

图 10–36 V/Q 扫描。(A)双肺扫描正常，各段通气/灌注扫描放射性示踪剂摄取量匹配。(B)通气/灌注扫描放射性示踪剂摄取量不匹配，提示可能为肺栓塞。肺栓塞的特征性表现为存在多发灌注缺损区或低摄取区。

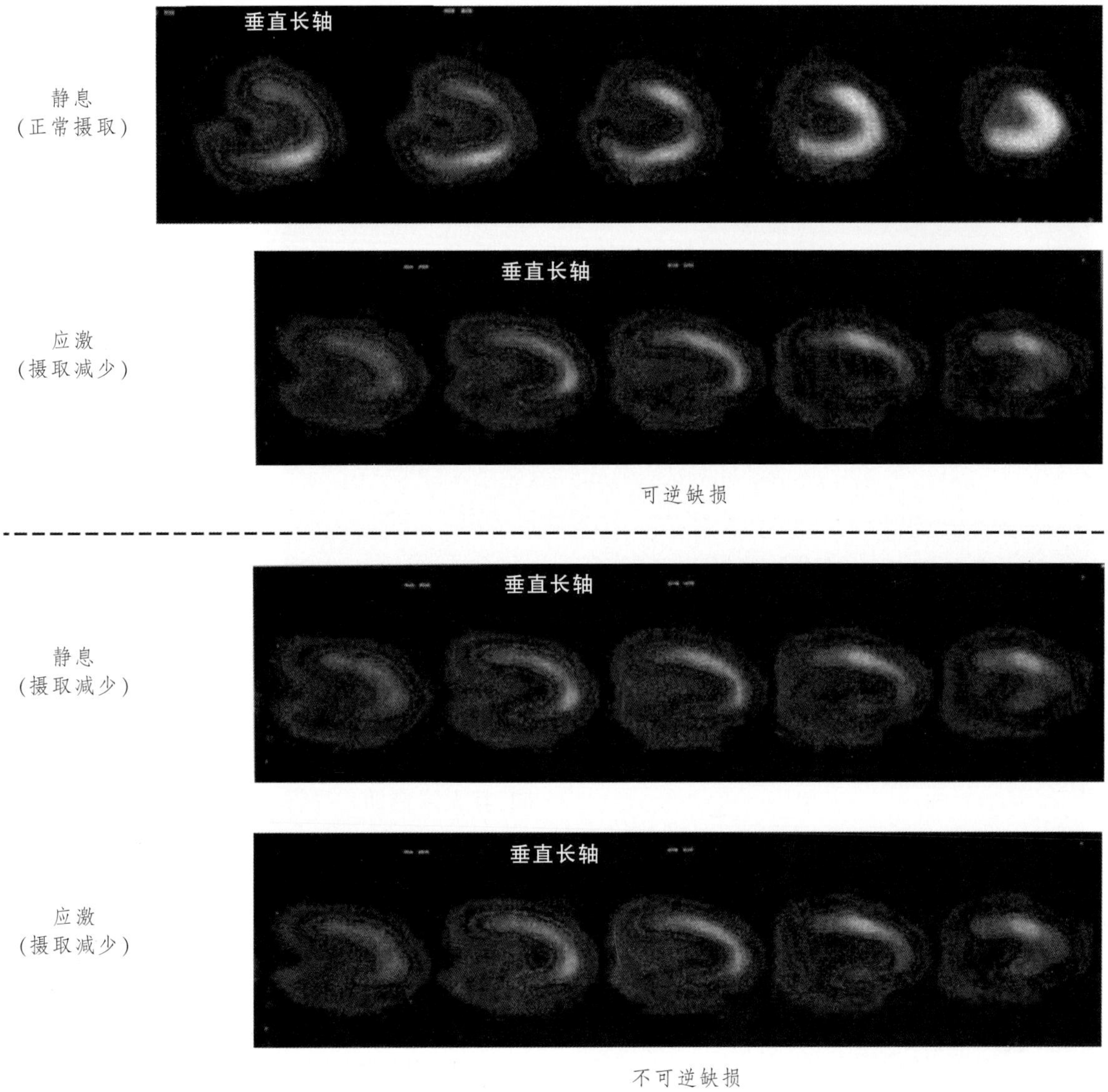

图 10–37　心肌核素灌注显像，静息态与负荷态放射性同位素摄取量的比较。可逆性缺损区静息态灌注正常，负荷态灌注下降；不可逆性缺损区，静息态及负荷态心肌灌注均降低。

常规血管造影

血管造影是一种用于研究血管的检查方法，可用于任何器官或系统，以评估血流情况。心肺系统的血管造影有多种不同的方法。常规血管造影技术通过腹股沟静脉插管，导管沿静脉进入心脏，注射碘对比剂，通过 X 线透视屏进行观察。

- 数字减影血管造影：造影后图像与造影前图像进行减影，只显示血管，背景组织不显影。
- 冠状动脉造影：通过心导管将造影剂注入左心，用以诊断冠状动脉病变及开展介入治疗（如球囊血管成形术、支架置入术等）（图 10–39）。
- 肺动脉造影：将造影剂注入右心，用于诊断肺栓塞。主动脉造影通过左心导管注射造影剂，用于评估主动脉瓣关闭不全、主动脉缩窄、动脉导管未闭和主动脉夹层。上述检查目前多数已被 CTA 所取代。
- 心室造影：用于评估室壁运动、心室流出道、计算射血分数等。

传统血管造影术为侵入性检查技术，且具有一定的风险，将来可能会被非侵入性的 CTA 和 MRA 所替代。但目前冠状动脉造影仍为显示冠状动脉解剖和评估血管狭窄程度的“金标准”。此外，还可开展腔内介入治疗。CTA 目前已取代传统肺血管造影，成为诊断肺栓塞的首选检查方法，其敏感性高于 V/Q 扫描和常规

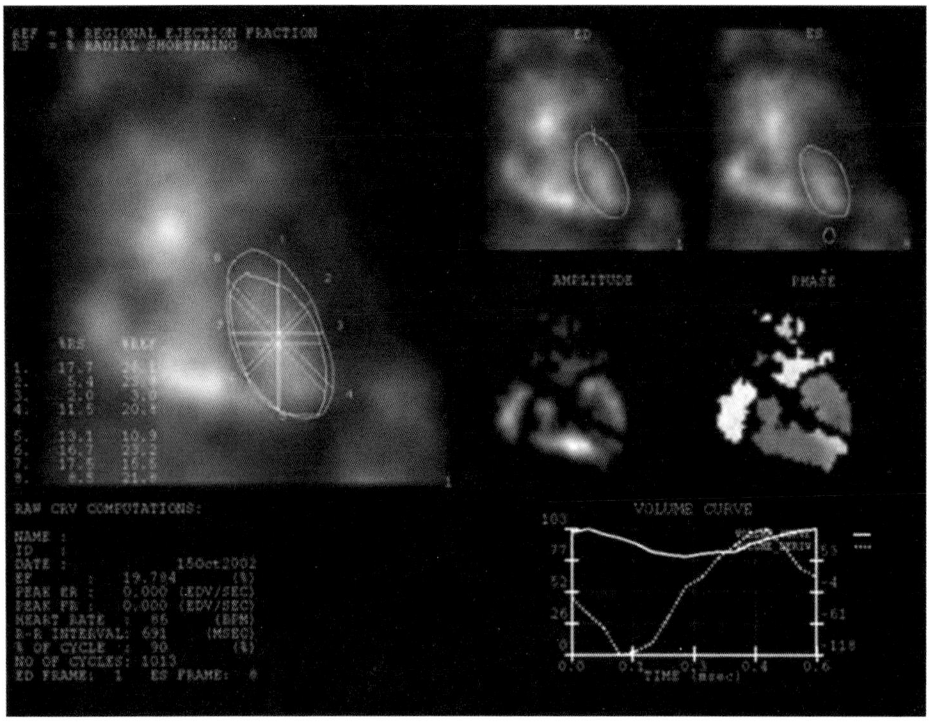

图 10-38 心脏多门控扫描。右上示舒张末期(左心室容积最大)和收缩末期(左心室容积最小)。左侧图示左心室壁运动情况。左下列表示射血分数为 19.7%(正常>50%,高危者<35%)。右下示该患者的容积-时间曲线(白线),虚线为正常曲线。

血管造影。

肺动脉CT血管造影

肺动脉 CT 血管造影(CTPA)与传统血管造影不同,其无须借助心导管,直接经周围静脉注射对比剂对肺动脉进行成像。自 20 世纪 90 年代以来,其逐渐替代了 V/Q 扫描。

在 CTPA 图像上,肺血管充盈对比剂呈高密度,而

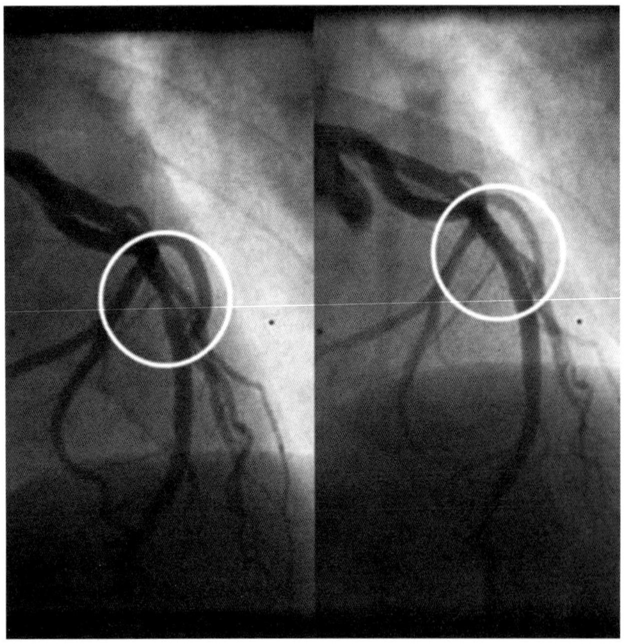

图 10-39 冠状动脉血管造影。患者,女,38 岁,因胸痛入院。血管造影示前降支近段血管狭窄 80%,支架置入后造影显示管腔正常,无并发症(右)。(Image courtesy of Greg Starke, MD.)

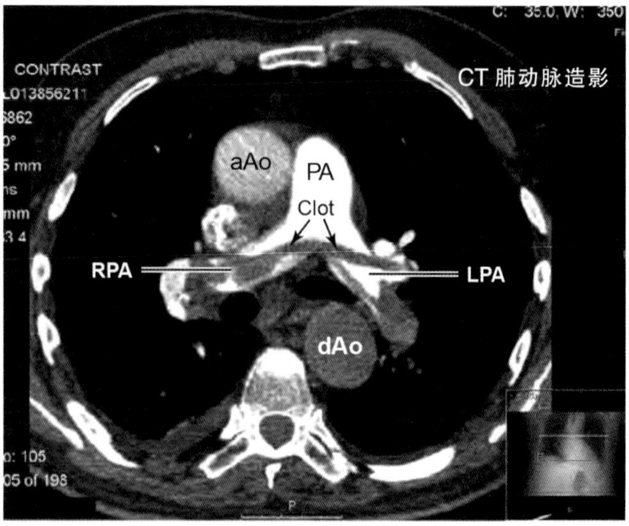

图 10-40 CTPA 显示肺栓塞。肺动脉充盈对比剂的正常管腔呈白色,血栓呈灰色,肺动脉分叉的血栓呈鞍状。PA=肺动脉,aAo=升主动脉,dAo=降主动脉,LPA=左肺动脉,RPA=右肺动脉。(Source of image: www.en.wikipedia.org/wiki/ CT_pulmonary_angiogram.)

腔内的血栓或脂肪栓显示为充盈缺损影(图 10–40)。通常,CT 扫描应当在造影剂到达左心和主动脉之前完成,以减少有关的伪影,只有现代高速 CT 扫描才能实现 CTPA 检查。

如果临床或胸片怀疑肺栓塞,需进行 CTPA 检查。以前曾担心 CTPA 可能会遗漏小的肺栓塞,但 2007 年的一项 CTPA 和 V/Q 扫描对比研究表明, CTPA 可在不降低长期并发症风险的前提下发现更多的栓塞灶。

MRA

MRA 是指运用各种 MRI 脉冲序列使血流产生高信号,以显示血管结构(常规 MRI 血流通常无信号)。临床上,MRA 已成功被用于心脑血管系统动脉、主动脉及其主要分支、肾动脉和下肢动脉等(图 10–41)。然而,MRA 对于冠状动脉的显示目前仍不如 CTA 及传统血管造影。

然而,MRA 在评估血管方面是一种非常有前途的技术, 与 CTA 和常规血管造影相比,MRA 具有无创、无电离辐射、不使用碘造影剂等优势。与超声相比,MRA 无操作者依赖性。目前,MRA 的缺点在于费用昂贵,空间分辨率有限,且不适用于急症患者等。

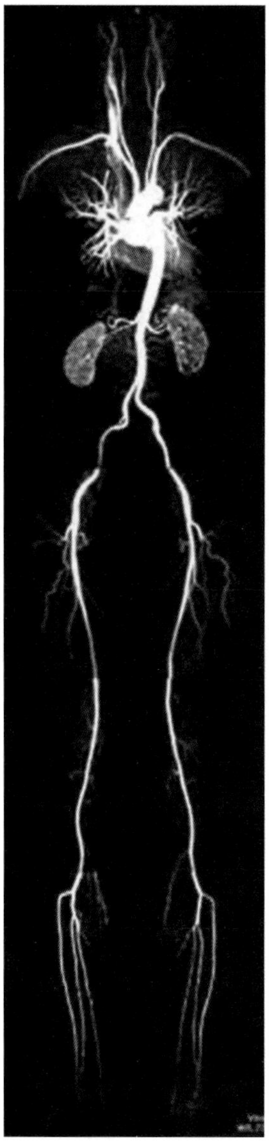

图 10–41　全身 MRA,静脉注射对比剂后,73s 完成整个扫描。(Image courtesy of Anil N. Shetty, Ph.D., Chief, MR Physics, William Beaumont Hospital, Royal Oak, MI.)

要点总结

1.胸部X线检查为心肺系统的首选影像检查方法,有助于区分心脏病变和肺部病变、明确病变性质、决定是否应启动治疗、缩小鉴别诊断的范围、指导后续的影像检查。

2.胸部常规X线检查包括两个投照体位:

➤ 后前位——显示肺部、纵隔(气管、心脏、大血管、食管)和胸廓;

侧位通常为左侧位,显示心脏、左肺、胸骨后间隙、前纵隔、后纵隔、胸椎。

3.心胸比率,后前位胸片上评估心脏大小,健康成人心脏宽度应小于胸部宽度的50%。

4.边缘轮廓征,有助于将水性密度病变定位到特定的肺叶,当邻近心脏或膈肌的肺叶发生实变时,正常的心脏或膈肌轮廓消失。

5.支气管充气征,提示气腔病变,终末气道正常情况下不可见,如果显影则提示其周围的肺泡腔内充满液体。

6.膈肌通常位于第十对后肋,某些疾病可导致膈膜抬升或膈膜低平。右半膈受肝脏影响,位置较高;左半膈下方可见含气的胃泡。

7.胸部异常X线表现如下:

➤ 肺部异常发白(如肺炎、肺不张、胸腔积液)。

➤ 肺部异常发黑(如气胸、COPD)。

➤ 纵隔异常增宽(如主动脉夹层、淋巴结肿大)。

➤ 心脏畸形(如CHF、二尖瓣狭窄)。

8.超声心动图,运用超声评估血流量、心排出量、射血分数、瓣膜功能、心壁运动和心包。

9.V/Q扫描,为核医学检查技术,使用放射性同位素评估肺通气及灌注,肺通气与肺灌注不匹配常提示肺栓塞。

10.心脏核素灌注检查,使用放射性同位素确定心肌静息态和负荷态的灌注情况,确定有无冠状动脉疾病及其严重程度。

11.多门控扫描,使用放射性同位素评估心室功能,其图像可进行电影播放,可准确测量射血分数,有助于监测心功能的轻微受损。

12.血管造影,可用于观察血流情况,冠状动脉造影需插入心导管。CTPA经外周静脉注射对比剂,为目前诊断肺栓塞的首选方法。MRA为一种可评估全身血管系统的无创性检查方法。

病例分析

肺炎

外伤史

患者,男,47岁,有哮喘史。患者气短、发热5天,被诊断为“肺炎”并服用抗生素治疗。次日,患者呼吸困难加重,被送至急诊科,两下肺呼吸音异常,氧饱和度为84%,尿素氮升高(提示肾功能异常),D-二聚体正常(排除静脉血栓的可能)。在进行多项影像学检查后,患者被送往ICU。

影像学表现

V/Q扫描显示双肺下叶及左肺舌叶肺通气及灌注均降低(图10-42)。X线图像显示双肺下叶及左肺舌叶实变(图10-43)。患者被诊断为肺炎,采取的治疗措施包括:静脉使用抗生素,雾化吸入及吸氧(3L O_2/min),治疗后,患者血氧饱和度升至90%。

体格检查与治疗

住院第二天,患者进行胸部物理治疗,主诉呼吸困难、呼吸时疼痛和耐受力差。

肺部听诊双肺下叶可闻及附加音,吸氧(3L O_2/min)状态下血氧饱和度为88%,坐位休息时心率为108次/分,血压为132/84mmHg,呼吸频率为24次/分。对双肺下叶及左肺上叶进行气道清理,收集约10mL脓性分泌物,吸氧(3L O_2/min)状态下血氧饱和度达92%,附加音减少。站立时,心率为114次/分,血压

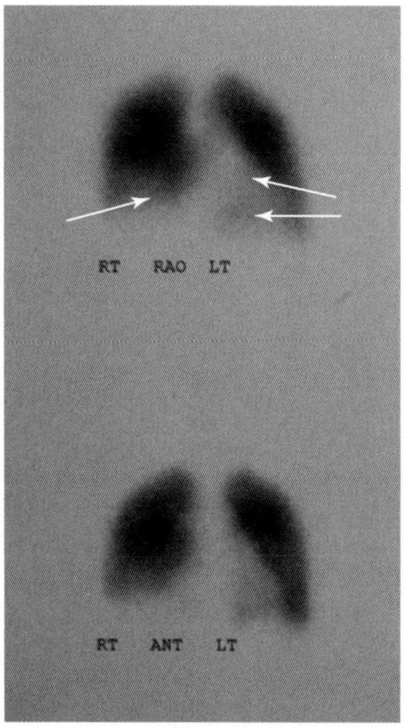

图 10-42　V/Q 扫描提示双肺下叶和左肺舌叶通气及灌注功能下降(箭头所示)。

为 136/80mmHg,呼吸频率为 28 次/分,血氧饱和度维持在 92%,无头晕。鼓励患者下床活动,在近身陪护下,患者行走 30 步后,心率为 134 次/分,血压为 138/80mmHg,呼吸频率为 32 次/分,血氧饱和度降至 86%,呼吸困难加重,咳嗽、咳痰。输氧量增加到 4L O_2/min,血氧饱和度恢复到 92%,然后将输氧量降至 3L O_2/min。鼓励患者尽量多采取坐位,多运动。

结果

数天后,患者症状明显改善,可独立行走 100 步,血氧饱和度为 95%。住院期间,鼓励患者继续增加独立活动,患者住院 5 天后出院。1 周后随访胸片显示双肺实变影明显缩小(图 10-44)。

讨论

气道清理技术有助于清除大量的气道渗出物,从而改善血氧饱和度。该患者的轻微活动就导致了

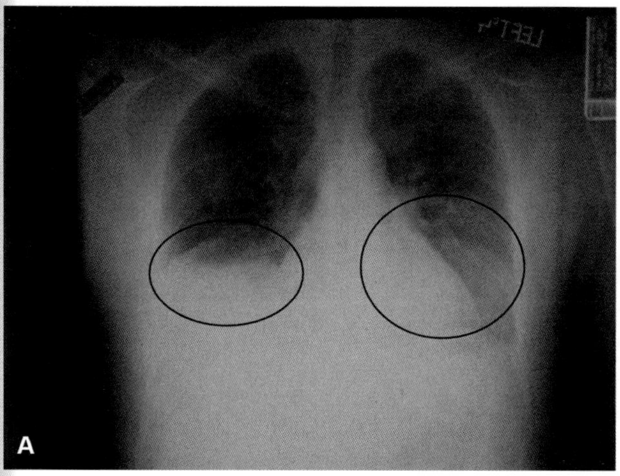

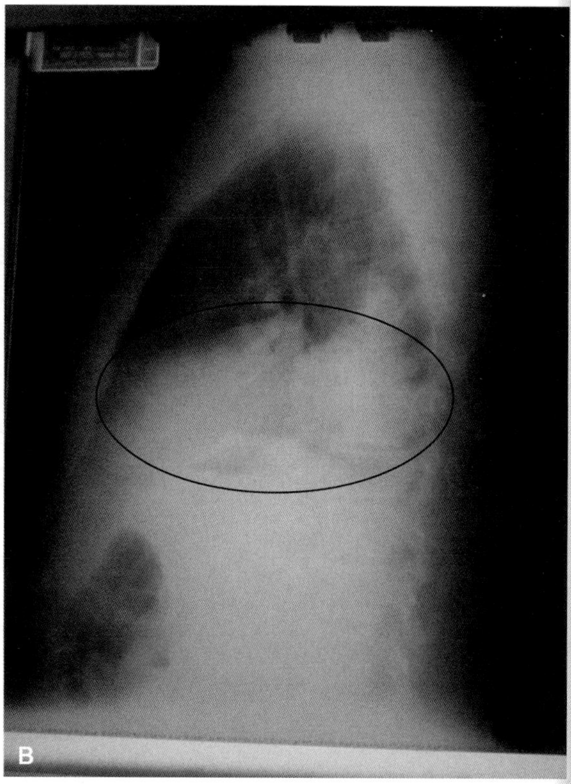

图 10-43　前后位(A)及侧位(B)胸片显示双下肺实变(圆圈所示)。

呼吸困难加重和血氧饱和度降低，与肺炎较广泛有关。社区获得性肺炎患者的早期活动既有益于身体，又能节省成本，缩短总住院时间，且不会带来严重的不良后果。

From Mundy LM, Leet, TL, Darst, K, et al: Early mobilization of patients hospitalized with community-acquired pneumonia. Chest 124(3):883, 2003.

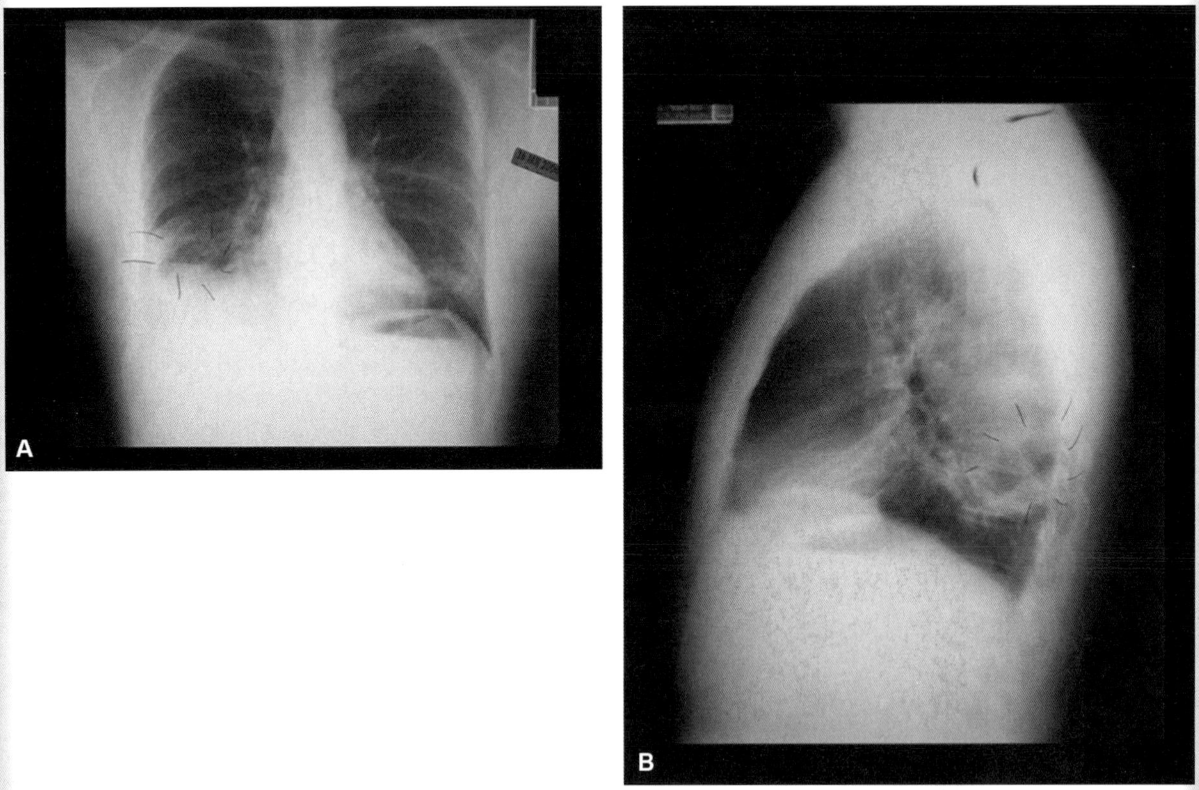

图 10-44 前后位(A)和侧位(B)胸片，患者出院1周后复查，实变影大部分已消除，图中黑线为放射医师对残留病灶做出的标记。

（李振芝 郁万江 连城锦 译）

参考文献

1. Weber, EC, Vilensky JA, and Carmichael, SW: Netter's Concise Radiologic Anatomy. WB Saunders, Philadelphia, 2008.
2. Corne, E: Chest X-Ray Made Easy, ed. 2. Churchill Livingstone, New York, 2002.
3. Bontrager, KL: Textbook of Radiographic Positioning and Related Anatomy, ed. 6. Mosby, St. Louis, MO, 2005.
4. Frank, E, Smith, B, and Long, B: Merrill's Atlas of Radiographic Positions and Radiologic Procedures, ed. 11. Elsevier Health Sciences, Philadelphia, 2007.
5. Squires, LF, and Novelline, RA: Fundamentals of Radiology, ed. 4. Harvard University Press, Cambridge, MA, 1988.
6. Kelley, LL, and Peterson, CM: Sectional Anatomy for Imaging Professionals, ed. 2. Mosby, St. Louis, MO, 2007.
7. Lazo, DL: Fundamentals of Sectional Anatomy: An Imaging Approach. Thomson Delmar Learning, Clifton Park, NY, 2005.
8. Erkonen, W, and Smith, W: Radiology 101: The Basics and Fundamentals of Imaging, ed. 2. Lippincott Williams & Wilkins, Philadelphia, 2004.
9. Daffner, RH: Clinical Radiology: The Essentials, ed. 3. Lippincott Williams & Wilkins, Baltimore, 2007.
10. Bax, J: Cardiovascular Imaging: A Handbook for Clinical Practice. Blackwell, Oxford, UK, 2005.
11. Ouellette, H, and Tetreault, P: Clinical Radiology Made Ridiculously Simple. MedMaster, Miami, 2003.
12. American College of Radiology (ACR)—Society of Pediatric Radiology (SPR): Practice Guideline for the Performance of Chest Radiography. Revised 2011. Available at www.acr.org. Accessed September 23, 2012.
13. ACR: Practice Guideline for the Performance of Thoracic Computed Tomography (CT) 2008. Available at www.acr.org. Accessed September 23, 2012.
14. ACR-NASCI-SIR-SPR: Practice Guideline for the Performance and Interpretation of Body Computed Tomography Angiography (CTA). Revised 2011. Available at www.acr.org. Accessed September 23, 2012.
15. ACR: Practice Guideline for the Performance of High-Resolution Computed Tomography (HRCT) of the Lungs in Adults. Revised 2010. Available at

www.acr.org. Accessed September 23, 2012.
16. ACR-NASCI-SPR: Practice Guideline for the Performance of Body Magnetic Resonance Angiography (MRA). Revised 2010. Available at www.acr.org. Accessed September 23, 2012.
17. ACR-ASNR-SNIS-SPR : Practice Guideline for the Performance of Cerebrovascular Magnetic Resonance Angiography (MRA). Revised 2010. Available at www.acr.org. Accessed September 23, 2012.
18. ACR-ASNR: Practice Guideline for the Performance and Interpretation of Cervicocerebral CT Angiography (CTA). Revised 2010. Available at www.acr.org. Accessed September 23, 2012.
19. ACR-NASCI-SPR: Practice Guideline for the Performance and Interpretation of Cardiac Magnetic Resonance Imaging (MRI). Revised 2011. Available at www.acr.org. Accessed September 23, 2012.
20. ACR: Practice Guideline for the Performance and Interpretation of Cardiac Computed Tomography (CT). Revised 2011. Available at www.acr.org. Accessed September 23, 2012.
21. ACR: Appropriateness Criteria for Acute Chest Pain Low Probability of Coronary Artery Disease. Revised 2011. Available at www.acr.org. Accessed September 23, 2012.
22. ACR: Appropriateness Criteria for Acute Chest Pain Suspected Aortic Dissection. Revised 2011. Available at www.acr.org. Accessed September 23, 2012.
23. ACR: Appropriateness Criteria for Acute Chest Pain Suspected Pulmonary Emboli. Revised 2011. Available at www.acr.org. Accessed September 23, 2012.
24. ACR: Appropriateness Criteria for Chronic Chest Pain High Probability of Coronary Artery Disease. Revised 2010. Available at www.acr.org. Accessed September 23, 2012.
25. ACR: Appropriateness Criteria for Chronic Chest Pain Low to Intermediate Probability of Coronary Artery Disease. Revised 2012. Available at www.acr.org. Accessed September 23, 2012.
26. ACR: Appropriateness Criteria for Chest Pain Suggestive of Acute Coronary Syndrome. Revised 2010. Available at www.acr.org. Accessed September 23, 2012.
27. ACR: Appropriateness Criteria for Dyspnea—Suspect Cardiac Origins. Revised 2010. Available at www.acr.org. Accessed September 23, 2012.
28. ACR: Appropriateness Criteria for Suspected Infective Endocarditis. Revised 2011. Available at www.acr.org. Accessed September 23, 2012.
29. ACR: Appropriateness Criteria for Known or Suspected Congenital Heart Disease in the Adult. Revised 2011. Available at www.acr.org. Accessed September 23, 2012
30. ACR: Appropriateness Criteria for Suspected Upper Extremity Deep Vein Thrombosis. Revised 2011. Available at www.acr.org. Accessed September 23, 2012
31. ACR: Appropriateness Criteria for Acute Respiratory Illness in Immunocompetent Patients. Revised 2010. Available at www.acr.org. Accessed September 23, 2012.
32. ACR: Appropriateness Criteria for Routine Admission and Preoperative Chest Radiograph. Revised 2011. Available at www.acr.org. Accessed September 23, 2012.
33. ACR: Appropriateness Criteria for Chronic Dyspnea—Suspected Pulmonary Origin. Revised 2012. Available at www.acr.org. Accessed September 23, 2012.
34. ACR: Appropriateness Criteria for Hemoptysis. Revised 2012. Available at www.acr.org. Accessed September 23, 2012.
35. ACR: Appropriateness Criteria for Screening for Pulmonary Metastases. Revised 2010. Available at www.acr.org. Accessed September 23, 2012.

自测

图A

1.该片投照体位是什么?

2.见到哪种医疗装置?

3.心胸比率如何?

4.如何描述心脏大小?

5.左侧肋膈角消失,其产生原因是什么?

6.诊断可能是什么?

图B

7.该片的投照体位是什么?

8.心胸比率如何?

9.如何描述纵隔宽度?

10.如何描述肺野?

11.膈肌的位置和轮廓如何?

12.心脏与膈肌的位置关系如何?

13.诊断可能是什么?

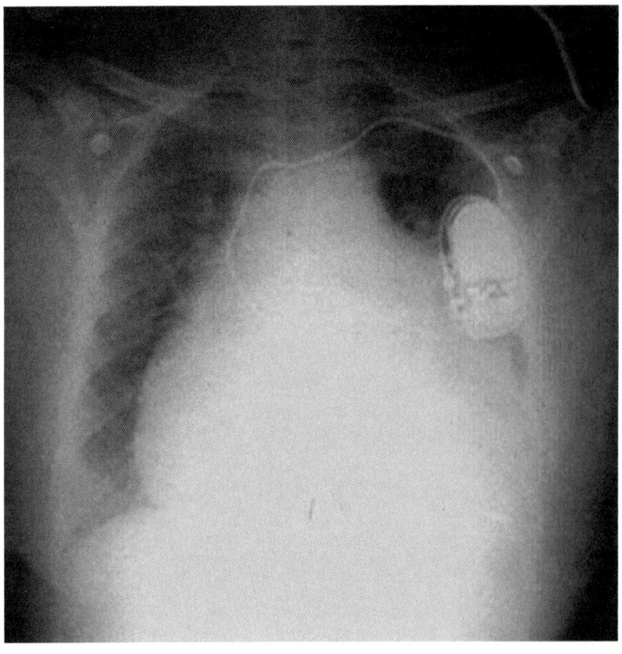

A

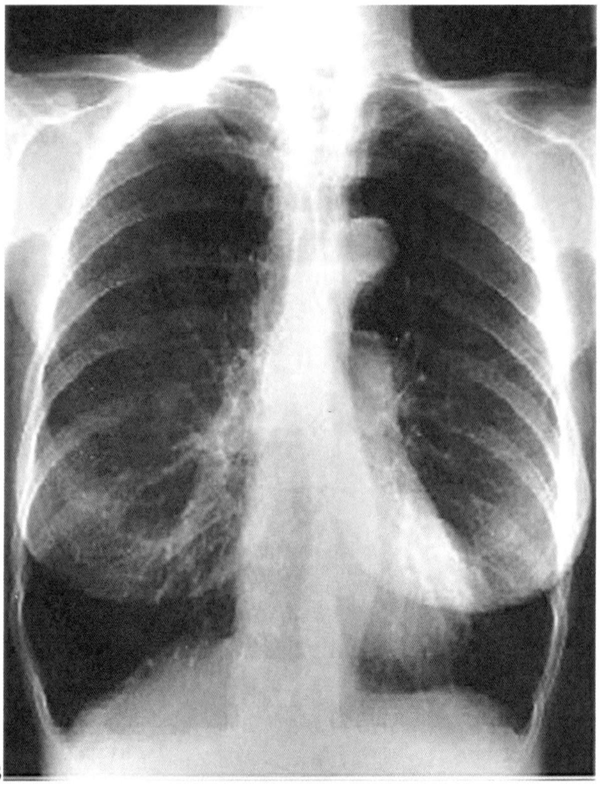

B

第 11 章

腰骶脊椎和骶髂关节影像学评估

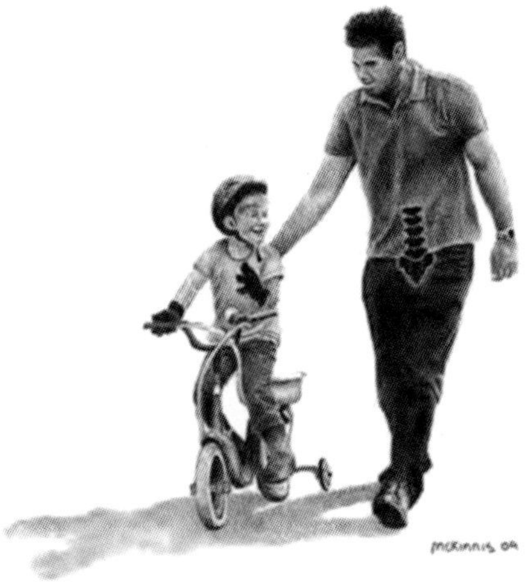

本章大纲

腰椎、腰骶关节和骶髂关节容易发生许多与机械应力变化和退化有关的功能障碍。此外，该区域容易在跌落、搬运重物中受到急性损伤，而反复运动、韧带松弛和姿势不佳将会导致慢性劳损。由此引起下腰痛和臀部疼痛综合征的患者也是在临床中最常见到的。包含影像学在内的潜在退化病变的临床评估非常必要。退化程度将影响脊柱承受创伤的能力以及姿势的改变，并且还能影响运动。

解剖学概述

骨性解剖[1-9]

腰椎

腰椎包含 5 个椎体（图 11–1）。L5 的下关节突与骶骨的上关节突以及 L5/S1 之间的椎间盘共同构成了一个关节，这就是腰骶关节（图 11–2）。在这一关节内，腰椎曲度向骶骨曲度的转化定义了腰骶角度。骶骨尾端与尾椎相连。

腰椎的特征是体积较大，从第 1 节腰椎至第 5 节腰椎依次增大（图 11–3）。短椎弓根从椎体后方伸出，产生成对的上、下关节突。短而宽的椎板在中线合并形成大而钝的水平倾斜的棘突。横突在腰椎中最纤细。脊神经在相邻椎弓根形成的椎间孔中穿行。椎骨关节突关节（通常被称为小关节）比胸椎关节突关节（L5 关节下小关节除外）更接近矢状面。腰骶小关节更多地处于冠状面。下两腰椎节段的椎间盘，尤其是腰骶交界处的椎间盘，前高大于后高，呈楔状。

骶骨

骶骨是由 5 个骶椎融合成一块骨头。骶骨上端是

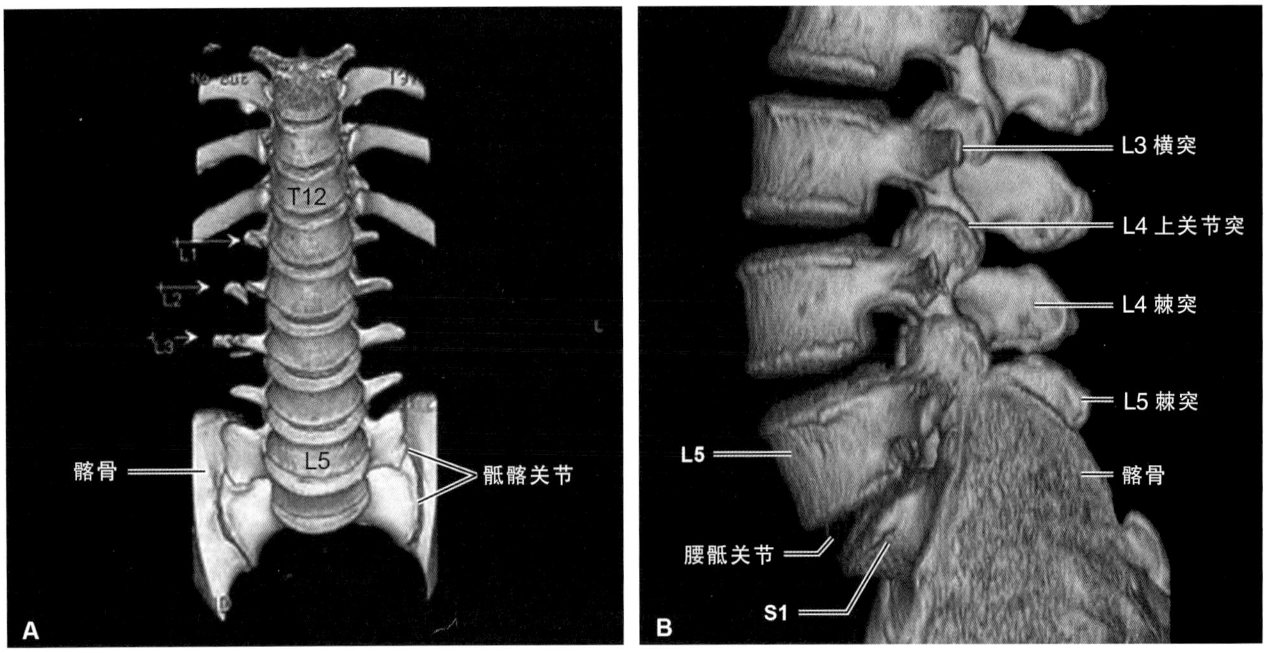

图 11-1 腰椎和骶骨的三维 CT 扫描。(A)前冠状位视图，除 L1、L2、L3 右侧横突尖端骨折外，其余脊柱均正常。这些伤是一名职业足球运动员在一场常规赛中起跳争球对抗时被撞到下背部造成的。三维 CT 成像的一大优势就是能看到在 X 线片上很难看见的结构。(B)矢状位视图，显示下部腰椎和腰骶关节的正常解剖结构。(Image A courtesy of Tom Hunkele，MPT，ATC.)

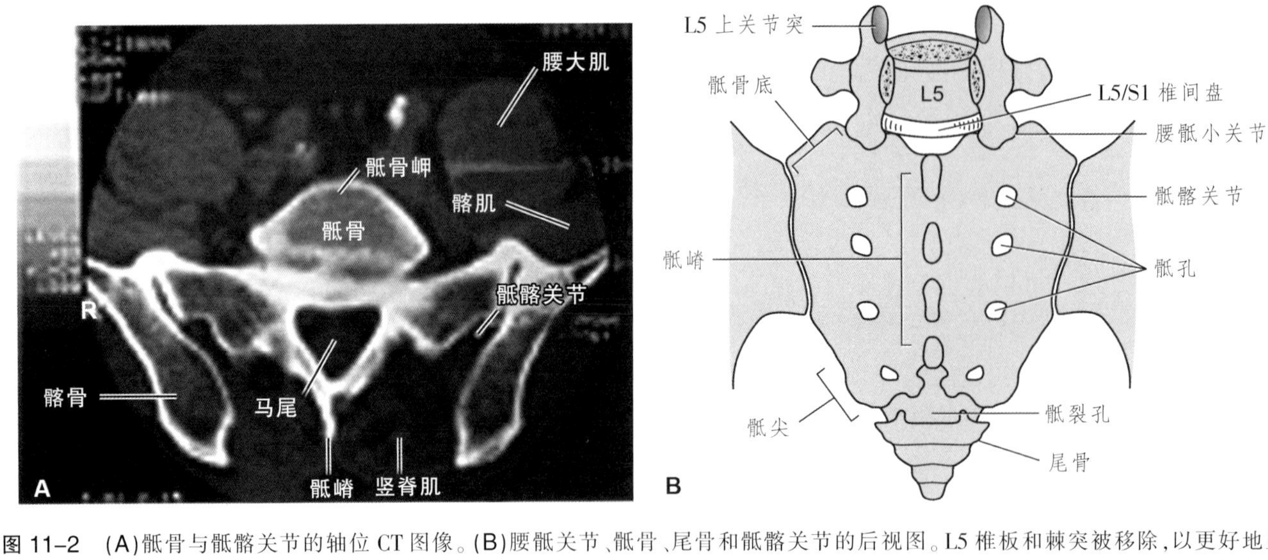

图 11-2 (A)骶骨与骶髂关节的轴位 CT 图像。(B)腰骶关节、骶骨、尾骨和骶髂关节的后视图。L5 椎板和棘突被移除，以更好地显示 L5 椎体和 L5/S1 腰椎间盘。

其基部，下端是其顶部。骶骨体节外侧的大块骨是骶骨的翼。骶骨前表面呈凹形，光滑，有四对骶前孔。而粗糙、不规则、凸出的后表面有一道明显的骶嵴中线，代表了融合的棘突。骶后孔 4 对，与骶前的 4 对相对应。耳状面与髂表面相连，形成骶髂关节。第 5 骶椎板未能融合导致骶椎间隙的形成(见图 11-2)，骶椎间隙有时被用作硬膜外腔注射的入口。

骶髂关节

骶髂关节主要由骶骨上 3 个椎体构成。关节面形状不规则，但与髂骨上相应的不规则面紧密贴合，这有助于维持关节的固有稳定性。关节本身位于一个斜向冠状面，角度和形状因人而异。

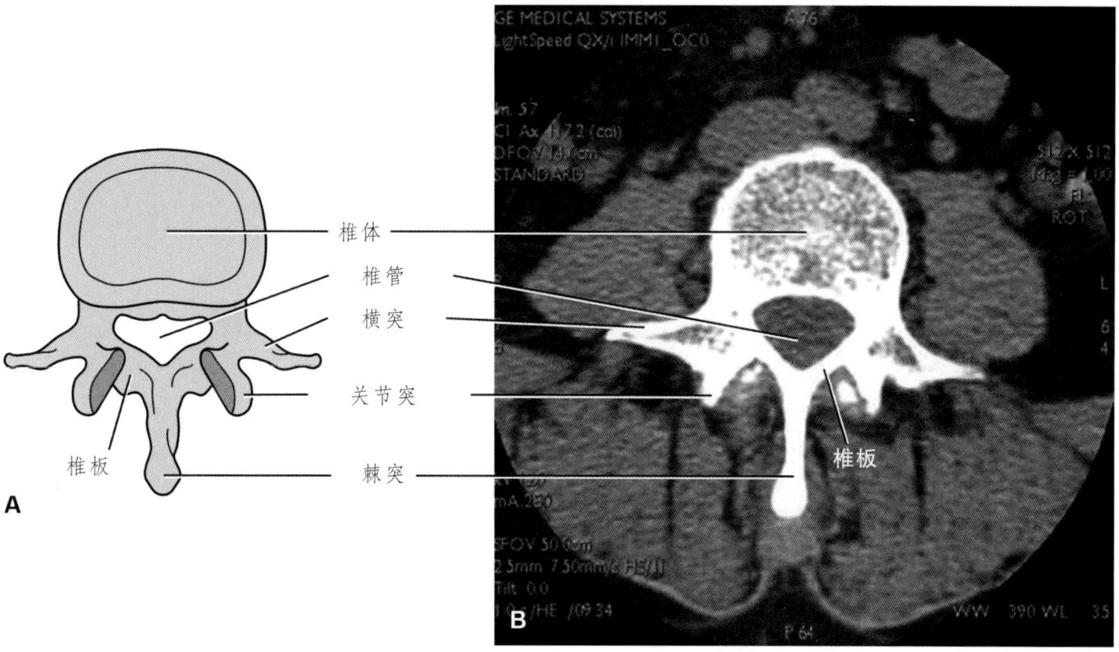

图 11–3 (A)典型腰椎俯视图。(B)腰椎轴位 CT 图像。

尾椎骨

尾骨是由 3~5 节尾椎融合成一根骨。尾骨上端是其基部,下端是顶部。尾骨与骶骨相连,与骶骨的主要曲度相连,尾骨尖向前指向耻骨联合处。

韧带解剖

腰椎

腰椎韧带(图 11–4 和图 11–5)在上颈部起始向下延伸,在骶骨终止。前纵韧带起始于寰椎,止于骶骨,越向下,韧带的宽度就越宽,在前方为腰椎提供强大的支撑。后纵韧带从枢椎向骶骨延伸,并随其下降而越来越窄,为腰椎间盘提供少量支撑。其余后纵韧带包括黄韧带、棘上韧带、棘间韧带、横突间韧带和小关节囊,在颈椎、胸椎和腰椎中,这些韧带功能相似,为防止过度弯曲和旋转。

腰骶脊椎

髂腰韧带(图 11–6)起始于第 5 腰椎的横突,止于后髂嵴,主要作用是防止 L5 和骶骨的过度弯折。如前文所述,腰骶关节还受到其他韧带的作用,像其他脊柱节段受到前纵韧带和后纵韧带的额外支持一样。

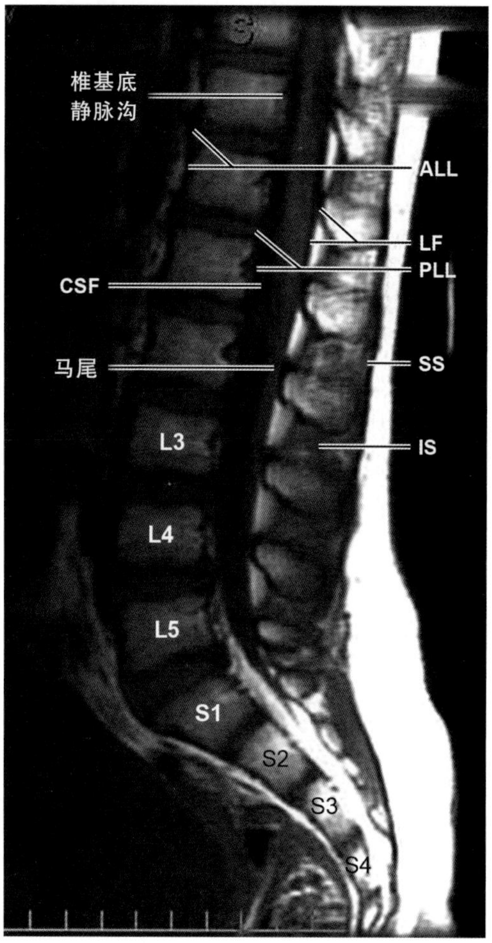

图 11–4 腰椎,矢状位 T1 加权 MRI 显示前纵韧带(ALL)、后纵韧带(PLL)、黄韧带(LF)、棘上韧带(SS)和棘间韧带(SS)。CSF 为脑脊液。马尾起始于脊髓圆锥结束的部位。

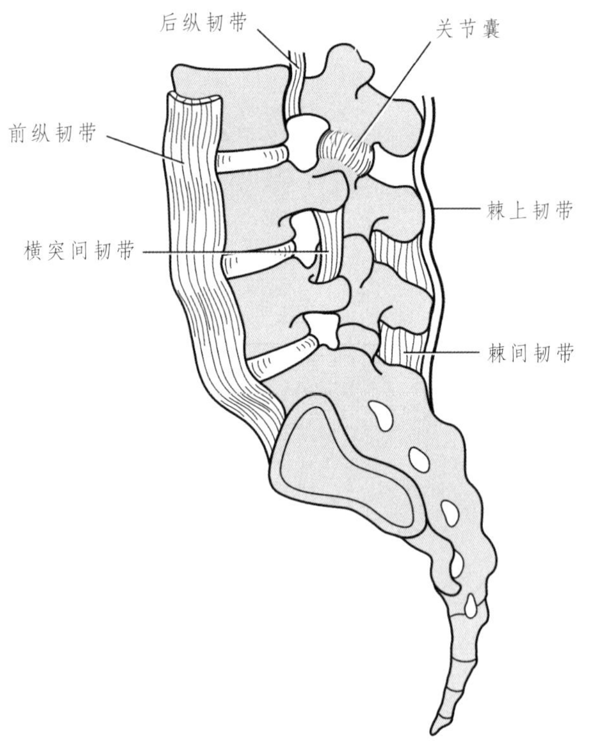

图 11-5 腰椎韧带。

骶髂关节

稳定骶髂关节的主要韧带是骨间韧带，位于骶骨和各髂骨之间。后方的支持力来自后骶髂韧带，而前方的支持力则来自前骶髂韧带。额外的外在支持作用则由骶棘韧带提供，该韧带从坐骨棘延伸至骶骨和尾骨的下部。还有骶结节韧带，从坐骨结节延伸至骶骨的后方和髂后上棘。

关节运动

腰椎节段

腰椎小关节 L1~L4 在矢状面垂直排列。这种排列在纵向上有利于增加灵活性和延伸性，同时限制旋转与横向移动。腰骶关节 L5~S1 的力学机制非常独特。关节突向冠状面、腰骶角的倾斜度，以及骶髂关节的连接方式都直接影响着这一节段的活动度和抗剪切力。这一剪切力来自直立站姿，预计至少有一半体重的力量。关节所承受的巨大联合压力导致这一节段更易受损，同时在发生骨折时会引起更多并发症。

骶髂关节

骶髂关节的运动形式和运动量存在争议，不同的研究者观点不同。对于关节运动的中轴具体在哪里有很多不同意见，但大家普遍认可的是：①骶髂关节的运动发生于邻近骨骼和肌肉运动之后，②关节软骨，不规则的关节面可以形变去适应不同的负荷。因此，骶髂关节的运动不是孤立发生的，而是与外部联合运动发生

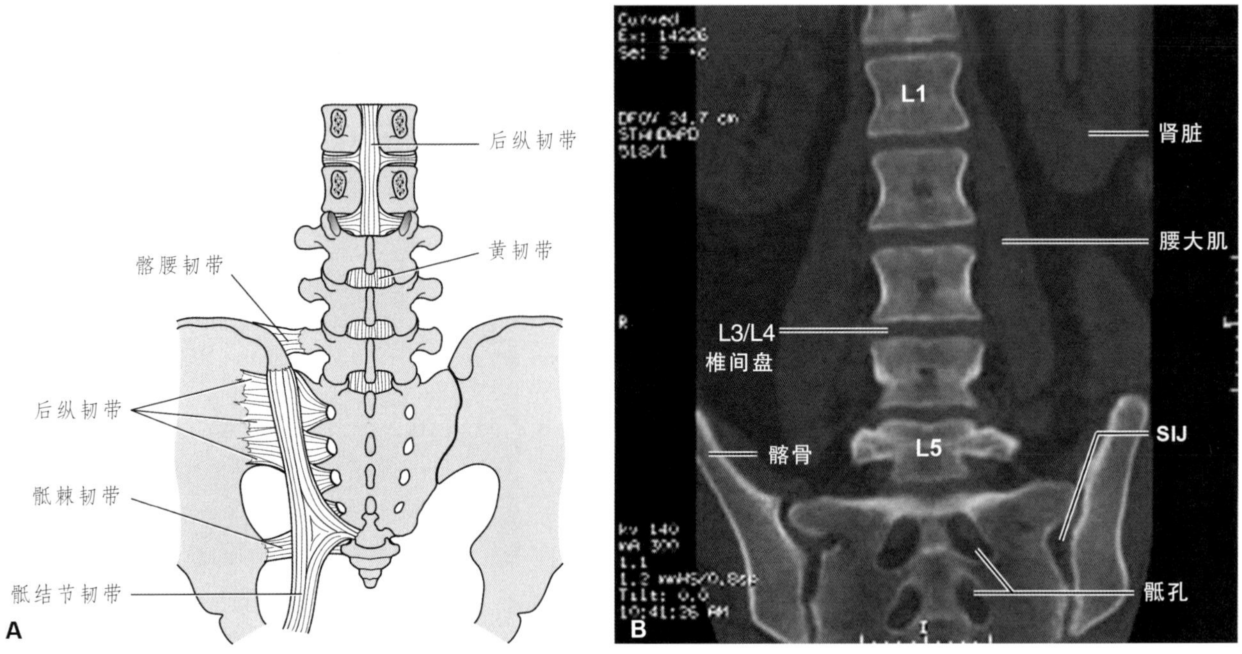

图 11-6 (A)腰骶韧带。第一和第二腰椎通过椎弓根被切开，以便看到后方的后纵韧带。(B)腰骶椎冠状位 CT 图像。

的,并且还是外部运动的结果。例如,躯干弯曲引起腰椎前凸的反转、围绕髋关节的骨盆旋转、后髂骨的扩张,以及骶骨的反转等。这些顺滑的关节联合运动,包括骶髂关节在内,就仿佛在演奏一场脊柱与骨盆的协奏曲。

骶髂关节是滑膜关节的一部分,在成年后会发生显著改变。连接关节表面的纤维性和骨性强直是正常的变化,开始于中年晚期。女性和男性在维持这一关节的活动能力上存在差异。影响这种差异的因素有很多,包括腰骶关节的连接、骨盆结构,以及由妊娠和分娩引起的韧带松弛。

生长和发育

腰椎骨化

腰椎骨化成形开始于胎儿生命的第六周。刚出生时,椎体已经完成骨化,且每个脊柱水平都至少存在三个骨化中心继续发展椎体和后续结构(图 11–7)。神经弓融合成为棘突发生于 2~3 岁,这些前驱组织在 3~6 岁渐渐融合成为椎体。在青春期,次级骨化中心出现于椎体终板和棘突、横突和关节突。这些结构在 25 岁时完全骨化。

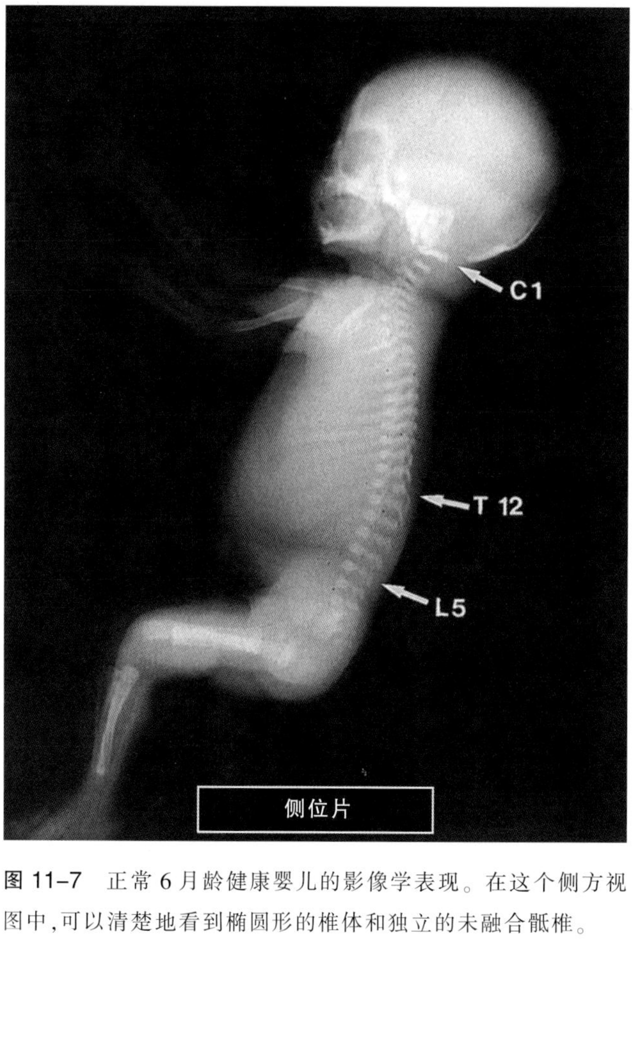

图 11–7　正常 6 月龄健康婴儿的影像学表现。在这个侧方视图中,可以清楚地看到椭圆形的椎体和独立的未融合骶椎。

新生儿脊柱的影像学表现

出生时,胸椎和腰椎是圆形的。从影像学上看,椎体的上、下段均可见致密钙化,表现为边界清晰的白边,椎体颜色较深,射线更易穿过椎体。而有时会看到相反的情况,椎体中央会出现密集的钙化,造成“骨中骨”的影像学表现。椎体前中侧也会有凹痕,这是椎静脉沟。在椎体后部也可看到 1 个或 2 个浅沟,可能会持续存在到成年。

骶骨骨化

新生儿的骶骨还未融合。单独的骶椎体由椎间盘间隙分开,在侧位片上很容易看到。每个骶椎体、神经弓和横突都有骨化中心。横突(肋突)在 5 岁时与神经弓融合。椎弓在 2~3 年后与椎体融合,在 7~10 岁之间向后融合。连接两侧骶骨翼的次生骨化中心直到 15~18 岁才出现,并在 20 岁早期融合。在它们出现之前,骶髂关节看起来比人们想象得要宽。但这一外观是正常的。

骶正中嵴是一个主要的脊柱曲度,存在于子宫期和出生时(见图 7–13)。腰椎前凸的次级曲度发展与延伸活动同时开始。骶骨基底部腰椎前凸自身的发展也促使腰骶角的形成。这个角的倾斜度影响着腰骶关节在直立姿势时承受的剪切力的大小。

尾骨骨化

在出生时,尾骨通常表现为第一节段的骨化,在出生和青春期之间的不同时间点,其余软骨节段从上到下完成骨化。这些尾骨通常自底向上融合,但这段时间是高度变化的。这些变化使得对尾骨的说明变得异常困难。尾骨在女性中更具不确定性,更少与骶骨融合。第一部分常无法与第二部分融合。

常规影像学评估[10–25]

儿童和成人腰椎影像学实践指南

ACR,美国最权威的影像专家协会,将以下指南作为教育指南，来帮助实习医师为患者提供恰当的放射治疗。

目标

腰椎影像学检查的目的是确定或排除解剖异常或疾病过程。

适应证

影像学检查的适应证包括但不限于放射至下肢的疼痛、脊柱侧弯和后凸的评价、骨质疏松和压缩性骨折，儿童髋关节疼痛、跛行或拒绝负重，脊柱损伤、运动限制、术前计划、原发和继发性恶性肿瘤的评估、关节炎、怀疑与脊柱异常有关的先天性异常和综合征、脊柱畸形在其他影像学研究中的评估、已知的异常随访和脊柱不稳。

推荐体位

门诊影像学检查包括前后位和侧位。在某些临床情况下可能需要额外的视角。这些可能包括左右斜位视图、L5–S1 的圆锥侧位图，以及颈椎评估中的应力 X 线图像。为了评估腰椎稳定性，患者还要有站立屈曲和伸展，并从侧面进行投影。

基本体位和影像学观察

腰椎的常规评估与颈椎相似，通常要获得左右斜位视图。然而，颈椎斜位图显示椎间孔，腰椎斜位图显示小关节。表 1–6 显示各脊柱区段的椎间孔与小关节的影像学表现。

骶髂关节的影像学评估与腰椎的影像学评估不同。连接关节面的方向需要单独检查，包括前后位视图和左右斜位视图。所有骶髂部关节在 AP 投影上同步显示，并且每个关节在斜位投影上分别显示。

骶骨也被视为一个基本的腰椎系列，但如果骶骨是检查的目标区域，也可作为单独一部分进行 X 线检查。骶骨的特殊影像学评估包括从 L5 延伸至尾骨的轴位和侧位图。同样，如果尾骨是检查的目标区域，基本影像学检查要包含轴位，(避免与耻骨联合重叠）和横向视图，以显示正常的尾骨前曲度。

常规检查过程是患者在俯卧位时投影其腰骶部位。一些临床患者最好拍摄直立位和负重位 X 线片。为了获得想要的定位，必须在放射学要求中指定“非负重”或“负重”。对负重位 X 线片将分别加以标明。如果无任何标识，X 线图像将被默认为非负重位。

腰椎常规影像学评估

前后位

这一视角可显示腰椎体、椎弓根、棘突和横突，以及椎间盘间隙。前后位视图范围的变化取决于所使用的图像接收装置的大小。如果使用更小的影像接收器，将主要显示 5 个椎体(腰椎视图)。如果使用较大的影像接收器，将可以看到 5 个腰椎、骶骨，甚至尾骨(腰骶部视图)。

影像学观察

重点观察：

1.患者取仰卧位，双膝伸直，保持腰椎前凸，或双膝弯曲，消除腰椎前凸。不同体位产生的图像略有不同。前者由于关节前凸，关节间隙发生一定的变形。后者的关节间隙是中立的。患者体位取决于设备或放射医师的选择。

2.椎体排列成纵柱状，椎间隙显示良好。

3.在泪滴状棘突的两侧，椎弓根呈椭圆形。椎弓根与中线棘突等距。椎弓根间距(图 11–8 中的 a)在 L1~L3 通常为 25mm，在 L4~L5 为 30mm。这些结构之间的关系失调可能代表着断裂和错位。记住，一对椎弓根之间的距离代表椎管的横径。这一空间的减少可能将会损害脊髓。

4.相邻棘突之间的间隙(图 11–8 中的 b)在上腰椎区段基本相等。某个腰椎面上间隔的增加可能表明后复合韧带撕裂。下腰椎节段可能由于姿势而出现间隔缩短。如果患者的膝盖弯曲，脊柱前凸变平，那么在下腰椎节段棘间的间距就会相等。如果患者的腿伸直，脊柱前凸出现，那么棘突间的间距将随之减小。

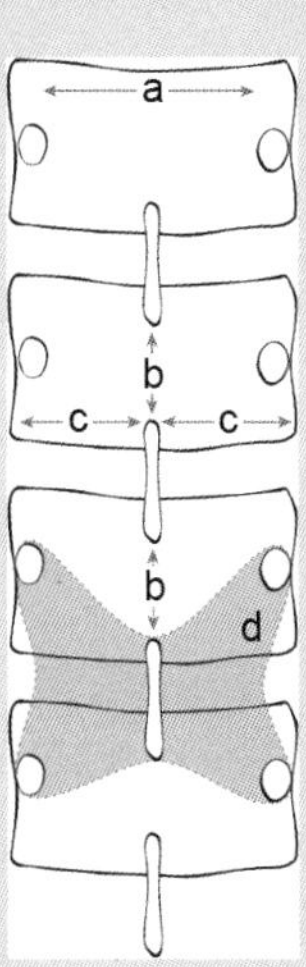

图 11–8　腰椎前后位空间关系视图。

5.棘突通常位于中线，与椎体边界的距离相等(图 11–8 中的 c)。

6.关节突在椎体上投射出蝶形阴影(图 11–8 中的 d)。关节突关节本身不可见，但关节突对齐可见。错位是骨折脱位的一种表现。

7.骶骨近端孔的上边缘在骶骨旁区呈成对的锐弧形。这些图像平滑轮廓的中断代表断裂。这些图像的缺失可能意味着骨骼破坏。

8.骶髂关节位于一个斜面上，所以这种前后位视图无法显示真正的关节空间。当然，一些关于关节边缘外观和关节间隙厚度的常规信息可以双边比较。

9.可以看到腰肌的阴影从横突和椎体前向外侧斜向延伸。

基本投照体位

- 前后位
- 侧位
- 左右斜向
- L5/S1 横位

X 线摄影摆位

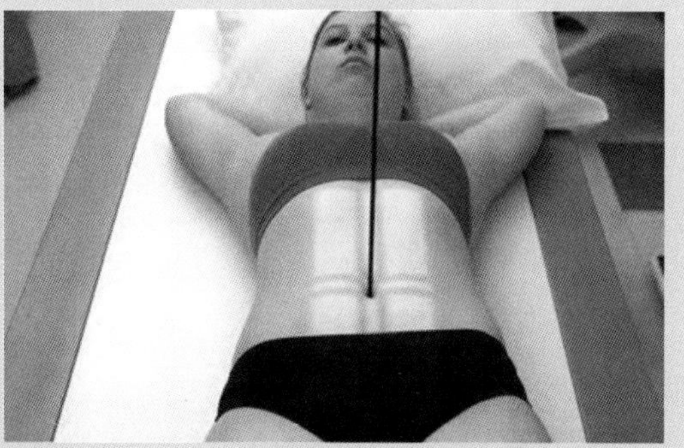

图 11–9　腰椎前后位投影患者体位。

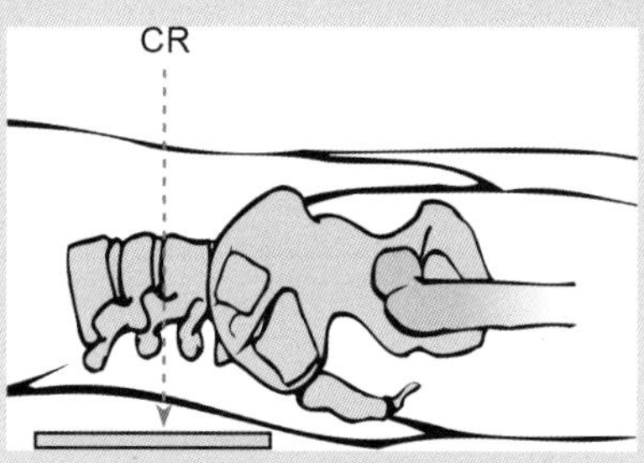

图 11–10　射线中心垂直于图像接收器，并通过 L3/L4。

你能看到什么？

看图 11–11，并试着识别 X 线解剖结构。使用标记笔和透明纸勾画结构轮廓。之后将所勾画的轮廓和图 11–12 的线条图对比。你能认出以下结构吗？

- 腰椎。
- 棘突。
- 椎弓根。
- 横突。
- 上、下关节突。
- 骶骨。
- 腰肌阴影。

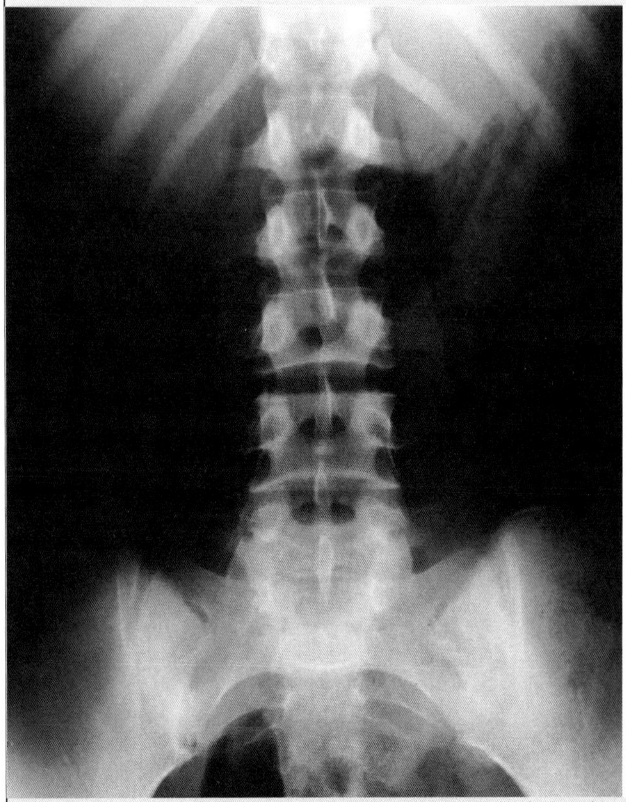

图 11–11 腰椎前后位 X 线图像。

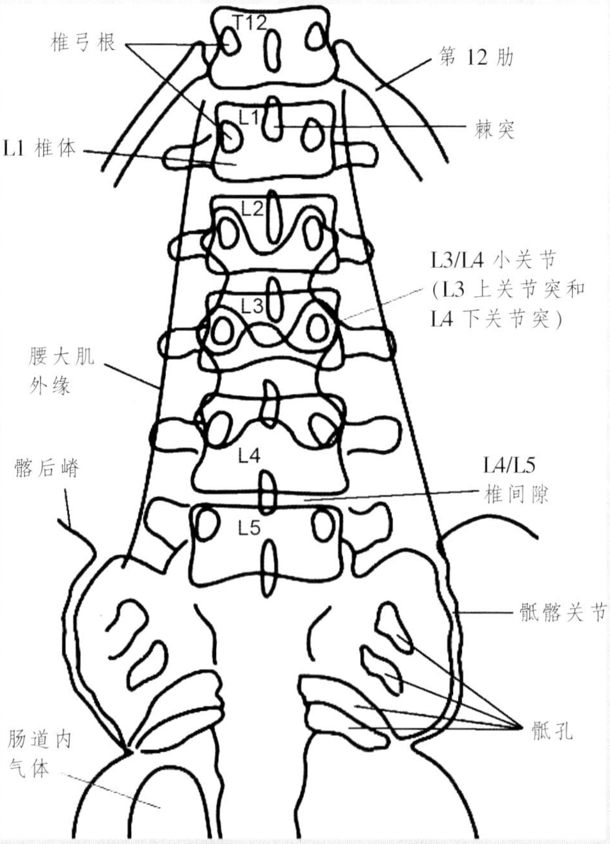

图 11–12 腰椎前后位片线条图。

腰椎常规影像学评估

侧位

这一视角可以看到腰椎椎体、椎间盘间隙、椎弓根、棘突、椎间孔和腰骶关节。

影像学观察

侧位图重点观察：

1.如图 11-13A 所示，在颈椎和胸椎上，可通过确定 3 条大致的平行线来验证椎体是否正常对齐。

- 第 1 条线：椎体前线表示椎体前缘相连，形成连续的前凸曲线。
- 第 2 条线：椎体后缘线是椎体后缘相连的曲线，与第 1 条线平行。
- 第 3 条线：脊柱后线代表棘突的连接面，形成一个与第 1、2 条线平行的连续曲线。

任何程度的腰椎屈曲或伸展，这三条线的空间关系将保持不变。这些平行线的中断可能代表骨折、脱位或脊椎滑脱。椎管位于第 2 条线和第 3 条线之间，这一空间完好对神经血管的完整性有着巨大的影响。

2.椎体呈盒状，有明显的平滑弯曲的骨缘。任何在骨缘形成的骨刺都表明有退行性病变。

3.腰椎间盘的厚度决定了椎间盘间隙在腰椎中最大。注意腰椎节段，尤其是 L5/S1 椎间隙的正常形状是楔形。

4.每一层椎弓根都是成对重叠的。

5.通过 L3 椎体的重心向下延伸，可以画出一条重力线，如图 11-13B 所示。通常垂直线会穿过骶骨前 1/3。如果直线下降超过骶骨前 1~2cm 处，此现象提示前部负重，下腰椎间盘和关节突关节的剪切应力增加。这种现象在直立位、站立位时更有意义。侧卧位有可能改变脊柱弯曲。

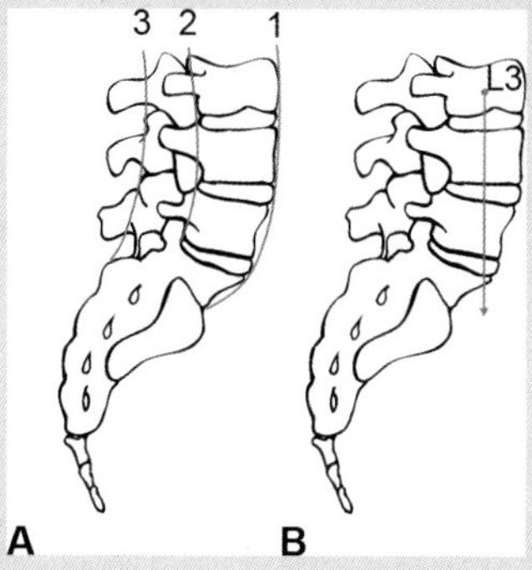

图 11-13 (A)正常的椎体对齐由三条线的空间关系来证明。(B)重力线从 L3 椎体向下延伸，通常与骶骨底前 1/3 相交。

6.椎间孔射线是可透过的椭圆形，L1/L2 椎间孔至 L4/L5 椎间孔是最易观察到的。L5/S1 椎间孔由于在这一水平上的过渡型解剖结构而不太容易被看到。此外，L5/S1 椎间孔通常比其他椎间孔小。为了防止和避免对椎间孔狭窄的误解，认识这一特征很重要。

基本投照体位

- 前后位
- 侧位
- 左右斜向
- L5/S1 横位

X 线摄影摆位

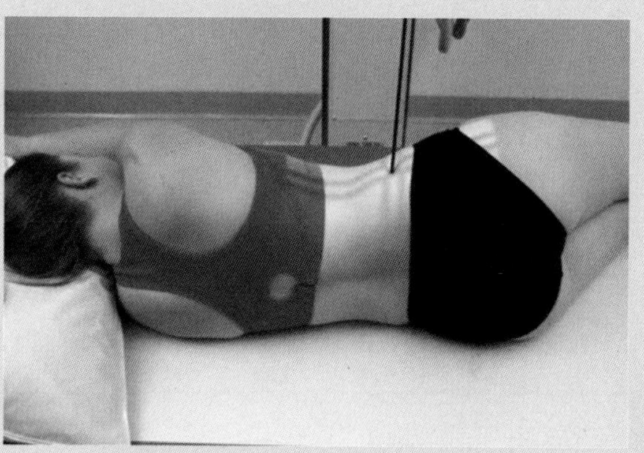

图 11-14 腰椎侧位投影患者体位。

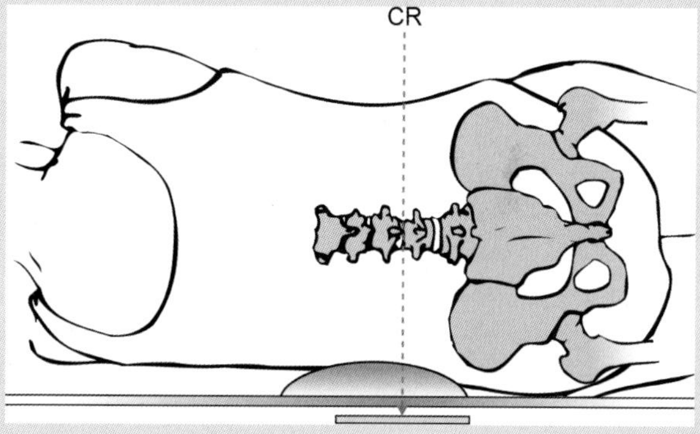

图 11-15 射线中心垂直于图像接收器，并通过 L3/L4。

你能看到什么?

看图 11–16 并认出影像学解剖结构。使用标记笔和透明纸勾画结构轮廓。之后将所画的轮廓和图 11–17 的线条图对比。你能认出以下结构吗?

- 三条表示脊椎排列的线。
- 椎体。
- 椎间孔。
- 椎弓根、椎板和棘突。

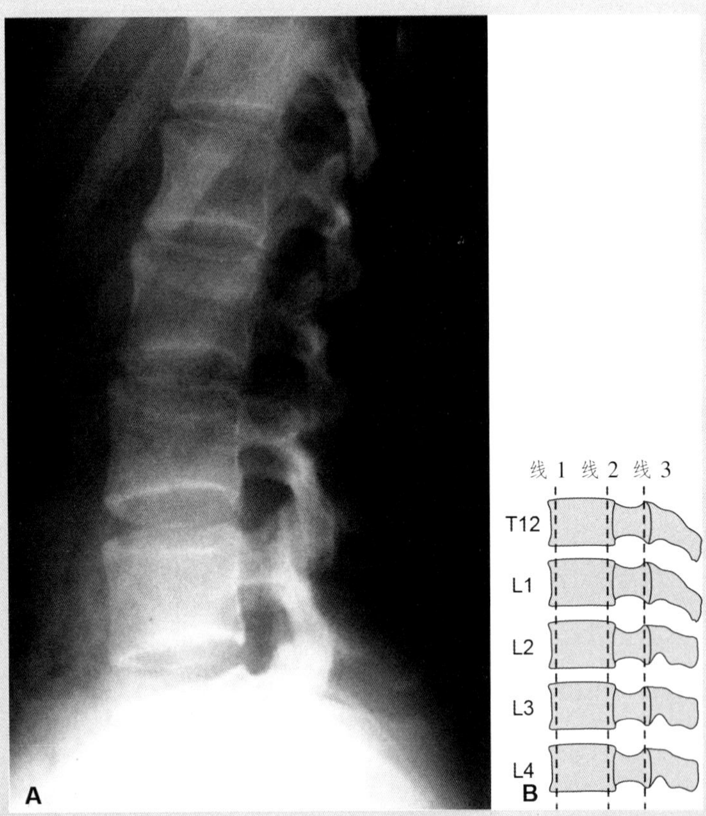

图 11–16 (A)腰椎侧位 X 线图像。(B)在胸腰段的三个显示脊柱对齐曲线的平行弧线。

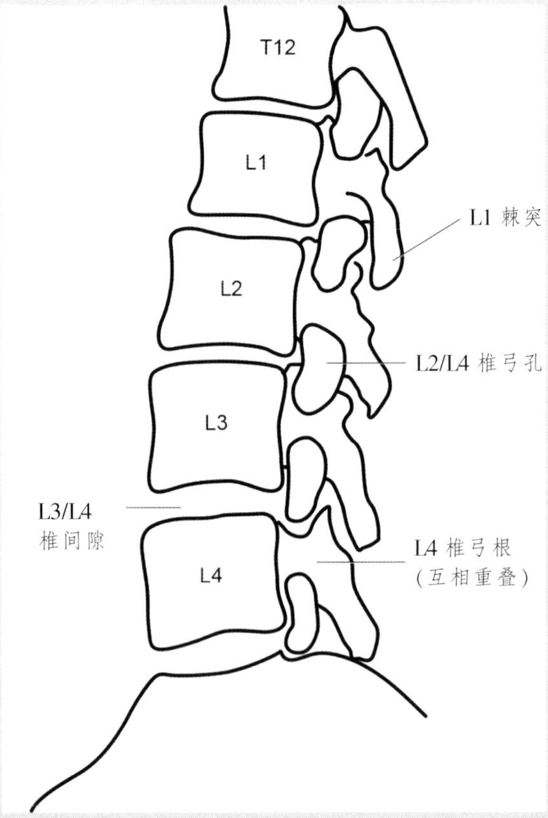

图 11–17 腰椎侧位 X 线片线条图。

腰椎常规影像学评估

左右后斜位

这一视角展示了关节面、前后关节突、关节间部(前后关节面之间关节突所在的狭小空间) 和椎弓根。在一项腰椎研究中包含左右两个斜位投影。右后斜位(RPO)展示了右侧结构,左后斜位(LPO)则展示了左侧结构。在后斜位视图中,下关节突关节最接近图像接收器。此外,也可能使用前斜位。在前斜位成像中,上关节突关节离接收器较远。这些影像的结果很相似,在 X 线图像上较难分辨。根据正在展示的结构,X 线图像将被标记为“右”或“左”。

影像学观察

1.相邻两块椎骨的关节形成了一种类似苏格兰犬的放射图像。清楚地认识到这幅图像的意义在于可以确信关节突、关节突关节以及关节间部都得到了很好的展示。

2.“苏格兰犬”的身体部位分别表示这些解剖标志(图 11-18):鼻子=横突,眼睛=椎弓根,耳=上关节突,颈=关节间部,前腿=下关节突,体=椎板棘突,尾=对侧上关节突,后腿=对侧下关节突[17]。

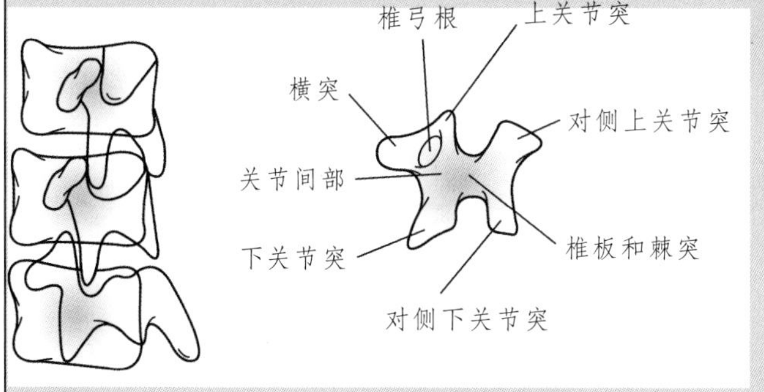

图 11-18　腰椎斜位 X 线图像上的“苏格兰犬”图像。

基本投照体位

- 前后位。
- 侧位。
- 左右斜向。
- L5/S1 横位。

X 线摄影摆位

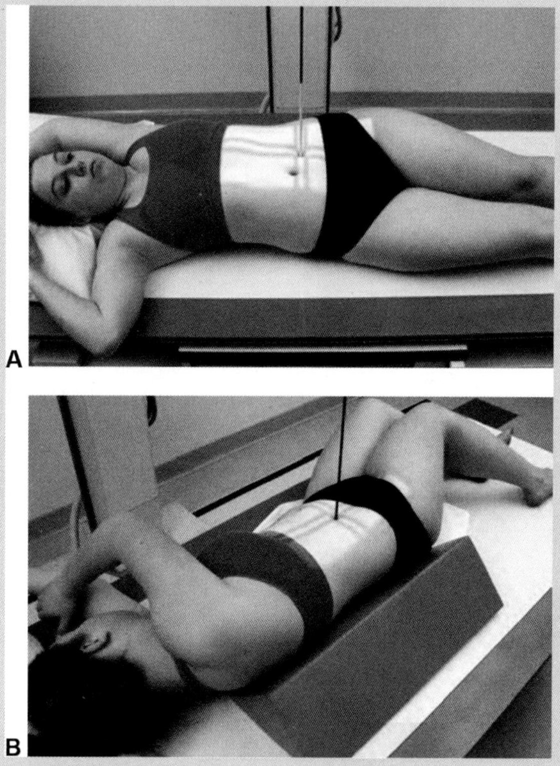

图 11-19　患者腰椎的(A)RPO 和(B)LPO 投影体位。

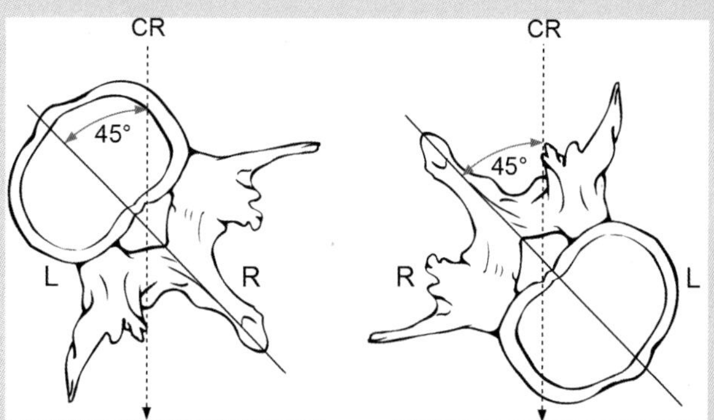

图 11-20　关节突关节的检查可采用前斜位 (LAO 和 RAO)或后斜位(LPO 和 RPO)。

你能看到什么？

看图 11–21，并试着识别 X 线解剖结构。使用标记笔和透明纸勾画结构轮廓。之后将所勾画的轮廓和图 11–22 的线条图对比。你能认出以下结构吗？

- 一个平面的“苏格兰犬”图像。
- 椎弓根。
- 上、下关节突。
- 关节突关节。

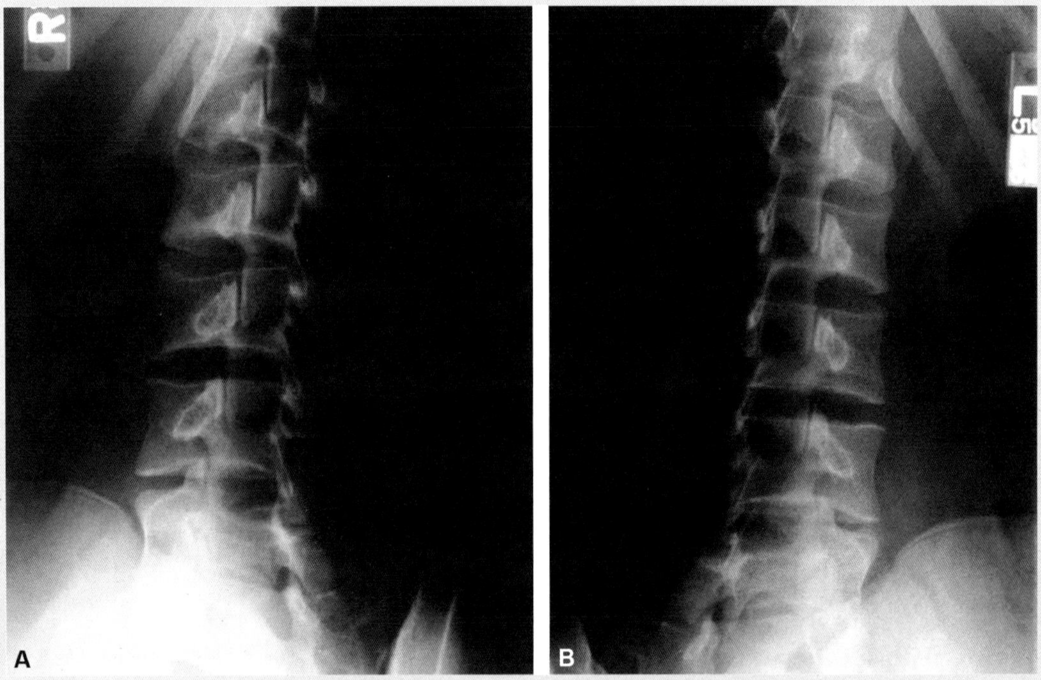

图 11–21 (A)腰椎右后斜位投影。(B)腰椎左后斜位投影。

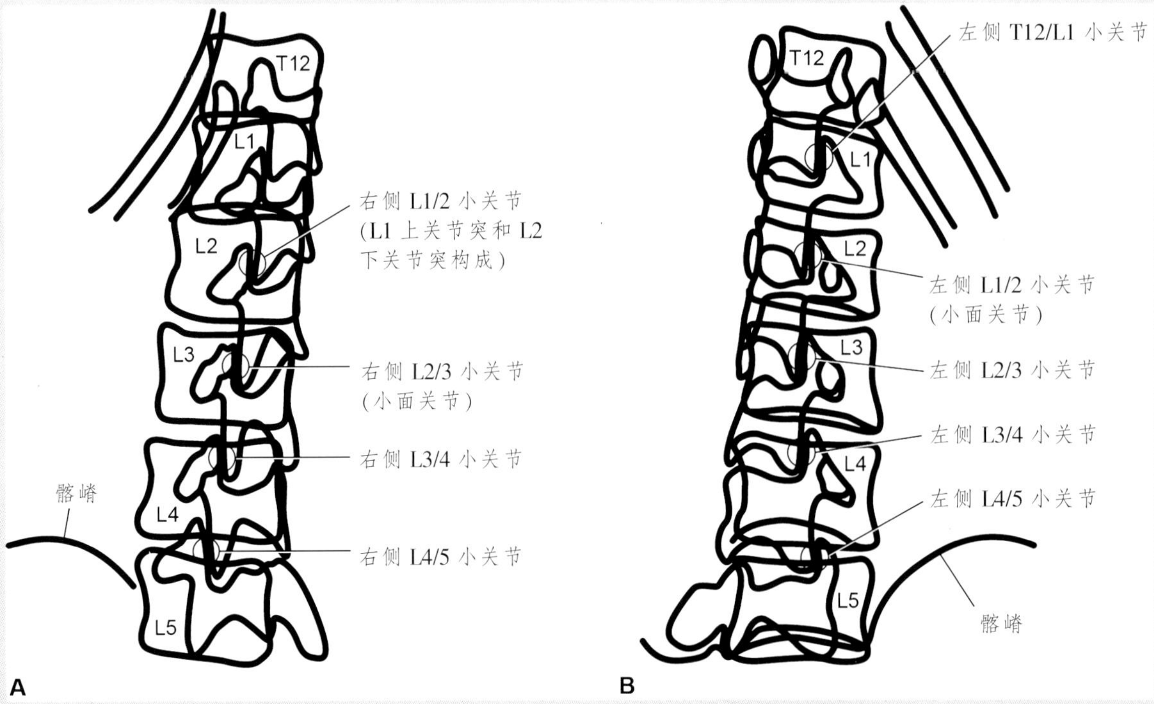

图 11–22 腰椎斜位 X 线图像线条图。

腰椎常规影像学评估

L5/S1侧位

这一视角是腰骶关节的特写或椎孔视角。术语 Coned 是指限定 X 线范围的圆锥形孔。通过叠加髂骨的密度，射线曝光量已调整到最优，从而使 L5/S1 显示最佳。

影像学观察

重点观察：

1.腰椎侧位视图中所描述的在椎体对齐的三条平行线在腰骶关节的这一缩影片中仍然成立。现在线条的延伸部分包含骶骨：

- 前椎体线从 L4 延伸至骶骨前部，通常是平滑的连续的线，包括腰骶关节过渡区的面积。这条线的错位可能是骨折、半脱位、移位或前、后塌陷的指征。
- 脊柱后体线从 L4 延伸至骶骨后，也可用于评估异常错位。
- 骶椎椎板线从 L4 延伸至骶骨顶，也可用于评估错位。

2.观察到 L4/L5 和 L5/S1 椎间隙保存良好。关节间隙缩小、关节边缘硬化、骨赘形成，或表明真空现象的透明改变都是椎间盘退行性病变的标志。

3. 现有的两种定义腰骶角特征的不同方法，如图 11-23 所示：

(a)Barge 角：从承重位侧位看，一条直线沿骶骨底，第二条线平行于图像的垂直边缘。下交角平均为 53°，标准差为 4°。

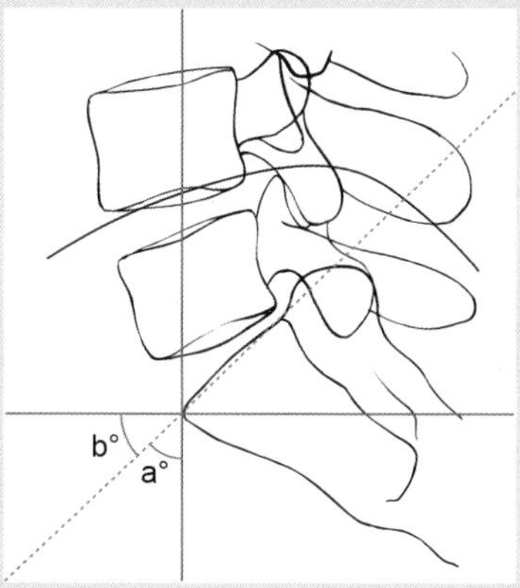

图 11-23　Barge 角(a)和 Ferguson 角(b)量化了腰骶角的特征。

基本投照体位

- 前后位
- 侧位
- 左右斜向
- L5/S1 侧位

X 线摄影摆位

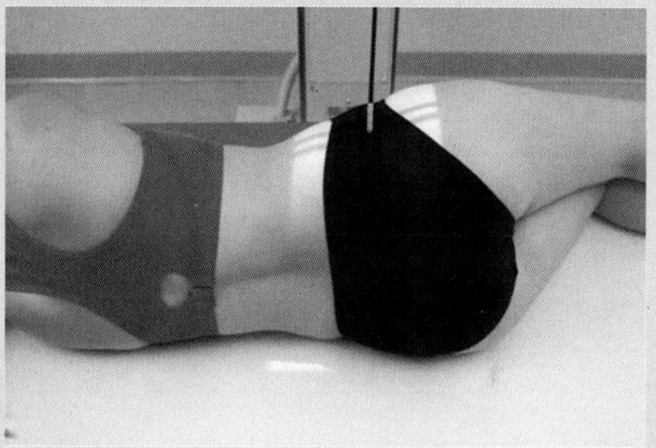

图 11-24　L5/S1 横位投影患者体位。

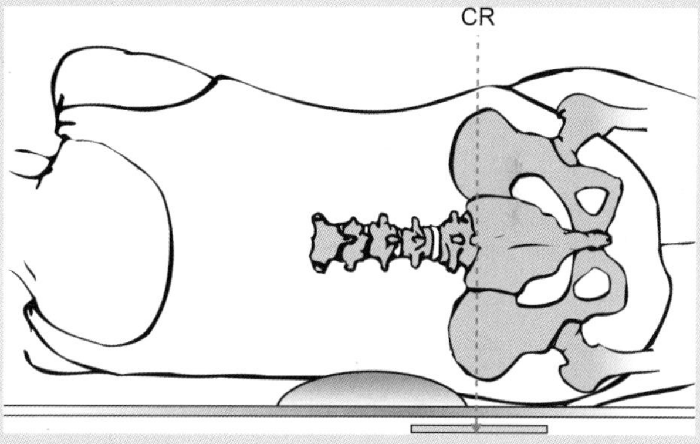

图 11-25　射线中心垂直于图像接收器，并通过 L5/S1。

(b)Ferguson 角：从承重位侧位看，沿骶骨底画一条线。第二条线于图像的下边缘水平绘制。下交角平均为 41°，标准差为 2°。

较小的 Barge 角和较大的 Ferguson 角与小关节处的压缩力或椎间盘处的横向剪切力增加有关。较大的 Barge 角和较小的 Ferguson 角与增大的椎间盘和关节突关节的轴向载荷有关。

你能看到什么？

看图 11–26 并尝试认出影像解剖结构。使用标记笔和透明纸勾画结构轮廓。之后将所勾画的轮廓和图 11–27 的线条图对比。你能认出以下结构吗？

- 腰椎体。
- 椎弓根、椎板和棘突。
- L4/L5 和 L5/S1 椎间盘。
- 骶骨。

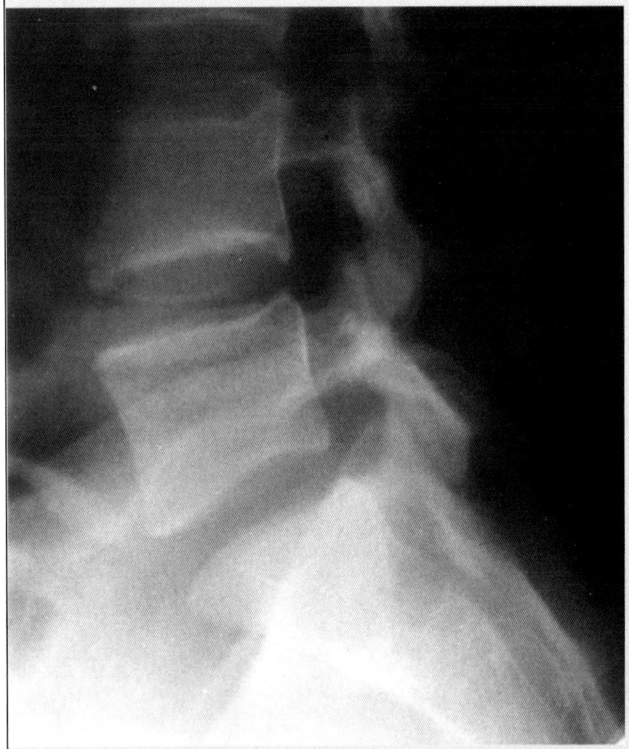

图 11–26 L5/S1 腰椎侧位片。

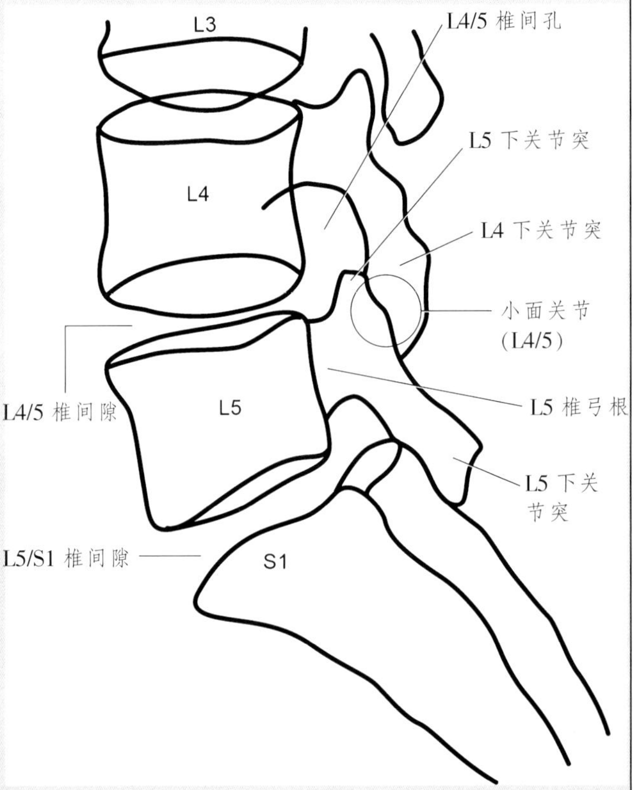

图 11–27 L5/S1 横位 X 线片线条图。

骶髂关节常规影像学评估

AP轴位

这一视角展示双侧骶髂关节(SIJ)。它通过前后位投影并在从下到上的方向上形成一个角度，以便暴露最大的关节表面积。由于每个面不规则和关节面的多个平面的存在，整个 SIJ 无法在一个视图中全部看到。

影像学观察

重点观察(图 11-28)：

1.关节面相互重叠,因此每个骶髂关节成像为两条放射关节线。

2.评估关节表面是否有平滑的骨缘。

3.评估双侧骶髂关节对称性。

4.L5/S1 关节也位于中心射线平面上,所以也可从这个视角进行评估。

5.尾骨可能是可见的。

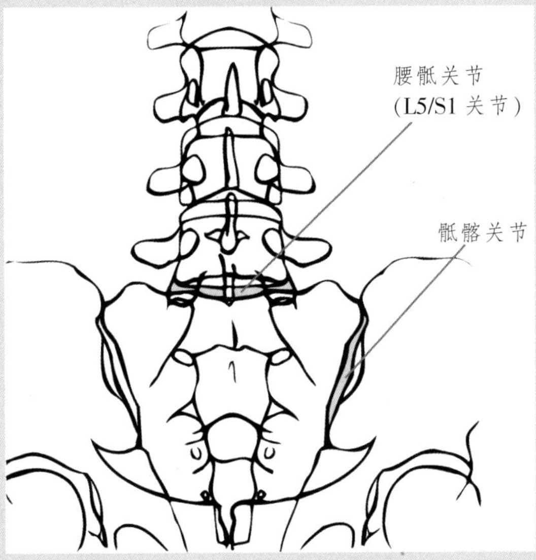

图 11-28　骶髂关节平面与腰骶关节平面在前后轴位视图上近似。

基本投照体位

- AP 轴位
- 左右斜位

X 线摄影摆位

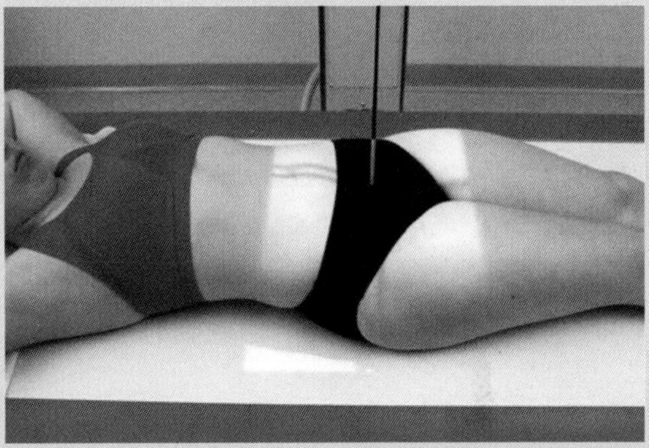

图 11-29　AP 轴位投影双边骶髂关节的患者体位。

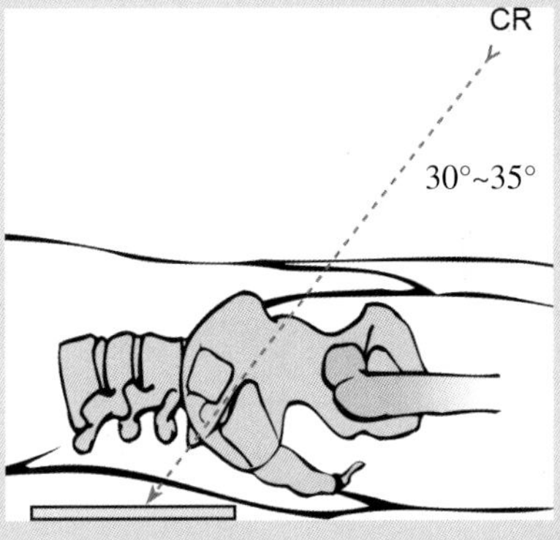

图 11-30　中央射线呈 30°~35°，穿过腰骶关节和骶髂关节的关节面。

你能看到什么?

在 X 线图像(图 11–31)中识别影像解剖结构。使用标记笔和透明纸勾画结构轮廓。之后将所勾画的轮廓和图 11–32 的线条图对比。你能认出以下结构吗?

- L5 椎体。
- 骶骨体,包括骶骨棘结节和骶骨孔。
- 骶髂关节。
- 尾骨。

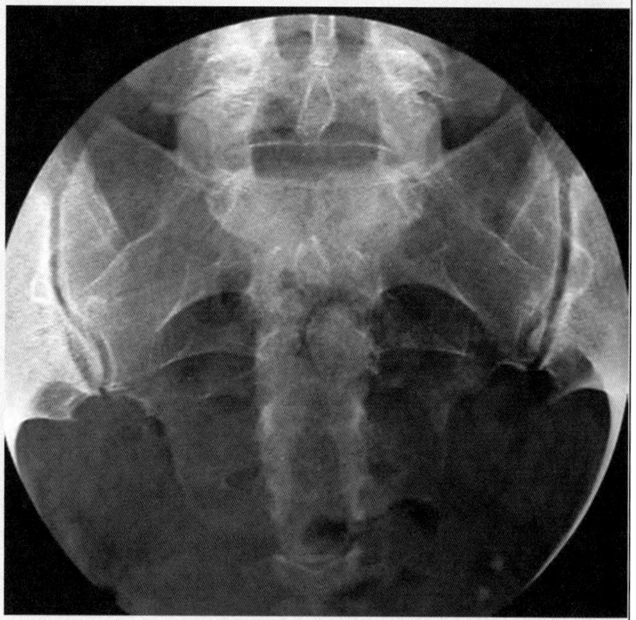

图 11–31 骶髂关节的 AP 轴位视图。

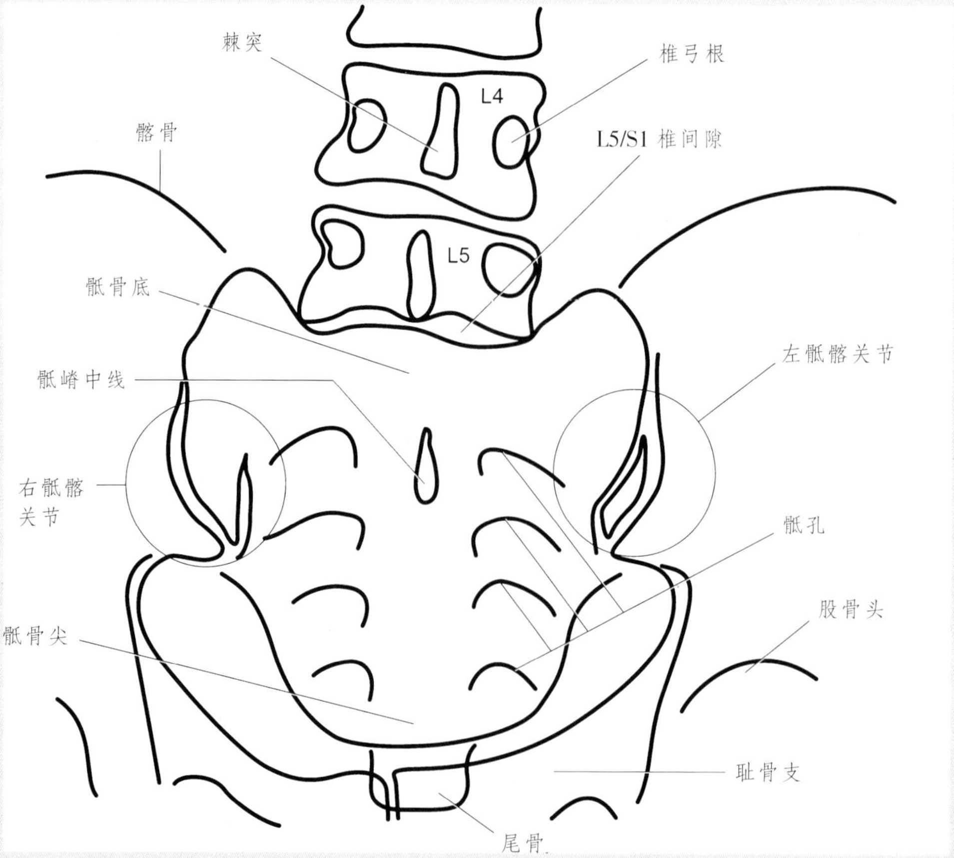

图 11–32 骶髂关节 AP 轴位视图线条图。

骶髂关节常规影像学评估

左右斜位

每个斜位单独显示一个骶髂关节。这些视图是前后投射的，同时骨盆旋转 30°，以防骶髂关节与髂骨重叠。左右后斜位都是为了做比较(也可选择前斜位)。

影像学观察

重点观察：

1. 投影的倾斜度可使完整关节空间的边缘可视(图 11-33)。

2.对保留的关节间隙进行评估。

3. 关节间隙的退行性改变通常在中年晚期开始。通常男性的退行性改变更显著，包括纤维化和通过关节面的骨强直。

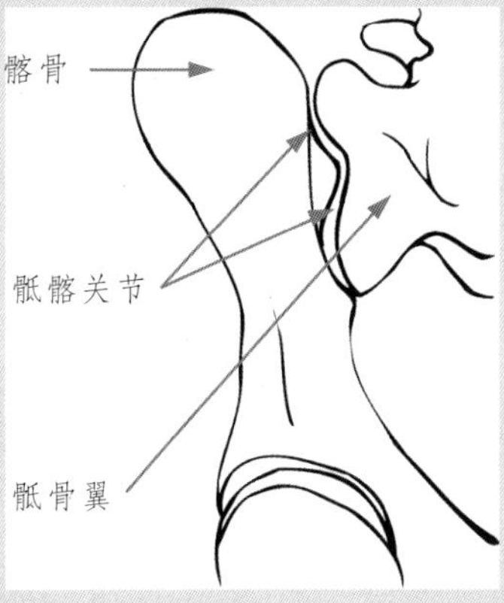

图 11-33　投影的倾斜度使 SIJ 的边缘变得可视。

基本投照体位

- AP 轴位
- 左右斜位

X 线摄影摆位

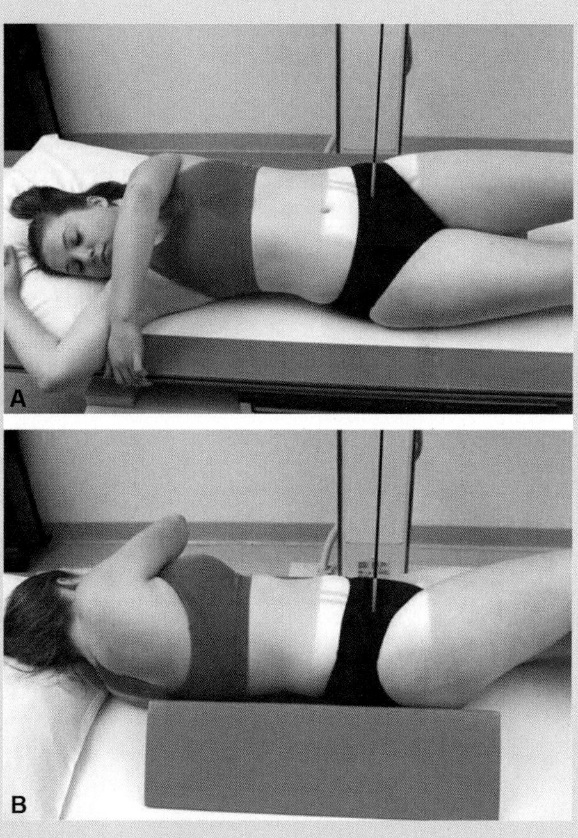

图 11-34　(A)右侧 SIJ RPO 投影和(B)左侧 SIJ LPO 投影的患者体位。

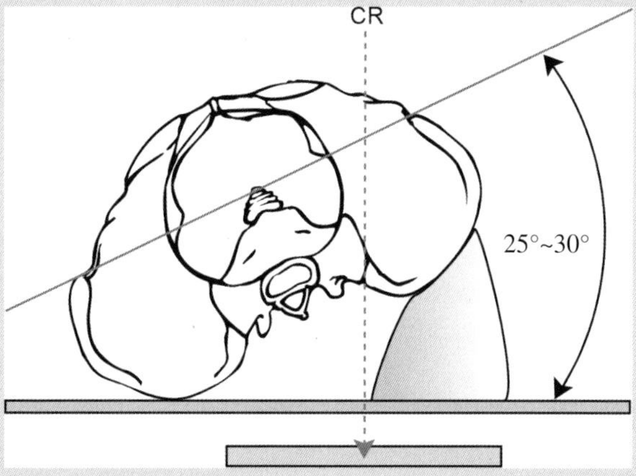

图 11-35　患者旋转 25°~30°，使中心光线穿过 SIJ 并垂直地照射到图像接收器。

你能看到什么?

看图 11–36,试着辨认影像解剖结构。使用标记笔和透明纸勾画结构轮廓。之后将所勾画的轮廓和图 11–37 的线条图对比。你能在每个斜视图中辨认出下面的内容吗?

- 髂骨。
- 骶骨翼。
- 骶髂关节。

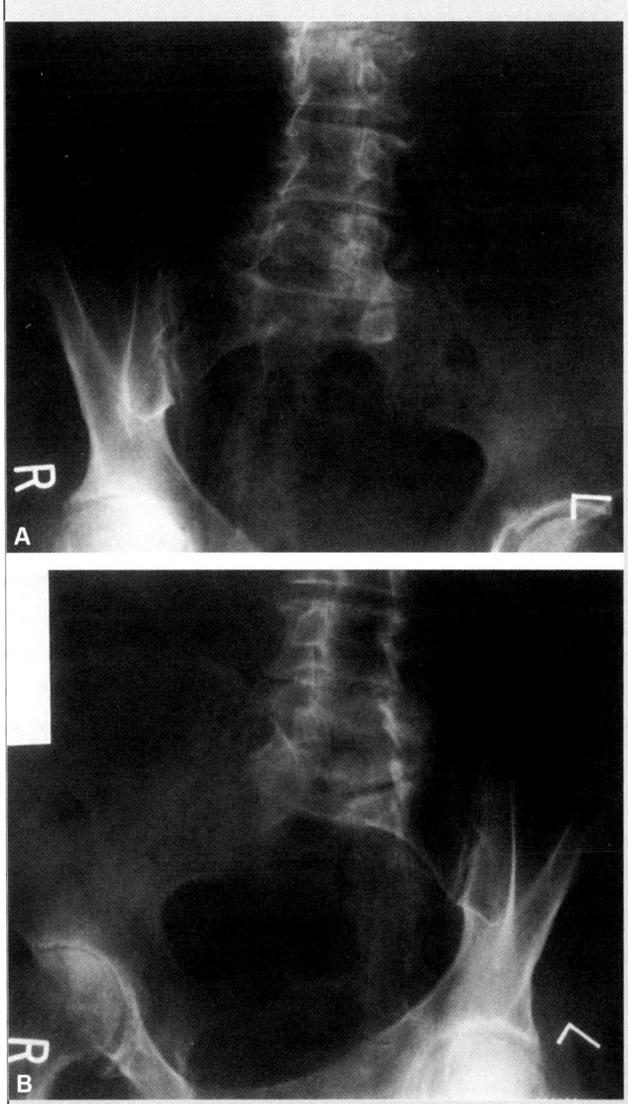

图 11–36 (A)右侧骶髂关节斜位片。(B)左侧骶髂关节斜位片。

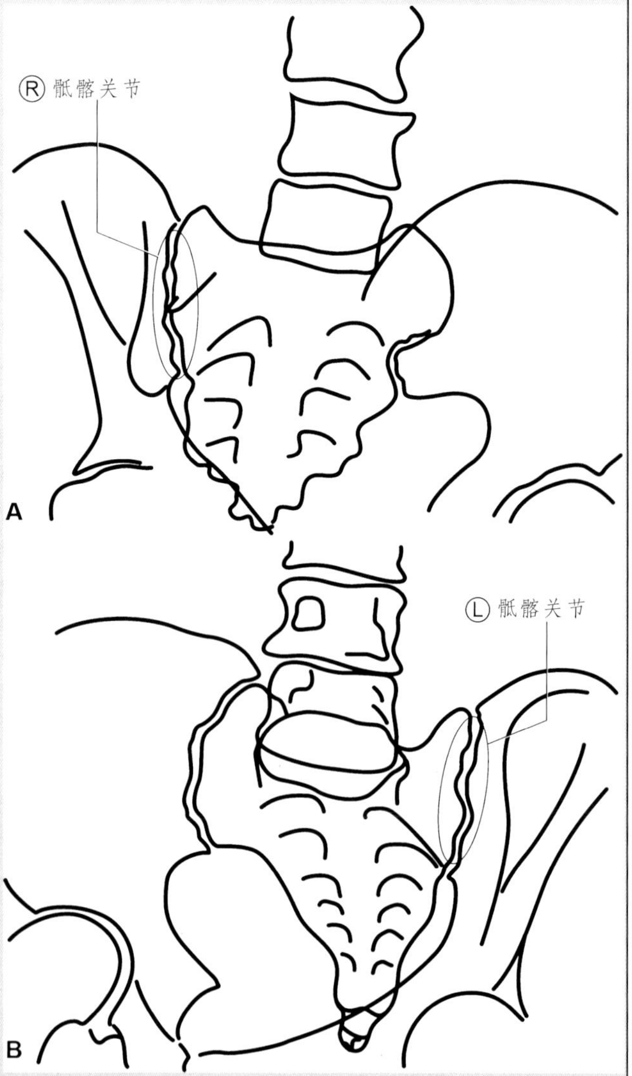

图 11–37 (A)右侧骶髂关节和(B)左侧骶髂关节斜位 X 线片线条图。

先进成像技术评估[18-25,29,30,49,50]

许多腰椎疾病都可由传统 X 线片很好地诊断出来，因此，不建议不恰当地采用昂贵的先进成像技术。当然，取决于疾病的本质特征，有时可能需要不止一种成像技术才能更好地评估病情。每种成像提供的结果可以是互补的，可消除误差，并确定一个特定的最佳诊断和治疗计划。应记住，CT 成像呈现骨的细节。MRI 成像的价值在于直接显示脊髓、神经根和椎间盘。下一节将介绍有关腰椎评估的基本 CT 和 MRI 信息。

断层解剖学入门

首先要了解影像中的腰椎解剖结构。当模式改变时，解剖关系并不会改变。X 线片就像是一张路线图，帮助你去了解高级影像技术中的断层解剖。记住，在侧位片上，确定三条椎体线的空间关系，就可以验证关节的完整性。椎间盘高度和椎体高度也可以很好地显示出来。这些观察结果适用于评估 CT 或 MRI 矢状位的每张图像。此外，在 AP 位 X 线图像上了解到的空间关系在 CT 或 MRI 冠状位视图上也同样适用。

脊椎CT实践指南[23]

指南可帮助医师在治疗时选择更合理的诊疗措施。指南是基于当下的认知。当然，可用的资源和患者需求总会是决策的因素。

适应证

脊柱任何部位 CT 的主要适应证包括但不限于：

- 成人急性创伤。
- 退行性疾病和骨关节炎。
- 骨移植或器械融合的术后评估。
- 脊柱的感染过程。
- 脊柱介入治疗的影像指导(如活检、注射)。
- 肿瘤生长情况及其并发症。
- 炎性病变及晶体沉积病。
- 先天性或发育性脊柱异常(如脊柱侧弯、峡部裂)。
- MRI 禁忌证为脊髓空洞症及其他鞘内肿块。

基本CT方案

腰椎的基本 CT 检查是从下胸椎延伸到骶髂关节。如果另一种成像方式和(或)临床检查确定了检查的特定区域，则无须对整个腰椎进行成像。CT 检查可限制在适当的水平，以尽量减少辐射暴露，这对儿科患者尤为重要。

CT 扫描可获得一系列厚度<1mm 的薄轴位图像。当指南说“<3mm”时，这是为了适应不同型号的扫描仪。此外，需要特别评估一些情况，如脊柱融合时，检查部位的层厚要尽可能薄(<1mm)。数据被视为轴向断层或重组为矢状面和冠状面。事实上，冠状位重建并不常用，因为轴位和矢状位上的信息足以完整地显示病变的解剖结构。有时，数据可能被重新格式化成 3D 图像，以解决特定的临床问题，通常是关于严重骨折评估的。此外，图像将在窗口和水平设置中显示骨和软组织异常，进一步操作可选择性地显示特定组织。在患者检查之后，就具备了拍摄图像的能力。这与 MRI 不同，MRI 在检查前就要选择组织特异性序列。

脊柱CT图像解读

继续用颈椎和胸椎检查的方法评估腰椎图像，如下为 ABCDS：

- 排列和解剖 (Alignment and anatomy)——冠状位重组(类似于 AP 位 X 线图像)和矢状位重组(类似于侧位片)是评估脊柱正常对齐或显示骨折、脱位或骨破坏偏差对齐的最佳方法。
- 骨密度(Bone density)——在 X 线图像上，皮质骨密度最高，可见于椎体后环结构，松质骨密度较低，可见于椎体。可评估任何表明疾病或感染的破坏。评估骨折时皮质边缘破坏。
- 椎管间隙(Canal space)——在轴向视野下评估椎管间隙是否通畅。寻找可能导致神经压迫的中央小管或侧凹处侵犯。还可以辨认任何可能从骨折或挤压的椎间盘中迁移到椎管的游离碎片。
- 椎间盘完整性 (Disk integrity)——后侧边缘和后外侧边缘在轴位视图上的轮廓和边界的完整性。椎间盘突出会改变后轮廓。

● 软组织(Soft tissues)——椎前软组织矢状位重建可以评估是否存在因外伤引起的水肿。

腰椎CT影像异常

● CT 脊髓造影

CT 脊髓造影是脊髓造影与 CT 成像的结合。在蛛网膜下隙注射造影剂可以看到任何影响脊髓、椎管、脊髓神经根和供应脊髓的血管的异常。然而,脊髓造影是侵入性的,存在固有风险。因此,MRI 是评估脊髓和神经根的首选方法。如果 MRI 不可用,CT 脊髓造影仅用于解决特定问题。

● CT 增强

在静脉注射碘基造影剂后进行 CT 成像, 碘基造影剂与血液混合,增强腰椎血管和血管组织的密度,可用于评估肿瘤的血管密度或明确硬膜外感染。

● 腹部或盆腔 CT

腹部或盆腔 CT 是指对腹部器官的 CT 研究,这包括邻近的腰骶椎。CT 造影是检查腹部或盆腔疼痛或创伤的金标准。由于成像质量较差,以及呼吸道和胃肠道运动,目前很少使用 MRI。

腰椎CT扫描

轴位

参数

● 视野从 T12 延伸至骶髂关节(图 11-38 至图 11-40)。

● 断层图像是连续的、薄的,层厚<1mm。每个椎体有 20~30 个断层图像。以下是显示腰椎主要解剖形态的轴位断层图像。将图像编号与示意图上的切面编号进行对应。

观察内容

● 检查 ABCDS 的异常情况:排列(Alignment)、骨密度(Bone density)、椎管间隙(Canal space)、椎间盘完整性(Disk Integrity)和软组织(Soft tissue)。

● 观察 T12 至下腰椎椎管直径的正常增大。椎管应该是完全开放的。正常最低限度是:前后直径 15mm,横向直径 20mm,前后腰椎直径<12mm 被认为是病理性的。

● 检查椎间盘的后轮廓,看是否有可能压迫中央管的肿块。

● 检查椎间孔是否通畅,因为椎间盘材料或退变性骨可能导致神经根明显狭窄。

● 椎弓根丛位于椎体后段中部。它通常表现为一个独特的透亮带。有时神经丛内也会有少量钙化。

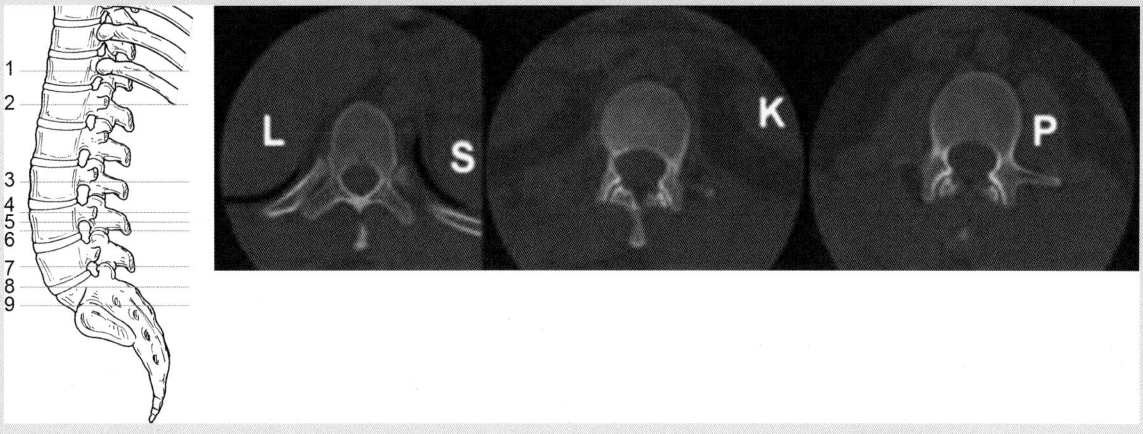

图 11-38　左图:T12 椎体和肋骨。注意肝脏(L)和脾脏(S)。中图:L1/2 小关节:L1 椎体和 L1 下关节突,与 L1 棘突在同一平面。注意肾脏(K)。右图:L1/2 小关节:L3 椎体和 L3 上关节突。上关节突和横突在同一平面。注意腰大肌(P)。

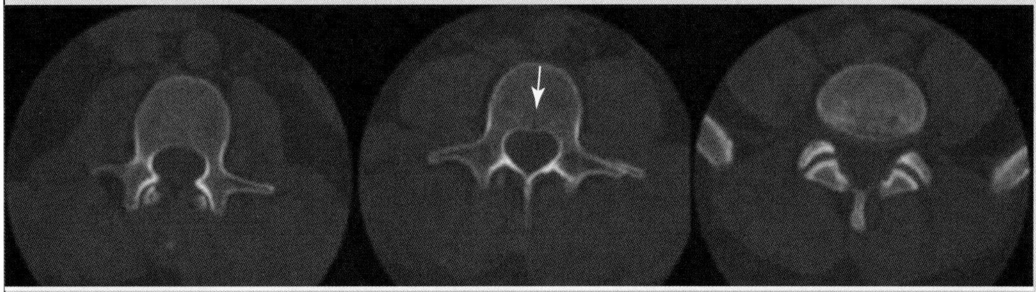

图 11-39　左图:L4 棘突上面的上关节面。中图:L4 中间椎体。注意椎骨体射线可透过的裂隙。右图:L4 椎体、棘突和 L4/5 小关节。

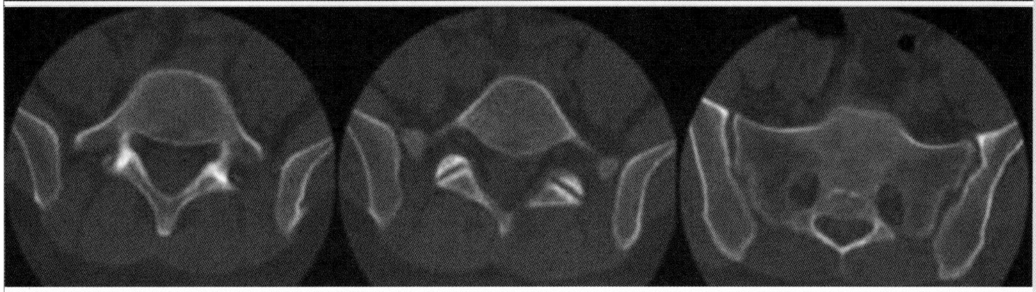

图 11-40　左图:L5 两侧髂嵴。中图:S1 椎体、L5/S1 小关节和上骶髂关节。右图:骶骨底、骶孔和骶髂关节。

腰椎CT扫描

矢状位

参数

● 视图范围从一个椎弓根到另一个椎弓根，从 T12 延伸至 S2。在一个典型检查中，大约有 30 个断层图像将被重新格式化，部分如下所示(图 11-41 和图 11-42)。

观察内容

● 检查 ABCDS 异常，特别是椎体排列、形态、椎管通畅、椎间盘间隙高度和椎间关节外观。

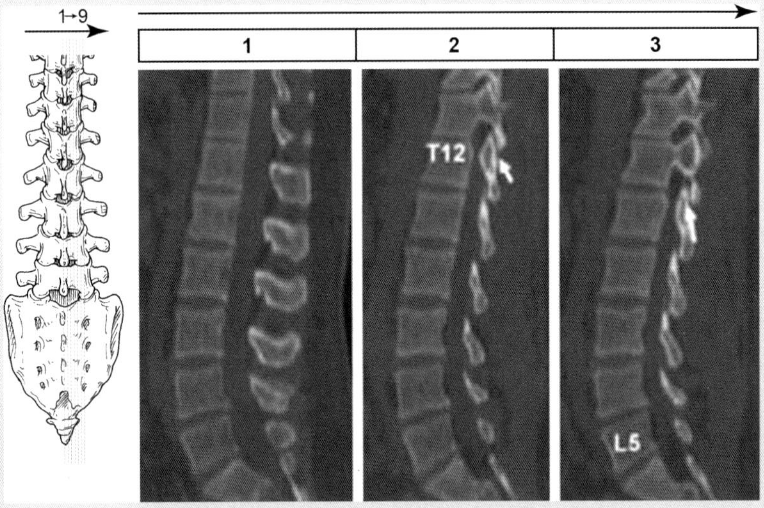

图 11-41 将各层面序号与右侧序号对应起来。层面从中线开始，可见椎管、椎体块和棘突。第 1 个小关节为 T11/T12 关节。注意，邻近小关节从侧面看具有层面连续性。

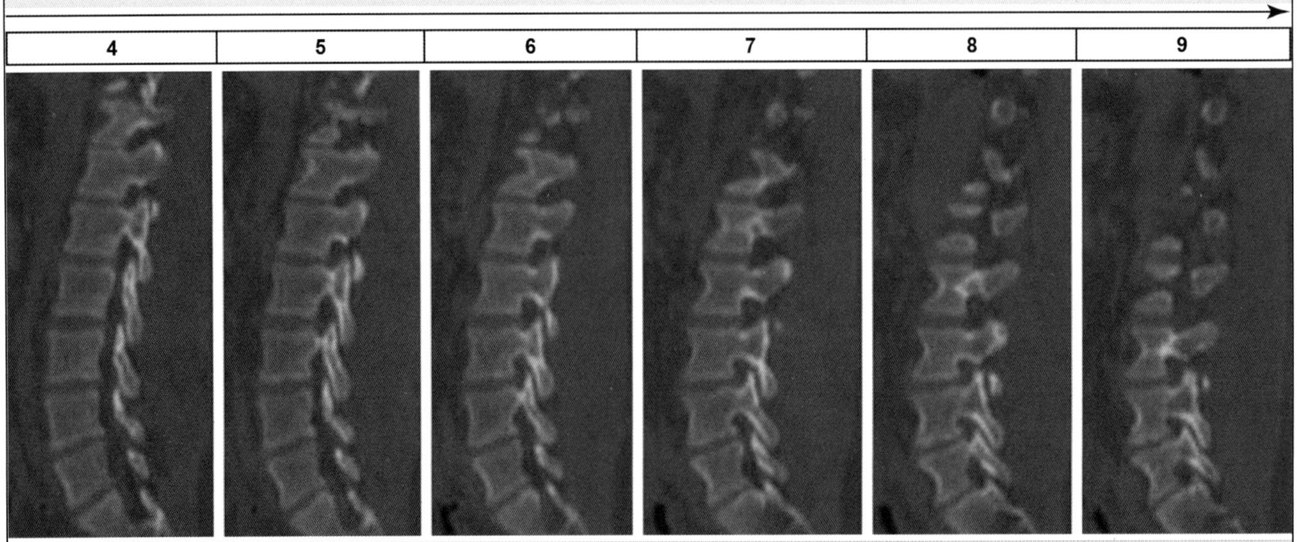

图 11-42 注意解剖层面变化速度之快。向侧面移动，棘突逐渐消失。椎弓根和关节突越来越明显。所有关节不能在同一层面内显示。然而，所有层面总和将显示所有的小关节。这 9 个层面包含了右侧所有椎体。

腰椎CT扫描

冠状位

参数

视野从前椎体到棘突，从 T12 延伸至 S2。

观察内容

- 冠状位重组用于评估骨折和碎片位置。
- 将下图切面编号与右侧示意图对比。通常，至少评估 15 个断层图像。图 11–43 和图 11–44 代表了视图范围。

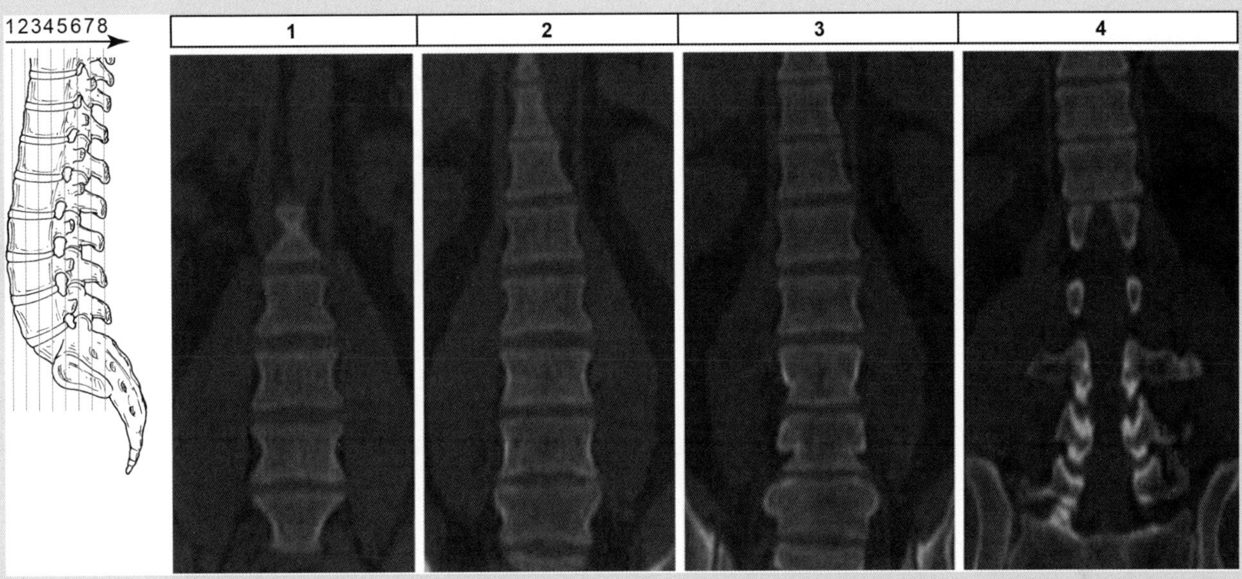

图 11–43　(1)低位腰椎看起来是第一个腰椎前凸曲线，使它们更靠前。(2)该层面为经过所有椎体的中间层面。(3)可见骶髂关节。另外，注意同一层面的髂腰肌和软组织。(4)后面层面，椎管明显可见，横突部分可见。

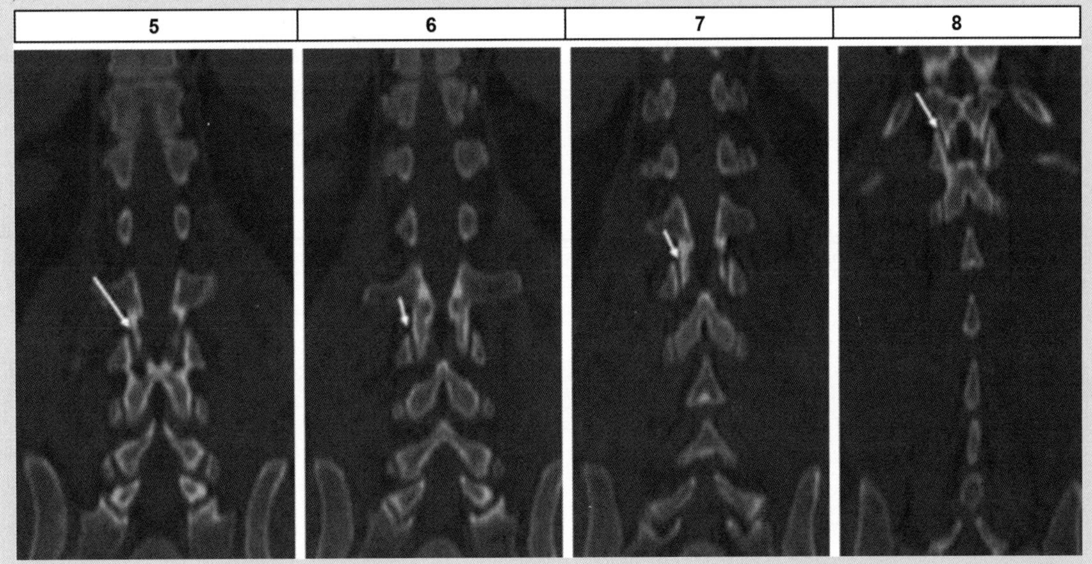

图 11–44　(5)白色箭头所示为右侧 L2/3 小关节。(6)注意右侧和左侧 L2/3 小关节。其他水平的关节将在其他层面显示。(7)箭头所示为 L1/2 小关节。在更低层面，可见椎板融入横突。(8)箭头所示为 T11/T12 小关节。所有椎体的棘突均可见。

脊柱MRI实践指南[24]

ACR 和 ASNR 共同发布了一个指南，以帮助医师在患者治疗方面选择更合理的诊疗计划。

适应证

脊柱任何区域 MRI 的适应证包括但不限于：

- 退变性椎间盘疾病。
- 硬膜外软组织及骨肿瘤。
- 硬膜内髓外肿块。
- 硬膜内肿块或钩端病。
- 髓内肿瘤。
- 放射治疗范围。
- 脊髓内在病变，包括脱髓鞘和炎症反应。
- 脊柱血管畸形和（或）隐匿性蛛网膜下隙出血的原因。
- 脊髓空洞积水症。
- 先天性脊柱畸形/脊柱侧弯。
- 术后椎管内积液或软组织改变。
- 脑膜异常。
- 脊柱感染，包括椎间盘间隙感染、骨髓炎和硬膜外脓肿。
- 椎体成形术/椎体后凸成形术的术前评估。

禁忌证

可能的禁忌证包括（但不限于）心脏起搏器、铁磁性颅内动脉瘤夹、某些神经刺激物、某些耳蜗植入物和其他铁磁性电子设备异物、大面积文身或永久的身体穿孔物。

基本MRI方案

典型腰椎 MRI 检查从 T12 延伸至骶髂关节。层厚≤3mm，层间距≤1mm。

获得轴位和矢状位图像。冠状位图像并不多见，因为 MRI 评估的软组织结构在轴位和矢状位得到了充分的显示。典型脉冲序列包括轴位和矢状位 T1 加权序列和 T2 加权序列。这两个脉冲序列的基本原则是：

- 通过 T1 加权序列定位解剖结构。
- 通过 T2 加权序列检测异常流体（异常液体或水肿是病变的标志。然而，应记住慢性损伤可能没有水肿，对慢性病变的检测可能仅依赖于对解剖学异常的检测）。

这些脉冲序列可以被修改，以抑制或使来自某些组织的信号变暗，减少运动伪影（来自呼吸或血液流动），或为脊椎间孔多平面后处理显示提供更高的分辨率。

腰椎MRI解读

应用与定义 CT 相同的基本版本的 ABCDS，但要更加注意可见的脊椎软组织：

- 排列（Alignment）——矢状位片（类似于侧位片）是评估脊柱正常排列或显示骨折、脱位或骨破坏的排列偏差的最佳方法。
- 骨信号（Bone signal）——评估任何表明疾病或感染的可能是局部或从邻近组织延伸的破坏。评估 T2 加权序列下骨挫伤或明显的骨髓水肿。
- 椎管间隙/中枢神经系统（Canal space/Central nervous system）——在矢状位和轴位上评估椎管间隙。观察椎管大小，且其通常是开放的。也可以评估膜囊的成分（脊髓、神经鞘、脑脊液）。检查囊腔是否有凹痕（来自邻近结构的凹痕）。
  - 椎体后终板、椎间盘、关节炎关节、游离碎片或韧带增厚引起的退行性改变导致的机械变窄可能是椎体消失的原因。
  - 评估髓内病变。无论有无对比，MR 都能显示脊髓疾病的存在和程度，包括脱髓鞘、肿瘤、退化、炎症和先天性等多种病因。
- 椎间盘完整性（Disk integrity）——椎间盘高度和髓核的水合作用可评估后侧边缘矢状位和后外侧边缘在轴位上的轮廓和边界完整。MRI 已被证明是椎间盘退行性变的影像学检查首选技术。然而，椎间盘突出症（通常与神经根受压有关）的诊断准确性由于缺乏一致术语而受到限制。大多数医学协会推荐的指南见本章后面的表 11-3。在该指南中：
  - 弥漫性后椎间盘膨出进入椎管（通常不伴有神经根受压）被定义为椎间盘内容物在间隙外较宽且相对对称地延伸。
  - 椎间盘突出是一种局灶性或不对称的后中心、后外侧或外侧椎间盘物质向椎管和（或）神经孔的延伸。疝也可发生于椎间孔外（也称为远外侧）。
  - 突出和挤压是疝的子范畴；突出物相对于母盘的基面更宽，而在挤出物中，基面通常比挤出的椎间盘部分更窄。

腰椎MRI

轴位

参数

- 视图范围从 T12 延伸至骶髂关节。
- 层厚≤3mm，层间距≤1mm。
- 基本方案包括 T1 和 T2 加权序列的轴位面和矢状面。冠状面很少涉及。

观察内容

- 比较 T1 和 T2 加权图像上的正常信号强度。低为黑色，中为灰色，高为白色。
- 图 11-45 为 L2 的 T2 加权轴位像。

结构	T1 信号强度	T2 信号强度
脊髓	中	中
脑脊液	低	高
椎间盘	中	高
椎体骨髓	中高	中
皮质骨/韧带	低	低
肌肉	中	中

评估轴向平面上表现良好的结构：
- Ⅳ椎间盘轮廓——注意环形缘上的凸起。
- 神经根——通过椎孔检查椎管。有阻塞或狭窄吗？
- 椎间孔——椎间盘或小关节退行性改变是否导致椎间孔狭窄？
- 脊髓管——注意马尾，在脑脊液中为可见白色点。
- 关节突关节——检查是否因退行性肥大或骨赘而肿大。
- 黄韧带——是否有增厚导致椎管狭窄？

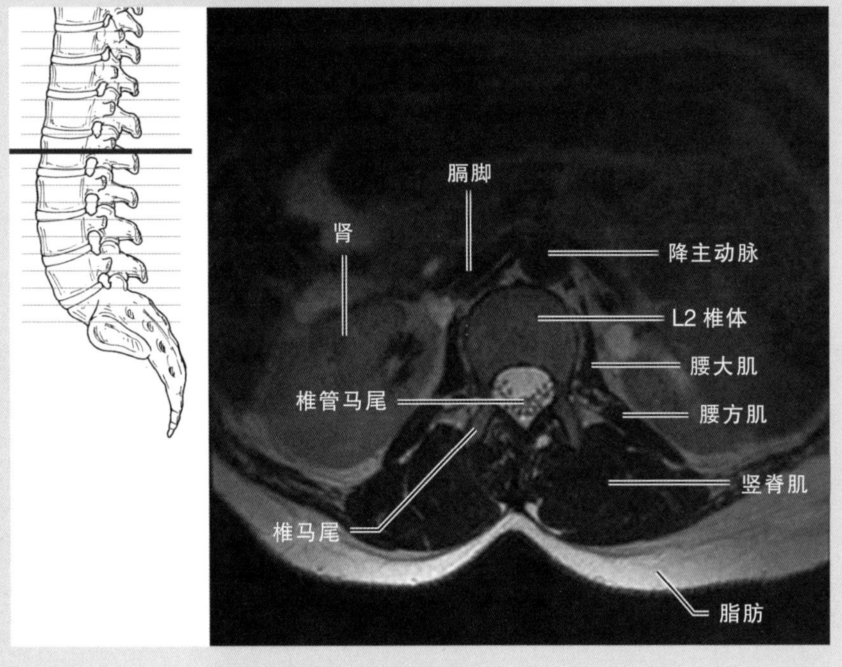

图 11-45　L2 的 T2 加权轴位 MRI。

腰椎MRI

矢状位

评估在矢状面中显示良好的结构。

● **椎体**

注意椎基底静脉后缘的凹槽。T1 图像上，椎体信号高于椎间盘(图 11-46)，T2 图像上则低于椎间盘信号(图 11-47)。

骨髓水肿表现为高信号，T2 图像显示最好。

● **椎间盘信号、椎间盘高度和后轮廓**

纤维组织引起的中央水平低信号带是正常成熟的标志。

见 T2 图像。

后轮廓的隆起可能是由环形凸起或核突出引起的。

● **硬膜外腔**

注意从硬膜外脂肪中分离脑脊液的黑线(硬脑膜)。

● **椎管、脊髓**

脊髓圆锥在 L2 左右结束；马尾在其下继续延伸。

● **前后纵韧带**

检查因终板退行性变或椎间盘突出引起的椎体外隆起。

● **棘间和棘上韧带**

● **L5/S1 椎间盘病变**

椎间盘突出抬高后纵韧带，并使硬膜囊消退。注意 L5 和 S1 椎体的骨髓水肿(骨挫伤)，毗邻椎间盘间隙。

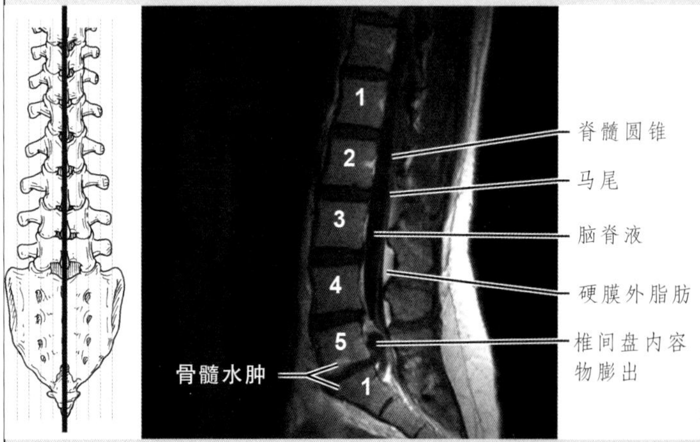

图 11-46 腰骶部 T1 加权矢状位 MRI。

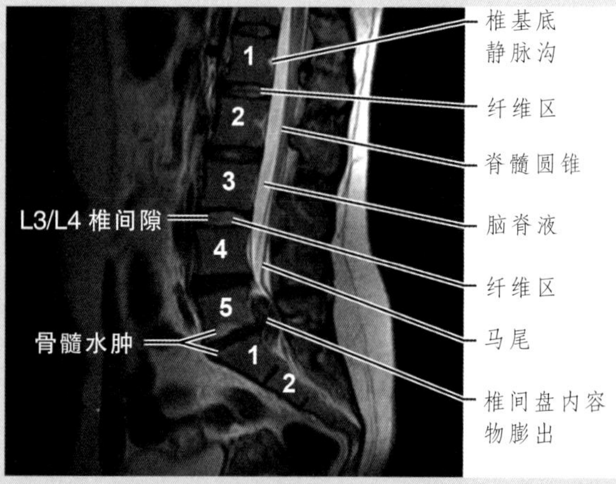

图 11-47 腰骶部 T2 加权矢状位 MRI。

● 软组织(Soft tissues)——椎旁软组织是否因外伤、原发肿瘤、感染或肿块扩大而水肿。检查创伤后韧带和脊髓的完整性。硬膜外血肿和脊髓损伤/血肿的 MRI 表现尤为明显。

脊柱MR成像的不同方法

MR 造影是标准 MRI 的一种常见变化。对比剂是一种顺磁性钆基物质。顺磁性是指物质的分子在磁场中排列一致，因此可以(像组织的分子一样)显示更高的信号强度。钆可口服，以进行胃肠道示踪研究，或进行静脉注射进行大多数其他研究。造影剂会在血管系统异常的组织内和外周积聚。在腰椎，对比剂用于显示疑似感染或脊髓损伤，或评估术后脊柱，以区分瘢痕组织与椎间盘残留物质。

腰椎外伤[25–48]

腰椎外伤的影像学诊断

CT 是评估患者主要创伤的首选成像方法。没有其他成像方式有这种速度和通用性能够在一次检查中对多个身体系统进行成像。利用胸腹骨盆(TAP)身体扫描的重建图像来评估脊柱是否骨折。并且仍可获得胸片(前后位和侧位),以帮助定位损伤。如果 CT 检查正常,并不是 MRI 检查的指征,因为孤立的韧带损伤在腰椎罕见。如果存在神经损伤,MRI 可用于评估脊髓水肿、脊髓挫伤、硬膜外血肿、韧带断裂或神经根受累。

腰椎骨折

腰椎骨折和骨折脱位损伤与下胸椎相应损伤具有相似的损伤机制和影像学表现。胸腰椎交界处 T11–L2 是椎体骨折的主要部位,因为此区域是相对固定的胸椎与活动的腰椎之间的过渡区域,力量常在此消散。图 11–48 举例说明了这例患者从一个很高的高度落下并双脚着地,其足部骨折,力继续沿着动力链向上,并以胸腰椎骨折的形式消散。关于椎体压缩性骨折的详细信息请参阅第 9 章,常见的胸腰椎损伤模式见表 9–2。

峡部裂

峡部裂是关节间部的一种缺陷(图 11–49 和图 11–50)。这种缺陷可能是先天性的(罕见)、外伤性的,或是由最常见的慢性劳损引起的应力性骨折。L4–L5 和 L5–S1 最常受影响。脊椎滑脱可发生于双侧或单侧。

损伤机制

创伤性或应力性关节间部骨折与背部重复机械负荷密切相关,尤其是在躯干伸展时。涉及举重物、高举或过头举物的工作就是这样的例子。与峡部裂相关的运动有三种:负重运动,如举重;重复的躯干旋转运动,如网球、棒球或高尔夫球;以及涉及背部过度伸展的运动,如跳水、体操、游泳、足球(特别是前锋)和排球。也有证据表明,冠状面小关节方向偏多者(与通常的矢状面方向相反)或小关节平面对称者(小关节面向性)发生峡部裂的风险更大。

临床表现

患者的典型表现是无放射、单侧的背部疼痛。疼痛随着负重而加重,就像躯干伸展和旋转,或单腿站立时一样。

影像学表现

斜位视图显示关节间肌部无重叠。典型影像学表现是横过狭部的一条放射线(图 11–51),称为苏格兰犬的项圈。然而,如果应力骨折部位无分离,X 线图像可能是阴性的。

高级成像

诊断峡部裂的最佳先进成像方法是有争议的。骨扫描较敏感,但无法提供详细的解剖信息。轴位 CT 具有较高的敏感性和解剖细节,但必须首先确定腰椎水平,且获取受体图像在技术上具有挑战性。重建多平面 CT 图像和三维重建提高了 CT 的可靠性和价值。MRI 可以通过识别水肿来发现早期病变,但这些发现还未被完全证实。SPECT 在定义峡部裂方面显示出了极好的准确性,但其价格昂贵,并非在所有情况都可获取。

从理论上讲,传统 X 线图像和骨扫描相结合可以确定骨折是新发的还是陈旧的。急性骨折 X 线片和骨扫描均呈阳性,提示骨反应活跃,骨愈合预后良好。X 线片阳性和骨扫描阴性显示无愈合活动,如合并有纤维性愈合的陈旧性骨折。

治疗

峡部裂的愈合需要几周到几个月的时间。在患者无疼痛感,并在一段时间内逐渐恢复之前,必须减少活动负荷。对于大多数患者,这需要 3~6 个月。

康复对于纠正不良体态、指导日常活动、加强和伸展不平衡或薄弱的肌肉组织、必要时提供适当的支撑很重要。支撑有争议,但可通过指导减少过多的前凸姿势,或在正在进行的活动时确保正确的姿势。

并发症

骨折不愈合是一种常见并发症。即使继续进行体育活动,长期预后仍然良好。

脊椎滑脱是峡部裂不愈合的结果。双侧腰椎峡部裂通常与脊柱滑脱有关,但单侧脊柱滑脱也会导致椎

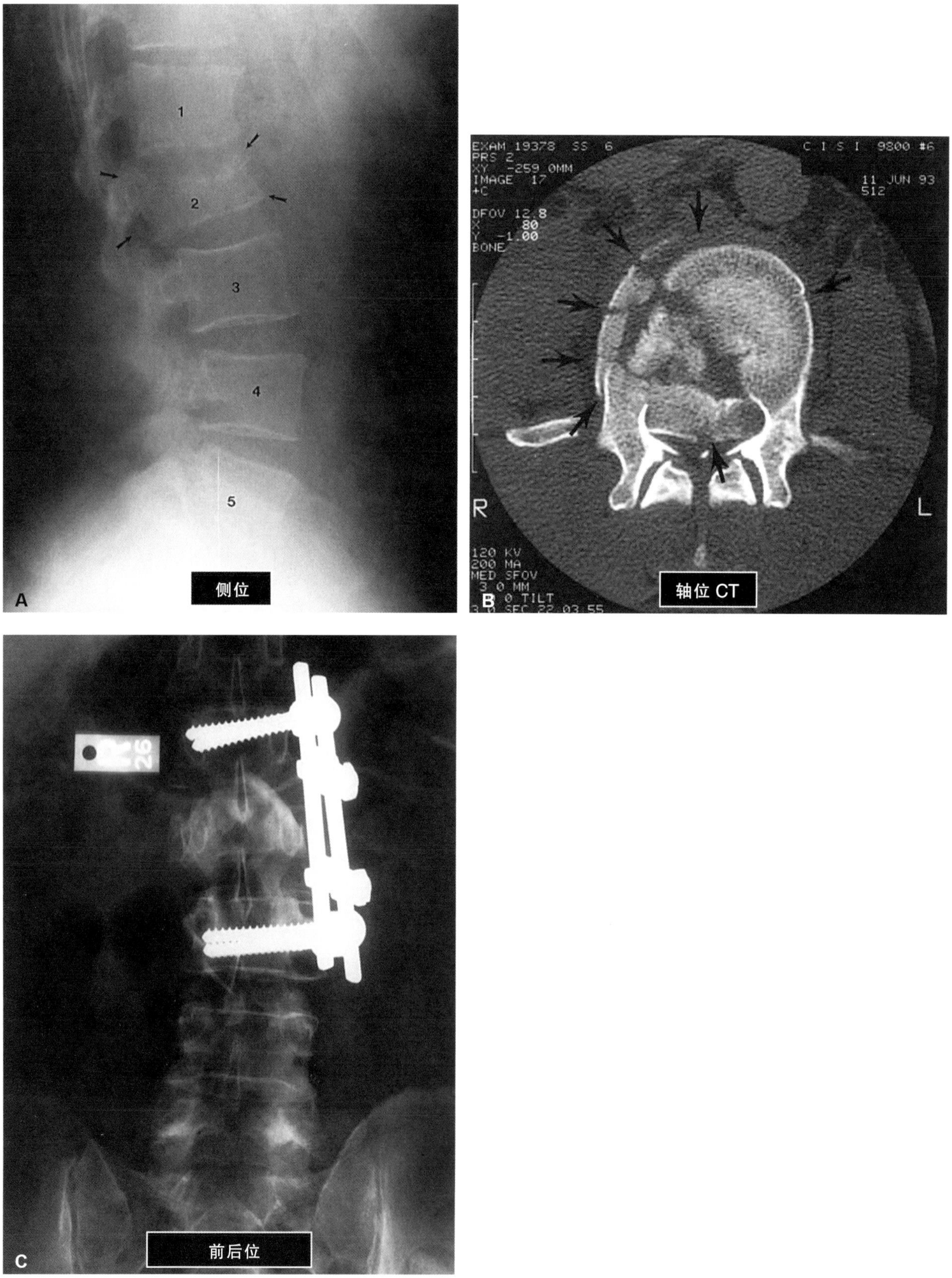

图 11–48 L2 爆裂骨折。这名 46 岁男性在洗圣诞灯时从 20 英尺(约 6m)高的树上掉下来,摔断第二腰椎。(A)侧位片显示第二腰椎受压畸形(箭头所示)。(B)L2 轴位 CT 图像显示椎体粉碎性破裂骨折(箭头表示多个骨折部位)。(C)术后前后位片显示内固定。

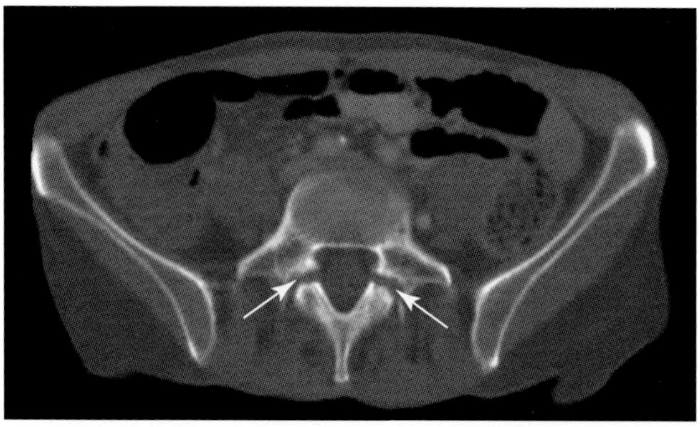

图 11-49　双侧 L5 峡部裂。这幅轴位 CT 图像显示左右两侧关节间部缺陷，打断了正常情况下在椎体前后部分之间的完整环。(Image courtesy of Laughlin Dawes, MD.)

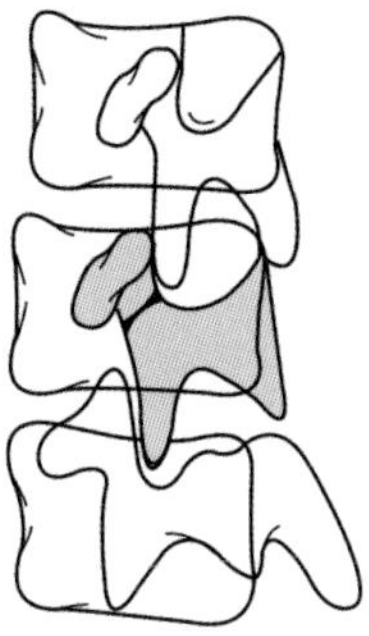

图 11-50　腰椎峡部裂的放射学征象是斜位图中苏格兰犬的项圈。项圈由于骨折处的骨头分离而导致射线可透过。

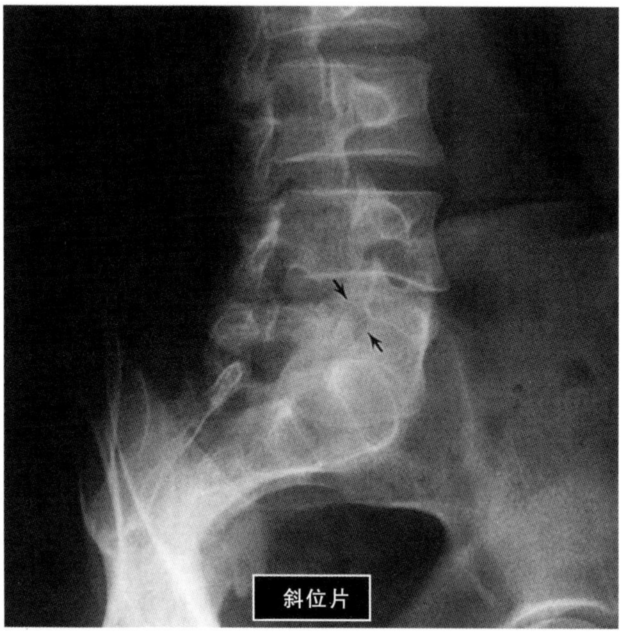

图 11-51　腰椎峡部裂。腰椎斜位图显示腰椎峡部裂，这是关节间部的一种缺陷。箭头显示了缺陷的范围。由缺陷引起的放射图像被称为苏格兰犬的项圈。从这张图上无法看出相关的脊椎滑脱。

体向前不对称滑动。在这种情况下，棘突会旋转到唇滑脱移位的一侧。棘突旋转可在腰椎 AP 轴位图指导下触诊到。

脊椎滑脱

脊椎滑脱是指一个椎体在其下固定椎体上向前移位。这个词来源于希腊语“spondylo”(脊椎)和“listhesis”(滑向斜坡)。脊椎滑脱是向前移位的同义词，但它的另一个术语是前倾。此外，术语“retrolisthesis”定义了椎体的后移位。

发病率

5%~10%的人患有脊椎滑脱。儿童和青少年受到脊椎滑脱的影响更显著，这点在参与体育运动的人身上表现得更为明显。青少年时期体力劳动增多往往是引起腰痛的诱因。腰下段 L4/L5 和 L5/S1 最常累。

病因

脊椎滑脱可能是峡部裂的结果(图 11-52)。当然，脊椎滑脱不只与关节间部缺陷有关，其也可能是由先天性或发育性脊柱脱位、病理过程或退行性改变引起的。

先天性或发育性异常包括椎弓根伸长，以及关节间部的缺陷、溶解或伸展。这些情况可能会促使关节间部多发疲劳或应力性骨折的进展。

退行性腰椎滑脱是由椎间盘和小关节退行性病变引起的。最适关节功能的丧失是由椎间盘高度降低、关节韧带和关节囊松弛所致。退行性脊椎滑脱与任何类型的骨折或骨缺损无关时，被称为假桥滑脱(图 11-53)。

临床表现

患者常在运动或体力劳动后主诉疼痛。腰椎屈曲可减少移位，通常可减轻或缓解疼痛。触诊棘突可发现旋转或深凹。棘突旋转与不对称滑移有关，这可能是单侧峡部裂的结果。脊椎滑脱的典型临床症状是触诊时可触及棘突下陷，即滑脱。棘突征与放射学检查结果相关，以确定脊椎滑脱的类型。

影像学表现

棘突征

棘突征的影像学表现可区分退行性脊椎滑脱和骨

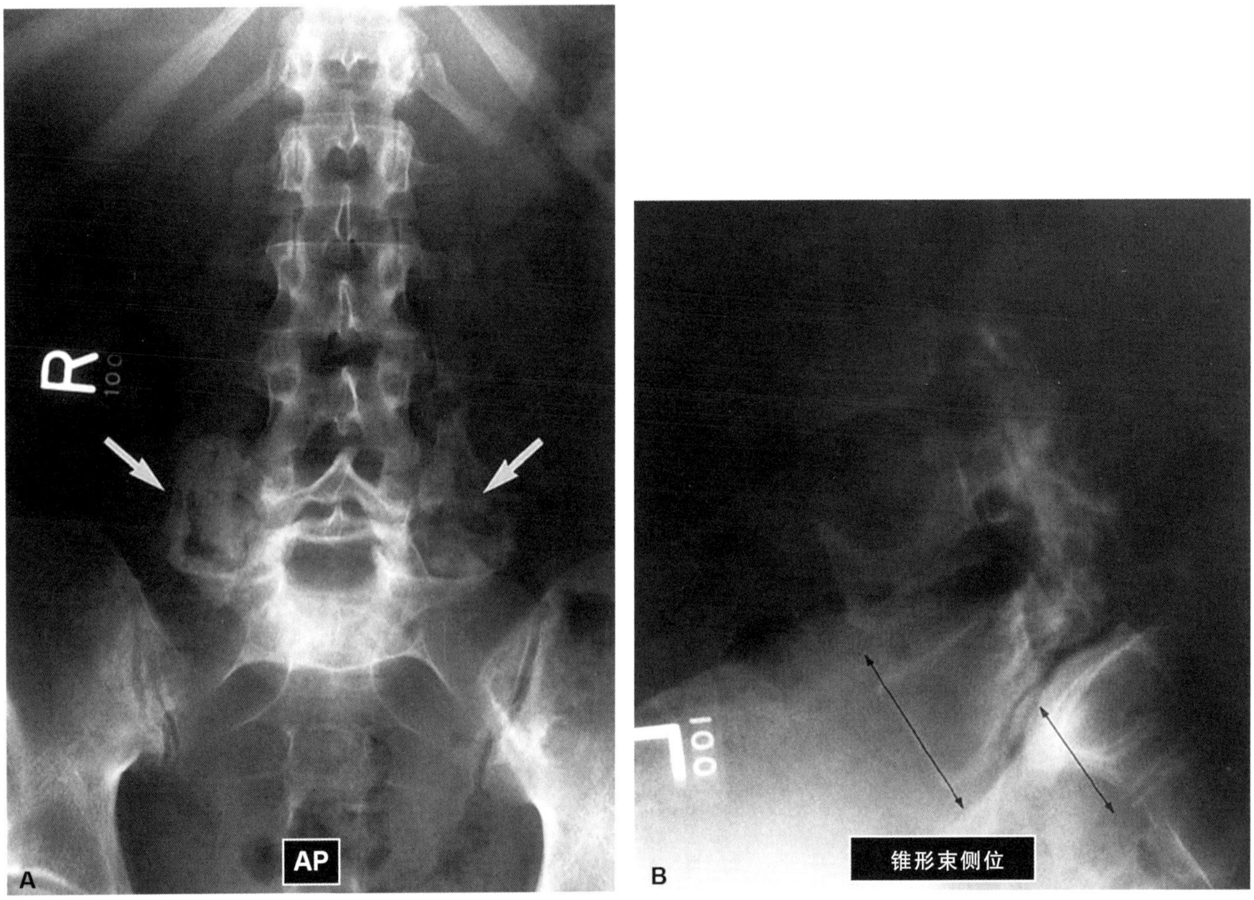

图 11-52 腰椎滑脱症，3 级。为了矫正严重的前凸，这名 32 岁的女性接受了 L4-L5 融合术。但随着时间推移，手术最终失败了。(A)在前后位片上显示骨移植物（白色箭头所示）。(B)腰骶关节侧位片显示 L5-S1 的 3 级滑脱（线箭头所示）。

折性脊椎滑脱（图 11-54）。

在退行性脊椎滑脱中，整个椎体作为一个整体向前滑动。棘突的台阶低于滑脱的水平面。例如，如果 L4 作为一个整体向前滑动，棘突也随之向前滑动，因此下降水平位于 L4/L5 平面。

在骨折性脊椎滑脱中，双侧峡部裂导致椎体、椎弓根和上关节突向前滑动，而下关节突、椎板和脊柱突保持在正常位置。棘突台阶在滑脱的平面之上。如 L4 骨折，椎体向前滑动时，棘突保持在正常位置，因此台阶位于 L3/L4 平面。

脊椎滑脱分级

脊椎滑脱是通过侧位观察来评估的。根据椎体超过正常前、后椎体线的程度，向前移位量按每 1/4 分级（图 11-55）：

- 1 级：25%的受累椎体悬于椎体下。
- 2 级：50%。
- 3 级：75%。
- 4 级：100%。
- 5 级（脊椎下垂）：椎体完全脱落。

在退行性脊椎滑脱中，位移量在常规影像中可能不明显。

应力 X 线图像可显示所涉及节段的实际的稳定性或不稳定性。腰椎的应力片与颈椎的应力片相似。在末端范围内拍摄横向屈伸动作的 X 线图像，这些动作会给支撑韧带施压并评估其应对关节过度运动的能力。

治疗

保守治疗包括物理治疗和限制脊柱负荷的延伸活动。将腰椎关节伸展成屈曲位是一种自我复位方法，并可以明显缓解疼痛。在急性期，止痛剂和支撑可以减轻对腰椎的负荷。对于有神经系统损伤或持续性疼痛且保守治疗无效的病例，可使用辅助器具或固定架进行

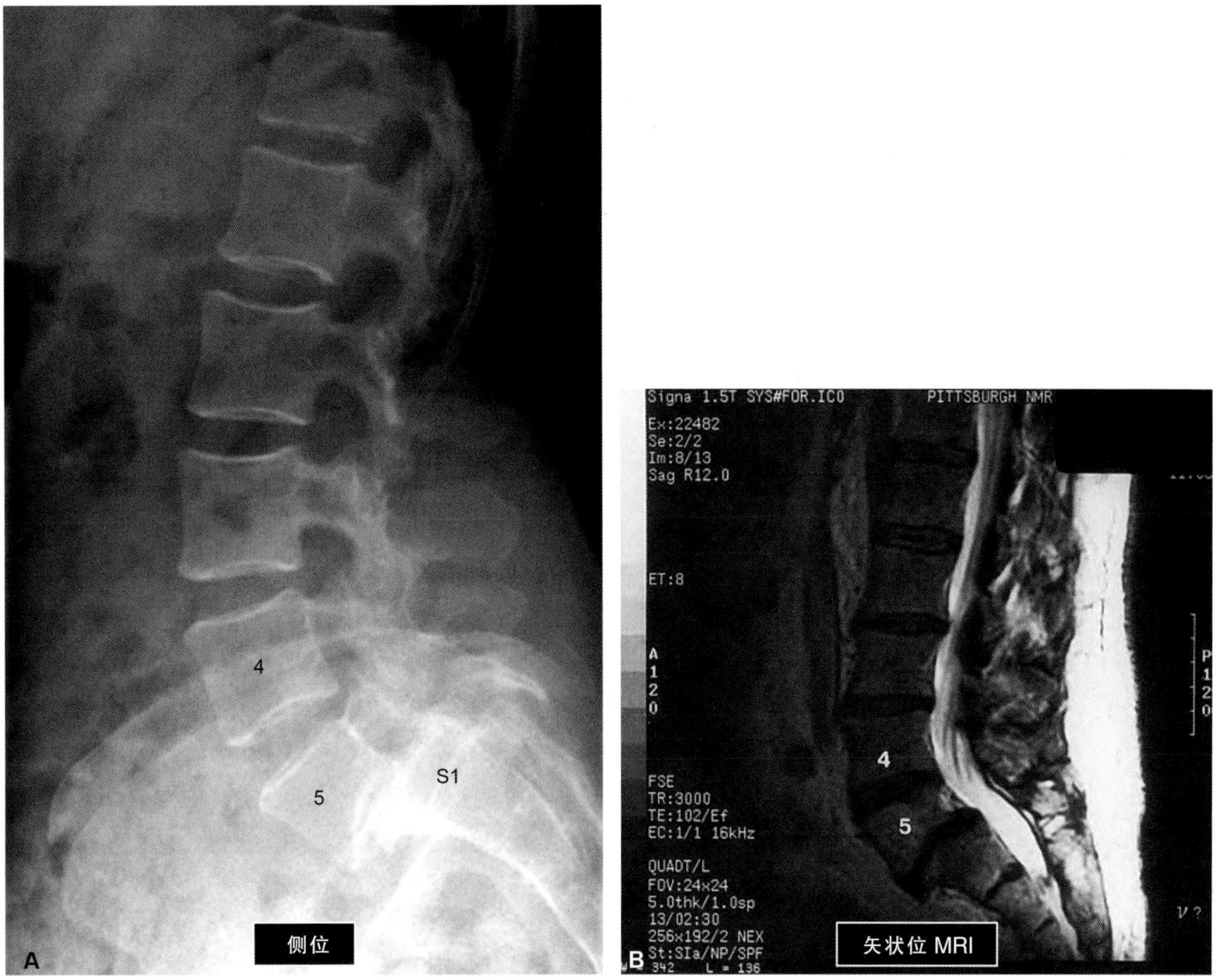

图 11-53 患者,男,60 岁,L5-S1 退行性脊椎滑脱,2 级。(A)腰骶交界处外侧片。(B)腰骶棘矢状位 T1 加权 MRI。与患者站立时所拍摄的侧位 X 线图像相比,椎管轻微的损害。高级成像是在患者不负重下进行的。所以请记住一个功能问题,使患者病情更严重的直立位,高级影像并不适用。

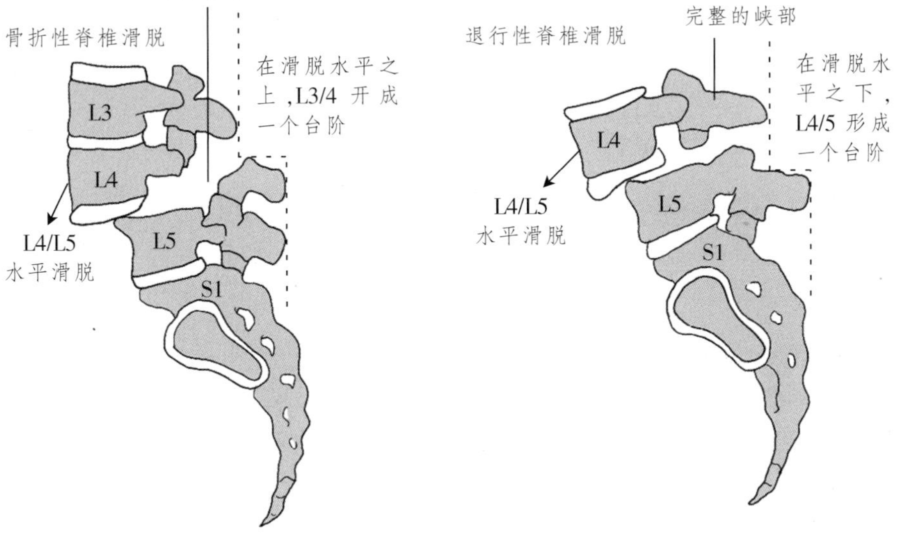

图 11-54 (A)骨折性脊椎滑脱与(B)退行性脊椎滑脱的区别在于棘突征。在(A)中,椎体前部向前滑动,在滑动平面以上的间隙处,棘突明显呈阶梯状脱落。在(B)中,完整的椎体作为一个单元向前滑动,在滑动水平以下的间隙处产生一个棘突台阶。

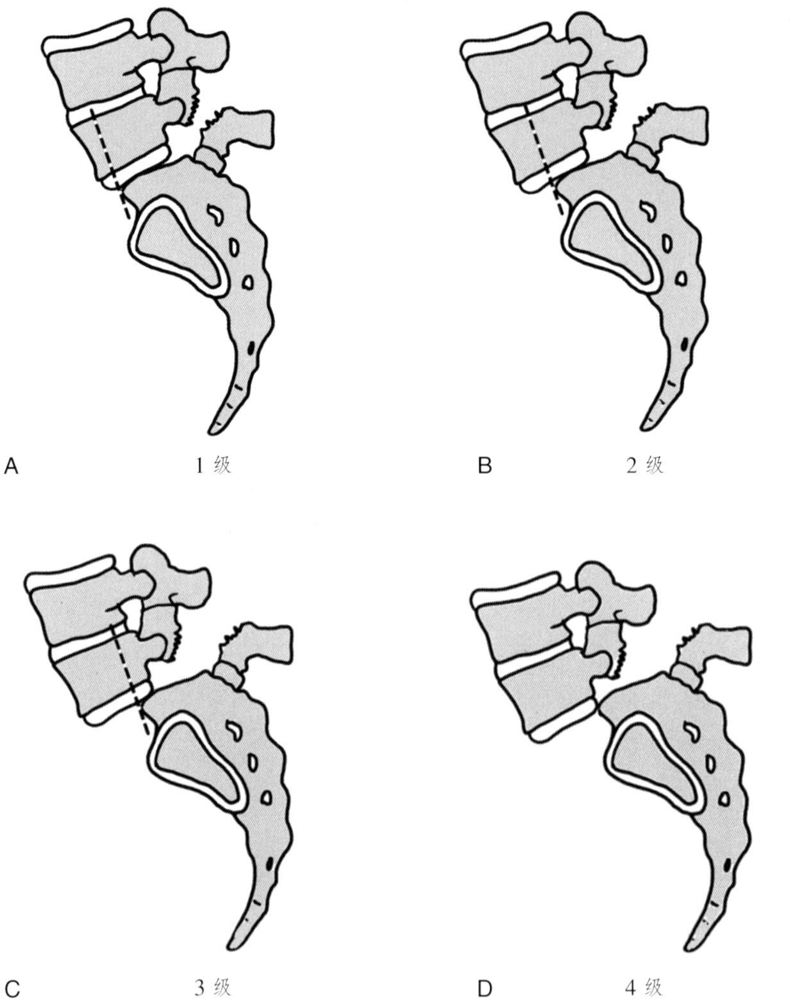

图 11–55 脊椎滑脱的分级，基于椎体超过正常的脊椎前缘线的位移量。(A)1 级时，25%的椎体半向前突出。(B)2 级，50%。(C)3 级，75%。(D)4 级，100%椎体已超过正常椎体前线。

手术融合。

腰椎退行性病变[49–56]

腰椎退行性病变的放射学特征与颈椎相似。退行性关节疾病(DJD)、退行性椎间盘疾病(DDD)、变形性脊椎病和弥漫性特发性骨骼增生症(DISH)在腰椎的放射学表现与前面第 7 章讨论的颈椎相同。表 11–1 概述了这些退行性疾病的放射学特征。

退行性病变的某些特征常与腰椎区有关，而与脊柱的其他区域无关。椎管狭窄和椎间盘突出是一种典型的与腰椎相关的退行性病变。

脊柱退行性病变的临床要点

退化过程是缓慢的，椎体通常有时间去适应。然而，最终人体的适应能力可能会达到极限。即使是轻微的创伤，脊柱也可能出现症状。正常的、非退化的脊柱在其弹性囊、有弹性和柔性的韧带、含水的缓冲椎间盘和软骨，以及完全开放的椎间孔中有一定的安全余地。相反，退行性脊柱失去了其安全外围，在创伤中，易遭受更大的功能障碍，需要更长的时间来愈合。回顾急性患者的图像，并特别观察其潜在的慢性退行性改变，对于了解患者的疼痛模式并制订综合治疗计划很重要。

退行性改变是无法逆转的。然而，可优化关节周围的情况，以缓解疼痛并保持运动的功能范围。康复包括：①节段调动技术来恢复关节的灵活性；②靠治疗运动来平衡肌肉的力量和灵活性，促进保持最佳姿势；③进行患者教育，以专业和轻松的活动来减少压力过大的姿势或不适行为；④治疗模式可使疼痛缓解。

腰椎管狭窄症[57–61]

椎管狭窄定义为继发于邻近软组织或骨性肿大的

表 11-1 脊柱退行性病变:特征和影像学表现

	特征	影像学表现
DDD	● 椎间盘脱水 ● 核疝 ● 环形突出 ● 纤维性环改变 ● 髓核物质椎体内疝 ● 氮气体在椎间盘裂隙中积聚	● 椎间盘空间高度降低 ● 椎体终板的骨赘 ● Schmorl 结 ● 真空现象
DJD	● 影响关节突关节 ● 关节软骨变薄 ● 软骨下骨硬化 ● 象牙质变性 ● 骨赘病	● 关节突关节间隙减小 ● 硬化 ● 关节边缘有骨赘
脊椎病	● 在退行性椎间盘疾病时,椎体终板骨赘形成	● 可见骨赘,在脊椎关节边缘呈致密不规则状
畸形脊椎病	● 前或前外侧椎间盘突出导致前或前外侧椎体终板骨赘形成	● 爪状刺朝向椎间盘,呈杯状,存在于多个平面,但与 DISH 相区别
弥漫性特发性骨质增生	● 风湿病的异常表现为骨在韧带和腱附着处的骨性增生,特别是在脊柱的前纵韧带	● 至少 4 个相邻椎骨的流动骨化 ● 保留椎间盘高度,无 DDD 表现 ● 无骶髂关节炎或关节突关节脱位

椎管狭窄或阻塞(图 11-56)。椎管内的主要结构是脊髓、包裹脑脊液的膜囊和包裹膜囊的硬膜。

分类

椎管狭窄可根据病因或涉及的解剖区域来分类。在病因上,椎管狭窄分为先天性和获得性两种类型(表 11-2)。在解剖学上,椎管狭窄分为以下三个区域:

1.中央椎管狭窄。

2.椎间孔狭窄。

3.关节下凹或侧凹狭窄(硬膜囊与椎间孔之间的距离)。

同一部分可能涉及多个区域。椎间孔与侧隐窝狭窄的结合处有时被称为外周狭窄。这三个区域共同作用使椎管收缩集中。

发病率

由于缺乏对椎管狭窄症的具体诊断标准, 较难获得有关发病率的有效数据。此外,大多数轻度脊柱狭窄患者并无症状, 绝对概率只能估计。一些研究报告显示,在 40 岁以下无症状人群中,有多达 1/4 的人存在椎管狭窄的 CT 和 MRI 证据。其他研究表明, 大多数 60 岁以上患者存在一定程度的椎管狭窄。

一般来说, 有症状的椎管狭窄似乎更多地影响男性而非女性,最早出现于 40~50 岁,并随年龄增长而增加。然而,与退行性脊椎滑脱相关的椎管狭窄在女性中更为常见。总的来说, 椎管狭窄最常见于颈椎和腰椎。中央管狭窄在 L4 最常见。

病因

获得性椎管狭窄常是椎段退行性变的并发症或进展阶段。许多因退行性改变而改变的结构可能促使这种狭窄的形成:如关节边缘的骨赘,椎弓根、椎板和关节突关节的骨肥大,椎间盘膨出。退行性脊柱滑脱或黄韧带增厚时,可导致整个椎体移位。

这些退行性过程的严重程度、退行性过程交汇的可能性,以及在个体之间有多少狭窄是高度可变的。正常情况下,成年男性椎管前后径如下。

- 颈椎 C3~C5:17~18mm。
- 颈椎 C5~C7:12~14mm。
- 胸椎:12~14mm。

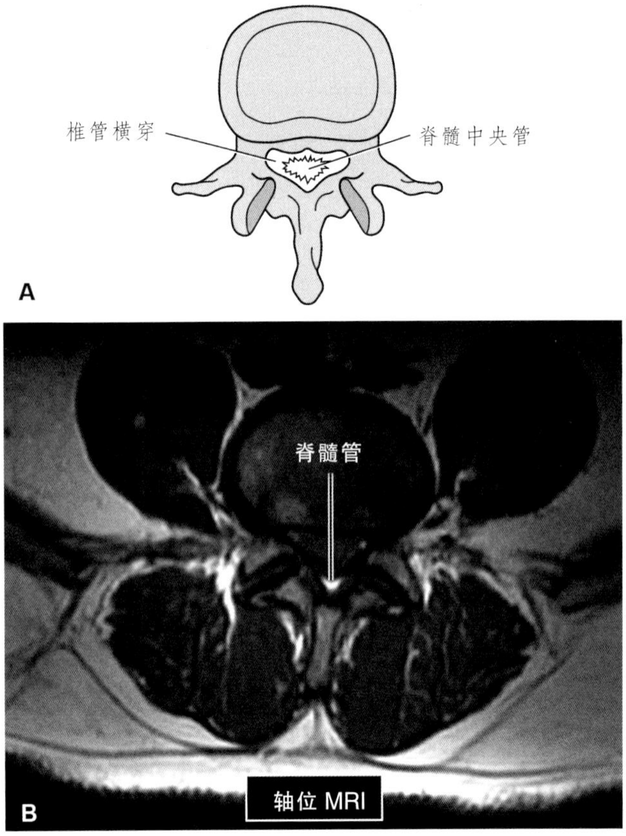

图 11–56 (A)椎管狭窄。腰椎管狭窄分为 3 个解剖位置：①中央椎管狭窄；②椎间孔狭窄；③侧凹狭窄。(B)L5 轴位 MRI 显示严重的中央管狭窄。注意少量白色脑脊液(线)。这是椎管的剩余直径，它主要被椎间盘物的巨大后突压缩到中央管。

表 11–2 与椎管狭窄相关的情况

先天性

- 软骨发育不全(侏儒症)
- Morquio 综合征(黏多糖病)
- 唐氏综合征
- 特发性狭窄(发育性狭窄)

获得性

- 手术：椎板切除术、融合、化学核溶解
- 脊椎滑脱：脊椎结石或退行性变
- 感染：椎间盘炎、椎体骨髓炎
- 肿瘤：转移性疾病
- 继发于创伤的脊柱畸形
- 环形突出
- 后外侧椎间盘突出
- 后纵韧带增厚
- 后纵韧带骨化
- 关节突关节肥大
- 关节突关节的 DJD
- 黄韧带肥大
- 硬膜外脂肪沉积
- 脊椎关节边缘病
- 钩椎关节肥大(颈椎)
- 代谢/内分泌紊乱：Paget 病、肢端肥大症和焦磷酸钙二水合物沉积病(CPPD)可使脊柱韧带增厚

- 腰椎：15~27mm。

颈椎狭窄与前后径<10mm 有关。胸椎管狭窄与前后径<10~13mm 有关，腰椎管狭窄与前后径<10 ~ 12mm 有关。

临床表现

严重的椎管狭窄可导致严重的残疾。在颈椎，椎管狭窄最严重的并发症是中央脊髓综合征。这种不完全病变与过伸性损伤有关，其结果是上肢运动功能的丧失比下肢更严重，且感觉保留不全。颈椎管狭窄也与长径以及神经根征、头痛、疼痛和因颈椎屈曲引起的放射状电击感有关。并发的颈椎和腰椎狭窄可表现为步态障碍、脊髓病和神经根病，类似于多发性硬化、肌萎缩性脊髓侧索硬化或其他运动神经元疾病。

在腰椎，椎管狭窄最严重的并发症是马尾综合征。脊髓损伤表现为直肠张力丧失、尿潴留、鞍区麻痹和伴有骶骨压迫的球海绵体反射丧失。这些情况是外科紧急情况，需要减压，以防永久性功能丧失。

轻度和中度椎管狭窄伴有不同程度的血管和神经源性压迫症状。腰椎管狭窄症表现为弥漫性单侧或双侧腰背和(或)下肢疼痛、麻木和无力。站立和行走时症状加重，而坐着时症状减轻。总的来说，腰肌紧张会使椎管变窄，症状更严重，而腰椎屈曲则会打开可用的空间，提供一些缓解。患者经常诉说如果他们能把前臂放在购物车上倾斜，他们就能长时间购物而不感到疼痛。这种躯干、臀部和膝盖弯曲的姿势被称为类人猿姿势。

神经性跛行是在狭窄水平上的血管充血。这种充血会抑制神经传导，导致难以定义的腿部疼痛、麻木和虚弱。神经源性跛行与血管跛行在加重因素上存在差异。神经源性跛行因站立和脊柱伸展而加重。运动可加重血管跛行，站立可改善症状。

椎间盘突出也可通过加重因素来鉴别。腰椎间盘

突出症的疼痛可因坐、屈、举、咽鼓管充气检查法等动作而加重,常因步行而减轻。椎管狭窄引起的疼痛不受任何这些操作的影响,且随行走而加重。

影像学表现

在影像学上，椎管狭窄发生于严重退行性改变的脊柱节段。然而,由于性别和年龄的差异,椎管或椎间孔的影像学测量缺乏特异性。常规 X 线图像对排除或评估常伴有椎管狭窄的情况具有重要意义(见表 11–2)。

高级成像

MRI 被认为是显示椎管狭窄的最佳选择(图 11–56)。MRI 可以精确测量椎管直径并评估椎管内神经组织情况。如果 MRI 是禁忌或不可用,CT 可以明确椎管缩小的直径和横截面积(图 11–57)。CT 增强硬膜外静脉,从而更好地确定硬膜外间隙的边界。脊髓造影将显示硬膜囊的实际狭窄,阻碍脑脊液的流动。由于其侵袭性和风险,脊髓造影术较少使用(图 11–58)。SPECT 对鉴别疾病、感染或肿瘤导致的狭窄有价值。

治疗

轻度和中度椎管狭窄可通过止痛药物、非甾体抗炎药(NSAID)、硬膜外类固醇注射和加强柔韧性运动的物理治疗来控制。

严重脊柱狭窄的外科治疗是选择通过切除、修整或重新调整脊柱末梢结构来扩大椎管。手术包括椎板减压术、椎板前切除术、面切开术、椎间盘切除术和微内镜椎板切除术。20 世纪 50 年代,人们开始将人工椎间盘置换术作为融合技术中保留运动的解决方案,其临床应用始于 20 世纪 80 年代的欧洲[69–73]。在美国,于 2004 年批准在 L4/L5 或 L5/S1 处使用人工椎间盘。截至 2012 年,已有两种不同型号的人工椎间盘在美国获得了 FDA 的批准。这项技术仍被一些保险公司和医疗保险认为是试验性的(因此不包括在内),但其代表脊柱外科领域朝着更加稳定的技术方向发展。保留关节运动的好处是可以尽量减少邻接关节的退行性改变(图 11–59)。

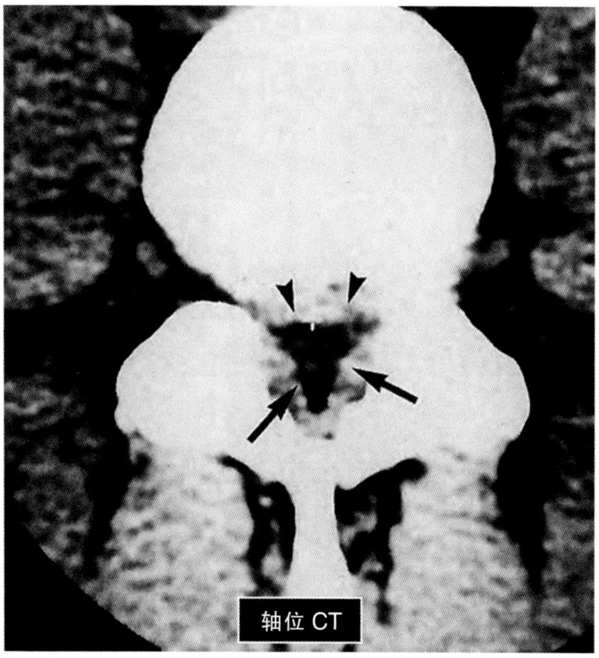

图 11–57　轴位 CT 图像显示狭窄。增厚的黄韧带(箭头所示)使椎管明显狭窄。还有一处后椎间盘突出(三角箭头所示)。背囊由于这两种异常狭窄而受损。(From Yochum and Rowe[2], p. 308, with permission.)

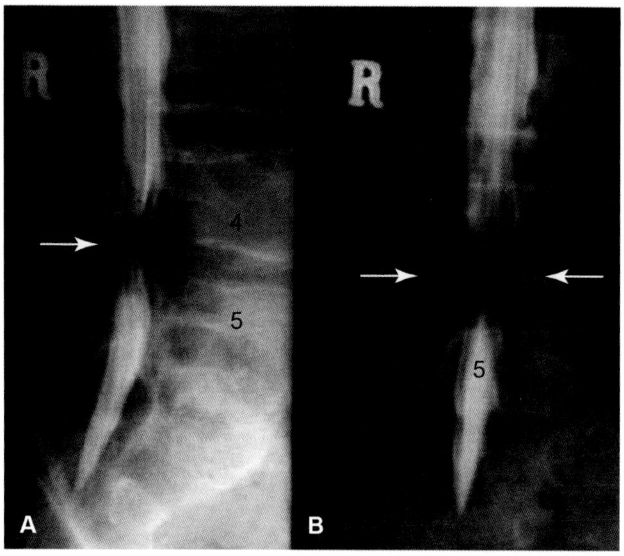

图 11–58　腰椎脊髓造影,(A)侧位和(B)AP 轴位视图。在 L4/L5 之间的狭窄间隙(箭头所示),可见几乎完全封闭的不透明硬膜囊的狭窄。传统脊髓造影技术在今天并不常用,但其在显示中央管狭窄封堵脑脊液流动方面作用显著。(Image courtesy of Nick Oldnal, www.xray2000.uk.co.l.)

椎间盘突出[74-82]

椎间盘突出是指椎间盘物质在相邻椎体边缘之外的延伸。

发病率

椎间盘突出是影响椎间盘节段最常见的疾病之一。椎间盘突出最常见于25~45岁年龄组。男性比女性更容易受到疾病影响。吸烟、肥胖或暴露于行车震动环境中的人更容易患此病。已经发现了多种危险因素，但很难区分致病因素和加重现有症状的因素。

椎间盘突出最常见于腰椎，90%发生在L4/L5。在L3/L4发生的比例较小，在L1或L2水平少见。胸椎椎间盘突出症少见，当确实发生时，其很可能是后中枢性的，常导致脊髓病而非神经根病。颈棘椎间盘突出发生于C5/C6水平，发病率为90%，可导致神经根病。脊髓病在颈椎比在腰椎更常见。

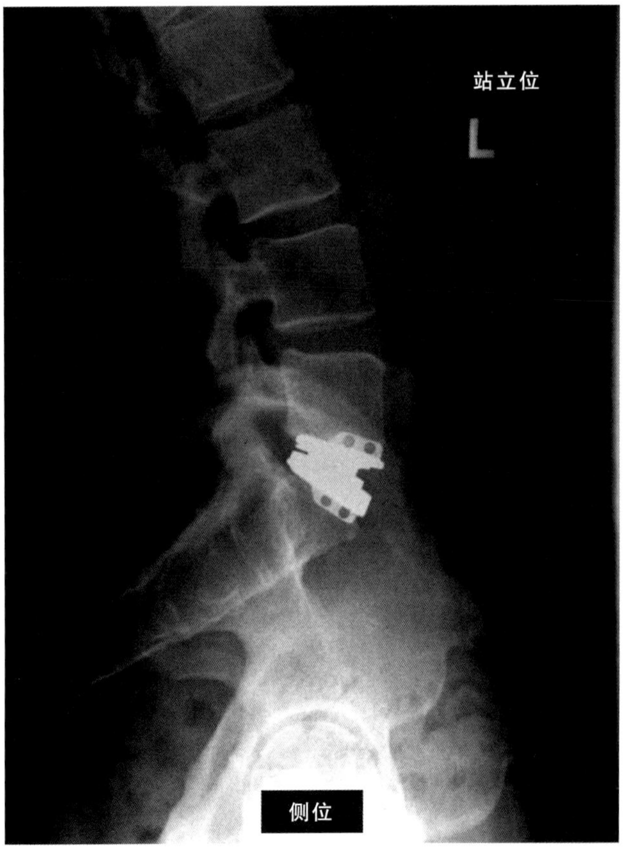

图 11-59 L5/S1人工椎间盘置换术。这张X线图像是患者站立位时拍摄的。在L5/S1的分段扩展中可以对器材固有移动性进行评价。(Image courtesy of Greg Hughes.)

病因

椎间盘损伤可能是由于脊椎关节变形，使椎间盘受到过大的轴力、剪切力或旋转力。这些力量导致纤维环退化。椎间盘损伤也可能是由于急性创伤，如椎体压缩性骨折或终板骨折。

纤维环损伤表现为其结构的撕裂或裂隙。这些破坏为髓核突出提供了一种途径。研究表明，核也必须受到损伤才会发生疝。在一个健康圆盘中，实验中产生了环状裂缝，但凝聚力的自然特性似乎包住了核。

髓核物质穿过纤维环的疝可发生于前方、椎骨间或椎骨内(图 11-60)：

- 前椎间盘突出可能是由急性压迫损伤或通过Sharpey纤维环与椎体边缘的连接薄弱处所致。髓核突出可抬高前纵韧带，导致椎前和外侧关节缘骨赘形成(图 11-61)。这种情况被称为变形性脊椎病。
- 椎间盘突出可能是由于急性创伤，更常见的是由于脊柱终板的弱化，如骨质疏松症或Scheuermann病。髓核物质突出进入椎体可能导致小骨损伤形成，被称为Schmorl节。椎体前缘髓核物质突出，使三角形的骨块与椎体分离，称为缘椎。
- 椎间盘突出是椎间盘物质的后侧或后外侧突出，有可能压迫并损害椎管和神经系统，表现出明显的症状，通常需要治疗或医疗干预(图 11-47、图 11-56B和图 11-61)。椎间盘突出可能是由于急性创伤，如跌

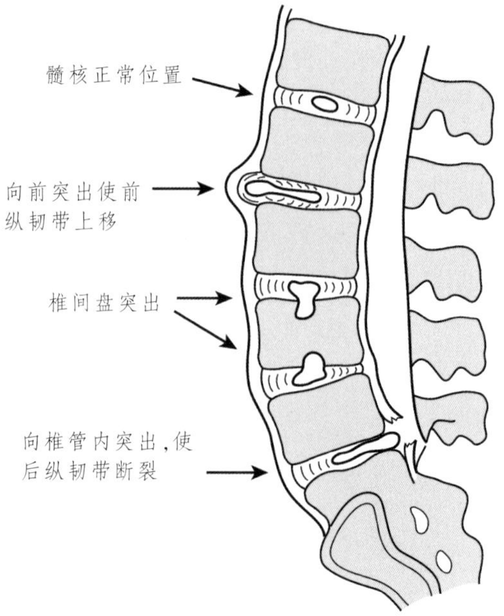

图 11-60 各种形态的椎间盘突出。

倒或举重，或由于先前存在的退行性疾病，削弱了纤维环和后韧带的弹性和韧性，使椎间盘无法承受正常的压力。椎间盘突出的物理特征多样，这在下一节“椎间盘突出症的命名法”中会进行详细描述。

临床表现

椎间盘本身的前凸或凸出，不包括相关的创伤，通常无临床症状。椎间盘突出可引起腰痛和指神经痛。典型症状是随着屈肌活动、久坐和 Valsalva 动作而加重。神经根压力会导致肌肉力量丧失、肌肉伸展反射(深部肌腱反射)减少和感觉异常。在罕见情况下，可发展为马尾综合征等外科急症。

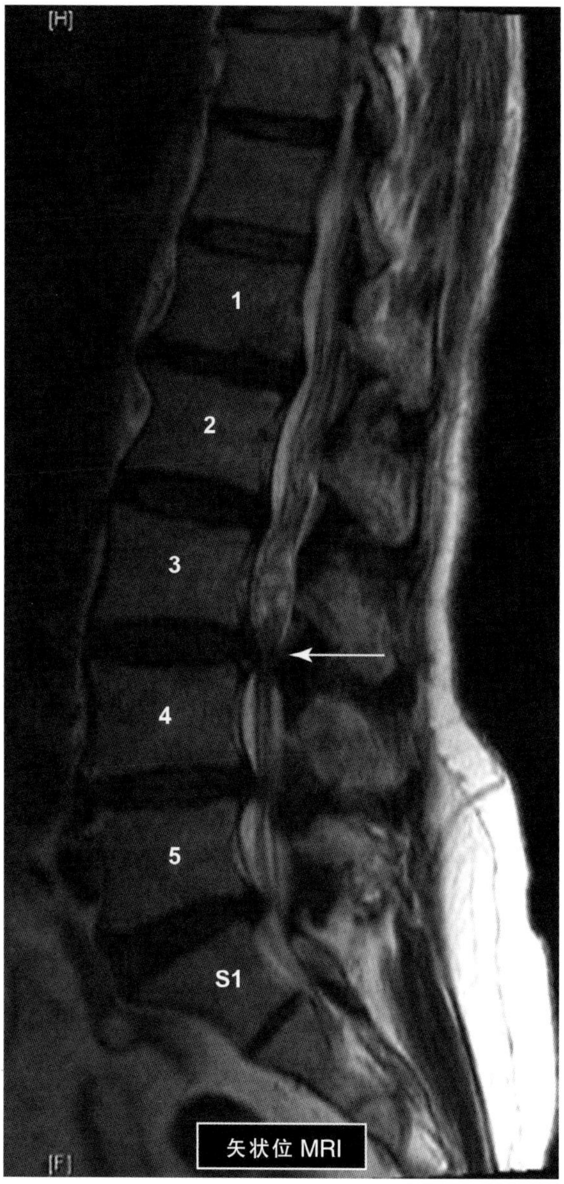

图 11-61 后椎间盘突出。正中矢状位 T2 加权 MRI 显示 L3/L4 后椎间盘大突出上方有一束波浪状马尾(箭头所示)，其下有一条直马尾。在 L1/L2、L2/L3、L4/L5 和 L5/S1，也有轻度后椎间盘突出。由于核内物突出，造成了与椎间盘脱位相一致的椎间盘高信号丢失。(Image courtesy of Laughlin Dawes，MD.)

椎间盘突出症的命名法

在文献中有许多关于椎间盘病变的不同定义，因此这一疾病的定义处于一个混乱的局面。近几十年来，MRI 的快速发展加剧了这一困惑。椎间盘突出、髓核突出、椎间盘破裂、椎间盘脱出等是常用术语。语言的标准化较为困难，特别是对于那些对这门学科有专业知识的人来说，他们对自己的语言有一个清晰的理解，并且接受先前建立的定义。

为了解决放射科医师和临床医师之间，以及患者、保险公司、法学家和研究人员之间的分歧，需要有一个明确的认识。北美脊柱外科协会于 1995 年开始努力制订详细的腰椎间盘病变定义。这一努力在 2001 年多学科工作组出版的《椎间盘病变命名与分类》[74]一书中达到顶峰。至 2003 年，其已得到大多数美国和欧洲专业协会的官方认可，在网上可以找到其完整的文件，示意图见表 11-3。

以下是一个简短的总结：

- 正常椎间盘：定义了形态正常的年轻椎间盘。然而，由于中央水平纤维组织带发育而出现双房(双室)的成年髓核被认为是正常成熟的标志。
    - 椎间盘材料：定义为髓核、软骨、骨突碎片、环状组织或它们的任何组合。
    - 椎间盘间隙：由椎体终板和椎环突的外周边缘来定义颅侧和尾侧的有限空间。
- 椎间盘膨出：定义为 50%~100%的椎间盘周长超出椎环突的边缘，其不被认为是疝的一种形式。
    - 对称隆起：可能发生于老年人，通常由骨质疏松症导致重塑。
    - 不对称隆起：可能是由邻近脊柱侧凸或脊柱滑脱等畸形引起的椎间盘外形的适应性改变。
- 椎间盘突出：定义超出椎间盘空间限制的椎间盘物质的局部扩展。椎间盘突出有两种形态，如下：
    - 突出：椎间盘突出物的基部(与母椎间盘相邻)比顶端更宽。

表 11-3　腰椎间盘病变命名法

正常的椎间盘—想象为一个按百分比或度划分的椭圆形

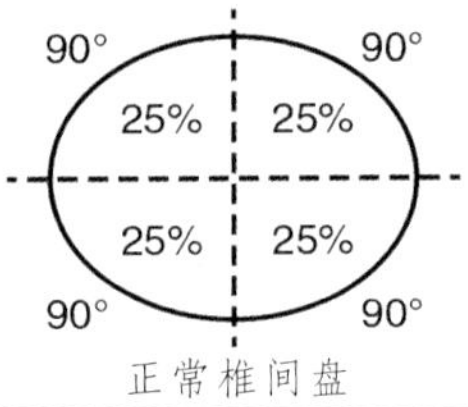

正常椎间盘

椎间盘膨出

1.不是突出

2.涉及 50%~100%的周长

a.对称

b.不对称

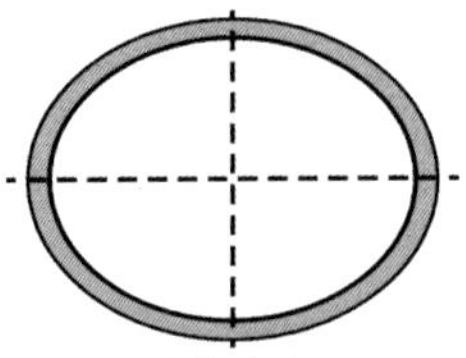
对称膨出

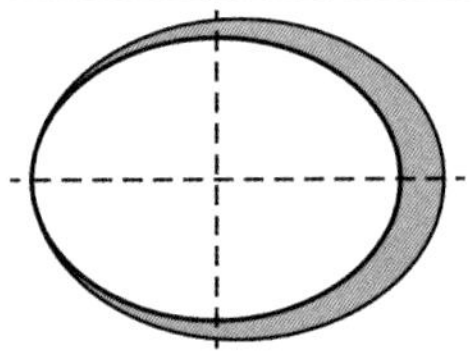
不对称膨出

椎间盘突出

1.突出

a.宽基底=25%~50%

b.角度=<25%

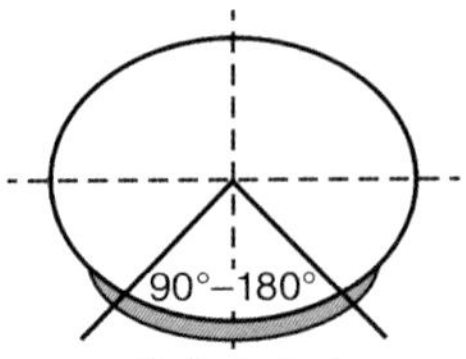

宽基底突出

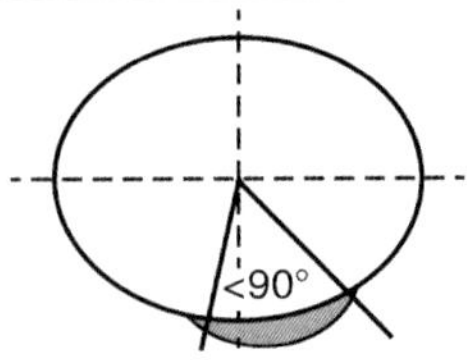

局部突出

2.压迫

a.颈部窄

b.隔离或游离的碎片

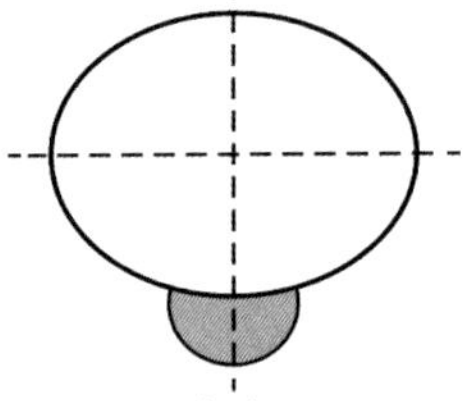
突出

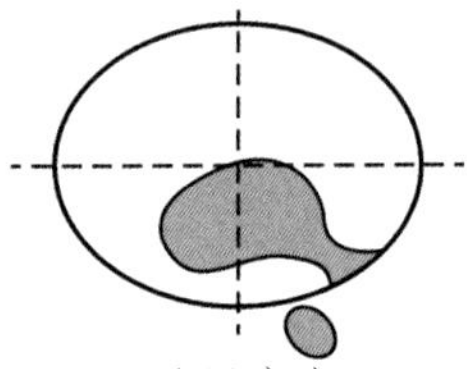
隐匿突出

2 个平面定义疝的位置

1.轴位

2.矢状位

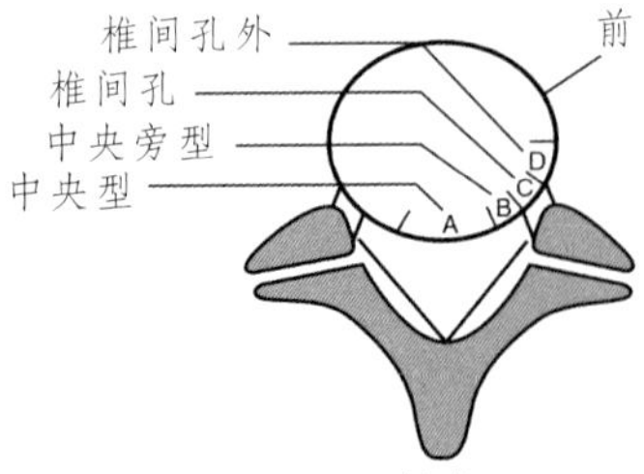

轴位

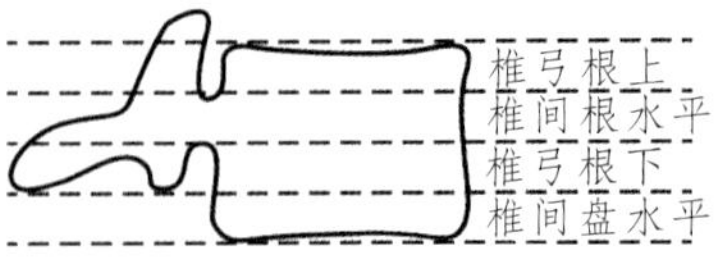

矢状面

广泛突出：25%~50%的椎间盘周长延伸至椎间盘空间之外。

局灶性突出：<25%的椎间盘周长超出了椎间盘空间。基底比移位的椎间盘物质更窄。

挤压：椎间盘突出物的基部比顶端更窄。挤压的椎间盘物质可能会被隔离。

隔离：移位的椎间盘物质完全失去了与母椎间盘的连续性。

迁移：椎间盘物质从挤压部位的位移，无论是否隔离。

○ 核疝的位置

在轴位面按区域描述：

中央。

关节下(或侧隐窝)。

椎间孔(或椎弓根区)。

侧面(或外侧孔)。

前面。

○ 在矢状面按椎体层面描述：

椎间盘。

椎弓根下。

椎弓根上。

椎弓根。

影像学表现

无绝对明确的影像

人们普遍认为，在症状出现后的最初 4~6 周，无须进行影像学研究来调查可疑的椎间盘突出。这一学说的核心是无症状个体有椎间盘突出，这是由 MRI、CT 和脊髓造影确定的。临床表现与 MRI 表现有较好的相关性，但并不是所有 MRI 异常都有临床意义，许多伴有椎间盘源性疼痛的患者在 4~6 周内经保守治疗后可有明显改善。急性发作早期的影像学检查可能发现与当前急性发作无关的先前存在的异常。这些信息可能会混淆情况，给患者呈现一幅可怕的画面，消除保守治疗的机会，并误使患者进行不成熟或不必要的手术咨询。

在以下情况中，影像是明确的

当保守治疗失败，需要探索其他治疗方法时，可进行影像学研究。例外的是那些表现出即将发生马尾综合征的患者，在这种情况下，应立即成像。

椎间盘突出的常规影像学评估几乎没有价值，除了如关节间隙改变、脊椎病、骨赘病、真空征或 Schmorl 结节等已存在的退行性改变外，其结果为正常(图 11-62)。

高级影像学评估

如果患者表现为局灶性和(或)进行性神经功能障碍，MRI 是首选的影像学检查方法。如果 MRI 不可用，为禁忌证，或不确定，建议使用 CT 和造影剂。椎间盘造影术也是一种选择，以决定哪例患者出现了外科手术指征。

椎间盘造影术通过向髓核注入放射不通透造影剂来显示椎间盘的形态。造影剂可通过髓核和环隙中的裂缝扩散。椎间盘造影术的价值在于其也是一种刺激试验，有助于确定患者的疼痛是否由椎间盘病变引起。造影剂会引起环空扩张，如果患者疼痛复发，可认为是由椎间盘引起的。

治疗

一般来说，保守治疗椎间盘突出预后良好。椎间盘

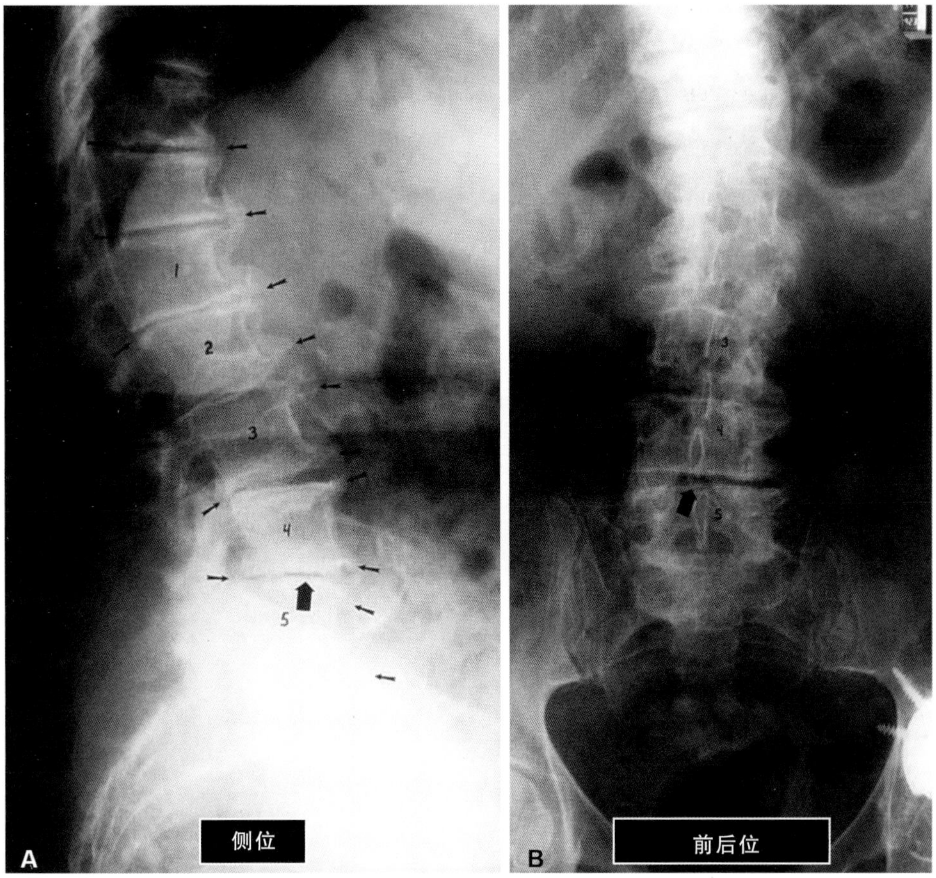

图 11-62　患者，女，66 岁，腰椎退行性椎间盘疾病。(A)侧位片显示所有腰段和下胸段椎间盘空间高度均下降。变形性脊椎病(退行性椎间盘疾病引起的骨赘形成)在所有椎体边缘都很明显，包括前面和后面(见所有箭头)。L4/L5 椎间隙明显缩小，并可见与终板平行的放射光隙。这被称为液泡征，其被认为代表了从相邻的细胞外液中渗出的氮气，这些氮气已经渗入盘状裂隙中。在使椎间盘压力下降的运动中，如伸展，氮从邻近的细胞外液中释放出来，由于压力梯度，氮在椎间盘的裂隙中积聚。这种气体的积聚可在脊柱弯曲时消失，伸展时重新出现。研究表明，这种空泡征是椎间盘老化和退化的常见征象，在一般人群中发病率为 2%~3%。大箭头表示空泡征。(B)脊椎基质边缘刺的 AP 视图，脊柱侧弯，以及 L4/L5 间隙的空泡征。

的自然愈合过程包括愈合(瘢痕形成愈合)和收缩。也有理论认为硬膜外血供促进了疝出物的吞噬。保守治疗包括物理治疗、止痛剂、短期卧床休息和限制活动。只有一小部分患者需要手术。对于用尽了所有其他选择而无疗效的患者,手术是最成功的。

骶髂关节病变[83-88]

15~18 岁时,在正常生长发育完成骶骨骨化之前,常规 X 线图像无法准确评估骶髂关节。在那之前,骶髂关节看起来比正常情况下要宽。在观察青少年和青年的 X 线图像时,必须考虑到这一发育过程。

韧带损伤

骶髂关节的运动特征还存在争议,由此可以得出结论,骶髂关节所受损伤模式的特征也存在争议。

关于骶髂关节的半脱位假说和各种类型的劳损和扭伤在下腰痛综合征和尾骨功能障碍中的作用存在争议。解剖学提供了关节的最大稳定性限制关节过度运动的理论,而关节滑膜和神经支配这一事实有力地支持了关节易受韧带劳损、炎症、低活动度或过度活动以及退行性变化的影响。

传统骶髂关节 X 线检查无法评估骶髂关节的稳定性或不稳定性。然而,在 X 线图像上,急性炎症或退行性改变伴随骶髂关节功能障碍的存在可能非常明显。下面将讨论这些情况。

DJD

DJD 表现出与任何滑膜关节相同的影像学特征:关节间隙缩小、软骨下硬化和关节边缘骨赘形成。在晚期病例中,由于骨赘桥接关节间隙,关节间隙可能无法很好地显示。

在放射学上,只有关节空间图像的下半部分代表关节的滑膜部分。关节的上半部分是韧带联合。因此,DJD 的放射学评估仅限于关节间隙的下半部分。

骶髂关节炎

骶髂关节炎是指骶髂关节滑膜部分的炎症,其可能涉及一个或两个关节。病因包括炎性疾病、风湿性关节炎、感染或早期退行性疾病。

放射学上,下半部关节间隙较宽,继发于进行性炎性糜烂。在亚急性晚期,关节间隙会变窄,并出现退行性关节疾病的其他典型变化(图 11-63)。

强直性脊柱炎

强直性脊柱炎是一种以关节硬化和韧带骨化为特征的慢性进行性炎性关节炎。该病通常首先表现为骶髂关节僵硬,然后扩展到腰椎和胸椎。许多关节外特征,包括肺纤维化和心脏功能不全,可能使疾病复杂化。男性发病率是女性的 7 倍,主要发生于 20 多岁。早期诊断常由实验室研究证实。

该病的影像学证据通常为首先出现骶髂关节上半段异常狭窄。关节间隙最终发生融合(图 11-64)。椎体前缘分切是该病的另一个早期放射学指标。在后期,韧带骨赘形成,椎体相互连接。此外,小关节和椎间关节融合,整个脊柱显示出被称为竹节样改变的疾病典型影像学图像。

腰骶畸形[6,18,20,50]

先天性或发育性异常常发生于脊柱弯节处。腰骶

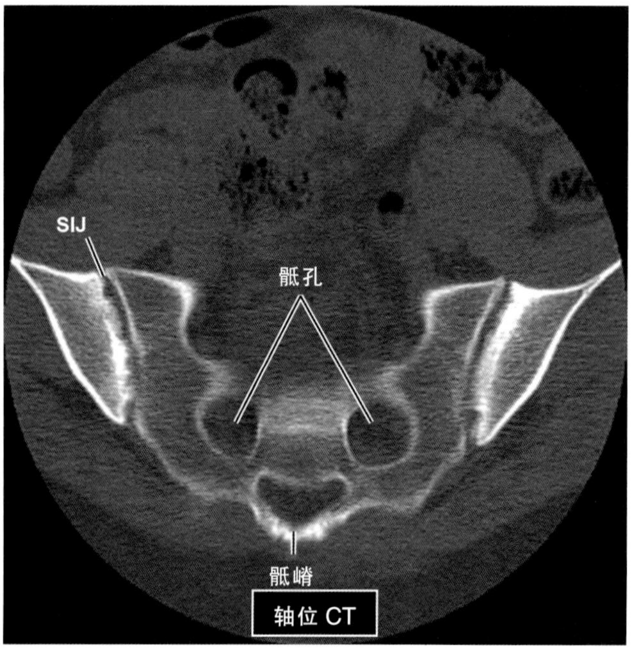

图 11-63 骶髂关节退行性疾病。横过骶骨上部的轴位 CT 显示骶髂关节间隙狭窄,软骨下骨硬化,在髂侧关节明显。没有任何进一步的信息,基于这张图片,可能的鉴别诊断为该患者有银屑病关节炎、Reiter 综合征、感染和强直性脊柱炎。

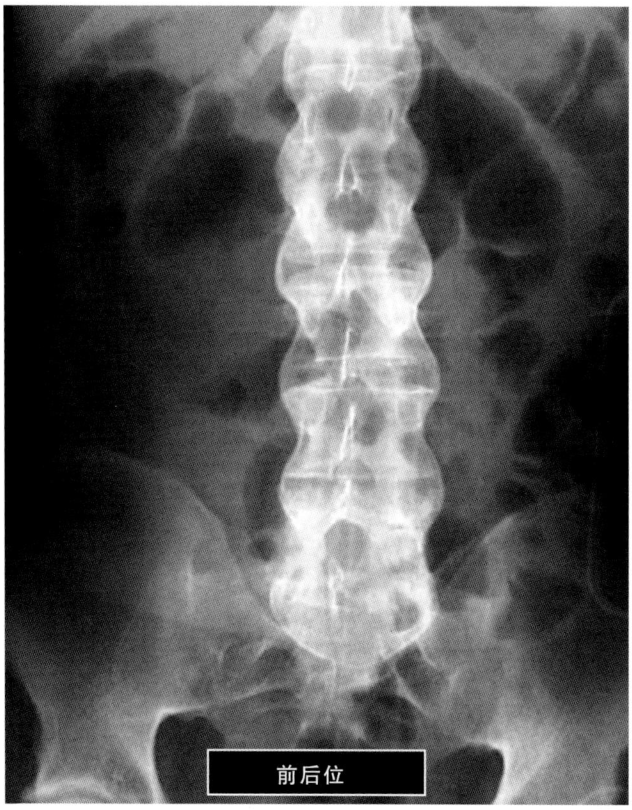

图 11–64　晚期强直性脊柱炎，有典型竹节样改变，椎体间关节间隙和关节突间隙逐渐融合，椎体间相互连接。注意由于关节间隙骨融合，骶髂关节的位置几乎难以辨认。(Image courtesy of John Hunter, MD.)

交界处常是椎体异常的部位。异常通常与结构发育不全、发育受阻或副骨发育有关。脊柱畸形可单独发生，也可与其他脊柱、内脏或软组织畸形合并发生。

与胸椎异常相关的第 9 章中对块状椎、蝶形椎、半椎和 Schmorl 结节的描述也适用于腰椎(图 11–65)。这些异常特征见表 9–3。

常见异常在腰骶交界处出现频率最高，包括小关节向性、异常的过渡椎体和脊柱裂。

关节突关节不对称

关节突关节不对称指小关节平面在脊柱水平上的不对称性。例如，L5/S1 的一个小关节可能比另一个更接近矢状面(图 11–66)。

临床方面的考虑主要集中在关节生物力学的改变上。该节段将产生不对称运动，而相邻节段将可能出现过度代偿性运动。受累节段及邻近节段的退行性关节病可加速发展。

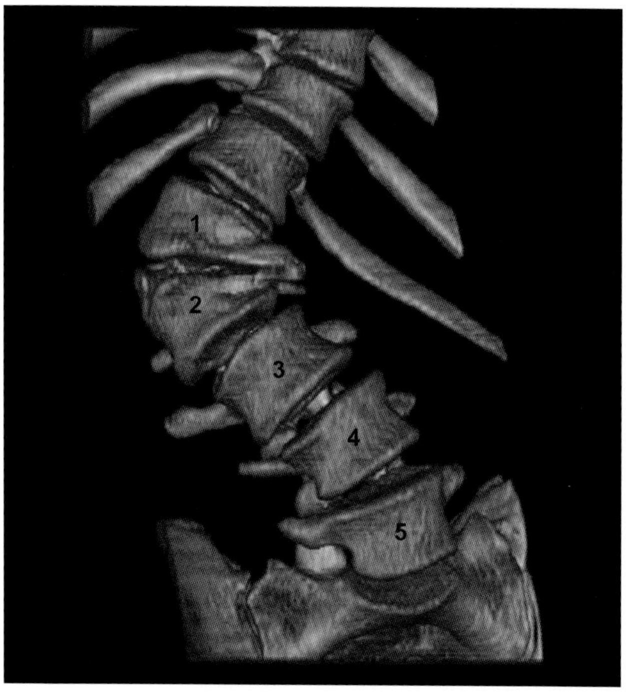

图 11–65　三维重建 CT 扫描显示 L1 和 L2 的半椎体。

从影像学上看，一个小关节间隙表现为正常的放射透亮区，而受累的小关节间隙缺乏这种正常表现，因为小关节间隙不在正常的评估平面上。

异常移行椎骨

异常移行椎骨是指具有相邻脊柱区域椎骨形态特

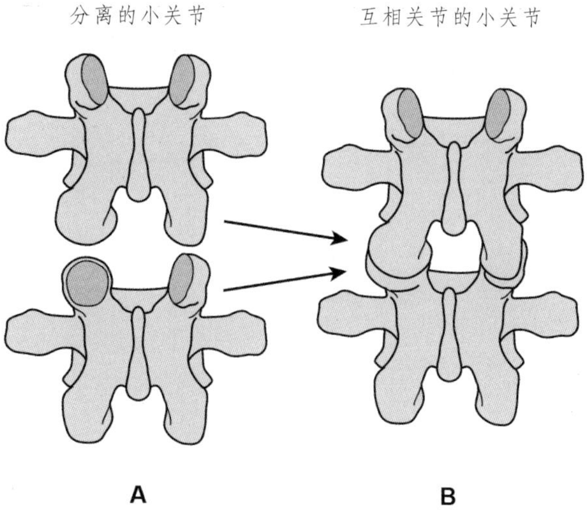

图 11–66　关节突关节不对称。左侧小关节面朝向正面，而右侧同水平小关节面朝向更接近矢状面。(A)椎骨的不连贯视图。(B)关节椎骨视图。

征的椎体。颈胸和胸腰椎区可能存在异常过渡椎体,但腰骶区最常见。

在腰骶区,异常移行性脊椎常被描述为 S1 的腰化或 L5 的骶化。S1 的腰化意味着 S1 具有腰椎的特征,表现为在 X 线图像上似乎有 6 块腰椎。L5 的骶化意味着 L5 似乎是拉长的骶骨的一部分。

最常见的是 L5 椎体产生了骶骨特征（图 11–67 和图 11–68)。L5 的横突在宽度和高度上都有扩张,在大小上与骶骨和正常的腰椎突相比时,与骶骨更相似。这些扩大的横突可能与髂骨形成单侧或双侧副关节。L5 椎体大小正常,但 L5/S1 椎间盘一般会退化。

临床上,腰椎异常移行被认为并不重要,无证据表明该病易患腰痛或会加剧腰痛。然而，我们有理由假设，由副关节和退化椎间盘引起的活动能力下降会导致相邻可自由活动椎段补偿，并使这些节段易于发生退行性变化。此外,如果在移行段的副关节是单侧的,由此产生的移行段和相邻节段的生物力学改变可能会使关节退化加速。

在影像学上,前后位视图将显示扩大的横突、横隔膜副关节的存在,以及 L5/S1 处狭窄的椎间盘。

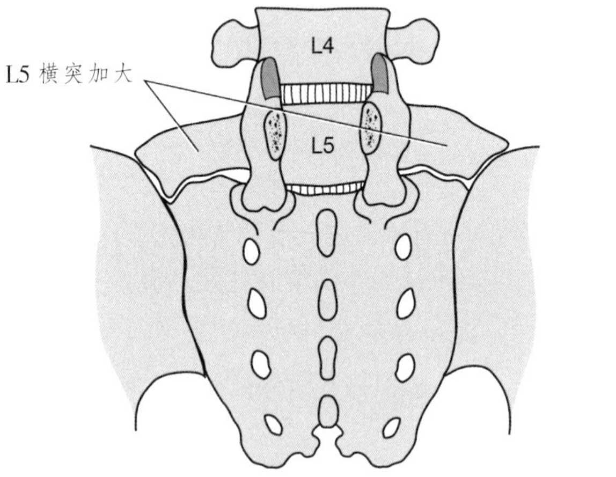

图 11–67 L5 移行椎(后剖面图)。可见增大的横突与骶骨和髂嵴形成关节。

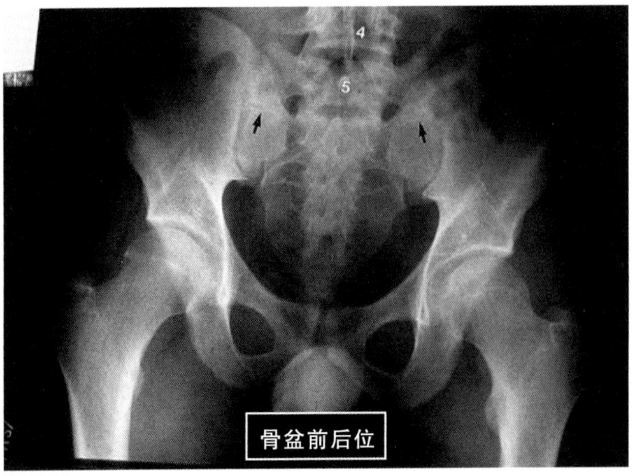

图 11–68 L5 的骶骨化。注意 L5 的横突增大，宽度和高度增大,大小与骶骨相似,而与正常的腰椎横突不同。此外,L5 扩大的横突的下侧似乎与骶骨翼形成了关节(箭头所示)。

脊柱裂

脊柱裂是神经管缺陷的总称，包括脊椎骨后弓融合失败(图 11–69),是脊柱最常见的先天性异常。临床上,这种异常的变化范围从无临床意义到伴随有瘫痪。

隐性脊柱裂

隐性脊柱裂(“隐性”的意思是“隐藏的”)是最良性的表现,经常在影像学中被偶然发现(图 11–70)。隐性脊柱裂是由椎板在中线处孤立未能融合形成棘突而导致的。其无相关神经系统异常,椎体结构也未减弱。不知情的患者可能会对这一影像学表现感到害怕，但其通常无临床意义。

从放射学角度看，前后位视图将显示椎板之间的放射裂隙,其棘突不存在或微小。

真性脊柱裂

真性脊柱裂(“真性的”意思是“真实的”)是一种更为严重的异常，指在后穹隆融合处的缺陷大到足以使脊髓及其覆盖物突出于椎管外。如果在体外形成的囊只含有脑脊液、脊髓外膜和神经根，而脊髓仍在椎管内,则称为脑脊膜膨出。在这种情况下,神经缺陷是可变的,可能在出生时不明显,但在童年后期发展。脊髓膨出是一种囊状结构,包括脊髓和(或)神经根。并发症包括严重的神经缺陷、畸形和脑积水。脊髓突出最具破坏性的表现是髓囊肿。在这种情况下,脊膜和相关结构

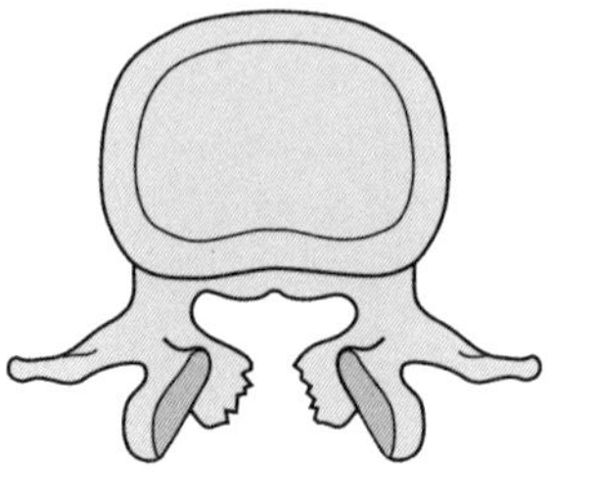

图 11–69 脊柱裂是指脊柱后弓无法合拢。

的疝完全在外面，无硬脑膜甚至皮肤的保护。感染常导致婴儿死亡。

从影像学上看，前后位视图显示椎弓根间距离较宽，代表椎弓发育失败。在侧位片上，骨缺损后方可见明显的水密度团块，代表囊内的脑脊液（图 11-71）。

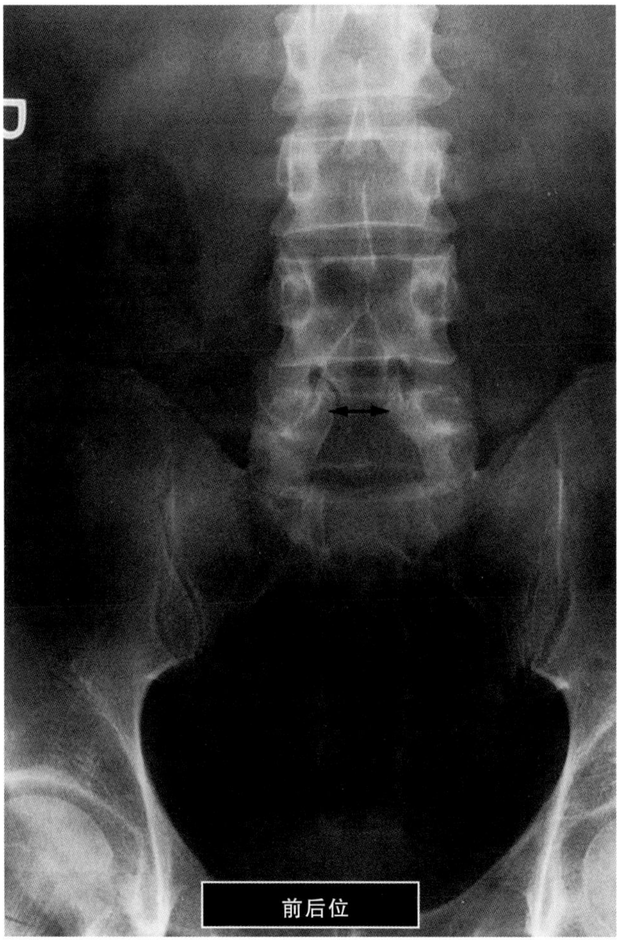

图 11-70　隐性脊柱裂。在这名 41 岁男性的常规检查中，偶然发现 L5 处的一个大的放射通透裂隙，代表椎板未能联合形成棘突。横线箭头等同裂缝的宽度。无临床症状与这一发现相关。

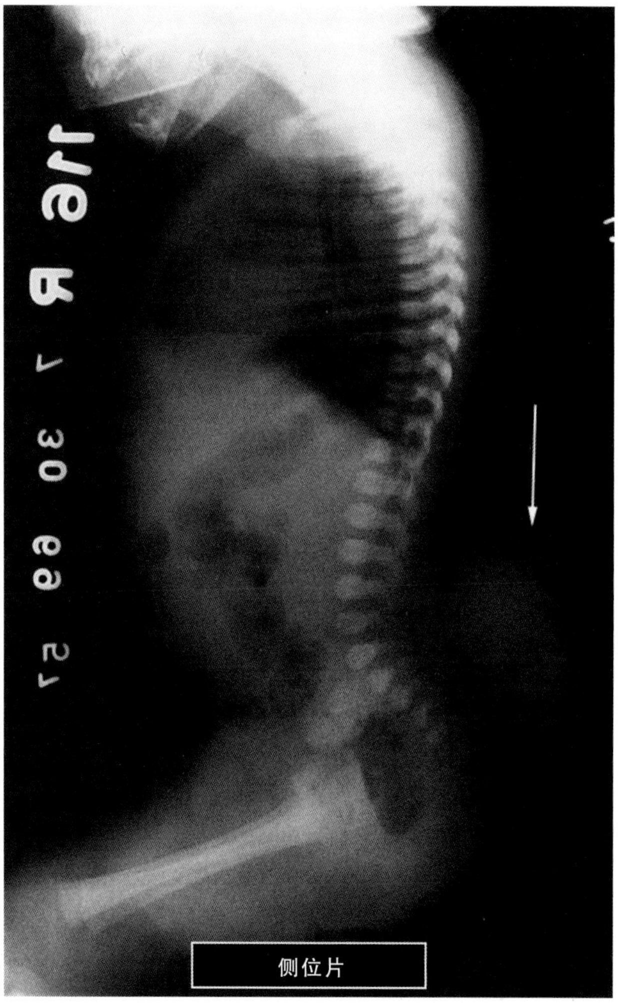

图 11-71　脊髓脊膜突出。一名出生 2 天的婴儿的侧位图显示一巨大的腰脊髓脊膜膨出。

要点总结

常规影像学评估

1.腰椎常规影像学评估包括 2~5 个投照体位：

➤ 前后均可见 5 个腰椎。

➤ 侧位图显示了腰椎和椎间盘的排列。

➤ L5-S1 侧位影像更详细地显示了腰骶交界处。

➤ 左侧和右侧斜位视图显示了关节突关节。在这一投影上可以看到苏格兰犬图像。

2.骶髂关节常规影像学评估包括 3 个投照体位：

➤ 前后轴位投影显示了所有关节。

➤ 左右斜位投影通过骶髂关节的斜平面分别展示

骶髂关节。

高级成像

3.腰椎的基本 CT 检查从下胸椎延伸至骶髂关节。CT 也可以限制在适当的水平，以尽量减少辐射，这对儿科患者尤其重要。

4.CT 数据可以轴位断层图像显示，也可重组成轴向和冠状面图像。此外，图像检查窗口和水平设置，显示骨骼和软组织的异常。

5.基本的 MRI 从 T12 检查到骶髂关节。可获得轴位和矢状位图像。MRI 评估的软组织结构在轴位和矢状位可充分显示，所以冠状位很少使用。

6.典型脉冲序列包括：

➤ 用 T1 加权序列来定义解剖。

➤ 用 T2 加权序列检查异常液体从而突出病变组织。

7.评估 CT 和 MRI 的 ABCDS 指的是寻找排列和解剖、骨密度/信号、椎管间隙/中枢神经系统、椎间盘完整性和软组织方面的异常。

创伤

8.胸腰椎(T11–L2)区常见椎体压缩性骨折。

9.峡部裂是关节间隙峡部的一种缺陷。这种缺陷可能是先天性的、退行性的、创伤性的，或者是由慢性劳损导致的应力性骨折。其可能是单边或双边的。

10.峡部裂在斜位 X 线图像上被诊断为关节间部的放射通透带，通常被称为苏格兰犬项圈。

11.脊椎滑脱可能是峡部裂的结果。脊椎滑脱是指在固定椎体上的前移位。

退行性病变

12.滑脱可能是关节退行性变的结果。在无骨折的情况下，这种情况被称为退行性脊椎滑脱或假桥滑脱。

13.脊柱滑脱与退行性脊柱滑脱的区别主要表现在临床表现和侧位片上。

14.椎管狭窄是由关节退行性变和椎间盘改变引起的椎管狭窄。脊柱狭窄可分为三个解剖区域：①中央管狭窄；②椎间孔狭窄；③外侧或关节下间隙狭窄。同一椎间隙水平可累及多个区域。

15.从影像学上看，退行性改变的位置常狭窄。MRI 是诊断椎管侵犯和硬膜囊狭窄的最佳方法。

椎间盘突出

16.椎间盘突出是椎间盘核物质突破纤维环的限制而突出。疝可发生于椎前、椎内或椎间。

17.前椎间盘突出可抬高前纵韧带，导致前外侧关节缘骨赘形成，这被称为变形性脊椎病。椎间盘突出可能通过椎体终板，形成骨腔，称为椎间节。椎间疝一般突出于后外侧，有压迫神经细胞的可能。

18.传统 X 线图像在椎间盘突出的表现中几乎没有价值，除了用来鉴别已经存在的退行性改变。

19.如果患者是手术潜在对象，MRI 最适合评估椎间盘突出。椎间盘造影术是对椎间盘的造影剂检查，也可作为一种诱发试验，以确定椎间盘是否是患者疼痛的来源。

20.对于下腰痛和牙根痛的临床情况，4~6 周内不进行影像学检查较为合理，因为大多数患者在此期间可通过保守治疗得以改善。

骶髂关节病变

21.在 15~18 岁骶骨完全骨化之前，在 X 线图像上无法准确评估骶髂关节。在此之前，可以预见会出现异常宽阔的关节空间。

22.影像学检查有助于评估骶髂关节病变，如 DJD 和骶髂关节炎。影像学评估针对关节的下半部，滑液关节。

23.强直性脊柱炎是以关节硬化和韧带骨化为特征的进行性炎性关节炎。该病通常首先出现在骶髂关节，然后通过腰椎和胸椎上升。早期影像学指标包括骶髂关节上半部异常狭窄和椎体前缘变方。在晚期，韧带骨赘形成，桥接椎体，并在 X 线图像上呈现典型的竹节样影像。

腰骶异常

24.异常在腰骶椎出现的频率不同，通常是偶然发现的，无明显临床意义。

25.异常移行椎骨以其突出的特征命名。L5 是该区域最常见的好发节段。

26.其他常见异常包括隐性脊柱裂和关节突关节不对称。这些通常是偶然发现的，如果出现不对称的关节，这些异常可能导致临床病变。

病例分析

病例 1

腰痛

患者男，47 岁，会计，喜欢打壁球和举重。他进行物理治疗来保守处理下背部疼痛。

外伤史

患者诉说其从 25 岁左右开始就断断续续地感到腰痛。到目前为止，疼痛一直局限于腰部区域，通常在发病后几天内自行消失。这一次由于在办公桌前长时间工作，然后去健身房举重一天，结束后在淋浴后穿衣服时，患者开始感到腰部中部疼痛，右臀部和大腿后部有灼烧感。出于对新症状的担忧，两天后，患者去看了初级保健医师。医师为其开具了一种 NSAID，并要求其两周后复诊。

初始影像检查

在随访预约时，患者描述其症状无变化。医师为患者安排了常规腰椎 X 线图像和 MRI，并建议患者接受物理治疗。

物理治疗

（1）患者主诉

患者最初的物理治疗预约在发作 3 周后。目前仍无成像结果。

患者仍有腰部中部、右臀和右大腿后疼痛，无任何鞍区感觉异常或肠或膀胱改变。由于长时间坐在办公桌旁和车内，患者背痛加剧。他说，当他站起来四处走动时，背部和右下肢痛均会减轻。

（2）体格检查

神经学检查显示正常，下肢肌肉伸展反射、肌力及感觉对称。右直腿抬高试验 50°时出现臀部和大腿疼痛。患者姿势不典型，除了在站立时腰椎前凸稍微减少。

（3）物理治疗干预

物理治疗师根据椎间盘源性下腰痛的工作假设设计了一套治疗方案，并将其转诊到臀部和大腿后部。物理治疗师相信患者的情况会改善，因为其症状会随着姿势的改变而改变。该计划包括关节活动、伸展运动和身体力学训练，包括脊柱稳定活动和避免屈曲姿势。

影像结果

患者携带影像报告带去进行第二次物理治疗。常规 X 线图像对任何退行性或病理异常的显示均不明显。MRI 显示 L5/S1 椎间盘后外侧中度突出。有证据表明 L5/S1 椎间盘退行性病变，发现相应神经根受到中度压迫（图 11-72）。

结果

患者的医师在患者第二次与治疗师见面之前就已经与患者取得了联系。医师建议转诊至神经外科，并与医师讨论可能的手术干预措施。治疗师打电话给医师，说服其允许患者在看神经外科医师之前继续进行 3 周物理治疗。

3 周后，患者大腿和臀部疼痛消失，中腰背痛减轻 50%。其感觉自身病情正在好转，正在健身房进行一项改良的抵抗性锻炼。患者选择不去看神经外科医师。

讨论

这是一种发生在经历腰痛并寻求医疗干预患者中的常见情况。这些患者常在未进行充分保守治疗试验的情况下，根据 MRI 检查结果，被过早地转诊进行手术治疗。MRI 的重要发现不应主导患者的治疗。相反，将这些信息与体征、症状和疼痛模式的整体临床

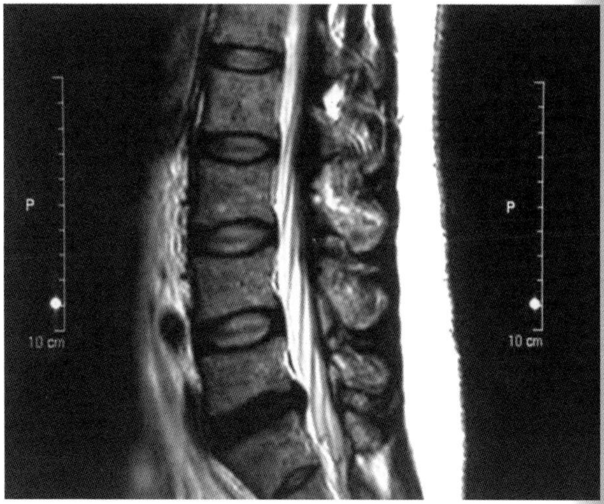

图 11-72 MRI 报告显示了 L5/S1 椎间盘中度后外侧突出，有 L5/S1 椎间退行性改变证据，并有相应神经根中度压迫。

表现相结合,应该能够指导治疗。

在这一病例中,MRI 图像确实有助于确认治疗师对椎间盘病变的怀疑。然而,临床表现与神经根受压的 MRI 表现并不完全一致。臀部和大腿后部疼痛可能是由 S1 神经根压迫或刺激引起的,但这些症状是间歇性的。患者无其他神经体征或 S1 神经根受压症状,如足部麻木/刺痛、肌肉无力或反射减弱。

因此,转诊至神经外科医师,其主要任务是确定患者是否具备手术指征,这是不成熟的,最终没有必要介入患者的疗程。图 11-73 总结了这种情况。

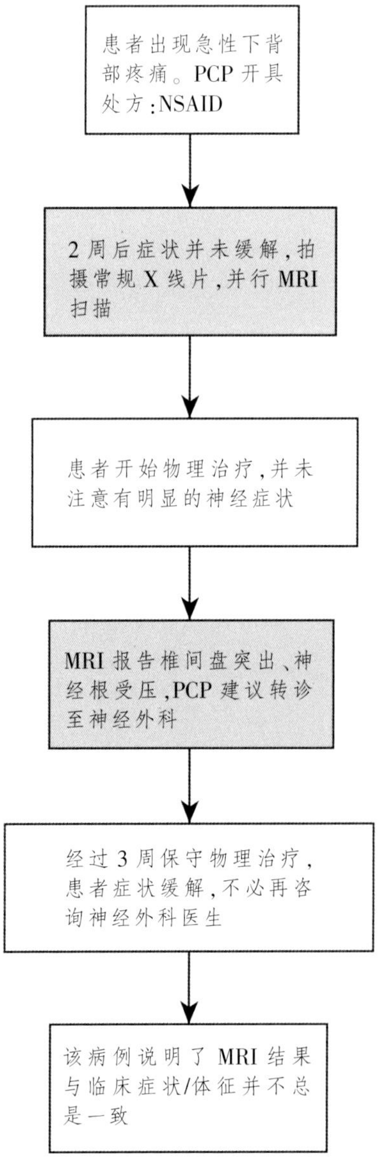

图 11-73 病例诊疗过程。影像检查突出显示。

关键思考点

1.无症状个体的MRI、CT和脊髓造影所确定的椎间盘突出的患病率预计为20%~35%。

2.在无严重神经根受压的临床征象情况下,在腰痛的急性期通常无须进行影像学检查,因为其结果不太可能改变治疗计划或结果。

3.在放射学检查或外科会诊前,对腰背痛的保守治疗应给予足够的时间(数周)。

病例2

椎管狭窄

患者,男,58 岁,主诉双下肢活动后疼痛。

外伤史

患者的内科医师在通过动脉多普勒血流检查排除了血管性跛行后,建议其接受物理治疗。

物理治疗

(1)患者主诉

在过去的一个月内,患者小腿疼痛逐渐加重。患者诉说疼痛随着站立而加重,尤其是在步行 5 分钟或更长时间后。坐着可以减轻患者痛苦。最后,患者不像以前那样爱运动了,不再和妻子一起走 1 英里(约 1609m)长的路来散步。

(2)体格检查

下肢力量、感觉、肌肉伸展反射和活动范围检查结果正常。患者足背和胫后动脉搏动有力。腰部活动范围正常,伴有中度腰痛和腰椎伸展。患者在跑步机上以适当的速度行走 4min 后,下肢疼痛开始重现。

影像学检查

治疗师联系内科医师,讨论认为椎管狭窄应是患者下肢症状的来源。医师同意对患者做一次 CT 骨髓造影。脊髓造影(图 11-74)显示在 L4/L5 水平造影剂囊内明显堵塞,证实了对中央椎管狭窄的怀疑。CT 显示椎管狭窄,特别是在 L4/L5 处,这是由多种退行性因素引起的,包括 L4/L5 椎间盘突出和 1+级退行性脊柱滑脱。

临床干预

在物理治疗中,患者进行了保守治疗。治疗包

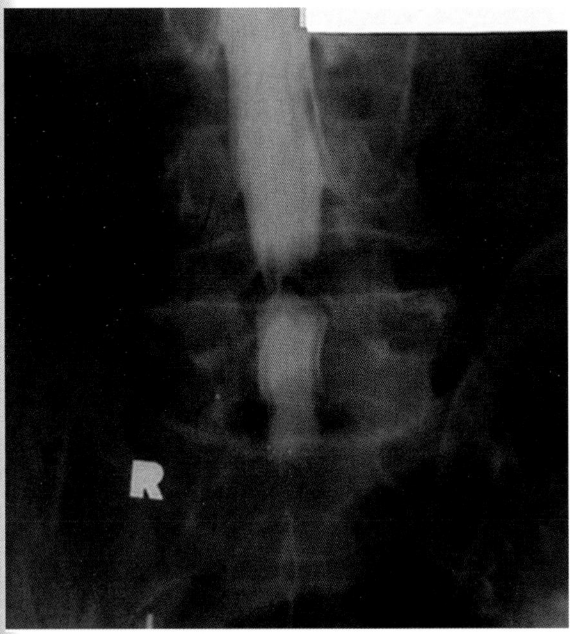

图 11–74　脊髓造影显示 L4/L5 处硬膜囊收缩。

括脊椎滑脱以上的关节活动、腰椎屈伸、腹肌强化、背部稳定运动、姿势再训练和患者教育。

结果

患者在接下来的几个月内有了一些好转，其在行走过程中下肢疼痛强度降低，在症状出现之前可以走更远的距离。患者仍然有小腿疼痛，但对自身进步感到非常满意，所以决定不进行手术治疗。

讨论

在某些情况下，物理治疗师可能比咨询医师更熟悉肌肉骨骼问题的高级成像。在这一病例中，内科医师排除了外周血管疾病，但未对椎管狭窄的可能性进行专门随访。

根据临床表现，建议进行 CT 骨髓造影是恰当的。该成像的确认允许治疗师：①制订适当的治疗计划；②在特定的脊柱水平上安全地活动；③向患者提供确定的信息。这样患者就能理解自己的痛苦，严格限制自身活动，并做出不惧怕未知的选择。图 11–75 对这一病例进行了总结。

关键思考点

并不是所有初级保健医师都了解骨科疾病。放

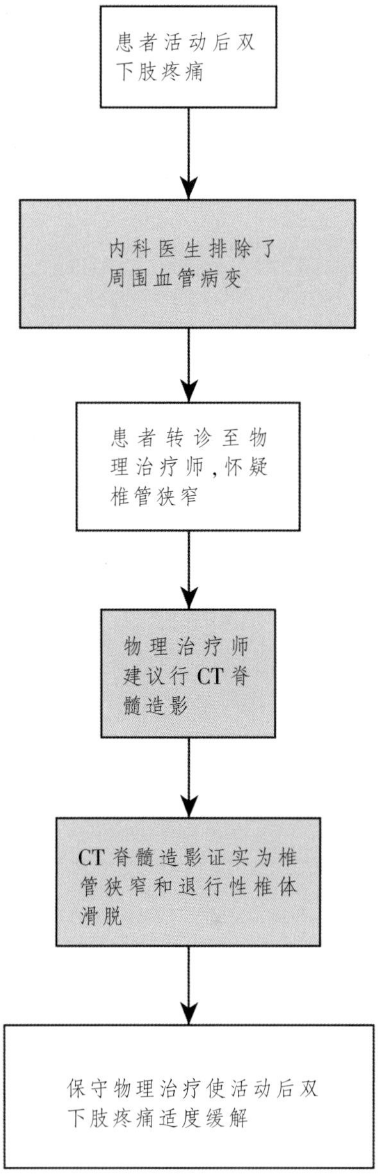

图 11–75　病例 2 诊疗过程。影像检查突出显示。

射科医师是选择影像方式的最佳人选。然而，要做出合理的选择，放射科医师必须首先提供完整的临床图像。在日常临床实践中，这是不实际的。放射科医师不能向每例患者提及治疗师的意见。

物理治疗师作为卫生保健专业人员，应了解在特定患者群体中，哪些成像方式适合确认或排除常见诊断。在这一病例中，CT脊髓造影是治疗师提出的一个恰当建议。

Case studies adapted by J. Bradley Barr, PT, DPT, OCS.

（靳飞　郁万江　连城锦　译）

参考文献

解剖

1. Netter, FH: Atlas of Human Anatomy, ed. 4. WB Saunders, Philadelphia, 2006.
2. Yochum, TR, and Rowe, LJ: Essentials of Skeletal Radiology, ed. 3. Williams & Wilkins, Baltimore, 2004.
3. Nordin, M, and Frankel, VH: Basic Biomechanics of the Musculoskeletal System, ed. 3. Lippincott Williams & Wilkins, Philadelphia, 2001.
4. Whiting, W, and Zernicke, R: Biomechanics of Musculoskeletal Injury, ed. 2. Human Kinetics, Champaign, IL, 2008.
5. Gehweiler, JA, et al: The Radiology of Vertebral Trauma. WB Saunders, Philadelphia, 1980.
6. Meschan, I: An Atlas of Normal Radiographic Anatomy. WB Saunders, Philadelphia, 1960.
7. Weber, EC, Vilensky, JA, and Carmichael, SW: Netter's Concise Radiologic Anatomy. WB Saunders, Philadelphia, 2008.
8. Magee, DJ: Orthopedic Physical Assessment, ed. 5. WB Saunders, Philadelphia, 2007.
9. Kapandji, IA: The Physiology of the Joints. Vol. 3, The Trunk and Vertebral Column. Churchill Livingstone, New York, 1974.

常规检查

10. American College of Radiology: Practice Guideline for the Performance of Spine Radiography in Children and Adults. 2007 (Res. 39). Accessed May 18, 2008 at www.acr.org.
11. Frank, E, Smith, B, and Long, B: Merrill's Atlas of Radiographic Positions and Radiologic Procedures, ed. 12. Elsevier Health Sciences, Philadelphia, 2011.
12. Bontrager, KL: Textbook of Radiographic Positioning and Related Anatomy, ed. 7. Mosby, St. Louis, MO, 2009.
13. Chew, FS: Skeletal Radiology: The Bare Bones, ed. 2. Williams & Wilkins, Baltimore, 1997.
14. Fischer, HW: Radiographic Anatomy: A Working Atlas. McGraw-Hill, New York, 1988.
15. Wicke, L: Atlas of Radiologic Anatomy, ed. 5. Lea & Febiger, Malvern, PA, 1994.
16. Weir, J, and Abrahams, P: An Atlas of Radiological Anatomy. Yearbook Medical, Chicago, 1978.
17. Squires, LF, and Novelline, RA: Fundamentals of Radiology, ed. 4. Harvard University Press, Cambridge, MA, 1988.
18. Greenspan, A: Orthopedic Radiology: A Practical Approach, ed. 5. Lippincott Williams & Wilkins, Philadelphia, 2010.
19. Whitley, A: Clark's Positioning in Radiography, ed. 12. Hodder Arnold, London, 2005.
20. Brant, WE, and Helms, CA: Fundamentals of Diagnostic Radiology.: Lippincott Williams & Wilkins, Philadelphia, 2007.
21. Manaster, BJ: Diagnostic and Surgical Imaging Anatomy: Musculoskeletal. Amirsys, Salt Lake City, 2007.
22. Saenz, R: CT for the Nonradiologist. [S.l.], Xlibris, 2011.
23. ACR–ASNR–ASSR–SPR Practice Guideline for the Performance of Computed Tomography (CT) of the Spine Res. 34, 2011. Available at www.acr.org. Accessed May 18, 2012.
24. ACR–ASNR Practice Guideline for the Performance of Magnetic Resonance Imaging (MRI) of the Adult Spine. Res. 8, 2011. Available at www.acr.org. Accessed May 18, 2012.
25. American College of Radiology: Appropriateness Criteria. Clinical Condition: Suspected Spine Trauma. Updated 2012. Available at www.acr.org. Accessed May 18, 2012.

创伤

26. Denis, F: The three-column spine and its significance in the classification of acute thoracolumbar spinal injuries. Spine 8:817, 1983.
27. American College of Radiology: Appropriateness Criteria: Clinical Condition: Suspected Spine Trauma. Available at www.acr.org/SecondaryMainMenuCategories/quality_safety/app_criteria/pdf/ExpertPanelonMusculoskeletalImaging/SuspectedCervicalSpineTraumaDoc22.aspx.
28. El-Khoury, GY: New trends in imaging of thoraco-lumbar spine trauma. Virtual Hospital, University of Iowa, Iowa City, 2003. Accessed May 6, 2012 at www.vh.org/adult/provider/radiology/thoracolumbarspinetrauma/.
29. Kelley, LL, and Peterson, CM: Sectional Anatomy for Imaging Professionals, ed. 2. Mosby, St. Louis, MO, 2007.
30. Lazo, DL: Fundamentals of Sectional Anatomy: An Imaging Approach. Thomson Delmar Learning, Clifton Park, NY, 2005.
31. Ip, D: Orthopedic Traumatology: A Resident's Guide. Springer, New York, 2006.
32. McConnell, J, Eyres, R, and Nightingale, J: Interpreting Trauma Radiographs. Blackwell, Oxford, UK, 2005.
33. Bernstein, MR, Mirvis, SE, and Shanmuganathan, K: Chance-type fractures of the thoracolumbar spine: Imaging analysis in 53 patients. Am J Roentgenol 187:859, 2006.
34. Levi, AD, et al: Neurologic deterioration secondary to unrecognized spinal instability following trauma—A multicenter study. Spine 31(4):451, 2006.
35. Sava, J, et al: Thoracolumbar fracture in blunt trauma: Is clinical exam enough for awake patients? J Trauma 61(1):168, 2006.
36. Dai, LY, et al: Thoracolumbar fractures in patients with multiple injuries: Diagnosis and treatment—A review of 147 cases. J Trauma 56(2):348, 2004.
37. Diaz, JJ, et al: Practice management guidelines for the screening of thoracolumbar spine fracture. J Trauma 63(3):709, 2007.
38. Berry, GE, et al: Are plain radiographs of the spine necessary during evaluation after blunt trauma? Accuracy of screening torso computed tomography in thoracic/lumbar spine fracture diagnosis. J Trauma 59(6):1410, 2005.
39. Berquist, TH: Imaging of Orthopedic Trauma, ed. 2. Raven Press, New York, 1989.
40. Bucholz, RW, Heckman, J, and Court-Brown, C (eds): Rockwood and Green's Fractures in Adults, ed. 6. Lippincott Williams & Wilkins, Philadelphia, 2005.
41. McCort, JJ, and Mindelzun, RE: Trauma Radiology. Churchill Livingstone, New York, 1990.
42. Drafke, MW, and Nakayama, H: Trauma and Mobile Radiography, ed. 2. FA Davis, Philadelphia, 2001.
43. Koval, KJ, and Zuckerman, JD: Handbook of Fractures, ed. 3. Lippincott Williams & Wilkins, Philadelphia, 2006.
44. Eiff, M, et al: Fracture Management for Primary Care. WB Saunders, Philadelphia, 2003.
45. Marsharawi, YM, et al: Lumbar facet orientation in spondylolysis: A skeletal study. Spine 32(6):E176, 2007.
46. Masci, L, et al: Use of one-legged hyperextension test and MRI in the diagnosis of active spondylolysis. Br J Sports Med 40(11):940, 2006.
47. Krupski, W, and Majcher, P: Radiologic diagnosis of lumbar spondylolysis. Ortop Tramatol Rehabil 6(6):809, 2004.
48. Dunn, AJ, et al: Radiologic findings and healing patterns of incomplete stress fractures of the pars interarticularis. Skel Radiol 37(5):443, 2008.

退行性病变

49. Daffner, RH: Clinical Radiology: The Essentials, ed 3. Williams & Wilkins, Baltimore, 2007.
50. Marchiori, DM: Clinical Imaging with Skeletal, Chest, and Abdomen Pattern Differentials, ed. 2. Mosby, St. Louis, MO, 2004.
51. Herzog, RJ: The radiologic assessment for lumbar disc herniation. Spine 21(Suppl 24):19, 1996.
52. Jensen, M, et al: Magnetic resonance imaging of the lumbar spine in people without back pain. N Engl J Med 2(331):69, 1994.
53. van Rijn, J, et al: Observer variation in MRI evaluation of patients suspected of lumbar disk herniation. Am J Roentgenol 184:299, 2005.
54. Kalichman, L, and Hunter, DJ: Diagnosis and conservative management of degenerative lumbar spondylolisthesis. Eur Spine J 17(3):327, 2008.
55. Saal, JS: General principles of diagnostic testing as related to painful lumbar spine disorders: A critical appraisal of current diagnostic techniques. Spine 27(22):2538, 2002.
56. Rubinstein, SM, and van Tulder, M: A best-evidence review of diagnostic procedures for neck and low-back pain. Best Pract Res Clin Rheumatol 22(3):471, 2008.

狭窄

57. Saint-Louis, LA: Lumbar spinal stenosis assessment with computed tomography, magnetic resonance imaging, and myelography. Clin Orthop Relat Res (384):122, 2001.
58. Zeifang, F, et al: Gait analysis does not correlate with clinical and MR imaging parameters in patients with symptomatic lumbar spinal stenosis. BMC Musculoskel Disord 9(1):89, 2008.
59. Sirvanci, M, et al: Degenerative lumbar spinal stenosis: Correlation with Oswestry Disability Index and MR imaging. Eur Spine J 17(5):679, 2008.
60. Willen, J, et al: Surgical results in hidden lumbar spinal stenosis detected by axial loaded computed tomography and magnetic resonance imaging: An outcome study. Spine 33(4):E109, 2008.
61. Geissner, MR, et al: Spinal canal size and clinical symptoms among persons diagnosed with lumbar spinal stenosis. Clin J Pain 23(9):780, 2007.

DDD

62. Modic, MT, and Ross, JS: Lumbar degenerative disk disease. Radiology 245(1):43, 2007.
63. O'Neill, C, et al: Accuracy of MRI for diagnosis of discogenic pain. Pain Physician 11(3):311, 2008.
64. Valat, JP: Evolution of the concepts about nonspecific low back pain. Rev Prat 58(3):261, 2008.
65. Bellaiche, L, and Petrover, D: Imaging in chronic low back pain: Which one and when? Rev Prat 58(3):273, 2008.
66. Auerbach, JD, et al: Streamlining the evaluation of low back pain in children. Clin Orthop Relat Res 466(8):1971, 2008.
67. Buttermann, GR: The effect of spinal steroid injections for degenerative disc disease. Spine 4(5):495, 2004.
68. Beattie, PF: Current understanding of lumbar intervertebral disc degeneration: A review with emphasis upon etiology, pathophysiology, and lumbar magnetic resonance imaging findings. J Orthop Sports Phys Ther 38(6):329, 2008.

人工椎间盘

69. Griffith, SL, et al: A multicenter retrospective study of the clinical results of the LINK SB Charite intervertebral prosthesis. The initial European experience. Spine 19(16):1842, 1994.
70. Thalgott, JS, et al: A new classification system for degenerative disc disease of the lumbar spine based on magnetic resonance imaging, provocative discography, plain radiographs, and anatomic considerations. Spine J 4(Suppl 6):167S, 2004.
71. Freeman, BJ, and Davenport, J: Total disc replacement in the lumbar spine: A systematic review of the literature. Eur Spine J 15(Suppl 3):S439, 2006.
72. David, T: Long-term results of one-level lumbar arthroplasty: Minimum 10 year follow-up of the CHARTE artificial disc in 106 patients. Spine 32(6):661, 2007.
73. Lehman, RA, Jr, and Lenke, LG: Long-segment fusion of the thoracolumbar spine in conjunction with a motion-preserving artificial disc replacement: Case report and review of the literature. Spine 32(7):E240, 2007.

椎间盘突出

74. Fardon, D, and Milette, P: Recommendations of the Combined Task Forces of North American Spine Society, American Society of Spine Radiology, and American Society of Neuroradiology. Fardon: Spine 26(5), 2001. Available at www.asnr.org/spine_nomenclature/Discterms-dec_14.shtml.
75. Janardhana, A, et al: Correlation between clinical features and magnetic resonance imaging findings in lumbar disc prolapsed. Indian J Orthop 44(3):263–269, Jul–Sep 2010.
76. Vroomen, PC, de Krom, MC, and Wilmink, JT: Pathoanatomy of clinical findings in patients with sciatica: A magnetic resonance imaging study. J Neurosurg Spine 92:135–41, 2000.
77. Borenstein, DG, O'Mara, JW, Jr, Boden, SD, Lauerman, WC, Jacobson, A, Platenberg, C, et al: The value of magnetic resonance imaging of the lumbar spine to predict low-back pain in asymptomatic subjects: A seven-year follow-up study. J Bone Joint Surg Am 83:1306–11, 2001.
78. Milette, PC, Fontaine, S, Lepanto, L, Cardinal, E, and Breton, G: Differentiating lumbar disc protrusions, disc bulges, and discs with normal contour but abnormal signal intensity: Magnetic resonance imaging with discographic correlations. Spine 24:44–53, 1999.
79. Elfering, A, Semmer, N, Birkhofer, D, Zanetti, M, Hodler, J, and Boos, N: Risk factors for lumbar disc degeneration: A 5-year prospective MRI study in asymptomatic individuals. Spine 27:125–134, 2002.
80. Beattie, PF, Meyers, SP, Stratford, P, Millard, RW, and Hollenberg, GM: Associations between patient report of symptoms and anatomic impairment visible on lumbar magnetic resonance imaging. Spine 25:819–828, 2000.
81. Pfirrmann, CW, Metzdorf, A, Zanetti, M, Hodler, J, and Boos, N: Magnetic resonance classification of lumbar intervertebral disc degeneration. Spine 26:1873–78, 2001.
82. Dora, C, Schmid, MR, Elfering, A, Zanetti, M, Hodler, J, and Boos, N: Lumbar disk herniation: Do MR imaging findings predict recurrence after surgical diskectomy? Radiology 235:562–67, 2005.

SIJ

83. Hancock, MJ, et al: Systematic review of tests to identify the disc, SIJ, or facet joint as the source of low back pain. Eur Spine J 16(10):1539, 2007.
84. Hansen, HC, et al: Sacroliliac joint intervention: A systematic review. Pain Physician 10(1):165, 2007.
85. Frey, ME, et al: Efficacy and safety of percutaneous sacroplasty for painful osteoporotic sacral insufficiency fractures: A prospective, multicenter trial. Spine 32(15):1635, 2007.
86. Braun, J: Ankylosing spondylitis. Lancet 369(9570):1379, 2007.
87. Zochling, J, et al: Magnetic resonance imaging in ankylosing spondylitis. Curr Opin Rheumatol 19(4):346, 2007.
88. Song, IH: Diagnosing early ankylosing spondylitis. Curr Rheumatol Rep 9(5): 367, 2007.

自测

图A

1.识别此种投照体位。

2.哪些椎间盘间隙变窄?

3.显示正常椎体排列的三条曲线平行线被破坏。鉴别哪根椎骨不正常。

4.描述一下这块椎骨的位置改变。

5.在一些椎骨的前缘有哪些骨特征改变?这些改变可能具有哪些临床或病理意义?

图B

6.识别此种投照体位。

7.描述有哪些异常,这些异常的临床或病理意义是什么?

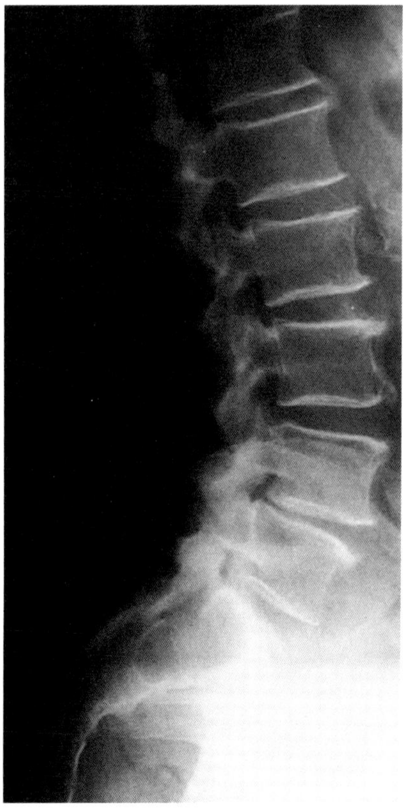

A

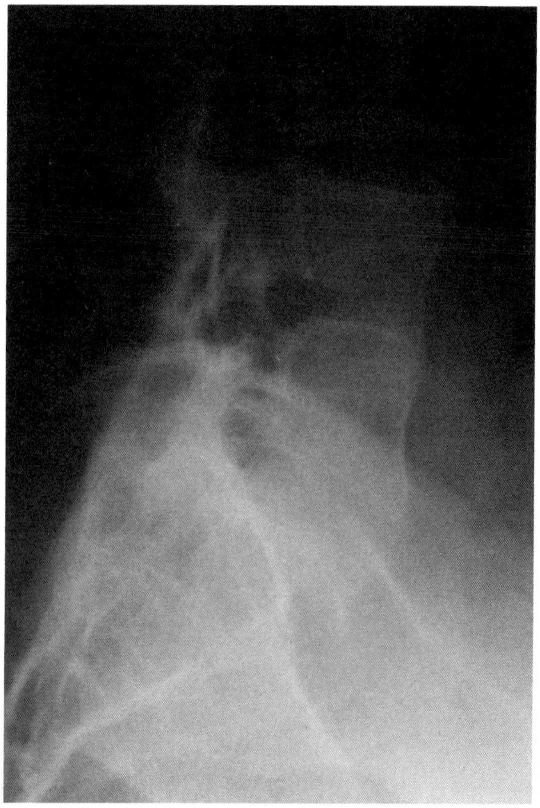

B

第 12 章

骨盆和髋关节影像学评估

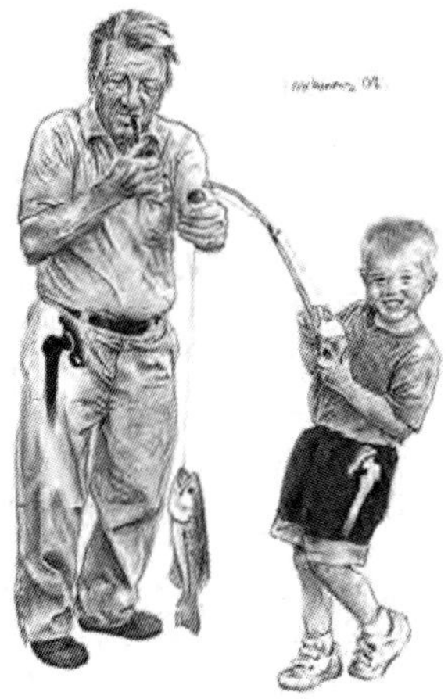

本章大纲

骨盆是骨架的基石，是来自躯干和上身重力与下身传递的蹬地力之间的纽带。骨盆的结构强度由其坚固的骨组件和其相对刚性的环状结构所决定。引起骨盆创伤需要很大的力量，此处骨折常与严重的血管和内脏并发症有关。

股骨是人体中最大的骨。股骨近端与骨盆髋臼的关节连接形成了髋关节。髋关节具有很强的结构和韧带稳定性,且还能允许大尺度的活动。髋关节的主要功能是在直立骨架中传递蹬地力,从而维持直立姿势和行走。在影像学中,髋关节最常被评估,以判断此处显现的退化过程及其持续骨折。髋关节受损后,蹬地功能和行走能力的修复对于康复很重要。

解剖学概述[1-7]

骨性解剖

骨盆

成人骨盆由四块骨组成:两块髋骨或无名骨,骶骨和尾骨。每块髋骨由髂骨和耻骨组成。在幼儿时期,这三个部分融合形成杯形髋臼，其容纳股骨的头部从而形成髋关节(图 12–1 和图 12–2)。

髂骨

每块髋骨的上部是髂骨。髂骨张开的、薄的上部是翼。翼的上缘是髂嵴,髂嵴从髂前上棘(ASIS)延伸至髂后上棘(PSIS)。不太突出的标志包括低于 ASIS 的髂后下棘(AIIS)和低于 PSIS 的髂前下棘(PIIS)。髂骨的下

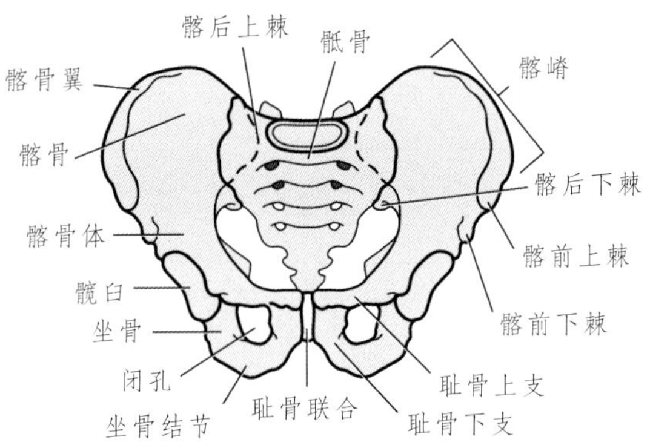

图 12-1 骨盆。

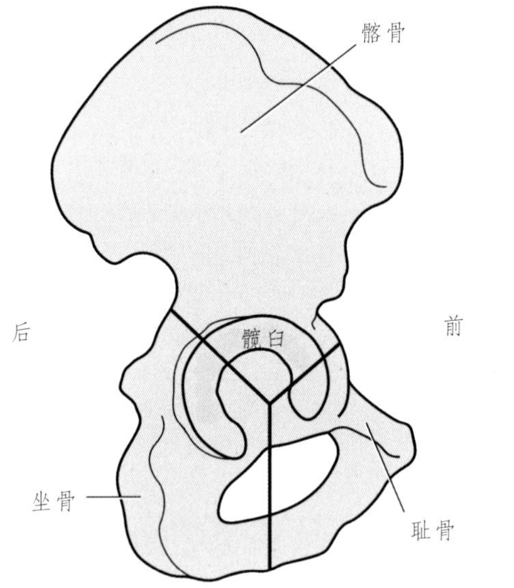

图 12-2 无名骨由髂骨、坐骨和耻骨融合形成。杯状髋臼形成于这三个部件的交界处。

部是体,其包括髋臼的上部 2/5。

坐骨

每块髋骨的后下部是坐骨。坐骨的上部是体,其形成髋臼的后 2/5。下部是坐骨支,坐骨支在坐骨结节处尾部结束。

耻骨

每块髋骨的前下部是耻骨。耻骨体构成髋臼的前下 1/5。上支从每个体向前和向内延伸,形成中线位置的耻骨联合。下支从耻骨联合向后延伸,并与坐骨支相连。

股骨近端

髋关节是髋臼与近端股骨之间的关节。股骨近端由股骨头、颈、大转子和小转子四部分组成(图 12-3 和图 12-4)。

股骨头

股骨头是球形的,覆盖有软骨,并且有中央凹陷,用于附属圆韧带(股骨头韧带)。股骨头与髋臼关节相连,以形成髋关节。

股骨颈

股骨头在颈沟处连接股骨颈。股骨颈为金字塔形,上面有许多血管孔(血管入口)。从股骨颈到股骨干的接合处形成的角度为倾斜角, 在成人, 角度范围为 125°~135°。股骨颈股骨干轴的前缘,成人约 15°。这称为前倾。

大转子和小转子

大转子是标记股骨干上侧外端的大四边形突起。小转子是标记下中间颈部到股骨干连接处的小圆锥形突起。转子间嵴在后部加入转子。股骨前侧的转子间线表示颈部与股骨干的连接点和髋关节囊的结合点。

韧带解剖

髋关节

髋关节是滑膜球窝关节。球形股骨头与髋臼关节相连,其覆盖股骨头的 50%。连接到髋臼的边缘是纤维软骨盂唇,其加深了连接。横向韧带贯穿髋臼窝,在下缘处的骨开口,从而组成髋臼窝。坚韧的纤维囊从髋臼的骨缘和盂缘延伸到转子间线,刚好高于转子间嵴。

关节囊的三个韧带或加厚带为髋关节提供稳定性(图 12-5)。

1.髂股韧带位于前面并从 AIIS 延伸至转子间线。其在完全伸展时绷紧, 并且在直立姿态时可促进骨盆在股骨上的稳定。

2.股间韧带位于内侧和下侧,并从下髋臼缘延伸至下股骨颈,其有助于限制外展和扩展。

3.股骨髁韧带形成囊的后缘,并从髋臼的坐骨部分延伸至上股骨颈。此外,韧带用于提供关节稳定。从股骨头上的中央凹延伸至髋臼切迹,韧带限制内收。

关节运动

骨盆的活动发生在骶髂关节的关节处, 并与耻骨联合处的纤维软骨耻骨间盘的相关形变有关。

髋部的移动可在所有三个面上发生。在矢状面中可实现 0°~140°的屈曲和 0°~15°的延伸。外展范围为

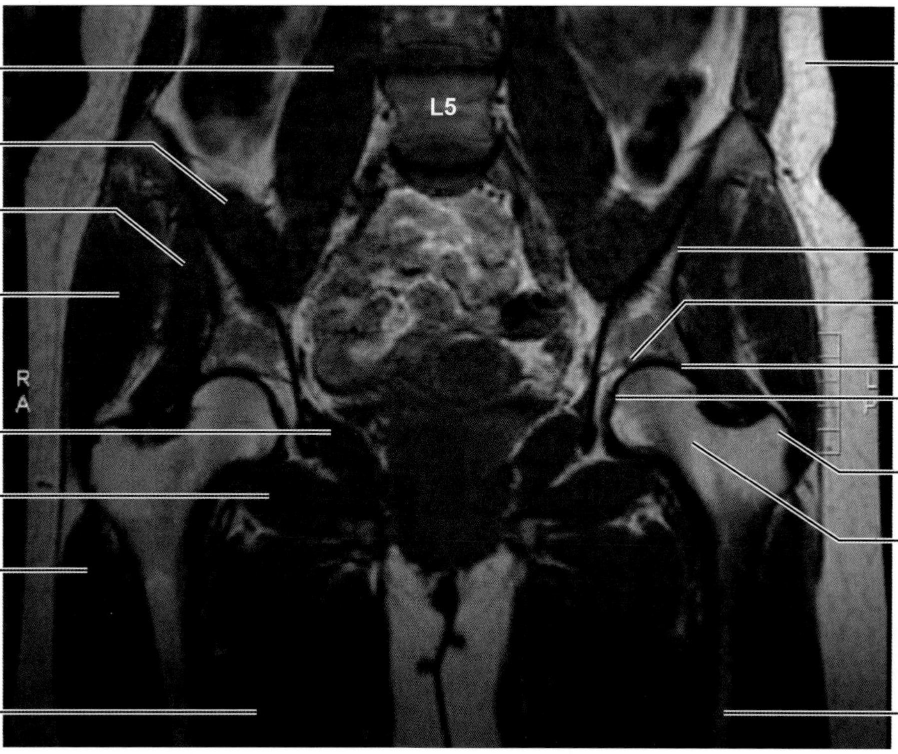

图 12–3 双侧髋关节冠状位 T1 加权 MRI。

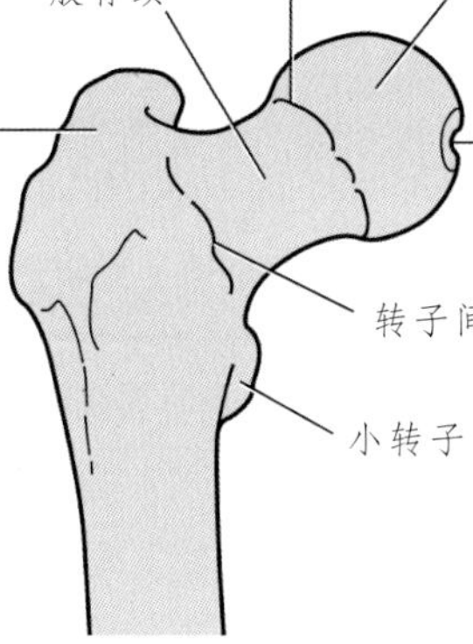

图 12–4 股骨近端。

0°~30°，内收范围为 0°~25°。当髋部弯曲时，可实现 0°~90°的外旋转和 0°~70°的内旋转，也可在髋关节处自由实现环形运动，或者通过基本平面的运动的组合。在所有这些运动期间，关节表面互为组件，彼此滑动。

生长和发育

骨盆

出生时，大部分骨盆已骨化，但上髂骨，髋臼的大部分，以及坐骨的下端，耻骨的内侧末端则是软骨。髂骨、坐骨和耻骨的软骨部分接合处形成了三叶形软骨，其构成髋臼窝。至 10 岁时，骨骼中的大部分软骨已经骨化，但三叶形软骨仍然存在(图 12–6 和图 12–7)。二次骨化出现在青春期。约 17 岁时，三叶形软骨融合，然而剩余的髋骨骨骺在 20 岁左右时才会融合。

在青春期前，男孩和女孩的骨盆形状类似。在青春期时，骨盆形状开始出现明显的差异，并根据性别发育有所不同(图 12–8)。成年男性骨盆通常较窄，较少外展，呈现椭圆形或心形的骨盆入口，且耻骨弓角度<90°。适于分娩的成年女性骨盆通常更宽，且具有圆形的盆腔入口，耻骨弓角度>90°。

股骨近端

股骨干在出生时骨化。骨化在出生后不久就延伸到股骨颈。3~6 月龄时，股骨头骨骺开始骨化。大转子骨骺出现于 4~5 岁，并且在 9~11 岁时，小转子骨骺出现。在十几岁后期，所有这些二次骨化中心均融合(图 12–6 和图 12–7)。

股骨颈与股骨干的倾斜角度在出生时很大，随着发育逐渐减小。在出生时，股骨颈与股骨干的角度约为

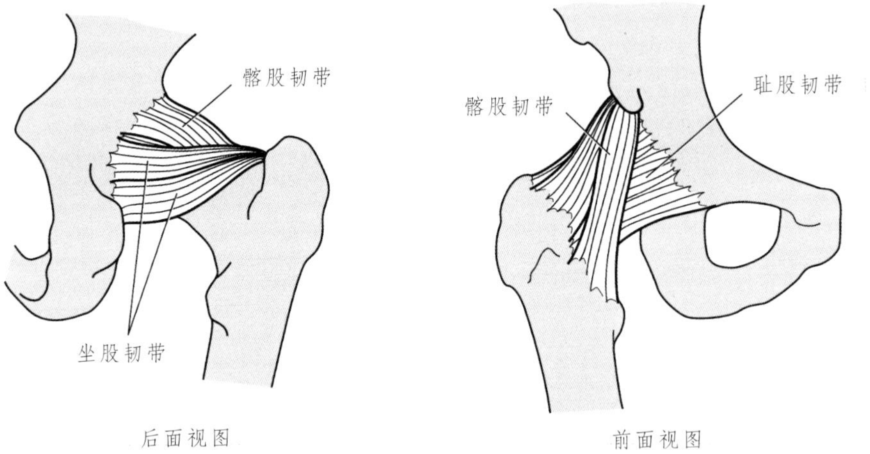

图 12-5 髋关节韧带。

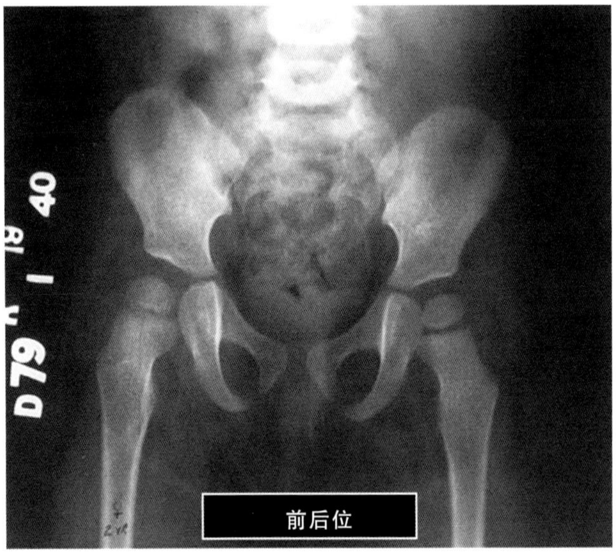

图 12-6 2 岁健康女孩骨盆的正常放射学外观。大多数骨盆是骨化的，除了髋臼，主要是软骨。注意骶髂关节和未融合的骶骨的正常外观。在股骨上，股骨头骨骺骨化良好。越来越多的小转子骨骼不会持续多年。还要注意的是大股骨颈到股骨干的角度约为 170°。随着股骨的增长和发展，这一角度将逐渐减小到约 130°。

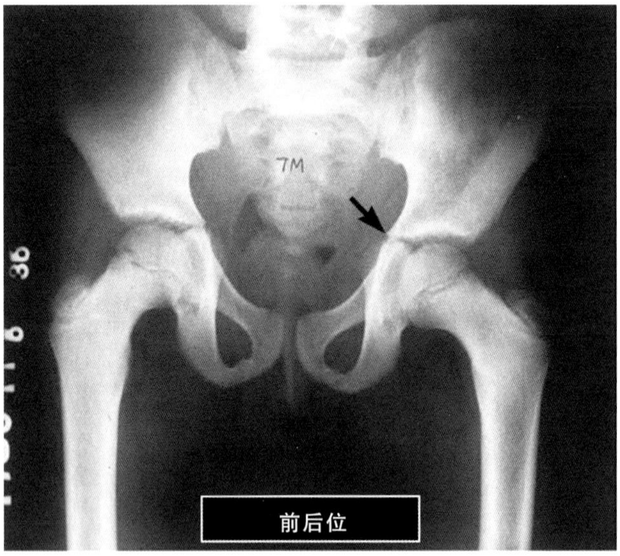

图 12-7 7 岁健康男孩骨盆的正常影像学外观。无名骨骨骼僵硬，髋臼窝的三角形软骨(箭头所示)除外。在骶骨处，体、髓弓和肋骨已经在前 2 年融合，目前骶骨以成年人的形式出现。骶髂关节外观宽阔。在股骨上，约 2 年前出现的大转子骨骺目前已发育良好，骨化了。小转门骨骺将出现在之后 2 年或 3 年。请注意，与 2 岁的 X 线图像相比，股骨颈与股骨干的倾斜角度降低。

175°。随后，股骨生长使该角度在成年时减小到约 125°。此外，出生时约有 40°的前倾角，成年后下降至约 15°。因此，髋臼适应其倾斜度，以适应成长中的股骨，在水平方向上，从出生到成熟约有 10°的差异。

常规影像学评估[8-21]

儿童和成人四肢影像学实践指南

ACR，美国最重要的影像学工作者专业组织，制订了以下指南作为教育工具，以帮助医师为患者提供合适的影像学检查。

目标

髋部 X 线检查的目标是确定或排除组织异常或疾病进程。

适应证

放射学检查的适应证包括但不限于：创伤；继发于

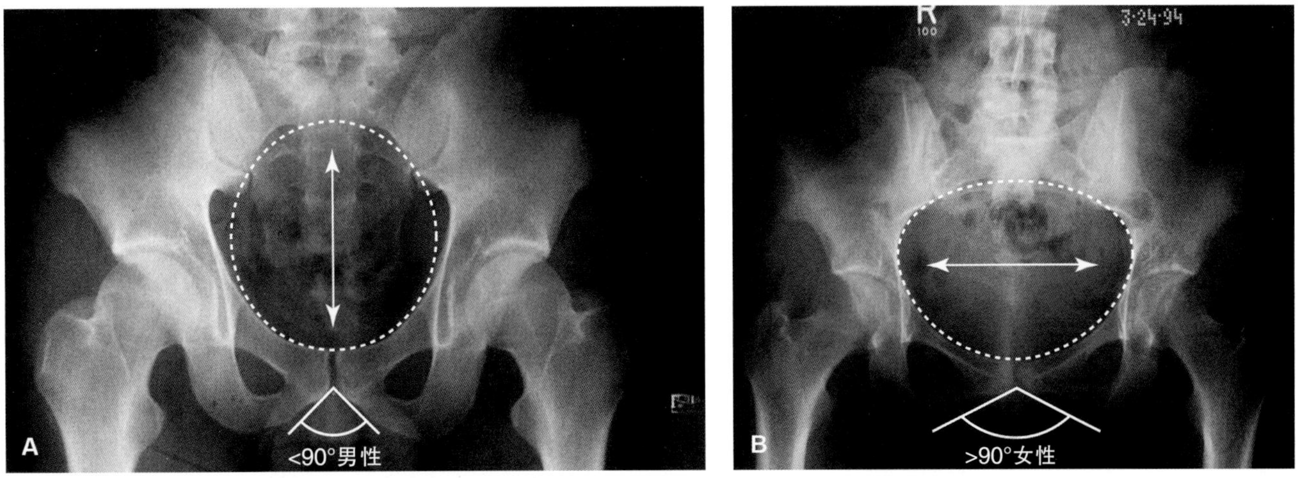

图 12-8　一般来说，成年男性骨盆(A)较窄，呈现椭圆形入口，耻骨分角度<90°。相反，(B)成年女性骨盆较宽，入口较大，耻骨弓角度较大。

代谢疾病、系统性疾病或营养缺乏的骨质改变；肿瘤；感染；关节病；术前、术后和随访研究；先天性综合征和发育障碍；血管病变；软组织(如疑似异物)的评估；疼痛；骨骼异常所见的其他影像学检查的相关性。

推荐体位

推荐髋部使用前后位和侧位。用前后位评估骨盆。

基本体位和影像学观察

骨盆

骨盆的基本影像学评估包括接近度及双侧髋关节的基本评估。因此，骨盆的前后位 X 线图像提供了双侧髋关节的前后位视图。这对于比较双侧髋关节或观察创伤是有利的，并且能确定单侧髋关节 X 线图像是否满足需要。

髋部

骨盆前后位 X 线图像有时足以评估髋关节，但有时却不行。为了获得骨盆前后位 X 线图像，中心射线以骨盆中线为中心，这可能导致 X 线图像外围解剖结构的轻微变形以及细节的缺失。因此，当髋关节或股骨近端具有特殊的临床意义时，则以其中心射线位于股骨颈上方进行单侧髋关节 X 线摄影。

评估髋关节的基本摄影是单侧前后位 X 线图像和外侧青蛙腿影像。这些视图提供了股骨近端、髋臼和关节空间的更好的影像细节。术语“蛙腿”是对患者下肢摆放姿势的参考，以提供近侧股骨的侧向视图。蛙腿姿势定义了患者的姿势：髋关节与膝关节屈曲、外旋、外展。X 线图像是从前后位拍摄的，但射线实际上穿过近侧股骨的内侧到外侧。因此，获得了前后位 X 线图像中位置旋转 90°的股骨侧视图。

对于无法将下肢转动到蛙腿姿势的患者，如髋关节持续创伤且不应被不必要移动的患者，可使用腋下的前外侧摄影（也被称为腹股沟外侧摄影或横向外侧摄影）。这种“真实”外侧也用于术前和术后评估。待观察的下肢能够保持在该视图的中间位置。

骨盆常规影像学评估

前后位

这一视图展示了整个骨盆、骶骨、棘肌、腰骶关节,以及近端股骨和髋关节。

影像学观察

重点观察:

1.骨盆带的一般结构在中线两侧看起来应该是对称的(图 12-9)。如果患者姿势正确,无旋转,这种对称性可通过髂翼(图 12-9a)和闭孔(图 12-9b)大小相等来证明。这些结构的不对称性可表明患者的不当体位或髋骨旋转。可能性是:

- 狭窄的髂骨与同侧较宽的闭孔相结合可指示髋骨外旋。
- 更宽的髂翼与同侧闭孔狭窄相结合可指示髋骨内旋。

2.射线更易穿透髂骨的前外侧边界处,因为骨质块在那里更薄。耻骨联合的耻骨间软骨盘由可表现为射线可透的潜在空间。

3.骶骨和尾骨与耻骨联合是对齐的(图 12-9d)。

4.骶髂关节及其潜在关节间隙可见(更多细节参见第 11 章关于骶髂关节 AP 轴位视图的讨论)。

5.髋关节通常在球窝结构内铰接。

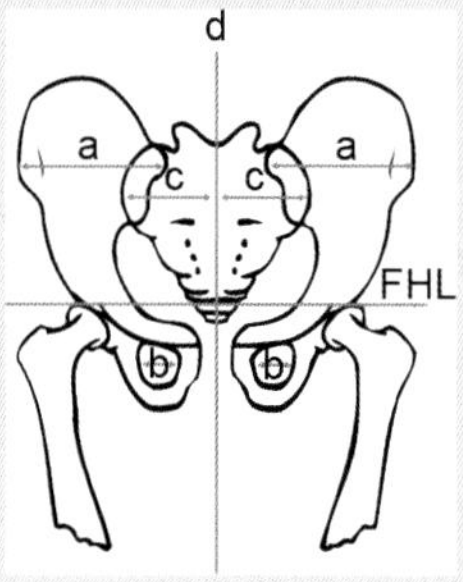

图 12-9 骨盆对齐的空间关系。

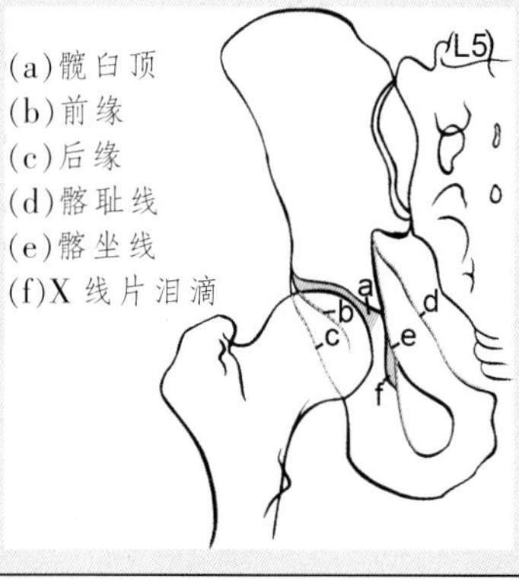

图 12-10 髋臼完整边界的影像学标记。

基本投照体位

- 前后位

X 线摄影摆位

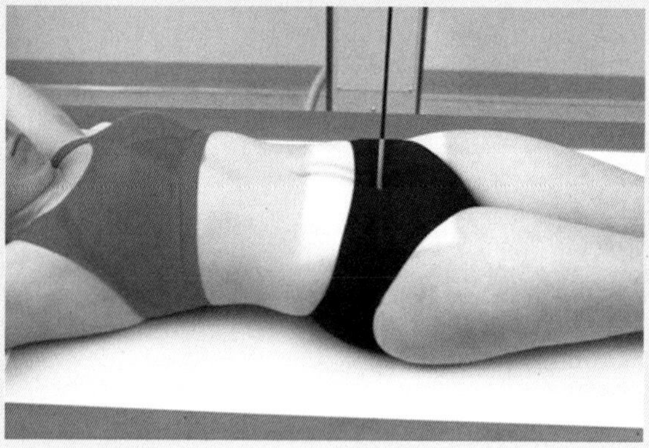

图 12-11 骨盆前后位 X 线图像患者体位。

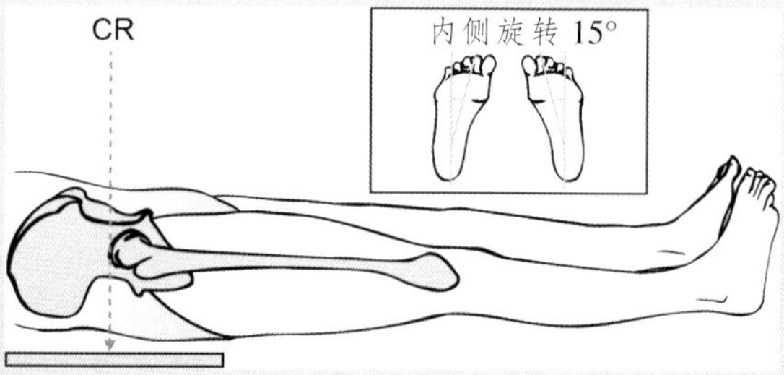

图 12-12 中心射线垂直于图像接收器,并在 ASIS 和耻骨联合之间的中间位置。下肢内侧旋转 15°~20°,使股骨颈平面平行于图像受体。

6.股骨颈在其全部范围内是可见的,因为它们已经定位在平行于图像接收器的平面中。

7. 股骨应呈现从股骨颈到股骨干的对称的角度,正常范围为 125°~135°。小于此角度,看起来更像直角,是内翻畸形;大于此角度,看起来更像是直线,是外翻畸形。不对称可能是股骨骨折的征兆。

8.髋臼和相关结构的标志由几条射线标出(图 12-10)。这些图像中的断裂可能指示骨折或其他异常。

- 髋臼顶(图 12-10a)表示髋臼杯的上皮质面,其对应于髋臼的主要负重部分。
- 前髋臼缘(图 12-10b)表示髋臼杯的前缘。
- 后髋臼缘(图 12-10c)表示髋臼杯的后皮质边缘。
- 髂骨(或髂骨或弓形)线(图 12-10d)是从坐骨切口到耻骨结节的线。它代表髋臼前列的界限。
- 髂骨线(图 12-10e)是从髂骨凹口到坐骨内

表面的线，代表髂骨四边形表面的后内侧边缘和髋臼后列的界限。通常，该线与放射泪滴（见下文）相切或相交。

● 放射泪滴（图 12-10f）是在髋臼内侧面上看到的图像，由耻骨和坐骨皮层表面形成，代表髋臼的前后方面。

你能看到什么？

观察 X 线图像（图 12-13），并尝试识别 X 线解剖。使用标记笔和透明纸勾画结构轮廓。之后将所勾画的轮廓和图 12-14 的线条图对比。你能识别以下内容吗？

- 两块髋骨。
- L5 椎体、骶骨和尾骨。
- 股骨近端。
- 髋臼。
- 髋臼顶、前后缘。
- 髂骨、髂沟和泪滴线。

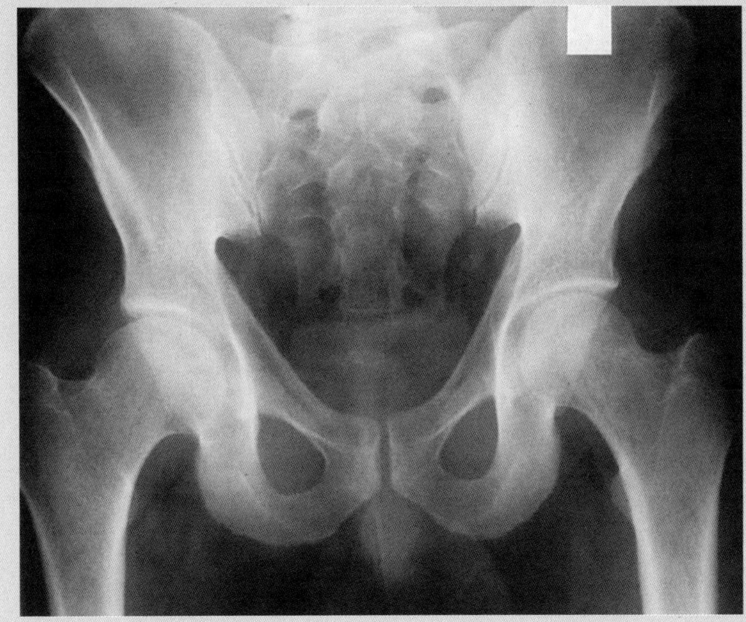

图 12-13　骨盆前后位 X 线图像。

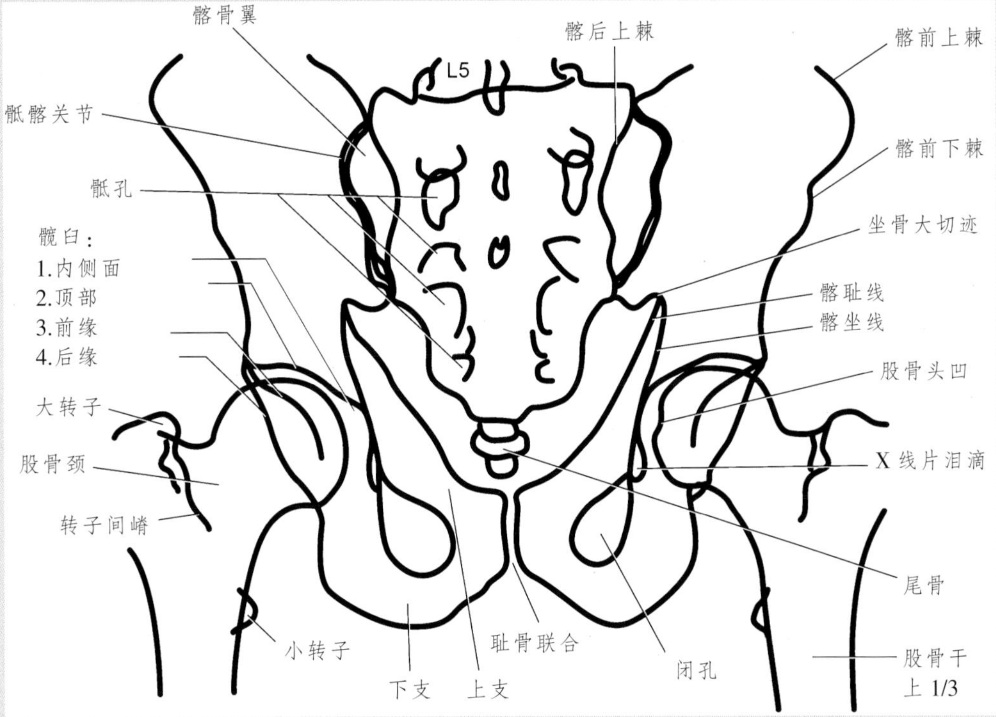

图 12-14　骨盆前后位 X 线图像线条图。

髋关节和近端股骨常规影像学评估

前后位

该视野显示了髋臼、股骨头、股骨颈和股骨干的近 1/3、大转子,以及股骨颈与股骨干的倾斜角。

影像学观察

重点观察:

1.患者处于仰卧位,下肢直立,下肢内旋 15°~20°。该旋转量补偿股骨颈的正常前倾,并允许颈部平行于图像接收器使其可直视。在正确的体位下,小转子被遮蔽或仅显示其尖端。

2.可通过识别这些图像中的线的空间关系来评估股骨头在髋臼中的正确位置,以及股骨头与股骨干的正确对准(图 12-15):

- Shenton 髋部线(图 12-15a):可沿闭孔内侧和上表面到股骨颈的内侧面绘制光滑的曲线。
- 髂股线(图 12-15b):可沿股骨颈向下延伸的髂骨外表面绘出平滑的曲线。
- 股骨颈角(图 12-15c):该角度由穿过股骨干中心画出的线与通过股骨颈中心画出的线的交点形成。通常,该角度平均为 130°。角度<130°被称为髋内翻 (看起来像一个直角);角度>130°被称为髋外翻(看起来像一条线)。

这些线中的断裂与髋关节脱位、股骨颈骨折和股骨头骨骺滑脱相关。股骨颈角度破裂可能预示着股骨颈骨折。在这种情况下,术语内翻畸形和外翻畸形指的是位移角。

3.髋关节造影关节间隙应保存良好。空间变窄与关节软骨变性有关。关节空间扩大与关节积液有关。

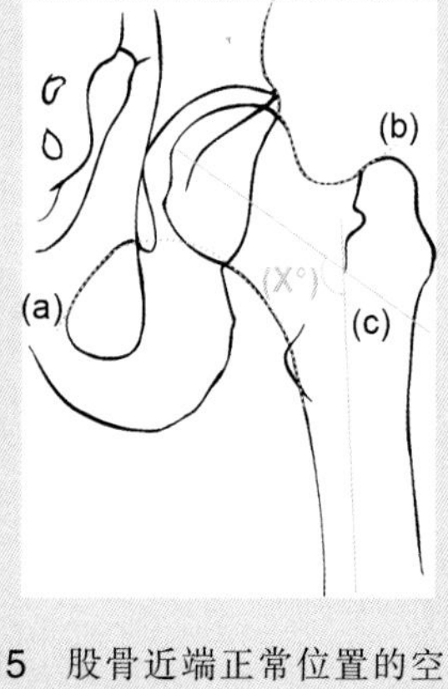

图 12-15 股骨近端正常位置的空间关系。

基本投照体位

- 前后位
- 侧向蛙腿姿势

X 线摄影摆位

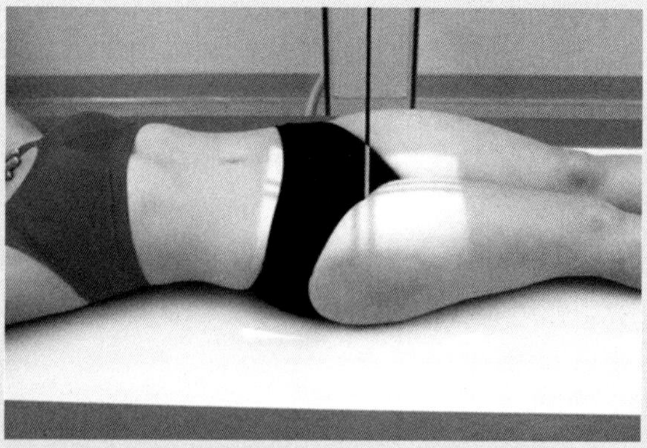

图 12-16 左侧髋关节前后位摄影的患者体位。

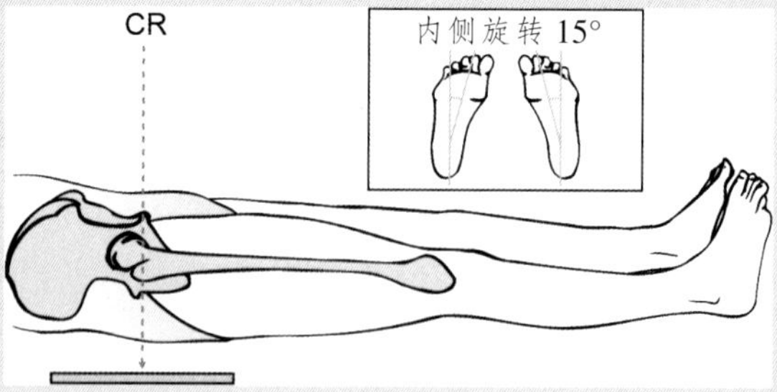

图 12-17 中心射线垂直于图像接收器并穿过股骨颈。

4.股骨头和髋臼杯的骨骼边缘应平滑并轮廓分明。硬化性软骨下区域、狭窄的关节空间,以及骨关节间隙处的骨赘与退行性关节疾病相关。

5.髋关节的球窝结构应很明显。正常关节一致性的破坏可能由各种病理改变引起,包括缺血性坏死、类风湿关节炎、退行性关节疾病和破坏性肿瘤。

6. 股骨干皮质的密度增加通常是相当明显的。该放射性密度图像的稀释或消失表明异常的代谢过程在起作用,如骨质疏松症。

7. 头和颈的骨小梁的标记通常显示清晰锐利。冲蚀或脱矿质的外观可表明存在异常的代谢过程。

你能看到什么？

观察影像图(图 12-18)，并尝试识别 X 线解剖。使用标记笔和透明纸勾画结构轮廓。之后将所勾画的轮廓和图 12-19 的线条图对比。你能识别以下内容吗？

- 髋臼(顶、前部和后部边缘)。
- 近端股骨(股骨头、股骨颈和股骨干)。
- 大、小转子和转子间的嵴。
- 增加皮质密度的股骨干。

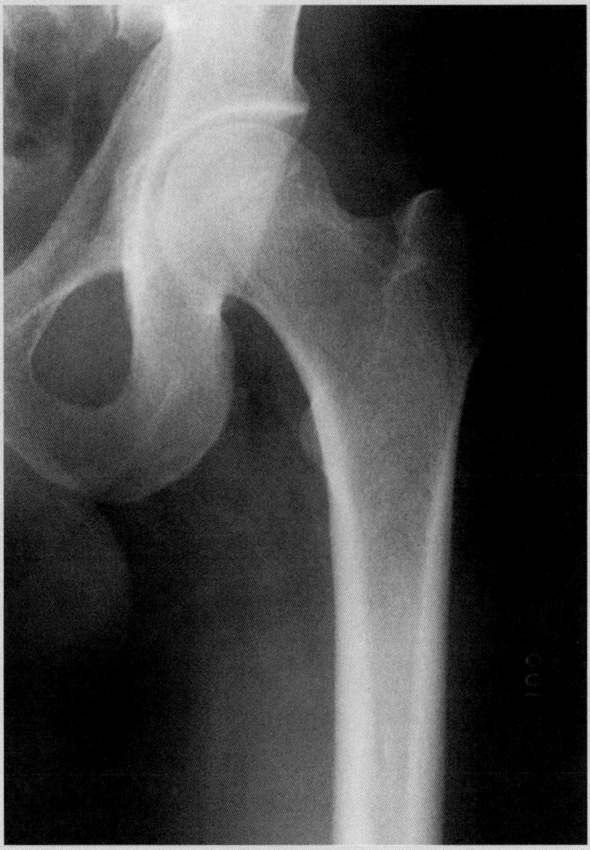

图 12-18 左髋前后位 X 线图像。

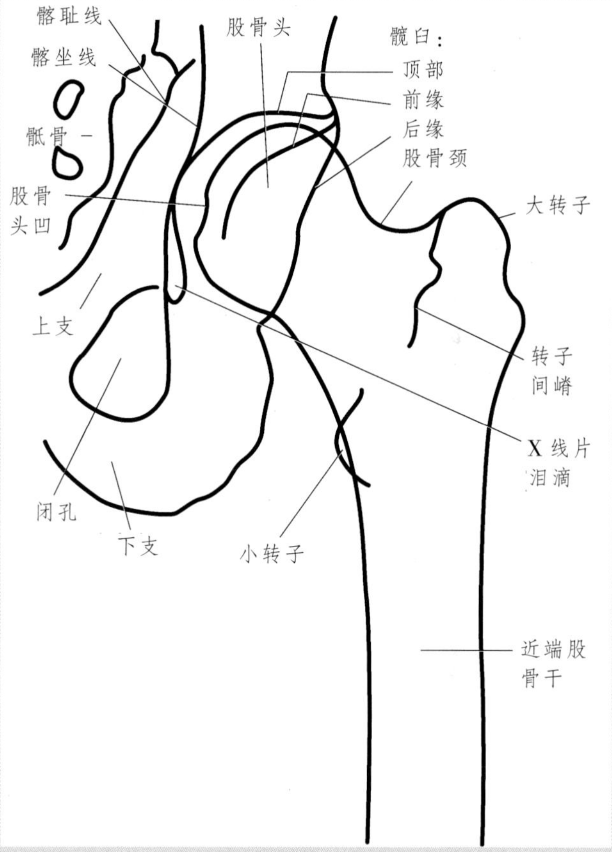

图 12-19 髋关节前后位 X 线图像线条图。

髋关节和近端股骨常规影像学评估

侧向蛙腿姿势

该视角显示股骨头、股骨颈和股骨干的近 1/3，以及从内侧方向的大转子和小转子。

影像学观察

重点观察：

1.仰卧患者的髋部已经被定位在屈曲、外旋和外侧外展。这使股骨从 AP 髋骨投影旋转了 90°。

2. 对于无法将下肢旋转到这一位置的患者，用腋下横向投影（也称为腹股沟外侧投影或横向外侧或外侧）代替（图 12-20）。

3.现在从内侧到外侧观察股骨。现在小转子在前面，而大转子在后面。因此大转子叠加在颈部后面，小转节叠加在颈部前面且稍微低于股骨的内侧边界延伸。

4.显示了股骨头。

5.髋臼的 X 线图像与前后位视图无变化。

6.股骨颈与髋关节的倾斜角不可见，前倾角变形，因此，在这一视图上都不进行评估。

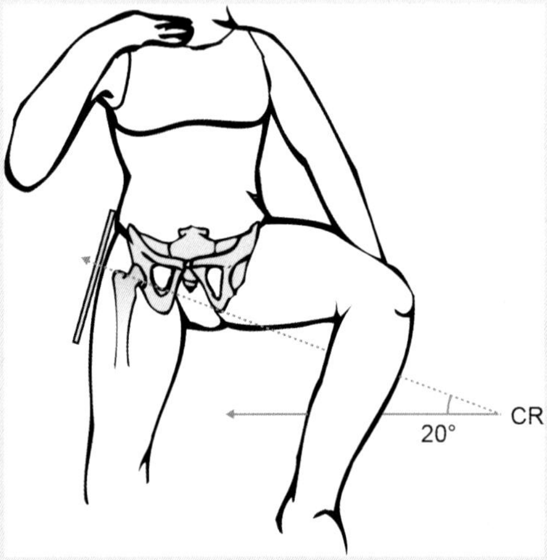

图 12-20　通过将未受影响的末端向上弯曲，并以中间角度将中心射线引导通过股骨颈，来形成轴位外推射（腹股沟-外侧）。

基本投照体位

- 前后位
- 侧向蛙腿姿势

X 线摄影摆位

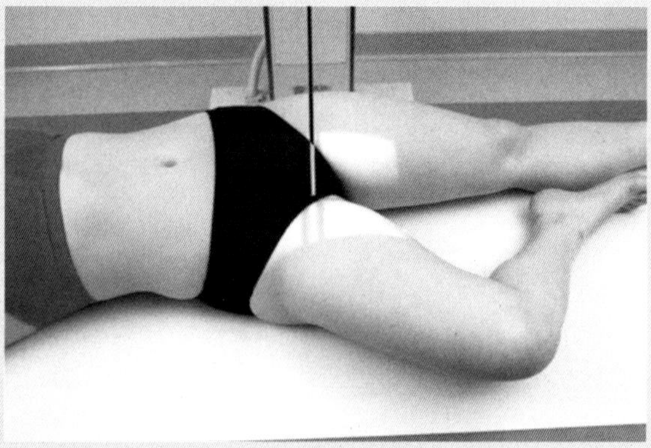

图 12-21　侧向蛙腿姿势 X 线图像的患者体位。

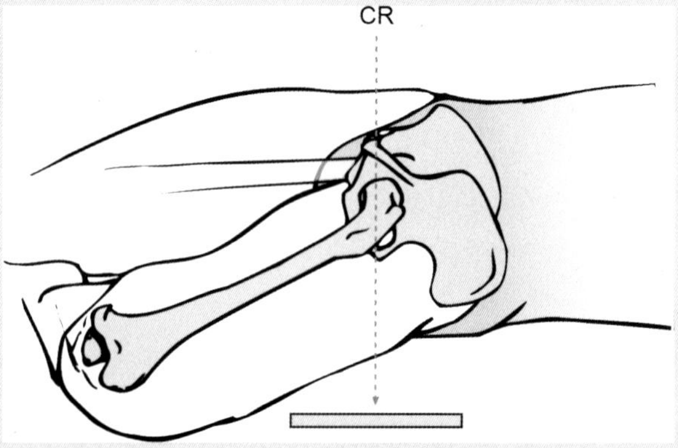

图 12-22　中心射线通过股骨颈向内侧穿过，直接与图像接收器碰撞。

你能看到什么？

观察 X 线图像（图 12-23），并尝试识别 X 线解剖。使用标记笔和透明纸勾画结构轮廓。之后将所勾画的轮廓和图 12-24 的线条图对比。你能识别以下内容吗？

- 髋臼。
- 近端股骨（股骨头、股骨颈和股骨干）。
- 大转子，叠加在股骨颈后面。
- 小转子，突出超过股骨下缘。

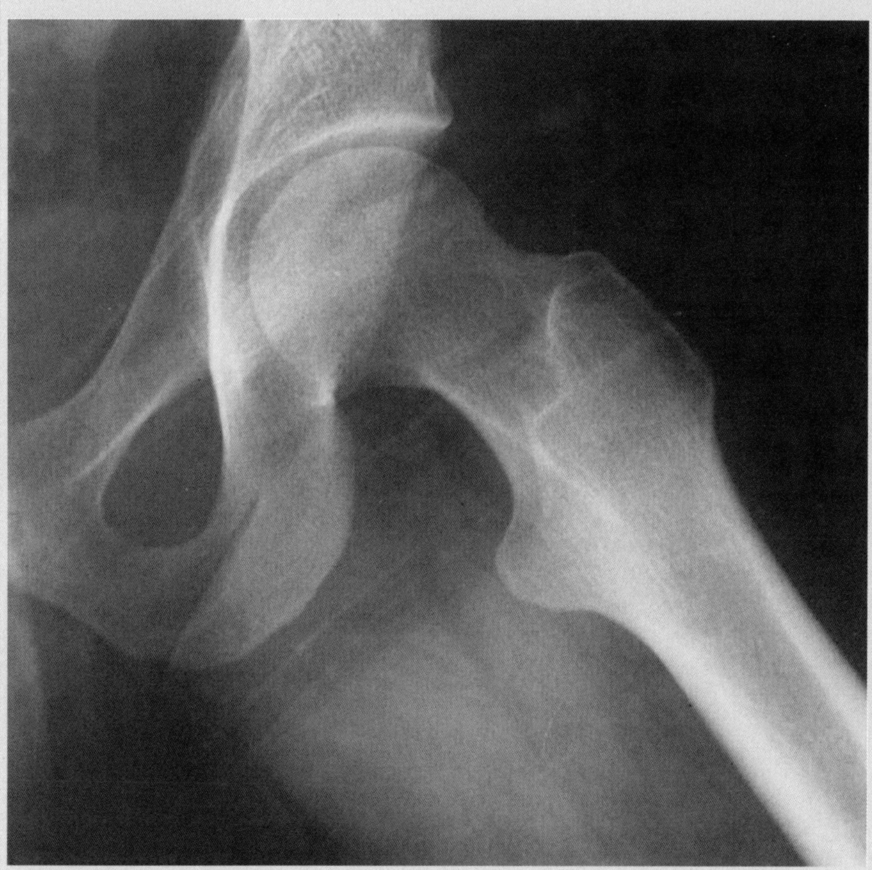

图 12-23　左侧髋关节侧向蛙腿姿势 X 线图像。

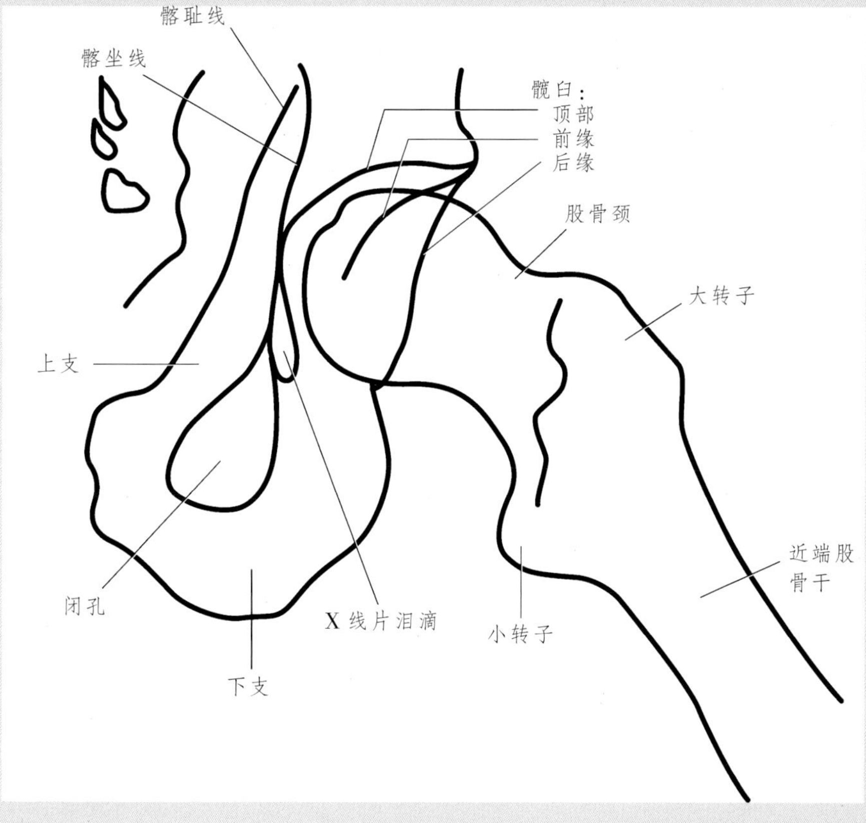

图 12-24　髋关节侧向蛙腿姿势 X 线图像线条图。

先进成像技术评估[11,22-32]

X线图像应作为髋关节和骨盆疑似异常的最初影像研究方法。X线图像所见可能足以诊断病情并直接给予治疗。在其他情况下,X线图像所提供的信息预期将无法完成诊断。记住,X线图像仅限于识别骨密度的晚期变化,且无法区分具有任何特异性的软组织。然而,X线图像所提供的信息对于排除鉴别诊断很重要,并且有助于指导选择下一种影像研究方法。高级影像研究是加权的,因为它们适用于为个别患者定义疑似异常。

简言之,骨扫描被用来筛选整个骨骼的转移或全身性病症。超声可用于确定腱疾病、黏液囊炎和儿童发育性发育不良。CT是用于对术前计划和髋臼骨折详细描述的首选影像研究方法。MRI是用于检测盂唇、骨髓、软骨和软组织异常的既定方法。

髋关节局部解剖介绍

首先,应了解髋骨和骨盆的解剖学位置。当形态改变时,解剖关系不会改变。X线图像作为“路线图”,可帮助了解先进成像的剖面解剖。前后位X线图像确定了股骨头与髋臼的平衡关系。这在关节CT或轴位MRI以及冠状位视图中是显而易见的。此外,和在CT图像中相同,在X线图像中,表示空气-脂肪-水-骨的灰色相同。以下部分描述了髋关节的基本CT和MRI检查。

髋关节CT实践指南

CT检查应仅在有医疗条件下进行,并且具有提供足够诊断信息所需的图像质量的最小曝光。

适应证

CT的主要适应证包括:

- 严重创伤。
- 骨折片的对齐和位移评估。
- 识别加入其中的松散体。
- 评估髋臼骨折或骶骨骨折,这可能难以在常规X线片上看到。
- 评估骨骼对准或骨几何准确测量,如儿科先天性髋关节脱位或成人关节置换。
- 如果MRI为禁忌证,评估通常MRI检查的任何病症。包括使用CT关节造影的关节内对比度(如果MRA禁忌)。

基本CT方案

髋关节的CT检查可能包括完整的骨盆,从髂骨最上端到正下方最低点处的坐骨。这一巨大的视野允许骨盆作为其他疼痛的来源被评估。然而,为了减少辐射,该区域可能仅限于双侧髋关节水平或仅限于一侧髋关节。扫描平面和参考切面可以在初步检视视图中看到。大多数现行CT扫描仪在轴位扫描层厚非常薄(<1mm)。然后将这种“薄层”数据重建成较厚的(2mm、3mm或4mm)轴位断层图像,以减少需要检查的图像数量。

冠状位和矢状位图像也从轴位数据重新格式化,以完成检查。可能需要3D重新格式化以评估复杂的骨折特征,或用于评估骨骼,以帮助进行关节造影术的术前规划。

髋关节CT图像解读

评估每个层面——的任何异常被总结为ABCS:

- 解剖定位(Alignment of anatomy)——骨骼或关节位置的偏移是骨折、断裂或骨骼破坏的信号。
- 骨密度(Bone density)——与X线片类似,皮质骨最密集,如股骨头颈部以及部分髂骨、坐骨和耻骨的皮质边缘所见。评估任何疾病或感染的表现。
- 软骨/关节间隙(Cartilage/joint spaces)——股骨头的球体被软骨覆盖(除中央凹),上部最厚。髋臼具有马蹄形软骨,其中心和下方无软骨。盂唇附着在髋臼边缘。除非用关节增强造影,否则这些结构在CT图像上不可见。识别可能迁移到关节间隙任何松散的身体或游离碎片。
- 软组织(Soft tissues)——关节囊附着于髋臼缘,下方位于转子间前方,转子间后缘。如果通过关节积液扩张,关节囊在CT图像上明显。其他软组织,如果存在异常情况可能是明显的,这是毛囊。髋关节有约20个囊,其中有两个在临床上很重要:髂腰肌囊和大转子滑囊。髂腰肌囊是人体最大的滑囊,其位于关节前面,在成人中有15%~20%与关节囊相通。髋关节置换、关节炎(炎性和退行性)、创伤、过度使用、骨髓炎、转移性疾病和引起关节积液的相关疾病都可能导致扩张。大转子滑囊位于大转子和臀中肌之间。这种黏液囊的炎症常导致髋关节侧面、大腿和膝关节疼痛。

髋关节CT扫描

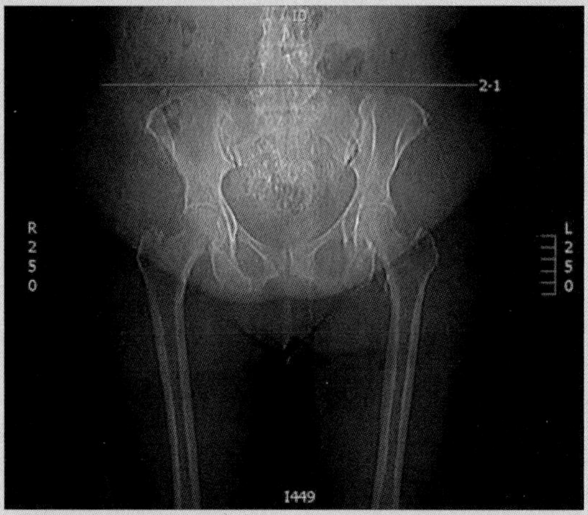

图 12–25　CT 定位像。

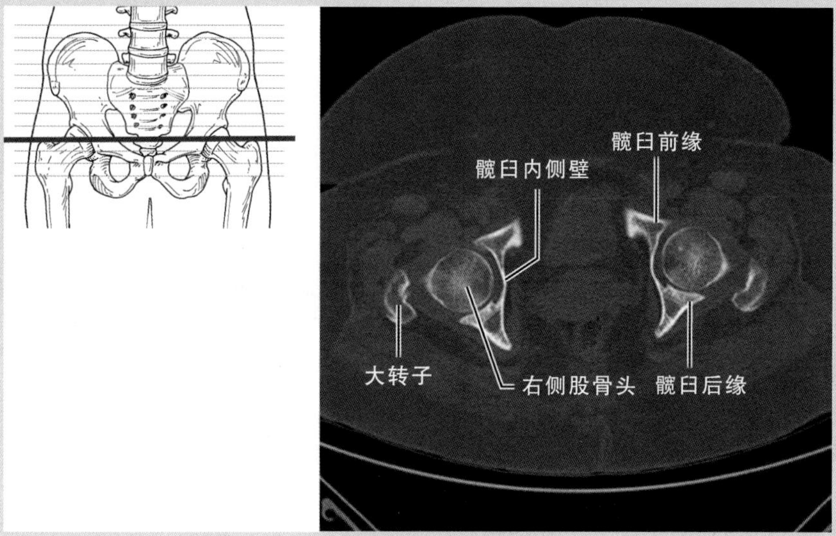

图 12–26　CT 轴位图像，双侧髋关节。

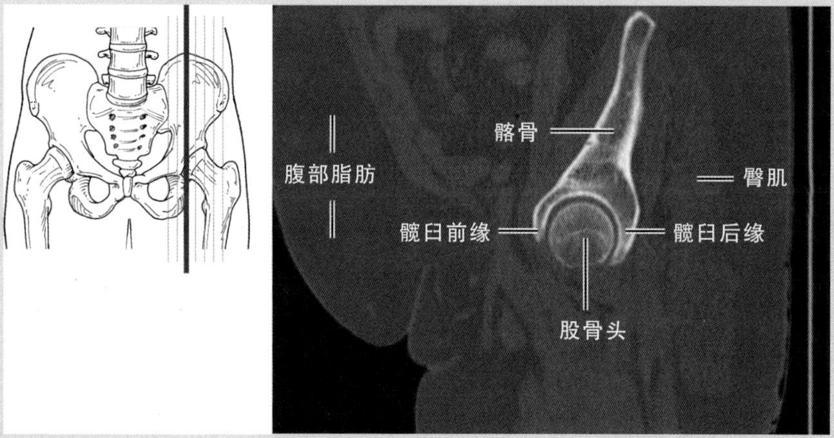

图 12–27　CT 矢状位像，左侧髋关节。

参数

- 扫描平面平行于髂嵴。视野从髂嵴扩展到小转子(图 12–25)。
- 视野从髂嵴延伸到小转子，以扫描整个骨盆和双侧髋部，或者可以限制在感兴趣的髋部区域。

观察内容

在每个平面上：检查以下 ABCS 各项中的异常：

- 排列 (Alignment)——解剖学是否具有正确的关节关系？
- 骨密度(Bone density)——皮质骨的边缘和骨干是否有缺陷？小梁是否为有组织的模式？
- 软骨(Cartilage)——髋臼窝或股骨头的软骨下骨中是否存在任何缺陷？关节间隙中是否有任何松散体或游离碎片？
- 软组织(Soft tissues)——髂腰肌囊或大转子滑囊是否有积液？

轴位平面(图12–26)

观察如下结构：

- 髋臼窝内的股骨头。
- 髋臼内壁。
- 髋臼前后缘。
- 骶骨。
- 耻骨支。
- 大转子和小转子。

矢状面(图12–27)

观察如下结构：

- 髋臼杯前倾。
- 髋臼顶。
- 髂前肌肌腱。
- 骶髂关节。
- 耻骨联合。

冠状面

观察如下结构：

- 髋关节双侧比较。
- 髋臼。
- 股骨头、股骨颈、股骨干。
- 大转子、小转子。
- 骶骨、髂骨、骶髂关节。

CT关节造影

- 透视下关节内注射造影剂后髋关节的 CT 检查(图 12-29)。
- 如果 MR 关节造影为禁忌或不可用，则行 CT 关节造影。
- 用于评估关节软骨和髋臼唇。
- 在下面的图像中，注意关节两侧关节软骨的轮廓。
- 注意填充关节囊褶皱的对比剂。对比剂在透视图像上显示为黑色，在 CT 图像上显示为白色。

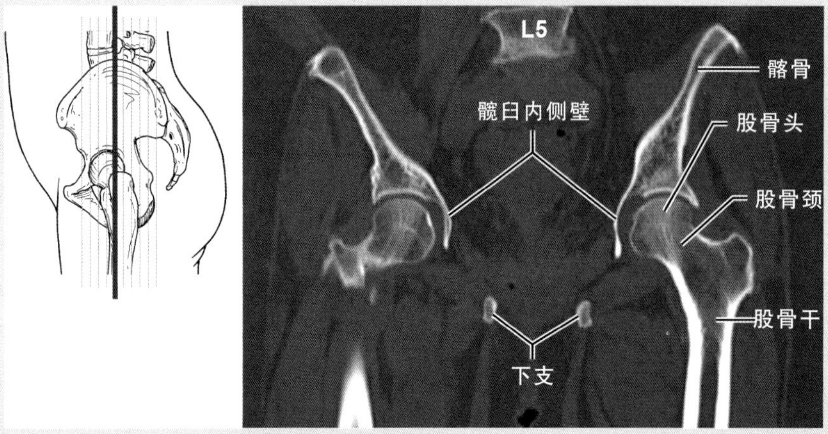

图 12-28 CT 冠状位图像，双侧髋关节。

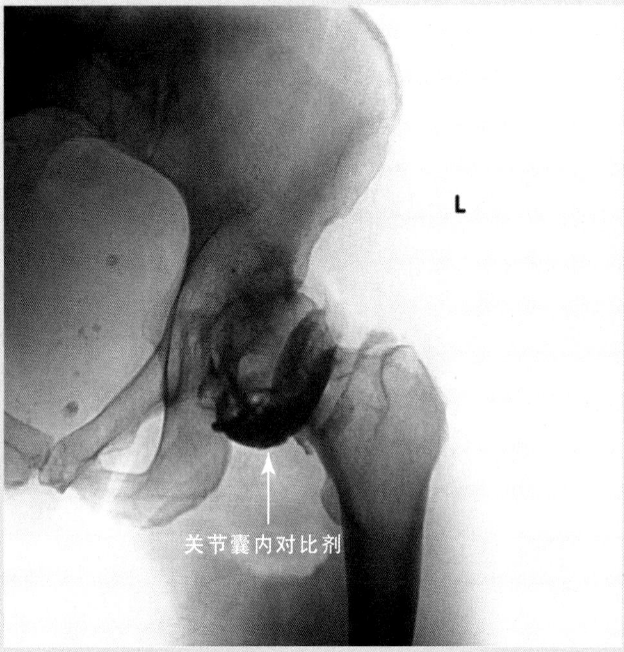

图 12-29 关节造影剂透视图像。

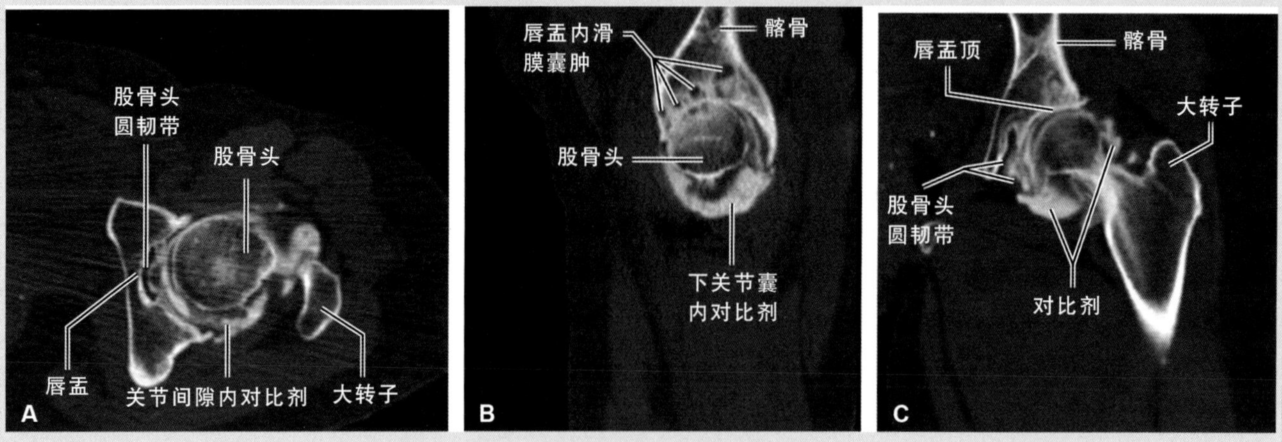

图 12-30 (A)轴位图像。(B)矢状位图像。(C)冠状位图像。

髋关节MRI实践指南

ACR、骨骼放射学会(SSR)和儿科放射协会(SPR)共同发布了一项指南,以帮助从业者选择合理的检查方案,从而为患有髋关节肌肉骨骼疾病的患者提供诊疗。

适应证

髋关节 MRI 的适应证包括但不限于疑似的诊断、排除、分级和(或)预后:

- 股骨头坏死
- 骨髓异常
  - 临床骨质疏松症
- 放射学隐匿性骨折
  - 股骨、骨盆、骶骨骨折
- 童年髋关节疾病及其成年后遗症
  - 儿童股骨头缺血性坏死病
  - 滑倒的股骨骨骺
  - 发育性髋关节发育不良
- 耻骨膜糜烂
- 髋臼裂
- 肌肉障碍和相关滑囊炎
  - 臀中肌和小/大转子滑囊炎
  - 近端腘绳肌/坐骨滑囊炎
  - 髂腰肌、股直肌、股二头肌/髂腰椎滑囊炎
- 运动性腹痛
  - 耻骨炎
- 骨软骨异常
- 骶神经丛异常
  - 神经卡压
  - 梨状肌综合征

此外,髋关节 MRI 有助于进一步明确并对临床诊断和(或)其他成像模式发现的病变进行分期,包括但不限于:

- 髋关节炎和滑膜炎:炎性、感染性、神经性、退行性、晶体诱发性、创伤后。
- 髋关节积液。
- 盆腔冲击综合征。
- 骶髂关节炎。
- 原发性、继发性骨骼和软组织肿瘤。
- 骨折和脱位。

最后,髋关节 MRI 可能有助于评估特异性临床情况,包括但不限于:

- 持续、难治或不明原因的髋关节、转子、耻骨或盆腔疼痛。
- 运动员骨盆、近端大腿或腹股沟疼痛。
- 急性或慢性髋关节和骨盆创伤。
- 放射治疗后的骨盆疼痛。
- 婴幼儿先天性髋关节脱位复位术后。
- 机械性髋关节症状,包括断裂和撞击。
- 计划进行诊断性或治疗性关节镜检查的患者。
- 髋关节置换后有选择性并发症的患者。
- 分娩受阻女性的骨盆测量。

禁忌证

可能的禁忌证包括但不限于心脏起搏器、铁磁性颅内动脉瘤夹、某些神经刺激器、某些人工耳蜗植入物以及某些其他铁磁异物或电子设备、大面积文身或存在不可移动的身体穿孔。

基本MRI方案

通常,当评估髋关节时,需要使用躯干线圈,体型较大的患者可能需要身体线圈。然后同时对髋关节和骨盆进行成像。这是存在双侧髋关节病变的重要实践,如缺血性坏死和关节炎。这一大视野从髂嵴延伸至小转子。为了评估较小的结构,如盂唇或软骨,可使用症状性髋部上表面线圈来完善解剖细节。专门的髋关节检查的视野是从髋臼的上方到小转子。

任何关节肌肉骨骼 MRI 的基本原则有两个方面:

- 定义解剖结构。
- 检测异常液体(异常流体或水肿提示病理改变,但请记住,慢性损伤可能无水肿,慢性病变的检测可能完全取决于解剖学异常的检测)。

因此,髋关节的基本 MRI 方案将包括诸如 T1 解剖定义序列,以及具有脂肪饱和(FS)和 T2 与反转恢复(IR)的流体敏感序列,尽管这两者之间存在重叠。要注意这些流体敏感序列的变化,以减少脂肪明亮信号,这通常是诊断的障碍。来自脂肪的明亮信号可能会掩盖感兴趣的组织甚至类似病变。因此,需要不同的脂肪抑制技术来鉴别来自脂肪的明亮信号和来自水的诊断亮信号。

髋关节基本 MRI 只需从以下三个正交平面检查。

在下表中，解剖序列与流体敏感序列对应。读取图像的方法是将这些成对的序列逐片识别并与解剖结构“匹配”，然后寻找异常高(明亮)信号。

正交平面	解剖序列	流体敏感序列
轴位	T1	T2 与反转恢复(IR)
矢状位	T1	T2 脂肪饱和度(FS)
冠状位	T1	T2 脂肪饱和度(FS)

髋关节MRI解读

查看上面列出的 MRI 适应证列表。ABCDES 可帮助在 MRI 上进行诊断分类：

● 解剖定位(Alignment of anatomy)——已经在 X 线片上对骨骼力线进行了评估。然而，多平面成像可提供更多有关骨形态学的独特观点。倾斜的轴位平面与股骨颈平行，可用于诊断与凸轮型股骨颈髋关节碰撞有关的异常头颈部轮廓。在倾斜轴位图像上进行 α 角的测量，其试图定义股骨头和股骨颈之间的正常关系。角度<55°被认为是正常的。关于正常和改变的股骨头颈部形态的例子见图 12-67。

力线还提醒我们评估韧带和肌肉的连续性。是否因为撕裂而中断?肌肉内部是否有撕裂，或者在附着部位被撕裂？记住，外展肌附着于大转子，肌肉附着于小转子，腘绳肌附着于坐骨结节处，内收肌附着于耻骨。

● 骨信号(Bone signal)——正常骨骼通常具有均匀的信号。评估与创伤、应力性骨折或相邻组织损伤相关的“骨瘀伤”或骨髓水肿征兆。这在 T2 加权图像中最明显。肿瘤或囊肿可能在骨骼内具有小叶外观，且根据其基质不同具有不同的信号。蛇形(波浪形)低信号线定义正常骨和前凸骨之间的界限。骨折表现为任何序列上的低信号线。在儿童中，股骨头缺血性坏死病(Legg-Calvé-Perthes 病) 在 T1 或 T2 加权图像中受影响的股骨头呈低信号。

● 软骨(Cartilage)——评估骨软骨异常、关节软骨异常和唇盂病变。Labral 撕裂通过 MR 关节造影增强。通常，盂唇呈现为三角形结构，附着于髋臼边缘，所有序列上的信号(暗)均为低信号。撕裂显示为高(明亮)信号。在青少年中，在股骨头坏死的情况下，股骨头的软骨植骨板将在实际的“滑移”之前显示出扩大。

● 水肿(eDema)——如上所述，水肿是 MRI 上的“损伤足迹”。在 T2 加权序列上，在所有组织(包括骨组织和软组织)中寻找由炎性损伤过程造成的水肿。在 X 线片上显示模糊的骨折可通过骨折的低信号线和相邻骨髓水肿的明亮信号来确认。感兴趣的是髋关节的短暂性骨质疏松症情况，这被称为短暂性疼痛性骨髓水肿。

● 软组织和滑膜组织(Soft tissue and synovial tissue)——检查滑膜、脂肪垫、毛囊和肌肉障碍。肌肉拉伤在 T2 图像上显示异常高信号。充满流体的炎症气囊将在 T2 图像上显示异常高信号。髋关节两种临床显著的炎症是髋关节前髂腰肌滑囊炎和髋关节外侧大转子滑囊炎。这两种滑囊炎是髋关节、腹股沟和大腿疼痛的重要鉴别诊断。髋关节特有的另一种软组织是脂肪垫，其是一种纤维脂肪组织，其通过马蹄形关节软骨填充髋臼内侧窝。在发育性发育不良中，脂肪垫肥大可能阻碍脱位髋关节的复位。

髋关节MRI的变化

MR 关节造影将造影技术与 MRI 相结合，可通过关节内扩张提供附加成像信息。髋关节关节造影的主要目的是鉴别唇撕裂或股髋臼撞击性疾病。来自钆对比的高信号与低信号盂唇和软骨相比，可更容易识别撕裂。此外，脂肪抑制常用于关节造影中的 T1 或 T2 加权序列。

参见图 12-31 至图 12-38 的 MRI 检查实例。

髋关节MRI

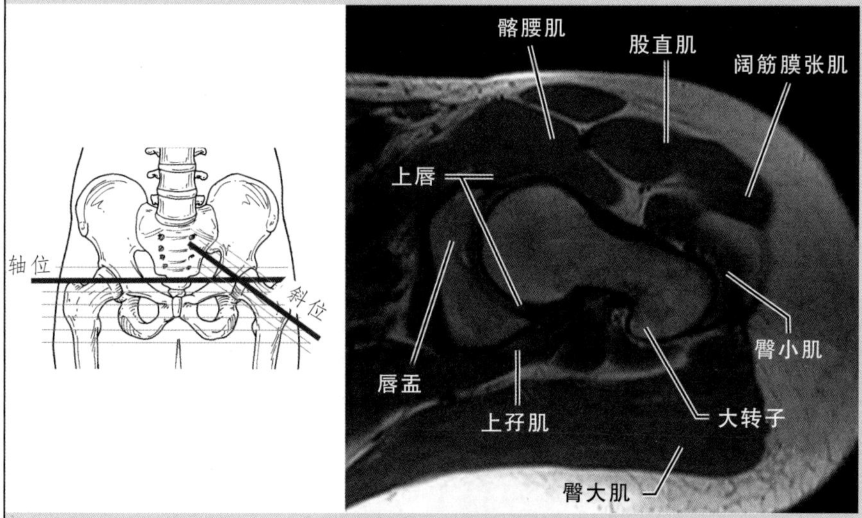

图 12-31　倾斜轴位图像。

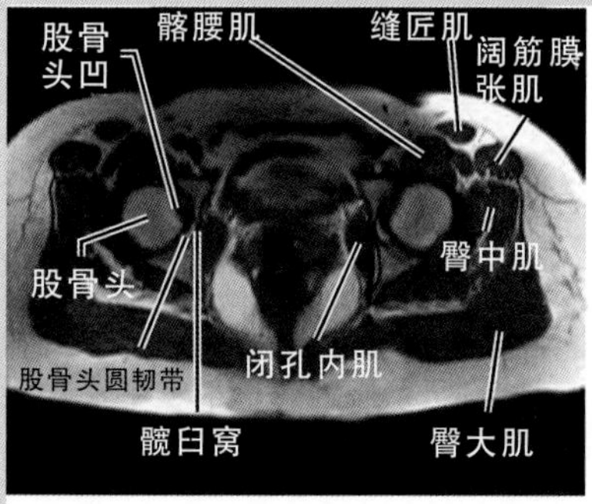

图 12-32　MR 轴位，T1 加权图像。

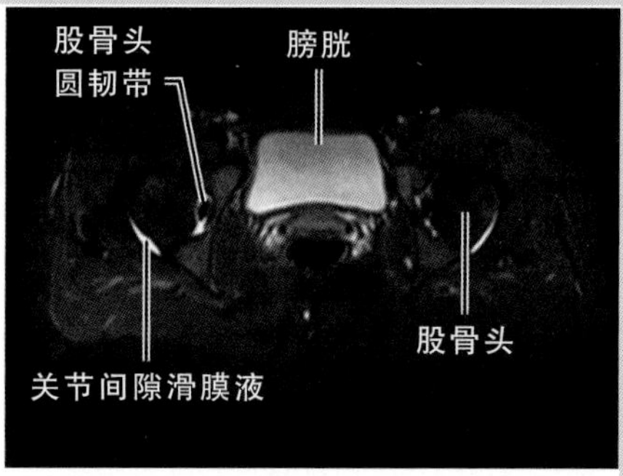

图 12-33　MR 轴位，T2 加权图像。

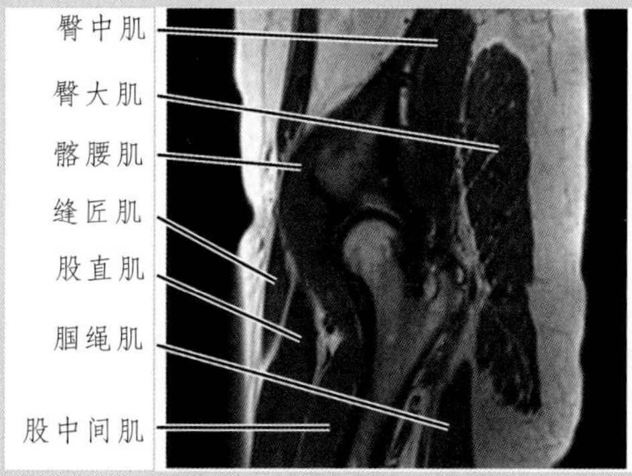

图 12-34　MR 矢状位，T1 加权图像。

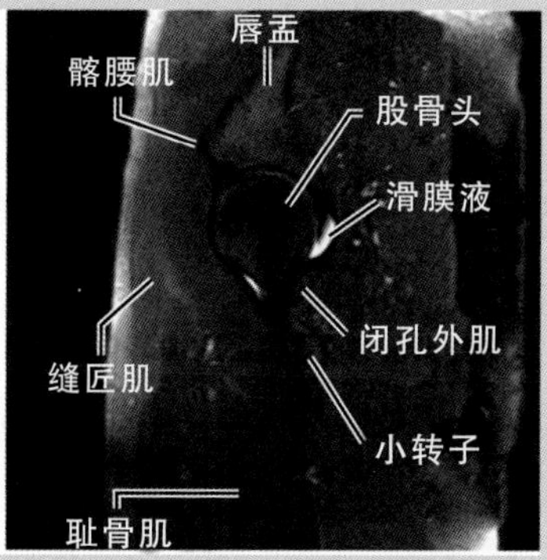

图 12-35　MR 矢状位，T2 脂肪饱和。

参数

标准扫描平面平行于髂嵴，视野区域延伸至小转子。每侧髋关节可以形成一个倾斜的轴位平面，以评估股骨头和股骨颈形态（图 12-31）。

髋关节序列

	解剖定义	水肿定义
轴位	T1	T2 IR
矢状位	T1	T2 FS
冠状位	T1	T2 FS

观察内容

轴位平面（图12-32和图12-33）

观察如下结构：

- 髋臼。
- 唇。
- 枕。
- 股骨头和股骨颈。
- 斜轴位视图 α 角。
- 大转子和小转子。
- 骶骨。
- 髂骨。
- 骶髂关节。
- 耻骨联合。

矢状面（图12-34和图12-35）

观察如下结构：

- 股骨头球形度。
- 髋臼和软骨的上侧面。
- 前部肌肉
  - 髂腰肌。
  - 缝匠肌。
  - 股直肌。
  - 股内侧肌。
- 后部肌肉
  - 臀大肌。
  - 腘绳肌。

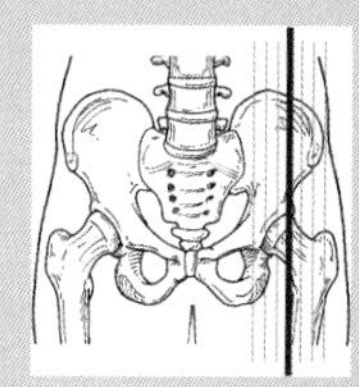

冠状面(图12-36和图12-37)

显示最佳的结构：

- 骨
  - ○髋关节。
  - ○近端股骨。
  - ○骶髂关节。
  - ○髂骨。
- 肌肉
  - ○臀肌。
  - ○外展肌。
  - ○内收肌。

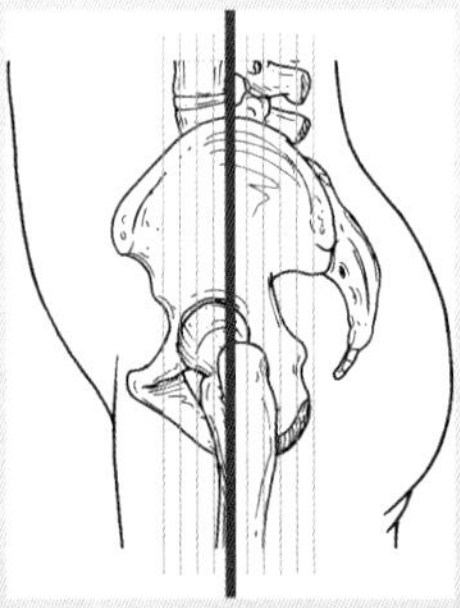

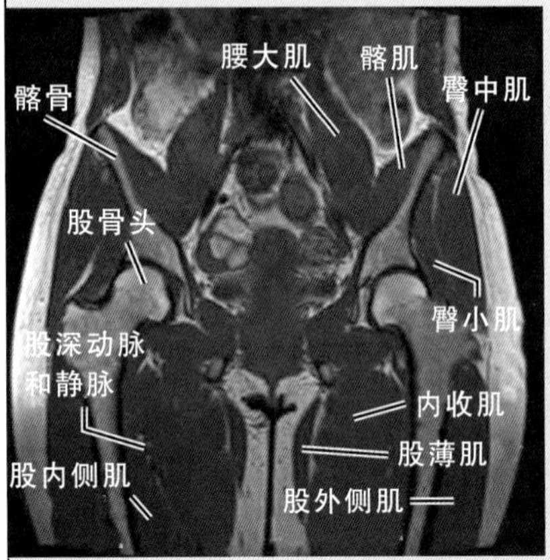

图 12-36 MR 冠状位,T1 加权图像。

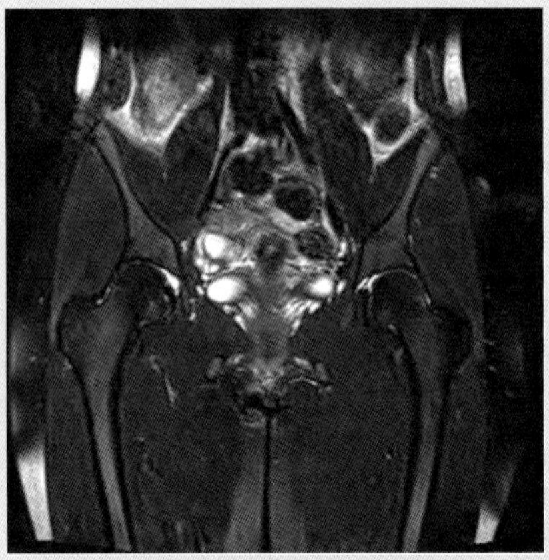

图 12-37 MR 冠状位,T2 脂肪饱和。

MR关节造影(图12-38A)

- MR 与关节造影的结合。在荧光引导下于关节内注射对比剂(图 12-38)。
- 评估所有三个正交平面(图 12-38B,C,D)。
- 通过注射稀释的钆来缩小关节囊,以确定所有关节内组织。
- 在实践中,MR/关节造影最常用于识别髋臼撕裂。

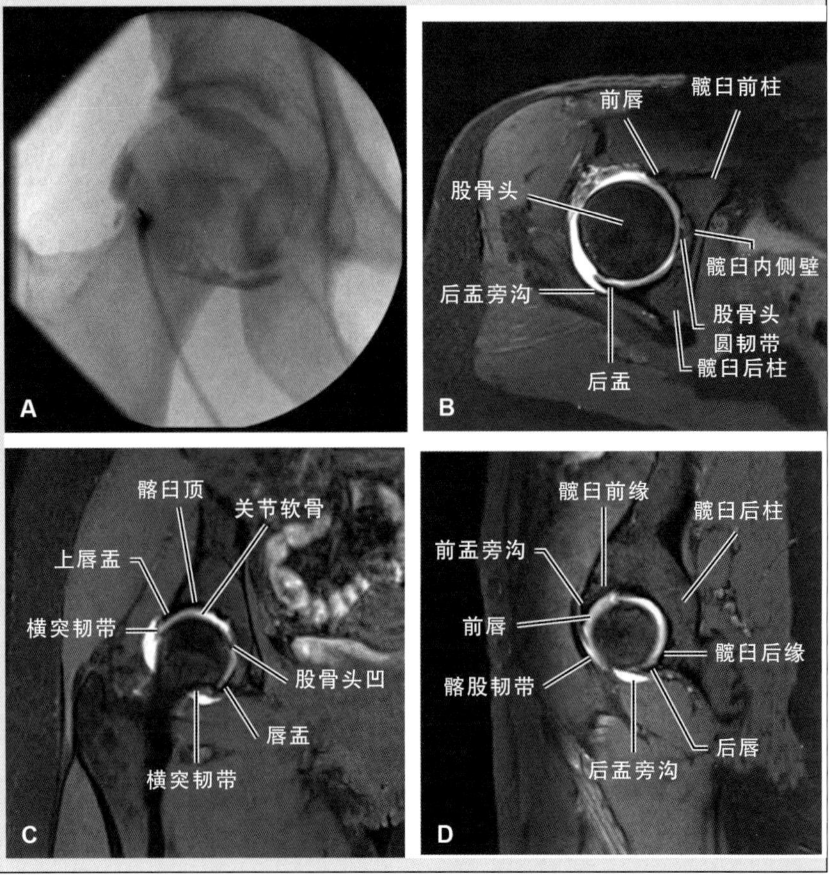

图 12-38 (A)在荧光引导下注入对比剂。(B)轴位、(C)冠状位和(D)矢状位 T1 加权脂肪饱和序列关节图像。对比剂为白色。

骨盆和髋关节创伤[11,33–46]

骨盆和髋关节创伤的影像学诊断

骨盆和髋关节创伤可分为低能量损伤（如撕裂或单个骨折）和高能量损伤(如骨盆环破坏)。

低能量损伤

在低能量损伤中，首先获得 AP 盆腔 X 线图像来评估受伤部位。如果需要进一步确定受损程度,可进行多种成像来展示特定的解剖结构。最常见的为骨盆斜视图,通常被称为 Judet 视图(图 12–39)。这些前部或后部斜视图用于证明髋臼柱不重叠。此外,常规断层扫描或 CT 可用于诊断复杂区域的断裂特征。

AP 视图的其他可选投影可评估骨盆的变化。在 AP 轴位盆腔视图将中心射线 40°倾斜,可显示整个盆腔入口。AP 轴位盆腔视图约 30°的中心射线表明上下耻骨和坐骨良好。

在髋关节,AP 和轴外侧(腹股沟–横向,仰卧水平投照)视图显示了股骨近端骨折的特征。

高能量损伤

在高能量损伤方面,需要进行更广泛的创伤调查。这是因为破坏骨盆环的力量通常会引起多个相关损伤。骨盆骨折通常伴随着涉及血管、神经、膀胱和尿道的危及生命的内脏损伤。现代创伤中心使用高速 CT 扫描仪获得 TAP 系列图像,可在一次检查中快速评估患者的损伤。

骨盆骨折

损伤机制

大多数盆腔骨折是机动车事故的结果，其余由摩托车事故或行人跌倒造成。

分类

基于外形、力学机制或固有稳定性,骨盆骨折有多种类型。最常见分为稳定与不稳定骨折。确定骨盆的稳定性是患者骨科治疗、预后和康复的重要因素。骨盆环被定义为由成对的髋骨和骶骨形成的连续骨架，包括在骶髂关节和耻骨联合处的相对稳固的关节。

稳定骨折

稳定的骨盆骨折不会破坏任何关节(图 12–40)。稳定骨折包括：

1.ASIS、AIIS 或坐骨结节的撕裂性骨折,通常见于运动员,由于缝匠肌、股直肌或腘绳肌附着处的强力收缩或重复性收缩。

2.髂骨翼骨折。

3.骶骨骨折。

4.坐骨支骨折。

后三种类型的骨折通常是横向压缩力或垂直剪切力的结果。坐骨支骨折较常见,几乎占所有骨盆骨折的1/2(图 12–41)。

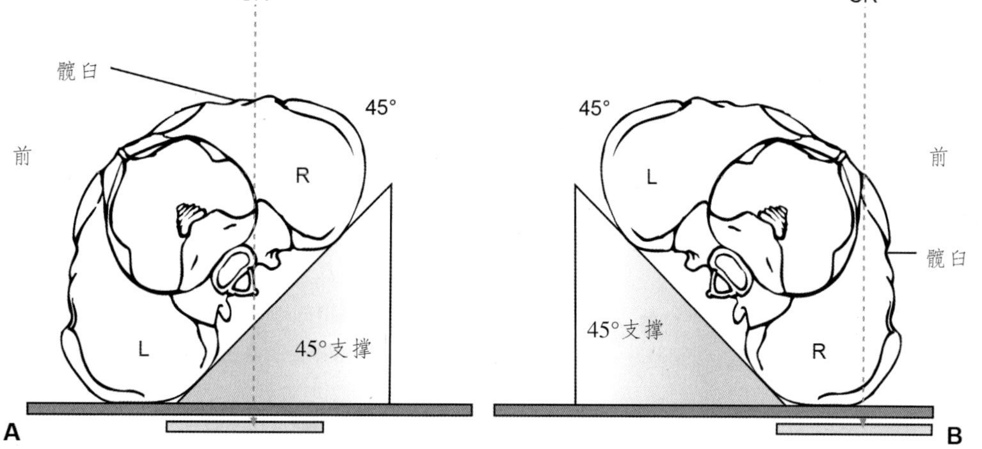

图 12–39　右侧髋关节 AP 倾斜(Judet)投影。(A)该 LPO 将右髋置于内倾斜位置,并显示右髋臼的髂骨柱和髋臼后缘。(B)该 RPO 将右髋置于外倾斜位置,并显示髂骨柱和髋臼前缘。

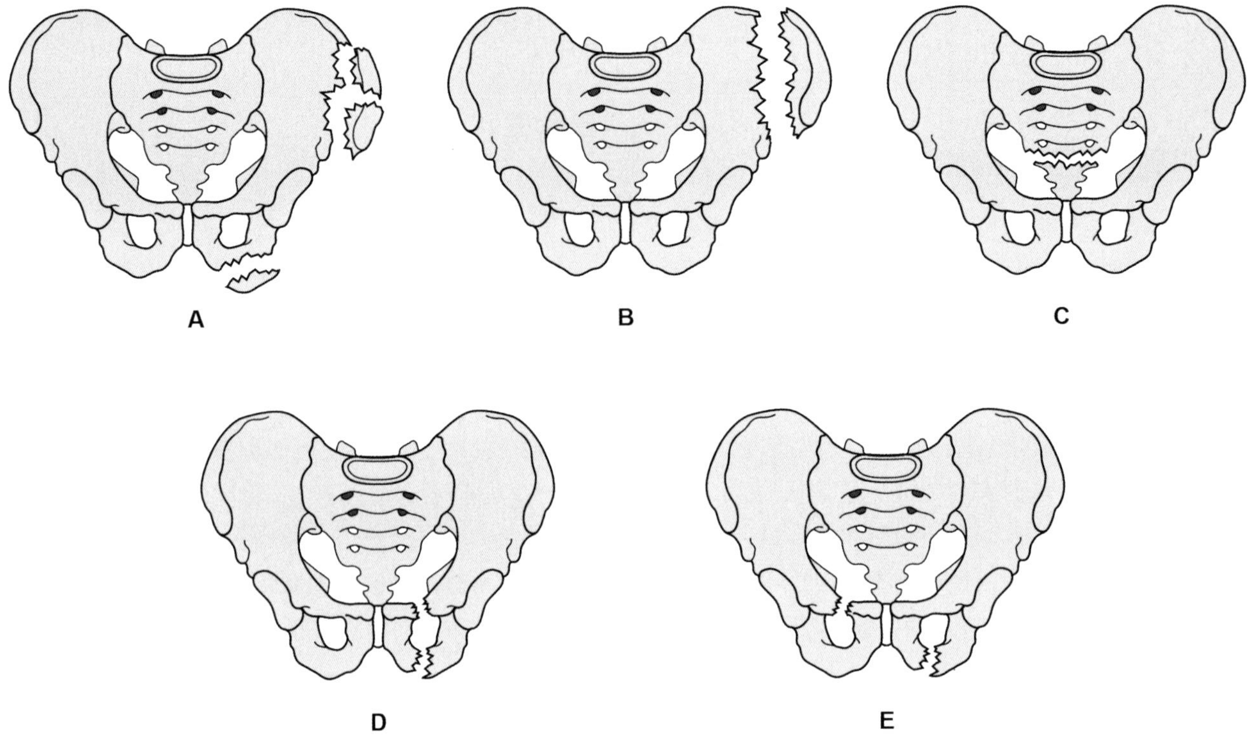

图 12-40　稳定骨盆骨折的例子包括：(A)ASIS、AIIS 或坐骨结节的撕裂；(B)髂骨骨折；(C)骶骨骨折；以及(D)同侧和(E)对侧耻骨支骨折。

不稳定骨折

不稳定骨折是由骨盆环两个或多个部位的断裂引起的，并且经常与内部出血相关。不稳定骨折包括如下几种(图 12-42)：

1.垂直剪切或 Malgaigne 骨折，其涉及上下耻骨联合的单侧骨折和同侧骶髂关节的破坏(骶髂关节损伤可能是通过关节本身或通过附近骶骨或髂骨的骨折)。

2.跨坐骨折，涉及所有四个耻骨支。

3.桶柄样骨折，包括坐骨支、同侧耻骨支和对侧骶髂关节(图 12-43)。

这些骨折的机制往往是垂直剪切，有时与 AP 或侧向压缩力有关(图 12-44)。

脱位

脱位也被认为是不稳定损伤。骨盆脱位可能单侧发生，涉及一个骶髂关节和耻骨联合，或双侧，涉及骶髂关节和耻骨联合。双侧盆腔脱位通常被称为弹簧骨盆。这种力量通常是作用于骨盆的一种前后位挤压力，如同打开一本书。耻骨联合脱位，也称为脱位或分离，可单独发生，如在急性创伤的情况下，或与妊娠或分娩

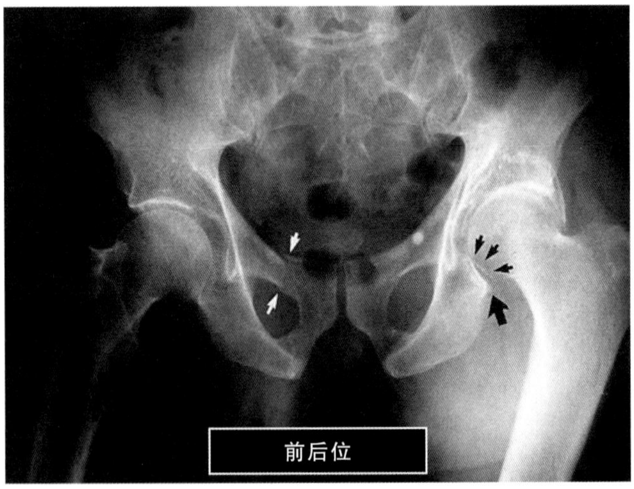

图 12-41　稳定骨盆骨折。这名 55 岁女性受到车祸损伤。其右上耻骨支(白色箭头所示)完全横断，左侧股骨头冲击性骨折(小黑色箭头所示)和下髋臼骨折(大黑色箭头所示)。注意左侧髋部和大腿上部有大量肿胀，软组织放射性密度增加证明了这一点。这些类型的髋关节骨折通常被称为“仪表盘骨折”，因为其常见损伤机制是膝盖在碰撞时对仪表盘的撞击，从而导致股骨向上进入髋臼。骨盆的 X 线片表现是位于左上支的卵石状放射密度。其代表钙化的肾结石、胆石或静脉中的瓣膜。

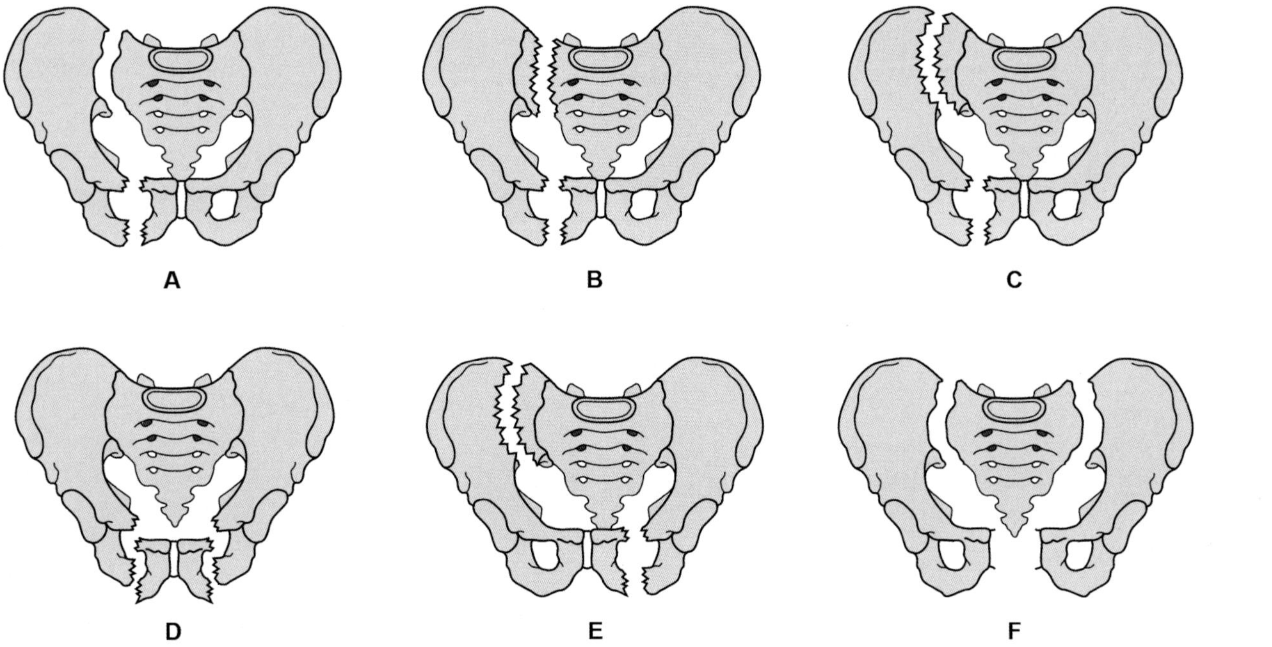

图 12-42 不稳定骨盆骨折的例子包括 Malgaigne 骨折，涉及耻骨神经痛和同侧骶髂关节的破坏，无论是(A)通过关节本身，(B)通过骶骨骨折，或(C)髂骨骨折。(D)跨坐骨折，涉及所有四个耻骨支。(E)桶柄样骨折，涉及坐骨支和对侧骶髂关节。(F)涉及一个或两个骶髂关节和耻骨联合的脱位。

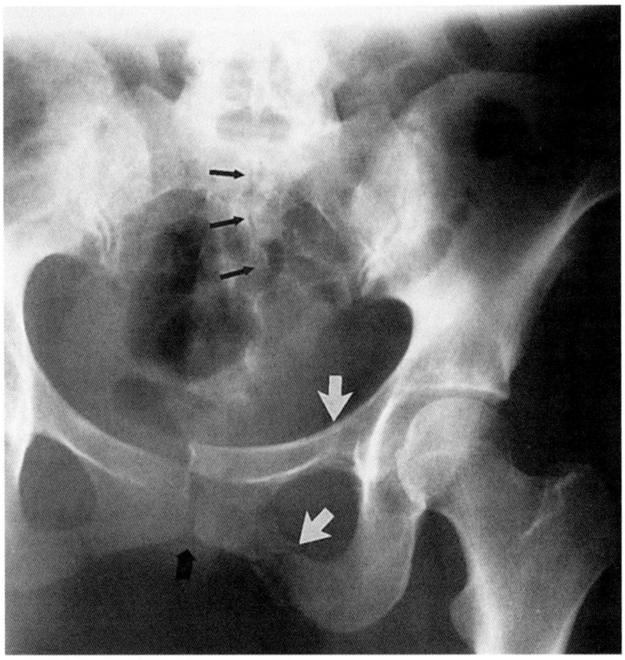

图 12-43 不稳定骨盆骨折。这名 30 岁女性受到机动车事故的损伤。由于骶骨体骨折(三个黑色箭头所示)、左侧耻骨上横支骨折伴上移位，以及左侧耻骨支下粉碎性骨折(白色箭头所示)和联合耻骨分离(大黑箭头所示)。这些损伤构成不稳定盆腔骨折，因为骨盆环的两个以上部位被破坏。

有关(图 12-45)。

影像学评估

大多数骨盆骨折在 AP 骨盆 X 线图像上进行证实。在不叠加的情况下进一步证明解剖结构的可选视图包括盆腔倾斜视图、AP 轴位入口视图和 AP 轴位出口视图。CT 可用于识别碎片的位置，评估关节间隙和粉碎性骨折。

并发症

骨盆骨折死亡率较高，为 5%~15%。急性出血和内脏损伤会引起威胁生命的并发症。与骨盆骨折相关的其他并发症包括感染、血栓栓塞、畸形和创伤后关节炎。

治疗

稳定骨折

稳定骨折可通过短暂卧床休息、止痛剂和可承受范围内的锻炼来治疗。康复重点是通过适应装置并限制受累侧负重来逐步恢复灵活性和行走能力。年轻运动员的撕脱性骨折需要拐杖辅助行走和康复，以恢复全部力量和运动范围，完全恢复可能需要 6~12 周。撕

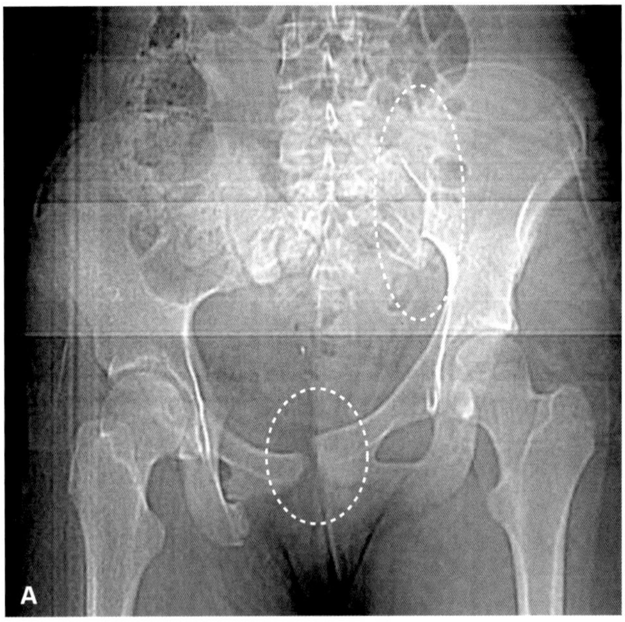

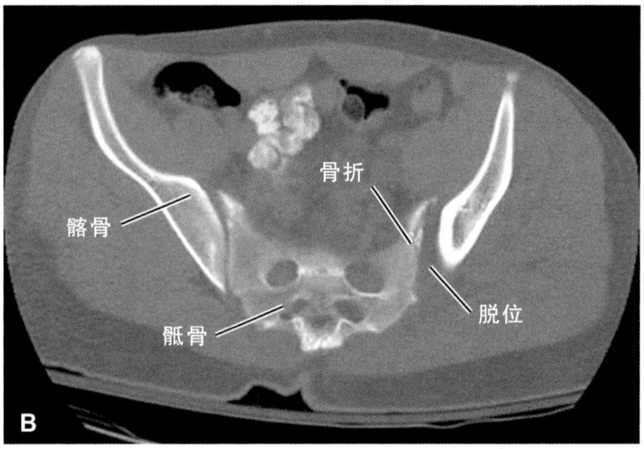

图 12-44 骨盆垂直剪切骨折-脱位。(A)该图片由 CT 扫描仪产生,以识别扫描片段的位置。半骨盆拓高是骶髂关节脱位与耻骨联合断裂的典型表现。注意右侧耻骨裂隙。(B)轴位 CT 显示骶髂关节脱位,以及由于位置升高导致的关节间隙较宽和髂骨不对称。(Image courtesy of John C. Hunter, MD, University of California, Davis School of Medicine.)

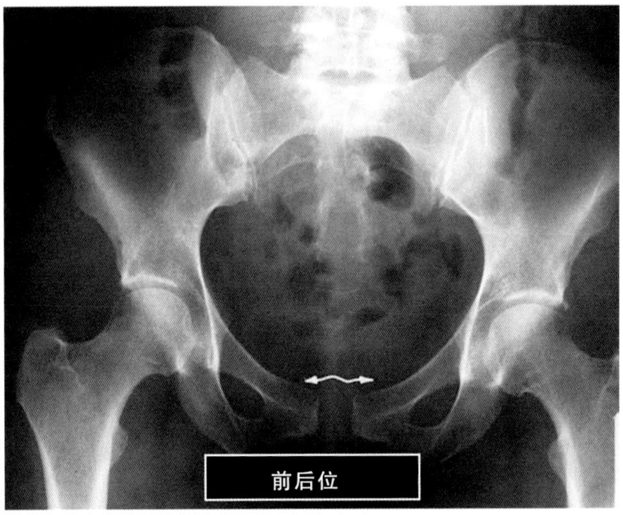

图 12-45 分娩后 35 岁女性联合耻骨的转移。耻骨联合韧带结构对妊娠期和劳动期韧带松弛雌激素水平升高的敏感性可能是这种情况的一个因素。波浪的白色箭头表示接头的分离。

脱部位的大量骨痂可能导致长期症状。

不稳定骨折

骨盆环的不稳定骨折通过内固定、外固定、骨骼牵引或其组合进行治疗。内固定装置包括压板螺钉。常见外固定装置是一种矩形框架，安装在沿髂嵴前部间隔 1cm 的 2~3 个 5mm 销钉上。外固定装置可使用 8~12 周,并且根据稳定性和愈合的影像学证据,患者可自由走动。康复重点是在愈合阶段恢复行走,并在骨性愈合完成后恢复全部力量和功能。

脱位

骶髂关节脱位可通过后松质骨螺钉或前骶髂钢板进行手术固定。耻骨联合分离通过钢板进行手术固定。

髋臼骨折

由于股骨头重叠和髋臼结构本身，髋臼骨折有时难以在常规 AP 视图进行评估。因此,可获得前后倾斜或 Judet 位来完成创伤评估。CT 可作为常规 X 线片的补充,如评估骨盆。然而,请注意,AP 盆腔视图的第一个骨折可能显示为六个放射线图像中的一个或多个中断(见图 12-10)。

损伤机制

髋臼骨折是由股骨头撞击髋臼杯引起的。骨折形态取决于髋关节在受到撞击时的位置。如果髋关节处于中立位置，通过大转子的撞击将导致髋臼的横向骨折。如果髋部弯曲,通过股骨的冲击将导致髋臼的后部骨折。

分类

髋臼骨折的分类与解剖位置有关。骨盆分为前后柱(图 12–46)。前柱由髂内区组成,后柱由髂骨区域组成。这些分区于髋臼中线汇合。在髋臼处发生的骨折定义如下:

1.前柱骨折。

2.后柱骨折。

3.横向骨折,包括两侧。

4.复杂骨折,涉及 T 形结构。

术语前唇或后唇骨折是指髋臼缘骨折,不延伸至耻骨或坐骨。后唇骨折和后柱骨折是最常见的髋臼骨折,且经常与股骨头碰撞或股骨头后脱位相关(图 12–47)。这些骨折通常被称为“仪表盘”骨折,因为它们是由膝关节在机动车事故中撞击仪表盘引起的(也可见图 12–41)。

影像学评估

指定髋臼完整边界的标志线在前后位骨盆 X 线图像上得到了很好的显示。此外,倾斜的盆腔视图可用

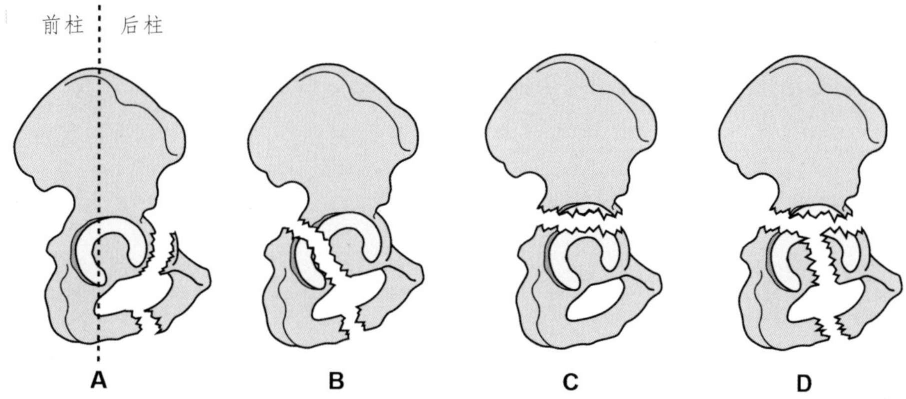

图 12–46　将无名骨和髋臼分为前柱和后柱,以鉴别创伤位置。骨折分类:(A)前柱;(B)后柱;(C)横向,涉及两侧;(D)复杂或 T 形骨折,涉及两侧。

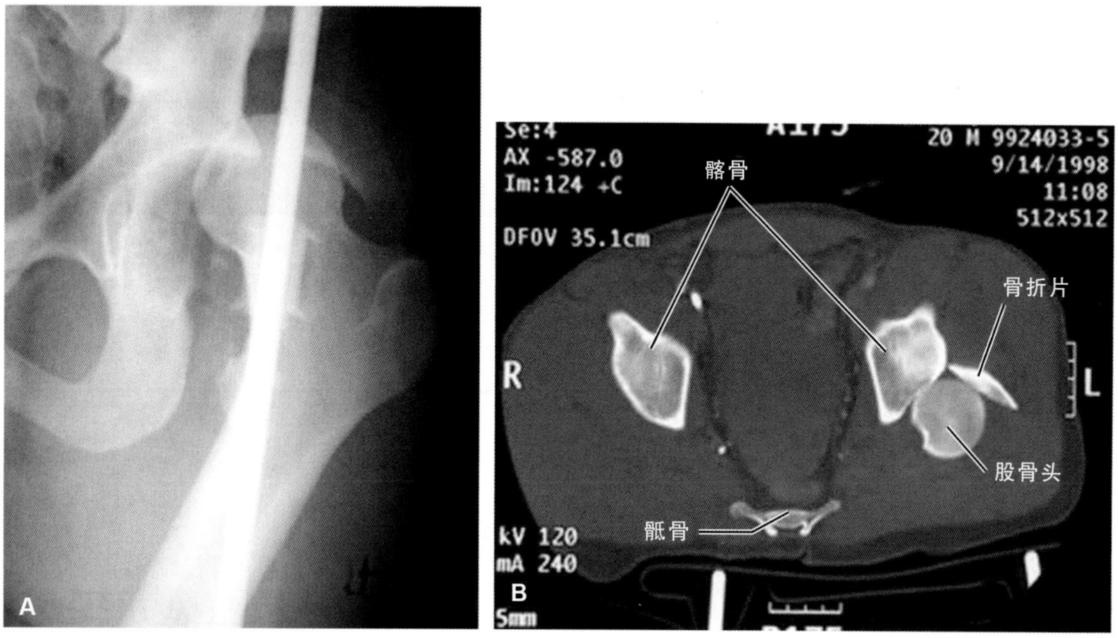

图 12–47　股骨头后脱位与后壁髋臼骨折。(A)脱位左髋的前后位 X 线图像。金属棒是急救夹板装置。(B)轴位 CT 显示髂骨后面的股骨头，邻近髋臼的大骨折片段与股骨头一起向上方移动。(Image courtesy of John C. Hunter, MD, University of California, Davis School of Medicine.)

于显示髋臼的前柱或后柱,且不会重叠。CT 对于识别骨折结构有价值(图 12–48)。

并发症

并发症包括感染、神经损伤(坐骨神经、股骨或上臀神经)、异位骨化、缺血性坏死、畸形和创伤后关节炎。

治疗

髋关节一致性良好的非移位性髋臼骨折通常采用骨骼牵引和密切监测进行治疗，以确保骨折部位随后不会发生移位。移位和不稳定的髋臼骨折可能难以被治疗，这些骨折通常位于关节内，需要近乎完美的复位，从而获得良好的功能结果。手术决策和应用技术均较为复杂。康复重点是保持运动范围并渐进式行走，限制负重。

近端股骨骨折

发病率和损伤机制

美国每年发生超过 30 万例髋关节骨折。女性平均发病年龄为 77 岁,男性为 72 岁。发病大多数为女性,有轻至重度骨质疏松症。跌倒是骨折的最常见原因,有

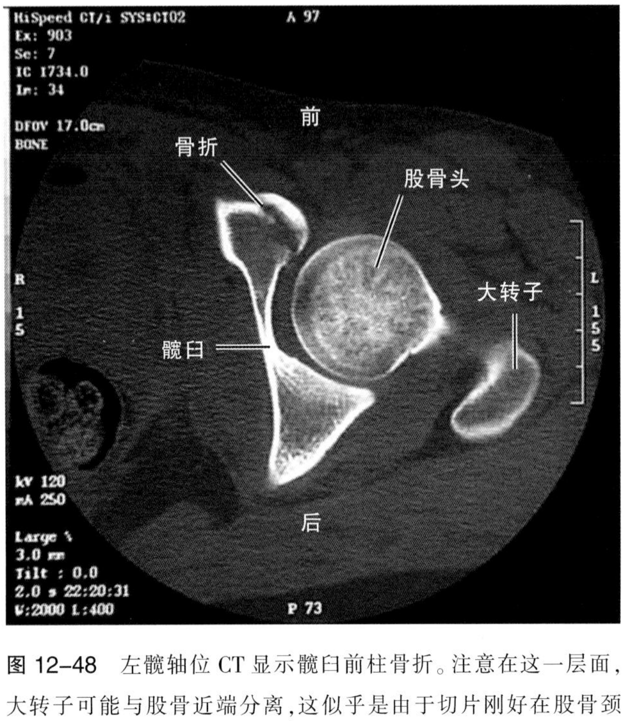

图 12–48 左髋轴位 CT 显示髋臼前柱骨折。注意在这一层面,大转子可能与股骨近端分离,这似乎是由于切片刚好在股骨颈水平之上。在接下来的几个层面中,股骨颈可见。

时骨头可能先断裂,会猛然跌倒。

由于骨骼的固有力量，由创伤引起的近端股骨骨折在儿童和青少年中并不常见。这些年龄组的股骨近端骨折需要较大的力量，机动车事故是造成骨折的主要原因。股骨近端应力性骨折可见于年轻成人,其通常与周期性负荷相关,如长跑运动员、新兵和芭蕾舞演员(图 12–49)。

影像学评估

股骨近端骨折通常于前后位和侧视图(中外侧蛙腿视图或轴外侧腹股沟侧视图)上完成放射学评估。CT、MRI 或放射性核素骨扫描可作为 X 线图像的补充。这些成像方式对于检测微小或复杂疾病方面,或传统 X 线片为阴性但高度怀疑存在骨折时特别有价值。MRI 是目前诊断应力性骨折的首选检查。

分类

近端股骨骨折通常被称为“髋关节”骨折。这一术语并不完全正确,但对于临床管理决策来说,这一点太普遍。近端股骨骨折可大致分为囊内和囊外骨折(图 12–50)。这两组之间的差异不仅在于解剖学位置,还有血管破裂和愈合并发症的潜力。这两组骨折手术治疗选择和预后不同。

囊内骨折

股骨近端的囊内骨折位于髋关节囊内，其包括股骨头、小头和股骨颈区域。股骨颈骨折也可以细分为经颈型和股骨颈基底骨折。

并发症:由于旋股动脉经常撕裂,易伴发囊内骨折。这些血管在股骨颈基底部形成一个环,上升的分支供应股骨颈和股骨头。只有少部分血液供应可通过股骨头韧带的中心凹动脉获得,股骨颈和股骨头的初级血液供应取决于这些血管的完整性。当该区域发生骨折时,血管容易受到损伤。创伤后并发症包括缺血性坏死、延迟愈合和不愈合(图 12–51)。

治疗:手术治疗取决于位移量、骨折部位的稳定性和其他因素,包括年龄、健康状况和患者以前的功能状态。

受撞击的非移位骨折随后移位的概率高达 20%。这些骨折通常用三枚松质骨螺钉固定。年轻成人的移位性骨折也通常用多枚螺钉固定治疗。对于老年患者的股骨颈骨折,通常采用某种类型的假体置换术、双极

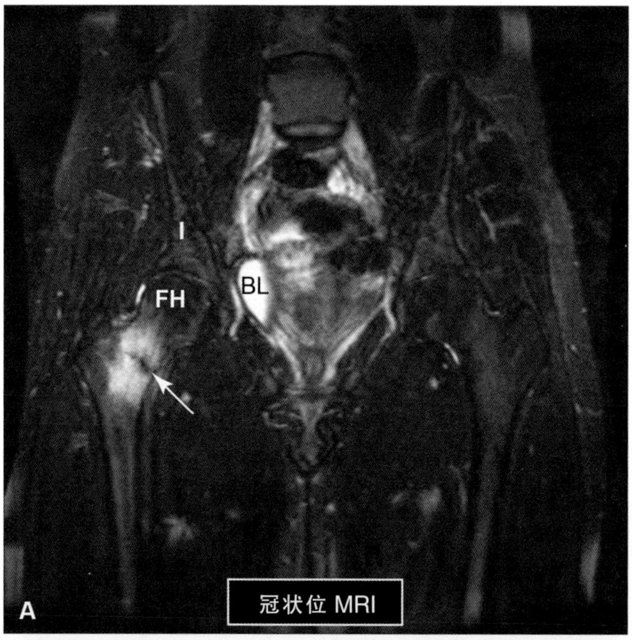

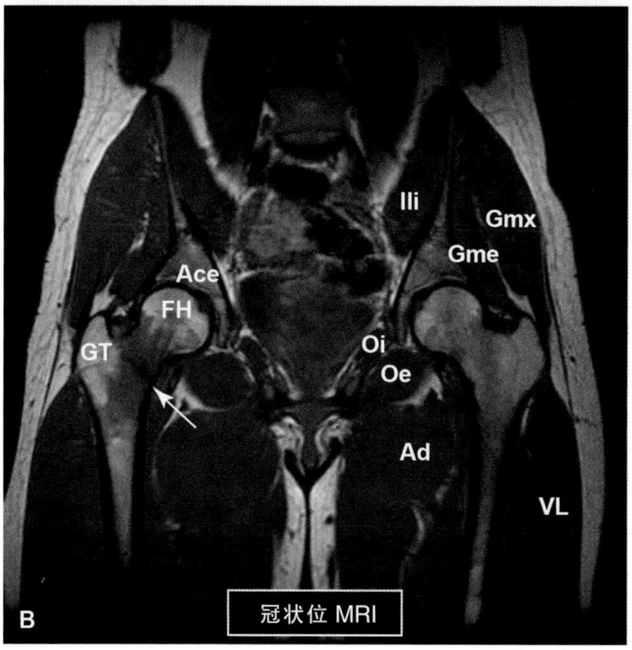

图 12-49　20 岁女性的股骨颈应力性骨折。(A)髋关节冠状位 T2 加权 MRI 显示低信号(箭头所示)的线性带与相邻的高信号区域。在 T2 序列上容易看到应力性骨折,低信号断裂线将被相邻骨水肿的明亮高信号包围。液体在 T2 上明亮,所以膀胱(BL)中的尿液为高信号。(B)冠状位 T1 加权 MRI 也显示骨折线为低信号,周围水肿为等信号。其他结构为 FH,股骨头;GT,大转子 Ace,髋臼;Oi,闭孔内肌;Oe,闭孔外肌;Ad,内收肌;VL,股外侧肌;Gmx,臀大肌;Gme,臀中肌。

或单极半关节成形术或全髋关节置换术治疗。这一年龄组假体置换与内固定的优点包括可实现更快的全身负重行走,消除了不愈合、缺血性坏死、固定失败以及

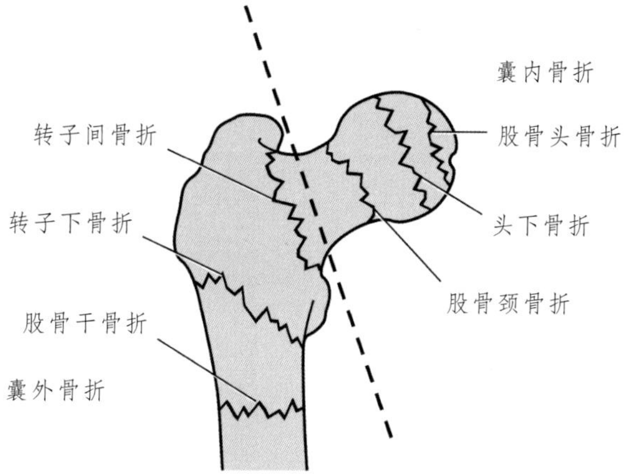

图 12-50　股骨近端骨折大致分为囊内和囊外骨折。由于邻近血管有损伤可能,囊内骨折尤其容易发生创伤后血管并发症。

随后第二次手术的风险。康复包括渐进式行走以及运动范围和力量的恢复。

囊外骨折

股骨近端囊外骨折发生在股骨转子区关节囊在转子区域的远端附着点下方。囊外骨折分为两个亚组:转子间骨折和转子下骨折。转子间骨折位于大转子和小转子之间的区域,通常从一条对角线延伸到另一个(图 12-52)。转子间骨折占股骨近端骨折的 50%。转子下骨折发生于转子间线以下,位于小转子的水平或其远侧。

并发症:与囊内骨折相反,该区域的血液供应并不危险或容易受损。转子区域由旋股动脉的分支以及附近的肌肉附着处提供。术后并发症,如缺血性坏死或不愈合较为罕见。与转子间骨折相关的并发症与固定失败有关,导致内翻畸形的治疗选择是接受畸形(手术风险大)或使用假体置换进行修复。

治疗:手术内固定包括斜板和滑动髋螺钉组合或髓间棒。康复包括早期阶段的有保护负重行走,然后逐步恢复力量、运动范围和功能。

髋关节脱位

髋关节脱位是由于高能量创伤,如机动车事故或从高处跌落。髋关节可通过髋臼前方、后方或中心脱位。约 90%的髋关节脱位发生于后方,并伴有骨折。髋臼、股骨头和髌骨骨折最常见。

影像学评估

在前后位盆腔 X 线图像下,股骨头通常应大小相

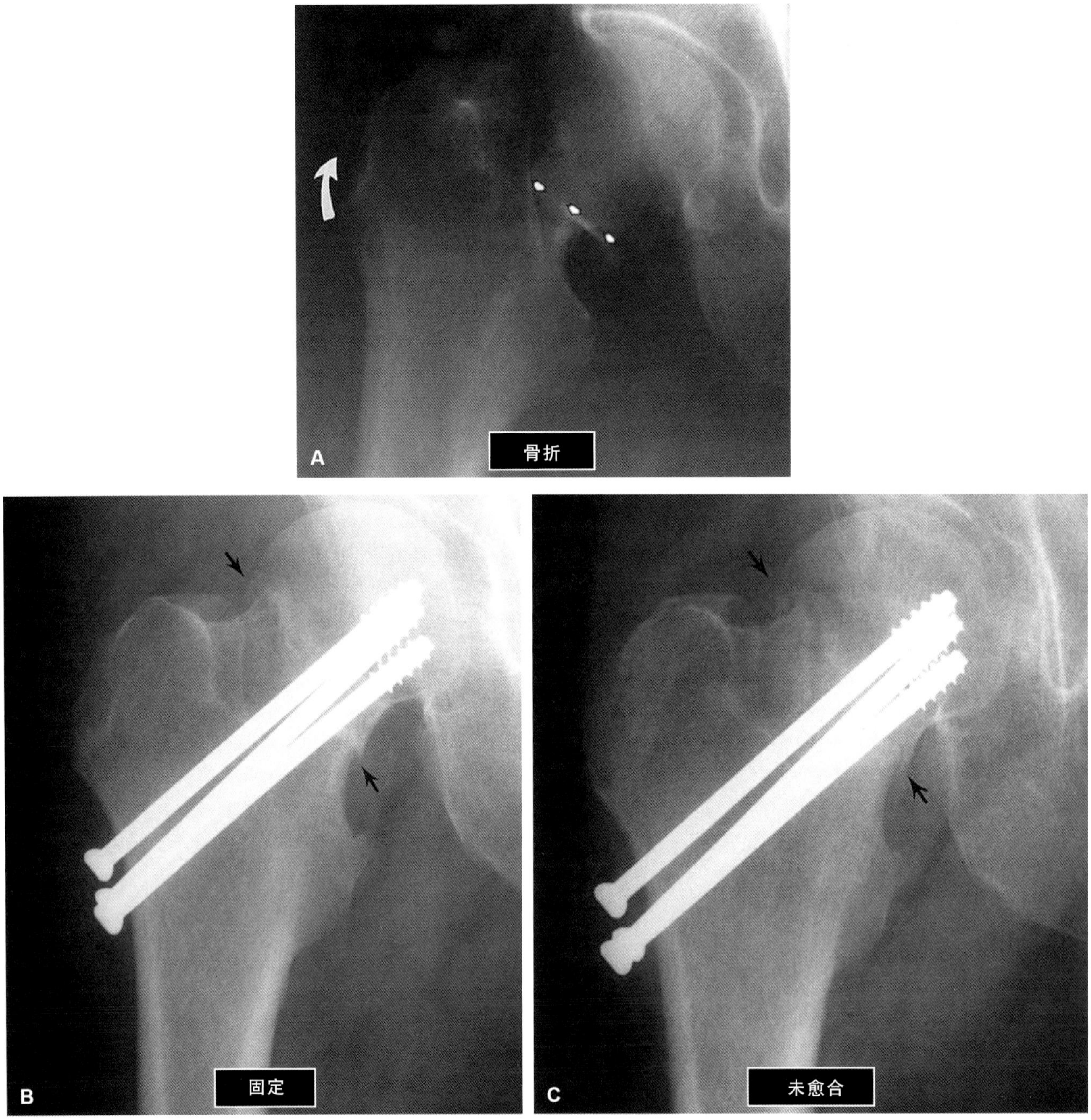

图 12-51 股骨颈骨折。当卸载家具时，这名 52 岁男性在卡车上摔倒时髋部受伤。(A)右髋前后位视图显示股骨颈完全骨折并伴有明显的位移。箭头所示为靠近骨折部位的股骨颈的边界。(B)通过用 3 枚压紧螺钉固定，获得了良好的对齐。箭头所示为断裂线的范围。(C)9 周后的随访片未显示愈合证据。骨折线呈放射状，未发现新骨生长。这种骨折延迟愈合很可能是由该区域的主要血管损伤引起的。所有囊内骨折都容易受到并发症的影响，因为旋股动脉经常伴随撕裂。可以认为，损伤时，骨折碎片位移较大导致了血管损伤严重。

等。在后髋关节脱位中，受影响的股骨头显得较小。在前脱位中，受影响的股骨头看起来更大，因为它离图像接收器较远且经过放大。可获得斜位视图，以确定骨软骨碎片的存在并评估髋臼的完整性。

通常在闭合复位后拍摄 CT 图像，以确定股骨头和关节表面的一致性，查看是否有关节内碎片，并排除股骨头和髋臼相关骨折(见图 12-47)。

并发症

在髋关节脱位后，未发生髋关节相关骨折的患者

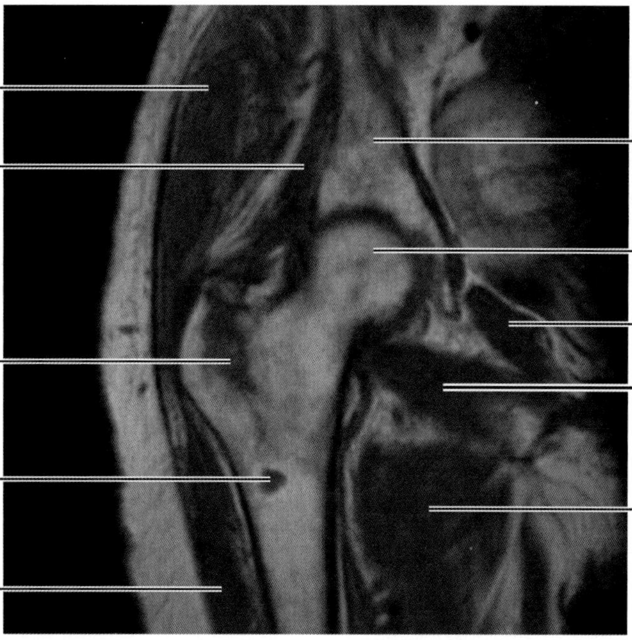

图 12–52　髋关节冠状位 T1 加权 MRI 显示转子间髋部骨折。

功能预后最好。创伤后关节炎是髋关节脱位的最常见的远期并发症,可导致疼痛和关节退行性病变。相关髋臼或股骨头骨折发病率明显提高。

缺血性坏死可能是由急性损伤、髋关节复位前长时间脱位或重复损伤引起的并发症。首次受伤后 5 年内临床症状明显。坐骨神经损伤术后髋关节脱位 10%~20%。股骨神经和动脉损伤与前脱位有关。异位骨化发生于 2%的手术患者中。血栓栓塞可进行预防性治疗。

治疗

在全身麻醉或静脉注射镇静剂的情况下，可通过纵向牵引实现闭合复位。闭合复位失败、髋臼骨折或股骨骨折需要切割或内固定时,可进行切开复位。康复为在保护下负重行走,逐步恢复关节活动范围和力量。

髋关节病变[11,47–85]

髋关节DJD

DJD 也被称为骨关节炎，是影响髋关节的最常见疾病。

病因学

髋关节 DJD 的病因可能是原发性的,发展无明确前兆,或为继发性的,与一些易感创伤或病理状况直接相关。髋关节继发性骨关节炎可能是由于多种预先存在的疾病,如骨折、Paget 病、骨骺疾病,先天性脱位、缺血性坏死或其他炎症性关节炎。

临床表现

进行性疼痛和关节运动丧失是 DJD 的临床特征。由于关节一致性的丧失以及负重时疼痛增加,行走能力受到损害。

影像学表现

髋关节 DJD 的影像学表现包括(图 12–53):

- 关节间隙变窄。
- 硬化软骨下骨。
- 骨质疏松形成。
- 囊肿或假性囊肿形成。
- 移位股骨头。

前三项在任何关节退化中都很常见。最后两项在髋关节中较为典型。

囊肿是关节软骨变性的结果。关节软骨提供的缓冲

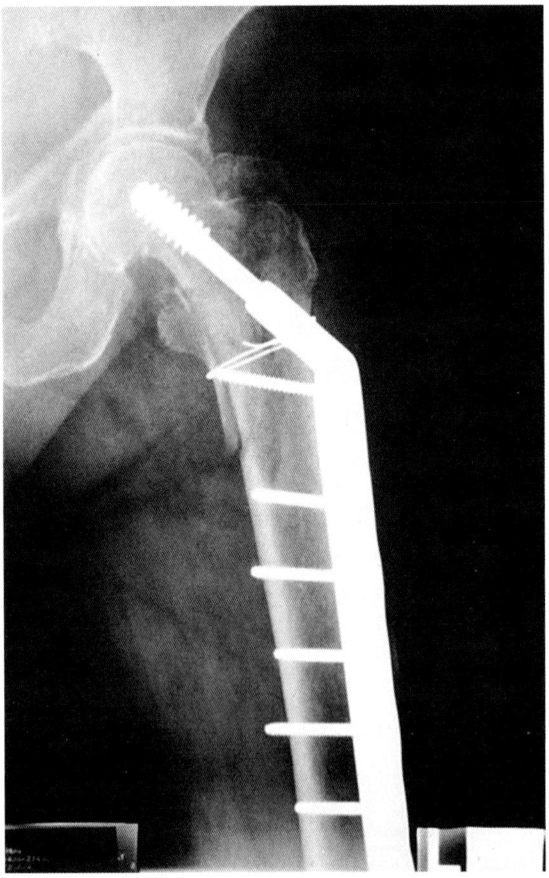

图 12-53 髋关节转子间骨折。术后影像显示骨折通过侧板和螺钉组合装置固定。骨折线明显，沿对角线延伸通过转子间区域到近端股骨轴。一些粉碎较为明显，内侧轴上有一大块碎片。软组织中肿胀密度增加。

作用的丧失导致软骨下骨微骨折，进而导致关节滑液侵入关节周围骨。结果，囊肿形成，其在图像上表现为独特的关节下透光性病变。在髋臼中，这些囊肿被称为 Egger 囊肿(见图 2-42 和图 12-30B)。

髋关节 DJD 的另一个特征是股骨头移位。关节软骨的破坏改变了股骨头和髋臼之间正常关节的一致性。表面关系改变的最常见模式是股骨头移位或相对于其正常位置迁移到上内侧。

如在受 DJD 影响的其他关节，X 线片上严重程度的明显变化并不总是与临床症状的严重程度相关。疼痛、僵硬和功能丧失可能比 X 线片上表现得更严重，相反，在 X 线片上表现严重的情况在症状上可能仅为中度。

治疗

髋关节 DJD 的保守治疗目的是减轻疼痛、恢复灵活性和力量，并根据需要，通过辅助装置恢复功能活动和行走，以使关节实现全部负重。

有必要在 DJD 严重病例中采取手术治疗，这包括楔形截骨，以改善关节的生物力学，并促进未涉及股骨头表面的承重；股骨头颈部切除；半关节成形术置换退行性股骨头；或全髋关节置换术置换退行性股骨头和退行性髋臼。髋关节表面置换是近期对关节置换的改良，可用于骨密度较好的年轻患者(图 12-54 至图 12-56)。

功能性下肢长度

手术治疗后的康复重点是恢复功能性运动范围和功能强度，还应包括功能性下肢长度的均衡。当肌肉组织收紧以获得关节稳定性时，一些外科手术可能会暂时延长下肢。这种效果通常是暂时的，下肢会在几个月内“缩短”。在一些患者中，一些外科手术确实会使下肢发生缩短。

X 线片评估是获得真实下肢长度的唯一测量方法。然而，在术后康复中，获得多张 X 线图像评估真实下肢长度并不重要。了解下肢真实长度不是治疗功能性下肢长度差异所必需的，其不是一个固定的测量值。

功能性下肢长度不仅要考虑骨骼长度，而且要考虑到当患者站立时，影响髂嵴水平的多个动态和静态因素。影响功能性下肢长度的因素可包括以下内容：

- 骨盆倾斜。
- 腰骶侧凸。
- 髋关节屈曲挛缩。
- 髋内收肌挛缩。
- 膝关节屈曲挛缩。
- 膝内翻或外翻畸形。
- 不对称脚内翻。
- 足踝 DJD。
- 膝盖 DJD。
- 对侧髋关节 DJD。
- 腰椎退行性过程。
- 膝关节或对侧髋关节置换术。

其中一些因素与退行性过程有关，其他一些可能与多年来髋关节或其他关节退行性病变的代偿机制有关。身体动力链中的无意识适应会使面部向前方，眼睛呈水平位置。髋关节重建手术会突然改变人体运动链内的固有关系。

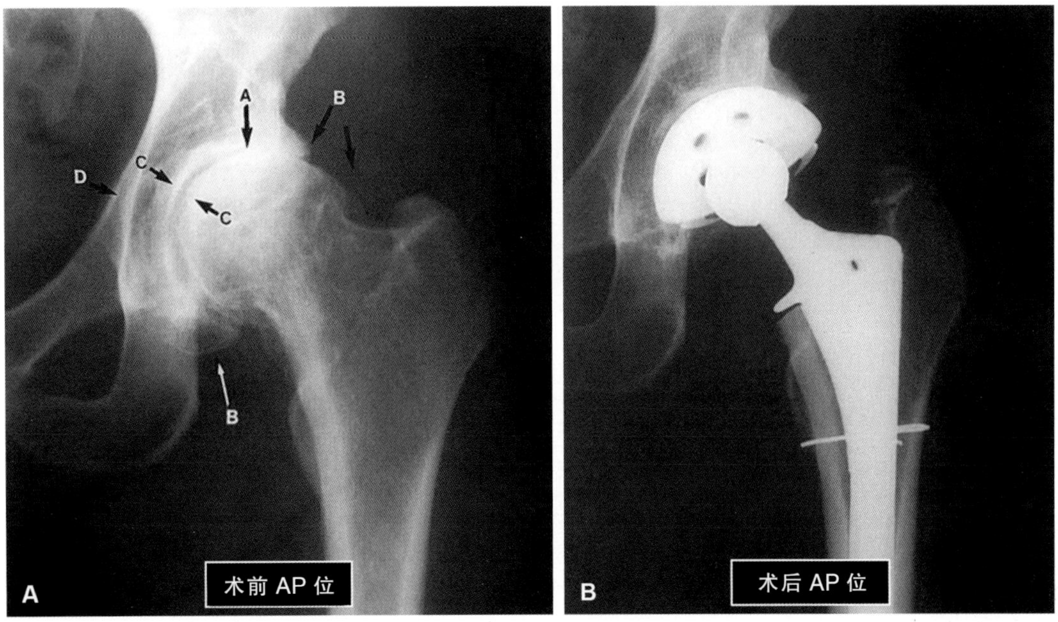

图 12-54　全髋关节置换术。(A)一名髋关节严重退行性病变的 44 岁男性的术前影像显示退行性关节病的典型迹象:A,关节间隙狭窄,股骨头移位较好;B,在髋臼和股骨头的关节边缘处形成骨赘;C,关节表面两侧软骨下骨硬化;D,髋臼突出,髋臼杯骨性突出,这是对股骨头进行性向上和向内侧移动的反应。(B)术后影像显示全髋关节置换术。关节的髋臼和股骨部分均已被切除并用假体替代。

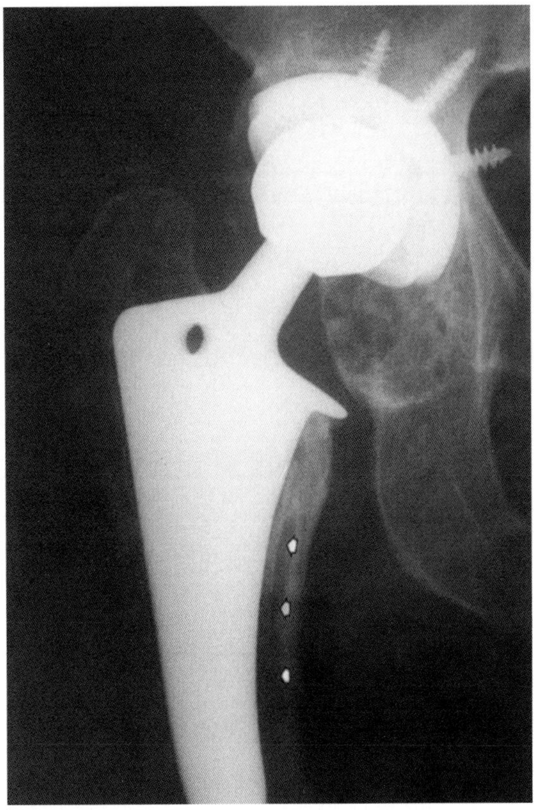

图 12-55　全髋假体松动。平行于股骨假体柄内侧的射线条纹(空心箭头所示)表示由股骨假体意外移动引起的股骨轴内空间。

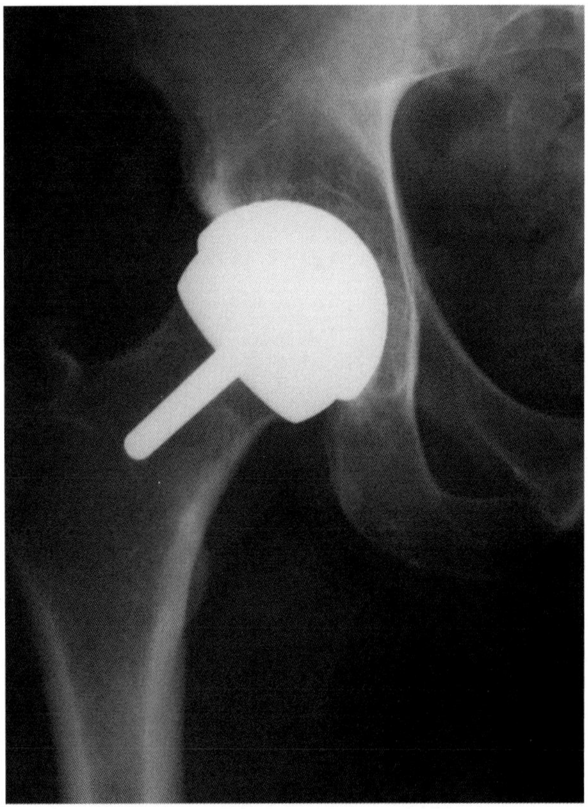

图 12-56　髋关节表面置换。常规全髋关节置换术的替代方法通常在骨密度较好的年轻患者中进行。将金属涂层覆盖于股骨头上,并将金属衬垫放入髋臼中。这种衬垫有一层涂层,用于促进骨向内生长,以进一步稳定骨骼。长期风险包括股骨颈骨折和金属对金属磨损碎片。

物理治疗或职业治疗师在站立和整个康复过程中必须评估功能性下肢长度，并进行必要的随访或调整，以获得水平的骨盆。应推迟使用永久性增高鞋垫，直到积极康复（减少挛缩、强化肌肉），以及不太可能有进一步变化时。骨盆水平不仅可增强正常步态，平衡力量，且有助于使脊柱对齐，使眼睛平行于水平线，从而消除下肢关节或脊柱对其他部位的补偿（可能较为痛苦）。

髋关节类风湿关节炎

类风湿关节炎是一种进行性全身性自身免疫性炎症性疾病，主要影响滑膜关节。该病在女性发病率较高，在年轻成人也很常见。

临床表现

类风湿关节炎的临床特征是早起关节僵硬、关节双侧对称肿胀、疼痛和功能障碍、有类风湿性结节，类风湿因子阳性，以及与类风湿关节炎一致的影像学变化。

影像学表现

髋关节类风湿关节炎的特征包括：

- 关节周围骨质疏松症，随着疾病进展范围逐渐扩大。
- 对称和同心关节间隙狭窄。
- 关节侵蚀，位于关节中央或外周。
- 附近骨骼内的滑膜囊肿。
- 关节周围肿胀和关节积液。
- 股骨头轴向移位。
- 髋臼突。

在髋关节中，骨质疏松症通常首先出现于股骨头。同心关节间隙狭窄将促使股骨头向髋臼的轴位移动，有时引起髋臼突出，髋臼扩张到骨盆中（图 12–57）。当关节表面失去最佳一致性时，关节侵蚀变得明显。股骨头的球形变形，髋臼失去杯状外观。滑膜囊肿可能位于关节附近，在髋臼或股骨头处。关节积液可能难以在 X 线片上识别，最好通过 MRI 证实。

DJD 和类风湿关节炎之间的明显区别在于类风湿关节炎修复过程较少或不存在修复过程。因此，影像学特征，如软骨硬化和骨赘形成是 DJD 的标志而非类风湿关节炎的特征。然而，X 线片也许能显示两种疾病特征，因为两种疾病可作为一个整体发生于同一关节。类风湿关节炎的缓解和恶化较为典型。先前恶化引起的破坏性变化可能引起机械性损伤，使关节易于在类风湿关节炎缓解过程中继发退行性过程。

治疗

保守治疗用以解决疼痛和残疾。药物治疗包括

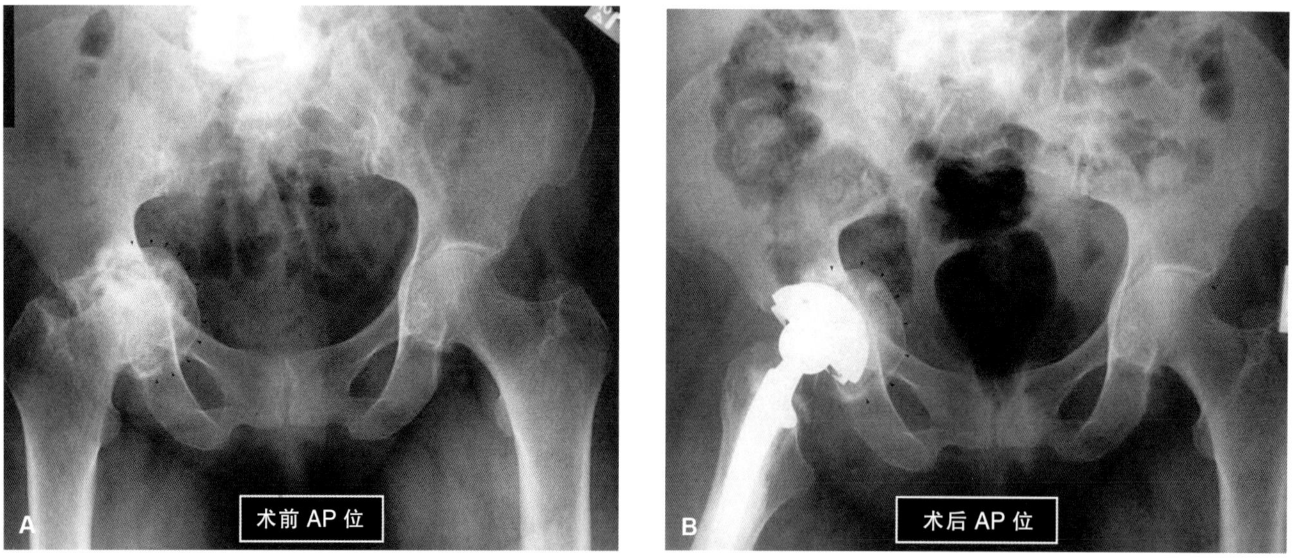

图 12–57 髋臼内陷。(A)这名 79 岁女性患有类风湿关节炎，髋关节也显示骨关节炎的特征。这两种疾病可作为一个整体发生于同一关节。此外，先前类风湿性恶化的破坏性变化可导致机械性损伤，其使关节易于在类风湿关节炎缓解过程中继发骨关节炎过程。然而，这一图像的显著特征是右髋关节的大髋臼内陷（用小黑色三角形勾画）。髋臼进入骨盆是中心关节间隙狭窄和股骨头通过骨质疏松性关节周围骨轴向移位的结果。(B)全髋关节置换术后，髋臼突出畸形仍然较为明显。

NSAID 以及皮质类固醇、金盐类和免疫抑制药物。康复专注于缓解疼痛、夹板、功能适应和辅助行走设备,以恢复力量和运动范围,并尽可能减少畸形。

先进的手术治疗是全髋关节置换术。DJD 所致的关节置换术后应进行康复。恢复功能性运动范围和力量对于无痛行走至关重要。

股骨近端缺血性坏死

股骨近端缺血性坏死(AVN)是一种复杂的疾病过程,由股骨头供血中断引起,可导致骨组织死亡。AVN 有多种不同表现。如果梗死影响骨的一部分,则称为骨软骨炎,这最常见于骨骼负重时。在儿童成长期,梗死影响整个骨盆被称为膈肌缺血性坏死,股骨近端是发生这一情况的最常见位置。

病因学

股骨头缺血性坏死的病因多样。缺血性坏死可呈特发性发展,但干扰骨骼部分血管的大多数病症可分为三类:

- 导致外部血管压迫,或骨骼附近或内部破裂的情况,如创伤、感染或类固醇给药(图 12-58)。
- 由血管壁增厚导致血管闭塞症状,如放射治疗、系统性红斑狼疮或巨细胞性动脉炎。
- 导致血栓阻塞的病例,如乙醇中毒、糖尿病或镰状细胞病。

创伤后,缺血性坏死通常与股骨颈骨折相关(图 12-59)。骨折越严重,位移越大,发生缺血性坏死的概率越大。关节的其他直接创伤,如挫伤或脱位,与缺血性坏死无关,但如果血管被撕裂或在损伤中被持续长时间压迫,则可能发展为缺血性坏死。

股骨头缺血性坏死可单侧或双侧出现。这种形式的 AVN 被称为 Legg-Calvé-Perthes 病。这种疾病主要见于男孩,发病平均年龄约为 6 岁(图 12-60)。文献将这一情况称为特发性缺血性坏死,其可能与微创、滑膜炎、感染或代谢性骨病相关。

临床表现

股骨头 AVN 的最早临床症状与滑膜炎或关节炎症反应有关。关节或下肢的非特异性隐痛常有报道。成人常表现为关节运动受限和进行性疼痛的跛脚。儿童常表现为无痛缓慢发展的跛脚。如果骨质疏松受到双向影响,可能会出现摇摆式步态。

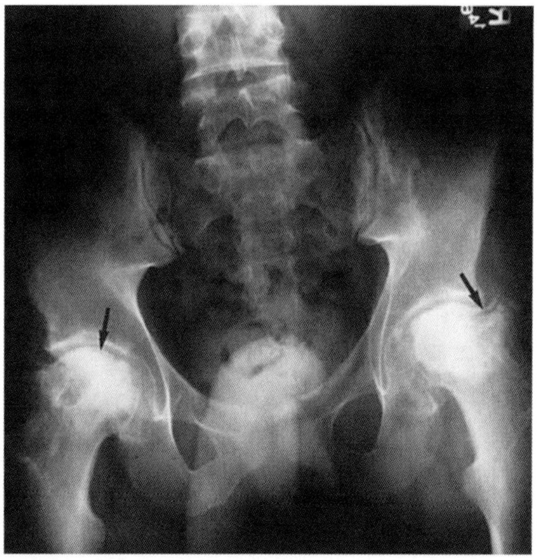

图 12-58　双侧股骨头 AVN 伴新月征。这名 38 岁男性在发展为股骨头双侧 AVN 之前已经进行了几年慢性阻塞性肺疾病类固醇的治疗。该 X 线片显示 AVN 晚期畸形。注意继发于骨骼进行性塌陷的髋关节球窝的丧失。左髋显示比右髋的畸形大。箭头所示为新月征,射线与关节表面平行,表示坏死软骨下骨的塌陷。

影像学表现

AVN 初始阶段的影像学评估可能正常并持续数周。股骨头硬化和囊肿形成是初始坏死过程和尝试愈合的特征。这些影像学特征可通过骨关节炎有正常关节间隙(不涉及坏死过程)与类似特征相鉴别。

其他影像学特征最早在损伤后 4 周出现,即新月形图像,其代表股骨头坏死性软骨下骨的塌陷(见图 12-58)。这一新月形符号与股骨头上缘平行,位于关节面下方。

在 AVN 的晚期阶段,由于结构薄弱和承重能力受损,股骨头会塌陷或变平。由于新骨试图愈合小梁的微骨折以及坏死骨髓的钙化,射线不易穿过整个股骨头和股骨颈。最终,股骨头的逐渐塌陷将改变关节表面的一致性并累及髋臼。在后期阶段,关节间隙也会受到严重影响。

放射科医师通过存在上述迹象来确定疾病的进展阶段。表 12-1 给出了股骨头缺血性坏死的影像学分期概况。

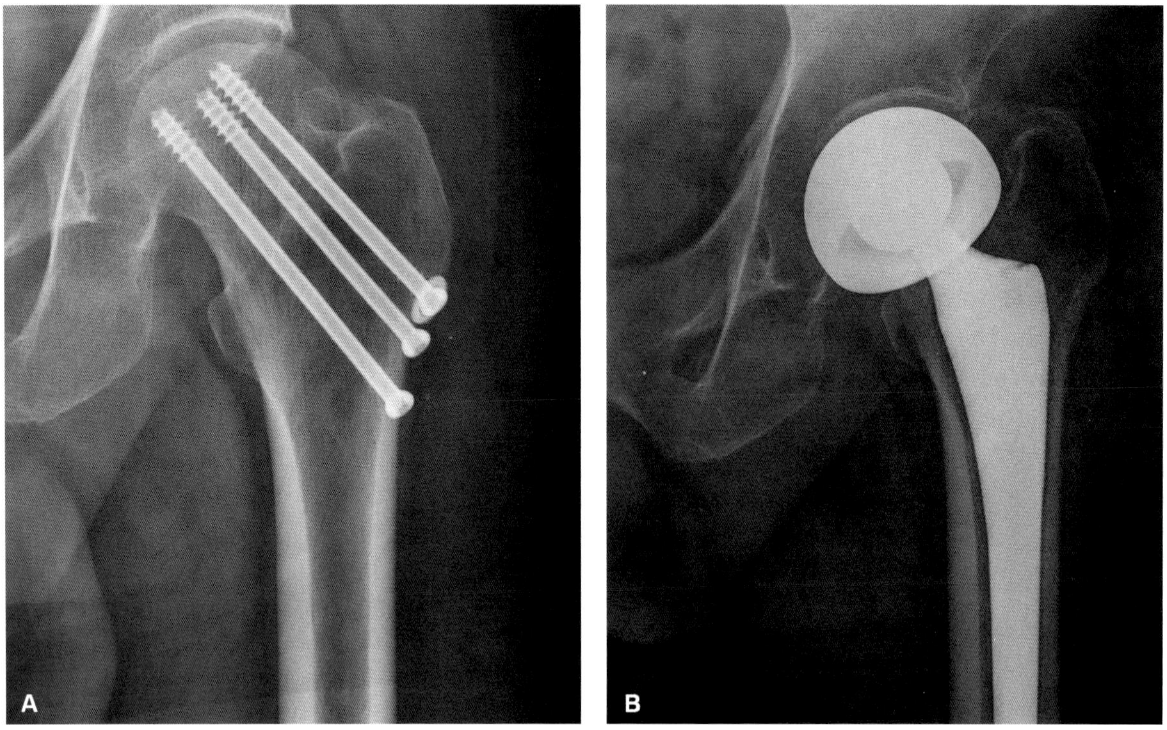

图 12-59 股骨头进展期 AVN，切除。(A)这名 72 岁男性几年前进行了髋关节固定，以固定股骨颈骨折。治疗由于血管中断而复杂化。股骨头坏死，多年来逐渐塌陷，直到髋关节不再起作用，患者行走能力严重受损。(B)切除股骨头，进行全髋关节置换术。术后图像显示髋臼杯中铰接的股骨组件。

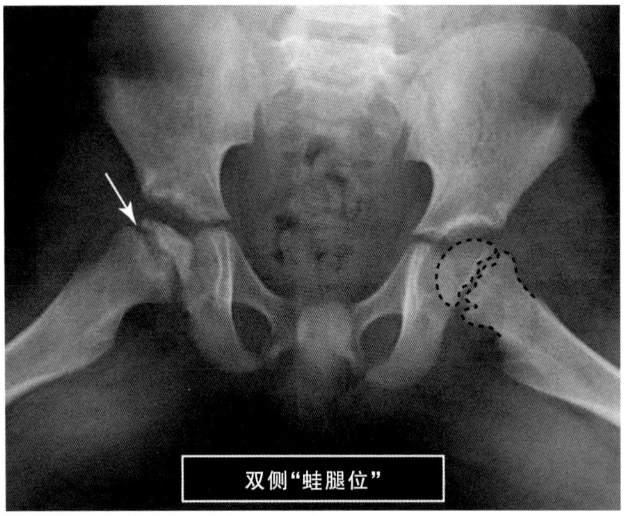

图 12-60 Legg-Calvé-Perthes 病。这名 7 岁男孩发生特发的股骨头骨骺继发性坏死。注意右侧股骨头平整但不规则(箭头所示)。左股骨头和生长板已标出，以显示正常的结构。

先进成像技术评估

放射性核素骨扫描对于识别损伤后不久的病变部位的摄取增加。然而，目前认为 MRI 是早期诊断 AVN 敏感性和特异性最合适的检查(图 12-61)。

治疗

保守治疗并成功愈合在年轻患者中常见。一般来说，年轻患者预后更好，因为他们血液供应更充分。股骨头血运重建通常采用保守治疗，包括长期避免负重、牵引、支撑和运动。

成人预后差别较大，可能需要或不需要外科手术。股骨头上 AVN 的过程和预后差异较大。如果未进行分期，从最初级的无血管到血运重建、重新分类和重塑可能需要几年时间。老年患者通常需要手术干预，包括植入股骨头，以加快血运重建。或将健康骨移植到钻孔中，以辅助修复过程。或进行内翻式截骨，以在股骨头上提供可承重的表面。或者作为最后方法，进行截骨术和关节置换术。

股骨头骨骺滑脱

股骨头骨骺滑脱(SCFE)是在儿童期或青春期期间发生的股骨近端骨骺后中下移位，其是青春期髋关节的最常见疾病。

表 12-1 股骨头缺血性坏死的影像学分期

分期	标准
0	X 线图像、骨扫描和 MRI 正常
Ⅰ	X 线图像正常、骨扫描或 MRI 异常
	A.轻度(<15%)
	B.中度(15%~30%)
	C.严重(>30%)
Ⅱ	股骨头硬化和(或)囊肿形成
	A.轻度(<15%)
	B.中度(15%~30%)
	C.严重(>30%)
Ⅲ	椎管下塌陷(新月形),无扁平化
	A.轻度(<15%)
	B.中度(15%~30%)
	C.严重(>30%)
Ⅳ	头部平坦化,无关节狭窄或髋臼受累
	A.轻度(<15%的表面和<2mm 的凹陷)
	B.中度(15%~30%的表面或 2~4mm 的凹陷)
	C.严重(>30%的表面或>4mm 的凹陷)
Ⅴ	股骨头扁平化,关节狭窄和(或)髋臼受累
	A.轻度
	B.中度(如上所述加上髋臼受累的估计)
	C.严重
Ⅵ	进行性退行性变化

From Steinberg, ME (ed.): The Hip and Its Disorders. WB Saunders, Philadelphia, 1991, p. 634.

病因学

股骨颈和股骨头交界处植骨板薄弱使得股骨头易于发生移位。这种薄弱的原因未知,但理论上与生长激素和性激素之间的不平衡有关,削弱了所有植酸酶。髋关节固有的极端剪切力和承重力使得该裂孔容易发生移位。其他病因包括创伤、肥胖、植骨板垂直、股骨近端后倾、肾性骨营养不良和身体活动。

临床表现

临床症状包括髋关节或膝关节区域疼痛、髋部运动范围受限、疼痛步态和肢体长度缩短。本病发病较为隐匿,通常与青春期生长迅速有关。这一疾病在男孩中发病率较高,肥胖和延迟成熟是两性受影响的共同

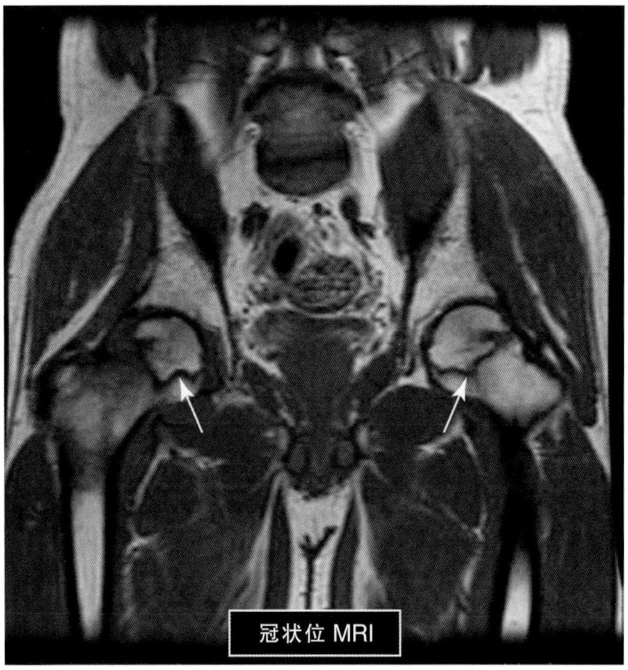

图 12-61 曾经针对系统性红斑狼疮(SLE)进行长期皮质类固醇治疗的年轻女性的股骨头双侧 AVN。髋关节冠状位 T1 加权 MRI 显示双侧低信号强度(波浪)线,右侧股骨颈处有中等信号,显示水肿。

特征。

影像学表现

影像异常与存在的滑脱量一致。前后位投影上的影像学特征包括模糊和增宽,以及骨骺相对于对侧髋部高度降低。侧向蛙腿投影较好地显示了骨骺移位量(图 12-62)。

治疗

保守治疗通常不成功,通常需要手术固定,以防进一步脱水并进行固定。原位钉扎是最常见的治疗方法。

DDH

DDH 是出生或幼儿开始行走时发现的髋关节畸形,其也被称为髋关节发育性脱位。这一病症的旧术语是先天性髋关节发育不良或先天性髋关节脱位。术语的改变是基于文献的进展,而非病因的变化。

病因学

病因包括遗传、激素或机械原因(与子宫内的胎儿位置相关)。DDH 通常影响左髋关节,在女孩中更常

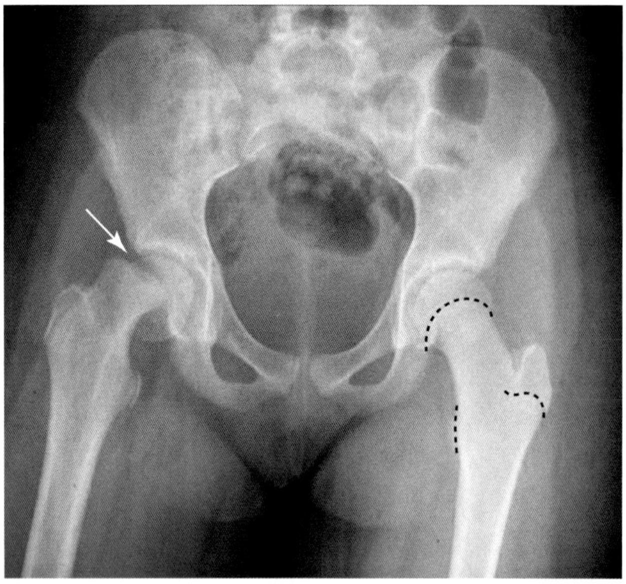

图 12-62 股骨头骨骺滑脱。一名 13 岁女孩的右侧髋关节侧位蛙腿视图显示出这种病症特征性的股骨头骨骺后中下移位。理论上认为这种移位与骺板薄弱，以及生长激素和性激素之间的不平衡有关。

见，具有家族倾向。危险因素包括头胎胎儿和臀位出生的儿童。

临床表现

本病表现多样。发育异常和脱位之间的差异在于关节畸形的数量。

DDH 在进行新生儿检查时可能较为明显。可通过 Ortolani 或 Barlowe 矫形手术，或大腿皮肤褶皱不均匀、下肢长度不均匀，以及受影响的髋关节移动性较差的身体特征显现出来。DDH 很可能较轻微，直到后来才会在临床上较明显。由于这种可能性，婴儿检查通常会重新评估髋关节。一些轻度发育不良病例甚至可能在成年之前变得明显。

影像学表现

在婴儿，股骨头不会僵化，股骨头的骨化中心直到 3~6 月龄时才出现。因此，这种疾病无法通过影像学进行可视化评估，而是通过将骨盆的骨化部分与骨性股骨轴相关联的一系列绘制线和相交角度来评估。通过这些方法，确定髋臼深度和软骨股骨头方向（图 12-63）。MRI 或超声在评估婴幼儿 DDH 方面非常有价值，通过这两项检查，可在骨化前较好地观察髋臼和股骨头畸形。

治疗

在婴幼儿期，早期诊断和治疗非常必要。在行走前，应促进正常关节发育，并应防止以后残疾造成的力量减弱（图 12-64 和图 12-65）。

新生儿治疗包括软性定位，以维持关节复位，并允许正常的关节发育。6 月龄以上患儿的治疗方案包括在麻醉下闭合复位、应用髋关节体模以保持复位、允许韧带自适应缩短并稳定关节，或外科手术，包括髋臼或转子间截骨术、内翻盂唇切除术，或内收肌腱切开术（图 12-66）。康复方法较多，包括加强、伸展、定位和功能发展。

股骨髋臼撞击伴盂唇病变

股骨头髋臼撞击为由股骨头和髋臼邻接面产生的机械性病变。纤维软骨唇膜附着在髋臼边缘，为股骨头在髋臼内的移动提供了一些结构阻力。因此，当正常关节运动受损时，其易受损伤。

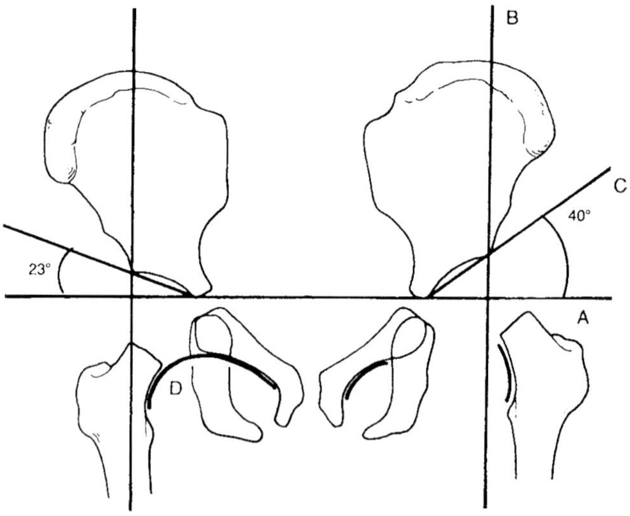

图 12-63 DDH 评估的影像学测量。水平线(A)通过髂骨、坐骨和耻骨在髋臼中心的交叉点。垂直线(B)穿过髋臼的外边界(Perkins 线)。股骨头的次级骨化中心(或不存在股骨近端的内侧干骺端喙)应位于由这些线的交点形成的内下象限内。髋臼指数(髋臼深度的测量)可通过连接髋臼内缘和外缘的线(C)来估计。由该线和线 A 形成的角度通常<30°，如左侧所示。右侧角度增加，表示髋臼发育不良。Shenton 线(D)沿股骨颈下边界和上耻骨的下边界刻画，其通常平稳且不间断。股骨头在先天性髋关节脱位中的近端位移导致线 D 的中断。

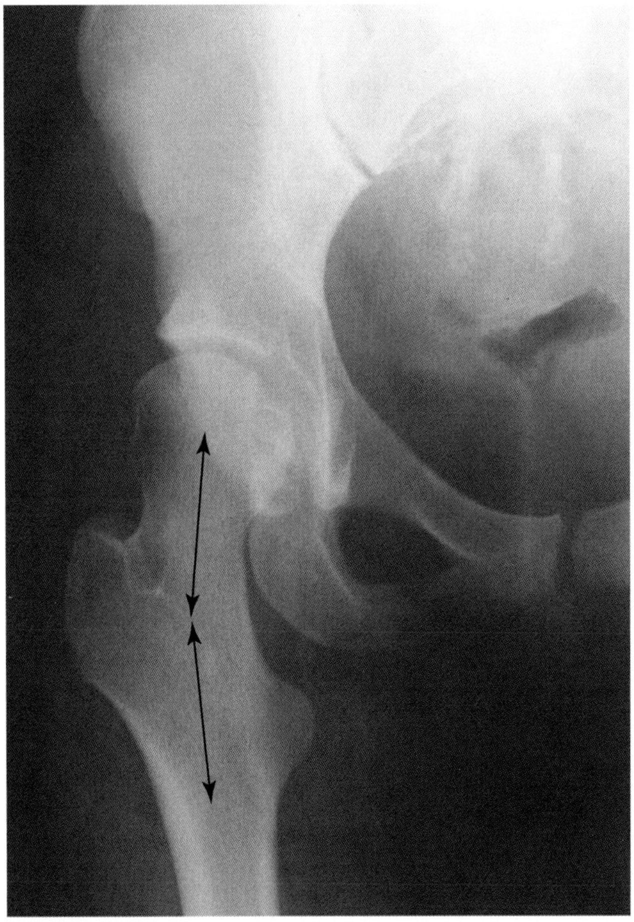

图 12-64　DDH 与髋外翻。这名 20 岁女性股骨近端髋臼构型异常。注意股骨颈与股骨干(线箭头角度为 170°)的倾斜角度异常大，被称为髋外翻。

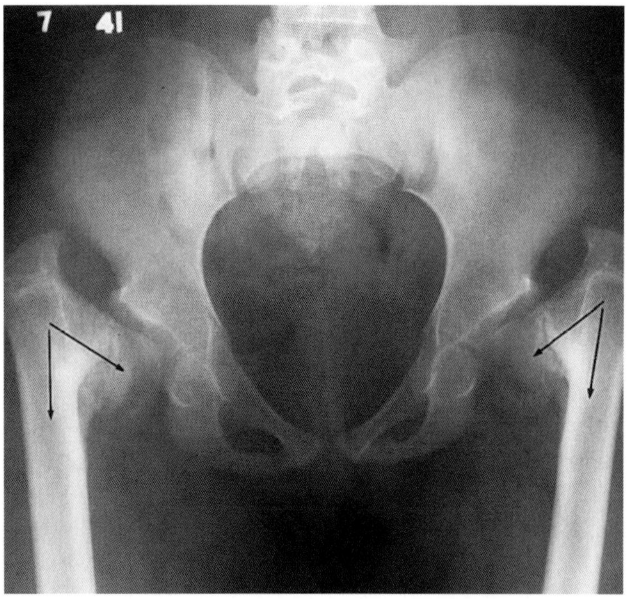

图 12-65　DDH 与髋内翻。这例年轻患者出现双侧髋臼和近端股骨结构异常。股骨头与股骨干之间倾斜角度较小(线箭头测量角度为 50°)，被称为髋内翻。

病因学

女性髋关节碰撞与改变髋关节正常骨质解剖学的易感因素相关。因素包括先前的股骨头骨骺滑脱、缺血性坏死、股骨头颈部连接结构改变、髋臼后倾或 DDH。当患者需要进行重复的极限运动范围活动，甚至当患者进行正常范围的运动时，髋关节解剖学异常将导致疼痛症状。

已描述两种类型的撞击：凸轮型撞击和钳型撞击。当股骨头颈连接处(图 12-67)偏移且股骨头无法完全清除髋臼边缘时，会发生凸轮型撞击。钳型撞击是由于髋臼对股骨头的“过度覆盖”，如髋深、髋臼突出和髋臼后倾。许多患者组合了两种类型的撞击。

临床表现

患者经常出现痉挛、咔嗒声、运动范围受限、髋关节屈曲挛缩，且大多数激发试验痛苦。当髋部被动地移动至末端屈曲、内收和内旋时，会再现前撞击。后部撞击通过髋伸展和外旋转再现。真正的髋关节锁定与唇裂高度相关。

影像学表现

应拍摄骨盆和髋部的 X 线片，以评估股骨近端解剖结构的变化，包括头颈部角度、颈-轴角度和髋臼结构。撞击的特征性表现包括股骨头颈交界处的骨质肿块。股骨头的这种异常解剖形态是“手枪式握把”畸形造成的，并且与凸轮式碰撞有关，因为股骨头无法完全清除髋臼缘。髋臼的“8 字形”或“交叉”标志代表覆盖过多的股骨头前边缘，导致钳型撞击。当前后髋臼边缘不在上方相交，而是在远端相互交叉时，可以看到这一迹象(图 12-68)。MR 关节造影是使盂唇撕裂可视化的诊断方式(图 12-69)。

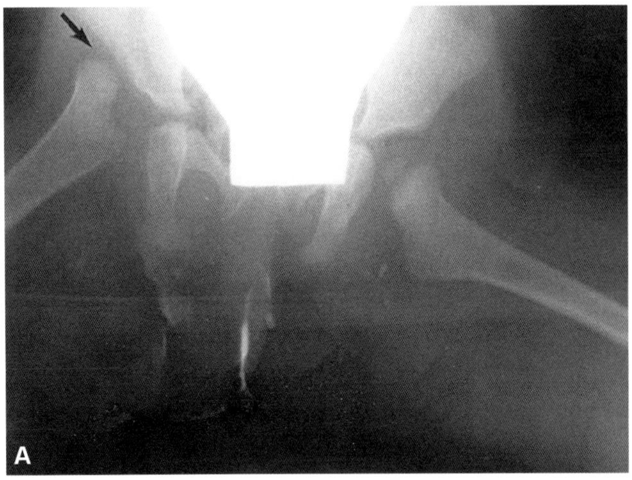

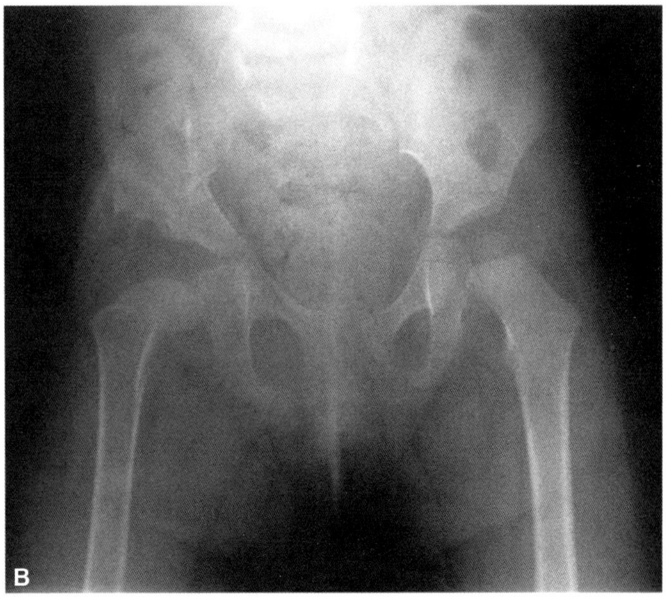

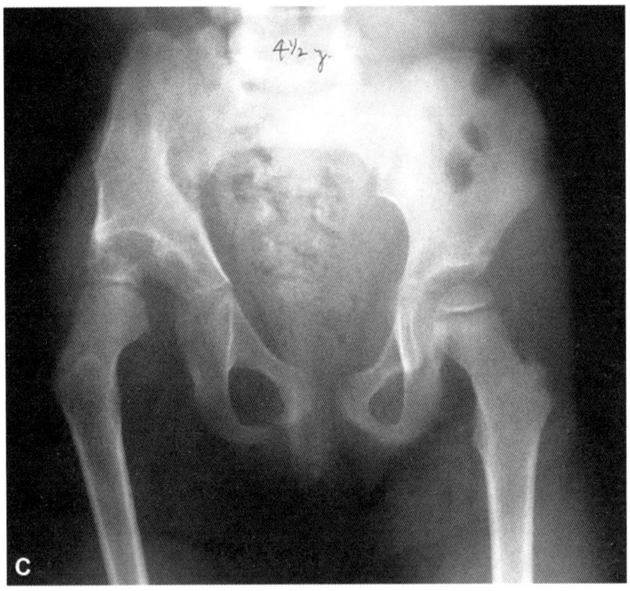

图 12-66 小儿 DDH 手术矫正。(A)箭头所示为这名 16 月龄男性患儿的髋关节先天性畸形。为了比较,请注意正常左髋关节的结构。这一影像图拍摄于术前。(B)这一影像图拍摄于 22 月龄时。患儿进行了髂骶截骨术,以创建髋臼窝。注意右侧股骨干骨骺骨化延迟。(C)患儿 4 岁半时拍摄的影像图显示了比较满意的结果。近端股骨在手术中与髋臼充分铰接,髋关节可适应所有行走活动。

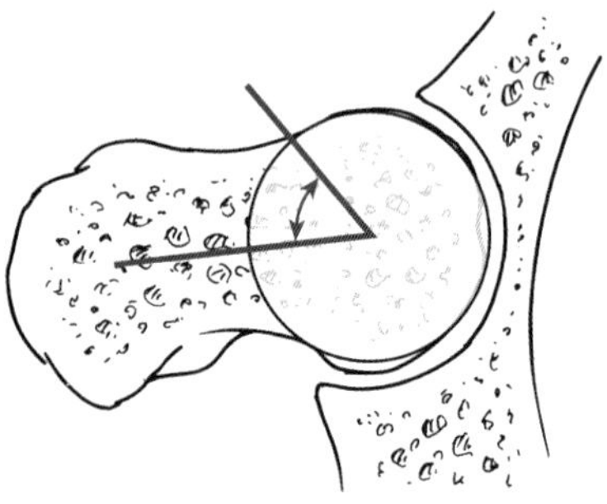

A 正常≈42°

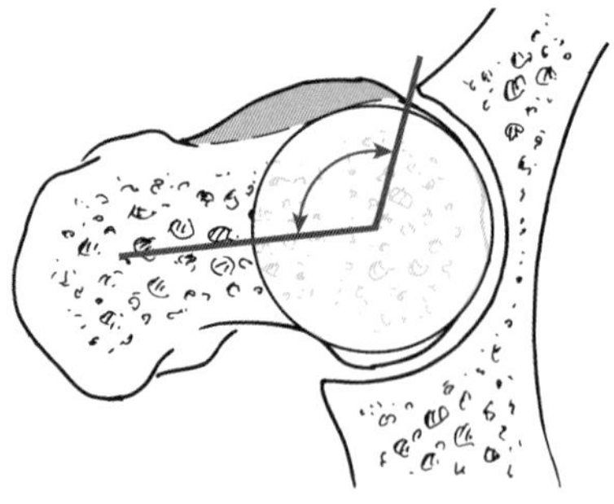

B 凸轮型

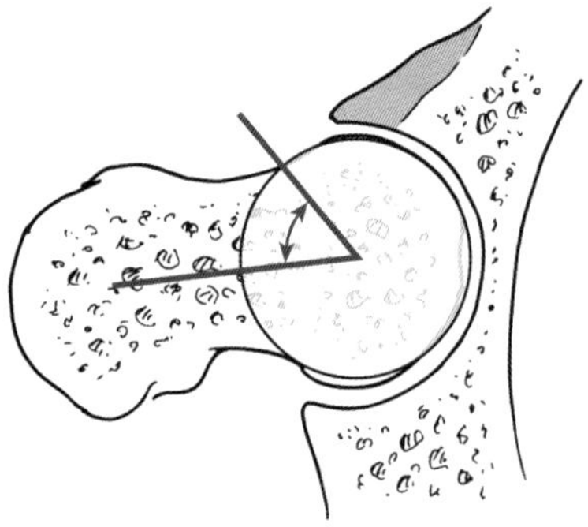

C 钳型

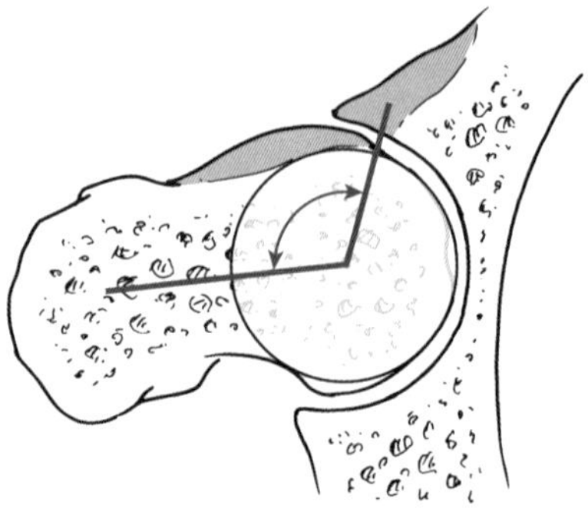

D 混合型

图 12-67 股骨头和股骨颈关系的例子。(A)α 角:一条线经股骨头中心的股骨颈轴线,另一条线为股骨头中心与股骨头圆形弧度移行为非圆形弧度点的连线,两条线相交开成 α 角。首先要在股骨头上画一个完美的圆才能找到这一点。正常 α 角约为 42°。角度越大,意味着在发生碰撞之前运动较少。(B)凸轮型股骨髋臼撞击。标志是股骨颈上的骨质肿块。(C)钳型撞击。标记是一个深度的髋臼窝,其中更多的股骨头被窝覆盖。再次,在碰撞发生之前,髋关节运动可能较少。(D)患者可能具有凸轮型撞击和钳型撞击的双重特征。

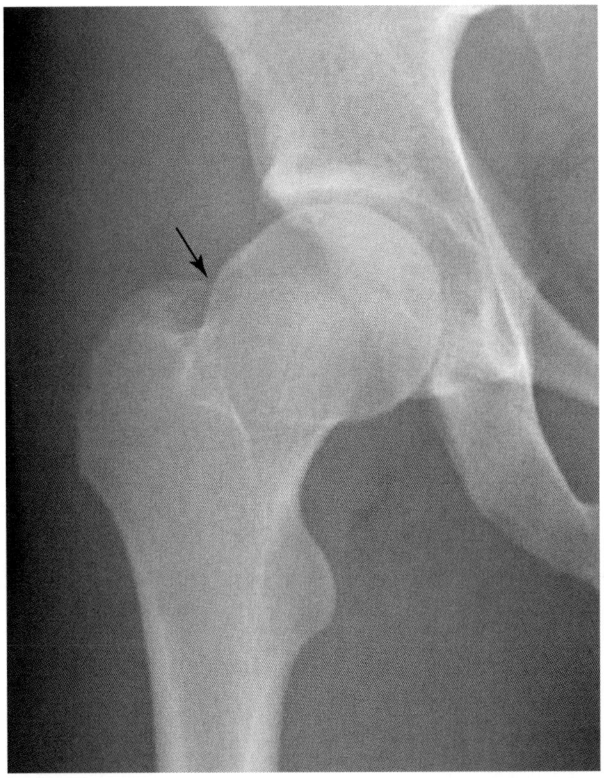

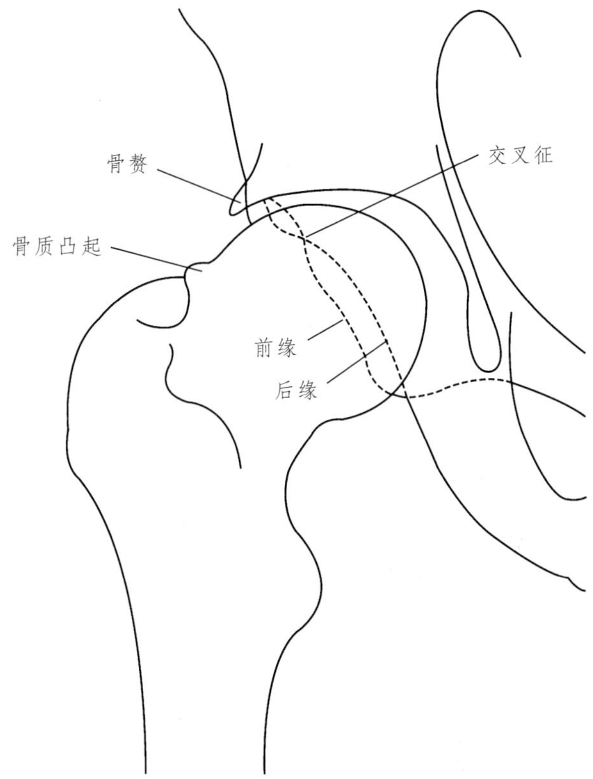

图 12–68　髋臼股骨撞击的 X 线图像。股骨头下部区域(箭头所示)的骨质凸起,而非正常的凹形股骨头颈部连接,导致形成一个凸形区域。这被称为“手枪式握把”畸形,并且与股骨头侵入髋臼的凸轮型撞击有关。“交叉”或“8 字形”符号指髋臼后倾。通常,髋臼前缘和后缘在正上方相交。在这种情况下,前缘在后缘外侧,边缘线在远处交叉。这表明股骨头由髋臼“过度覆盖”,这也是先期撞击的原因。

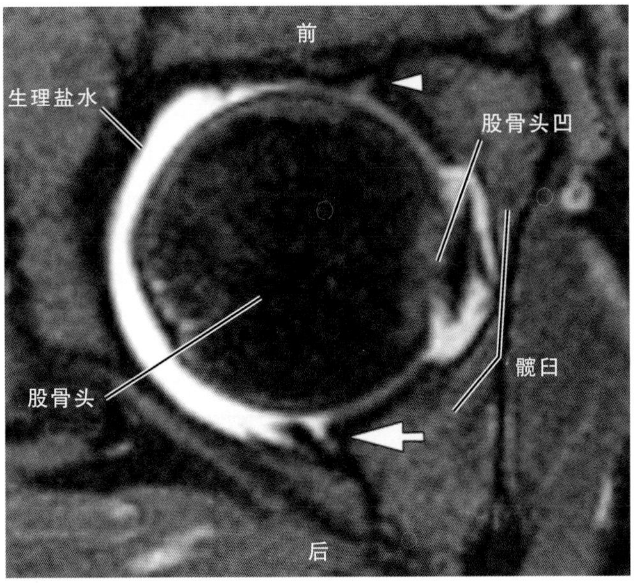

图 12–69　盂唇撕裂。髋关节轴位 MR 关节造影显示后唇从髋臼下缘(箭头所示)脱离以及正常三角形前唇(三角箭头所示)的钝化。

治疗

手术目标是恢复髋臼内股骨头正常的头颈关节偏移和间隙。这是通过在头–颈交界和(或)边缘的骨切除术实现的,使健康的唇髓组织尽可能重新回到边缘。这些手术通常是在关节镜下完成的。

有趣的是,最近的证据支持一种假设,即所谓的髋关节原发性骨关节炎实际上是继发于股骨髋臼撞击而非接触压力过度。这意味着,在主要软骨损伤需要全髋关节置换术前,可尽早行外科手术来重新恢复正常解剖,以避免股骨髋臼撞击。

要点总结

常规影像学评估

1.骨盆常规影像学评估是一种投照体位：前后位，显示整个骨盆、骶骨、尾骨、腰骶关节以及两侧髋关节。6条线表示髋臼的正常位置，分别是放射学泪滴线、髂腹线、髂胫线、髋臼前缘、髋臼后缘和髋臼顶。图像中这些线的中断可能预示骨折、脱位或病变。

2.单侧髋关节常规影像学评估包括两种投照体位：

➤前后位：可看到髋关节的正常球窝结构。正常关节一致性被破坏可能由多种病因引起，包括缺血性坏死、类风湿关节炎、退行性关节疾病和破坏性肿瘤。

➤侧向蛙腿姿势：这一视图显示了从外侧方向的股骨近端，以便在轮廓中看到小转子。股骨头在髋臼中的正确位置是通过确定髂股线、Shenton髋部线和股骨颈角来评估的。

先进成像技术评估

3.髋关节的基础CT检查从髂嵴延伸至小转子。CT检查也可限于髋关节水平，或者限制在一侧髋关节，以尽量减少辐射，这在儿科患者中尤为重要。

4.CT数据被视为轴位切片，并重新格式化为矢状面和冠状面。如果MR关节造影不可用或禁忌，可进行CT关节造影，以使髋臼唇和软骨可视化。

5.基本MRI检查从髂嵴扩展至小转子，获得轴位和矢状图像。

6.典型脉冲序列包括：

➤定义解剖结构的T1加权序列。

➤T2加权序列，以检测异常流体，从而突出病变。

7.用于评估CT和MRI的ABCDS是指解剖定位、骨密度/信号、软骨、水肿(MR)和软组织/滑膜组织中的异常。

创伤影像学

8.在低能量损伤中，获得AP骨盆视图以确定损伤部位。用于展示特定解剖结构的其他视图如下：

➤骨盆倾斜或Judet视图：这些视图用于表明髋臼柱无重叠。

➤AP轴位盆腔入口视图：此视图显示了盆腔入口。

➤AP轴位盆腔出口视图：该视图显示了上下耻骨支和坐骨。

➤近端股骨的横向(腹股沟-侧面)视图：该视图显示股骨近端的大多数骨折。

➤CT：用于评估髋臼骨折。

9.在高能量损伤中，需进行外伤检查，因为足以破坏骨盆环的力通常会导致多次相关损伤。标准创伤检查包括胸部、腹部和骨盆的AP视图和颈椎的侧视图。如果可以的话，高速CT可在TAP系列中一次性评估所有这些区域。

骨折

10.骨盆骨折大致分为稳定性骨折和不稳定性骨折，其中骨盆环上的两个或多个关节部位被破坏。

11.坐骨支骨折是稳定性骨折，占所有骨盆骨折的1/2。

12.髋臼骨折最常见于髋臼杯的后柱或后缘，且常与股骨头撞击或后脱位相关。

13.近端股骨骨折被分类为囊内骨折，通常伴有血管破裂，可能发展为缺血性坏死和囊外骨折，其中血管并发症罕见。

髋关节病变

14.髋关节DJD在X线片上被诊断为：①关节间隙狭窄；②软骨下骨硬化；③关节边缘骨赘形成；④称为Egger囊肿的射线可透囊肿；⑤继发于关节软骨丢失和关节面关系改变的股骨头上移。请注意，DJD的影像学证据可能并不总是与临床症状的严重程度相关。

15.关节置换术后的康复着力于恢复运动范围、力量和功能性下肢长度。功能性下肢长度是多种静态和动态因素的结果，会影响站立时身体的整体动力链。

16.髋关节类风湿关节炎的影像学表现为：①股骨头脱钙；②同心关节间隙狭窄；③股骨头向髋臼轴位移动，有时引起髋臼内陷；④球窝关节构造的关节侵蚀损失。由软骨下硬化和骨赘形成(DJD的标志)为标志的修复过程很少或不存在。

17.AVN是股骨头循环中断的结果。其与创伤后髋关节骨折相关，但也可特发于儿童和成人。其最早可通过MRI检测。影像学诊断在疾病进程的前几周并不是决定性的。

18.SCFE是青春期最常见的髋关节紊乱，男孩发病率较高。股骨头和股骨颈交界处的骺板薄弱使得股骨头向后侧和内侧移位。青蛙腿位投影最好地证明了位移量。

19.DDH是出生或幼年时期发现的髋关节畸形。影像学评估测量相对于骨盆和股骨轴的骨化部分的线条和相交角度。MRI或超声可使髋关节可视化。

20. 儿童髋关节的撞击描述了股骨头与髋臼的邻接引起的机械病变。标准X线片可以显示股骨近端或髋臼的解剖异常，有助于适应不良的关节动脉。MR关节造影最适合诊断相关的唇部病变。

病例分析

病例 1

股骨骨折后异位骨化

患者，男，30岁，在股骨中段骨折切开复位内固定后进行物理治疗康复。

外伤史

患者是一位坐在轿车内系了安全带的乘客，其所乘坐的轿车被一辆闯红灯的卡车从侧面撞上。患者有擦伤，有明显的股骨开放性骨折，其立即被救护车转移到最近医院的急诊室。

初始影像检查

紧急常规X线图像显示股骨中段粉碎和移位。

临床干预

患者当天在手术室进行了骨折复位。股骨通过股骨干髓内杆固定。

物理治疗

患者在住院期间开始进行物理治疗康复，并在出院后作为门诊患者继续进行。术后4周时，患者已经用拐杖进行部分负重行走。然而，患者继续主诉骨折部位有严重疼痛，且在膝关节运动时疼痛加剧。触诊骨折部位软组织表现为发热和肿胀。膝关节屈曲于70°，末端感觉僵硬。治疗师打电话给矫形外科医师，并对这些因素表示担忧，讨论了异位骨化(HO)的可能性。

其他影像检查

患者由矫形外科医师进行了重新评估，并拍摄了X线片(图12-70)，证实了围绕愈合骨折部位的异位骨化的诊断。

讨论

物理治疗师认识到，患者的康复进展受到未知因素的限制。活动范围有限、骨折部位局部发热和肿胀的临床症状，以及与此次愈合不良相关的急性疼痛可能表明有许多异常情况，包括感染和血栓性静脉炎。然而，鉴于膝关节屈曲时会激发疼痛(伸展骨化部位的软组织)，异位骨化的概率较大。此外，异位骨化的关键危险因素包括：创伤史、内固定的

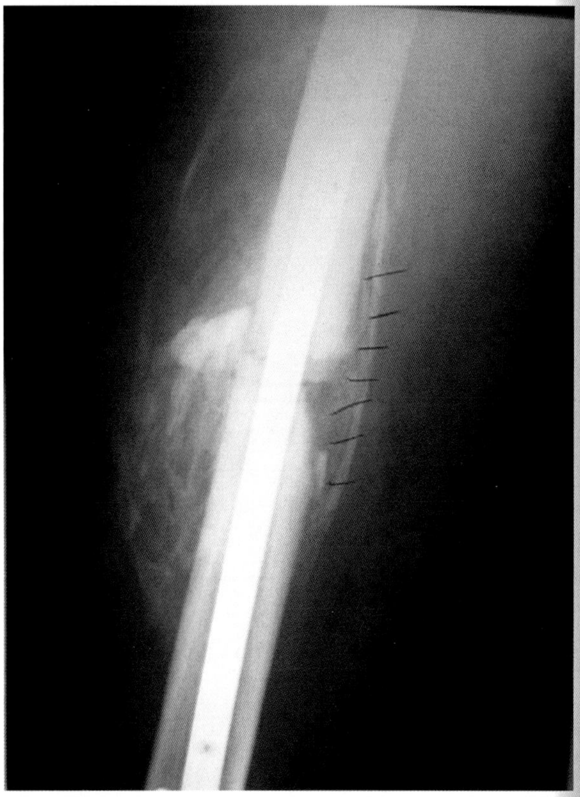

图12-70 股骨前后位X线图像显示切开复位并用髓内杆内固定4周后，骨折部位出现异位骨形成。

开放性骨折和时间(手术后时间与肿胀形成时间一致)。

康复过程受阻,物理治疗师联系医师的做法是正确的,需要影像学或实验室研究进行重新评估。

案例总结如图 12–71。

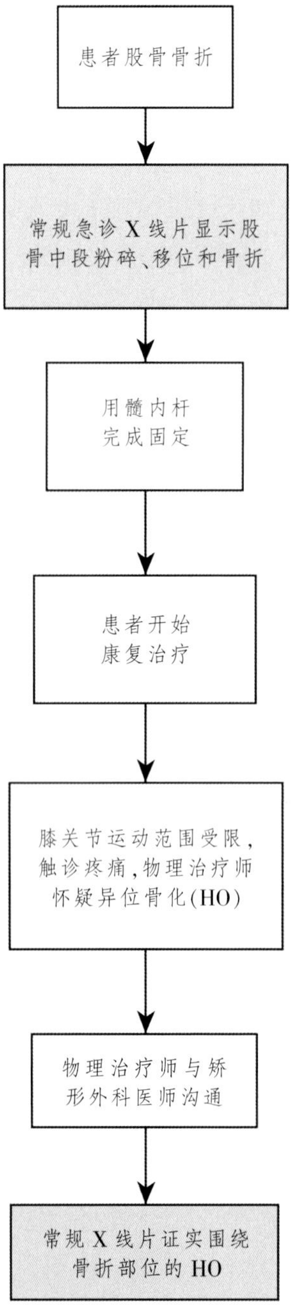

图 12–71 病例诊疗过程。影像检查突出显示。

关键思考点

异位骨化的表现分为三类:

1.骨质疏松症是一种罕见的代谢骨疾病,其特征在于骨骼肌到骨骼的进行性病变。

2.局限性骨化性肌炎是神经性损伤或烧伤后的局部软组织骨化。

3.创伤性骨化性肌炎是由肌肉的直接损伤引起的。

这是本例中异位骨化类型的特定术语。

据报道,外伤性骨化性肌炎的发病率各不相同,但并不罕见。接受开放性复位和骨折内固定的患者发病率最高。例如,超过1/2的髋部骨折患者出现骨质疏松症。如果进行开放复位和内固定,发病率超过80%。

在发生异位骨化的所有患者中,10%~20%的患者具有明显的功能缺损。物理治疗的作用是有争议的。一些学者认为,被动拉伸会导致微创伤,易发生HO,而另一些则强调拉伸对缓解关节强直有重要作用。大多数文献支持使用积极和温和的被动活动范围练习来维持关节的运动范围,并避免进行性挛缩。

常规X线片显示损伤3~5周后异位骨化的证据。骨扫描可发现早期血管增加,是最早期诊断的可靠指标。

病例2

近端股骨骨质疏松

患者,男,57 岁,由物理治疗师治疗其下背部、右髋关节和右后大腿疼痛。

外伤史

在一次物理治疗之前,患者的妻子打电话说其丈夫在走出淋浴间时滑倒在湿地板上。她说患者跌倒于右髋,伴大腿疼痛增加。治疗师告知如果患者能走路,就带其来治疗。

物理治疗

(1)患者主诉

患者主诉其腰背部及大腿疼痛增加,且大转子处有新发疼痛,否认任何其他新症状。

(2)体格检查

患者能够在没有辅助的情况下进行物理治疗,但具有以前未存在的轻微疼痛步态。和前一次检查相比,患者腰椎活动范围轻微受限。所有其他身体检查与以前的检查结果相似,仅有少数例外。患者在髋关节屈曲、外展和组合屈曲/内收的终点范围内主诉髋关节疼痛,并对大转子的触诊非常敏感。

附加成像

物理治疗师让转诊医师报告调查结果。他们一致认为新的临床症状需进行影像学检查。髋关节常规 X 线片(图 12–72)显示无骨折或其他急性损伤证据,但放射科医师的报告指出,右侧股骨近端转子间部分出现“溶解性和硬化性损伤”。放射科医师推荐进行 MRI 来确定病变的确切性质。完成 MRI(图 12–73),放射科医师得出结论,“临床可疑为近端右股骨远端骨梗死”。

结果

物理治疗师和转诊医师一致认为骨梗死可能与患者的背部或大腿症状无关,也与髋关节新发疼痛无关。患者继续接受物理治疗,其大转子疼痛约

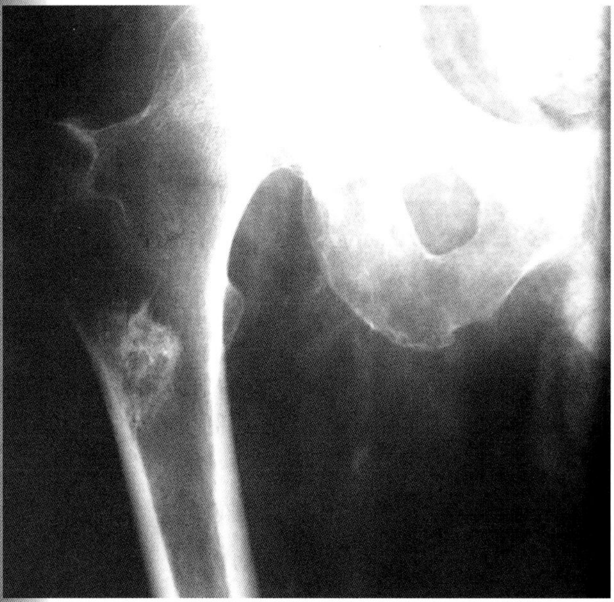

图 12–72 右股骨的前后位 X 线图像。在转子间区存在溶解性和硬化性病变。

在 1 周内解决,而以前的背部和大腿症状在接下来的 3 周内逐渐改善。

讨论

物理治疗师在这种情况下发挥了重要作用,通过与医师的快速沟通,在患者摔倒后获得其常规 X 线片。研究排除了严重急性损伤,但股骨近端的意外表现引发了新的担忧。患者和家人害怕最糟糕的情况。由于熟悉影像技术,治疗师能够更好地向患者及其家属解释报告中的内容,以帮助他们缓解焦虑,直到完成 MRI。一旦提供了 MRI 报告,治疗师再次帮助患者及其家属了解报告的内容,并将患者的治疗重点放在缓解腰痛上。

案例总结如图 12–74。

关键思考点

这个例子说明了如下几点:

1.当需进行成像的排除新事件后的重大损伤时,物理治疗师和转诊医师之间良好的配合可以加快诊断过程。

2.在这种情况下,诊断影像的偶然发现,如骨梗死并不罕见,必须被视为整个临床影像的一部分。

3.偶然发现并不能简单地被认定为是偶然的。在这种情况下,3 位专业人士之间的合作使得偶然发现得以快速确诊。

4. 物理治疗师可将掌握的影像诊断知识介绍给患者,以减轻患者对未知的恐惧。

Case studies adapted by J. Bradley Barr, PT, DPT, OCS.

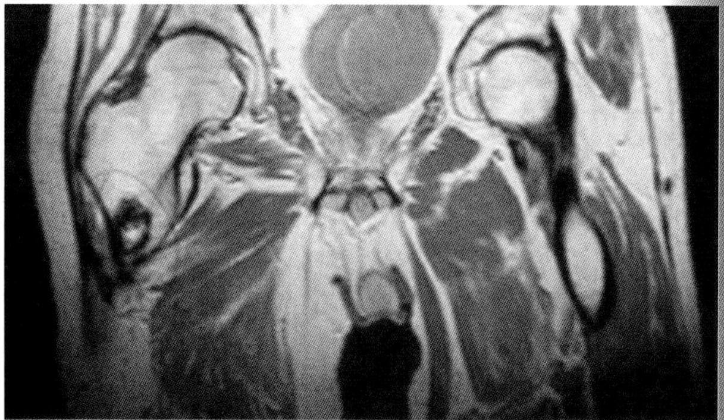

图 12–73 MRI 显示右近端股骨远端骨梗死。

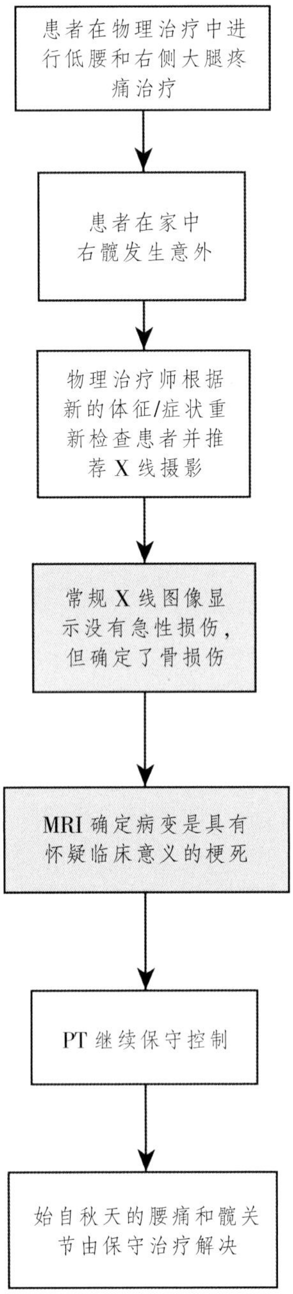

图 12–74 病例 2 诊疗过程。影像检查突出显示。

（李振芝 郁万江 连城锦 译）

参考文献

解剖

1. Netter, FH: Atlas of Human Anatomy, ed. 4. Saunders, Philadelphia, 2006.
2. Nordin, M, and Frankel, VH: Basic Biomechanics of the Musculoskeletal System, ed. 3. Lippincott Williams & Wilkins, Philadelphia, 2001.
3. Whiting, W, and Zernicke, R: Biomechanics of Musculoskeletal Injury, ed. 2. Human Kinetics, Champaign, IL, 2008.
4. Norkin, CC, and Levangie, PK: Joint Structure and Function, A Comprehensive Analysis, ed. 2. FA Davis, Philadelphia, 1992.
5. Meschan, I: An Atlas of Radiographic Anatomy. WB Saunders, Philadelphia, 1960.
6. Weber, EC, Vilensky, JA, and Carmichael, SW: Netter's Concise Radiologic Anatomy. WB Saunders, Philadelphia, 2008.
7. Carlton, R, and Adler, A: Principles of Radiographic Imaging, ed. 4. Delmar Publishers, Clifton Park, NY, 2006.

常规检查

8. Adler, A, and Carlton, R: Introduction to Radiologic Sciences and Patient Care, ed. 5. Saunders, Philadelphia, 2011.

9. ACR–SPR–SSR: Practice Guideline for the Performance of Radiography of the Extremities. 2008. Accessed May 29, 2012 at www.acr.org.
10. Weissman, B, and Sledge, C: Orthopedic Radiology. WB Saunders, Philadelphia, 1986.
11. Greenspan, A: Orthopedic Radiology: A Practical Approach, ed. 5. Lippincott Williams & Wilkins, Philadelphia, 2010.
12. Bontrager, KL: Textbook of Radiographic Positioning and Related Anatomy, ed. 7. Mosby, St. Louis, MO, 2009.
13. Fischer, HW: Radiographic Anatomy: A Working Atlas. McGraw-Hill, New York, 1988.
14. Wicke, L: Atlas of Radiographic Anatomy, ed. 5. Lea & Febiger, Malvern, PA, 1994.
15. Frank, E, Smith, B, and Long, B: Merrill's Atlas of Radiographic Positions and Radiologic Procedures, ed. 12. Elsevier Health Sciences, Philadelphia, 2011.
16. Squire, LF, and Novelline, RA: Fundamentals of Radiology, ed. 4. Harvard University Press, Cambridge, MA, 1988.
17. Novelline, RA: Squire's Fundamentals of Radiology, ed. 6, Harvard University Press, Cambridge, MA, 2004.
18. Daffner, RH: Clinical Radiology: The Essentials, ed. 3. Lippincott Williams & Wilkins, Baltimore, 2007.
19. Chew, FS: Skeletal Radiology: The Bare Bones, ed. 2. Williams & Wilkins, Philadelphia, 1997.
20. Weir, J, and Abrahams, P: An Atlas of Radiological Anatomy. Yearbook Medical, Chicago, 1978.
21. Krell, L (ed): Clark's Positioning in Radiology, Vol. 1, ed. 10. Yearbook Medical, Chicago, 1989.

先进成像技术

22. ACR–SPR–SSR Practice Guideline for the Performance and Interpretation of Magnetic Resonance Imaging (MRI) of the Hip and Pelvis for Musculoskeletal Disorders 2011. Available at www.acr.org. Accessed May 17, 2012.
23. American College of Radiology: ACR Practice Guideline for Performing and Interpreting Diagnostic Computed Tomography (CT) 2011. Available at www.acr.org. Accessed May 10, 2012.
24. Brant, WE, and Helms, CA: Fundamentals of Diagnostic Radiology. Lippincott Williams & Wilkins, Philadelphia, 2007.
25. Manaster, BJ: Diagnostic and Surgical Imaging Anatomy: Musculoskeletal. Amirsys, Salt Lake City, 2007.
26. Saenz, R: CT for the Nonradiologist. [S.l.]: Xlibris, 2011.
27. Kaplan, P, et al: Musculoskeletal MRI. Saunders, Philadelphia, 2001.
28. ACR: Appropriateness Criteria for Chronic Hip Pain, 2011. Accessed May 29, 2012 at www.acr.org.
29. ACR: Appropriateness Criteria for Avascular Necrosis of the Hip, 2009. Accessed May 29, 2012 at www.acr.org.
30. ACR: Appropriateness Criteria for Imaging After Total Hip Arthroplasty, 2003. Accessed July 22, 2008 at www.acr.org.
31. Kelley, LL, and Peterson, CM: Sectional Anatomy for Imaging Professional, ed. 2. Mosby, St. Louis, MO, 2007.
32. Lazo, DL: Fundamentals of Sectional Anatomy: An Imaging Approach. Thomson Delmar Learning, Clifton Park, NY, 2007.

创伤

33. Rockwood, CA, and Green, DP (eds): Fractures in Adults, ed. 5. Lippincott Williams & Wilkins, Philadelphia, 2002.
34. Beaty, J, and Kasar, J (eds): Rockwood and Wilkins' Fractures in Children, ed. 6. Lippincott Williams & Wilkins, Philadelphia, 2005.
35. Koval, KJ, and Zuckerman, JD: Handbook of Fractures, ed. 2. Lippincott Williams & Wilkins, Philadelphia, 2002.
36. Eiff, M, et al: Fracture Management for Primary Care. WB Saunders, Philadelphia, 2003.
37. Marchiori, DM: Clinical Imaging with Skeletal, Chest, and Abdomen Pattern Differentials. Mosby, St. Louis, MO, 1999.
38. Richardson, JK, and Iglarsh, ZA: Clinical Orthopedic Physical Therapy. WB Saunders, Philadelphia, 1994.
39. Yochum, TR, and Rowe, LJ: Essentials of Skeletal Radiology, ed. 3. Williams & Wilkins, Baltimore, 2004.
40. Ip, D: Orthopedic Traumatology: A Resident's Guide. Springer, New York, 2006.
41. McConnell, J, Eyres, R, and Nightingale, J: Interpreting Trauma Radiographs. Blackwell, Oxford, UK, 2005.
42. Berquist, TH: Imaging of Orthopedic Trauma, ed. 2. Raven Press, New York, 1989.
43. Bucholz, RW, Heckman, J, and Court-Brown, C (eds): Rockwood and Green's Fractures in Adults, ed. 6. Lippincott Williams & Wilkins, Philadelphia, 2005.
44. McCort, JJ, and Mindelzun, RE: Trauma Radiology. Churchill Livingstone, New York, 1990.
45. Drafke, MW, and Nakayama, H: Trauma and Mobile Radiography, ed. 2. FA Davis, Philadelphia, 2001.
46. Soles GL, and Ferguson TA: Fragility fractures of the pelvis. Curr Rev Musculoskelet Med May 16, 2012.

病变

47. Hauptfleisch, J, et al: A MRI classification of periprosthetic soft tissue masses (pseudotumours) associated with metal-on-metal resurfacing hip arthroplasty. Skeletal Radiol 41(2):149–155, February 2012.
48. Tsouknidas, A, et al: Fracture risk in the femoral hip region: A finite element analysis supported experimental approach. J Biomech May 28, 2012.
49. Grayson, CW, and Decker RC: Total joint arthroplasty for persons with osteoarthritis. PM R 4(5 Suppl):S97–S103, May 2012.
50. Polkowski, GG, et al: Does standing affect acetabular component inclination and version after THA? Clin Orthop Relat Res May 19, 2012.
51. Smyth, JB: Complications of hip replacement: A long page. The Physiotherapy Site, Exeter, UK, 2003. Accessed October 4, 2004 at www.thephysiotherapysite.co.uk/hip/thr_complications.html.
52. Beaty, J (ed.): Rockwood and Wilkins' Fractures in Children, ed. 5. Lippincott Williams & Wilkins, Philadelphia, 1999.
53. Hofmann, AA, et al: Minimizing leg length inequality in total hip arthroplasty: Use of preoperative templating and intraoperative x-ray. Am J Orthop 37(1):18, 2008.
54. Sathappan, SS, et al: Effect of anesthesia type on limb length discrepancy after total hip arthroplasty. J Arthrop 23(2):203, 2008.
55. Lakshmanan, P, et al: Achieving the required medial offset and limb length in total hip arthroplasty. Acta Orthop Belg 74(1):49, 2008.
56. Zheng, Z, et al: Prevention and treatment of leg length discrepancy after total hip arthroplasty. Zhongguo Xiu Fu Chong Jian Wai Ke Za Zhi 22(6):662, 2008.
57. D'Amico, M, et al: Balance lower limb loads and 3D spine modifications after total hip replacement: Effects of leg length discrepancy correction. Stud Health Technol Inform 123:409, 2006.
58. Rubash, HE, and Parvataneni, HK: The pants too short, the leg too long: Leg length inequality after THA. Orthopedics 30(9):764, 2007.
59. Murphy, SB, and Ecker, TM: Evaluation of a new leg length measurement algorithm in hip arthroplasty. Clin Orthop Relat Res 463:85, 2007.
60. Kim, RH, et al: Metal-on-metal total hip arthroplasty. J Arthrop 2008 (Epub ahead of print). Accessed August 1, 2008 at www.ncbi.nlm.gov/pubmed.
61. Amstutz, HC, and Le Duff, ML: Eleven years experience with metal-on-metal hybrid hip resurfacing: A review of 1000 conserve plus. J Arthrop 23(6 Suppl 1):36, 2008. Accessed August 1, 2008 at www.ncbi.nlm.gov/pubmed.
62. Gomez, PF, and Morcuende, MD: Early attempts at hip arthroplasty, 1700s to 1950s. Iowa Orthop J 25:25, 2005.
63. Iagnocco, A, et al: Ultrasound imaging for the rheumatologist. Ultrasonography of the hip. Clin Exp Rheumatol 24(3):229, 2006.
64. Loder, RT, et al: Slipped femoral capital epiphysis. Instr Course Lect 57:473, 2008.
65. Richolt, FA, et al: Quantitative evaluation of angular measurements on plain radiographs in patients with slipped femoral capital epyphysis: A 3-dimensional analysis of computed tomography-based computer models of 46 femora. J Pediatr Orthop 28(3):291, 2008.
66. Tins, B, Cassar-Pullicino, V, and McCall, I: The role of pre-treatment MRI in established cases of slipped femoral capital epiphysis. Eur J Radiol 70(3):570, 2009.
67. Norton, K: Developmental dyplasia of the hip. Accessed July 22, 2008 at www.emedicine.com.
68. Grissom, L, et al: Imaging in the surgical management of developmental dislocation of the hip. Clin Orthop Relat Res 466(4):791, 2008.
69. Gunay, C, Atalar, H, Doqruel, H, et al: Correlation of femoral head coverage and Graf alpha angle in infants being screened for developmental dysplasia of the hip. Int Orthop 33(3):761, 2009.
70. Stein-Zamir, C, et al: Developmental dysplasia of the hip: Risk markers, clinical screening and outcome. Pediatr Int 50(3):341, 2008.
71. Yang, S, and Cui, Q: Total hip arthroplasty in developmental dysplasia of the hip: Review of anatomy, techniques and outcomes. World J Orthop 3(5): 42–48, May 18, 2012.
72. Wang, Q, et al: Resurfacing arthroplasty for hip dysplasia: A prospective randomised study. J Bone Joint Surg Br 94(6):768–773, June 2012.
73. Cheung, JP, Chow, W, and To, M: Osteonecrosis and femoro-acetabular impingement: Sequelae of developmental dysplasia of the hip. BMJ Case Rep March 20, 2012.
74. Richards, PJ, Pattison, JM, Belcher, J, et al: A new tilt on pelvic radiographs: A pilot study. Skel Radiol 38(2):113, 2009.

75. Taunton, M: Femoroacetabular impingement. Orthopaedia 2007. Accessed August 1, 2008 at www.orthopaedia.com.
76. Matej, D, Iglič, A, and Kralj-Iglič, V: The shape of acetabular cartilage optimizes hip contact stress distribution. J Anatomy 207(1):85–91, July 2005.
77. Notzli, HP, et al: The contour of the femoral head-neck junction as a predictor for the risk of anterior impingment. J Bone Joint Surg Br 84:556–560, 2002.
78. Robert, C: AJR teaching file: Groin pain. AJR 185, September 2005.
79. Callaghan, J, et al: The Adult Hip, ed. 2. Lippincott Williams & Wilkins, Philadelphia, 2007.
80. Schilders, E, et al: Hip pain in young adults and the role of hip arthroscopy. Ortho and Trauma 23(2):128–136, April 2009.
81. Ganz, R, et al: The etiology of osteoarthritis of the hip: An integrated mechanical concept. Clin Orthop Relat Res 466(2):264, 2008.
82. Larson, CM, et al: A review of hip arthroscopy and its role in the management of adult pain. Iowa Orthop J 25:172, 2005.
83. Berkes, MB, et al: Traumatic posterior hip instability and femoroacetabular impingement in athletes. Am J Orthop (Belle Mead NJ) 41(4):166–171, April 2012.
84. Jin, W, et al: Sonographic evaluation of anterosuperior hip labral tears with magnetic resonance arthrographic and surgical correlation. J Ultrasound Med 31(3):439–447, March 2012.
85. Papalia, R, et al: Femoroacetabular impingement syndrome management: Arthroscopy or open surgery? Int Orthop 36(5):903–914, May 2012.

自测

图 A

1.识别此种投照体位。

2.根据骨盆和骨盆入口的骨骼结构，该患者是男性还是女性？

图 B

3.双侧髋关节间隙最显著的特征是什么？

4.描述股骨头相对于髋臼的位置。

5.用于描述改变髋臼构型的术语是什么？

6.退行性过程或炎症过程是否与髋关节可见的变化有关？

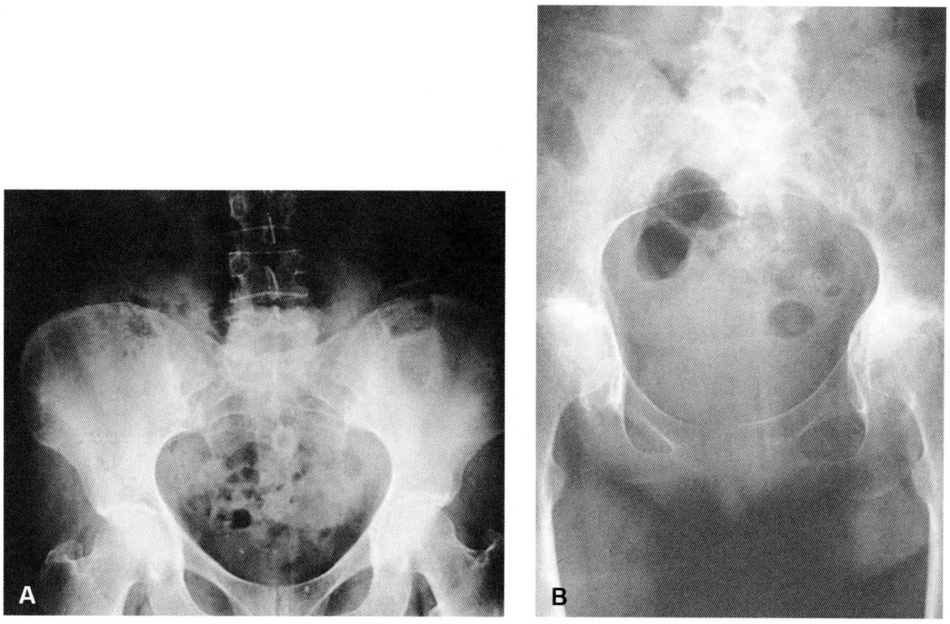

第 13 章

膝关节影像学评估

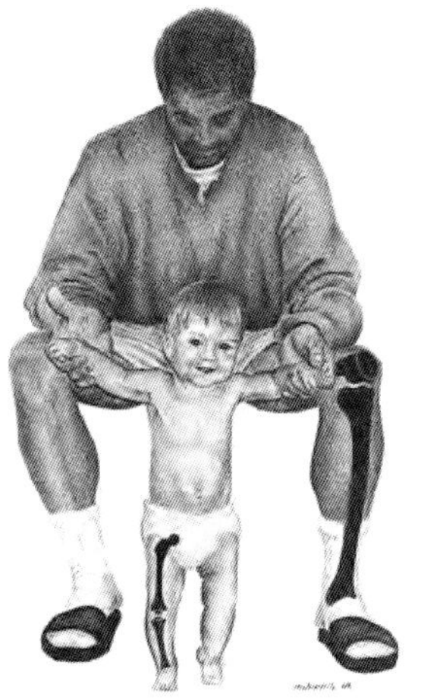

本章大纲

膝关节的临床调查和科学研究比其他任何关节都要多[1]！其中一个很可能的原因在于膝关节疾病患者众多——在美国急诊科，每年有超过 130 万人由于膝关节受伤而就诊[2]。

膝关节复杂的关节运动学使其具有很好的稳定性及能动性。这种力学配合使膝关节在承受巨大负重和传输力量的同时能够推动人体自由移动。膝关节独特的解剖结构，加之其处于身体最长的长骨之间的特殊位置，使其易于患各种损伤、创伤和其他病症。

常规影像学检查能够较好地评估膝关节。通过常规 X 线片，大多数骨折以及非创伤性疾病可明确诊断，关节内紊乱和其他软组织疾病一般可通过 MRI 确诊。

解剖学概述[3–10]

骨性解剖

膝关节，或说股胫关节，是由股骨远端及胫骨近端组成的关节，半月板使其接触面具有很好的协调性。伴随膝关节的还有由股骨前部和髌骨组成的髌股关节，以及由胫骨外侧与腓骨头组成的胫腓关节（图 13–1 和图 13–2）。

股骨远端

股骨远端可看到内侧髁和外侧髁。在前面，它们被髌骨表面分开，也被滑车沟或髁间沟分开；在后方，股骨髁被较深的髁间窝分开。内上髁和外上髁是髁突近

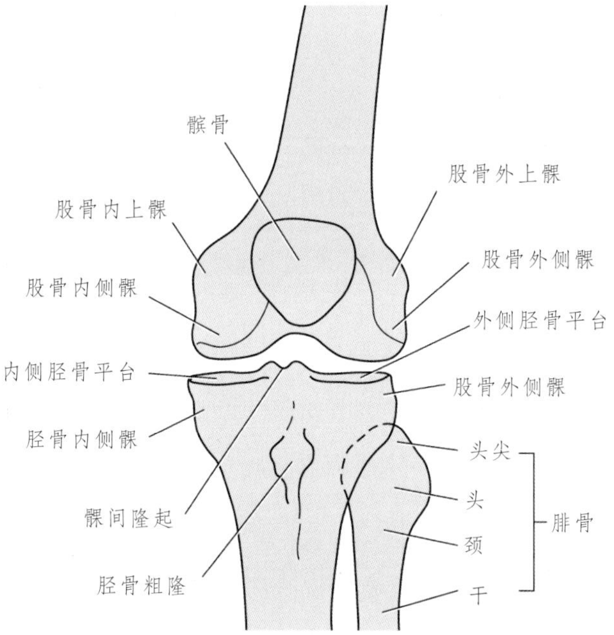

图 13–1　膝关节，前面观。

端的隆起，常作为韧带和肌肉的附着点。

髌骨

髌骨是嵌在股四头肌腱内的大籽骨。髌骨光滑的关节面有多个小平面，以便适应其在滑车内移动的力量分配机制。髌骨外前侧表面呈粗糙的凸面。宽大的上表面为底部，而其下面是尖锐的髌骨尖。

胫骨近端

胫骨近端可显示内侧髁和外侧髁，其上缘形成喇叭状的关节面，即胫骨平台。位于胫骨平台髁间的是髁间隆起，或胫骨嵴，由两个小的尖锐突出的髁间结节组成。外侧髁后下侧的一个小平面与腓骨头形成胫腓关节。胫骨近端前正中线是胫骨结节，正好在髁间棘的远端，作为髌韧带的远端附着点。从这个点远端开始是胫骨嵴。这个尖锐的嵴位于胫骨前面，一直延伸至内踝。

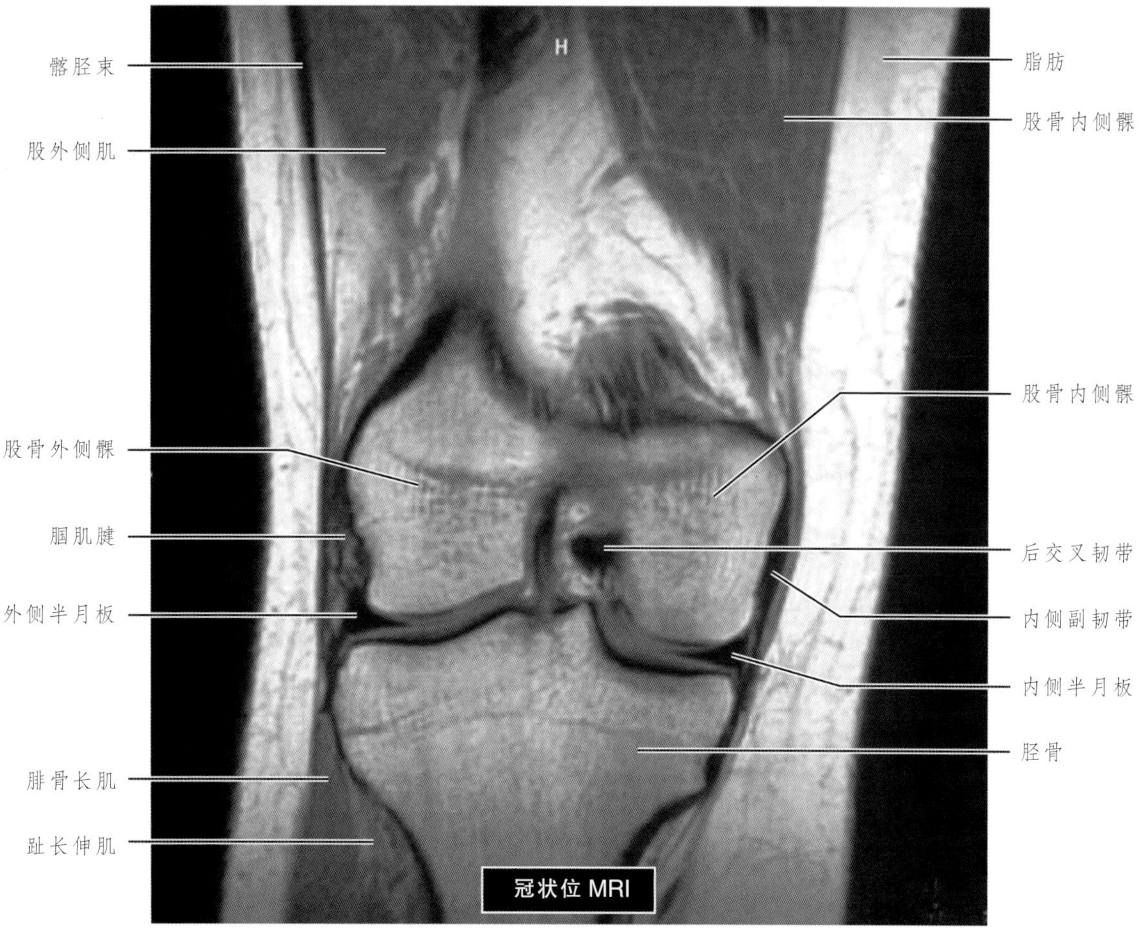

图 13–2　膝关节冠状位 T1 加权 MRI。(Image courtesy of www.medcyclopaedia.com by GE Healthcare.)

腓骨

腓骨是非承重的下肢骨。腓骨近端,即腓骨小头,与胫骨形成关节。腓骨头最上方的突出部分为胫骨尖或腓骨茎突。腓骨头下方的椎形狭窄部分为腓骨颈。腓骨细长轴端向远端延续为外踝。

韧带解剖

膝关节有四个主要的固定韧带(图 13–3):内侧副韧带、外侧副韧带、前交叉韧带以及后交叉韧带。此外,还有很多小韧带和肌肉联合起加固作用。

1.内侧副韧带,即胫侧副韧带,从股骨外上髁延伸至股骨外侧髁,直到胫骨内侧面。内侧副韧带的纤维与关节囊和内侧半月板融合一起。内侧副韧带主要对抗膝关节在屈曲或伸展时的外翻力。

2.外侧副韧带,即腓侧副韧带,从股骨内上髁延伸至腓骨头。外侧副韧带属于囊外韧带,其不与关节囊或外侧半月板融合。外侧副韧带在膝关节对抗内翻应力时起到重要作用。

3.前交叉韧带来自胫骨平台非关节区的髁间嵴前部延伸至股外侧后内侧髁。前交叉韧带完全位于关节囊的滑液内。该韧带起到限制胫骨前移的作用。

4.后交叉韧带也包含在关节囊的滑液内。其从胫骨髁间嵴后侧延伸至股骨内侧髁。后交叉韧带起限制胫骨后移的作用。

髌韧带,也被称为髌腱,从髌骨尖延伸至胫骨结节(图 13–4)。髌韧带被认为是股四头肌群的延续。

关节运动

膝关节作为一个独特的关节链接,可在矢状平面上做大幅度收缩及伸展运动。附件组织可在冠状面上进行运动。

胫股关节运动学

主动运动的正常值:0°的伸展,或 10°过伸到 145°的屈伸运动范围。膝关节屈曲时胫骨向内及向外均可达到 45°。在冠状位,外展和内收的范围受关节弯曲程度的影响,为 0~30°。

胫股关节运动原理遵循凹凸表面规则。膝关节的屈伸运动是由股骨凸面向胫骨凹面产生滚动和滑动的组合运动。关节面的具体运动形式取决于关节处于关闭还是开放的链动力学状态,以及是否发生屈曲或伸展运动。

髌股关节的生物力学

髌股关节是鞍状关节,其主要运动是沿滑车沟的滑行或移动。膝关节伸展时,髌骨位于滑车沟的最高点;当膝关节屈曲时,髌骨会沿滑车沟走行至其尾部。膝关节过伸及过屈运动之间,髌骨最远能滑行将近 7cm。膝关节伸展或是超过 90°屈曲时,髌骨的内外侧面都会与股骨接触。膝关节旋转运动>90°或做倾斜运

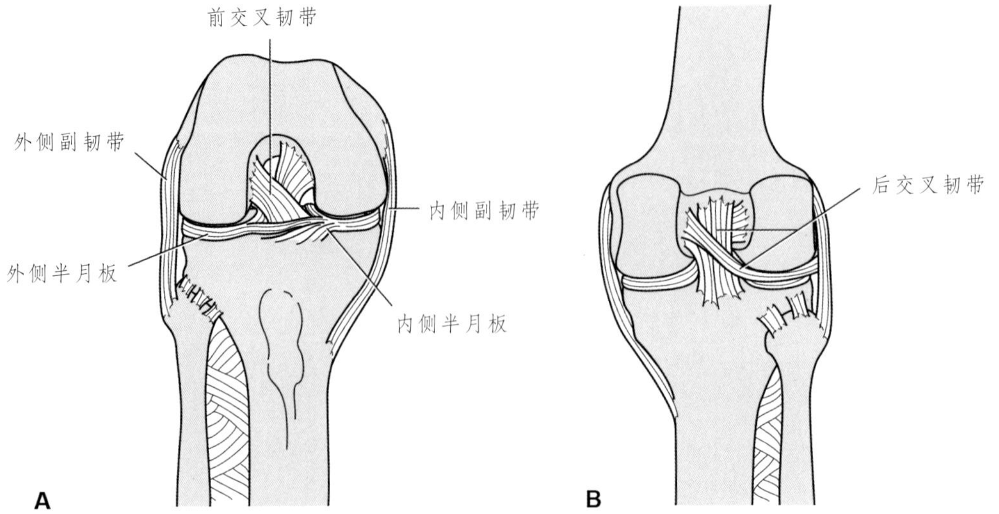

图 13–3 膝关节主要韧带:(A)前视图;(B)后视图。

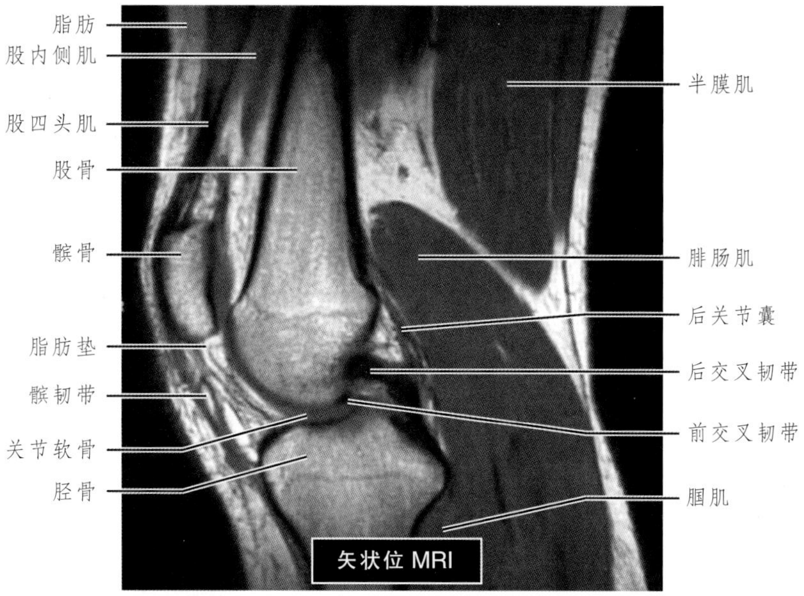

图 13–4　膝关节矢状位 T1 加权 MRI。髌骨被股四头肌包围。股四头肌远端的延续为髌韧带。(Image courtesy of www.medcyclopaedia.com by GE Healthcare.)

动时,髌骨只与股骨内侧髁接触。膝关节完全屈曲时,髌骨位于滑车沟深部。

Q 角

髌股关节力学是直接或间接由股四头肌牵拉介导的。近端(髋关节的角度)或远端(足的力度)会改变股四头肌牵拉髌骨的方向,这个角就是 Q 角(图 13–5)。Q 角是由股四头肌与髌骨交叉的延伸线及胫骨结节与髌骨的中心延伸线交叉形成。正常 Q 角约为 10°,大于此值表示髌骨运动范围不足,很可能导致不稳。髌骨本身就是延长股四头肌的杠杆力臂,使其能更广泛地分配股骨传导力。髌股关节适应不良会导致膝关节疼痛和不适。

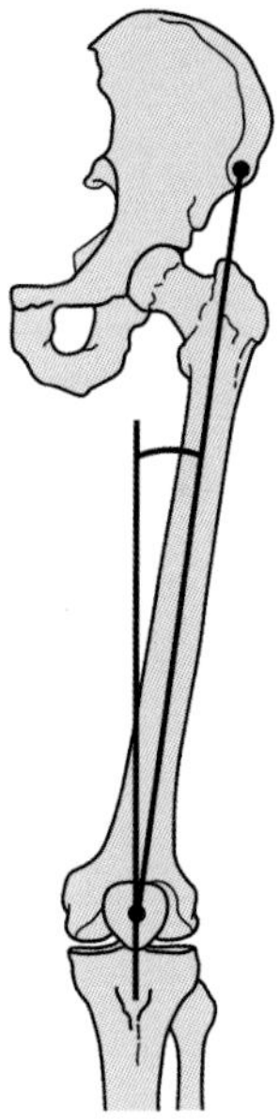

图 13–5　通过髌骨中心的垂直线与股四头肌延伸线为 Q 角,Q 角是由股四头肌与髌骨交叉的延伸线及胫骨结节的中心延伸线交叉形成的角度。

胫腓关节生物力学

近端胫腓关节是一种可移动的滑膜型关节。其在胫骨外侧髁和腓骨头之间能进行有限的运动。应注意的是远端胫腓关节不是滑膜韧带联合关节,而是下胫腓骨联合关节,这个关节只有轻微的活动度。

生长和发育

在出生时,股骨远端和胫骨近端的继发骨骺中心在 X 线图像上就能看到并且被认为是骨性结构(图 13–6)。腓骨头的继发骨骺中心约在 3 岁时出现。髌骨的二次骨化中心直到约 4 岁骨化后才能在 X 线图像上看到。每根长骨骨体都会逐渐变长,于 16~18 岁与骨骺板最终融合(图 13–7)。女性骨骺成熟一般早于男性。

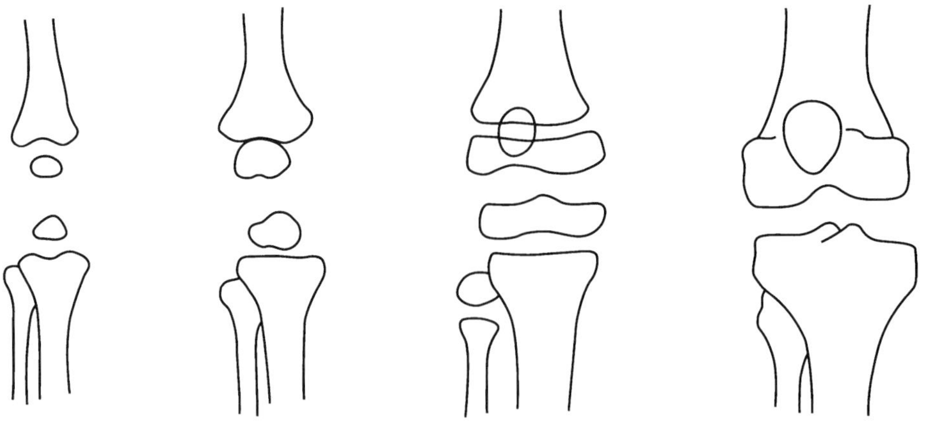

图 13-6　18 岁以内不同时期膝关节 X 线骨化中心图。(Adapted from Meschan[7],p. 218.)

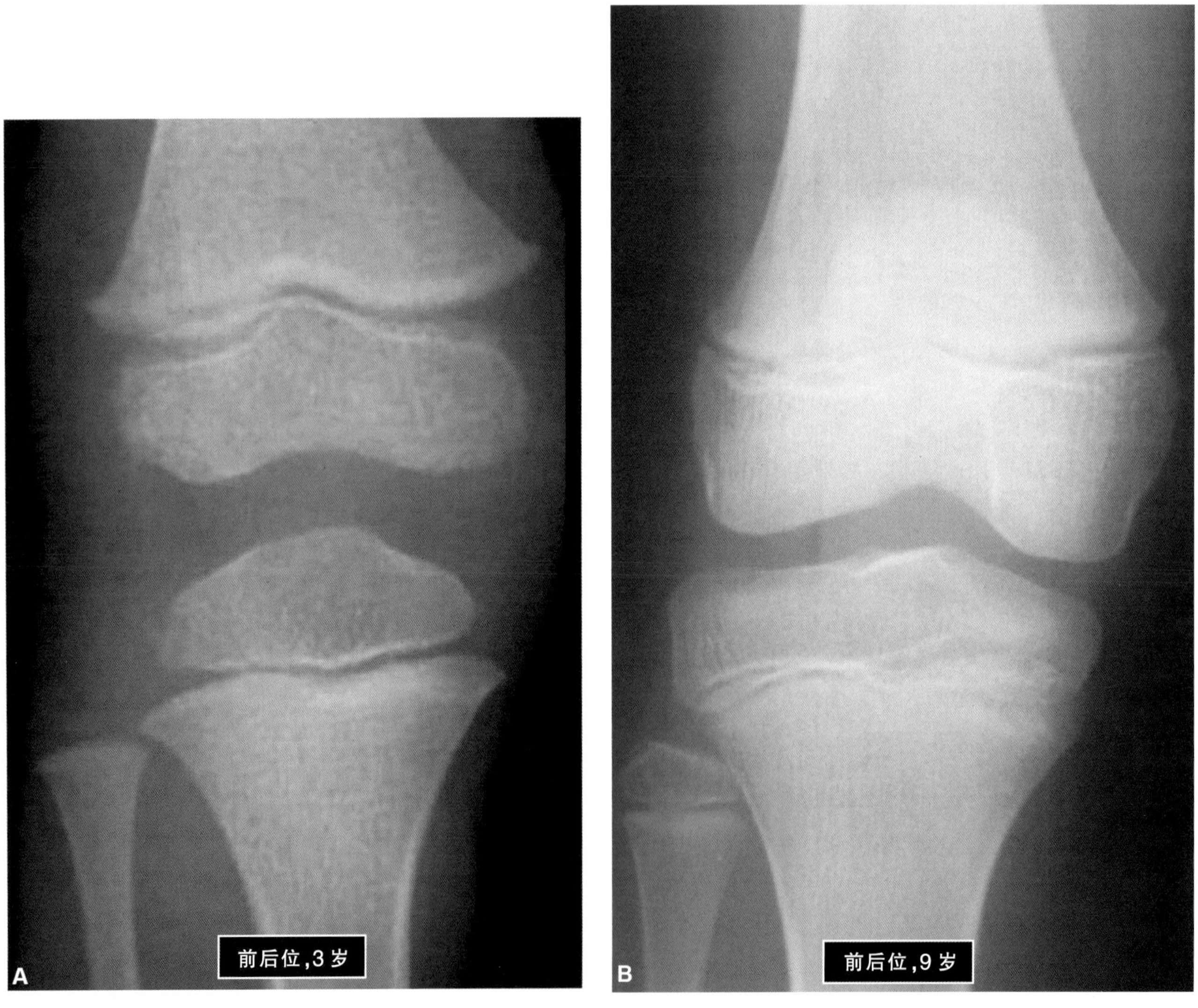

图 13-7　正常生长和发育。(A)3 岁时,股骨远端和胫骨近端的二次骨化中心存在,而腓骨头隐约可见卵石状骨化。(B)9 岁时,继发骨骺达正常成人形状。生长板"开放",由透亮线证明。(待续)

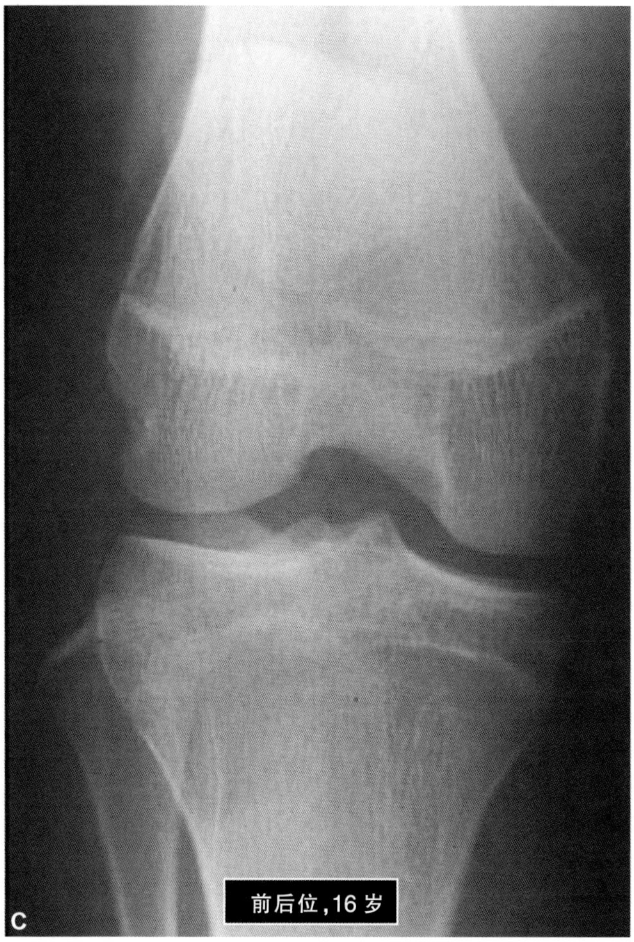

图 13-7(续)　(C)16 岁时，二次骨化中心完全消失，但生长线依然可见，特别是在腓骨近端。

常规影像学评估[11-21]

儿童和成人膝关节影像学实践指南[11]

ACR，美国最权威的影像专家协会，将以下指南作为教育工具，进而帮助从业者为患者提供适当的影像检查。

目标

膝关节影像学检查的目的是识别或排除异常并判断疾病过程。

适应证

影像学检查的适应证包括但不局限于：创伤(包括怀疑被虐待)；继发于代谢性疾病的骨性改变；系统性疾病；或营养不良性疾病；肿瘤；感染；非肿瘤性骨关节病；关节病；术前及术后随访研究；先天性疾病和生长发育障碍性疾病；血管病变；评价软组织(如疑似异物)；疼痛；其他影像学检查骨骼异常结果间的相关对照。

基本体位和影像学观察[11-21]

膝关节及髌骨最基本的检查方法是前后位及髌骨切线位。最常见的附加检查是髁间窝的负重后前轴位或斜位。

膝关节常规影像学评估

前后位

这一位置可显示股骨远端、胫骨近端、股胫关节和腓骨头。

影像学观察

重点观察：

1.髌骨叠加于股骨远端，髌骨下极(顶点)位于关节线水平(图 13-8 中的 a)，但不超过它。

2. 股胫关节腔通常包括内侧和外侧关节间隙。正常内外膝关节间隙高度相等(图 13-8 中的 b)。

3.股胫关节的胫骨平台被视为关节终点，显示为小而尖锐的平面。

4.腓骨头的内半侧叠加在胫骨上。

5. 股骨和胫骨的长轴通常是同一直线水平 (图 13-8 中的 c)。

6.正常骨与软组织的 X 线对比度很明显，骨小梁和皮质边缘清晰可见。

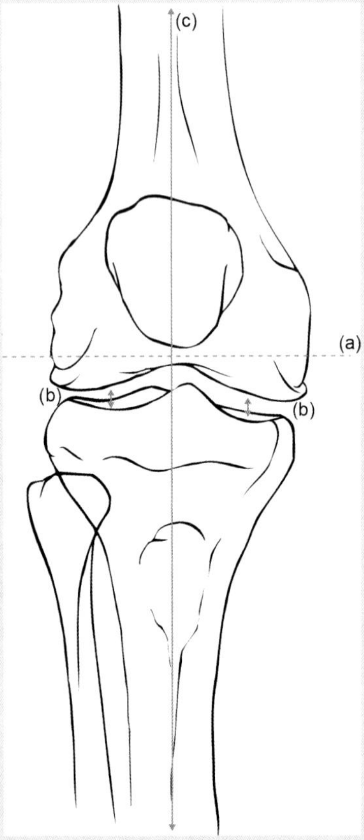

图 13-8 正常 X 线空间线图。(a)髌骨下极水平线未达关节间隙。(b)内外侧关节间隙高度一致。(c)股骨与胫骨中心在同一垂直线上。

基本投照体位

- 前后位
- 侧位
- 后前轴位，用于观察髁间窝
- 髌股关节切线位观察

X 线摄影摆位

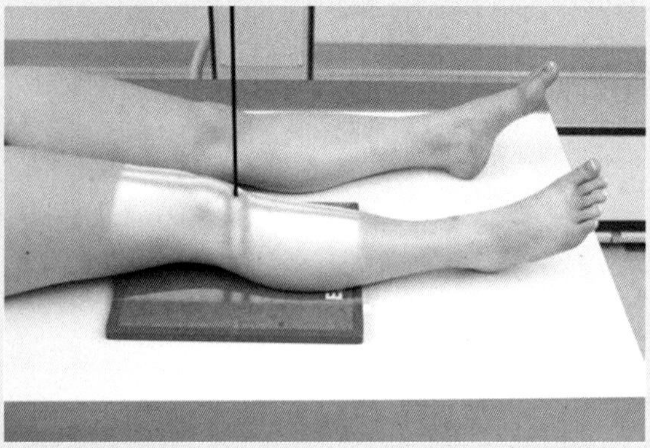

图 13-9 膝关节前后位患者体位。

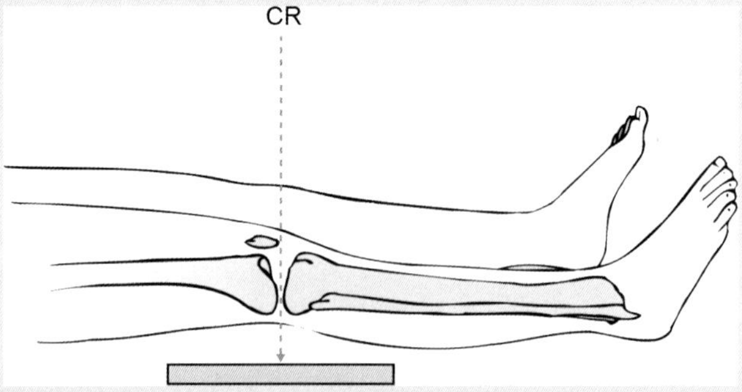

图 13-10 X 线中心垂直于髌骨下缘水平，经过股胫关节间隙。

你能看到什么？

看图 13-11，试着找出各个影像学解剖结构。使用标记笔和透明纸勾画结构轮廓，之后将所勾画的轮廓和图 13-12 的线条图以及图 13-13 的 CT 三维重建图像对比，你能找出下列这些结构吗？

- 股骨远端(找出内侧髁和外侧髁)。
- 胫骨近端(找出内髁、外髁和髁间嵴)。
- 股胫关节间隙(对比内外侧髁间隙的高度)。
- 髌骨。
- 腓骨近端(找出腓骨头、颈和体)。

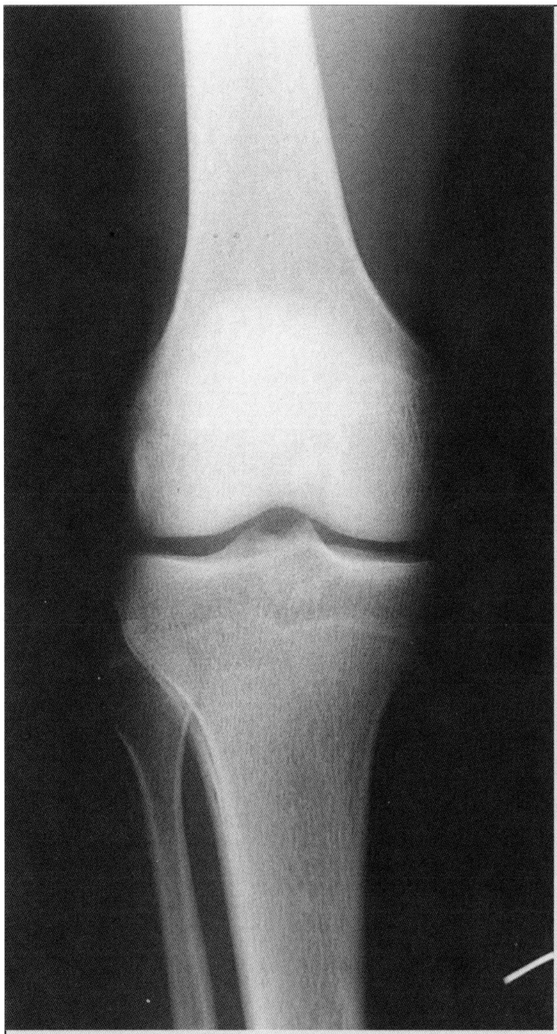

图 13–11　右膝关节前后位 X 线片。

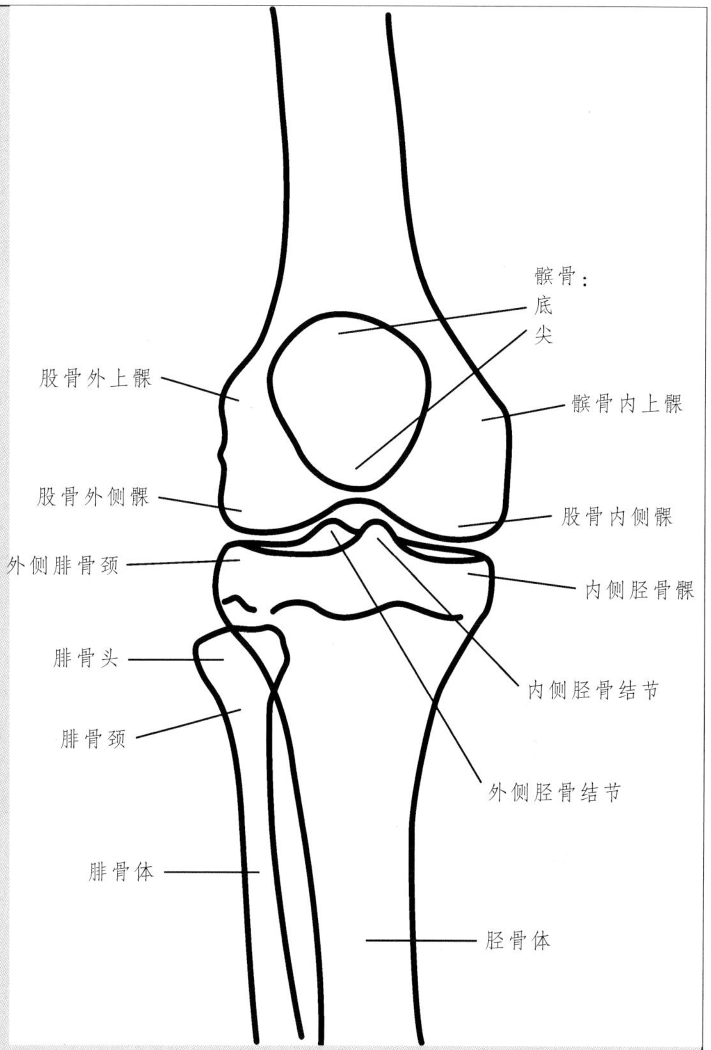

图 13–12　右膝关节前后位 X 线片线条图。

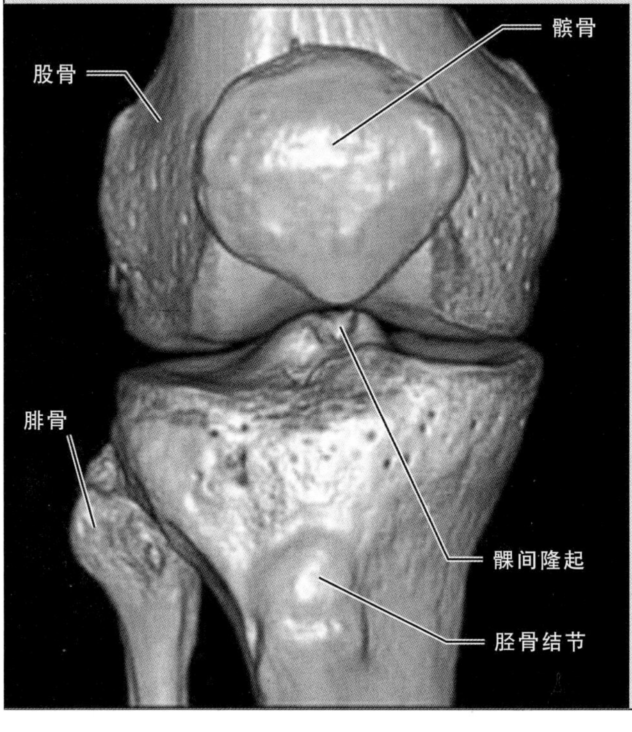

图 13–13　膝关节三维重建 CT 图。(Image courtesy of www.medcyclopaedia.com by GE Healthcare.)

膝关节常规影像学评估

侧位

这一位置主要观察髌股关节、髌上囊、股四头肌肌腱和髌腱。患者通常位于侧卧位，侧卧于被检查一侧。

影像学观察

重点观察：

1.标准侧位图像膝关节屈曲约 20°。

2.X 线束直接从内侧向外侧穿过，因此腓骨头的一部分叠加在胫骨上。

3.在实际侧位图中，股骨髁完全相互叠加。然而，放大效应会使内侧髁较外侧髁位置稍低一些。

4.胫骨内外侧髁也同样相互重叠。髁间隆突投射在胫骨平台及部分股骨髁上。

5.对髌骨与股骨之间的关系进行了研究。髌骨位置异常偏高，称为高位髌骨。髌骨位置异常偏低，称为下髌骨或下位髌骨。

6.对髌骨长度（测量从尖点到顶点，如图 13-14 中的 a）与髌韧带长度（测量从其髌骨尖部至胫骨结节附着点，如图 13-14 中的 b）也进行了研究。这一距离大致是相等的，正常变异不超过 20%。超过 20% 的变化说明髌骨位置异常。

7.正常骨骼与软组织之间的 X 线对比度较明显。骨皮质边缘及髌骨清晰可见。

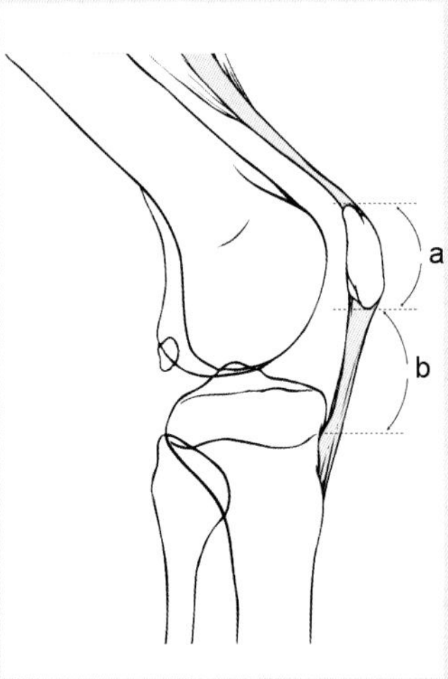

图 13-14 髌骨位置的 X 线空间关系。正常髌骨长度（a）和髌韧带长度（b）大概有 20%的误差范围。

基本投照体位

- 前后位
- 侧位
- 后前轴位，用于观察髁间窝
- 髌股关节切线位观察

X 线摄影摆位

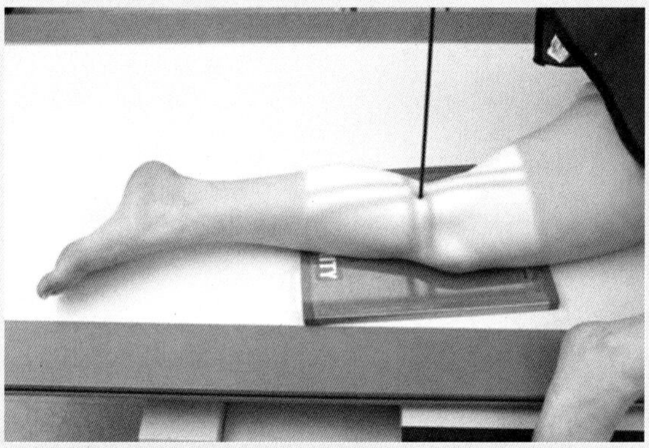

图 13-15 膝关节侧位 X 线片患者体位。

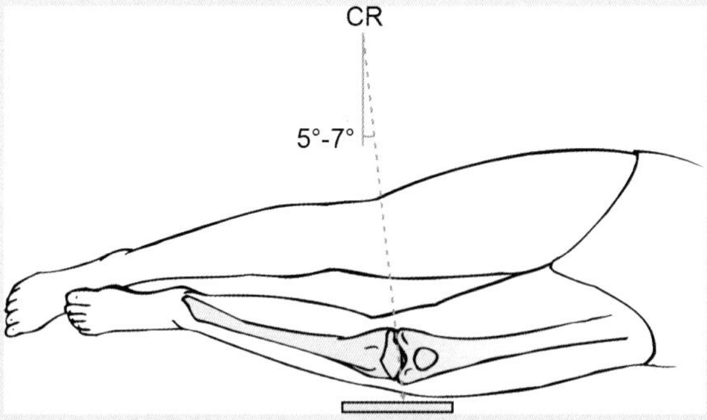

图 13-16 X 线中心线与向头部倾斜 5°~7°指向患者膝关节。这一轻微角度可防止膝关节间隙被股骨内侧髁遮挡而显示不清。

8.髌上囊正常位于股四头肌肌腱后方，呈薄而透亮的条状影。关节渗出时髌上囊扩张，且当关节损伤时，会呈现椭圆形的异常密度影。

9.多达 18%的患者可看到腓肠豆，这是一个从腓肠肌外侧嵌入关节腔后方的小籽骨。出现时，其在后部软组织内成像为一个小的椭圆形密度影。在关节积液或炎症的异常情况下，其可能会发生移位。

你能看到什么？

看图 13-17，试着找出各个影像学解剖结构。使用标记笔和透明纸勾画结构轮廓，之后将所勾画的轮廓和图 13-18 的线条图以及图 13-19 T1 加权 MRI 对比，你能找出下列这些结构吗？

- 股骨远端（找出内侧髁和外侧髁）。
- 胫骨近端（找出胫骨平台、关节间隙及髁间嵴）。
- 腓骨近端（找出头、颈和体）。
- 髌骨（测量并比较髌骨和髌韧带的长度）。

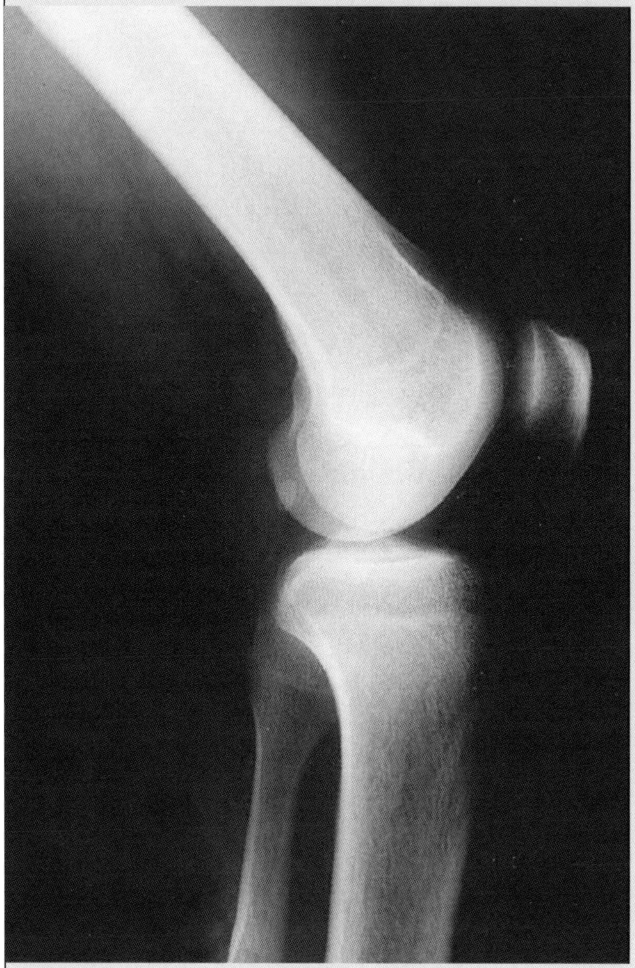

图 13-17 膝关节侧位 X 线片。

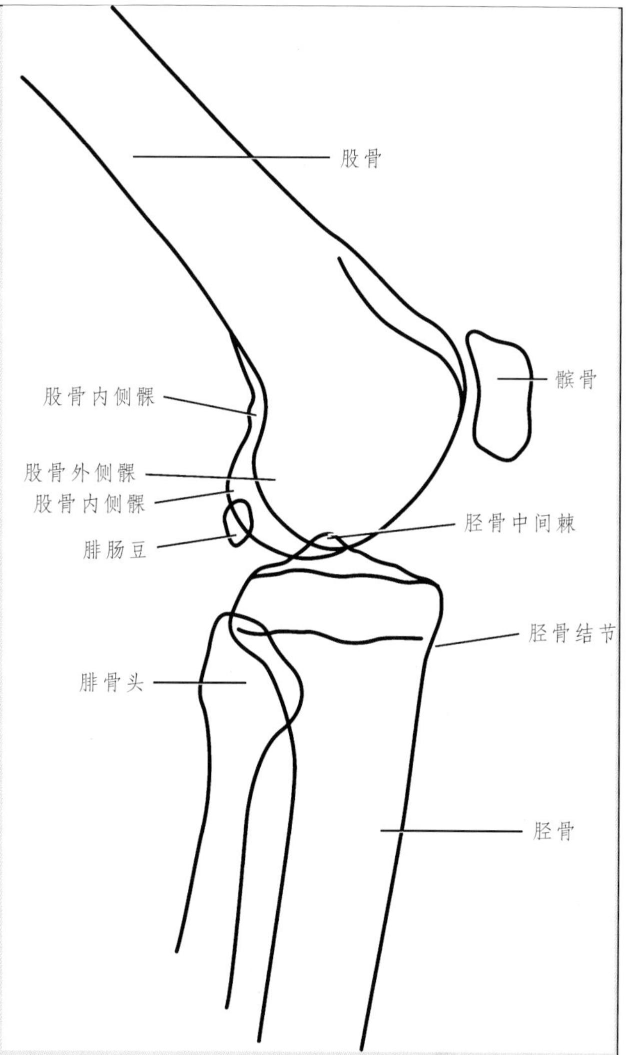

图 13-18 膝关节侧位 X 线片线条图。

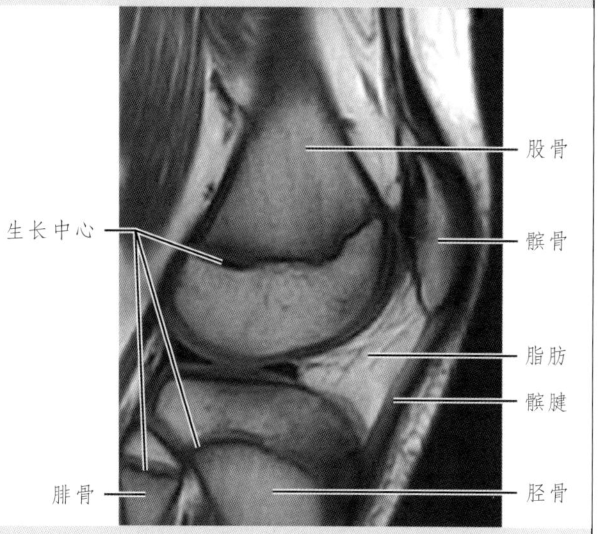

图 13-19 膝关节矢状位 T1 加权 MRI。

膝关节常规影像学评估

髁间窝后前轴位“隧道”视图

这一位置可观察到髁间窝、股骨和胫骨髁后部、胫骨髁间嵴以及胫骨平台。在常规检查中，这一视图通常可检查关节游离体，评估可能的骨软骨缺损，并观察任意的胫骨关节间隙狭窄。它往往于患者站立位时用于评估骨性关节炎。

影像学观察

重点观察：

1.患者俯卧，膝关节屈曲约40°。X线从后向前进入。

2. 髁间窝的正常外观与隧道入口（图13-20）相似，因此这一投影也叫作“隧道视野”。

3.髌骨叠加在股骨远端后方。

4.髁间窝开放且表面清晰。

5.胫骨关节面部分可见。

6.腓骨头部分叠加于胫骨近端。

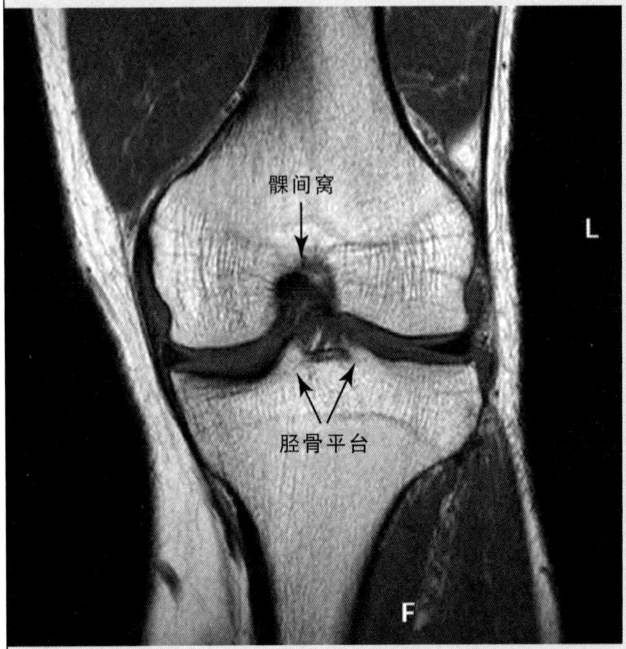

图13-20 冠状位T1加权MRI显示髁间窝隧道样病变。

基本投照体位

- 前后位
- 侧位
- 后前轴位，用于观察髁间窝
- 髌股关节切线位观察

X线摄影摆位

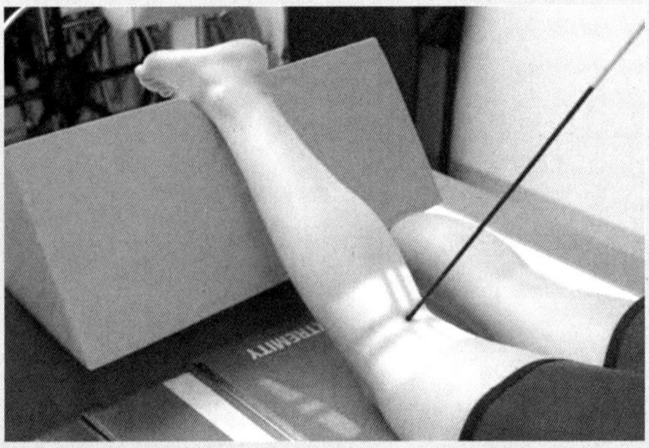

图13-21 膝关节髁间窝轴位患者体位。

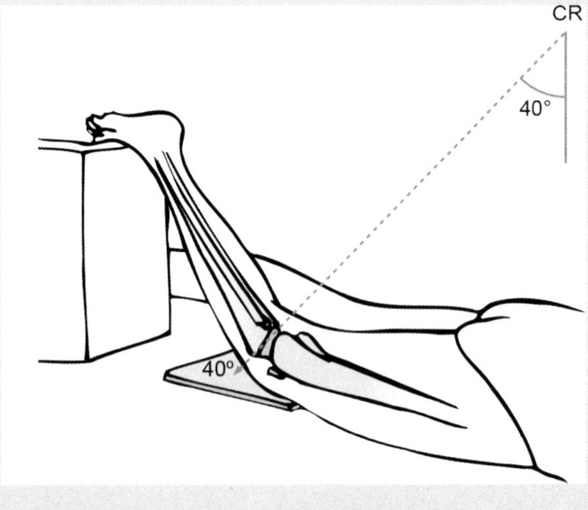

图13-22 射线中心与水平线呈40°夹角通过关节。

你能看到什么？

看图13-23，试着找出各个影像学解剖结构。使用标记笔和透明纸勾画结构轮廓，之后将所勾画的轮廓和图13-24的线条图对比，你能找出下列这些结构吗？

- 股骨远端（找出内侧和外侧髁以及髁间窝）。
- 胫骨近端（找出内侧和外侧髁、髁间嵴）。
- 腓骨。
- 重叠于股骨后方的髌骨。

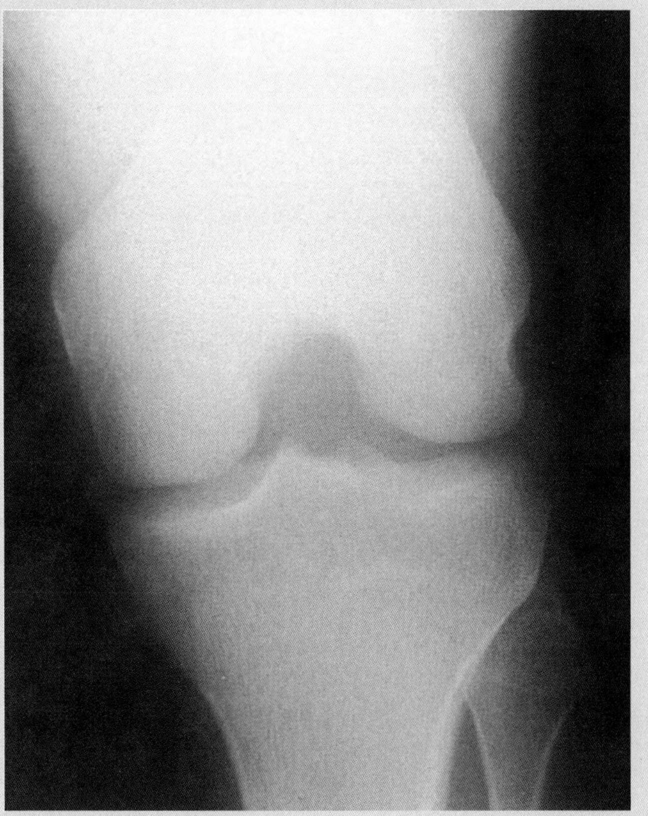

图 13-23　右膝关节髁间窝后前轴位 X 线图像。

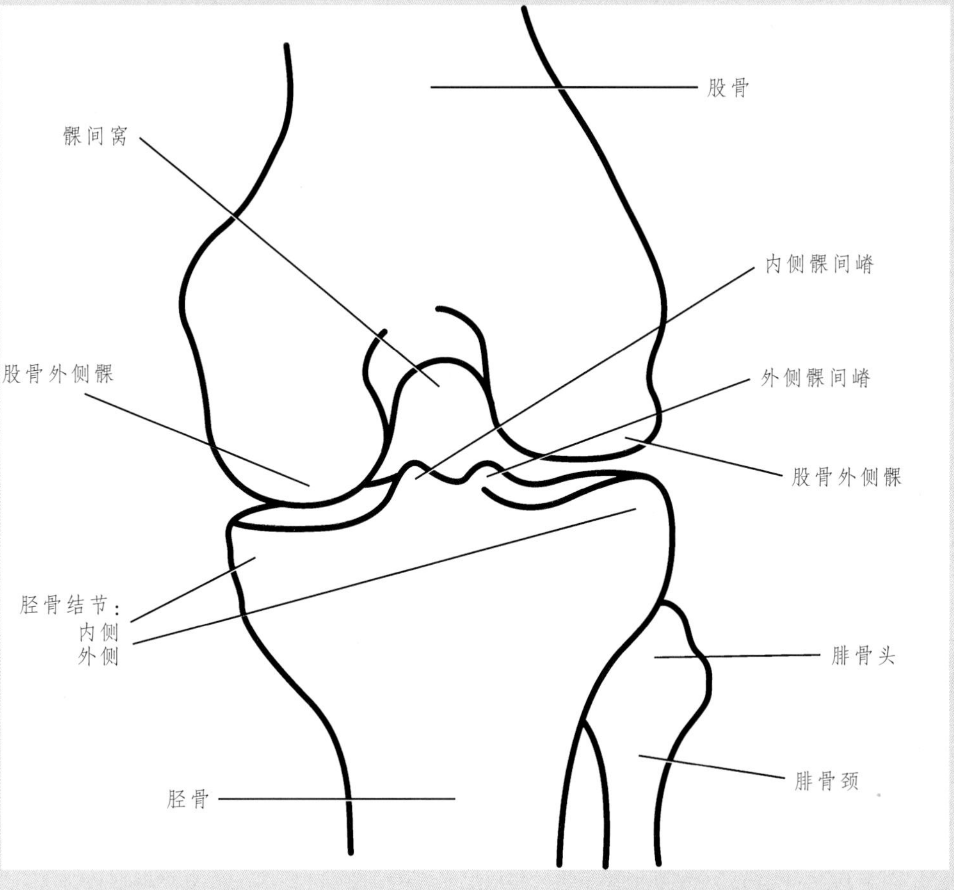

图 13-24　经髁间窝后前轴位 X 线图像线条图。

膝关节常规影像学评估

髌股关节切线位

这一位置主要观察髌股关节间隙及髌骨和股骨的关节表面。

影像学观察

重点观察：

1.患者仰卧，膝关节屈曲45°。X线束平行于关节腔或切向穿过关节面进入。X线束进入的方向是从上向下的(Merchant视图)，或在这里也可以描述为是下上方向。

2.髌骨关节面应是光滑且清晰的。关节面形状不规则，可形成两个重叠的边界。

3.在这一视图中，髌骨内侧和外侧可见。内侧面通常较外侧面大，且可能表现为陡峭的轮廓。

4.髁间沟被定义为远端股骨髁间的位置。

5. 这一视图可用于检测髌骨轻微的半脱位。Alan C. Merchant描述了两种用来确定髌骨正常位置的方法[30]：

● 滑车沟角(图13-29中的a)是股骨髁最高点到滑车沟最深点间的连线夹角。这个角的正常值为(138°±6°)。浅沟角(比这个值更大)可能与复发性髌骨脱位有关。

● 适合角有助于在髁间沟内定义髌骨位置。首先，画出参考线：滑车沟角角分线。第二条线是是从滑车沟角的顶点到髌骨关节嵴的最后面或最低点。如果第二条线位于角分线内侧，称适合角为负角(图13-29中的b)。如果第二条线位于参考线外侧，称适合角为正角。Merchant研究发现平均6°的差值是正常的。如果这个值≥16°可能与髌骨外侧半脱位或其他髌股关节疾病有关。

在评估髌股关节的关系时，记住这一投影只能提供膝关节屈曲时的特定位置信息。轴位CT或MRI可为整体髌股关节提供更多的信息(如图13-25。然而，这些都是静态的，并不能提供对支配髌骨轨迹的动态力量的信息。这一信息需要实际评估)。

基本投照体位

- 前后位
- 侧位
- 后前轴位，用于观察髁间窝
- 髌股关节切线位观察

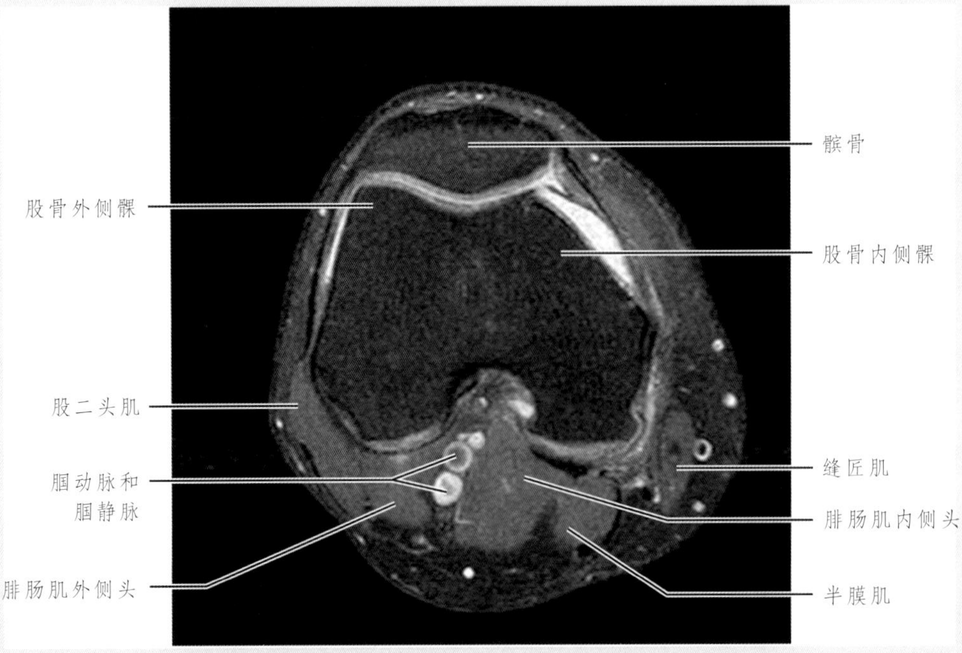

图13-25 髌股关节轴位T2加权MRI。沿髌骨关节面的所有轴位视图可提供有关关节一致性的有价值的信息。

X 线摄影摆位

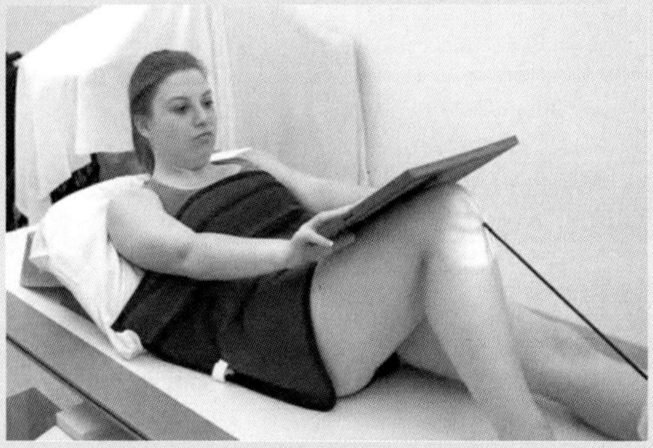

图 13-26　髌骨关节切线患者体位。

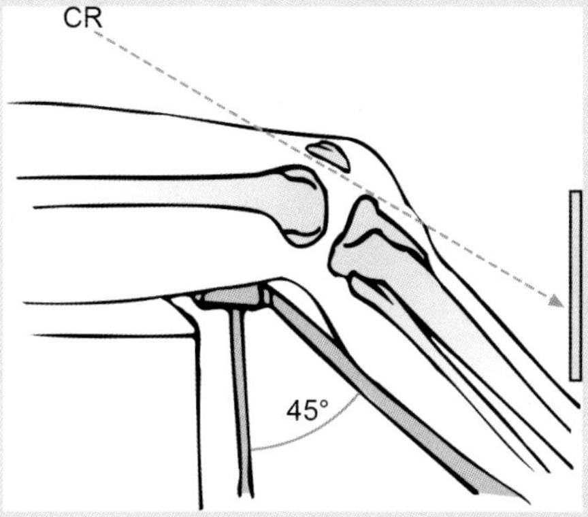

图 13-27　射线中心通过髌骨关节间隙，平行于膝关节表面。

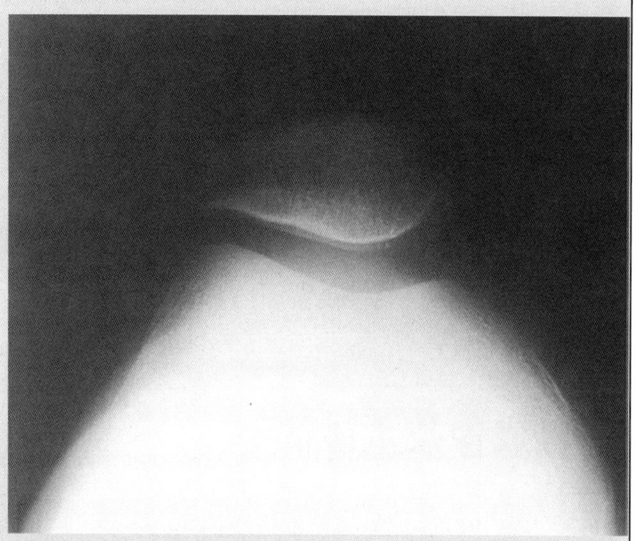

图 13-28　髌骨关节切线位片。

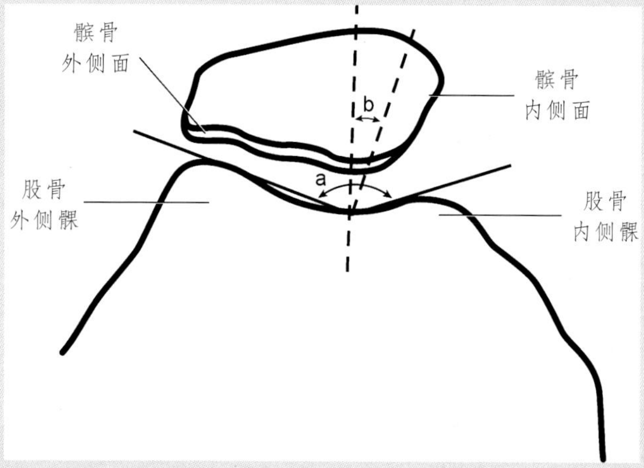

图 13-29　经髌股关节轴位线条图。

你能看到什么？

如图 13-28 并尝试识别出以下影像解剖。使用标记笔和透明纸勾画结构轮廓，之后将所勾画的轮廓和图 13-29 的线条图对比。你能识别以下结构吗？

- 髌骨（识别内侧和外侧面）。
- 股骨髁（识别内侧和外侧股骨髁表面）。
- 测量滑车沟角。
- 测量适合角。

膝关节相关的附加视图

膝关节斜位

在一些检查中,膝关节斜位也是常规体位。在内斜位，整个腿向内旋转 45°，射线中心直接对准关节中央。这一位置的股骨外侧髁不会重叠,腓骨头也更易于观察。而在外斜位,整个腿向外旋转 45°,股骨内侧髁不会有重叠(图 13–30)。

先进成像技术评估[22–27]

膝关节和肩关节是最常进行 MRI 检查的关节。这是由于这些关节最常发生软组织损伤,MRI 是显示这些疾病的最佳方法。然而,只有当 MRI 检查结果会影响到治疗方法时,进行 MRI 才是合理的。

请记住，影像检查一直都是多数膝关节怀疑为骨和软组织疾病的首选检查，它足以诊断出问题所在并给出初步诊断,或排除异常疾病,并确定是否需要进一步检查。例如,MRI 常用于诊断软组织损伤,CT 常用于显示复杂骨折,以帮助决定是否采取手术。此外,肌肉骨骼超声可合理检查浅表软组织结构。通常,如果未与诊断、临床病史及患者的体格检查结果密切结合,任何高级影像学检查结果也是会产生误导的。

膝关节断层解剖学导论

首先,我们来了解膝关节影像解剖的位置关系。解剖关系不会因为检查方法发生改变。X 线图像可作为帮助了解高级影像检查部分解剖的“路线图”。侧位 X 线片可用于定义髌骨与股骨和股骨与胫骨的关系。这些同样适用于 CT 或 MRI 矢状位评估。此外,可从这些关节前后位视图上看到的结构同样可见于冠状位 CT 或 MRI。此外，空气–脂肪–水–骨的灰度在 X 线片和 CT 图像上同样适用。下面的部分讲述了膝关节基本的 CT 和 MRI 检查。

膝关节CT实践指南[22]

CT 检查应当在有效的医疗适应证时进行,并且可提供所需图像质量的最低限度曝光前提下的足够诊断信息。

适应证

CT 的主要适应证包括但不限于:

- 严重创伤。
- 评估骨折成角和移位。
- 识别关节中的游离体。
- 评估胫骨平台凹陷骨折。
- 此外适用于评估任何能在 MRI 上看到但是 MRI 作为禁忌证的情况，包括 MR 关节造影存在禁忌证时使用 CT 关节造影。

基本CT方案

膝关节检查平面从髌骨上缘延伸至胫骨近端区域。扫描平面平行于胫骨平台。扫描层面和参考层数在预扫描时根据患者情况确定。最新的 CT 扫描仪在轴位平面上可获得较薄的层厚(<1mm)。这一“薄片”数

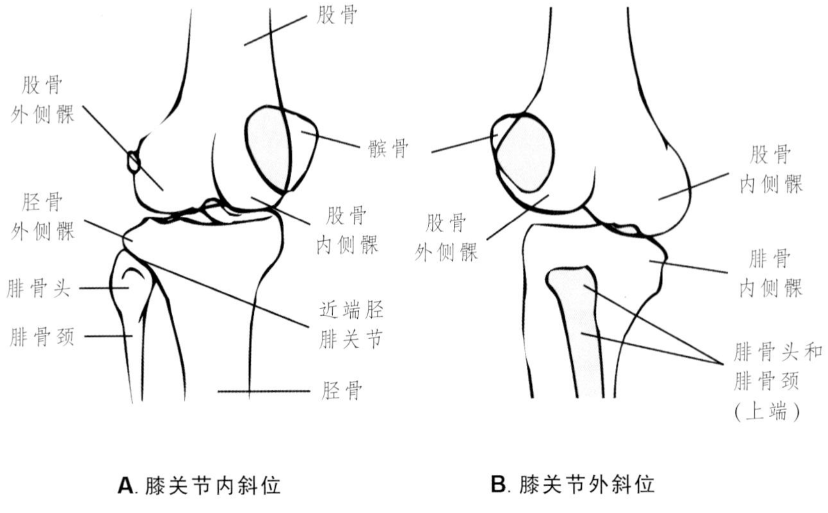

图 13–30 (A)膝关节内斜位。(B)膝关节外斜位。

据再重建成更厚的(2mm、3mm 或 4mm)轴位片,以减少需要观察的图像数量。

冠状位和矢状位图像也是从轴位切面数据重建完成的。三维重建用于评估复杂骨折的特征。三维图像中的二维空间数据价值有限。然而,能够使模型旋转的数据对确定手术治疗计划已经有很大的意义。

膝关节CT图片阅读

通常,放射科医师会先看轴位图像,然后看矢状位图像和冠状位图像。这种方法起源于 CT 成像技术最开始应用时,那时,轴位片图像就是所有图像。通过显示器和鼠标滚动,图像层面发生变化。每幅图像都通过 ABCS 的条目来评估有无异常。

- 解剖定位(Alignment of anatomy)——不同骨组织的差异或是关节信号的改变,脱位或骨质破坏。在轴位片上,注意髌骨如何"坐在"股骨沟上。回忆 X 线检查中的适合角和滑车沟角的信息。
- 骨密度(Bone density)——如在 X 线中,骨皮质密度最高,可看到髌骨、股骨、胫骨和腓骨的锐利骨皮质边缘。在髓腔内看到的松质骨密度略低。当骨密度降低时,通常意味着疾病或感染的发生。
- 软骨/关节间隙(Cartilage/joint spaces)——在轴位和矢状位上评估髌股关节腔的平滑性。在冠状位评估股胫关节、髁间窝和髁间隆起的凹陷或不规则性。识别出可能因创伤移位到关节腔内的游离体。
- 软组织 (Soft tissues)——评估股四头肌及其肌腱的连续性, 观察其包绕髌骨并作为髌韧带在胫骨上的附着点。注意观察膝关节组织周围有无肿胀。通常,髌上囊和腘窝是关节感染时易出现积液的部位。

膝关节CT扫描

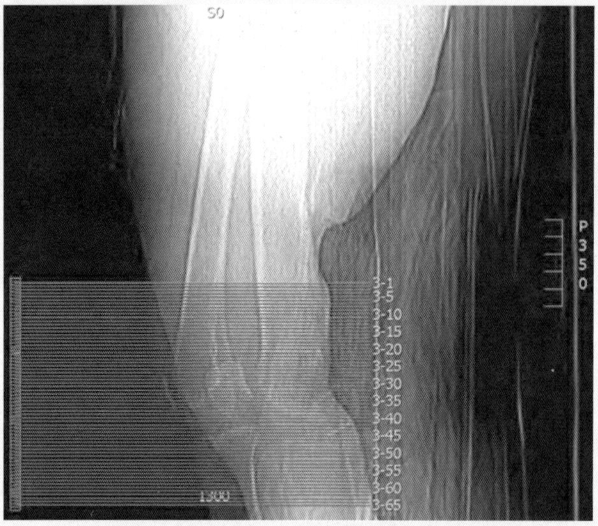

图 13-31 带参考线的 CT 定位图。

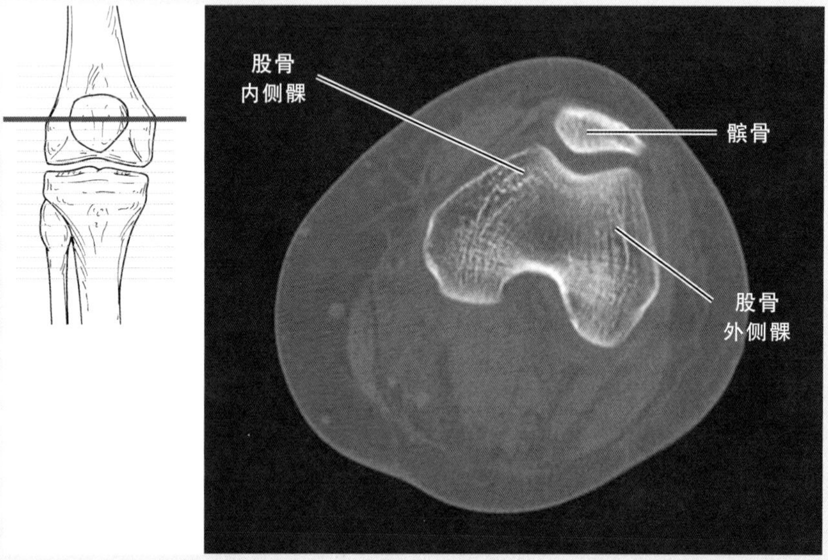

图 13-32 CT，上髁水平轴位切面。

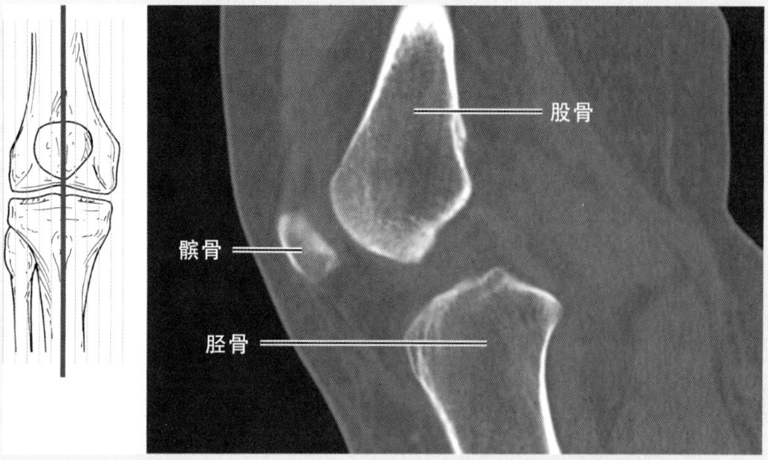

图 13-33 CT，中线矢状位切面。

参数

- 扫描平面与胫骨平台平行（图13-31）。
- 视野从髌骨上区域延伸到胫骨近端，包括胫腓骨近端关节。
- 切面厚度<1mm，重建至 2~3mm 厚。在每个平面上审阅 40~100 个。

观察内容

检查 ABCS 各项中的异常：

- 解剖定位（Alignment）：解剖结构是否完整，关节对应是否正常？
- 骨密度（Bone density）：两端和骨干上的皮质骨是否明确？骨小梁是否排列整齐？
- 软骨（Cartilage）：软骨下骨有无缺损？关节间隙有无游离体或游离碎片？
- 软组织（Soft tissues）：髌上囊、髌下囊或腘窝是否有积液？

轴位平面（图13-32）

同时检查：

- 髌股关节
  - 检查髌骨对合的一致性。
  - 查找骨软骨缺损。
- 胫骨平台
  - 检查是否有凹陷骨折或裂隙骨折。
  - 外侧节段性撕脱骨折与前交叉韧带撕裂（ACL）有关。
- 胫骨粗隆
  - Osgood-Shlatter 牵引性骨突炎引起的过度增生或碎裂。

矢状面（图13-33）

同时检查：

- 髌骨位置

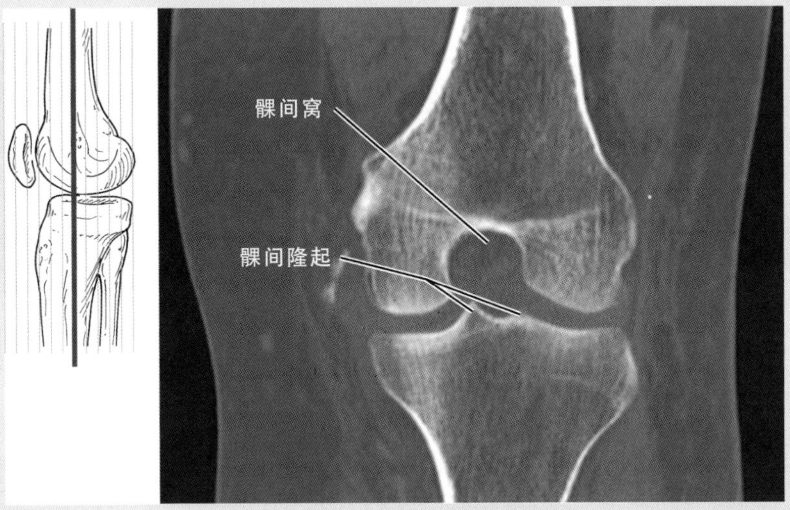

图 13-34　CT，冠状位，通过中间干。

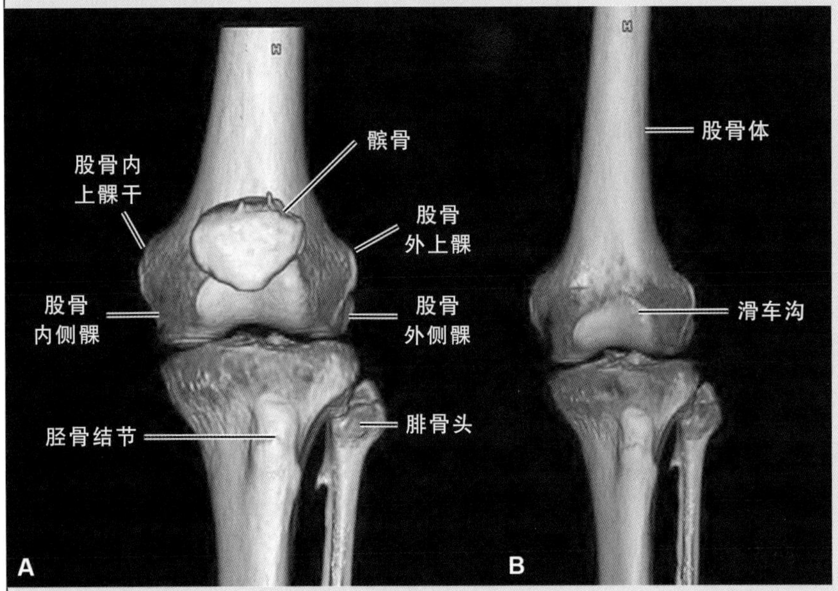

图 13-35　(A)3D 重建图。(B)髌骨移除后的 3D 重建图像，以显示股骨滑车沟。

- ○ 高位提示髌韧带撕裂，低位提示股四头肌肌腱撕裂。
- ○ Sinding-Larsen-Johansson 病下髌骨和髌腱的碎裂和骨化。

冠状面(图13-34)

同时检查：

- 股骨髁部
  - ○ 内外侧髁骨折或髁间骨折。
- 髁间切迹
  - ○ 骨软骨病变表现为放射状透明缺损或反应性硬化斑，多见于股骨内侧髁部。
- 髁间隆起
  - ○ 骨折发生在儿童或青少年，表现为前交叉韧带附着处的撕脱性骨折。
- 胫骨外侧平台
  - ○ Segond 骨折或外侧包膜征是外侧胫骨平台上的一条曲线骨折线，与前交叉韧带撕裂高度相关。

三维重建(图13-35)

- 三维重建最常用于准确定义复杂骨折和帮助制订手术计划。
- 3D 模型的二维图像的显示是有限的。3D 模型可 360°旋转。
- 这些旋转可以每 10°显示一幅静态图片，共 36 幅图片。

还可重建不同的表示形式：通常，一种包含所有骨骼，另一种包含未骨折的骨骼。如图显示，已从重建模型中剔除髌骨以检查股骨沟。

膝关节MRI实践指南[23]

ACR 和 SSR 合作提供了一个指南，以帮助医师为患者提供合理的影像学检查。

适应证

膝关节 MRI 适应证包括但不限于下列可疑情况的诊断、鉴别和分级：

- 半月板疾病
  - 半月板撕裂、盘状半月板、半月板囊肿、半月板术后并发症
- 韧带异常
  - 交叉韧带和副韧带的扭伤和撕裂、损伤后修复的并发症
- 伸展结构异常
  - 股四头肌和髌腱变性、局部或完全撕裂、髌骨骨折及骨膜袖撕裂、韧带扭伤和撕裂
- 骨软骨异常
  - 骨软骨骨折、骨软骨炎、骨软骨缺损治疗后改变
- 关节软骨异常
  - 退行性骨软骨病、软骨软化、软骨裂、骨折、肿胀、分离、软骨术后并发症
- 松散体与撞击结构
  - Hoffa 综合征(髌下脂肪垫炎)、症状性皱襞
- 滑膜疾病
  - 滑膜炎、滑囊炎及腘窝囊肿
- 骨髓异常
  - 骨梗死、骨髓水肿综合征、应力性骨折和隐匿性骨折
- 肌肉和肌腱疾病
  - 牵拉伤、部分和完全撕裂、肌腱炎、肌腱病、炎症及缺血
- 髂胫束症候群
- 骨、关节或软组织肿瘤
- 骨、关节或软组织感染
- 先天与发育异常
  - Blount 病、发育不良、正常变异
- 血管异常
  - 变性、动脉瘤、狭窄、闭塞、囊变
- 神经系统疾病
  - 变性、压迫、失神经支配以及周围神经炎

此外，膝关节 MRI 可进一步阐述临床诊断或建议其他成像方式，包括但不限于下列诊断条件：

- 关节炎：炎症、感染、神经性、退行性、囊性继发性、创伤后改变
- 原发性和继发性骨和软组织肿瘤
- 骨折和脱位

最后，膝关节 MRI 对以下疾病(但不限于这些疾病)也同样有用：

- 久治、难治或不明原因的膝关节疼痛
- 急性膝关节损伤
- 机械性膝关节症状：传染性、锁定性、折断性、捻发音
- 股胫关节和(或)髌股关节不稳：慢性、复发性、亚急性、急性脱位和半脱位
- 股胫关节排列不齐和(或)髌股关节排列不齐或错位
- 运动受限或疼痛
- 肿胀、肿大、肿块或萎缩
- 计划行诊断性或治疗性关节镜的患者
- 膝关节手术后复发、残留或出现新症状的患者
- 膝关节置换术后出现并发症的患者

禁忌证

禁忌证包括但不限于心脏起搏器植入者、铁磁性动脉瘤夹、某些人工耳蜗植入，以及其他某些铁磁性器械或电子设备，广泛的文身、不可拆卸的身体穿孔装置。

基本MRI方案

任何关节肌肉骨骼 MRI 的基本原理是双重性的：

- 定义解剖结构。
- 发现异常信号(异常流体或水肿是病理征象)。

但请记住，慢性损伤可能无水肿。慢性病变的检查可能仅依靠解剖结构的异常。

因此，膝关节 MRI 方案将包括显示解剖结构的基本序列，如：T1、GRE(梯度回波)、质子密度(PD)和流体敏感序列，如时间反转恢复序列(STIR)以及 T2 脂肪饱和，虽然这两者之间有一些重叠。这些流体敏感序列是用来减少脂肪的高信号，脂肪的高信号往往会干扰诊断。来自脂肪的高信号可能会使感兴趣区组织结

构模糊，甚至引起误诊。因此，需要不同的脂肪抑制技术来区分脂肪和水的高信号。STIR 以及脂肪饱和是两种常用的脂肪抑制方法。

膝关节 MRI 的基本方案可能只包含三个不同平面的以下序列。在下面的图像中，解剖序列受流体敏感序列的影响。一种读取图像的方法是去匹配这些序列，

正交平面	解剖序列	液体敏感序列
轴位	质子密度	T2 脂肪饱和
矢状位	T1	STIR
冠状位	质子密度	STIR

逐层识别解剖，然后发现异常高（亮）信号。

膝关节MRI解读

回顾上述所说的 MRI 适应证。ABCDES 的顺序可帮助 MRI 诊断的适应证进行分类。

● 解剖定位（Alignment of anatomy）——已在 X 线图像中对骨骼对齐进行了评估。MRI 主要评估韧带和肌肉的连续性。是否有撕裂引起中断？是否由于水肿发生移位或组织结构肿胀？

● 骨信号（Bone signal）——正常骨头通常信号较为一致。评估“骨挫伤”或骨髓水肿判断相关的创伤、应力性骨折或邻近组织损伤。肿瘤或囊肿可能呈分叶状表现并有各种不同信号。波形低信号线可定义正常和缺血（即梗死）的骨之间的界限。

● 软骨（Cartilage）——评估软骨异常，包括关节软骨异常和半月板紊乱等。

● 水肿（eDema）——MRI 观察损伤引起的水肿具有优势。从 T2 加权序列上看，所有组织，包括骨性和软组织性损伤时均会出现炎性水肿。X 线上模糊不清的骨折可通过围绕骨髓水肿明亮的高信号周围的低信号带加以确定。

● 伸膝装置异常（Extensor mechanism abnormalities）——评估股四头肌-肌腱-髌骨-韧带界面出现的炎症、连续中断、破裂或撕脱。

● 软组织及滑膜组织（Soft tissue and synovial tissue）——滑膜、脂肪垫、滑囊、髂胫束和韧带异常。

膝关节MRI的变化

MR 关节造影结合造影技术的 MRI，通过扩张关节腔，可获得更多的图像信息。膝关节 MR 关节造影的

膝关节MRI

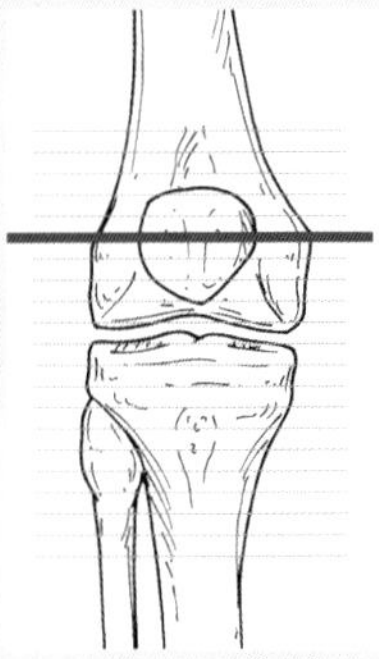

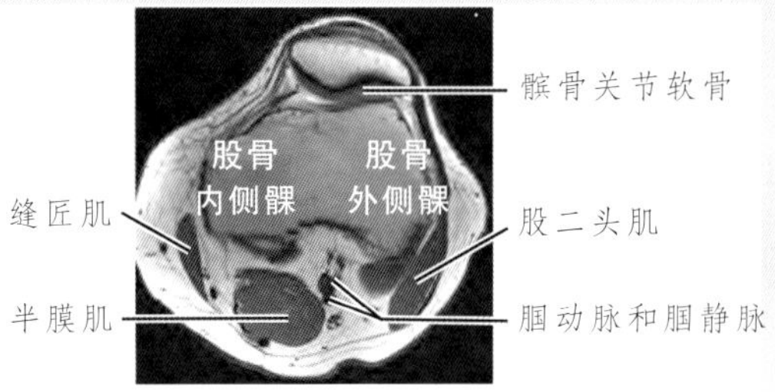

图 13–36 MRI，轴位，质子密度序列。

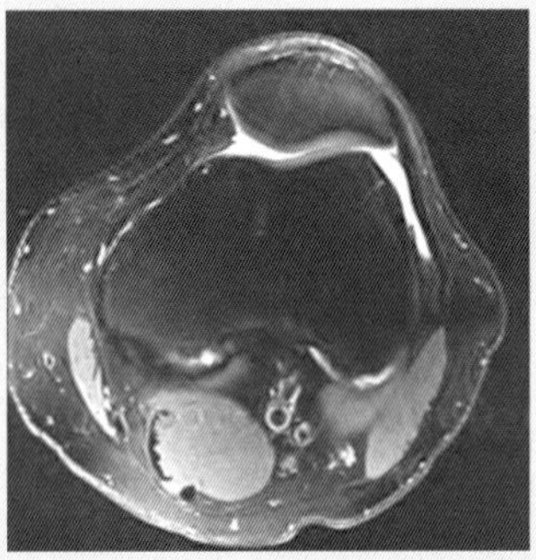

图 13–37 MRI，轴位，T2 加权脂肪饱和序列。

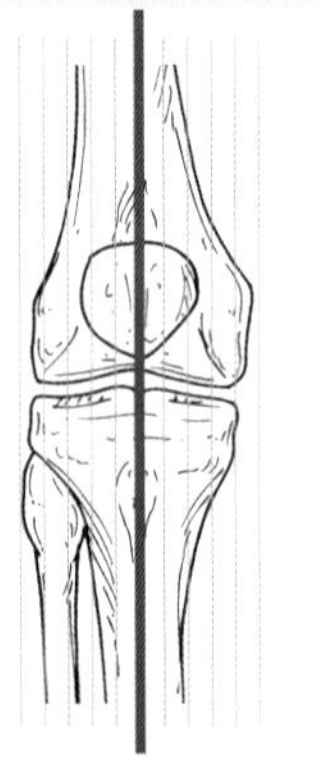

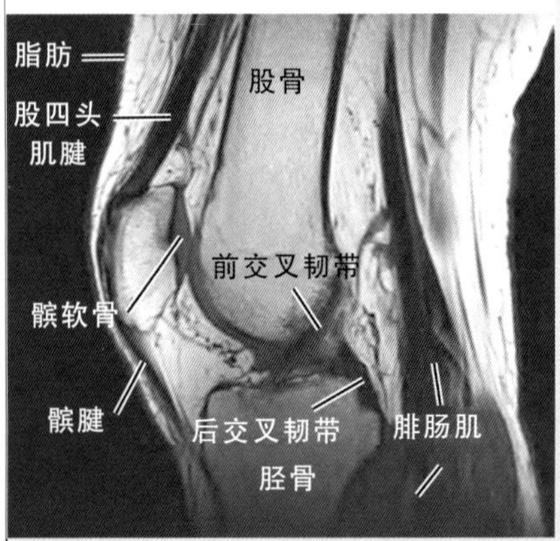

图 13–38 MRI，矢状位，质子密度序列。

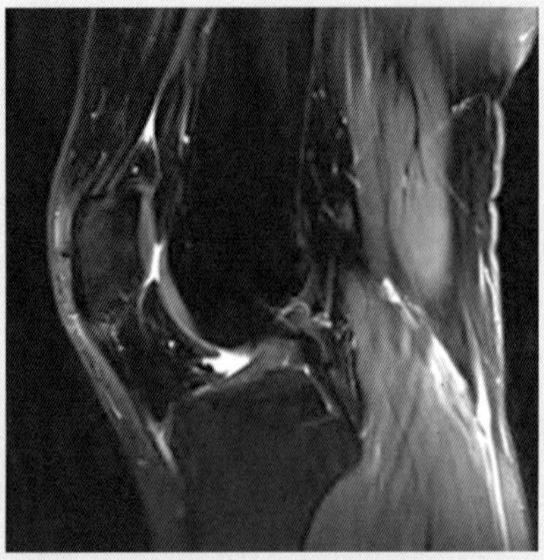

图 13–39 MRI，矢状位，STIR 序列。

参数

- 扫描平面平行于胫骨平台，从股四头肌肌腱延伸至胫骨粗隆。

膝关节序列方案

	解剖定义	液体定义
轴位	质子密度	T2 压脂
矢状位	T1 加权	反转恢复
冠状位	质子密度	反转恢复

观察

轴位(图13–36和图13–37)

最佳观察结构：

- 关节软骨
- 髌股内侧韧带
- 髌骨支持带
- 前交叉韧带/后交叉韧带
- 关节积液
- 贝克囊肿
- 腘肌/肌腱
- 鹅足肌/肌腱
- 一般肌肉

矢状面(图13–38和图13–39)

最佳观察结构：

- 半月板
- 前交叉韧带
- 后交叉韧带
- 伸肌结构
- Hoffa 脂肪
- 关节软骨
- 骨髓

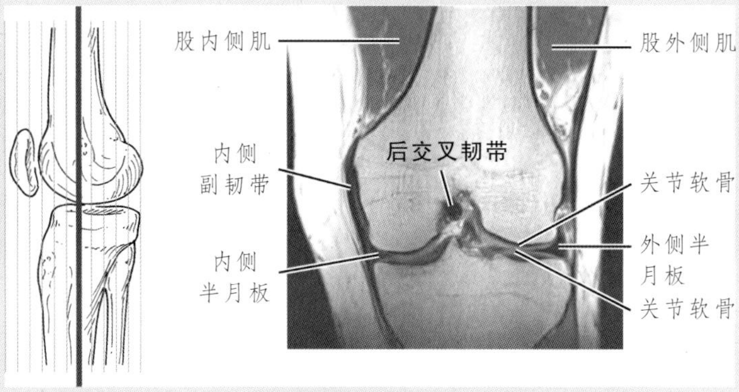

图 13-40　MRI，冠状位，质子密度序列。

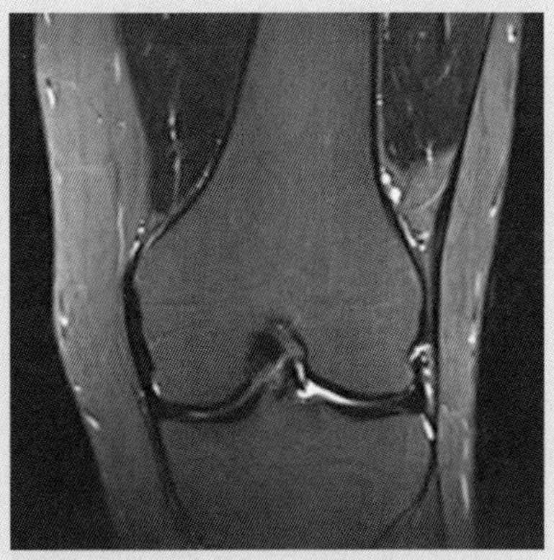

图 13-41　MRI，冠状位，STIR 序列。

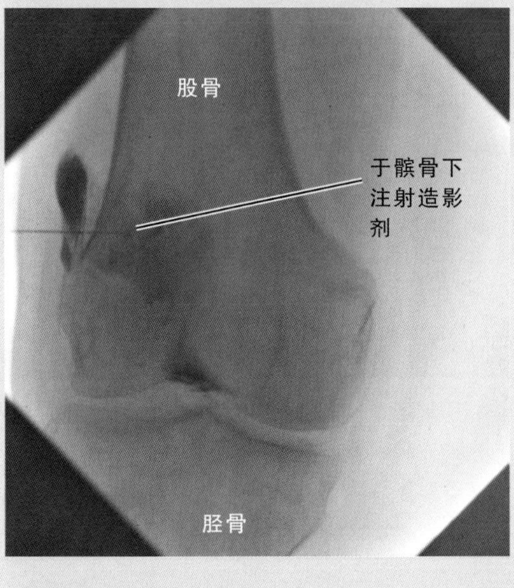

图 13-42　在透视引导下注射对比剂。

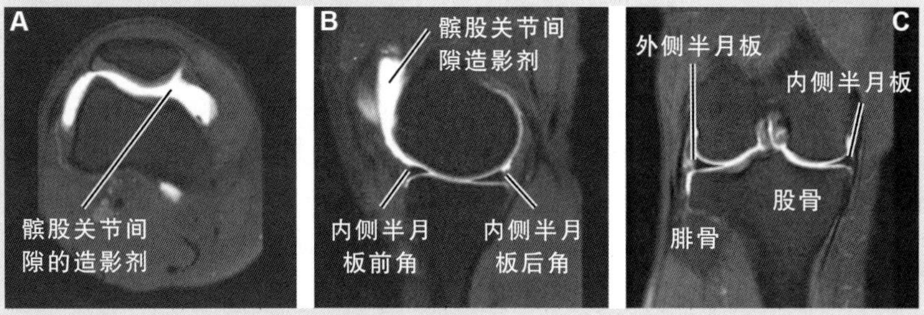

图 13-43　(A)轴位、(B)矢状位和(C)冠状位 T2 加权 MR 关节造影。

冠状面(图13-40和图13-41)

最佳观察结构：

- 副韧带
- 半月板
- 关节软骨
- 骨挫伤
- 前交叉韧带/后交叉韧带
- 腘肌腱

MR关节造影(图13-42和图13-43)

- MR 和关节造影的结合。
- 对所有 3 个正交平面都进行了评估。
- 通过注射稀释钆剂扩张关节囊，可以识别所有的关节内组织。
- 在实践中，最常用于识别半月板切除术后的复发或残余撕裂。

目的主要是确定半月板切除术后残留或复查的撕裂。见图 13–36 至图 13–43 的 MRI 检查的例子。

膝关节损伤[28–59]

在本章开头所提到的急诊科每年 130 万因膝关节损伤而就诊的患者中,超过 100 万会拍摄膝关节 X 线片。因此,拍摄 X 线片最常见的原因是创伤。然而,临床在膝关节 X 线片上有明确骨折诊断者极少。这些患者中大约只有 5%存在骨折,其余软组织损伤患者无法通过 X 线检查确诊。那么,为什么即使有明确的统计意义还要常规进行不必要的 X 线检查呢?其中的原因包括担心被诉讼、病史了解不充分、临床检查人员缺乏信心,以及部分患者自身的要求。

膝关节损伤的影像学诊断

研究人员一直在努力设计更好的方案,以减少用于肢体诊断的 X 线检查数量。渥太华和匹兹堡建立了最广为人知的关于急性膝关节损伤时适当进行 X 线检查的临床指南。这些类似的指南运用简单的预测参数,为确定骨折提供了较好的灵敏度。X 线检查应在损伤后有以下表现时进行:直接撞击或跌倒后出现关节积液、无法行走髌骨或腓骨头有明显压痛,或膝关节无法弯曲到 90°。不应在患者扭伤后仍能走路或无明显渗出时拍摄 X 线片。

在临床指南正确应用的情况下,对于可进行治疗的大多数膝关节骨折来说,常规 X 线图像足以进行确诊。一旦确定骨折,就需要判断进一步检查的时机。CT 可以确定关节面碎裂的等级以及凹陷程度,以帮助制订术前计划,特别是对股骨髁骨折和胫骨平台骨折。当 X 线图像正常但怀疑是骨折的情况下,MRI 或三维骨扫描可识别隐匿或轻微的骨折,或是应力性骨折。这些都是对骨折高度敏感的检查方法,但只有 MRI 能够进行解剖定位。明智的做法是记住骨折容易被漏诊的部位,如髌骨、胫骨平台、髁间嵴和腓骨小头。

在所有膝关节软组织损伤机制中,有 3/4 是由扭伤引起的。MRI 对于半月板、交叉韧带、副韧带和关节软骨损伤的评估必不可少。目前尚无软组织损伤的临床确诊规则。

血管造影或 MRA 可显示严重的骨折或膝关节脱位,因为它们常伴随大血管损伤。

骨折

股骨远端骨折

机制

股骨远端骨折是由于受到较大的应力,如机动车事故或从高处跌落。如果原有骨质疏松或其他病理因素削弱了骨质结构,那么低强度或轻微外力也会导致骨折。

分类

为帮助制订手术决策和治疗后随访,有多种不同的骨折分类方式。股骨远端骨折的基本分类是以骨折

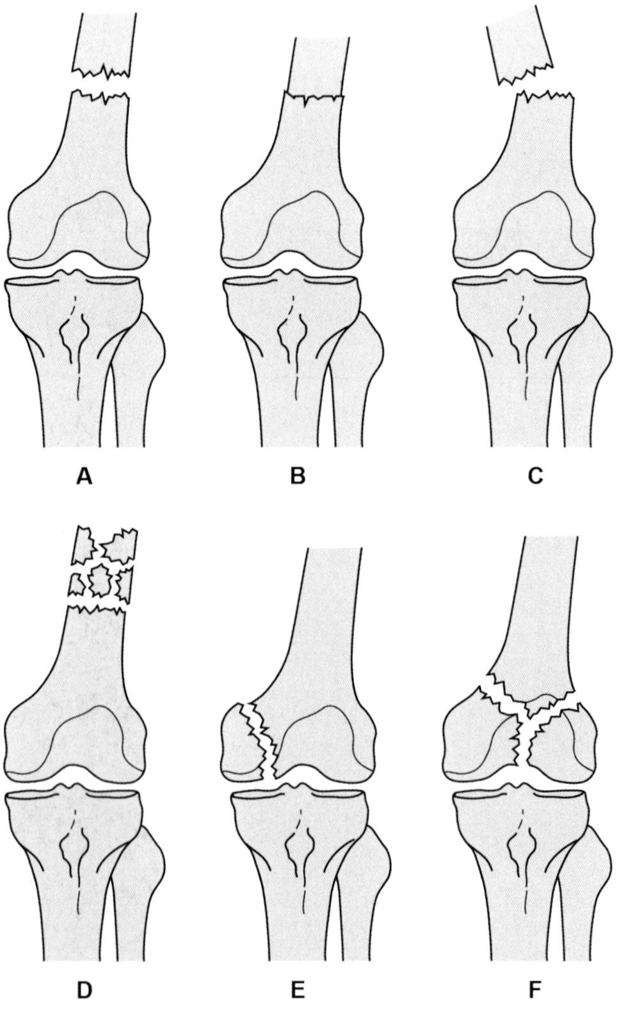

图 13–44 股骨远端骨折可以由髁上进行分类。(A)无移位型、(B)嵌插型、(C)移位型、(D)粉碎型、(E)髁骨折、(F)髁间骨折。

位置分类的，分为髁上骨折、髁间骨折或髁状突骨折(图 13–44)。

髁上骨折是骨折发生于股骨髁最上缘的位置。股骨髁上相关骨折包括粉碎性、嵌插性或线性骨折，伴或不伴有移位(图 13–45)。

髁间骨折位于内外侧股骨髁间区。在这种情况下，出现的断裂通常被称为 Y 形骨折，因为从分开的髁间分裂到股骨干。

髁状突骨折通常是线性的，只累及一个股骨髁。

影像学评估

股骨远端骨折的影像学评估通常由常规的前后位和侧位图像完成。CT 可能有助于评估骨折程度和累及范围。

治疗

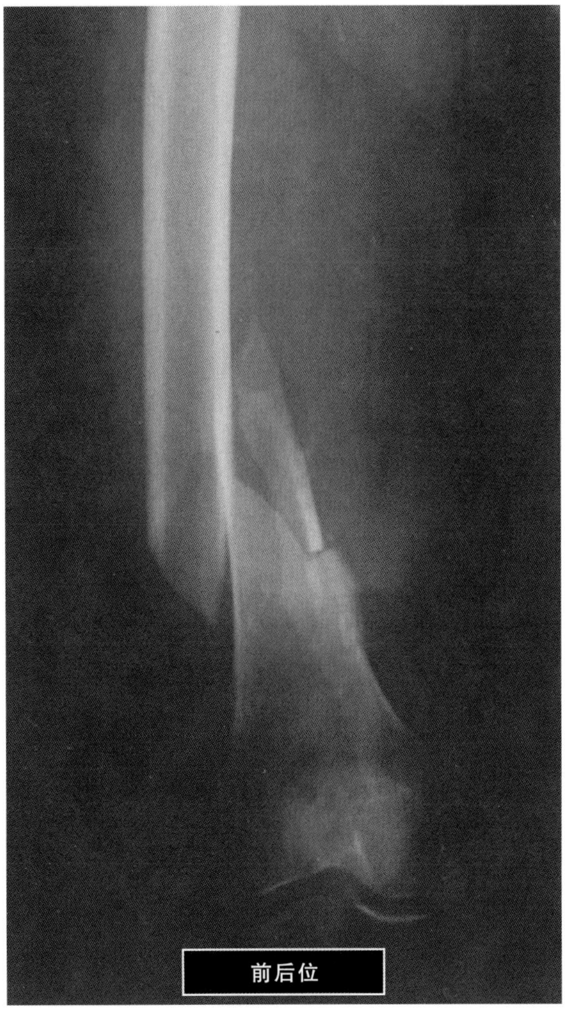

图 13–45 股骨远端髁上骨折。这例 83 岁女性患者在机动车事故中受伤。这是非常严重的粉碎性骨折。骨折线主要通过第三低的股骨干斜向延伸。

股骨远端骨折的治疗并不是骨折部位的完全复位，而是恢复膝关节轴与髋关节和踝关节的正常关系。

股骨远端骨折的非手术治疗需要通过胫骨轴的持续骨牵引，然后再固定直到损伤后 3~6 周。好的或者说是非常好的研究结果是 80%以上患者均可通过非手术治疗。

骨折内固定复位手术对以下骨折通常是必要的：开放性骨折、与神经血管损伤有关、有移位至关节内的骨碎片、发生于明显肥胖或同侧腿骨折的病理性骨折患者。

应进行早期康复训练，维持关节运动。部分负重行走下行影像学检查确定已愈合。患者一般在受伤后 4 周使用设备协助可以较好地行走，在 3~4 个月内可恢复正常活动。

并发症

并发症包括骨折畸形愈合，这可能会导致肢体旋转或缩短、关节及软组织粘连、创伤后关节退行性病变。

胫骨近端骨折

机制

成人胫骨近端骨折最常发生于胫骨平台内侧和外侧，当内翻或外发力结合轴向压缩力导致坚硬的股骨髁冲击并压迫相对较软的胫骨平台时引起骨折。损伤的共同机制是如在汽车–行人事故中，汽车的保险杠撞击行人的膝关节(图 13–46)。有骨质疏松的老年患

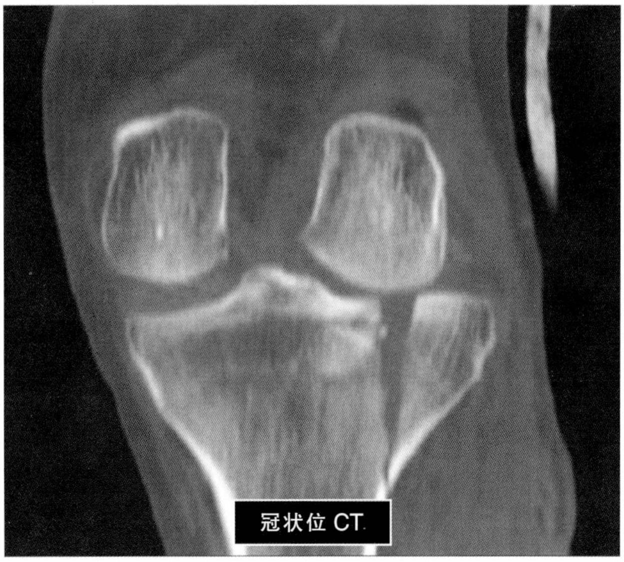

图 13–46 膝关节冠状位 CT 显示胫骨平台外侧垂直分裂的骨折。腓骨在这个层面的前面，所以无法看到。

者比起软组织损伤更容易引起胫骨平台骨折。

由于生长骨的特殊性，儿童胫骨近端发生的骨折是完全不同的类型。骺板和干骺端是容易发生骨折的部位，这一区域是由广泛重塑的骨内膜骨小梁和有空的层状骨组成的，这两者都可造成压迫损伤(图 13–47)。

分类

胫骨平台骨折有多种分类。1979 年，Schatzker 等[60]提出了一种根据骨折类型和解剖位置的胫骨髁骨折系统分类方法，将其分为 6 种类型(图 13–48)。这一系统分类法是迄今为止使用最广泛的：

- Ⅰ型为楔形或分离骨折，通常是由于外翻和轴向力。这种类型的骨折片不会被压缩(或变扁)，因为密质骨非常坚硬。这种类型通常发生在较年轻的患者。
- Ⅱ型骨折是一种与压缩相关的楔形或分离骨折。其损伤机制与Ⅰ型骨折相似，但骨折可能与骨质疏松相关，无法抵抗下降力或更大的力量。
- Ⅲ型是一种单纯的外侧胫骨平台压缩性骨折，由于轴向力影响，骨折压缩片通常位于外侧或中间，但其可能会累及关节面的任何位置。
- Ⅳ型骨折累及胫骨平台内侧。由于受到的内翻或轴向压缩力不同，骨折可以是分离的，伴或不伴有压缩。
- Ⅴ型骨折包括内侧外侧髁骨折，同时伴或不伴有关节面凹陷，通常是由膝关节伸张时受到单纯的轴向力引起的。
- Ⅵ型骨折是一种复杂的、胫骨髁与骨干分离的双髁骨折。骨折碎片凹陷和分离常见。这种类型的骨折是由高能量创伤混合有不同方向的力造成的。

影像学评估

膝关节前后位、侧位和双斜位片是最常见的。宽阔

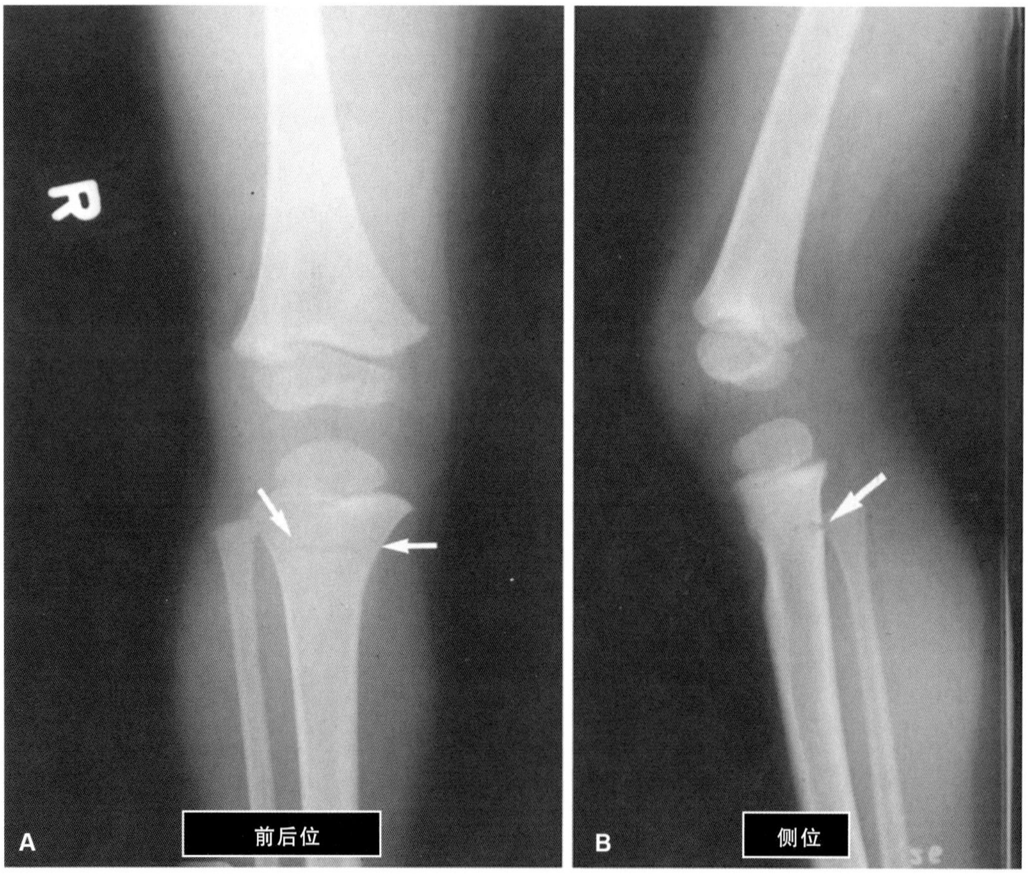

图 13–47 胫骨近端骨折。儿童胫骨近端骨折最容易发生于由新的易受到损伤的重建骨组成的脆弱的骺板和干骺端区。这名 2 岁男孩从一立体方格铁架上摔下导致胫骨近端干骺部的横向青枝骨折。(A)膝关节前后位片可看到横向线性骨折部位(箭头所示)。(B)膝关节侧位片可看到局部骨折位于近侧干骺端后缘的骨折线(箭头所示)。这种骨折看似简单，但在骨骼生长过程中，这一区域的任何裂缝都会产生不良的后遗症，即愈合骨折处过度生长引起的成角和畸形(一个有趣的情况是在这一位置未看到髌骨，因为直到 4 岁，其才会开始骨化)。

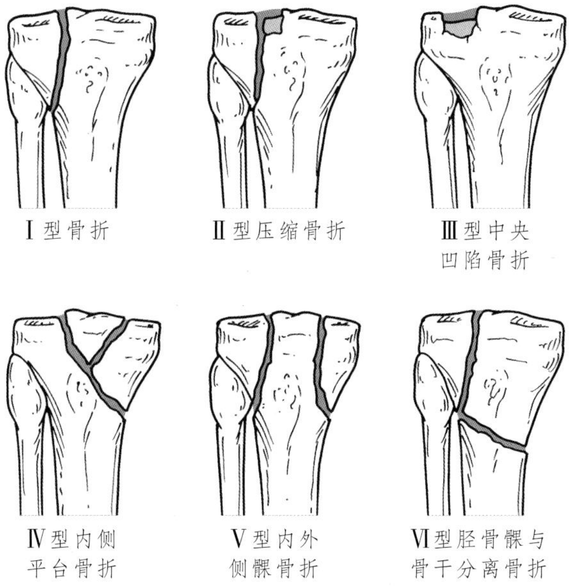

图 13-48 胫骨平台骨折的 Schatzker 分类。

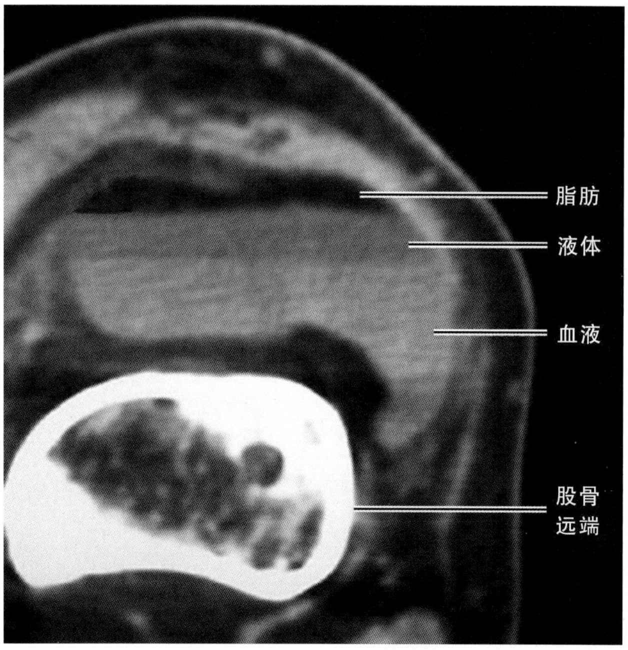

图 13-49 位于髌骨上缘的轴位 CT 显示了髌上囊水平的积脂血症。这种聚集征是由脂肪和血液混合入关节液引起的分层。脂肪和血液通过关节骨折从骨髓腔中溢出。由于脂肪密度比血液低，其会漂浮在血液上。这种诊断标志可在 X 线片、CT 和 MRI 中看到，也被称为 FBI 现象（血脂交界征）。

的胫骨平台可能需要依靠 CT 重建，以获得各个深度的图像，从而确定骨折范围或平台骨折的骨折片数量。

积脂血症是胫骨平台骨折的常见现象。脂肪和血液通过骨折处从骨髓腔溢出，与关节滑膜液混合，看上去脂肪密度比血液低，所以浮在血液上。这种积聚现象在 X 线片、CT 和 MRI 上都可看到。其被称为 FBI 现象（血脂交界征）（图 13-49）。

治疗

胫骨平台骨折的治疗取决于其凹陷的程度、粉碎数量和有无关节不稳。关节不稳可以发生于内翻或外翻力作用于侧副韧带断裂对侧发生的膝关节骨折。此外，显著的凹陷性骨折也会导致关节不稳，因为股骨髁失去胫骨对其的支撑效应。这种不稳定也可能发生于韧带完整的情况下。

非手术治疗适用于轻度移位的骨折，尤其是有骨质疏松的老年患者。这类患者需进行非承重 4~6 周，然后部分承重影像学证据表明有无骨性愈合，这大概在又一个 4~6 周后。

手术治疗适用于有显著凹陷性或移位性关节表面骨折、开放性骨折或是伴有韧带断裂的骨折。采用钢板或螺钉内固定可提高并内部加固凹陷的平台，骨移植物可用于充填缺损。

并发症

可能的并发症包括腓总神经损伤、腘动脉损伤、小关节骨块缺血性坏死导致的关节游离体、长时间的内固定器植入后关节及软组织粘连，以及创伤后关节退行性病变。

髌骨骨折

机制

髌骨容易受到两种类型的损伤。在跌落或是仪表盘冲击时股骨受到挤压会引起髌骨骨折。撕脱性骨折由髌骨被股四头肌与髌韧带被动抵抗强有力的收缩时受到牵拉引起，也可在一个人绊倒时试图避免跌倒而发生。

分类

髌骨骨折根据骨折线方向以及骨折是否有移位进行分类。最常见的骨折类型是直穿髌骨中部的横向骨折（图 13-50）。

影像学评估

髌骨骨折的影像学评估一般是常规轴位和斜视图。

治疗

非手术治疗适用于无移位或轻度移位的骨折。典

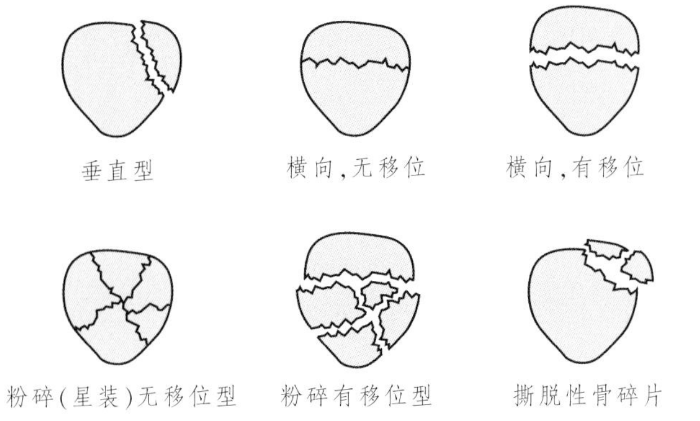

图 13–50 髌骨骨折类型。

型的治疗是石膏托固定并且使用拐杖负重行走 4~6 周，通常需要进行膝关节保护、然后逐步恢复其功能。

手术治疗适用于有严重移位、关节错位或开放性骨折。内固定的方法有多种，包括张力钢丝或松质螺丝钉(图 13–51)。功能性锻炼在手术后几天开始，然后在 6 周内由部分负重训练逐渐过渡到完全负重训练。

部分切除术适用于一些粉碎性骨折，以恢复关节的一致性。关节面与功能恢复希望不大的严重粉碎性骨折需切除骨折碎片，并进行股四头肌重建扩张术。

并发症

如果髌骨尚保存，并发症包括髌股关节创伤性退行性关节病；如果髌骨切除，患者可能有明显的功能障碍。作为滑轮作用的髌骨缺失会增加股四头肌的拉力进而导致慢性伸膝损伤。

髌股关节半脱位

急性创伤性髌股关节半脱位并不少见(图 13–52)。机制通常是在膝关节弯曲时受到直接撞击，如在机动车事故中，或是强有力的股四头肌叠加旋转或是外翻上作用力上收缩，或是当一名运动员在站立不动时突然转向相反的方向。

慢性髌股关节半脱位比真性脱位更常见。目前大量文献表明髌骨与功能障碍、伸张机制的缺陷，以及髌股关节或作用于关节的特殊生物动力学有关，所有这些都易导致半脱位或脱位，以及复发性半脱位或脱位的发生。

影像学评估

在诊断髌股关节半脱位上，临床病史和体格检查可能足够了，但通过 X 线检查以确定是否存在骨软骨碎片或骨折存在也很必要，其还可以协助诊断轻微的半脱位，并且提供在不同的运动范围、不同点的关节和关节面一致性的信息。

评估半脱位的推荐检查项目有多种版本，无固定标准。建议拍摄不同角度屈曲的多轴位和侧位图像，

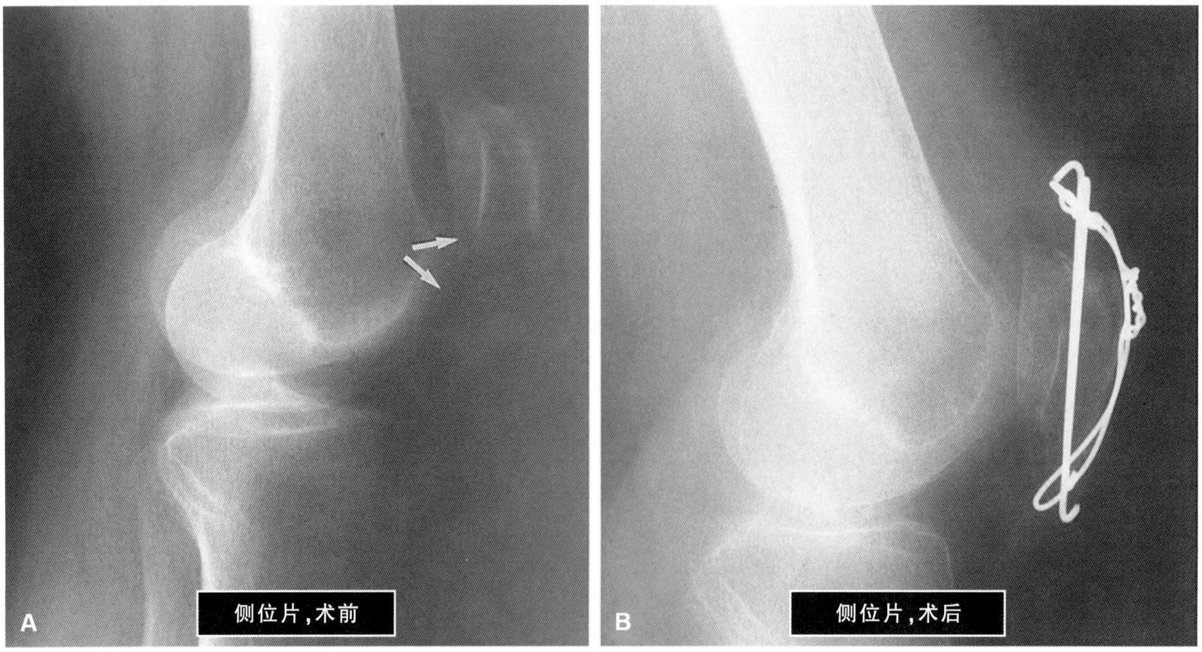

图 13–51 髌骨骨折。一名热爱运动的 68 岁女性在滑旱冰时造成了髌骨骨折。(A)膝关节侧位片显示髌骨体的横行骨折线。白色箭头指示的是骨折断端的明显分离。(B)随后的影像显示了针和钢丝固定装置与骨折部位的成功愈合。

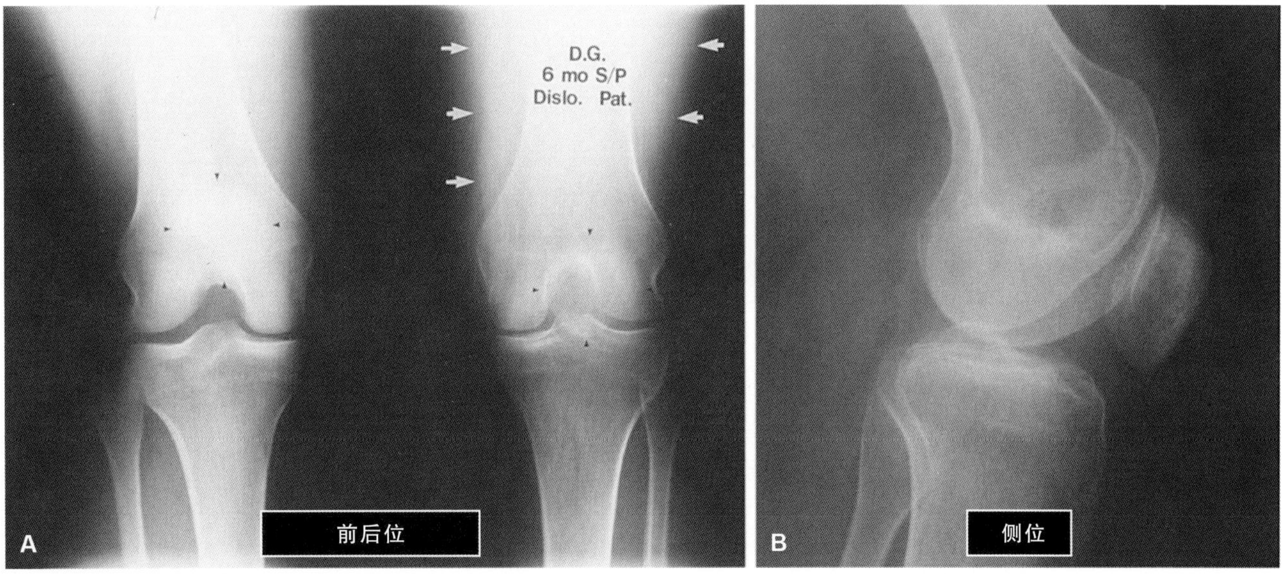

图 13–52 髌骨脱位。(A)这名 16 岁女孩在一次滑滑板意外中造成了髌骨脱位。损伤 6 个月后影像显示低位髌骨,一种髌骨位置异常地位的表现,继发于不充分的伸展机制,黑色三角显示了患者左侧肢体的异常髌骨位置,以及右侧肢体的正常髌骨位置。白色箭头显示了软组织影的减少,表示股四头肌组体积减小。对比右侧未受伤的正常软组织影像。除了肌肉萎缩,注意骨头的失用性萎缩,胫骨近端和股骨远端体积代偿性增大,这种骨质软化直接与远端骨质萎缩延长相关。(B)侧位片显示左膝关节髌骨异常低的位置。

如承重的前后位和斜位。轴位 MRI 和 CT 可提供膝关节在伸展位的关节一致性信息(图 13–53)。任何影像研究都有其局限性,因为图像是静止的,而疾病是动态的,也就是说,髌骨半脱位只有在运动生物力学的作用下才会出现。因此,在这种情况下,最好是将图像信息和临床检查相结合,以帮助临床决策。

治疗

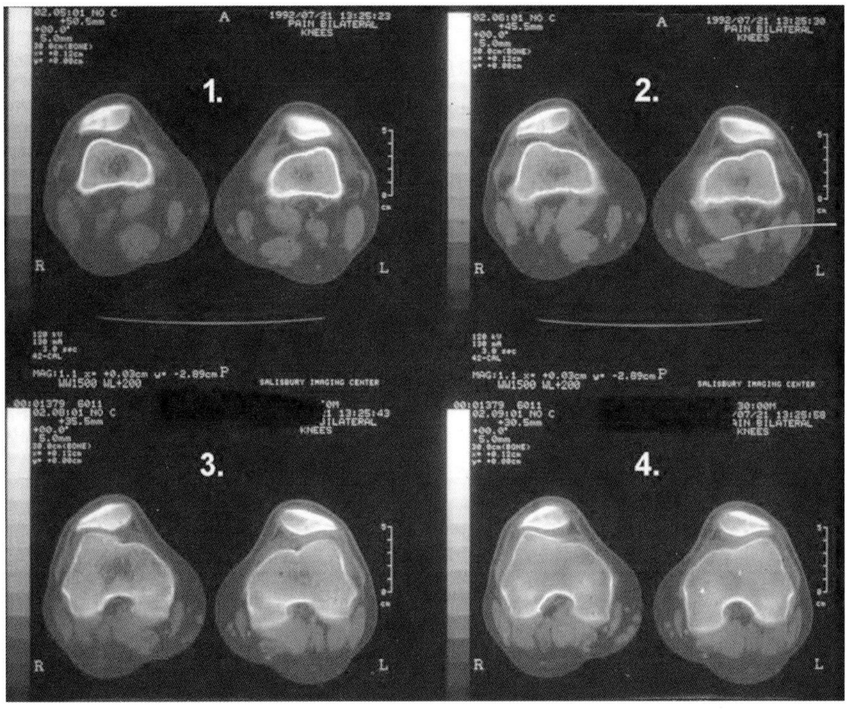

图 13–53 CT 显示髌股关节一致性差。每张图像都显示双膝,左手边的是右膝关节。这些轴位切片通过髌骨和股骨滑车沟。从图 1 至图 4,每张图像间隔 5mm,由髌骨上方开始切到其最下方。注意髌骨的关节在滑车沟外侧且横向倾斜(向外旋转)。(Image courtesy of Cliff Spohr, MD.)

保守治疗着重于最大限度减少引起髌股关节半脱位的生物学因素,包括强化和拉伸练习、矫形、髌骨包扎,以及肌肉再恢复训练。

髌外侧支持韧带松解术可用于髌骨排列矫正。髌韧带远端定位可用于矫正伸膝装置不良或减少髌骨Q角过大。

关节软骨损伤

有三种不同的主要或次要创伤会影响膝关节的关节软骨,即骨软骨骨折、骨软骨炎和自发性骨坏死。这些情况都有类似的影像学表现,因此,这些概念常相互混淆,然而这是不正确的。通常在不同的情况下,有不同的病因和治疗方法。

骨软骨骨折

骨软骨骨折在年轻运动员中常见,股骨髁、胫骨平台或髌骨都可能会发生骨软骨骨折。股骨外侧髁常受累及,这种损伤也可能与髌骨一过性脱位有关。损伤的严重程度不等,可以是关节软骨表面轻微的凹陷性改变,也可以是一部分关节软骨分离,常表现为软骨下骨改变。

机制

骨软骨骨折通常由运动相关损伤引起,包括直冲、旋转,以及引起膝关节关节软骨和软骨下骨损伤(软骨骨折)的冲击力。

影像学评估

骨软骨片表现为部分附加的骨块,完全分离且自由浮动的一小段叫作关节软骨碎片(图13-54)。单纯软骨骨折无法在X线图像上看到,只能在MRI上看到。

治疗

治疗取决于骨折的稳定性。如果骨折块较好地附着在骨头上,固定及非负重几周就足够了。分离的碎片和游离体可在关节镜下取出。大碎片可通过关节镜下钻成小碎片以引起出血从而刺激生长。碎片的生物可吸收固定钉已显示良好的效果。非负重关节软骨移植填补缺损同样也有可能。

剥脱性骨软骨炎(OCD)

这种情况常发生于年龄较大的儿童、青少年以及年轻成人,尤其是那些运动较为活跃的。钝痛和慢性关节积液在负重活动时加重。剥脱性骨软骨炎已被认为是慢性骨软骨骨折的一种形式。非负重股骨内侧髁85%会受累。

机制

在骨软骨骨折的情况下,剪切和旋转力作用于关节软骨骨折片段或软骨下骨。

影像学评估

在骨软骨炎的早期阶段,X线图像未显示异常。随着骨软骨炎进展,可以看到从股骨髁分离的一条透亮线。膝关节游离体是常见的表现。在MRI T1或T2序列图像上,病变早期即可显示为健康骨组织信号区内看到一条低信号的分离线(图13-55)。

治疗

对移位不明显的年轻患者,可采取拐杖活动及限制活动3~6个月的保守治疗。对于症状持续存在或保守治疗无效者,则需要采取手术治疗。有多种手术方式可供选择。进行关节镜下钻孔可达到血运重建的效果。钉或螺钉可固定碎片。碎片或游离体摘除术是必要的。自体骨软骨移植或同种异体骨移植(OATS)需要从其他部位移植,以重建膝关节负重面。自体软骨细胞移植

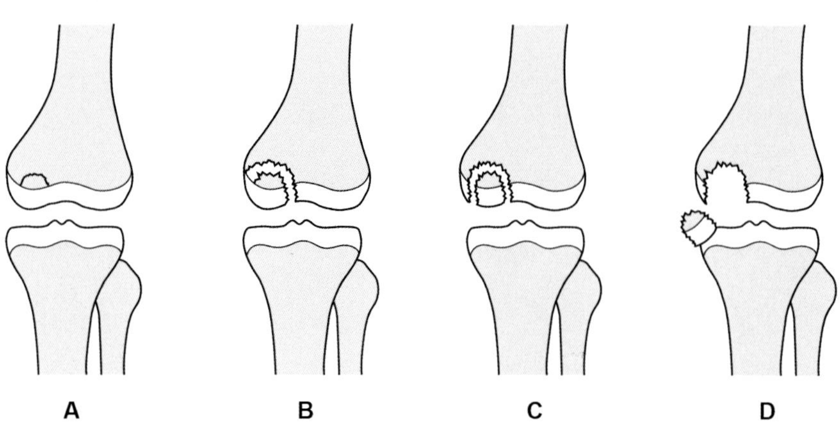

图13-54 骨软骨骨折举例:(A)关节软骨完整的骨软骨体;(B)骨软骨瓣;(C)脱落的软骨碎片;(D)软骨碎片脱落至关节内。这些情况下任何病变引起的缺血性坏死称为剥脱性骨软骨炎。

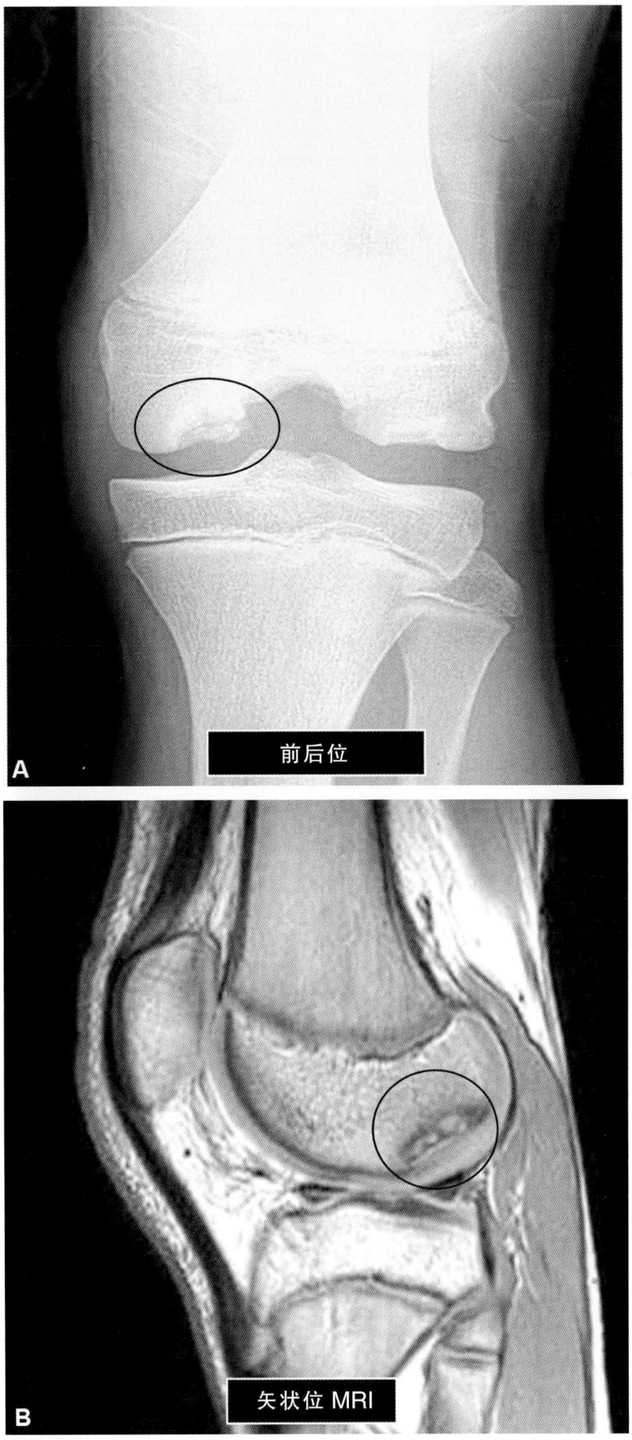

图 13-55　(A)一名 15 岁足球运动员股骨外侧髁内侧可看到缺损(圆圈)。(B)矢状位 T1 加权 MRI 图像显示完整的关节软骨内的一个缺损。该病例无须手术,只要从加剧的跑步活动中休息一年就可以使这个缺损自发吸收。(Image courtesy of Travis Tasker.)

(ACI)需要少量的软骨细胞随后再进行克隆。剥脱性骨软骨炎患者植入前往往需要骨移植。

自发性骨坏死

这种疾病常见于老年人，并且以负重的股骨内侧髁为好发部位。

机制

自发性骨坏死多见于老年人,女性多见,以无明确外伤史的急性疼痛为表现。该病病因尚不明确,但与类固醇、胃肠营养或关节腔内注射药物有关。其也与半月板撕裂史有关，可能会引起股骨髁与半月板碎片之间集中受力。也有人认为这种疾病实际上是一种软骨下骨的慢性不全受压。

影像学评估

骨扫描是这种疾病初始阶段最敏感的检查方法。常规 X 线片的首发征象是股骨髁变扁平。在疼痛发作 1~3 个月后，可看到透亮的病变区域边缘有硬化边形成,提示疾病尝试进行修复。在 MRI 上,病变显示为与健康骨骼之间有低信号带环绕的中间信号区域。

治疗

对于自发性骨坏死的最佳治疗方法尚存争议。对这种自限性疾病可行保守治疗、关节镜下清理、钻孔实现血运重建或单髁置换术。

半月板撕裂

临床表现

半月板撕裂是最常见的与运动及年龄相关的损伤。孤立撕裂最初为间歇性点击痛，最终发展为慢性膝关节运动受限,伴随积液及疼痛。

损伤机制

半月板撕裂发生于剪切、旋转以及异常应力的纤维软骨组织受压时。内侧半月板较外侧半月板损伤常见,因为内侧半月板周围的附件面积更大,流动性差,影响其承受力量的能力。

外侧半月板也同样容易受到损伤，但被称作盘状半月板这种异常发育的存在使其损伤可能降低。盘状外侧半月板是扩大的、增厚的半月板,被认为是由重复动作造成的。如果存在这种情况，在前后位膝关节 X 线片上表现为异常宽的外侧关节间隙。

影像学评估

MRI 是评估半月板的标准检查。不同半月板损伤的特点如图 13–56。在 MRI 上,半月板撕裂表现为低信号结构(暗)内可见更高的信号(亮)延伸至膝关节表面。局限于半月板实质内的球形或线状增高信号但未达到关节表面下的不被称为撕裂。这些研究结果被认为是半月板变性的表现。延伸至半月板表面的称为撕裂(图 13–57)。

治疗

治疗包括外科手术治疗,因为残缺的碎片会扰乱正常的膝关节功能。半月板完全摘除术很少见,除非整个半月板受累及。部分半月板切除术是指切除半月板撕裂的部分,尽可能保留半月板。手术修复对局限于外周的年轻患者是可能的,因为年轻患者血运情况较好。

康复治疗一般包括早期阶段的保护性关节运动、等长运动以及部分负重运动。中期阶段包括递进的等张和等速运动、渐进的步行活动以及功能康复训练,直至关节负荷完全恢复至正常范围。一般来说,患者在 4~5 个月内可恢复全部运动功能。

韧带损伤

侧副韧带撕裂

临床表现

患者表现为急性发作性疼痛和关节积液,韧带应力测试体格检查阳性征。

机制

外侧侧副韧带通常由内翻力引起损伤。内侧侧副韧带通常由外翻力引起损伤。内侧侧副韧带更容易受损且常伴有关节囊和内侧半月板撕裂。严重损伤会累及前交叉韧带等,这种复合型损伤被称为奥多诺休恐怖(悲哀)三联征(图 13–58)。

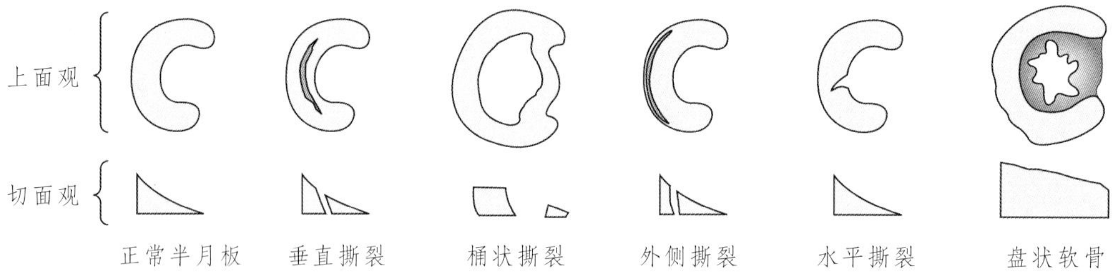

图 13–56 半月板撕裂的类型。

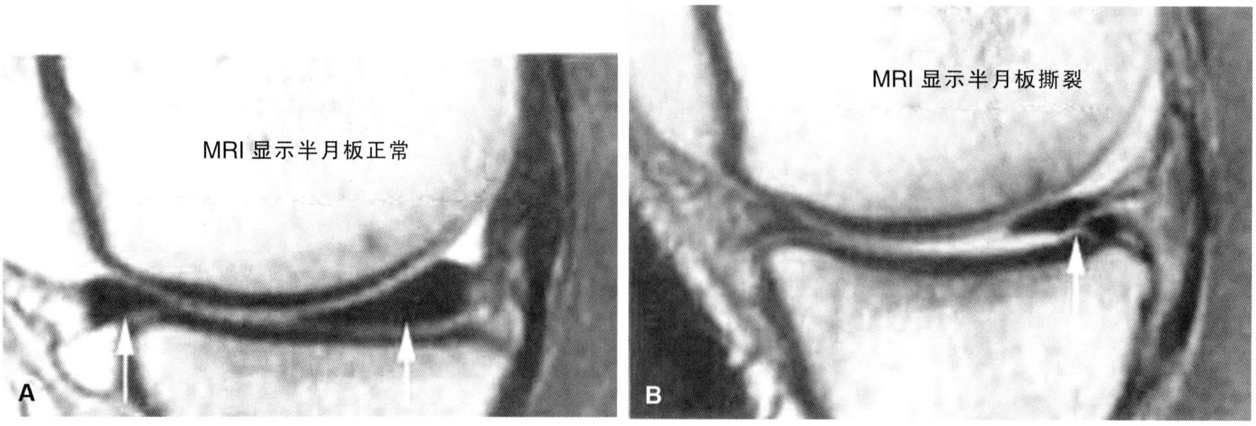

图 13–57 (A)矢状位 MRI 显示正常半月板内侧。形状呈三角形,后角较大。(B)矢状位 MRI 显示半月板撕裂。注意撕裂的高信号,并延伸至半月板下表面(箭头所示)。

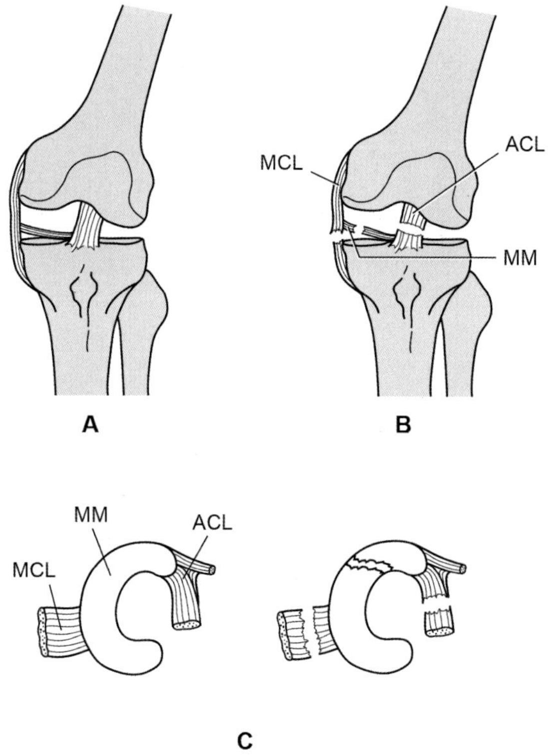

图 13-58　"恐怖三联征",由内侧半月板(MM)、内侧副韧带(MCL)及前交叉韧带损伤共同组成,可以有两种不同的表现。(A)外翻作用力下完整的韧带。(B)内侧半月板、前交叉韧带及内侧副韧带断裂。(C)上面观,左边为内侧副韧带、前交叉韧带和内侧半月板表现正常,右边为断裂的内侧副韧带、前交叉韧带和内侧半月板。

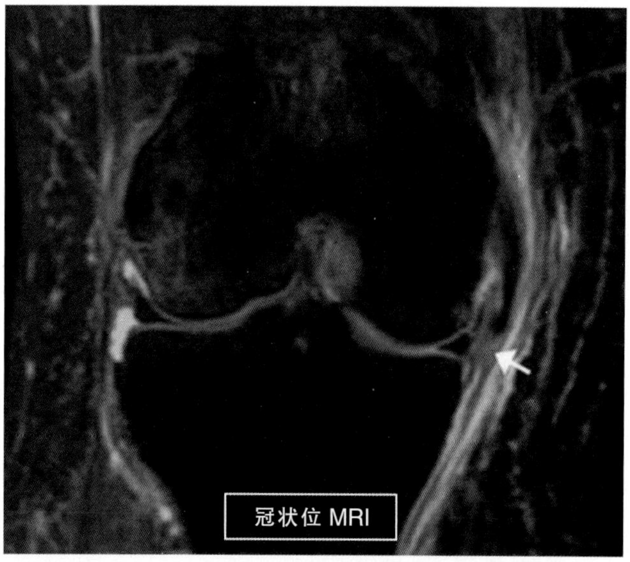

图 13-59　冠状位 T2 加权 MRI 显示内侧副韧带完全断裂,可以看到如箭头所示的低信号韧带中断带。

影像学评估

影像学评估可在膝关节前后位拉伸时显示不稳定的膝内翻或外翻。内侧关节间隙过度扩大与内侧侧副韧带撕裂的诊断是一致的。此外,关节造影会在撕裂部位看到造影剂外漏。但当关节囊完整时,即使有韧带中断,对比剂也不会外漏。慢性撕裂可愈合并最终钙化,然后形成能在 X 线正位片上看到的特征性 Pellegrini Stieda 病变,然后可以诊断陈旧性损伤。MRI 是首选检查,以 T2 加权序列最明显(图 13-59)。在冠状位图像上最容易显示不连续的韧带呈低信号中断。

治疗

单纯侧副韧带撕裂的治疗可能采取保守的方法,即通过控制运动支撑和大范围康复,就是在前面半月板撕裂中提到的渐进性恢复训练过程。手术修复往往是在伴有更多损伤时采用,接着再进行大范围康复训练。

交叉韧带撕裂

在美国,每年约有 20 万例与运动相关的前交叉韧带损伤。在参加同样强度的运动时,女性较男性更易受到损伤,引起这种差异的因素包括激素差异、解剖差异和运动时更加挺直的姿势。不常见的后交叉韧带损伤的真实发病率尚不清楚。

机制

交叉韧带的损伤机制包括外部力量撞击膝前部,如仪表盘损伤(图 13-60)。前交叉韧带的损伤机制为非接触式活动,如发生在膝关节的大的外翻和旋转,如当一名运动员突然加速、转弯,或听到了破裂典型的"砰"声(图 13-61)。

膝关节脱位是由高能创伤所致的少见病,至少有 3~4 个主要韧带断裂。膝关节脱位导致侧副韧带断裂,从而又在不同程度上引起交叉韧带、关节囊和半月板损伤(图 13-62)。相关的神经血管损伤可能危及肢体。

影像学评估

X 线片可评估交叉韧带附着处合并的撕脱性骨折。矢状位 MRI 是评估交叉韧带最好的影像。在 MRI,前交叉韧带撕裂的间接征象被称为"接吻挫伤",或是股骨外侧结征,它意味着前交叉韧带撕裂时累及骨头(如图 5-14)。屈曲-旋转-外翻机制的损伤发生于撞击胫骨平台后侧的股骨外侧髁。当胫骨移位明显撞击股

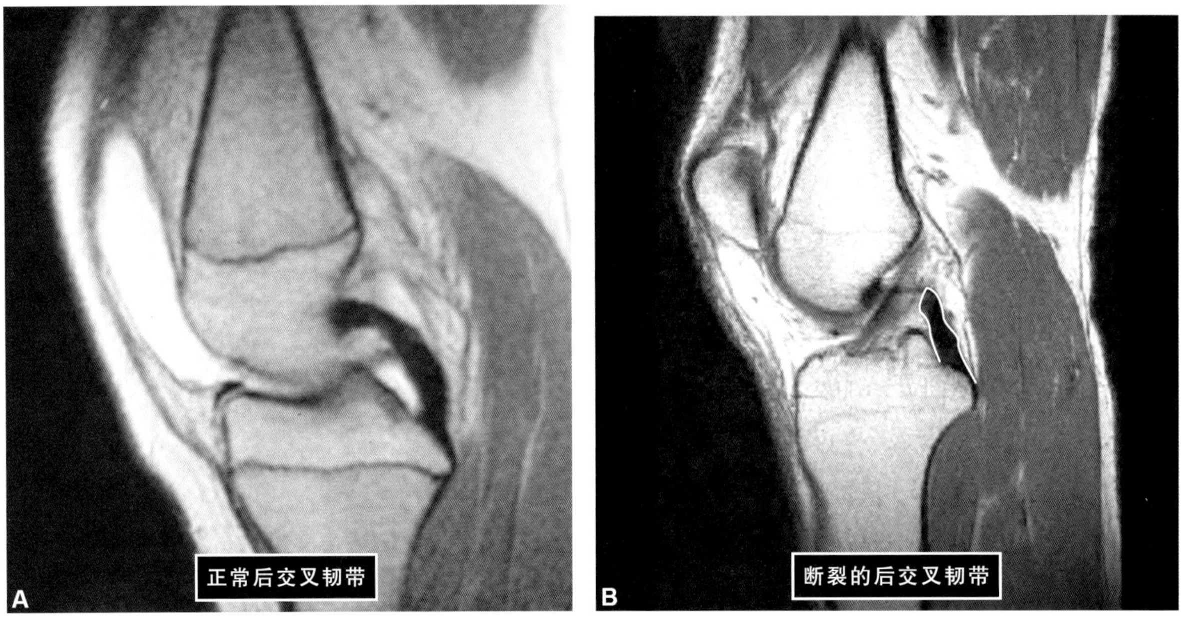

图 13-60 (A)矢状位 MRI 显示正常的后交叉韧带为低信号的连续带状结构。(B)矢状位 MRI 显示索状断裂的后交叉韧带。

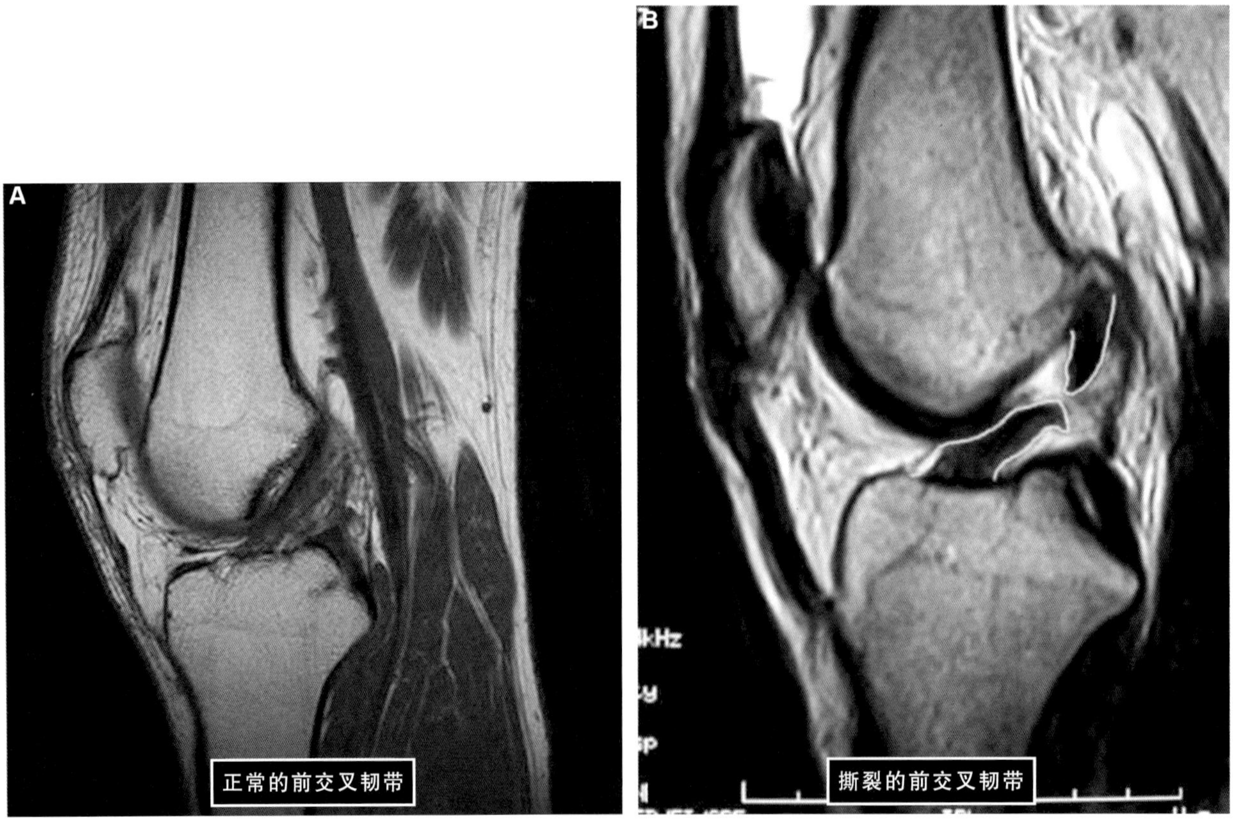

图 13-61 (A)矢状位 MRI 显示正常的前交叉韧带从胫骨平台前方向后延伸至股骨髁。(B)矢状位 MRI 显示前交叉韧带完全断裂(如图轮廓内所示)。

骨外侧髁，会令股骨外侧髁短缩。这种挫伤导致骨髓水肿，表现为高信号强度的区域。

治疗

治疗取决于关节不稳的程度、相关结构的损伤以

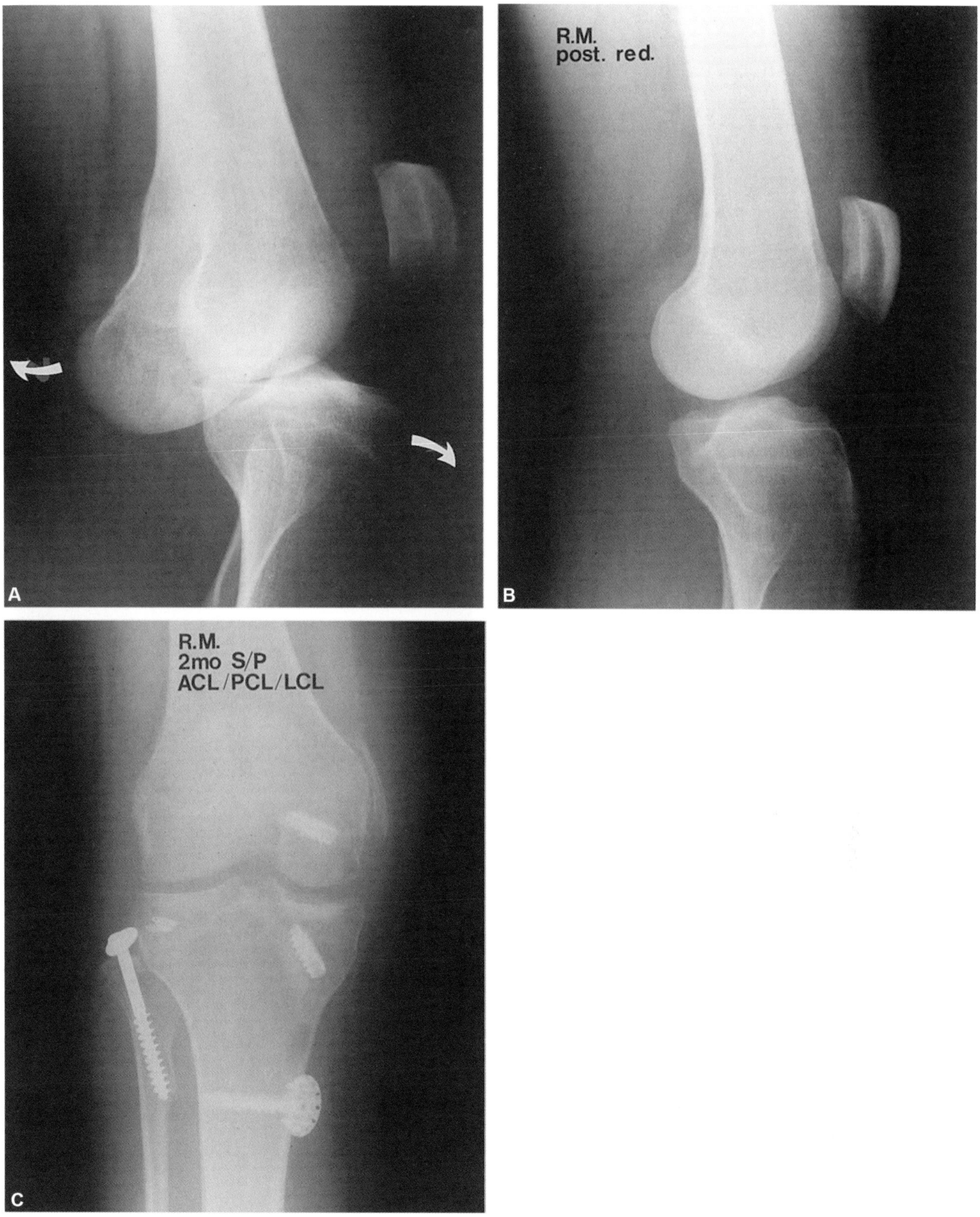

图 13-62　合并韧带断裂的膝关节前脱位。这名 22 岁青年男性试图从马鞍上下来，然后发生了意外且马倒在了其身上。(A)侧位像显示胫骨相对于股骨远端向前移位。(B)降低侧位图像的对比度可以看到正常关节关系，无任何骨折。注意关节腔的大量积液以及软组织明显肿胀。(C)患者无任何骨折，但其韧带严重撕裂。这张前后位图像显示用于加固和重建前交叉韧带、后交叉韧带以及侧副韧带的金属固定器。幸运的是，这例患者未在一开始的事故中造成神经血管损伤。大约有 50%的膝关节脱位患者会有一定程度的腘动脉和腘神经损伤。

及患者预期的活动水平。保守治疗包括控制运动和广泛的强化康复。手术治疗可能包括直接、初步修复受损组织或肌腱移植重建术，其次是阶段性的广泛康复。患者通常在4~6个月后可恢复正常活动。

髌韧带损伤

髌韧带两端相关的不同损伤表现为相似的疾病(图13-63)。在临床上，这些均表现为软组织肿胀、疼痛和局部压痛。该病在青少年，尤其是男孩中最容易发生。Sinding-Larsen-Johansson病是指损伤发生于近侧髌骨附着处，Osgood Schlatter病是指损伤发生于远端髌骨附着处。

损伤机制

这些疾病的病因是机械性的，可能由创伤，如跌倒引起，也可能并不是真正的疾病过程。股四头肌损伤后重复刺激产生的肌张力被认为是引起这些牵引性骨骺炎的威胁之一。慢性刺激性活动，如在坚硬的表面跳跃和跑步等会使疾病加剧。

影像学评估

Sinding-Larsen-Johansson病(髌骨软骨症)表现为髌骨下极的游离骨碎片(图13-64)。当这一疾病转归为慢性时，髌韧带常出现钙化和骨化。

胫骨粗隆骨软骨症表现为胫骨结节的扩大和变形，以及邻近软组织的肿胀(图13-65)。

X线侧位图像通常可诊断出骨碎片。肌腱钙化在任意位置上都很明显。

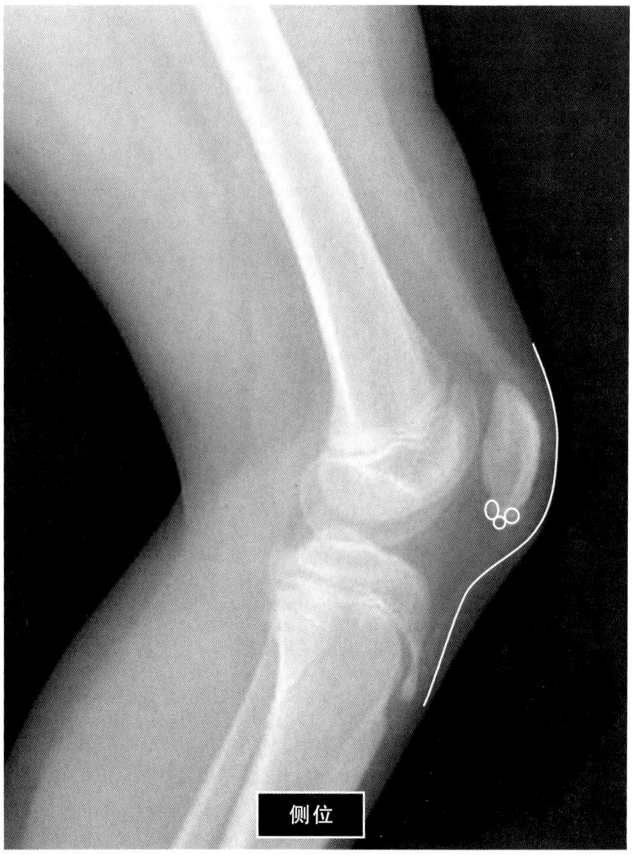

图13-64 Sinding-Larsen-Johansson病。在膝关节侧位片上，可看到髌骨远端明显的钙化和骨片影(圆圈)。注意弧形线区域的髌韧带前方的明显透亮软组织影。

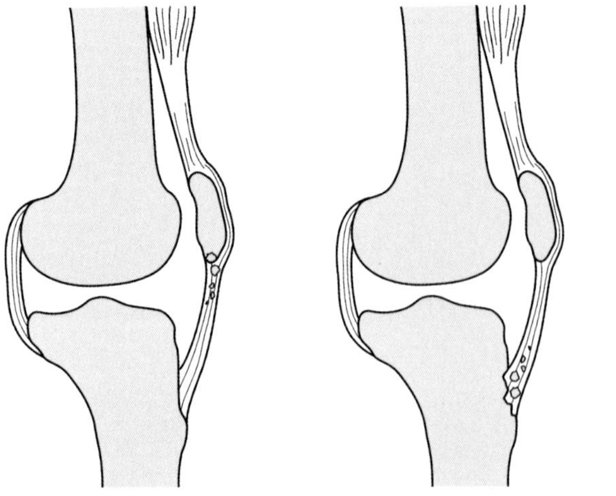

图13-63 髌韧带走行区的骨突炎片段。(A)发生于近侧韧带，称为Sinding-Larsen-Johansson病。(B)发生于胫骨结节附近处，称为胫骨粗隆骨软骨症。

治疗

治疗包括限制活动，以控制炎症和疼痛，使用膝关节保护垫预防膝关节受损。切除较大的钙化区域手术可能很必要。

DJD[61-68]

DJD，或骨关节炎，是55岁以上大多数人群都存在的影像学改变。在职业、娱乐、运动和日常生活中，重复数十年的机械和压缩应力通常会导致关节退行性改变。此外，继发性退行性改变是骨折、半月板或韧带损伤的后遗症。

影像学评估

膝关节DJD的特征性影像学表现可能包括：

1.关节间隙变窄。

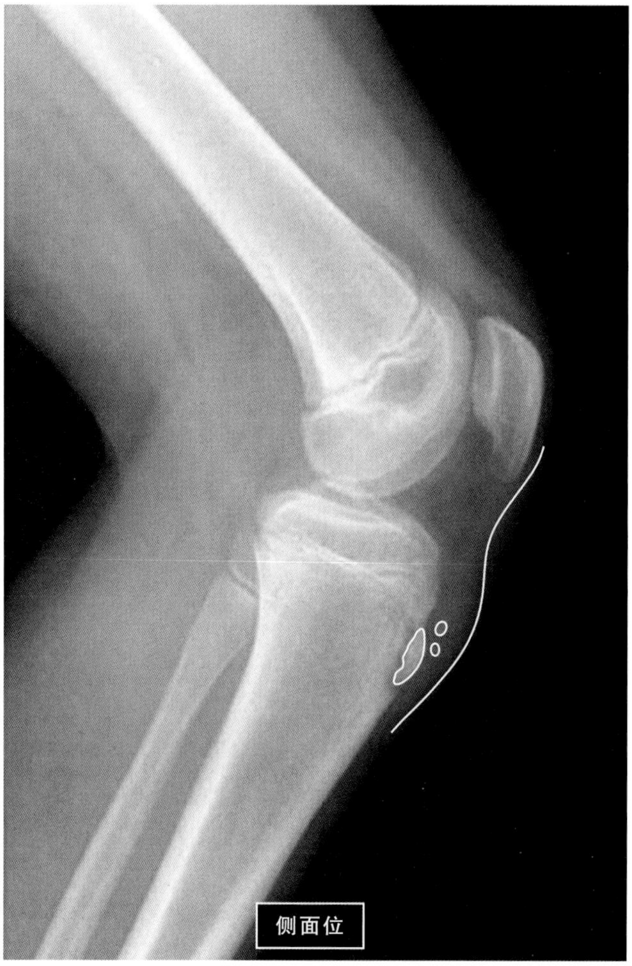

图 13-65 Osgood-Schlatter 病。膝关节侧位 X 线片显示髌韧带在胫骨结节附近处的钙化和骨碎片(如圆圈内所示)。注意胫骨结节前相应部位的轮廓突出。

2.软骨下骨硬化。

3.关节边缘骨赘形成。

4.软骨下囊肿形成。

5.关节内翻或外翻畸形。

常规影像学检查可充分显示这些变化(图 13-66)。复发性关节积液是关节炎非炎性或炎性加重的特征性表现。腘窝囊肿是其继发性改变，也被称为 Baker 囊肿,在 X 线侧位片中表现明显。

DJD的定位

膝关节 DJD 的定位是根据膝关节的解剖间隔描述的。膝关节的内侧部位是指股骨内侧髁和胫骨髁间的关节。外侧部位是指股骨外侧髁和胫骨髁间的关节。髌骨关节也作为一部分且容易有退行性改变。内侧或外侧进行性 DJD 会改变关节表面的协调一致性,引起内翻或外翻畸形,进而可在影像或临床上观察到(图 13-67)。

治疗

非手术治疗包括加强关节康复的功能锻炼、下肢长度的恢复、使用动态设备,并通过 NSAID 止痛,或关节腔内注射类固醇，以及从鸡冠中提取的称为透明质酸钠的润滑聚合物。

引起严重无力的退行性改变可能需要手术治疗。人工关节置换术(或全膝关节置换术)是一种更换股骨、胫骨和髌骨关节面的手术(图 13-68)。单室膝关节置换术仅重建受影响的节段(图 13-69)。任何手术的并发症包括骨折、不稳定、感染及假体松动。

关节置换术后康复的目的是恢复功能强度、关节活动范围和功能下肢长度(见第 12 章)。

膝关节异常

异常可大致分为结构未发育、发育受阻或附属骨发育异常。膝关节异常分类还需要一个额外的分类,就是存在骨骼本身的畸形,如先天性肢体弯曲。膝关节和下肢先天性畸形,常见的有膝外翻、膝内翻和膝反张。

膝外翻

膝外翻是被称为“X 形腿”的下肢成角畸形。当膝关节相互靠近时,胫骨远端被明显分离(图 13-70)。

这种情况在儿童开始行走时最明显。病因可能是家族性、臀或足的定位异常,或骨骺板的创伤、骨折,以及神经功能障碍,也可能是特发性的。全下肢 X 线正位片可充分显示这种病变。

治疗和预后取决于病因和成角的严重程度。如果病情比较轻微，可采取包括矫正脚内翻畸形的康复和柔韧性及力量训练的保守治疗。如果病情更严重,则可进行手术治疗,以恢复关节的正常关系。

膝内翻

膝内翻是被称为“弓形腿”的下肢成角畸形。当踝关节相互接触时,膝关节被分开(图 13-71A)。一定程

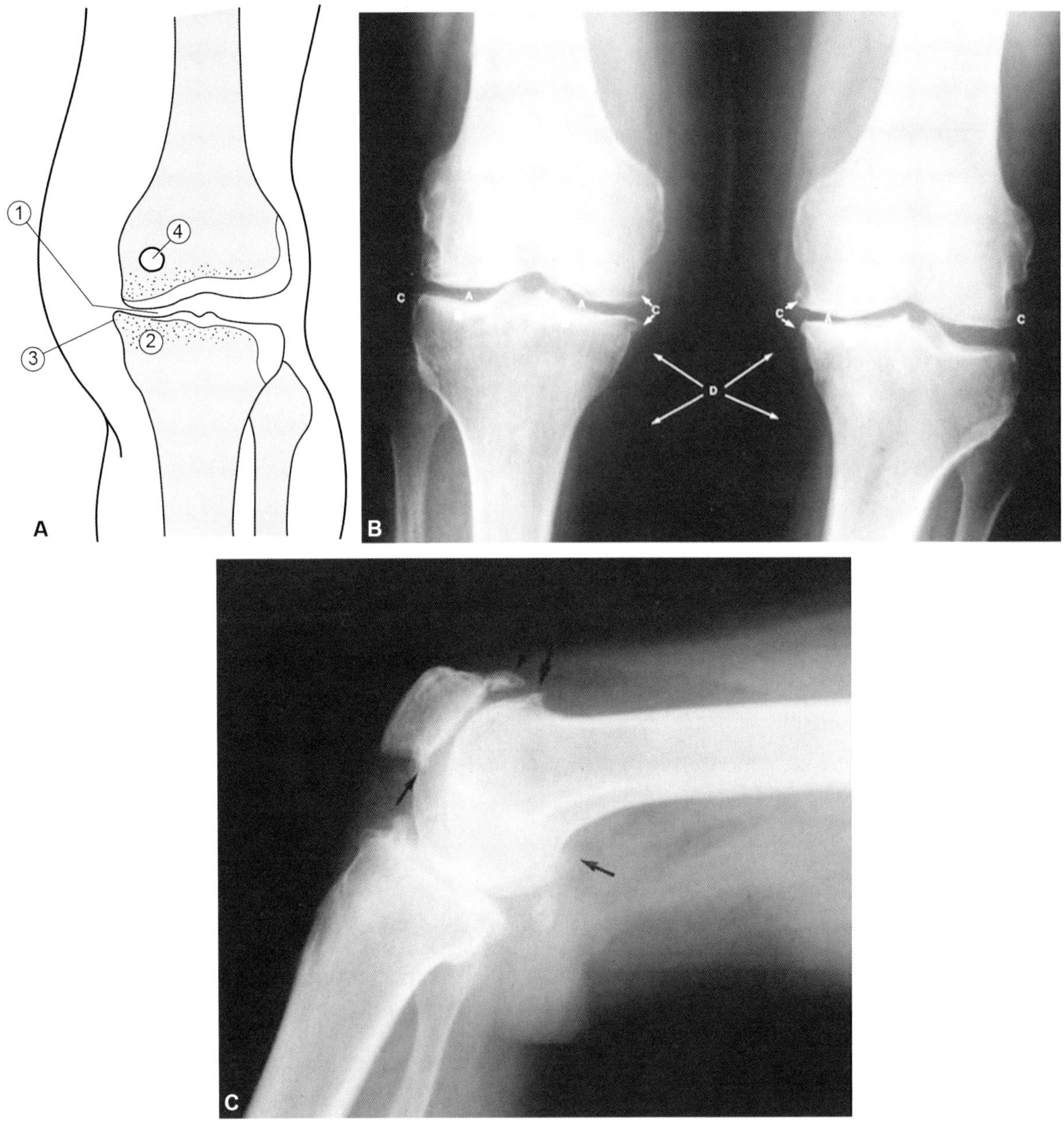

图 13–66 膝关节 DJD。(A)膝关节 DJD 的影像学特征性表现:①关节间隙变窄,②软骨下骨硬化,③关节边缘骨赘形成,和④软骨下囊肿形成。(B)老年患者膝关节负重前后位显示进行性 DJD 影像学特征:(a)关节间隙狭窄(注意患者左膝关节内侧间隙极其狭窄);(b)软骨下骨硬化;(c)关节边缘骨赘形成;(d)继发性关节畸形,关节软骨厚度缺损,关节一致性改变。注意两侧软组织轮廓,可显示继发于胫骨内侧角轻微旋转的伴有腿内翻或膝内翻畸形时关节线的内侧膨出。这种畸形在患者左下肢更为明显。(C)在膝关节侧位片,注意髌股关节和股胫关节 DJD 平整的髌骨关节面、髌骨和股骨髁边缘明显的骨刺形成(箭头所示)。腘窝软组织内不规则形密度是腓肠豆。腘窝下大的软组织肿块是 Baker 囊肿。

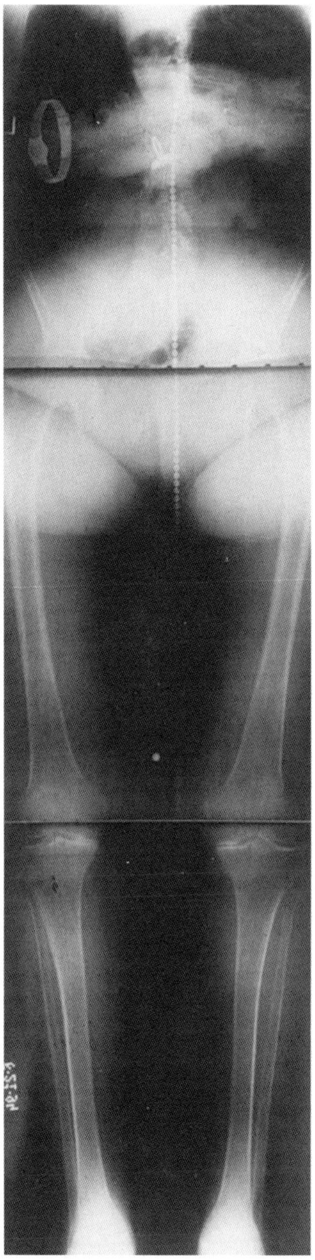

图 13-67　从整个下肢的站立视图确定对齐。负重位观察可帮助外科医师在术前了解继发于 DJD 的内翻或外翻畸形程度,以制订矫正计划。多种类型的外科手术可纠正膝关节畸形,包括胫骨截骨术,即从胫骨近端切除一部分骨头调整腿并减少应力最大的关节面的力量分布;以及人工关节置换术,即切除受累的关节面,用人工胫骨、股骨和髌骨假体取代。应注意的是无论选择哪种手术方式,腿的长度在术后可能会改变。但为了患者康复,这是可取的,因为这可以补偿其他关节动力链的机械应力。而这种不协调可通过简单的调节短腿的鞋跟高度以实现平衡。

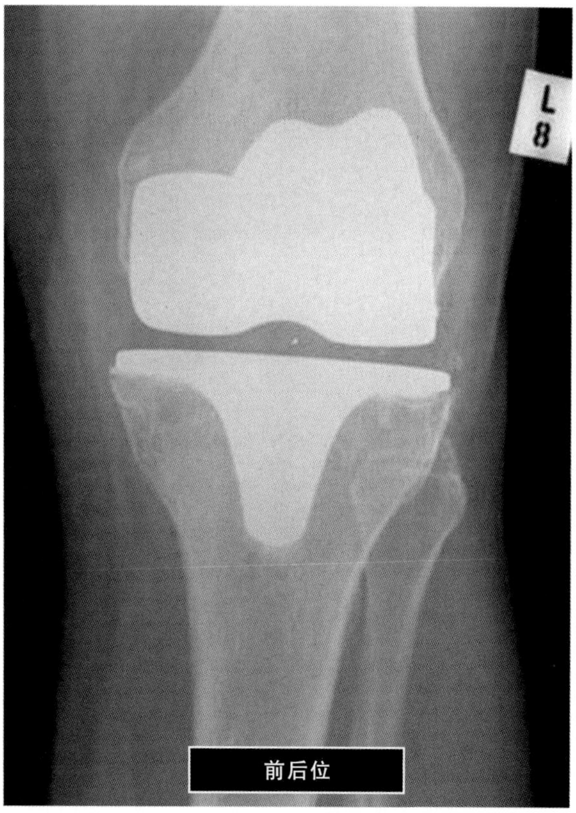

图 13-68　前后位 X 线图像显示全膝关节置换术后改变。(Image courtesy of www.xray2000.co.uk.)

度的弯曲在婴幼儿通常就存在。这种生理弯曲是对称的,在童年时期会随着儿童年龄增加逐渐消失(图 13-71B)。

膝内翻的病因可能不同,包括肾性或饮食性佝偻病、骨骺损伤、成骨不全症,或胫骨内侧软骨炎,称为 Blount 病。

影像学表现

膝内翻在全下肢正位 X 线图像上可显示。四肢生理性弯曲的皮质骨、骨骺、骺板、干骺端外观正常,这可区别于其他疾病。股骨、胫骨内外侧皮质轴都会有轻微的弯曲度。

膝反张

膝反张是膝关节的过度伸展(图 13-72)。其病因多样,可能是家族性、特发性、神经和肌肉功能障碍。治疗和预后取决于病因,但通常采取保守治疗,使用支撑和运动恢复肌肉平衡性。侧位 X 线片可显示这种畸形。

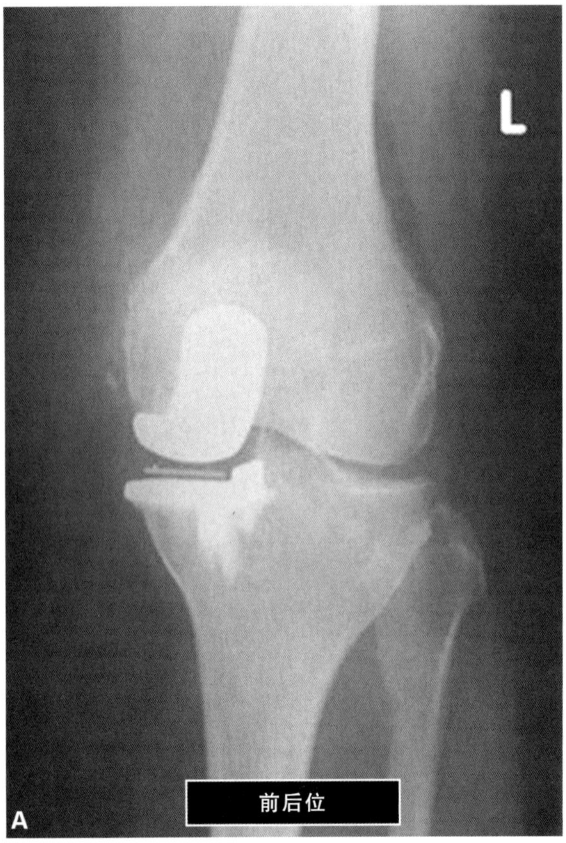

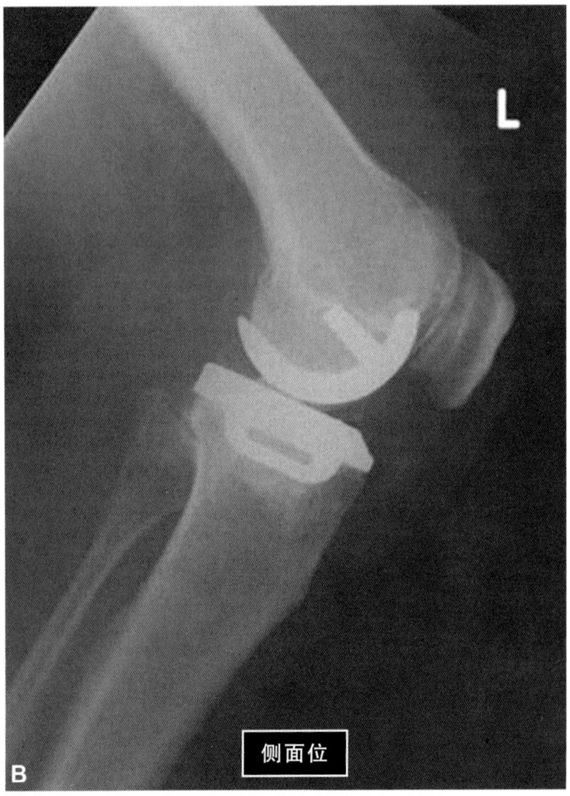

图 13–69 (A)前后位显示了单侧膝关节置换术后的改变,内侧关节室重现。(B)侧位 X 线片显示“半”个膝关节置换。(Image courtesy of www.xray2000.co.uk.)

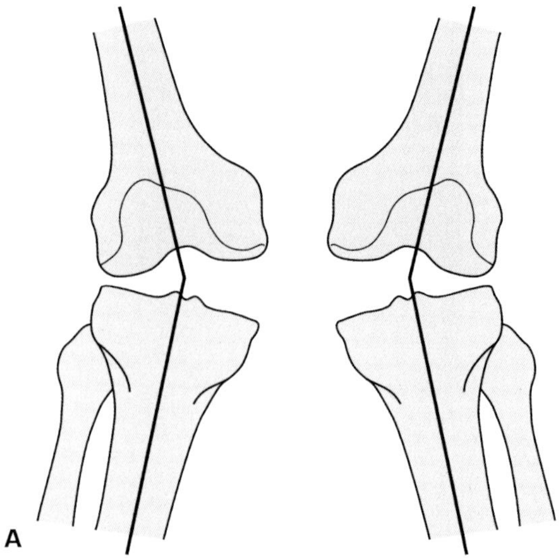

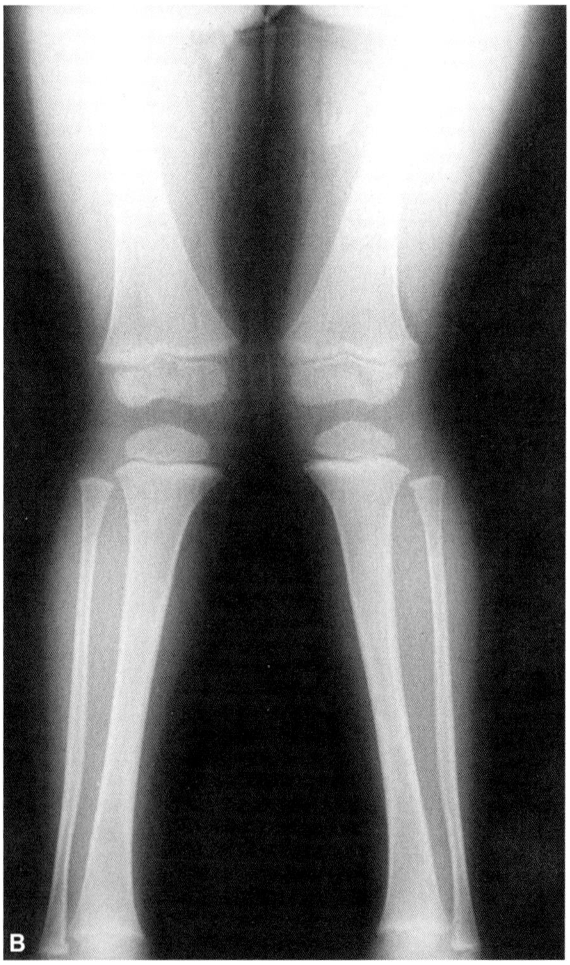

图 13–70 (A)膝外翻,或称“X 形腿”,是踝关节相互靠近而膝关节相互分离的一种呈角畸形。(B)这名 3 岁男孩的下肢关节负重位显示了双侧外翻畸形。

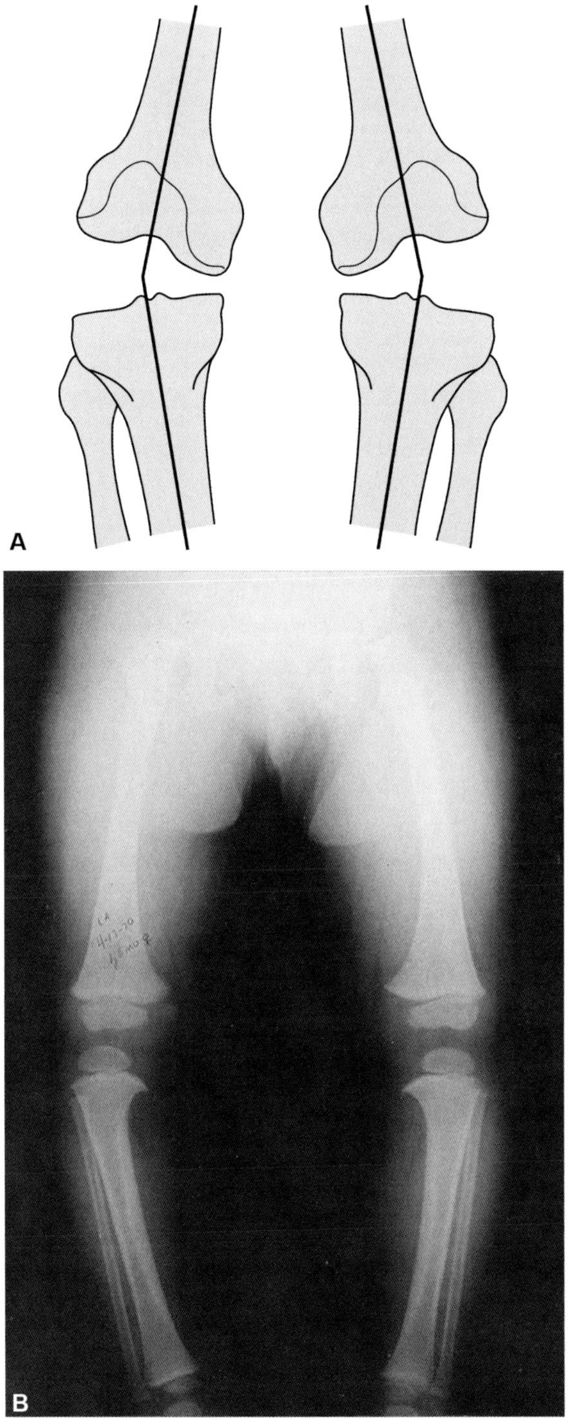

图 13-71　(A)膝内翻，或称“弓形腿”，是一种下肢成角畸形，指踝关节相互靠近而膝关节被明显分离。(B)这名 18 岁女性的下肢负重位显示膝关节内翻畸形。这种对称性弯曲通常在儿童学走路或成长过程中出现。

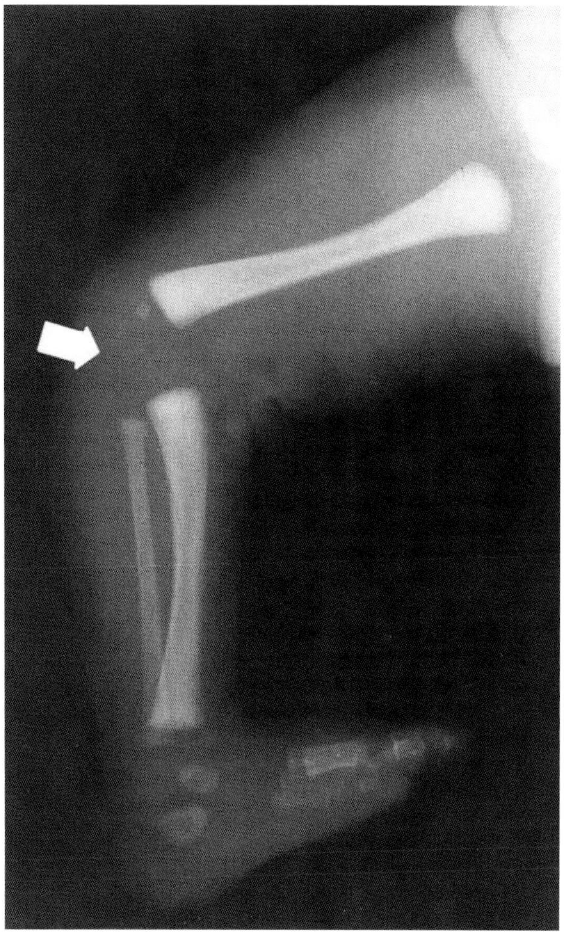

图 13-72　膝反张。这一不寻常病例来自一名出生 2 天的婴儿的膝反张 X 线片。箭头所示为膝关节后位置，可看到其向后过度伸展。

要点总结

常规影像学评估

1.膝关节常规影像学评估包括四种体位：

➤前后位——显示股胫关节、股骨远端和胫骨近端。髌骨显示不清，因为其重叠于股骨远端。

➤侧位——显示髌股关节侧位、扩张的股四头肌和髌韧带，以及髌上囊。

➤髁间窝后前轴位——显示髁间窝、股骨髁的后侧面，以及胫骨平台髁间嵴。

➤髌股关节切线位——显示髌股关节在运动范围的某一点上的关节关系。

先进成像技术评估

2.膝关节基本CT检查从髌上区到胫腓关节延伸。扫描时平行于胫骨平台。

3.CT原始数据为横轴位数据，然后进一步重建为矢状位和冠状位图像。在MRI禁忌时，CT关节造影还可观察关节内软组织情况。三维重建还可为复杂的骨折手术提供计划方案。

4.CT图像评估的ABCS是指注意观察解剖定位、骨密度、软骨和软组织。

5.基本MRI检查从股四头肌腱延伸至胫骨粗隆。包括轴位、矢状位和冠状位图像。

6.典型序列包括：

➤T1加权序列，用于观察解剖(或质子密度)。

➤T2加权序列，用于观察异常的液体信号，从而突出病变(脂肪饱和及脂肪抑制常用)。

7.评估MRI用ABCDES内容，包括解剖定位、骨信号、软骨、水肿、伸肌装置，以及软组织和滑膜组织。

膝关节损伤

8.X线片足以评估膝关节骨折的诊断和治疗。ACR推荐X线片作为外伤和非外伤性膝关节疼痛的首选检查。

9.CT二维或三维重建对粉碎性骨折碎片以及关节面下凹陷性骨折的确定及术前规划有价值。

10.MRI对于关节软骨、半月板损伤、十字韧带和侧副韧带、软组织损伤的评估必不可少。

11.骨扫描可识别隐匿性或轻微的骨折、应力性骨折以及关节软骨损伤，敏感性高，但定位不准确。MRI在没有禁忌的条件下通常是最好的。

临床决策规则

12.临床决策指南是用以指引、协助医师决定是否需要进行X线检查确定骨折的。在渥太华和匹兹堡建立的临床决策指南是X线片诊断急性膝关节损伤的最著名的指南。这些相似的临床决策指南都强调X线检查应当在创伤后出现以下情况时应用：直接撞击或跌倒后出现关节积液、无法行走、可在髌骨或腓骨头触及压痛，或膝关节无法弯曲到90°。X线片不应在以下患者中应用：扭伤后仍能走路，以及无明显肿胀的患者。

膝关节骨折

13.股骨远端骨折根据解剖分为髁上、髁间或髁突骨折。

14.胫骨近端骨折最经常发生的为胫骨平台骨折，且以外侧平台最常累及。

15.髌骨骨折分为两种：直接撞击所致的骨折以及股四头肌强有力的收缩导致的撕脱性骨折。

髌股关节半脱位

16.慢性髌股半脱位有明显的病史和体征。X线检查对确定有无骨块或骨折的存在，以及提供关节面和关节完整性的信息非常必要。轴位MRI和CT也能提供膝关节伸展时的一致性信息。

关节软骨损伤

17.三种不同的情况下有相似的术语，但不能混为一谈：

➤骨软骨骨折是关节软骨和软骨下骨软骨骨折，骨折只累及关节软骨。股骨外侧髁损伤是最常见的急性运动相关性损伤，并可能与一过性髌骨脱位相关。

➤骨软骨炎是慢性骨软骨骨折，在青少年运动员中最常见，非负重股骨内侧髁最常累及。

➤自发性骨坏死累及负重的股骨内侧髁且多见于无外伤史的老年女性。

半月板撕裂

18.半月板撕裂是常见的运动相关性损伤，表现为间歇性点击痛以及关节交锁。内侧半月板比外侧半月板损伤更常见。MRI 是评估半月板损伤的标准方法。

韧带损伤

19.内侧副韧带损伤最常见，严重时常引起关节囊、半月板及前交叉韧带损伤，这种组合伤叫作奥多诺休恐怖(悲哀)膝关节损伤。在 MRI 所研究序列中，以 T2 加权序列最明显。旧的撕裂可以愈合、钙化，并在 X 线正位片上可看到典型的 Pellegrini Stieda 病变。

20.运动相关性前交叉韧带损伤每年在美国约有 20 万例。参加相同强度的运动，女性发病率是男性的 8 倍。X 线检查可用于评估前交叉韧带附着处可能引起的撕脱性骨折。矢状位 MRI 最明显。前交叉韧带损伤的一个间接征象是股骨外侧结征，表示股骨外侧髁撞击到胫骨平台后发生的骨折。

21.Sinding-Larden-Johansson 病和胫骨粗隆骨软骨症是分别发生于髌韧带附着的近端和远端机械性功能障碍。在慢性期，X 线侧位图像可显示损伤的髌韧带区域的骨折片及钙化影。

膝关节DJD

22.膝关节 DJD 的影像学表现为：①关节间隙变窄；②软骨下骨硬化；③关节边缘骨赘形成；④软骨下骨囊肿；⑤内翻或外翻畸形。

异常

23.膝关节常见的下肢先天性畸形包括外翻，或“X 型腿”；内翻，或“O 型腿”；膝过伸。成人继发于如 DJD 引起的内翻或外翻畸形。

病例分析

病例 1

表现为膝关节疼痛的肿瘤

患者，女，60 岁，因左膝疼痛逐渐发作自行物理治疗。

外伤史

患者自述左膝关节疼痛在过去 6 周内逐渐加重。患者数年前由于膝关节问题看过物理治疗师，所以直接找物理治疗师进行评估。

物理治疗

(1)患者主诉

站立及走路时疼痛更加明显且持续加重，在过去的 2 周内，持续性疼痛使其在夜间无法入睡，服用小剂量非处方镇痛药可轻微缓解疼痛。

物理治疗师详细地询问了患者的既往病史，发现 4 年前该患者被确诊为患有乳腺癌，并行全切及腋窝淋巴结清扫和化疗。一直以来，患者检查结果满意，包括最近一次 6 个月前的检查。

(2)体格检查

患者左侧下肢疼痛，行走时呈现跛行，因为其会避免通过左下肢承受重量。对腰椎、髋关节及踝关节进行检查未发现明显异常，左膝关节的运动和韧带完整性也在正常范围，也未发现畸形或是水肿。膝关节触诊阴性，但患者胫骨远端到胫骨近端平台触诊非常柔软。由于患者临床表现和病史非同寻常，未常规进行关节肌肉测试。

临床干预

物理治疗师提供的拐杖和步态训练可协助患者安全行走并保护膝关节。物理治疗师也立即与患者的肿瘤科专家沟通潜在的严重疾病。必须进行诊断成像，以排除主要问题：骨转移的可能性。

影像诊断

拍摄了膝关节、左侧小腿及全下肢前后位和侧位 X 线片并进行全身骨扫描。X 线检查发现在胫骨近端第三处贯穿性骨折部位出现溶骨性改变（如图 13-73）。骨扫描显示多发的骨转移区域，包括双侧髂骨、胫骨外侧、左股骨大转子、腰椎、第 8 肋骨及颅骨(图 13-74)。

结果

患者回到肿瘤科继续接受转移瘤的治疗。同时，其也被骨科医师建议接受手术治疗，用髓内钉

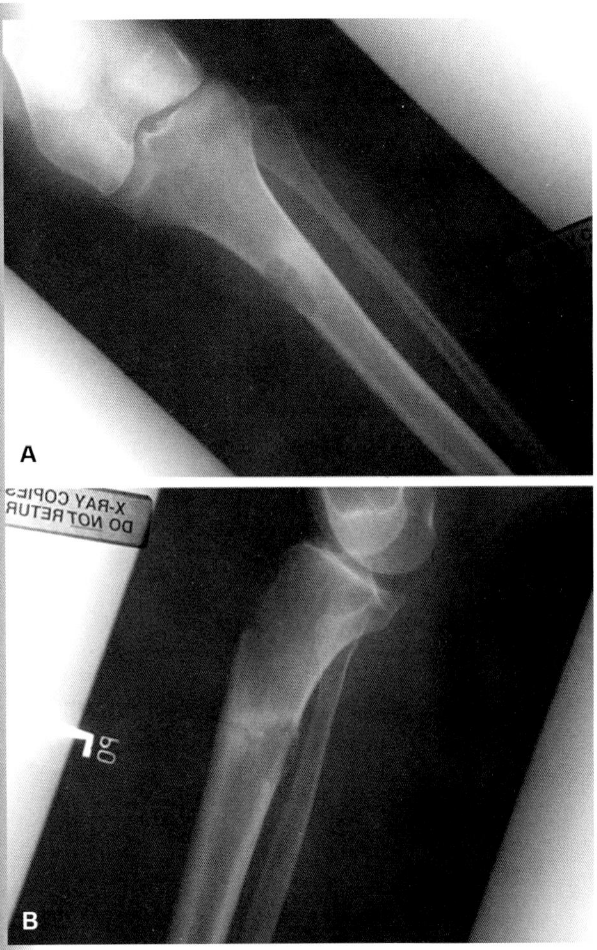

图 13–73 下肢(A)前后位和(B)侧位片，显示溶骨性改变的骨质内不完全的病理性骨折。

来加固左胫骨，然后回到物理治疗师处继续进行康复治疗。

讨论

这一病例反映了综合性检查的重要性，包括全面了解患者的疼痛病史，深入进行体格检查。同时，也充分说明了对这些严重病理指征（也称为“危险信号”）了解的重要性。下面的这些因素被物理治疗师确定为关键信息：

1.某肿瘤骨转移病史阳性。

2.持续疼痛、夜间疼痛，以及休息或药物无法缓解的疼痛。

3.膝关节物理练习时不会疼痛。

4.触诊时膝关节以外的区域出现疼痛。

5.无创伤性事件或活动以解释患者的症状发作。

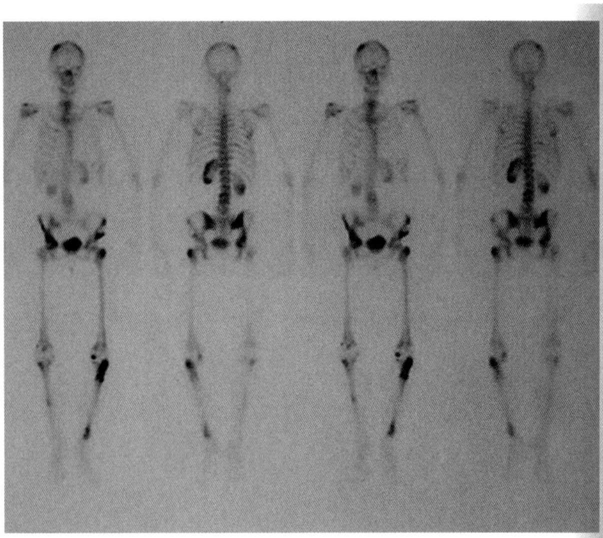

图 13–74 全身骨扫描，显示全身多处骨转移。

物理治疗师也正确地进行了体格检查（未做肌肉测试），以保护受影响的肢体（提供拐杖），并与相应专业人士联系（肿瘤科专家），尽快采取措施（立即进行适当的诊断成像）。

病例总结如图 13–75。

关键思考点

物理治疗师有直接接触患者的作用，必须警惕非骨骼肌肉来源的痛苦可能表现为骨骼肌肉的问题。患者往往会做出关于其疼痛来源的不正确假设，他们总是很容易忽略他们认为与这一疾病无关的病史，在与非骨骼肌肉疾病进行鉴别诊断的过程中，这些都必不可少。

病例2

MRI报告与手术报告的差异

这是一例膝关节镜术后要求进行物理治疗的40岁男性患者。

外伤史

患者与朋友进行篮球比赛时右膝受伤。当感觉到膝关节疼痛时，患者试图迅速改变方向，然后其无法继续运动，且膝关节明显肿胀。在接下来的几天内，患者膝关节疼痛、僵硬且无法完全伸展。

初始影像检查

几天后，外科医师对患者进行了评估。医师在

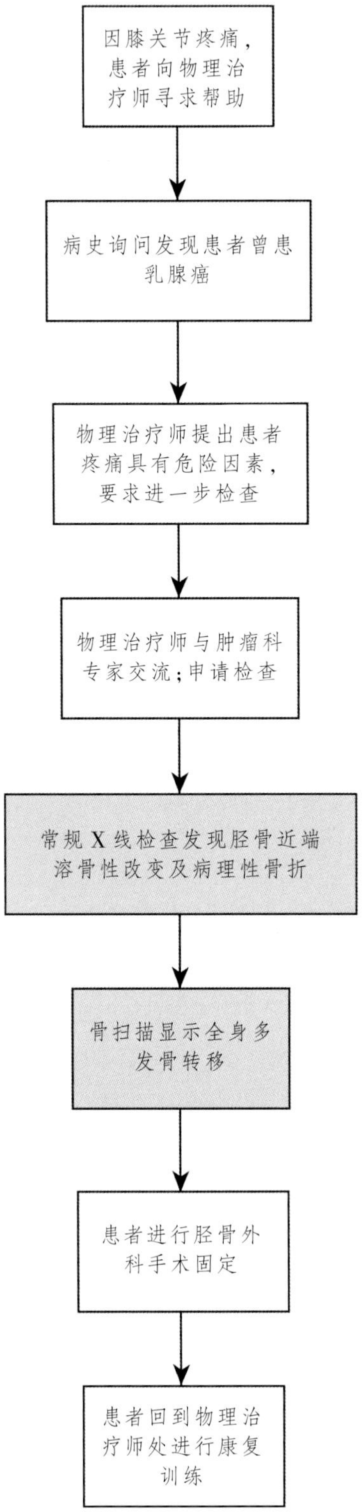

图 13-75　病例 1 诊疗过程。影像检查突出显示。

临床上触诊了膝关节并要求患者进行 MRI 检查。医师报告指出：膝关节内侧半月板体部Ⅱ度退行性变化。外侧半月板显示正常低信号及轮廓，无任何撕裂表现。外侧髌股关节提示髌骨软化症Ⅱ~Ⅲ级。前交叉韧带和后交叉韧带无任何断裂、变形和撕裂证据。

临床干预

外科医师在 1 周后对患者进行了关节镜手术，手术结果显示：关节内镜检查显示股骨外侧髁外侧的 20~25mm 软骨全层缺损。外侧半月板有一小径向分裂。前交叉韧带和内侧半月板完整。

外科医师进行外侧半月板部分摘除，填补了关节缺损，并创建了一个微骨折的骨骼。微骨折术会产生少量出血，并刺激股骨髁表面的愈合。

物理治疗师的思考

物理治疗师收到最初的 MRI 报告、手术报告以及患者转诊。物理治疗师对 MRI 报告和手术报告之间的差异感到困惑。MRI 报告未提及外侧半月板撕裂，只有股骨髁退化，也无关节面缺损。当治疗师询问时，患者对自身手术细节并不清楚。

治疗师和外科医师进行电话沟通，并传真手术报告，希望其能详细解释关节镜手术。

讨论

这一病例反映高级成像信息和直接可视化之间存在不一致之处。物理治疗师推断许多临床医师认为，MRI 会显示存在于患者膝关节的任何病理改变，通常是这样，但关节内直接观察仍然是明确的金标准。病例总结如图 13-76。

关键思考点

任何影像诊断都存在敏感性和特异性的限制。此外，选择的成像平面、层厚和技术，以及读取技巧都会成为影响MRI报告准确性的因素。临床医师在阅读报告时必须记住，影像学是一门需要人解读和介入治疗的技术。

最后，物理治疗师在开始治疗前寻求答案是正确的，不接触尚不知晓的东西永远不会失误。

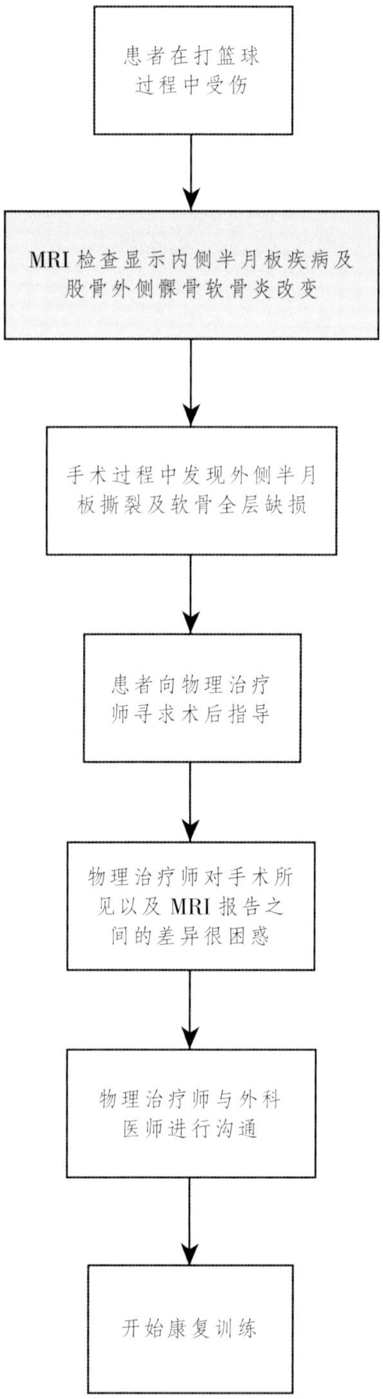

图 13–76 病例 2 诊疗过程。影像检查突出显示。

（张雷 郁万江 连城锦 译）

参考文献

正常解剖

1. Reason for Visits to Emergency Room—National Hospital Ambulatory Medical Care Survey 1998–2006. Accessed April 18, 2012 at www.aaos.org/research/stats/er_knee_sex.asp.
2. Verna, A, et al: A screening method for knee trauma. Acad Radiol 8(5):392, 2001.
3. Netter, FH: Atlas of Human Anatomy, ed. 4. WB Saunders, Philadelphia, 2006.
4. Nordin, M, and Frankel, VH: Basic Biomechanics of the Musculoskeletal System, ed. 3. Lippincott Williams & Wilkins, Philadelphia, 2001.
5. Whiting, W, and Zernicke, R: Biomechanics of Musculoskeletal Injury, ed. 2. Human Kinetics, Champaign, IL, 2008.
6. Norkin, CC, and Levangie, PK: Joint Structure and Function: A Comprehensive Analysis, ed. 2. FA Davis, Philadelphia, 1992.
7. Meschan, I: An Atlas of Radiographic Anatomy. WB Saunders, Philadelphia, 1960.
8. Weber, EC, Vilensky, JA, and Carmichael, SW: Netter's Concise Radiologic Anatomy. Saunders, Philadelphia, 2008.
9. Kelley, LL, and Peterson, CM: Sectional Anatomy for Imaging Professionals, ed. 2. Mosby, St. Louis, MO, 2007.
10. Lazo, DL: Fundamentals of Sectional Anatomy: An Imaging Approach. Thomson Delmar Learning, Clifton Park, NY, 2005.

常规检查

11. American College of Radiology: Practice Guideline for the Performance of Radiography of the Extremities in Adults and Children. 2008. Accessed May 15, 2012 at www.acr.org.
12. Weissman, B, and Sledge, C: Orthopedic Radiology. WB Saunders, Philadelphia, 1986.
13. Greenspan, A: Orthopedic Radiology: A Practical Approach, ed. 5. Lippincott Williams & Wilkins, Philadelphia, 2010.
14. Bontrager, KL: Textbook of Radiographic Positioning and Related Anatomy, ed. 7. Mosby, St. Louis, MO, 2009.
15. Fischer, HW: Radiographic Anatomy: A Working Atlas. McGraw-Hill, New York, 1988.
16. Wicke, L: Atlas of Radiographic Anatomy, ed. 5. Lea & Febiger, Malvern, PA, 1994.
17. Frank, E, Smith, B, and Long, B: Merrill's Atlas of Radiographic Positions and Radiologic Procedures, ed. 12. Elsevier Health Sciences, Philadelphia, 2011.
18. Squires, LF, and Novelline, RA: Fundamentals of Radiology, ed. 4. Harvard University Press, Cambridge, MA, 1988.
19. Chew, FS: Skeletal Radiology: The Bare Bones, ed. 2. Williams & Wilkins, Baltimore, 1997.
20. Weir, J, and Abrahams, P: An Atlas of Radiological Anatomy. Yearbook Medical, Chicago, 1978.
21. Krell, L (ed): Clark's Positioning in Radiology, Vol. 1, ed. 10. Yearbook Medical, Chicago, 1989.

先进成像技术

22. American College of Radiology: ACR Practice Guideline for Performing and Interpreting Diagnostic Computed Tomography (CT) 2011. Accessed May 10, 2012 at www.acr.org.
23. American College of Radiology: ACR Practice Guideline for Performing and Interpreting Magnetic Resonance Imaging of the Knee 2010. Accessed May 10, 2012 at www.acr.org.
24. Brant, WE, and Helms, CA: Fundamentals of Diagnostic Radiology. Lippincott Williams & Wilkins, Philadelphia, 2007.
25. Manaster, BJ: Diagnostic and Surgical Imaging Anatomy: Musculoskeletal. Amirsys, Salt Lake City, 2007.
26. Saenz, R: CT for the Nonradiologist. [S.l.]. Xlibris, 2011.
27. Kaplan, P, et al: Musculoskeletal MRI. Saunders, Philadelphia, 2001.

创伤

28. American College of Radiology: Appropriateness Criteria for Nontraumatic Knee Pain. Revised 2008. Accesses May 15, 2012 at www.acr.org.
29. American College of Radiology: Appropriateness Criteria for Acute Trauma to the Knee. Revised 2008. Accesses May 15, 2012 at www.acr.org.
30. Merchant, AC, et al: Roentgenographic analysis of patellofemoral congruence. J Bone Joint Surg 56A:1391, 1974.
31. Bucholz, RW, Heckman, J, and Court-Brown, C (eds): Rockwood and Green's Fractures in Adults, ed. 6. Lippincott Williams & Wilkins, Philadelphia, 2005.
32. Rockwood, CA, and Green, DP (eds): Fractures in Adults, ed. 5. Lippincott Williams & Wilkins, Philadelphia, 2002.
33. Beaty, J, and Kasar, J (eds): Rockwood and Wilkins' Fractures in Children, ed. 6. Lippincott Williams & Wilkins, Philadelphia, 2005.
34. Koval, KJ, and Zuckerman, JD: Handbook of Fractures, ed. 2. Lippincott Williams & Wilkins, Philadelphia, 2002.
35. Eiff, M, et al: Fracture Management for Primary Care. WB Saunders, Philadelphia, 2003.
36. Salter, RB: Textbook of Disorders and Injuries of the Musculoskeletal System, ed. 2. Williams & Wilkins, Baltimore, 1983.
37. Yochum, TR, and Rowe, LJ: Essentials of Skeletal Radiology, ed. 3. Williams & Wilkins, Baltimore, 2004.
38. Marchiori, DM: Clinical Imaging with Skeletal, Chest, and Abdomen Pattern Differentials. Mosby, St. Louis, MO, 1999.
39. Ip, D: Orthopedic Traumatology: A Resident's Guide. Springer, New York, 2006.
40. McConnell, J, Eyres, R, and Nightingale, J: Interpreting Trauma Radiographs. Blackwell, Malden, MA, 2005.
41. Berquist, TH: Imaging of Orthopedic Trauma, ed. 2. Raven Press, New York, 1989.
42. McCort, JJ, and Mindelzun, RE: Trauma Radiology. Churchill Livingstone, New York, 1990.
43. Drafke, MW, and Nakayama, H: Trauma and Mobile Radiography, ed. 2. FA Davis, Philadelphia, 2001.
44. Walsh, SJ, et al: Large osteochondral fractures of the lateral femoral condyle in the adolescent: Outcome of bioabsorbable pin fixation. J Bone Joint Surg Am 90(7):1473, 2008.
45. Akgun, I, et al: Arthroscopic microfracture treatment for osteonecrosis of the knee. Arthroscopy 21(7):834, 2005.
46. Langdown, AJ, et al: Oxford medial unicompartmental arthroplasty for focal spontaneous osteonecrosis of the knee. Acta Orthop 76(5):688, 2005.
47. Yates, PJ: Early MRI diagnosis and non-surgical management of spontaneous osteonecrosis of the knee. Knee 14(2):112, 2007.
48. Norman, A, and Baker, ND: Spontaneous osteonecrosis of the knee and medial meniscus tears. Radiology 129:653, 1978.
49. Kattapuram, TM, and Kattapuram, SV: Spontaneous osteonecrosis of the knee. Eur J Radiol 67(1):42, 2008.
50. Jacobs, B, et al: Knee osteochondritis dissecans. Emedicine, 2006. Accessed September 3, 2008 at www.emedicine.com/sports/TOPIC57.HTM. Peterson, CS: Posterior cruciate ligament injury. Emedicine, 2006. Accessed September 3, 2008 at www.emedicine.com/sports/TOPIC105.HTM.
51. Souryal, T, et al: Anterior cruciate ligament injury. Emedicine, 2006. Accessed September 3, 2008 at www.emedicine.com/prm/topic3.HTM. Parkkari, J, et al: The risk for cruciate ligament injury of the knee in adolescents and young adults: A population-based cohort study of 46,500 people with a 9-year follow-up. Br J Sports Med 42(6):422, 2008.
52. Granan, LP: Development of a national cruciate ligament surgery registry: The Norweigian National Knee Ligament Registry. Am J Sports Med 36(2):308, 2008.
53. McAllister, DR, and Petrigliano, FA: Diagnosis and treatment of posterior cruciate ligament injury. Curr Sports Med Rep 6(5):293, 2007.
54. Nagano, Y, et al: Gender differences in knee kinematics and muscle activity during single limb drop landing. Knee 14(3):218, 2007.
55. Hodler, J, von Schulthess, GK, and Zollikofer, CL: Musculoskeletal Disease: Diagnostic Imaging and Interventional Technology. Springer, Italy, 2005.
56. Daffner, RH: Clinical Radiology: The Essentials, ed. 3. Williams & Wilkins, Baltimore, 2007.
57. Bernstein, J (ed): Musculoskeletal Medicine. American Academy of Orthopedic Surgeons, Rosemont, IL, 2003.
58. Schatzker, J, McBroom, R, and Bruce, D: The tibial plateau fracture. The Toronto experience 1968–1975. Clin Orthop Relat Res Jan–Feb 1979(138):94–104.

DJD

59. Chevalier, X, Jerosch, J, Goupille P, et al: Single, intra-articular treatment with 6 ml hylan G-F 20 in patients symptomatic primary osteoarthritis of the knee; a randomised, multicentre, double-blind, placebo controlled trial. Ann Rheum Dis. 2010;69(1):113–119. doi:10.1136/ard.2008.094623
60. Berkoff, DJ, Miller, LE, and Block, JE. Clinical utility of ultrasound guidance for intra-articular knee injections: A review. Clin Interv Aging 7:89–95. Epub

March 20, 2012.

61. Harris, JD, et al: Sensitivity of magnetic resonance imaging for detection of patellofemoral articular cartilage defects. Arthroscopy June 29, 2012. [Epub ahead of print]
62. Loeuille, D: When should MRI for knee or hip osteoarthritis should be performed? Rev Prat. 62(5):625–629, May 2012, French.
63. Li, J, et al: Hyaluronan injection in murine osteoarthritis prevents TGFbeta 1-induced synovial neovascularization and fibrosis and maintains articular cartilage integrity by a CD44-dependent mechanism. Arthritis Res Ther 14(3):R151, June 21, 2012. [Epub ahead of print]
64. Crema, MD, et al: Factors associated with meniscal extrusion in knees with or at risk for osteoarthritis: The Multicenter Osteoarthritis Study. Radiology May 31, 2012. [Epub ahead of print]
65. Ge, Q, et al: A technique for visualization and mapping of local cartilage thickness changes in MR images of osteoarthritic knee. Eur J Radiol May 7, 2012.
66. Xu, L, et al: Magnetic resonance imaging of subchondral bone marrow lesions in association with osteoarthritis. Semin Arthritis Rheum April 25, 2012. [Epub ahead of print]
67. Joseph, GB, et al: Baseline mean and heterogeneity of MR cartilage T(2) are associated with morphologic degeneration of cartilage, meniscus, and bone marrow over 3years—data from the Osteoarthritis Initiative. Osteoarthritis Cartilage 20(7):727–735, July 2012. Epub April 11, 2012.
68. Lo, GH, et al: Cross-sectional DXA and MR measures of tibial periarticular bone associated with radiographic knee osteoarthritis severity. Osteoarthritis Cartilage. 20(7):686–693, July 2012. Epub March 16, 2012.

自测

图A,B,C

1.这些图像均为同一个患者,确定这三种投照体位。

2.在图 A 中,箭头所指的密度增高的椭圆形小区域是位于关节腔内吗?什么能帮你确定?

3.说出可能的诊断。

4.膝关节的哪个腔室显示退行性病变?

5.描述当前的退行性病变。

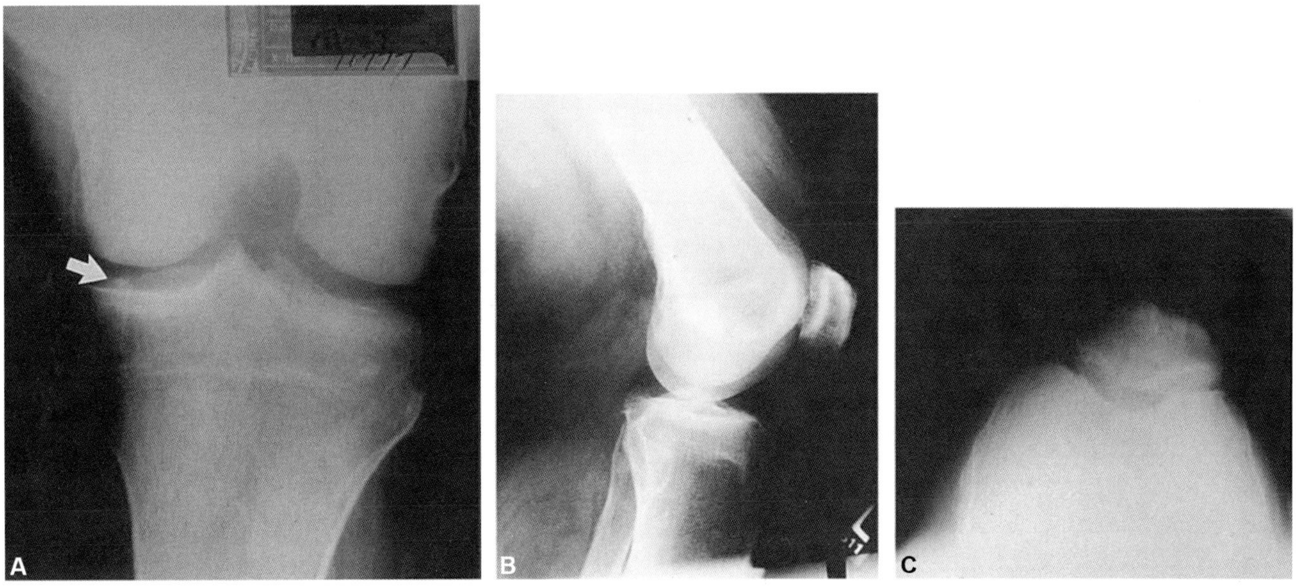

第 14 章

足与踝影像学评估

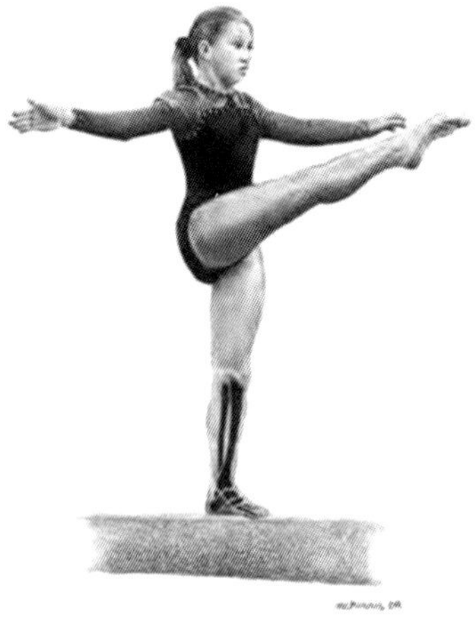

本章大纲

足与踝的损伤发生率很高。作为主要的身体承重关节，踝关节最容易受到损伤。然而真实的损伤发生率还是未知的，因为许多临床医生处理踝损伤的方法不同，以及他们对损伤的定义也并不清晰。多数的踝损伤就是韧带损伤。由于足骨折的临床表现可能与踝扭伤类似，导致骨折可能在首诊时被遗漏。疾病的延误治疗可能导致残疾或不必要的手术，适当的影像检查可以避免这一点。

解剖学概述[1-8]

骨骼解剖学

踝关节

踝关节由胫骨远端、腓骨和距骨构成（图 14–1）。胫骨远端有一个宽阔的关节面，即胫骨平台；一个拉长的内侧突起，即内踝；前内侧膨大的突起，即前粗隆；一个后边缘，有时被称为第 3 外踝或后外踝。腓骨的远端为外踝，较内踝的位置相对靠后，沿着距骨延伸。胫骨远端和腓骨的下轮廓结合在一起形成一个深窝，为踝穴，距骨的上端与之吻合，此关系即为踝关节（又称距骨关节）。

足

足由 26 块骨组成。跗骨 7 块，跖骨 5 块，趾骨 14 块（图 14–2）。

跗骨

跗骨包括距骨、跟骨、骰骨、足舟骨和 3 块楔骨。

距骨是第 2 大跗骨，它是将承重力从小腿传递到足的关键。距骨体关节连接于距骨关节。距骨的上表面称为距骨穹隆。距骨颈位于身体前面。距骨头与足

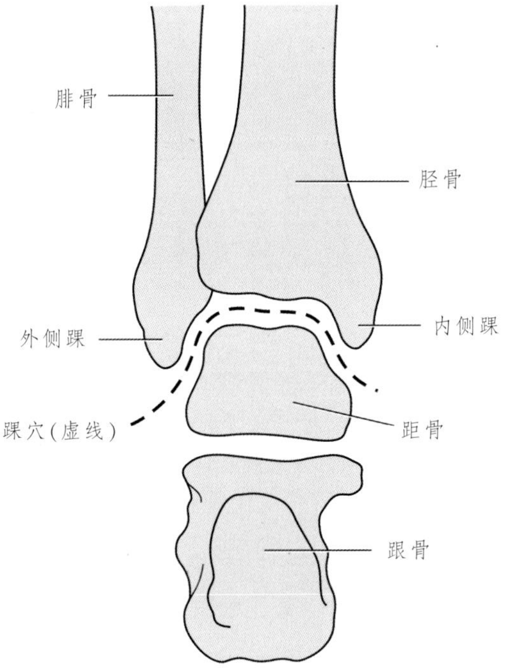

图 14-1 距骨关节或称踝关节。

舟骨前突和跟骨下突相连。距骨与跟骨之间的后关节是距下关节。距骨和跟骨之间的前关节是距骨与跟骨关节的一部分,这是一个复杂的关节,在距骨、足舟骨和足底跟骨韧带的上表面之间被一关节囊包围。

跟骨是最大的跗骨。其后下侧面是跟骨粗隆或称足跟,内侧突和外侧突均从跟骨粗隆两侧伸出。载距突是从跟骨内侧近端的延伸。跟骨与距骨和骰骨相连,与距骨的上关节形成距下关节。前庭与骰骨的关节形成跟骰关节。跟骨上表面的凹陷,即跟骨沟,与距骨下表面的沟,即距骨沟相对应,形成跗骨窦。

骰骨位于足的外侧,与跟骨后方、第 4 和第 5 跖骨的基部及第 3 楔骨的内侧相连。有时,骰骨也会与足舟骨形成一个关节。

足舟骨位于足的内侧,与后方距骨和前面的 3 个楔骨相关节。

楔骨是通过数字或位置来表示的。3 块楔骨与足舟骨的后方相关节。跖骨前关节形成跗跖关节。第 1 楔骨,或称内侧楔骨,与第 1、第 2 跖骨基底部相关节;第 2 或中间楔骨与第 2 跖骨的基底部相关节;第 3 或外侧楔骨与第 2、第 3 和第 4 跖骨关节相关节,并与骰骨外侧关节相关节。

跖骨

跖骨从足内侧开始编号为 1~5。每个跖骨由一个小的远端头部、一个颈部、一个细长的体部和一个宽的近端基底组成。第 1 跖骨的下表面与两块籽骨相关节。跖骨的底部支撑着远端突出的粗隆。相邻跖骨之间的关节形成跖间关节。跖骨头和近端趾骨之间的关节形成跖趾关节。

趾骨

足趾从足的内侧或蹲趾开始编号为 1~5。蹲趾的独特之处在于它只由近端和远端趾骨组成。其余的每个趾都有一个中间趾骨。第 2 趾的远端趾骨通常很小,有时在 X 线图像上很难识别。中、远节趾骨融合较常见。

足的分部

足通常分为 3 个解剖部分:后足、中足和前足:

- 后足由距骨和跟骨组成。
- 中足由足舟骨、骰骨和 3 块楔骨构成。
- 前足由跖骨和趾骨组成。

后足与中足被跗横关节(由距骨关节和跟骨关节组成)分开,通常称为 Chopart 关节。中足与前足被跗跖关节分开,通常称为 Lisfranc 关节。

韧带解剖学

踝韧带

稳定踝关节的 3 组主要韧带有:内侧副韧带、外侧副韧带和下胫腓联合韧带(图 14-3)。

内侧副韧带,又称三角韧带,由数量不等的浅筋膜和深筋膜组成,呈扇形从内踝向距骨、足舟骨和载距突扩展。这种韧带具有很强的张力,很少单独受伤。

外侧副韧带是由外踝延伸至距骨和跟骨的 3 条不同的韧带:距腓前韧带、距腓后韧带和跟腓韧带。外侧副韧带的损伤频率远高于内侧副韧带。

下胫腓联合复合体是踝关节最重要的稳定结构之一,对维持踝关节的宽度和稳定性至关重要。该复合体主要由 3 个结构组成:前胫腓韧带、后胫腓韧带和骨间膜。这 3 个结构将腓骨和胫骨骨干连接在一起。

关节的灵活性

踝关节是一个铰链关节。通过距骨的横轴允许距骨和足在矢状面上背屈和跖屈。足的运动十分复杂,涉及多个关节和平面。

足和踝关节的基本动作如下:

- 足的矢状面内的跖屈和背屈运动,通过踝关节的横轴进行。

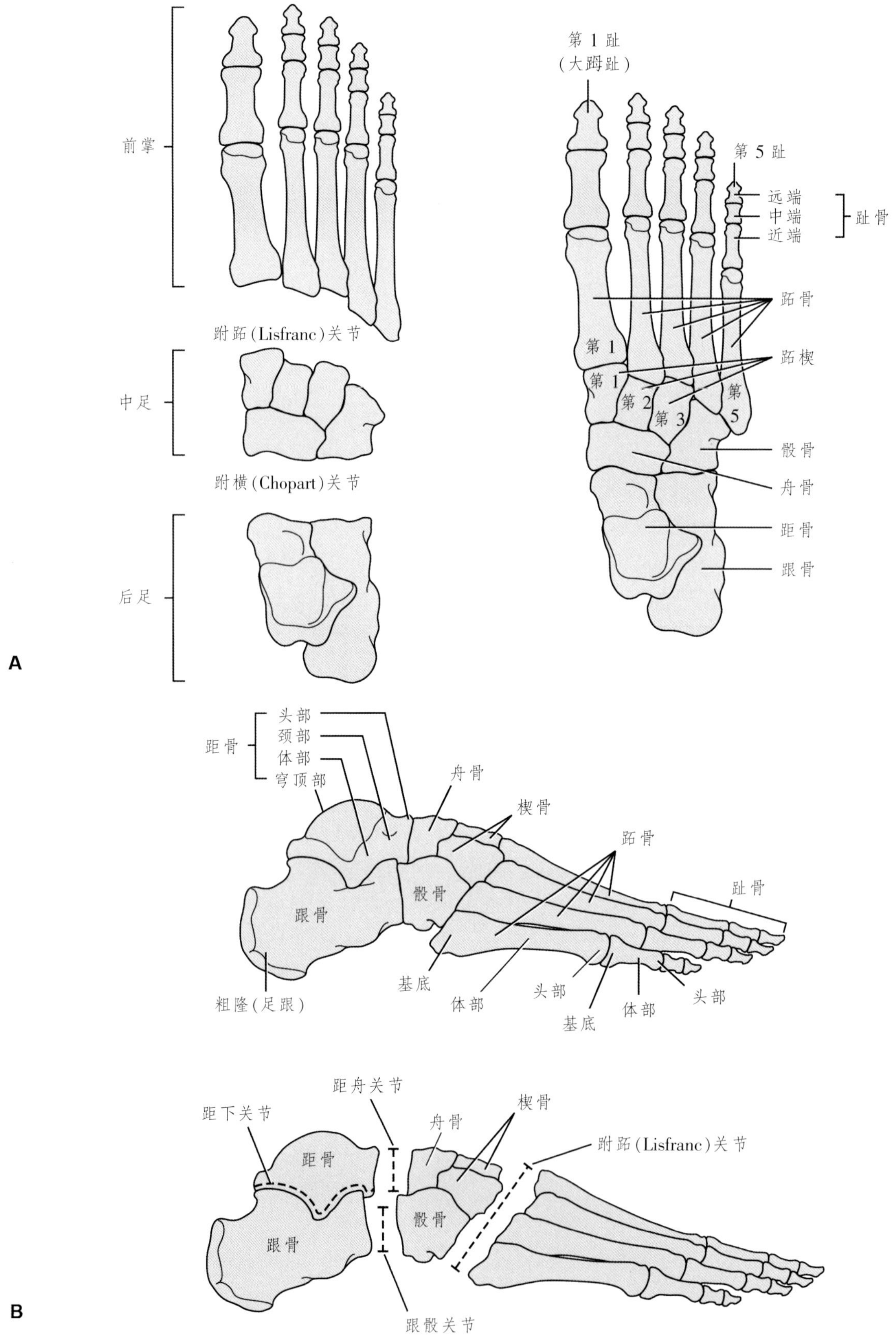

图14–2 (A)足背骨的解剖。(B)足外侧骨的解剖。

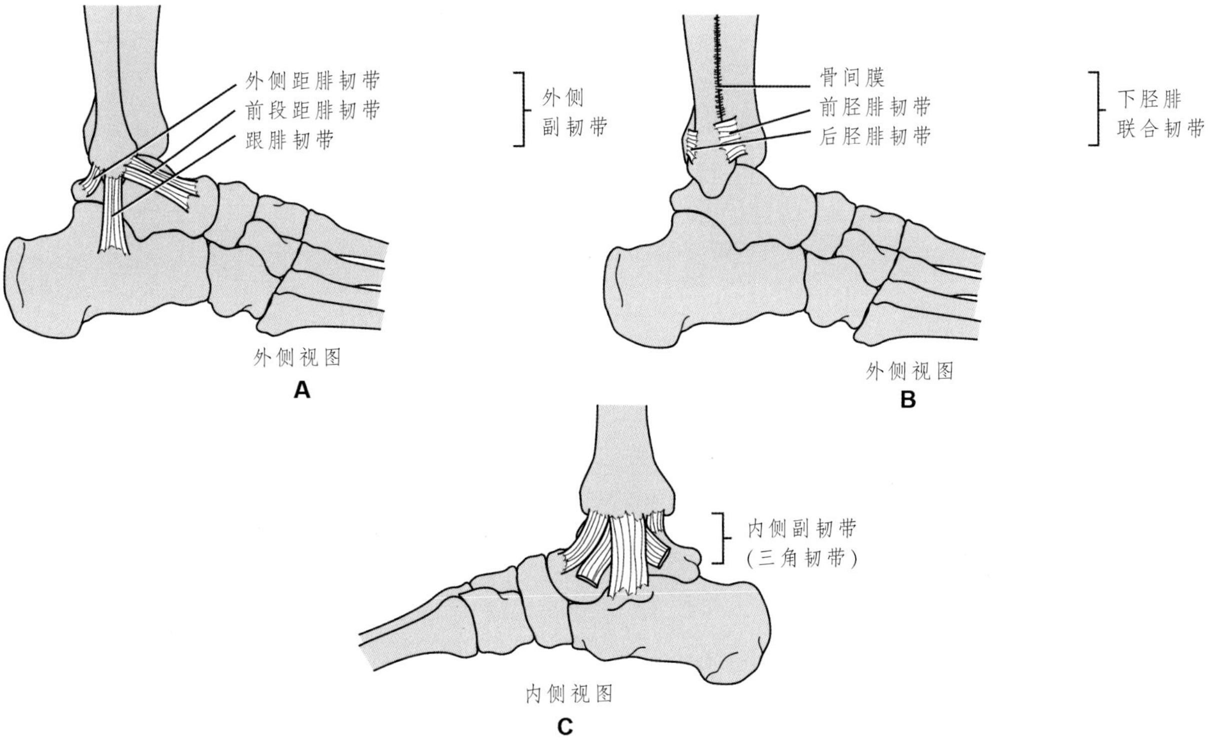

图 14–3　稳定踝关节的 3 组主要韧带:(A)外侧副韧带。(B)下胫腓联合韧带。(C)内侧副韧带(三角韧带)。

- 外展和内收:前足背离中线或向中线移动,主要发生在跗骨横关节处。
- 足内翻和足外翻:足底内侧或外侧边界的抬高,主要发生于距下关节。
- 内旋和外旋:在多个关节处分别进行内翻、内收、背屈或外翻、外展、前屈动作。

生长和发育

足是在妊娠第 8 周形成的。出生时,只有跟骨、距骨和骰骨骨化(其中骰骨骨化少见)。跖骨和趾骨的骨化中心在出生时也存在。

其余跗骨、跖骨和趾骨头及基底的骨化中心,以及胫骨远端和腓骨的骨化中心出现在 1~4 岁之间(图 14–4 和图 14–5)。跗骨在青春期完成发育,在 18~20 岁时,足和踝的其余部分完全骨化。虽然出生时足的软组织和骨一样多,但在骨骼发育成熟时,足的 90%是骨。

在正常发育过程中,3 个月大的胎儿下肢屈曲,髋部向外旋转,双侧下肢与足跖交叉屈曲并内收,靠在胎儿腹部。到了妊娠中期,下肢不再交叉并“旋转”,足底的表面开始落在母亲的子宫壁上。这种体位改变的失败可能导致出生时足部畸形。

由于跗骨、肌肉和韧带的成熟发育以及足底脂肪垫的存在,新生儿的脚掌通常呈扁平状。纵足弓是随着行走技能的发展而逐渐形成,但足内翻和膝内翻的发生在儿童早期并不少见,但一般会随着年龄的增长而逐渐消失。

常规影像学评估[9–21]

儿童和成人足与踝关节影像学检查实践指南

美国放射学会(ACR)是美国主要的放射学工作者专业组织,以下实践指南作为一种教育工具,有助于医学工作者为患者提供适当的治疗。

目标

踝关节或足部放射线检查的目的是确定或排除解剖异常或疾病过程。

适应证

放射学检查的指征包括但不限于创伤,包括儿童疑似身体遭受虐待;代谢性疾病、全身性疾病或营养不良引起的骨性变化;肿瘤;原发性骨非肿瘤性病变;感

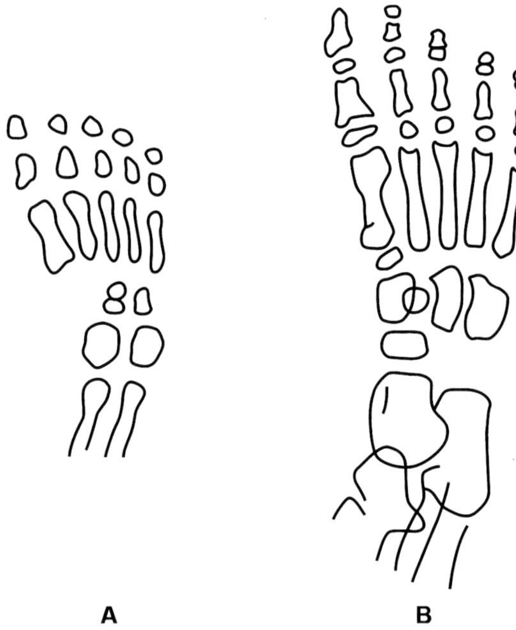

图 14–4 足底骨化部分的影像学表现：(A) 出生时。(B)5 岁时。(Adapted from Meschan,[5] p. 219.)

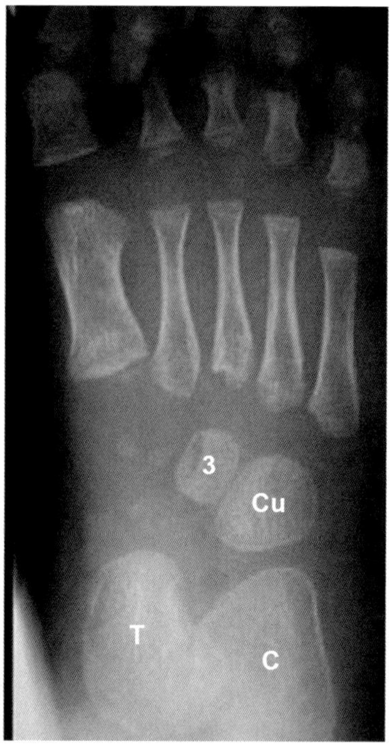

图 14–5 2 岁幼儿正常的影像学表现。可见已骨化的跗骨，包括跟骨(C)、距骨(T)、骰骨(Cu)和第 3 楔骨(3)。舟骨、第 1 楔骨、第 2 楔骨几乎看不到小的椭圆形密度影。

染；关节病；术前、术后及随访研究；先天性综合征和发育障碍；血管病变；评估软组织(如可疑的异物)；疼痛和相关的骨骼异常或其他成像研究。

基本投照体位和影像学表现

推荐常规检查的踝关节投照体位是前后位、前后斜位(踝穴位)和侧位。对于足部，推荐的投照体位是前后位、侧位和斜位。

踝关节常规影像学评估

前后位

踝关节前后位显示了胫骨远端和腓骨，包括内侧和外侧踝部以及距骨穹隆。

影像学观察

重点观察：

1.外踝延伸至内踝以下的水平面，这种解剖特征提供了关节稳定性（图 14-6）。损伤后腓骨的微小缩短或移位可导致关节内距骨胫骨异常，从而导致关节不稳定和退行性关节疾病。

2.外侧踝骨在胫骨后侧面重叠。

3.仅能看到踝关节的上部、内侧部分及其相关关节间隙。

4.距骨体的上部——穹隆，在踝穴处清晰可见。

5. 距骨在踝穴的内侧或外侧移位提示踝关节松弛、不稳定或骨折。

6.胫骨远端和腓骨间的关节间隙异常增宽表明下胫腓联合韧带的破坏。

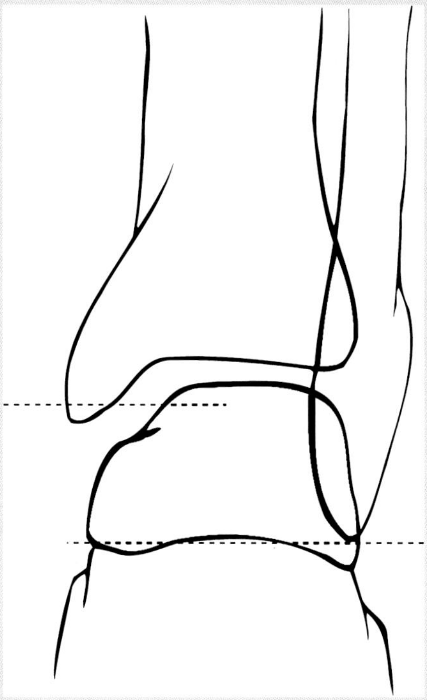

图 14-6　在正常踝关节，腓骨外踝延伸至胫骨外踝以下。

基本投照体位

- 前后位
- 正斜位（踝穴位）
- 侧位

X 线摄影摆位

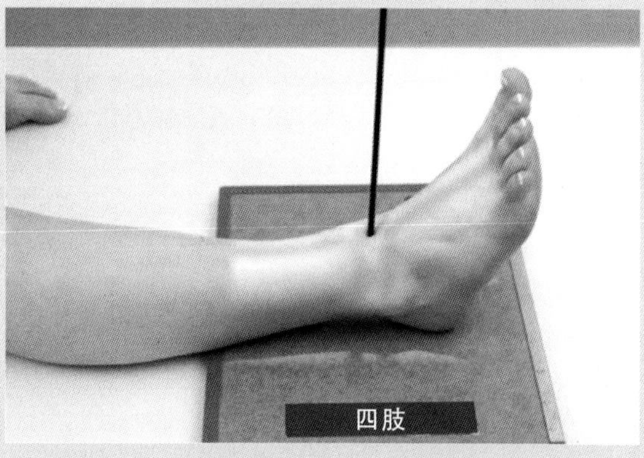

图 14-7　踝关节 AP 位 X 线摄影患者体位。

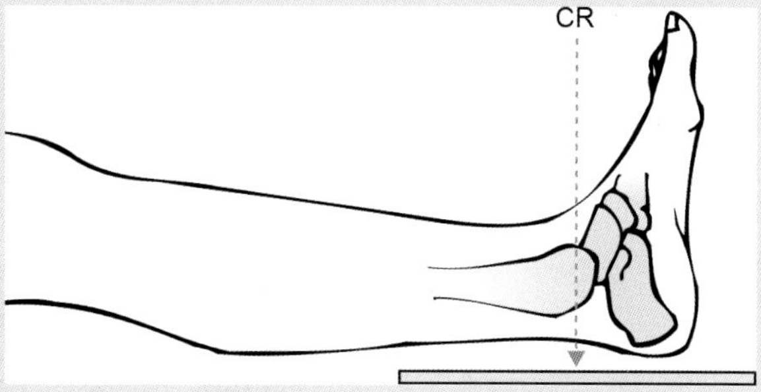

图 14-8　中心射线垂直穿过踝部的中点。

你能看到什么？

观察 X 线图像（图 14-9）和示意图（图 14-10）。识别以下几项：

- 胫骨远端
- 腓骨远端
- 近端距骨或距骨穹隆
- 踝穴

尝试在 MRI 图像上识别同样的结构（图 14-11）。你能找到胫后肌和腓骨肌的肌腱吗？

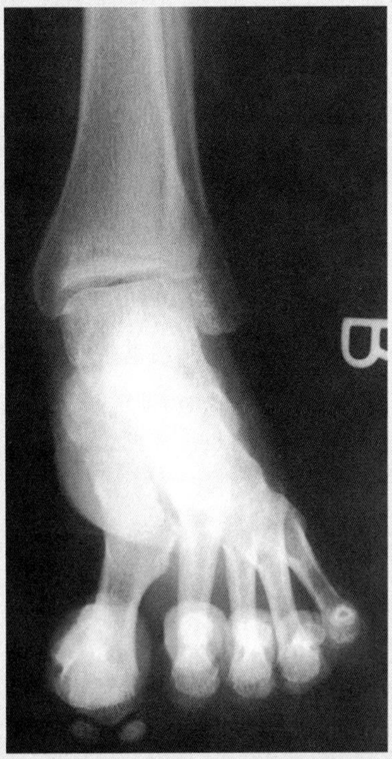

图 14-9 踝关节前后位 X 线图像。

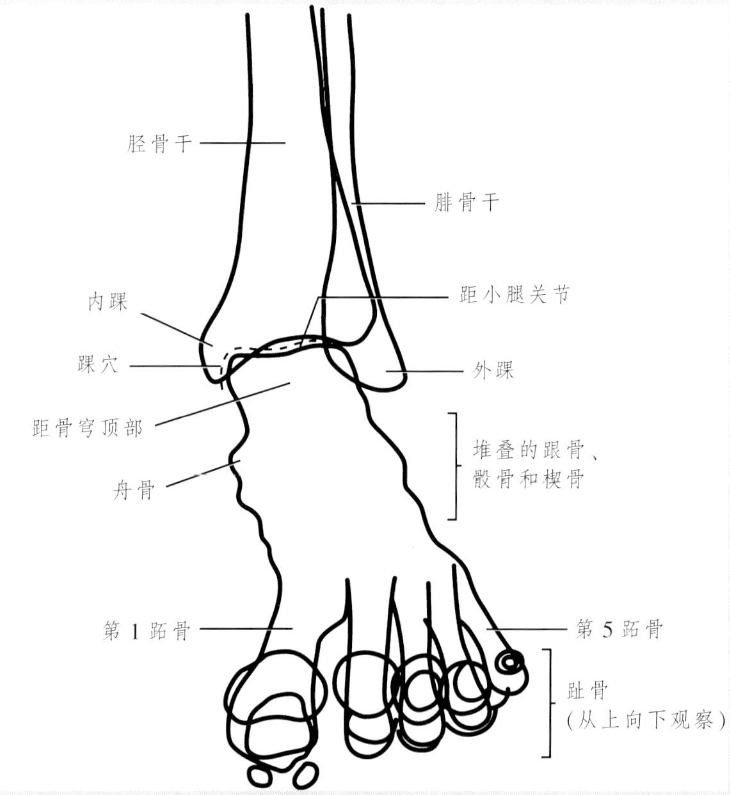

图 14-10 踝关节前后位 X 线图像示意图。

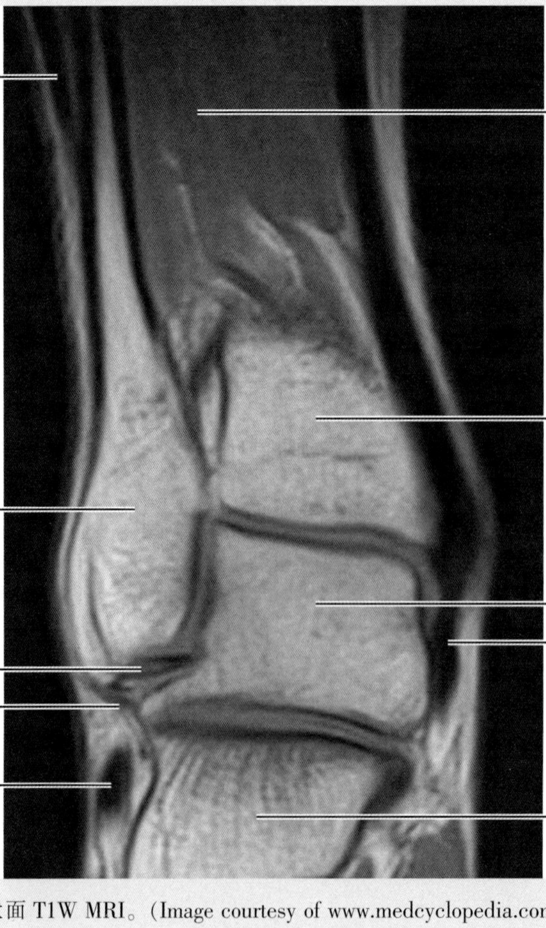

图 14-11 踝关节冠状面 T1W MRI。(Image courtesy of www.medcyclopedia.com by GE Healthcare.)

踝关节常规影像学评估

前后斜位(踝穴位)

此视图显示了整个踝穴。AP 视图的变化是通过将下肢和足旋转 15°~20°来实现的，将两块踝骨放在同一平面上，避免胫骨外侧部与腓骨重叠。

影像学观察

重点观察：

1.可见整个踝关节间隙和踝穴(图 14-12)。

2. 踝穴宽度通常在距骨的整个表面上为 3~4mm；增宽 2mm 为异常。

3.踝穴一侧的异常加宽或距骨移位表明存在韧带松弛、损伤或骨折。

4.在此平面上，胫腓关节的显影不是很好，因为胫骨的侧面与远端腓骨略微重叠。然而，胫骨远端和腓骨间的间隙异常增宽(>6mm)提示下胫腓联合复合体的破坏。

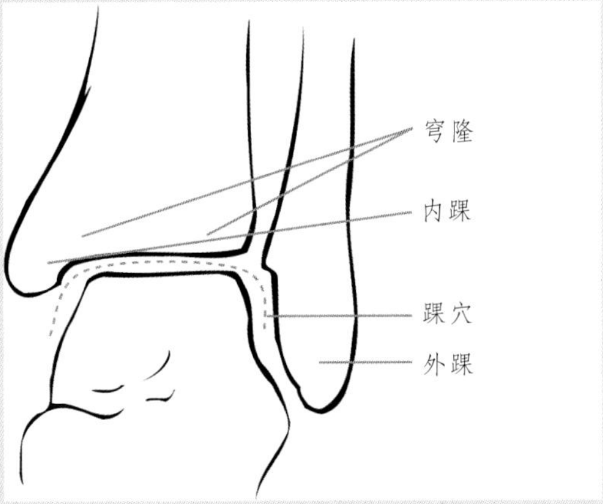

图 14-12　通常距骨穹隆和踝穴之间的间隙在距骨整个表面为 3~4mm 宽。

基本投照体位

- 前后位
- AP 斜位(踝穴位)
- 侧位

X 线摄影摆位

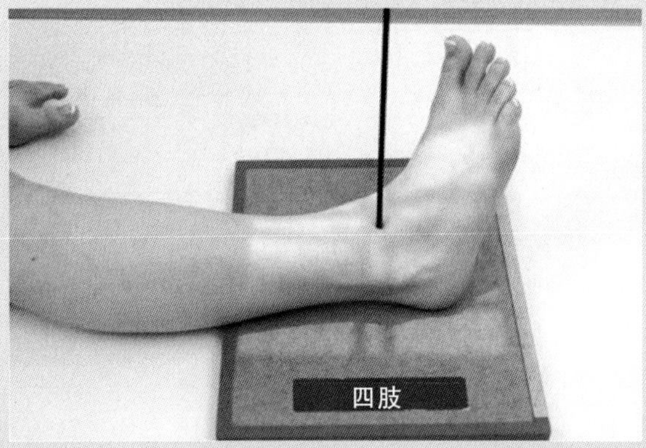

图 14-13　踝关节 AP 斜位(踝穴位)X 线摄影患者体位。

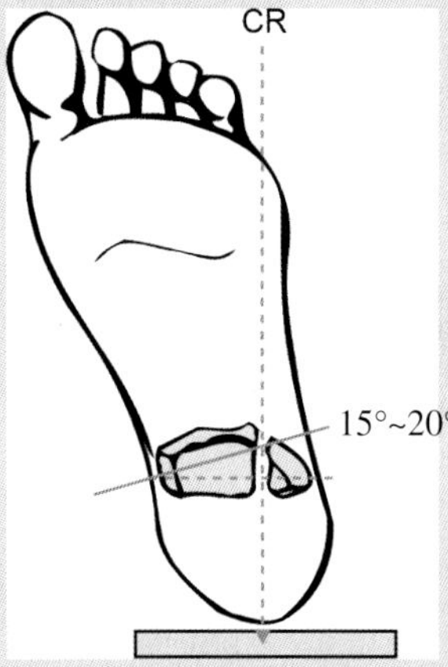

图 14-14　将下肢内旋 15°~20°，直到踝间平面与影像接收器平行。中心射线指向踝骨之间的中点。

你能看到什么?

观察 X 线图像(图 14–15),并尝试识别影像解剖学。利用解剖标志和灰度对比来寻找解剖结构的轮廓。将结果与示意图进行比较(图 14–16)。你能辨认出以下结构吗?

- 胫骨远端
- 腓骨远端
- 近端距骨或距骨穹隆
- 完整踝穴

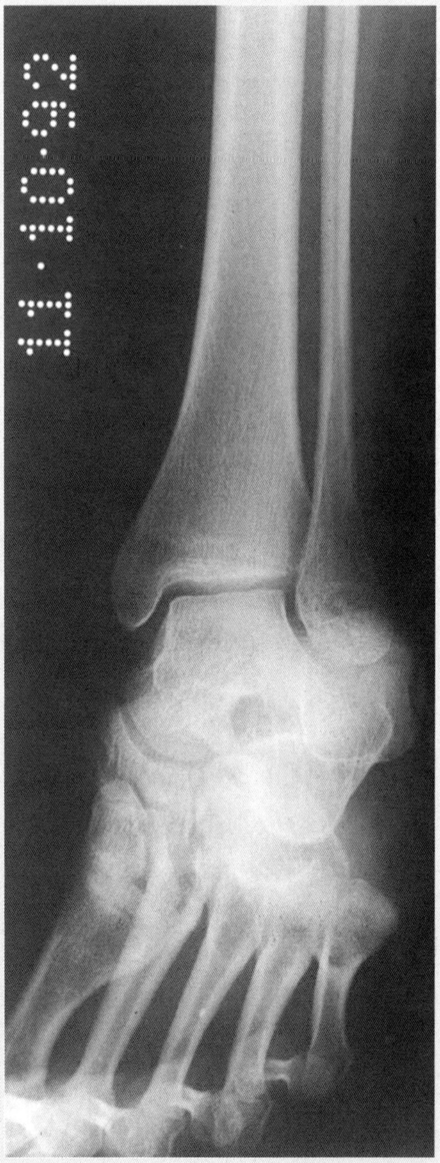

图 14–15 踝关节斜位(踝穴位)X 线图像。

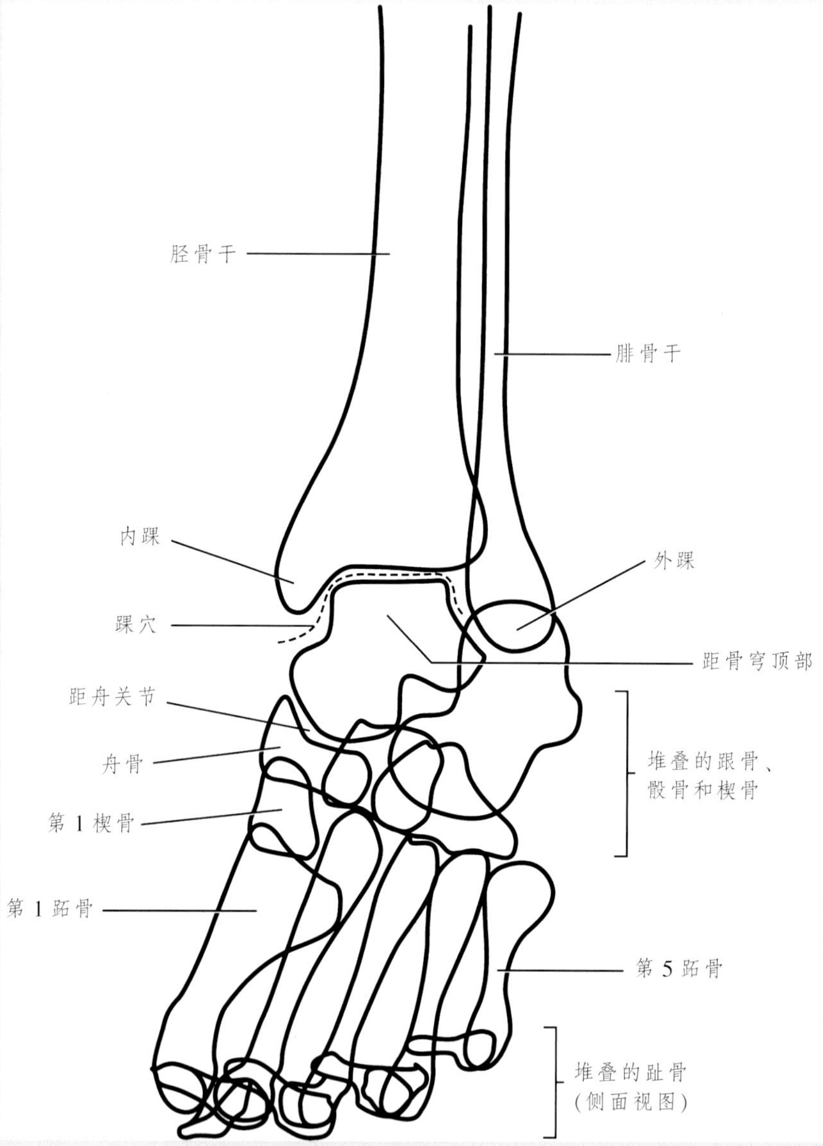

图 14–16 踝关节 AP 斜位(踝穴位)X 线图像示意图。

踝关节常规影像学评估

侧位

此视图显示了胫骨远端前后侧面，胫骨距骨关节和距下关节、距骨和跟骨之间的横向关系。

影像学观察

重点观察：

1.腓骨位于胫骨和距骨后(图 14–17)。

2.胫骨的前粗隆和后缘(所谓的第三外踝或后外踝)显示良好。

3.距下关节显示良好。

4.距骨和跟骨完整可见，并分别与足舟骨和骰骨相连。

你能看到什么？

观察 X 线图像(图 14–20)，并尝试识别影像解剖学。利用解剖标志和灰度对比来寻找解剖结构的轮廓。将结果与示意图进行比较(图 14–21)。你能确定以下结构吗？

- 胫骨远端，识别前粗隆和后踝。
- 远端腓骨，位于胫骨和距骨的后方。
- 跗骨(距骨、跟骨、足舟骨和骰骨)。
- 关节：胫距关节、距跟舟关节或称距下关节、跟骰关节、距舟关节。

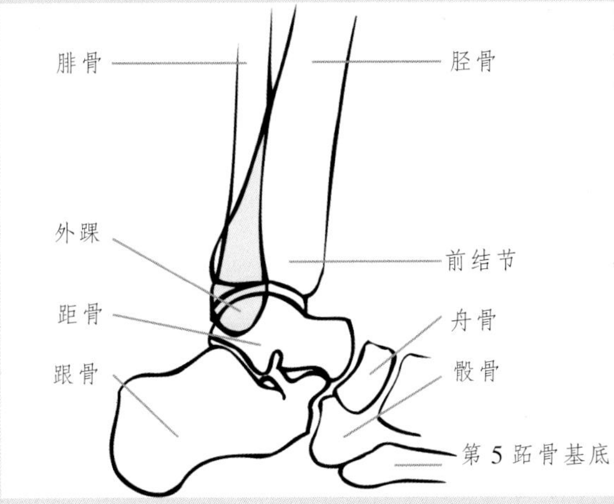

图 14–17　腓骨叠加于胫骨和距骨后。

基本投照体位

- 前后位
- AP 斜位(踝穴位)
- 侧位

X 线摄影摆位

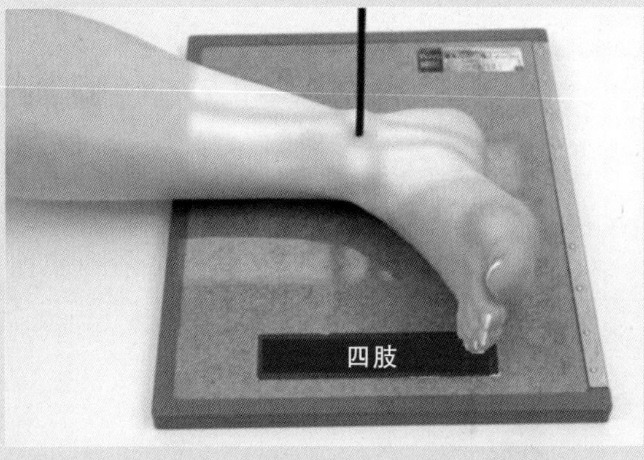

图 14–18　踝关节侧位 X 线摄影患者体位。

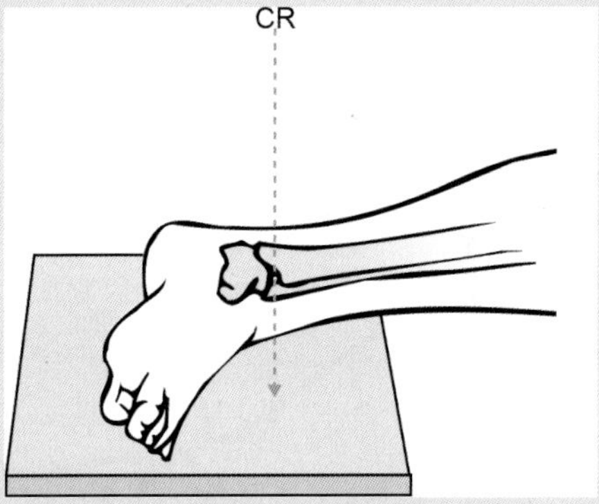

图 14–19　中心射线垂直于内踝。

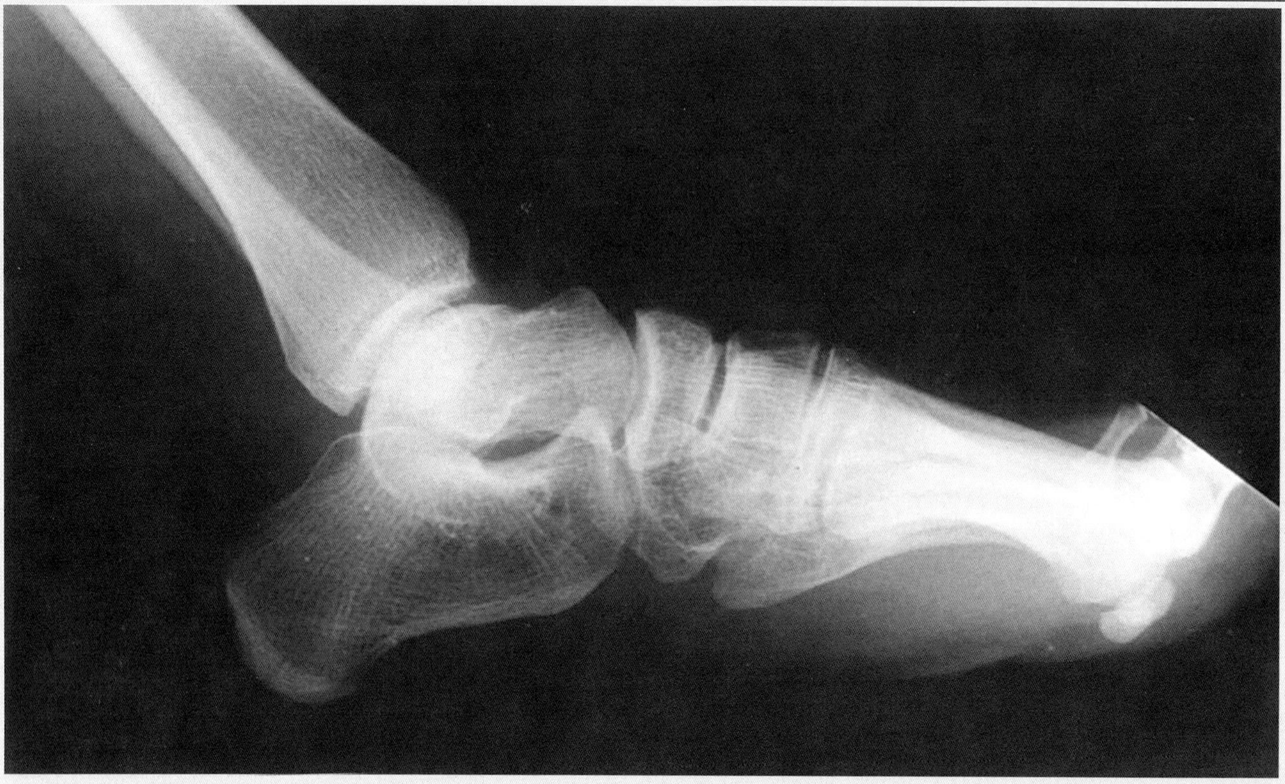

图 14-20 踝关节侧位 X 线图像。

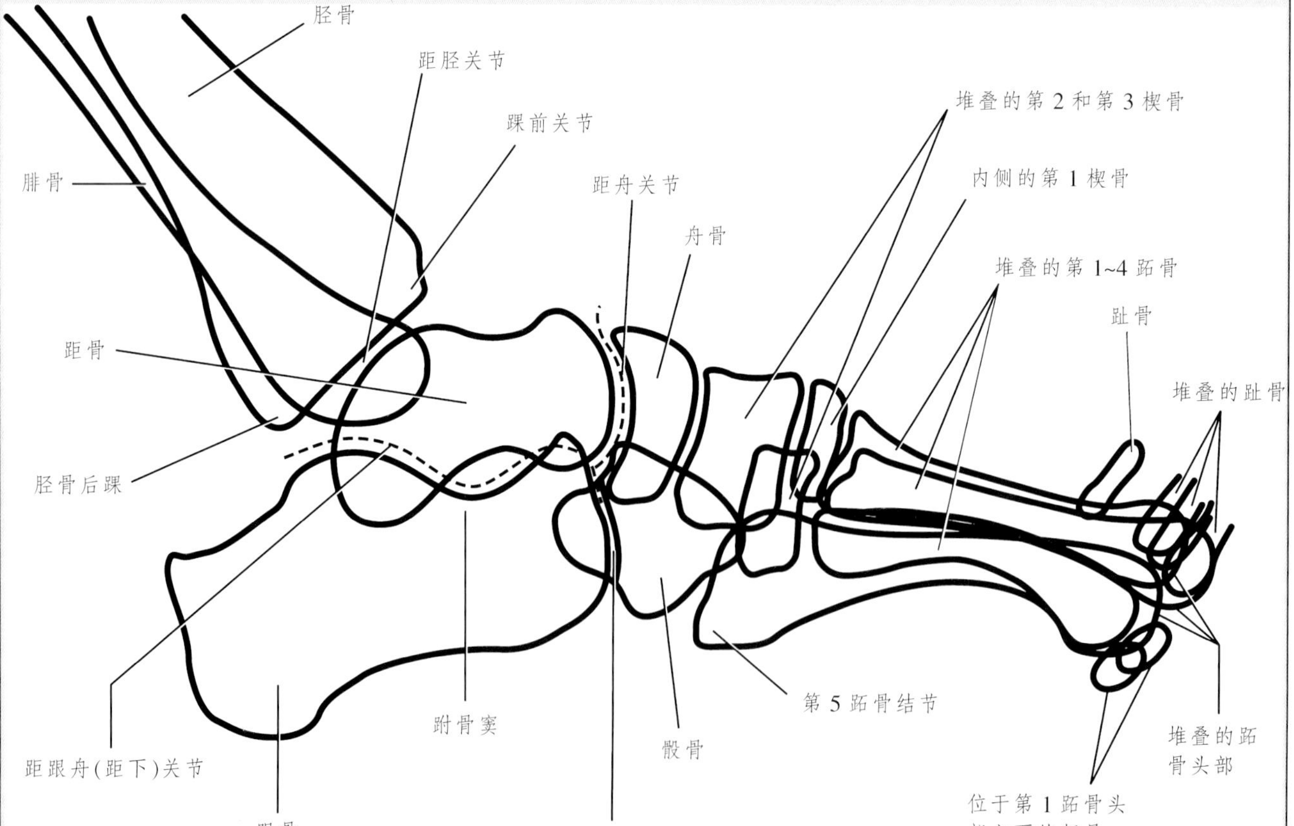

图 14-21 踝关节侧位 X 线图像示意图。

踝关节常规影像学评估

应力图

应力放射学测量通常被用来评估关节不稳定的程度。这些措施可以在治疗决策中发挥重要作用。最近的研究对应力 X 线图像与 MRI 的价值提出了质疑，因为 MRI 对慢性不稳定性相关损伤的评估具有优势。此处介绍应力图，因为在某些情况下，它在患者当中仍在使用。

AP内翻和外翻应力图

影像学观察

1.下肢和踝处于标准前后位，并且将下肢以手动或机械装置固定到中立位。足底表面向内侧为内翻视图（图 14-22A），向外侧为外翻视图（图 14-22B）。

2.对于韧带完整的稳定踝关节，在内翻和外翻动作中，踝穴将保持相对恒定，如图 14-22 所示。

3.在因韧带断裂而不稳定的踝关节中，踝穴会变宽。在外翻应力下，距骨内侧边与内踝之间的间隙异常增宽提示内侧副韧带断裂。距骨外侧边和外踝之间的间隙异常增宽表明外侧副韧带系统受到破坏(图 14-23)。

4.距骨的移位被称为“距骨倾斜角”。距骨倾斜角是通过画在胫骨平台和距骨穹隆线的交点确定的角度来测量的(图 14-23)。测量对侧踝关节以构建该个体的正常基线。正常值可能在强迫内翻时低于 15°，甚至低至 5°，在强迫外翻时高达 10°。数值明显大于这个值是异常的。另外，从正常侧到受伤侧的差异>5°时有重要意义。

距骨前壁应力图

影像学观察

1.下肢和踝处于侧位，并且将下肢以手动或机械装置固定到位。

2.应力作用于足跟的后部，使胫骨距骨向前移位。

3.测量胫骨后侧面到距骨后侧面之间的距离。正常值为分离 5mm，高达 10mm 时提示异常，需要与对侧进行比较，>10mm 表明距腓前韧带断裂(图 14-24)。

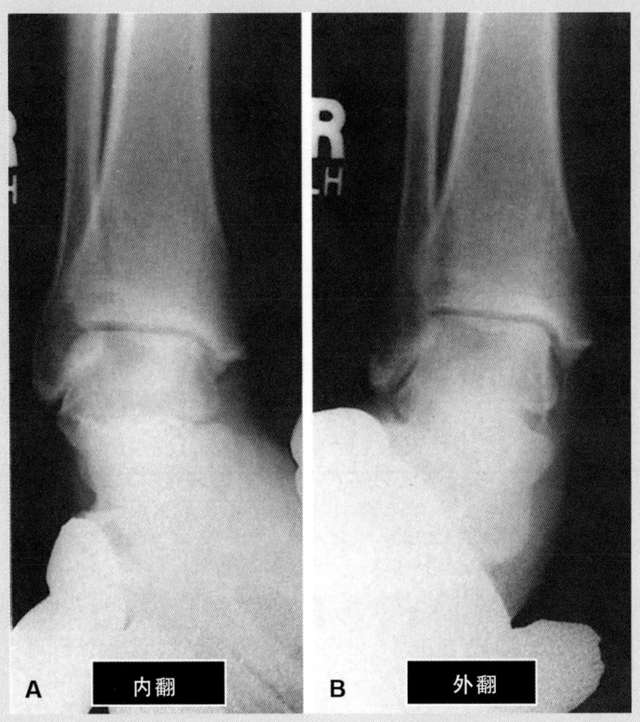

图 14-22　前后位应力图：(A)内翻。(B)外翻。由于踝关节间隙在两次操作中保持相对恒定，因此韧带是稳定和完整的。(From Bontrager,[12] p. 228, Figs. 6-92 and 6-93, with permission.)

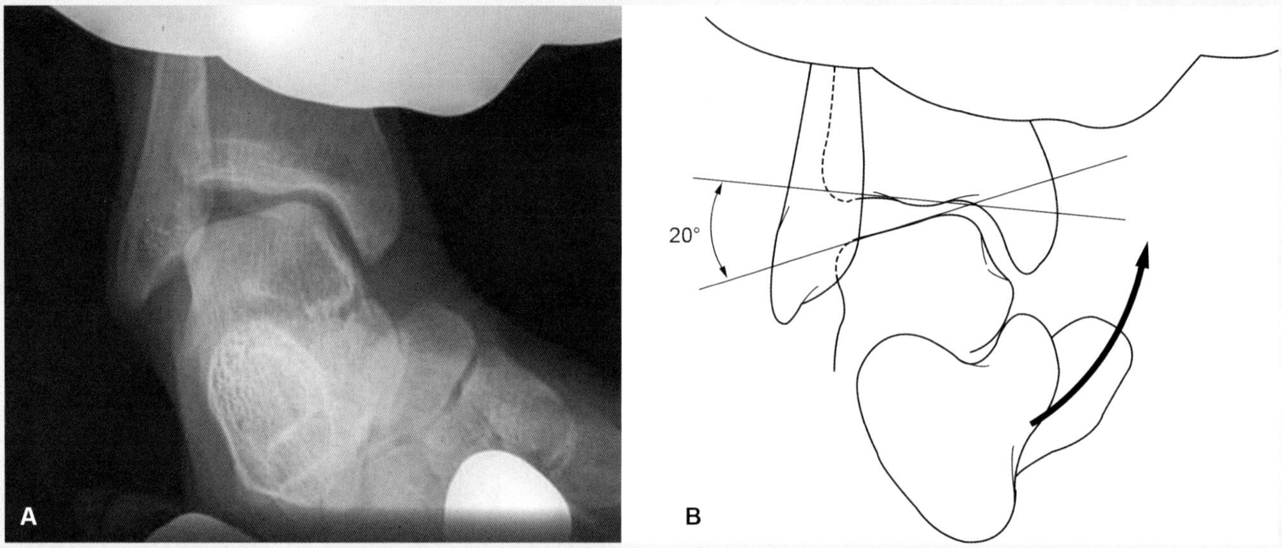

图 14-23 (A)前后位应力X线图像和示意图(B)显示了距骨在被动内翻时距骨倾斜角为20°。

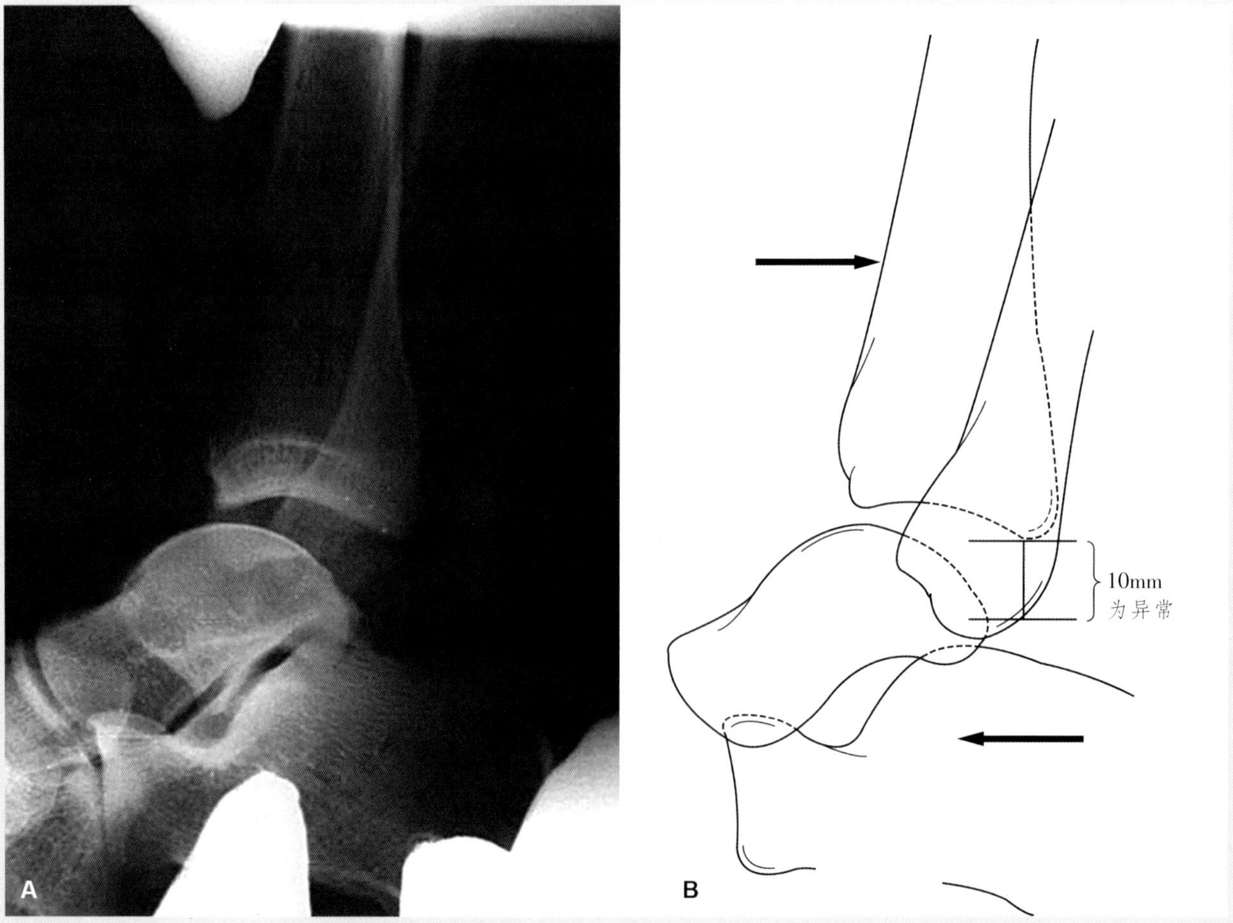

图 14-24 (A)距骨前壁应力X线图像和示意图(B)显示了距骨向前移位>10mm。

足部常规影像学评估

前后位

此视图显示了趾骨、跖骨、楔骨、骰骨和足舟骨。

影像学观察

重点观察：

1.该图是将足底放置在影像接收器上拍摄的，X线从足背向足底方向投射。

2.很好地显示了所有的前足和中足的骨。距骨、跟骨和胫骨远端相互重叠，视觉效果不佳。

3. 注意任何可能存在的籽骨，通常出现在第 1 跖骨头，有时在第 2 或第 3 跖骨头。

4.第 1 跖骨间角(图 14–25)是一重要的解剖学特征，由第 1 和第 2 跖骨的中轴线相交而成。这个角的正常值<9°。前足畸形的角度可以从该基线测量。

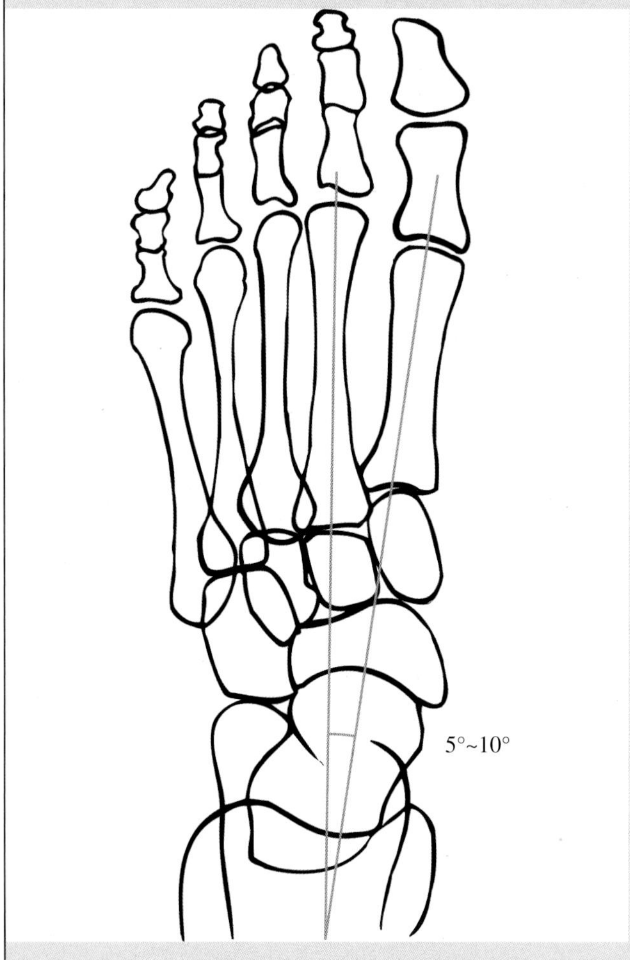

图 14–25　第 1 跖骨间角是第 1 和第 2 跖骨中轴线的夹角。

基本投照体位

- 前后位
- 侧位
- 斜位

X 线摄影摆位

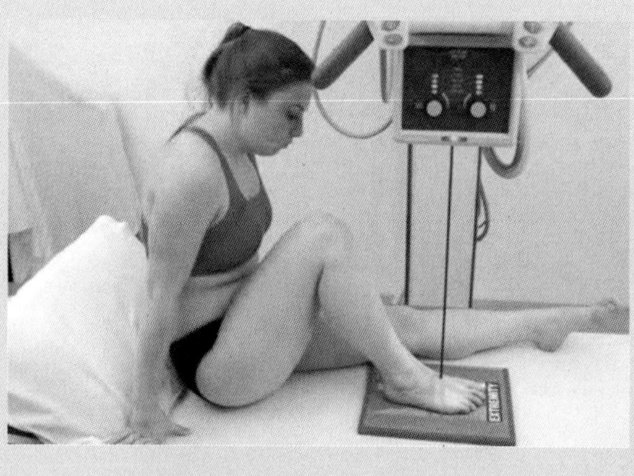

图 14–26　足部 AP 位 X 线摄影体位。

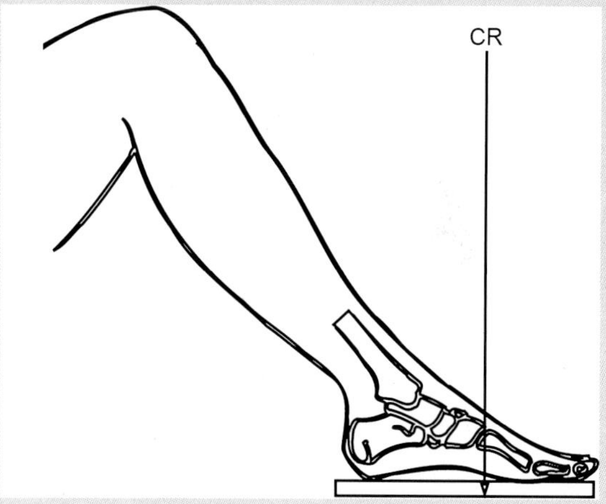

图 14–27　中心射线指向第 3 跖骨的基部。

你能看到什么？

观察 X 线图像(图 14–28)，并尝试识别影像解剖学。利用解剖标志和灰度对比来寻找解剖结构的轮廓。将结果与示意图进行比较(图 14–29)。你能辨认出以下结构吗？

- 趾骨及其相应的远端和近端趾间关节。
- 跖骨(分别辨识头部、体部和基部)。
- 第 1 跖骨间角。
- 第 1 跖骨的籽骨。
- 中足跗骨。
- 跗横关节 (Chopart 关节) 和跗跖关节(Lisfranc 关节)。

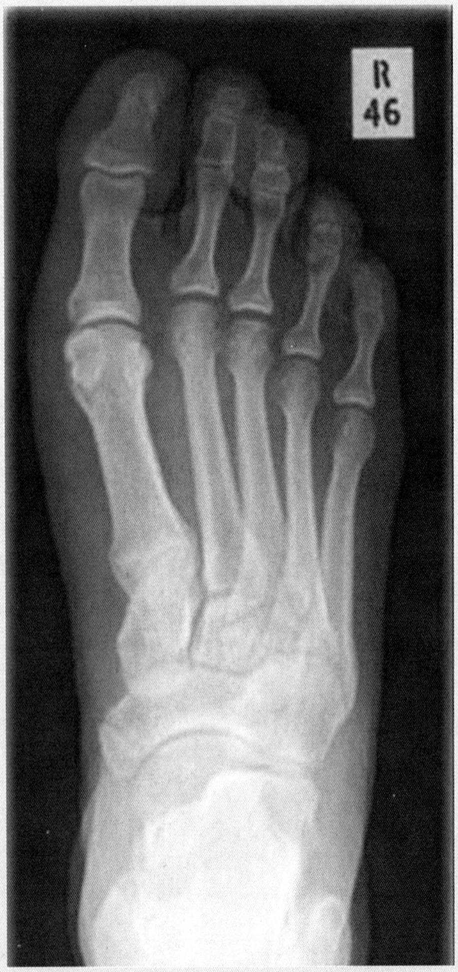

图 14–28 足部前后位 X 线图像。

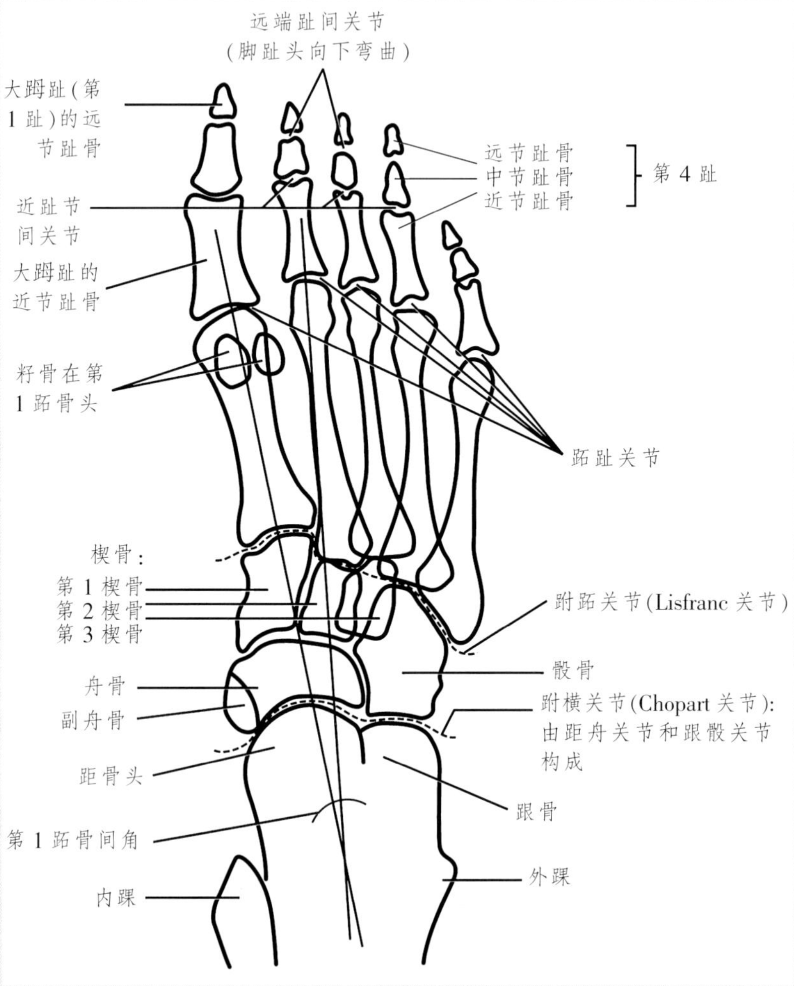

图 14–29 足底前后 X 线图像示意图。

足部常规影像学评估

侧位

此视图显示了跟骨和距骨、距下关节、距骨关节和跟骰关节。

影像学观察

重点观察：

1.足的侧位使后足和中足可见，但是前足的跖骨和趾骨被重叠而显影模糊。

2.跗横关节和跗跖关节将中足与后足和前足区分开来。

3.注意距骨与跟骨的关节关系。距下关节的前、中、后关节面被代表跗骨窦的椭圆形透亮影分隔开。

4.Boehler 角(图 14-30A)，也被称为跟距角，常被用来评估距骨和跟骨在创伤状态下的角度关系。该角由距下关节后外侧到跟骨前突(a)和跟骨后上缘(b)的相交线决定。正常值在 25°~40°之间，若存在跟骨嵌顿骨折，则该值较小。

5.跟骨倾斜度(或跟骨距，图 14-30B)是由沿足跖面(a)绘制的直线与沿跟骨下表面(b)绘制的切线相交构成的角度，正常值为 20°~30°。高弓足畸形时数值较高，通常>50°。

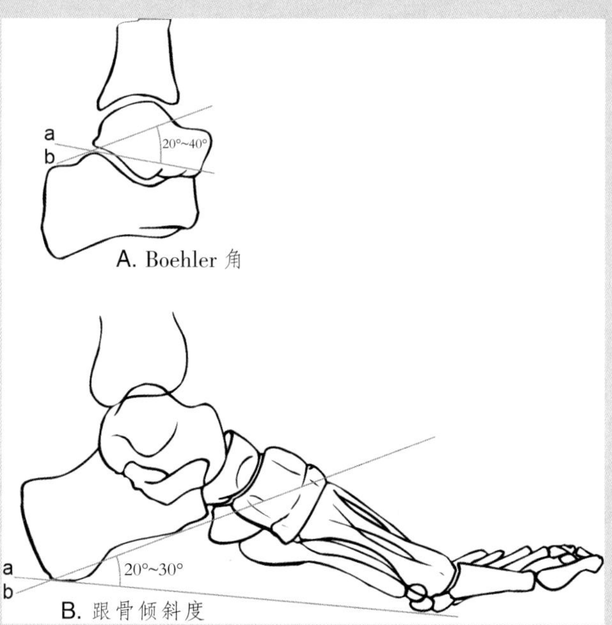

图 14-30 (A)Boehler 角定义了跟骨与距骨之间的关系。(B)跟骨倾斜角描述了跟骨的角度位置。

基本投照体位

- 前后位
- 侧位
- 斜位

X 线摄影摆位

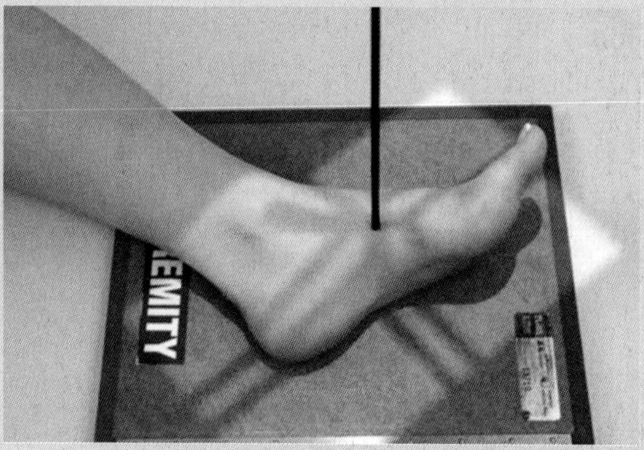

图 14-31 足部侧位 X 线摄影患者体位。

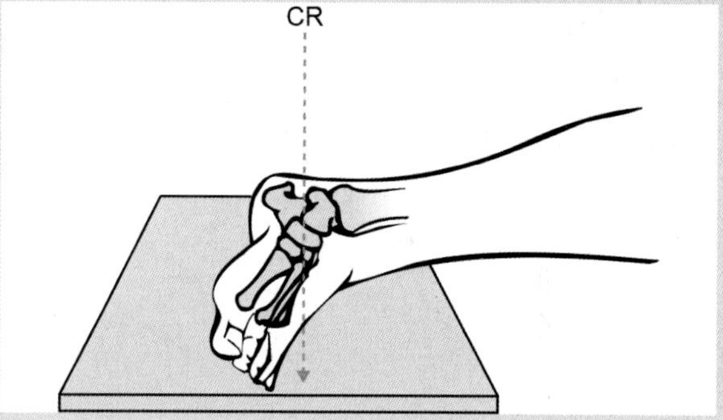

图 14-32 中心射线垂直穿过第 3 跖骨的基部。

你能看到什么？

观察 X 线图像(图 14-33)，并尝试识别影像解剖学。利用解剖标志和灰度对比来寻找解剖结构的轮廓。将结果与示意图进行比较(图 14-34)。你能辨认出以下结构吗？

- 胫骨和腓骨(注意外踝在距骨后方)
- 跗横关节和跗跖关节
- 距骨和跟骨
- 跗骨窦和距下关节

你能测量下列各项吗？

- Boehler 角
- 跟骨倾斜度

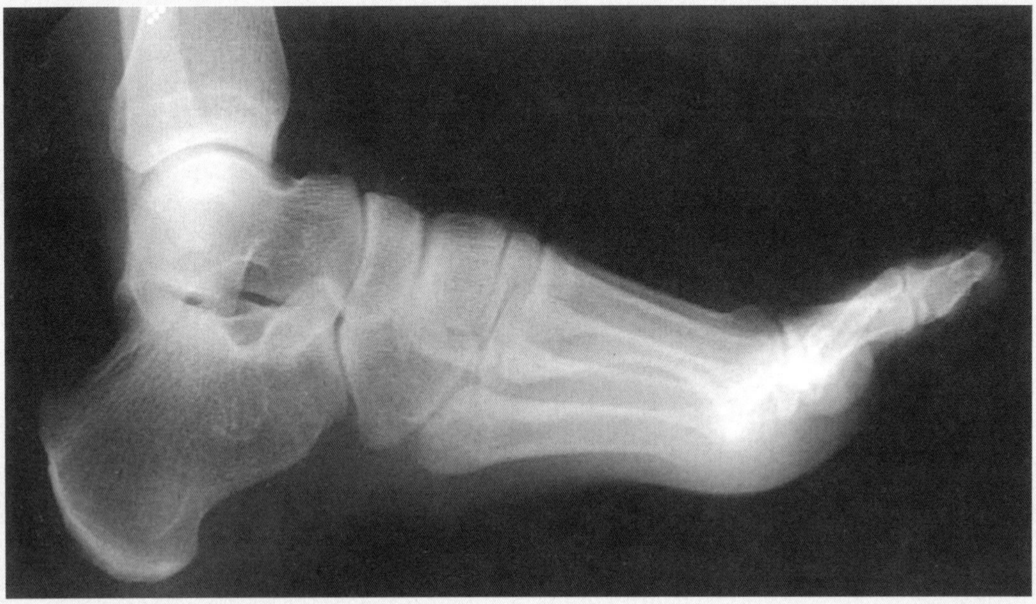

图 14-33 足侧位 X 线图像。

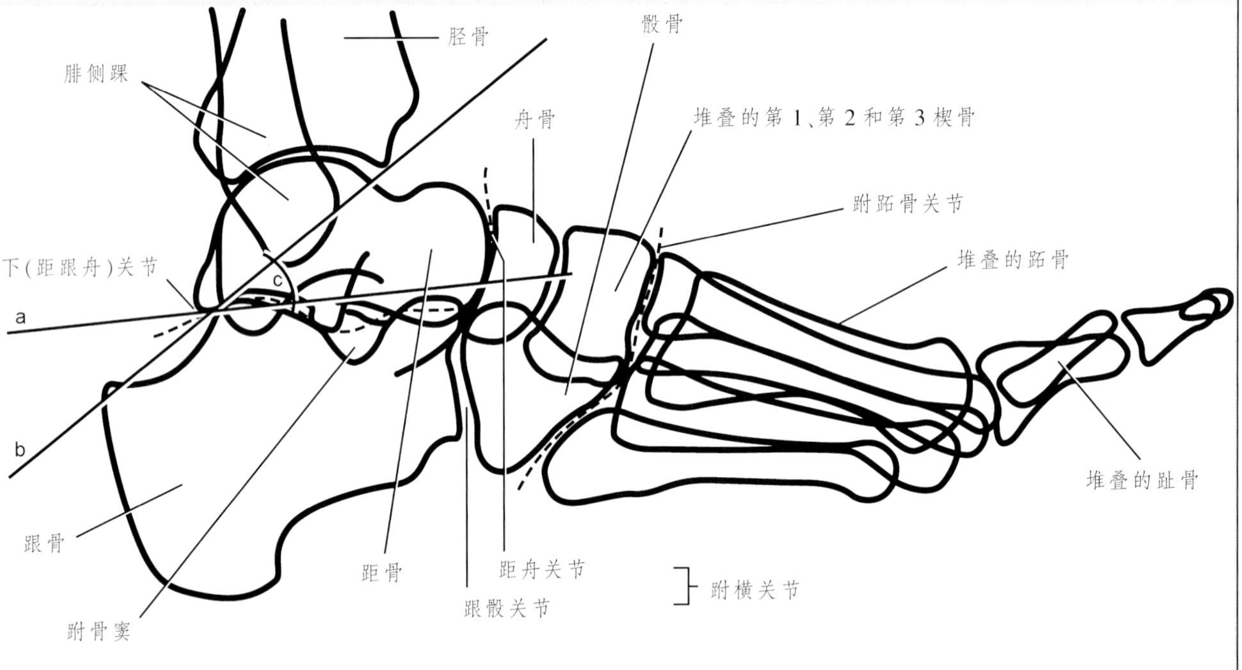

c=Boehler 角

图 14-34 足侧位 X 线图像示意图。

足部常规影像学评估

斜位

此视图显示了趾骨、跖骨和跖间关节，亦可见骰骨、第 3 楔骨、舟骨、距骨和跟骨的前部以及相关的跗骨中关节。

影像学观察

重点观察：

1.足和下肢作为一个整体，从背平面视图向内侧旋转 4°(图 14–35)。

2.趾骨体和跖骨的正常图像具有清晰的皮层边界。没有任何籽骨存在并叠加于跖骨头。

3.第 2~5 的末节趾骨通常很小，很难辨认。

4.注意跖骨间关节和跖骨中关节影像学关节间隙。

你能看到什么？

观察 X 线图像(图 14–38)，并尝试识别影像解剖学。利用解剖标志和灰度对比来寻找解剖结构的轮廓。将结果与示意图进行比较(图 14–39)。你能辨认出以下结构吗？

- 第 1~5 趾(足趾；识别近、中、远节趾骨)
- 第 1~5 跖骨(识别基底部、体部、头部)
- 骰骨和第 3 楔骨
- 距骨、跟骨、足舟骨

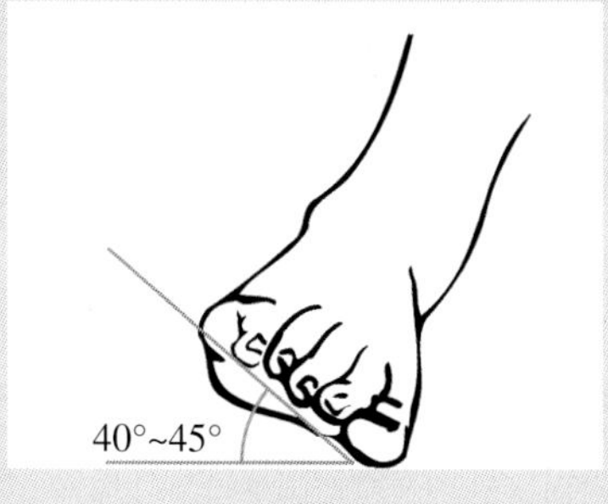

图 14–35　斜位图，足的外侧边相对于影像接收器呈 45°抬高。

基本投照体位

- 前后位
- 侧位
- 斜位

X 线摄影摆位

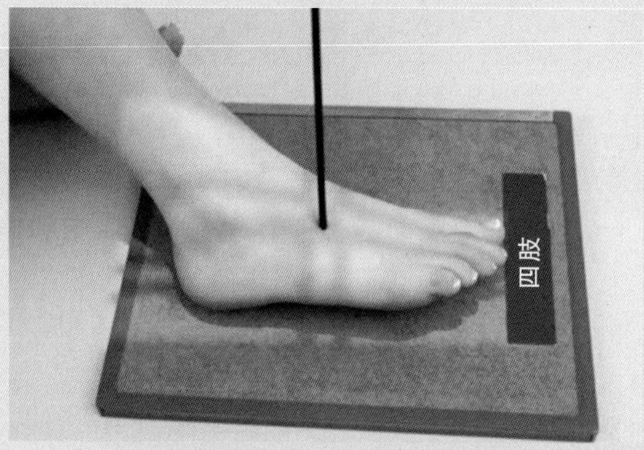

图 14–36　足部斜位 X 线摄影患者体位。

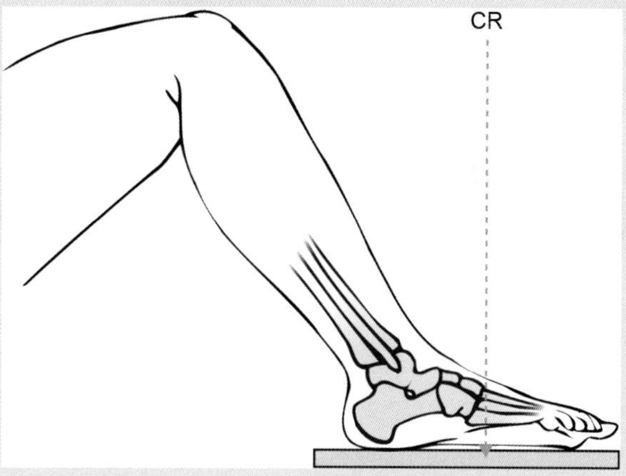

图 14–37　中心射线垂直穿过第 3 跖骨的基部。

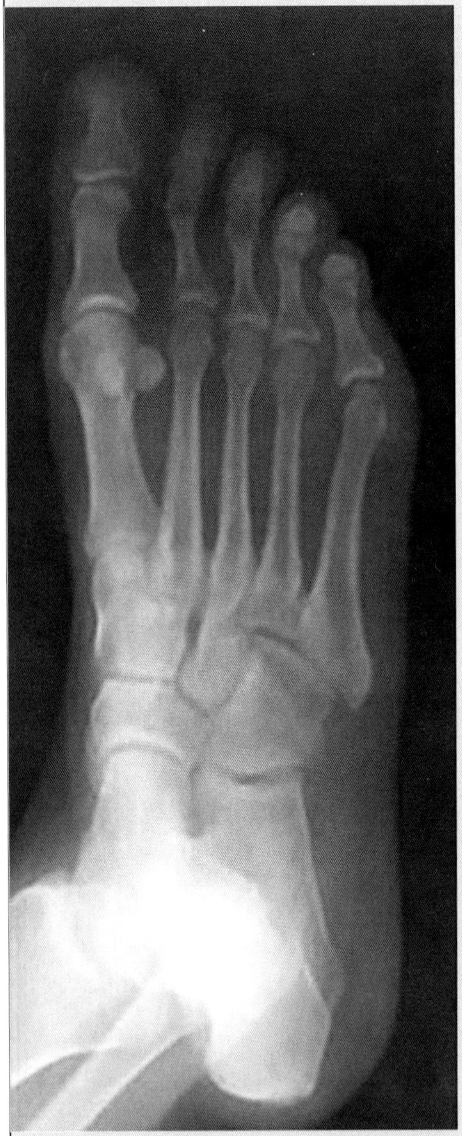

图 14-38 足部斜位 X 线图像。

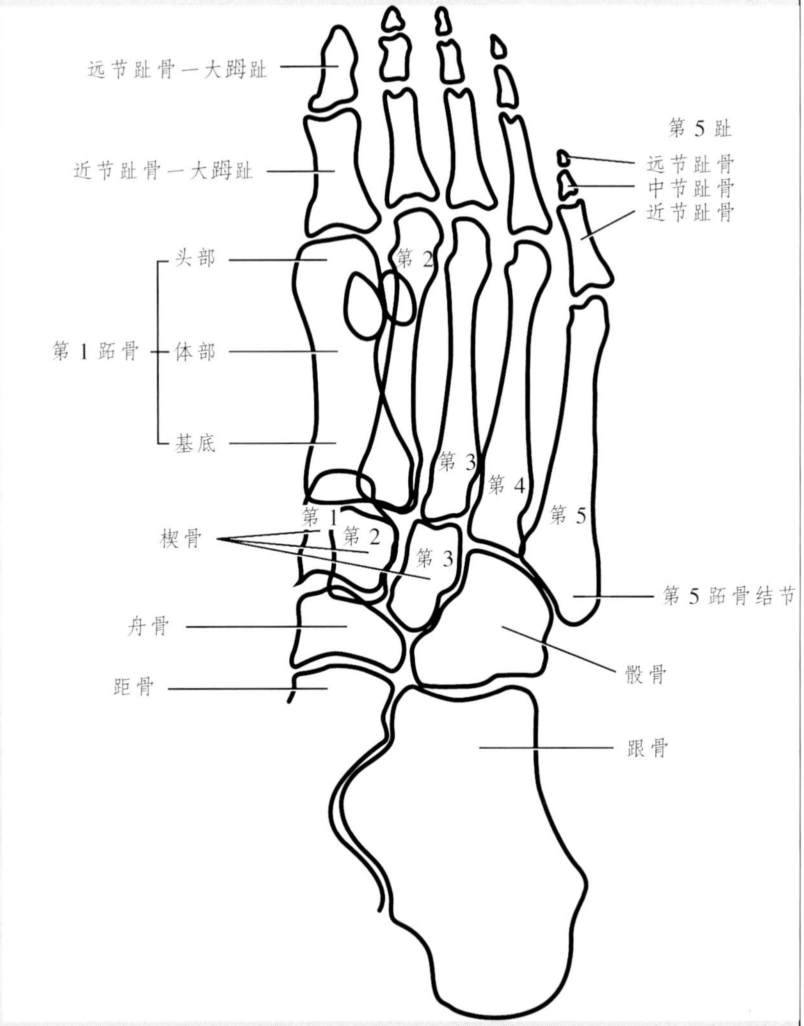

图 14-39 足部斜位 X 线图像示意图。

先进成像技术评估[22-29]

对于可疑的踝关节和足部的骨骼和软组织异常，最初的影像学检查应是 X 线摄影。一般情况下，根据 X 线片表现即可进行诊断和治疗。有时仅根据 X 线图像难以进行诊断。X 线检查只能识别晚期骨密度的变化，不能区分任何软组织的特异性。然而，在排除其他鉴别诊断时，X 线图像的信息很重要，并且有助于指导选择下一个影像学研究。然后，对先进成像技术的选择进行权衡，以确定其在为个体患者定义可疑异常方面的适用性。

简单来说，骨扫描用于筛查整个骨骼的转移以及一些局部情况（如复杂的区域疼痛综合征），或 X 线图像上潜在的隐匿性骨病。超声可以用来诊断肌腱疾病。CT 用于评估复杂的足踝骨折、骨软骨损伤和跗骨联合骨折。此外，三维 CT 图像可以显示肌腱与骨骼的关系，这有助于术前计划。MRI 是检测足部和踝关节应力性骨折和骨髓炎，以及评估肌腱疾病的公认方法。

解读足与踝关节解剖学导论

踝关节 MR 或 CT 的平面为人体 3 个标准的垂直相交的平面：矢状面与侧位片相似；横截面与轴位图像相似，与胫距关节平行；冠状面与前后位片相似。

足的 3 个方位的成像要稍微复杂一点。矢状面是与侧位片相似的。然而，轴向和冠状面成像有各自的特点，这些平面通常与临床相关解剖结构一致，以获得主要结构的视觉连续性。如，后足的轴位成像平面可能与跟骨的长轴平行；前足的轴位成像平面可与第 1 跖骨体对齐。在这些情况下，剩余的冠状面应与选定的轴位面垂直对齐。“轴向斜位”和“冠状斜位”就是指这些标准体位的改变。然而，足的正位和跖屈位正交平面可能会混淆，为了简化这个问题，将足的冠状斜平面指定为“短轴”（跖骨为 5 个圆形骨面），而将足的轴向斜平面指定为“长轴”（类似于前后位成像）。见图 14-40。

足与踝的CT实践指南

CT 检查应仅在有效的医疗原因下进行，并尽可能减少暴露，以提供诊断信息所必需的图像。

关于这一点，要认识到踝关节和足部检查的成像方案是独立的。相对于它们的 X 线成像，尽管后足的解剖是共同的，但踝关节和足部 CT 检查也包括了各自的解剖区域。

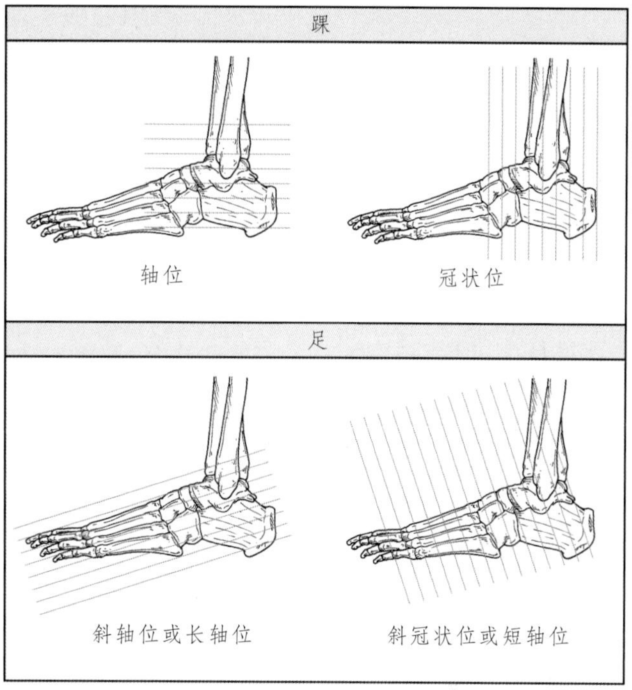

图 14-40　踝关节的轴位和冠状位成像平面为标准正交平面。足部的成像平面是倾斜的，以便与相关的解剖结构保持一致。

适应证

踝关节或足部 CT 的主要适应证包括但不限于：

- 严重创伤
- 踝关节和后足的复杂骨折和脱臼
- 关节处有松动体
- 骨软骨病变
- 跗骨桥
- 术前计划
- 存在 MRI 检查的常见禁忌证

基本CT方案

踝关节的 CT 检查范围从胫骨远端至跟骨底部，从跟骨后缘至跖骨基底。足部的 CT 检查从胫骨远端至整个前足。在初步的视图中可以看到扫描平面和参考层面。目前，大多数 CT 扫描设备能在轴位上获得非常薄（<1mm）的断层图像，然后将这些“薄切片”数据重建为更厚的轴位断层图像（2mm、3mm 或 4mm），以减少需要查看的图像数量。

根据轴位数据重建冠状位和矢状位图像以完成检查。为了评估复杂的骨折特征，可能需要进行三维重建，以协助术前计划的制订。

足与踝的CT图像解读

通过描述异常，每个平面的每个断层图像都能提供有价值的信息。非放射科临床医生将以下的这些信息总结和概括为“ABCS”：

- 解剖对线(Alignment of anatomy)
  - 在常规的影像学检查的学习中评估足和踝的正常对线关系。
  - 骨与关节的位置偏离提示可能有骨折、脱臼和骨破坏。
- 骨密度(Bone density)
  - CT图像上，骨皮质结构密集，胫骨、腓骨、距骨、跟骨的边缘能看到骨皮质，与X线片表现相同。
  - 评估提示病变或感染的骨破坏和骨软骨异常病灶。
  - 评估胫骨或距骨骨刺是否与踝前撞击综合征有关。
  - 评估是否有提示骨折的骨皮质连续性中断。该区域不规则的形态和骨的重叠是CT在骨折检测方面优于X线的原因之一。
- 软骨和关节间隙(Cartilage/joint spaces)
  - 评估踝部的胫腓联合间隙和距骨关节、距下关节间隙。
  - 评估前足、中足、后足的跗横关节和跗跖关节以及足的所有跗间和跖间关节。
  - 在发生创伤时，关节间隙可能会增宽或中断。在骨关节炎等退行性疾病中，关节间隙会变窄并发生硬化。
  - 斜轴位可提供距下关节的最佳视角。
  - 评估关节软骨的完整性，关节软骨可能因创伤或退行性改变而受损。记住，距骨的3/5被关节软骨覆盖，此处较易发生骨软骨损伤。
  - 最后，识别关节间隙内钙化或僵硬的关节内游离体。
- 软组织(Soft tissue)
  - 负责足和踝运动的肌肉是根据其所在踝部的位置进行分类的：前组、后组、内侧组和外侧组。这些肌群在CT图像上没有明显的区别；而肌腱附着点处的撕脱性骨折是有区别的。
  - 踝关节韧带分为内侧韧带、外侧韧带和骨间韧带。同样的，虽然这些韧带在CT图像上没有明显的区别，但在外伤病例中，它们的断裂可能是由相关的撕脱骨折或关节半脱位/脱位引起的。
  - 如果由于慢性或急性疾病引起增生或渗出，则踝的四个关节囊在CT图像上可能会显影明显。其中，两个皮下囊位于内踝和外踝上方；另外两个位于跟腱内部和外部，分别为皮下囊和跟腱下囊。

足和踝CT扫描

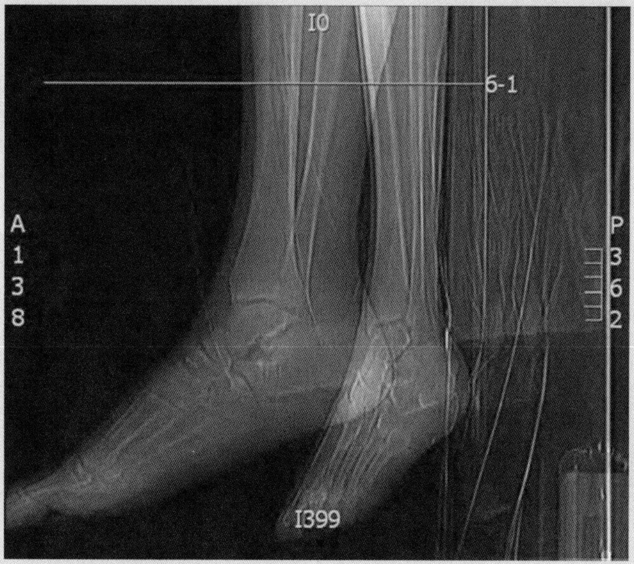

图 14-41 CT 定位图像，选择扫描层面。

参数

- 轴位扫描平面与胫距关节平行(图 14-41)。
- 范围从胫骨远端延伸至跟骨下的平面，至少延伸至跖骨基底，覆盖后足区域。

观察内容

在每个平面，观察是否有异常(ABCS)：

- 解剖定位：解剖结构是否完整？关节关系是否正确？踝穴是否完好？
- 骨密度：皮质骨的边缘和骨干是否清晰？骨软骨损伤是否明显？
- 软骨：跗骨关节软骨是否存在任何缺陷？关节间隙有无游离体或碎片？
- 软组织：踝囊有无积液？肌腱或韧带有无钙化？

轴位(图14-42)

观察如下结构：

- 胫腓关节间隙
- 内踝和外踝
- 后足的跟骨和距骨
- 跟骨载距突
- 跗横关节间隙
- 舟骨和骰骨
- 第 2、第 3 楔骨

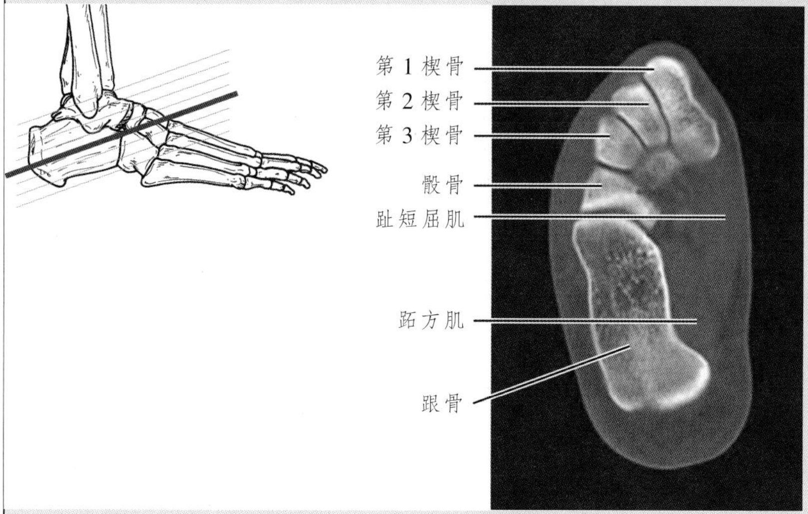

图 14-42 右侧跟骨斜位 CT。

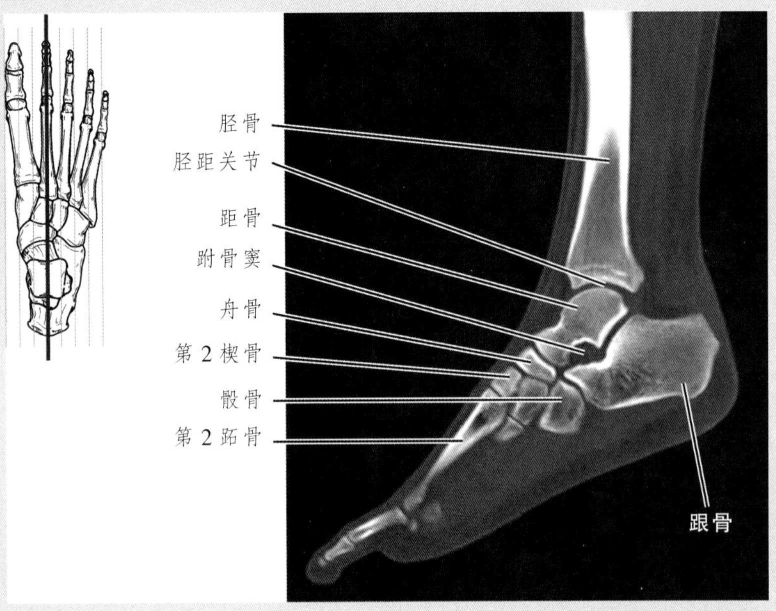

图 14-43 踝和足的正中矢状位 CT 图像。

矢状位(图14-43)

观察如下结构:

- 胫骨前缘
- 胫骨后缘
- 距骨关节间隙
- 距骨体和跟骨体
- 距下关节间隙
- 跗横关节间隙
- 舟骨和骰骨
- 3 块楔骨
- 跗跖关节间隙
- 跖骨体
- 籽骨

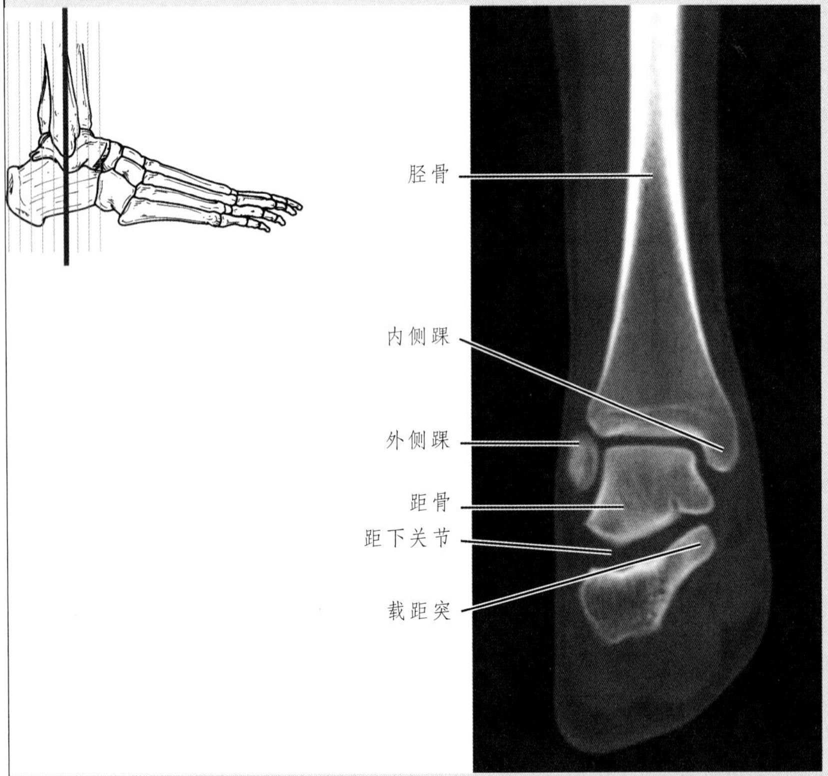

图 14-44 右侧踝关节冠状位 CT 图像。

冠状位(图14-44)

要观察的结构:

- 踝穴
- 距骨
- 距下关节
- 跟骨
- 距跟联合(如果存在)
- 载距突

后足和踝的MRI实践指南

ACR 与骨骼放射学会(SSR)和儿科放射学会(SPR)共同发布了一个指南,以帮助医生制订合理的方案,为踝关节和后足肌肉骨骼疾病患者提供诊疗。之所以指定后足,是因为这是足的大多数病变(需要通过成像来定义)发生的部位,因此也是大多数指南研究的基础。

适应证

踝关节 MRI 的适应证包括但不限于疑似病例的诊断、排除和分级:

- 跟腱疾病(撕裂、肌腱炎、肌腱损伤、黄色瘤)
- 胫骨后肌腱疾病
- 腓骨肌腱疾病
- 前距骨、跟骨、三角肌、弹簧韧带撕裂
- 撞击综合征
- 骨软骨和关节软骨异常
- 神经系统疾病
- 游离体:软骨性、骨软骨性或骨性
- 足底筋膜炎、筋膜破裂、足底纤维瘤
- 跗骨窦综合征
- 滑膜性疾病
- 骨髓异常:骨挫伤、骨坏死、应力性骨折
- 骨、关节或软组织肿瘤
- 骨、关节或软组织感染
- 先天性和发育性疾病

此外,后足和踝关节的 MRI 可进一步明确临床诊断和(或)其他影像学方法建议的分期情况,包括但不限于:

- 关节炎
- 原发性和继发性骨、软组织肿瘤
- 骨折和应力性骨折

最后,后足和踝关节的 MRI 可能有助于评估具体的临床情况,包括但不限于:

- 持续性、难治性或不明原因的踝关节或后跟疼痛
- 急性踝关节损伤
- 运动员和舞蹈家的踝关节和后足受伤
- 踝关节或距下关节不稳定
- 不明原因的肿胀、肿块或萎缩、神经卡压、跗管综合征
- 疼痛或活动受限
- 计划进行关节镜检查或治疗
- 踝关节术后选择性并发症

禁忌证

可能的禁忌证包括但不限于心脏起搏器、颅内铁磁性动脉瘤夹、某些神经刺激器、某些耳蜗植入物和某些铁磁异物或电子设备、大面积文身或无法移除的人体穿孔装饰。

基本MRI方案

一般情况下,当评估足或踝关节时,使用肢体线圈来使信噪比最大化,并提供更高的分辨率。后足和踝关节 MRI 通常包括整个足部在 3 个平面的图像。

魔角效应和定位

根据可用的扫描设备类型,患者可取仰卧位,踝关节处于中立位;或患者取俯卧位,踝关节处于足底屈曲位。足底屈曲位的作用有 3 个方面:降低了魔角效应;突出了腓骨肌腱之间的脂肪平面;更好地显示了跟骨韧带。魔角效应是一种业内周知的现象,它会导致胶原蛋白排列有序的组织(如肌腱、纤维软骨、透明软骨)中人为(虚假效应)的信号增加。MRI 物理学解释为,当胶原与主磁场呈 55°方向时,偶极间相互作用趋于零,导致 T2 弛豫时间延长,即使没有水肿,也会产生高信号强度。因此,最好在跖屈位检查足踝,因为这个位置“伸直”了肌腱,几乎消除了魔角效应。然而,出于患者的舒适度考虑,这并不是常规做法。

序列

回顾一下,任何关节的肌肉骨骼 MRI 的基本原理有两个:

- 观察解剖结构。
- 检测异常液体。(异常液体或水肿是病变的标志。但是,请记住,慢性损伤可能没有水肿,慢性病变的检测可能仅依赖于解剖学上的异常检测。)

因此,踝关节和足部的基本 MRI 方案包括解剖学定义序列,如 T1W 和质子密度加权;以及液体敏感序列,如 T2 压脂序列(FS)和 T2 反转恢复序列(IR),尽管这两者之间存在重叠。回顾一下,这些液体敏感序列是减少脂肪发出高信号的方法的变体,而脂肪往往是

诊断的障碍。来自脂肪的高信号可能掩盖关注的组织，甚至与病灶混淆。因此，需要不同的脂肪抑制技术来区分脂肪和水呈现出的高信号。

在接下来的排列中，解剖序列与流体敏感序列配对。读取图像的一种方法是“匹配”这些成对的序列，逐层扫描识别解剖结构，然后寻找提示病理的异常高(亮)信号。

图像平面	解剖序列	液体敏感序列
轴位	质子密度	T2 压脂(FS)
矢状位	T1W	反转恢复(IR)
冠状位	质子密度	反转恢复(IR)

踝与足的MR图像解读

回顾前面列出的 MRI 的适应证。“ABCDS”五步法有助于医师根据 MRI 图像诊断的各种情况进行分类：

● 解剖对线(Alignment of anatomy)：跗骨联合在 X 线图像上看不到骨的异常，但在 MR(或 CT)上具有高度的准确性。跗骨间的这种异常融合最常见于跟舟关节和距骨关节的中关节面。可能是骨性的，也可能是软骨性的，MRI 可以鉴别。另外，MRI 可显示肥大的骨块是否影响邻近结构，如跗管内的胫骨后肌腱和䠆长屈肌腱。

● 骨信号(Bone signal)：正常骨一般信号均匀。在足和踝出现的常见异常信号改变有：

○ 挫伤(骨挫伤)：这些骨小梁的微骨折和骨髓内的水肿或出血表现为 T1 低信号和 T2 高信号的网状区域。

○ 应力性骨折：T1W 图像呈线性不规则低信号，T2W 图像因邻近骨髓水肿呈高信号。骨膜骨痂的形成在骨折后不久开始，呈与皮质平行的低信号线，代表骨膜抬高。

○ 骨软骨损伤：距骨穹隆是骨软骨损伤的常见部位，常与内翻损伤有关。典型的 T1W 图像表现为整体距骨弥漫性低信号，或穹隆顶低信号病灶区。在 T2W 图像上，不稳定的病灶(有松散碎片的病灶)在移位的碎片周围有高信号(液体)囊。

○ 骨坏死：常见于距骨颈骨骨折伴血管损伤的后遗症，也见于第 2 跖骨头(弗莱贝格病)，表现为被低信号带包绕的非均匀信号区。

○ 骨髓炎：骨感染是糖尿病和足部压疮患者的常见并发症。MRI 证实了诊断结果和感染程度。骨髓信号在 T1 上为低信号，在 T2 或 STIR 图像上为高信号，相邻的炎性软组织呈高信号。

● 软骨和关节间隙(Cartilage/Joint spaces)：MRI 可以在关节炎变得明显之前显示其类型。

○ MRI 图像上类风湿关节炎的最早征象是滑膜炎和蓬松状骨髓水肿，先于沥青状软骨和骨糜烂，也可见纤维状血管翳。距下关节和跖趾关节最常受到影响。

○ 痛风，常见于第 1 跖趾关节，在 MRI 图像上可见上述炎性改变，在任何序列上都有低信号的痛风石和纤维关节周围结节。

● 水肿(eDema)：如前文关于骨高信号和下文关于腱鞘高信号的示例所述，水肿是“损伤的印记”。一般来说，水在 T2W 图像上是高信号(明亮)的，它可在关节液中正常存在，而在骨髓内、腱鞘内或囊状肿块内见到为异常。

● 软组织(Soft tissues)：对 MRI 所显示软组织异常的数量很难进行核对。以下是一些更常见的问题，这些问题导致患者寻求医疗干预：

○ 肌腱病变。评估的基本特征是肌腱周长的变化和信号的变化。踝关节肌腱在 T1 和 T2 序列上通常表现为低信号结构。高信号的异常表现可作为肌腱病变的特征性表现。

○ 足底筋膜炎的特征是筋膜和筋膜周围组织的轻微撕裂和炎症。在矢状面和冠状面图像上，正常筋膜显示为从跟骨向前延伸的薄而暗的结构。当发炎时，筋膜的厚度可以增加一倍，在 T1 图像上呈中等信号，在 T2 图像上呈高信号。这些信号变化在跟骨的筋膜附着处最为明显，也可能延伸至邻近的软组织和跟骨。如果筋膜撕裂，可见纤维不连续和局部水肿。

○ 跗骨窦综合征的特征是损伤撕裂了提供距下稳定的骨间韧带。正常情况下，鼻窦的脂肪填充区域被肉芽组织或瘢痕组织代替。在 T1W 图像上，跗骨出现低信号。在 T2W 图像上可能有高信号(肉芽组织)或低信号(瘢痕组织)。

○ 前外侧撞击综合征的特征是踝关节外侧沟(胫腓骨之间的前外侧间隙)的滑膜肥大和瘢痕。T2W

图像的低信号通常是瘢痕形成导致的。距骨前韧带常撕裂或纤维化。

足与踝的MR成像的变化

在某些情况下，常规 MRI 不足以进行充分诊断。MR 关节造影的敏感性增加可能有助于评估外侧副韧带、距腓前韧带和跟腓韧带损伤、撞击综合征、软骨损伤、距骨骨软骨损伤、游离体和滑膜关节紊乱。

MRI 检查示例见图 14-45 至图 14-51。

踝关节MRI

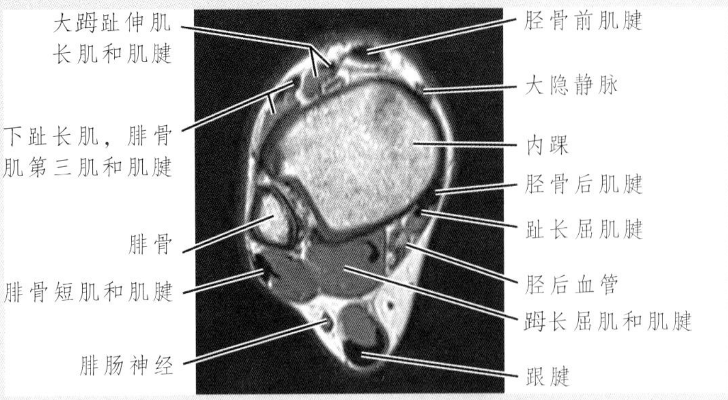

图 14-45 轴位，质子密度图像，右踝。

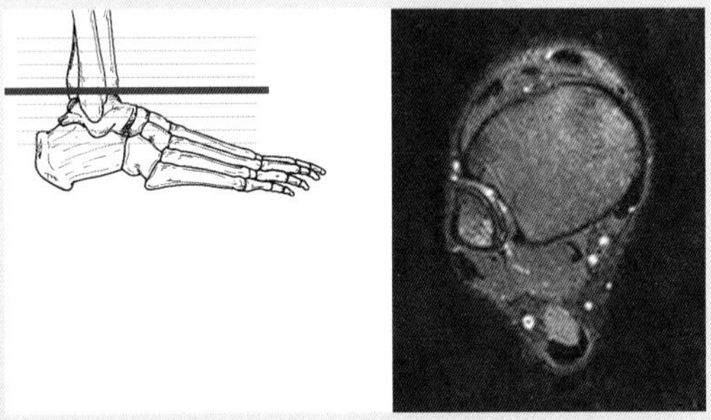

图 14-46 轴位，T2W 与压脂像。

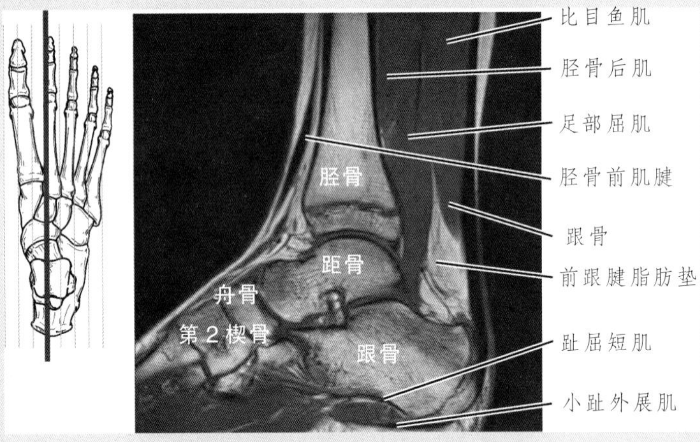

图 14-47 矢状位 T1W 图像。

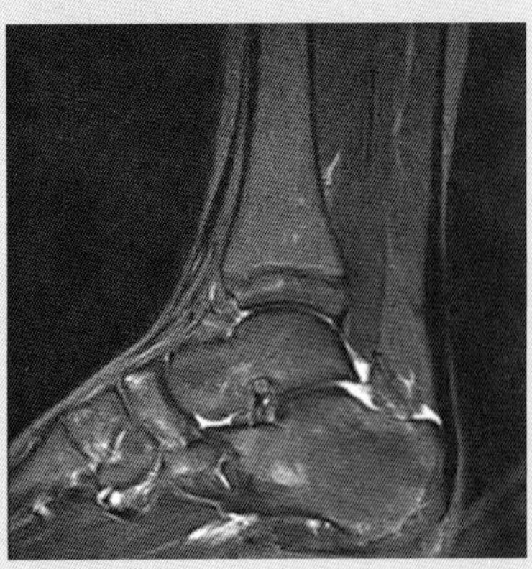

图 14-48 矢状位 T2W 压脂图像。

参数

标准扫描平面为平行于胫距关节。

踝关节扫描序列

	解剖定义	液体定义
轴位	质子密度	T2 压脂
矢状位	T1W	反转恢复
冠状位	质子密度	反转恢复

观察内容

在每个平面上，按照“ABCDS”原则观察是否有异常：

- 解剖对线(Alignment of anatomy)
- 骨信号(Bone signal)
- 软骨和关节间隙(Cartilage/joint spaces)
- T2 图像上的水肿或高信号(eDema or high signal present on T2 images)
- 软组织(Soft tissue)

轴位(图14-45和图14-46)

要观察的结构：

- 踝腱
- 跗骨窦
- 胫腓韧带
- 骨结构：胫骨、腓骨、距骨

矢状位(图14-47和图14-48)

要观察的结构：

- 跟腱
- 胫距关节
- 距下关节
- 跗横关节
- 足底筋膜
- 跗骨窦

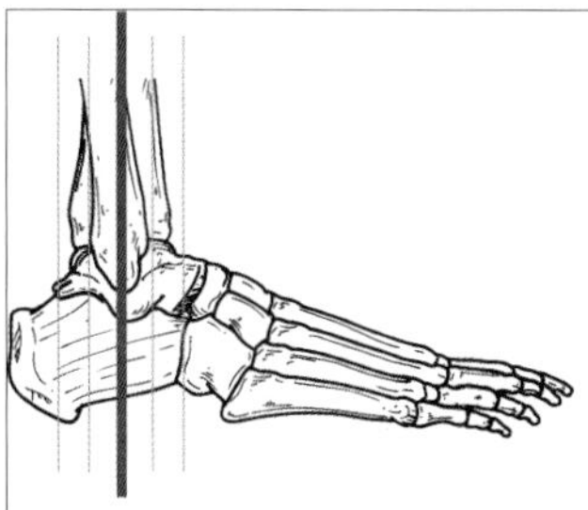

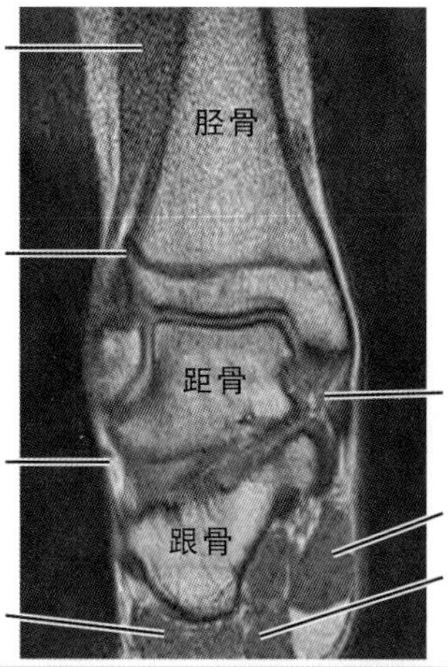

图 14-49　右踝冠状位，质子密度加权。

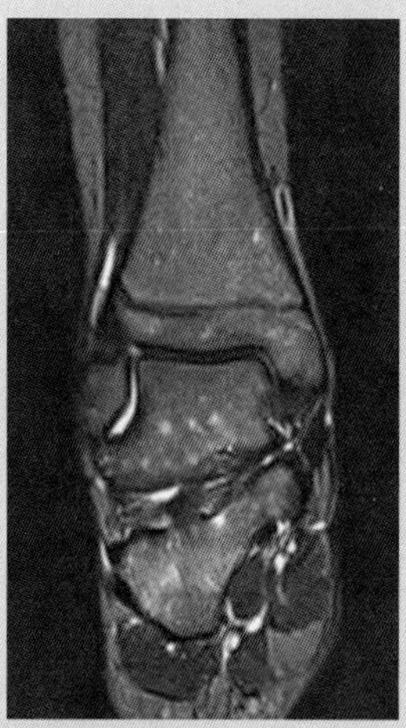

图 14-50　冠状位，T2 加权反转恢复。

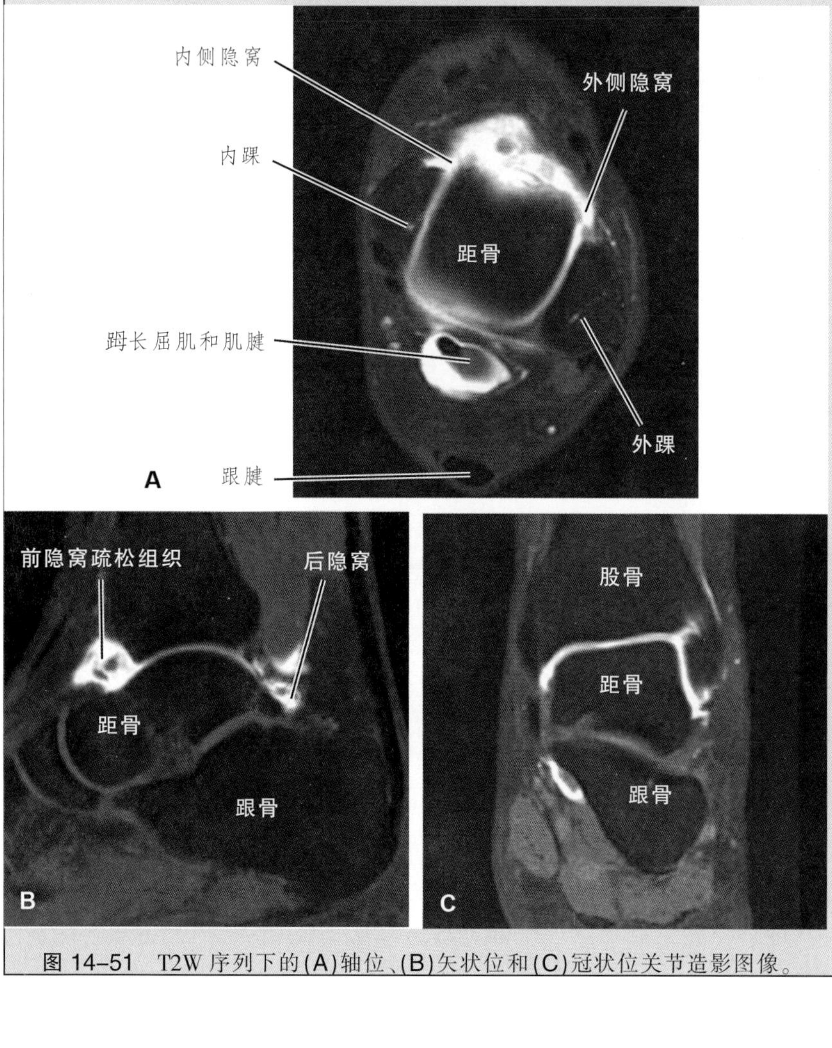

图 14-51　T2W 序列下的(A)轴位、(B)矢状位和(C)冠状位关节造影图像。

冠状位(图14-49和图14-50)

最佳观察结构：

- 三角肌韧带
- 跟腓韧带
- 跗管
- 距骨穹隆
- 距下关节
- 足底筋膜横断面

MR关节造影(图14-51)

- MR 与关节造影相结合，在超声引导下注射关节造影剂。
- 评估这 3 个正交平面(图 14-50)。
- 通过注射稀释的钆剂来扩张胫骨距关节囊，可以识别所有关节内组织。
- 在实践中，关节造影最常用于距骨骨软骨病变的分期。
- 在 20%~30%的个体中，踇长屈肌腱与踝关节相通，因此，不要将关节造影中看到的液体误认为腱鞘炎。

足和踝的附加MRI图像

提供附加的矢状位和轴位 T1W 影像，以说明在踝和足的不同水平的正常解剖结构。

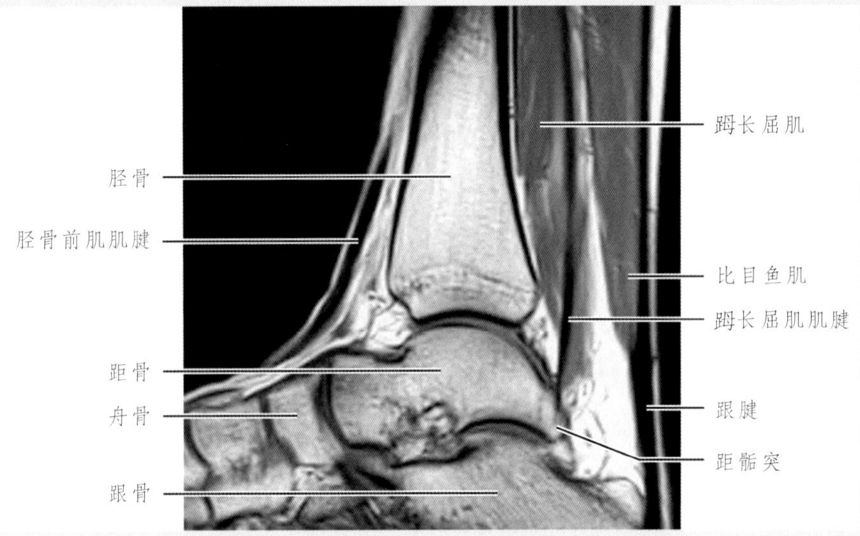

图 14-52 踝关节矢状位 MRI T1W 图像。该层面在距骨长轴正中矢状位。(Image courtesy of www.medcyclopedia.com by GE Healthcare.)

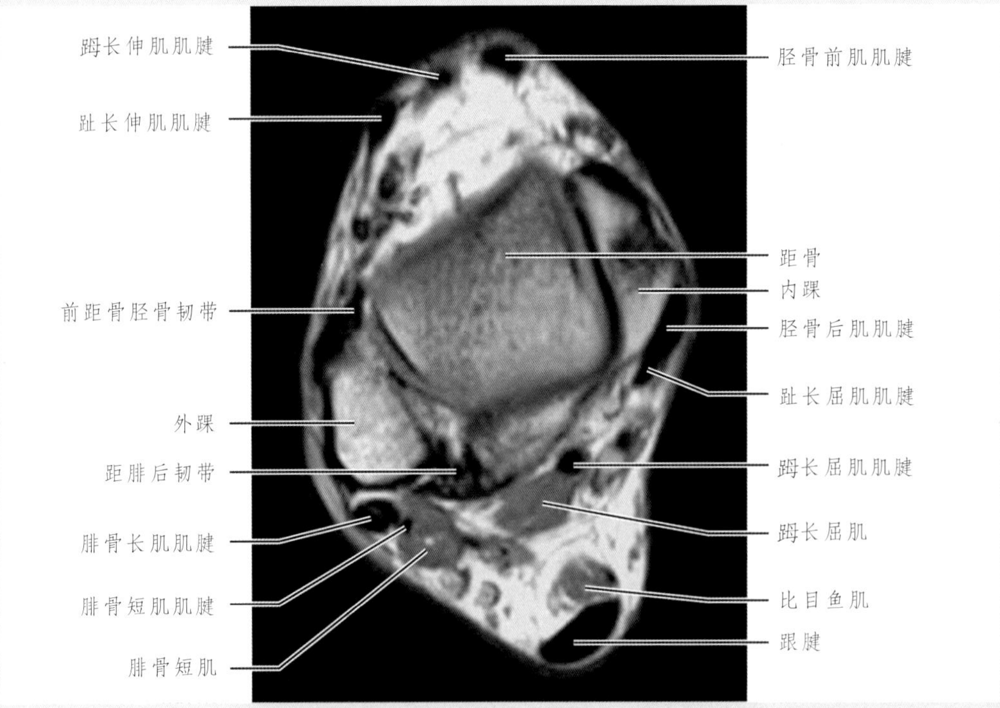

图 14-53 踝关节轴位 MRI T1W 图像。该层面通过距骨穹隆。(Image courtesy of www. medcyclopedia.com by GE Healthcare.)

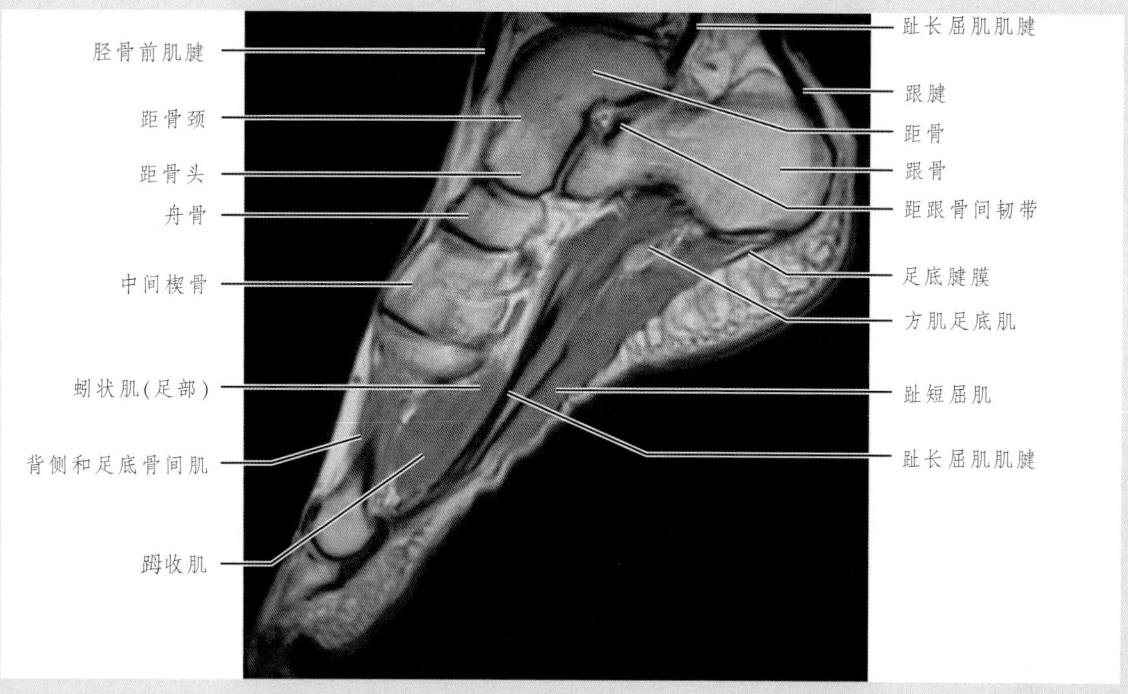

图 14–54　足部矢状位 MRI T1W 图像。这个层面通过足的中部,将第 2 楔骨平分。(Image courtesy of www.medcyclopedia.com by GE Healthcare.)

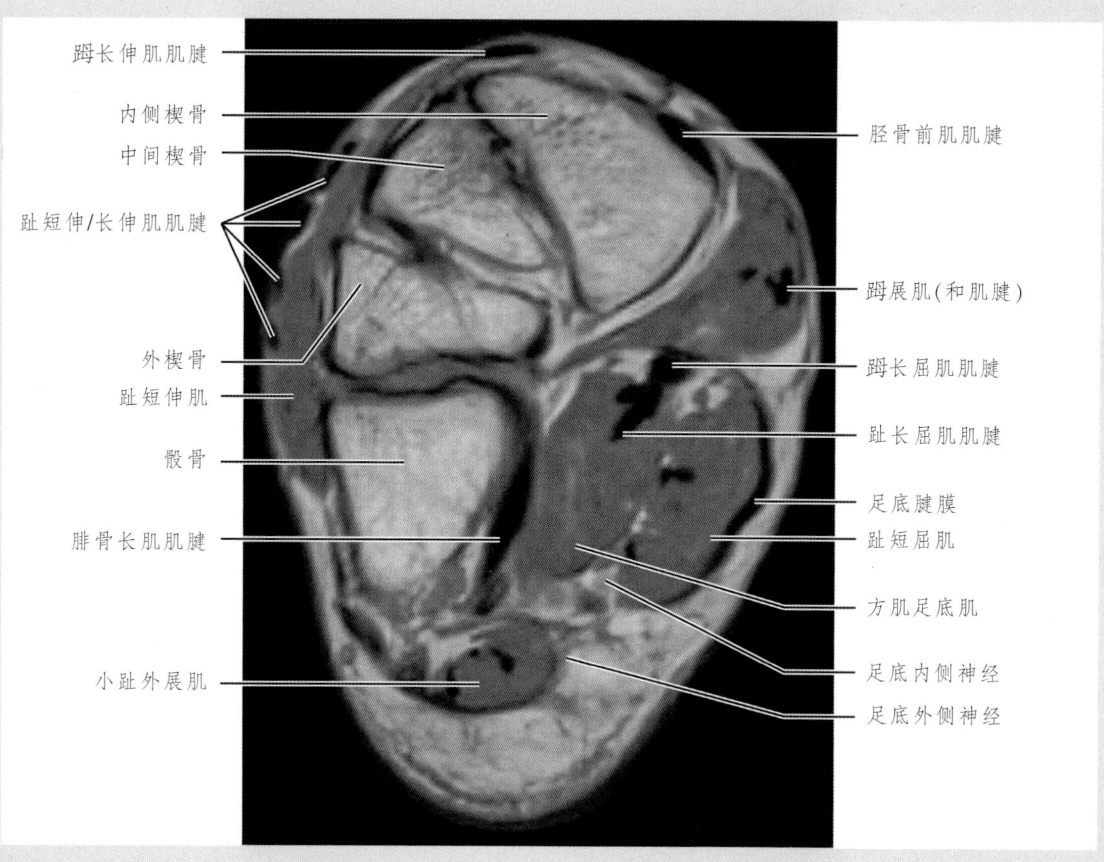

图 14–55　在骰骨远侧水平的足部轴位 MRI T1W 图像。(Image courtesy of www. medcyclopedia.com by GE Healthcare.)

足和踝的创伤[30-70]

足与踝创伤的影像诊断

在成人中，踝关节是人体最常受伤的主要关节。因此，踝关节X线摄影是急诊科最常用的检查之一，其频率仅次于胸片和颈椎X线图像。然而，这些患者中只有一小部分会出现骨折，需要通过放射学检查来确定。

为了尽量减少不必要的放射学检查，并帮助临床医生决定何时需要放射检查，研究人员已经确立了基于患者临床表现的指南。通常称之为《渥太华踝关节准则》，这些指南规定，如果患者无法承受重量，并且在踝关节区、中足区、第5跖骨底部或颈部有点压痛，则应在踝关节或足部外伤后进行放射检查。研究表明，这一准则对发现重大骨折是100%敏感的。（有关临床决策规则的更多信息，见第18章。）

踝关节损伤的影像学检查包括常规正位、侧位和斜位。足部检查包括正位、侧位和斜位。如果疼痛局限于某个部位，则无须进行踝和足部检查。

足与踝创伤的先进影像学研究

ACR建议对所有急性损伤（符合渥太华标准的）和所有慢性疼痛患者首先进行X线摄影检查。当X线检查结果不足以指导治疗；或X线检查结果为阴性，但仍怀疑有进一步损伤时，使用先进成像技术。

CT和MRI在确定病变特征方面的研究常常是互补的。难以在X线图像上发现的细微骨折，最好使用多层螺旋CT进行观察。CT还可用于评估关节内骨折、复杂骨折和粉碎性骨折的位置。应力性骨折可通过MRI来鉴别，因为MRI最适合鉴别骨髓水肿，骨髓水肿可以解释为骨的生物力学应激反应。如果X线图像结果为阴性，MRI也可用于可疑的骨软骨损伤、肌腱异常、关节不稳定或病因不明的疼痛。MR关节造影可用于评估韧带和软骨损伤，或评估踝关节撞击综合征。超声诊断适用于某些肌腱异常和踝关节撞击综合征的评估。

踝扭伤

踝关节扭伤的诱发力通常是内翻应力，占踝关节创伤的85%。所造成的损伤程度取决于所施加力的方向和大小。因此，损伤的严重程度可以从轻微的韧带过度拉伸（几乎没有功能损失）到韧带断裂或撕脱（造成踝关节不稳定和严重的功能损害）。最严重的损伤包括韧带断裂伴骨折或骨折脱位。

内翻扭伤

内翻应力引起的扭伤会损伤外侧副韧带（图14-56）。距腓前韧带和跟腓韧带是外侧副韧带系统最常见的损伤部位。内翻性扭伤是最常见的扭伤；由此造成的损伤通常是韧带性的，不累及骨。

外翻扭伤

外翻应力引起的扭伤会损伤内侧副韧带（图14-57）。强大的外翻应力通常与骨损伤有关，因为内侧副韧带的抗拉强度较大，在内侧副韧带本身发生结构破坏和损伤之前，常常会发生撕脱骨折和其他骨折。

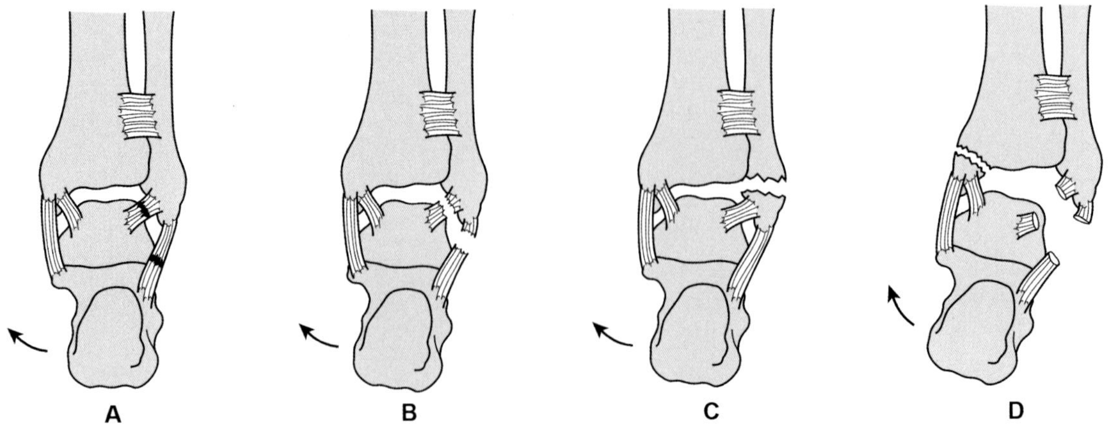

图14-56 内翻应力所致损伤图示。(A)外侧副韧带扭伤。(B)外侧副韧带断裂或撕脱。(C)外踝横向骨折。(D)内踝骨折伴外侧副韧带断裂或撕脱。

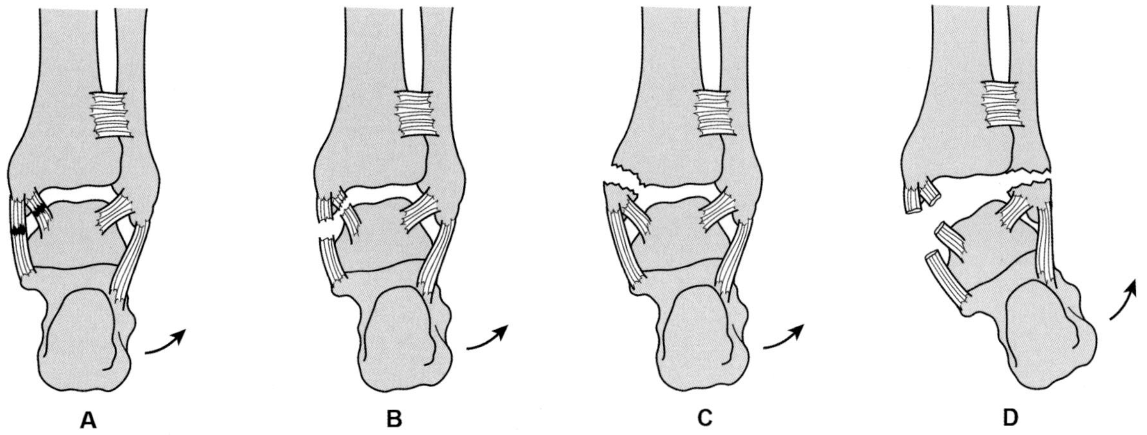

图 14–57　外翻应力所致损伤图示。(A)内侧副韧带扭伤。(B)内侧副韧带断裂或撕脱。(C)内踝骨折。(D)外踝骨折伴内侧副韧带断裂或撕脱。

相关损伤

严重扭伤会破坏其他结构：

(1)撕脱骨折是由韧带在远端或近端附着处的牵拉引起的。

(2)下胫腓联合复合体撕裂与外翻应力或内翻应力有关。

(3)扭伤引起的不稳定是由于 3 条主要稳定韧带中的 1 条或多条撕裂，从而使踝穴变宽。如果该解剖结构不完整，距骨在足部运动时可以在踝穴内自由“活动”。这种慢性不稳定通常会导致进一步的创伤和关节退行性改变。

(4)如前所述，跗骨窦综合征通常由踝关节内翻扭伤引起，但也可能是由于足部过度内旋导致跗骨窦内软组织和韧带反复碰撞。症状还包括后足不稳和负重活动加剧的感觉。

(5)撞击综合征的定义是由骨或软组织异常引起的踝关节活动范围内的疼痛性机械限制。可能存在踝关节的 3 个不同区域的受累，按其位置命名为：前外侧沟处的前外踝撞击综合征、下胫腓联合处的联合撞击综合征和后踝关节撞击胫骨后部导致的后踝撞击综合征。撞击发生在损伤后，与持续的炎症和滑膜炎有关，导致软组织肥大、瘢痕组织，并最终在正常关节活动范围内造成骨组织间的疼痛撞击。

影像学评估

当怀疑有相关骨折时，需要对严重的踝关节扭伤进行放射学检查。观察距骨的异常位置或踝穴宽度的增加(图 14–58)，可以在常规 X 线图像或应力视图上发现关节不稳定。MRI 进一步明确了韧带和软组织损伤。

在受伤后/慢性疼痛的情况下，X 线图像为首个影像学研究。前踝撞击综合征的患者可能会在胫骨或距骨处出现骨刺。让患者采用弓步姿势以再现其疼痛，可能会在负重 X 线图像上显示骨的撞击。后踝撞击综合征的患者可能表现为距骨后粗隆(距骨常见的附属骨，可能会受伤)增大或骨质疏松。MRI 因其在识别骨和软组织异常方面的优势而成为首选的成像技术。超声可能有助于鉴别某些滑膜炎病变，特别是前外侧沟内的病变。

治疗

恢复踝穴稳定性的治疗可以是保守治疗(石膏固定)或手术治疗(螺钉固定)，然后固定数周。固定阶段后的康复训练范围广泛，重点是恢复关节运动、骨运动学、力量，如果需要，还包括踝关节和足部的功能性步行和运动技能。扭伤和撞击综合征采用物理疗法治疗，以减少炎症的发生，逐渐恢复正常的柔韧性和力量。在严重的撞击病例中，可在关节镜下对肥大的软组织或骨刺进行治疗。

肌腱病变

肌腱异常是踝关节和足部最常见的疾病之一。肌腱可直接损伤，或因过度使用造成创伤，两种病因均可导致以下病变：

- 腱鞘炎：正常肌腱周围的腱鞘内积液。
- 狭窄性腱鞘炎：腱鞘内发生粘连，阻止肌腱正常

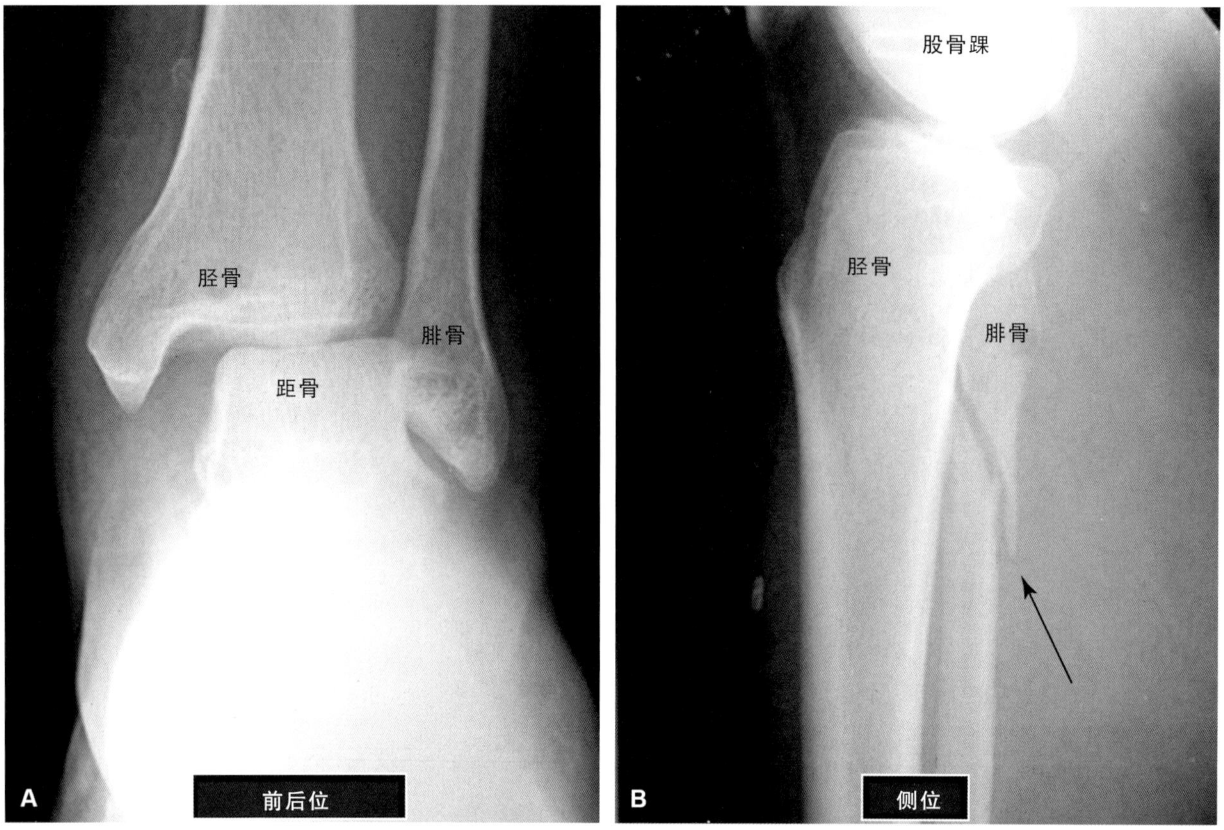

图 14-58 (A)正位片显示踝关节不稳定,距骨和内踝之间的间隙很大,提示三角肌韧带撕裂。(B)这种严重的扭伤也破坏了关节外侧的骨间膜,并在下肢侧位 X 线图像上看到近端腓骨的螺旋状骨折(箭头所示)。这种复合伤被称为 Maisonneurve 骨折。(Image courtesy of John C. Hunter, MD, University of California, Davis School of Medicine.)

滑动。

● 肌腱炎或肌腱病:肌腱部分撕裂(两个术语都有人使用;一些作者指出,"肌腱炎"可能不准确,因为炎症不发生在肌腱内,而只发生在鞘或邻近组织内)。部分撕裂可通过 T2W 图像上肌腱内的高信号病灶或梭形肿大来识别。肌腱损伤或变薄是一种更为严重的腱鞘病变,可能在完全断裂之前发生。

● 肌腱变性:肌腱内轻微撕裂,随后胶原纤维无序排列而愈合,造成其抗拉强度低于正常肌腱。其特征是在 T2W 图像上,肌腱内的信号增强,无高亮的液体;这表示胶原变性。

● 肌腱断裂:需要手术修复的完全断裂;在一个或多个图像上可能表现为肌腱缺失,在轴向图像上识别最佳。

踝关节和足部的肌腱按其位置可分为 4 组(图 14-59)。下面简要介绍其特性:

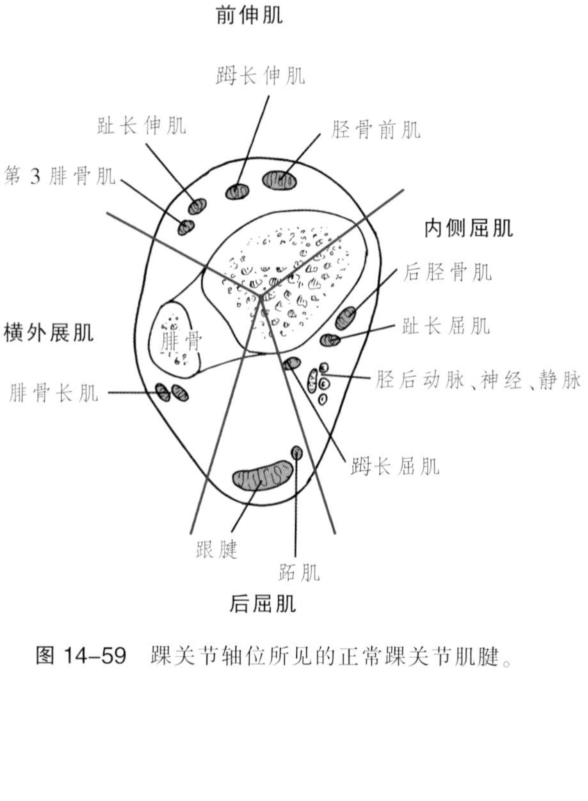

图 14-59 踝关节轴位所见的正常踝关节肌腱。

1.一个主要的后部肌腱是跟腱。局部撕裂在跟腱很常见。完全撕裂常见于运动员和年龄>40 岁的男性。“周末勇士型锻炼”一词常用于形容间歇性比赛并遭受这种损伤的老年运动员，部分原因是分水岭区域，即跟骨关节附近 2~6cm 的区域的易感性，该区域的血液供应较少，随着年龄的增长变得更加稀少。较老的肌腱血液供应较少，抗拉强度明显较低，柔韧性较差，因此，更容易发生断裂(图 14-60)。

2.两个侧肌腱分别是腓骨短肌腱和腓骨长肌腱。这些肌腱是足的主要外翻肌，常在内翻扭伤中受伤。腓骨短肌的纵向撕裂也与内翻扭伤有关。而且，如果支撑肌腱的支持带因扭伤而断裂，腓总肌腱可能会在腓骨上呈长期半脱位，并因这种异常摩擦而患上腱鞘炎。

3.三大内侧肌腱是胫骨后肌腱(posterior tibial tandon)、趾长屈肌腱(flexor digitorum longus)和踇长屈肌腱(flexor hallucis longus)。在类风湿关节炎患者中，胫骨后肌腱炎和断裂较常见。断裂会使纵向足弓消失，并导致中足扁平。在芭蕾舞者中，踇屈肌因大量重复动作的和高角度的足底屈曲姿势而易患腱鞘炎。

4.四根前肌腱是胫骨前肌、踇长伸肌、趾长伸肌和腓骨肌。与经常受影响的屈肌腱相比，这些伸肌腱较少受到病变的影响。胫骨前肌腱炎可见于登山运动员。

影像学评估

MRI 通常用于评估肌腱异常。在轴位图上，正常的肌腱呈圆形、椭圆形或扁平状。肌腱的周长和肌腱的信号都需要评估(图 14-61)。在所有序列中，正常肌腱信号的强度通常较低。但也有两个例外：①许多正常的肌腱在其骨附着点附近信号增强。发生这种情况的原因是肌腱可能在其附着点附近向外延伸，并且高信号

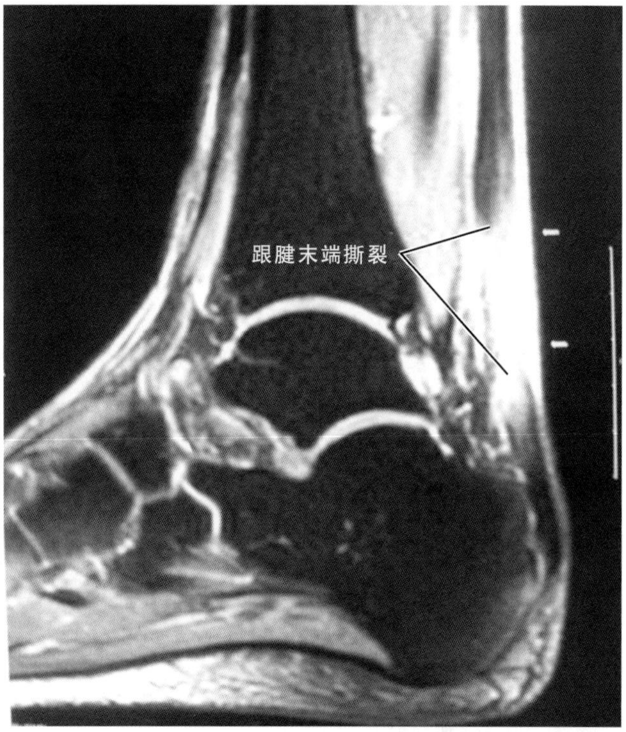

图 14-60　在矢状位 MRI 梯度序列中看到的跟腱断裂。断裂发生在靠近跟骨的 2~6cm 的分水岭区域，该区域的血液供应较少，随着年龄的增长变得更加稀少。跟腱的退化和断裂都发生在这个区域。

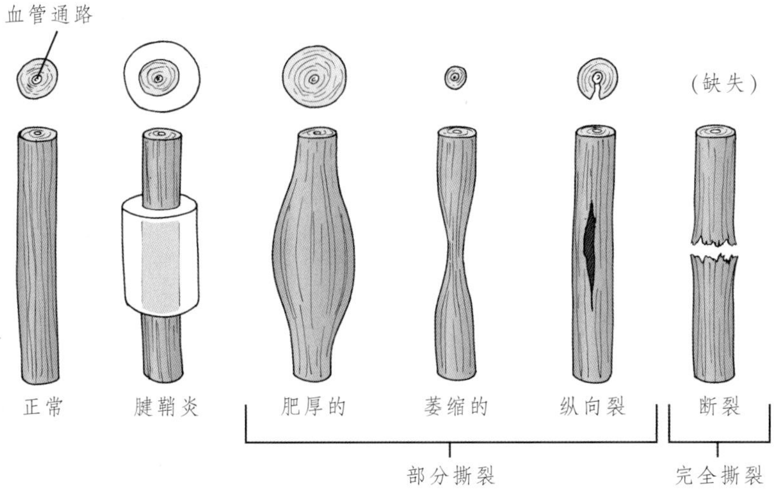

图 14-61　MRI 通过评估肌腱周长和信号强度的变化来评估肌腱异常。

的脂肪组织可能位于肌腱纤维之间；②是前面提到的魔角效应。正常的肌腱与磁场成 55°角时将呈伪高信号。

肌腱存在高信号通常是不正常的。高信号见于：

(1)部分或完全撕裂。

(2)如果鞘内存在液体，且液体环绕整个肌腱周围，则诊断为腱鞘炎。狭窄性腱鞘炎的特征是鞘内液体的局灶性、房性聚集，提示滑膜炎或纤维化的局灶性区域。

(3)黏液样变性是由于肌腱衰老或长期过度使用而发生的。

(4)黄色瘤、肿瘤或痛风石。黄色瘤(由脂质疾病引起的脂肪沉积)常见于跟腱。

超声诊断可用于确定是否存在肌腱厚度、特征和撕裂，它可以提供关于断端质量的有价值的信息，以做出关于手术修复的决定。

治疗

肌腱炎的保守治疗是通过物理治疗来控制炎症；破裂的肌腱通常需要手术修复或制作矫形器支撑。半脱位肌腱可能需要某种形式的手术重建来重新定位和稳定。如，腓骨的外侧可能被“削去”以加深腓骨肌腱的沟，而上覆的支持带则被收紧以将肌腱固定在沟中。

踝关节骨折

骨折和骨折脱位是常见的踝关节损伤。其诱发机制通常类似于扭伤的机制，该处的骨折常与韧带断裂、撕脱和其他骨折一起发生。

损伤机制

损伤机制一般为轴向或旋转负荷。关节如何承受这些力和由此产生的损伤类型取决于许多因素，包括先前存在的踝关节长期不稳定、患者的年龄、骨密度、与软组织相关的并存疾病、受力时足的位置、受力的力度大小、方向和速率。

分类

有许多分类系统可以通过损伤的机制和结构来对踝关节骨折进行分类。分类的目的是帮助诊断和决定治疗方式以及评估治疗结果。常用的基本描述是对骨折部位的解剖学描述(图 14-62)：

- 单踝骨折，指示外踝或内踝骨折。
- 双踝骨折，提示外踝和内踝均有骨折(图 14-63)。
- 三踝骨折，指示踝部和胫骨后缘的骨折，有时也称为第三踝。

其他累及踝关节的骨折包括以下内容(图 14-64至图 14-66)：

- 腓骨干、胫骨干骨折。
- 胫骨远端粉碎性骨折。
- 胫骨平台或距骨穹隆关节内骨折。

影像学评估

常规 X 线图像充分显示了多数踝关节骨折的特征，可作为治疗依据。观察创伤 X 线图像时，记住，定位并不总是完美的，要么是无法精确定位受伤的肢体，要么是因损伤导致了正常骨的位移。图 14-48 中，因腓骨移位，使得侧位图看起来像前后位视图。记住，至少要有两个彼此成直角方位的视图，才能评估三维解剖。

治疗

治疗的目标是稳定骨折和重建踝穴的结构。

非手术治疗指的是稳定的骨折模式和完整的远端

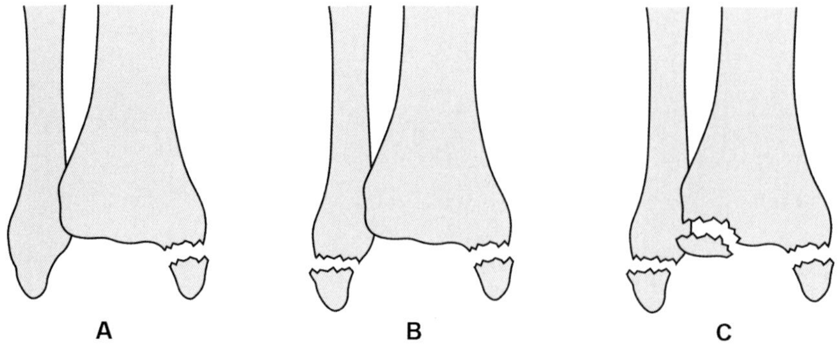

图 14-62 踝关节骨折的基本分类：(A)单踝骨折。(B)双踝骨折。(C)三踝骨折(包括双踝和胫骨后缘的骨折)。

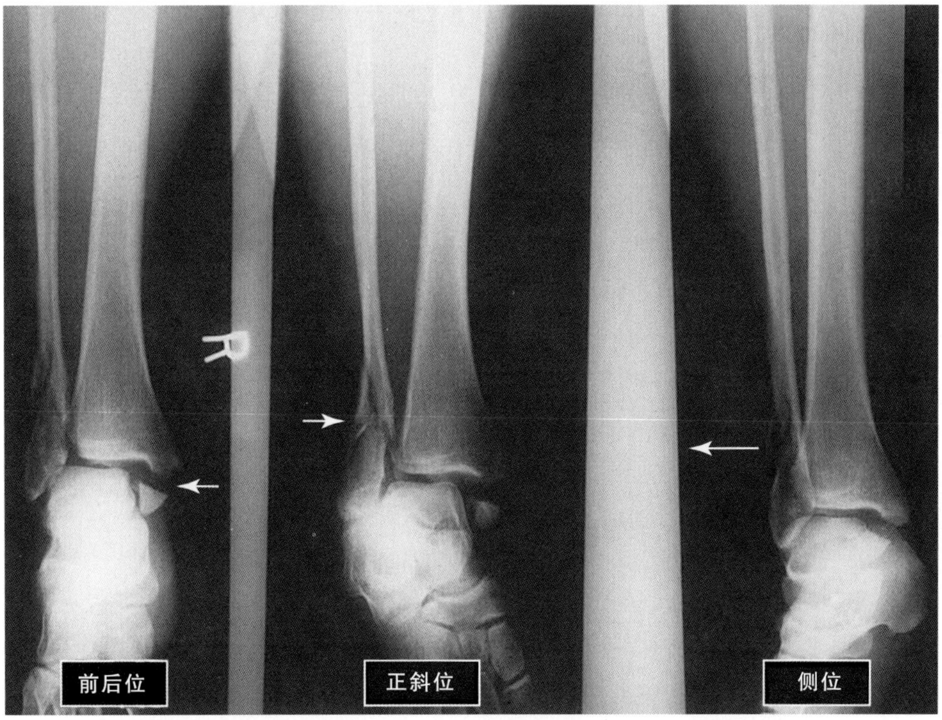

图 14-63　双踝骨折。完整的例行检查显示，从左至右：AP 视图、正斜位视图和侧位视图。该 29 岁的女子在扶梯上绊了一跤，足后跟受了伤。内踝横向骨折和外踝粉碎性骨折（短箭头所示）。注意踝穴和骨间膜间隙在 AP 和正斜位视图上可见。侧位视图显示腓骨脱位和前移位。长箭头表示错位的方向。

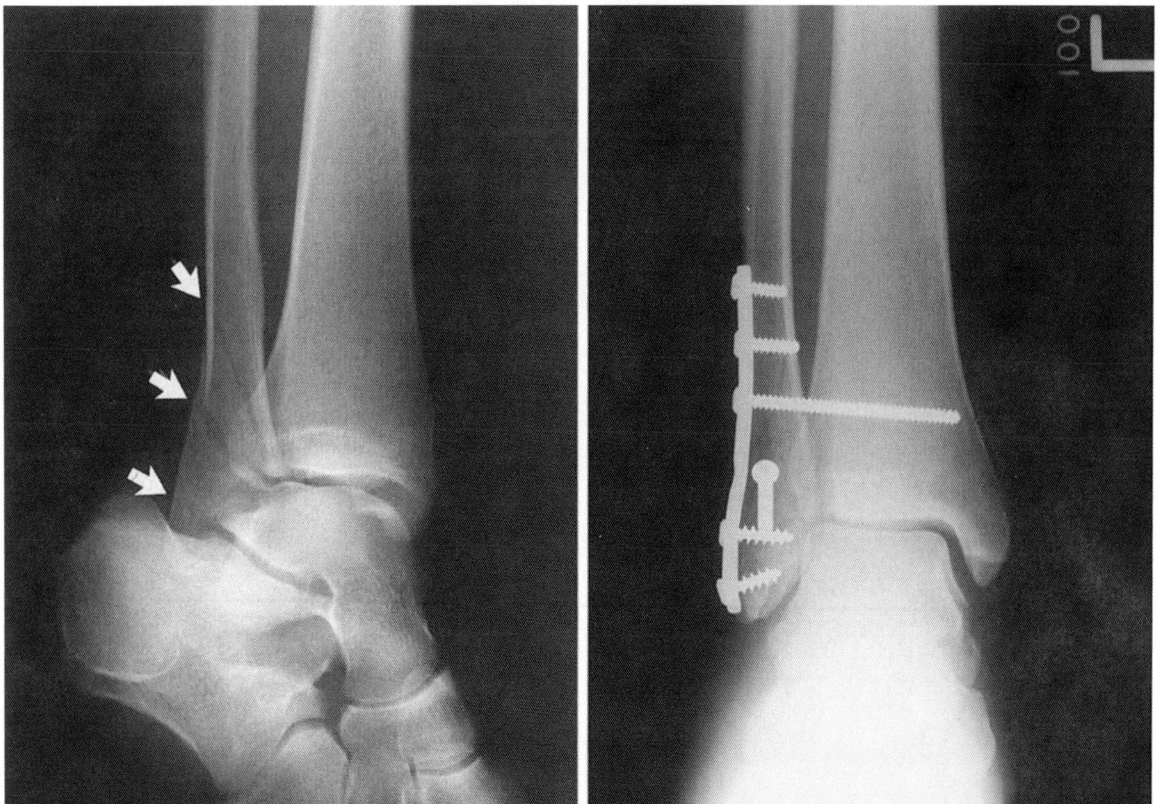

图 14-64　腓骨远端粉碎性骨折。该 24 岁的女性在滑雪时扭伤了足踝。(A)踝关节侧位图显示腓骨远端和外踝处有多条骨折线（白色箭头所示）。注意整个腓骨的后移位，可见异常增宽的骨间间隙和胫腓骨远端半脱位。(B)术后踝关节前后位视图显示侧板和多钉固定装置，恢复了正常的关节对齐。注意，进入胫骨的长螺钉成功地恢复了腓骨在胫腓骨切迹中的位置；至此，已重建了一个正常的踝穴。

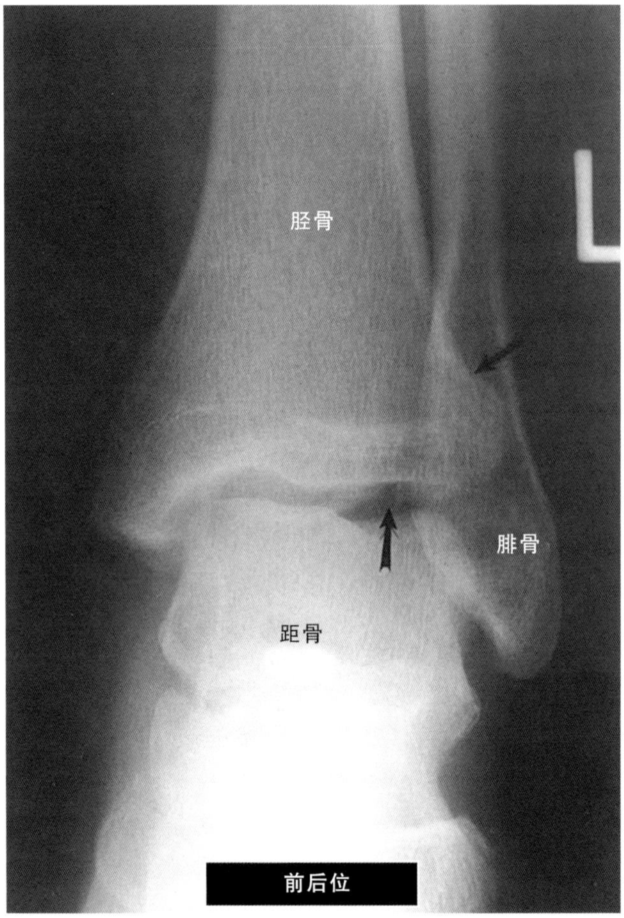

图 14–65 胫骨平台和距骨穹隆的撞击骨折。该 46 岁的男子在给圣诞树挂灯时从 20 英尺(约 6m)摔下,然后双脚着地。落地时踝关节处的撞击压迫了距骨穹隆的外侧，撞击了胫骨外侧平台。可见一条从胫骨关节面延伸至胫骨远端外侧髁的微弱骨折线(黑色箭头所示)。不幸的是,该男子还遭受了第 2 腰椎爆裂性骨折以及多处肋骨骨折(见图 9–47 和图 11–48)。该类型的损伤的组合并不常见于这种跌倒,因为在着陆时持续的轴向力很容易通过四肢传递到脊椎。由于这个原因,有这类病史的患者无论主诉是什么,都要对踝关节和脊柱进行常规检查。

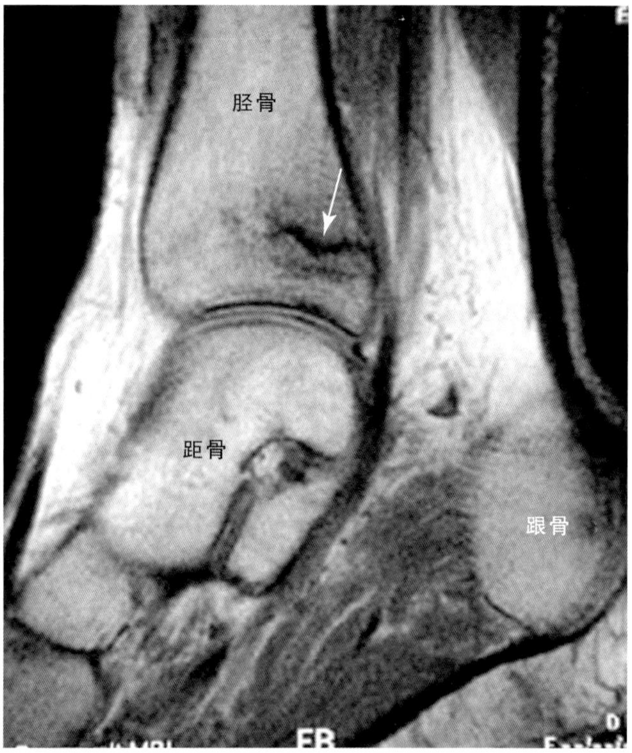

图 14–66 踝关节矢状位 MRI T1W 图像。应力性骨折显影为一条低信号线,贯穿胫骨远端后部。该 48 岁女性出现足踝疼痛和肿胀,X 线图像阴性,胫骨远端骨扫描显示病灶活跃。当 X 线图像为阴性时,MRI 是确定应力性骨折的首选方法。(Image courtesy of John C. Hunter, MD, University of California, Davis School of Medicine.)

胫腓联合。应用长 Le 管型固定旋转骨折部分 4~8 周。每隔 1~2 周进行一次影像学评估,以监测骨折的复位和愈合情况。或者,如果骨折非常稳定,短腿石膏或骨折支具就足够固定了。要限制患侧的负重,直到影像学显示骨折出现明显的愈合。

当损伤情况不允许进行闭合性复位或闭合性复位不稳定,或需要特殊的足部位置来维持复位时,需要进行手术治疗。当骨折不稳定或骨折导致距骨倾斜,或踝穴超过正常宽度 2mm 时,手术治疗也是必要的。钢板、螺钉和钢丝用于内固定,然后是短腿石膏外固定。应在骨折类型、内外固定的稳定性和外科医生的指导的基础上开展负重能力的锻炼。

如果涉及踝穴,复位后的固定量通常很大,而且为了恢复功能需要长期的康复训练。康复的重点是恢复正常的关节运动以及正常的活动范围、力量和步态周期。

并发症

踝关节骨折最常见的并发症是与创伤后关节炎相关的骨不愈合和退行性关节改变。

足部骨折

足部骨折通常位于后足、中足或前足。后足骨折(距骨和跟骨)很常见,跟骨是最常见的跗骨骨折。除舟骨可能遭受应力性骨折和结节性撕脱骨折外,中足跗骨的孤立性骨折并不常见。前足的跖骨和趾骨骨折很常见。

后足骨折

跟骨骨折

损伤机制：跟骨骨折通常是由于从高处跌落时足跟先着地。这种损伤通常是双侧的，并且经常由于脊柱轴向力的传导而与胸腰段椎体压缩骨折相关。

分类：跟骨骨折大体分为累及距下关节的关节内骨折，以及不累及距下关节的关节外骨折（图 14–67）。关节内骨折发生的概率是关节外骨折的 3 倍（图 14–68 和图 14–69）。

影像学评估：对于创伤后的后足疼痛，影像学检查一般采取正位、侧位和跟骨轴位三个方位。因为跟骨骨折经常是双侧的，所以通常采取双足摄片。这种方法有利于诊断，因为即使对侧跟骨没有受伤，两侧进行比较也有助于测量跟骨正常的解剖角度，如 Boehler 角和跟骨螺距角。

治疗：对于大多数关节外骨折或严重的骨质疏松性粉碎性骨折，建议采用非手术治疗。虽然有些学者主张不进行石膏固定，而且只采取防护性负重 4~6 周，但更常见的做法是短腿石膏（或负重或不负重，取决于骨折部位）4~8 周。

关节内骨折需要修复以下一种或多种结构时，手术治疗是必要的：

- 距下关节
- Boehler 角
- 跟骨的正常宽度
- 正常跟骰关节

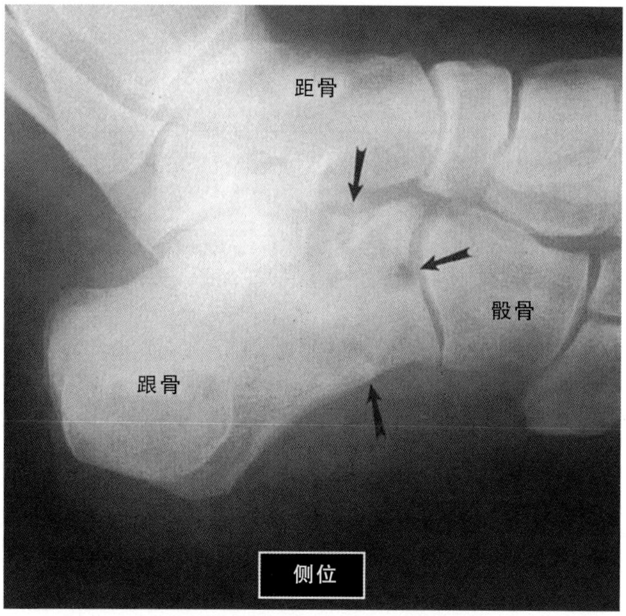

图 14–68　跟骨骨折。该 58 岁的女性在擦窗户时失去平衡，从梯子上跳下来受伤。V 型粉碎性骨折伴中央凹陷，从关节内延伸至距下关节和跟骨关节（箭头所示）。

- 跟骨高度

固定和修复跟骨一般使用拉力螺钉、钢板或植骨。最近的外科手术使用经皮螺钉固定和外固定物来减少并发症。患者在 8~12 周内不能负重。康复的重点是恢复正常的关节运动学、力量和步态周期。

并发症：长期并发症通常由畸形愈合引起，包括距下或跟骨小结处的创伤后关节炎，以及错位跟骨和腓骨尖端之间的肌腱撞击引起的腓骨肌腱炎。

距骨骨折

距骨骨折的发生率仅次于跟骨骨折。

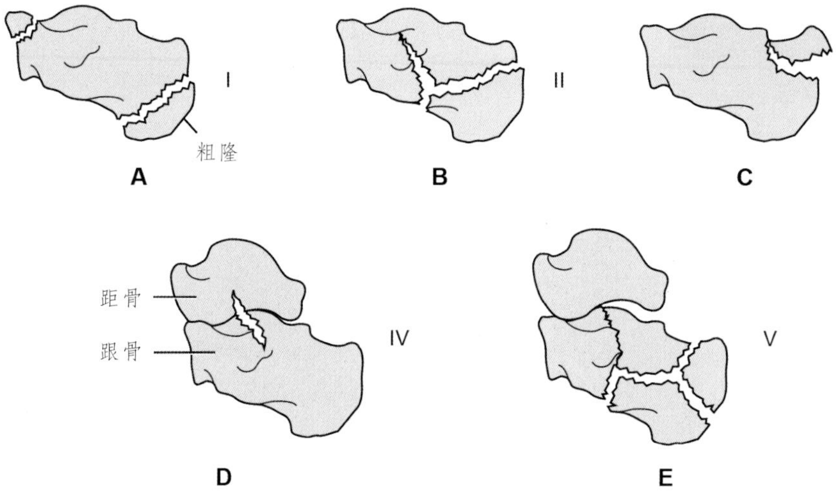

图 14–67　跟骨骨折的 Rowe 分类定义了 5 种损伤类型：(A) Ⅰ型（发生率 21%），粗隆骨折、载距突骨折或前突骨折。(B) Ⅱ型（发生率 3.8%），喙部骨折和跟腱附着点撕脱性骨折。(C) Ⅲ型（发生率 19.5%），斜向骨折未延伸至距下关节。(D) Ⅳ型（发生率 24.7%），距下关节骨折。(E) Ⅴ型（发生率 31%），骨折伴中央凹陷及粉碎性。(Adapted from Greenspan,[11] p. 337.)

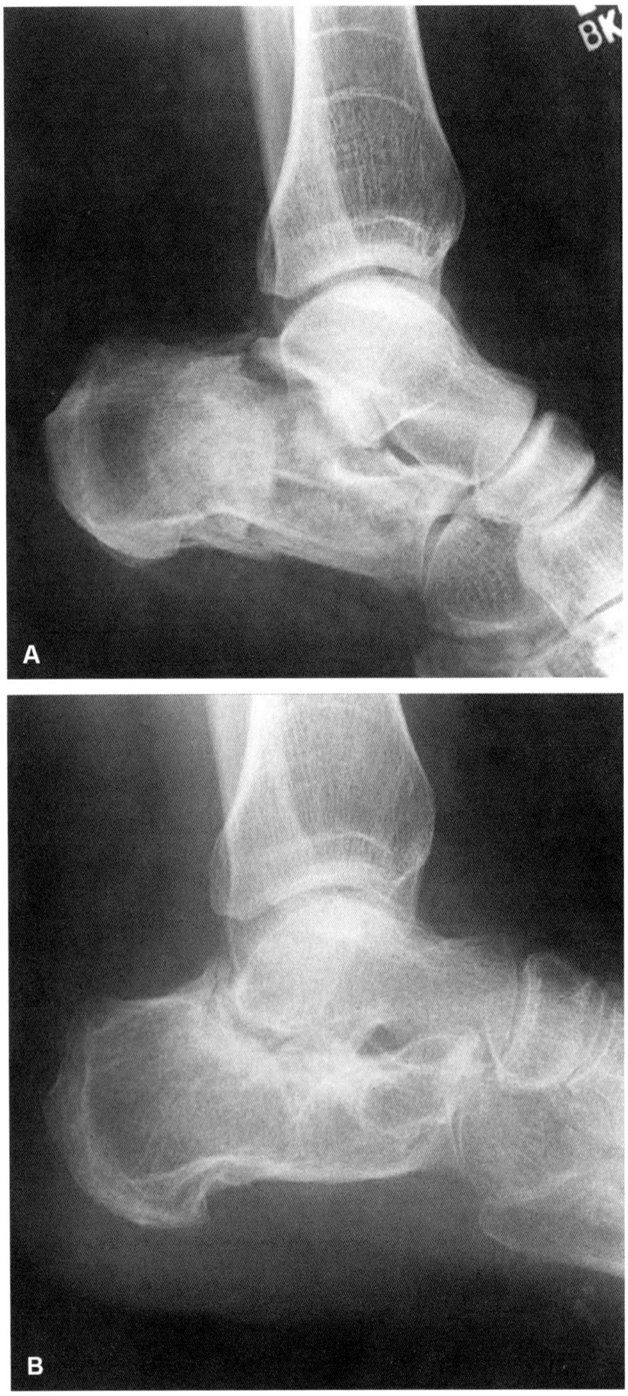

图 14-69 跟骨骨折。(A)足部侧位片显示跟骨严重粉碎性骨折,跟骨体中央凹陷,破坏距骨下关节(Rowe Ⅴ型)。这是一名建筑工人,从屋顶上跌落所致。(B)切开复位内固定植骨 1 年后的随访 X 线片显示距下关节与跟骨关节上侧面融合。在功能上,这些关节僵硬但无痛,距关节的活动受到最小限度的限制。注意 Boehler 角和跟骨高都<20°,这是一种术后畸形。你预计在邻近融合的关节处会发生什么?

损伤机制:损伤机制通常是通过足背屈施加巨大力量,就如同汽车碰撞时司机猛踩刹车一样。

分类:由于距骨的 3/5 被关节软骨覆盖,因此大多数距骨骨折是关节内骨折。多数分类方案关注距骨头部、体部和颈部的连续骨折(图 14-70)。

影像学评估:常规的足部 X 线检查足以显示大部分距骨骨折。CT 或 MRI 用于进一步评估 X 线检查结果阴性时的疼痛或协助术前计划(图 14-71 和图 14-72)。

治疗:非移位性骨折采用非手术治疗,包括短腿石膏固定 8~12 周,在开始的 6 周内避免负重,直到有影像学证据显示骨折愈合(图 14-73)。

移位性骨折需要手术治疗,以恢复距下关节的一致性(图 14-74)。

并发症:踝关节及距下关节创伤后关节炎是距骨骨折常见的长期并发症;它与关节表面损伤、骨愈合所需的长时间固定和坏死的存在有关。此外,距骨的血供很少,因为没有肌肉附着在距骨上,覆盖在软骨表面的血管穿孔面积很小。因此,距骨在骨折后易发生缺血性坏死。

中足骨折

中足的相对固定使其最不易发生孤立性骨折。在这一区域发生的骨折通常与其他骨折或脱位有关。跗横关节和跗跖关节连接相对固定的中足和更灵活的后足和前足,可能发生扭伤和骨折半脱位或骨折脱位。然而,一般来说,脱位发生的频率远低于骨折。

一种相对罕见的骨折——跗跖关节脱位就是一个例子(图 14-75)。骨折脱位的损伤机制通常是高能损伤。往往需要手术复位来恢复对齐和功能。

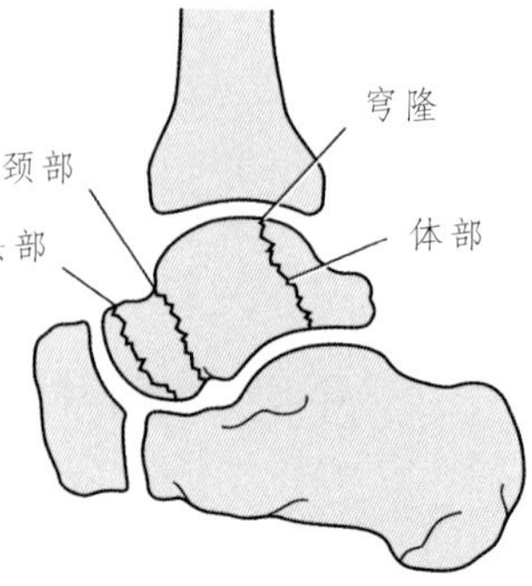

图 14-70 距骨骨折由其在体部、穹隆、颈部或头部的解剖位置来描述。由于距骨的 3/5 被关节软骨覆盖,因此大多数距骨骨折是关节内骨折。

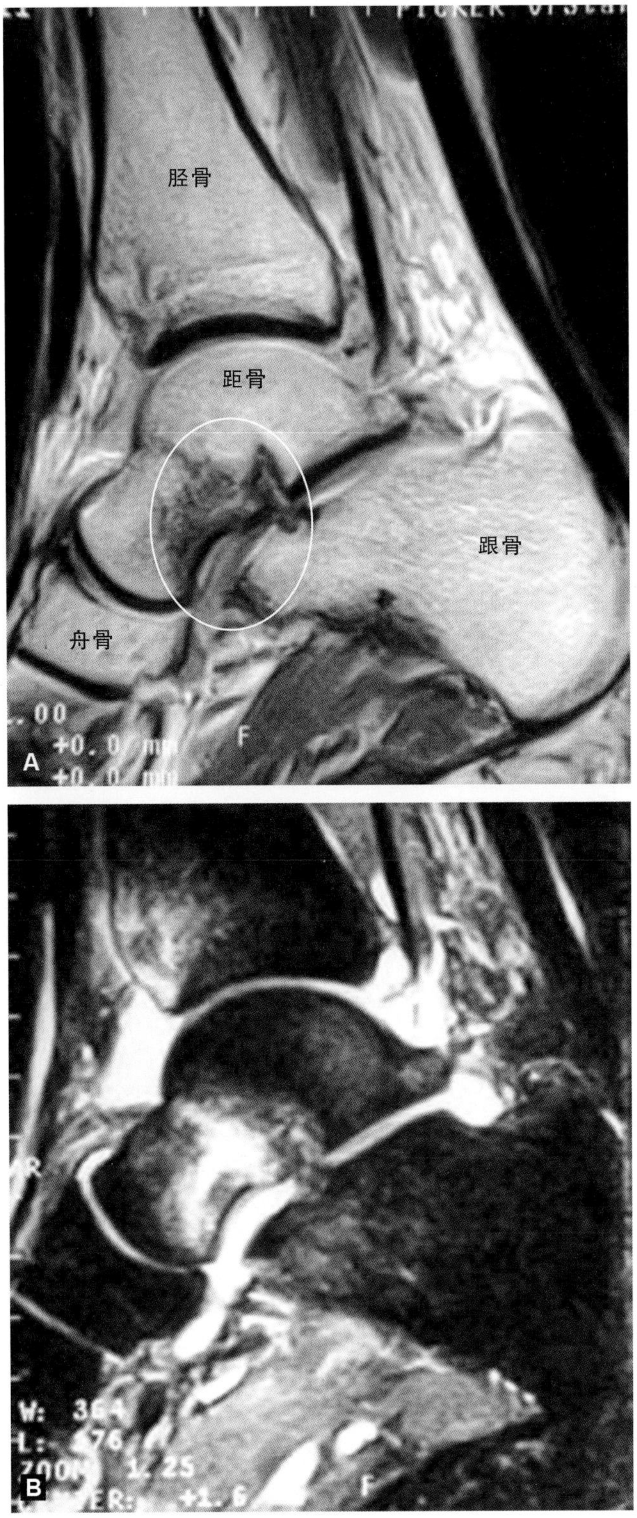

图 14-71　距骨颈隐匿性骨折。患者表现为慢性踝关节疼痛。X 线图像阴性。(A)矢状面 MRI T1W 图像显示距骨颈低强度信号区(黑色),呈圆形。(B)矢状位 MRI T2W 图像显示距骨颈骨髓水肿为高信号(白色)。(Image courtesy of John C. Hunter, MD, University of California, Davis School of Medicine.)

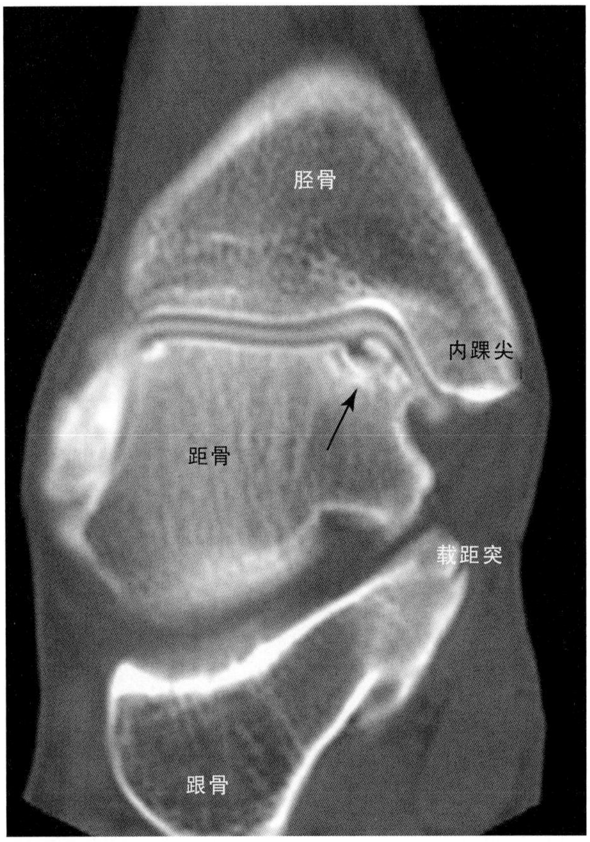

图 14-72　踝关节冠状位 CT 关节造影图像。患者,女,33 岁,患慢性踝关节疼痛两年。X 线图像阴性。CT 显示骨软骨缺损。为评估关节软骨行关节造影,可见关节软骨完好无损。(Image courtesy of John C. Hunter, MD, University of California, Davis School of Medicine.)

舟骨骨折

舟骨是一块中足跗骨,常见单发损伤。已知的舟骨骨折有 4 种类型:

- 三角肌韧带附着处的背侧撕脱骨折
- 结节性骨折
- 体部骨折(图 14-76)
- 应力性骨折

X 线图像能识别大多数骨折线。当 X 线检查结果为阴性时,应力性骨折最好用 MRI 来确定。治疗通常为短腿石膏无负重固定 4~6 周。对于移位的骨折或较大的撕脱碎片,手术固定是必要的。拉力螺钉固定最常见,其次是短腿石膏部分负重固定。

前足骨折

损伤机制:跖骨骨折最常见的原因是直接外伤,如

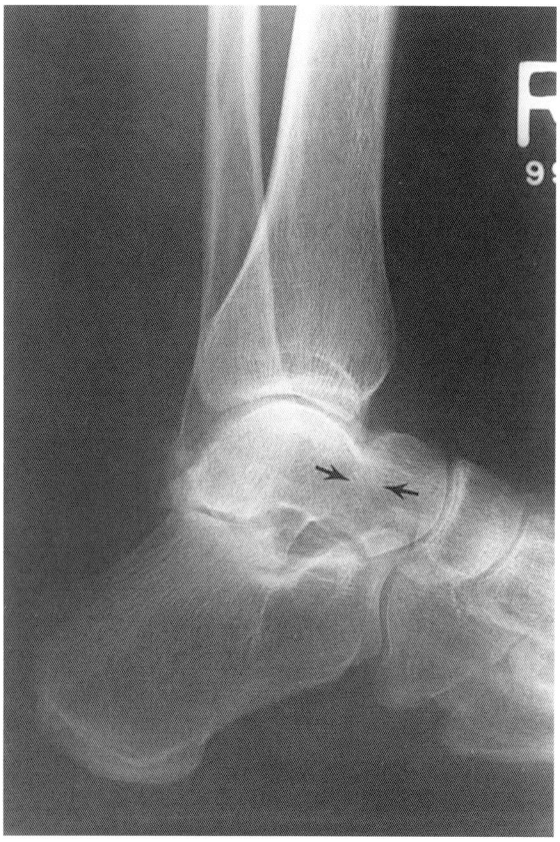

图 14–73 距骨颈无移位骨折。距骨颈骨折最常见的机制是足对下肢的高度背屈；距下关节后囊韧带断裂，距骨的颈部与颈骨远端前缘相接。

重物落在脚上。在这种情况下，骨折可以发生在足部的任何位置。

分类：解剖学上的分类将骨折分为以下几种：

(1)第 1 跖骨，由于其重要的负重功能，治疗时需要良好的复位和固定。

(2)第 2、第 3 和第 4 跖骨受到间接扭转机制的损伤，并导致螺旋形骨折。应力性骨折发生在这些骨骼的远端。

(3)第 5 跖骨，由于直接创伤，或由于足底腱膜外侧索的结节性撕脱，或由于倒置力(如舞者的足从半足尖位置跌落)。应力性骨折发生于干骺端–骨干交界处的近端骨干，并可发展为移位性骨折(图 14–77)。

其他的分类方法通过体部的骨折模式或骨骼关节末端的累及程度来确定骨折类型。

影像学评估：前后位、侧位和斜位 X 线图像能充分显示大多数跖骨骨折。MRI 是鉴别隐匿性应力性骨折的最佳方法。

治疗：跖骨骨折的治疗取决于移位程度。非移位性骨折通常采用短腿负重石膏固定 2~4 周。移位性骨折通常需要切开复位内固定(ORIF)来恢复功能；这一点在第 1 和第 5 跖骨处尤为重要，因为它们为中间的跖骨提供了稳定性和保护。石膏固定通常持续 6 周。康复的重点是恢复足踝关节运动学以及功能、力量、运动范围，以及正常的步态周期。

并发症：骨不愈合、延迟愈合和创伤后关节炎是与跖骨骨折相关的最常见并发症。

趾骨骨折

损伤机制：趾骨骨折最常见的原因是物体掉落砸到足趾或“撞伤”。第 1 和第 5 足趾最常发生，因为其位置较靠近边缘。

影像学评估：趾骨骨折通常在常规的足部 X 线图像上可识别，在侧位图像上单独观察疑似受伤的趾骨有助于诊断。

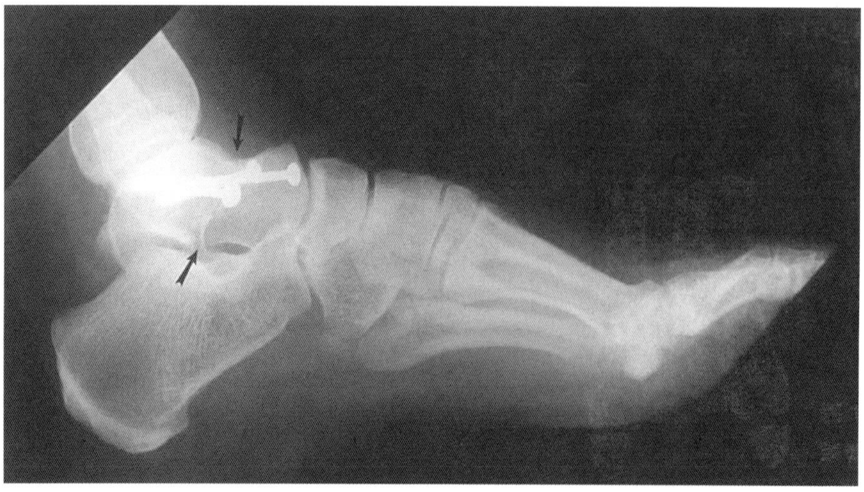

图 14–74 距骨颈移位骨折。移位的距骨骨折可采用闭合性复位和固定术治疗，但通常需要切开复位内固定来达到足够的解剖复位，并保留距骨下关节连接处。箭头表示断裂线的范围；多轴固定螺钉的复位效果良好。

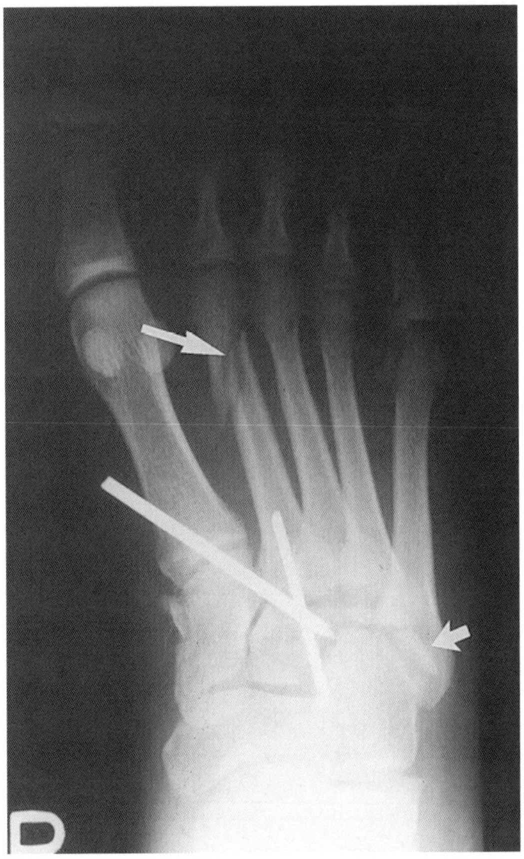

图 14-75　跗跖关节脱位伴骨折。该 37 岁的男子从马背上摔了下来，脚卡在了马镫里，受了伤。前足被强力扭曲并向外侧外展，导致第 2 跖骨颈螺旋骨折（长箭头所示），骰骨剪切骨折（小箭头所示），跗跖关节脱位。这张足部的 AP 图显示，跗跖关节脱位在两根斯坦曼针的作用下得到了缓解和稳定。

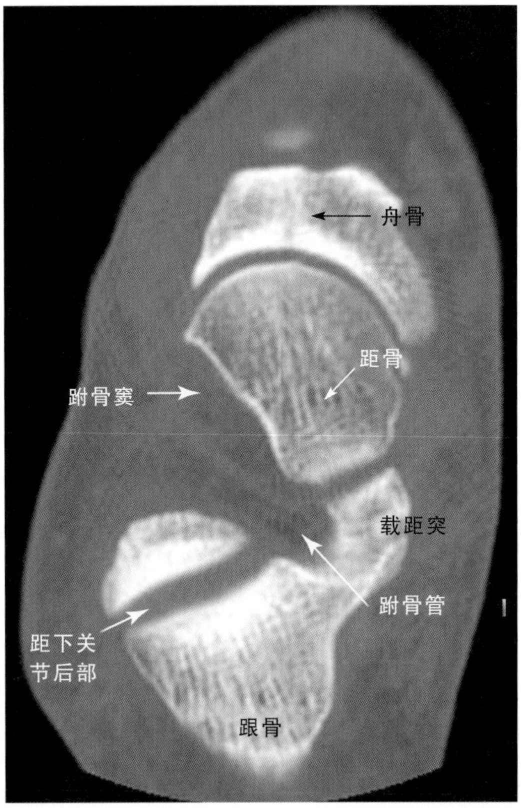

图 14-76　轴位 CT 图像显示足舟骨应力骨折。患者为 18 岁女性舞蹈演员，有 6 个月的足舟骨和中足疼痛史。最初的 MRI 和骨扫描显示足舟骨水肿和示踪剂活性分别增加。经过 6 个月，尽管进行了固定和其他保守治疗，但改善有限，因 X 线图像无明显变化，故医生选择做 CT。为什么选择 CT 而不是重复 MRI 和（或）骨扫描？因另一个诊断考虑是骨样骨瘤，医生认为检测骨折线可以回答所有问题，并避免活检的需要；此外，CT 在诊断骨样骨瘤方面优于 MRI。(Image courtesy of John C. Hunter, MD, University of California, Davis School of Medicine.)

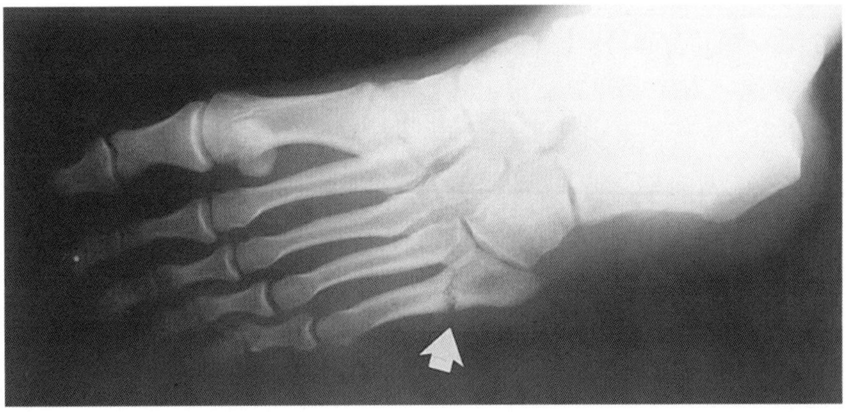

图 14-77　第 5 跖骨底部骨折。在 1902 年 Robert Jones 爵士提出最初的描述之后，该区域的所有骨折通常被称为“琼斯骨折”，他本人在跳舞时发生了这种骨折。但是，这个名字的持续使用给这些骨折的治疗带来了严重的混淆，因为至少有两种不同的骨折类型出现在第 5 跖骨的底部：腓骨短肌附着处的粗隆撕脱骨折和近端骨干的横向骨折，如图所示（箭头所示）。对这两种骨折的处理有明显的不同，因为骨干骨折的愈合潜力降低，纤维愈合或随后的“再骨折”的发生率高。初始治疗不充分可能导致骨干骨折不愈合或延迟愈合；因此，必须将此骨折与较不复杂的近端撕脱骨折区分开来。

治疗：治疗通常包括手法复位，用夹板夹或创可贴粘到相邻的足趾上，用硬底鞋矫形器保护负重 3~4 周。对大足趾损伤的治疗更积极，以确保解剖学复位后恢复足够的负重功能；它们可能需要用拉力螺钉或钢丝进行内固定。固定后的康复对于重建第 1 跖趾关节的正常背屈很重要，使重获正常的步态周期。

并发症：通常用蹈外翻（大足趾部分运动丧失）和蹈僵直（大足趾完全运动丧失）描述第 1 跖趾关节创伤后慢性退行性改变的严重程度，这些改变可严重损害功能。

足部畸形[71-90]

足部位置异常可能是先天性或后天发育性的，也可能是外伤或神经肌肉损伤的结果。结构或解剖上的畸形可能出现在整个足部，或者局限在足的一部分，如前足、中足或后足。

影像学评估

对足部畸形的评估和描述根据前后位和侧位 X 线图像上的基线和角度。这些测量是用来描述偏离标准的解剖学偏差。虽然侧位片通常是在无负重情况下拍摄的，但附加的负重侧位片提供了关于畸形的灵活性、硬度或对负重功能的适应性的进一步信息。

以下是一些常见的足部畸形的例子。

蹈外翻

蹈外翻是一种前足畸形，表现为第 1 跖骨向内侧偏移，大足趾向外侧偏移(>10°)(图 14-78)。病因有多种，与生物力学功能障碍、鞋子不合适以及先天因素如跖间宽角、扁平足等有关。女性比男性更容易受到影响。

临床表现

临床上，第 1 跖趾关节在这种畸形中经受摩擦和应力，关节内侧常形成蹈囊炎。虽然有些患者可能无症状，但更严重的蹈外翻会显著改变功能和引起疼痛，尤其是在关节退行性变的情况下。

影像学评估

从影像学角度看，足的前后位片显示了这种畸形；

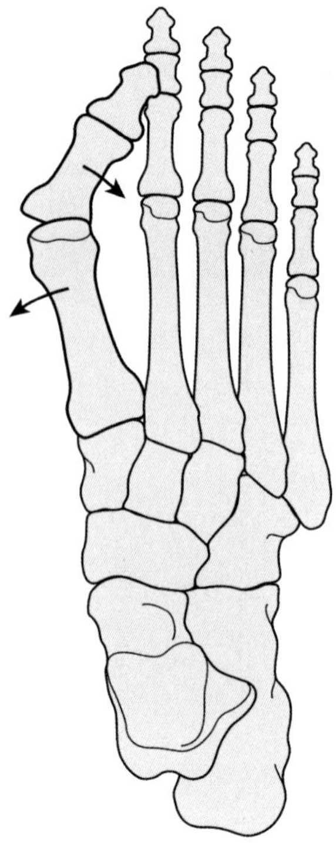

图 14-78 蹈外翻是一种前足畸形，其中第 1 跖骨向内侧偏，大足趾向外侧偏。

第 1 跖骨间角描述了第 1 跖骨内侧偏离程度(>10°)，称为跖骨原始内翻。

治疗

治疗可包括矫正矫形器、蹈囊炎切除术、关节固定术或关节成形术(图 14-79)。康复的重点是恢复关节运动学和足够的关节背屈，以允许足趾正常的步态周期。

高弓足

高弓足有时也称为“爪足”，表现为足的内侧纵弓异常高(图 14-80)。

病因

目前已知约 80%的高弓足患者的病因，包括跟骨或距骨骨折不愈合、烧伤或筋膜室综合征后遗症、残余的累及性马蹄足或神经障碍，如，遗传性运动感觉神经病、肌肉萎缩症、脊髓灰质炎、脊髓空洞症、弗里德赖希共济失调、脑瘫和脊髓肿瘤。其他 20%的病例为原发性，通常无进展。

临床表现

患者可能出现因过度负重、跖骨痛、足底角化病和

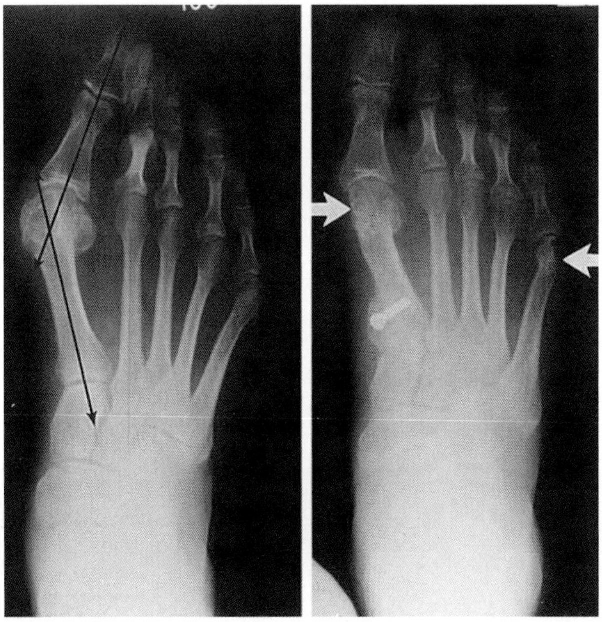

图 14-79　踇外翻。患者，女，58 岁，术前左足前后位 X 线图像。注意第 1 跖骨的内侧偏移和踇趾的外侧偏移。踇囊炎形成于第 1 跖骨头内侧和第 5 跖骨头外侧。右侧的前后位片是术后影像，显示在第 1 跖骨基底部采用螺钉固定的截骨术，在第 1 和第 5 跖骨头处进行踇囊炎切除术（白色箭头所示）。

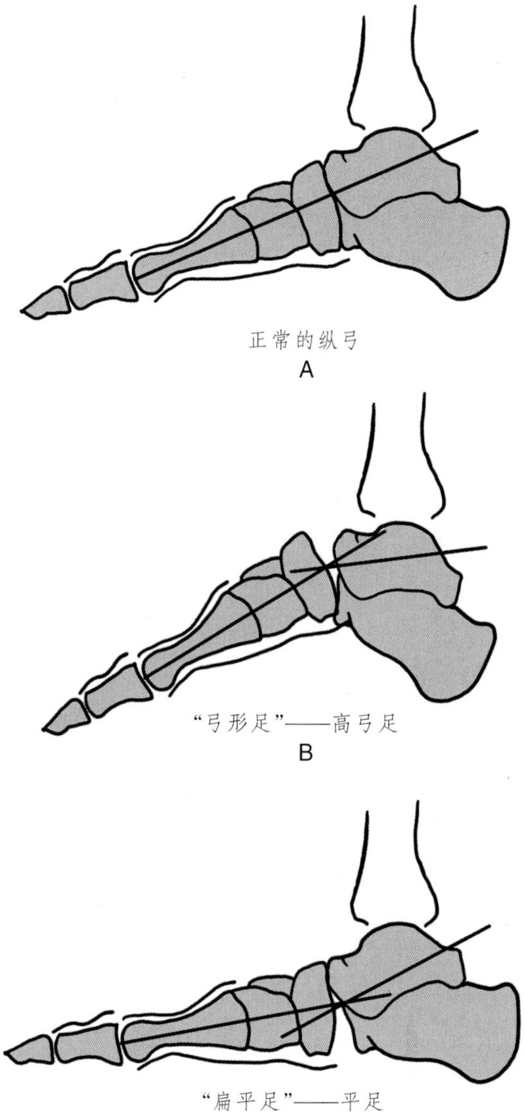

图 14-80　沿第 1 跖骨中轴画的线与在脚侧视图上平分距骨的线相交形成距骨跖角。该角度通常为零，被用来定义（B）高弓足和（C）平足。确定软性和硬性足弓需要对承重和非承重视图进行比较。

踝关节不稳定引起的外侧足痛。

影像学评估

负重 X 线图像是检查退行性关节改变、跟骨位置和前足定位的必要手段。跟骨倾斜度>30°表明有高弓足。侧位图（图 14-81）可见，距骨角给出了矢状面上足弓的高度值。

治疗

治疗的目标是使患者能够无痛行走。这通常涉及跖行足负重的均匀分布。保守治疗包括伸展、加固和使用矩形器。需要过深的鞋来矫正骨突起。鞋底外侧应用楔子，以减轻足外侧的负担。支撑可能有助于纠正软性畸形或足下垂。外科治疗包括软组织和骨手术，如肌腱移植、截骨术、足底筋膜松解术和关节固定术。

平足

分类

平足，又称“扁平足”，分为硬性（病理性）平足和软性（生理性）平足。软性平足的足弓在负重时较低，而在无负重时则恢复到较正常的足弓；硬性平足无论负重或不负重，都表现出低平的足弓（图 14-82）。

儿童平足

软性平足在幼儿中是正常的，通常随着成长和成熟而消失。不幸的是，有些儿童的平足并没有随着成长而消失，这种畸形会持续终生。医生们对于是否要早期干预治疗软性平足颇有争议。一些医生建议不要治疗无痛的平足。其他医生认为，如果这种情况在儿童时期

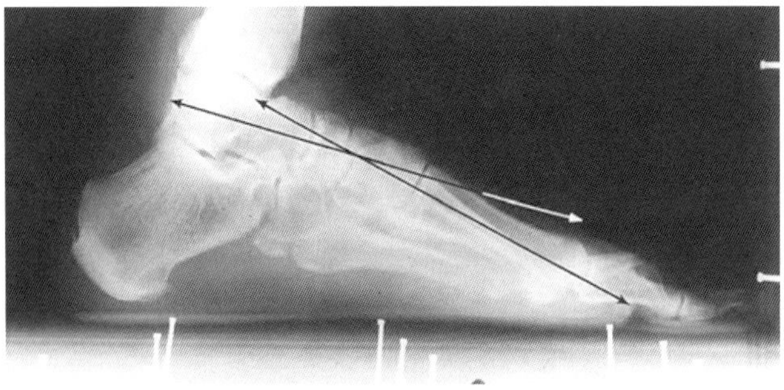

图 14-81 高弓足足部的外侧承重图显示了内侧纵弓变高。一种影像学的测量方法是距骨角，由将第一跖骨长轴和距骨体等分的线的交点来确定。

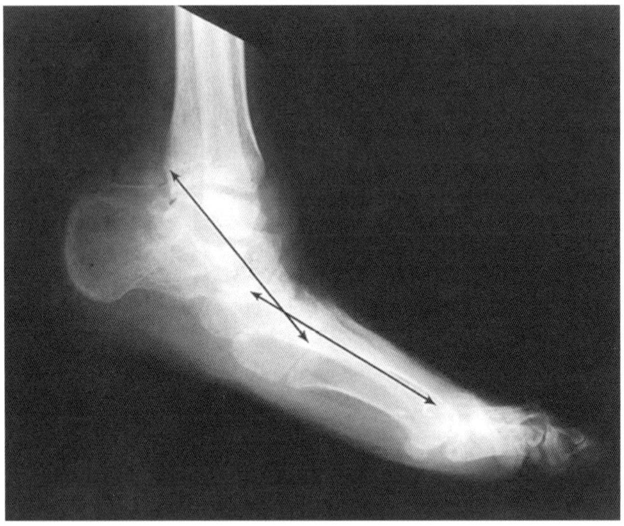

图 14-82 硬性平足。通过测量距骨角来发现足部降低的内侧纵弓，距骨角是距骨体和第 1 跖骨中轴的交点。这张 X 线图像显示，非负重时畸形持续，这表明畸形是硬性而不是软性的。

就得到解决，那么很多足部畸形都可以得到控制。

病因

软性平足的病因有多种，包括扭转异常、肌肉失衡、韧带松弛、神经病变、肥胖、载距突先天发育不全、外翻足、马蹄足、内翻或外翻胫骨、肢体长度差异、代偿性前足内翻、外侧胫小骨病变。从生物力学角度看，这种情况主要是距下关节过度内翻导致的距骨周围半脱位。硬性平足的病因包括跗骨联合和先天性垂直距骨。

临床表现

成年人软性平足不一定会感到疼痛。在 10~20 岁期间，由于体重增加和运动强度增加，足部僵硬，跗骨联合变硬，使得足底骨化，跗骨承受更大的压力。

影像学评估

侧位片可显示跟骨倾斜度偏差、距骨倾斜产生负距跖骨角，或距骨锁骨或舟状关节的内柱凹陷。Otalar 喙是由于距下关节活动受限而引起的一种继发变化（图 14-83）。前后位片表现为距骨一致性改变和骰骨内收。

跗骨联合是两块或多块跗骨之间的骨或纤维软骨

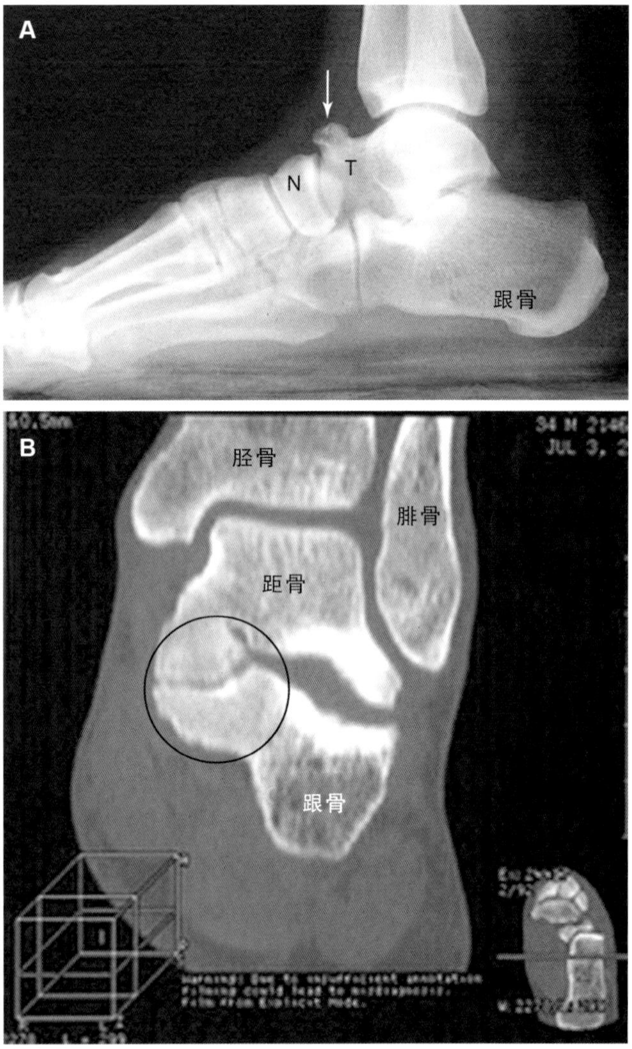

图 14-83 患者，男，34 岁，慢性足痛。（A）侧位片除了距骨头（T）处巨大的骨赘，即距骨喙（箭头所示）外，其他均不显著。距骨喙通常与距骨关节联合有关，发生于距下关节受限和随后的足舟骨背侧半脱位（N）。（B）冠状位 CT 显示距骨关节联合（圆圈所示）。这种联合是非骨性的，因为在联合中有一条暗线。MRI 将进一步辨别软骨或纤维联合。（Image courtesy of John C. Hunter，MD，University of California，Davis School of Medicine.）

连接。距舟骨和跟舟骨联合最常见,在>50%的已知病例中是双侧的。虽然 CT 或 MRI 可以更精确地确定关节受累,但通常在 X 线图像上就可以确定关节的联合(图 14–84)。MRI 有利于鉴别非骨纤维和软骨的结合。

先天性垂直距骨是最严重的病理性平足,可能与其他先天性异常有关,如,脊髓脊膜膨出、关节挛缩、发育性髋关节发育不良。出生时足背屈,足弓凸出。X 线图像可证实诊断(图 14–85)。

治疗

保守治疗包括从儿童开始走路时使用足跟矫正器,直到 6 岁左右,前足和后足的关系发展到正常的位置。此时,功能性矫形器可能有效。功能性足矫形器通过在步态周期的站立阶段对后足的硬性控制,将距下关节置于中立位置。另一种选择是踝足矫形器,它在站立和移动时通过控制踝关节和胫骨发挥作用。

保守治疗失败后,对平足疼痛还有多种辅助治疗。距下关节置换术是将一块橡皮擦大小的圆盘植入跗骨窦,以阻止距下关节的内翻。种植体在关节外,成熟时或患者不能忍受时,可很容易地取出。距下关节固定术可以单独使用,也可以与足跟延长术、内侧足弓稳定术或两者结合使用。联合手术的干预包括跗骨桥的切除和联合部位脂肪、肌腱或肌肉的介入。

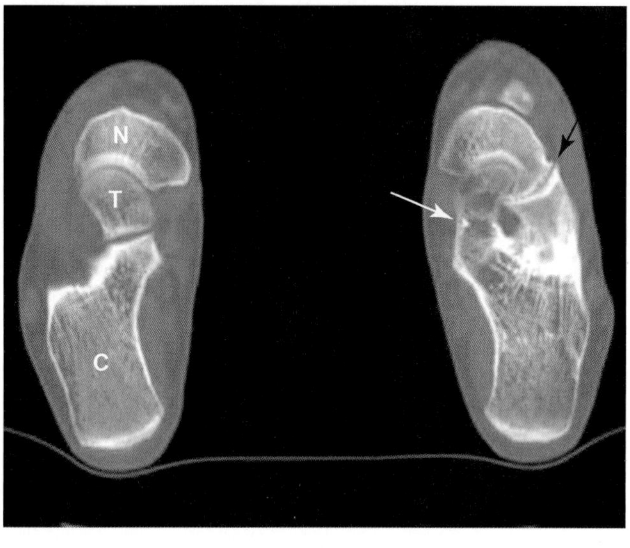

图 14–84　患者,男,28 岁,左足慢性疼痛。先前的 X 线图像显示距下关节狭窄。在同一项检查中对双只进行冠状位 CT 检查比较。右足正常,骨:N=舟骨,T=距骨,C=跟骨;左侧为骨性距踝关节(白色箭头所示)和纤维性跟骨关节(黑色箭头所示)。(Image courtesy of John C. Hunter, MD, University of California, Davis School of Medicine.)

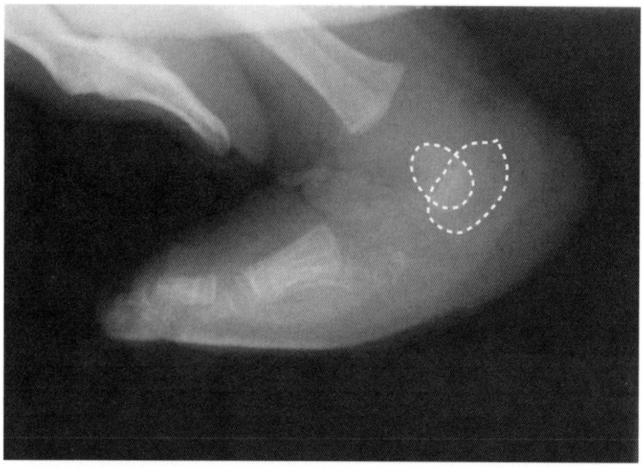

图 14–85　1 例两个月大的婴儿的侧位 X 线图像,足部最大屈位,与足底屈位 X 线图像相比,距骨与跟骨的垂直方向没有变化(未显示)。这两块骨的轮廓显示距骨与跟骨之间异常的垂直关系。(Image courtesy of R. E. Christopher Rose, MBBS, FRCSC, University of the West Indies.)

康复主要是纠正影响肢体运动链的动态因素,包括关节固定、肌肉平衡、柔韧性、功能肢体长度矫正和矫形。

马蹄内翻足

马蹄内翻足是下肢最常见的先天性畸形,俗称“弯足”(图 14–86)。

病因

畸形足可能是因为胎儿在发育过程中受到了多种因素的影响,与遗传和环境因素有关。较轻的畸形,即所谓的姿势内翻足,与异常的宫内体位有关。风险因素为家族病史,男性较易受影响。

临床表现

多达 50%的病例为双侧受累。畸形的程度从轻微到严重(表现僵硬),畸形的特征包括以下几点:

(1)马蹄足或足底弯曲的位置;

(2)距下关节内翻,后足内翻;

(3)跖骨内收,前足内翻;

(4)最严重的病例为距下或距跟舟关节脱位或半脱位(在 2 岁或 3 岁之前,无法通过 X 线图像评估该情况)。

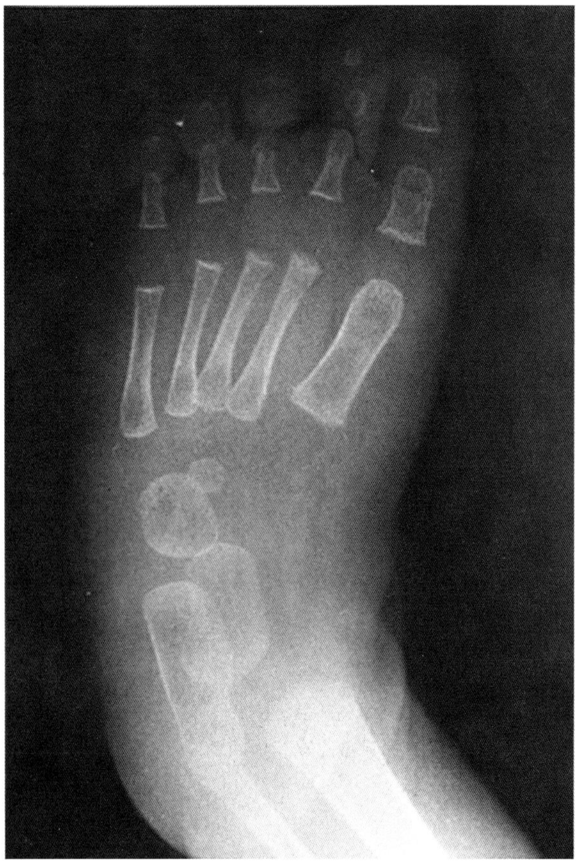

图 14-86 患儿，2 岁，其马蹄足前后位 X 线图像。与图 14-5 中的正常解剖结构相比较，前足相对于后足是内收的。

影像学评估

因为骨的骨化程度最低，在出生时评估马蹄足，X 线图像的价值有限。影像学评估对后期监测骨生长发育和评估手术结果具有重要的意义。

治疗

出生后立即开始治疗，以充分利用其适应能力。将足复位到正常位置，然后石膏固定。每隔一段时间重新复位和固定；通常在 3 个月后完成。在足部重新调整后，可以通过伸展运动、夜间夹板和矫形鞋来维持正常的体位。当保守治疗失败或不能矫正挛缩，或关节半脱位不能复位时，需要手术治疗。

康复训练广泛用于恢复力量、柔韧性和功能以及促进正常发育的运动技能。足的功能通常预后良好，无痛步行的可能性较大。

足部异常

附属骨[11]

附属骨是由于一个或多个骨化中心无法与主骨结合而形成的异常骨。附属骨在足部出现的频率不同。研究报道的成年人发病率高达 30%。附属骨可以在足部不同方位的 X 线图像上看到；它们的位置和名称见图 14-87。足部最常见的附属骨是三角骨、跖间骨和胫骨下小骨或副舟骨(见图 14-29 和图 14-88)。

如果附属骨存在于疑似骨折的区域，可能会使足部损伤的评估复杂化。比较侧位片并不总是有用，因为附属骨和籽骨并不总是两边对称的。一般来说，附属骨与急性骨折的区别在于，附属骨的皮质外壳完整、光滑，密度增加。相反，急性骨折的皮质表面不规则，无密度增加的。

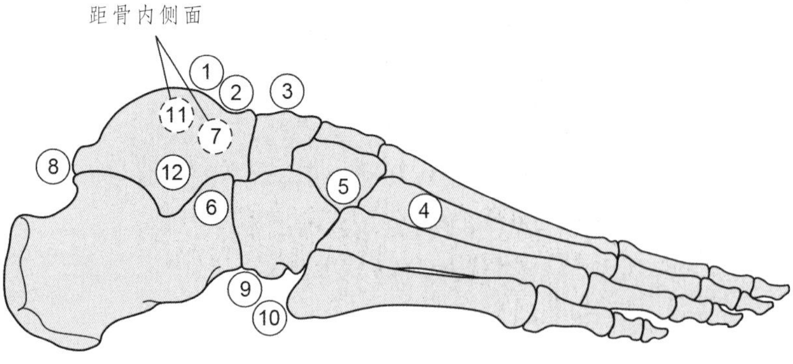

图 14-87 足部附属骨的名称和位置。“*”表示出现频率较高：①距骨小骨。②距骨上小骨。③舟骨上小骨。④* 跖骨间小骨。⑤继发性骰骨。⑥继发性跟骨。⑦* 胫骨外小骨；⑧* 三角小骨。⑨腓骨小骨。⑩维萨利安小骨。⑪附属距骨。⑫副距骨(继发性距骨)。

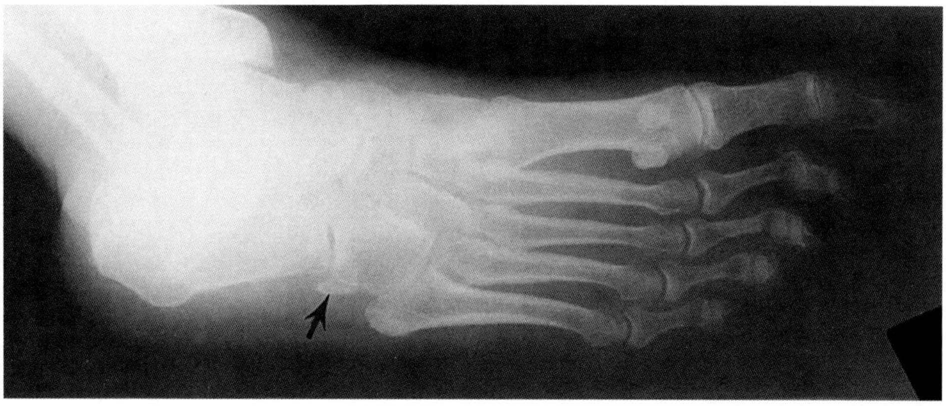

图 14–88　腓侧籽骨，附属骨。在该足的斜位图上，一块较大的腓骨肌(箭头所示)嵌在腓骨短肌肌腱内。

要点总结

踝关节常规影像学评估

1.踝关节的常规放射学评估包括 3 个方向的投影：

➤ 前后位显示胫骨远端、腓骨远端和距骨穹隆。

➤ 正斜位(踝穴视图)显示踝穴的整个关节空间。

➤ 侧位显示胫骨、胫距关节和距下关节的前后侧。

足部常规影像学评估

2.足的常规评估包括 3 个投影：

➤ 前后位显示了前足和中足的所有骨骼及其相关节；在这个视图上测量了第 1 跗骨间角。

➤ 侧位显示后足和中足的骨骼及其相关的关节(在该视图上测量了 Boehler 角和跟骨倾角)。

➤ 斜位显示跖骨体和跖骨间关节。

先进成像技术评估

3. 踝关节的基本 CT 检查从胫骨远端延伸至跟骨下段，从跟骨后段延伸至跖骨基部。足部的 CT 检查从胫骨远端延伸至完整的前足。

4.足部的 CT 和 MR 成像平面被称为短轴(或冠状倾斜，其中跖骨被视为五个圆)和长轴(或轴向倾斜，平行于跖骨体)。

5.用于评估 CT 图像的 ABCS 指的是解剖定位、骨密度、软骨和软组织的异常。

6.踝关节和足的基本 MRI 检查包括以下典型的脉冲序列：

➤ T1W 序列定义解剖学(质子密度常用)。

➤ T2W 序列检测异常液体，从而突出病灶(通常使用脂肪抑制和短时反转恢复序列)。

7.用于评估 MR 图像的“ABCDS”指的是寻找解剖对线、骨信号、软骨、水肿和软组织中的异常情况。

创伤影像学检查

8.美国放射学会建议将影像学检查作为所有符合渥太华规则的急性损伤的初始研究，并对所有慢性踝关节/足部疼痛进行评估。

9.当 X 线图像不足以指导治疗时，或当 X 线图像结果阴性，怀疑有进一步损伤时，应使用先进成像。

➤ CT 或 MRI 用于复杂骨折和骨软骨损伤的评估。

➤ MRI 用于应力性骨折的评估。如果 X 线图像呈阴性，建议使用。

➤ MRI 用于评估肌腱异常、关节不稳定或病因不明的疼痛。

➤ MR 关节造影术可用于评估韧带和软骨损伤或评估踝关节撞击综合征。

➤ 诊断性超声用于评估肌腱异常和踝关节撞击综合征。

踝扭伤

10.踝关节是人体最常扭伤的关节。多数的伤害是由内翻力导致的。损伤的严重程度从轻微扭伤到韧带断裂、骨撕裂和关节不稳定。

11.严重扭伤后踝关节不稳定的影像学征象在前后位视图上显示为距骨位置异常和踝关节间隙宽度增加。

肌腱病变

12.腱鞘炎是腱鞘的炎症。肌腱炎是指肌腱内的部分撕裂引发的炎症。肌腱病是指肌腱内的轻微撕裂，胶原无序愈合，造成其抗拉强度低于正常肌腱。肌腱断裂是需要手术修复的完全断裂。

13.田径运动中常发生跟腱撕裂。类风湿关节炎患者胫骨后内侧肌腱经常断裂，导致平足的发生。腓骨外侧肌腱在倒位扭伤中经常受到损伤。

踝关节骨折

14.描述踝关节骨折的基本分类系统将其分为单踝骨折、双踝骨折和三踝骨折。

15.治疗的目的是稳定骨折部位，重建踝穴的结构。如果不充分修复踝穴，踝关节会不稳定并且易患创伤后关节炎。

足部骨折

16.足部骨折通常由解剖位置描述为后足、中足或前足骨折。

17.在后足，跟骨是最常见的骨折；其骨折常伴有胸腰段椎体压缩性骨折。

18.距骨的大多数骨折为关节内骨折。距骨骨折的并发症包括踝关节和距下关节的创伤后关节炎以及缺血性坏死。

19.在中足，骨折常伴有跗横关节和跗跖关节的扭伤和脱白；舟骨应力性骨折是一个例外。

20.在前足，跖骨和趾骨骨折通常是由直接创伤引起的。应力性骨折也是前足常见的损伤，常发生在第2至第4跖骨远端和第5跖骨近端。

足部畸形

21.足部畸形是通过测量前后位和侧位片上所绘制线和角度的测量来描述和评估的。

22.踇外翻是一种前足畸形，其中第1跖骨内侧偏离，踇趾向外侧偏离。

23.高弓足是指内侧纵弓异常高的足部，从侧面观察，跟骨倾角>30°。

24.平足是内侧纵弓异常低的足部，从生物力学角度来看，是由距骨周围半脱位或先天性畸形(如跗骨联合)引起的。

25.马蹄内翻足是下肢最常见的先天性畸形。X线图像评估在患儿出生时的价值有限，因为此时的骨化程度很低。放射学评估在监测后期骨生长和评估治疗结果方面具有重要意义。

病例分析

以下两个病例涉及近端第5跖骨体骨折，俗称“琼斯骨折”，以 Robert Jones 爵士(1857—1933年)的姓氏命名，他在1902年描述了自己的病(也是他在1897年报道了X线的首次临床应用)。治疗决定和结果的对比说明了名称“相同的”骨折如何给医生和理疗师带来挑战。

病例 1

第5跖骨非复杂性骨折

患者，男，16岁，接受第5跖骨骨折的外科固定治疗。

外伤史

患者主诉最初的受伤发生在一场足球比赛中。他刚一站稳，就遭他人铲球，脚扭了一下。他没有参加接下来的比赛，他被送到急诊室进行常规的X线检查。

初始影像检查

左侧足的前后位和侧位片(图14-89)显示，第5跖骨体干骺端存在不完全的横向骨折。骨折部位有明显的骨质硬化，提示先前存在的应力性骨折已发展为移位性骨折。

临床干预

患者于受伤两天后接受切开复位和拉力螺钉内固定治疗，并用石膏固定4周。X线图像显示骨折处骨愈合良好。他被转诊接受物理康复治疗(图14-90)。

结果

患者在物理治疗中接受了全面的康复治疗，并在受伤12周后返回足球赛场，没有并发症或疼痛。

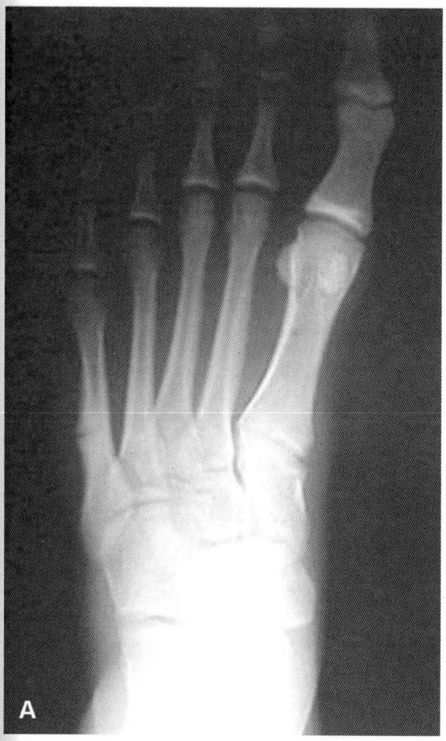

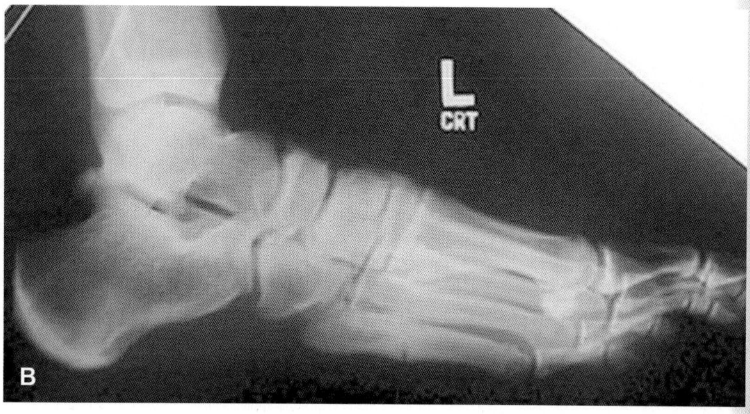

图 14–89　(A)足底前后位视图，显示近端第 5 跖骨不完全骨折。(B)足部侧位图。注意骨折部位密度增加的区域。这是一个预先存在的应力性骨折。

讨论

本病例概述了成功的手术治疗和第 5 跖骨骨折的康复。这种类型的骨折，也被称为"琼斯骨折"，在进行快速跑步和切割动作的运动员中比较常见。在这些运动中，涉及的重复力量可能导致应力性骨折，最终导致移位或单一的逆转型损伤，以本病例为例。

图 14–91 总结了这种情况。

关键思考点

本例患者为不完全骨折，未移位。通常要求在骨折部位进行保守治疗。为什么本例中外科医生选择切开复位内固定？

其中一个原因很可能是有证据表明应力性骨折已经存在一段时间了。急性损伤只是"最后一根稻草"，即最后施加的力量，导致骨骼衰竭和骨折。因此，骨折部位周围的骨已经处于结构破坏状态。单纯石膏固定治疗有延迟愈合或不愈合的可能。

另外的因素可能是患者的年龄和活动量。如果外科医生保守地使用石膏固定治疗，患者是否完全

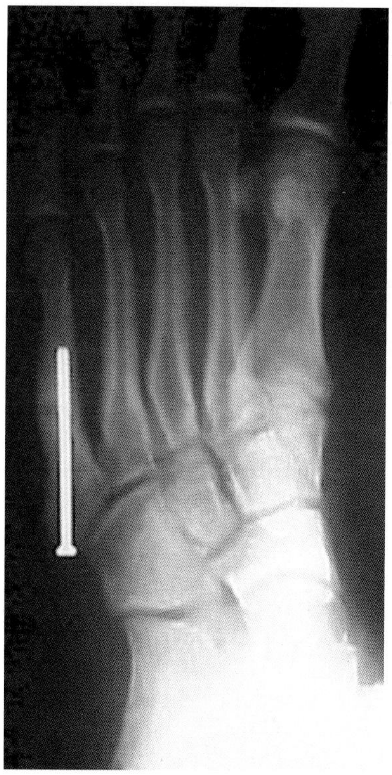

图 14–90　用内固定螺钉治疗骨折的足部斜位视图。

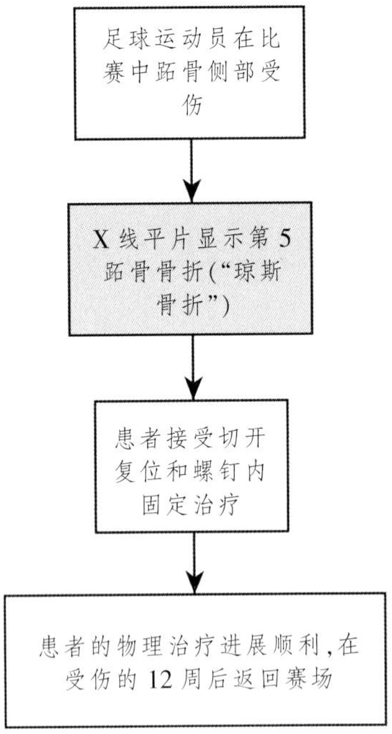

图 14-91 病例1诊疗过程。影像检查突出显示。

符合非负重要求？并发症可能是延迟愈合或不愈合的另一个风险因素。

最后，对患者来说，尽快重返赛场有多重要？是否考虑到比赛资格和奖学金的因素，才决定立即行动？患者是否有足够的时间开始保守治疗，然后在保守治疗失败后重新开始手术治疗？

虽然有骨折形态的分类系统供外科医生做出治疗决定，但每个病例仍然是独立的，治疗决定是基于外科医生对患者病例中关键因素的认识。

病例 2

第5跖骨复杂性骨折

患者，男，18岁，篮球运动员，在手术固定第5跖骨骨折后，接受物理康复治疗。

外伤史

患者在一场篮球比赛中受伤，随后立即接受了体育教练的检查。教练怀疑他扭伤了足踝，因此用冰敷、挤压和抬高患肢来治疗。他还被给予拐杖，踝关节支架支持和负重指导。几天后，患者回到教练身边，抱怨每一步都有持续的外侧足痛。教练随后将患者转诊至矫形外科医生处。

初始影像检查

外科医生要求行足部X线图像检查。前后位和侧位片显示第5跖骨近端骨与干骺端交界处完全骨折。

临床干预

该患者最初保守治疗，石膏固定4周。随访X线图像显示骨折部位不愈合。然后，患者接受切开复位和骨折部位内螺钉固定，并使用短腿石膏固定4周。

结果

成功愈合后，经放射学检查，患者转诊至理疗科，并开始康复治疗。在最初几周的康复治疗中，患者病情稳步进展。经过8周的治疗，在最后的功能康复阶段，患者开始在完全外翻和跑步时感到疼痛。

理疗师回顾了患者术后4周的最新X线图像(图14-92)。发现螺钉头侵犯了第5跖骨与长方体骨的关节间隙。这与患者主诉的“捏痛”和强迫外翻是一致的。

理疗师联系了外科医生，讨论了螺钉作为疼痛来源的可能。外科医生认为此时的骨愈合已经足够了，于是取出了螺钉。患者完全康复，没有感到疼痛，重新开始打篮球。

讨论

这例患者显示完全骨折，但外科医生选择了保守治疗。骨折部位的不愈合需要切开复位和内固定。保守治疗的决定与病例分析1的治疗决定形成对比。为什么此患者的完全骨折没有立即进行内固定？

可能的原因是：

- 骨折无移位，保守治疗有良好的愈合机会。
- 患者年龄较大，愿意接受非负重状态数周。
- 如果保守治疗失败，需要进行手术（如所发生的），时间不是一个因素。

正如前面的病例分析中所讨论的，外科医生的决定是基于个别患者的，并且并不总是与骨折治疗的一般指导方针建议相一致。

具体情况见图14-93所示。

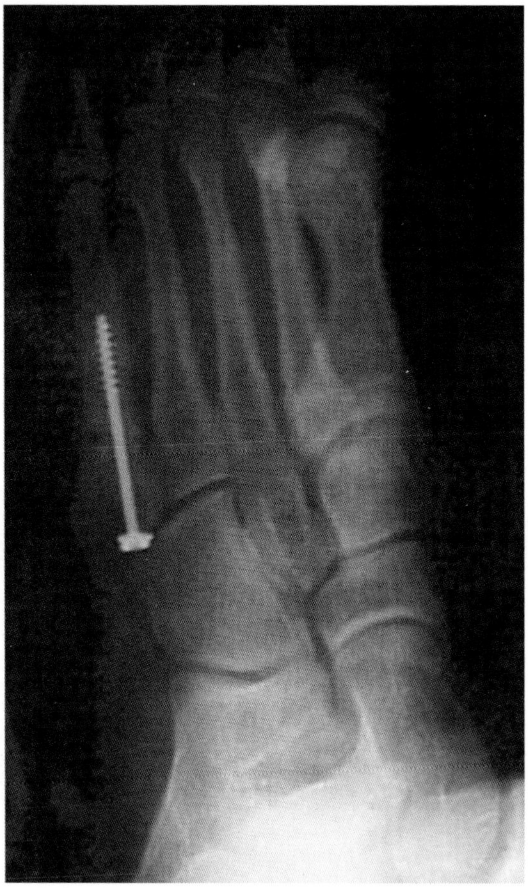

图 14-92 足底斜位片显示保守治疗失败、骨不愈合后接受螺钉内固定。

关键思考点

1.在切开复位内固定患者康复过程中,对理疗师来说,可视化外科器械的放置是非常重要的。这些视觉信息有助于理疗师做出有效的干预决定,如活动范围、负重和关节活动。但在这种情况下,外科器械就有可能是一种疼痛来源。

2.由于外科器械的放置不妥或发生了移动,此时就会出现问题。X 线图像能发现这些潜在的问题。

3.注意,至少需要两张互成直角方位的 X 线图像才能确定手术器械的位置(或 X 线图像上出现的其他物体位置)。

4.如果外科器械可能与患者康复过程中出现的问题有关,理疗师须与外科医生就此清晰准确地沟通。

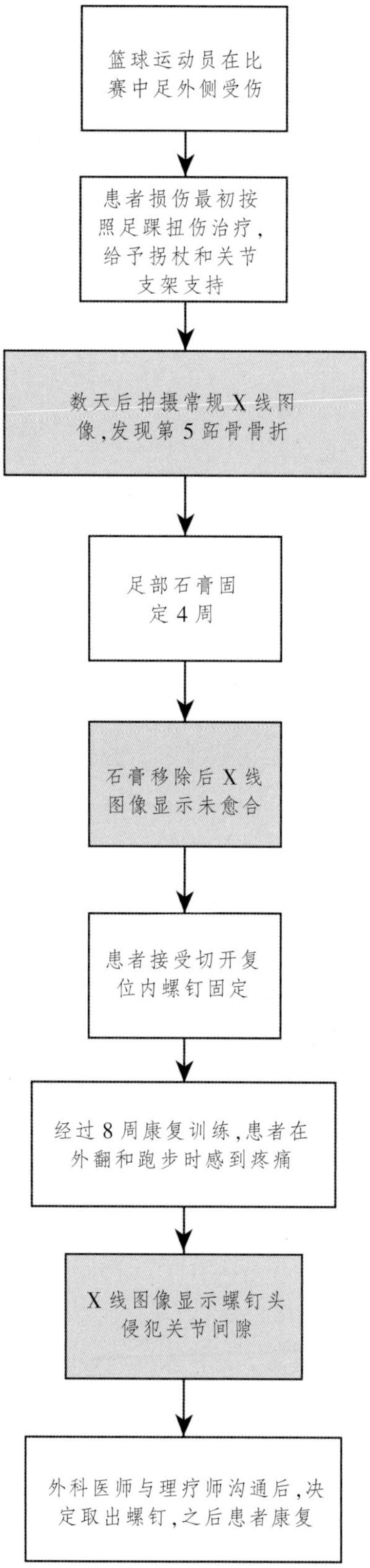

图 14-93 病例诊疗过程。影像检查突出显示。

Case studies adapted by J. Bradley Barr, PT, DPT, OCS.

(郁万江 连城锦 李振芝 译)

参考文献

解剖学

1. Netter, FH: Atlas of Human Anatomy, ed. 4. WB Saunders, Philadelphia, 2006.
2. Nordin, M, and Frankel, VH: Basic Biomechanics of the Musculoskeletal System, ed. 3. Lippincott Williams & Wilkins, Philadelphia, 2001.
3. Whiting, W, and Zernicke, R: Biomechanics of Musculoskeletal Injury, ed. 2. Human Kinetics, Champaign, IL, 2008.
4. Norkin, CC, and Levangie, PK: Joint Structure and Function: A Comprehensive Analysis, ed. 2. FA Davis, Philadelphia, 1992.
5. Meschan, I: An Atlas of Radiographic Anatomy. WB Saunders, Philadelphia, 1960.
6. Weber, EC, Vilensky, JA, and Carmichael, SW: Netter's Concise Radiological Anatomy. WB Saunders, Philadelphia, 2008.
7. Kelley, LL, and Peterson, CM: Sectional Anatomy for Imaging Professional, ed. 2. Mosby, St. Louis, MO, 2007.
8. Lazo, DL: Fundamentals of Sectional Anatomy: An Imaging Approach. Thomson Delmar Learning, Clifton Park, NY, 2005.

常规影像学评估

9. ACR–SPR–SSR: Practice Guideline for the Performance of Radiography of the Extremities. 2008. Accessed June 24, 2012 at www.acr.org.
10. Weissman, B, and Sledge, C: Orthopedic Radiology. WB Saunders, Philadelphia, 1986.
11. Greenspan, A: Orthopedic Radiology: A Practical Approach, ed. 4. Lippincott Williams & Wilkins, Philadelphia, 2004.
12. Bontrager, KL: Textbook of Radiographic Positioning and Related Anatomy, ed. 7. Mosby, St. Louis, MO, 2009.
13. Fischer, HW: Radiographic Anatomy: A Working Atlas. McGraw-Hill, New York, 1988.
14. Wicke, L: Atlas of Radiographic Anatomy, ed. 5. Lea & Febiger, Malvern, PA, 1994.
15. Frank, E, Smith, B, and Long, B: Merrill's Atlas of Radiographic Positions and Radiologic Procedures, ed. 12. Elsevier Health Sciences, Philadelphia, 2009.
16. Squires, LF, and Novelline, RA: Fundamentals of Radiology, ed. 4. Harvard University Press, Cambridge, MA, 1988.
17. Chew, FS: Skeletal Radiology: The Bare Bones, ed. 2. Williams & Wilkins, Baltimore, 1997.
18. Weir, J, and Abrahams, P: An Atlas of Radiological Anatomy. Yearbook Medical, Chicago, 1978.
19. Krell, L (ed): Clark's Positioning in Radiology, Vol 1, ed. 10. Yearbook Medical, Chicago, 1989.
20. Nyska, M, et al: Radiological assessment of a modified anterior drawer test of the ankle. Foot Ankle 13(7):400, 1992.
21. Lohrer, H, et al: Observer reliability in ankle and calcaneocuboid stress radiography. Am J Sports Med 36(6):1143, 2008.

先进成像技术评估

22. Brant, WE, and Helms, CA: Fundamentals of Diagnostic Radiology. Lippincott Williams & Wilkins, Philadelphia, 2007.
23. Manaster, BJ: Diagnostic and Surgical Imaging Anatomy: Musculoskeletal. Amirsys, Salt Lake City, 2007.
24. Saenz, R: CT for the Nonradiologist. [S.l.]: Xlibris, 2011.
25. Kaplan, P, et al: Musculoskeletal MRI. Saunders, Philadelphia, 2001.
26. ACR-SPR-SSR Guideline for the Performance and Interpretation of MRI of the Ankle and Hindfoot. Revised 2011. Accessed June 24, 2012 at www.acr.org.
27. Kaplan LD, Jost PW, Honkamp N, Norwig J, West R, and Bradley JP: Incidence and variance of foot and ankle injuries in elite college football players. Am J Orthop (Belle Mead, NJ). 40(1):40–44, January 2011.
28. Cerezal, L, et al: MR arthrography of the ankle: Indications and technique. Radiologic Clinics of North America 46(6):973–994, November 2008.
29. Molis, M: Ankle Impingement Syndrome. Available at www. emedicine.com. Revised July 2011.

创伤

30. American College of Radiology: Appropriateness Criteria for Suspected Ankle Fracture. 2008. Accessed June 24, 2012. Available at www.acr.org.
31. American College of Radiology: Appropriateness Criteria for Chronic Ankle Pain. 2009. Accessed June 24, 2012. Available at www.acr.org.
32. American College of Radiology: Appropriateness Criteria for Suspected Osteomyelitis of the Foot in Patients with Diabetes Mellitus. Accessed June 24, 2012. Available at www.acr.org.
33. Bucholz, RW, Heckman, J, and Court-Brown, C (eds): Rockwood and Green's: Fractures in Adults, ed. 6. Lippincott Williams & Wilkins, Philadelphia, 2005.
34. Rockwood, CA, and Green, DP (eds): Fractures in Adults, ed. 5. Lippincott Williams & Wilkins, Philadelphia, 2002.
35. Beaty, J, and Kasar, J (eds): Rockwood and Wilkins' Fractures in Children, ed. 6. Lippincott Williams & Wilkins, Philadelphia, 2005.
36. Koval, KJ, and Zuckerman, JD: Handbook of Fractures, ed. 2. Lippincott Williams & Wilkins, Philadelphia, 2002.
37. Eiff, M, et al: Fracture Management for Primary Care. WB Saunders, Philadelphia, 2003.
38. Yochum, TR, and Rowe, LJ: Essentials of Skeletal Radiology, ed. 3. Williams & Wilkins, Baltimore, 2004.
39. Marchiori, DM: Clinical Imaging with Skeletal, Chest, and Abdomen Pattern Differentials. Mosby, St. Louis, 1999.
40. Ip, D: Orthopedic Traumatology: A Resident's Guide. Springer, New York, 2006.
41. McConnell, J, Eyres, R, and Nightingale, J: Interpreting Trauma Radiographs. Blackwell, Malden, MA, 2005.
42. Berquist, TH: Imaging of Orthopedic Trauma, ed. 2. Raven Press, New York, 1989.
43. McCort, JJ, and Mindelzun, RE: Trauma Radiology. Churchill Livingston, New York, 1990.
44. Drafke, MW, and Nakayama, H: Trauma and Mobile Radiography, ed. 2. FA Davis, Philadelphia, 2001.
45. Hodler, J, von Schulthess, GK, and Zollikofer, CL: Musculoskeletal Disease: Diagnostic Imaging and Interventional Technology. Springer, Italy, 2005.
46. Daffner, RH: Clinical Radiology: The Essentials, ed. 3. Williams & Wilkins, Baltimore, 2007.
47. Bernstein, J (ed): Musculoskeletal Medicine. American Academy of Orthopedic Surgeons, Rosemont, IL, 2003.
48. Ardizzone, R, and Valmassy, RL: Continuing education: How to diagnose lateral ankle injuries. Podiatry Today 18(10), 2005. Availalable at www. podiatrytoday.com/article/4627.
49. Wyblier, M, et al: Musculoskeletal radiology: Ankle and foot in adults. J Radiol 89(5 Pt 2):711, 2008.
50. Elias, I, et al: Bone stress injury of the ankle in professional ballet dancers seen on MRI. BMC Musculoskel Disord 28(9):39, 2008.
51. Ting, AY, et al: MR imaging of midfoot injury. Magn Reson Imaging Clin North Am 16(1):105, 2008.
52. Collins, MS: Imaging evaluation of chronic ankle and hindfoot pain in athletes. Magn Reson Imaging Clin North Am 16(1):39, 2008.
53. Haverstock, BD: Foot and ankle imaging in the athlete. Clin Podiatr Med Surg 25(2):249, 2008.
54. Marin, LE: Percutaneous reduction and external fixation for foot and ankle fractures. Clin Podiatr Med Surg 25(4):721, 2008.
55. Borowski, LA, et al: The epidemiology of U.S. high school basketball injuries 2005–2007. Am J Sports Med 36:2328, 2008.
56. Porter, DA: Functional outcome after operative treatment for ankle fractures in young athletes: A retrospective case series. Foot Ankle Int 29(9):887, 2008.
57. Raikin, SM, et al: The association of varus hindfoot and fracture of the fifth metatarsal metaphyseal–diaphyseal junction: The Jones fracture. Am J Sports Med 36(7):1367, 2008.
58. Wukich, DK, and Kline, AJ: The management of ankle fractures in patients with diabetes. J Bone Joint Surg Am 90(7):1570, 2008.
59. Kierzynka, G, and Grala, P: Compartment syndrome of the foot after calcaneal fractures. Orthop Traumatol Rehabil 10(4):372, 2008.
60. Abbassian, A, and Thomas, R: Ankle ligament injuries. Br J Hosp Med 69(6):339, 2008.
61. Schepers, T, et al: Percutaneous reduction and fixation of calcaneal fractures. Oper Orthop Traumatol 20(2):168, 2008.
62. Can, U, et al: Safety and efficiency of the Ottawa Ankle Rule in a Swiss population with ankle sprains. Swiss Med Wkly 138(19–20):292, 2008.
63. Gupta, RT, et al: Lisfranc injury: Imaging findings for this important but often-missed diagnosis. Curr Probl Diagn Radiol 37(3):115, 2008.
64. Cottom, JM, et al: Treatment of Lisfranc fracture dislocations with an interosseous suture button technique: A review of 3 cases. J Foot Ankle Surg 47(3):250, 2008.
65. Rammelt, S, and Zwipp, H: Talar neck and body fractures. Injury 40(2):120, 2009.
66. Dodson, NB, et al: Imaging strategies for diagnosing calcaneal and cuboid stress fractures. Clin Podiatr Med Surg 25(2):183, 2008.
67. Budny, AM, and Young, BA: Analysis of radiographic classifications for rotational ankle fractures. Clin Podiatr Med Surg 25(2):139, 2008.

68. Goulart, M, et al: Foot and ankle fractures in dancers. Clin Sports Med 27(2):295, 2008.
69. Singer, G, et al: A study of metatarsal fractures in children. J Bone Joint Surg 90(4):772, 2008.
70. Hunter, TB, et al: Musculoskeletal eponyms: Who are those guys? Radiographics 20:819, 2000.

足部畸形

71. Richardson, J, and Iglarsh, A: Clinical Orthopaedic Physical Therapy. WB Saunders, Philadelphia, 1994.
72. Kennedy, JG, and Collumbier, JA: Bunions in dancers. Clin Sports Med 27(2):321, 2008.
73. Oh, IS, et al: Clinical and radiological results after distal metatarsal osteotomy for hallux vallgus. Foot Ankle Int 29(5):473, 2008.
74. Chhaya, SA, et al: Understanding hallux valgus deformity: What the surgeon wants to know from conventional radiographs. Curr Probl Diagn Radiol 37(3):127, 2008.
75. Deenik, AR, et al: Hallux valgus angle as main predictor for correction of hallux valgus. BMC Musculoskel Disord 9:70, 2008.
76. Roddy, E, et al: Prevalence and associations of hallux valgus in a primary care population. Arthritis Rheum 59(6):857, 2008.
77. Lipscombe, S, et al: Scarf osteotomy for the correction of hallux valgus: Midterm clinical outcome. J Foot Ankle Surg 47(4):273, 2008.
78. Okuda, R, et al: Proximal metatarsal osteotomy for hallux valgus: Comparison of outcome for moderate and severe deformities. Foot Ankle Int 29(7):664, 2008.
79. Berg, RP, et al: Scarf osteotomy in hallux valgus: A review of 72 cases. Acta Orthop Belg 73(2):219, 2007.
80. Pollard, JD, and Schuberth, JM: Posterior bone block distraction arthrodesis of the subtalar joint: A review of 22 cases. J Foot Ankle Surg 47(3):191, 2008.
81. Hattori, T, et al: Radiological study of joint destruction patterns in rheumatoid flatfoot. Clin Rheumatol 27(6):733, 2008.
82. Pehlivan, O, et al: Radiographic correlation of symptomatic and asymptomatic flexible flatfoot in young male adults. Int Orthop 33(2):447, 2009.
83. Hardy, MA, and Logan, DB: Principles of arthrodesis and advances in fixation for the adult acquired flatfoot. Clin Podiatr Med Surg 24(4):789, 2007.
84. Maskill, MP, et al: Triple arthrodesis for the adult-acquired flatfoot deformity. Clin Podiatr Med Surg 24(4):765, 2007.
85. Rose, RE: Flat feet in children: When should they be treated? Internet J Orthop Surg 6(1), 2007.
86. Chang, TJ, and Lee, J: Subtalar joint arthroereisis in adult-acquired flatfoot and posterior tibial tendon dysfunction. Clin Podiatr Med Surg 24(4):687, 2007.
87. Ochman, S, et al: Calcaneonavicular coalition fracture: A rare differential diagnosis of post-traumatic ankle pain. Unfallchirurgie 111(11):944, 2008.
88. Nalaboff, KM, and Schweitzer, ME: MRI of tarsal coalition: Frequency, distribution, and innovative signs. Bull NYU Hosp Jt Dis 66(1):14, 2008.
89. Staser, J, et al: Radiographic diagnosis of posterior facet talocalcaneal coalition. Pediatr Radiol 37(1):7, 2007.
90. Wang, E, et al: Tarsal coalition. Emedicine, 2008. Available at: www.emedicine.com/Radio/topic673.htm.

自测

图 A

1.识别此投影方位。

2.说出第 1 趾的畸形。

3.描述第 1 跖骨头内侧的骨改变。

4.描述第 1 趾和第 2 趾之间的位置关系。

图B

5.识别此投影方位。

6.从这一投影详细地描述足与踝的关节位置。

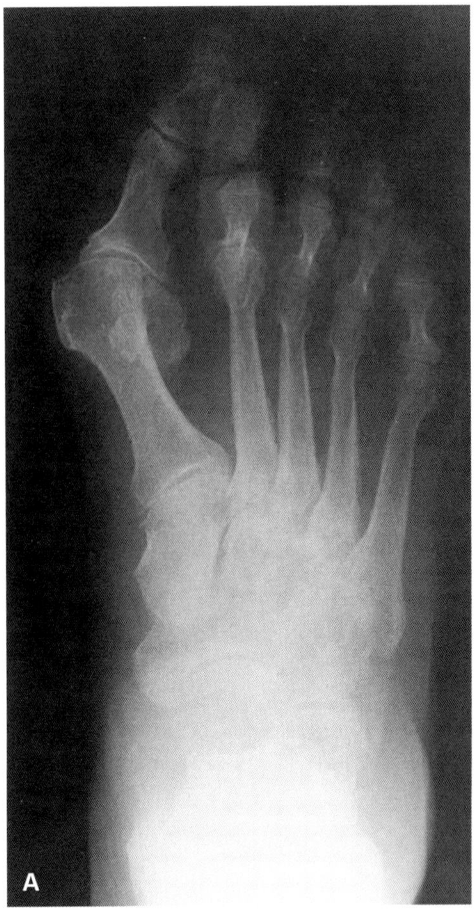

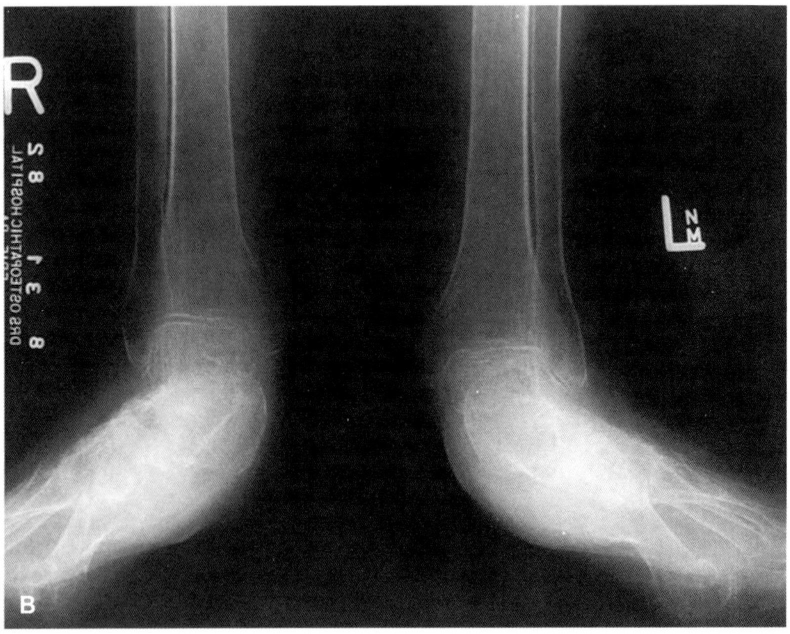

第 15 章

肩关节影像学评估

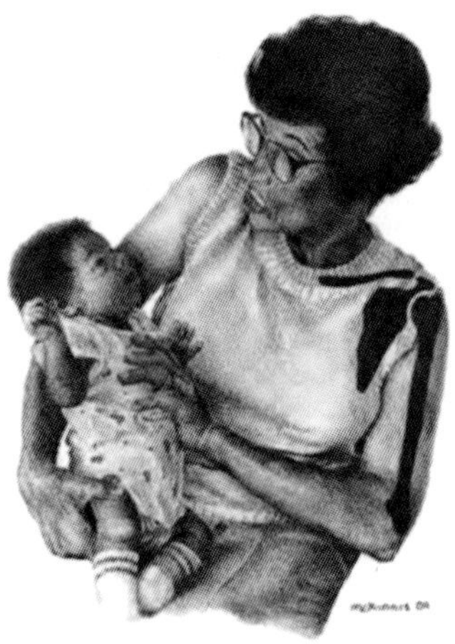

本章大纲

盂肱关节有时也被称为肩关节，但它只是构成肩关节和肩胛带或肩关节复合体的结构之一。盂肱关节、肩锁关节和锁骨关节，以及肩胛骨关节的联合和协调运动才能使手臂完成空间运动，并协助有效地使用手部。然而，单一关节的损害会妨碍整个肩关节复合体的正常功能。为介绍与整个肩关节复合体相关的放射学摄影，本章讲述了肩锁关节和肩胛骨关节的放射学知识。前文第 9 章已介绍了锁骨关节的放射学知识。

解剖学概述[1-8]

骨骼解剖学

构成肩关节的骨骼包括肱骨近端、肩胛骨和锁骨。肱骨与肩胛骨之间的关节是盂肱关节，肩胛骨与锁骨之间的关节是肩锁关节。

肱骨

肱骨最近端是肱骨头，其在关节窝内与肩胛骨相关节(图 15-1)。肱骨解剖颈是位于关节软骨正下方的稍微突出的区域。解剖颈下方是向侧面突出的大结节和向前突出的小结节。结节由结节间沟分开。结节远端的狭窄区域是外科颈。外科颈下方是肱骨干。

肩胛骨

肩胛骨为三角形扁骨，有两面、三缘和三个角。三个边缘包括内侧缘（因靠近脊柱也被称为脊柱缘)、外侧缘(或腋缘)，以及上缘。三个角包括上角、下角和侧角。上角和下角分别为内侧缘的两端。外侧角为外侧缘最突出的部分，构成肩胛骨最大的承重部分。由外侧角发出的宽阔部分形成关节窝，其周围由纤维软骨附着，从而使关节得以加深而更好地容纳肱骨头。关节窝内

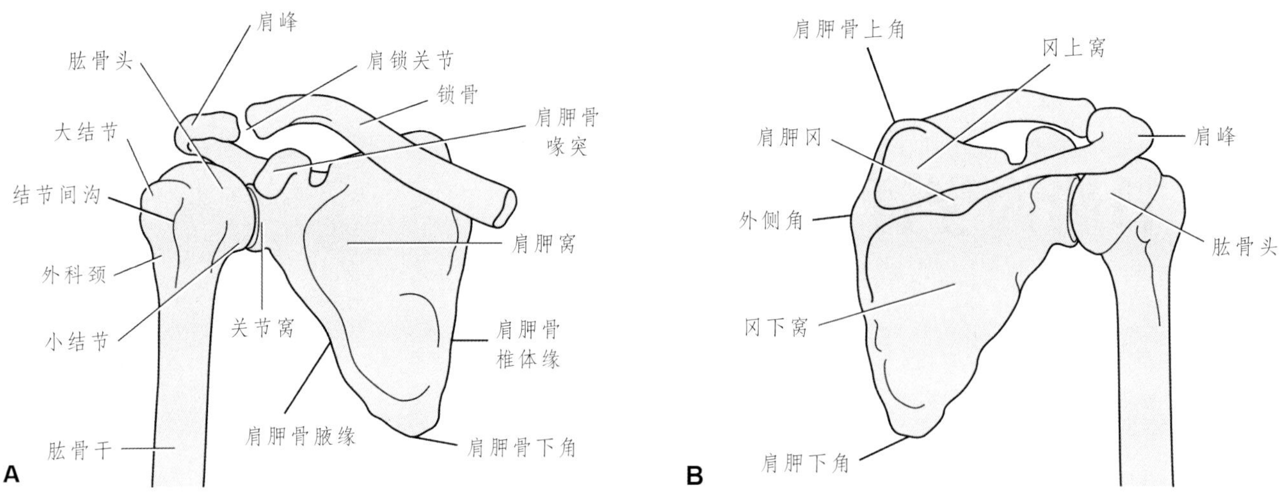

图 15–1 肩部骨骼解剖:(A)前面观。(B)后面观。

侧是向侧前方突出的喙突。

肩胛骨的体部很薄,并且存在弯曲以适应承重。肩胛骨靠近肋骨的表面与胸廓紧密接近,表面呈现出一个浅凹,称为肩胛下窝。背侧面则由肩胛冈分为冈上窝和冈下窝。肩胛冈从内侧缘开始,延伸穿过肩胛骨体部的大部分,在其末端形成一个扁平弯曲的突起,称之为肩峰。

锁骨

锁骨,有两个弯曲的长骨。锁骨外侧端与肩峰相连,形成肩锁关节。锁骨内侧端与胸骨柄相连,形成胸锁关节。两端之间的骨骼部分被称为锁骨的体部。一般来说,男性的锁骨比女性的锁骨更为厚实且更弯曲。

韧带解剖学

盂肱关节

盂肱关节由周围的各种肌肉、韧带和肌腱支撑以增加关节囊强度。关节囊附着于关节窝上方的肩胛骨和肱骨的解剖颈。盂肱韧带在前方加强关节囊,喙锁韧带在上方加强关节囊。组成肩袖的肌肉也起到强化关节囊的作用(图 15–2)。这些肌肉包括肩胛下肌、冈上肌、冈下肌和小圆肌,分别位于前方、上方、后上方和后方,共同包裹着盂肱关节。盂肱关节下方的结构是最薄弱的区域,因为它没有被关节囊韧带或肌肉直接加强。

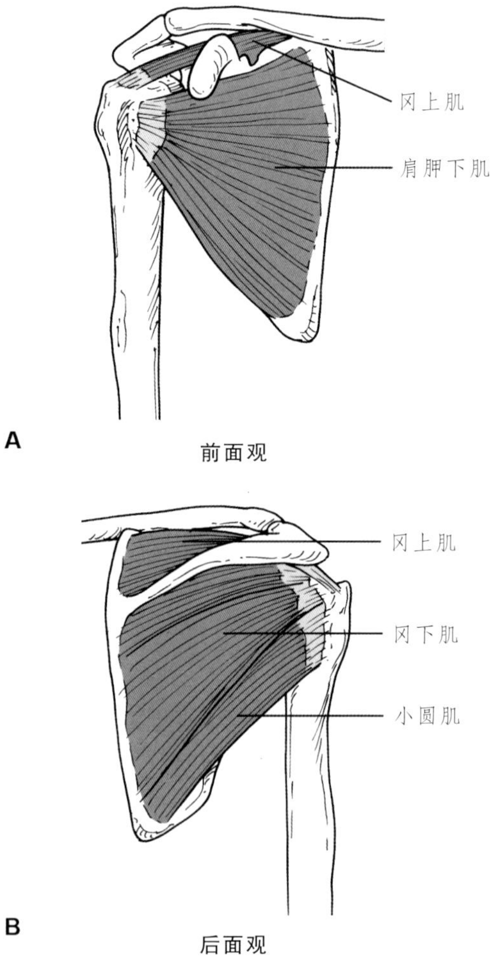

图 15–2 肩袖肌肉:(A)前面观。(B)后面观。

肩锁关节

在肩锁关节中，主要通过位于关节内侧的喙锁韧带将锁骨附着于肩胛骨喙突，肩锁关节囊本身非常薄弱，其通过强而有力的肩锁上、下韧带加强。

关节运动学

肩关节的活动涉及 4 个关节：盂肱关节、肩锁关节、胸锁关节和肩胛胸关节。因此，肩关节为人体中最灵活的关节，可发挥多种运动功能。

手臂仰角在矢状位和额状面可达 180°或更大。可以内旋和外旋约 90°(具体角度随着肩关节抬高的起始位置有所变化)。在矢状位上，手臂向后伸可达 60°，在水平面上可以进行 180°左右的移动。其他的动作包括内收和外展。通过这些运动的组合，肩关节可以自由地完成多种运动功能。随着运动，关节之间发生滑动。

生长和发育

锁骨、肩胛骨和肱骨干在胎儿的第 7~8 周开始骨化。在胎儿发育的第 36 周，肱骨近端开始出现骨化中心。在婴儿出生时，锁骨、肩胛骨和肱骨干已经骨化，在 X 线图像上容易观察到(图 15-3)。

肱骨近端总共有 4 个骨化中心。头部和体部在出生时已存在，肱骨大结节和小结节的骨化中心在 3~5 岁之间形成，在 6 岁左右合并，形成一个与肱骨头相邻的骨骺。生长盘呈不规则的圆锥形，顶端朝上。该形状的功能是：将骨骺与干骺端联系起来，并保证肱骨头部的血液供应。至 20~22 岁，肱骨头部和肱骨体部才完全融合(图 15-4)。在成人中，骨折倾向于沿着骺线发生。

在很多个体中，大结节可能一直保持与肱骨干分离的状态，直到 16 岁时才融合。肩胛骨的其余部分(包括肩峰、喙突、关节窝、脊柱缘和肩胛下角)在出生时基本是软骨。次级骨化中心在 1 岁左右时出现，喙突和肩胛骨的多数其他结构都在 18~25 岁时与肩胛骨主体融合。

常规影像学评估[9-18]

儿童和成人肩关节放射学检查实践指南

美国放射学会(ACR)是美国主要的放射学工作者专业组织。以下实践指南作为一种教育工具，有助于医学工作者为患者提供适当的治疗。

目标

肩关节复合体 X 线检查的目标是确定或排除解剖异常或疾病。

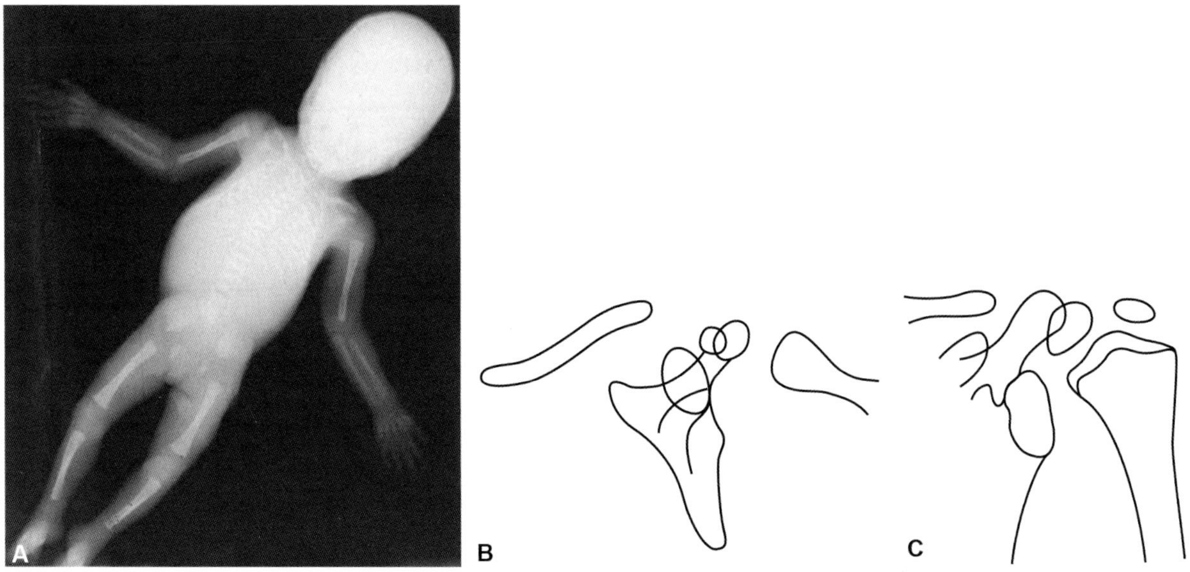

图 15-3　(A)健康的 6 个月大婴儿的正常 X 线摄影。(B)出生时肩关节骨化部位的示意图。(C)2 岁时。(Adapted from Meschan,[5] p. 65.)

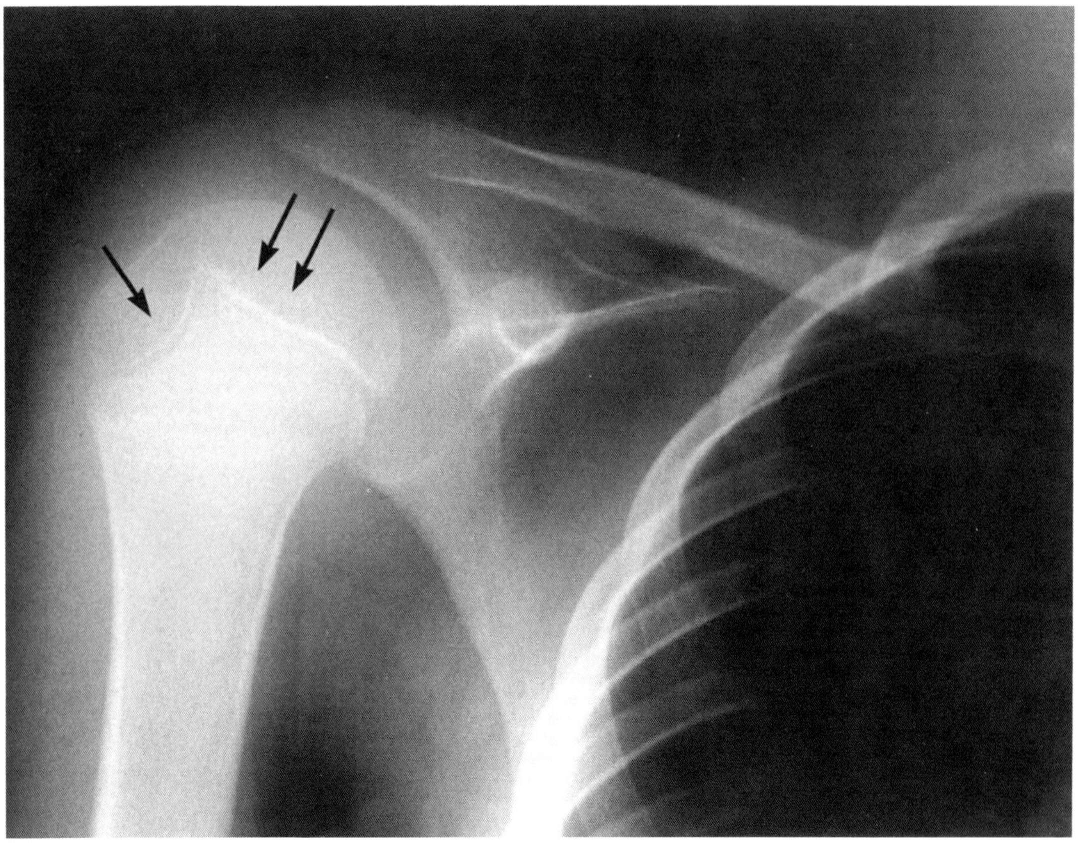

图 15-4 正常的健康 8 岁儿童的肩部 X 线图像。在这个年龄，肱骨的大(单箭头)和小(双箭头)结节已经聚集并形成骨骺。

适应证

放射检查的适应证主要是创伤。但不限于此，还包括继发于代谢疾病、全身性疾病或营养缺陷的骨质改变；肿瘤；感染；原发性非肿瘤性骨病变；关节病；术前、术后和随访研究；先天性综合征和发育障碍；血管病变；软组织评估(如疑似异物)；疼痛；其他影像学研究中发现的骨骼异常。

基本投照体位和影像表现

推荐的基本投照体位如下：

- 肩部：前后位(AP)视图，理想情况下是内旋视图和 AP 外旋视图。在 AP 投影上增加这两种变化的目的是为了使肱骨头、大小结节和肱骨干近端 1/3 具有更好的可视性。存在疑似骨折脱位的情况下，应使上肢位于中立位行 AP 投影。
- 肩锁关节：直立的 AP 视图。通过负重和无负重的两幅直立 AP X 线图像评估肩锁关节的稳定性，负重的目的是通过手臂纵向拉伸，压迫肩锁关节以观察其变化。
- 肩胛骨：AP 视图和侧视图。在肩部 AP 图像上，肩胛骨的一部分已经可以很好地显示出来了，但更多的部分出现了相互重叠。如果肩胛骨是感兴趣区，最好的做法是拍摄特定位置投影的照片，尽可能地减少重叠。

肩关节常规影像学评估

前后外旋位

肩部和手臂外旋，这种方位是真正的前后位解剖位置。它展示了肱骨近端 1/3，锁骨外侧 2/3，肩锁关节以及肩胛骨的上部和外侧部分。

影像学观察

重点观察：

1.在肱骨头外侧可观察到大结节。

2.小结节重叠在肱骨头中部。

3.肱骨头的内侧部分叠加在关节窝上。因此，不可视盂肱关节空间为完全“开放”空间。

4.盂肱关节的平均宽度可以通过关节表面的测量线（图 15-5）来观察。此距离（X）平均为 5mm。大于此距离提示关节积液、肢端肥大症或肱骨后脱位。小于此距离提示退行性关节病或类风湿关节炎。

5.可以看到肩胛冈穿过肩胛骨，并扩展至肩峰。

6.肩胛骨的脊柱缘和外侧缘在肋骨后面。

7.可以看清喙突的走行。

8.肩锁关节在盂肱关节之上。

9.肌肉、肌腱或关节囊中存在的任何钙盐沉积都可以被发现。

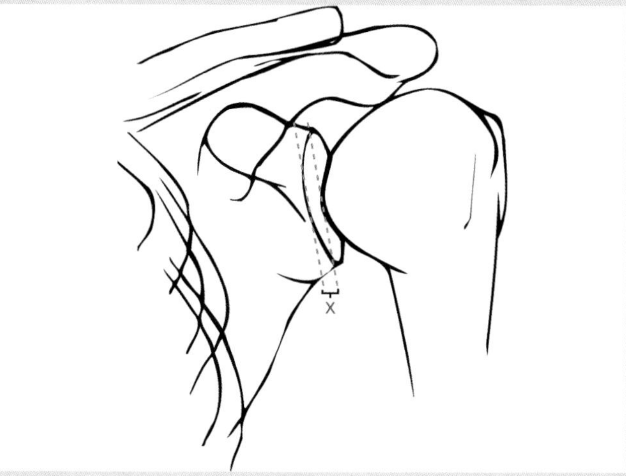

图 15-5　在肩部的 AP 视图中，从关节窝到肱骨头的距离 X，平均为 5mm。

基本投照体位

- AP 外旋位
- AP 内旋位

X 线摄影摆位

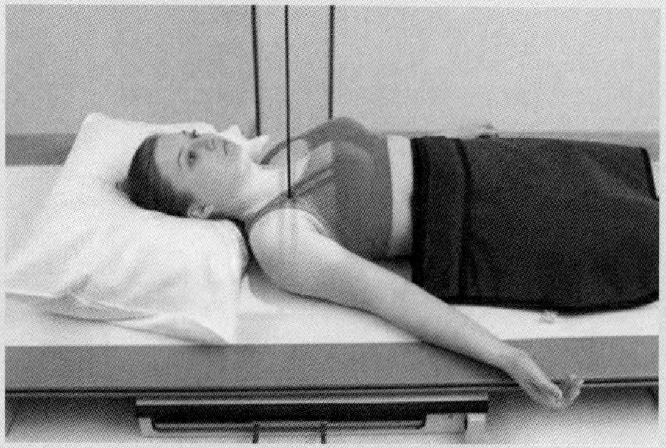

图 15-6　肩部 AP 外旋位患者体位。

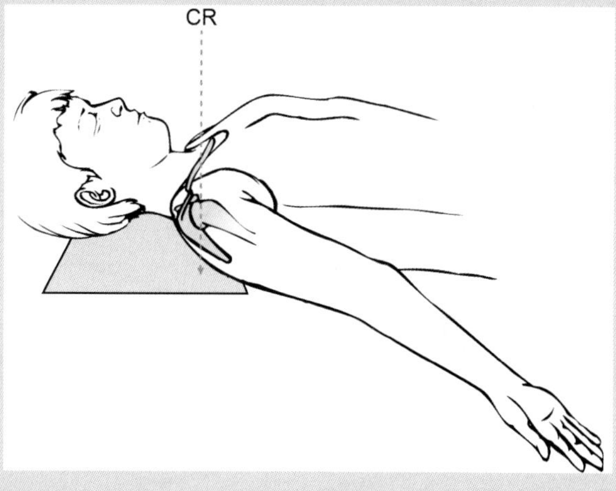

图 15-7　中心射线垂直于喙突以下 1 英寸（约为 2.54cm）的点。

你能看到什么？

观察 X 线图像（图 15-8）并尝试识别影像解剖学。利用解剖标志和灰度对比来寻找解剖结构的轮廓。将结果与示意图进行比较（图 15-9）。你能确定以下结构吗？

- 肱骨近端（鉴别大结节和小结节）
- 肱骨的解剖颈和外科颈
- 肩胛骨的边缘（确定肩胛骨脊柱缘、喙突、关节窝和肩峰）
- 锁骨（确定肩锁关节）

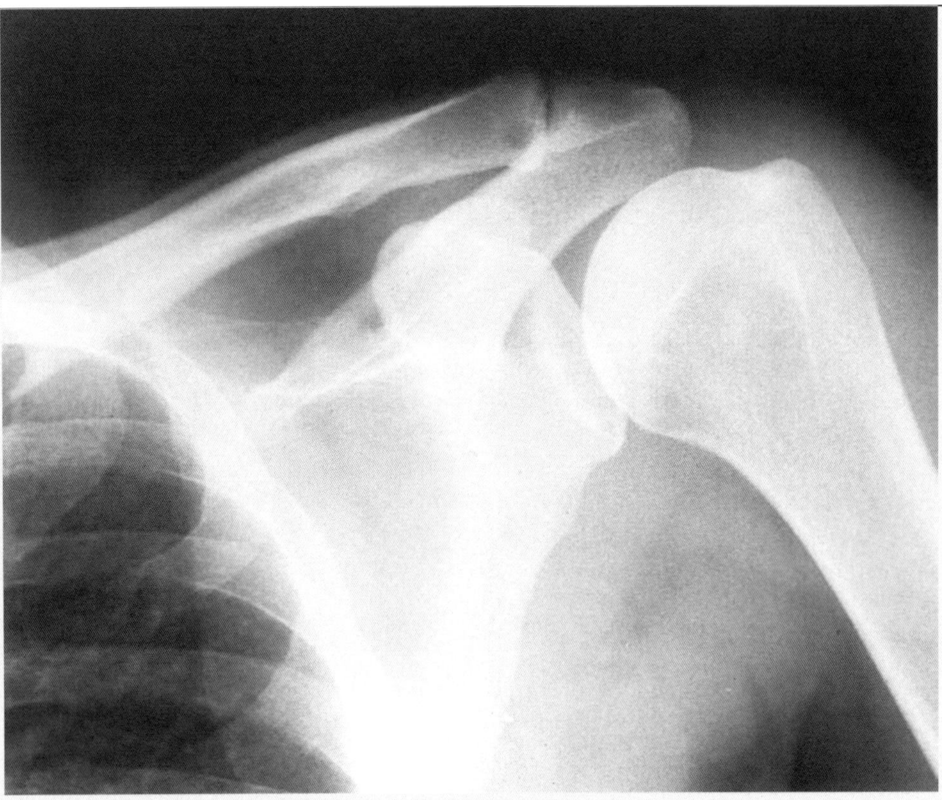

图 15-8 肩关节的 AP 外旋位 X 线图像。

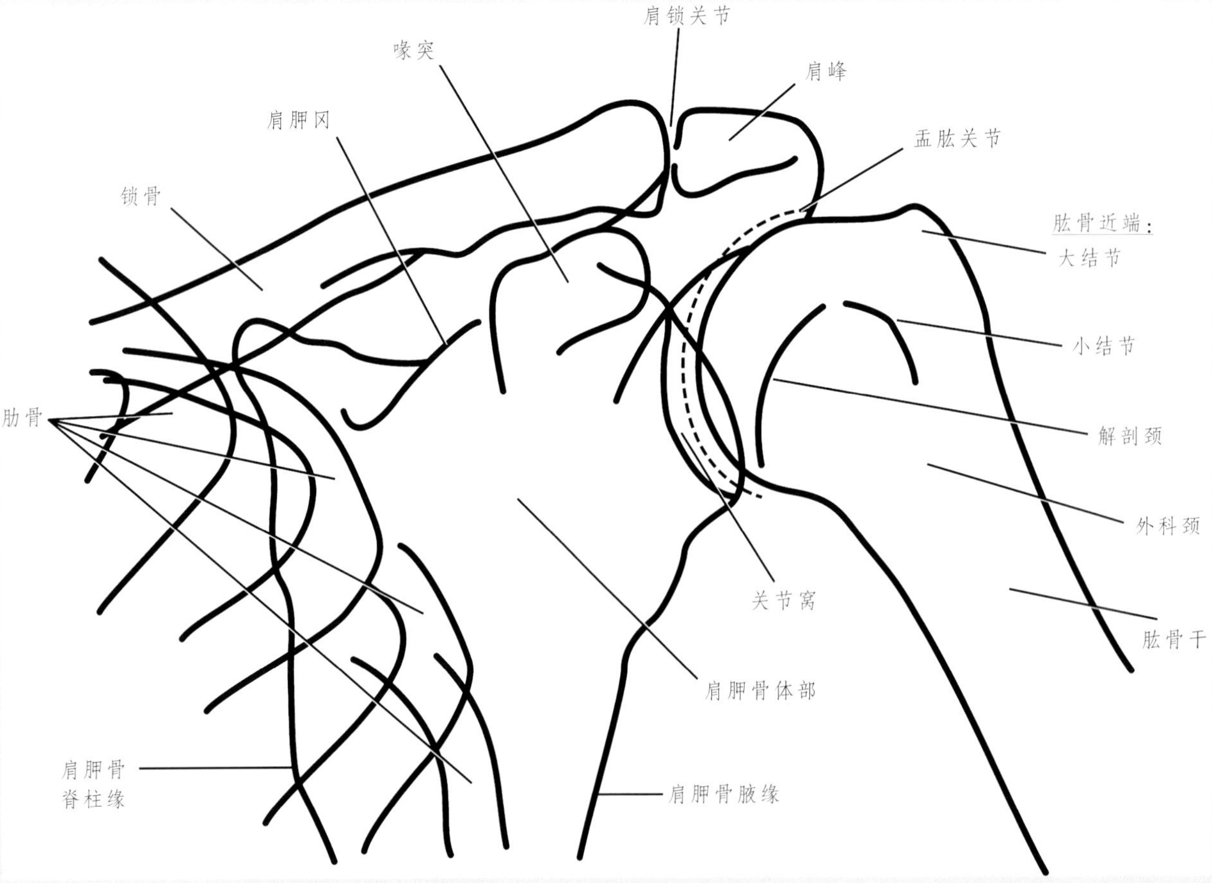

图 15-9 肩的 AP 外旋位解剖示意图。

肩关节常规影像学评估

前后内旋位

将肩部和手臂内旋，可以显示肱骨近 1/3，锁骨中外侧 2/3，肩锁关节，肩胛骨上外侧部分。

影像学观察

重点观察：

1.大结节叠加在肱骨头中部。

2.在肱骨头中间位置可以看到小结节(图 15-10)。

3.肱骨头的内侧部分叠加在关节窝上。因此，盂肱关节空间不会被视为“开放”的关节空间。

4. 可以观察到肩胛冈的顶部穿越过肩胛骨，并扩展到肩峰。

5.肩胛骨的椎体缘和外侧缘叠加在肋骨后面。

6.不能继续观察到喙突走行。

7.肩锁关节在盂肱关节之上。

8.肌肉、肌腱或关节囊中的任何钙盐沉积物也可以被观察到。

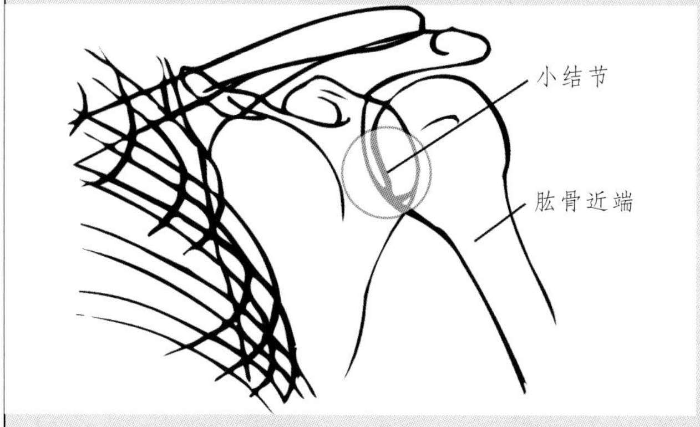

图 15-10　手臂的内旋使得可在肱骨头的内侧看到小结节。

基本投照体位

- AP 外旋位
- AP 内旋位

X 线摄影摆位

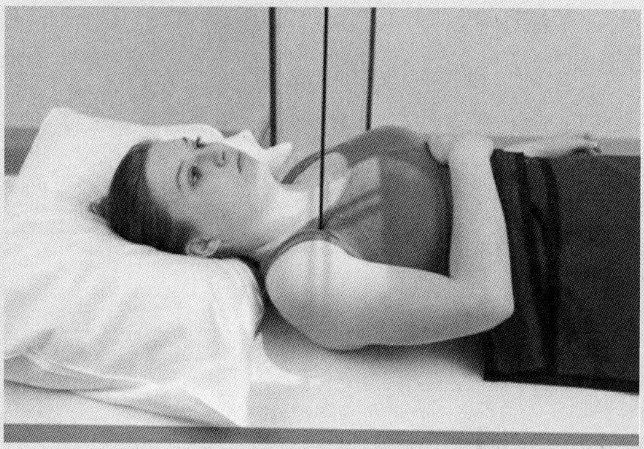

图 15-11　肩部 AP 内旋位患者体位。

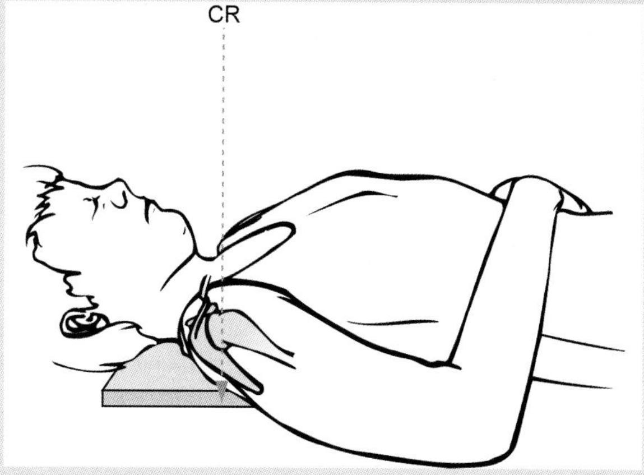

图 15-12　中心射线垂直于喙突以下 1 英寸(约为 2.54cm)的点。

你能看到什么？

观察 X 线图像(图 15-13)并尝试识别影像解剖学。利用解剖标志和灰度对比来寻找解剖结构的轮廓。将结果与示意图进行比较(图 15-14)。你能确定以下结构吗？

- 肱骨近端(鉴别大结节和小结节)
- 肱骨的解剖颈和外科颈
- 肩胛骨的边缘(确定肩胛骨脊柱缘、喙突、关节窝和肩峰)
- 锁骨(确定肩锁关节)

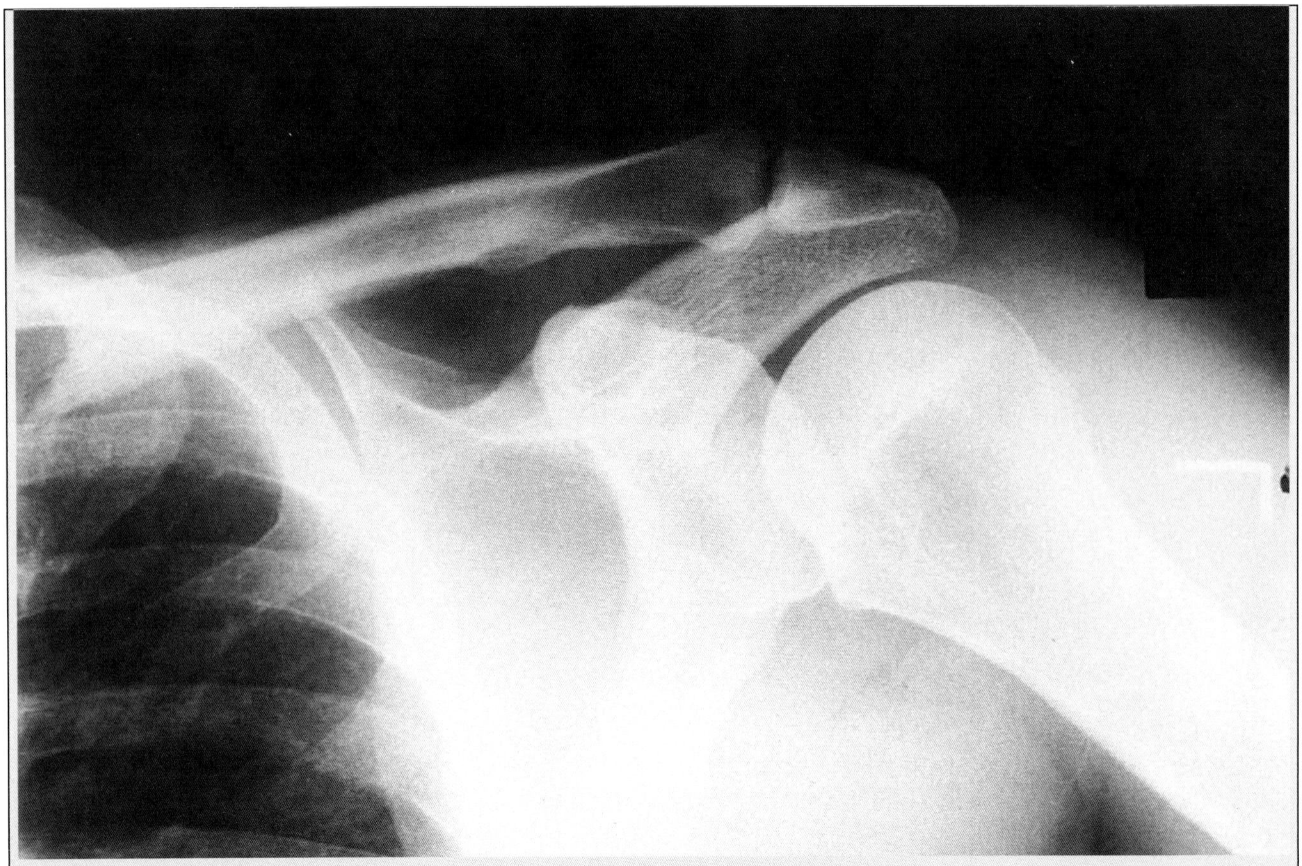

图 15-13 肩部 AP 内旋位 X 线图像。

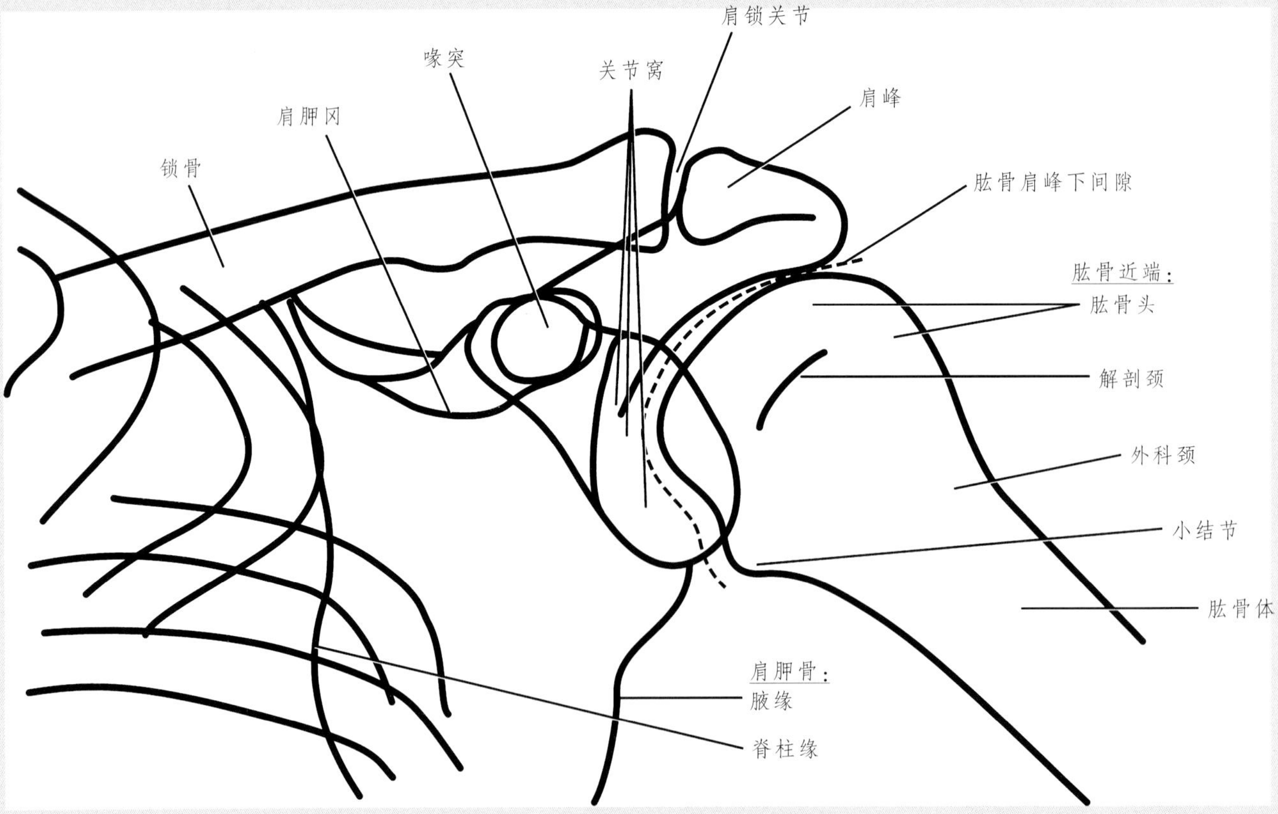

图 15-14 肩部 AP 内旋位解剖示意图。

肩锁关节常规影像学评估

双肩负重、无负重前后位

这两种视图可以同时显示肩锁关节(AC)在不同负重下的情况,用来比较。拍摄第一幅图像时不负重,拍摄第二幅图像时负重 10~15 磅(4.5~6.8kg)。第二幅图像用来发现关节可能存在的问题。另外,在图像上还可以见到的其他结构包括锁骨的全长、两侧的胸锁关节,以及两侧的肩关节。

影像学观察

重点观察:

1.这种 AP 位要求患者站立,两臂在身体两侧呈标准解剖学位置。

2. 通过测量锁骨与肩峰的关系来评估（图 15-15)。肩锁关节的正常间距为 0.3~0.8cm。此外,还可以测量喙突与锁骨的间距。锁骨下方与喙突之间的正常距离,称喙锁间距,正常为 1.0~1.3cm。这些距离的异常增加有助于确定韧带损伤的严重程度。肩锁关节分离的程度可以通过量化进行分级:

- Ⅰ级，轻微损伤。喙锁间距仍然在正常范围内,肩锁关节间隙变宽;肩锁关节韧带损伤。
- Ⅱ级，中度损伤。肩锁关节间隙扩大至 1.0~1.5cm,喙锁间距增加 25%~50%;肩锁关节韧带撕裂,喙锁韧带损伤。
- Ⅲ级,严重损伤。肩锁关节间隙扩大>1.5cm,喙锁间距增加超过 50%：肩锁关节和锁骨上韧带撕裂。喙锁关节脱位,锁骨可能存在向上移位。

你能看到什么?

观察 X 线图像(图 15-19)并尝试识别影像解剖学。使用解剖标志和灰度对比来确定解剖结构的轮廓,并与示意图(图 15-20)进行比较。你能确定以下结构吗?

- 胸骨,叠加在胸椎上
- 锁骨
- 肩峰

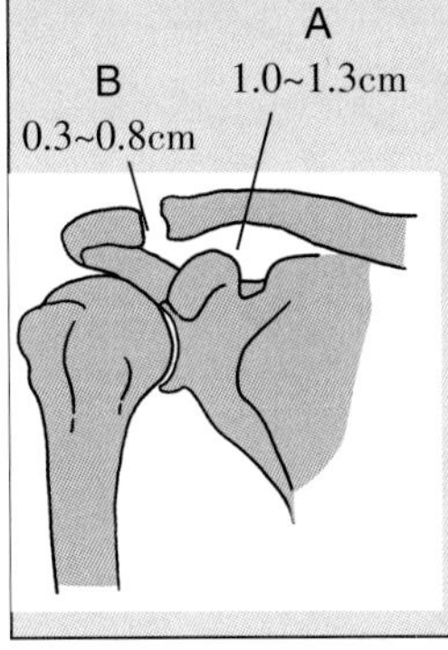

图 15-15　通过测量(A)喙锁距离和(B) 肩锁关节间距离来评估肩锁关节。正常值范围如图所示。

基本投照体位

- 双肩无负重前后位
- 双肩负重前后位

X 线摄影摆位

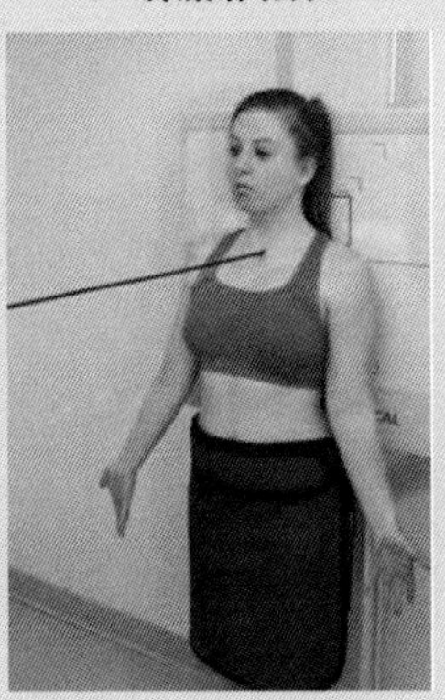

图 15-16　双肩无负重前后位患者体位。

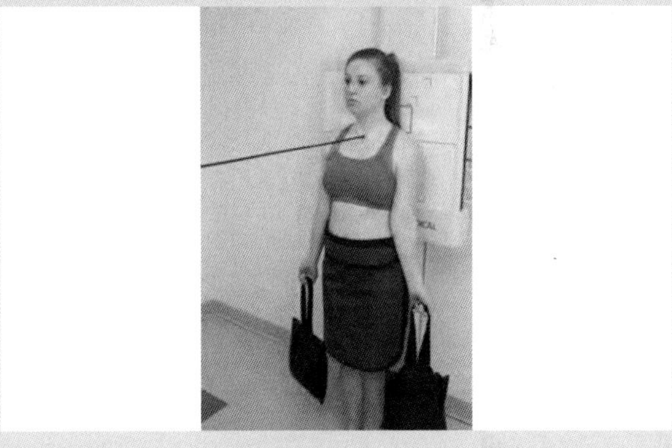

图 15-17　双肩负重前后位患者体位(拿手提包)。

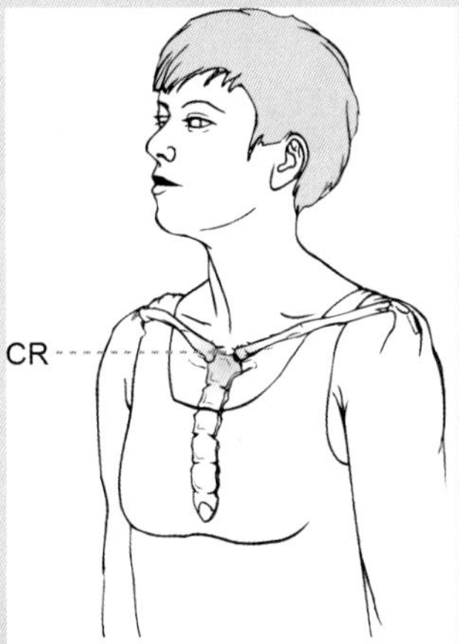

图 15-18　中央射线在肩锁关节水平面垂直于身体中线。

- 喙突
- 肩锁关节距离
- 胸骨锁骨距离

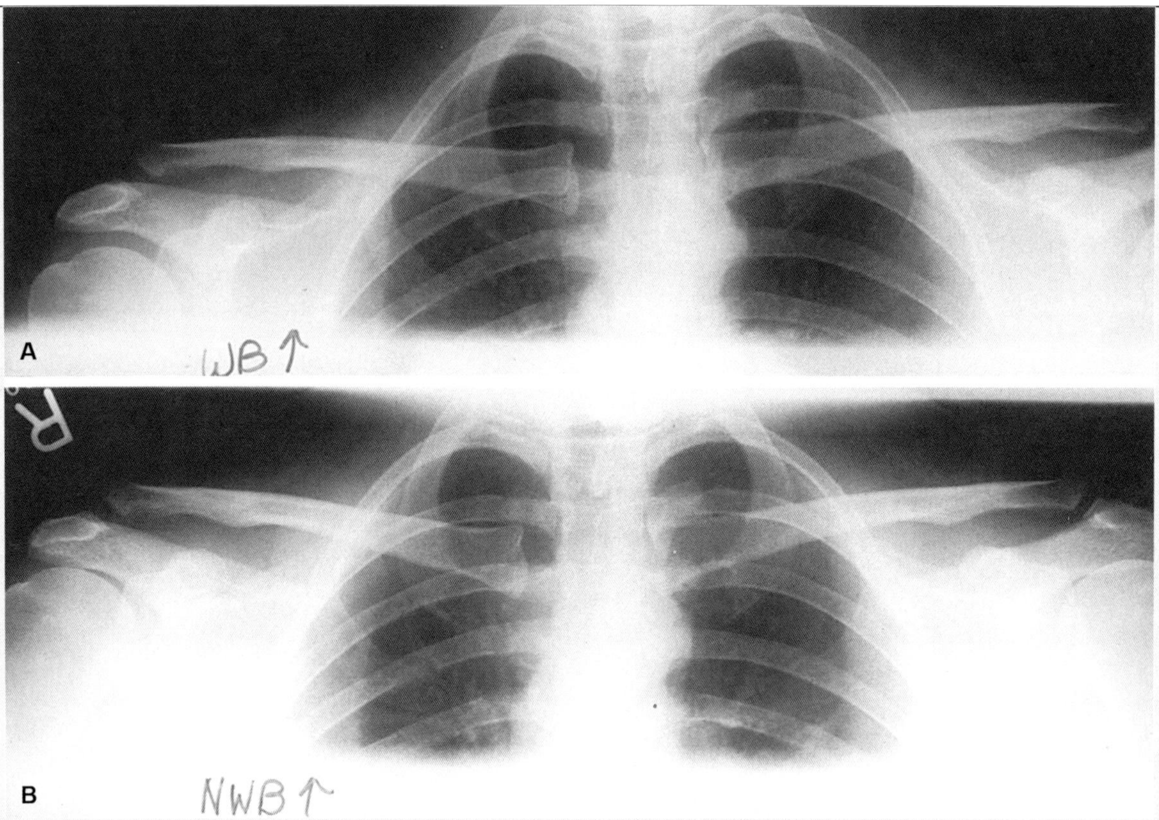

图 15–19 双肩负重、无负重前后位(A)负重(WB)和(B)无负重(NWB)。

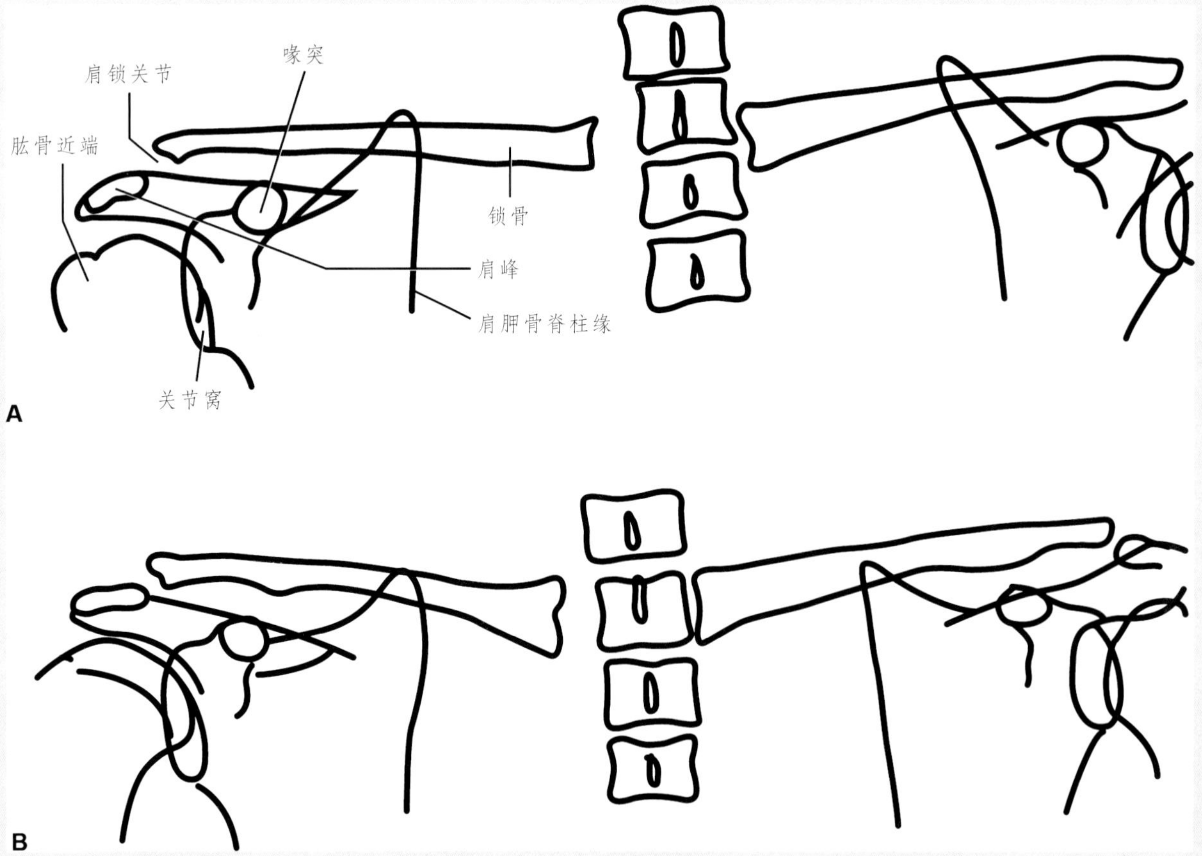

图 15–20 双肩负重、无负重前后位示意图(A)负重和(B)无负重。

肩胛骨常规影像学评估

前后位

此视图可以展示整个肩胛骨。可以看到肩胛骨没有肋骨和肺遮挡的外侧部分，以及受肋骨和肺遮挡的肩胛骨内侧部分。

影像学观察

重点观察：

1.患者的手臂被外展并外旋，这个位置使肩胛骨外展并向上旋转，这样使肩胛骨外侧部分得以展现，可以更详细地观察。

2.肩胛骨的 3 个缘和角通常都是可见的。

基本投照体位

- 前后位
- 侧位

X 线摄影摆位

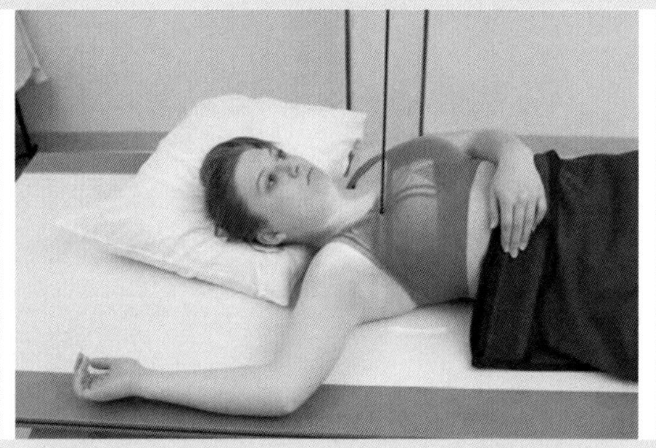

图 15-21　肩胛骨前后位患者体位。

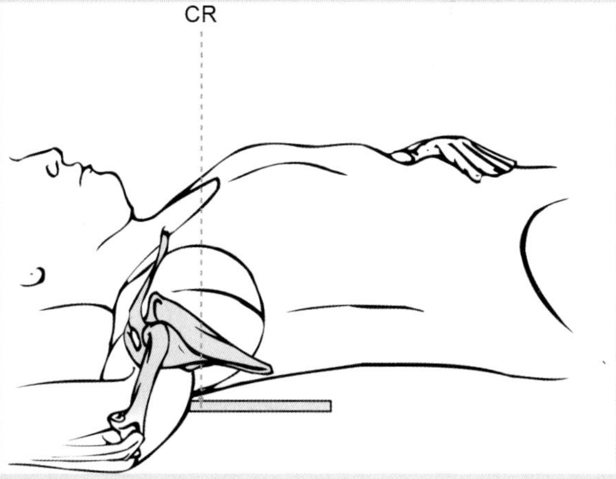

图 15-22　中央射线垂直于肩胛间区域，位于喙突下方 2 英寸(约为 5cm)处。

你能看到什么？

观察 X 线图像(图 15-23)，并尝试识别影像解剖学。利用解剖标志和灰度对比来寻找解剖结构的轮廓。将结果与示意图(图 15-24)进行比较。你能确定以下结构吗？

- 肩胛骨体部(确定椎体缘、腋缘和上缘、上角、下角，以及侧角)
- 喙突
- 肩峰
- 棘突
- 关节窝

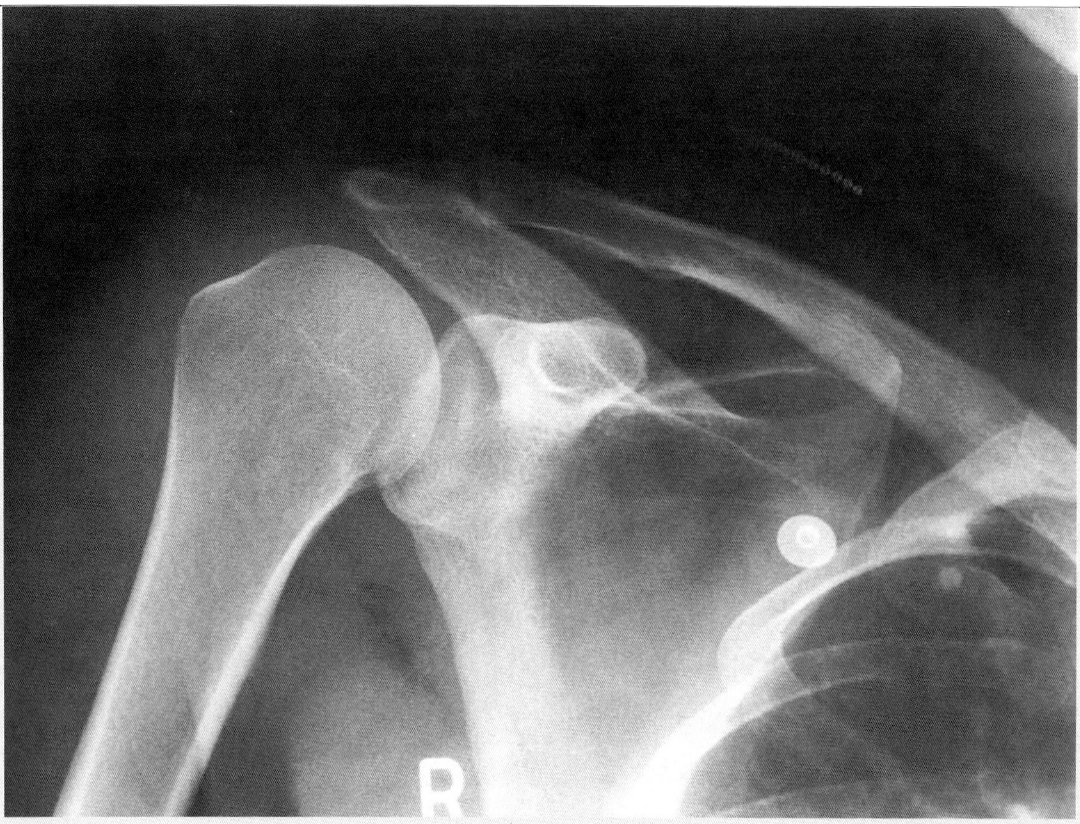

图 15-23 肩胛骨前后位 X 线图像。请注意,X 线图像与图 15-21 中的定位照片并不一致,因为患者上肢无法完全外展。

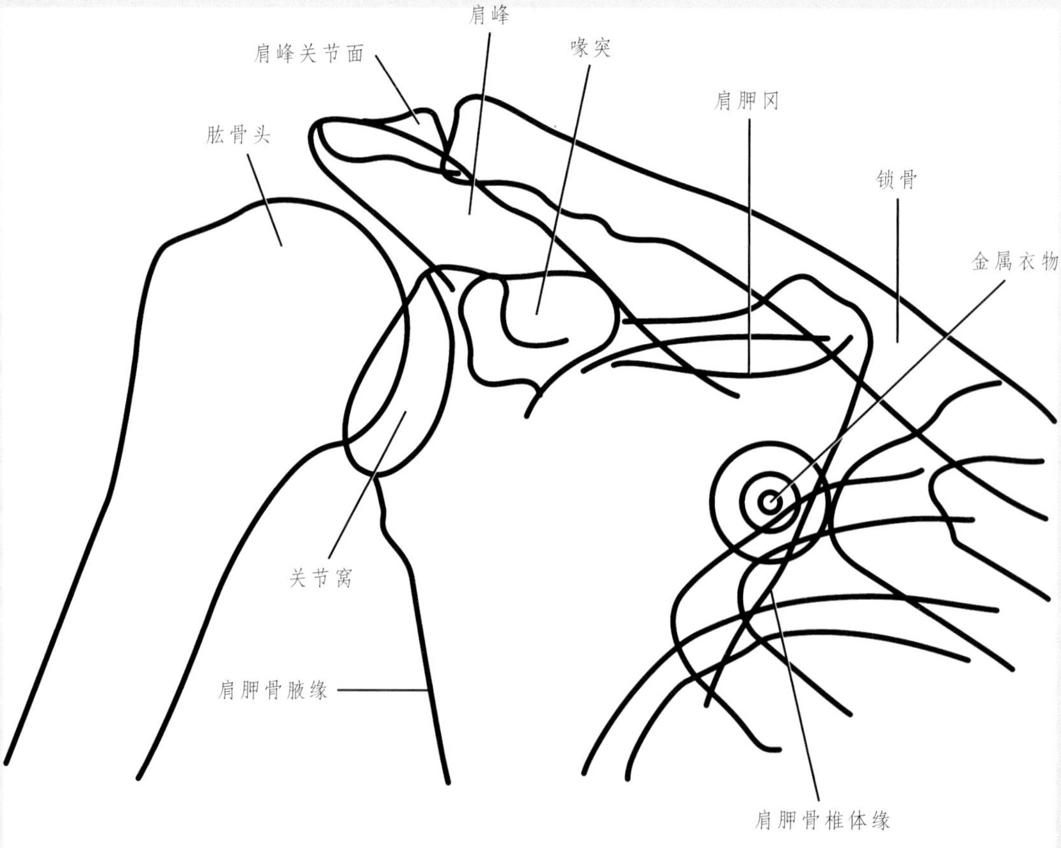

图 15-24 肩胛骨前后位示意图。

肩胛骨常规影像学评估

侧位

这种视图从侧面展示肩胛骨。肩胛骨不受肋骨遮挡,适合于评估肩胛骨体部。

影像学观察

重点观察:

1.患者的手臂横跨其胸部前方以使肩胛骨体部从肱骨干重叠中解脱出来，或者患者的手臂可位于其背后以使肩峰和喙突避免与肱骨头叠合。

2.肩胛骨的轮廓清晰可见。从该视图很容易观察到肩胛骨的骨折。

基本投照体位

- 前后位
- 侧位

X 线摄影摆位

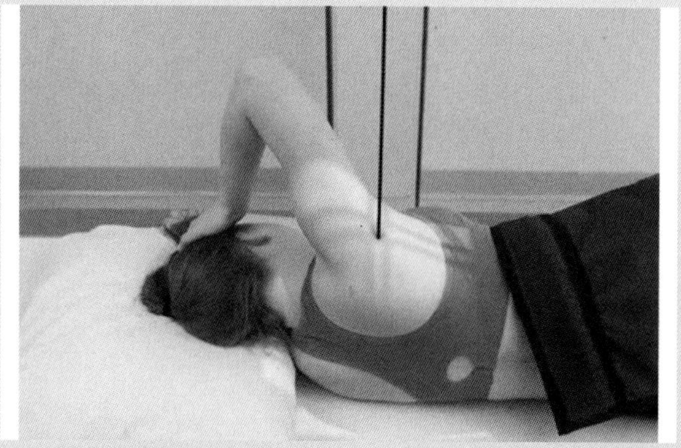

图 15-25 肩胛骨侧位患者体位。

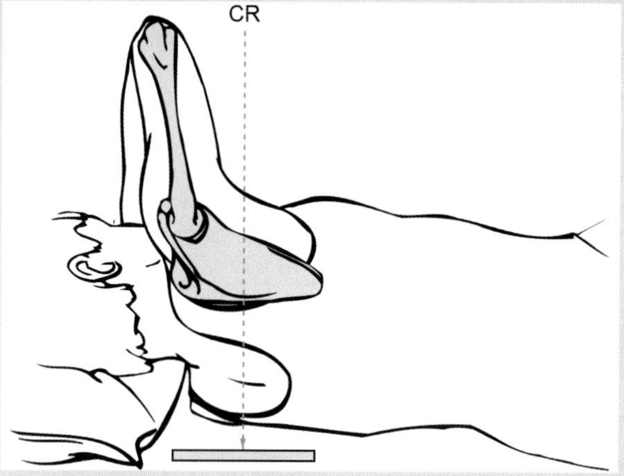

图 15-26 中心射线垂直于肩胛骨的中间边缘。

你能看到什么?

观察 X 线图像(图 15-27)并尝试识别影像解剖学。使用解剖标志和灰度对比来确定解剖结构的轮廓。将结果与示意图(图 15-28)进行比较。你能确定以下结构吗?

- 近端肱骨遮挡在肩胛骨后面
- 肩胛骨体部
- 肩峰
- 喙突
- 关节窝

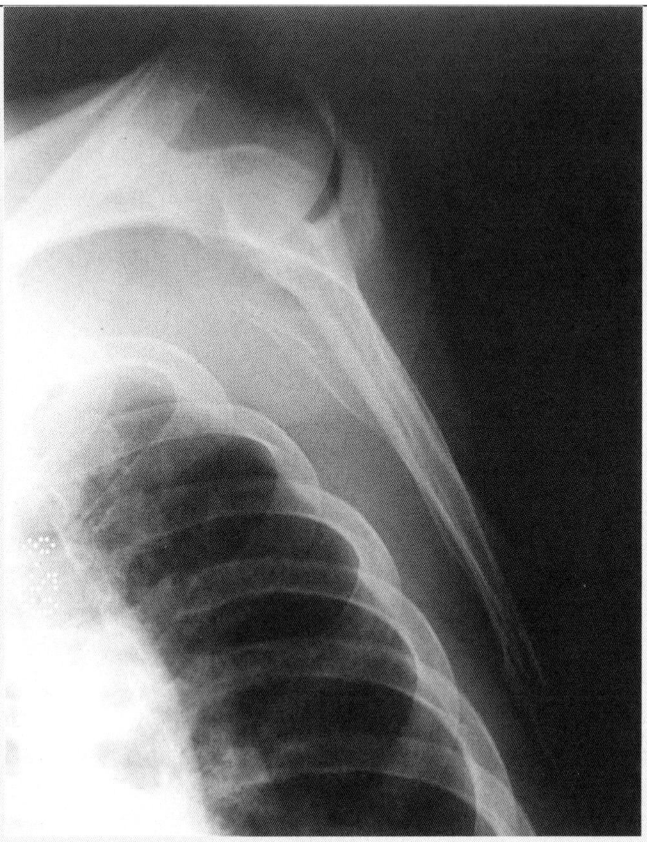

图 15-27　肩胛骨侧位 X 线图像。

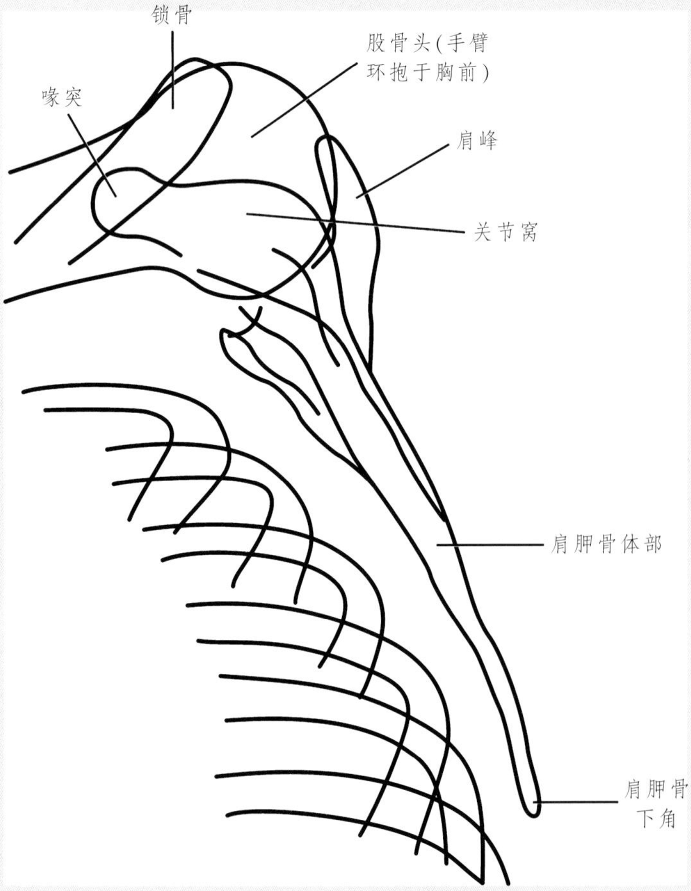

图 15-28　肩胛骨侧位解剖示意图。

肩胛骨常规影像学评估

常规影像学评估，附加视图

- 盂肱关节的经腋窝视图
- 肩胛骨"Y"状侧视图

肩关节可以通过许多特殊的投影角度进行评估，展示特定的解剖学结构或异常情况，有文献报道，特殊投影是用于从斜向、切向和轴向方位观察关节窝、盂肱关节、结节间沟、肩峰下关节间隙、肩袖肌肉，以及锁骨、肩胛骨和肩锁关节的。用于评估肩部损伤的两个常见附加检查是盂肱关节的经腋窝视图和肩胛骨"Y"状侧视图。

盂肱关节的经腋窝视图

重点关注盂肱关节的经腋窝视图（图 15-29 至图 15-31）。拍摄时的不同之处是射线照射方位与患者俯卧。中央射线沿着由下向上的方向穿过肩关节。腋窝视图有助于确定盂肱关节脱位时肱骨头盂窝的确切关节。关节窝和喙突的边缘也可以很好地展现出来。

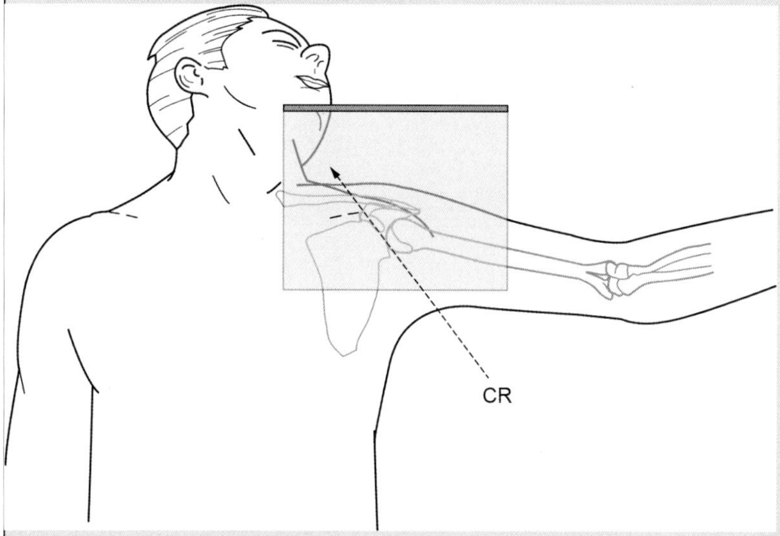

图 15-29　盂肱关节的经腋窝视图。中央射线通过腋窝射向肩锁关节。

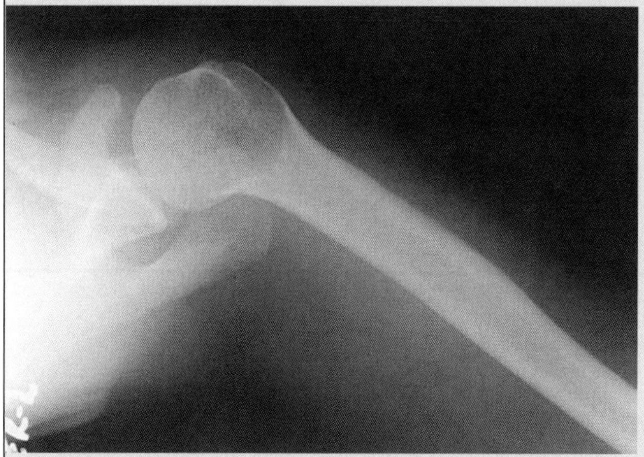

图 15-30　盂肱关节的经腋窝 X 线图像。

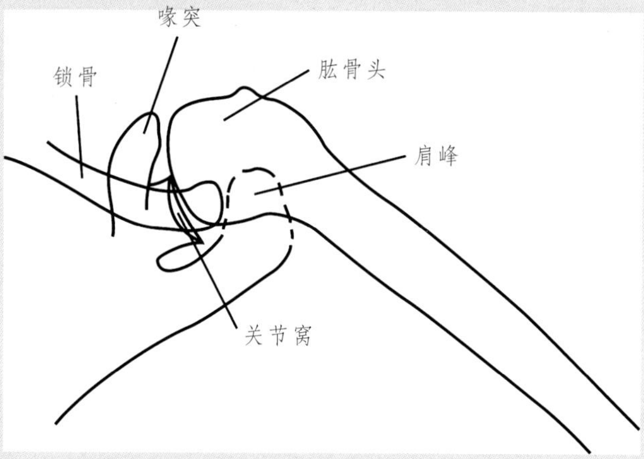

图 15-31　盂肱关节的经腋窝解剖示意图。

前斜位：肩胛骨“Y”状侧视图

这种视图常用于评估受创伤的肩部，也被称为“Y”状侧视图。患者的上肢在患侧保持中立位，不必为了定位而进行任何移动(图 15–32 至图 15–34)。

从该角度来看，这种投射角度得名于肩胛骨的形状。肩峰和喙突形成 Y 的上部，肩胛骨形成 Y 的垂直部分。该投影最常用于评估肱骨和肩胛骨近端的骨折或脱位。

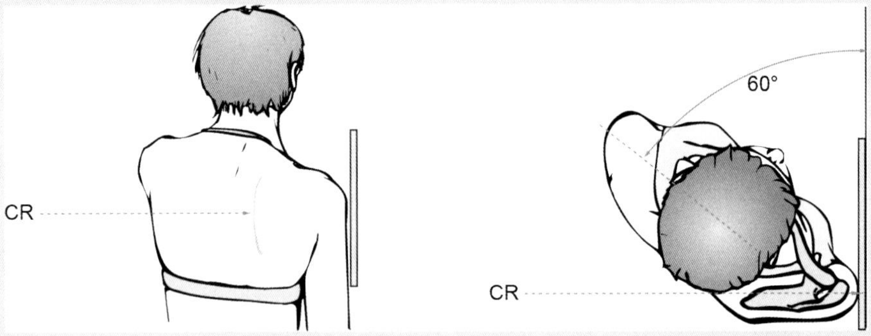

图 15–32　肩胛骨“Y”状侧视图，患者处于 60°前斜位，中心射线通过盂肱关节，垂直于图像。

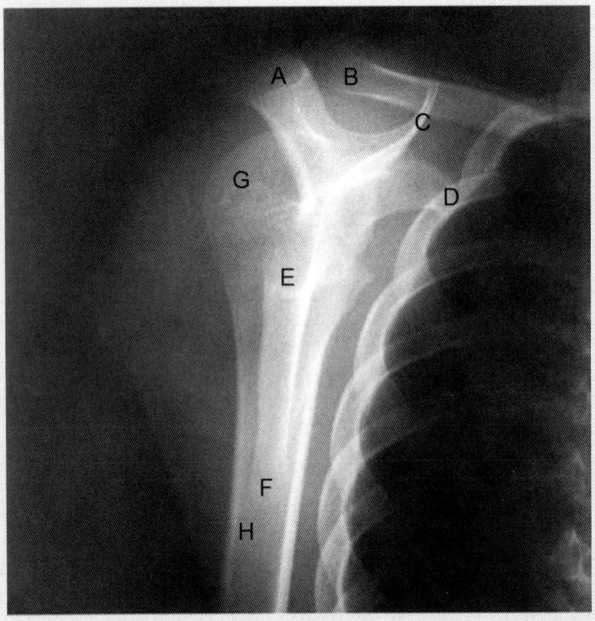

图 15–33　肩胛骨“Y”状视图的 X 线图像。肩部的斜视图显示了肱骨头与关节窝的关系，也显示了肩胛骨突出肋骨的部分。A，肩峰；B，锁骨远端；C，肩胛骨上缘；D，喙突；E，肩胛骨体部；F，肩胛骨下角；G，肱骨头；H，肱骨干。

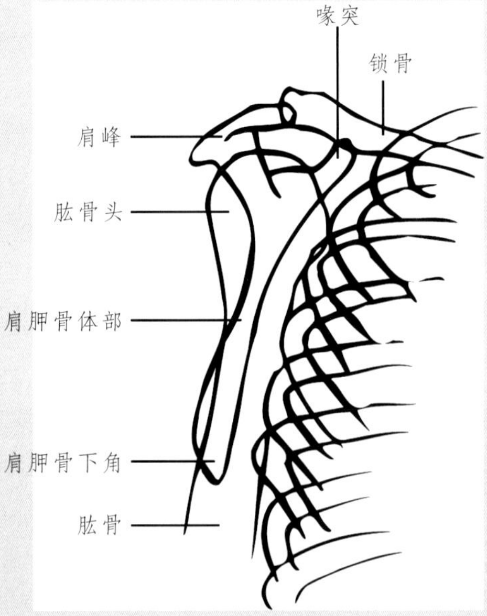

图 15–34　肩胛骨“Y”状视图的解剖示意图。

先进成像技术评估[19–23]

肩部 MRI 检查在临床上较常见。因 MRI 对关节处的软组织损伤最敏感。但 MRI 检查应有可靠的原因才能进行,因其结果会影响治疗决策。

注意,X 线图像依然是大多数疑似肩关节骨、软组织异常的首诊影像学检查,通常可以①诊断问题并开始治疗,或②排除异常并直接进一步成像。例如,MRI 用来检查软组织损伤,CT 常用来发现复杂的骨折以辅助手术决策。此外,诊断性超声适用于浅表软组织结构的检查,包括肩袖肌肉、肌腱、肱二头肌长头及法氏囊。尽管超声诊断在评估这些结构方面的作用甚至可能超过了 MRI,但超声检查依赖于操作者熟练的检查技巧,所以尚未广泛应用。同样,任何先进的影像学检查结果如果没有结合放射照片、临床病史和体格检查,都可能会被误读。

解读肩关节解剖学导论

CT 和 MR 成像平面有:①轴位;②斜矢状位;③斜冠状位。后两种沿着标准轴线的解剖结构以一定角度成像,特别是在冈上肌和肌腱。从平行或垂直于组织结构的自然走行方向来观察更易诊断。平行的肌肉和肌腱视图有助于评估其连续性和撕裂。垂直视图允许在横截面上观察肌肉或肌腱,并揭示与病变相关的结构周长变化。

肩关节的CT实践指南

CT 检查只能用于确切的医疗目的,而且要以尽可能小的辐射暴露提供足够的诊断信息。

适应证

CT 的主要适应证包括但不限于:

- 严重的创伤
- 评估骨折的对齐和移位
- 确定盂肱关节的脱位
- 如果 MRI 不可用或禁忌,则评估唇或肩袖损伤。
- 如果 MR 关节造影有禁忌证,则使用关节内对比剂进行 CT 造影。

基本CT方案

肩关节 CT 检查的范围从肩锁关节的顶端延伸至肱骨近端骨干,从肩胛体向三角肌延伸。轴向扫描平面垂直于肱骨干,在定位图像上可看到扫描平面和参考切面。目前,大多数 CT 可以在轴向平面上获得很薄(<1mm)的轴位图像。轴位图像数据随后被重建为较厚(2mm、3mm 或 4mm)的轴位图像以改善质量,并减少阅读次数。

斜矢状和斜冠状图像也从轴向数据重建以完成检查。斜矢状位平行于骨关节窝,斜冠状位平行于冈上肌。

为了评估复杂的断裂特征,可能需要 3D 图像。记住,3D 图像中的二维信息价值有限, 但 3D 数字化旋转模型对于外科医生制订手术计划具有重要意义。

“窗口”是指在图像中显示的放射密度的范围。评估时常用骨窗和软组织窗。

肩部CT图像解读

通常情况下,放射科医生首先查看轴位图像,然后是矢状位和冠状位。这种做法源于 CT 成像刚问世时的技术限制,当时只有轴位成像技术可用。图像在所有 3 个平面上通过显示器由鼠标/键盘按顺序“滚动”。每个层面的异常情况评估可总结为“ABCS”:

- 解剖对线(Alignment of anatomy):骨骼或关节的位置异常提示骨折、脱位或骨质破坏。在轴位,注意肱骨头与关节窝的位置关系。在矢状位,评估肩峰的形态。扁平或略凹形的肩峰为典型,肩峰下凸与撞击综合征和肩袖撕裂的发生率增加有关。在斜矢状位评估肩峰的倾斜度,肩峰的侧面通常是水平的。向下倾斜的肩峰增加了冲击下方冈上肌腱的风险。
- 骨密度(Bone density):与 X 线图像相似,皮质骨在肱骨、肩胛骨和锁骨上都是最密集的。松质骨密度较低,如髓腔所见。评估任何表示疾病或感染的骨质破坏。事实上,由于撞击或肩袖撕裂引起的机械性改变,可能在肱骨头部发生退行性骨囊肿、皮质肥大和硬化,这些改变可能发生在 MRI 观察到的肌腱损伤之前。
- 软骨和关节间隙(Cartilage/joint spaces):评估盂肱关节间隙在轴位和矢状位上的平滑软骨表面。评估肩锁关节表面的不规则性。评估肩峰下关节间隙的空间,并寻找从骨折处迁移到关节间隙的游离碎片。
- 软组织(Soft tissues):评估肩袖肌腱与骨的附着点。临床上,创伤和肩袖撕裂会造成皮下损伤,注意肩关节周围软组织肿胀。在肩袖撕裂或撞击综合征存在的情况下,肩峰/三角肌下囊会变得松弛和感到疼痛。

肩关节CT扫描

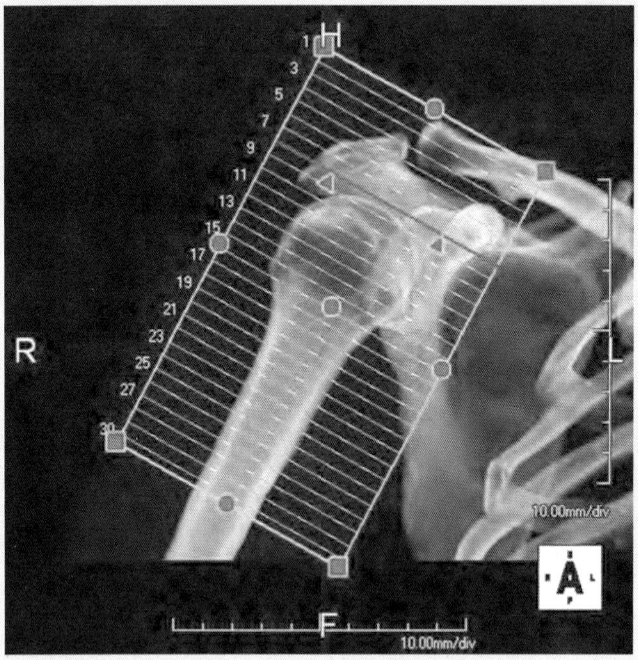

图 15-35 预扫描建立参考线。

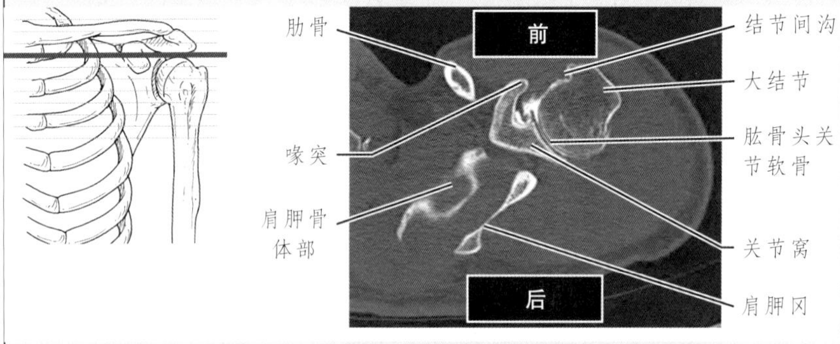

图 15-36 轴位图像。

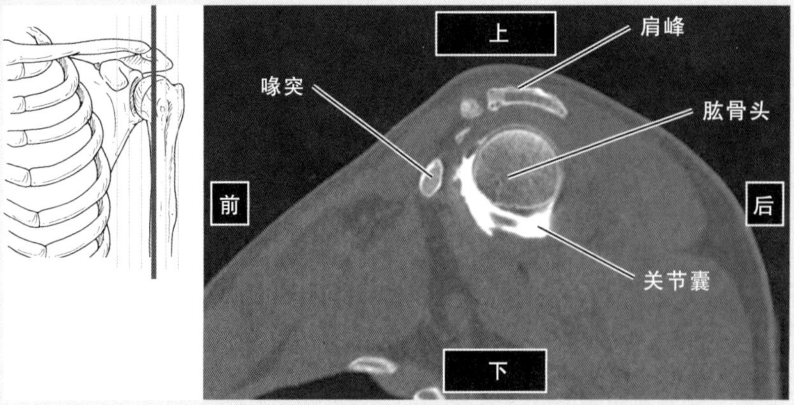

图 15-37 斜矢状位 CT 图像。

参数

- 扫描平面垂直于肱骨干的长轴(图 15-35)。
- 扫描野从肩锁关节至肱骨近端骨干,从肩胛骨至三角肌。
- 层厚<1mm,重建层厚 2~3mm。

观察内容

在每个扫描层面上:从“ABCS”四个方面观察异常情况:

- 解剖对线(Alignment):关节是否在正确的位置?观察肩峰的斜度和形态。
- 骨密度(Bone density):皮质骨是否明确显示?骨小梁形态是否正常?是否存在骨性囊肿、骨皮质肥大或硬化?
- 软骨(Cartilage):评估盂肱关节和肩锁关节间隙。软骨或软骨下骨是否有缺陷?关节间隙中是否有游离的骨碎片?
- 软组织(Soft tissues):肩峰下/三角肌下囊是否有积液?关节造影时对比剂是否如通常那样填充到腋窝和肩胛下凹陷?

轴位(图15-36)

同时观察:

- 盂肱关节
- 肱骨头关节软骨完整性
- 有无由于撕脱骨折导致的大结节骨质不规则
- 如果发生撕裂,在没有正常的肩袖张力的情况下,大结节处是否存在骨质吸收现象
- 关节窝边缘是否存在班卡特骨折/病变
- 在后外侧头部有无 Hill-Sach 压缩骨折

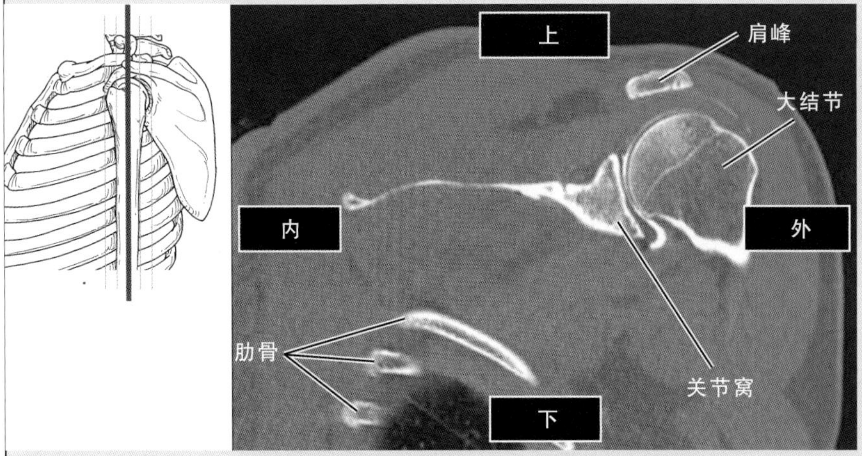

图 15-38　冠状位 CT 图像。

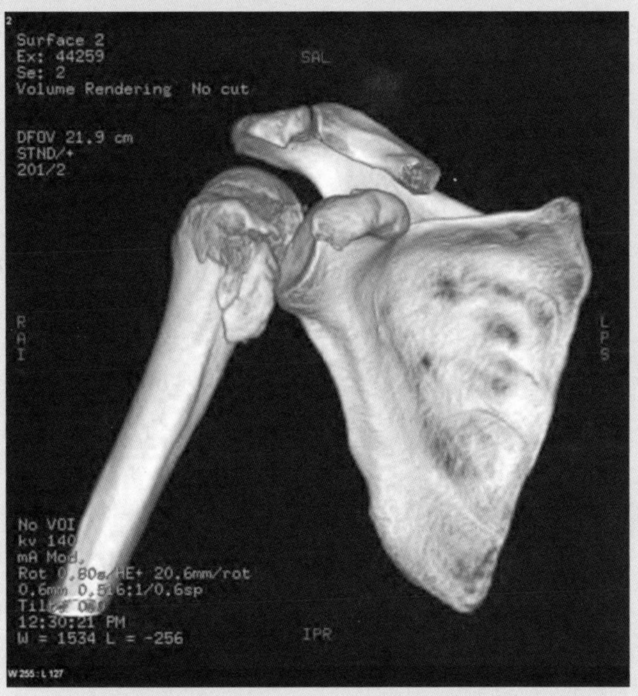

图 15-39　三维 CT 重组图像，显示肱骨头粉碎性骨折和后脱位。

矢状位（图15-37）

同时观察：

- 肩锁关节退变、骨赘、肥大
- 肩峰下间隙成为可内容软组织的空间
- 皮质下的结构、肩峰的形状和倾斜角

冠状面（图15-38）

同时观察：

- 盂唇（上和下）
- 盂肱关节面
- 盂肱关节边缘
- 大结节
- 肩峰下关节间隙
- 肩峰的组态

3D重建（图15-39）

- 3D 重建常用于精确诊断复杂的骨折并帮助进行手术规划。
- 记住，二维图像提供的信息有限。3D 模型可旋转 360°。
- 这些旋转可以以每 10°静止图像的形式成像，共 36 幅图像。
- 另外，还可以创建不同形式的图像：通常一幅图像可以显示骨骼，另一幅则是去骨的。

图 15-39 示关节窝与肱骨头粉碎性骨折，并且存在较罕见的肱骨头后脱位。

肩关节的MRI实践指南

ACR 和骨骼放射学协会(SSR)共同发布了一个实践指南,以协助从业人员在管理患者时采取合理的决策。

适应证

肩关节 MRI 的适应证包括但不限于以下可疑病症的诊断、排除和分级:

- 肩袖肌腱异常:全长或部分的撕裂(或术后复发)、肌腱病变、肌腱炎和肩袖撕裂。
- 肱二头肌长头病变:全长或部分撕裂、术后复发撕裂、肌腱病、肌腱炎、半脱位和脱位。
- 影响冈上肌的因素:肩峰形态、肩峰下骨质增生、肩锁关节疾病、喙肩胛韧带完整性破坏、肩峰滑囊炎。
- 盂唇病变:囊肿、变性和撕裂,包括上盂唇前后(SLAP)病变,斑卡特病变及其变式,以及术后复发性撕裂。
- 影响肩胛带的肌肉疾病:萎缩、肥大、去神经化以及损伤。
- 骨软骨和软骨异常:软骨骨折、骨软骨炎剥离、关节软骨退变、裂隙、骨折和分离。
- 关节内结构。
- 滑膜病变:滑膜炎、滑囊炎、化生和肿瘤形成。
- 骨髓异常:骨坏死、骨髓水肿综合征、应力性骨折。
- 肿瘤,肿块,骨、关节或软骨囊肿。
- 骨骼、关节或软组织的感染。
- 先天性发育因素,包括发育异常和正常变异。
- 血管:内膜异常、动脉瘤、狭窄和闭塞。
- 神经系统疾病:压迫、肿块和周围神经炎。

另外,肩部的 MRI 可以进一步对某些临床诊断和(或)其他成像结果进行分期,包括但不限于:

- 关节炎:炎症性、传染性、神经性、遗传性、创伤性。
- 肩周炎和粘连性关节炎。
- 原发性和继发性骨和软组织肿瘤。
- 骨折和脱臼。

最后,肩部 MRI 可能有助于评估特定的临床情况,包括但不限于:

- 长时间、难治性或不明原因的肩部疼痛。
- 急性肩部创伤。
- 撞击综合征:肩峰下、肩峰上、肩峰内侧。
- 盂唇不稳定:慢性、复发性、亚急性、急性脱位和半脱位。
- 投掷类运动员的肩膀症状。
- 机械性肩部症状。
- 运动范围有限或症状明显。
- 肿胀、肿大、肿块或萎缩。
- 诊断性或治疗性关节镜检查。
- 肩部手术后复发、残留或新发症状的患者。

禁忌证

可能的禁忌证包括但不限于:心脏起搏器、铁磁性颅内动脉瘤血管夹、某些神经刺激器、某些人工耳蜗、某些其他铁磁性异物或电子装置、大面积文身。

基本MRI方案

肩关节 MRI 的扫描方案可能多变,也许是因为肩关节 MRI 的检查频率很高,所以有更多的机会寻找最有效的方案。方案的有效性不仅体现在时间和成本方面,还力求所选的序列能囊括更多的组织以进行诊断。如果能与随后的关节镜或外科检查结果相关联,则诊断是准确的。随着越来越多的患者接受治疗,新技术产生更多更新的序列,并随着研究的进展和更多相关报道,基本的 MRI 扫描方案也在不断发展。肩关节成像与膝关节有相似之处,所有的方案都是解剖学和液体敏感序列的组合,并且有 3 个成像平面。记住,任何关节肌肉骨骼 MRI 的基本原则都要着重作用于两方面:

- 观察解剖结构
    - 通常用于观察解剖的序列是 T1W、GRE(梯度回波)和质子密度(PD)。
- 检测异常液体
    - 常用的液体敏感序列是反转恢复(IR)和 T2 脂肪饱和序列。
    - 液体敏感性序列是压脂序列的变种。来自脂肪的明亮信号可能会遮蔽感兴趣的组织,甚至造成假象。因此,需要不同的脂肪抑制技术来区分来自脂肪的明亮信号和来自水的信号。
    - 异常的液体或水肿是病理组织存在的标志。

但应记住，慢性损伤可能不会有水肿，对于慢性病变过程的检测可能完全取决于解剖学上的异常。

○记住，有些情况下，肌腱和韧带的魔角效应(当组织与磁场成 55°角时)可能会导致错误的高信号。对于这种已知的现象，解决方法通常是在扫描参数中给予足够长的 TE 值以消除魔角效应(例如 T2 加权的脂肪饱和序列)。

在以下的扫描设置中，将显示解剖的序列与对流体敏感的序列进行配对，图像以下面表格内的方式呈现。阅读图像的方法是逐个匹配这些配对的序列，识别解剖结构，然后寻找异常高的(明亮的)信号：

正交平面	解剖序列	流体敏感序列
轴位	T1	T2 与反转恢复(IR)
矢状	T1	T2 脂肪饱和度(FS)
冠状	T1	T2 脂肪饱和度(FS)

MR关节造影

MR 关节造影将关节造影与 MR 成像相结合，通常用于如盂唇、盂肱韧带、肱二头肌腱等结构病变的检查。远端冈上肌腱的部分关节面撕裂也可以显示的特别明显，患者上肢的 ABER(外旋外展)位置是观察下盂肱韧带的最佳位置，因为它连接到盂唇，这可以更好地发现班卡特损伤。班卡特损伤是由于肱骨下前韧带松弛导致关节前脱位并发生盂唇撕脱。

肩关节MRI图像分析

回顾上述 MRI 指征。“ABCDS”五步法可以帮助我们对 MRI 诊断涉及的多个方面进行分类：

● 解剖对线(Alignment of anatomy)。X 线图像提供了骨骼信息，但 MRI 可以发现 X 线图像遗漏的隐匿性骨折。在肌腱附着部位寻找骨质破坏；寻找在脱位或创伤期间可能发生的相关骨损伤。

● 骨信号(Bone signal)。评估“骨挫伤”或骨髓水肿、应力性骨折、骨软骨损伤，或诊断影像上模糊的骨折。

● 软骨(Cartilage)。评估盂肱关节面的关节软骨异常。评估盂唇的撕裂，撕裂可能是部分或完全的。关节旁囊肿伴有盂唇撕裂，常见于盂唇旁后凸。

● 水肿(eDema)。是 MRI 图像上的“损伤足迹”。寻找所有骨骼组织和软组织中炎症所致的水肿，并确认其是液体敏感序列上的水肿。肩胛骨上的炎症综合征是喙突下组织的机械撞击，会引起从水肿甚至全层腱撕裂。

● 软组织和滑膜组织(Soft tissue and synovial tissue)。

○斜冠状位图像与冈上肌的中央腱平行，适合于评估肩袖肌肉的连续性，是否因撕裂而中断？撕裂部位的炎症导致信号增加，使肌腱和肌肉中的撕裂得以明显显示。

○评估在结节间沟中的肱二头肌腱长头。如果肱二头肌肌腱撕裂或脱位，则轴位视图上的结节间沟是空虚的。

○评估盂肱韧带。在肩关节，提供关节稳定性的有 3 个韧带，但与关节不稳定相关的病变通常不仅涉及韧带，还涉及关节囊和盂唇，MR 关节造影适合以上病变的评估。

○评估通常少有或没有可见液体的肩峰下/法氏囊。在存在肩袖撕裂或者外力冲击的情况下，法氏囊内常可见到液体。

○滑膜囊肿可能是类风湿关节炎、肩袖撕裂或神经性关节病的结果。囊肿可能与关节相通，体积较大。MRI 可以确诊病变为囊性，并将其与其他肿块区分开来。

MRI 检查病例，见图 15-40 至图 15-46。

肩关节MRI

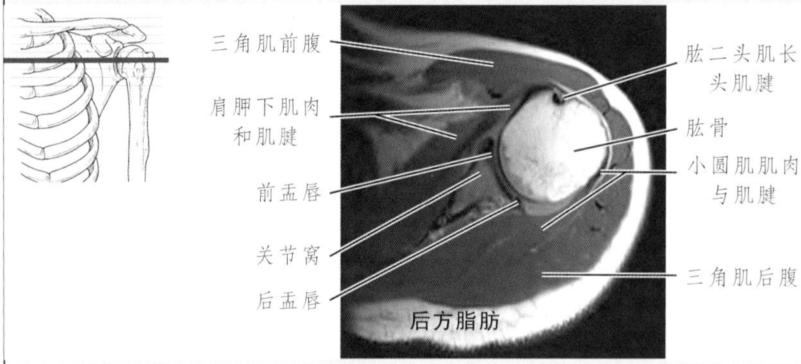

图 15-40 轴位质子密度加权序列。

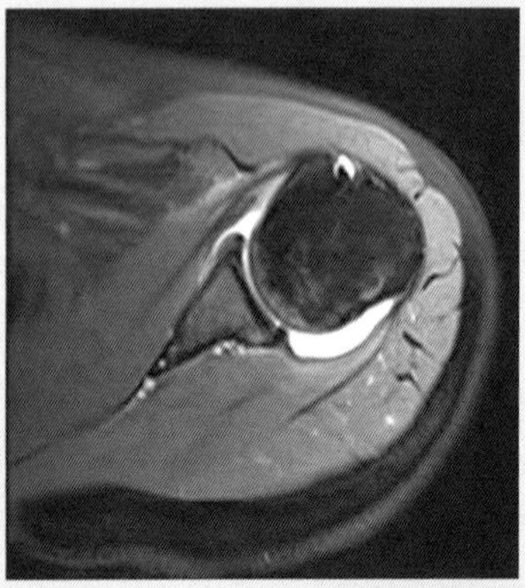

图 15-41 轴位 T2W 脂肪饱和度序列。

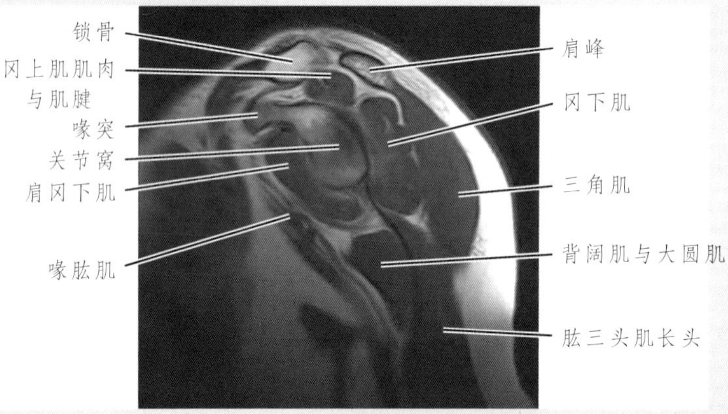

图 15-42 矢状位质子密度加权序列。

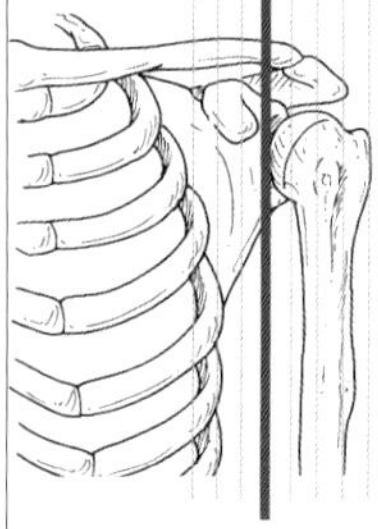

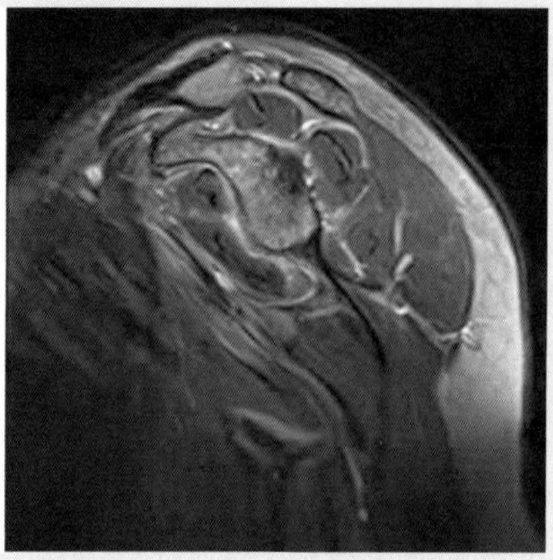

图 15-43 矢状位反转恢复序列。

参数

- 轴位扫描平面垂直于肱骨长轴并从肩峰扫描至肱骨干。斜矢状平面平行于腋窝，斜冠状平行于冈上肌。

肩关节扫描序列

	解剖定义	液体定义
轴位	质子密度	T2 压脂
矢状位	T1W	反转恢复
冠状位	质子密度	反转恢复

观察内容

轴位(图15-40和图15-41)

适合观察的解剖结构：

- 肱二头肌肌腱，在轴位中可看到长头
- 可见肩胛下肌和肌腱
- 纵向看到的小圆肌和肌腱
- 盂唇的前部和后部
- 盂肱关节
- 盂肱韧带

矢状位(图15-42和图15-43)

适合观察的解剖结构：

- 冈上肌和肌腱，横断面
- 冈下肌和肌腱，横断面
- 肩峰
- 喙肩韧带
- 喙肩弓
- 盂肱韧带

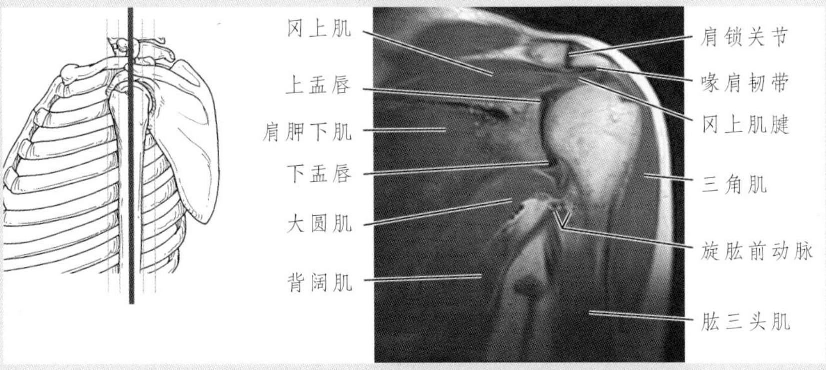

图 15-44　斜冠状位，质子密度加权序列。

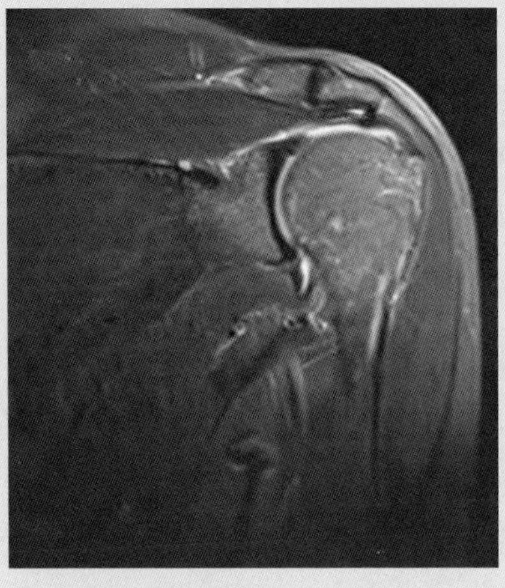

图 15-45　斜冠状位，反转恢复序列。

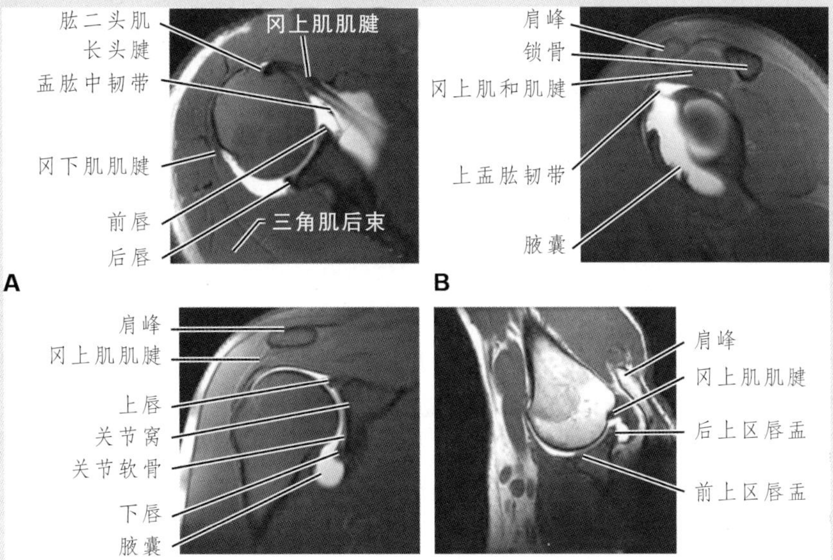

图 15-46　MR 成像，4 个成像平面。(A)轴位。(B)斜矢状位。(C)斜冠状位。(D)外展-外旋位(ABER 位)。

斜冠状位(图15-44和图15-45)

适合观察的解剖结构：

- 冈上肌和肌腱，纵向可见
- 冈下肌和肌腱，纵向可见
- 盂肱关节
- 肩峰下/法氏囊
- 上下盂唇
- 肩锁关节

MR 关节造影(图15-46 A~D)

- MR 与关节造影的结合。
- 在 3 个成像平面都进行评估，ABER 位最常用(图 15-46)。
- 通过注射稀释的钆来扩张关节囊，从而达到识别所有的关节内组织的目的。
- 实际中，最常使用关节造影来识别下盂唇或韧带撕裂。

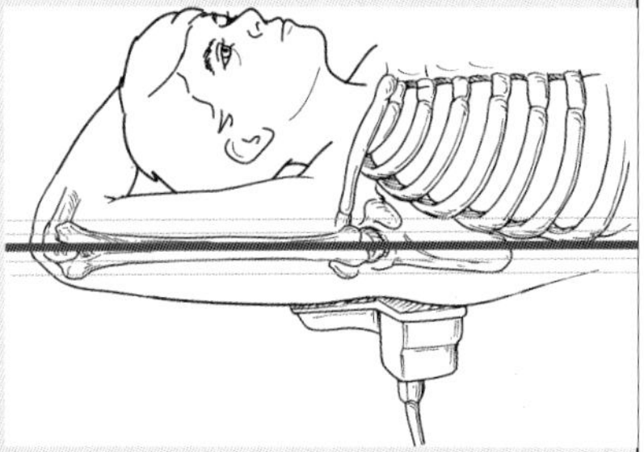

肩关节创伤[11,24-81]

肩关节创伤的影像诊断

肩关节比其他任何大关节的机械保护性和稳定性都低，使其易于发生各种骨折、关节脱位和软骨损伤。

ACR 标准推荐前后位、经腋窝或肩胛"Y"状的 X 线图像作为所有创伤病例的初诊检查，以排除骨折或脱位。如果 X 线图像正常，应进一步怀疑肩袖损伤、不稳定损伤以及盂唇撕裂，建议对急性和亚急性肩痛进行 MRI 检查。如果 MRI 不可用或存在禁忌，作为替代，建议使用 CT 关节造影术。诊断性超声也被推荐用于评估软组织病变，但需具备一定的超声知识。

肱骨近端骨折

肱骨近端骨折约占全部骨折的 5%。随着年龄的增长发病率有所增加，通常认为与骨质疏松症有关。

损伤机制

最常见的损伤机制是跌倒时伸手支撑。在患有骨质疏松症的老年女性中尤为常见。年纪较轻的成人更常因机动车事故而受到高能量创伤。这些损伤通常由于多发的骨折、脱位和软组织破坏而处理起来较为复杂。

分类

Neer 分型（1970 年提出）是在过去 10 年建立的几种新分类的基础（图 15-47）。外科手术工具和技术的改进以及三维 CT 成像的出现使得人们可以观察到更细致的骨折特征，高度详细的分类系统有助于提高病变评估的可靠性，从而改善影像科医师和外科医生之间的沟通，并提供更好的手术决策和更准确的患者预后。在这一点上，并没有哪种分类被广泛接受，所有分类都在接受时间和临床的考验。同时，影像学又独立地通过解剖学特征来定义肱骨近端骨折。肱骨近端骨折可能涉及：

- 肱骨头，从关节面到解剖颈
- 大结节
- 小结节
- 外科颈水平的肱骨体

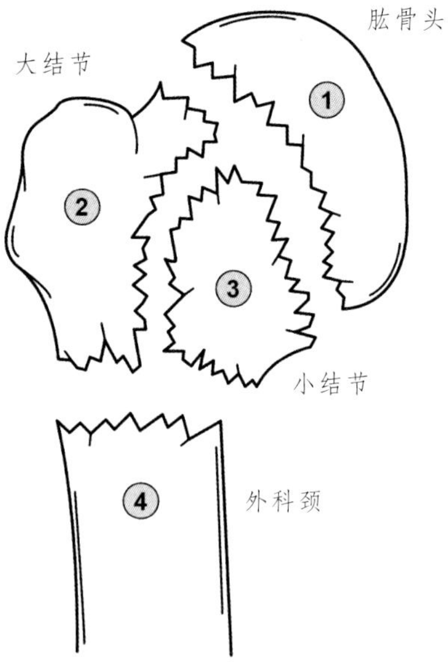

图 15-47 在 Neer 分类的肱骨近端骨折中，肱骨近端分为 4 个解剖节段。

之后，应确定骨折是否有移位。如果骨折碎片分离≥1cm、断端成角≥45°，骨折就存在移位。

不论有多少条骨折线，无移位骨折都属于单部分骨折，因为软组织结构将骨折碎片连接在一起。大多数肱骨近端骨折不移位。

移位骨折又可分为 2 部分、3 部分和 4 部分骨折，划分线对应于肱骨近端的大体解剖学分区。当 1 个碎片移位时，为 2 部分骨折；当 2 个碎片移位时，为 3 部分骨折；当 3 个碎片移位时，为 4 部分骨折。

大结节骨折

中老年人大结节的骨折通常是由于直接跌倒损伤肩膀。这些骨折往往没有移位，并可通过保守治疗在数个星期内痊愈。

大结节的撕脱骨折在年轻成人中更为常见，通常以间接损伤的形式发生，如胳膊以内收的姿势摔倒，这种骨折通常存在肩袖肌肉的强力收缩，限制手臂的活动。因此在临床检查中，这些骨折可能难以与肩袖撕裂区分。在治疗中，需要使用外展夹板或肩胛骨人字形石膏固定数周，以防止肩袖肌肉拉动骨折部位造成二次伤害（图 15-48）。

小结节骨折

小结节的骨折较为少见，通常是由肩胛下肌强力收缩引起的撕脱骨折。

肱骨头骨折

肱骨头骨折较罕见，发生时往往伴有脱位。在脱位

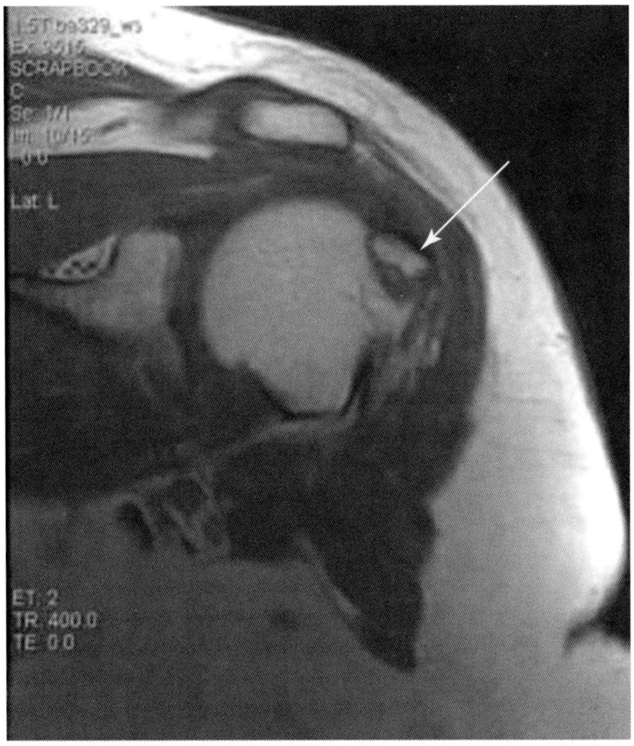

图 15-48　肩关节 MRI，矢状位 T1W 图像，显示肱骨大结节隐匿性骨折。该年轻女性在滑雪时受伤。最初拍摄 X 线图像显示正常。进一步行 MRI 排除肩袖损伤时发现骨折。临床检查中这种类型的损伤可能难以与肩袖撕裂区分。

期间，肱骨头的一部分可能会错位到盂唇上。

这种类型的骨折容易被认为是骨软骨骨折，因为碎骨片部分由关节软骨组成。

肱骨头关节软骨正下方的解剖颈骨折，也很少孤立发生，更常与其他骨折合并发生，通常需要手术治疗，并有术后缺血性坏死的风险。

外科颈骨折

常见的肱骨外科颈骨折（图 15-49），多是由外力直接打击造成，骨折线常为横向走行，但其中也有一些是粉碎性骨折。间接损伤（如，患者在跌倒时伸出手臂，从而使力传递到上臂）造成的骨折更倾向于产生螺旋形骨折线，并可能延伸至肱骨结节或解剖颈处。

在老年人中，肱骨外科颈部的骨折较常见，特别是骨质疏松的女性，因相对较轻的跌倒就可能引发骨折。保守治疗可以采取悬吊等固定，如骨折存在更严重的移位则须手术切开复位。由于肱骨周围存在大量肌肉，肱骨干处的骨膜较厚，这有助于加快该区域骨折的愈合。

病理性骨折

肱骨近端是病理性骨折的常见部位，通常出现在外科颈区域。病理性骨折是由于局部或广泛的病变进程导致骨骼异常发生。常见原因有原发性骨肿瘤、转移性病变或经放射治疗的良性或恶性疾病。肱骨近端也是广泛性骨质疏松症患者的常见骨折部位（见图 15-48）。骨质疏松使骨骼的内部结构变得脆弱，使得相对较小的创伤就可引发骨折。

影像学评估

肩部前后位和侧位片足以排除简单的肱骨近端骨折。复杂性骨折可能需要 CT 来评估骨折块的位置、关节受累情况和关节窝是否存在骨折等情况。

治疗

一般来说，移位较小的骨折适合非手术治疗（如悬吊）。如果骨折稳定恢复，可在伤后 7~10 天进行早期肩部康复治疗，指导患者进行钟摆练习。吊带固定的持续时间为 4~6 周。

由于肌肉收缩会使骨骼位移，故发生移位的骨折应减少其周围关节活动。存在移位和粉碎性的骨折通常需要手术固定。许多情况下老年患者可考虑人工关节（半髋关节置换术）治疗。

由于康复过程中需要固定以限制关节运动，所以关节粘连为常见的后遗症，康复期间需要积极的活动关节以确保正常的关节运动和肩胛肱骨节律（正常的上肢活动所必需的）。

并发症

肱骨近端骨折存在移位时，常见并发症为缺血性坏死。高达 1/3 的四肢骨折都有较高的缺血性坏死风险。

如果康复不恰当，关节不能恢复正常的运动功能，甚至发生粘连，那么可能需要行开放性的关节粘连溶解手术。

血管损伤较少见，约 5%发生于肱骨近端骨，腋动脉损伤最为常见，老年人由于常患有动脉粥样硬化，血管壁失去了弹性，故继发血管损伤的风险较高。

神经损伤中的臂丛神经损伤或腋神经损伤较少见，发生率均为 6%。

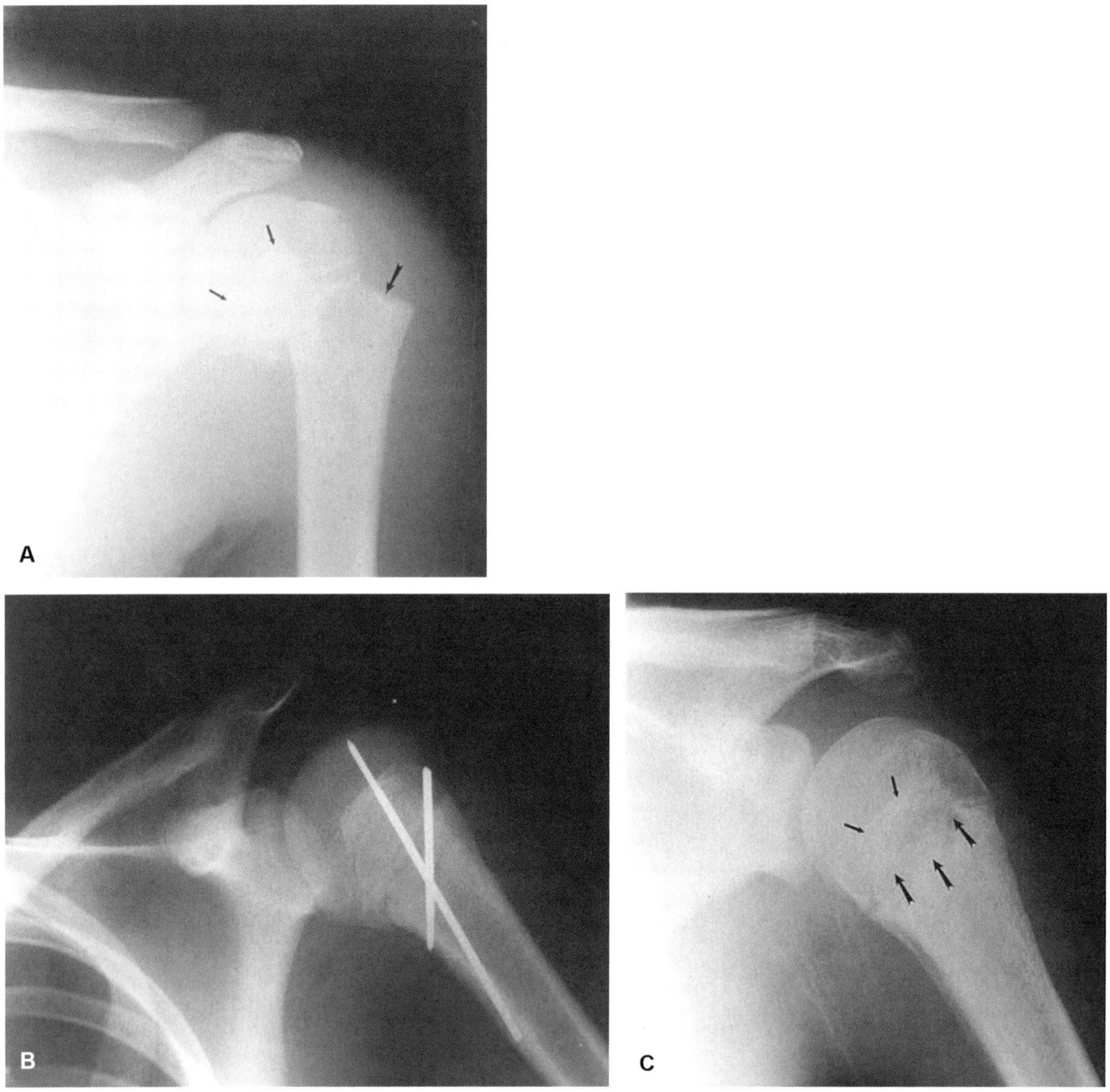

图 15-49 肱骨外科颈骨折。15 岁男孩，在车祸中受伤。(A)左肩的前后位视图显示了外科颈部骨折存在严重的移位。骨骼远端横向和向上方移位。骨折线是横向的(大箭头所示)。注意肱骨头的骺板(小箭头所示)，它与骨折的区别在于骨骺的光滑圆形边缘和高密度。(B)钢针固定后 1 个月的随访成像。注意骨折部位良好的对齐和定位，以及骨折线间隙两端的骨连接。(C)伤后四个半月。钢针在数周前已经被取出。3 个大箭头所指部位，几乎看不到骨折线，骨折部位骨质仍在重建。2 个小箭头指向骺板，在这段时间内其外观也发生了变化。

锁骨骨折

损伤机制

外力施加在伸出的手上或直接落在肩锁骨上导致骨折，这些骨折中约有 3/4 发生在<13 岁的儿童中，预后较好。在分娩期间的创伤也可能会造成新生儿的锁骨骨折。产科医生对新生儿的锁骨进行触诊是十分有必要的，特别是在分娩完成后。骨折常因发生了变形或通过运动而被发现。锁骨的应力性骨折与运动员的投掷动作有关。

分类

锁骨骨折的位置可以发生在骨骼的内 1/3、中 1/3 或外 1/3(图 15-50)。多数锁骨骨折(80%)发生在锁骨中 1/3(图 15-51)，外 1/3 次之。内 1/3 的骨折相对罕见，须与骺板损伤区分，特别是在胸骨骨化中心尚未融合而发生胸锁骨脱位损伤时。

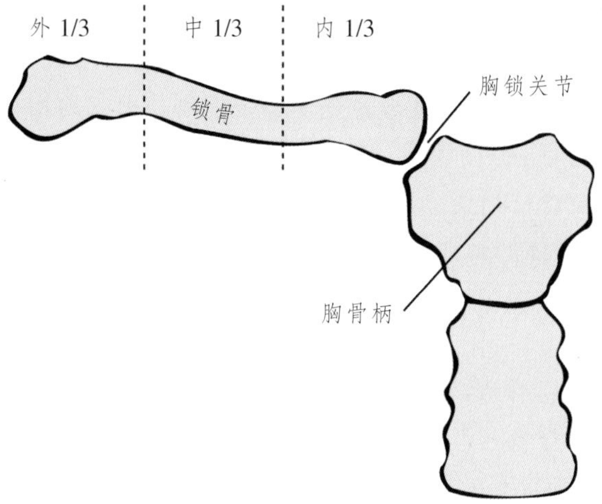

图 15-50　锁骨骨折的位置通过将锁骨分为 3 部分来确定。

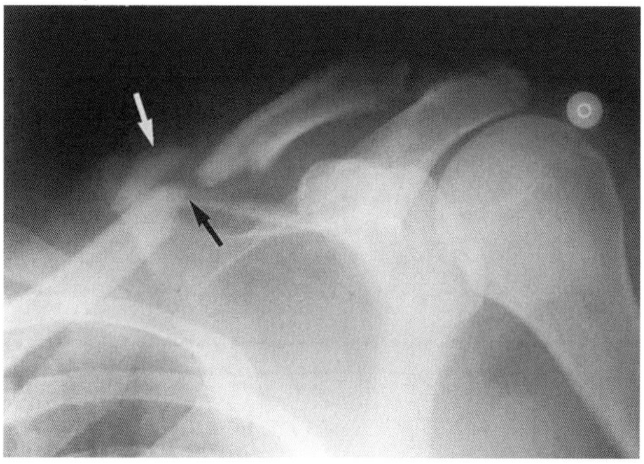

图 15-51　锁骨骨折。因为锁骨呈"S"形，所以从侧面的机械力对中 1/3 部分产生了剪切作用，从而导致锁骨骨折。该 24 岁的男子在一场足球赛中受伤。前后位视图显示骨折部位(黑色箭头所示)和其上方发生位移的大楔形碎片(白色箭头所示)。

影像学评估

前后位视图以及 45°斜位视图通常足以显示锁骨损伤。斜视图是前后位视图的补充，可以将锁骨显露在肋骨和肩胛骨上方，从而去除遮挡。

锁骨的外 1/3 的骨折可能是受到韧带损伤的影响，须评估肩锁关节的稳定性。而锁骨内 1/3 的骨折可能需要通过 CT 进行评估，以与骺板或胸锁骨的损伤进行鉴别。

治疗

肩胛带"8"字绷带可以成功治疗大多数儿童或成人的锁骨骨折。这种治疗方法是将肩关节活动限制在外展位，使屈曲或伸展的角度不大于 30°。悬吊带可以单独使用，也可以和 8 字形绷带结合使用。固定治疗需要持续 4~8 周，直到骨折部位没有骨擦音也没有压痛为止。

对新生儿进行治疗时，需要注意在穿衣、喂食和洗澡等过程中尽可能减少肢体的移动。将手肘以 90°角度固定在胸前也对治疗有帮助。当疼痛症状消失时，可让婴儿自然地活动手臂。

锁骨骨折中，开放性骨折、伴有神经血管损伤的骨折需要手术治疗，锁骨外 1/3 的骨折由于喙锁韧带的破裂而变得不稳定，也须手术治疗。某些情况下，若患者考虑到美观因素，如，担心愈合引起畸形，进行手术也是合理的。

并发症

锁骨中 1/3 骨折的并发症并不常见，通常是由于畸形愈合导致的骨骼缩短或外观形态不佳。不融合较罕见。晚期并发症包括肥厚性骨痂形成导致的臂丛神经压迫性神经病变。

肩胛骨骨折

损伤机制

肩胛骨骨折较为罕见，常由于外力直接打击或创伤造成(图 15-52)。因机动车事故而造成肩胛骨骨折的占>50%，这反映出造成肩胛骨骨折需要巨大的外力。另外，还有其他类型的骨折，如关节窝处的骨折与肩关节脱位有关，外力直接向下的打击可造成肩峰骨折。

分类

肩胛骨骨折的基本分类如下：

- Ⅰ型：肩胛骨骨折。
- Ⅱ型：骨突部位骨折，包括肩峰和喙突骨折。
- Ⅲ型：外侧角骨折，包括关节窝。

影像学评估

大多数肩胛骨骨折在前后位、经腋窝视图和肩胛"Y"状侧位视图上均可良好显示。盂肱关节骨折须行 CT 扫描，以评估关节的完整性。不应将肩峰骨折与骨骺不融合相混淆，后者在成年人中的发生率约为3%。

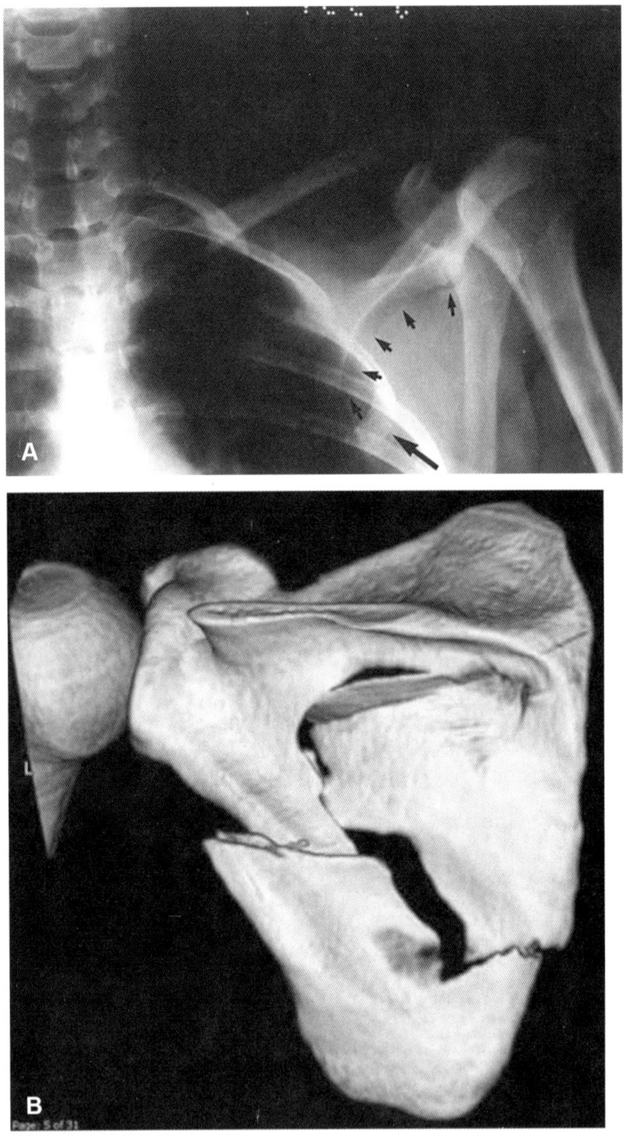

图 15-52 肩胛骨的骨折。(A)33 岁的女性,因躲避不及被帆船上的吊杆击中。肩胛骨的前后位视图显示了贯穿于肩胛骨(小箭头所示)的横向骨折线。注意肋骨的骨折(大箭头所示),是由于肩胛骨撞击在肋骨上引起的。(B)23 岁男性,冲浪时受伤。三维 CT 重建显示骨折呈严重的粉碎性和移位,须接受手术固定。(Courtesy of R. Ballinger MD.)

治疗

由于周围肌肉的保护,肩胛骨骨折通常移位较轻微。可以在没有固定的情况下经 4~6 周治愈。无移位的肩峰骨折需用悬吊带固定 2~3 周。关节窝的骨折如果没有移位,并且不破坏盂肱关节、关节窝以及肩胛骨外侧角的骨质结构,可以采取保守治疗。对于显著破坏关节面的骨折,通常须手术治疗。

并发症

严重的并发症通常是由高强度创伤引起的相关损伤,包括:肋骨骨折、气胸、肺挫伤、臂丛神经和血管撕脱伤、脊柱损伤。肩胛上神经损伤与喙突骨折及肩胛颈或肩胛体的其他骨折有关。

盂肱关节脱位

由于盂肱关节窝较浅、关节囊大而松弛,故缺乏稳定性,容易发生半脱位和脱位。肱骨头从其正常位置向关节窝外移位是关节脱位中的常见类型,可能伴有或不伴有关节骨折。关节脱位多发生在青壮年,老年人和儿童少见。

损伤机制

前脱位的机制通常是关节强力的外旋和外展,手臂外展,致使大结节与肩峰相互作用,将肱骨头从关节窝中压出,并解除了前韧带和前囊的约束(图 15-53)。后脱位通常是由于肩部受到外力直接打击造成。存在关节囊松弛时,轻微创伤即可引起复发性脱位。

分类

盂肱关节脱位的分类以肱骨头与关节窝的相对方位划分:前、后、上、下。多数为前脱位(>90%),肱骨头脱位到喙突下或关节窝前方, 后脱位是第二常见的盂肱关节脱位类型。下脱位和上脱位较罕见。

伴随的骨折

伴随的骨折包括肱骨头后外侧的压缩骨折,称为 Hill-Sachs 骨折。原因是肱骨头在脱位期间撞击关节窝时受到冲击(图 15-54)。

其他相关的骨折可发生在大结节、外科颈或关节窝边缘。盂肱关节前缘骨折,即班卡特骨折,也被称为盂唇骨折撕裂。如果损伤发生在纤维软骨膜内,无骨损伤,则称为班卡特病变(图 15-55)。

影像学评估

通常包括前后位平片、经腋窝位和肩胛"Y"状侧视图在内的一系列检查。经腋窝位和肩胛"Y"状侧视图能提供确定肱骨头与关节窝关系的重要信息。例如,在前后位视图上不容易观察后脱位,原因是盂窝后方的肱骨头可能被认为是正常的图像叠加。

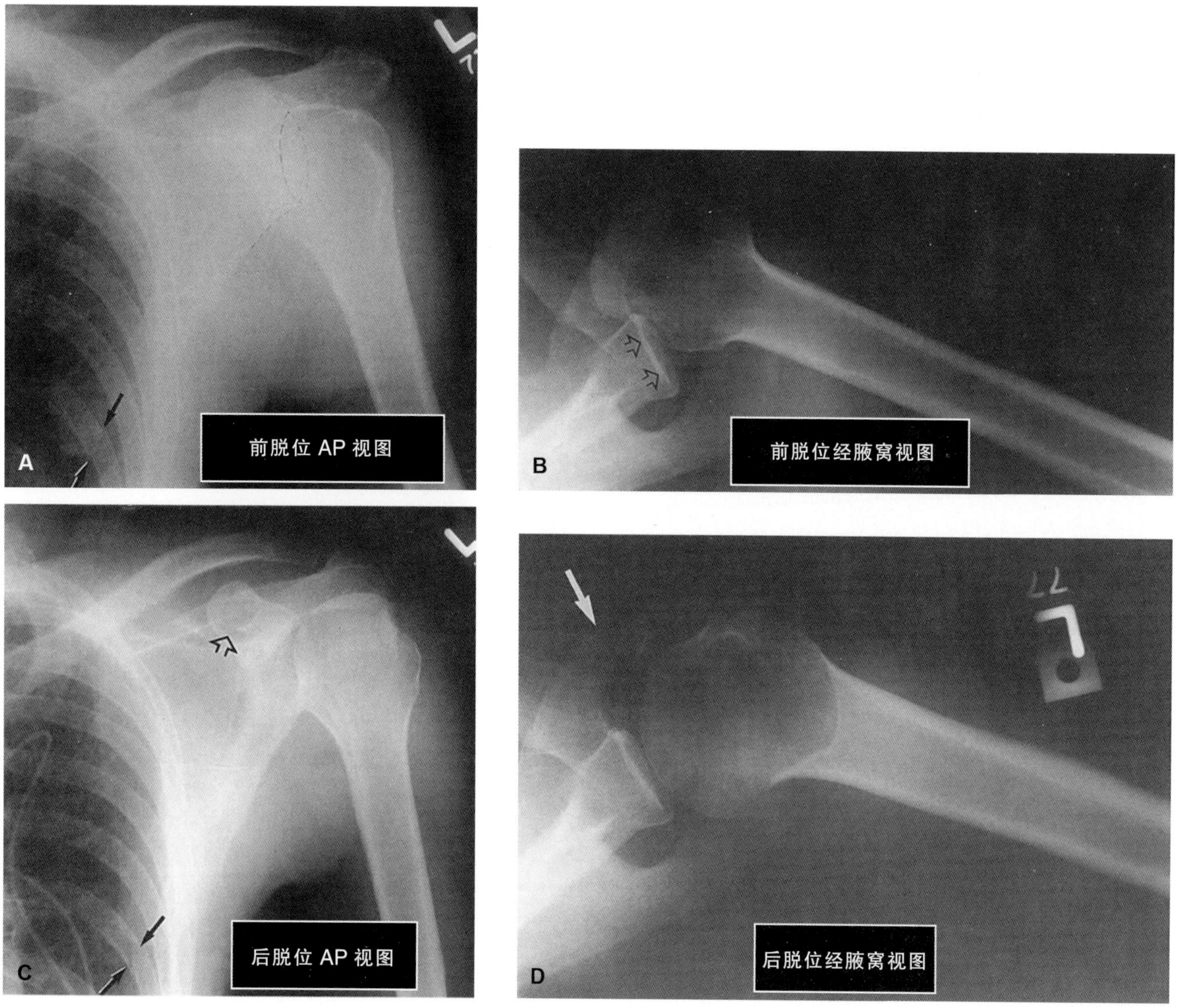

图 15-53　伴有关节骨折的盂肱关节前脱位。56 岁的男性，职业为消防员，因营救过程中房屋二楼的地板坍塌导致受伤。(A)肩部的前后位视图显示了肱骨头从关节窝(虚线)内脱位。注意肋骨骨折(箭头所示)。(B)盂肱关节的经腋窝视图清楚地显示肱骨头从关节窝向前移位(空心箭头所示)。(C)复位后肩部的前后位视图。注意，可见喙突骨折(空心箭头所示)。(D)复位后的经腋窝视图显示肱骨头与关节窝恢复了正常关系。从该视图上更清楚地显示了喙突骨折，确诊喙突(白色箭头所示)完全的横向骨折。

CT 可用于确定肱骨头骨折或关节窝骨折，以及关节游离体、前唇骨性撕脱。肩袖或盂唇的损伤建议使用 MRI 来评估。

治疗

脱位发生后的初步治疗通常是非手术的，包括复位和固定，这些处理可以给关节留出足够时间自愈。

康复的重点是逐步恢复和加强关节功能。在存在较大骨折碎片，或患者群体较特殊(如，年轻运动员)的情况下，可选择手术治疗。

并发症

复发性前半脱位或脱位、慢性关节不稳定是常见的并发症。在 20 岁左右的运动员中，复发性脱位的发生率高达 90%，30 岁时达 60%，40 岁时达 15%。大多数脱位的复发发生在初次脱位后的两年中。手术修复可达到建立关节稳定性和恢复关节功能的作用。

肩锁关节脱位

肩锁关节脱位也称为肩锁关节分离，是指关节韧

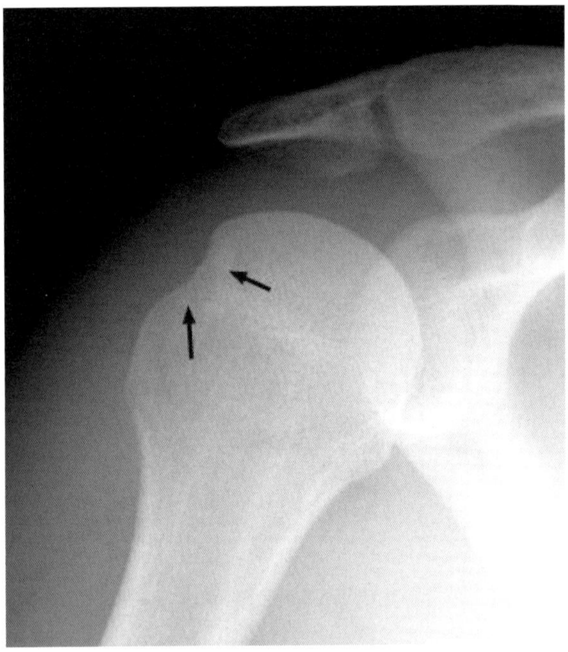

图 15-54 Hill-Sachs 畸形伴肱骨前脱位。关节窝边缘与肱骨头表面作用，造成其压缩变形，也被称为“斧砍畸形”(箭头所示)。

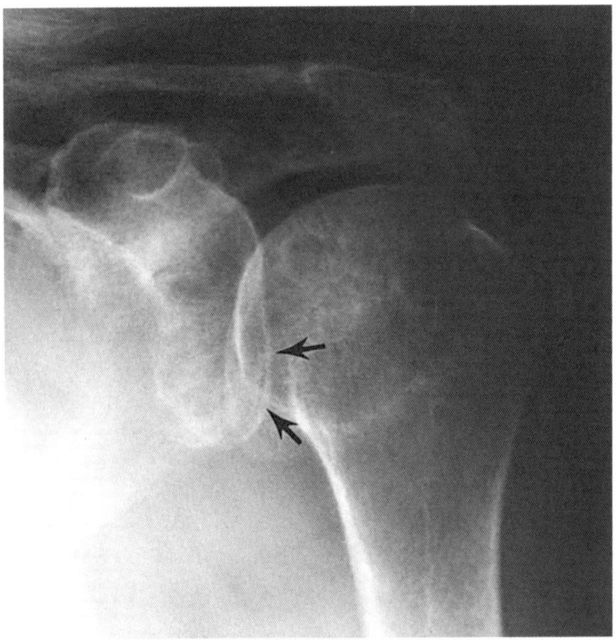

图 15-55 关节窝边缘的班卡特骨折。69 岁的女性，10 年前的创伤性盂肱关节前脱位，致使其有盂肱关节不稳的慢性病史。肩关节的前后位视图，显示一条平行于关节窝边缘的形状影(箭头所示)，提示关节窝前缘的骨折。关节的骨性关节炎包括骨质硬化、下关节表面刺痛、肱骨头上移以及关节间隙变窄，原因可能是关节慢性不稳定引起继发性的骨关节炎改变。

带不同程度的扭伤或破裂。这种损伤可能是单发的，也可能伴有锁骨、肩峰或喙突骨折(图 15-56)。

损伤机制

损伤机制通常是由于一个向下的外力施加到了肩峰，可能破坏关节的多种因素包括：手臂上的牵引力、跌倒时伸出手臂支撑，或跌倒时用弯曲的手肘着地。

分类

肩锁关节的稳定主要依靠喙锁韧带，另外还有肩

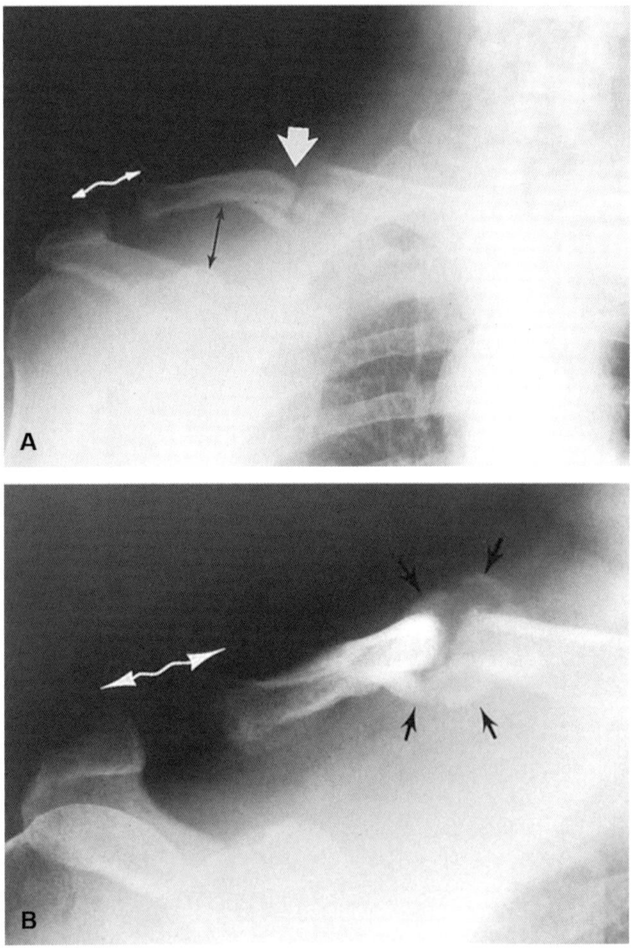

图 15-56 肩锁关节分离，锁骨骨折。(A)55 岁的农夫，被谷仓阁楼上掉落的谷物砸伤。肩锁关节的前后位视图显示肩锁关节(白色波状箭头)和喙锁间隙(黑色箭头所示)都显著扩大，表明肩锁关节的中度至重度扭伤。锁骨中段伴有粉碎性骨折(白色大箭头)。(B)由于锁骨骨折愈合缓慢，这例患者的治疗变得复杂。11 个月后随访，显示锁骨骨折处长出骨痂(黑色箭头所示)，但是断骨没有连接。骨折部位的宽透射间隙证明了这一点。肩锁关节的分离也没有痊愈。

锁韧带和关节囊(图 15-57)。根据这些结构的破坏程度,肩锁关节分离的程度分为轻度、中度和重度。

影像学评估

创伤通常是急性的,常用前后位视图观察肩锁关节(负重和无负重)评估韧带损伤。参照上述的“肩锁关节常规影像学评估”进行影像学评估。

治疗

目前,对肩锁关节分离的治疗尚存在争议。所有等级的损伤都可以行保守性的固定治疗,中度和严重损伤可进行手术修复。手术修复的类型包括肩锁关节重建,钢丝或钢针修复、固定,喙锁韧带切除锁骨远端,肌肉转移。患者康复的重点是恢复肩部的运动范围和关节力量。

并发症

在 X 线图像上可识别的并发症包括关节炎改变、关节慢性半脱位、软组织钙化、与慢性钝痛和无力相关的远端锁骨骨溶解,以及金属固定装置的松动或移动。

肩袖撕裂

组成肩袖结构的 4 块肌肉分别是肩胛下肌、冈上肌、冈下肌、小圆肌。这些肌肉一端汇聚并与盂肱关节

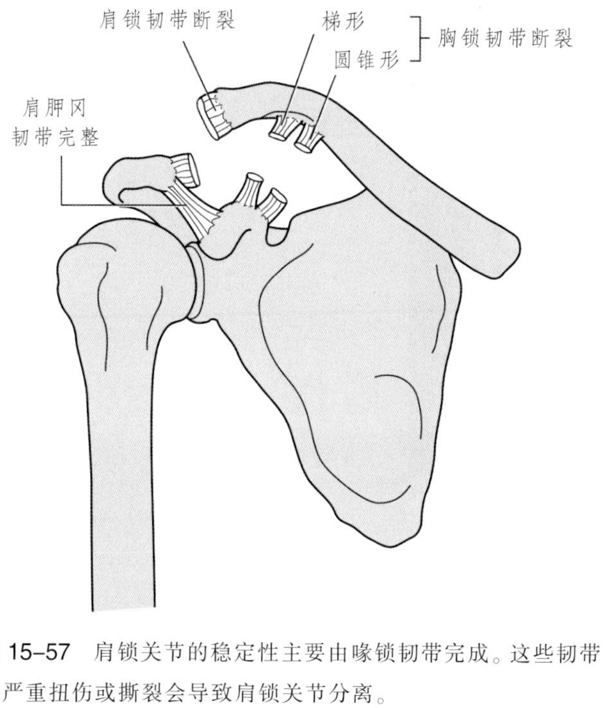

图 15-57　肩锁关节的稳定性主要由喙锁韧带完成。这些韧带的严重扭伤或撕裂会导致肩锁关节分离。

的纤维囊融合,另一端固定于肱骨的解剖颈部和大小结节。肩袖内层是由滑膜衬托的关节间隙。肩袖上方为肩峰下滑囊及其延伸部分,即三角肌下囊。

损伤机制

肩袖撕裂可由于盂肱关节脱位、跌倒时手臂支撑或手臂强力外展运动等急性创伤性事件引起。肩袖撕裂也可由重复的关节动作或撞击引起的进行性肌腱刺激引起。在>50 岁的患者中,最常见的病因是肩袖低供血区域的退行性变,使相应部位在较轻的创伤中撕裂。

分类

最常见的撕裂是冈下肌腱近端附着于大结节 1cm 处的乏血管区。撕裂可为不完全(部分)或完全(全层)。部分撕裂可以从肌腱侧或关节侧开始。

影像学评估

过去曾用关节造影术对疑似肩袖撕裂行影像学评估。若肩袖完整,将会使对比剂限制在关节囊和与关节囊连通的结构——肱二头肌腱鞘下方和肩胛下囊的前方。完全肩袖撕裂将使对比剂向上穿过撕裂部位并填至肩峰下层,造成显影(图 15-58)。撕裂部位的对比剂聚积证明撕裂为不完全性。

如今,只有在患者不具备 MRI 和超声检查条件的情况下才推荐使用关节造影术。MRI 或超声的优势在于其无创性,可以为外科医生提供关于损伤所涉肌腱的具体信息,包括撕裂的范围、位置、大小以及肌肉萎缩和肌腱退缩的情况(图 15-59)。

肩袖撕裂的 MRI 表现包括:

1.肌腱中断

2.流体信号出现在肌腱撕裂处缝隙中

3.肌肉肌腱结合部的回缩

4.肩胛下囊/法式囊中的积液

5.肌肉萎缩和(或)脂肪浸润

慢性肩袖撕裂在 X 线图像上的改变包括以下内容(图 15-60):

1.大结节的形态不规则:由于冈上肌腱断裂使大结节相应部位缺乏牵拉应力,可能出现大结节扁平、萎缩或硬化。

2.肩峰与肱骨头之间距离变窄:该空间通常由关节囊和肩袖肌肉占据。肩袖肌肉萎缩,减小了此空间。

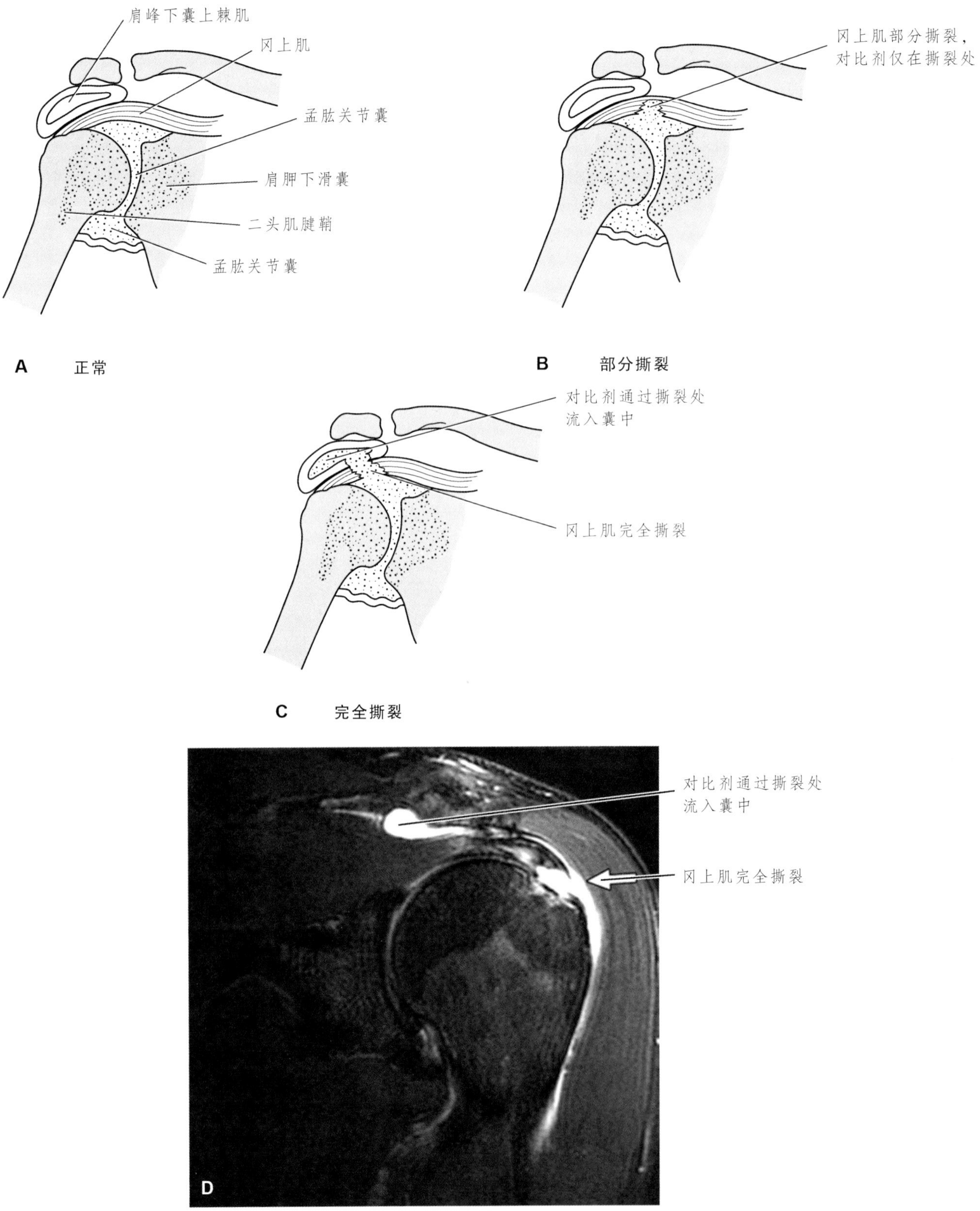

图 15-58 (A)盂肱关节正常对比剂造影示意图，对比剂局限于关节囊和相关的连通结构(二头肌肌腱和肩胛下囊)。(B)肩袖部分撕裂，对比剂渗入撕裂部位。(C)肩袖完全撕裂，对比剂向上穿过撕裂并填充肩峰下部。(D)斜冠状位 MR 造影，显示(C)中诠释的内容。

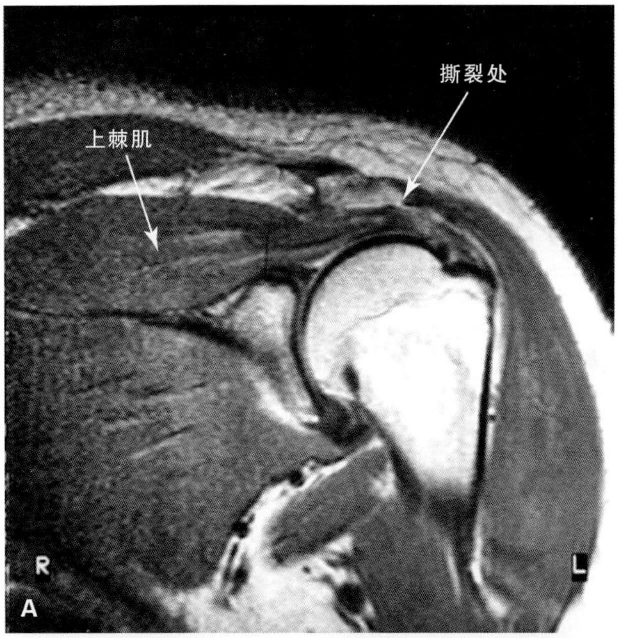

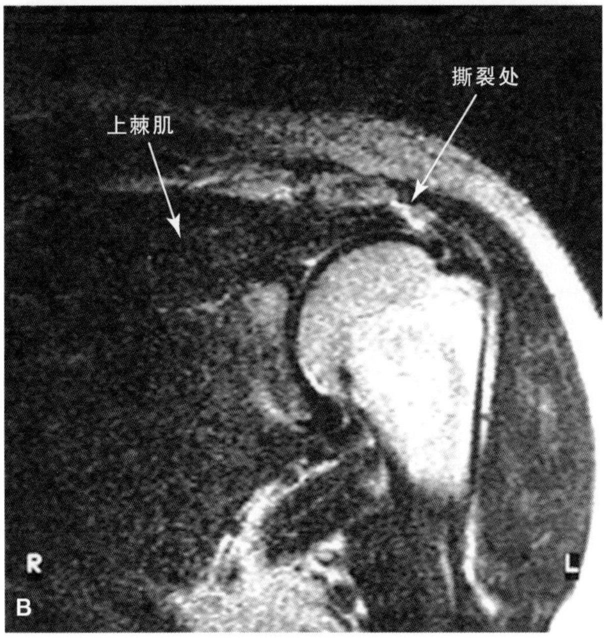

图 15–59　在不同的 MRI 序列上显示的上棘肌肌腱撕裂。(A)质子密度加权像斜冠状位图像显示撕裂区域的冈上肌腱连续性中断(黑色,不规则区域),位置恰好在大结节附着处。(B)T2 加权斜冠状位图像显示撕裂处高信号强度(白色)。

另外,肩袖肌肉力量减弱并不会妨碍三角肌的收缩,这使得肱骨头向近端拉动,空间进一步缩小。

3.肩峰下方的损伤:肱骨头向上移位可能引起肩峰的变化,包括硬化、软骨下囊肿形成和骨质流失。

治疗

轻微的撕裂通常采用保守治疗、休息和服用非甾体抗炎药物,或注射可的松。对于范围较大(>3cm)、急性创伤性撕裂或保守治疗无法缓解疼痛的功能性损伤,建议手术。手术最常用方法是将撕裂的肌腱重新连接到肱骨头。然而,局部撕裂可能只需要清创。肌腱的完全撕裂须通过缝合来修复。康复通常需要较长时间,从急性期就应控制活动,4~6 个月后才能恢复全部功能。

并发症

肩袖撕裂的大多数并发症与盂肱关节和肩锁关节的运动功能改变有关。如果手术后不能恢复全部运动功能和力量,可能会导致肩关节功能障碍、慢性肌腱炎和炎症等。

盂唇撕裂

盂唇在关节中有两个基本功能:一是加深关节窝,使肱骨头保持原位;二是作为囊膜韧带和肱二头肌肌腱的附着点。撕裂时症状可能包括疼痛、咔嗒声以及不稳定感。

损伤机制

盂唇的损伤机制包括:错位、强力的举起动作,或摔倒时伸出手臂。盂唇也可能因手臂反复运动而受伤。某些体育项目的运动员(例如,棒球、排球、游泳、网球)容易受到上唇附着处的二头肌肌腱应力以及肱骨头后侧撞击肩袖和盂唇的影响。另外,保持肱骨头在关节窝内正确位置的肌肉失衡,也可能导致肩部的异常生物力学反应,导致盂唇的病态松弛和异常剪切力。

分类

盂唇撕裂类型很多,可分成 3 组:

- 第 1 组涉及盂唇向关节窝方向的撕脱。这是最常见的急性创伤。
- 第 2 组涉及盂唇的内部撕裂。这种类型的撕裂不一定存在症状,并且在>40 岁的成年人中常见。
- 第 3 组撕裂与肱二头肌有关,因为它与上盂唇相连以附着在关节窝上。这类损伤在文献中有较详细

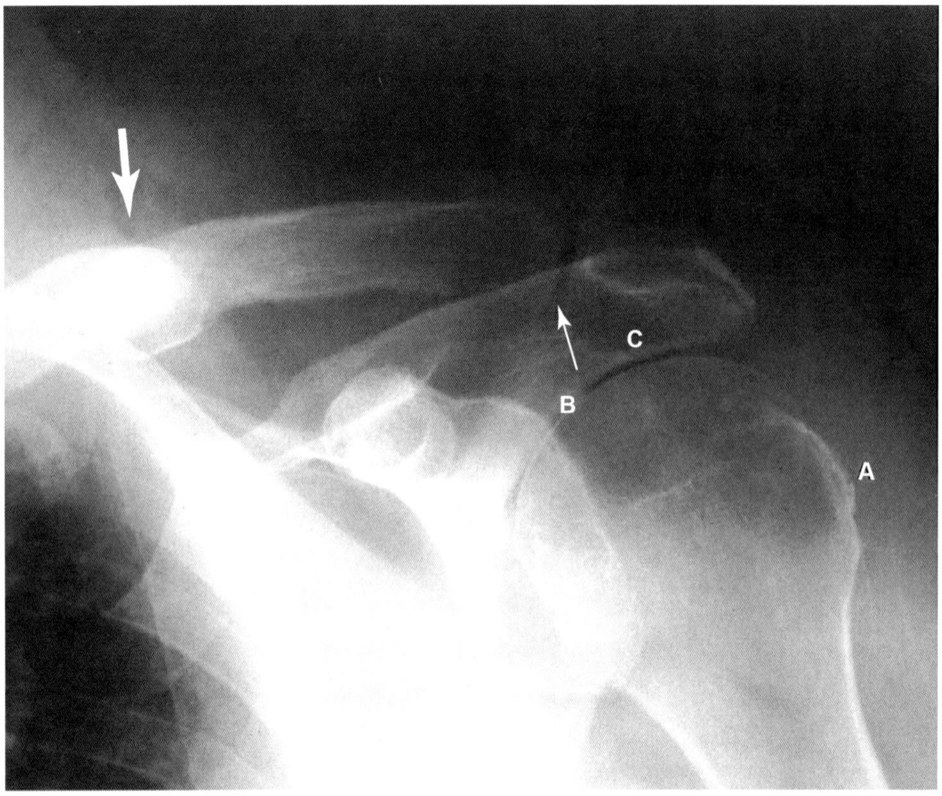

图 15-60 肩袖撕裂。患者，男，64 岁，主要症状是左肩肌肉渐进性的力量减弱。两年前有创伤病史，从自行车上摔下伤到锁骨。肩部的前后位视图显示了与肩袖慢性撕裂有关的典型平片表现：(A)大结节形态不规则。(B)肩峰和肱骨头之间的距离变窄。(C)肩峰下方的骨质侵蚀和骨质减少。小箭头表示肩锁关节早期骨关节炎改变，大箭头示愈合的锁骨骨折部位。

的报道，缩写为 SLAP。SLAP 损伤包括上盂唇、前部和后部(至二头肌肌腱)的撕裂。SLAP 损伤又可分为 4~5 个子类型。

表 15-1 用于描述各种盂唇撕裂和相关病变的首字母缩略词。与其他缩写词一样，文献中的定义可能有所不同，而且在解剖学上也不一定准确。

影像学评估

MR 关节造影是评估关节不稳定和撕裂最合适的方法。其优点是 MR 关节造影使用对比剂使关节显影，使盂唇、关节囊和肩袖能更好地可视化。如果患者有 MRI 禁忌证或 MRI 不可用，那么 CT 关节造影是第二种选择。诊断性超声在评估与盂唇撕裂有关的二头肌腱异常方面也表现出色。图 15-61 和图 15-62 是使用 MR 关节造影术诊断盂唇撕裂。

治疗

由于盂唇有着丰富的血液供应，大部分撕裂可以以保守治疗的方式愈合。其他撕裂需要手术干预来恢复关节功能和稳定性。使用缝合线和锚定器将痉挛收缩的韧带重新连接到关节窝边缘。轻微撕裂的只需要将边缘加以清理；较重的撕裂需要缝合修复。对于年龄>40 岁并伴有二头肌腱撕裂的患者，通常须行肱二头肌肌腱固定术。此手术将肱二头肌从连接到盂唇的部位切下，并将其重新插入另一个区域。

腱索修复后的康复需持续 4~6 周。SLAP 术后，运动员可能需要大约 6 个月时间康复才能恢复到正常运动。物理治疗对于恢复力量和灵活性至关重要，并且可能解决导致盂唇损伤的生物力学因素。

肩关节异常

撞击综合征

撞击综合征有两种。一是外侧撞击，是当肩胛骨肌腱被压入冈上肌出口时，即肱骨头下方、喙肩韧带和肩峰之间的空间，此时抬高手臂或做旋转动作就会造成撞击。另一种为内侧撞击，压迫了肱骨头与关节窝之间的后囊和肩袖，这在运动员中最常见。两种类型的撞击都与肌腱炎、滑囊炎、肩袖病变、肌肉失衡和盂唇撕裂有关。注意，虽然我们在研究时将这些条件作为不同个体，但是在生物力学上它们是相互联系的，因此，每个

表 15-1　盂肱和盂唇损伤缩略语和 MRI 术语

缩略语	定义	临床相关
ALPSA	前唇侧骨膜撕脱	与先前的前脱位有关
Bankart fracture	盂唇关节窝下缘撕裂	与先前的前脱位有关
Bankhart lesion	前下唇撕裂	与先前的前脱位有关
Bannett lesion	下盂肱韧带后段的矿化	常见于棒球投手和球类运动员；可能无症状
BHAGL	肱骨-盂肱韧带撕脱	伴有肩胛下肌腱的脱位和撕裂
Buford complex	带状盂肱中韧带，前上盂唇撕裂	正常的变体
GARD	盂唇缘关节凹陷	与关节不稳定有关
GIRD	盂肱关节内旋转缺陷	常见于游泳运动员和球类运动员；有发展至 SLAP 的风险
GLAD	关节囊下关节破坏，涉及下盂唇关节软骨和邻近的肱骨关节软骨	损伤的范围从软骨瓣损伤到软骨骨折
GLOM	盂唇类圆形团块	盂唇或盂肱关节处中韧带的前上方撕裂和回缩
HAGL	肱骨盂肱韧带撕脱	关节囊和下盂肱韧带从肱骨颈部撕裂
Hill-Sachs lesion	肱骨头后外侧面的冲击性骨折	与先前的前脱位有关
McLaughlin sign	肱骨头前部的撞击性骨折（也称为反向 Hill-Sachs 骨折）	与先前的后脱位有关
MDI/AMDI	盂肱关节的不稳定性创伤	盂唇和肩袖的间隔是潜在的病变部位
OCD	剥脱性骨软骨炎	关节受力继发的关节窝软骨损伤
Paralabral ganglion cyst	邻近盂唇的神经节囊肿	与盂唇撕裂相关
Perthes lesion	肩胛骨复合体从肩胛颈不完全撕脱	与 ALPSA 类似，不同之处在于骨膜完整且盂唇侧不完全撕脱
POLPSA	后盂唇侧骨膜撕脱	与先前的后脱位有关
SLAP	从前部到后部的上唇撕裂；前部和后部是指二头肌肌腱	见于球类运动员，常累及二头肌肌腱。分为 4 种或 5 种类型
Trough lesion	肱骨头内侧骨折	与先前的后脱位有关
TUBS	创伤性不稳定。T=创伤事件； U=前后方向的单向不稳定性； B=Bankart 病变通常存在； S=恢复功能所需的手术修复	通常由于运动中跌倒时伸出手导致损伤

条件都有可能促进其他条件的进展。

影像学评估

病史和体格检查对于诊断撞击综合征有价值。MRI 可识别各种相关的软组织病变，包括滑囊炎、肌腱炎和肩袖或盂唇撕裂（图 15-63）。

撞击综合征的后期影像学表现包括肩峰下部的骨质增生，肩峰或肩锁关节下表面的骨赘形成，以及肩袖肌腱插入时大结节的囊肿或硬化（图 15-64）。

治疗

保守治疗，包括康复治疗在内的肌肉功能锻炼和控制炎症的方式在治疗的早期阶段可能有效。当保守治疗失败时，可以使用手术干预，减小肩峰下间隙和缓解软组织撞击。喙肩韧带、前肩峰或锁骨远端的切除，以及肩锁关节骨赘的切除是此类手术的实例。

粘连性关节囊炎

粘连性关节囊炎，俗称“肩周炎”，是盂肱关节囊慢性炎症和纤维化的过程。该病的特点是盂肱关节疼痛和运动受限。

分类

粘连性关节囊炎的病因尚不明确。在临床上主要

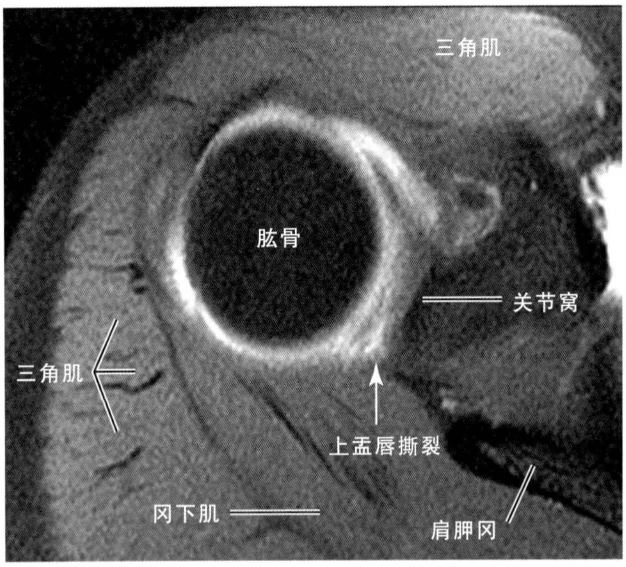

图 15-61 SLAP 病变。右侧肩关节轴位 T1W MR 关节造影示后上盂唇撕裂，后上盂唇与盂肱关节后方（箭头所示）之间的对比剂不规则积聚。患者是大学棒球运动员，在投掷后感到疼痛。

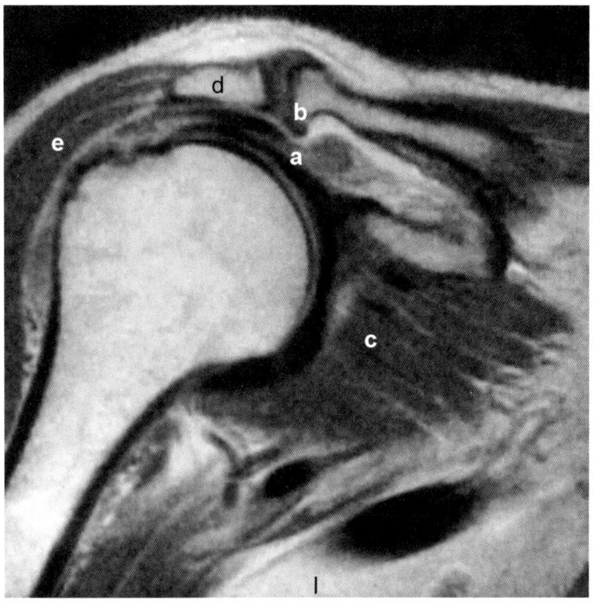

图 15-63 撞击综合征，MRI 检查。肩部的冠状 MR 图像示冈下肌（a）在锁骨远端下方受到骨（b）的影响。其他结构包括（c）肩胛下肌，（d）肩峰和（e）三角肌。

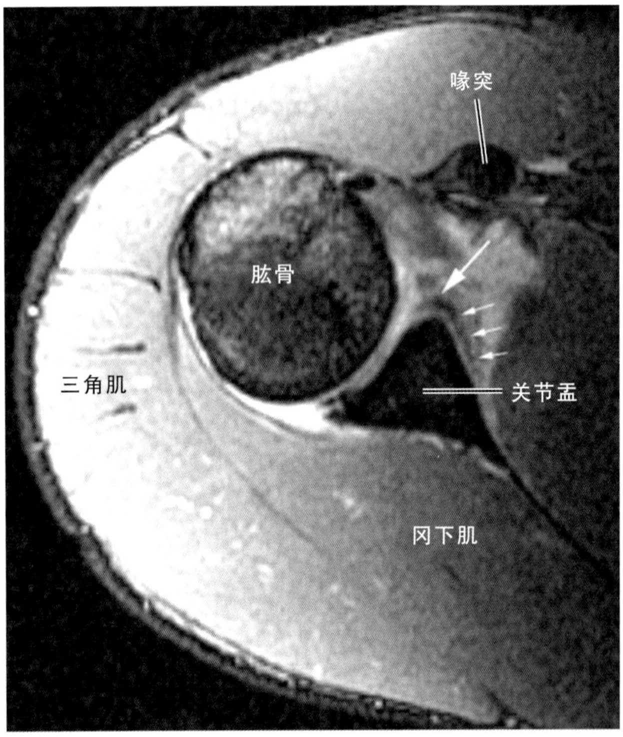

图 15-62 ALPSA（前唇侧骨膜撕脱）病变。MR 关节造影示分离的前唇（大箭头所示），它仍然附着在肩胛骨边缘（小箭头所示）的骨膜上。患者有肱骨前脱位的病史。（Image courtesy of John C. Hunter，MD.）

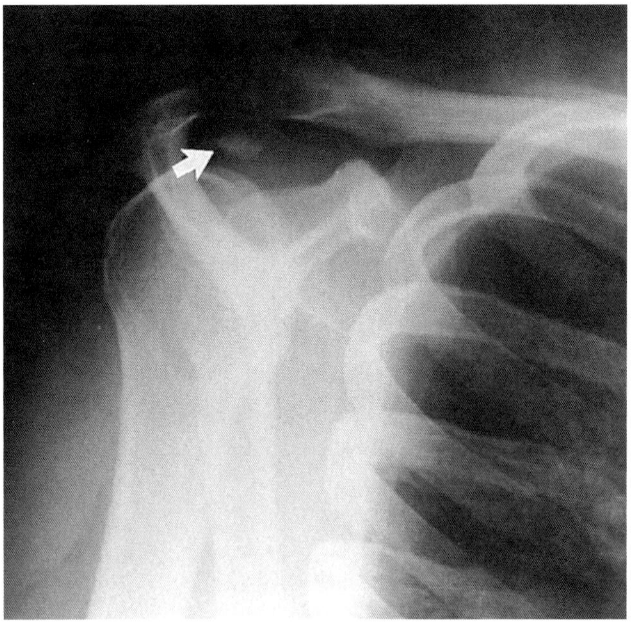

图 15-64 撞击综合征的影像学表现。患者，男，40 岁。肩部的前斜视图（肩胛 Y 位置）通过将患者从实际的侧位旋转 30°而获得。以最佳位置显示重叠在肩部侧视图上的肱骨近端。肱骨头与关节窝的关系被很好地展现出来。此外，肩峰下的空间也得到很好的显示。注意，在肩峰下区域肩袖的肌腱处观察到大的钙化（箭头所示）。代表部分肩袖可能存在撕裂或纤维化，摩擦肌腱从而产生钙化。

分为两类：原发性和继发性。

原发性粘连性关节囊炎的出现没有明确的刺激因素。其见于 2%~3%的人群，年龄特点为>50 岁。女性比男性更常受到影响。

继发性粘连性关节囊炎与先前存在的肩部创伤或身体其他部位的疼痛状况有关，导致肩膀自发或无意识的长时间固定。一些全身性疾病和症状与继发性粘连性关节囊炎有关，包括糖尿病、甲状腺功能亢进、类风湿关节炎、心肌梗死、偏瘫、硬皮病、肺癌、颈神经根炎和乳房切除术。

临床表现

原发性和继发性这两种类型在关节囊处的临床表现和组织学改变基本相似，如增生性滑膜炎、关节内肩胛下肌腱增厚、纤维化和慢性炎症细胞。粘连性关节囊炎的自然病程分为 3 个阶段：

1.急性疼痛阶段，特征是在运动中、休息时和晚间疼痛显著，持续 3~8 个月。

2.粘连阶段，以僵硬加重和疼痛减少为标志，持续 4~6 个月。

3.恢复阶段，其特点是疼痛减轻和严重的运动限制，持续 1~3 个月。

最后一个阶段是自限性的，之后运动范围会逐渐地增加。

影像评估

临床检查发现粘连性关节囊炎的依据很明确，表现为关节活动受限（外旋受限>外展受限>内旋受限）。然而，影像学检查在评估继发性粘连性关节囊炎的原因中很重要，如骨折、缺血性坏死、骨关节炎、结晶性关节病、钙化性肌腱炎和肿瘤。在没有潜在疾病的情况下，X 线图像可能仅显示肩部由于肢体长期不活动而导致的局部骨质疏松症。

虽然，关节造影检查是侵入性的，但对于评估关节活动受限很有价值。一个正常的盂肱关节可容纳 15mL 的对比剂，而活动受限的关节只能容纳不到 5mL。关节囊的受限也会限制对比剂在腋窝和肩胛下凹陷的正常充盈（图 15-65）。此外，一些研究显示，10%~30%患者的关节造影上显示有肩袖撕裂。

MRI 也具有一定的诊断价值，可以发现关节囊的增厚。因此可鉴别疑似关节内病变。

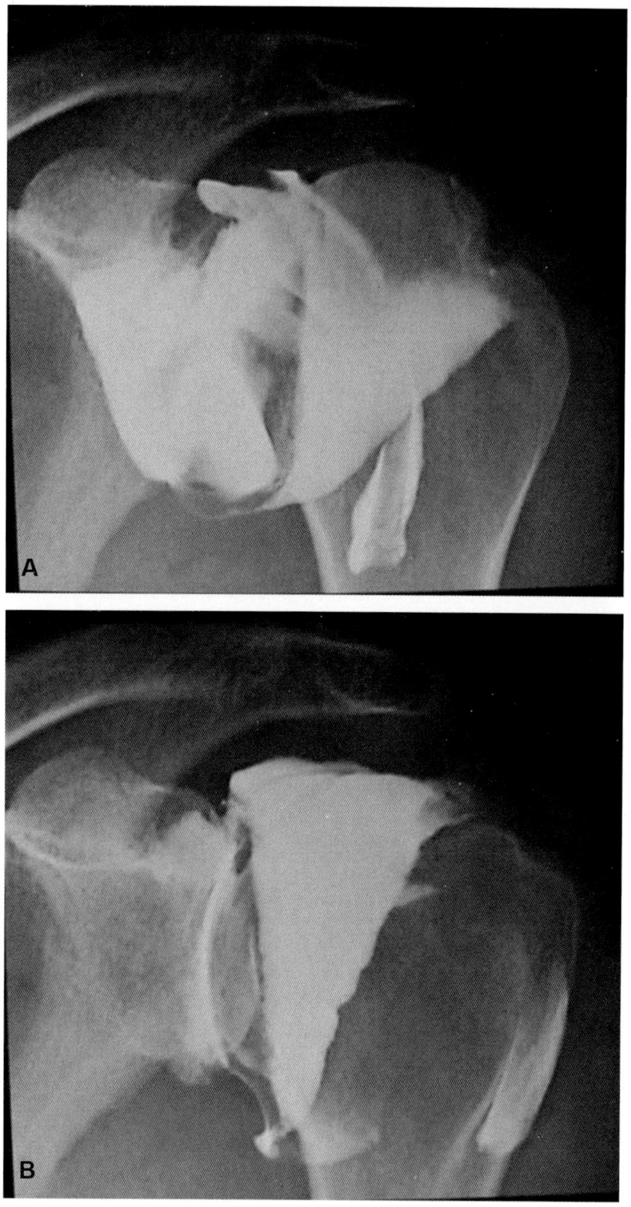

图 15-65　盂肱关节的关节造影，分别为正常和异常图像。(A)注射对比剂后肩部前后位照片显示盂肱关节囊正常充盈。对比剂延伸到肩胛下隐窝、腋窝和肱二头肌腱鞘。(B)注射对比剂后的前后位片示粘连性关节囊炎的特征性表现。腋窝的容量明显减少，肩胛下凹和肱二头肌腱鞘因为没有对比剂流入而保持透明。

治疗

粘连性关节囊炎的病程往往是自限性的，通常在几个月至十几个月内可自愈。然而，通常要对疼痛和功能障碍进行较早的积极干预。典型的保守治疗包括物理治疗、抗炎症药物和短期类固醇的治疗。数月未能有所改善的称之为难治性或顽固性肩周炎，并且可能需要更多的侵入性治疗技术。关节内止痛和扩张关节造影术是两种成熟的技术，但也伴有明显的并发症，包括二头肌腱鞘、肩胛下肌腱断裂及肱骨骨折。近来，对于顽固性肩周炎患者，推荐使用关节镜下关节囊松弛或超声引导介入松弛。

并发症

主要的并发症是肩关节僵硬或疼痛。保守治疗后，一些患者可能会持续疼痛和(或)僵硬达3年。

要点总结

肩关节常规影像学评估

1.肩关节常规影像学评估包括两个前后位投影，用来显示肱骨近端以及锁骨和肩胛骨的不同部位。

➤ 手臂外旋的前后位视图：显示大结节的轮廓。

➤ 手臂内旋的前后位视图：显示小结节的轮廓。

肩锁关节常规影像学评估

2.肩锁关节的常规X线评估包括两种投影方位：双肩无负重前后位和双肩负重前后位。检查通过给患者的手臂提供牵引力来观察关节，以评估肩锁关节稳定性。

肩胛骨常规影像学评估

3.肩胛骨的常规X线评估包括两种投影方位：

➤ 前后位显示肩胛骨外侧，而肋骨和肺则叠加在内侧。

➤ 从侧位评估肩胛骨的轮廓。

先进成像技术评估

4.肩部基本CT检查范围从肩锁关节延伸至肱骨干，从肩胛骨延伸至三角肌。

5.肩部的CT和MR成像平面：①轴位；②斜矢状位；③斜冠状位。

6.用于评估CT图像的ABCS指的是寻找解剖对线、骨密度、软骨和软组织的异常。

7.肩部的基本MRI检查包括以下经典的序列：

➤ T1W序列，定义解剖结构(常用质子密度加权)。

➤ T2加权序列，检测异常液体，从而突出病变(常用反转恢复和T2压脂)。

8.用于评估MR图像的ABCDS是指解剖对线、骨信号、软骨、水肿以及软组织和滑膜组织的异常。

创伤系列

9.创伤系列的检查包括手臂处于中立位的前后位和特殊投影，如：

➤ 盂肱关节的经腋窝视图：显示肱骨头与关节窝的确切关系。

➤ 前斜位(肩胛骨的"Y"状侧视图)：展示了肱骨头和肩胛骨的侧面视图，无须将手臂置于中立位置。

10.如果初步检查X线图像显示正常，仍应考虑肩袖损伤、关节不稳定或盂唇撕裂，建议对急性和亚急性肩痛患者行MRI检查。另外，如果MRI不可用或存在禁忌，建议使用CT关节造影。如检查者"具有适当的专业知识"，也建议使用诊断性超声评估软组织病变。

肱骨近端骨折

11.肱骨近端骨折的解剖部位包括：肱骨头、解剖颈、外科颈、大小结节。

12.肱骨近端的外科颈是病理性骨折的常见部位。

锁骨骨折

13.锁骨骨折的位置常在锁骨内1/3、中1/3或外1/3。中1/3是最常见的骨折部位。可用前后位和有一定成角的前后位X线图像进行诊断。

肩胛骨骨折

14.肩胛骨骨折分为体部骨折、骨突部位和外侧角骨折。前后位和侧位X线图像有诊断价值。

15.关节窝骨折与盂肱关节脱位有关。

盂肱关节脱位

16.超过90%的盂肱关节脱位是前脱位。前后位、经腋窝和肩胛Y视图有诊断价值。

17. Hill-Sachs病变是脱位期间肱骨头后外侧受压

的骨折。

18.班卡特病变是反复复发地向关节窝前下方的脱位，如果涉及骨性撕脱，且在X线图像上可见，则称为班卡特骨折。

肩锁关节脱位

19.肩锁关节分离的原因是肩锁关节韧带扭伤或断裂。就不稳定程度而言，可分为轻度、中度或重度。前后位X线图像可评估喙锁间距和肩锁关节距离。

肩袖撕裂

20.最常见的肩袖撕裂发生在冈上肌腱的乏血管区，在大结节附着处近端1cm处。

21.通过MRI诊断。慢性病例的影像学表现明显。

盂唇撕裂

22.盂唇边缘撕裂（班卡特损伤或骨折）最常见于急性外伤，如盂肱关节脱位。盂唇也可能因重复的、高于头顶水平的球类动作而受伤。

23. MR关节造影是评估疑似不稳定性脱位和撕裂最合适的影像学检查。

撞击综合征

24.手臂高举于头顶之上时会发生两种撞击：外侧撞击会压迫冈上肌出口处的肩袖；内侧撞击压迫肱骨头与关节窝之间的后囊和肩袖。

25.病史和体检有诊断价值。MRI可以评估与撞击有关的软组织病变，例如，肩袖撕裂、盂唇撕裂和肌腱炎。

粘连性关节囊炎

26.粘连性囊炎（俗称“肩周炎”）是盂肱关节囊的慢性炎症和纤维化。影像检查对评估病变很重要。X线摄影是第一选择；如果怀疑关节内存在病变，需要进一步的MRI检查。

病例分析

病例1

肩袖撕裂

患者，男，45岁，由其初级保健医生转诊至医院门诊接受物理治疗，以评估和治疗左肩部疼痛。

外伤史

患者在工作时从约15英尺（约为4.6m）高的架子上掉下来。患者当即感到左髋和左肩部疼痛。被送至急诊室后，主治医师对患者左髋关节、骨盆和左肩行常规放射线检查。医生还通过体检排除了患者的头部和脊柱损伤。

初始影像检查

放射科医生拍摄和阅读患者基本的髋关节和骨盆X线图像。没有发现骨性异常。左肩的X线图像显示没有骨折或脱位。

临床干预

患者离开急诊室时，医生嘱其行走时使用手杖，此外在他左肩使用吊带，根据需要佩戴。医生要求患者求诊其初级保健医生，以确定是否需要对他的髋部或肩部行进一步的治疗。

受伤1周后，患者去见医生。这个时候在借助手杖的情况下步行，他的髋部几乎不再疼痛。但他的左肩仍然疼痛。初级保健医师嘱其进行物理治疗，并提出转诊，医嘱说明为“评估和治疗左肩痛”。

物理治疗

（1）患者主述

在伤后11周进行初步物理治疗时，患者主诉左肩部疼痛从肩峰延手臂侧面延伸到肘部。患者肘部以下没有任何疼痛或症状。患者带来了他的急诊X线图像报告。

（2）体格检查

理疗师对患者的颈椎和肘部进行了检查。结果都在正常范围内。左肩的检查却有重要发现。患者对活动左肩存在抵抗，并对>45°的活动感到疼痛，但在理疗师的帮助下可以被动地屈曲。手部肌肉测试显示肩部外旋、屈曲和外展的力量较弱。在放下手臂试验中，患者不能缓慢地将他的手臂放在身体一侧。

考虑可能发生了肩袖部分撕裂或完全撕裂，理疗师联系了患者的初级保健医生。理疗师将他的新发现告诉了初级保健医生,并推荐患者行肩部的 MRI 检查。医生同意治疗师的意见。

其他影像检查

患者肩部 MRI 图像(图 15-66)显示肩袖完全撕裂,肩锁关节下表面出现退行性改变并有刺痛。

结果

患者被转诊到骨科,医生计划对其行手术修复肩袖。术后,理疗师对患者进行随访和康复治疗。

讨论

在许多情况下,理疗师会对未得到明确诊断的患者进行检查并制订治疗计划。在患者首次就诊之前,患者肩痛的原因是不明确的,所以确定患者当前是否适合物理治疗就成为理疗师的任务。

(1)理疗师是否应该推荐 MRI?

在当时的情况下,治疗师可能已经尝试了 1~2 周的保守治疗,然后才能联系医师并推荐进一步的影像学检查。事实上,患者的初级保健医生可能已经考虑过 MRI 检查, 但在预约这个价格较高的检查之前,他还是想要尝试一下物理治疗。这种计划是否合适取决于肩袖撕裂后几周能对患者的康复带来影响。该患者在受伤之后经历了严重的疼痛,使体格检查变得有不确定性,在出现明显疼痛的情况下进行肌肉测试并不可靠。通过干预降低了患者疼痛的程度,可能有助于使体格检查结果更清晰。

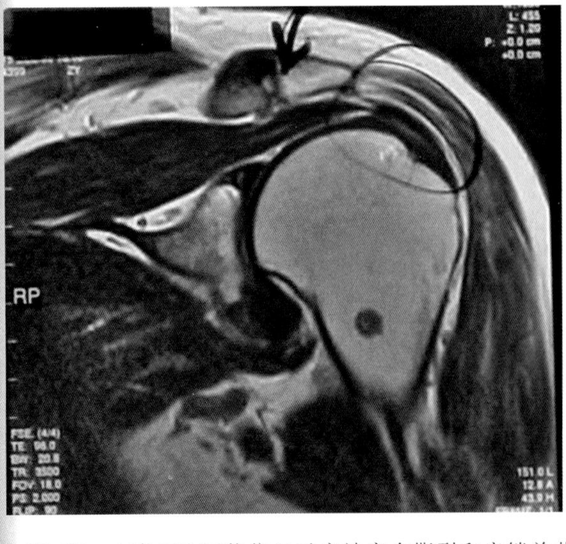

图 15-66 左肩 MR 冠状位显示肩袖完全撕裂和肩锁关节退变。

理疗师应该考虑以下几点:

1.检查结果如何确定。

2.延迟手术修复是否有任何对患者病情不利的(或有益的)影响。

3.权衡两周的物理治疗耗时与 MRI 检查费用。

4.患者的意愿。

以上因素在每个病例中都必须考虑,以确定最佳的治疗方案。本病例的诊疗过程总结在图 15-67中。

关键思考点

1.确定患者是否适合物理治疗是理疗师重要的责任。

2.良好的检查技巧、鉴别诊断知识和以往的临床经验有助于理疗师判断何时需要物理治疗,或是否需要诊断成像来做出进一步检查。

3.理疗师和转诊医师之间的良好沟通对于提出明智的影像学检查建议是必要的。

病例2

肩关节半关节成形术

患者,女,75 岁,在肩部半关节成形术后接受物理治疗。

外伤史

患者有 15 年的左肩疼痛和功能障碍病史。她曾被诊断为慢性肌炎和滑囊炎。5 年前,她从楼梯上跌倒。当时其成像检查诊断为肩袖撕裂。患者当时不选择手术修复,因为这并非她最常使用的上肢,且她不能接受术后漫长的康复过程。

随着时间的推移, 她的肩部疼痛逐渐恶化,直到她告知了初级保健医生。医生将她转诊至一位骨科外科医生,该医生根据体格检查和影像学诊断的结果,推荐患者进行了肩关节半关节成形术。

影像检查

左肩常规 X 线图像(图 15-68)显示严重的骨关节炎,影响了盂肱关节。肩峰关节面表现出明显的侵蚀、硬化,显著的骨赘影响了盂肱关节和肩峰下关节间隙。肱骨头在关节内的位置较靠上。

同时,患者接受了 MRI 检查,证实了肩袖撕裂,

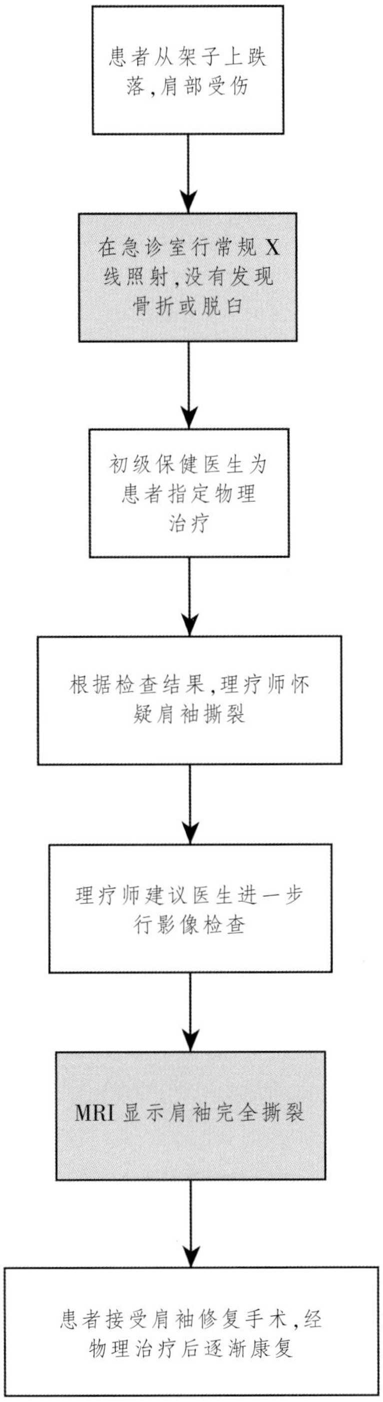

图 15-67　病例 1 诊疗过程。影像检查突出显示。

冈上肌和冈下肌远离其在肱骨上的附着位置。

临床干预

患者接受关节手术，手术包括肱骨头置换和肩峰下表面打磨。由于肌腱的收缩和退化，外科医生无法重新连接冈上肌和冈下肌肌腱。术后拍摄的 X 线图像（图 15-69）显示新的肱骨头部分和肩峰的

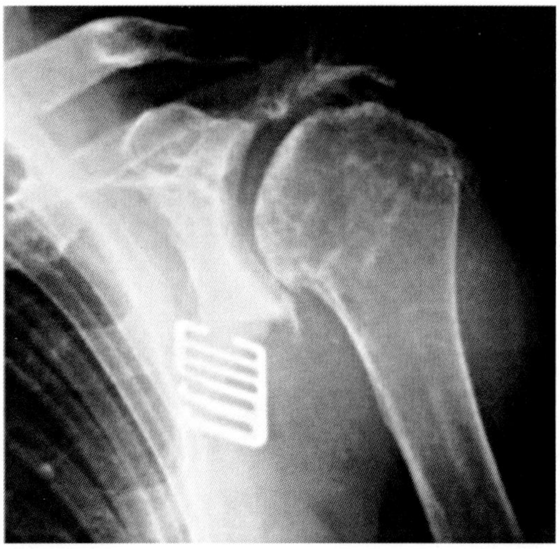

图 15-68　前后位左外旋 X 线图像，显示肱骨头和肩峰严重的退行性改变。

外观显著改善。由于没有冈上肌和冈下肌肌腱，肱骨头继续保持在关节窝的上部。

结果

患者完成了全部康复过程。从物理治疗到出院，她都没有再感到左肩部疼痛。因为缺失了通常由完整的肩袖提供的肌力，她的左肩活动范围仍受限制，她的左上肢活动局限于靠近躯干和接近腰部的范围。

讨论

影像诊断有助于理疗师探明患者肩部先天性或慢性退行性病变的情况。使用这种视觉信息，可以更准确、更真实地对手术的预后进行评估。患者可以明确在康复后达成的效果。患者和治疗师能够共同设定合理的目标，并取得最佳的效果。

病例诊疗过程见图 15-70。

关键思考点

诊断成像所提供的信息对理疗师进行干预治疗、目标设定和准确预后方面是非常关键的。根据患者的预期来设定治疗目标对于患者最终成功康复也是很重要的。

当功能预期不够理想时，对患者进行健康教育就很有必要。在许多情况下，诊断成像是一个很好的工具，有助于做出预测，并告知患者预期的功能恢复情况。

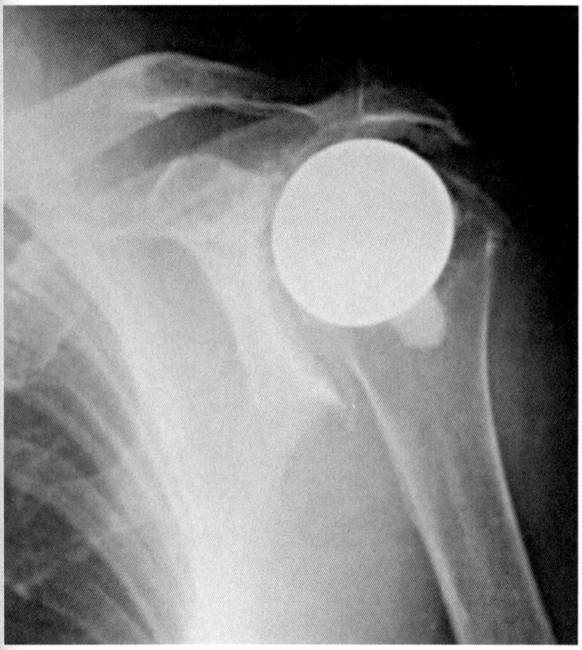

图 15–69 左肩半关节置换。

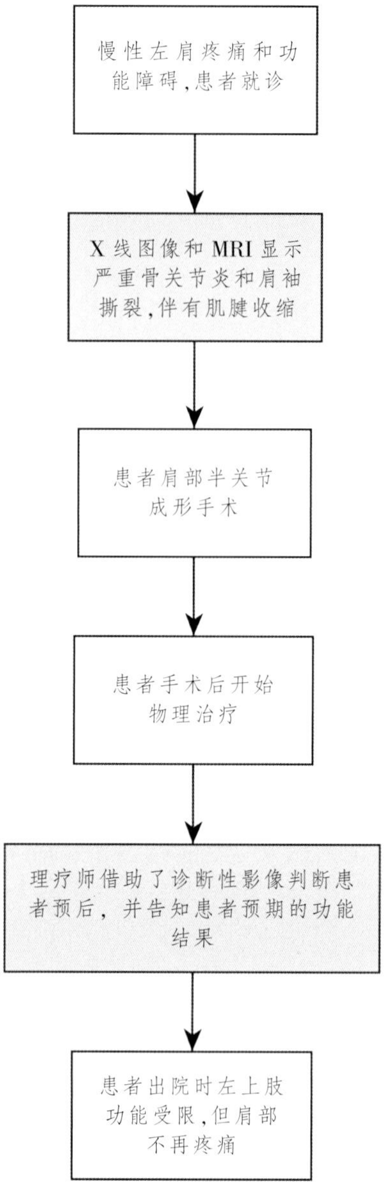

图 15–70 病例 2 诊疗过程。影像检查突出显示。

Case studies adapted by J. Bradley Barr, PT, DPT, OCS.

(郁万江 连城锦 车俊毅 译)

参考文献

解剖学

1. Netter, FH: Atlas of Human Anatomy, ed. 4. WB Saunders, Philadelphia, 2006.
2. Nordin, M, and Frankel, VH: Basic Biomechanics of the Musculoskeletal System, ed. 3. Lippincott Williams & Wilkins, Philadelphia, 2001.
3. Whiting, W, and Zernicke, R: Biomechanics of Musculoskeletal Injury, ed. 2. Human Kinetics, Champaign, IL, 2008.
4. Norkin, CC, and Levangie, PK: Joint Structure and Function, A Comprehensive Analysis, ed. 2. FA Davis, Philadelphia, 1992.
5. Meschan, I: An Atlas of Radiographic Anatomy. WB Saunders, Philadelphia, 1960.
6. Weber, EC, Vilensky, JA, and Carmichael, SW: Netter's Concise Radiologic Anatomy. WB Saunders, Philadelphia, 2008.
7. Kelley, LL, and Peterson, CM: Sectional Anatomy for Imaging Professionals, ed. 2. Mosby, St. Louis, MO, 2007.
8. Lazo, DL: Fundamentals of Sectional Anatomy: An Imaging Approach. Thomson Delmar Learning, Clifton Park, NY, 2005.

常规影像学评估

9. ACR–SPR–SSR Practice Guideline for the Performance of Radiography of the Extremities in Adults And Children, 2008. Available at www.acr.org. Accessed June 27, 2012.
10. Weissman, B, and Sledge, C: Orthopedic Radiology. WB Saunders, Philadelphia, 1986.

11. Greenspan, A: Orthopedic Radiology: A Practical Approach, ed. 5. Lippincott Williams & Wilkins, Philadelphia, 2010.
12. Bontrager, KL: Textbook of Radiographic Positioning and Related Anatomy, ed. 7. Mosby, St. Louis, MO, 2009.
13. Fischer, HW: Radiographic Anatomy: A Working Atlas. McGraw-Hill, New York, 1988.
14. Wicke, L: Atlas of Radiographic Anatomy, ed. 5. Lea & Febiger, Malvern, PA, 1994.
15. Frank, E, Smith, B, and Long, B: Merrill's Atlas of Radiographic Positions and Radiologic Procedures, ed. 12. Elsevier Health Sciences, Philadelphia, 2011.
16. Novelline, RA: Squire's Fundamentals of Radiology, ed. 6. Harvard University Press, Cambridge, MA, 2004.
17. Chew, FS: Skeletal Radiology: The Bare Bones, ed. 2. Williams & Wilkins, Baltimore, 1997.
18. Krell, L (ed): Clark's Positioning in Radiology, vol 1, ed. 10. Yearbook Medical, Chicago, 1989.

先进成像技术评估

19. Brant, WE,, and Helms, CA: Fundamentals of Diagnostic Radiology. Lippincott Williams & Wilkins, Philadelphia, 2007.
20. Manaster, BJ: Diagnostic and Surgical Imaging Anatomy: Musculoskeletal. Amirsys, Salt Lake City, 2007.
21. Saenz, R: CT for the Nonradiologist. [S.l.]: Xlibris, 2011.
22. Kaplan, P, et al: Musculoskeletal MRI. Saunders, Philadelphia, 2001.
23. American College of Radiology and the Society of Skeletal Radiology Guideline for the Performance and Interpretation of MRI of the Shoulder. Revised 2010. Accessed June 13, 2012 at www.acr.org.

创伤/异常情况

24. American College of Radiology: Appropriateness Criteria for Acute Shoulder Pain. 2010. Accessed June 13, 2012, at www.acr.org.
25. Bucholz, RW, Heckman, J, and Court-Brown, C (eds): Rockwood and Green's Fractures in Adults, ed. 7. Lippincott Williams & Wilkins, Philadelphia, 2009.
26. Rockwood, CA, and Green, DP (eds): Fractures in Adults, ed. 5. Lippincott Williams & Wilkins, Philadelphia, 2002.
27. Beaty, J, and Kasar, J (eds): Rockwood and Wilkins' Fractures in Children, ed. 7. Lippincott Williams & Wilkins, Philadelphia, 2009.
28. Koval, KJ, and Zuckerman, JD: Handbook of Fractures, ed. 2. Lippincott Williams & Wilkins, Philadelphia, 2002.
29. Eiff, M, et al: Fracture Management for Primary Care. WB Saunders, Philadelphia, 2003.
30. Yochum, TR, and Rowe, LJ: Essentials of Skeletal Radiology, ed. 3. Williams & Wilkins, Baltimore, 2004.
31. Marchiori, DM: Clinical Imaging with Skeletal, Chest, and Abdomen Pattern Differentials, ed 2. Mosby, St. Louis, 2004.
32. Ip, D: Orthopedic Traumatology: A Resident's Guide. Springer, New York, 2006.
33. McConnell, J, Eyres, R, and Nightingale, J: Interpreting Trauma Radiographs. Blackwell, Malden, MA, 2005.
34. Drafke, MW, and Nakayama, H: Trauma and Mobile Radiography, ed. 2. FA Davis, Philadelphia, 2001.
35. Hodler, J, von Schulthess, GK, and Zollikofer, CL: Musculoskeletal Disease: Diagnostic Imaging and Interventional Technology. Springer, Italy, 2005.
36. Daffner, RH: Clinical Radiology: The Essentials, ed. 3. Williams & Wilkins, Baltimore, 2007.
37. Bernstein, J (ed): Musculoskeletal Medicine. American Academy of Orthopedic Surgeons, Rosemont, IL, 2003.
39. Rudez, J, and Zanetti, M: Normal anatomy, variants, and pitfalls on shoulder MRI. Eur J Radiol 68(1):25, 2008.
40. Fotiadou, AN, et al: Ultrasonography of symptomatic rotator cuff tears compared with MR imaging and surgery. Eur J Radiol 68(1):174, 2008.
41. Lecouvet, FE, et al: Multidetector spiral CT arthrography of the shoulder. Clinical applications and limits, with MR arthrography and arthroscopic correlation. Eur J Radiol 68(1):120, 2008.
42. Goud, A, et al: Radiographic evaluation of the shoulder. Eur J Radiol 68(1):2, 2008.
43. Opsha, O, et al: MRI of the rotator cuff and internal derangement. Eur J Radiol 68(1):36, 2008.
44. De Filippo, M, et al: Multidetector CT arthrography of the shoulder: Diagnostic accuracy and indications. Acta Radiol 49(5):540, 2008.
45. Edelson, G, et al: Natural history of complex fractures of the proximal humerus using a three-dimensional classification system. J Shoulder Elbow Surg 17(3):399, 2008.
46. Curtis, C, et al: Delayed union of a scapular fracture—An unusual cause of persistent shoulder pain. Med Sci Sports Exerc 39(12):2095, 2007.
47. Saupe, N, et al: Acute traumatic posterior shoulder dislocations: MR findings. Radiology 248(1):185, 2008.
48. Antonio, GE, et al: First-time shoulder dislocation: High prevalence of labral injury and age-related differences revealed by MR arthrography. J Magn Reson Imaging 26(4):983, 2007.
49. Al-Shawi, A, et al: The detection of full thickness rotator cuff tears using ultrasound. J Bone Joint Surg Br 90(7):889, 2008.
50. Guerini, H, et al: Harmonic sonography of rotator cuff tendons: Are cleavage tears visible at last? J Radiol 89(3, pt 1):333, 2008.
51. Hedtmann, A, and Heers, G: Imaging in evaluating rotator cuff tears. Orthopade 36(9):796, 2007.
52. Vanhoenacker, FM, et al: MR arthrography of the rotator cuff. JBR-BTR 90(5):338, 2007.
53. Neer, CS, II: Impingement lesions. Clin Orthop 173:70, 1983.
54. Chang, D, et al: SLAP lesions: Anatomy, clinical presentation, MR imaging diagnosis and characterization. Eur J Radiol, 68(1):72, 2008.
55. Kendall, CB, et al: SLAP tear associated with a minimally displaced proximal humerus fracture. Arthroscopy 23(12):1362.e1, 2007.
56. Silva, L, et al: Accuracy of physical examination in subacromial impingement syndrome. Rheumatology (Oxford) 47(5):679, 2008.
57. Grainger, AJ: Internal impingement syndromes of the shoulder. Semin Musculoskel Radiol 12(2):127, 2008.
58. Sofka, CM, et al: Magnetic resonance imaging of adhesive capsulitis: Correlation with clinical staging. HSS J 4(2):164, 2008.
59. Wall, LB, et al: Diagnostic performance and reliability of ultrasonography for fatty degeneration of the rotator cuff muscles. J Bone Joint Surg Am. 94(12):e831–839, June 20, 2012.
60. Khazzam, M, et al: Magnetic resonance imaging identification of rotator cuff retears after repair: Interobserver and intraobserver agreement. Am J Sports Med. June 15, 2012. [Epub ahead of print]
61. Petranova, T, et al: Ultrasound of the shoulder. Med Ultrason 14(2):133–140, Jume 2012.
62. Teixeira, PA: Adhesive capsulitis of the shoulder: Value of inferior glenohumeral ligament signal changes on T2-weighted fat-saturated images. AJR Am J Roentgenol 198(6):W589–596, June 2012.
63. Misirlioglu, M, et al: Prevalence of the association of subacromial impingement with subcoracoid impingement and their clinical effects. J Int Med Res 40(2):810–815, 2012.
64. Fucentese, SF, et al: Evolution of nonoperatively treated symptomatic isolated full-thickness supraspinatus tears. J Bone Joint Surg Am 94(9):801–808, May 2, 2012.
65. Barry, JJ, et al: The relationship between tear severity, fatty infiltration, and muscle atrophy in the supraspinatus. J Shoulder Elbow Surg, April 25, 2012. [Epub ahead of print]
66. Bartl, C, et al: Long-term outcome and structural integrity following open repair of massive rotator cuff tears. Int J Shoulder Surg 6(1):1–8, January 2012.
67. Dickens, JF, et al: Combined lesions of the glenoid labrum. Phys Sportsmed 40(1):102–108, February 2012.
68. Sussmann, AR, et al: Magnetic resonance imaging of shoulder arthropathies. Magn Reson Imaging Clin N Am 20(2):349–371, xi–xii, May 2012. Epub February 16, 2012.
69. Chauvin, NA, et al: Magnetic resonance imaging of the pediatric shoulder. Magn Reson Imaging Clin N Am 20(2):327–347, xi, May 2012. Epub February 3, 2012.
70. Macmahon, PJ, and Palmer, WE: Magnetic resonance imaging in glenohumeral instability. Magn Reson Imaging Clin N Am 20(2):295–312, xi, May 2012. Epub February 16, 2012.
71. Gyftopoulos, S, et al: The rotator cable: Magnetic resonance evaluation and clinical correlation. Magn Reson Imaging Clin N Am 20(2):173–185, ix, May 2012. Epub February 15, 2012.
72. La Rocca, VR, Rybak, LD, and Recht, M: Technical update on magnetic resonance imaging of the shoulder. Magn Reson Imaging Clin N Am 20(2):149–161, ix, May 2012. Epub February 11, 2012.
73. Amin, MF, Ismail, FM, and El Shereef, RR: The role of ultrasonography in early detection and monitoring of shoulder erosions, and disease activity in rheumatoid arthritis patients; comparison with MRI examination. Acad Radiol 19(6):693–700, June 2012. Epub March 27, 2012.
74. Yu, D, Turmezei, TD, and Kerslake, RW: FIESTA: An MR arthrography celebration of shoulder joint anatomy, variants, and their mimics. Clin Anat March 19, 2012. doi: 10.1002/ca.22066. [Epub ahead of print]
75. Simão, MN, et al: Anterior shoulder instability: Correlation between magnetic resonance arthrography, ultrasound arthrography and intraoperative findings. Ultrasound Med Biol. 38(4):551–560, April 2012.
76. Acid, S, et al: Preoperative imaging of anterior shoulder instability: Diagnostic effectiveness of MDCT arthrography and comparison with MR arthrography and arthroscopy. AJR Am J Roentgenol 198(3):661–667, March 2012.

77. Burkhart, SS, et al: MRI and arthroscopy correlations of the shoulder: A case-based approach. Instr Course Lect 61:185–200, 2012.
78. Foad, A, and Wijdicks, CA: The accuracy of magnetic resonance imaging and magnetic resonance arthrogram versus arthroscopy in the diagnosis of subscapularis tendon injury. Arthroscopy 28(5):636–641, May 2012. Epub January 2, 2012.
79. Reynolds, A: Imaging the injured shoulder. Radiol Technol 83(3):261–282, January 2012.
80. Garavaglia, G, Ufenast, H, and Taverna, E: The frequency of subscapularis tears in arthroscopic rotator cuff repairs: A retrospective study comparing magnetic resonance imaging and arthroscopic findings. Int J Shoulder Surg 5(4):90–94, October 2011.
81. Song, KD, et al: Indirect MR arthrographic findings of adhesive capsulitis. AJR Am J Roentgenol 197(6):W1105–1109, December 2011.
82. Chen, J, Chen, S, Li, Y, Hua, Y, and Li, H: Is the extended release of the inferior glenohumeral ligament necessary for frozen shoulder? Arthroscopy 26(4):529–535, April 2010. [Medline].
83. Ahn, K, Jhun, HJ, Choi, KM, and Lee, YS: Ultrasound-guided interventional release of rotator interval and posteroinferior capsule for adhesive capsulitis of the shoulder using a specially designed needle. Pain Physician 14(6): 531–537, November 2011. [Medline].

自测

图 A

1.识别投影方位。

2.识别 3 个有助于诊断病变的征象。(提示:观察骨骼总体结构、软组织阴影和密度变化。)

图B

3.识别投影方位。

4.内固定装置稳定了哪个关节?

图C

5.识别投影方位。

6.大量的内固定装置代表着怎样的损伤,你认为存在什么样的骨折类型?

7.试推断损伤的机制是什么?

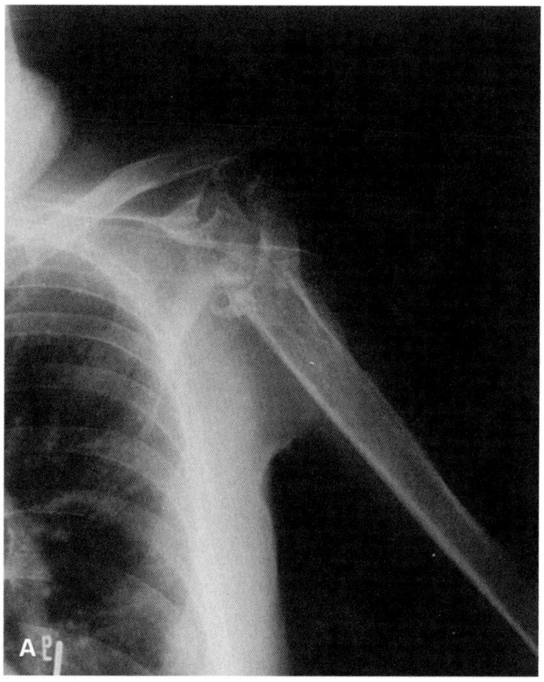

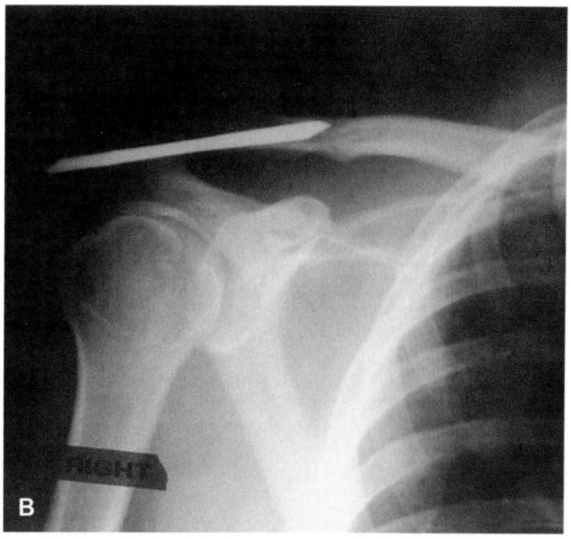

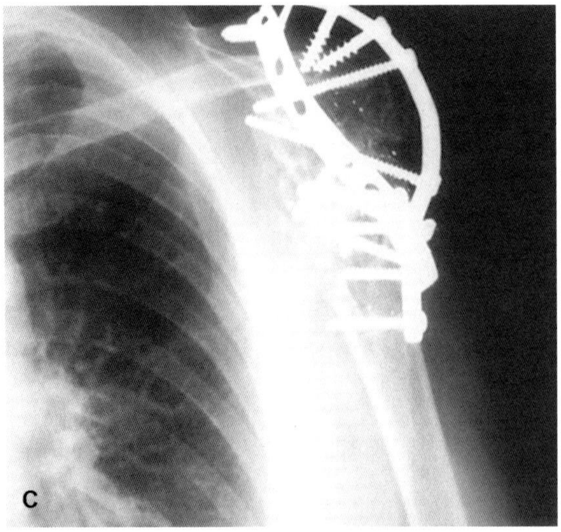
C

第 16 章

肘关节影像学评估

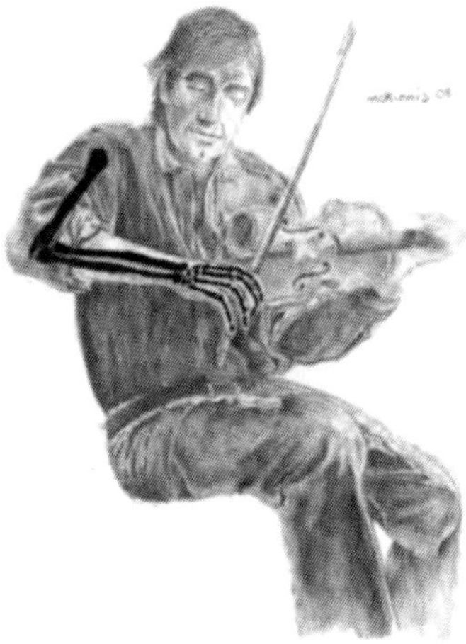

本章大纲

肘关节是上臂和前臂之间的解剖学连接结构。肩关节的功能是使上肢在运动范围内活动，而肘关节的功能是调节上肢的高度和长度以及手的功能位，以便有效地完成抓取动作。肘关节由 3 个独立的滑膜关节构成，位于同一个关节囊内，其复杂的结构特征对治疗关节外伤、功能障碍的临床医生提出了独特的挑战。

解剖学概述[1-8]

骨骼解剖学

肘关节

肘关节的骨包括肱骨远端与尺骨、桡骨近端（图 16-1）。肱骨和尺骨之间的关节是肱尺关节。肱骨和桡骨之间的关节是肱桡关节。尺骨和桡骨近端部分之间的关节是桡尺近端关节。这 3 个独立的关节在一个关节囊内共同构成肘关节。

肱骨远端

肱骨干在其远端向内侧扩展为肱骨外侧髁。内外髁的关节部分分别是肱骨滑车和肱骨小头。轴状滑车被半圆形沟(或称滑车沟)分隔。滑车位于肱骨远端内侧并与尺骨滑车切迹形成关节。圆形的肱骨小头，也被称为肱骨小头，在外髁上与桡骨头关节凹形成关节。内外上髁是分别位于滑车和小头近侧的突起。肱骨远端有 3 个凹陷(或称陷窝)。在前面，冠状突窝和桡窝在完全屈肘时接受尺骨冠状突和桡骨头。在后面，鹰嘴窝在伸肘时接受尺骨鹰嘴。

尺骨近端

尺骨近端有两个喙状的突起：在其近端的尺骨鹰嘴和在其前表面的冠状突。尺骨鹰嘴和冠状突之间前面有一半圆形深凹，称为滑车切迹，与肱骨滑车相关节。尺骨外侧的浅桡切迹与桡骨头周围的环状关节面形成关节。

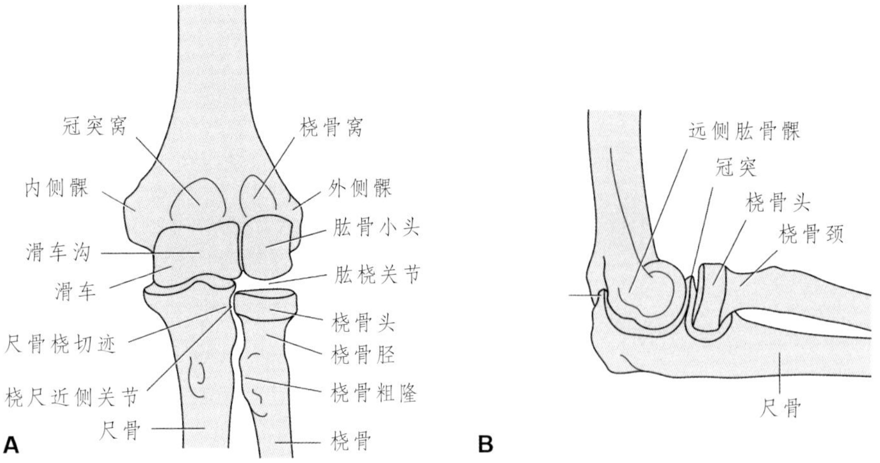

图 16-1 肘关节骨性解剖：(A)前面观(左侧肘关节)。(B)侧面观(右侧肘关节)。

桡骨近端

桡骨近端包括桡骨头、桡骨颈和桡骨粗隆。桡骨头的上端是盘状和杯状的，上方与肱骨小头形成关节，中间和尺桡切迹形成关节。桡骨颈是桡骨头下方略细的部分，而桡骨粗隆是桡骨颈下方椭圆形的突起。

前臂

桡骨和尺骨一同被称为前臂骨。桡、尺骨借桡尺近侧关节、桡尺远侧关节和前臂骨间膜相连，桡尺近侧关节由桡骨头环状关节面和尺骨桡切迹构成，桡尺远侧关节由尺骨头环状关节面、桡骨尺切迹和桡尺远侧关节盘构成，前臂骨间膜是连接尺骨和桡骨的骨间缘之间的坚韧纤维膜。前臂与腕形成桡腕关节，由桡骨远端的腕关节面、尺骨头下方的关节盘和近排腕骨的近侧关节面构成。

韧带解剖学

肘关节稳定性的 50%是由关节的骨性结构提供的，其余稳定性主要来自关节囊及其内、外侧韧带的加强(图 16-2)。尺侧(内侧)副韧带位于关节囊的尺侧，附着于肱骨内上髁，向下呈扇形扩展，止于尺骨滑车切迹内侧缘。桡侧(外侧)副韧带位于关节囊的桡侧，附着于肱骨外上髁，向下扩展，止于尺骨的环状韧带和桡骨切迹。

桡骨环状韧带位于桡骨环状关节面的周围，两端附着于尺骨桡切迹的前、后缘，与尺骨桡切迹共同构成一个上口大下口小的骨纤维环容纳桡骨头，防止桡骨头脱出。作用于肘关节的主要肌肉是肱二头肌、肱三头肌和肱肌。它们也是关节稳定性的潜在重要因素。

关节运动学

肘部的肱尺关节和肱桡关节是铰链关节，可以在

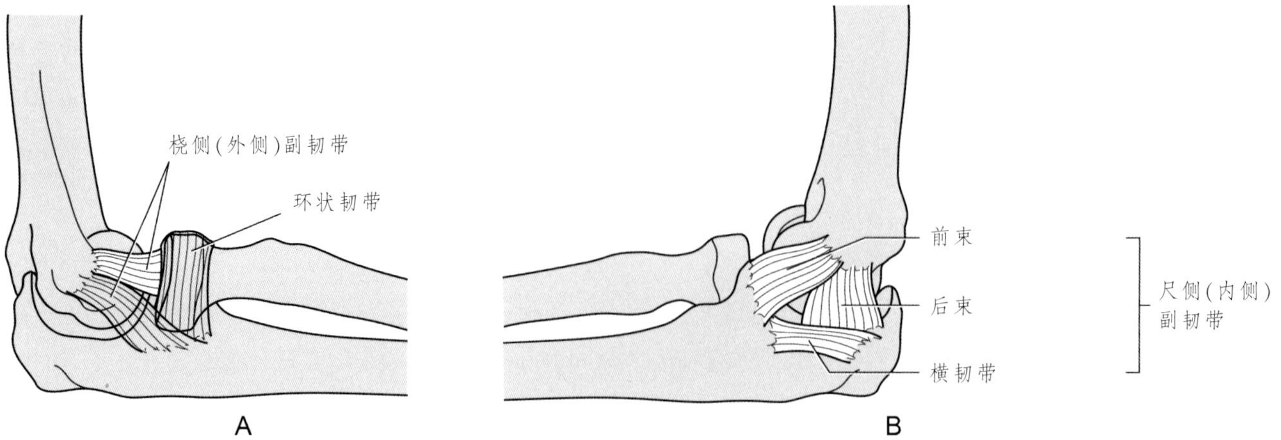

图 16-2 肘关节的韧带解剖学，(A)外侧面观。(B)内侧面观。

0~135°或更大的范围做屈伸运动。尺桡近侧关节是一个车轴关节，允许前臂分别旋前和旋后 90°。

生长和发育

在胚胎第 8 周，肘部的骨化开始于肱骨、尺骨和桡骨干。在出生时，只有这些结构骨化且在 X 线图像上可见(图 16–3)。在出生时，肘关节完全是软骨。

肘关节的其余结构由 7 个次级骨化中心形成，其中 4 个继发骨化中心属于肱骨：

- 婴儿期，肱骨头和肱骨滑车的外侧出现骨化中心(图 16–3A)。
- 5 岁后内上髁出现骨化中心(图 16–3B)。
- 10 岁左右滑车内侧部分出现骨化中心。
- 11 岁左右外上髁出现骨化中心(图 16–3C)。

青春期肱骨头和肱骨滑车融合形成一个骨骺。

3 个次级骨化中心属于前臂：

- 5 岁左右桡骨头出现骨化中心。
- 11 岁左右尺骨近端出现骨化中心。
- 在青春期，偶尔会有一个单独的桡骨粗隆出现骨化中心。

在青少年中期和晚期，所有这些二级骨化中心完全融合，女孩骨骼成熟比男孩更早。

常规影像学评估[9–20]

儿童和成人肘关节X线摄影的实践指南[9]

美国放射学会(ACR)是美国主要的放射学工作者专业组织，将该学会制订的实践指南作为一种教育工具，有助于从业者为患者提供适当的治疗。

目标

肘部放射学检查的目的是确定或排除解剖学异常或某种疾病。

适应证

放射学检查的适应证包括但不限于：创伤；继发于代谢性疾病、系统性疾病或营养缺乏的骨性改变；肿瘤；感染；原发性非肿瘤性骨病；关节病；术前、术后以及随访研究；先天性综合征和发育障碍；血管病变；软组织评估(如，疑似异物)；疼痛；骨骼的异常发现和其他相关的成像研究。

基本投射方位和影像表现

最不常用的肘部摄影位置是前后位和侧位。根据临床适应证，肘关节的斜位片通常是一些现行标准指定要求的。同其他复杂的关节一样，选取多种特殊的摄

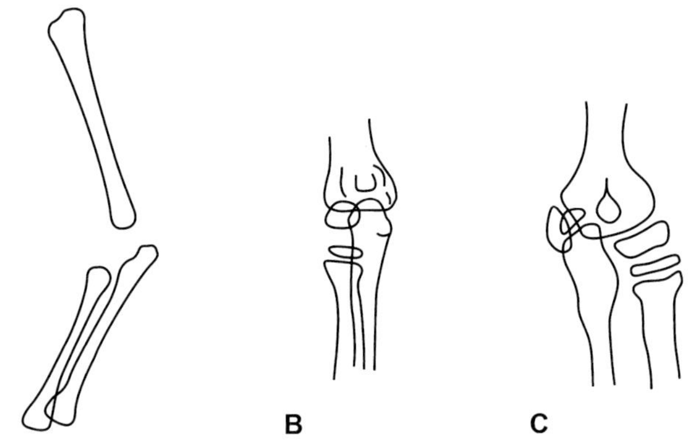

图 16–3　肘关节骨化的影像学示意图：(A) 出生时。(B)5 岁时。(C)11 岁时。

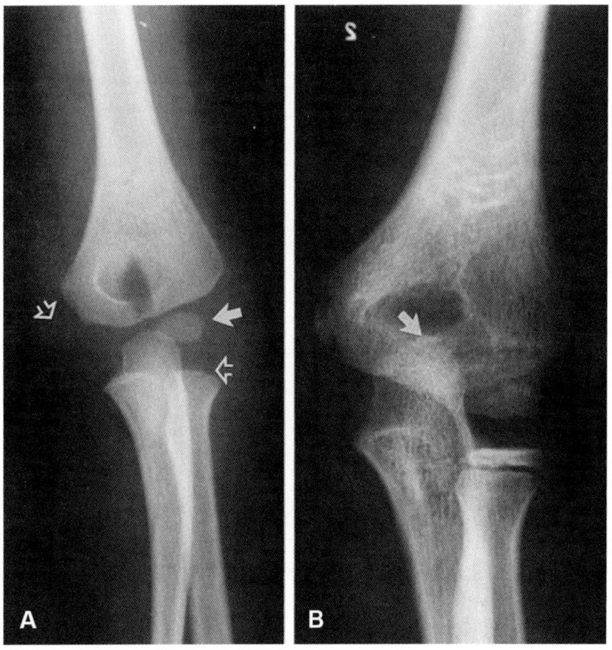

图 16–4　(A)1 例 5 岁男童的肘关节正常影像学外观。在此发育阶段，很容易看到肱骨小头的次级骨化中心(实心箭头所示)。肱骨内上髁和桡骨头的次级骨化中心刚开始骨化，很难识别(开口箭头所示)。(B)1 例健康 11 岁男童肘关节的正常 X 线外观。在此发育阶段，肱骨小头和滑车已合并形成一个骨骺。可见桡骨头骨骺和内上髁。近端尺骨的次级骨化中心(实心箭头所示)刚刚开始骨化，可见其与鹰嘴窝重叠。

影方位证明观点，或寻找特定的结构。而对于多数的筛选目的和典型的疾病，这些标准方位已足够。

肘部外伤的影像学评估，必须对前臂进行额外的评估。因为，在尺桡骨近端骨折或脱位，有时伴有这些骨远端部位或远端关节联合外伤。故评估创伤时，不评估整个前臂的肘关节成像是不完整的。推荐的前臂摄影方位包括前后位和侧位。

如果X线摄影对慢性肘疼痛不能确诊时，可参考美国放射学会适宜性标准[27]行MRI评估。常规的MRI解剖学通过轴位、冠状位和矢状位图像表现。

肘关节常规影像学评估

前后位

此方位显示肱骨远端和桡、尺骨近端的解剖位置。肱骨远端可见的结构包括肱骨干下 1/3、内上髁和外上髁、鹰嘴窝、肱骨小头和肱骨滑车。肱桡关节间隙清晰可见，被尺骨鹰嘴重叠的肱尺关节间隙同样如此。

影像学观察

重点观察：

1.患者手臂的解剖位置为完全伸展和外旋。肘关节的提携角在这一位置上得以显示(图 16–5)。前臂的长轴与肱部长轴通常形成一个外翻角。一些研究人员认为,该角度的价值没有性别差异,但通常认为还是在女性中的价值更大。平均正常值为 5°~15°。该角度的异常增大或减小可能是骨折或创伤后畸形的标志，对患者的影响是可能导致这侧手臂搬运重物困难。

2.伸肘时尺骨鹰嘴和鹰嘴窝形成关节。可以看见尺骨鹰嘴在肱骨滑车的后方重叠。

3.桡骨头、颈的一部分和尺骨粗隆重叠在尺骨上。

4.肱桡、肱尺关节间隙能很好地显示。

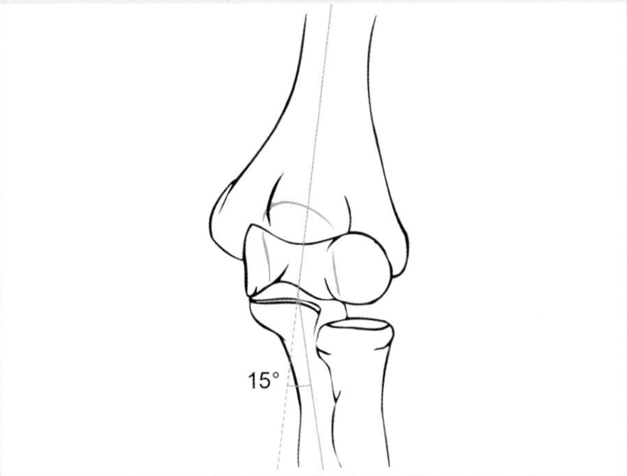

图 16–5 肱骨远端纵轴和尺骨近端纵轴相交形成的夹角即为肘关节的提携角。

基本投照体位

- 前后位
- 侧位
- 斜位

X 线摄影摆位

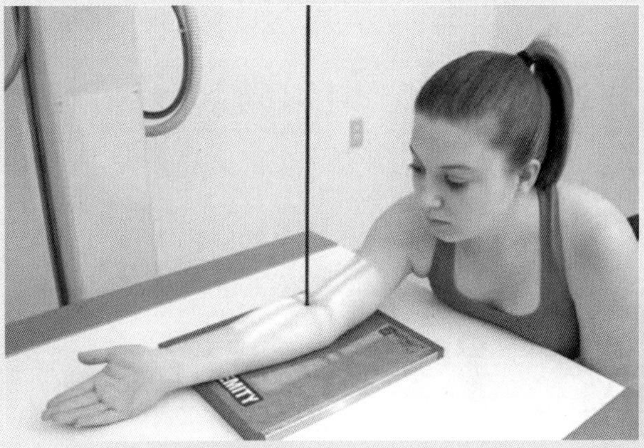

图 16–6 右侧肘关节前后位患者体位。

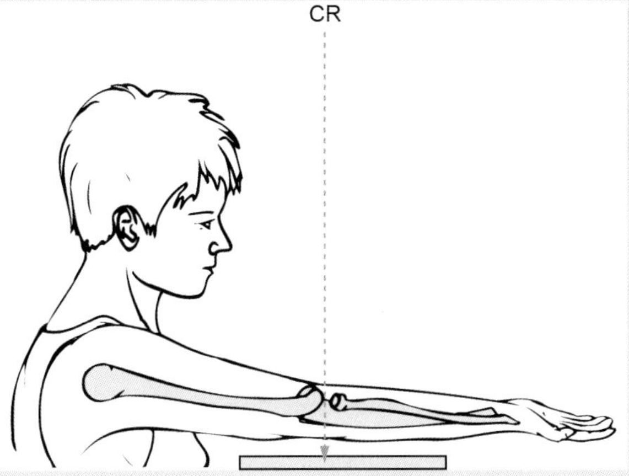

图 16–7 中心射线垂直于肘关节。

你能看到什么？

观察 X 线图像（图 16–8），并尝试识别影像解剖学。利用解剖标志和灰度对比来寻找解剖结构的轮廓（图16–9）。你能确定以下结构吗？

- 肱骨远端（识别内外上髁、肱骨小头、肱骨滑车）
- 尺骨（识别尺骨鹰嘴和尺骨干）
- 桡骨（识别桡骨头、桡骨颈、桡骨粗隆）
- 肱尺关节和肱桡关节间隙
- 肘关节提携角（即肱骨远端纵轴和尺骨近端纵轴形成的夹角）

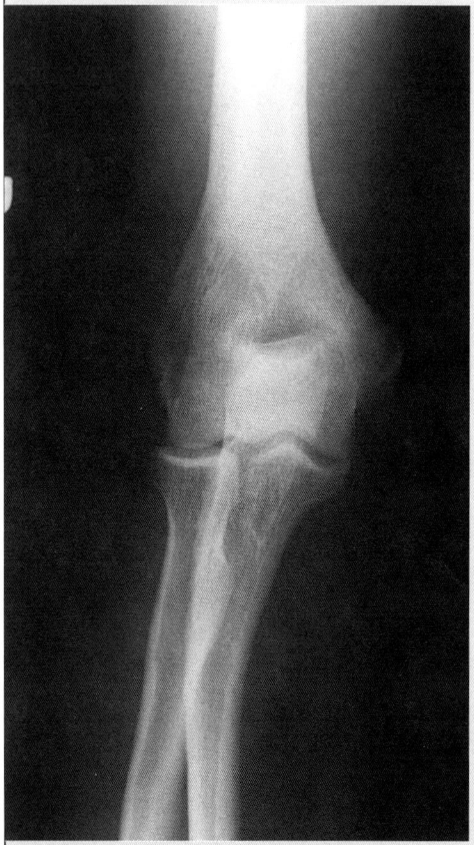

图 16–8 右侧肘关节前后位 X 线图像。

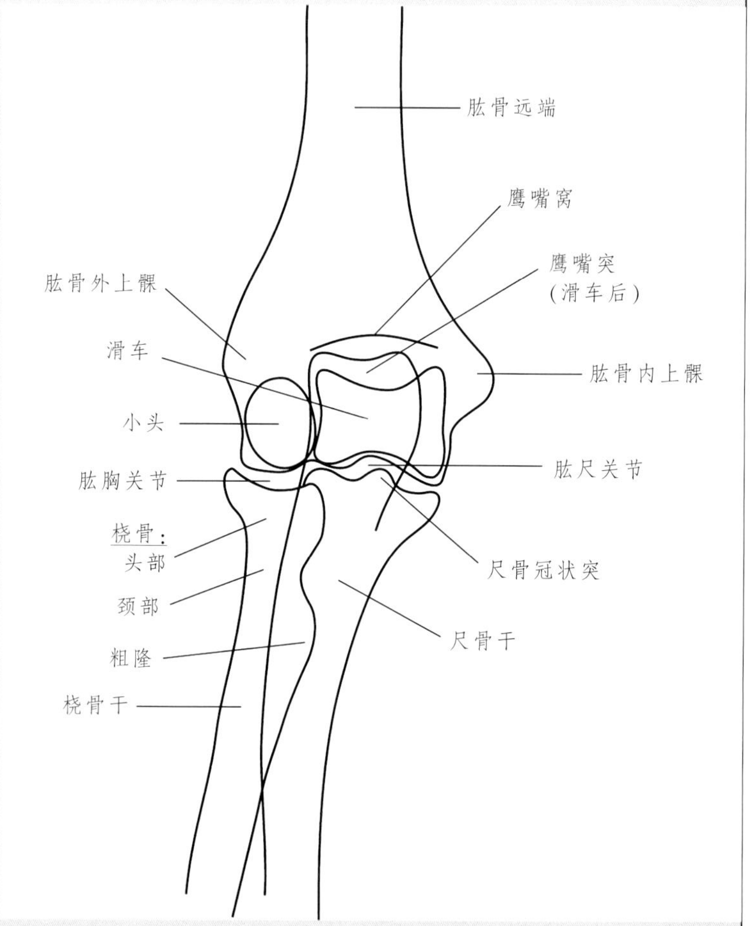

图 16–9 右侧肘关节前后位片示意图。

肘关节常规影像学评估

侧位

侧位采取肘关节屈曲 90°，显示肱骨远端和桡骨、尺骨近端。可见结构包括尺骨鹰嘴、桡骨头的前部和肱桡关节。

影像学观察

重点观察：

1.从侧面可见尺骨鹰嘴和鹰嘴窝相吻合。

2.尺骨鹰嘴冠状突叠加在桡骨头后部。

3.只有桡骨头前部是无叠加结构的。

4.在成人中，这种正确的侧位摄影叠加肱骨远端的结构，能形成清晰的影像。直接叠加的内上髁和外上髁形成一个大的泪滴状图像。X 线图像中，部分被同心圆包围。圆形的图像是由滑车沟产生的。内同心圆弧是由肱骨小头和滑车的边缘形成的。最外层的同心圆弧是由滑车切迹形成的。

5.在儿童中，与肱骨远端和桡骨近端有关的肱骨小头的正常位置可通过两线的交点发现(图 16-10)。沿桡骨近端纵轴画一条线(图中的 a)通过肱骨小头中心，沿肱骨前缘画一条线(图中的 b)与肱骨小头的中间 1/3 相交。这种关系的中断是骨折或其他异常的征象。

6.尺骨冠状突窝和桡窝脂肪垫叠加在一起。一般显示为肱骨远端前部一个细的三角形透光区。如有关节积液，脂肪垫进一步向前形成三角形或帆状的外观。

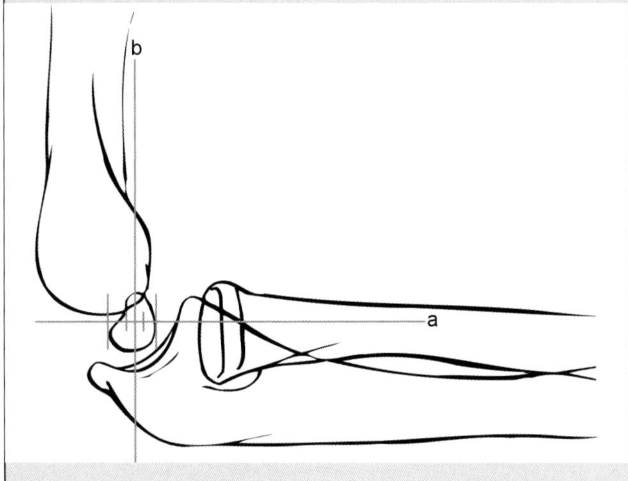

图 16-10　肱骨小头的正常位置与肱骨远端和桡骨近端相关。a 线是沿近端桡骨的纵轴所画，通过肱骨小头的中心。b 线沿着肱骨前缘，与肱骨小头的中间 1/3 处相交。

基本投照体位

- 前后位
- 侧位
- 斜位

X 线摄影摆位

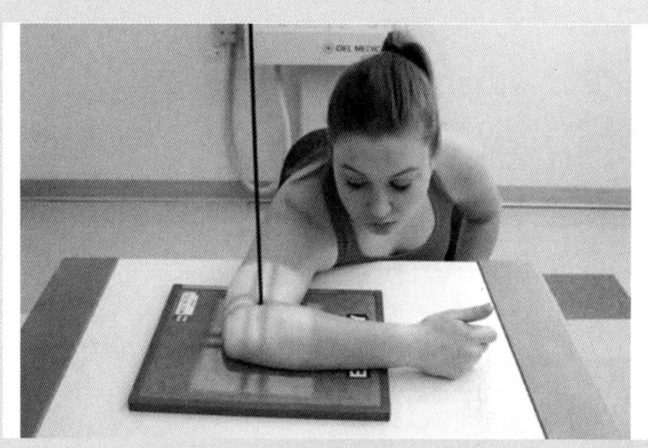

图 16-11　右侧肘关节侧位患者体位。

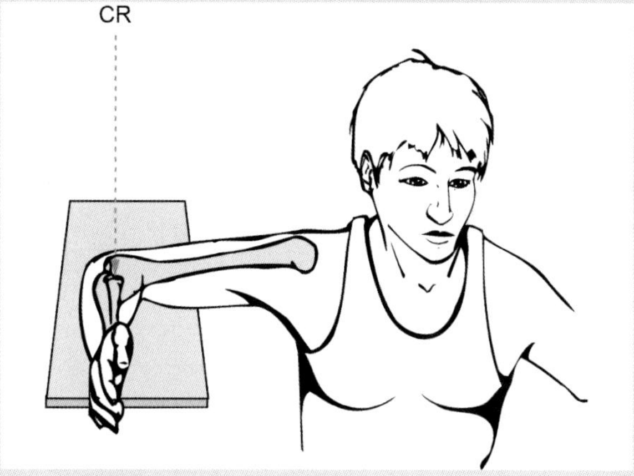

图 16-12　中心射线垂直于肘关节。

你能看到什么？

观察 X 线图像(图 16-13)，并尝试识别影像解剖学。利用解剖标志和灰度对比来寻找解剖结构的轮廓。将结果与示意图进行比较(图 16-14)。你能确定以下结构吗？

- 尺骨鹰嘴(识别尺骨鹰嘴和冠状突)
- 桡骨(识别桡骨头、桡骨颈和桡骨粗隆)
- 肱骨远端（识别肱骨内外上髁以及肱骨滑车沟、肱骨小头、滑车的轮轴和滑车切迹的同心圆图像）
- 透光的影像结构代表前脂肪垫

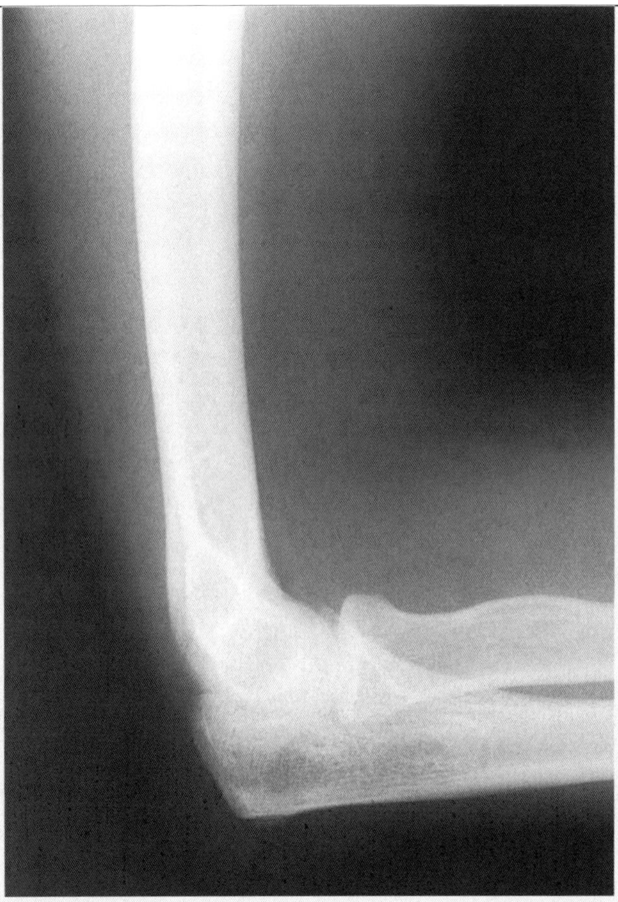

图 16–13 右侧肘关节侧位 X 线图像。

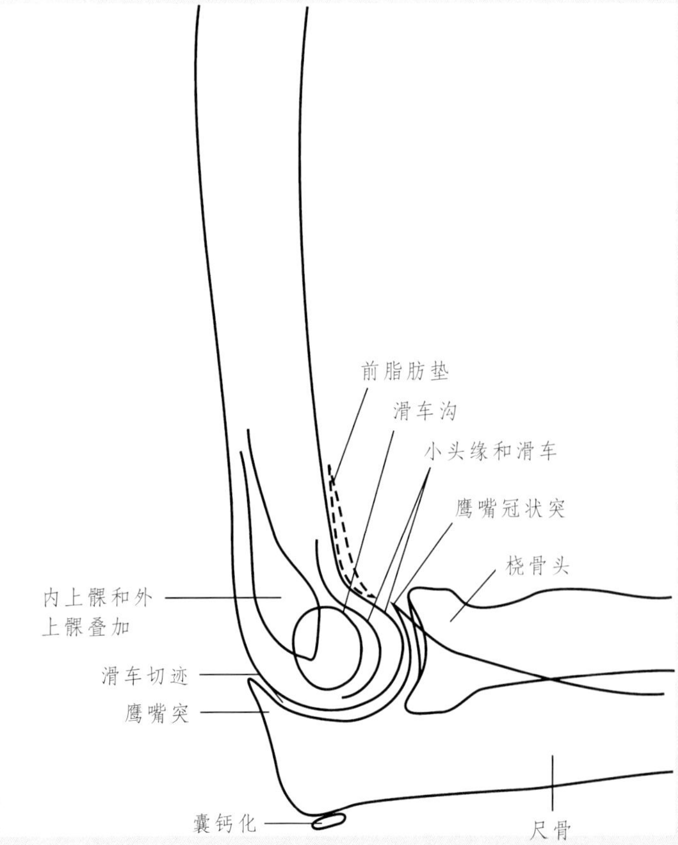

图 16–14 右侧肘关节侧位片示意图。

肘关节常规影像学评估

斜位

患者的手臂位于内、外旋时可以获得肘关节的斜位。内、外旋的选择是由特定兴趣区决定的。在两者任何一种投影中肘部都要充分的伸直。

斜位：内旋位

内旋斜位要求患者臂伸展，前臂从解剖位内旋 90°或手掌向下。该位置使桡骨近端越过尺骨近端，并叠加这些结构。而冠状突没有重叠，在这一位置显示最清晰。

影像学观察

重点观察：

1.尺骨冠状突没有叠加，可直接显示。

2.尺骨鹰嘴和肱骨鹰嘴窝相吻合。

3.肱骨滑车和尺骨滑车切迹间的关节间隙可见。

基本投照体位

- 前后位
- 侧位
- 斜位、内斜位

X 线摄影摆位

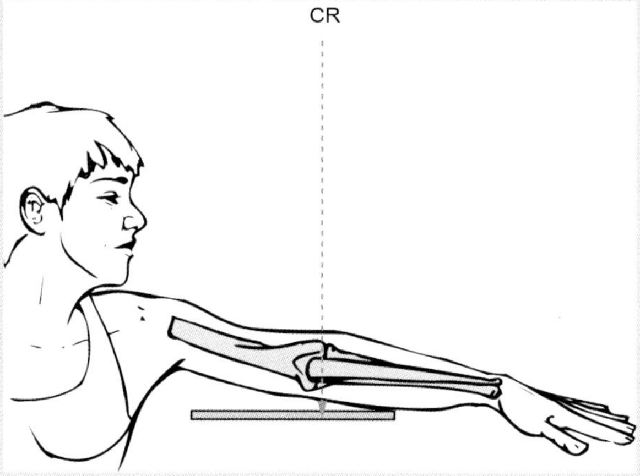

图 16–15　患者体位为肘关节外斜位，中心射线垂直于手臂，从肘关节射入。

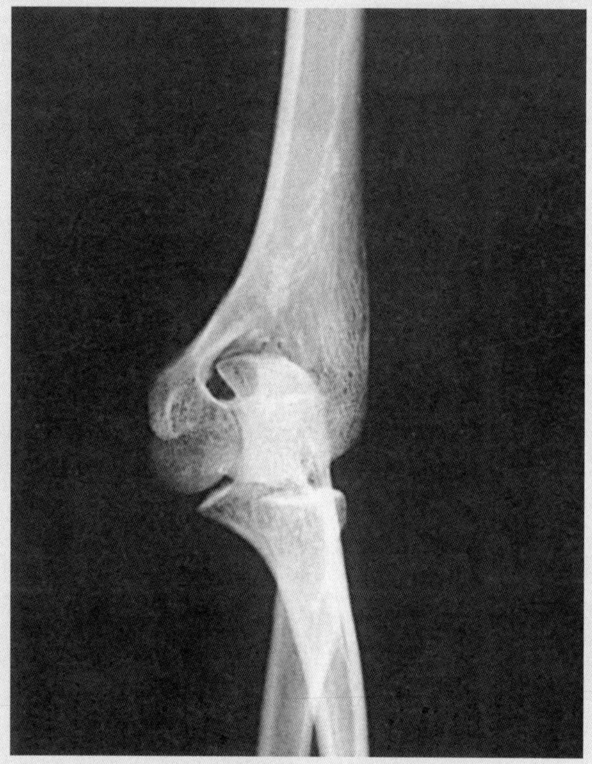

图 16–16　右侧肘关节内斜位 X 线图像。

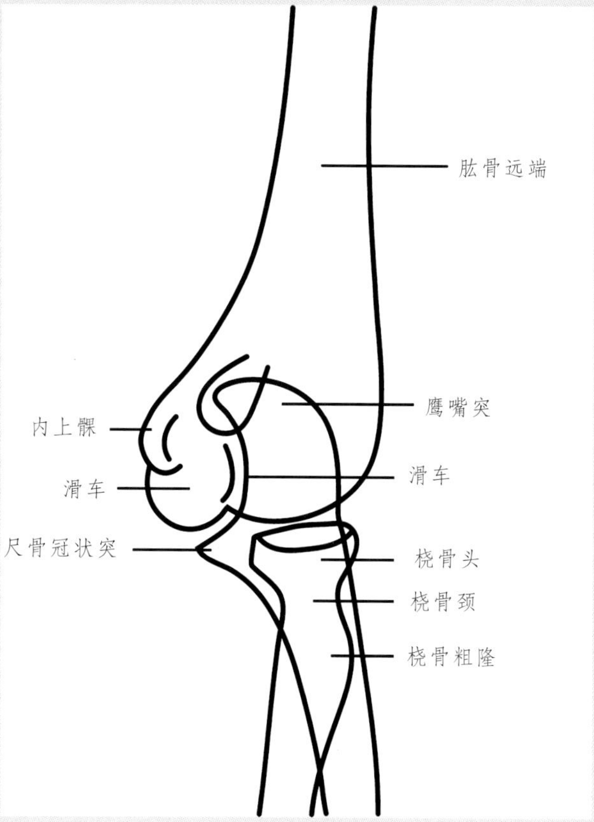

图 16–17　右侧肘关节内斜位片示意图。

肘关节常规影像学评估

斜位:外斜位

外斜位要求患者臂伸展，前臂从解剖位外旋45°或手掌向上。该视图显示桡骨头、桡骨颈和桡骨粗隆最清晰,无任何叠加结构。

影像学表现

重点观察:

1.桡骨头、桡骨颈和桡骨粗隆,无叠加,直接显示。

2.肱骨小头和外上髁从侧面可显示。

3.肱尺、肱桡关节间隙可见。

基本投照体位

- 前后位
- 侧位
- 斜位、外斜位

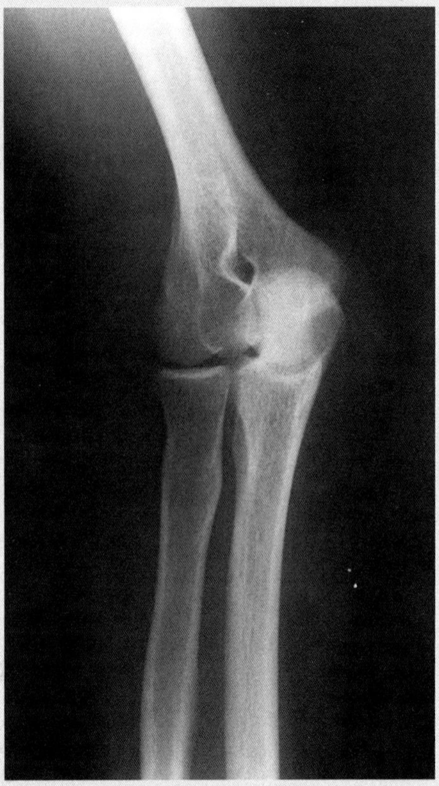

图 16-19　右侧肘关节外斜位 X 线图像。

X 线摄影摆位

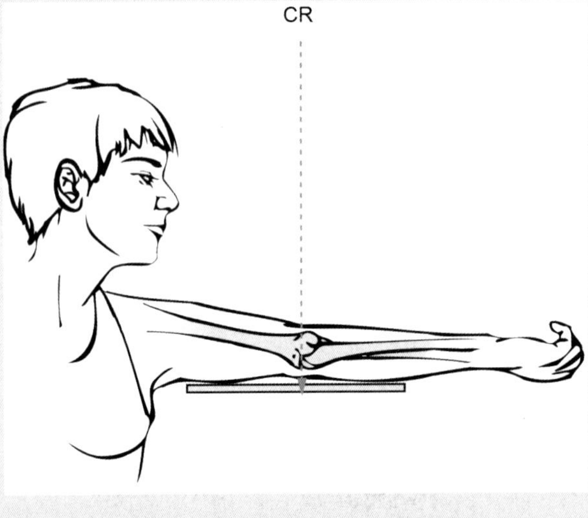

图 16-18　患者体位为外斜位。中心射线垂直于肘关节。

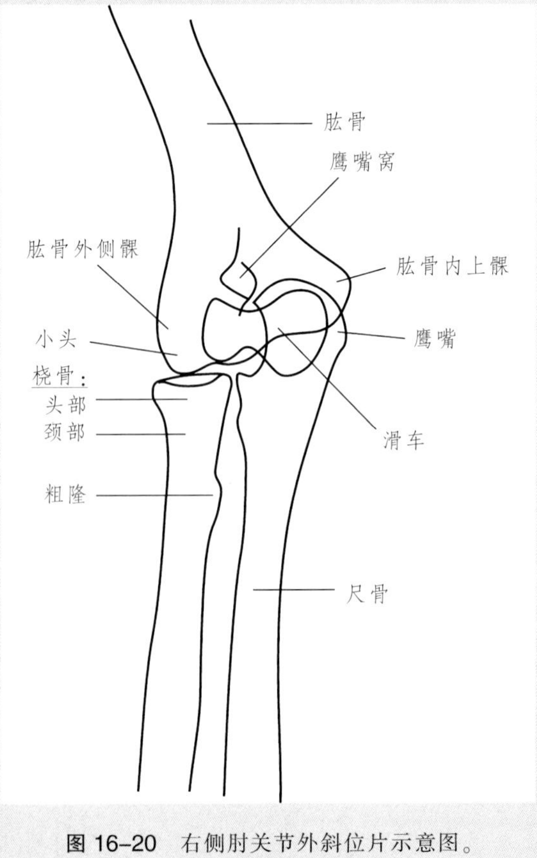

图 16-20　右侧肘关节外斜位片示意图。

前臂常规影像学评估

前后位

该视图显示了肘关节、桡骨和尺骨以及整个腕部。

影像学观察

重点观察：

1.患者的肘关节是伸展的，前臂处于解剖学位置。

2.完整的桡骨和尺骨可见。注意桡骨干和尺骨干的正常弯曲和轮廓。

3.尺骨鹰嘴和鹰嘴窝形成关节并且叠加在肱骨滑车上。

4.前臂近端和远端关节都是可见的。肘关节和腕关节间隙仅部分显示，这是因为X线束在胶片上是发散的。(注意，如果肘部已经在前后位片中显示，那么一些摄片可能仅包括腕关节。)

基本投照体位

- 前后位
- 侧位

X 线摄影摆位

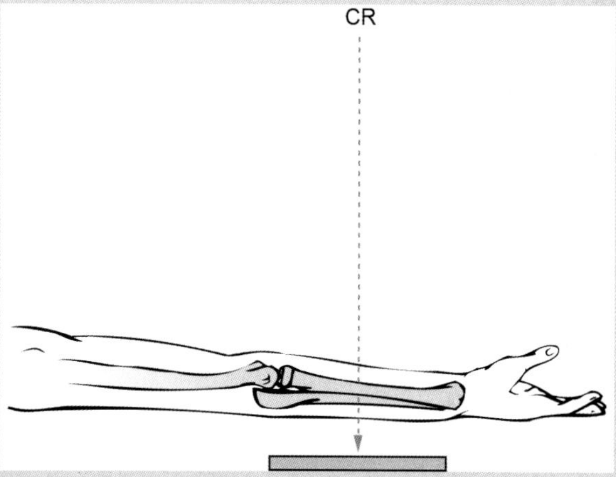

图 16-21 右前臂前后位患者体位。中心射线垂直于前臂，从前臂中点射入。

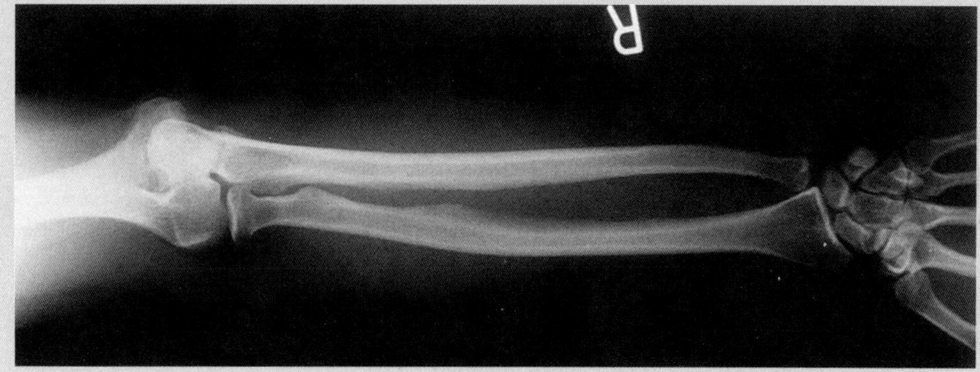

图 16-22 右前臂前后位 X 线图像。

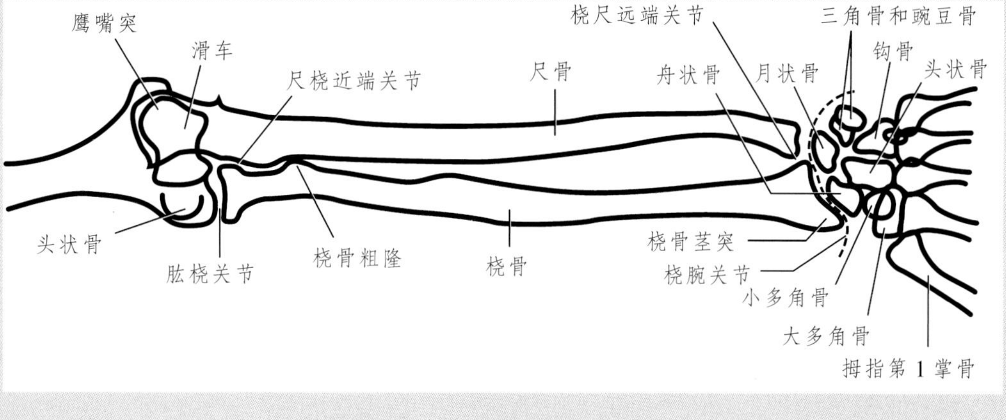

图 16-23 右前臂前后位片示意图。

前臂常规影像学评估

侧位

此视图从侧面显示了肘关节、整个桡骨、尺骨的整个长度和腕部。

影像学观察

重点观察：

1.患者的肘部弯曲，前臂放置在尺侧缘，旋后约45°。

2.桡骨和尺骨大部分是相互叠加的。注意桡骨干和尺骨干的正常弯曲和轮廓。

3.肘部的结构见肘部的侧位示意图(图 16–26)。

4.桡骨头叠加在冠状突上。

5.前臂近端和远端关节都是可见的。因为 X 线束发散，肘关节和腕关节间隙只部分显示。

基本投照体位

- 前后位
- 侧位

X 线摄影摆位

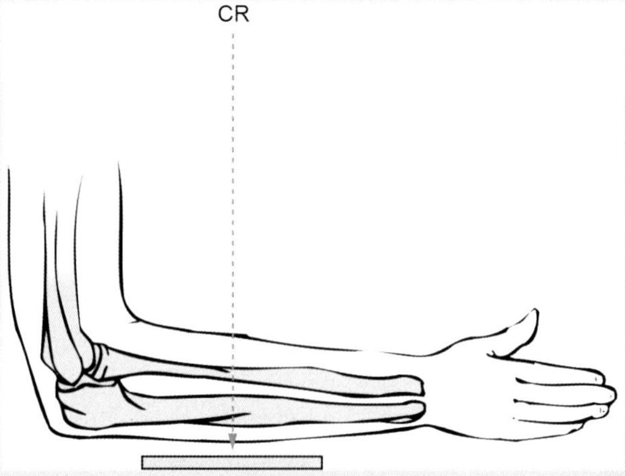

图 16–24 右前臂侧位患者体位。中心射线垂直于前臂，从前臂中点射入。

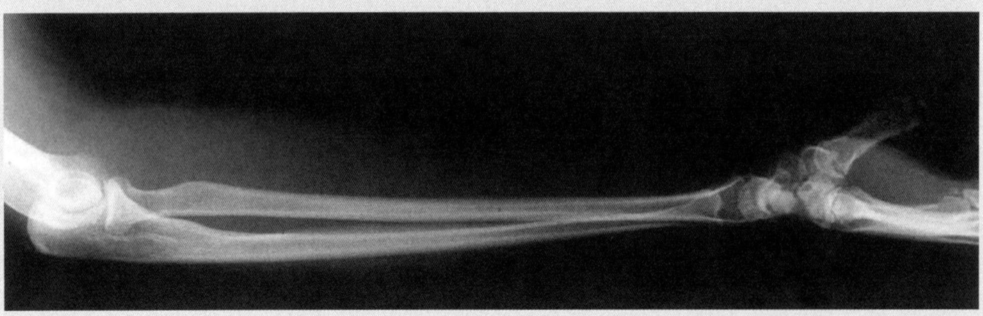

图 16–25 右前臂侧位 X 线图像。

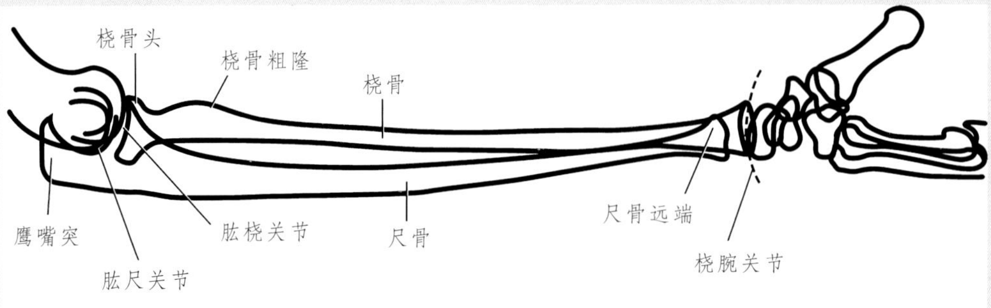

图 16–26 右前臂侧位片示意图。

先进成像技术评估[21-26]

慢性肘部疼痛可能是由骨或软组织异常引起的。通常，对于可疑的肘关节骨和软组织异常情况，X 线图依旧是首选的影像检查，而且往往足以诊断问题和进行治疗，或排除异常和指导进一步的影像学检查。例如，X 线图像可显示关节内游离体、骨赘、异位骨化或关节内及周围的钙沉积。根据这些情况可再决定是保守治疗还是手术。如果慢性疼痛的病因不确定，或者通过保守治疗病情不能改善，可考虑先进成像技术。CT 可定位隐匿性骨折、骨软骨病变或游离体的具体位置。MRI 图像可显示隐匿性骨折时滑膜、关节囊、韧带、肌腱的异常。超声适合疑似肌腱撕裂、滑囊炎或上髁炎的检查。同样，如果不密切结合 X 线图像、临床病史和患者的体格检查，任何先进成像技术的检查结果都可能造成误导。

解读肘关节解剖学导论

肘关节的 CT 和 MRI 成像平面包括轴位、矢状位和冠状位。肘关节是 CT 或 MRI 定位最困难的关节。在扫描中患者的手臂放在身边，虽然这对患者是最舒适的，但在 CT 扫描时，这会对胸部造成不必要的辐射，而在 MRI 扫描时这会导致手臂太靠近磁体而不是在磁场更均质的磁体中心。此外，行 MRI 时，体格过大的患者没有合适的线圈（无法进行检查）。这两种检查的首选体位是让患者取俯卧（或仰卧）位，手臂放在头顶上，处于“鼠标”（一只手臂）位或“超人”（两只手臂）位。“超人”位的一种衍生体位——FABS 位，是要弯曲肘部（屈肘、臂外展、前臂旋后），在 MRI 图像上，该体位能让肱二头肌腱和肱桡肌腱在纵向视图上充分显示。

轴位片平行于肱骨远端表面。这一表面以上的轴位片包含肱骨、尺骨鹰嘴与周围组织。这一表面以下轴位片包含桡骨、尺骨与周围组织。

矢状位图像和侧位 X 线图像的表现是相似的。可显示肱骨小头和桡骨头的关系，以及肱骨滑车和尺骨冠状突的关系。冠状位图像和 X 线前后位片的表现是类似的。肘关节的 3 个关节可以在冠状位显示。首先，要复习 X 线图像肘关节解剖分布。当检查方式改变时，解剖关系不改变。X 线图像是有助于医生了解先进成像技术断层解剖学的“路线图”。

肘关节的CT实践指南[26]

CT 检查仅用于合理的医学原因（如，有石膏固定的 X 线图像不足以指导手术或评估疗效），并且用尽可能小的曝光量提供足够的诊断信息。

适应证

CT 的主要适应证包括但不限于：

- 严重创伤
- 骨折碎片的排列和位移的评估
- 肘关节内游离体的识别
- MRI 无效或有禁忌的骨软骨病变的评估
- 如果存在 MRI 禁忌，CT 通常可达到与 MRI 同样结果的评估。这包括 MR 关节造影为禁忌时 CT 关节造影剂的使用。

基本CT方案

肘关节 CT 检查范围包括肱骨远端干骺端到桡骨近端干骺端，以及肱骨内上髁到外上髁。扫描平面和参考层数可以在预备的定位图上看到。新近的 CT 扫描仪可获得很薄（<1mm）轴位层面。然后这些“薄层”数据被重建成更厚（2mm、3mm 或 4mm）的轴位断层图像来减少图像数量，这些图像需经过审阅。

轴位数据也“重建”为矢状位和冠状位图像以完成检查。3D 重建可评估复杂的骨折特征。记住，三维重建的二维图像的价值有限；数字旋转模型在计划治疗中对外科医生有重要意义。

窗口技术是指显示在图像中的密度分辨率范围。骨和软组织窗都应接受评估。

肘关节的CT图像解读

通常，影像医师首先阅读轴位片，然后再阅读矢状位和冠状位图像。这种做法是因为在 CT 成像技术刚问世时，当时只有轴位成像技术可用。这 3 个平面的图像通过显示器由鼠标/键盘依次“从上到下滚动”。根据“ABCS”评估每幅图像中的异常征象：

- 解剖对线（Alignment of Anatomy）：骨头或关节结构的偏离提示骨折、脱位或遭到破坏。在轴位图，注意肱尺、肱桡关节以及桡尺近侧关节。在矢状位，观察尺骨滑车切迹与肱骨滑车的关节结构。评估桡骨头和肱骨小头的关节结构。

● 骨密度(Bone density):在X线图像,骨皮质密度最高,如轴位上肱骨、尺骨和桡骨皮质壳所示。骨松质密度较低,即,髓腔中所示。评估提示疾病或感染导致骨质破坏。

● 软骨和关节间隙(Cartilage/joint spaces):通过肱桡和肱尺关节间隙评估光滑的软骨表面。骨软骨病变常见于肱骨小头和桡骨头。关节炎可出现软骨下囊肿或糜烂。识别可能从骨折处迁移到关节间隙的游离骨碎片。

● 软组织(Soft tissues):前方软组织包括肱二头肌和肱肌及肌腱。后方软组织包括肱三头肌和肘肌。外侧软组织包括起源于外上髁的总伸肌腱、旋后伸肌群和肱桡肌(屈肌)。内侧软组织包括起源于内上髁的总屈肌腱和屈肌旋前肌群。

肘关节CT扫描

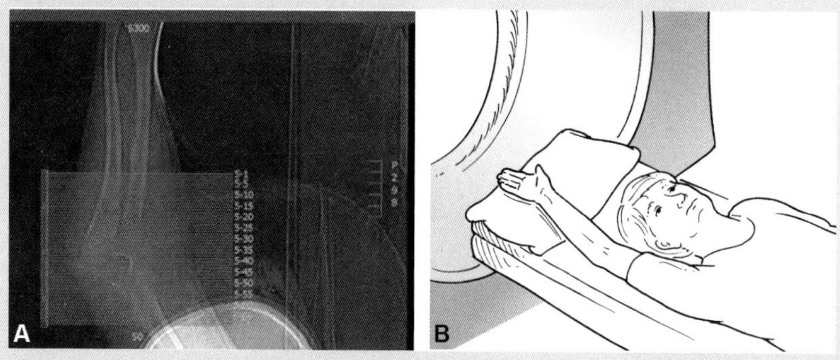

图 16–27　(A)用于参考层面的定位图。(B)手臂伸过头顶是首选的体位。

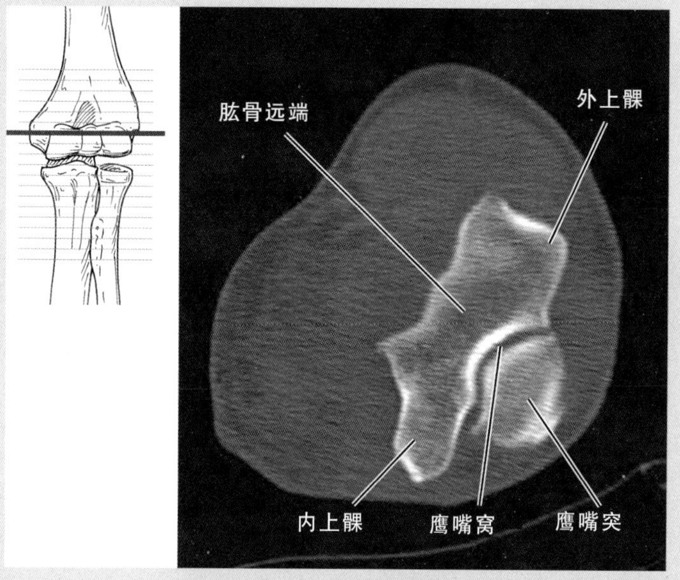

图 16–28　肱骨上髁水平的轴位 CT 图像。

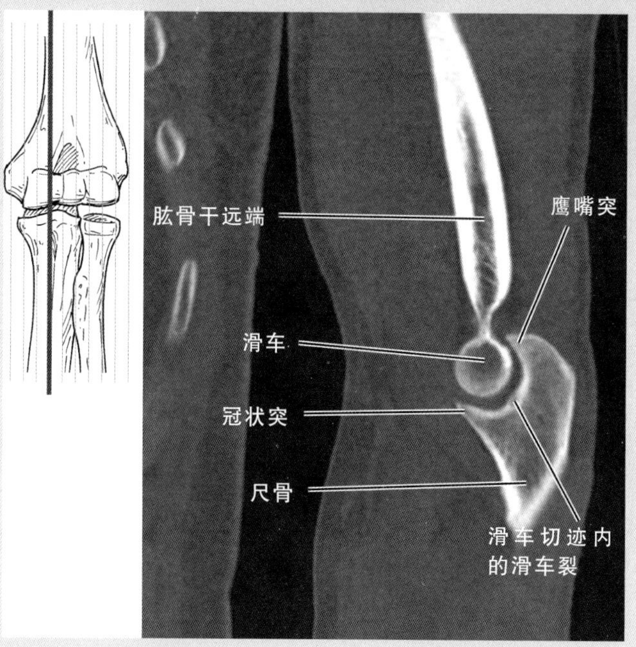

图 16–29　肱尺关节间隙的矢状位 CT 图像。

参数

- 扫描平面平行于肱骨远端表面(图 16–27)。
- 视野从肱骨远侧干骺端延伸到桡骨近侧干骺端,包括桡骨粗隆和肱骨内上髁到肱骨外上髁。
- 扫描层厚<1mm，并重建到 2~3mm 层厚；每个平面扫描 40~100 层。

观察内容

在每个平面评估 ABCS 的异常：

- 解剖对线:肱骨、桡骨和尺骨之间的解剖是不是完整适当的关节关系?
- 骨密度:皮质骨在边缘和骨干是否明确?骨小梁是否整齐?有无骨囊肿、骨皮质肥厚、骨质硬化或骨质破坏?
- 软骨:评估肱桡和肱尺关节间隙。软骨或软骨下骨是否有任何病变出现?关节间隙内是否有游离体或游离骨碎片?
- 软组织:肌腱或鹰嘴皮下滑膜囊有无积液?肱二头肌桡骨或桡尺骨滑膜囊有无积液?在肌肉间有无肿块或萎缩?

轴位(图16–28)

同时观察：

- 常见伸肌或屈肌腱起源处是否有骨质改变?由于慢性炎症或肌腱撕裂,肱骨上髁可能显示不规则。
- 肱骨小头关节面是否完整?骨软骨损伤常发生于此处。

矢状位(图16–29)

同时观察：

- 肱尺关节和肱桡关节间隙应一致,关节面光滑。

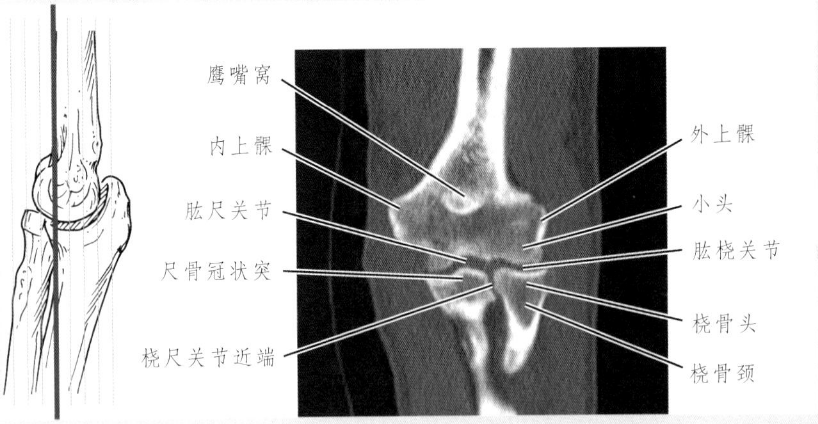

图 16-30 冠状位 CT 图像。

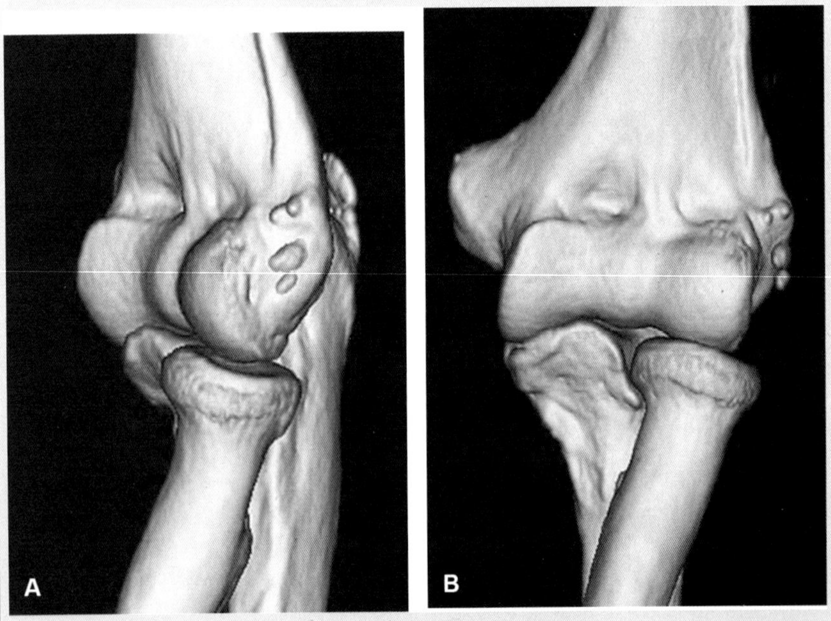

图 16-31 肘关节三维 CT 重建。

- 滑车裂是滑车切迹内外侧的正常浅沟,可能类似骨折线。这种假象不会在正中矢状位上显示。

冠状位(图16-30)

同时观察:

- 由于急性或慢性应激,撕脱骨折或形态不规则可能发生在内、外侧副韧带的内、外上髁附着点。副韧带深入到同样附着于内外上髁的总肌腱。
- 影像学缺陷包括肱骨小头假象。肱骨小头后外侧的浅沟在冠状位类似骨折线。

3D重建(图16-31)

- 3D 重建常用于精确定位复杂的骨折,并有助于制订手术计划。
- 记住,三维模式的二维图像价值有限。3D 模型可旋转 360°。
- 这些旋转可以每 10°成像为一个静止图像,共有 36 个图像。
- 另外,可以创建不同的图像:一种表示所有的骨,而另一种表示没有骨折的骨。

图 16-31A、B 显示肘关节重建的两个静止图像。注意在关节侧面出现的游离体实际上是三维处理的效果。

肘关节的MRI实践指南[25]

美国放射学会(ACR)、儿科放射学协会(SPR)和骨骼放射学学会(SSR)共同发布了一个指南,以协助医生制订合理的诊疗方案。

适应证

肘关节 MRI 的适应证包括但不限于疾病的诊断、排除和分级:

- 韧带疾病(尺侧副韧带、侧尺侧副韧带、桡侧副韧带和环形韧带):扭伤、部分和完全撕裂
- 屈肌和伸肌腱起源的疾病(上髁炎)
- 肱二头肌远端肌腱病:肌腱炎、部分和完全撕裂
- 肱三头肌远端肌腱病:肌腱炎、部分和完全撕裂、弹响、关节半脱位
- 肌肉和肌腱损伤
- 隐匿性骨折
- 骨软骨病变:骨软骨骨折和骨软骨炎
- 软骨病变:软骨骨折和磨损、软骨软化症、退行性关节炎
- 关节积液和炎性或增生性滑膜炎
- 关节内游离体:软骨性、骨软骨性、骨性
- 症状性皱襞、滑膜皱襞、肘关节半月板
- 尺骨鹰嘴与肱二头肌桡骨滑液囊炎:包括感染性、创伤性、晶体性和炎症性
- 骨髓异常:骨挫伤、骨坏死、骨髓水肿综合征、应力性骨折
- 周围神经病变:压迫、压缩、肘管综合征、肌失神经支配
- 先天性和发育异常
- 骨、关节或软组织肿瘤
- 骨、关节或软组织感染
- 前臂近端骨间膜与神经肌肉结构畸形

此外,肘部 MRI 可以进一步明确临床诊断和(或)其他成像方式建议的情况,包括但不限于:

- 关节炎:原发性炎症和糜烂性、感染性、神经性、退行性、痛风性、创伤后
- 原发性和继发性骨软组织肿瘤
- 骨折与应力性骨折
- 与骨折相关的软组织损伤

最后,肘部 MRI 可以用于评估特殊的临床情况,包括但不限于:

- 持续的、难治的或不明原因的肘部疼痛
- 运动损伤,尤其是投掷运动员
- 肘关节不稳:急性、复发性、慢性
- 剧烈的肘痛或机械性症状
- 顽固性网球肘
- 受限或痛苦的运动或挛缩
- 不明原因的肘关节肿胀、肿块或萎缩
- 局限于肘部的神经病
- 计划诊断、关节镜检查或肘部手术的患者
- 肘关节术后复发、残留或出现新症状的患者

禁忌证

禁忌证包括但不限于,心脏起搏器、铁磁的颅内动脉瘤夹、某些神经刺激器、某些人工耳蜗植入物、其他铁磁性异物、电子器件、大面积的文身,或不可移除的身体穿孔装饰。

基本MRI方案

应用 MRI 评估肘关节时,需提前设计方案和选择线圈。线圈要既适用于大的结构,如肱三头肌和肱二头肌肌腱,也适用于非常小的结构,如副韧带。所有的方案都是解剖学定义序列和液体敏感序列的组合, 分为 3 个成像平面。记住,任何关节肌肉骨骼 MRI 检查的基本原则都是双重的:

- 解剖定位
  - 常用解剖学定义序列 T1W、GRE(梯度回波序列)和质子密度(PD)。
- 检测异常液体
  - 常用的液体敏感序列是反转恢复(IR)和 T2 脂肪饱和。
  - 液体敏感序列用来减少来自脂肪的明亮信号,脂肪信号往往影响诊断。来自脂肪的明亮信号可能使感兴趣的组织模糊,甚至产生假象。因此,需要不同的脂肪抑制技术,以区分来自脂肪的明亮信号和来自液体的特征性明亮信号。
  - 异常的液体或水肿是病变的标志。然而,记住,慢性损伤可能没有水肿,因此对慢性病变的检测可能仅依赖于对解剖学异常的检测。

下表中将解剖序列和液体敏感序列配对,图像如下列所示。阅图的方法是“比较”这些配对的序列,一层

图像平面	解剖序列	液体敏感序列
轴位	质子密度	T2 压脂
矢状位	T1 加权	T2 压脂
冠状位	质子密度	反转恢复

一层地确定解剖学位置，然后寻找异常的高（亮）信号。

MR关节造影

MR 关节造影在肘关节检测副韧带撕裂和软骨表面缺损是有用的。记住，这是关节对比的增加，使小的结构或区域显示得更清晰。如果 X 线图像不能诊断，MR 关节造影常用来评估肱骨小头骨软骨骨折稳定性。不稳定病变的特征是高信号液体包围骨软骨碎片。这些不稳定的病变可能会碎裂，并成为迁移到关节周围的游离体，造成机械冲击和产生滑膜炎，导致肘部僵硬和疼痛。关节内造影有助于确定手术切除的游离体的位置。稳定的病变是以覆盖完整的软骨为特点，不需要手术。

肘关节MR图像解读

回顾以上列出的 MRI 广泛的适应证。“ABCDS”有助于对 MRI 诊断进行分类：

- 解剖对线：骨骼的排列已经在 X 线图像上得到了评估，但 MRI 能进一步发现隐匿性骨折。在肌腱附着处寻找骨破坏；寻找脱位或创伤时可能发生的骨损伤。
- 骨信号：评估“骨挫伤”或骨髓水肿、应力性骨折或骨软骨损伤，或定义影像学上不明确的骨折线。
- 软骨：评估关节表面软骨异常。肱骨小头是常见的骨软骨病变部位。
- 水肿：MRI 上水肿是“损伤的征象”。寻找所有骨和软组织内损伤所致的炎性水肿，并确认是液体敏感序列上的水肿。
- 软组织和滑膜组织：对常见的、按解剖间隔划分的影像特点总结如下。

  ○ 前间隙的组织：肱二头肌位于肱肌的浅表面，有一个附着于桡骨粗隆的长肌腱。肱二头肌腱完全断裂是肘部最常见的肌腱断裂（>90%的肱二头肌肌腱断裂发生在长头的近端）。完全撕裂是指两个缩回肌腱端之间有完全的间隙。部分撕裂通过肌腱的周长改变和 T2WI 图像上肌腱内异常的高信号来确定。肱二头肌桡骨滑膜囊位于肌腱和它附着的桡骨粗隆之间，这样可以减少摩擦。评估这个泪滴状囊的炎症。

  ○ 后间隙的组织：肱三头肌断裂较少见。因为肘部位于伸直位时肘关节缺乏张力，正常肱三头肌肌腱在矢状位上可能显示为波浪状。肱三头肌肌腱异常作响是由内侧头在肱骨内上髁上异常滑动所致，可能导致尺神经脱位。利用肘关节屈伸时的轴位片可进行比较，有助于诊断。尺骨鹰嘴滑囊炎的征象为围绕尺骨鹰嘴聚集的液体的高信号，可能与痛风或肱三头肌撕裂有关，或是由于对骨的重复性压力（“学生肘”）。

  ○ 内侧间隙的组织：来自内上髁的屈肌旋前肌群形成屈肌总腱；这些组织常遭受与运动相关的过度损伤（“少年棒球肘”）。在肱骨内上髁炎的 MRI 表现包括肌腱变性、肌腱断裂、部分撕裂、肌肉紧张。冠状位和轴位片可显示肌腱厚度的改变、纤维撕裂的不连续性，以及相关炎症的高信号。尺侧（内侧）副韧带撕裂与投掷类运动员的动作有关，它们常发生肌腱实质部分断裂或撕裂。冠状位是观察撕裂纤维和识别正常线性低信号韧带中异常信号的最佳方位。

  ○ 外侧间隙的组织：来自外上髁的伸肌旋后肌群形成伸肌总腱；这些组织常遭受运动相关动作（“网球肘”）或职业性重复动作带来的损伤。肱骨外上髁炎的 MRI 表现如上述肱骨内上髁炎。桡侧（外侧）副韧带复合体撕裂比尺侧副韧带撕裂少见，但常见于肱骨外上髁炎或肘关节脱位。桡侧副韧带的扭伤显示为增厚或变薄的韧带，在其内或周围有高信号。完全撕裂显示为纤维不连续。附着点撕脱伤常见继发于病变的水肿和出血。

MRI 检查的病例见图 16-32 至图 16-38。

肘关节MRI

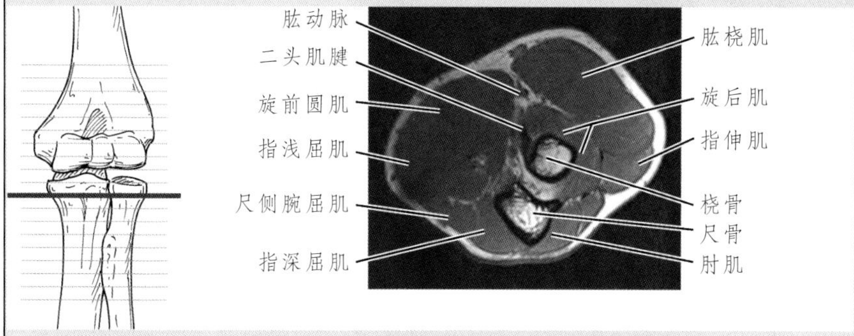

图 16-32　近侧尺桡关节水平轴位质子密度加权 MRI 图像。

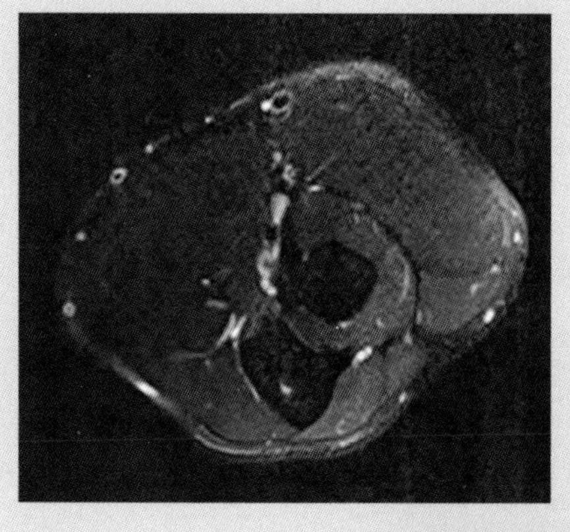

图 16-33　轴位 T2 加权压脂像。

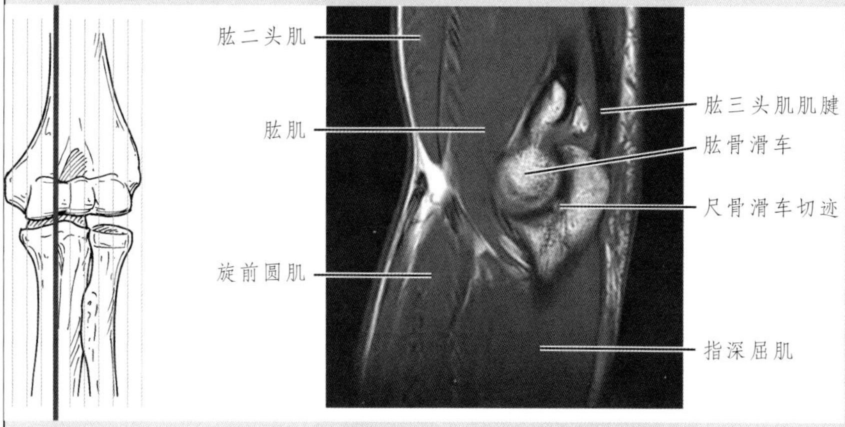

图 16-34　肱尺关节矢状位 MRI T1W 图像。

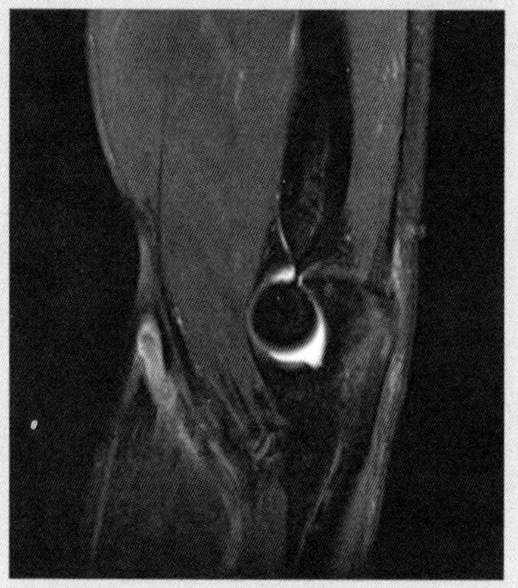

图 16-35　矢状位 T2 加权压脂像。

参数

- 扫描面平行于肱骨远端表面。
- 范围从肱骨远端干骺端向桡骨近端干骺端延伸，包括桡骨粗隆以及肱骨内上髁和外上髁。

肘关节扫描序列

	解剖定义	液体定义
轴位	质子密度	T2 压脂
矢状位	T1 加权	T2 压脂
冠状位	质子密度	反转恢复

观察内容

轴位(图16-32和图16-33)

显示最佳的结构：

- 附着在桡骨粗隆上的肱二头肌及其肌腱
- 肱三头肌腱
- 桡骨头环状韧带
- 肘窝内的肱动脉和桡神经
- 肱三头肌深面肘管内尺神经

矢状位(图16-34和图16-35)

显示最佳的结构：

- 纵向显示肱二头肌、肱三头肌
- 前后肌群
- 桡骨头隐匿性骨折
- 肱桡关节和肱尺关节

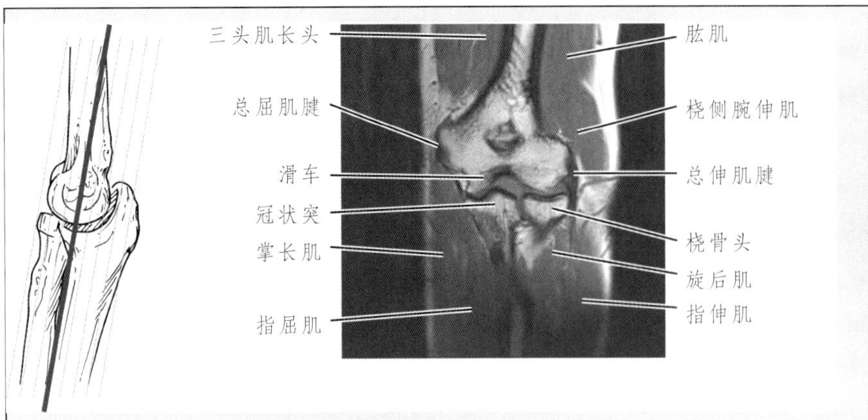

图 16-36 冠状位质子密度加权序列。

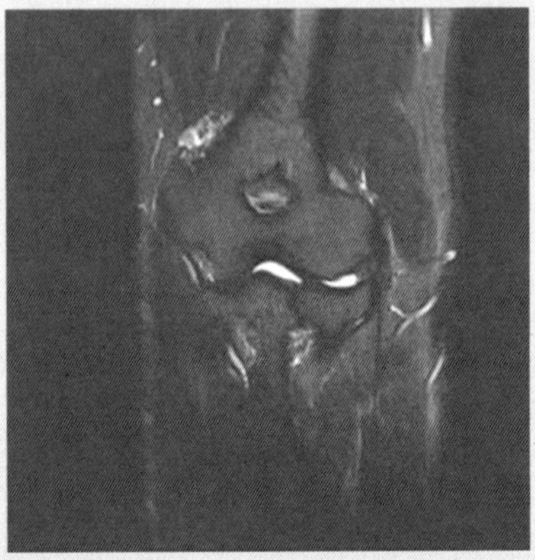

图 16-37 冠状位反转恢复序列。

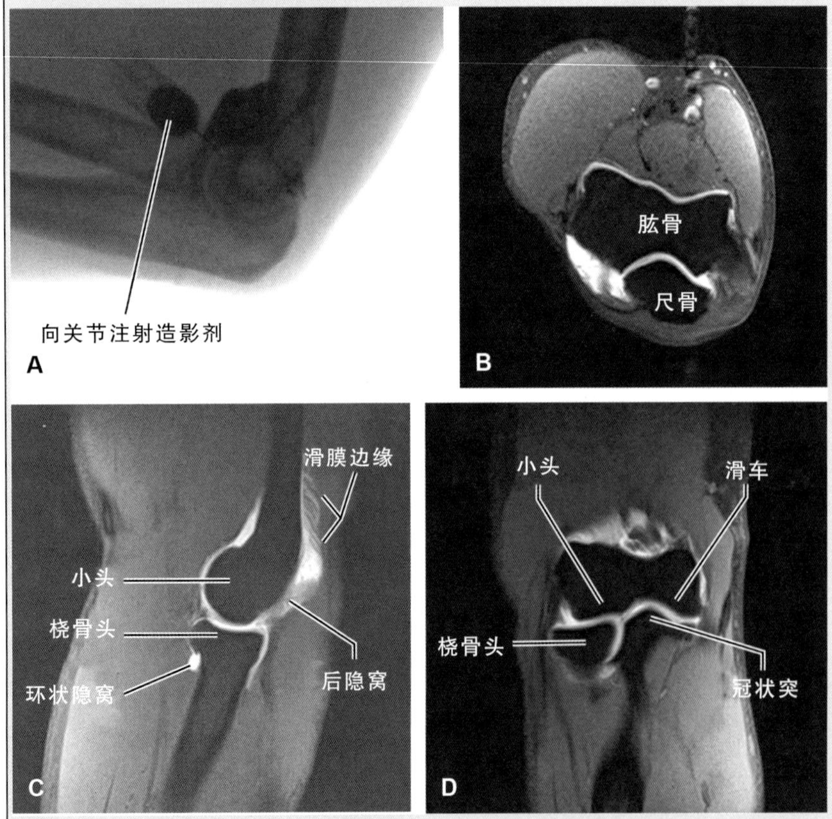

图 16-38 (A)荧光镜引导下注射造影剂。(B)轴位、(C)矢状位和(D)冠状位关节造影图像。

冠状位(图16-36和图16-37)

显示最佳的结构:

- 内外侧副韧带
- 内侧肌群和外侧肌群
- 屈肌总腱与伸肌总腱
- 内上髁和外上髁
- 肱二头肌腱与桡骨粗隆之间的滑膜囊
- 桡尺近侧关节

MR关节造影(图16-38)

- MR 与造影相结合
- 对 3 个成像平面进行评估
- 通过关节囊注射稀释钆剂可识别关节内所有组织

在实际中，MR 关节造影最常用于确定副韧带的撕裂和评估可疑的软骨缺损。

其他层面水平的正常解剖 MRI 图像见图 16-39 至图 16-42。

肘关节创伤[27-86]

在所有年龄组，肘关节损伤都很常见。损伤机制通常是在跌倒时伸出手。不适当的体育活动也可能造成青少年的直接创伤、重复性微创伤和关节过度使用。

一般来说，成人肘关节的创伤通常是很难耐受的。肘关节骨折、脱位或半脱位后发生疼痛、畸形、活动丧失，创伤后关节炎并不罕见。因为儿童的修复能力更强，他们通常比成人恢复得好。骨科医师和治疗师会尽力恢复关节的功能，对他们来说，挑战通常是手术和术后康复。

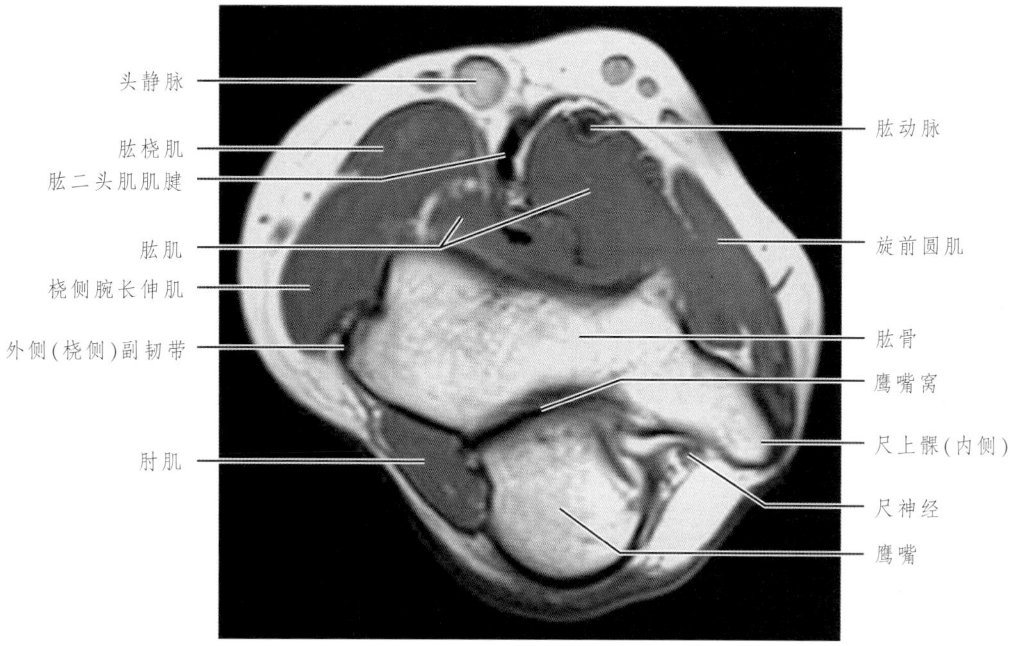

图 16-39　肱骨上髁水平肘关节轴位 MRI T1W 图像。

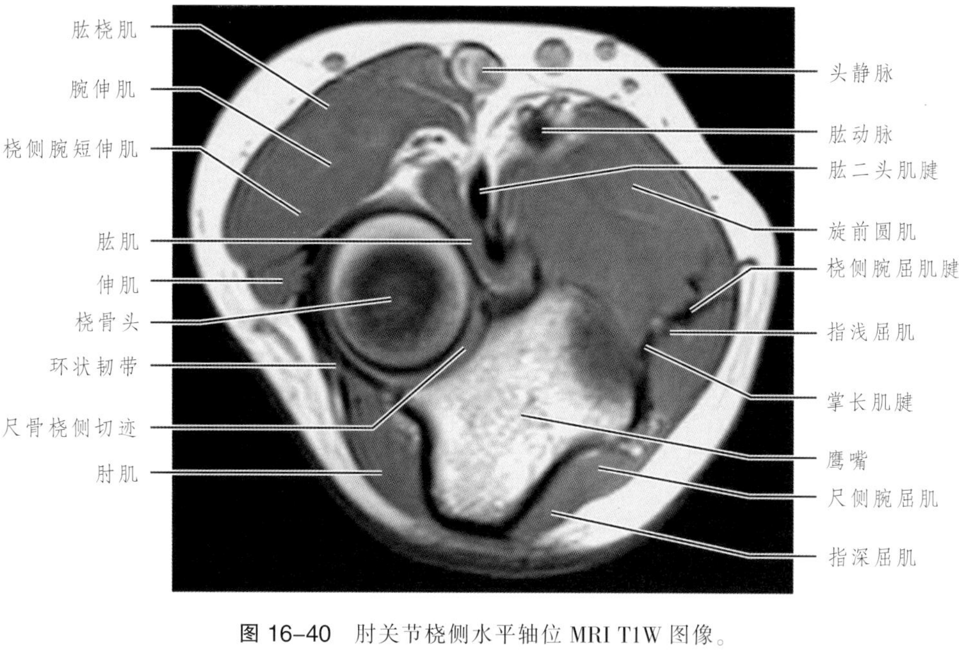

图 16-40　肘关节桡侧水平轴位 MRI T1W 图像。

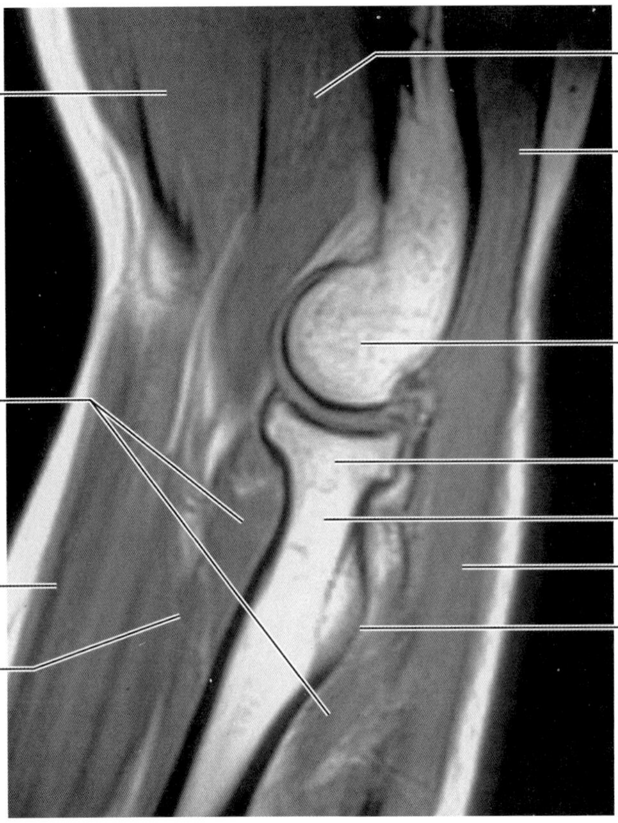

图 16-41 肘部肱桡关节矢状位 MRI T1W 图像。

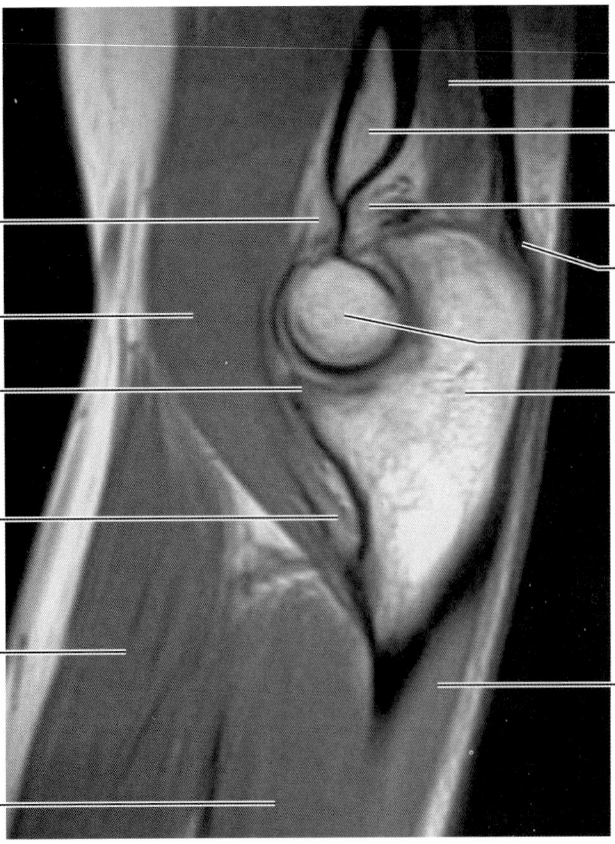

图 16-42 肘部经肱尺关节矢状位 MRI T1W 图像。

创伤后肘关节功能恢复状况和创伤后肘关节 X 线表现不一致。Weissman[10]指出，骨折愈合后，最终临床结果可能不符合最终的 X 线表现。也就是说，“不良的解剖结构也可能有优良的功能；而尽管有最佳的 X 线表现，也可能出现功能不佳。”

肘关节创伤的影像诊断

肘关节创伤的影像学诊断总是从肘部和前臂的常规 X 线图像开始。大多数骨折、脱位及半脱位都能在这些检查上充分显示。如果 X 线图像结果是阴性的，但高度怀疑有骨折，或者要评估软组织异常，则需要先进成像技术检查。微骨折或骨软骨骨折可经 MRI 诊断，如果没有 MRI 设备或 MRI 有禁忌，则行 CT 诊断。在一些复杂骨折病例中，使用 CT 三维重建进一步显示骨折形态有助于外科医生制订术前计划(图 16–43)。

肌腱、韧带、软骨和滑膜囊等软组织损伤或病变可通过 MRI、MR 关节造影或超声来评估。超声对于肘关节内上髁炎和外上髁炎、副韧带撕裂、肌腱断裂、滑囊炎、关节内游离体、神经卡压甚至隐匿性骨折等都有良好的应用价值。虽然肘部诊断性超声的应用越来越多，但由于超声医师肌肉骨骼专业知识的局限性，超声仍然没有得到充分利用。

关于 ACR 适用性指南[27]对慢性肘关节疼痛的 11 种评估，可访问网站 www.fadavis.com。

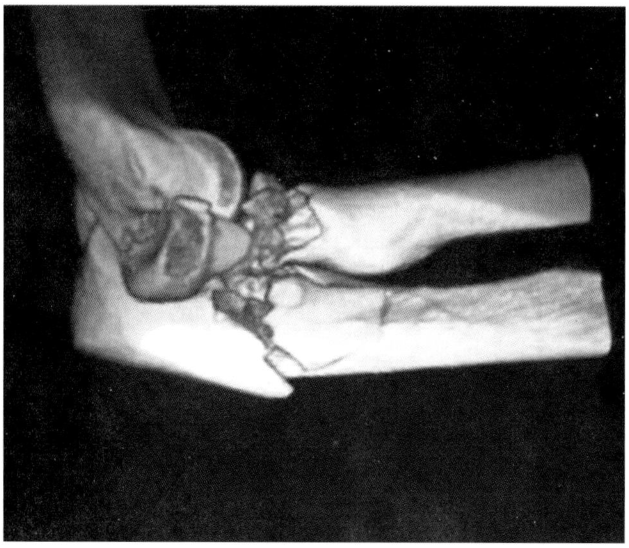

图 16–43　肘关节三维 CT 重建。近端尺骨和近端桡骨的骨折移位。(Image courtesy of Amy Rasely.)

软组织创伤的影像学征象

一些细微的骨折在 X 线图像上不容易看到，但骨折产生的关节积液更容易看到。在肘部，这种关节积液造成两个与骨折高度相关的异常软组织征。阳性“脂肪垫”征，以及异常的旋后肌轮廓是隐匿性骨折的 X 线软组织征象。

阳性“脂肪垫”征

脂肪垫在肱骨远端窝的前方和后方，覆盖在关节囊上。正常情况下，在 X 线侧位片上，冠状突窝和桡窝前方脂肪垫叠加在一起形成一个薄的三角形透光区，位于肱骨远端的前方。后脂肪垫位于鹰嘴窝深部，在 X 线侧位片上不可见。当积液扩张关节囊足以使脂肪垫从正常位置移位，可见灰色软组织内的透光结构时，就产生了阳性“脂肪垫”征。见图 2–24。

注意，虽然阳性“脂肪垫”征最常见于骨折，但在多数情况下，一但产生了足够的关节积液，也能使脂肪垫移动，如血友病、类风湿关节炎、感染、关节内肿块和骨软骨炎。

异常的旋后肌线

覆盖旋后肌的脂肪，有时被称为旋后肌线，通常在 X 线侧位片上可见，为一薄的透亮线，平行于桡骨近端 1/3 前缘，距离桡骨前缘约 1cm。在几乎所有急性桡骨头骨折病例中，这条线可能会升高、增宽或变模糊。能引起这种异常软组织征象的情况除了外伤，还包括感染和炎性疾病。

骨折和脱位[11,20–33]

损伤机制

肘部大部分骨折和脱臼是由于跌倒时手伸展造成的，无论有无外展或内收的情况，或通过对弯曲的肘关节施加力而造成。桡骨干和尺骨干骨折常由直接外伤引起，如猛烈的撞击、机动车事故或高处坠落。

肱骨远端骨折

肱骨远端骨折的解剖学分类如下(图 16–44)：

1.髁上骨折，发生在肱骨内外侧髁以上。

2.经髁骨折，发生在鹰嘴窝水平，经过内外侧髁。

3.髁间骨折，肱骨内外侧髁被分裂成 T 型、Y 型或粉碎性骨折。

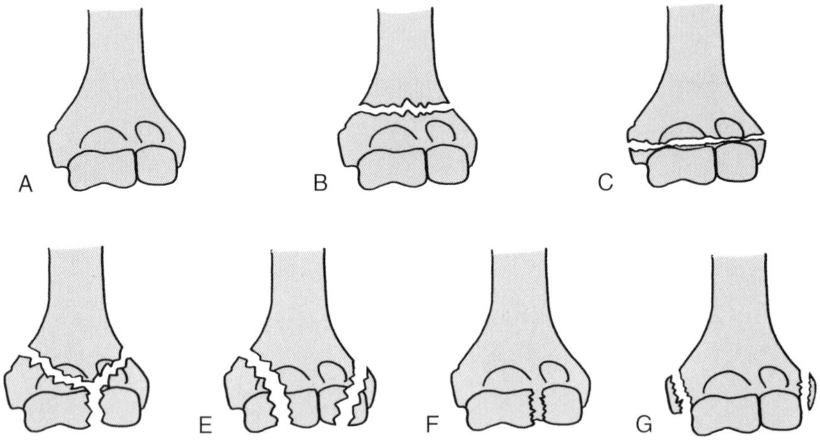

图 16-44 肱骨远端骨折的解剖学定位分类：(A)正常肱骨。(B)髁上骨折。(C)经髁骨折。(D)髁间骨折，T 型或 Y 型。(E)髁突骨折。(F)关节骨折。(G)上髁骨折。

4.髁突骨折，累及肱骨内侧或外侧髁。

5.关节骨折，累及肱骨滑车或肱骨小头。

6.上髁骨折，发生在肱骨内上髁或外上髁。

肱骨髁上骨折是儿童四肢骨折中第 2 常见的骨折(第 1 是前臂骨折)。肱骨髁上骨折分为伸展和屈曲型。少见的屈曲型损伤使远端骨移位至肱骨干前端。常见的伸直型损伤使远侧断端移位至肱骨干后端，并且更可能与肘前区血管神经损伤相关(图 16-45)。并发症包括肘内翻畸形愈合、周围神经损伤和福克曼缺血(由于肱动脉闭塞形成的骨筋膜室综合征)(图 16-46)。

经髁骨折更常发生在骨质疏松症的老年人跌倒时(图 16-47)。髁间骨折是成人最常见的肱骨远端骨折，损伤机制为，楔形鹰嘴受力被直接压入肱骨远端关节面，使髁破裂。

髁骨折在成人中并不常见，在儿童中时有发生。斜形骨折线沿髁突的非关节部分和关节部分延伸。肱骨外髁骨折是最常见的，一般认为是内翻力使髁撕脱的结果。

关节内骨折包括肱骨小头及滑车骨折，但在所有年龄组都是罕见的。当骨折出现时，骨折线通常位于冠状位，与肱骨前表面平行。由于骨折碎片大部分是软骨，X 线图像不一定能显示其真实大小。

成年人髁上骨折不常见，当骨折出现时，通常是直接打击的结果，突起的内上髁更容易受累。在儿童和青少年中，内侧髁常因骺板受到持续的撕脱力(“少年棒球肘”)，或因肘关节脱位而受到损伤(图 3-16)。

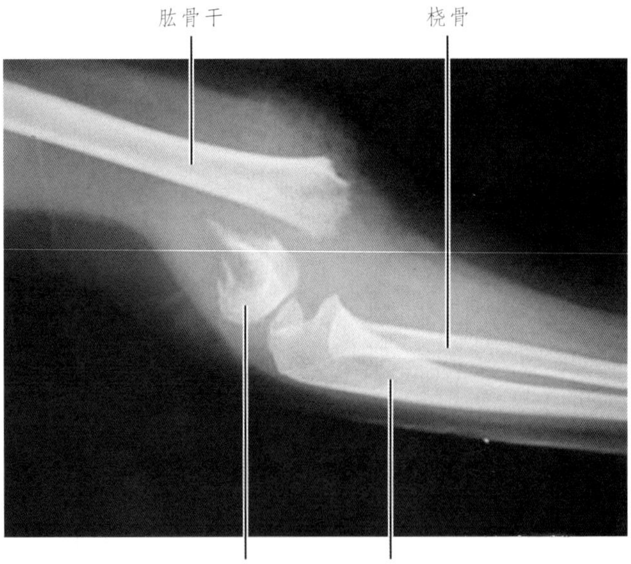

图 16-45 肱骨远端延伸型髁上骨折。肱骨远端碎片在骨干后。

影像学评估

常规 X 线图像能充分显示大部分肱骨远端骨折。有时，需要 MRI 或 CT 来描述粉碎性骨折的模式，或识别部分软骨碎片。

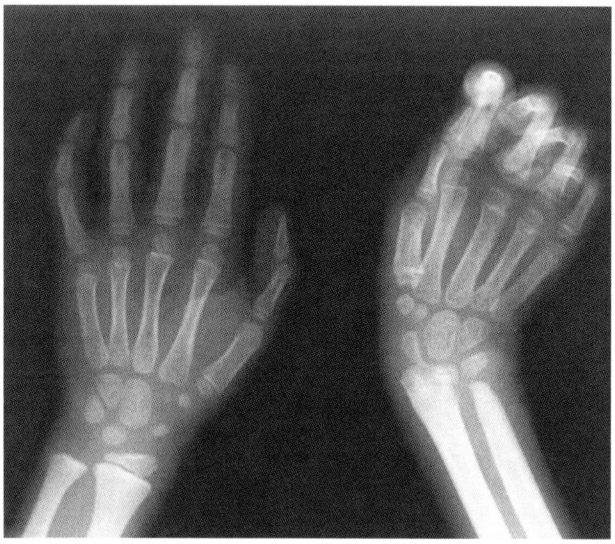

图 16–46　Volkmann 缺血。这是一个 6 岁男孩的手部后前位片。左手正常。该患儿在 2 岁半时右侧髁上骨折。愈合过程中并发肱动脉闭塞和感染，使肱二头肌、正中神经和尺神经功能消失，手失去功能。注意其前臂骨缩短，桡骨远端和尺骨畸形，腕骨和掌骨缩小，手指挛缩，弥漫性肌肉萎缩。

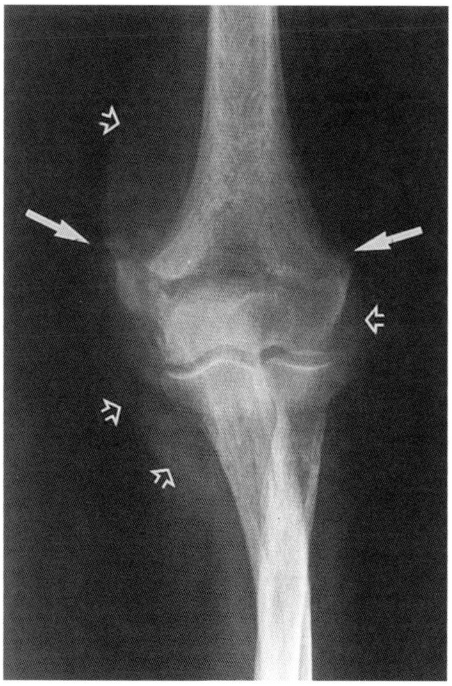

图 16–47　肱骨远端髁间骨折。该 82 岁的老人因摔倒时手伸出而受伤。骨折为完全骨折，经髁间水平横向延伸穿过两侧皮质(箭头所示)。可见较多关节积液，在关节囊的范围内(开口箭头所示)。

治疗

所有肱骨远端骨折治疗的目的都是为了恢复关节面和保持关节的一致性，以实现关节功能性运动。

对于无移位或轻度移位骨折，以及有严重粉碎性骨折或严重骨质疏松的老年患者，非手术治疗是首选。一般做法是使肘屈曲 90°，用长臂后夹板支持上肢至少 6 周，或直到有足量骨痂形成。但屈曲型肱骨髁上骨折例外，其支持上肢肘关节相对伸直。

手术治疗适用于开放性骨折、移位骨折或相关的血管损伤。修复包括经皮穿针闭合复位术、钢板螺钉固定切开复位术、关节切除成形术和人工关节置换术。术中可能需要切除骨折碎片和复位韧带。

康复包括恢复肘部、前臂和腕部最佳的活动范围和力量。

并发症

运动障碍是肱骨远端骨折最常见的并发症，其原因包括畸形愈合、关节囊内过度的愈合组织形成、生长停滞或过度生长。由于肩关节的代偿性运动，容许髁突–轴角减小 20°。创伤后关节炎可由直接的关节损伤或畸形愈合导致关节的不协调引起。其他并发症包括关节内游离体形成、骨化性肌炎和相关的尺神经损伤。

桡骨头骨折

桡骨头骨折在成人很常见，约占肘部骨折的 1/3。梅森分型把桡骨头骨折分为 4 种类型(图 16–48 和图 16–49)：

- Ⅰ型：无移位骨折，通常采用外固定处理。
- Ⅱ型：分离、塌陷或成角的移位骨折，通常行保守治疗；如果关节面明显移位，则切除桡骨头。
- Ⅲ型：粉碎性骨折，一般采用桡骨头切除术。
- Ⅳ型：桡骨头骨折伴肘关节脱位，复位后根据移

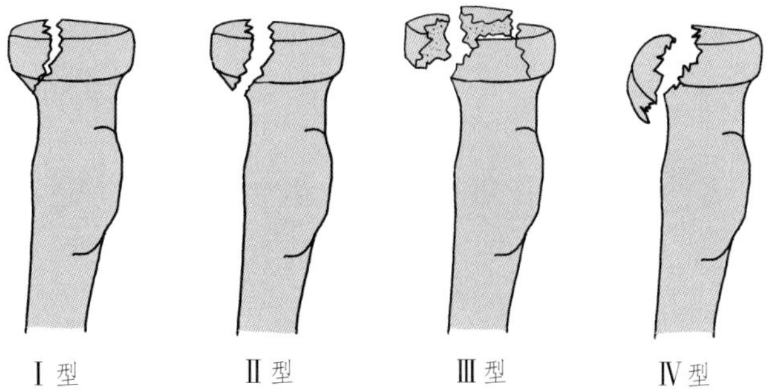

图 16–48　梅森分类将桡骨头骨折分为 4 种损伤类型：Ⅰ型，无移位性骨折。Ⅱ型，有移位的边缘骨折。Ⅲ型，粉碎性骨折。Ⅳ型，桡骨头骨折伴肘关节脱位。

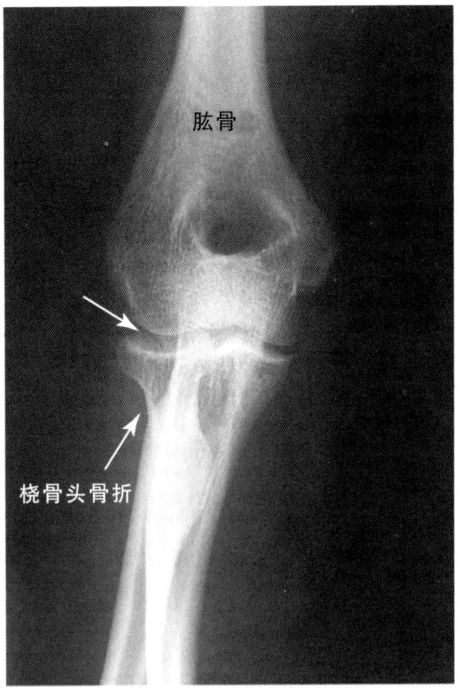

图 16-49 桡骨头骨折。箭头标记骨折线的末端，骨折线纵向延伸至桡骨头关节面，示骨折碎片有轻微的凹陷和位移。在梅森分型中，该骨折可能属于Ⅰ型骨折。

位或粉碎性的程度进行治疗[5,17]。

影像学评估

这些类型的骨折在X线摄影前后位、侧位和斜位片中可充分显示。

治疗

微移位骨折的非手术治疗包括悬吊固定和早期运动训练。严重移位或粉碎性骨折的手术治疗，包括环状韧带近端桡骨头切除术或桡骨头假体置换术，以防止近端移位。如果这种移位会导致显著的疼痛或功能受损，上尺桡关节融合可能是必要的。

并发症

与桡骨头骨折相关的一些并发症和最初不能明确的损伤有关，包括继发于骨间韧带损伤的腕部疼痛、三角纤维软骨复合体撕裂和骨端骨软骨损伤。长期疼痛或肿胀可能是潜在的病变症状。尤其是关节内有游离的骨软骨碎片或关节的完整性被破坏时，可能发生创伤性关节炎。

尺骨近端骨折

累及尺骨滑车切迹的尺骨近端骨折有可能影响肘部的屈伸运动和内外侧稳定性。尺骨鹰嘴骨折一般分为无移位、移位或粉碎性骨折。骨折线可能在关节外、局限于尺骨鹰嘴尖或在关节内，并延伸至关节面(图16-50)。

影像学评估

尺骨鹰嘴骨折在常规前后位和侧位片上显示良好

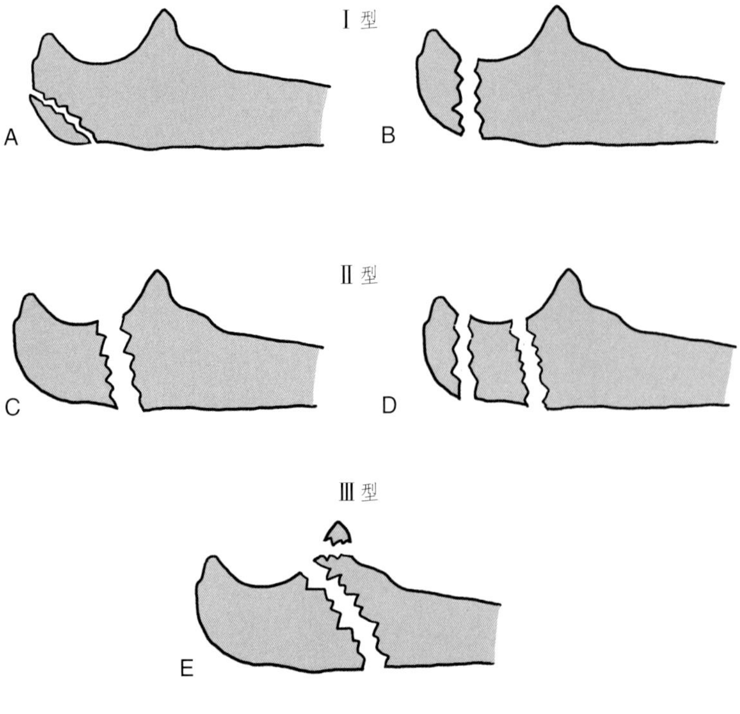

图 16-50 鹰嘴骨折的分类。Ⅰ型是鹰嘴近端1/3处的骨折，可分为(A)关节外组和(B)关节内组。Ⅱ型为中间1/3的骨折，再细分为(C)一条或(D)两条骨折线。Ⅲ型是(E)远端1/3处的骨折。最常见的是Ⅱ型。

(图 16–51)。内斜位视图能无重叠地显示冠状突。

治疗

无移位骨折的非手术治疗包括在肘关节屈曲后用夹板或长臂石膏固定；伤后 2 周开始活动训练。移位性骨折常采用切开复位、钢板螺钉内固定治疗。

并发症

限制运动使近端尺骨骨折的复杂性增加了一半。通常，认为稳定的内固定和早期的运动可以减少运动的丧失。松散的身体和创伤性关节炎可使关节内骨折复杂化。尺神经症状可能继发于原发损伤或手术后固定，但通常无须针对性的治疗就能自行消退。因为在固定位置肱三头肌是伸长的，所以该肌肉的力量可能会减弱。未明确的冠状突骨折不接受治疗可能无法愈合，从而导致慢性关节不稳。

前臂骨折

桡骨干骨折和尺骨干骨折通常是移位性骨折，尤其是遭受重大力量的撞击时(图 16–52)。

单独的桡骨干骨折通常发生在远侧 1/3 处；近侧 1/3 处由于周围肌肉的保护很少骨折。桡骨干远侧 1/3 处骨折常合并远侧桡尺关节半脱位或脱位。这种骨折脱位模式被称为盖氏骨折(图 16–53)。远侧桡尺关节遭受的损伤可能是单纯的韧带撕裂或尺骨茎突韧带撕脱。桡骨干远侧 1/3 处的骨折是儿童骨折中最常见的。尚未重建的干骺端相对薄弱可能是这个区域易于骨折的原因。

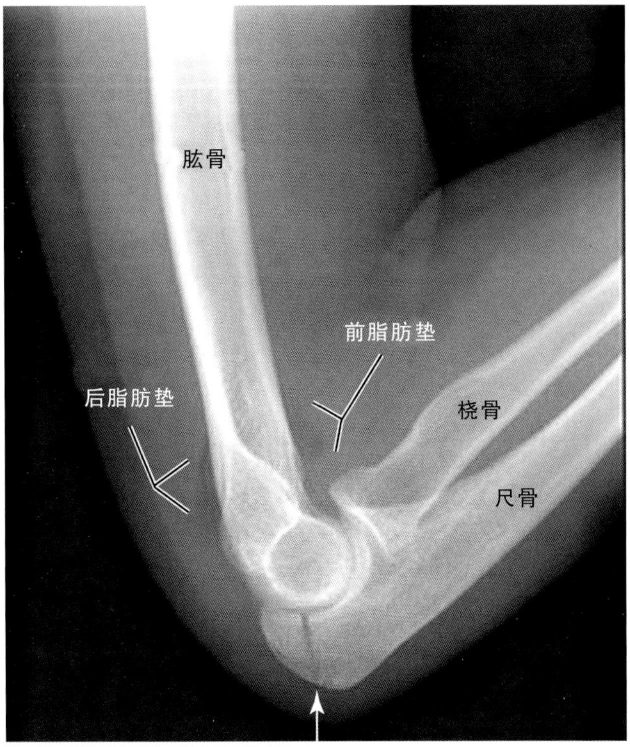

图 16–51　Ⅰ型鹰嘴突关节内骨折。在侧位片上，骨折线垂直并延伸至滑车切迹(箭头所示)。注意由于外伤引起的关节积液造成的前后脂肪垫移位。

单独尺骨干骨折相当常见。损伤的机制常见于对防守动作的直接打击，称为“警棍骨折”(图 16–54)。尺骨干的一种常见的骨折脱位是孟氏骨折(图 16–55)，是尺骨近侧 1/3 处骨折合并桡骨头脱位。

影像学评估

前臂骨折的影像学评估包括肘部、前臂和腕部的常规 X 线平片。因为桡骨和尺骨形成一个环状结构的解剖关系，一个部位的骨折可能会破坏邻近关节，所以有必要进行额外的摄片。此外，相关骨折可能同时发生在腕部或肱骨远端。

治疗

桡骨和尺骨干骨折常需要切开复位和内固定来纠正成角和旋转畸形，以恢复正常的旋后和旋前运动。

多数单独的桡骨干骨折采用非手术治疗，即石膏固定。发生在旋前圆肌附着水平近端的无移位骨折，可采用前臂几乎完全旋后的固定治疗，防止旋后短肌和肱二头肌在后方无对抗的牵拉使近端骨折移位。发生在旋前圆肌附着水平远端的骨折不需要以这种方式固定，因为旋前圆肌平衡了旋后肌的牵拉。

骨折脱位通常需要手术治疗来恢复旋后–旋前运动，避免远侧桡尺关节的创伤性关节炎。如果尺骨干骨折无移位则采取固定处理，但移位的骨折一般需要切开复位内固定。

并发症

前臂骨折的常见并发症包括桡尺远端功能障碍、运动丧失和腕关节炎。石膏夹位置不当或未能对石膏夹做必要的改变均可能导致畸形。孟氏骨折脱位可因桡骨头的不稳定和骨不连而受到损害。桡神经和正中神经损伤与此损伤有关。

在儿童中，桡骨干再骨折发生率高达 12%，且再骨折可能在损伤后 1 年内发生。预防措施建议在石膏去除的至少 1 个月后才能恢复运动。受伤后 6~8 个月期间，过度生长常见，平均为 6~7mm，通常不会影响功能。

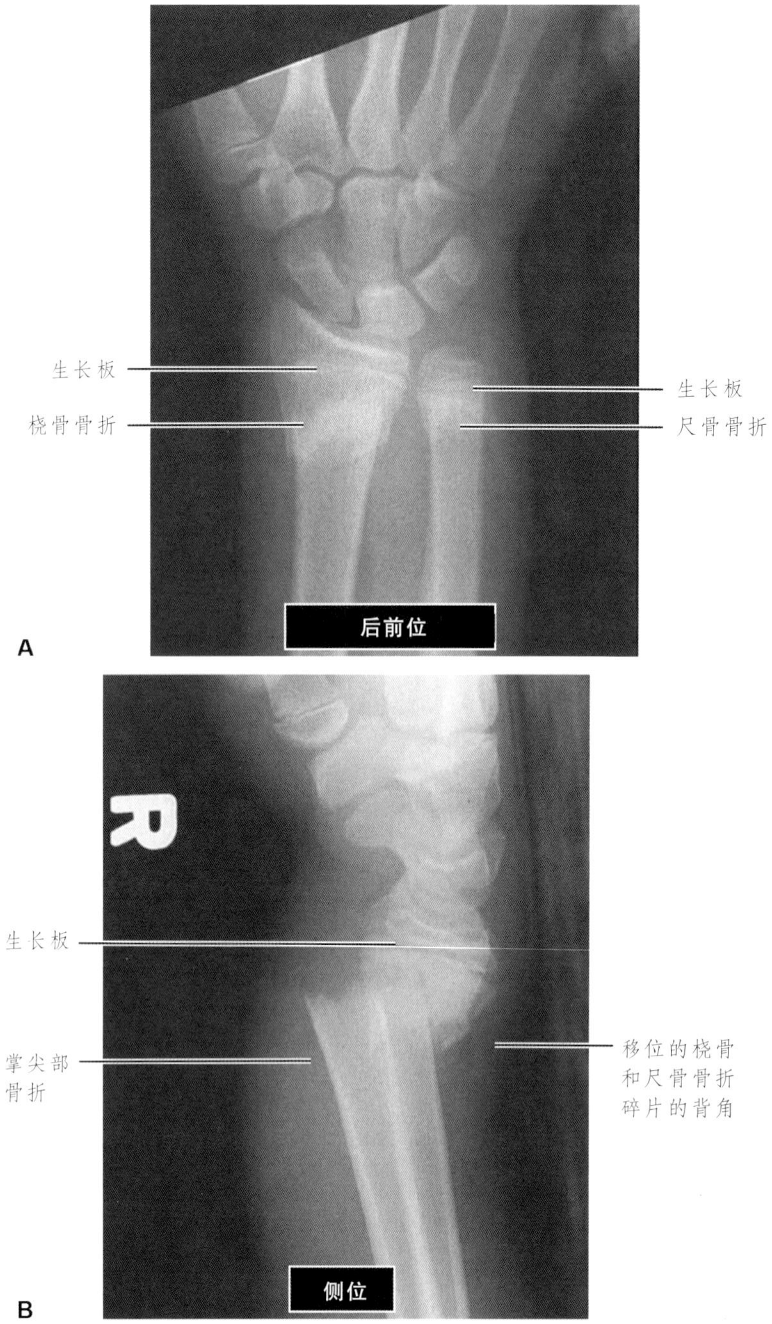

图 16-52 桡骨和尺骨的骨折。该 14 岁男童从一辆越野摩托车上摔下来而受伤。(A)腕部后前位片显示桡骨和尺骨干水平横向的、完全的移位骨折。(B)腕部的侧位片显示了骨折碎片的大量移位和嵌插,在后前位视图未显示。注意与畸形平行的软组织轮廓。尽管有大量的移位,但通过闭合复位和石膏固定成功治疗了该骨折, 无残留畸形。

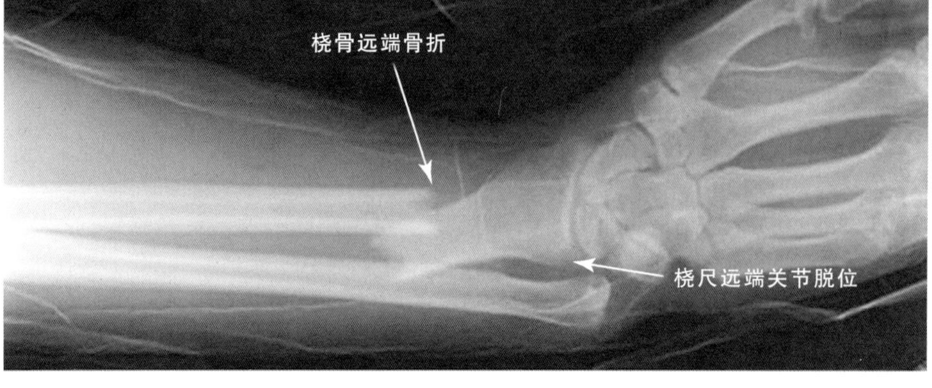

图 16-53 前臂前后位视图显示桡骨远端 1/3 处骨折、桡尺远端关节脱位,俗称盖氏骨折。

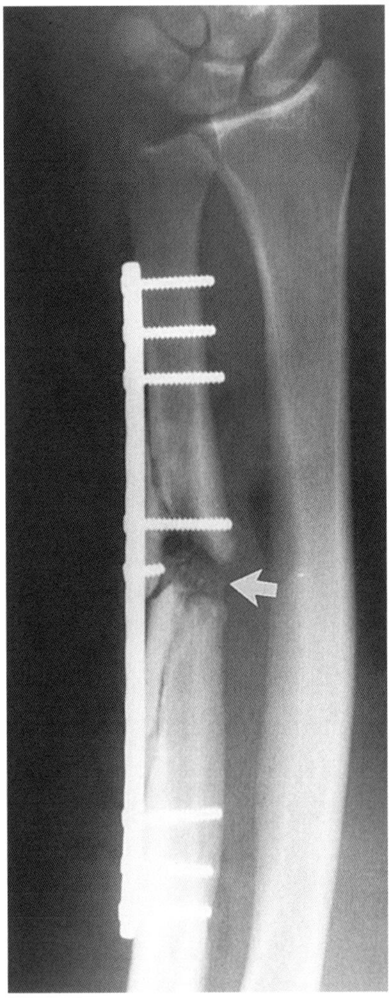

图 16–54　尺骨干骨折。这例 35 岁的男子在不小心被棒球棒击中时受伤。中轴严重粉碎性骨折可见一段骨丢失(箭头所示)。前臂术后前后位片显示侧板与螺钉联合固定,成功减少了碎片并保留了远端桡尺骨关节。

肘关节脱位

肘关节脱位是最常见的,由于摔倒时手臂伸出,像杠杆一样将尺骨鹰嘴撬离肱骨滑车。用与肱骨远端有关的桡骨和尺骨移位方向来描述肘关节的脱位(图 16–56)。肘关节脱位有 3 种类型:

1.只有桡骨

2.只有尺骨

3.桡骨和尺骨都有

包括桡骨和尺骨向后侧或后外侧移位的肘关节脱位是最常见的类型,占所有肘关节脱位的 80%~90%(见图 3–16)。

影像学评估

在常规的 X 线平片前后位和侧位片上很容易诊断脱位。脱位出现意味可能有前臂或腕关节损伤,因此,要拍摄包括腕部的前臂 X 线平片来完整评估。

治疗

保守治疗包括镇静和镇痛下闭合复位,接着短期悬吊固定,并进行早期有效的肘关节活动疗法。运动和力量的恢复可能需要 3~6 个月。

如果骨或软组织被包裹而不能成功闭合复位,或存在大量移位的骨块而导致关节不稳,则需要手术治疗。

并发症

并发症包括长期固定引起的运动障碍,侧副韧带和关节囊钙化,骨化性肌炎的包膜形成(常见于广泛受

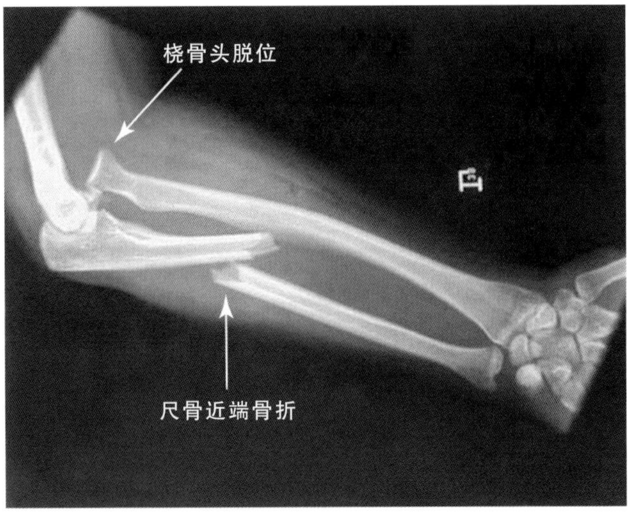

图 16–55　孟氏骨折为尺骨近 1/3 处骨折合并桡骨头脱位。

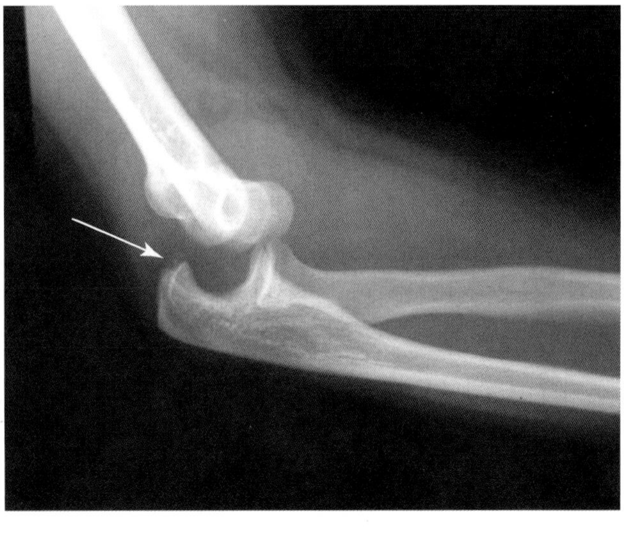

图 16–56　根据桡骨和尺骨向肱骨远端移位的方向命名肘关节脱位。后位或后外侧脱位是最常见的。

损的肱肌),以及尺神经或正中神经损伤。

肘部异常[11,34–80]

上髁炎[34–52]

肱骨内上髁炎(高尔夫球肘、棒球肘)和外上髁炎(网球肘)是以急性期肌腱炎为特征的过度使用损伤(图 16–57)。肌腱病的发展是由于重复的应力,发生慢性的肌腱变性,从而防止肌腱正常愈合。

内上髁炎累及肌腱交界处的屈肌群及其在内上髁的起点。它是肘关节内侧疼痛最常见的原因。外上髁炎的发生率更高,发生在外上髁的短臂桡侧伸肌的肌腱交界处,也可能累及下层的副韧带复合体和关节囊。

影像学评估

X 线检查用来排除相关疾病,例如,关节内游离体、撕脱骨折、骨关节炎或肌腱钙化。若 X 线检查不能确诊,且保守治疗对疼痛无效,则推荐 MRI 检查。MRI 可以排除相关疾病,评估副韧带并识别退变组织。如果可以的话,建议用超声替代 MRI 进行检查。

治疗

主要采取非手术治疗。文献中讨论了许多治疗方法,包括物理治疗训练、热模式、低强度激光治疗、Cyriax 手法治疗、支撑支具以及注射糖皮质激素、血液或肉毒杆菌毒素。对于顽固性肌腱炎,许多传统开放的、关节镜下的、经皮手术的方法已被描述,包括组织清创术、肌腱松解术、上髁外皮剥脱术、射频显微肌腱切断术。无论是非手术治疗还是外科手术治疗,都各有利弊。

剥脱性骨软骨炎[53–80]

剥脱性骨软骨炎(OCD)是一种局部关节损伤,包括关节面软骨和软骨下骨从关节表面分离(图 16–58)。超过 75%的病例发生在膝关节,但肘、踝和腕关节也易受影响。在肘关节,剥脱性骨软骨炎最常见的部位是在肱骨小头前外侧面。从理论上讲,重复外翻应力、肱骨小头贫乏的血液供应,以及桡骨头和肱骨小头的力学性能不一致是使剥脱性骨软骨炎常发生于肱骨小头的原因。

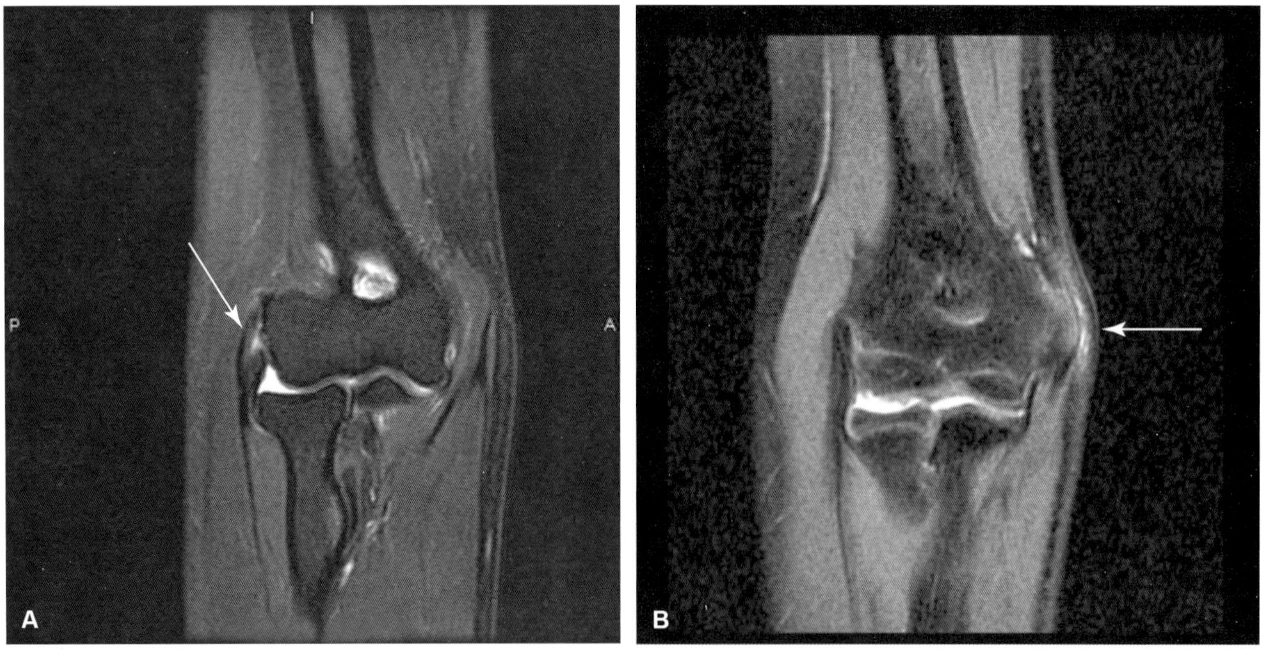

图 16–57 上髁炎的冠状位 MRI T2W 图像。(A)外上髁炎的特点是在累及外侧副韧带(箭头所示)的伸肌总腱起源处,出现高强度信号。(B)内上髁炎的特点是内上髁骨髓水肿,屈肌总腱起源处信号增强,软组织皮下水肿(箭头所示)。

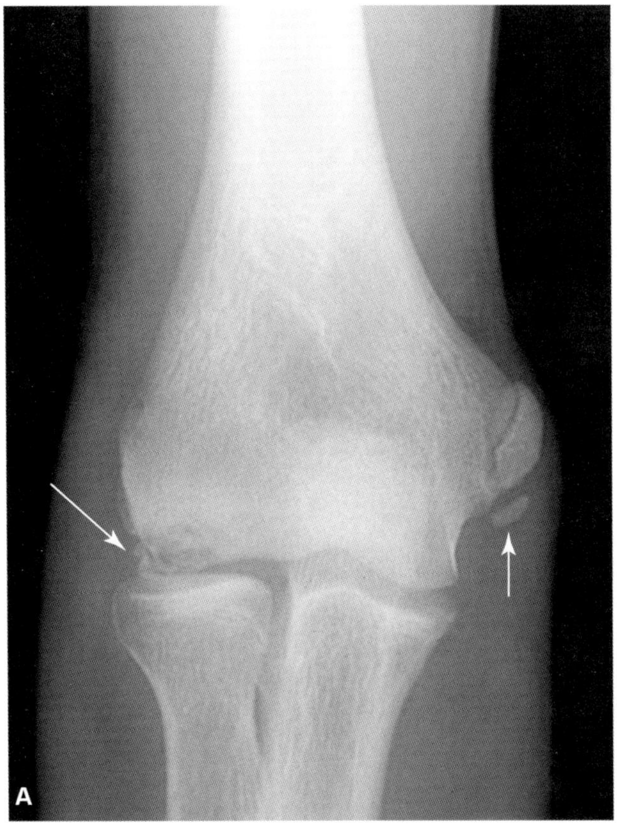

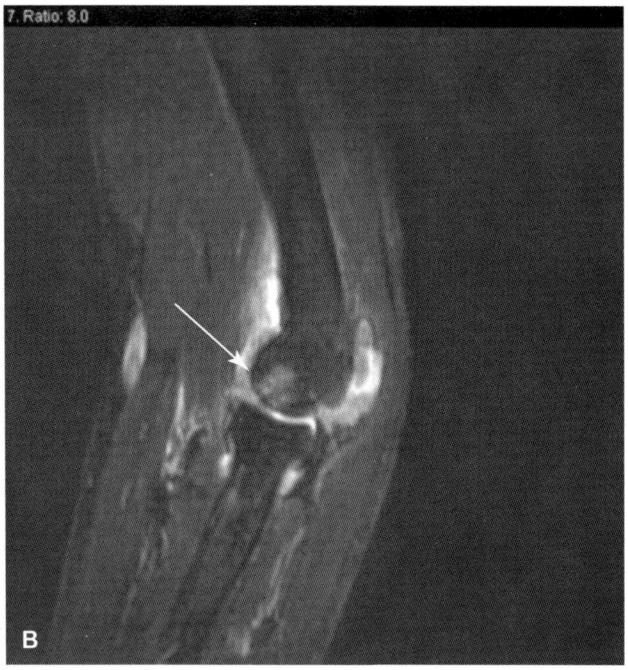

图 16–58　肱骨小头剥脱性骨软骨炎。(A)AP片显示病灶为放射性，伴有不规则骨化(长箭头所示)。关节内游离体已迁移至关节内侧(短箭头所示)。注意这例青少年患者内上髁的开放性生长板。(B)矢状位MRI T2W图像显示OCD为高信号的局部区域(箭头所示)。[Image(A)courtesy of John Hunter，MD，University of California，Davis School of Medicine.]

剥脱性骨软骨炎通常发生于青少年运动员的开放性生长板。重复性微创活动(如投掷)在桡肱关节产生外翻压缩力；在常练习上肢负重技巧的体操运动员中也发现了类似的机制。疼痛通常是隐痛并难以定位，关节在使用时症状加重，休息时改善。

影像学评估

常规X线图像是评价剥脱性骨软骨炎首选的影像学检查。在剥脱性骨软骨炎早期，X线图像可能不显示异常。最初的X线表现包括关节面相邻的软骨下骨硬化缘，不规则骨化，由于充血所致的透亮区和邻近的关节面骨质缺损。X线侧位片显示肱骨小头变平。之后的X线表现以是否发生骨软骨碎片分离为依据。如果有分离，可以显示关节内游离体。注意，游离体在X线图像上显示不明显时也可能存在。如果没有分离，则中央硬化片段变得不那么明显，稀疏区硬化，病变慢慢愈合。在剥脱性骨软骨炎晚期，导致桡骨头和肱骨小头关节之间不协调的退行性变会更为明显。

MRI有助于早期发现剥脱性骨软骨炎，有助于确定病变的大小、范围以及该区域的血供。在T2W图像上，分离的骨软骨片段周围有高信号的液体环绕。

超声能显示骨端局部骨变平，早期检测有效。无移位的骨软骨片段显示为骨端软骨下骨高回声区。移位的骨软骨片段示高回声的游离体覆盖完整的软骨下骨。

治疗

非手术治疗适用于那些病变完整、无游离体、骨骼未成熟的患者。限制关节活动和固定对促进软骨下骨的愈合，预防软骨塌陷、继发骨折和骨质缺损很关键。

持续症状的剥脱性骨软骨炎病变的手术治疗方案包括关节镜下游离体切除术、清创术、微骨折技术和自体骨软骨移植术。

要点总结

肘关节常规影像学评估

1.肘关节的常规影像学评估包括三个方位的摄影,显示肱骨远端、尺骨近端、桡骨近端和它们之间的关节:

➤ 前后位:在解剖位置显示肘关节。

➤ 侧位:肘关节屈曲90°,前臂处于中立位。

➤ 斜位:肘关节伸直,前臂完全旋前(内斜)或完全旋后(外斜)。

2.前臂的常规影像学评估包括整个前臂和关节末端的后前位和侧位摄影。

先进成像技术评估

3.肘部的基本CT检查范围从肱骨远端干骺端至桡骨粗隆,从内上髁到外上髁。

4.肘关节CT和MR成像平面为轴位、矢状位和冠状位。在扫描仪内定位时手臂放在头顶的上方。做肱二头肌腱MR检查时,肘关节可以弯曲(FABS位置)。

5.评估CT图像的ABCS是指解剖对线、骨密度、软骨和软组织的异常。

6.肘关节基本MRI检查包括以下典型脉冲序列。

➤ T1W序列明确解剖(质子密度加权序列常用)。

➤ T2W序列检测异常液体,从而突出病变(脂肪饱和法和IR常用)。

7.评估MR图像的ABCDS是指解剖对线、骨信号、软骨、水肿及软组织和滑膜组织的异常。

创伤X线摄影

8.外伤病例的影像学评估除常规的摄影外,另加包括腕部在内的前臂前后位和侧位片。肘部创伤常与这些结构的骨折或脱位有关。

9.在X线图像上可见到提示关节损伤的两个异常的软组织征象。

➤"脂肪垫"征:因为关节积液使关节囊体积增大,脂肪垫从脂肪垫窝移出。

➤ 旋后肌线异常:在桡骨头骨折会看到旋后肌线上移或模糊。

10.如果X线摄影不能诊断,则先进成像技术是必要的。MRI可以诊断微小骨折或骨软骨骨折,如果没有MRI或有禁忌则可用CT检查。软组织损伤或肌腱、韧带、关节囊、软骨或滑膜的异常可以通过MRI、MR关节造影或超声来评估。

肘部骨折

11.肱骨远端骨折按位置分为髁上、经髁、髁间、关节或上髁骨折。髁上骨折是儿童最常见的肘关节骨折。髁间骨折在成人中最为常见。

12.桡骨头骨折约占成人肘关节骨折的1/3。

13.破坏滑车切迹的尺骨近端骨折有可能影响肘关节稳定性和功能。

14.在儿童中,桡骨远端骨折是全身最常见的骨折。

肘关节脱位

15.描述肘关节脱位应指出桡骨和尺骨相对于肱骨远端移位的方向。多数肘关节脱位的方向包括桡骨和尺骨向后或后外侧移位。

上髁炎

16.肱骨内上髁炎(高尔夫球肘)、外上髁炎(网球肘)是以肌腱炎为特征的过度损害,可进展为肌腱变性。X线图像排除相关疾病。MRI或超声可以显示组织炎症和肌腱变性。

剥脱性骨软骨炎

17.剥脱性骨软骨炎是一种局部关节损伤,涉及关节软骨和软骨下骨从关节表面的分离。它通常出现在青少年运动员身上。早期X线平片可能是正常的。MRI或超声可用于诊断早期剥脱性骨软骨炎。

病例分析

病例 1

肱骨远端骨折

患儿，男，8 岁，因肘部疼痛在急诊室接受理疗师的评估。

外伤史

患儿从滑板上跌下，摔伤了伸出的右手。其父母将其带到急诊室，患儿主诉肘部疼痛。该急救室由理疗师作为肌肉骨骼问题检查人员，所以理疗师是第一个检查患者的专业人士。

物理治疗

(1)患儿主诉

患儿无法辨认疼痛的具体位置，但主诉全肘部疼痛。他没有任何麻木、刺痛或其他疼痛区域。

(2)体格检查

理疗师检查患儿，注意到肘关节周围弥漫性水肿和关节周围触诊的压痛。肘关节无明显畸形。患者非常不愿意移动患肢。受疼痛的限制，其活动范围被限制在 30°~90°。患儿没有完成肌肉测试。桡动脉搏动、毛细血管充盈、远端感觉均正常。

影像检查

理疗师推荐拍摄肘关节 X 线图像前后位片及侧位片来证实肘关节骨折假说。前后位片显示正常，但在侧位片有重要发现(图 16-59)，在肱骨后皮质边缘，理疗师注意到肘关节附近正常光滑轮廓的断裂(A)，说明骨折。软组织的评估显示肱骨远端前方和后方透亮阴影(B)，说明由于关节积液导致的脂肪垫位移。

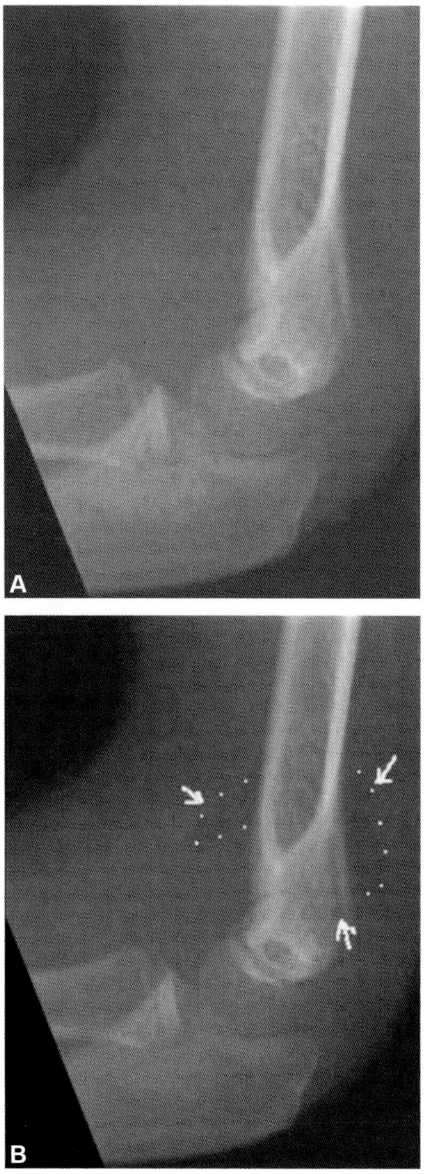

图 16-59　(A,B)此为肘部的侧位 X 线图像。肱骨远端后缘有骨折。(B)该图描绘了前后脂肪垫，后者因外伤性积液而移位，见于软组织内。

临床干预

理疗师转诊患儿到小儿骨科医师，后者确认诊断并从此负责处理骨折。由于骨折无移位，骨科医师用长臂石膏固定保守治疗。3 周后，患儿的石膏被去除，开始康复。

讨论

即使没有明显的肘关节畸形，理疗师也有足够的证据(外伤史、关节广泛水肿、不愿意移动)来支持骨折假说。常规 X 线图像证实了这一假说。用 ABCS(解剖对线、骨密度、软骨、软组织)的搜索模式，理疗师通过将患儿转诊至合适的医生能有效地管理患者。该病例总结在图 16-60。

关键思考点

1.传统的X线图像软组织的发现，如“脂肪垫”征等，可作为潜在病变的可靠线索。

2.作为第一位接触患者肌骨疾病的理疗师应熟

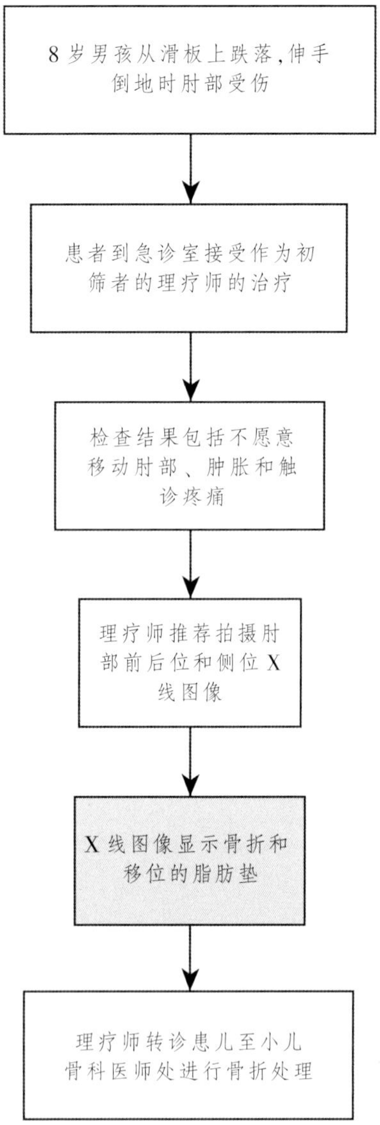

图 16-60 病例1诊疗过程。影像检查突出显示。

悉X线图像，以对给定关节进行充分筛选。

3.理疗师应能够用一种基本的搜索模式（如ABCS模式）评估一张X线图像，并识别出明显的异常。

病例2

少年棒球肘

患者是一位15岁的男性棒球运动员，由初级护理医师将其转诊至理疗师进行检查和治疗肘关节疼痛。

外伤史

该患者报告了在夏季棒球联赛期间右肘疼痛逐渐发作。在周末的比赛中，他参与了数个回合，随后他感到疼痛加剧了。接下来的一个星期，他去看了家庭医生，并接受了物理治疗，但没有获得最初的诊断影像。

物理治疗检查

(1)患者主诉

患者报告了沿肘部内侧疼痛。所做的每一次投掷活动都加重了疼痛，包括容易的投掷。患者说他的肘部现在甚至在休息时都很痛，这让他备感烦恼。自周末的比赛之后，他一直没有训练。

(2)体格检查

体检主要发现包括右肘内侧肿胀和肱骨内上髁触诊压痛。肘部活动范围充分，轻微不适。肘屈肌和伸肌抵抗测试也轻微不适。腕屈肌抵抗测试更为疼痛。肘关节外翻应力测试非常痛苦，但没有发现明显的不稳定。血管神经检查正常。

临床干预

理疗师决定继续保守治疗2周，然后复查患者。他建议患者继续休息，避免肘部投掷和上肢抵抗训练。对于他的肘部肿胀采取压迫和冰敷的治疗。

2周后，大部分水肿消失，患者休息时无疼痛。然而，即使没有严重的肘部内侧疼痛，患者也不能进行任何投掷动作。他对触诊肱骨内上髁和进行外翻应力试验仍然感到十分疼痛。理疗师与初级护理医师讨论了该情况，并要求在继续进行物理治疗之前行X线检查。

影像检查

医生给患者的肘部拍摄了常规X线图像。前后位和侧位X线图像（图16-61）显示患者的右肱骨内上髁撕脱骨折。

结果

初级保健医师将患者转诊至一位主攻运动医学的骨科医师。这位外科医生建议继续保守治疗，在接下来的12周内不要做投掷动作。到时再复查，以决定是否逐步恢复投掷运动。

讨论

内上髁为内侧副韧带和腕屈肌附着的突起。施加在这个长骨体生长部位上的力是拉力而不是压力。肱骨内上髁在大约5岁时开始骨化，在大约15

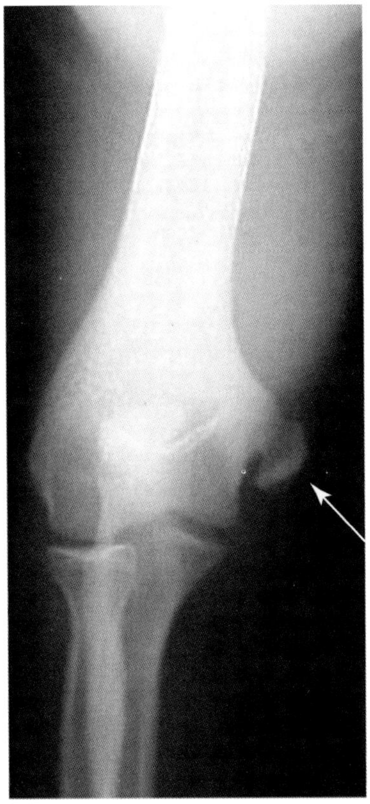

图 16-61　X 线前后位图像显示内上髁撕脱。

岁时骨化中心与干骺端融合。内上髁骨突的慢性损伤与过度反复投掷损伤有关，本病例中该骨骼未成熟的棒球选手就是如此。

"少年棒球肘"是描述这种损伤的短语。肘关节外翻伸展过度在内上髁产生牵引性骨骺炎，在桡骨头和肱骨小头处关节外侧产生压迫。在成人，这种过度拉伸和压迫不但引起突起撕脱骨折，而且导致游离体形成、剥脱性骨软骨炎、骨关节炎。

X 线检查有时也具有挑战性。骨化中心的后内侧位置可能难以在前后位视图上显示。由于骨化中心的偶发性碎裂以及远端干骺端的重叠，有时会将内上髁的突起误认为骨折。放射科医生可以要求稍微倾斜的侧位图以促进更好的可视化。常规肘部检查完全看不到突起时，需要进行比较检查并寻找移位的碎片。"脂肪垫"征并不可靠，因为大龄儿童的肱骨上髁位于关节囊外。

病例总结在图 16-62。

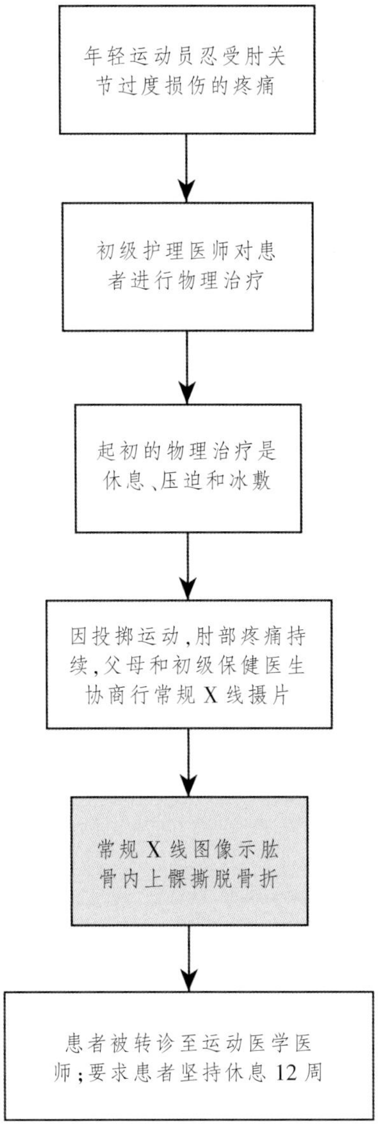

图 16-62　病例 2 诊疗过程。影像检查突出显示。

关键思考点

1.在没有神经血管损伤的情况下，对未知损伤行保守治疗通常是合适的。理疗师并没有延长保守治疗，而是开始诊断成像，以帮助做出明确的诊断。

2.预防是管理少年棒球肘的关键。应制订练习和比赛中限制投球的合理指导方针，以保护年轻球员免受过度使用关节的伤害。掌握防止过度外翻应力的投球技术也可以减少损伤。针对患者和家长的教育是必不可少的。

Case studies adapted by J. Bradley Barr, PT, DPT, OCS.

（汪敬群　郁万江　连城锦　译）

参考文献

解剖学

1. Netter, FH: Atlas of Human Anatomy, ed. 4. WB Saunders, Philadelphia, 2006.
2. Nordin, M, and Frankel, VH: Basic Biomechanics of the Musculoskeletal System, ed. 3. Lippincott Williams & Wilkins, Philadelphia, 2001.
3. Whiting, W, and Zernicke, R: Biomechanics of Musculoskeletal Injury, ed. 2. Human Kinetics, Champaign, IL, 2008.
4. Norkin, CC, and Levangie, PK: Joint Structure and Function: A Comprehensive Analysis, ed. 2. FA Davis, Philadelphia, 1992.
5. Meschan, I: An Atlas of Radiographic Anatomy. WB Saunders, Philadelphia, 1960.
6. Weber, EC, Vilensky, JA, and Carmichael, SW: Netter's Concise Radiologic Anatomy. WB Saunders, Philadelphia, 2008.
7. Kelley, LL, and Peterson, CM: Sectional Anatomy for Imaging Professionals, ed. 2. Mosby, St. Louis, MO, 2007.
8. Lazo, DL: Fundamentals of Sectional Anatomy: An Imaging Approach. Thomson Delmar Learning, Clifton Park, NY, 2005.

常规检查

9. ACR-SPR-SSR: Practice Guideline for the Performance of Radiography of the Extremities. Amended 2008. Accessed July 17, 2012 at www.acr.org.
10. Weissman, B, and Sledge, C: Orthopedic Radiology. WB Saunders, Philadelphia, 1986.
11. Greenspan, A: Orthopedic Radiology: A Practical Approach, ed. 4. Lippincott Williams & Wilkins, Philadelphia, 2004.
12. Bontrager, KL: Textbook of Radiographic Positioning and Related Anatomy, ed. 7. Mosby, St. Louis, MO, 2009.
13. Fischer, HW: Radiographic Anatomy: A Working Atlas. McGraw-Hill, New York, 1988.
14. Wicke, L: Atlas of Radiographic Anatomy, ed. 5. Lea & Febiger, Malvern, PA, 1994.
15. Frank, E, Smith, B, and Long, B: Merrill's Atlas of Radiographic Positions and Radiologic Procedures, ed. 12. Elsevier Health Sciences, Philadelphia, 2009.
16. Squires, LF, and Novelline, RA: Fundamentals of Radiology, ed. 4. Harvard University Press, Cambridge, MA, 1988.
17. Chew, FS: Skeletal Radiology: The Bare Bones, ed. 2. Williams & Wilkins, Baltimore, 1997.
18. Weir, J, and Abrahams, P: An Atlas of Radiological Anatomy. Yearbook Medical, Chicago, 1978.
19. Krell, L (ed): Clark's Positioning in Radiology, vol. 1, ed. 10. Yearbook Medical, Chicago, 1989.
20. Whitney, AS et al (eds): Clark's Positioning in Radiography 12e. Hodder Arnold Publication, London, 2005.

先进成像技术

21. Brant, WE, and Helms, CA: Fundamentals of Diagnostic Radiology. Lippincott, Williams & Wilkins, Philadelphia, 2007.
22. Manaster, BJ: Diagnostic and Surgical Imaging Anatomy: Musculoskeletal. Amirsys, Salt Lake City, 2007.
23. Saenz, R: CT for the Nonradiologist. [S.l.]: Xlibris, 2011.
24. Kaplan, P, et al: Musculoskeletal MRI. Saunders, Philadelphia, 2001.
25. ACR-SPR-SSR Practice Guideline for the Performance and Interpretation of MRI of the Elbow. Revised 2011. Accessed July 17, 2012 at www.acr.org.
26. ACR Practice Guideline for Performing and Interpreting Diagnostic Computed Tomography. Revised 2011. Accessed July 17, 2012.

创伤/异常情况

27. American College of Radiology: Appropriateness Criteria for Chronic Elbow Pain. Reviewed 2011. Accessed July 17, 2012 at www.acr.org.
28. Bucholz, RW, Heckman, J, and Court-Brown, C (eds): Rockwood and Green's Fractures in Adults, ed. 6. Lippincott Williams & Wilkins, Philadelphia, 2005.
29. Rockwood, CA, and Green, DP (eds): Fractures in Adults, ed. 5. Lippincott Williams & Wilkins, Philadelphia, 2002.
30. Beaty, J, and Kasar, J (eds): Rockwood and Wilkins' Fractures in Children, ed. 6. Lippincott Williams & Wilkins, Philadelphia, 2005.
31. Koval, KJ, and Zuckerman, JD: Handbook of Fractures, ed. 2. Lippincott Williams & Wilkins, Philadelphia, 2002.
32. Eiff, M, et al: Fracture Management for Primary Care. WB Saunders, Philadelphia, 2003.
33. Yochum, TR, and Rowe, LJ: Essentials of Skeletal Radiology, ed. 3. Williams & Wilkins, Baltimore, 2004.
34. Marchiori, DM: Clinical Imaging with Skeletal, Chest, and Abdomen Pattern Differentials ed 2. Mosby, St. Louis, MO, 2004.
35. Ip, D: Orthopedic Traumatology: A Resident's Guide. Springer, New York, 2006.
36. McConnell, J, Eyres, R, and Nightingale, J: Interpreting Trauma Radiographs. Blackwell, Malden, MA, 2005.
37. Al-Aubaidi, Z, and Torfing, T: The role of fat pad sign in diagnosing occult elbow fractures in the pediatric patient: A prospective magnetic resonance imaging study. J Pediatr Orthop B June 24, 2012.
38. Hodler, J, von Schulthess, GK, and Zollikofer, CL: Musculoskeletal Disease: Diagnostic Imaging and Interventional Technology. Springer, Italy, 2005.
39. Daffner, RH: Clinical Radiology: The Essentials, ed. 3. Williams & Wilkins, Baltimore, 2007.
40. Dodson, CC, et al: Elbow arthroscopy. J Am Acad Orthop Surg 16(10):574, 2008.
41. Savoie, FH: Guidelines to becoming an expert elbow arthroscopist. Arthroscopy 23(11):1237, 2007.
42. Steinmann, SP: Elbow arthroscopy: Where are we now? Arthroscopy 23(11):1231, 2007.
43. Brunton, LM, et al: MRI of the elbow: Update on current techniques and indications. J Hand Surg (Am) 31(6):1001, 2006.
44. Harada, M, et al: Using sonography for the early detection of elbow injuries among young baseball players. AJR Am J Roentgenol 187(6):1436, 2006.
45. Zhu, J, et al: Ultrasound-guided, minimally invasive, percutaneous needle puncture treatment for tennis elbow. Adv Ther 25(10):1031, 2008.
46. Kraus, R, et al: Efficient imaging of elbow injuries in children and adolescents. Klin Paediatr 219(5):282, 2007.
47. McCartney, CJ, et al: Ultrasound examination of peripheral nerves in the forearm. Reg Anesth Pain Med 32(5):434, 2007.
48. Tran, N, and Chow, K: Ultrasonography of the elbow. Semin Musculoskelet Radiol 11(2):105, 2007.
49. Lew, HL, et al: Introduction to musculoskeletal diagnostic ultrasound: Examination of the upper limb. Am J Phys Med Rehabil 86(4):310, 2007.
50. Khoury, V, and Cardinal, E: "Tenomalacia": A new sonographic sign of tendinopathy? Eur Radiol 19(1):144, 2009.
51. Zuazo, I, et al: Acute elbow trauma in children: Role of ultrasonography. Pediatric Radiol 38(9):982, 2008.
52. Zhang, JD, and Chen, H: Ultrasonography for non-displaced and mini-displaced humeral lateral condyle fracture in children. Chin J Traumatol 11(5):297, 2008.
53. Sans, N, and Railhac, JJ: Elbow: Plain radiographs. J Radiol 89(5 pt 2):633, 2008.
54. Rosenberg, ZS, et al: MRI features of posterior capitellar impaction injuries. AJR Am J Roentgenol 190(2):435, 2008.
55. Sutcliffe, J, et al: Magnetic resonance findings of golf-related injuries. Curr Probl Diagn Radiol 37(5):231, 2008.
56. Shahabpour, M, et al: The effectiveness of diagnostic imaging methods for the assessment of soft tissue and articular disorders of the shoulder and elbow. Eur J Radiol 65(2):194, 2008.
57. Worthing, AB, and Cupps, TR: The rheumatic causes of elbow instability. Hand Clin 24(1):79, 2008.
58. Ouellette, H, et al: MR imaging of the elbow in baseball pitchers. Skel Radiol 37(2):115, 2008.
59. Lindenhovius, AL, and Jupiter, JB: The posttraumatic stiff elbow: A review of the literature. J Hand Surg (Am) 32(10):1605, 2007.
60. Wright, RW, et al: Radiographic findings in the shoulder and elbow of major league baseball pitchers. Am J Sports Med 35(11):1839, 2007.
61. Ring, D: Apparent capitellar fractures. Hand Clin 23(4):471, 2007.
62. Lattanza, LL, and Keese, G: Elbow instability in children. Hand Clin 24(1):139, 2008.
63. Ring, D, and King, G: Radial head arthroplasty with a modular metal spacer to treat acute traumatic elbow instability. J Bone Joint Surg Am 90(Suppl 2 Pt 1):63, 2008.
64. Park, GY, et al: Diagnostic value of ultrasonography for clinical medial epicondylitis. Arch Phys Med Rehabil 89(4):738, 2008.
65. Faro, F, and Wolf, JM: Lateral epicondylitis: Review and current concepts. J Hand Surg (Am) 32(8):1271, 2007.
66. Karkhanis, S, Frost, A, and Maffulli, N: Operative mangement of tennis elbow: A quantitative review. Br Med Bull 88(1):171, 2008.
67. Meknas, K, et al: Radiofrequency microtenotomy: A promising method for treatment of recalcitrant lateral epicondylitis. Am J Sports Med 36(10):1960, 2008.
68. Kohia, M, et al: Effectiveness of physical therapy treatments on lateral epicondylitis. J Sports Rehabil 17(2):119, 2008.

69. Tsai, P, and Steinberg, DR: Median and radial nerve compression about the elbow. Instr Course Lect 57:177, 2008.
70. Altan, L, and Kanat, E: Conservative treatment of lateral epicondylitis: Comparison of two different orthotic devices. Clin Rheumatol 27(8):1015, 2008.
71. Oken, O, et al: The short-term efficacy of laser, brace, and ultrasound treatment in lateral epicondylitis: A prospective, randomized, controlled trial. J Hand Ther 21(1):63, 2008.
72. Calfee, RP, et al: Management of lateral epicondylitis: Current concepts. J Am Acad Orthop 16(1):19, 2008.
73. Bunata, RE, et al: Anatomic factors related to the cause of tennis elbow. J Bone Joint Surg Am 89(9):1955, 2007.
74. Wahegaonkar, AL, et al: Technique of osteochondral autograft transplantation mosaicplasty for capitellar osteochondritis dissecans. J Hand Surg (Am) 32(9):1454, 2007.
75. Miyamoto, W, et al: Oblique osteochondral plug transplantation technique for osteochondritis dissecans of the elbow joint. Knee Surg Sports Traumatol Arthros 2008 (Epub ahead of print).
76. Takahara, M, et al: Classification, treatment, and outcome of osteochondritis dissecans of the humeral capitulum. J Bone Joint Surg Am 90(Suppl 2 Pt 1):47, 2008.
77. Krabak, BJ, et al: Shoulder and elbow injuries in the adolescent athlete. Phys Med Rehabil Clin North Am 19(2):271, 2008.
78. Nobuta, S, et al: Clinical outcome of fragment fixation for osteochondral dissecans of the elbow. Ups J Med Sci 113(2):201, 2008.
79. Huckaby, MC, Kruse, D, and Gibbs, LH: MRI findings of bilateral proximal radial physeal injury in a gymnast. Pediatr Radiol June 20, 2012.
80. Schmidt, CC, et al: Repaired distal biceps magnetic resonance imaging anatomy compared with outcome. J Shoulder Elbow Surg Jun 11, 2012.
81. Radunovic, G, et al: Ultrasound assessment of the elbow. Med Ultrason 14(2):141–146, June 2012.
82. Sanchez-Sotelo, J: Distal humeral fractures: Role of internal fixation and elbow arthroplasty. J Bone Joint Surg Am 94(6):555–568, March 21, 2012.
83. Marnitz, T, et al: MR imaging findings in flexed abducted supinated (FABS) position and clinical presentation following refixation of distal biceps tendon rupture using bioabsorbable suture anchors. Rofo 184(5):432–436, May 2012.
84. Amako, M, et al: Subcutaneous rupture of the triceps tendon with avulsion fracture of the olecranon spur. J Hand Surg Eur 37(1):71–72, January 2012.
85. Kotnis, NA, et al: Lateral epicondylitis and beyond: Imaging of lateral elbow pain with clinical-radiologic correlation. Skeletal Radiol 41(4):369–386, April 2012. Epub December 30, 2011. Review.
86. Iwasaki, N, et al: A retrospective evaluation of magnetic resonance imaging effectiveness on capitellar osteochondritis dissecans among overhead athletes. Am J Sports Med 40(3):624–630, March 2012.

自测

图A、B和C

1.识别投影方位。

2.这 3 幅 X 线图像分别代表了不同年龄组的正常结果。识别属于 5 岁女孩、10 岁男孩和 30 岁男子的分别是哪幅图像。

3.使你确认患者年龄的解剖特征是什么？

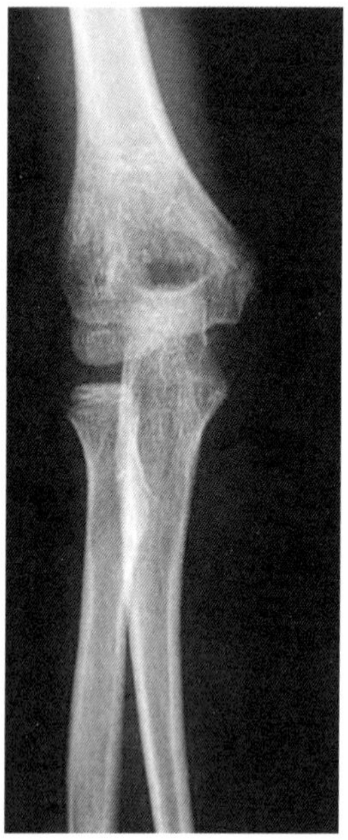
A

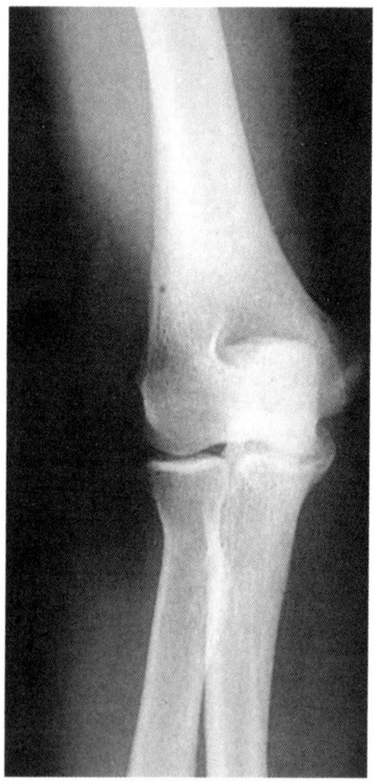
B

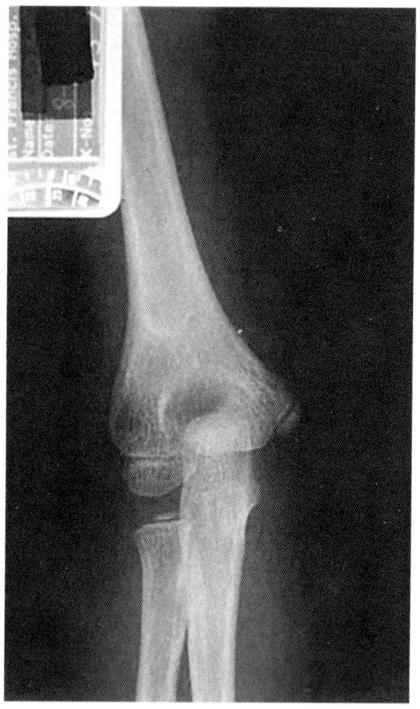
C

第 17 章

手与腕关节影像学评估

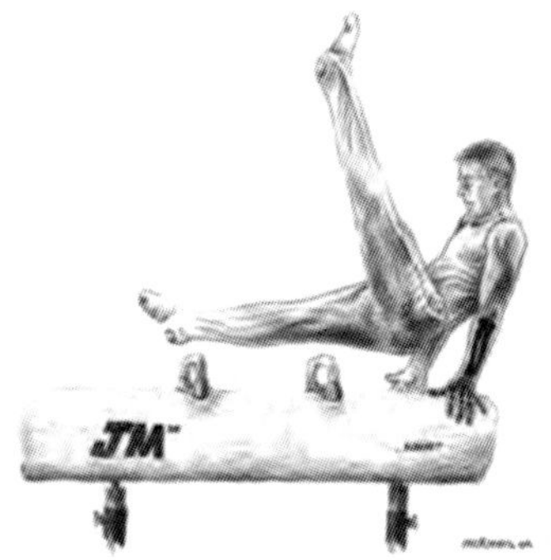

本章大纲

在任何年龄段，手与腕关节都是骨关节放射学摄片最常见的部位之一。骨折与反复微创伤，或关节炎畸形造成的疼痛性退变都有着较高的发生率。临床医生依赖于影像学精确的诊断来对手与腕关节进行处理，并尽早给出合适的治疗方式，若延误则可能造成长期残疾或需要外科手术治疗。

解剖学概述

骨性解剖结构

组成单个手与腕关节的27块骨骼被分为3类：指骨、掌骨、腕骨(图17–1)。

指骨，即手指和拇指或手的指骨，共14块，近侧指骨、中间指骨、远侧指骨组成每根手指，近侧指骨、远侧

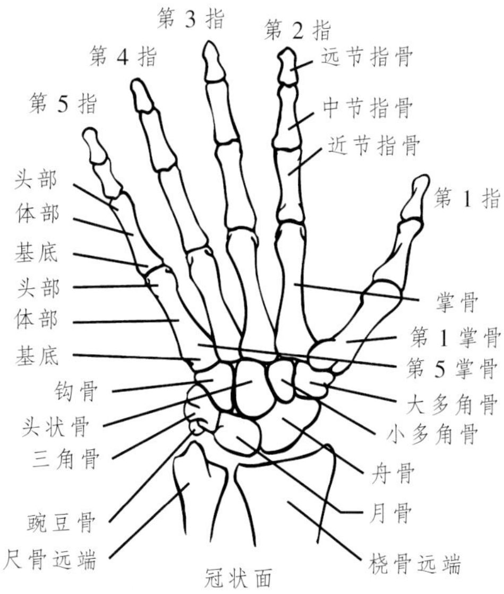

图17–1 手背侧的骨性解剖。

指骨组成拇指。每一指骨都是一根小型长骨，由近端底部、体部及远端头部组成。拇指被命名为第 1 指骨，其他指则依次命名为第 2~5 指骨。

5 个掌骨组成掌心，掌骨的命名与指骨相同，第 1 掌骨与拇指相连，第 5 掌骨与手外侧的小指相连。掌骨同样是小型长骨，包括底部、体部、头部。

8 块腕骨组成腕关节，为了学习它们的位置，将其分为近侧排及远侧排。在拇指一侧起，近侧排依次为手舟骨、月骨、三角骨和豌豆骨，远侧排依次为大多角骨、小多角骨、头状骨和钩骨。

桡骨远端有 2 个关节面，被舟骨和月骨的关节嵴分开。桡骨远端的乙状切迹与尺骨远端相连。

手与腕的关节和韧带

指间关节

指间关节位于指骨之间(图 17–2)，手指间关节分为远端指间关节和近端指间关节，拇指间关节仅有一个，每个关节均由关节囊、副韧带构成，背侧通过伸肌腱鞘的扩张得以巩固。

掌指关节

掌指关节位于近端指骨底与掌骨头之间，它们同样也由关节囊、副韧带、背侧掌伸肌腱构成。籽骨、附于肌腱的小骨通常位于关节内。

掌骨间关节

这些关节位于 4 个相邻的掌骨之间，背侧、掌侧韧带以及骨间韧带，共同支持着掌骨间关节。

腕掌关节

这些关节位于掌骨基底与腕骨远端之间，第 1 腕掌关节拇指独立位于第 1 掌骨底与大多角骨之间，且位于自身牢固的关节囊内，手的其他腕掌关节共同存在于腕骨间的滑膜腔内，背侧与掌侧腕掌间韧带、骨间韧带共同支撑着这些关节。远端腕骨(大多角骨、小多角骨、头状骨、钩骨)通过紧固的韧带依次与掌骨底相连接，并保持其稳定状态。

腕骨间关节

这些关节位于腕骨之间，存在于腕骨间滑膜腔内，该滑膜腔还包括第 2~5 腕掌关节，背侧与掌侧腕骨间韧带支撑着关节囊，关节囊内的骨间韧带连接着单个腕骨。

桡腕关节

该关节被称为腕关节，由近端腕骨和与其骨间韧带相连的桡骨远端，以及桡尺骨远端关节的关节盘构成。关节囊包绕着关节，其被背侧、掌侧尺桡骨韧带及副韧带固定。

通常，背侧韧带比掌侧韧带弱(图 17–3)。腕关节重要的掌侧韧带有：桡舟头韧带(引导着舟状骨运动)、桡舟月韧带(稳定舟月骨关节)、桡月韧带、桡月三角韧带(支撑着近端腕骨、稳定着桡月关节及月三角关节)。

Poirier 区域是头月关节的无韧带区，使其成为一个潜在的薄弱区域。

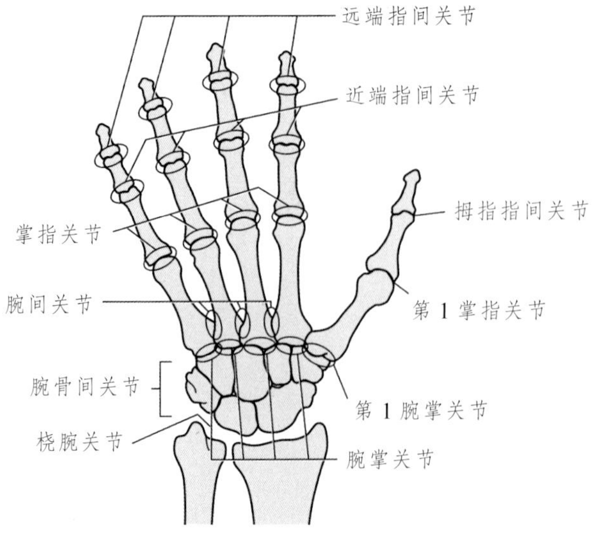

图 17–2 手和腕的关节。

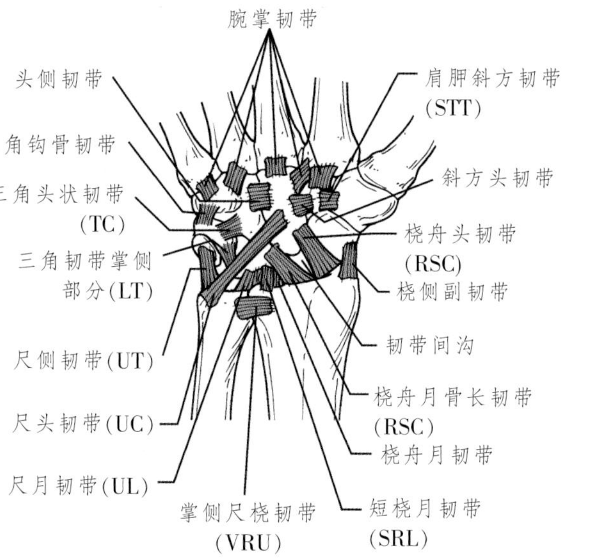

A 掌侧韧带

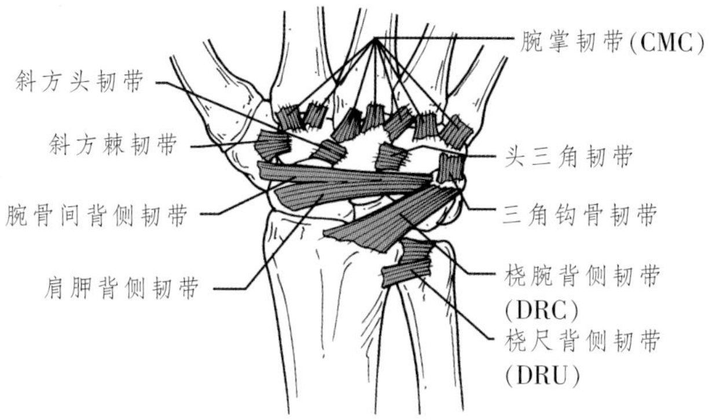

B 背侧韧带

图 17–3 腕关节的掌侧和背侧韧带。

三角纤维软骨复合体(TFCC)是尺腕骨、远端尺桡骨关节的主要稳定者,围绕着腕关节承载着 20%的轴向压力。TFCC 的组成部分包括桡三角韧带、纤维软骨关节盘、尺侧腕伸肌腱鞘、背侧及掌侧桡尺韧带、尺腕韧带(包括尺三角韧带、尺月韧带、尺头韧带)和尺腕半月板(半月板同源物)。

关节灵活性

在各个指骨与拇指之间的一定活动范围内,手小关节的不同关节面形状允许存在差异。大幅度的活动在不同个体之间也可以有较大差异,这与韧带松弛度相关。通常,手是极其灵活的,可以在各关节之间协调多种运动。

指间关节起着枢纽关节的作用,可以允许完全伸直、伸展过度以及大范围的弯曲,范围为 90°~110°甚至更大。掌指关节是髁状突,允许多方向活动以及近 90°的弯曲。与拇指相连的第 1 掌指关节是鞍状关节,允许全伸直、伸展过度以及 90°弯曲。腕掌关节是滑动关节,允许足够的伸展。与拇指相连的第 1 腕掌关节是鞍状关节,在与一个与手指运动相反的锥形空间里,允许广泛的运动。

腕关节整体运动是复杂的整合,其中包括腕骨间关节、桡腕关节、远端桡尺骨关节。主要运动即屈伸、内收,也称之为桡骨和尺骨偏斜。不同个体之间差异很大,可以 90°屈曲、80°伸展、20°桡侧移位、30°尺侧移位。前臂的旋前和旋后由近端及远端尺桡关节运动产生,可以使手轴向旋转近 150°。

生长与发育

手与腕经常被用于预测儿童的骨龄,通过大量儿童的放射学研究,骨化中心出现的时间和骨骺的结构已经被证明[6]。

掌骨及指骨的骨化开始于婴儿期的第 8 周。出生时,这些结构已经相对完整。腕骨在出生时属于软骨,不能在 X 线图像上看到,腕骨的骨化开始于每块骨头的骨化中心。在 6 个月时,首先可以在 X 线图像上看到的是头状骨和钩骨的骨化中心(图 17–4),三角骨的

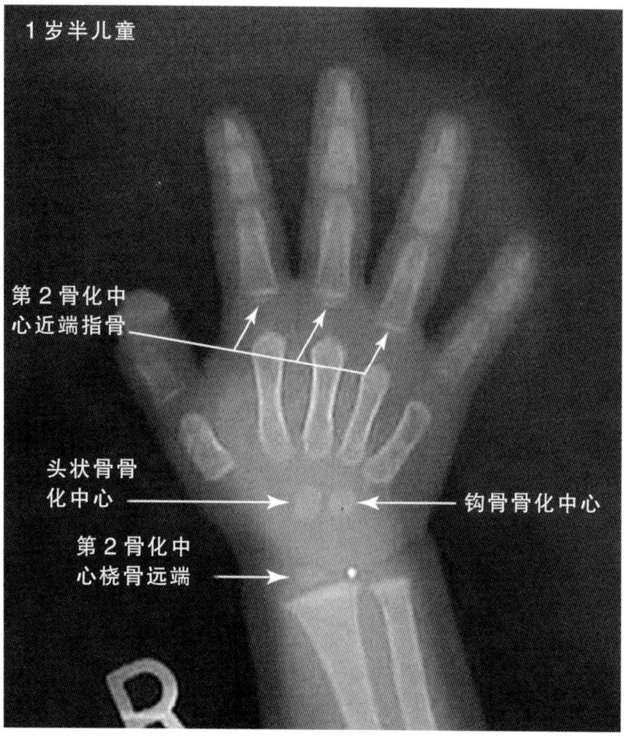

图 17–4 18 个月大的儿童正常的手部 X 线表现,次级骨化中心在这个年龄段的 X 线图像上显示。

骨化在 2 岁以后，紧接着是月骨、大多角骨、小多角骨、舟状骨的骨化，每次相隔 1 年直到 6 岁。豌豆骨的骨化大多要在 11 岁以后(图 17–5)，骨化通常在 14~16 岁完成，女孩通常比男孩要早 1~2 年。

2 岁时，掌骨远端骨骺的次级骨化中心出现，在 16~18 岁，掌骨融合完成。2 岁时，指骨近端骨骺的次级骨化中心出现，其发育与掌骨相同。

胎儿在第 8 周时，桡尺骨开始骨化，在出生时形成完整。桡骨断端骨骺的次级骨化中心在 1 岁末时开始形成，尺骨要在 5~6 岁开始。18~20 岁，这些骨骺分别与骨干融和完成。

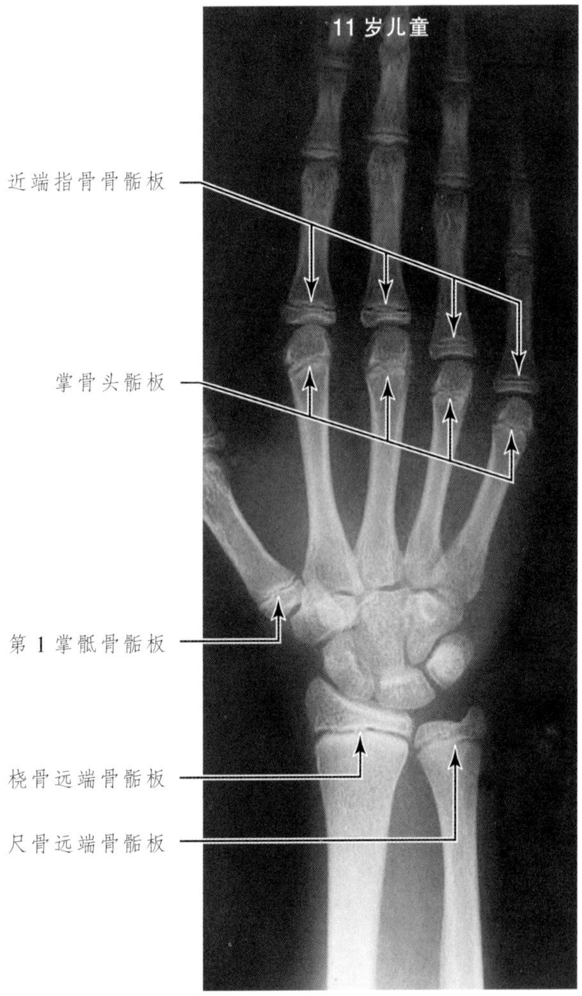

图 17–5 11 岁儿童正常的手部 X 线图像，在发育的这个阶段，所有的腕关节都已骨化，以及桡骨、尺骨、掌骨和指骨的骨骺几乎完全骨化，骺板呈“开放”状态，为平行于骨骺末端的透亮线。

常规影像学评估[11–21]

儿童与成人X线摄影

美国放射学会是美国放射学工作者的主要专业组织，以下实践指南作为一种教育工具，有助于医学工作者为患者提供适当的治疗。

目的

手与腕的放射检查的目的在于确定或排除解剖异常或探明疾病过程。

适应证

放射检查的适应证包括(但并不仅限于)：外伤、继发于代谢性骨质改变的疾病、全身性疾病、营养不良、肿瘤、感染、关节病、术前检查、术后检查、随访研究、先天性综合征和发育障碍、血管性病变、软组织评估(怀疑有异物)、疼痛、其他影像学显示的骨骼异常。

基本投影和影像学观察

手和腕分别有相应的影像学检查，如果一个手指或拇指是重点关注区域，则可对手指行单独的影像学检查。手、腕及手指的常规投影方位是后前位、侧位和斜位。

本质上，手、腕或手指的 3 种基本照射体位是相同的，差别在于在解剖学角度，即，X 线束以哪里为中心、如何准直或聚焦。

对于评估腕骨，有许多方法可显示其特定的部位，其中常用的两种为尺侧和桡侧偏斜视图。

在美国，手和腕放射投影时通常使手指朝上，因为这样观察掌骨和指骨头部时位置最佳。

手部常规影像学评估

后前位

此视图可以展现手、腕、前臂远端，最容易显示的结构是指骨、掌骨、腕骨及手的所有关节。

影像学观察

重点观察：

1.患者的手掌与手指平放在胶片暗盒的上面，结果显示的是手的后前位、拇指的斜位。

2. 注意每一根指骨和掌骨骨干凹侧对称的外观，拇指的斜位是个例外。

3.注意正常的指骨远端外形。

4.通常，第 2 掌骨的长轴与桡骨长轴在一条线上(图 17–6)。

5.通常，相对于掌骨，指骨近端稍微向尺侧偏斜(图 17–6)。

6.通常，沿着第 4、5 掌骨远端关节面画一条线，应该也能到达第 3 掌骨远端关节面。如果这条线在近端与第 3 掌骨交叉，则第 4 掌骨可能因某些病变导致变短(如骨折或特纳综合征)，这被称为掌骨征(图 17–6)。

7.指间关节与掌指关节关节隙是清晰可见的。

8.籽骨常常在拇指的掌指关节、指间关节或第 5 掌指关节中出现。

9.第 2~5 掌指关节的基底部分重合。

10.在腕关节，大多角骨和小多角骨部分重叠、豌豆骨和三角骨部分重叠。

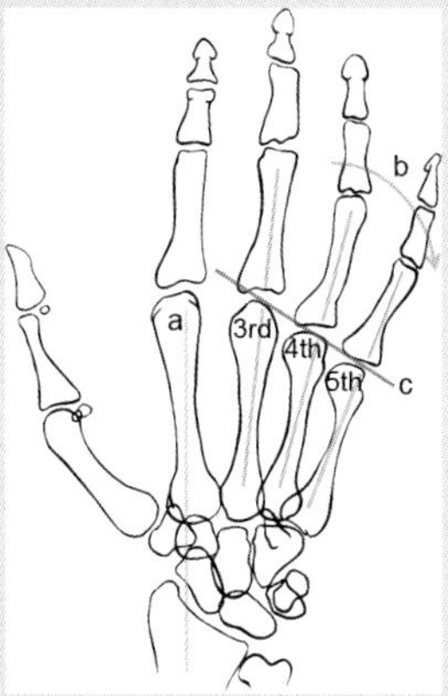

图 17–6　手的后前位，X 线图像示意图。

基本投照体位

- 后前位
- 侧位
- 斜位

X 线摄影摆位

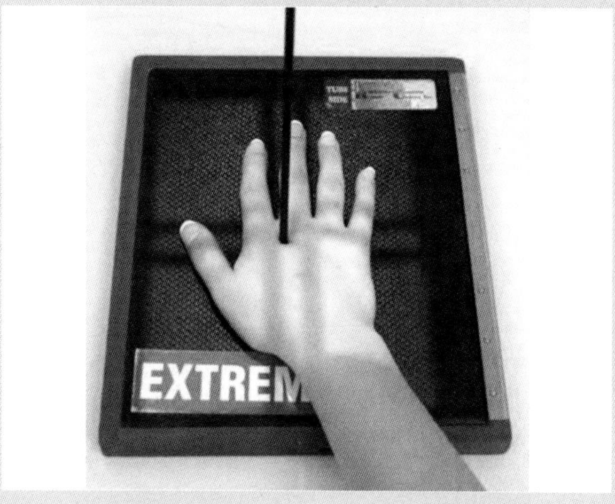

图 17–7　手后前位患者体位。

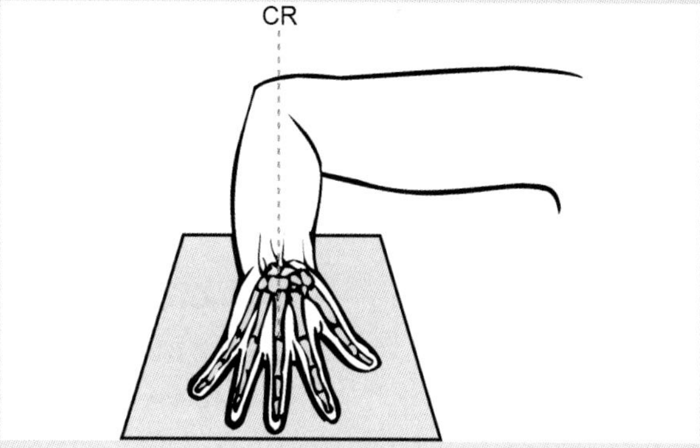

图 17–8　中心射线垂直于手的第 3 掌指关节。

你能看到什么？

观察图 17–9，并尝试识别影像解剖学。利用解剖标志和灰度对比来寻找解剖结构的轮廓。将结果与示意图进行比较（图 17–10）。你能确定以下结构吗？

- 指骨：识别近端、中间、远端及每一根指骨的底部、体部、头部。
- 掌骨：识别掌骨的底部、体部、头部。
- 籽骨位于第 1 掌指关节。
- 腕骨：识别近端腕骨（舟状骨、月骨、三角骨、豌豆骨）及远端腕骨（大多角骨、小多角骨、头状骨、钩骨）。
- 手的关节：识别远端、近端指间关节；掌指关节；腕掌关节。

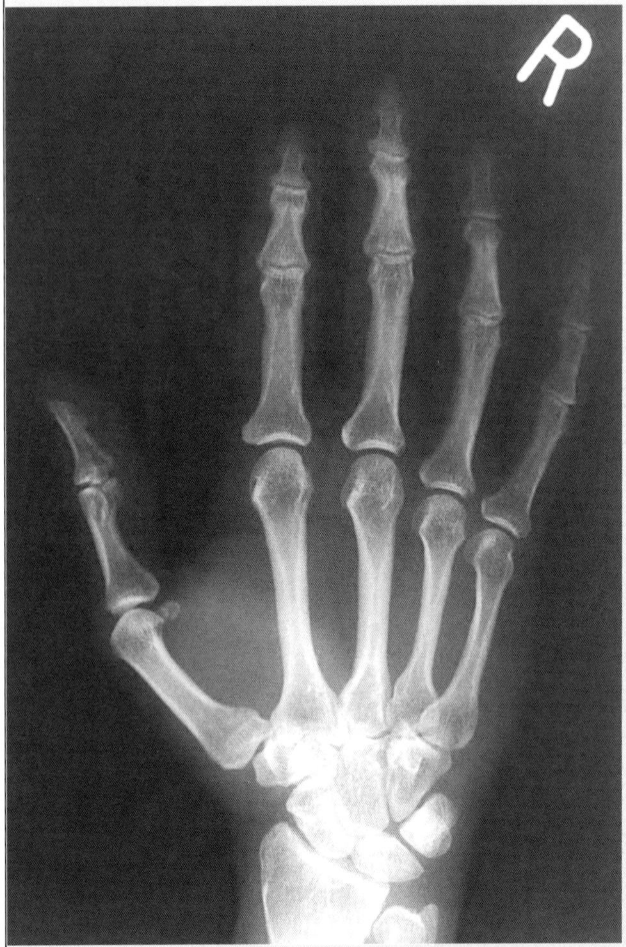

图 17–9　手的后前位 X 线图像。

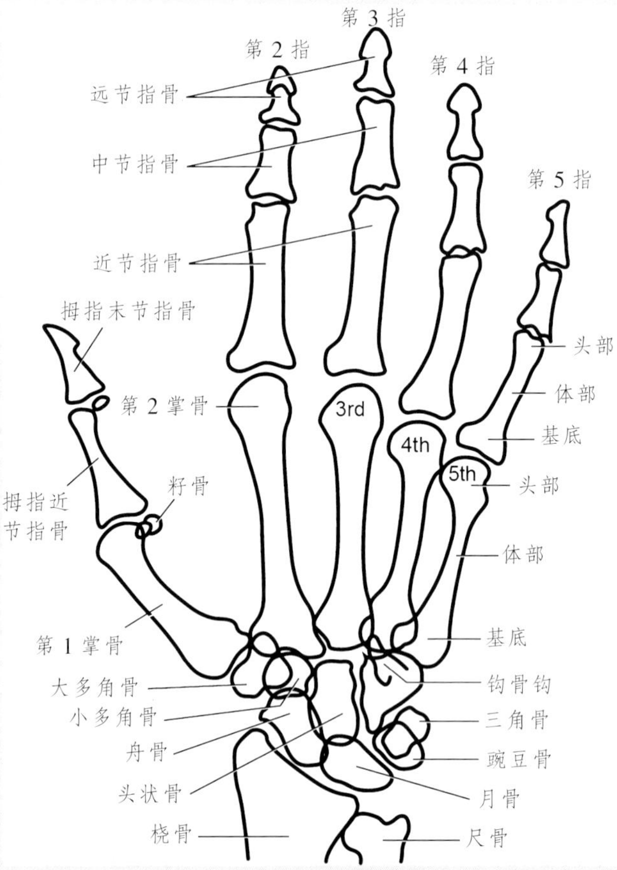

图 17–10　手的后前位 X 线图像示意图。

手部常规影像学评估

斜位

此视图显示指骨、掌骨、腕骨和手的所有关节。

影像学观察

重点观察：

1.患者的手和腕水平地放在胶片上以向后前位投影，手的拇指一侧抬起，手和腕由后前位旋转 45°。

2. 一些斜位投射用楔形泡沫支撑手摆放为 45°(图 17-11)，这可以避免指骨缩短及指间关节模糊，当指骨作为重点关注部位时，常用此位置。

3.指骨与掌骨显示重合，手的长轴骨重合的这种不足，使得斜位比侧位更有优势，侧位会重合多种结构。然而，侧位是必要的，可以判定精确的位移。

4.指间关节和掌指关节间隙可见。

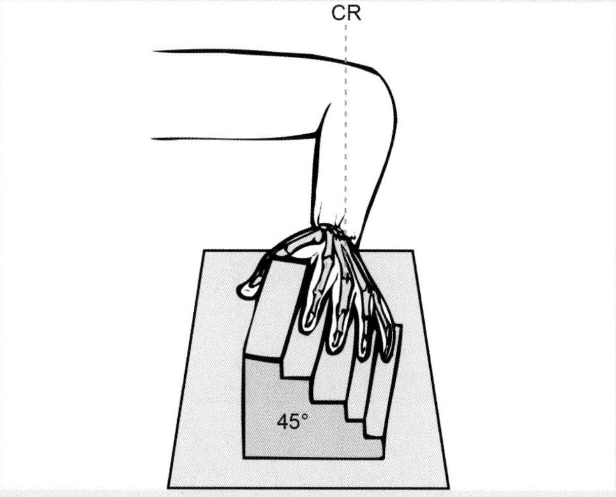

图 17-11　45°角的泡沫块被用来定位手部，拍摄斜位 X 线图像。手指的高度打开了 MCP 和 IP 关节间隙。当指骨是重点关注部位时，需使用此泡沫块。

基本投照体位

- 后前位
- 斜位
- 侧位

X 线摄影摆位

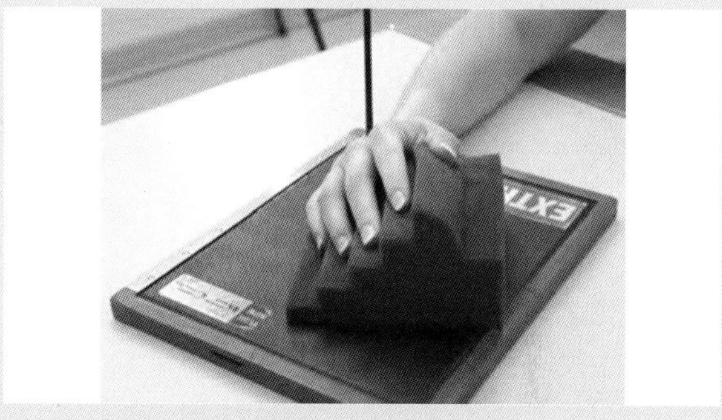

图 17-12　手斜位患者体位。

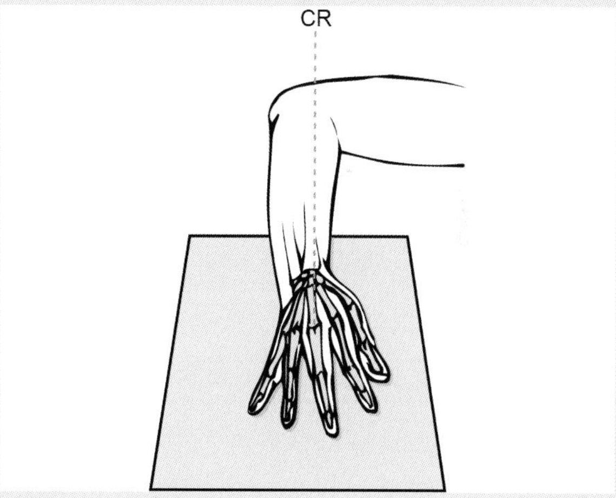

图 17-13　中心射线穿过第 3 掌指关节。

你能看到什么?

观察图 17-4,尽量识别影像解剖。使用解剖标志和灰度对比来寻找结构轮廓,并将结果与示意图(图 17-15)比较。你能确定以下结构吗?

- 指骨:识别近段、中段、远段,以及每个指骨的底部、体部、头部。
- 掌骨:识别掌骨底部、体部、头部。
- 手的关节:近远端指间关节、掌指关节以及腕掌关节。
- 籽骨在第 1 掌指关节。

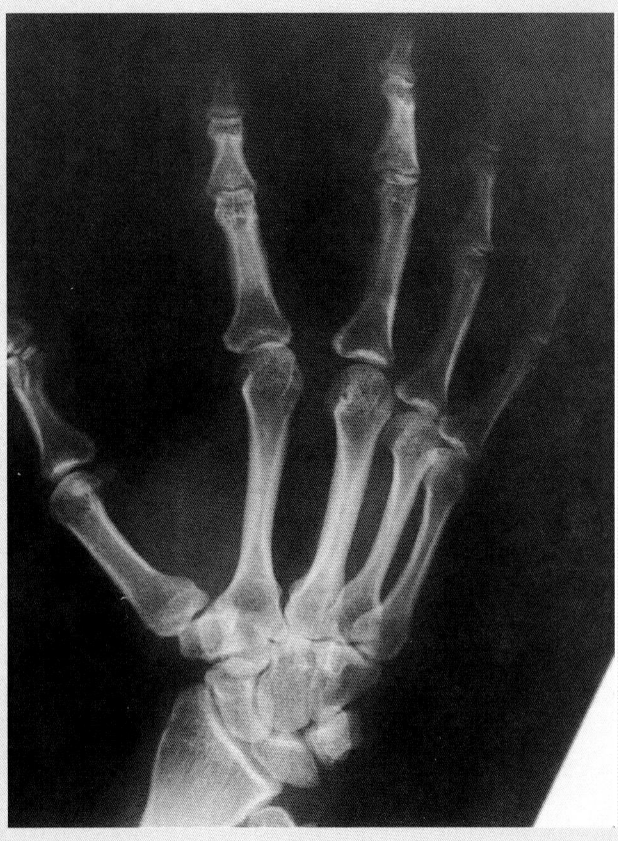

图 17-14 手的斜位 X 线图像。

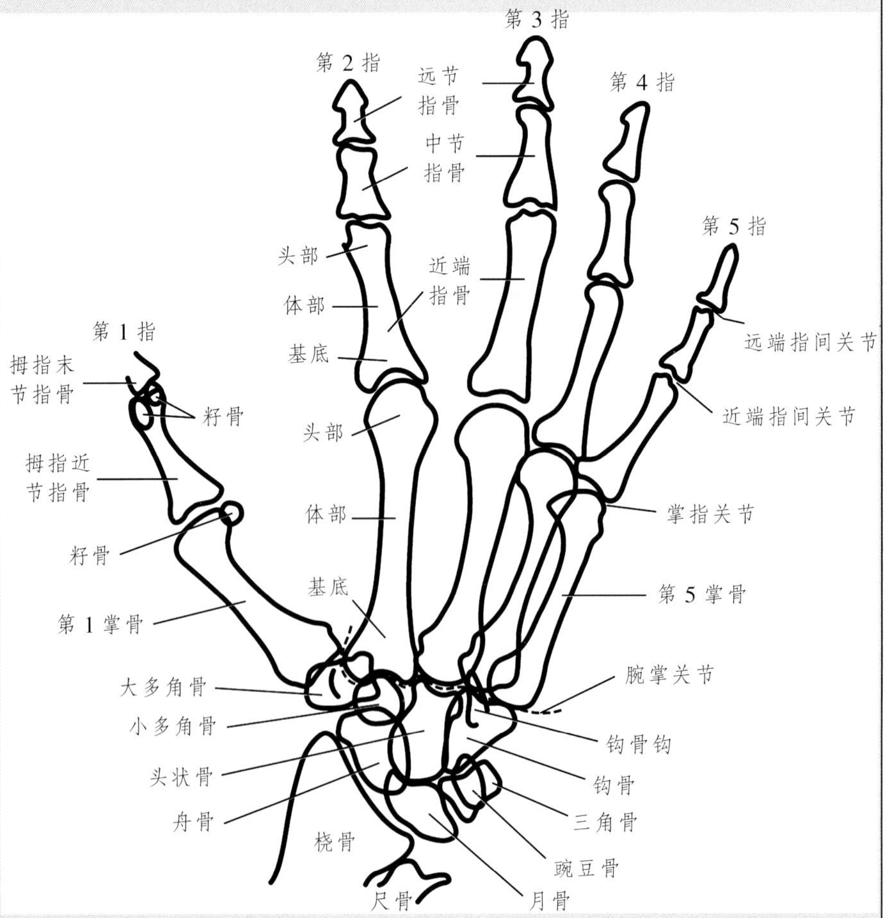

图 17-15 手斜位 X 线图像示意图。

手部常规影像学评估

侧位

此视图从侧位显示手和腕，虽然后前位更容易显示拇指，但这种角度可以显示多种籽骨。

影像学观察

重点观察：

1. 患者手和腕的尺骨侧放在影像感应器上，使拇指距离感应器最远，从而有放大的效果。

2.指骨与掌骨分别互相重合，大多数腕骨与尺桡骨远端亦如此。

3.正常掌骨的颈轴夹角是 15°。

4.尽管手和腕的组成骨大多数互相重合，这种投射位置很容易发现骨折碎片的移位，注意碎片移位向掌侧还是背侧。

A

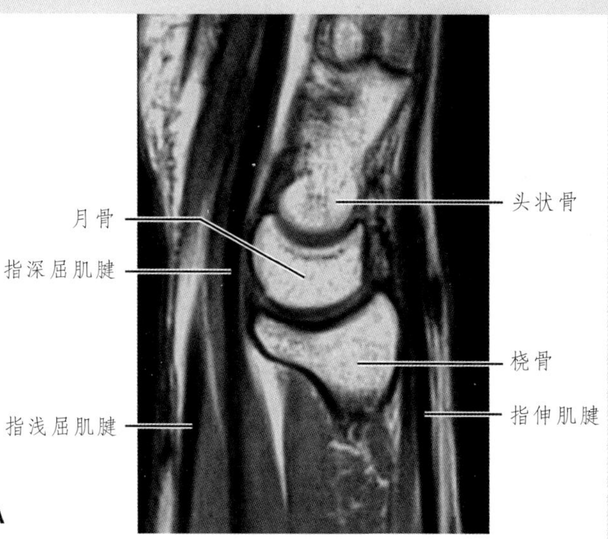

B

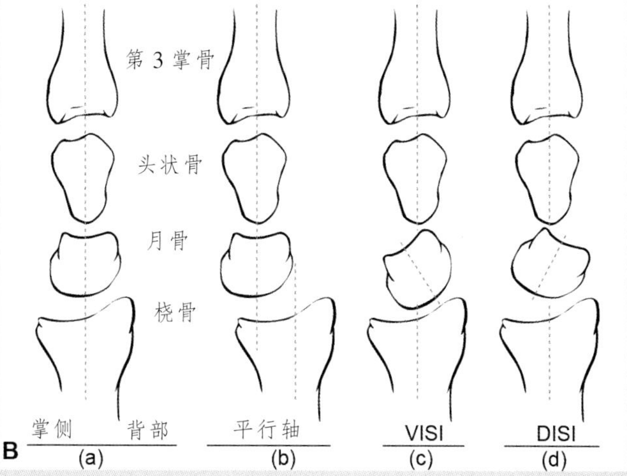

图 17–16　(A)桡骨–月骨–头状骨排列，如 MRI 矢状面所示正常排列。(B)示意图显示正常排列和不稳定症的变化。

基本投照体位

- 后前位
- 侧位
- 斜位

X 线摄影摆位

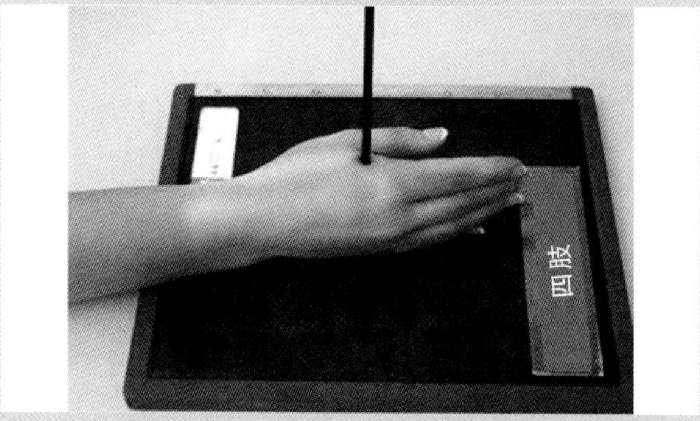

图 17–17　手侧位的患者体位。

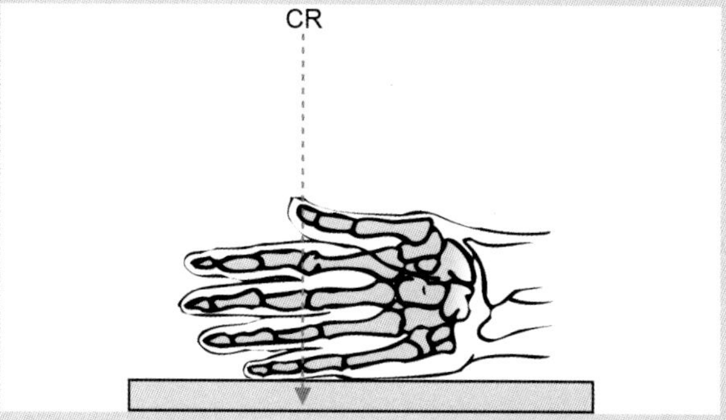

图 17–18　中心射线穿过第 2 掌指关节。

5.桡骨、月骨与头状骨的纵轴夹角通常在 10°以内(图 17–16A)，矢状面 MRI 显示了一块骨头以堆叠的方式排列（图 17–16B，a)。若有变化则提示断裂、脱臼或韧带损伤。

6. 桡骨与月骨的纵轴如果没有在一条线上，至少需要平行，它们之间的夹角被称为桡月角(图 17–16B，b)。如果月骨向掌侧倾斜>15°，则提示掌侧嵌入部分不稳(图 17–16B，c)。如果月骨背伸>10°，则提示背侧嵌入部分不稳(图 17–16B，d)。这种关系也用于评估腕关节侧位视图。

你能看到什么?

观察图 17-19,识别影像解剖结构。使用解剖标志和灰度对比来寻找解剖结构轮廓,并将结果与示意图(图 17-20)比较。你能确定以下结构吗?

- 拇指:识别第 1 掌骨、远端指骨、近端指骨。
- 指骨:识别近段、中段、远段。
- 掌骨:识别近段、中段、远段。
- 掌骨颈干角(测量颈干角)。
- 手的关节:识别指间关节的近远端、掌指关节、腕掌关节。

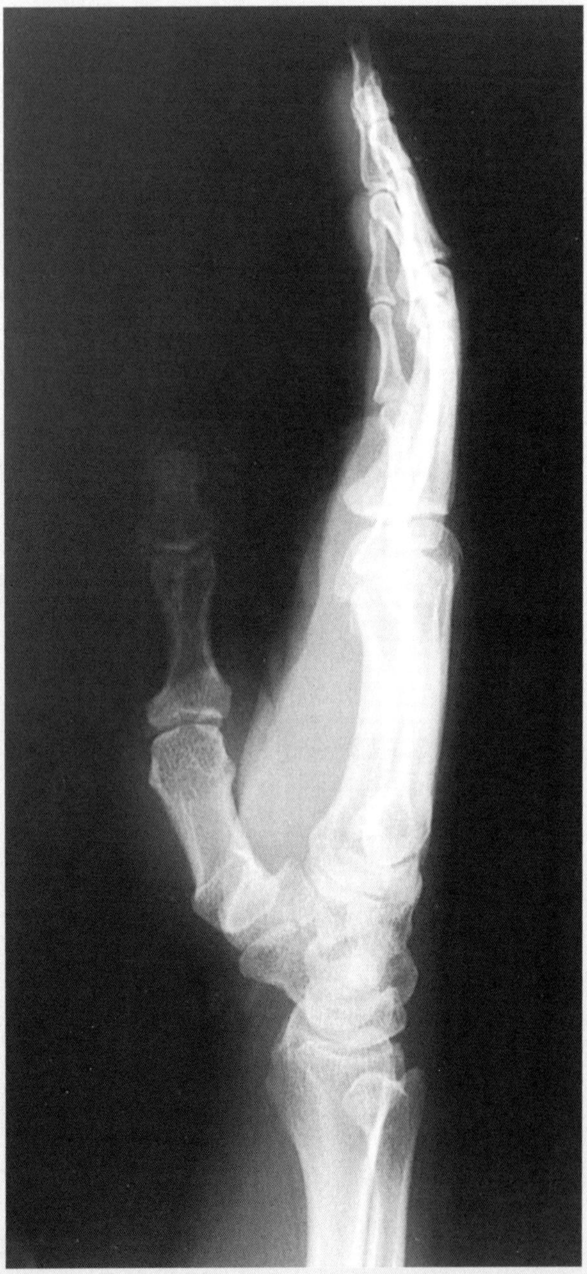

图 17-19 手的侧位 X 线图像。

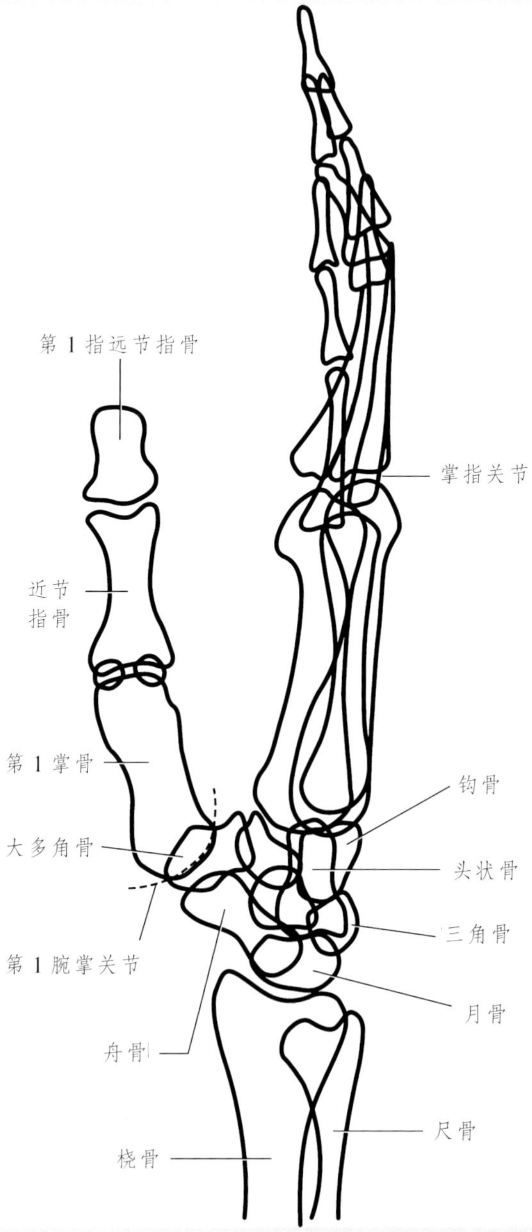

图 17-20 手的侧位 X 线图像示意图。

腕部常规影像学评估

后前位

此视图显示掌骨的中段及近段、腕骨、桡尺骨远端及所有相关的关节。

影像学观察

重点观察：

1.患者的手掌向下，放在图像感应器上，手指轻微弯曲使腕关节紧贴感应器。

2.通常可以沿着腕关节表面绘制 3 条弧形线，勾勒出近端和远端(图 7–21)。

- 弧线Ⅰ：画出舟骨、月骨和三角骨近端凹面轮廓。
- 弧线Ⅱ：画出舟骨、月骨和三角骨远端凹面轮廓。
- 弧线Ⅲ：画出头状骨、钩骨近端凸面的轮廓。

这些解剖关系的变化或许可以诊断腕关节的半脱位及脱位。

3.注意显示无重叠的腕骨：舟状骨、月骨、头状骨和钩骨。注意钩骨的椭圆图像，代表了钩骨的钩。

4.注意在该投影显示重叠的腕骨：大多角骨、小多角骨、三角骨、豌豆骨。

5.尺骨与桡骨长度的关系称为尺骨变异(图 17–22)。通常，在与月骨相连的一端，尺骨与桡骨的关节面在同一水平，称为中性尺骨变异。在某些个体，尺骨比桡骨短，称之负向变异，如果尺骨比桡骨长，则称之为正向变异。长度的差异用毫米表示，这些信息对骨科医师针对桡骨远端断端移位的治疗有实际意义，以决定采取开放还是闭合处理，并且有助于随访评估。

6. 骨科医师关注的另一个重要的测量即桡向关节角，也称为桡骨角或桡骨关节面尺向倾角，该角由两条线相交形成：一条在尺桡骨关节面水平垂直于桡骨长轴的直线，另一条是穿过桡骨关节面的直线，正常角度范围是 15°~25°。

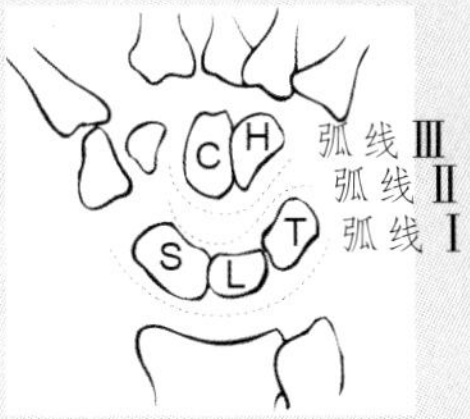

图 17–21　沿腕骨关节面画出的 3 条弧形线，表示正常的解剖关系。

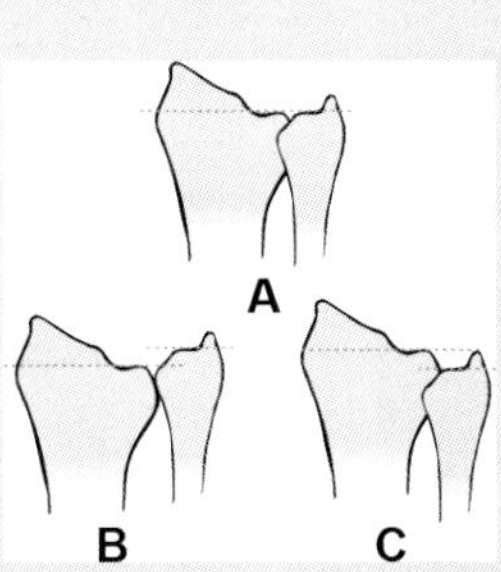

图 17–22　(A)尺骨中性变异。(B)尺骨正向变异。(C)尺骨负向变异。

基本投照体位

- 后前位
- 侧位
- 斜位

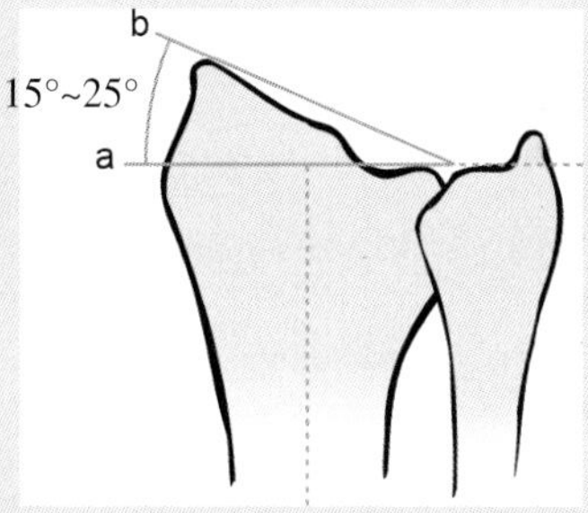

图 17–23　桡向关节角(桡骨角、桡骨关节面尺向倾角)，是指垂直于长关节面的线(a)与穿过桡骨关节面的线(b)相交形成的角度。

X 线摄影摆位

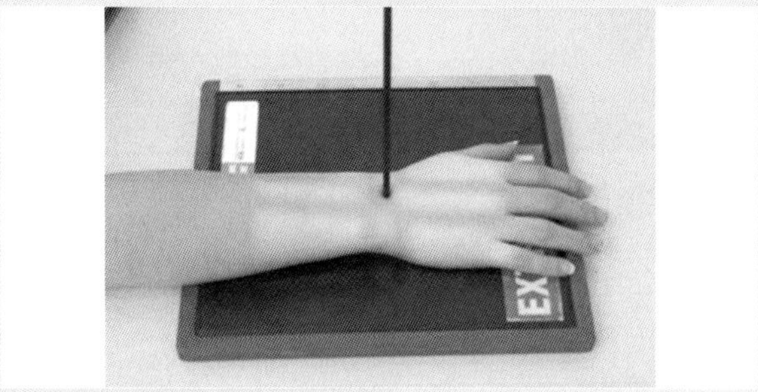

图 17–24　腕关节后前位的患者体位。

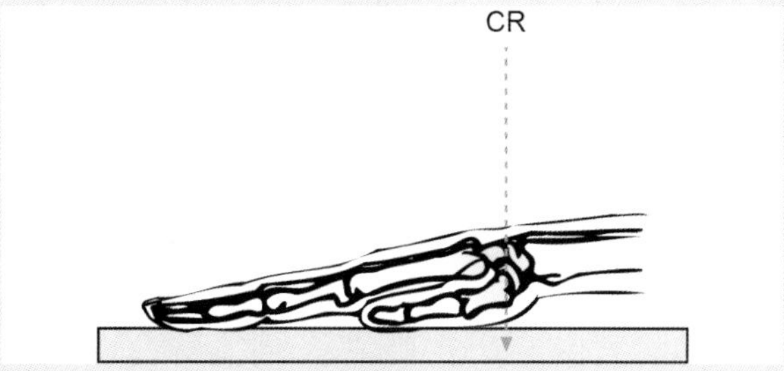

图 17–25　中心射线穿过腕骨间关节。

你能看到什么?

观察图 17-26,识别影像解剖结构。使用解剖标志和灰度对比来寻找解剖结构轮廓，将结果与示意图(图 17-27)比较。腕骨的弯曲排列使每根骨头之间相互重叠,腕关节的 MRI 冠状面可以区分每块腕骨(图 17-28)。你能确定以下结构吗?

- 掌骨:识别并标记每一块。
- 腕骨:识别并标记每一块(如图 17-21 所示，并拒绝此 3 条线)。
- 腕骨形成的 3 条弧形线。
- 桡尺骨远端。
- 尺骨变异(如图 17-22 所示进行评估)。
- 桡骨角(如图 17-23 所示)。

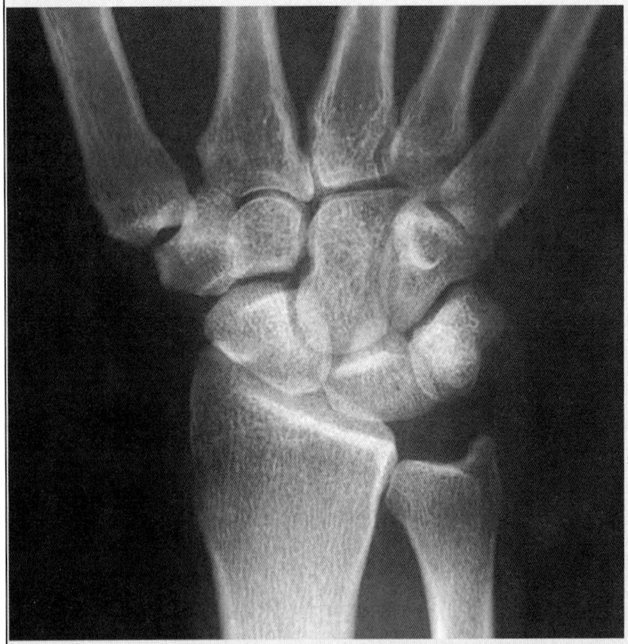

图 17-26 腕关节后前位 X 线图像。

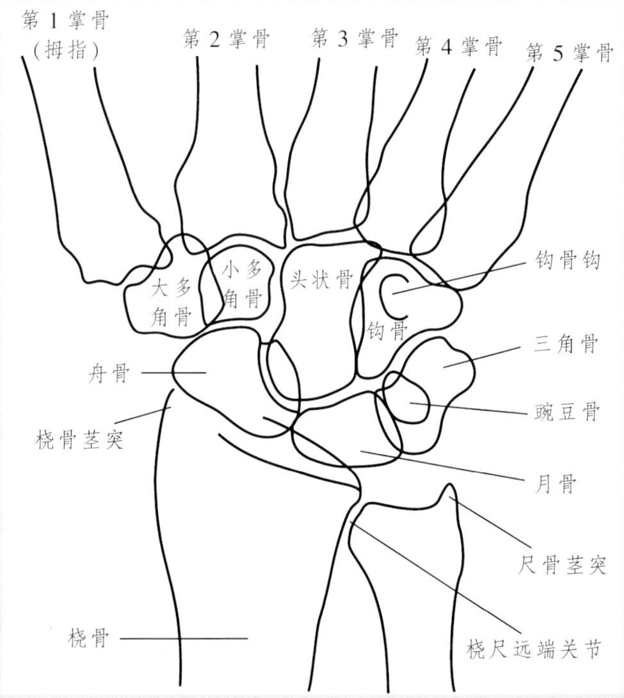

图 17-27 腕关节后前位 X 线图像示意图。

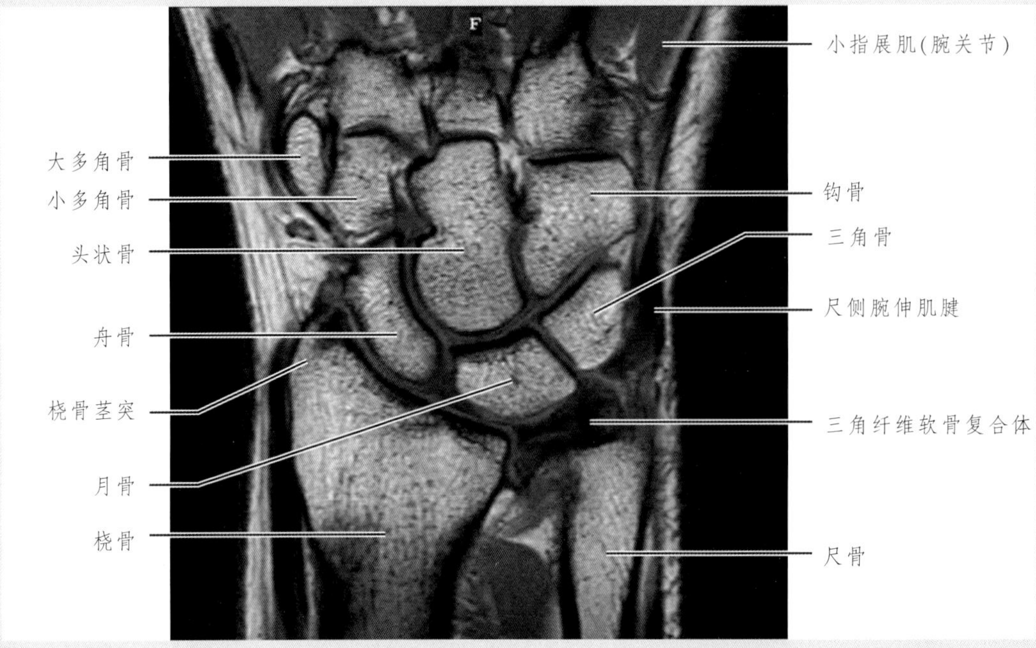

图 17-28 腕关节的 MRI 冠状面示腕部的骨性结构以及软组织。

腕部常规影像学评估

斜位

此视图可以显示掌骨近段及中段、腕骨、桡尺骨远端，最容易显示的是大多角骨、舟状骨和拇指的第 1 腕掌关节。

影像学观察

重点观察：

1.患者的掌心朝下，手和腕置于影像接收器上，手的拇指一侧抬起，手和腕旋转 45°。

2.第 1 与第 2 掌骨几乎没有重叠。

3.第 3、4、5 掌骨远端部分重叠。

4.腕骨的某些外形在该体位清楚显示：

- 钩骨：钩骨的整体比较直观，与后前位视图一样，钩骨的钩没有重叠。
- 三角骨：远端显示清楚。
- 大多角骨：大多角骨本身，以及与小多角骨、舟状骨、第 1 掌骨相连的关节显示清楚(图 17-29)。

5.桡尺骨远端轻微重叠，虽然均为柱状，但是显示清楚。

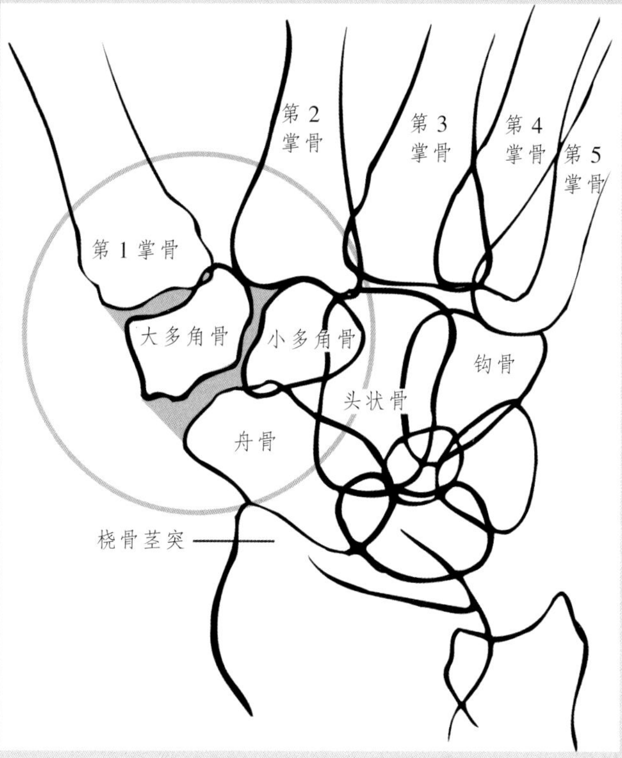

图 17-29 大多角骨及其与小多角骨、舟骨、第 1 掌骨相连的关节在斜视图中显示良好。

基本投照体位

- 后前位
- 侧位
- 斜位

X 线摄影摆位

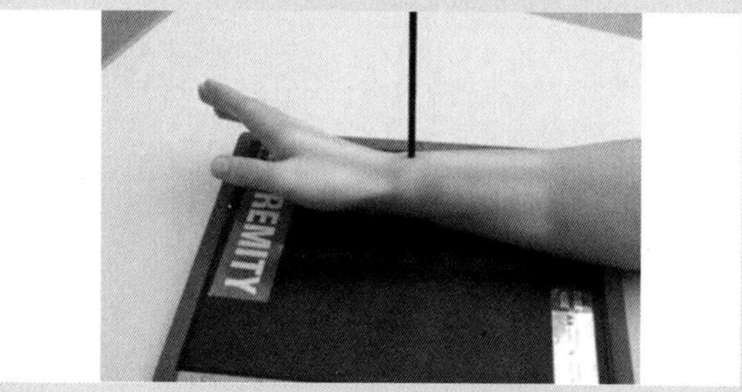

图 17-30 腕关节斜位片的患者体位(使用拇指支撑手)。

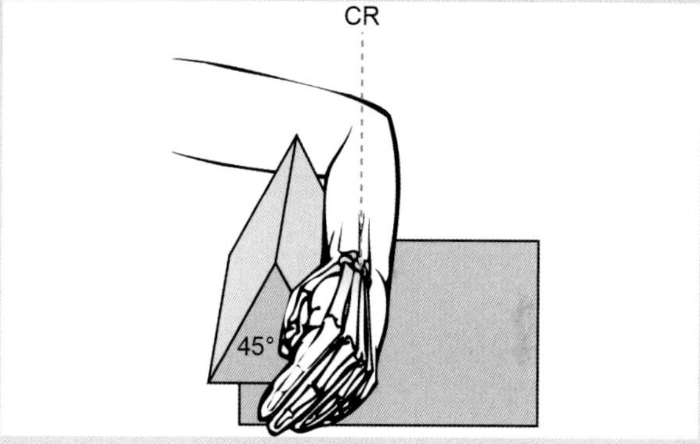

图 17-31 中心射线穿过腕骨间关节，用楔形物支撑手。

你能看到什么？

观察图 17-32，识别影像解剖结构，使用解剖标志和灰度对比描绘结构轮廓，将结果与示意图（图 17-33）比较。你能确定以下结构吗？

- 掌骨
- 大多角骨、小多角骨、舟状骨
- 三角骨、钩状骨
- 桡尺骨远端

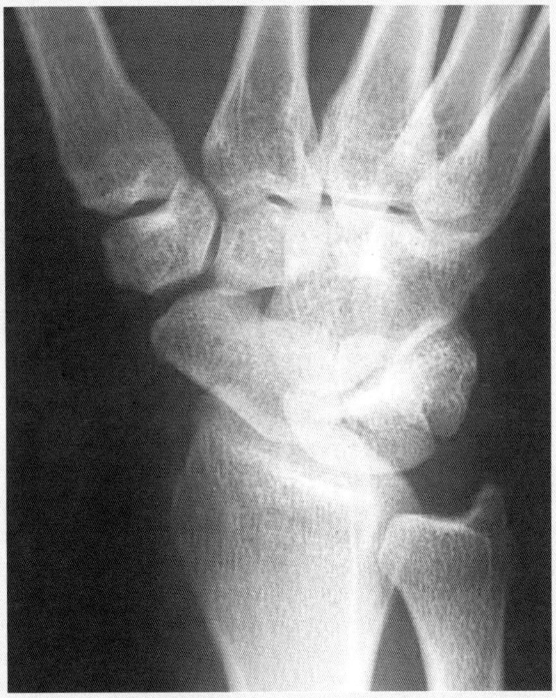

图 17-32 腕关节的斜位 X 线图像。

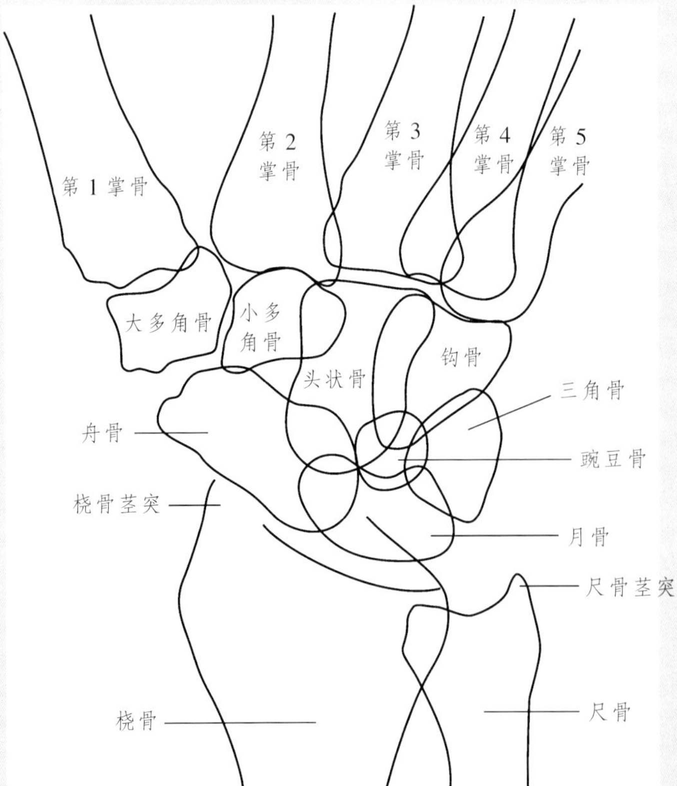

图 17-33 腕关节斜位 X 线图像示意图。

腕部常规影像学评估

侧位

此视图可以显示重叠的掌骨近段、腕骨、桡骨远端以及尺骨。

影像学观察

重点观察：

1.手和腕的尺侧放在影像接收器上，拇指距离感应器最远，因此被稍微放大。

2.尽管腕和前臂重叠，撕裂碎片的移位很容易被发现，描述移位为向掌侧或背侧移位。

3. 桡向关节面向掌侧倾斜的角度范围是 16°~25°(图 17–34)，也被称为手掌倾角或桡骨掌侧倾斜角，该角由垂直于绕骨干中段的直线与横穿桡骨远端关节面的直线相交而成。就如同在后前位判断解剖关系一样，该夹角对骨科医师针对桡骨远端断端移位的治疗有实际意义，以决定行开放或闭合处理，并有助于随访评估。

4.舟月角由平行于舟状骨及月骨长轴的两条直线交叉形成(图 17–35)，平均角度为 47°，在 30°~60°之间。如果该角>80°时，月骨仍可以背曲，但提示背侧嵌入部分不稳。

5.头月角由平行于头状骨及月骨长轴的两条直线相交形成(图 17–36)，该角应<20°，若>20°则提示腕关节不稳。

6. 手和腕在侧位上另一个重要的解剖关系是桡骨、月骨、头状骨、第 3 掌骨的长轴排列，这些长轴应该对齐或共线，变化<10°是正常，严重的变形则提示断裂或移位。

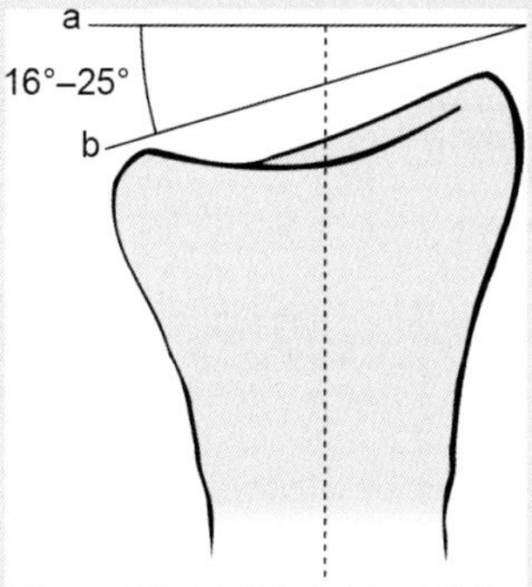

图 17–34 手掌倾角或桡骨掌侧倾角，该角度通过测量垂直于桡骨中段的直线(a)和横穿桡骨远端关节表面的直线(b)形成的交角确定。

基本投照体位

- 后前位
- 侧位
- 斜位

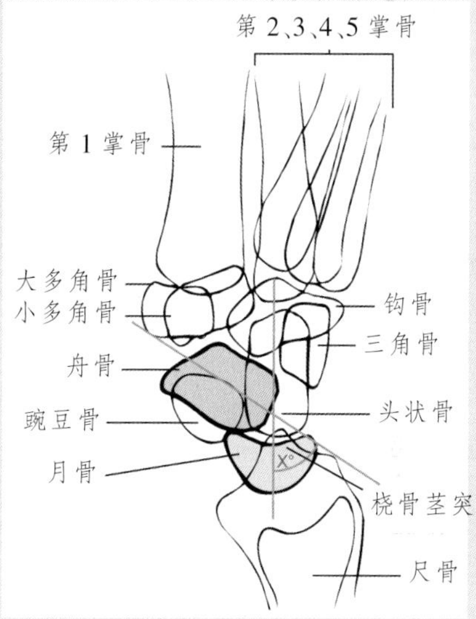

图 17–35 舟月角，为平行于舟状骨和月骨长轴的两条直线相交而形成的角(X)，通常为 32°~62°。

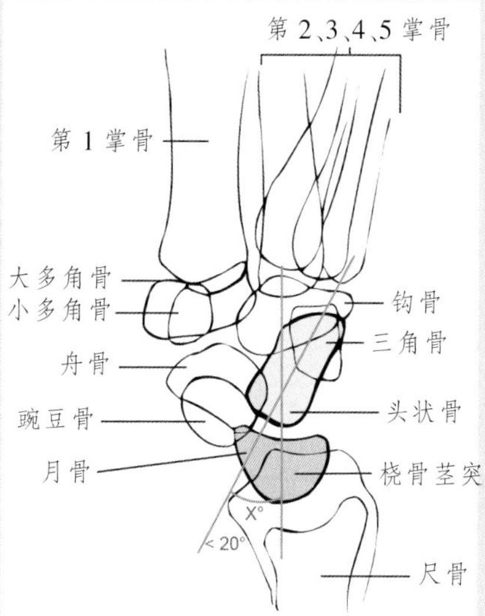

图 17–36 头月角，为平行于头状骨和月骨长轴的两条直线相交而形成的角(X)，正常时<20°。

7.在腕关节屈曲、背伸的任何角度，正常的桡骨–月骨–头状骨关系是保持不变的，即，桡骨关节面始终牵制月骨、月骨始终牵制头状骨。

X 线摄影摆位

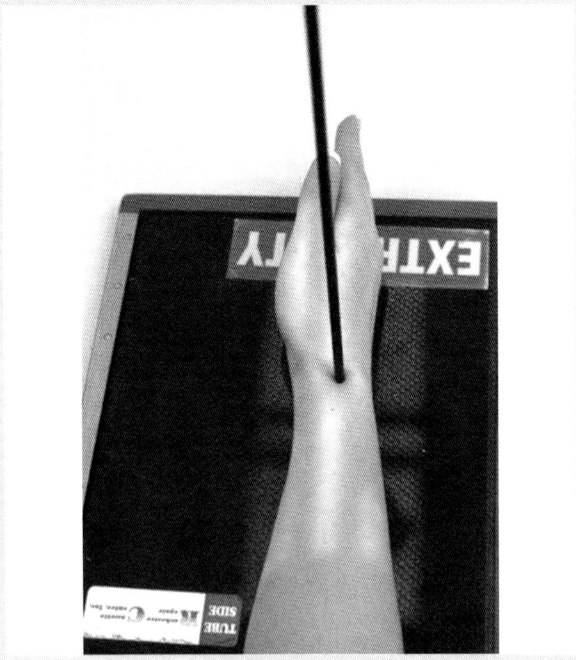

图 17-37 腕关节侧位患者体位。

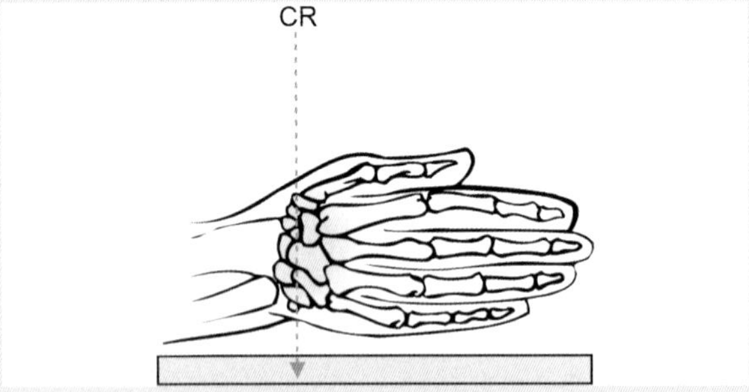

图 17-38 中心射线穿过腕骨间关节。

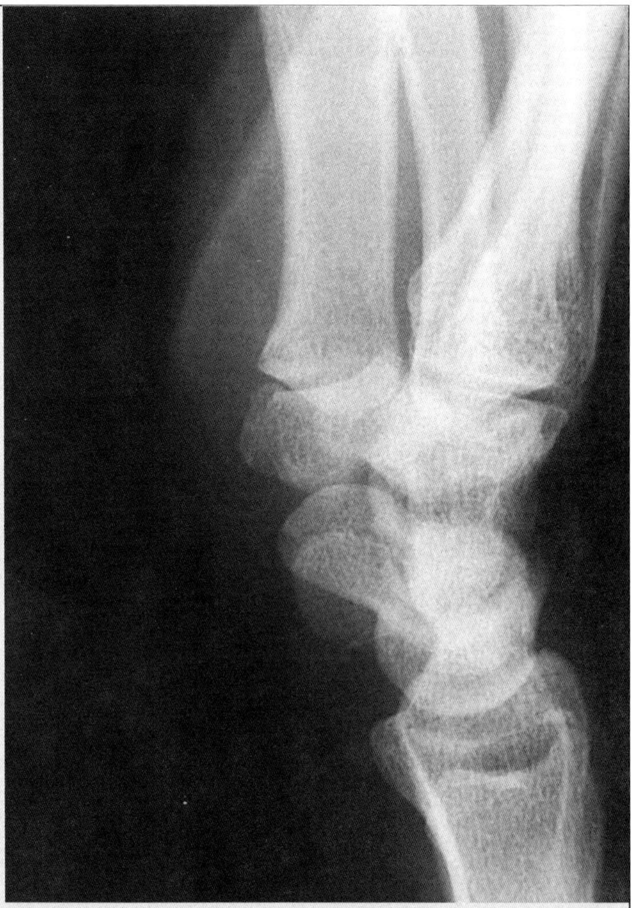

图 17-39 腕关节的侧位 X 线图像。

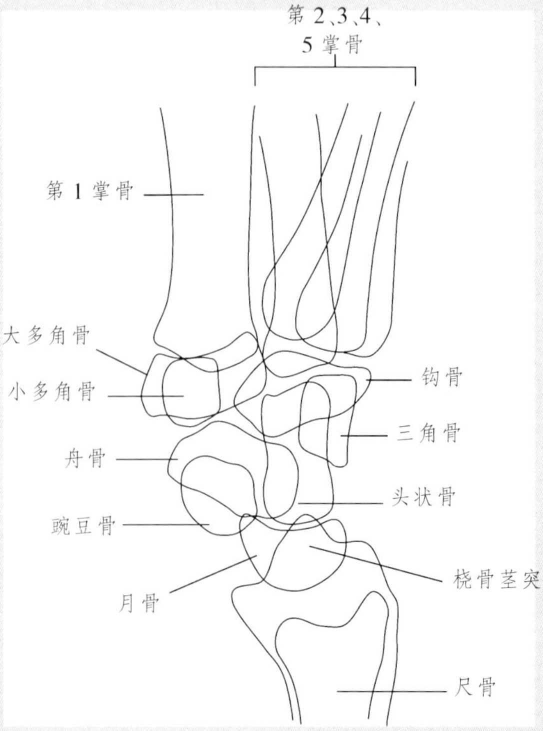

图 17-40 对比观察腕关节的侧位平片示意图。

你能看到什么？

观察图 17-39，识别影像解剖结构。使用解剖标志和灰度对比描绘解剖结构的轮廓，将结果与示意图（图 17-40）比较。你能确定以下结构吗？

- 第 1 掌骨、大多角骨
- 桡尺骨远端
- 桡骨掌侧倾斜角（如图 17-34 所示）
- 舟月角（如图 17-35 所示）
- 头月角（如图 17-36 所示）
- 桡骨-月骨-头状骨的堆积关系（见图 17-16）

腕关节其他视图

尺侧倾斜后前位

手向尺侧倾斜，构成腕关节的后前位，为了观察舟状骨以及与其相邻的腕骨间隙(图 17–41)。观察图 17–42、图 17–43 的投影方位和解剖示意图。因为舟状骨远端通过韧带向尺侧的旋转，使其在该体位上显示细长。这种细长的外形证明了它与邻近腕骨正常的衔接关系，从而排除了舟月骨脱位。该角度也有助于识别舟状骨的细微骨折。

基本投照体位

- 尺侧倾斜后前位
- 桡侧倾斜后前位
- 腕管视图

X 线摄影摆位

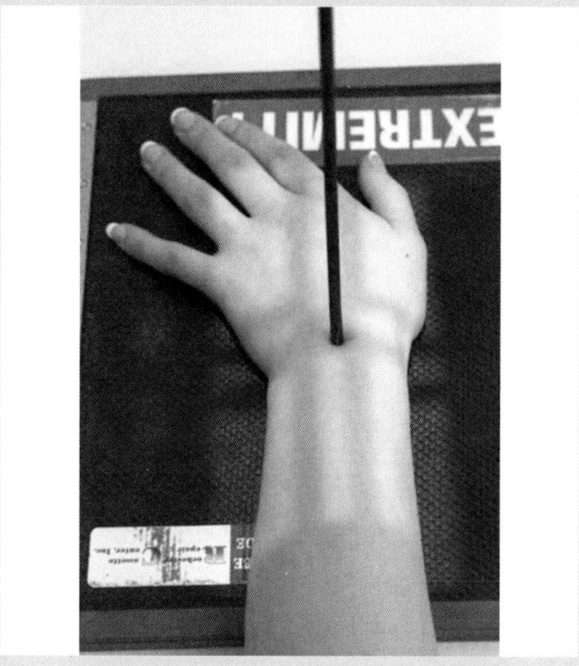

图 17–41　腕关节尺侧倾斜。

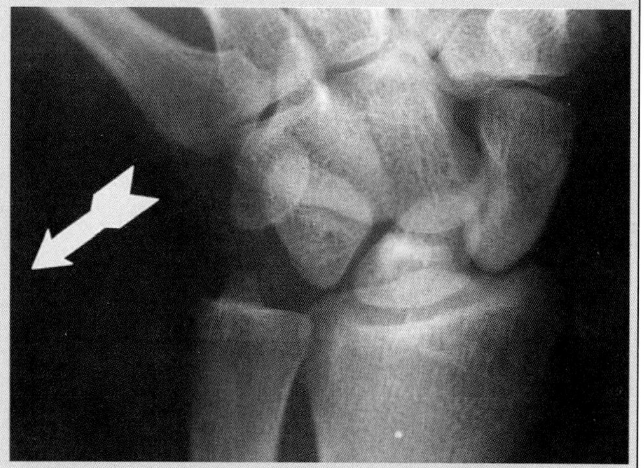

图 17–42　腕关节尺侧倾斜 X 线图像。

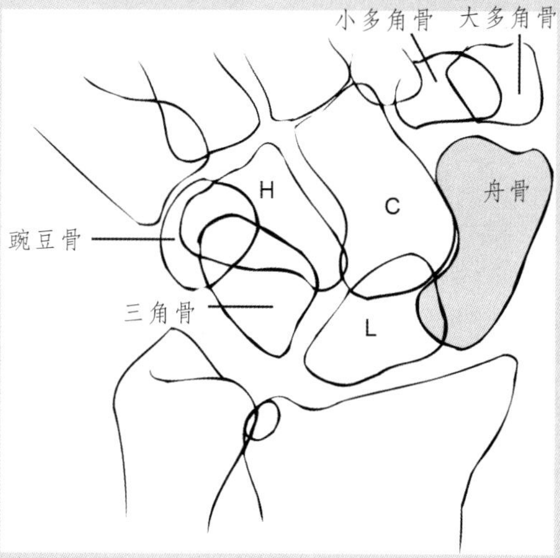

图 17–43　腕关节尺侧倾斜 X 线图像示意图。

腕关节其他视图

桡侧倾斜后前位

通过手向桡侧倾斜，构成腕关节的后前位，为了观察尺侧腕骨以及与其相邻的尺腕间隙（图 17-44）。月骨、三角骨、钩状骨、豌豆骨显示清晰。观察图 17-45 和图 17-46。观察透视后外形缩短的舟状骨，舟状骨远端向掌侧旋转，以便显示桡骨茎突。

基本投照体位

- 尺侧倾斜后前位
- 桡侧倾斜后前位
- 腕管视图

X 线摄影摆位

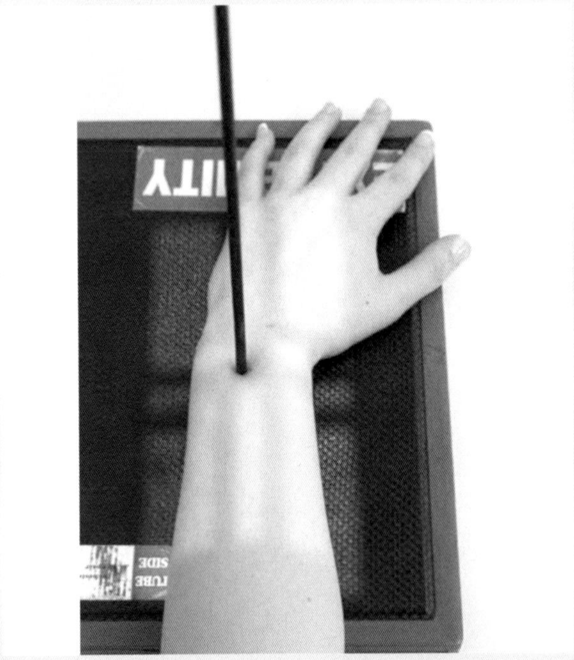

图 17-44 腕关节桡侧倾斜。

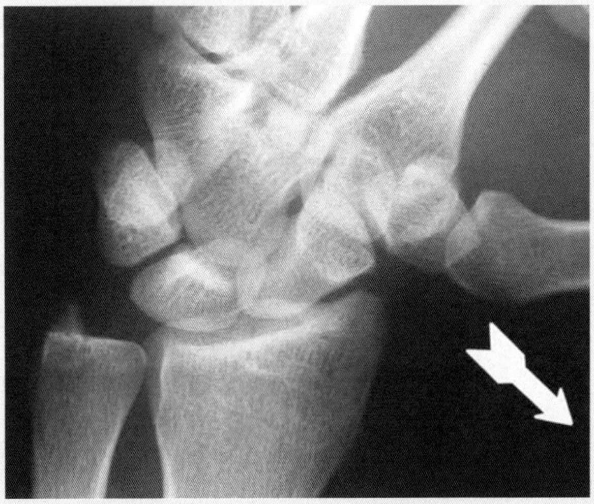

图 17-45 腕关节桡侧倾斜 X 线图像。

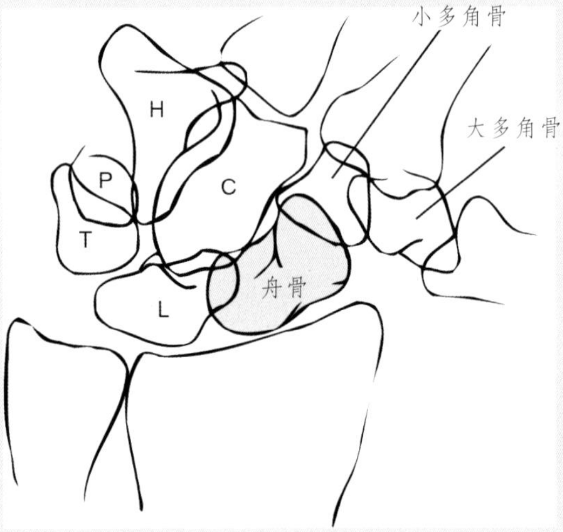

图 17-46 腕关节桡侧倾斜 X 线图像示意图。

腕关节其他视图

腕管位

腕关节的这种切向角度的俯视使得腕管沟显示清晰(图 17–47),腕关节呈隧道状拱形排列,这种角度通常用于诊断骨骼或软组织疾病,这些病变可能通过腕管压迫正中神经或肌腱。此外,从该视图很容易发现钩骨钩部的骨折。观察图 17–48。

基本投照体位

- 尺侧倾斜后前位
- 桡侧倾斜后前位
- 腕管视图

X 线摄影摆位

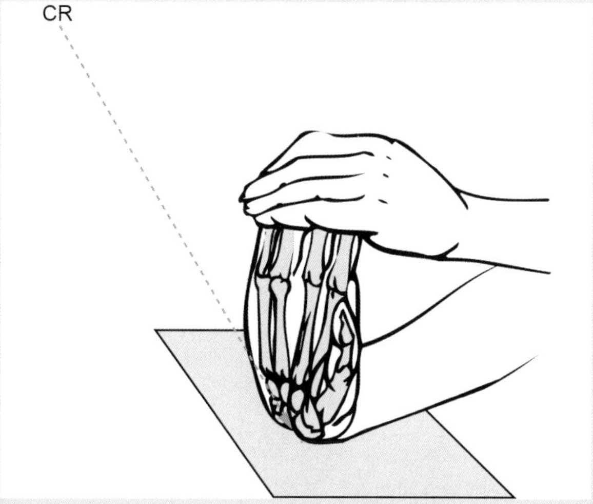

图 17–47　中心射线切向穿过腕管。

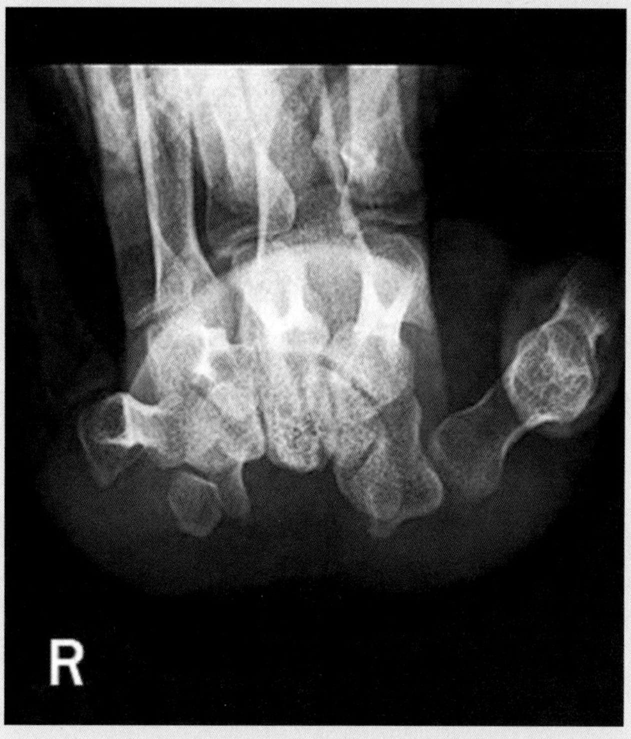

图 17–48　腕关节的腕管位 X 线图像。

从这一视图可能容易混淆腕骨边界的重叠和骨骼之间的重叠，为了理清影像解剖结构，请查看 MRI 断层解剖(图 17-49)，以及示意图(图 17-50)，以辅助观察者辨别 X 线图像上的腕骨边界。

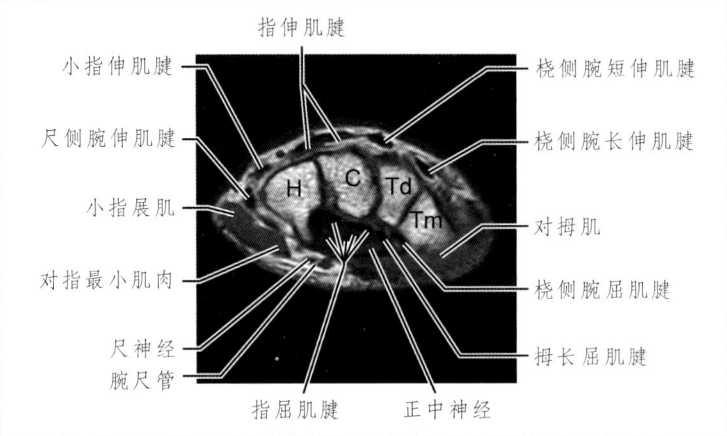

图 17-49 远端腕骨水平的轴位 MRI 与腕管位 X 线图像上的结构很相似。

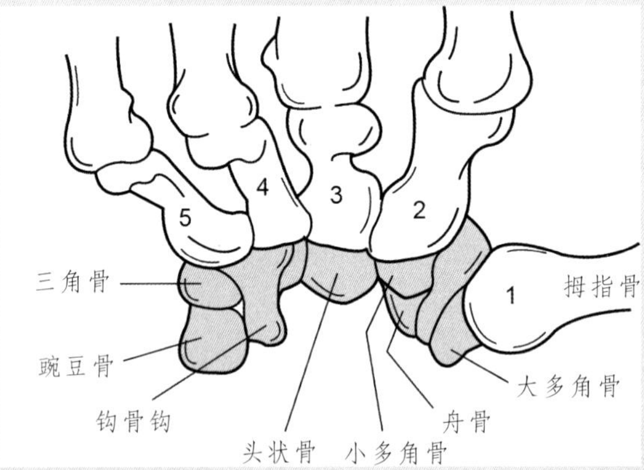

图 17-50 腕关节的腕管位 X 线图像示意图，掌骨分别标记为 1~5。

先进成像技术评估[22-39]

通过查阅文献，我们发现先进成像技术在腕关节慢性疼痛中的作用已受到越来越多的关注，但很少达成共识。对于小而解剖复杂的腕关节而言，诊断极为困难。这也存在争议，原因是影像技术的快速发展有取代当前诊断手段的潜力，再者，还需要时间来进行充分的临床研究。

对于怀疑腕关节有骨或软组织异常的，X 线仍是影像手段的首选，一方面可以诊断疾病并指导治疗，另一方面排除异常并指导进一步影像检查。如，X 线可以对患者的损伤并发症、关节炎、一些骨或软组织肿瘤及腕不稳定症做出明确的诊断。

CT 尤其应用于复杂骨折及桡尺远侧半脱位的随访；经报道，CT 关节成像在诊断骨间韧带及三角纤维软骨复合体撕裂方面与 MRI 等效。CT 腕关节成像具有应用广泛、快速、比 MRI 成本低的优势。

MRI 可以全面检查骨和软组织结构，更有利于发现隐匿性骨折、尺腕撞击综合征、缺血性坏死、三角纤维软骨复合体撕裂。MRI 成像可以诊断舟月韧带撕裂、三角纤维软骨复合体撕裂，然而，显微镜成像的到来(在小视野下提供高分辨率)以及超高磁场强度的发展(传统的 1.5T 系统已经升级到 3.0T，7.0T 即将到来)或许会减少关节成像的需求。

超声用于诊断腕部腱鞘囊肿、腱鞘炎、肌腱撕裂以及指导腕关节腔注射。最近，超声的其他应用也被研究，包括诊断腕管综合征、三角纤维软骨复合体厚度的测量以及舟月韧带、月三角韧带撕裂的检测。

腕关节断层解剖

腕关节 CT 及 MRI 的图像平面是轴位、矢状位及冠状位，是基于近端腕骨的轴位视图。患者腕关节体位与肘关节有同样的注意事项：虽然患者把手臂放在扫描仪的侧面比较舒适，但是在 CT 扫描期间会对胸部造成不必要的辐射；在 MRI 扫描时，手臂在扫描仪侧面太靠近磁体，不是适合成像的磁体等深点。因此，首选体位即患者俯卧、手臂在头上持“超人”姿势，前臂平行于扫描仪的一侧。

CT 或 MR 通常用于检查腕关节，除非有临床原因需对手或其他部位成像。腕关节视野包括：尺桡骨远端、腕骨及掌骨底。对侧手的成像视野包括：腕关节及所有的指骨。

轴向层面垂直于桡骨长轴并于横截面显示腕关节，矢状位与侧位平片相似，冠状位与平片后前位相似。当形态改变时，解剖关系不会改变。记得首先回顾腕骨 X 线解剖图像。X 线图像作为“公路图”，有助于医师理解先进成像技术的断层解剖。

腕关节CT的实践指南

CT 检查的实施仅由于合理的医疗原因(如 X 线图像不足以指导外科治疗或骨折愈合的随访评估)，并且提供给图像的最小剂量曝光可以达到诊断信息所需的质量。

适应证

CT 的主要适应证包括(并不仅限于)：

- 严重创伤。
- 桡骨远端、腕骨骨折移位的评估。
- 如果 MRI 不可用或禁用，对骨软骨病变的评估。
- 使用 MRI 可检查出异常但禁用的情况，如当 MR 关节造影禁忌，则可在 CT 中使用关节内造影剂。

CT基本方案

腕关节的 CT 检查范围由桡尺骨远端延伸至掌骨底，原始图像上可以看到扫描计划及参照层面。现在大多数 CT 扫描可以获得很薄(<1mm)轴位像。这种“薄层”随后被整合至更厚(2mm、3mm 或 4mm)的轴位像，以减少需要评估的图像数量，并使图像质量更高。

矢状位、冠状位图像由轴位图像数据重建获得，3D 重组用于复杂骨折特征的评估。三维重组的二维图像价值有限，可旋转数字模型对于外科医生的诊疗计划有重要意义。

窗位指的是一幅图像的密度值范围，骨和软组织窗均可评估任一项关节检查。

腕关节CT成像的变化

CT 标准检查的两种变化通过患者手臂在扫描仪上的位置变化而获得。舟状骨成像：患者手偏向尺侧，对准舟状骨的长轴。评估桡尺关节稳定性：将双侧前臂置于扫描仪，而腕关节成像时，前臂手掌向下、中立、旋后。稳定性的评估为：在每个前臂位置，通过双侧比较尺骨如何与桡骨乙状切迹连接，或者尺骨是否从桡骨切迹半脱位。

腕关节的CT影像判读

通常情况下，影像科医生首先回顾轴位像，然后是矢状位和冠状位，在出现CT成像技术之初，这种习惯就产生了。通过显示器、鼠标、键盘来观察断层图像，评估ABCS总结的任何异常：

- 解剖对线：骨外形的差异或关节明显骨折、脱臼、骨破坏。在轴位，注意远端桡尺关节、远近端腕骨的排列、腕管及尺管的结构。在矢状位，注意桡腕骨的排列、手和腕关节侧位X线图像中的腕骨间角度。在冠状位，评估尺骨变异，桡骨关节面的尺侧倾斜、近远端腕骨的3条弓形线。
- 骨密度：正如X线图像中，皮质骨最密集，同轴向观察桡骨、尺骨和腕骨的皮质层的结论一致。松质骨相对密度较低，如髓腔所示。任何骨破坏都表示了疾病或感染，腕关节骨坏死最常见的两个部位是舟状骨和月骨的近端。
- 软骨和关节间隙：CT成像可清楚显示软骨异常，急性外伤可损害软骨，通常与关节骨折相关。骨折愈合的后期效应也可损伤软骨，导致关节活动障碍，如桡侧偏移障碍、掌侧倾斜障碍、桡骨缩短与尺骨相对延长。由于外伤后不稳定性或对位不齐导致的关节面过度受力，从而导致退行性病变。有多种疾病可被确诊：包括桡舟骨骨关节炎、尺腕撞击综合征及钩月骨撞击。
- 软组织：手和腕最常见的软组织肿块即腱鞘囊肿，是一种由纤维包裹黏液物质的肿块。腱鞘囊肿起源于滑膜组织，多数被发现与关节囊、腱鞘或韧带相连。

腕关节CT扫描

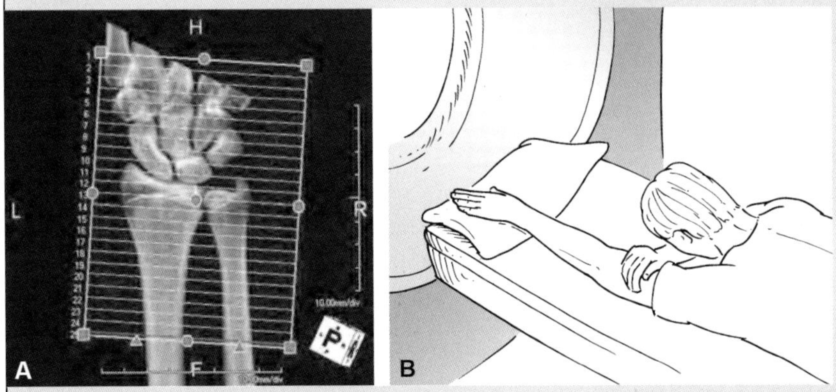

图 17-51 (A)定位像。(B)“超人”位。

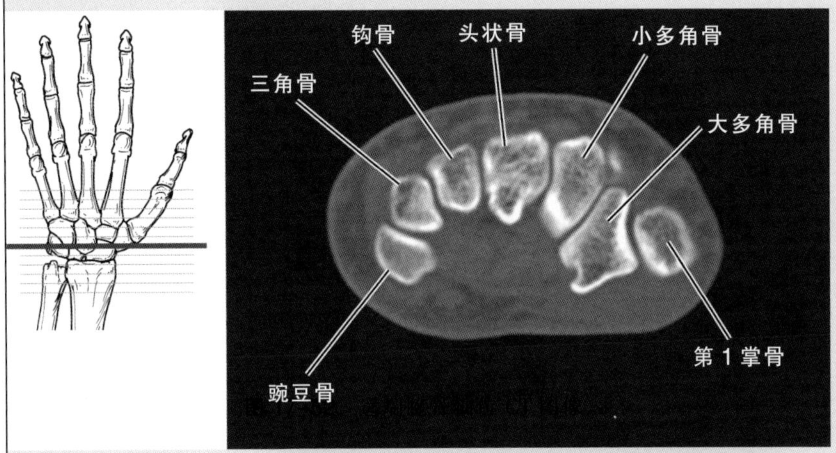

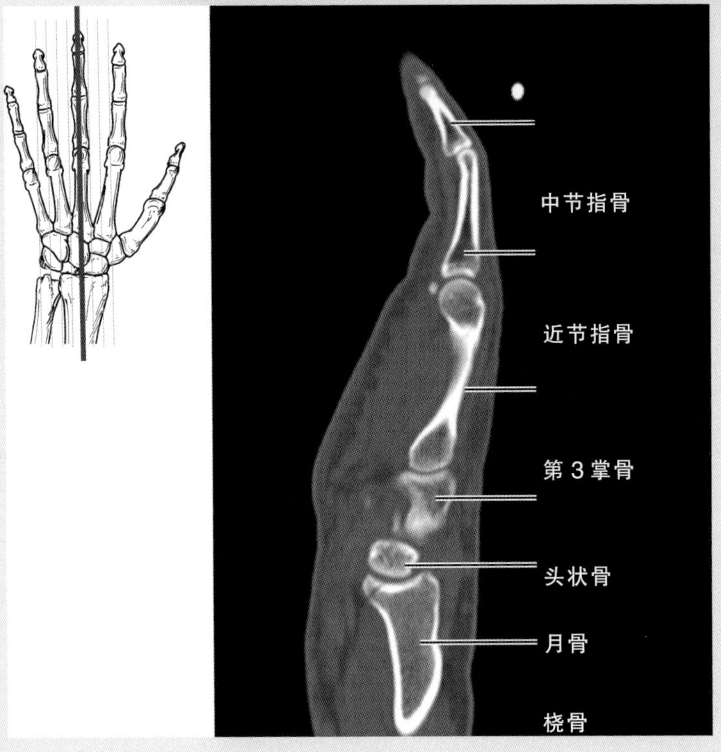

图 17-53 腕关节矢状位 CT 图像。

参数

- 扫描层面与桡骨长轴垂直(图 17-51)。
- 扫描范围由桡尺骨远端至掌骨底。
- 层厚<1mm,重建 2~3mm。
- 在每个平面扫描 40~100 次。

观察内容

逐层检查 ABCS 基本异常:

- 解剖对线:结构是否完整?桡骨、尺骨和腕骨之间的关节解剖关系是否未受损伤?
- 骨密度:皮质骨的边缘和轴是否明确?骨小梁是否排列整齐?是否存在皮质囊肿、皮质增生、硬化、破坏?
- 软骨:评估三角纤维软骨复合体,软骨及软骨下骨是否存在异常?由于桡腕关节或腕骨间关节撞击,是否发生退变?
- 软组织:是否有腱鞘囊肿?有无肿块?有无肌肉萎缩?

轴位(图17-52)

同样检查:

- 是否有结构压迫腕管的正中神经?
- 是否有结构压迫腕尺管的尺神经?

矢状位(图17-53)

同样检查:

- 注意桡骨长轴与月骨、头状骨和第 3 掌骨成一条线排列的关系。
- 注意掌骨颈干角通常为 15°。
- 注意月骨的位置,如果向掌侧旋转>15°,则提示掌侧嵌入部分不稳;如果背伸>10°,则提示背侧嵌入部分不稳。
- 注意骨折断端向掌侧或背侧的移位。

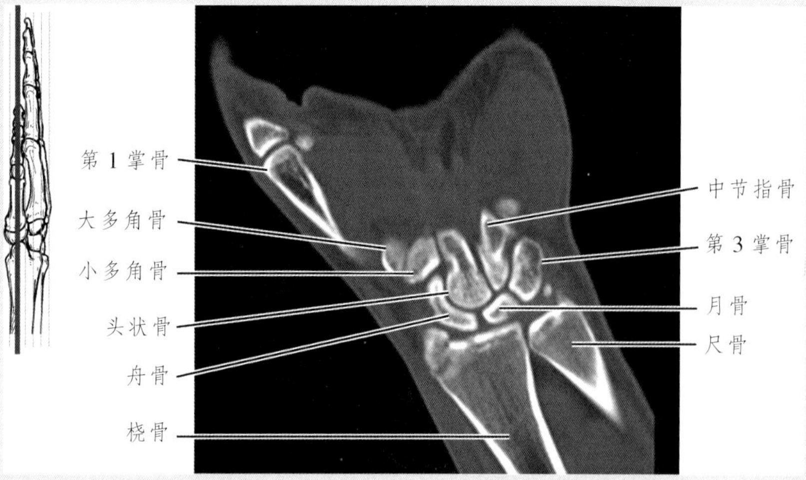

图 17-54 腕关节 CT 冠状面。

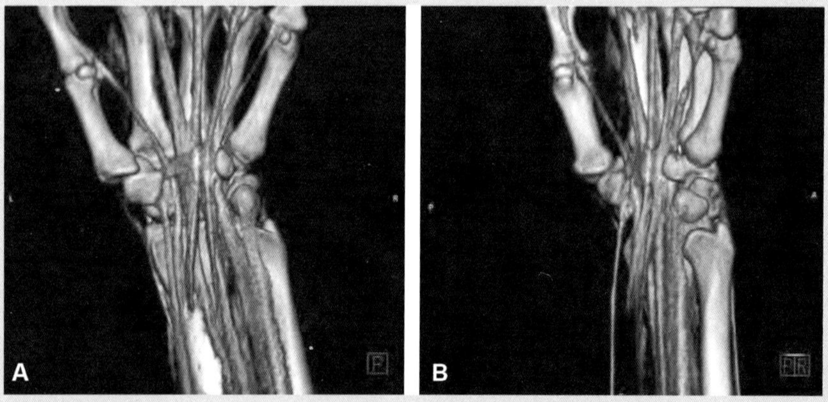

图 17-55 双能量 CT(DSCT)成像。于电脑端在一幅图像上观察软骨、肌腱及骨。(A)当经过腕关节掌侧面,显示屈肌腱。(B)轻微旋转图像后产生的另一幅图像。

冠状面(图17-54)

同样检查:

- 注意尺骨长度距离桡月关节的长度,尺骨正向变异与三角纤维软骨复合体撕裂、尺骨撞击综合征有关。尺骨负向变异与月骨坏死有关。
- 与 X 线后前位图像一样,通过 3 条弓形线评估腕骨关系。
- 你可以看到桡骨茎突及关节面骨折吗?

三维重建(图17-55)

- 3D 重建通常用于明确复杂性骨折及协助诊疗计划。
- 3D 模型可旋转 360°,每幅图像选择 10°,因此共 36 幅图像。
- 同时,可以制作不同模型:包含所有骨骼,或者剔除无损伤的骨骼。CT 三维成像的最新进展是不仅可以选择性地显示骨骼,还可以选择性地显示软组织。

图 17-55 通过腕关节掌侧层面,显示了屈肌腱。这些图像由西门子 SOMATOM Definition 双能量 CT(第一个 DSCT)获得,使用应用程序在 CT 图像上观察软骨、肌腱及骨。

腕关节MRI实践指南

ACR、骨骼放射协会(SSR)共同发布了一个指南，以协助医师给予患者合理操作。

适应证

腕关节 MRI 适应证包括但不限于：确诊、排除、分级：

- 三角纤维软骨复合体异常(TFCC)：部分或完全撕裂、退变
- 舟月和月三角骨间韧带异常：损伤、局部和完全撕裂
- 腕关节背侧及掌侧固有韧带异常
- 尺腕撞击综合征
- 桡骨远端、舟骨骨折或其他腕骨骨折，X 线表现正常或可疑
- 与桡骨远端骨折相关的软组织损伤
- 舟状骨骨折并发症：移位、骨不愈合、愈合畸形或骨坏死
- 腕骨骨坏死
- 腱鞘囊肿
- 周围神经异常：腕管综合征、腕尺管综合征、包埋、血肿、神经鞘瘤
- 屈伸肌腱损伤：部分撕裂、完全撕裂、肌腱炎、腱鞘炎
- 骨软骨、关节软骨异常
- 血管异常：动脉瘤、假性动脉瘤、静脉曲张、动静脉畸形
- 先天性发育异常：发育不良、有症状或无症状的变异

腕关节 MRI 可以进一步说明经临床诊断或其他成像模式提示的异常(不仅限于)：

- 骨、关节或软组织肿瘤
- 骨、关节或软组织感染
- 类风湿关节炎及相关疾病

腕关节 MRI 可以用于评估临床情况(不仅限于)：

- 急性或慢性腕关节不稳
- 背侧或尺侧腕关节疼痛
- 青少年体操运动员的腕部综合征
- 无原因的腕关节慢性疼痛
- 急性腕关节损伤
- 腕部排列不齐
- 活动范围受限或活动疼痛
- 无原因的腕关节肿胀、肿块及萎缩
- 已经确诊或计划行关节镜检查治疗的患者
- 常复发、未彻底治愈或术后产生新症状的患者

禁忌证

可能的禁忌证包括但不限于：带有心脏起搏器、颅内铁质动脉瘤夹、某些神经刺激器、某些耳蜗植入器、某些铁质异物、电子器件、大量文身、身体固定器。

MRI基本操作

由于用于腕关节的序列多种多样，为利于诊断临床特异性疾病，腕关节 MRI 操作方案可以是灵活多变的。运用磁体线圈的目的在于增大信噪比，因此获得更高分辨率的图像。可运用不同大小和形状的线圈，如果两个腕关节同时成像，可用较大的线圈(如膝关节线圈)，例如，评估类风湿关节炎和可疑桡尺骨远端稳定性。通常，线圈越小，分辨率越高。像“显微镜”表面线圈这样的小线圈可以给 TFCC 或不须行 MRI 的细微骨折提供清晰准确的图像。所有操作都结合了解剖序列和流体敏感序列，并分为 3 种成像平面。

记住，任何关节的 MRI 成像基本原理是相同的。

- 识别解剖
  - 通常运用的解剖学识别序列是 T1W、梯度回波、质子成像。
- 探测异常流动
  - 通常运用的流体敏感序列是翻转恢复序列及 T2 压脂成像。
  - 流体敏感序列可降低脂肪常发出的高信号，而脂肪信号可能遮掩重点部位甚至类似病变。再者，不同的脂肪抑制技术需要区分脂肪高信号和水的诊断性高信号。
  - 正常的液体或水肿是病变的征象，然而慢性损伤可能没有水肿，病变慢性改变检查可能只能依靠解剖异常的检测。

下文中，解剖序列和流体敏感序列结合，这种方式呈现的图像在下一页中。注意腕关节操作指南。冠状面可加入额外的序列，矢状位不需要流体敏感序列。像这样的变化是常见的，尤其是需要识别小的解剖结构时。有许多因素会影响诊断，如磁体强度、可用线圈、放射

科医师的偏好。

记住,没有必要在所有序列中看到所有平面,否则会十分消耗时间和成本。放射科医师应根据需要,结合特定的关节和临床目的选择成像平面和序列。

成像平面	解剖序列	流体-敏感序列
轴位	质子密度	T2 脂肪抑制
矢状位	T1	(由于时间限制和额外的冠状序列,T2 排除在外)
冠状位	T1	反转恢复(T2 IR)
冠状位		梯度回波(脂肪抑制)

MRI

MRI 主要用于评估 TFCC、舟月及月三角韧带撕裂。由于线圈设计的进步和磁场强度的增加,这些小结构的分辨率得到了提高,这将减少未来对 X 线摄影的需求。

腕关节MRI解读

回顾前面列出的 MRI 检查的适应证。"ABCDS"五步法有助于分类 MRI 诊断的多种情况:

- 解剖对线:骨骼的排列已在腕关节 X 线图像上评估,但 MRI 可以进一步发现隐匿性骨折。舟状骨是最常见的腕骨骨折。由于韧带撕裂,舟月骨分离是一种常见的对位异常。在韧带附着的位置寻找任何骨质破坏。寻找发生在创伤期间相关的骨损伤(通常是伸展的那只手)。
- 骨信号:评估"骨挫伤"或骨髓水肿、应力性骨折或骨软骨损伤,或影像学上定义为不明确的骨折。腕关节骨坏死最常见的部位为舟状骨和月骨近端。T1W 和 T2W 图像上的低信号提示坏死。
- 软骨:三角纤维软骨复合体在冠状图像上描述最佳;由于撕裂引起信号强度的变化将在本章中后面详细讨论。出现尺月撞击的原因是尺骨远端与月骨的慢性接触,导致二者软骨的退行性改变。梯度脂肪抑制序列,类似于 X 线摄影图像,可用来突显软骨。
- 水肿:水肿是 MRI 上的"损伤足迹"。寻找骨和软组织损伤时炎症过程引起的水肿,并在液体敏感序列上证实它是水肿。
- 软组织和滑膜组织:腕关节的软组织结构小、复杂,而且数量众多。包括:
    - 韧带:

连接桡尺骨与腕骨以及腕骨与掌骨的外韧带。

连接单个腕骨至其他腕骨的内在韧带。

从外周到中线、远端到近端的韧带是斜行的。掌侧韧带是腕关节的主要稳定因素,背侧韧带对稳定性不那么重要。

头状骨、月骨与腕骨间韧带附着最多。

所有相邻的腕骨具有骨间韧带,包括内外侧、近端和远端韧带(头状和月状韧带除外,二者均无近端或者远端骨间韧带)。

韧带在所有 MR 序列上为低信号,可能表现为条索影。骨间韧带短而粗。

- 肌腱:

深、浅屈肌腱走行于腕部掌侧。

深、浅伸肌腱走行于腕部背侧。

魔角效应可能发生在与主磁场成 55°的肌腱中,显示为中等强度的信号而不是预期的 T1 低信号。

腱鞘是管状滑囊,是一个潜在的含有细小血管和少量液体的腔隙,当出现炎症时,该腔隙充满液体,在 T2W 图像上显示高信号。

- 神经结构:

正中神经、尺神经和桡神经在轴位像上显示最佳。神经信号强度通常为中等,并且在所有序列上与肌肉(类似肌肉)同强度。

- 肌肉:

起源于腕部的肌肉包括屈指并外展拇指的大鱼际肌群和屈曲、外展手指小鱼际的肌群。

肌肉在所有序列上通常为中等强度信号。

腕关节MRI

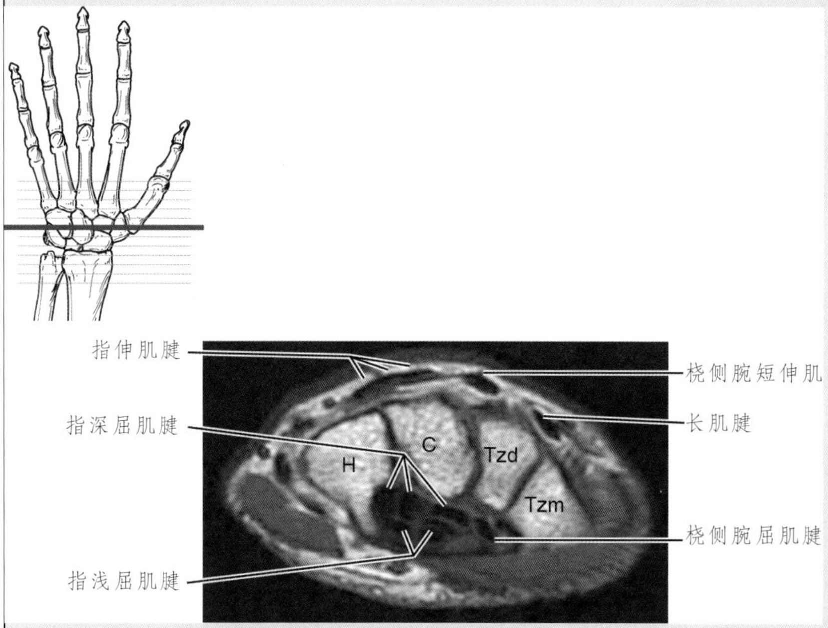

图 17–56 轴位,T1W 序列。

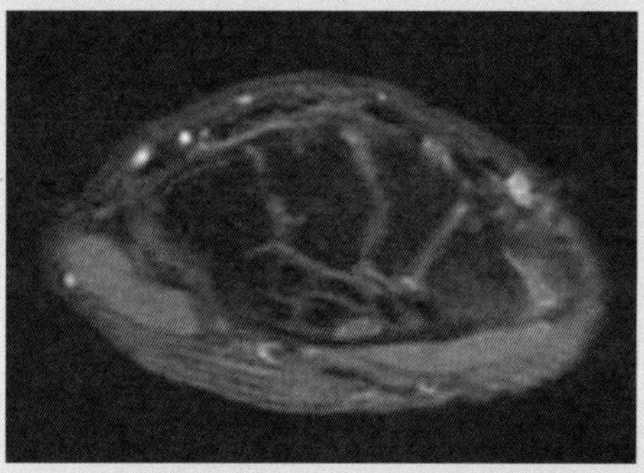

图 17–57 轴位,质子序列。

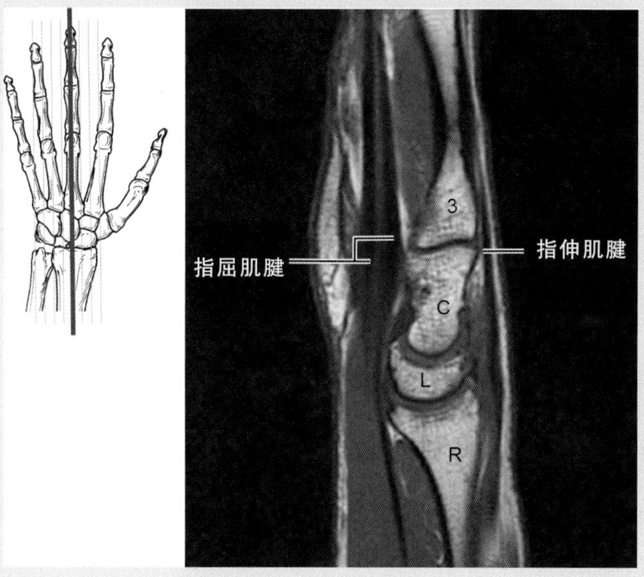

图 17–58 矢状位,T1W 序列。

参数

- 扫描层面垂直于桡骨长轴。
- 视野从桡尺骨远端延伸至掌骨基底部。

肘关节序列

	解剖特征	水肿特征
轴位	T1 加权	质子密度
矢状位	T1 加权	—
冠状位	T1 加权	反转恢复
冠状位	—	脂肪抑制梯度

观察内容

轴位(图17–56和图17–57)

显示最佳的结构:

- 神经血管结构:正中神经、尺神经、桡神经。
- 远端桡尺关节。
- 交叉肌腱。
- 三角关节。
- 腕管,包括屈肌支持带。

矢状位(图17–58)

显示最佳的结构:

- 骨。
- 韧带。
- 交叉韧带。
- 长轴肌腱。
- 豌豆三角关节。

从 T1 矢状位评估韧带、骨髓及骨骼之间的关系。

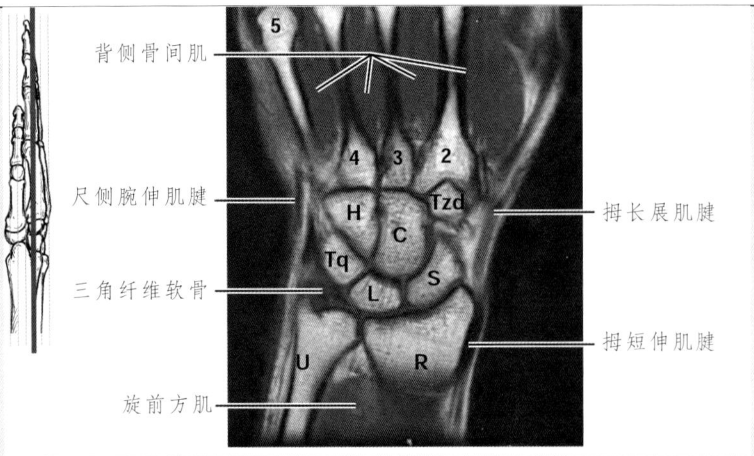

图 17-59　冠状位,T1W 序列。

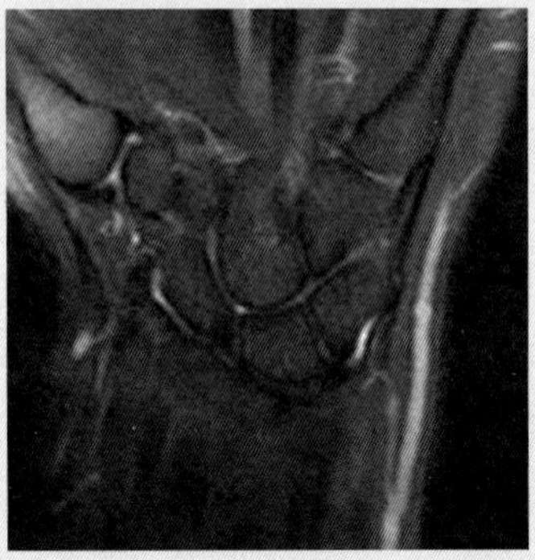

图 17-60　冠状位,反转恢复序列。

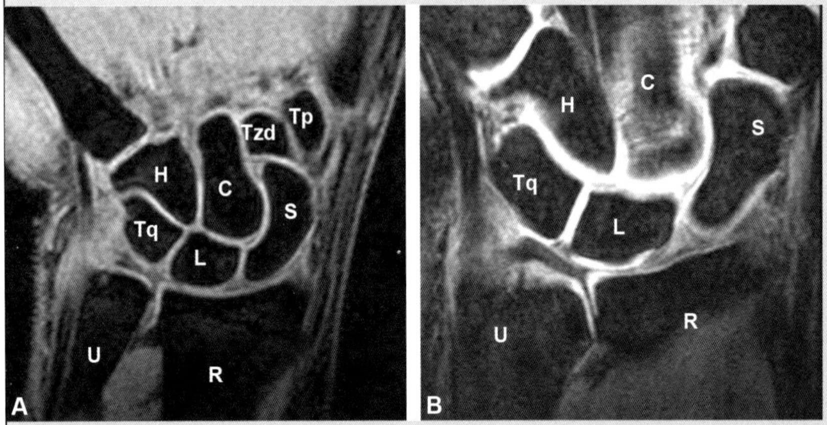

图 17-61　(A)冠状位,梯度脂肪抑制序列。(B)显微线圈序列。

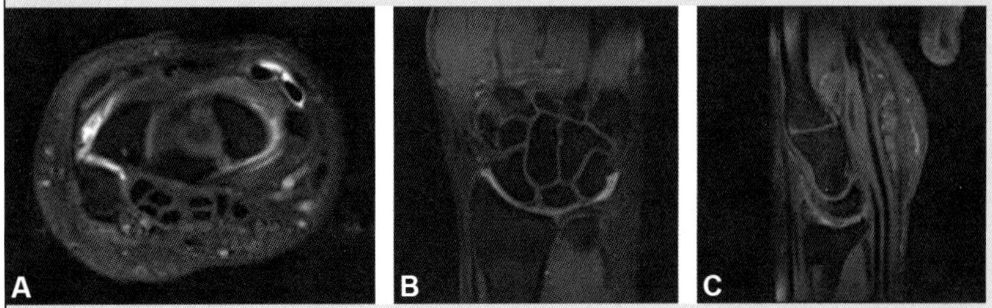

图 17-62　T1 脂肪抑制序列更容易确定撕裂或缺损:(A)轴位。(B)矢状位。(C)冠状位。

冠状位(图17-59和图17-60)

显示最佳的结构:

- 外韧带及固有韧带。
- 三角纤维软骨复合体。
- 骨结构及腕骨韧带。
- 舟月关节。
- 反转恢复序列对病理性液体敏感,可能发现隐匿性舟状骨骨折。

其他序列(图17-61)

- 梯度脂肪抑制序列层厚非常薄,非常适合对较小结构和腕部软骨成像。
- 显微表面线圈可形成更薄的梯度层厚,以专属用于评估舟月韧带和三角纤维软骨复合体。

MRI(图17-62)

- MR 与 X 线的组合。
- 关节内注射稀释钆剂使桡腕关节间隙扩大,可以识别关节内结构。
- 对 3 种成像进行评估。

MR 成像最常用于鉴别副韧带、骨间韧带撕裂,三角纤维软骨和软骨缺损。

手和腕关节外伤[40-57]

手部骨折是常见的，占所有骨折的 10%。远端指骨是手掌外露最多的部位，该部位的骨折占成人手部骨折>50%。超过 50%的手部骨折与工作有关。

桡骨远端是腕关节最常见的损伤骨，其次是舟状骨。手腕部骨折的真实发生率并不清楚，因为在存在更明显相关损伤（如前臂或掌骨骨折）的情况下，腕部骨折经常被遗漏。腕部骨折常被视为扭伤。大多数腕关节骨折的机制都是摔倒时重力落到了伸出的手上。

儿童中，最常见的骨折是桡骨远端。成人中，随着年龄的增长，伴有骨质疏松的老年人桡骨远端骨折发生率增加，几乎与髋部骨折发病增加率相同。

手和腕关节损伤的影像诊断

ACR 适宜性指南

ACR 适宜性指南[40,41]确定了 12 种腕急性疼痛的变异型和 11 种手腕慢性疼痛的变异型。在所有的病例中，常规 X 线图像评估是进行研究的首选影像学方法。一般来说，只有在最初的 X 线图像显示正常或不可诊断的情况下，才建议使用先进成像技术。

对已知骨折的随访中，影像学检查的时间间隔一般是固定后 7~10 天，检查骨折碎片的位置和确认开始愈合。只有当骨折有伴发并发症的高风险或患者出现持续性疼痛，或愈合即将完成，才拍摄 X 线平片，如没有其他异常，拍摄平片通常是没有必要的。平片主要用于：

- 确定损伤的影像学证据
- 证明可以移除外固定器
- 允许进行康复训练

手部骨折

指骨和掌骨的骨折模式如长骨的骨折模式。回顾一下，可能的骨折线为横向、螺旋形和斜向的。稳定性骨折无移位；不稳定性骨折移位，可能出现旋转或角度改变。特征是撕脱和粉碎。

对疑似桡骨或舟状骨骨折的治疗有一定的标准。如果 X 线图像正常，推荐 10~14 天内拍摄 X 线复查，那时，X 线图像会确认或排除骨折。但是，如果需要立即确认或排除桡骨或舟状骨骨折，推荐使用 MRI 检查。如果 MRI 不能使用，则使用 CT。如果钩骨钩部或掌骨疑似骨折且 X 线图像正常，建议行进一步的 CT 检查。

一般治疗原则

治疗手部骨折的一般目标是保留关节的运动和功能，同时保护皮下软组织。基本原则包括：

- 尽可能接近解剖对齐。
- 抬高下肢以限制水肿。
- 固定在固有或受保护的位置，保持掌指关节在一个>70°的角度。
  - ○ 根据放射学康复证据，稳定型骨折固定 3~4 周，不稳定骨折 4~6 周，撕脱骨折 6~8 周。
  - ○ 完全骨性愈合一般需要 2 周，比建议固定的时间要长。
- 在移除固定后，尽可能地活动受伤的手指，以减少关节联合。

固定方法

稳定性骨折可以通过把一个手指贴在另一个手指上或用夹板固定来治疗。首先，不稳定性骨折可以复位到稳定的位置，再用石膏、刚性夹板或前后向夹板固定，经皮穿针术可用于预防移位并允许早期活动（图 17-63）。

难以做到较好解剖对齐的不稳定骨折可以通过切开复位和内固定方法治疗。固定方法包括钢丝固定、张力带技术、螺钉和钢板/螺钉组合。

临床注意事项和误区

可能影响对于患者治疗的其他因素，包括患者的年龄、惯用的手、职业、相关软组织损伤、患者的积极性和可靠性以及共存疾病。

文献记载手部骨折的正确诊断和治疗中的误区：27%的指骨骨折在急诊室处理不当；不准确的复位以及不理想的夹板复位较为常见。

指骨骨折

远端指骨最常受到挤压的损伤，可能导致远端粉碎性骨折（图 17-64）。由于骨与软组织之间存在着纤维组织间隔，所以不会出现严重的移位。甲床的相关损伤常见，有时需要修复。愈合是纤维性愈合而不是骨性愈合。几个月后骨性愈合的影像学证据可能不明显，因

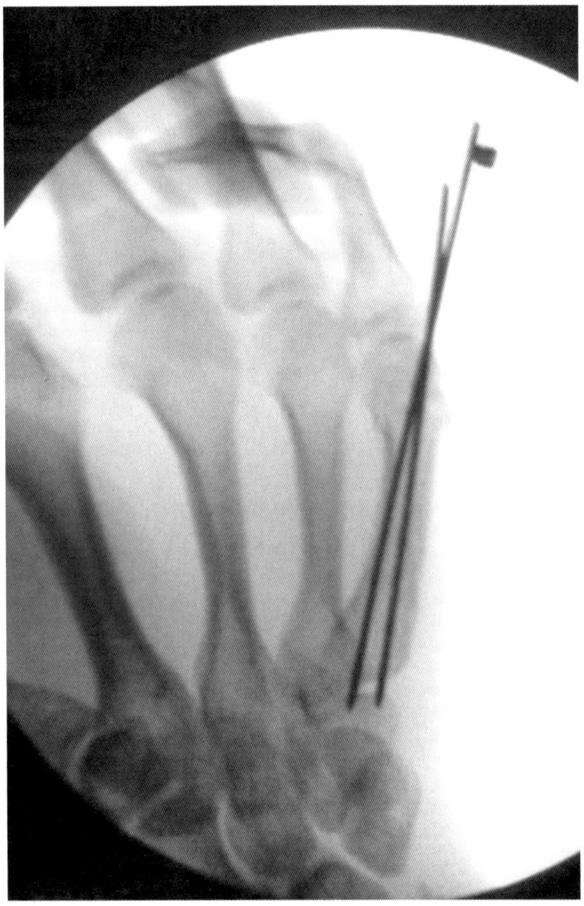

图 17-63 第 5 掌骨颈骨折经皮穿针术后的透视图像。

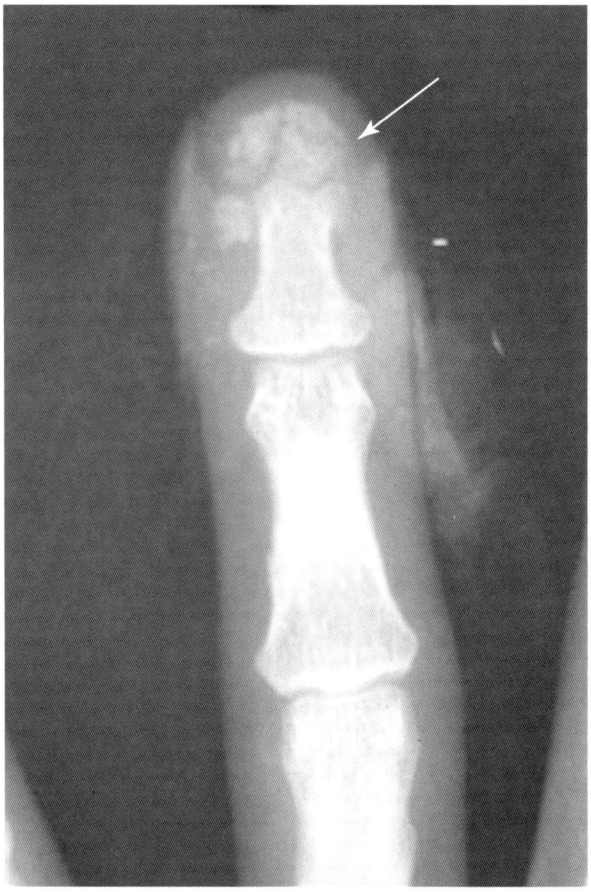

图 17-64 远端指骨挤压伤。箭头指示远端的粉碎。

为血液渗到纤维间隔，患者可能会经历长时间的持续疼痛。

中间和近端指骨干骨折可分为稳定骨折、不稳定骨折和关节内骨折(图 17-65)。由于骨间肌的作用，近节指骨的骨折呈掌侧成角，使近端骨折块弯曲，并近伸远侧断端(图 17-66)。关节内骨折可能是撕脱型骨折，其背侧骨在伸肌腱的附着处断裂，或者侧方或掌侧的骨折可能在副韧带的附着处断裂。关节内骨折也可能累及一个或两个髁突或表现为粉碎性(图 17-67)。多数较大的骨折和关节内粉碎性骨折需要通过内固定来维持解剖复位。

掌骨骨折

掌骨骨折按位置分为头部、颈部、体部或基部骨折，掌骨颈骨折常见；最常受累的是第 5 掌骨颈，被称为"拳击手骨折"。掌骨颈骨折的特征是撞击产生、缩短、背侧成角。角度矫正不充分的后果是，由于突出部分头部朝向掌侧，产出抓痛。示指和中指掌骨颈骨折

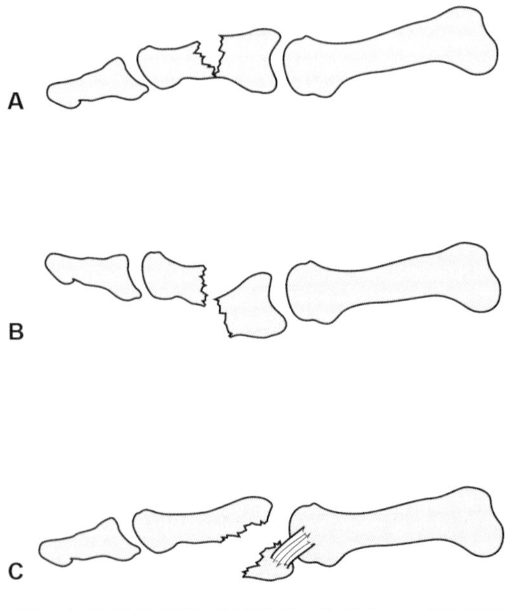

图 17-65 中间指骨骨折：(A)稳定(非移位)。(B)不稳定(移位)。(C)关节内。

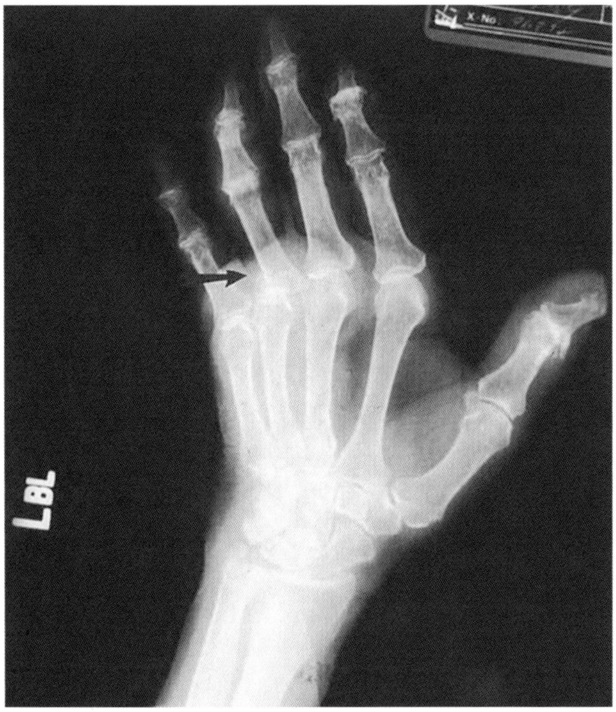

图 17-66 近节指骨不稳定骨折(箭头所示)。在后前位片上,可见第 4 指骨底部移位性骨折。远侧断端向尺侧成角。注意手掌和第 4 指的范围内的软组织肿胀。此外,骨性关节炎的变化在所有指间关节都很明显,包括关节狭窄、软骨下硬化和骨赘形成。在远端指间关节,退化畸形被称为赫伯登结节;在近端指间关节,则称为布查德结节。

角>10°是很难忍受的,通常需要内视固定恢复对齐。记住,典型的掌骨颈角,如在侧位片上所见,是 15°。所以背侧成角 40°代表真正的成角是 25°。

掌骨干骨折也会引起成角畸形(图 17-68)。然而,

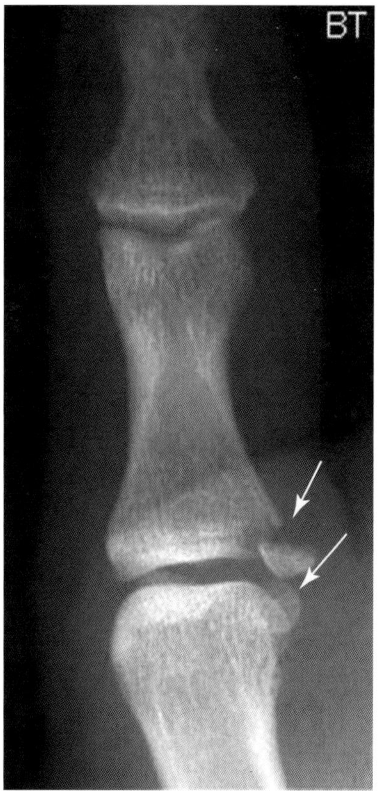

图 17-67 单根手指的后前位平片。箭头处可见关节内粉碎性骨折和撕脱性骨折。这可能表示由于创伤撕裂的侧副韧带。

第 4 和第 5 指腕掌关节活动度的增加允许耐受更大的成角,而不会出现掌骨颈骨折那样严重的功能损害。第 5 指骨干骨折可以承受成角 30°;第 4 指骨骨折可以承受 20°;第 2 和第 3 掌骨的活动性较小,只能承受 10°。

旋转畸形可能比成角更容易导致损伤,原因是手

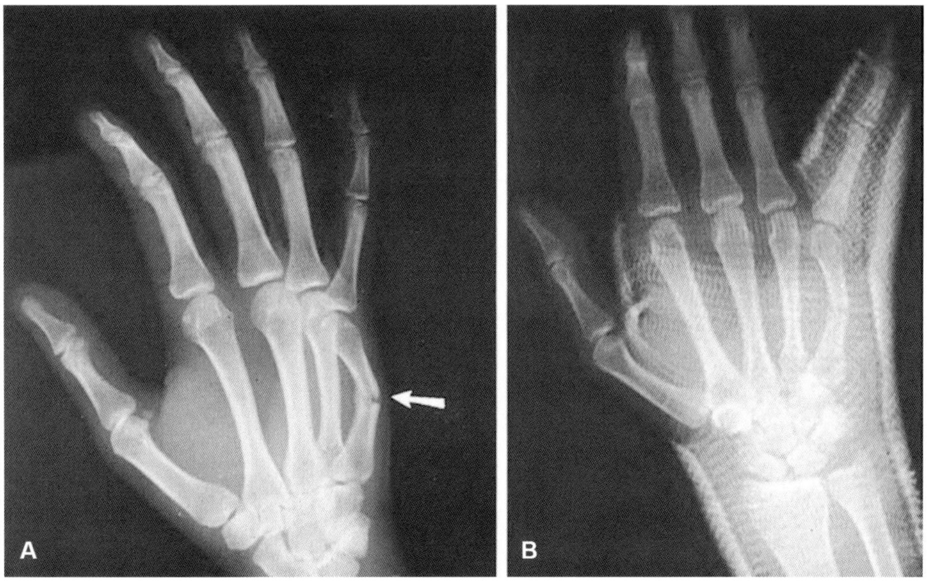

图 17-68 第 5 掌骨干骨折。(A)手部斜位片显示第 5 掌骨中段骨折(箭头所示)。骨折线完整,横向,两处骨折均背侧成角。(B)在闭合式复位和固定后。注意固定的外形;为防止手指屈曲,将第 5 指置于伸直位置,这将分散骨折碎片并防止聚集。

指有重叠的倾向。旋转很难在常规 X 线图像中判断，最好由临床判断。掌骨每 1°的旋转不良导致指尖 5°的旋转不良。

掌骨基底部骨折常伴随腕掌关节脱位。这些组合损伤模式经常需要内固定来恢复对位并保护功能。

拇指掌骨骨折

因为拇指在生物力学上相对独特，第 1 掌骨骨折与其他掌骨骨折有明显的不同。大部分掌骨骨折发生在基部或接近底部，并分为关节内型和关节外型。关节外型愈合良好，用人字形石膏固定拇指。关节内型，通常是以人名命名的 Bennett 骨折和 Rolando 骨折，由于关节破坏而更加复杂。

Bennett 骨折实质上是骨折脱位起因于对部分屈曲掌骨的轴向打击(图 17–69)。掌骨基底部脱位和基底前缘发生撕脱骨折，此处与大多角骨通过的韧带相连于基底前缘。Rolando 骨折是 Bennett 骨折的粉碎型。骨折的治疗方法取决于骨折碎片的大小，如果碎片较大，则使用钢钉固定；在严重粉碎的情况下，牵引和外固定或短期固定结合适度活动，可充分重塑关节面使之保持功能灵活性。

另一个术语，“猎人骨折”，描述了常见的拇指掌指关节损伤，是由外翻力造成尺侧副韧带撕脱，也可能导致近节指骨基部撕脱(见图 17–69)。该名字来源于苏格兰猎场看守人的一种习惯，他们捏住小动物的脖子并摁在地上，然后用拇指和示指掐断小动物的脖子，多次重复此动作导致骨折。现今更常见的作用机制是对抗滑雪杖的反作用力导致该骨折。

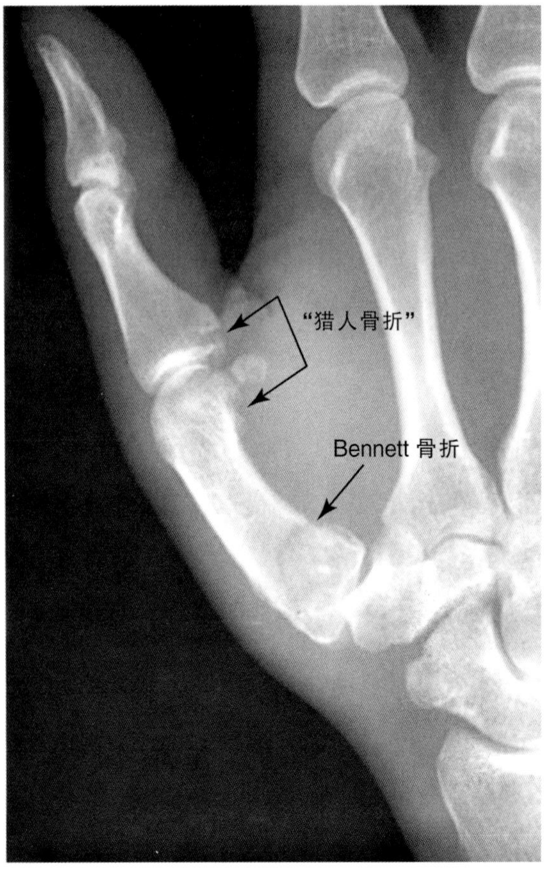

图 17–69 拇指后前位片。注意到两个异常：一个是急性骨折–第 1 掌骨基底部脱位为贝内特骨折；一个是附着于掌指关节尺侧副韧带的陈旧性撕脱骨折称为猎人骨折。

腕关节骨折

舟骨骨折

舟骨骨折占全部腕骨损伤的60%以上，舟骨易于骨折在某种程度上是由于它的位置：①限制腕过度背屈；②承受头状骨到拇指干的压力；③作为腕骨间的链接，在腕部运动中，推压或牵引近排腕骨。

舟骨骨折发生在3个层面：远端、中段或腰部和近端(图17–70)，大部分发生在腰部。舟骨主要通过远端供血，因此腰部或近端骨折的愈合可能较缓慢，近端缺血性坏死是常见的并发症。

临床注意事项：损伤机制是伸出的手着地，施加背屈力、尺侧偏斜力和腕骨间旋后力于舟骨。临床刺激试验包括触诊附着于桡骨远端的拇指伸肌腱之间的间隙

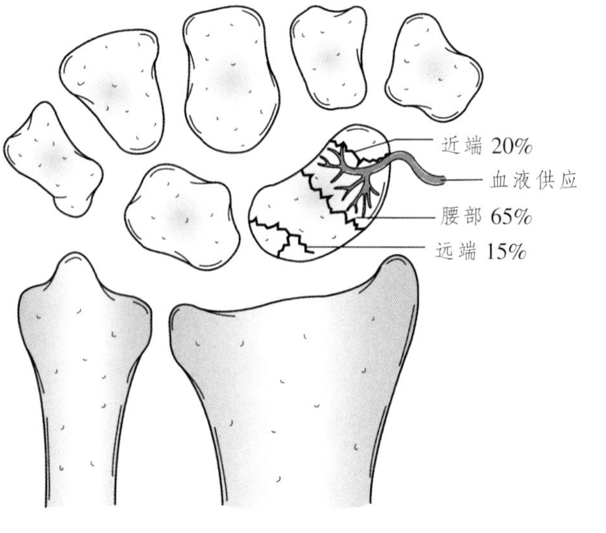

图 17–70 舟状骨在 3 个层面断裂，其中舟骨腰部骨折最为多见。主要的血液供应通过远端，而近端至腰部无血管，常发生骨折的并发症。

(称为解剖学鼻烟窝)再现疼痛;背掌侧移位痛(舟骨移位试验);当舟骨结节受压时,腕关节由尺侧向桡侧移位的被动运动(沃森试验)。

常规 X 线摄影结合尺侧偏斜线片(舟骨面)是首选的研究方法。如果 X 线图像呈阴性但临床检查提示骨折,建议骨折固定,10~14 天内复查 X 线。复查后如果 X 线图像还是没有找到骨折证据,临床检查仍有重要意义,建议进一步行先进成像显示隐匿性骨折。ACR 建议接下来做 MRI 检查,如果不能行 MRI 则建议行 CT(图 17-71)。只有在 MRI 和 CT 都不能执行的情况下才推荐骨扫描。急性期时,骨扫描在最初的 48 小时可能呈阴性,而 MRI 为阳性。

治疗:由于舟骨的血供分布差异,骨折不同部位的愈合率、固定治疗时间、并发症均不同。紧急治疗应该包括使用拇指人字形夹板或石膏固定。虽然一些研究显示长臂石膏能缩短愈合时间,以及降低骨折不愈合的发生率,但仍有争议。

稳定的无移位骨折,长臂拇指人字形石膏固定 6~8 周,而后基于骨折愈合的放射学证据,再使用短臂拇指人字形石膏固定 6~12 周。不稳定的移位骨折一般需要切开复位内固定(ORIF),常使用金属丝、针或压缩螺钉,可能还需要使用骨移植物(见图 3-31)。

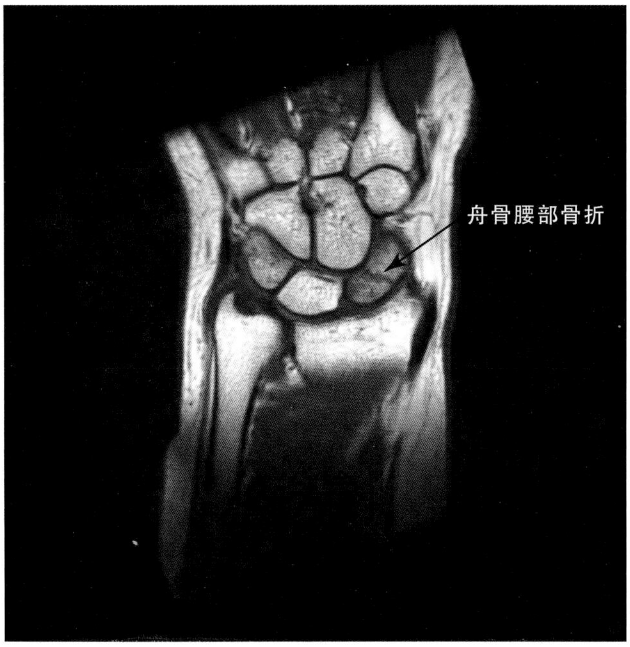

图 17-71　腕关节 MRI T1 冠状面。舟骨腰部的低信号线明显提示骨折。

月骨骨折

月骨是一种常见的腕骨骨折,仅次于舟骨。

临床注意事项:损伤机制是过度伸展的腕着地或是过度伸展的腕受到强力推压所致。通常不易被发现,直到月骨无血流供应时,才诊断为月骨缺血性坏死(见图 3-34)。

如果 X 线图像未能诊断,推荐行 MRI 成像(图 17-72)。如果 X 线图像诊断了月骨缺血性坏死,只有在评估血管坍塌程度及相关骨折时,才推荐 CT 检查。无菌性坏死的影像学分期见图 17-73。

治疗:稳定的无移位月骨骨折采用短臂石膏固定治疗,须定期 X 线随访,评估愈合进展情况。不稳定的移位骨折需要切开复位内固定,使骨折碎片处的血管充分吻合。

三角骨骨折

临床注意事项:对腕尺侧的直接伤害或与韧带损伤相关的撕脱都可能导致三角骨骨折。临床表现是背侧点状压痛、距离尺骨茎突远端 2cm 和对抗腕伸直时的重复性疼痛。

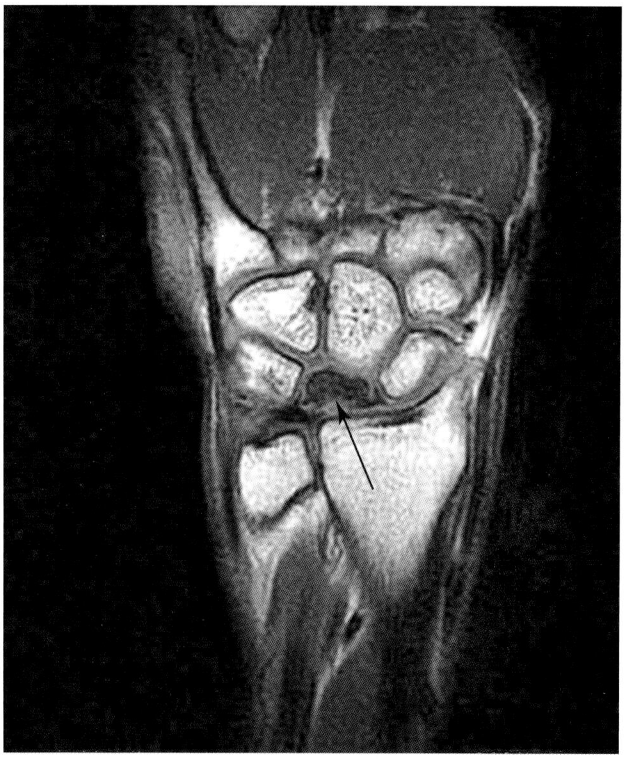

图 17-72　月骨缺血性坏死,又称为"金博克病"。MRI T1 冠状面显示整个月骨呈低信号,提示正常骨骼结构消失。(Image courtesy of John C. Hunter, MD, University of California, Davis School of Medicine.)

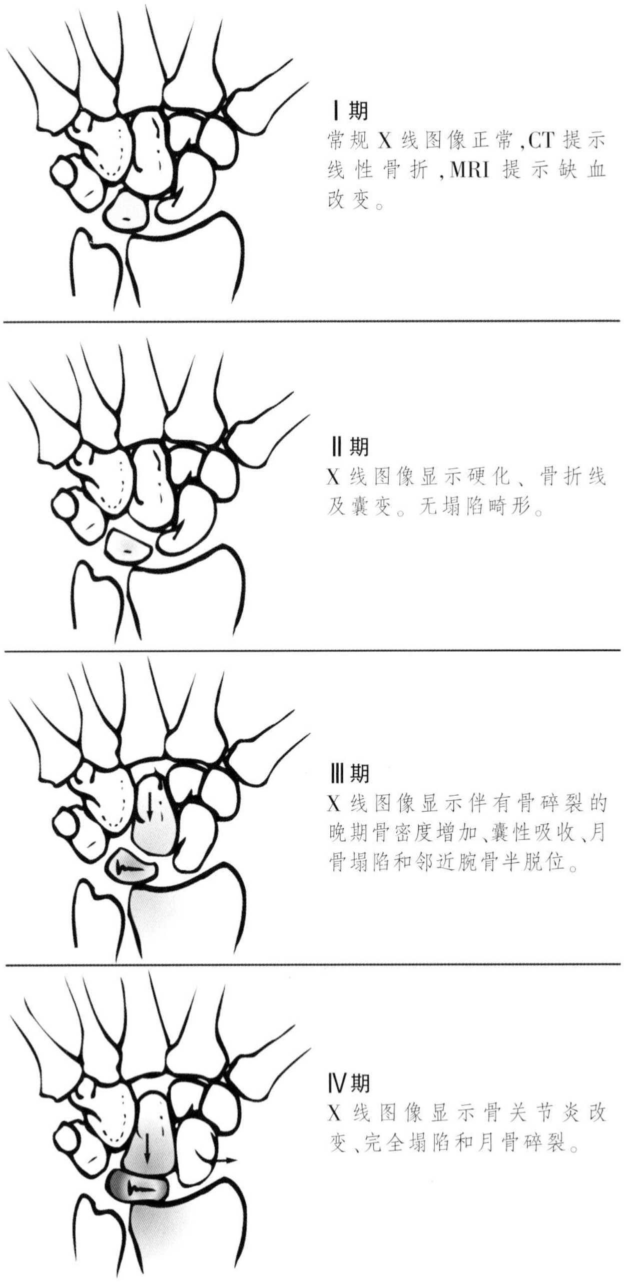

图 17–73　月骨缺血性坏死或无菌性坏死的 X 线分期。

影像:后前位片中,横行骨折显示明显。由于月骨的重叠,背侧撕脱骨折在后前位片中可能不明显,斜位片通常可以诊断。

治疗:无移位骨折用短臂石膏或尺骨夹板固定 6 周,移位骨折通常行切开复位内固定。

豌豆骨骨折

临床注意事项:豌豆骨骨折不常见且通常无移位。损伤机制为小鱼际遭受直接打击。临床表现为背侧压痛和被动延伸的重复性疼痛。该动作发生在尺侧腕屈肌(豌豆骨嵌入其中)张力作用下。

影像:豌豆骨骨折常规 X 线图像显示不清,腕管位视图有助于诊断。

治疗:无移位骨折用短臂石膏或尺骨槽夹板固定 4~6 周,移位骨折常继发于骨不连,无论早期或晚期,移位骨折都需要切除。

大多角骨骨折

临床注意事项:大多角骨骨折在腕骨骨折中≤5%,但也非常重要,因为漏诊这种骨折会导致拇指无力、运动范围受限与慢性疼痛。发生机制是直接打击并使内收拇指承受轴向负荷,导致垂直骨折,或腕关节伸直着地,导致大多角骨隆起撕脱。临床症状表现为拇指主动运动或被动轴向弯曲时的持续疼痛。

影像:后前位片可以显示垂直骨折线,而前后位片通常更有利于诊断,因其完善了具体细节,腕管位片对于诊断大多角骨隆起骨折是必需的。

治疗:无移位骨折使用拇指人字形短臂石膏固定 6 周,移位骨折需要切开复位和钢钉或移植骨固定。

小多角骨骨折

临床注意事项:小多角骨孤立性骨折是罕见的。损伤机制是第 2 掌骨承载轴向力,常导致掌骨脱位,这是小多角骨骨折的基础。临床表现包括疼痛、第 2 掌骨活动受限,以及小多角骨向背侧脱位时的背侧突出畸形。

影像:常规后前位片通常可显示骨折。如果小多角骨因为重叠而显示不清,CT 可辅助诊断。

治疗:无移位骨折,使用短臂石膏固定 4~6 周。移位骨折需要切开复位内固定恢复以使关节对位一致。

头状骨骨折

临床注意事项:头状骨骨折占所有腕骨骨折 1%~2%。同舟骨一样,头状骨近端血供较差,使得其受损后不易愈合。头状骨的受保护性位置,使其很难发生孤立性骨折;头状骨骨折常伴有舟骨骨折和月骨脱位。损伤机制是受到强力挤压。临床症状表现为腕关节背曲的持续性疼痛。

影像:常规 X 线图像通常可显示腕骨骨折,CT 扫描有助于确定移位。

治疗:无移位骨折固定 6~8 周,定期行影像学检查评估愈合情况。移位骨折或组合性损伤常需要切开复位内固定。

钩骨骨折

临床注意事项:在拳击运动中,通过第 5 掌骨传至钩骨远端关节面的暴力,可能造成钩骨骨折,同时伴有第 5 掌骨脱位。直接的打击或挤压也可造成钩骨骨折。此外,钩骨钩也可能骨折。这种损伤多为运动性损伤;外露的钩部易受球棒、曲棍球棒、高尔夫球棒和球拍的直接撞击。虽然尖部可能撕脱,但钩的基底部是最常累及的。

尺神经的近端是一个值得关注的问题;对神经的损伤会导致第 5 手指和第 4 手指尺侧感觉异常。

治疗:无移位骨折固定 4~6 周。移位骨折可能需要切开复位并用克氏针或螺钉固定。钩骨钩部骨折如果移位或者有不愈合的情况,则可能需要移除骨折碎片。

影像:X 线后前位片可以显示骨折,桡侧偏移和腕管位视图可以移除相邻结构的重叠。如果 X 线不能诊断,推荐进一步 CT 检查(图 17-74)。

桡骨远端骨折

发生率

绝经后女性占桡骨远端骨折 60%~70%,通常是由于摔倒时伸展的手着地导致。年轻人占 10%~15%,是由于暴力伤害所致,如在斗殴中,月骨或舟骨撞击桡骨,破坏了桡骨骨皮质(如同在金属薄片上冲孔),描述这些损伤的术语是"冲孔骨折"。

在儿童,桡骨远端骨折是所有骨折中最常见的,多数情况下容易愈合。儿童的桡骨远端 1/3 或干骺端常受累,由于在新生骨区域骨密度减低而造成(图 17-75)。生长板损伤的概率占全部损伤的 14%,是儿童时期,尤其是青春期前后最常见的损伤。

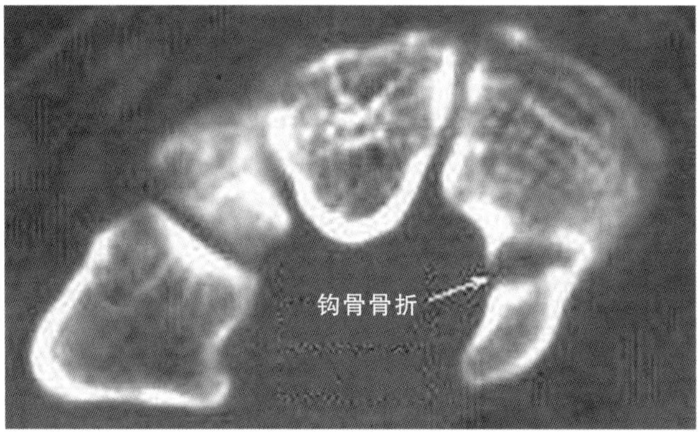

图 17-74 经腕骨远端行 CT 轴位扫描显示钩部断裂。

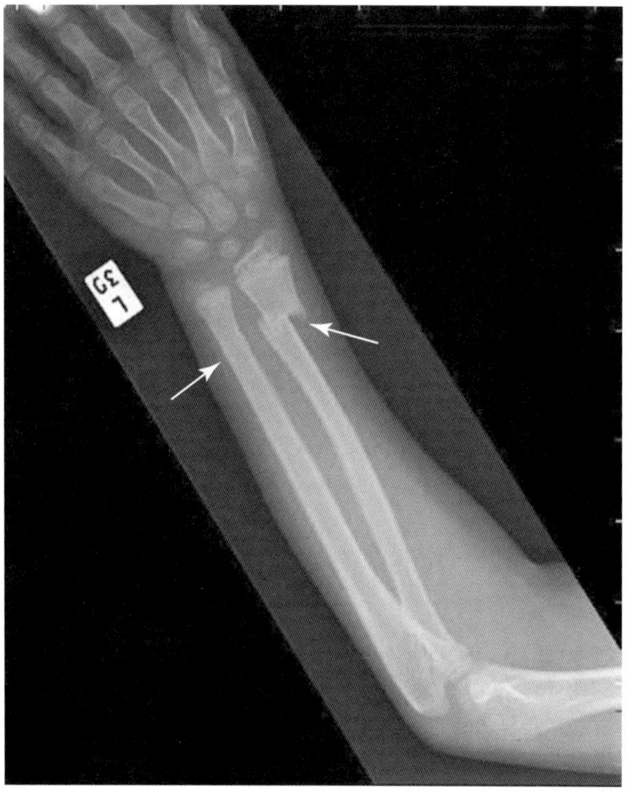

图 17-75 儿童最常见骨折的 X 线图像:由于伸直的手着地而导致的桡骨远端 1/3 骨折(右方箭头所示)。同时注意尺骨粗隆或弯曲处骨折(左方箭头所示),可通过不规则的皮质边缘辨认。

桡骨远端骨折命名

柯莱斯骨折是一类以人名命名的桡骨远端骨折,大约 200 年前(1820 年左右),Abraham Colles 描述了 90%的发生在桡骨远端的骨折。经典的柯莱斯骨折是一种关节外骨折,距离桡骨末端大约 11.2 英寸(约为 28cm),有掌侧和背侧成角,或移位的远端碎片,可能有尺骨茎突骨折。三角纤维软骨复合体附着于桡骨内侧和尺骨远端,是桡骨远端骨折常伴有尺骨茎突骨折的原因(图 17-76 和图 17-77)。

Smith 骨折(也叫反柯莱斯骨折)背侧突出、骨折远侧断端向掌侧成角。

Barton 骨折是一种骨折脱位损伤,其中掌侧或更常见的桡骨背侧骨折常合并手和腕关节移位。

临床医生经常使用这些骨折名称,但在放射中应避免使用,因其不够精确并可能带来不适当的治疗。

临床注意事项

约 30%的桡骨远端骨折会发生并发症,大部分的并

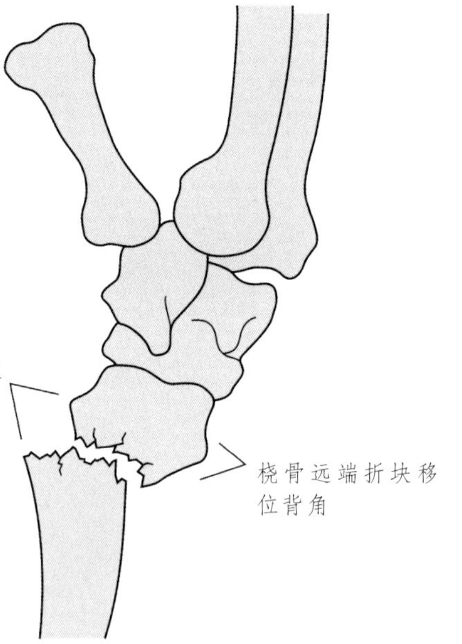

图 17–76 典型的柯莱斯骨折发生距离桡骨远端 11.2 英寸(约为 28cm)处。

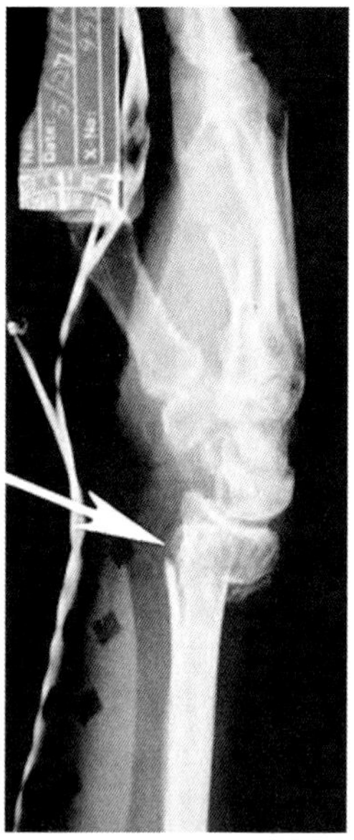

图 17–77 桡骨远端骨折(柯莱斯骨折)。腕关节侧位片显示骨折部位的掌侧顶点(箭头所示),伴远侧断端背侧成角。可看到纵向骨折线沿桡骨轴掌侧延伸。

发症与骨连接不正确有关,而后者改变了腕关节的关系。

骨连接不正的并发症

桡骨缩短,桡骨角减小至<15°,是桡骨远端骨折后最常见的畸形(图 17-78)。腕关节正常负荷下,尺腕关节承受 20%而桡腕关节承受 80%的载荷,桡骨缩短导致将大部分负荷转移到尺腕关节,这也导致尺腕撞击、疼痛、活动范围缩小以及三角纤维软骨异常。外科抢救过程中须切除尺骨头或汇合远端桡尺关节。

桡骨掌侧倾斜缺失是最难纠正的畸形,该畸形愈合导致外侧腕骨不稳定性增加及尺骨负荷增加,以及桡尺远侧关节功能障碍(如屈曲和握力丧失)。

骨折后任何关节不协调都是畸形愈合,最终会导致创伤后关节炎的发展。其他并发症包括正中神经功能障碍、反射性交感神经营养不良、拇长伸肌腱断裂和腕骨不稳定症。

韧带损伤

腕关节韧带断裂与桡骨远端关节内、外骨折同时发生。舟月骨撕脱的发生率约为 30%,月三角骨撕脱的发生率约为 15%。桡骨骨折类型与腕关节韧带撕裂位置的相关性目前尚不完全清楚。

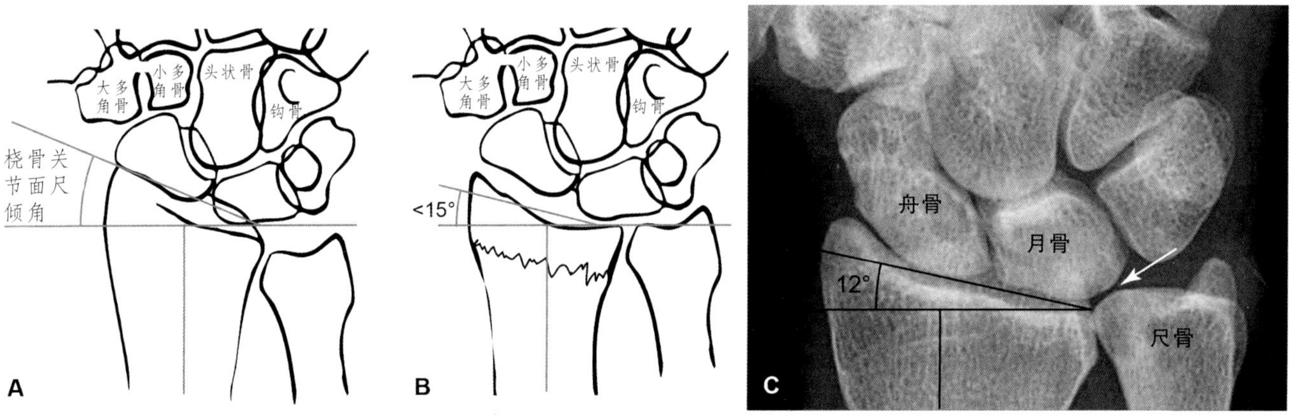

图 17–78 (A,B)桡骨远端骨折的并发症是桡骨短缩,桡骨关节面尺倾角<15°,导致尺腕关节负荷异常。(C)A 为正常桡骨关节面尺倾角。B 为减小的桡骨关节面尺倾角,观察示意图和后前位片。

在骨折愈合的固定期间，许多部分撕裂愈合得很顺利，但骨折愈合后诊断出的完全撕裂则很难治疗，通常选择保守的方法如韧带重建或腕关节融合。

影像学评估

X 线侧位片检查可识别骨折断端成角，该角与桡骨远端关节面掌侧正常倾角有关。骨折导致的"晚餐叉"畸形有时在侧位片上可见。评估桡骨掌侧倾斜。恢复正常掌侧倾斜将有助于保留桡腕关节关系。

根据后前位片，评估由骨折断端重叠引起的桡骨缩短。复位片应显示远侧断端背侧移位和纠正桡骨缩短，尺骨变化的评估有助于证实这一点。

韧带病变可通过 MRI、关节造影及关节镜检查结果确定。

治疗

稳定的、极小移位的骨折可以通过复位固定 6~8 周，理想的固定位置、固定时间和是否使用长臂石膏仍有争议。使用长臂石膏时，在固定周期中途可转为短臂石膏。

不稳定或移位的骨折可能需要复位后固定，经皮穿针术主要用于关节外骨折和 2/3 关节内骨折。外固定架或石膏与钢针结合，钢针可以早期取出，但石膏固定应持续直到放射学证据证明成功愈合。

腕不稳定症[67–84]

大多数腕不稳定症是根据病史和临床检查诊断的，但是，影像学在判定病变异常程度时具有重要作用，可以排除其他病变，帮助准确地诊断以指导合适的治疗，并为患者提供预后信息。

此外，放射学医生与临床医生的互相合作对于腕部运动学异常的正确诊断至关重要。虽然一般指南存在，但还没有特定的原则适用于以放射学结果诊断临床上怀疑的病变(图 17–79)。腕关节异常的复杂性要求对每种情况单独评估。腕关节不稳定症的精细评估需要专业协作。

检查手段

腕关节的运动学概念是复杂的，且仍有一些争议。因此，选择何种影像学检查，来研究慢性腕关节疼痛的特定征象也是有争议的，并且放射学和骨外科文献之间的观点存在差异。然而，大多数内科医生同意诊断腕关节不稳定症的首选影像方法为常规 X 线摄影和特殊角度的功能成像。X 线、CT 和骨扫描可能适合于某些特定病例，相关的韧带病变可以通过 X 线关节造影、MRI、MR 关节造影、CT 关节造影或关节镜检查诊断。这些研究在不稳定症评估中的作用如下。

常规X线图像

不稳定症或运动障碍综合征，目前根据放射学征象分类为：

- 潜在不稳定症：常规 X 线图像上无明确改变。
- 动态不稳定症：仅在某些特殊的技术如功能 X 线成像或动态研究中提示运动障碍。
- 静态不稳定症：常规 X 线图像上明显提示运动障碍综合征。

常规 X 线和 X 线功能成像对于评估腕部动力学价值极大，且成功的成像很大程度上取决于对患者的精确定位和精确射线投影，以避免空间变形和无意义的测量。在常规 X 线图像上，稳定性通过检查腕骨形态学特征和影像学测量来评估。

形态学评估

后前位片的形态学评估如下：

- 完整、连续、3 条弧线的轮廓通过舟骨、月骨、三角骨的近端和远端关节面，以及头状骨和钩骨的近端关节面。
- 骨关节面的平行度。舟骨与月骨缺乏平行性是提示分离的细微征象；骨间隙的宽度>3mm 是明显征象。
- 每个腕骨的正常形态，特别是舟骨和月骨。月骨形状在腕部中间呈梯形，当月骨弯曲或伸展时，形状就会发生改变。如果舟骨弯曲，它将缩短，皮质环状轮廓将出现在远端。

侧位片的形态学评估如下：

- 桡骨、月骨、头状骨和第 3 掌骨排列一致；尽管只有 11%的腕部显示了这种精确的排列，但这些骨应该共线，腕部的变异度大多数在 10°以内。

其他异常可用常规视图评估，包括软组织肿胀、骨折线显现、退化性改变或炎性关节病变。

X 线测量评估

X 线图像中有许多参数有助于确定腕关节不稳定症和评估各种外科手术的潜在益处。如果标准偏差较

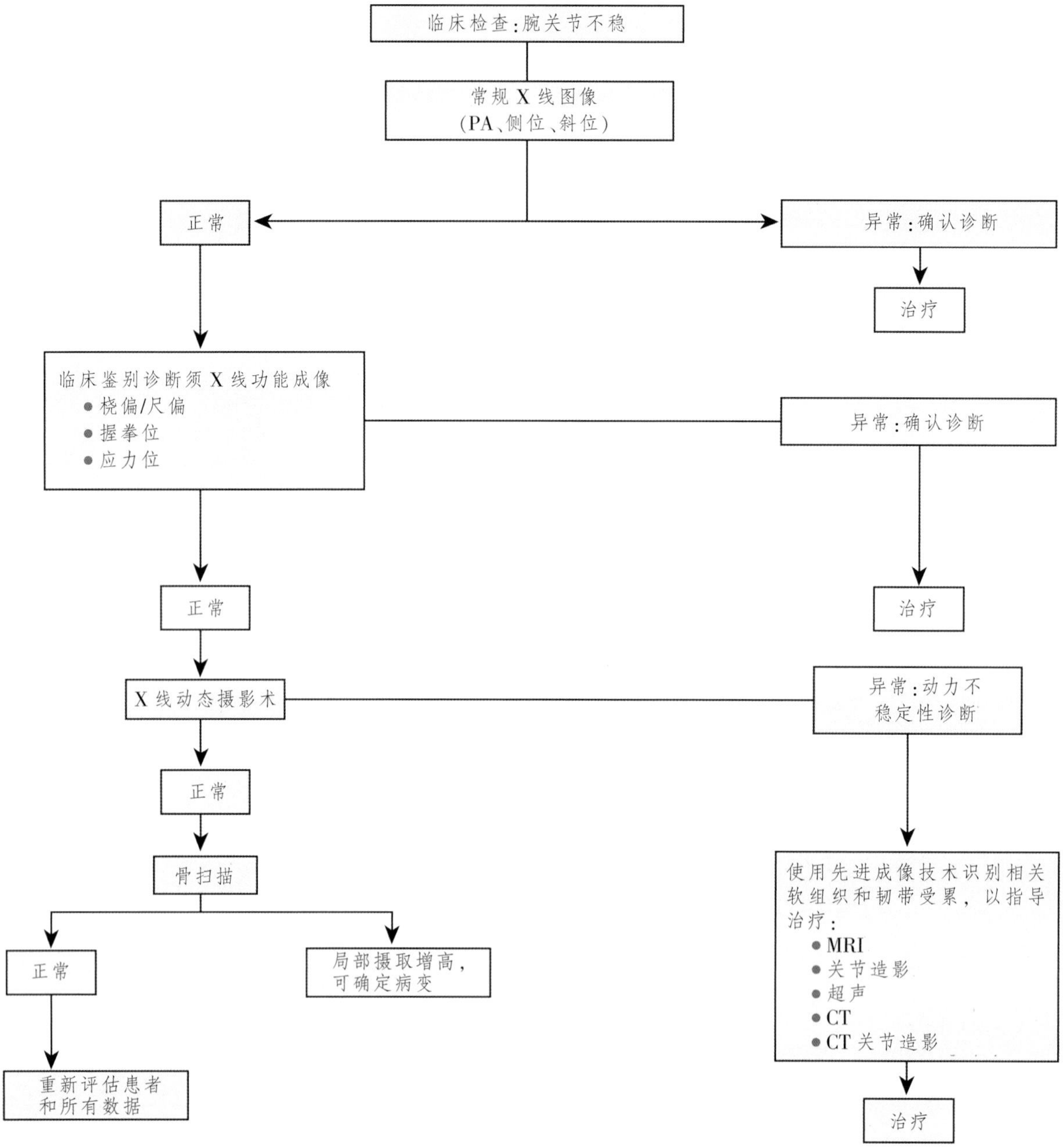

图 17-79 影像怀疑腕关节不稳定症的诊疗过程。

小,正常测量数据是有帮助的。然而,患者的腕部形态有时会有显著的个体差异,这可能会妨碍对细微的不稳定症的检测。

使用患者健康的腕关节作为正常测量的参照似乎是合理的,然而有趣的是,有些形态差异是众所周知的,同一个人左右腕之间有很大的不同。在同一个体,桡骨角倾斜、掌侧倾斜和尺骨变异会有显著的变化。建议用一般人口数据库进行比较,而腕骨高度和腕角测量通常双侧类似。表 17-1 提供了腕关节测量的平均值、标准偏差和正常限值,适于后前位片和侧位片。

X线功能成像

X 线功能成像也称为动态视图和压力视图,拍摄这些视图的目的是为了研究腕骨运动学行为和发现组织张力影响下的异常。可以拍摄两个腕的视图,比较健康一侧的腕关节运动与疼痛一侧的腕关节运动。功能 X 线图像包括:

● 桡侧偏斜、尺侧偏斜和正中的后前位片。

● 握拳位:患者尽可能用力握紧拳头,此为轴向压缩试验,将头状骨头部推向舟月间隙,如果存在不稳定

表 17-1　腕关节测量的平均值、标准差和正常值范围

测量	定义	平均值	标准差	正常值范围
后前位				
桡骨远端倾斜角(度)	桡骨远端关节面切线和垂直于桡骨干直线的夹角	23.8	2.6	18.8~29.3
尺骨变异(mm)	桡骨、舟骨、月骨凹平均半径与该凹陷中心和尺骨穹隆边缘之间距离的差值	–0.9	1.5	–4.2~+2.3
腕骨高度(mm)	第 3 掌骨底与第 3 掌骨轴线和桡腕关节线交叉点之间的距离	33.8	6.1	27.4~40.0
腕月距离(mm)	腕部桡/尺骨偏斜的理论旋转中心与尺骨远端长轴的垂直距离	17.1	3.3	11.4~25.4
腕桡距离(mm)	腕部桡/尺骨偏斜的理论旋转中心与平行于桡骨远端轴线的、从桡骨茎突向远端近伸的直线之间的垂直距离	19.0	1.7	15.9~22.4
第 3 掌骨长度(mm)	主要纵轴线	63.2	4.5	55.3~73.2
头状骨长度(mm)	主要纵轴线	21.7	2.1	17.9~25.5
腕高比	腕骨高度/第 3 掌骨长度	0.53	0.1	0.46~0.61
腕尺比	腕尺距离/第 3 掌骨长度	0.27	0.03	0.18~0.41
腕桡比	腕桡距离/第 3 掌骨长度	0.30	0.02	0.24~0.34
修正腕高比	腕骨高度/头状骨长度	1.56	0.05	
侧位片				
桡骨远端掌侧倾斜(度)	桡骨远侧关节面与垂直于桡骨干直线的夹角	10.2	2.7	0~20
腕骨高度(mm)	见上	35.9	3.2	
桡月角(度)	月骨轴线定义为月骨前后角连线中点的垂直线，月骨掌屈为阳性	7	6.8	–20~+10
舟月角(度)	舟骨轴线定义为舟骨掌侧凸面远端和近端的切线	47.1	6.9	30~70
月头角(度)	第 3 掌骨背侧缘用于代替头状骨轴线	10.9	3.5	–20~+10

Reprinted with permission from Büchler,[54] p. 63.

症，舟月骨间隙会打开，并显示分离，而静止时不会显示(图 17–80)。侧位片也如此。

- 压力视图：在这些后前位或侧位视图是在检查者被动地将关节移入生理学位置或非生理学位置时拍摄的，如掌侧或背侧平移(抽屉测试)、尺桡骨平移或牵引。这些视图可以发现分离，而静态 X 线图像上不明显。

动态摄影研究

有些作者认为动态摄影方法是诊断动态腕关节不稳定症的最佳方法，尤其是在腕骨近端水平(图 17–81)。动态腕关节不稳定症的特征是腕骨之间快速异常移位，在一定的运动条件下出现对关节位置、关节运动和载荷的反应。常规和功能 X 线摄影考虑了静止位置，不可能显示动态成像不稳定性。如果初步研究结果对于疑似不稳定症是阴性的，后续评估应包括动态摄影术。动态摄影是诊断动态不稳定症唯一的成像方法。

组成

动态摄影，又称电影荧光屏，是一种 X 线运动研究。这个成像模型的组成部分包括一个荧光透视单元，一个摄影机(类似电影摄像机)和录制媒体。图像可记录在 16~35mm 胶片、录像带或数字影像系统中。通过反复的慢动作重播进行评估研究。

检查

检查并不复杂，患者将腕部放在后前位视图的影像增强器的表面，患者在桡骨和尺侧偏斜之间来回移动腕部。接下来，患者将腕置于侧位观察位置，并在屈

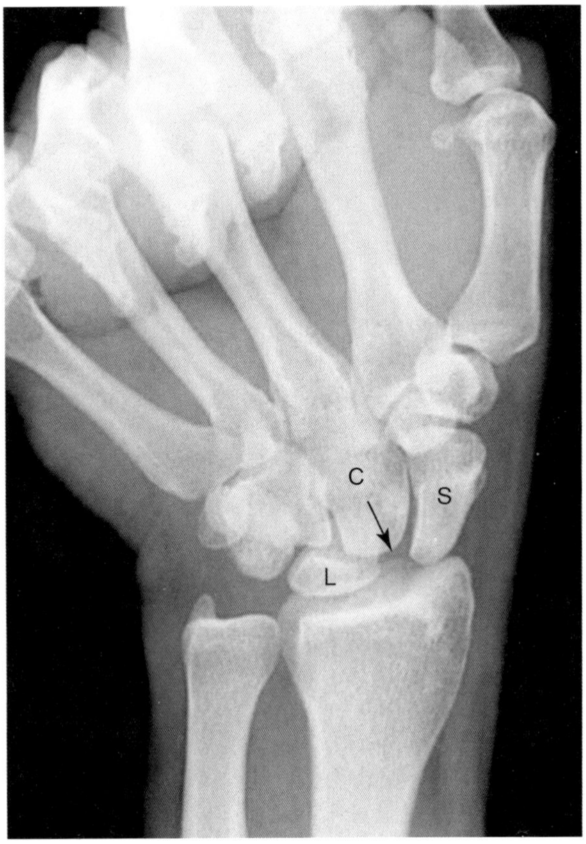

图 17-80 握拳位显示舟月关节的动态不稳定症。有力的抓握产生轴向压缩，将头状骨推向舟月间隙，如果舟月韧带薄弱，该间隙将张开。

曲和伸展位之间来回移动。如果有微小静电干扰声或噼啪声时，患者应重新进行这些动作。

动态摄影的正常解剖

腕的运动可以用以下 3 排的概念来解释，外围的两排相对精确，居中的一排适合外围两排的边缘：

- 远端“精确”排由连接的大多角骨、小多角骨、头状骨和钩骨组成。
- 近端“精确”排由桡骨、三角纤维软骨复合体和尺骨组成。
- 中间排与髁突线一致，由舟骨、月骨、三角骨和豌豆骨组成。该排（近排腕骨）进行了最大程度的调整，以允许腕关节自由活动；因此，中间排也是发现不稳定症的位置。

通常，对于尺侧偏斜，下列情况可在后前位片中显示：

- 舟骨显示为长且伸展的状态，并由大多角骨-小多角骨关节脱离。
- 钩骨-三角骨关节向低处移动，适应尺骨的降低高度。
- 月骨的伸展会减少放射屏蔽距离并允许头状骨向近端迁移。

通常，根据桡侧偏斜，整排近端腕骨屈伸，下列情况可在后前位片中显示：

- 舟骨旋转和屈曲，可使远端排靠近桡骨。
- 钩骨-三角骨关节分离并移向更高的位置。
- 月骨屈曲，适应头状骨的伸展。

动态不稳定症的诊断

诊断需要反复地观看动态摄影，首先分析近端与远端腕骨的运动，然后分析每个腕骨的运动。识别瞬间异常并做出诊断，这些可能是淀粉样变、半脱位或不正常的腕骨运动。例如，舟月骨间韧带的孤立性扭伤或撕裂在后前位片上表现为舟月间隙瞬间扩大与舟骨异常倾斜，侧位视图显示近端腕骨突然的瞬间移位。

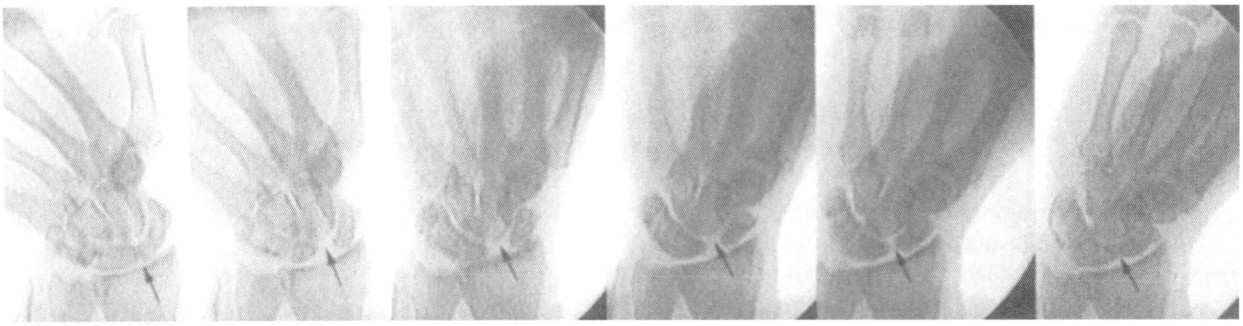

图 17-81 左腕的运动摄影研究，从左至右查看这些图片，所有图片上箭头所指均为舟月间隙。当患者把手从尺侧偏斜转向中间时，腕舟骨和月骨之间的间隙>3mm；当患者把手从中间转向桡侧偏斜时，该间隙闭合。所有的动态不稳定症都不一样，一些患者的间隙可能在中间关闭，在桡侧或尺侧偏斜时扩大。（Reprinted with permission from Büchler, [54] p.72.）

先进成像技术

关节造影

如果常规和功能 X 线成像不能确定持续性疼痛的病因，可能需要行关节造影。"三期关节造影"通过分次注射评估桡腕、桡尺、腕骨间关节（图 17-82 和图 17-83）。从桡腕关节渗漏入远端桡尺关节提示三角纤维软骨复合体撕裂。对其余关节的注射间隔为 2 或 3 小时，以使对比清晰。或者，数字减影技术可用于立即连续注射。关节造影的局限性在于，其是将三维问题进行二维研究。更重要的是，它很难确定造影剂泄漏是属于病理性撕裂还是退行性穿孔。已有证明，对侧的无症状腕部存在对比剂渗漏，且与外伤无关。

骨扫描

作为筛选调查，骨扫描可以定位问题所在，但不能提示病理异常。骨扫描对于早期关节病、骨折不愈合、无血供是高度敏感的。

超声

超声对于鉴别骨间、骨内腱鞘囊肿和背侧腕关节滑膜囊肿具有重要价值，并可将其排除为持续疼痛的原因。

CT 和 CT 关节造影

CT 对识别关节表面不规则性、造影剂外渗的精准位置、骨折细微特征和骨不愈合有重要价值。

MRI 和 MR 关节造影

MRI 和 MR 关节造影有助于骨间韧带内撕裂、关节内骨折、血供变化、三角纤维软骨复合体撕裂的特异性诊断。

桡尺远端关节不稳定症

腕关节不稳定症可大致分为桡尺远端关节（DRUJ）不稳定症和腕骨间关节不稳定症。尽管这些关节有关联，但为了便于学习，这里单独列出。

在严格的解剖意义上，前臂远端关节由单独的 DRUJ 组成。然而，功能上，前臂远端关节由 DRUJ、三角纤维软骨复合体（TFCC）、尺腕韧带和骨间隔膜组成。这些结构是相互联系的，并且都与 DRUJ 稳定性或损伤后的不稳定性有关。

临床表现

DRUJ 不稳定症或退行性关节炎主要特征表现为前臂旋转疼痛，尺侧偏斜疼痛提示 TFCC 病理改变或尺骨嵌塞。弹响或爆裂的感觉可能代表肌腱脱位或半脱位、腕关节不稳定症或 TFCC 撕裂。

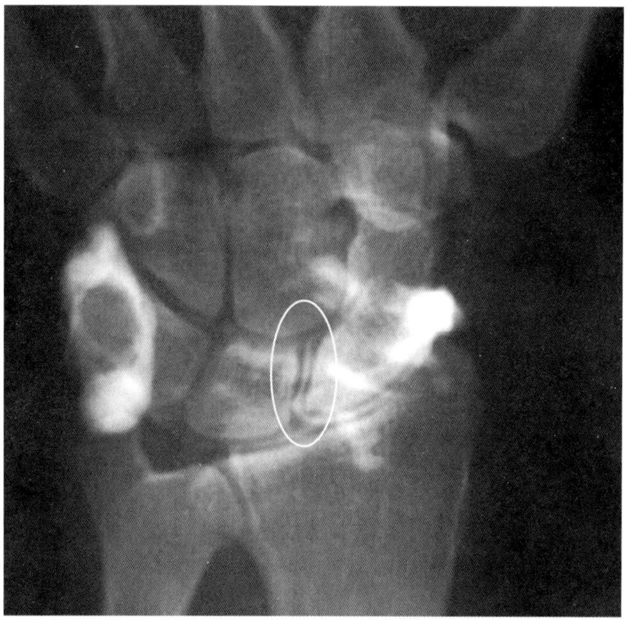

图 17-82　腕骨间关节的关节造影。对比剂渗漏进舟骨和月骨之间的间隙，提示舟月韧带撕裂（圆圈）。

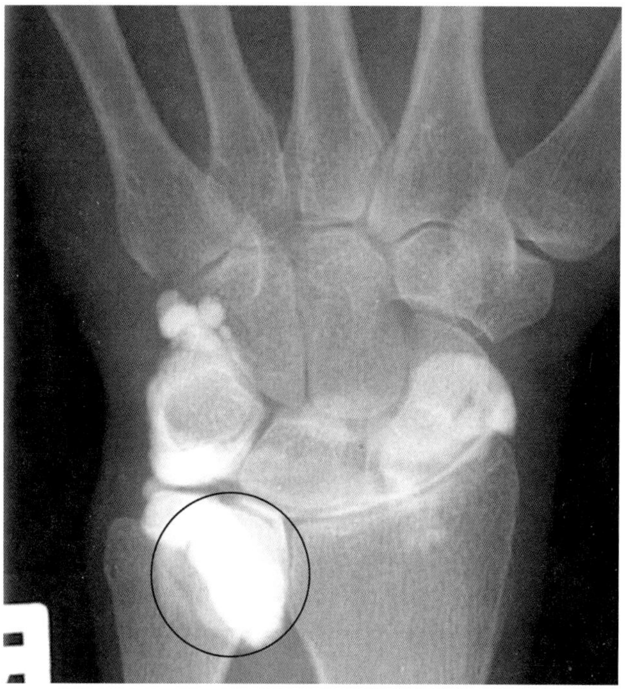

图 17-83　桡腕关节的关节造影。对比剂从桡腕关节渗漏到桡尺远侧关节（圆圈），提示三角纤维软骨复合体的撕裂。

DRUJ 的慢性不稳定症可以是背侧的、掌侧的或整体的。背侧不稳定症引起疼痛和旋前脱位，掌侧不稳定症引起疼痛和旋后脱位，全不稳定症引起疼痛和旋前、旋后脱位。DRUJ 的稳定性必须在同一个人的两只腕之间比较，因为个体间“正常”的稳定性有较大的区别。正因为如此，CT 成像研究不稳定症，需同时行两个腕关节处于中立、旋前和旋后状态的成像。

稳定性试验是在两个腕关节充分旋后、中间旋转和充分旋前的情况下进行的。掌侧韧带是旋前最重要的稳定因素，背侧韧带在旋后中更重要。“钢琴键”体征的操作方法：将患者的手掌和前臂屈曲放在桌子，然后用整个上肢的力将豌豆骨压在桌子上。尺骨远端朝向桌子，其角度大小取决于静止的桡腕关节的松弛度或掌侧位移。

桡骨远端骨折相关的临床注意事项

有多达 30%的患者，桡骨远端骨折在 DRUJ 区有持续性的疼痛。桡骨远端骨折可能直接破坏 DRUJ 或因此而导致畸形愈合（桡骨短缩、成角）或关节损伤。DRUJ 解剖结构通常可适应一定程度的近/远端运动，但是桡骨远端骨折后的背侧成角可能存在问题，背侧成角>20°将导致严重的行动受限和 DRUJ 退化。骨科手部专家不希望看到任何桡骨远端骨折后的背侧成角。如果正常掌侧成角不能恢复，至少尝试将角度降低至一个相对较低的数值。

其他损伤相关的临床注意事项

盖氏骨折-脱位

盖氏骨折是指桡骨中 1/3 和远端 1/3 交界处的骨折，与 DRUJ 脱位相关（图 17-84），治疗包括桡骨固定和 DRUJ 复位术。如果复位稳定，旋后石膏固定就足够了。如果不稳定，容易还原，DRUJ 在中间旋转复位和固定 6 周。显著的不稳定或无法令人满意的复位，需要切开复位内固定、TFCC 和关节囊修复，其次是打入钢钉或外固定，以保持其还原状态。

桡骨头骨折

Essex-Lopresti 骨折-脱位指的是桡骨头骨折伴 DRUJ 脱位，损伤包括骨间膜的破坏。固定、修复或置换桡骨头后，DRUJ 必须被复位并被钢钉固定，直到康复，通常在旋后状态。在某些情况下，骨间骨膜无法愈合，如果桡骨头被切除，桡骨的近端移动可能会出现至少 2 年。这种情况会破坏 DRUJ，造成不稳定和尺骨至腕骨近侧排的连接。

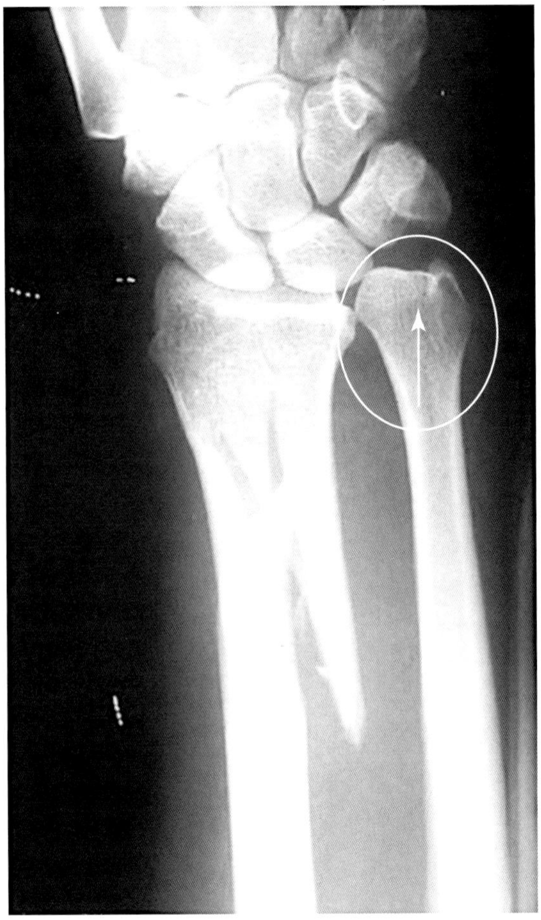

图 17-84 盖氏骨折。腕关节前后位显示桡骨远端 1/3 处呈螺旋状粉碎性骨折，桡尺关节远端脱位（圆圈）并尺骨远端移位（箭头所示），形成腕基台。

尺骨骨折

尺骨茎突骨折发生在>50%的桡骨远端骨折中，骨茎突骨折的 25%导致骨不愈合，DRUJ 不稳定症是由 TFCC 撕裂导致。如果出现茎突的桡向移位或骨折位于茎突基底部，则怀疑 TFCC 撕裂。由于这些原因，累及茎突基底部的骨折需接受固定以稳固 TFCC。

尺骨干远端骨折也可能导致 DRUJ 不稳定症，当尺骨干背侧成角 20°或更大时，DRUJ 通常不协调和运动受限。

DRUJ不稳定症的治疗

腕尺侧加强的保守治疗很少能获得成功。前臂夹板塑性使 DRUJ 处于复位的位置，可能会有益处。但在更明显的不稳定症中，保守措施通常失败，手术是必须考虑的。可选择 TFCC 和远端桡尺韧带修复、吊带治疗或两者结合。如果 DRUJ 退化，一些结构可能需要切除。如果有尺骨正向变异，须将尺骨短缩。如果桡骨远端畸形愈合，则首先要对桡骨进行矫正。

如果不存在退化，则只修复 TFCC，但如果被确定为脆弱或没有撕裂，可以选择吊带治疗。这可能需要掌长肌移植或使用尺侧腕屈肌/尺侧腕伸肌远端条带，从尺骨远端穿孔穿过这些结构，并将肌腱末端绕回自身，形成吊带。

腕关节不稳定症分类

腕关节不稳定症是关节运动学改变的一种情况，是由于关节松弛、韧带损伤或骨质疏松而导致一个或多个腕骨不正常移动。腕关节不稳定的几种分类（梅奥诊所、Lichtman 和 Taleisnik 的分类系统）见表 17-2。

下面的内容使用了梅奥诊所分类。此分类中，不稳定症分类的具体内容如下：

- 腕关节不稳定症分离型（CID）涉及腕骨间韧带和发生在同一排腕骨之间的病理异常（分离意味着两个单独的腕骨彼此分离。）
- 腕关节不稳定症无分离型（CIND）涉及外部韧带的病理异常，导致整个近排腕骨在桡腕和腕骨间关节的异常活动（无分离单个腕骨无异常，而整排腕骨存在异常）。
- 腕关节不稳症混合型（CIC）涉及腕关节内外韧带异常。

腕关节不稳定症分离型（CID）

不稳定舟骨骨折

了解腕舟骨在腕关节不稳定症中的重要性，回顾一下腕关节的 3 排概念，现在想象将 3 排作为链中的连接。像链条一样，这种构造在张力下稳定，但在压力下不稳定，它需要一个稳定杆以支撑压缩。舟骨提供这种稳定性的方法是将其连接到头状骨、大多角骨、小多角骨和靠近月骨，舟骨的断裂提示腕关节不稳定症并使其容易塌陷，此时，桡骨、月骨和头状骨不在同一条直线上。

最常见的情况是月骨向背侧倾斜附着着舟骨骨折的近端，骨折远端由大多角骨和小多角骨支持轴向压力负荷，造成当骨折近端伸展时，骨折远端屈曲，从而创建一个舟骨“隆背”的姿势。这种骨折不稳定症容易造成延迟愈合，因为它保持了舟骨腰部的错乱排列。

舟月分离

舟月分离是一种特殊类型的不稳定症，特征是舟骨与月骨排列不齐。背侧移位不稳（DISI）和掌侧移位不稳（VISI）用于指明月骨在侧位片中的位置，相关示意图见图 17-16。

整体的异常与舟月分离无关；多种病变可导致这种不稳定，通常，舟月分离起因于舟月韧带或月三角韧带的损伤。损伤的机制通常是屈曲、尺侧偏斜的腕着地，一旦施加了更大的力量，该损伤可进一步造成舟月骨间韧带、掌侧桡腕韧带、背侧桡腕韧带的撕裂。舟骨旋转半脱位，其中舟骨向掌侧旋转时，月骨和舟骨之间的韧带稳定性被完全破坏。

舟月不稳定症的进展阶段如下：

- 潜在性不稳定症的临床症状，包括腕背痛，但 X 线图像检查正常。
- 动态不稳定症表现为腕骨在静止时正常对齐，但在负荷下塌陷，局部压痛由抓握和直接挤压关节处引起。舟月冲击触诊法或在剪力下会引起症状，常规 X 线图像显示没有分离。松弛的韧带只有在腕部受到压力时才会显现出来。动态 X 线，以及尺侧偏斜、桡侧偏斜和握拳位 X 线图像可做出诊断，征象如下：舟月间隙增大（通常<2mm）和有“皮质环”征象的舟骨外观缩短，皮质环征是由于皮质腰部与舟状骨远端掌侧交叠形成。以一位英国演员的门牙间隙扩大而命名，即扩大的舟月间隙通常被称为“特里·托马斯”征（图 17-85）。
- 静态不稳定症出现在下列情况，当临床晚期发现时，在常规 X 线图像后前位片上的舟月间隙>3mm（图 17-85A）。月骨不再附着于舟骨，通过它与三角骨的附着而伸展，以至于其远端向背侧倾斜，舟骨通过其与大多角骨和小多角骨附着的完整韧带屈曲（远端掌侧倾斜）。侧位视图可显示 DISI 和舟月角>80°。

舟月骨晚期塌陷：伴有 DISI 畸形的静态舟月分离的自然病程尚未完全描述，然而，似乎是长期 DISI 畸形导致了退行性关节炎，这种关节炎首先累及桡腕关节，特别是在桡骨茎突的尖端，以及随后包括头月关节炎变化。进一步扩展，导致整个腕关节的退行性关节炎，称为腕关节舟月骨晚期塌陷(SLAC)(图 17-85B)。

治疗：舟月骨分离患者适合手术修复，急性期（6 周内）治疗具有相对可靠性。舟月分离非手术治疗实际上是不可能。在慢性病例中，直接修复舟月骨间韧带已

表 17-2 腕关节不稳定症目前的分类系统

梅奥诊所分类

腕关节不稳定症分离型(CID)	腕关节不稳定症无分离型(CIND)	腕关节不稳定病混合型 CID/CIND
近侧排 CID:	桡腕 CIND:	月骨周围不稳定(DISI、尺骨反位)
• 不稳定舟骨骨折(DISI)	• 桡骨远端畸形愈合(DISI、背侧反位)	
• 舟月脱位(DISI)	• 桡腕韧带断裂(尺骨反位)	
• 月三角脱位(VISI)	• 马德隆畸形(尺骨反位、PM)	
远侧排 CID:	腕骨间 CIND:	
• 轴位-桡侧(AR)分离(桡骨反位、PM)	• 三角骨-钩骨-头状骨 韧带断裂(VISI)	
• 轴位-尺侧(AU)分离(尺骨反位、PM)	• 舟骨-大多角骨-小多角骨 韧带断裂(VISI)	
• 混合型 AR-AU 分离:	• 混合型	
DISI:远端插入的节段不稳定	混合型桡腕-中腕不稳:	
VISI:掌侧插入的节段不稳定	• 头状骨-月骨不稳定模式(CLIP)	
反位:易位		
PM:近端迁移		

Lichtman 分类

Ⅰ.小弧形损伤
- 舟月不稳定症,动态或静止,部分或完全(DISI)
- 月三角不稳定症、动态或静止(VISI)
- 月骨周围脱位

Ⅱ.大弧形损伤
- 舟骨骨折(稳定、不稳定)
- 舟头损伤
- 变化/混合

Ⅲ. 炎性异常
- 舟月不稳定症,动态或静止
- 舟三角不稳定症,动态或静止

Ⅳ. 近端不稳定症
- 腕骨尺侧移位,风湿性或创伤后
- 背侧巴顿骨折(桡骨边关节内骨折)
- 掌侧巴顿骨折

Ⅴ. 混合型

Taleisnik 分类

侧位不稳定症:	中间不稳定症:	近端不稳定症:
• 舟月骨	• 月三角骨	• 桡腕
• 舟头骨	• 三角钩骨	• 腕骨间
• 舟大多角骨		

几乎不可能,因为残留的韧带已经萎缩。

手术方式包括:舟月韧带修复术、背侧关节囊固定术(Blatt 术)或腕骨间关节固定术。腕骨间关节固定术的实例如 STT 融合(舟骨-大多角骨-小多角骨)、舟状骨融合或舟月骨融合。一旦愈合,腕骨融合是持久的,但缺点包括不愈合率高、活动度减少和腕关节力学改

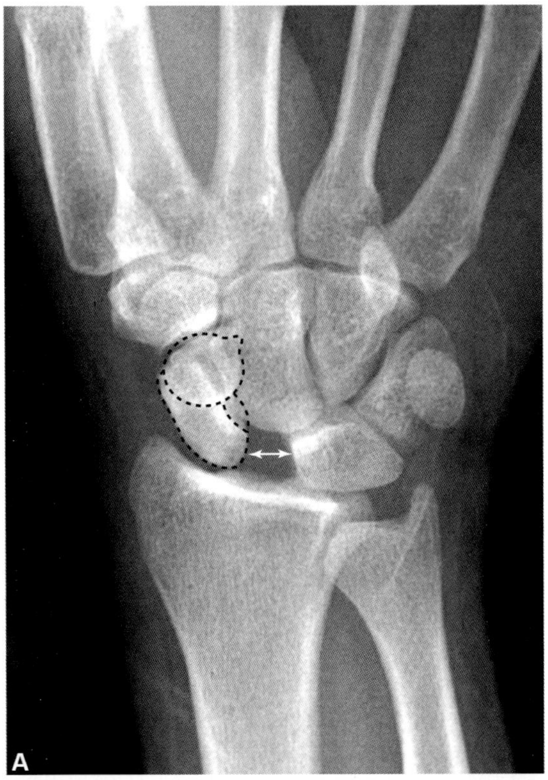

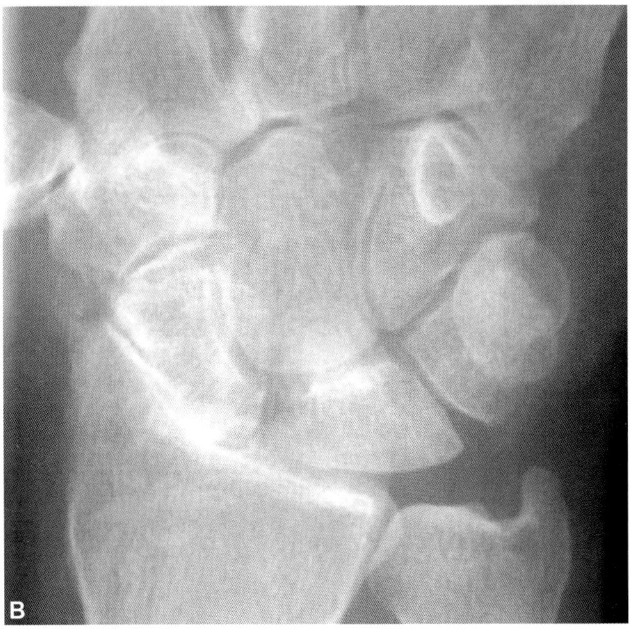

图 17-85 (A)后前位片显示舟月骨分离的两个征象："特里·托马斯"征，即在腕骨间明显的间隙；"皮质环"征(描绘处)，即仅发生于韧带不稳时的舟骨旋转。(B)后前位片，慢性舟月分离导致 SLAC 关节间隙变窄、关节周围硬化、舟骨旋转和腕骨塌陷。

变。抢救过程包括行近排腕骨切除和腕关节融合术。

腕骨间融合导致腕关节活动的 50%丧失，桡侧偏斜损失最大。STT 融合有较高骨不愈合率。近排腕骨切除术导致握力减弱，平均力量为对侧的 50%和 80%。这些患者最终有 80°的屈曲/伸展弧度，通常症状轻微，头状骨的头部可能出现继发性的退行性关节炎，有必要进行后续的融合治疗。

全腕关节融合患者一般有轻度持续性疼痛，握力下降，可能因腕缺乏运动而造成功能受限。

月三角骨分离

月三角骨分离是一种特殊类型的不稳定症，以月骨和三角骨排列不整齐为特征。此型不稳定症可以继发于腕尺侧损伤，如月三角骨韧带、三角头骨韧带断裂。其同样也是类风湿关节炎后遗症，在约 20%的老年患者中隐匿性进展，可能是退行性关节疾病的后果。

VISI 畸形可见于月三角骨分离 50%的病例，月骨远端向掌侧偏斜，因此，月骨和舟骨之间的夹角减小。侧位片上，角度<30°提示 VISI。

临床上，患者主诉腕关节尺侧疼痛，由于紧握和尺侧偏斜而加重。月三角(LT)韧带可能存在背侧压痛。激发试验包括剪切固定月骨上的三角骨，从而对 LT 韧带施加压力。

治疗：最常见的情况是，月三角骨的撕脱不会导致退行性关节病，急性发作的非手术治疗包括固定 6 周使断裂的韧带愈合，钢钉固定对于纠正校准可能是必要的。若非手术的方法失败，则须要行外科韧带修复和关节融合术。抢救过程包括四角融合(头状骨、月骨、钩骨和三角骨)和全腕关节融合。

腕关节不稳定症无分离型(CIND)

腕关节不稳定症无分离型(CIND)包括复杂的腕关节不稳定群，曾被称为腕骨间不稳、腕骨的尺侧移位、头月骨不稳、尺侧腕骨不稳和三角骨钩骨不稳。涉及整个近排腕骨的腕关节不稳通常发生在 20~50 岁的个体。很少有患者有腕关节特异性韧带松弛；这些患者大多为伸展过度时的广泛性韧带松弛。损失的机制可能是创伤或背曲旋转的手着地，或者是无外伤病史但腕部"叮当"作响数年而无症状。

三角骨-钩骨-头状骨韧带断裂

大部分腕骨间 CIND 患者 X 线检查均正常，但有些在 VISI 静息姿势可能出现异常。典型的临床体征是疼痛，以及在一个圆圈中移动手腕时，或从桡侧向尺侧偏移时发出的"叮当"声或"咔嗒"声，这提示动态性半脱位与近排腕骨的突然移位。这种可听到的疼痛感觉因三角骨物理性位置的改变而消除，当腕在圆圈内活动或移位时，三角骨背侧紧靠钩骨（推移豌豆骨背侧）。诊断这种不稳定症最有用的成像的方法是动态摄影。

治疗：许多患者对非手术治疗反应良好，治疗措施包括加强小鱼际肌和尺侧腕伸肌，可以先教患者如何用这些肌肉来稳定腕尺侧偏斜，以避免“砰砰”的声音。使用非甾体抗炎药或类固醇注射以治疗滑膜炎或关节炎的部分症状。用夹板提高豌豆骨位置的同时稳定腕关节。

这类患者的手术治疗很复杂并且结果也不尽如人意。一些方法包括三角骨钩骨囊嵌套或三角骨钩骨融合术。最近，推荐采用软组织背侧及掌侧重建。用克氏针修复并短臂石膏固定 8 周，然后用夹板固定 4 周或更长时间，目的是促进一些腕关节刚度，以控制不稳定近侧腕骨。

在有症状的 CIND 患者中，尺骨变异为阴性时，尺骨延长术有助于腕关节的运动恢复正常。

腕关节不稳定症混合型（CIC）

腕关节不稳定症混合型（CIC）也被称为联合的 CID/CIND，累及的损伤包括腕骨内韧带和外韧带复合体。

月骨周围脱位

月骨周围脱位是头状骨头部从月骨远侧关节面的完全脱位，这不是一种常见的损伤；它是由高能的创伤引起，机制包括腕部过伸或过屈压缩和腕骨间旋转，可见韧带的连续性和骨质损伤，这就解释了异常状态的广泛变化（图 17–86）。该特殊损伤发生的机制，包括必须破坏一组内在韧带，即内韧带、舟月韧带以及掌侧桡腕韧带断裂。

月骨周围脱位在常规后前位和侧位片中表现明显。在后前位片中，腕骨的 3 条弧线遭到破坏，在侧位片中，脱位的方向和分期显示如下（图 17–87）：

- 背侧，Ⅰ期：头状骨向背侧移位；月骨保持与桡骨对位。
- 背侧，Ⅱ期：头状骨向背侧移位；月骨掌侧移位。
- 掌侧，Ⅰ期：头状骨移位；月骨与桡骨对位。
- 掌骨，Ⅱ期：头状骨移位；月骨背侧移位。

治疗：急性月骨周围脱位的治疗包括解剖复位，其操作经常需要有效的牵引，接下来是使用经皮克氏针保持复位固定和进行 8 周的拇指人字形石膏固定。

如果解剖复位不能通过闭合式方法达到，有必要切开复位并用内线或螺钉固定，背侧和掌侧韧带也可修复，接下来是铸型固定 6~8 周，充分复位和固定脱位的预期结果是腕部无痛或轻微疼痛，轻微的退行性改变，但失去 40%~50%的运动能力。

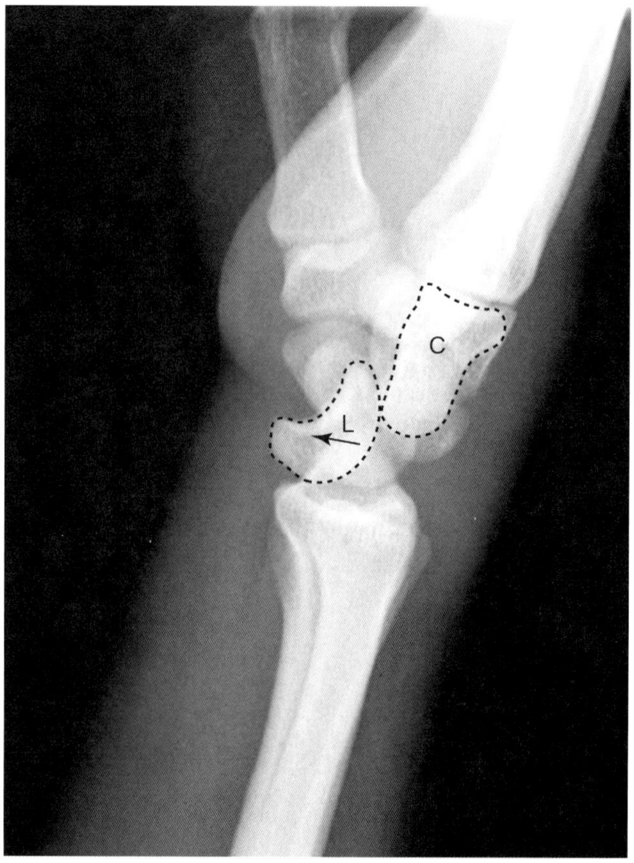

图 17–86 腕部侧位片显示背侧Ⅱ期月骨脱位。

慢性月骨周围脱位的治疗（存在 6 周以上）是非常不同的。已普遍不再选择慢性脱位还原，近端行腕骨切除术或者全腕融合成为治疗的选择。慢性月骨周围脱位的预期结果与近排腕骨切除或全腕关节融合的患者是相似的。

软组织疾病

三角纤维软骨复合体病理学

三角纤维软骨复合体（TFCC）是远端尺桡关节重要稳定结构，其控制桡骨和尺骨之间的旋转和滑动运动（图 17–88）。此外，TFCC 承担了腕关节 20%的负荷，而桡腕关节传递大约 80%的负荷。

TFCC 损伤可分为以下几类：

- 桡骨远端骨折的相关损伤。

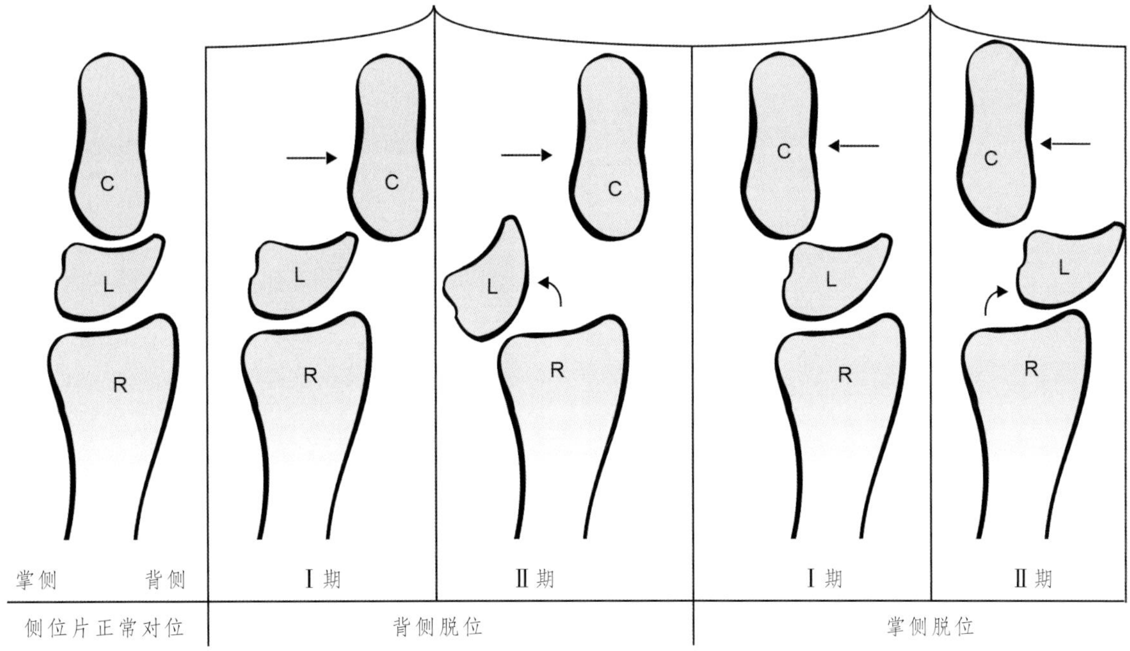

图 17–87　腕部侧位片评估月骨周围脱位的 X 线分期。

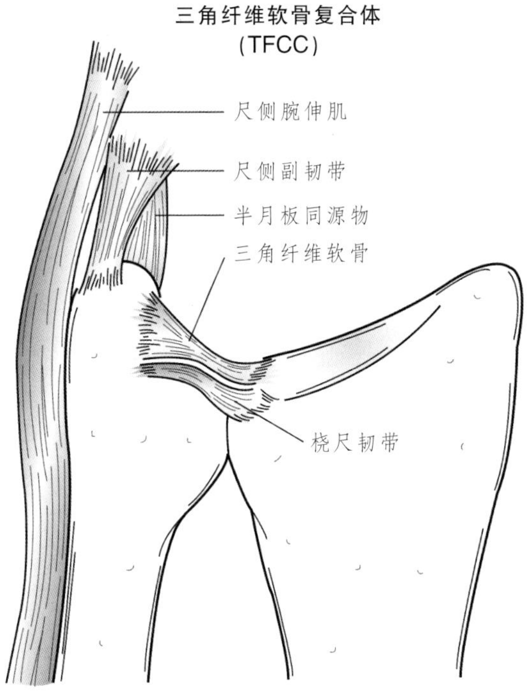

图 17–88　TFCC 示意图。

● 桡骨远端骨折畸形愈合的后遗症，愈合畸形能移动负荷到尺侧腕关节；当负荷超过生理极限，TFCC 退变。

● 尺骨过度运动的后遗症。尺骨变异随着前臂的运动而动态改变；前臂旋前握拳朝正向移动；前臂旋后不握拳朝负向移动。

● 腕尺侧过度负荷的原因(如手着地或持续负荷的体育运动，如男性体育的鞍马项目)，急性创伤通常产生桡尺骨关节盘外围 1~2mm 的撕裂。

● 退化性病变的结果是产生中心缺陷，但通常不导致 DRUJ 不稳定性症。关节盘中心的 80%~85% 无血管，这往往使这一区域无法愈合。关节盘的桡侧面有血管丛，许多人认为该处是外科手术可以修复的。

分类体系

有几种 TFCC 损伤分类系统，例如 Palmer 分类法和梅奥诊所分类法。Palmer 系统描述了两种主要类型的撕裂：创伤性和退化性。梅奥诊所分类补充了 Palmer 分类的定位与指导治疗(表 17–3)。

临床表现

尺骨偏斜时疼痛加重，紧握拳、尺侧移位或前臂旋前时疼痛更为严重。“咔嗒”声可以伴随疼痛和压痛，在尺骨鼻烟窝内、尺骨茎突两侧或在尺骨头远端的背侧更显著。

一旦排除远端桡尺关节不稳定症，可以进行多次激发试验和练习以识别关节盘的撕裂。这样的测试就是关节盘剪切试验，也称为尺骨三角骨剪切试验，这个测试包括在尺骨头远端上三角骨复合体的背侧移动，从而剪切关节盘。另一个测试是 GRIT(抓握旋转撞击

表 17-3 三角纤维软骨复合体撕裂的梅奥诊所分类

创伤性撕裂(类型)	治疗
Ⅰ.桡骨边缘(分类)	手术修复
Ⅱ.中心	切除
Ⅲ.尺侧(等同于尺骨茎突骨折)	手术修复
Ⅳ.掌侧	手术修复
退行性撕裂(类型)	**治疗**
Ⅰ.中心撕裂	切除
Ⅱ.中心撕裂、尺腕碰撞	切除、尺骨部分切除
Ⅲ.中心撕裂、碰撞、月三角韧带撕裂	切除、月三角骨重建、尺骨切除
Ⅳ.中心撕裂、碰撞、月三角骨关节炎	尺骨切除对应尺骨退变

测试),这个测试包括前臂处于旋前、中间和旋后位时,在尺骨嵌塞最大和最低程度时用力抓握。由于这些症状也常见于 DRUJ 损伤,通常需要高场强高分辨率 MRI 和专用腕部线圈确认诊断。

影像

推荐常规 MRI 或 MR 关节造影检查评估 TFCC(图 17-89)。

以下是一些 MRI 基本的表现(低信号=暗图像,高信号=亮图像):

- TFCC 是一个双凹的纤维软骨带,通常在所有的序列中都显示为低信号,并且为周围有较亮的透明软骨高信号滑膜液。
- 在 TFCC 尺侧缘的半月板由纤维脂肪组织构成,在 T1 和质子密度图像上表现为高信号,与低信号 TFCC 形成对照。半月板同系物与 T2 图像上的积液信号不同。
- 在冠状位图像上显示 TFCC 的效果最佳,特别是在薄层、三维梯度回波序列。
- 创伤性撕裂倾向于垂直于 TFCC 的长轴,与 DRUJ 积液相关,一般不会引起桡腕关节产生过多积液。
- TFCC 撕裂可能是局部或全部的损伤,MRI 最容易漏诊创伤性 TFCC 撕裂,该区域 T2W 的高信号强度是标志性的表现。T2WI 上,在 TFCC 的外围部分出现积液而不是在茎前隐窝或尺侧腕伸肌(ECU)腱鞘的,应描述为外周撕裂。

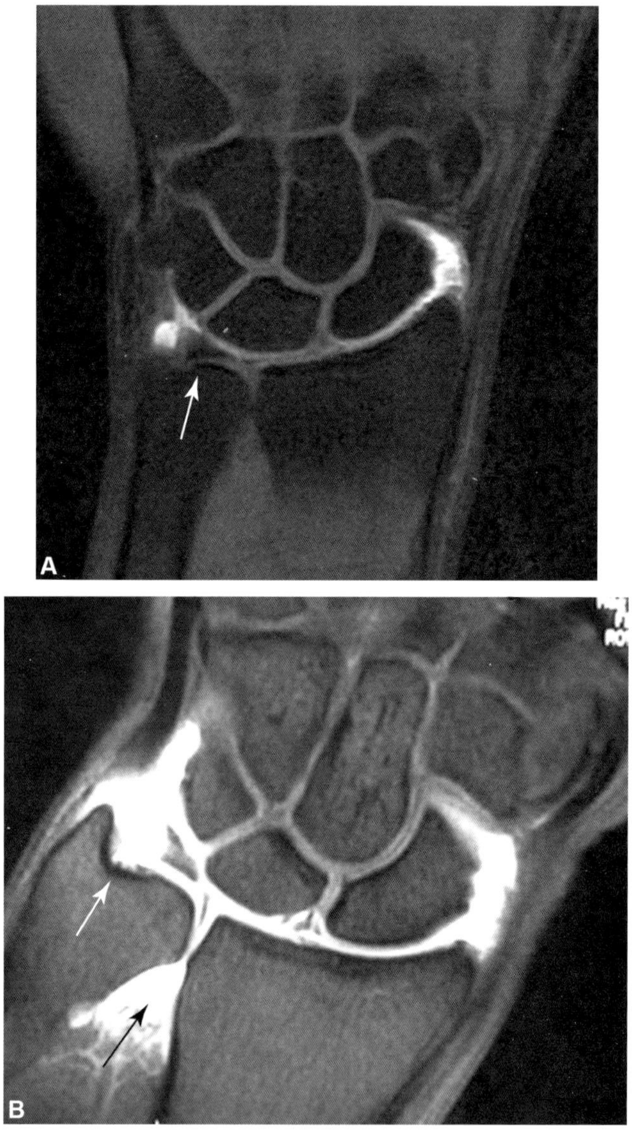

图 17-89 TFCC MRI 关节成像研究,这是一个三角结构(箭头所示),所有序列显示为低信号。(A)正常 TFCC。对比只限于桡腕关节,这表明 TFCC 是完整的。(B)TFCC 撕裂,患者的 MRI T2W 冠状位图像,TFCC 中间撕裂,如液体渗漏到远端桡尺关节的高信号所示(黑色箭头所示)。尺骨凹附着点处似乎也有撕裂(白色箭头所示)。这两种撕裂都是创伤后的特征。

- 虽然 TFCC 通常在所有序列上信号都很低,但有时会在 T1WI 上见到增强的内部信号,这表示 TFCC 的退变,而不是真正的撕裂。退变信号呈球形,相对于软骨呈低信号,不延伸至 TFCC 的两侧。
- 另一个诊断陷阱是透明软骨高信号线在 TFCC 插入桡骨时可见,它可能被误认为是撕裂。
- 真正的桡骨侧面撕裂很少见,通常由急性创伤和 TFCC 的桡侧撕裂导致,信号强度在 T2WI 上有所增加。至少要在两个序列上观察到撕裂。

治疗

表 17–3 指示了哪些 TFCC 病变可以用重建、尺骨切除或修复治疗。

腕管综合征

腕管综合征是一种腕部正中神经的压迫性神经病变，是上肢最常见的神经病变。因为腕管是一种无弹性的结构，任何增加腕管结构体积的情况都会导致正中神经卡压。

腕管内压力增加的一些可能原因：

- 解剖学压迫（伴腕部骨折脱位）
- 炎性疾病，如糖尿病、酒精中毒或甲状腺疾病
- 机械性压力，如关节位置、肌腱负荷或振动
- 液体转移，如妊娠期和绝经期

腕管尺侧缘包括钩骨、三角骨和豌豆骨，桡侧缘包括大多角骨、舟骨和桡侧腕屈筋膜，腕管顶是由前臂深筋膜、腕横韧带和鱼际/小鱼际的远端腱膜。腕管内容物由正中神经和 9 根屈肌组成：拇长屈肌腱、4 根深屈肌腱和 4 根浅屈肌腱。

临床表现

腕管综合征的典型临床表现是疼痛和正中神经分布感觉异常。这些症状通常在夜间或重复性手部运动，（尤其紧握时）加重。患者常诉患肢虚弱和笨拙。

临床上，感觉异常的症状限于手掌面、拇指尖、第 2 指和第 3 指的一半处。患者蒂内尔征（敲击腕部正中神经手指产生麻刺感）阳性和腕掌屈试验（手腕屈曲试验产生症状）阳性。如果发生慢性正中神经压迫，患者可有鱼际肌萎缩。

诊断方法

虽然塞姆斯–温斯坦单丝测试评估轻触敏感度具有高敏感性，但是电反应诊断测试是确定腕管综合征的最终方法。肌电图显示鱼肌肌肉组织的阳性波动和肌肉颤动，表明神经损伤的严重性和慢性，神经传导速度测试显示迟发性神经传导。

常规 X 线图像有助于排除骨质异常或腕部骨折脱位。MRI 目前在评估腕管综合征中的作用有限，因软组织肿块或腕部感染而产生症状时，偶尔用 MRI 检查。腕关节 MRI 的适应证包括非典型症状、缺乏肌电图检查、临床高度怀疑肿块、年轻患者（可能是先天性异常）和症状复发的术后患者。

治疗

轻度患者采用保守治疗，包括夹板固定、非甾体抗炎药、皮质类固醇注射、离子导入和活性修饰。对于中重度腕管综合征，保守治疗通常不是明智的选择，特别是肌肉萎缩和严重的感觉障碍患者。

腕管压力急剧增加可能会影响正中神经活度；提示腕管及时减压。手术解压的一般指征是正中神经支配肌肉去神经支配的临床或电反应诊断证据。外科手术包括开放式腕管减压和内镜开放式腕管减压，关于开放性减压和内镜减压的效果和并发症发生率，医学界仍存在争议。

关节炎[12,13,18,30,34]

退行性关节病

退行性关节病（DJD）或骨关节炎常见于成年人手部小关节，近端和远端指间关节和拇指的腕掌关节特别容易受到影响。

X线特征

手部 DJD 的放射学证据，和其他较大的关节一样，特征如下：

1.关节间隙变窄

2.软骨下硬化

3.关节边缘的骨赘形成（图 17–90）

4.关节畸形

当远端指间关节退变时，关节畸形被称为赫伯登结节；近端指间关节退变时，被称为布夏尔结节。滑膜碎片被关节吸收，将导致关节明显扩大和关节背侧的卵石样畸形（见图 17–65）。

基底关节关节炎

腕掌关节和其他邻近关节拇指基底部发生的退行性关节病，有时被称为基底关节关节炎（图 17–91）。此病多发生于没有严重创伤病史的成年人，也可能是该位置损伤或骨折的后遗症，或见于风湿性关节炎患者。累

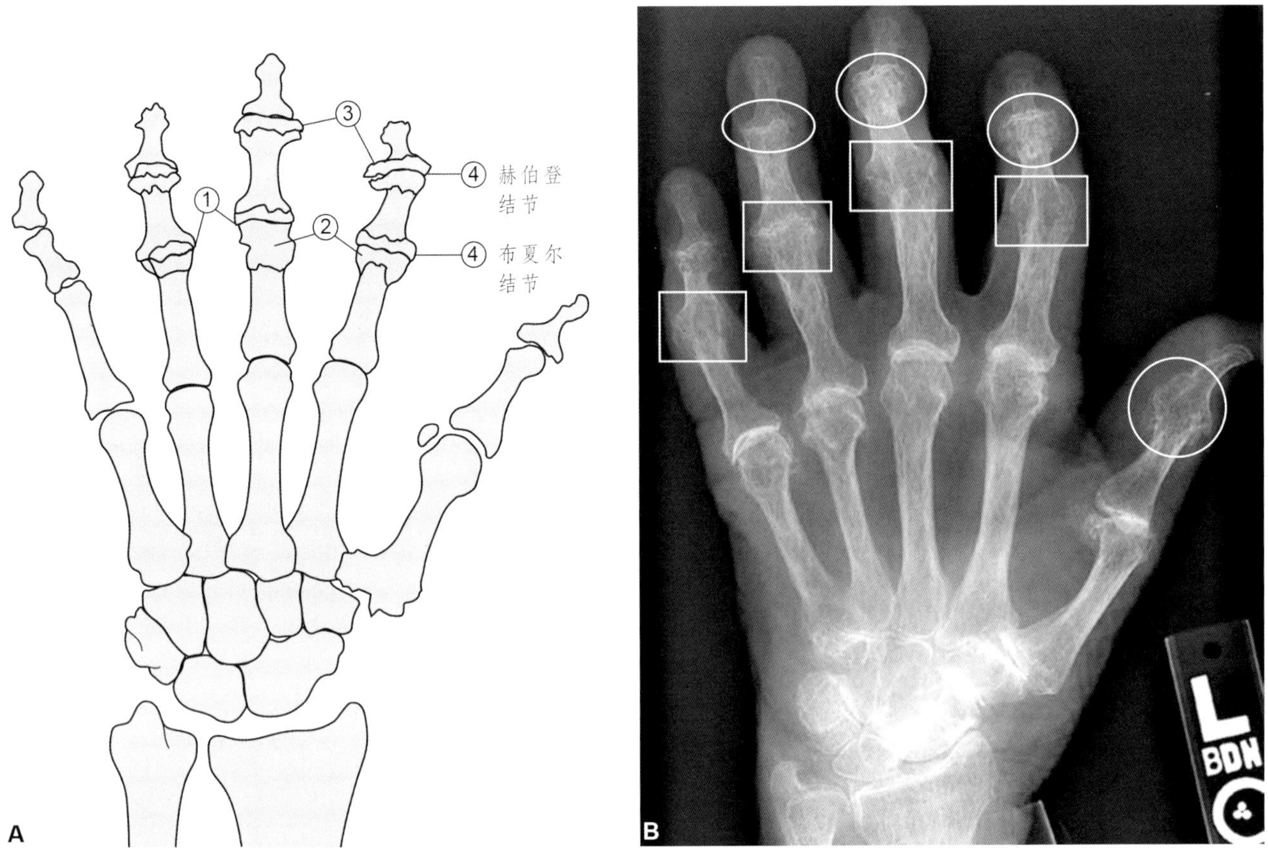

图 17-90 手和腕所有小关节出现 DJD。远端指间关节的畸形称为赫伯登结节(圆圈),近端指间关节的畸形称为布夏尔结节(矩形)。关节间隙狭窄和周围硬化也存在于掌指骨、腕掌骨、腕骨间关节和桡腕关节。

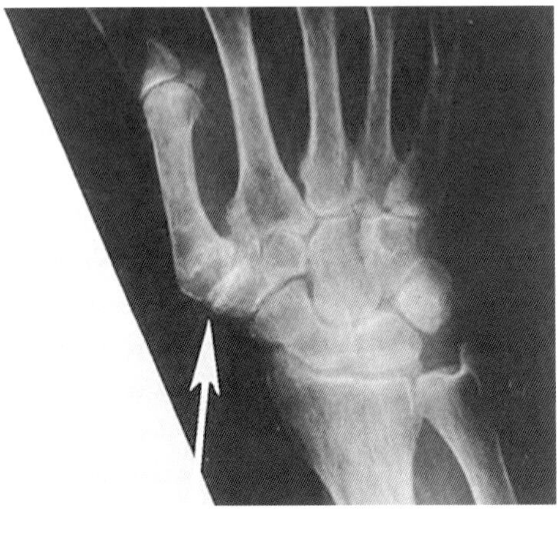

图 17-91 基底关节关节炎。严重的骨关节炎变化包括第 1 腕掌关节和邻近关节的关节间隙狭窄、硬化和骨赘形成,退行性改变涉及大多角骨及其周围的关节,包括第 1 掌骨、第 2 掌骨、小多角骨和舟骨关节。

及拇指底部的关节炎可能有严重的疼痛,可以严重损害手功能。关节损伤程度的影像学和临床分级详情如下:

- 第 1 阶段:拇指腕掌关节韧带在负重位显示松弛,与掌骨基底背侧半脱位一致,侧位片显示拇指尖压在一起。
- 第 2 阶段:拇指腕掌关节出现慢性半脱位,有明确的影像学特征显示关节处有骨性关节炎的表现。
- 第 3 阶段:相邻关节的骨性关节炎在放射学上很明显,包括大多角骨-第 1 掌骨关节、大多角骨-第 2 掌骨关节,大多角骨-小多角骨关节,和大多角骨-舟骨关节。
- 第 4 阶段:拇指掌指关节出现骨性关节炎。

治疗

手和拇指 DJD 的治疗须根据累及的程度。康复扮演一个重要的角色。早期的治疗通常是控制疼痛、夹板固定(预防或减少畸形)、保持运动的治疗性锻炼和关节保护教育。后期阶段可能需要关节融合或关节置换,以减轻痛苦和保持手功能。

类风湿关节炎

类风湿关节炎常见于小的腕关节、掌指关节和近端指间关节。

X线特征

类风湿关节炎的影像学表现在第 2 章已经介绍，见图 2-10、图 2-23、图 2-33、图 2-34 和图 2-37 的相关图像。

治疗

治疗方法类似于 DJD，取决于累及的程度，可采取保守措施或联合关节成形术（图 17-92）。康复治疗对保持关节功能必不可少。

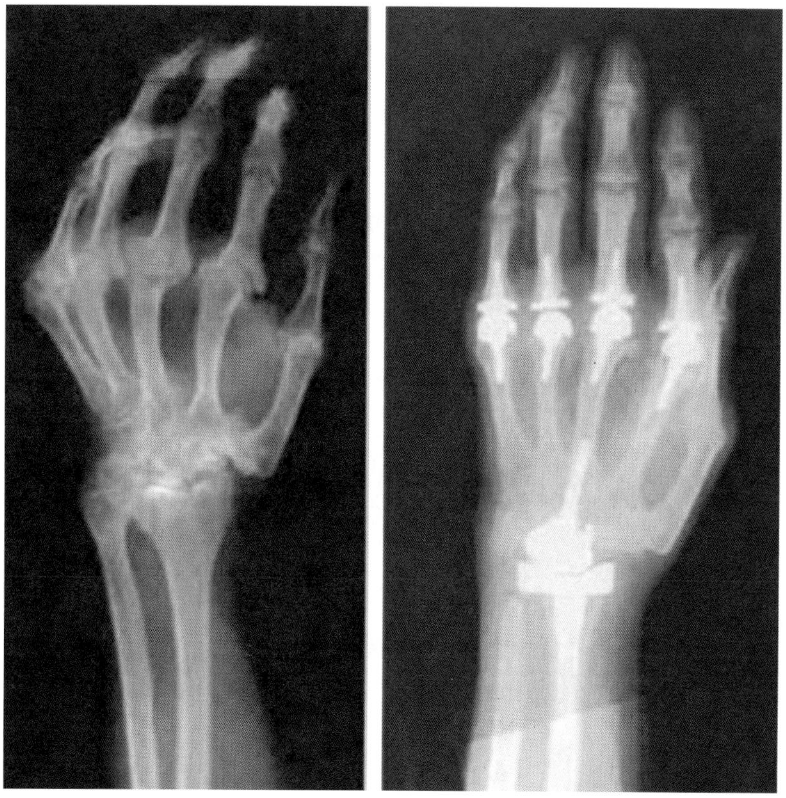

图 17-92　晚期类风湿关节炎。(A)手术前 X 线图像显示所有关节完全被破坏吸收，妨碍功能。(B)术后 X 线图像显示包括掌骨和桡腕关节的全关节置换，使患者保有抓握功能。

要点总结

常规X线评估

1.手部的常规 X 线摄影评估包括 3 项投影：

➤ 后前位：显示指骨、掌骨，腕骨和手的关节间隙。

➤ 侧位：桡骨长轴、月骨、头状骨、第 3 掌骨通常在长轴大体排成一行（偏差在 10°以内）。

➤ 斜位：显示手的长骨轴的侧面，从正确的侧面看没有重叠。

2.腕部的常规 X 线检查包括 3 项投影：

➤ 后前位：显示腕骨行的弧形线，尺骨变异和桡关节角。

➤ 侧位：显示桡骨掌侧偏斜、舟月角和头月角。

➤ 斜位：桡侧腕骨和钩骨显示最佳。

供选视图和功能视图

3.腕关节 3 种常见的可选视图如下：

➤ 尺侧偏斜视图：显示舟骨和相邻扩张的腕骨间隙。

➤ 桡侧偏斜视图：显示尺侧腕骨和腕骨间隙。

➤ 腕管视图：显示腕部掌侧的腕骨成拱形排列。

➤ 握拳位：握紧产生轴向压力，迫使头状骨近侧移位，如果显示韧带断裂时，导致舟月骨分离。

➤ 负重位：利用手腕的被动运动来显示不稳定症。

先进成像技术评估

4.腕关节的基本 CT 检查范围从桡尺骨远端至掌

骨基部。

5.腕关节的CT和MR成像平面是轴位、矢状位和冠状位。上臂置于头上,在扫描仪中保持“超人”的姿势。

6.评估CT图像的ABCS指的是在解剖定位、骨密度、软骨和软组织中寻找异常。

7.腕部的基本MRI检查包括以下典型脉冲序列:

➤ T1W序列显示解剖位置(通常为质子密度图)。

➤ T2W序列检测异常流体,从而发现病变(脂肪抑制序列和IR常用)。

8.评估MRI图像的ABCDS指的是检查解剖定位、骨信号、软骨、水肿和软组织异常。

手部骨折

9.手部骨折可能是成人最常见的骨折,指骨远端最常见粉碎性骨折,其余指骨和掌骨骨折的位置为头、颈、干、基底或关节内,包括肌腱和韧带附着处的撕脱骨折。

10.手掌骨骨折最常见于颈部。

11.拇指掌骨骨折通常发生在接近基底部的干端,并被分为关节内型和关节外型。

腕关节骨折

12.舟骨是腕骨最常见的骨折部位。血液供应分布在远端,如果骨折发生在腰部或近端,有发生缺血性坏死的危险。

13.桡骨远端是腕关节骨折最常见的部位,柯莱斯骨折通常指距离桡骨远端大约1.5英寸(约为3.81cm)的关节外骨折,其断端远端背侧成角,相关的尺骨茎突骨折常出现。

腕关节不稳定症

14.不稳定症通常被分类为前动态型、动态型和静止型。

15.前动态不稳定无放射学异常;动态不稳定仅在功能X线、负重位和动态摄影显示;静态不稳定在常规X线图像上则可显示。

16.动态摄影属于放射学的运动研究。在腕部,其被用于评估动态不稳定。

17.腕关节不稳定被归类为腕关节不稳定症分离型(CID)、腕关节不稳定症无分离型(CIND)和腕关节不稳定症混合型(CIC)。

软组织异常

18.三角纤维软骨复合体(TFCC)是桡尺远侧关节重要的稳定结构,它可以被单独撕裂或与其他损伤相关,MRI和MR关节造影可诊断这些病变。

19.腕管综合征是穿过腕关节正中神经的压迫性神经病。电反应诊断是目前研究中具有决定性的诊断方法,然而,先进成像技术有望成为这种综合征特征的评估手段。

关节炎

20.关节退行性疾病(DJD)常见于>50岁患者手部小关节,X线特征是关节间隙变窄、硬化和骨质增生。

21.赫伯登结节是远侧指间关节处的DJD畸形,布夏尔结节是近侧指间关节DJD畸形,基底关节关节炎是第1腕掌关节DJD。

22.风湿性关节炎的特征是发生于腕关节的所有小关节和掌指关节。

23.类风湿关节炎的放射学特征包括关节间隙变窄、关节周围稀疏、关节破坏、滑膜囊肿和关节畸形,如“天鹅颈”畸形和“纽扣”畸形。

病例分析

病例 1

近节指骨骨折并发症

患者,女,45岁,在接受骨科医师对其第3指近节指骨的骨折复位并固定后,转诊至康复科接受康复治疗。

外伤史

当时患者被车库里的电源线绊倒,其伸出的左手着地而受伤,她立刻感到手指疼痛,并在该区域发现明显的肿胀,她丈夫开车送她去了当地的急诊室。

初始影像检查

急诊室医生要求拍摄左手常规 X 线图像，包括手的后前位和第 3 指骨的侧位，诊断其为近节指骨粉碎性骨折，并会诊咨询了矫形术。

临床干预

患者的手指夹板固定 1 周以后，水肿消退，然后骨科医生使用两根钢钉进行切开复位内固定（ORIF）（图 17–93）。

物理治疗

（1）患者主诉

大约手术固定 4 周后，两根钢针被移除，患者接受物理治疗。在预约时，患者诉疼痛、僵硬，左手从事许多日常生活活动的能力下降，她说她仍然没能回到日托中心工作，因为她惯用右手，不能完成照顾孩子的要求。

（2）体格检查

患者继续戴着指夹板以保护手指，显著减少左侧中指的近端和远端指间关节（PIP 和 DIP）主动和被动屈曲。在这些关节的伸展几乎是在正常范围内，掌指（MCP）关节屈曲和伸展轻度受限，左手所有其他关节的活动均在正常范围内。

（3）物理疗法干预

在接下来的 10 天中，患者开始接受治疗方案，减少患指水肿，增加 MCP、PIP 和 DIP 关节被动活动范围。理疗师也允许其在一定活动范围的活动。在物理

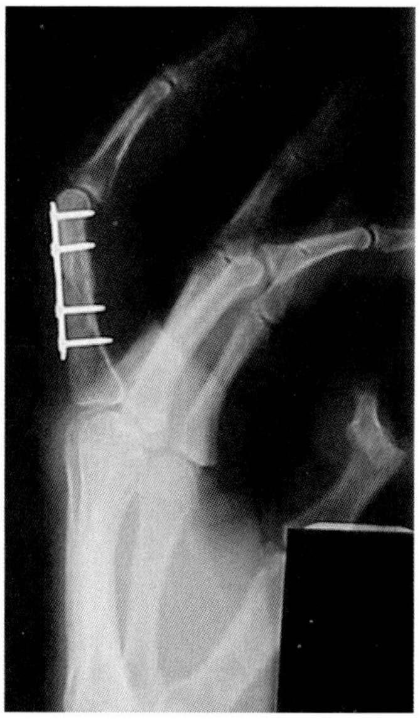

图 17–93　斜位片示指骨近端粉碎性骨折并钢针固定。

治疗第 10 天，患者主诉左中指疼痛增加和出现水肿，因她在家里走廊遇见她丈夫时闪避不及，左中指不小心撞到了墙上，她说她当时没有佩戴防护夹板。

影像复查

理疗师检查了她的手，发现其受累手指浮肿加重、活动范围减小、原始骨折部位处指骨异常移动，理疗师立即联系了骨科医生并建议拍摄 X 线图像以证实是否再次受伤。外科医生同意。后前位片和侧位片证实骨折部位移位。

结果

患者接受钢板螺钉内固定术（图 17–94）。

讨论

该病例说明了每当患者报告某件事时，理疗师都需要谨慎行事。尽管许多时候这些事件看似意义不大，或者不会严重影响患者的整体管理。然而，有时，看似微不足道的事件可能会改变临床情况。

图 17–95 概述了这种情况。

关键思考点

患者再次受伤及时接受了治疗，因此可以避免与骨折部位固定不足的相关并发症。这次事件的关键是近节指骨异常运动的发现。可触诊到不稳定的骨折部位，或者在这种情况下，甚至可直接观测到。若先前骨折部位的活动或急性点压痛增加，须行X线摄影复查。

病例2

腕关节骨折–移位

患者，男，31 岁，左侧腕关节骨折–移位损伤，骨科医师对患处切开复位内固定，其后接受物理治疗。

外伤史

该患者是位体力劳动者，在工作中受了伤，当时一块水泥掉在他身上，压伤了他的左手腕，他立刻被送到当地医院急诊室接受检查。

初始影像学检查

在急诊室里，对其进行了左腕和左手的普通 X 线摄片。后前位（图 17–96）、侧位（图 17–97）和斜位片显示桡骨茎突移位性骨折和腕关节掌侧脱位，另有拇指近节指骨关节内骨折。

临床干预

骨科医生复位腕关节脱位、用螺钉固定并稳定桡骨茎突骨折。腕关节和拇指被夹板固定4周后接受物理治疗。

物理治疗

(1)患者主诉

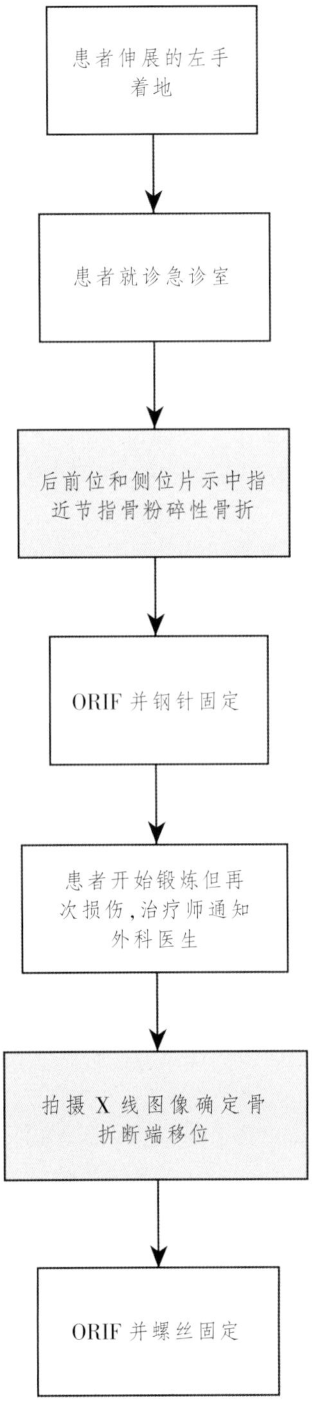

图 17-94 病例诊疗过程。影像检查突出显示。

在患者预约第1次物理治疗时,他主诉左手腕持续性中度疼痛和僵硬。

伤后,他在工作中做些轻松的工作,尽可能使用右手完成任务。

(2)体格检查

患者的手腕和拇指继续佩戴夹板,在体格检查

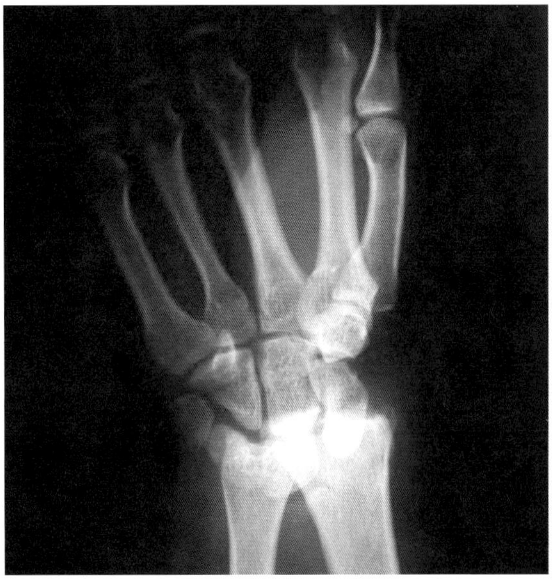

图 17-95 ORIF 并经钢板螺钉固定后的侧位片。

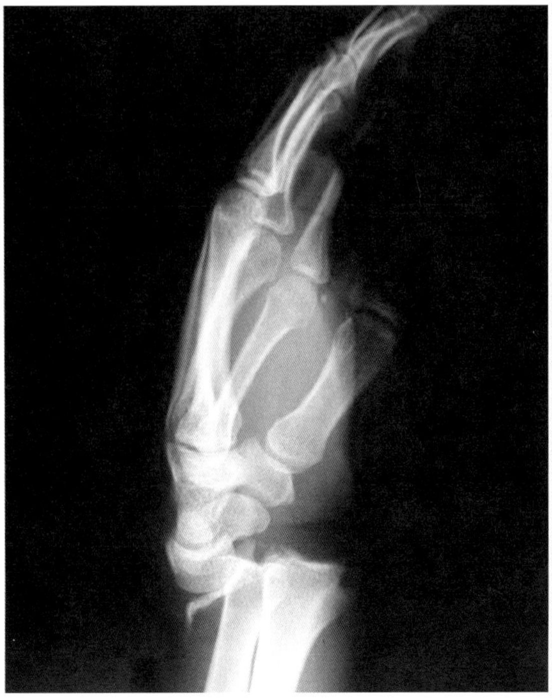

图 17-96 手的后前位视图。桡骨茎突移位性骨折,拇指近节指骨关节内骨折,以及腕弓状线中断。

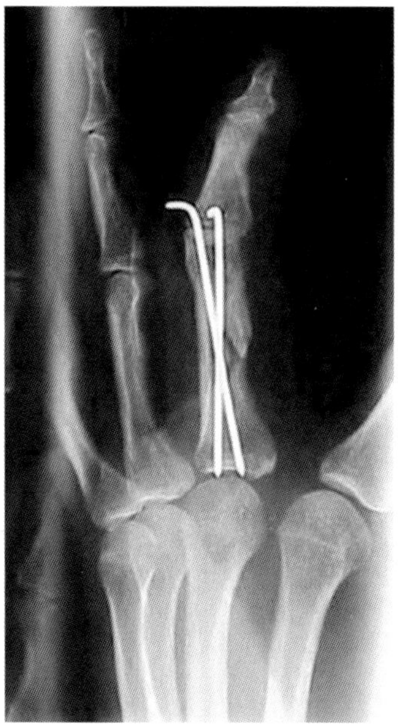

图 17–97　手的侧位片显示腕骨掌骨脱位。

中不愿意移动手，并表现出对整体左上肢的保护。腕部中度水肿、明显触痛，以及腕关节和拇指的运动范围严重受限。

(3)物理疗法干预

理疗师把检查结果与患者带来的第 1 次 X 线图像结果结合起来。

最初的治疗是消除患者移动手的恐惧感，通过 X 线图像，理疗师能够向患者解释更多的细节，指出骨折部位愈合成功。说明与愈合部位相关的压痛，以及回答他提出的所有关于外伤和手术修复的问题。

理疗师也注意到后前位片上舟状骨间隙明显增大，但当时没有与患者讨论这个问题。

治疗措施在条件允许的情况下开始并取得进展，包括逆行按摩、关节活动、夹板调整，以及教给患者保护关节的技能，不是仅限于恢复急性病况，而且用于预防腕关节不稳定症。

结果

受伤 4 个月后，患者结束康复治疗，他认为自身有 80%恢复了健康。腕关节活动度和握力均在正常范围内。他恢复了全职工作，但举起时有些限制。他在进行某些动作时腕部仍会感觉疼痛，尤其是末端屈曲、伸展和沉重的抓举活动。

理疗师与外科医生讨论了舟月骨不稳定造成的残余疼痛，功能 X 线摄影或者是动态摄影可能能证实这种怀疑。然而，因为手术是舟月骨不稳定唯一的治疗方案，患者拒绝进一步的术前影像学检查。他满意地返回工作岗位并掌握了保护腕免受过度压力的关节保护策略。

讨论

治疗师使用 X 线图像主要有两个目的：治疗计划和患者教育。观察损伤和手术修复为理疗师阐明了结构损伤的广泛性，也可以推断韧带损伤。

让患者查看 X 线图像，回答他的问题有助于他安心，让他充分参与治疗而不必过度担心。这样，患者能更好地理解他的伤势，了解治疗和康复是需要时间的。

图 17–98 概述了该病例的情况。

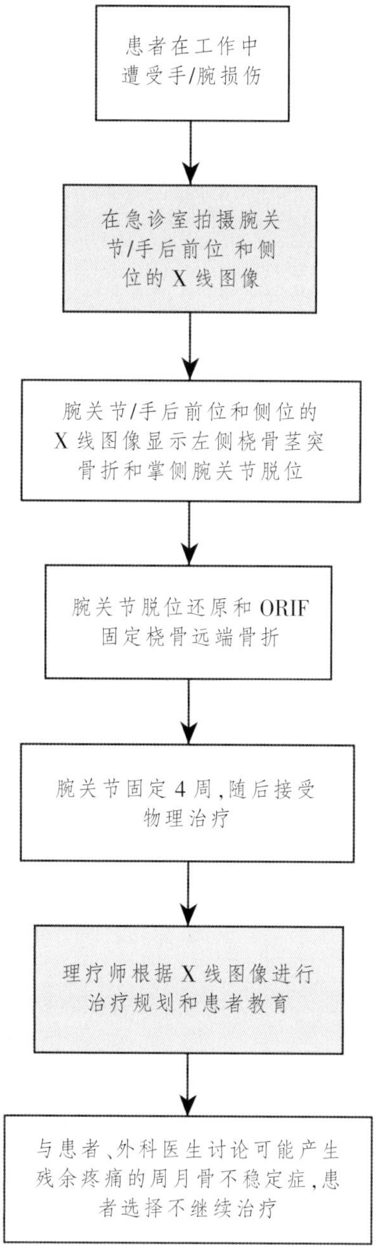

图 17–98　病例 2 诊疗过程。影像检查突出显示。

关键思考点

本病例说明了以下几点：

1.除了阅读放射科医生的报告，理疗师还应尽可能细致地查看这些图像，从而综合性地认识临床表现，并理清放射学信息与临床表现的关系。

2.理疗师通常对影像学的某些方面感兴趣，但在放射学医生的报告中可能不会提及。在本例中，报告的信息主要是针对外科修复和骨折愈合状态，而理疗师对另一种征象感兴趣——舟月骨距离。

3.未对舟月骨不稳定症进行探索，这不是疏忽，这是患者知情后的选择。其他现实因素，包括工作保障、保险问题，或是希望在一段已经时间很长的康复之后能回到正常的生活中去，这些都可能是影响他决定的考虑因素。为他提供关于间歇性腕部疼痛的信息，这样，给了他改善疾病疼痛的方法，并尊重他做出自己的决定。

Case studies adapted by J. Bradley Barr, PT, DPT, OCS.

（郁万江 连城锦 王泽国 译）

参考文献

正常解剖

1. Netter, FH: Atlas of Human Anatomy, ed. 4. Saunders, Philadelphia, 2006.
2. Nordin, M, and Frankel, VH: Basic Biomechanics of the Musculoskeletal System, ed. 3. Lippincott Williams & Wilkins, Philadelphia, 2001.
3. Whiting, W, and Zernicke, R: Biomechanics of Musculoskeletal Injury, ed. 2. Human Kinetics, Champaign, IL, 2008.
4. Norkin, CC, and Levangie, PK: Joint Structure and Function: A Comprehensive Analysis, ed. 2. FA Davis, Philadelphia, 1992.
5. Meschan, I: An Atlas of Radiographic Anatomy. WB Saunders, Philadelphia, 1960.
6. Greulich, WW, and Pyle, SI: Radiographic Atlas of Skeletal Development of the Hand and Wrist, ed. 2. Stanford University Press, Stanford, CA, 1999.
7. Gilsanz, V, and Ratib, O: Hand Bone Age: A Digital Atlas of Skeletal Maturity. Springer, New York, 2004.
8. Weber, EC, Vilensky, JA, and Carmichael, SW: Netter's Concise Radiologic Anatomy. WB Saunders, Philadelphia, 2008.
9. Kelley, LL, and Peterson, CM: Sectional Anatomy for Imaging Professionals, ed 2. Mosby, St. Louis, MO, 2007.
10. Lazo, DL: Fundamentals of Sectional Anatomy: An Imaging Approach. Thomson Delmar Learning, Clifton Park, NY, 2005.

常规检查

11. American College of Radiology (ACR): Practice Guideline for the Performance of Radiography of the Extremities. Amended 2011. Accessed August 8, 2012. www.acr.org.
12. Weissman, B, and Sledge, C: Orthopedic Radiology. WB Saunders, Philadelphia, 1986.
13. Greenspan, A: Orthopedic Radiology: A Practical Approach, ed. 4. Lippincott Williams & Wilkins, Philadelphia, 2004.
14. Bontrager, KL: Textbook of Radiographic Positioning and Related Anatomy, ed.7. Mosby, St. Louis, Mo, 2009.
15. Fischer, HW: Radiographic Anatomy: A Working Atlas. McGraw-Hill, New York, 1988.
16. Wicke, L: Atlas of Radiographic Anatomy, ed. 5. Lea & Febiger, Malvern, PA, 1994.
17. Frank, E, Smith, B, and Long, B: Merrill's Atlas of Radiographic Positions and Radiologic Procedures, ed. 12. Elsevier Health Sciences, Philadelphia, 2009.
18. Squires, LF, and Novelline, RA: Fundamentals of Radiology, ed. 4. Harvard University Press, Cambridge, MA, 1988.
19. Chew, FS: Skeletal Radiology: The Bare Bones, ed. 2. Williams and Wilkins, Baltimore, 1997.
20. Weir, J, and Abrahams, P: An Atlas of Radiological Anatomy. Yearbook Medical, Chicago, 1978.
21. Krell, L (ed): Clark's Positioning in Radiology, vol. 1, ed. 10. Yearbook Medical, Chicago, 1989.

先进成像技术

22. Brant, WE, and Helms, CA: Fundamentals of Diagnostic Radiology. Lippincott Williams & Wilkins, Philadelphia, 2007.
23. Manaster, BJ: Diagnostic and Surgical Imaging Anatomy: Musculoskeletal. Amirsys, Salt Lake City, 2007.
24. Saenz, R: CT for the Nonradiologist. [S.l.]: Xlibris, 2011.
25. Kaplan, P, et al: Musculoskeletal MRI. Saunders, Philadelphia, 2001.
26. Markuszewski, M, et al: NMR findings in patients after wrist trauma with a negative plain radiographs. Pol J Radiol 77(2):7–13, April 2012.
27. Langner, I, et al: Ganglions of the Wrist and Associated Triangular Fibrocartilage Lesions: A Prospective Study in Arthroscopically-treated Patients. J Hand Surg Am 37(8):1561–1567, August 2012.
28. Slaar, A, et al: The role of plain radiography in paediatric wrist trauma. Insights Imaging June 26, 2012.
29. Mahmood, A, et al: Wrist MRI arthrogram v wrist arthroscopy: What are we finding? Open Orthop J 6:194–198, 2012.
30. Shahabpour, M, et al: Pathology of extrinsic ligaments: A pictorial essay. Semin Musculoskelet Radiol 16(2):115–128, April 2012.
31. Taljanovic, MS, et al: Normal anatomy of the extrinsic capsular wrist ligaments by 3-T MRI and high-resolution ultrasonography. Semin Musculoskelet Radiol 16(2):104–114, April 2012.
32. Weber, MA, et al: Cartilage imaging of the hand and wrist using 3-T MRI. Semin Musculoskelet Radiol 16(2):71–87, April 2012.
33. Friedrich, KM, et al: 7T imaging of the wrist. Semin Musculoskelet Radiol 16(2):88–92, April 2012.
34. Klauser, AS: Hand and wrist imaging. Semin Musculoskelet Radiol 16(2):69, April 2012.
35. Peterfy, CG, et al: Evaluating joint-space narrowing and cartilage loss in rheumatoid arthritis by using MRI. Arthritis Res Ther 14(3):R131, May 30, 2012.
36. Chhabra, A, et al: Current perspectives on the advantages of 3-T MR imaging of the wrist. Radiographics 32(3):879–96, May–June 2012.
37. Smith, TO, et al: Diagnostic accuracy of magnetic resonance imaging and magnetic resonance arthrography for triangular fibrocartilaginous complex injury: A systematic review and meta-analysis. J Bone Joint Surg Am 94(9):824–832, May 2, 2012. Review.
38. Yoshioka, H, and Burns, JE: Magnetic resonance imaging of triangular fibrocartilage. J Magn Reson Imaging 35(4):764–778, April 2012. doi: 10.1002/jmri.22840. Review.
39. ACR–SSR Practice Guideline for the Performance of MRI of the Wrist. Reviewed 2007. Available at www.acr.org. Accessed August 8, 2012.

创伤/异常情况

40. ACR: Appropriateness Criteria for Chronic Wrist Pain. Reviewed 2009. Available at www.acr.org. Accessed August 8, 2012.
41. ACR: Appropriateness Criteria for Acute Hand and Wrist Trauma. Reviewed 2008. Available at www.acr.org. Accessed August 8, 2012.
42. Bucholz, RW, Heckman, J, and Court-Brown, C (eds): Rockwood and Green's Fractures in Adults, ed. 6. Lippincott Williams & Wilkins, Philadelphia, 2005.
43. Rockwood, CA, and Green, DP (eds): Fractures in Adults, ed. 5. Lippincott Williams & Wilkins, Philadelphia, 2002.
44. Beaty, J, and Kasar, J (eds): Rockwood and Wilkins' Fractures in Children, ed. 6. Lippincott Williams & Wilkins, Philadelphia, 2005.

45. Koval, KJ, and Zuckerman, JD: Handbook of Fractures, ed. 2. Lippincott Williams & Wilkins, Philadelphia, 2002.
46. Eiff, M, et al: Fracture Management for Primary Care. WB Saunders, Philadelphia, 2003.
47. Yochum, TR, and Rowe, LJ: Essentials of Skeletal Radiology, ed. 3. Williams & Wilkins, Baltimore, 2004.
48. Marchiori, DM: Clinical Imaging with Skeletal, Chest, and Abdomen Pattern Differentials, ed 2. Mosby, St. Louis, MO, 2004.
49. Ip, D: Orthopedic Traumatology: A Resident's Guide. Springer, New York, 2006.
50. McConnell, J, Eyres, R, and Nightingale, J: Interpreting Trauma Radiographs. Blackwell, Malden, MA, 2005.
51. Hodler, J, von Schulthess, GK, and Zollikofer, CL: Musculoskeletal Disease: Diagnostic Imaging and Interventional Technology. Springer, Italy, 2005.
52. Daffner, RH: Clinical Radiology: The Essentials, ed. 3. Williams & Wilkins, Baltimore, 2007.
53. Bernstein, J (ed): Musculoskeletal Medicine. American Academy of Orthopedic Surgeons, Rosemont, IL, 2003.
54. Büchler, U: Wrist Instability. Mosby, St. Louis, MO, 1996.
55. Hunter, JM, et al (eds): Rehabilitation of the Hand: Surgery and Therapy, ed. 5. Mosby, St. Louis, MO, 2002.
56. Taleisnik, J: The Wrist. Churchill Livingstone, New York, 1985.
57. Cailliet, R: Hand Pain and Impairment, ed. 4. FA Davis, Philadelphia, 1994.

骨折

58. Firoozabadi, R, et al: Qualitative and quantitative assessment of bone fragility and fracture healing using conventional radiography and advanced imaging technologies—Focus on wrist fracture. J Orthop Trauma 22(8 Suppl):S83, 2008.
59. Kawamura, K, and Chung, KC: Treatment of scaphoid fractures and nonunions. J Hand Surg [Am] 33(6):988, 2008.
60. Cheow, HK, et al: The role of bone scan in the diagnosis of carpal fracture in children. J Pediatr Orthop B 17(4):165, 2008.
61. Kazakos, KJ, et al: Diagnostic value of conventional arthrography in investigating post-traumatic ulnar wrist pain: Are MRI and MR arthrography always necessary? Med Sci Monit 14(4):CS37, 2008.
62. Welling, RD, et al: MDCT and radiography of wrist fractures: Radiographic sensitivity and fracture patterns. AJR Am J Roentgenol 190(1):10, 2008.
63. Morisawa, Y, et al: Dorsoradial avulsion of the triangular fibrocartilage complex with an avulsion fracture of the sigmoid notch of the radius. J Hand Surg Eur 32(6):705, 2007.
64. Karantanas, A, et al: The role of MR imaging in scaphoid disorders. Eur Radiol 17(11):2860, 2007.
65. Cruickshank, J, et al: Early computerized tomography accurately determines the presence or absence of scaphoid and other fractures. Emerg Med Australas 19(3):223, 2007. Erratum in: Emerg Med Australas 19(4):387, 2007.
66. La Hei, N, et al: Scaphoid bone bruising—Probably not the precursor of asymptomatic non-union of the scaphoid. J Hand Surg Eur 32(3):337, 2007.

腕关节不稳定症/软组织异常

67. Moser, T, et al: Wrist ligament tears: Evaluation of MRI and combined MDCT and MR arthrography. AJR Am J Roentgenol 188(5):1278, 2007.
68. Maizlin, ZV, et al: MR arthrography of the wrist: Controversies and concepts. Hand (NY) 4(1):66, 2009.
69. Moritomo, H, et al: Relationship between the fracture location and the kinematic pattern in scaphoid nonunion. J Hand Surg [Am] 33(9):1459, 2008.
70. Henry, MH: Management of acute triangular fibrocartilage complex injury of the wrist. J Am Acad Orthop Surg 16(6):320, 2008.
71. Lacelli, F: High-resolution ultrasound anatomy of extrinsic carpal ligaments. Radiol Med 113(4):504, 2008.
72. Dodds, SD, et al: Essex-Lopresti injuries. Hand Clin 24(1):125, 2008.
73. Arimitsu, S, et al: Analysis of radiocarpal and midcarpal motion in stable and unstable rheumatoid wrists using 3-dimensional computed tomography. J Hand Surg [Am] 33(2):189, 2008.
74. Chang, W, et al: Arcuate ligament of the wrist: Normal MR appearance and its relationship to palmar midcarpal instability: A cadaveric study. Skel Radiol 36(7):641, 2007.
75. Giannoulis, FS, and Sotereanos, DG: Galeazzi fractures and dislocations. Hand Clin 23(2):153, 2007.
76. Henry, M: Collapsed scaphoid non-union with dorsal intercalated segment instability and avascular necrosis treated by vascularised wedge-shaped bone graft and fixation. J Hand Surg Eur 32(2):148, 2007.
77. Weiss, S, Schwartz, DA, and Anderson, SC: Radiography: A review for the rehabilitation professional. J Hand Ther 20(2):152, 2007.
78. Young, D, Papp, S, and Giachino, A: Physical examination of the wrist. Orthop Clin North Am 38(2):149, 2007.
79. Ekelund, L, et al: Imaging of four-corner fusion (SLAC arthrodesis) of the wrist with 64-slice computed tomography. Acta Radiol 48(1):76, 2007.
80. Goldfarb, CA: Traumatic wrist instability: What's in and what's out. Instr Course Lect 56:65, 2007.
81. Bencardino, JT, and Rosenberg, ZS: Sports-related injuries of the wrist: An approach to MRI interpretation. Clin Sports Med 25(3):409, 2006.
82. Lubiatowski, P, et al: Instability of the distal radioulnar joint (DRUJ): A description of the problem and own experience. Ortop Traumatol Rehabil 8(3):251, 2006.
83. Dzianach, M, et al: Diagnostic imaging of wrist instability. Ortop Traumatol Rehabil 8(2):150, 2006.
84. Theumann, NH, et al: Association between extrinsic and intrinsic carpal ligament injuries at MR arthrography and carpal instability at radiography: Initial observations. Radiology 238(3):950, 2006.

自测

图A

1.判断投影方位。

2.已对第1腕掌关节进行了外科手术来减轻疼痛和骨关节炎的局限性。哪部分的腕骨被切除?

3.将掌长肌盘绕进切除区域来保持关节间隙,该软组织是如何固定到位的?

图B

4.判断投影方位。

5.骨质检查结果正常。软组织肿胀的位置和范围(箭头所示)表明涉及哪些结构?

6.如果结合患者的病史和临床发现,使重复性机械应力导致外伤的可能性降低,那么可能的诊断是什么?

图C

7.判断投影方位。

8.哪些影像学表现提示疾病状态的存在?

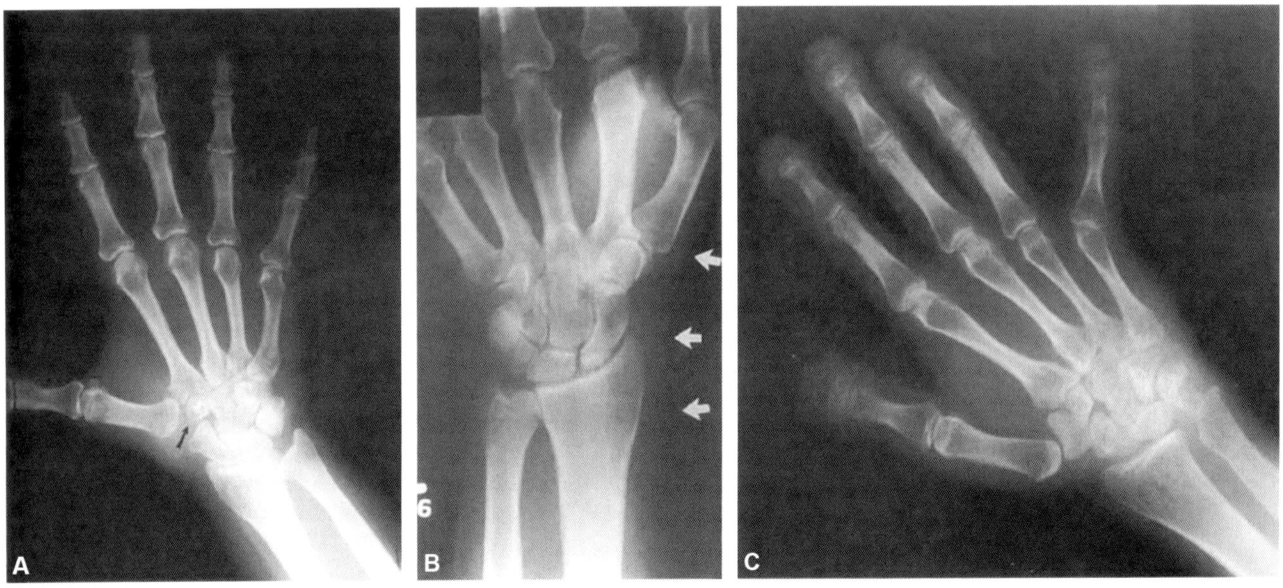

第 18 章

影像学与物理治疗实践的结合

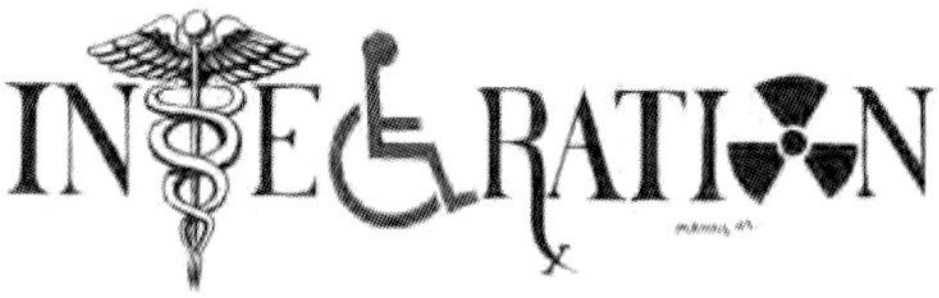

With J. Bradley Barr, PT, DPT, OCS

本章大纲

影像诊断在物理治疗教育中的应用前景

传统模式

物理治疗（简称为理疗）正逐渐发展成为一种专业领域的实践，包括初级保健，这需要在肌肉骨骼评估方面有足够的专业知识。美国物理治疗师的专业教育在近几十年来经历了许多变化。

过去，物理治疗教育计划还非常少，如果有的话，也只是涉及影像诊断相关课程内容。在过去，不开设影像诊断教育可能是由于物理治疗师不进行医学诊断，作为康复专家的物理治疗师的影像诊断专业知识几乎没有增加。在日常的物理治疗实践中，影像诊断并没有什么用处，这曾是一种普遍的认识。在物理治疗评估中整合影像诊断资料的价值没有得到认可或探讨。缺乏物理治疗课程的影像诊断指导也反映了传统医学模式的限制，以及物理治疗师实践范围有限的事实。

演变模式

近几十年来，现代患者对物理治疗专业的需求带来了专业认同度和专业标准的提高。这些事态发展持续推动与国家实践标准有关的立法改革。美国 47 个州以及哥伦比亚特区颁布了允许患者直接接受物理治疗的法律（表 18-1）[1]。这种政策的转变改变了许多理疗师的做法。理疗师，很可能是患者遇到的第一个保健专家。理疗师具有提供初级保健的潜力，这改变了医学界对影像诊断在物理治疗师教育中重要性的认识。

目前，影像诊断是许多物理治疗教育计划的一个组成部分。

当前的物理治疗实践模式是由美国理疗师的专业认证和教育认证机构——美国物理治疗协会（APTA）提出的。将影像诊断纳入物理治疗实践的做法可参考以下文件：《2020 愿景声明》《物理治疗师实践指南》《物理治疗师专业教育规范模式》以及《骨科物理治疗

表 18-1 截至 2012 年 5 月，美国各州物理治疗师接诊患者的情况

允许	不限制	仅限于评估	不允许
亚拉巴马州	阿拉斯加州	密歇根州	印第安纳州
阿肯色州	亚利桑那州	俄克拉荷马州	
加利福尼亚州	科罗拉多州		
康涅狄格州	夏威夷州		
特拉华州	爱达荷州		
哥伦比亚特区	爱荷华州		
佛罗里达州	肯塔基州		
佐治亚州	马里兰州		
伊利诺伊州	马萨诸塞州		
堪萨斯州	蒙大拿州		
路易斯安那州	内布拉斯加州		
缅因州	内华达州		
明尼苏达州	北达科他州		
密西西比州	南达科他州		
密苏里州	犹他州		
新罕布什尔州	佛蒙特州		
新泽西州	西弗吉尼亚州		
新墨西哥州			
纽约州			
北卡罗来纳州			
俄亥俄州			
俄勒冈州			
宾夕法尼亚州			
罗德岛			
南卡罗来纳州			
田纳西州			
得克萨斯州			
弗吉尼亚州			
华盛顿			
威斯康星州			
怀俄明州			

Source:American Physical Therapy Association.[1]

专业实践细则》。这些文件将在下文介绍。

2020愿景声明

物理治疗专业地位最明显的变化体现在由教育机构颁发的学位。在美国,几乎每一个入门级的物理治疗教育项目都提供物理治疗博士(DPT)学位(图 18-1)[2]。博士水平的物理治疗教育得到了“2020 愿景声明”的支持(表 18-2),该声明提出了所有物理治疗师都是“物理治疗医生”的目标[3],愿景呼吁物理治疗师“利用新技术”提供直接的医疗服务[3]。专业的渐进性改革使得学生和执业医师的影像学领域的知识有所增加。然而,需要何种深度的影像诊断专业,目前还未确定。可以肯定的是,物理治疗师必须得到患者充分的理解,使他们能够提供一个全面的专业护理。

支持增强影像教育的证据

该专业的实践方面的核心文件《物理治疗师实践

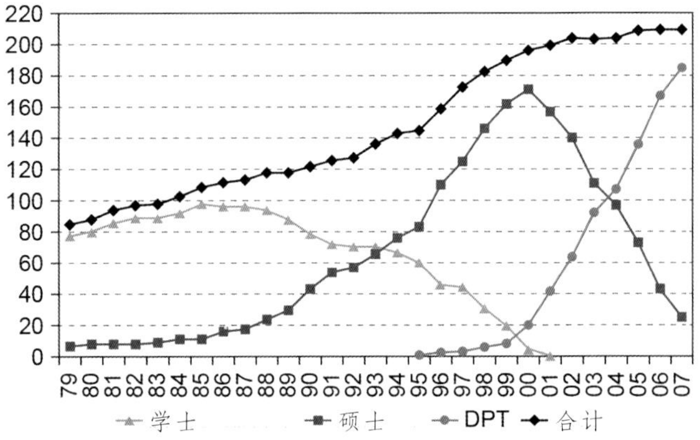

图 18-1 逐年经认可的初级理疗课程数量,1979—2007 年。(Adapted from American Physical Therapy Association,[2]p. 4.)

表 18-2 APTA 2020 愿景声明

到 2020 年,物理治疗将由理疗师提供,他们是理疗医生,也可能是经委员会认证的专家。无论何时,患者都可以直接接触物理治疗师,以进行患者/客户管理、疾病预防和保健服务。理疗师是客户有健康问题时首先提供服务的人,并将拥有自主执业的所有特权。理疗师助理可以协助进行物理治疗,他们受过专业教育并获得许可,可在理疗师指导和监督下提供服务。

在诚信、终生学习和致力于为所有人提供全面和可获得的服务的指导下,理疗师和理疗师助理将在整个护理过程中提供循证服务,并提高患者生活质量,并以信任、尊重和对个体差异的了解为基础为患者提供专业指导。

理疗师充分利用新技术以及基础研究和临床研究成果为患者提供直接护理,他们为物理治疗专业的发展和公众的健康承担应有的责任。

Source:American Physical Therapy Association.[3]

指南》说明了患者管理的要素[4]。作为这些要素的一部分,该指南描述了理疗师如何将全面筛选的数据与评估过程结合起来,以“发现可能需要咨询的问题,或将问题提交给其他领域的专家”[4],这就是说,必要时将患者转诊至其他专家,或提供理疗师无法提供的检查或措施。为了丰富指南关于患者管理的细则,理疗师必须接受过诊断影像的专业教育,能够为影像专家(放射学家)推荐合适的影像选择。

《理疗师专业教育规范模式:2004 版》是理疗师教育方案的指南。该文件提供了许多实例,说明学员何时应做出让患者转诊的决定,以便进行诊断成像。例如,患者评估程序的一项条款即为:“学员确认行额外的诊断检查(影像学检查、实验室检验、电生理检查、肌电图等),需要做出准确的判断并根据指示进行这些检查[5]。

该模型还强调了理疗师将放射科医生书面报告中的影像信息纳入决策过程的能力。文件中的行为目标包括“学员将能够在患者管理中使用各种结缔组织的影像结果”,以及“学生能够将体检结果与诺丁汉健康调查表诊断的患者的 MRI 结果进行比较”[5]。

除了使用规范的模式来指导其课程,PT 教育计划还包括国家执照考试的预测内容。2013 年理疗师国家物理治疗检查(NPTE)的测试内容纲要包括:执照申请人应能够回答与全身系统相关的诊断成像问题[6]。

《骨科物理治疗专业实践细则》描述了骨科物理治疗专家的实践、维度、专业职责、知识领域和程序[7]。它是由骨科物理治疗专业委员会和学科专家共同创建的,并得到了美国物理治疗专业委员会的批准。该专业实践的目的是帮助促进专家认证骨科物理治疗过程。该文件特别列举了骨科临床专家需掌握的影像专业知识,文件中的实例概述了理疗师使用诊断影像指导临床决策的情况[7]。

新的观点

前文中的实例支持将影像诊断内容整合到理疗师的培训中。从概念上说,这些知识有助于理疗师发挥以下能力:

(1)判断何时需要诊断成像来完成全面检查。

(2)将放射科医生书面报告中的信息纳入物理治疗计划中去。

(3)直观地理解诊断图像,以获得可能不在放射科医生报告中但可能对理疗师有用的信息。

(4)判断最佳的诊断成像时间以获得最佳的预后。

(5)与转诊医生、放射科医生和护理人员进行有效的沟通。

在美国,理疗师也是初级保健提供者

如《理疗师指南》所定义的,“初级保健”是在社区或家庭,提供综合性的、易获得的医疗保健服务,临床医生负责解决绝大多数个人的医疗保健需求,与患者建立持续的合作关系。作为初级保健提供者的理疗师是社区患者最方便见到的人,但也包括其他情况,如在工业环境或家庭环境,理疗师能够协调和整合一些服务[4]。

理疗师协助转诊

对于参与肌肉骨骼疾病初级治疗的保健人员来说,影像是鉴别诊断和医学筛选的必要工具。通常,只有医生负责转诊的诊断。今天,其他保健专业人员也可做出医疗决策。例如,医生助理、执业护士和理疗师可能会分诊患者的肌肉骨骼问题(图 18-2)。要先对患者进行初步筛查,再判断何时需要诊断成像。

这些专家有权决定影像诊断决策,以确认诊断或排除错误诊断。在初级保健实践中,这种准入成像对医疗筛查至关重要,因为诊断成像有时会提供面谈和体检无法获得的诊断信息。例如,在典型的踝内翻损伤的情况下,X 线图像可以诊断撕脱性骨折,这需要转诊医生治疗,也可以排除骨折的可能性,确认软组织损伤可以由理疗师处理。此外,如果是更严重的踝关节扭伤伴不稳定,理疗师可能会得出这样的结论,即 X 线图像对评估韧带并无帮助,建议行 MRI 以确定哪些组织受累。

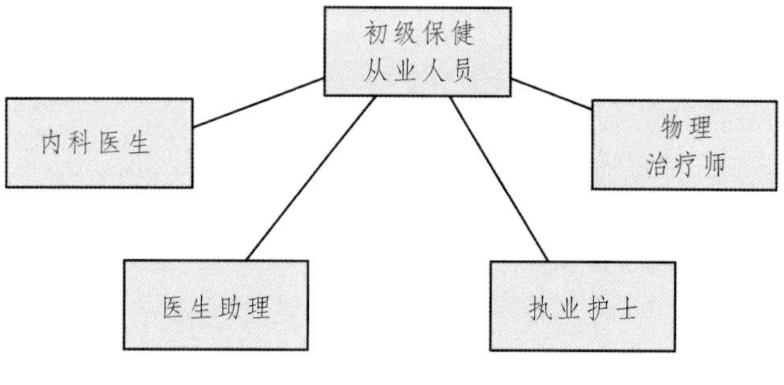

图 18-2 初级保健从业人员。

理疗师也需要接受影像诊断教育

作为跨学科医疗团队的一分子，理疗师必须能够与医生讨论影像诊断，向患者的初级保健医生建议适当的诊断成像，并在必要时直接向放射科医生咨询。为了有效地做到这些，必须对理疗师进行包括多种参数的影像诊断教育，如，成本、可用性、辐射暴露和禁忌证（针对个别患者的诊断性研究）。

此外，物理治疗师，同其他做出诊断决策的医师一样，必须知道所选的诊断性研究可能会提供哪些信息，并对各种成像方式的诊断用途进行广泛的研究。虽然放射科医生在以上这些因素都拥有最丰富的专业知识，但要每一位患者请教放射科医生是不现实的。理疗师必须为他们所治疗的肌肉骨骼疾病选择最适当的诊断成像，并且对这种成像有足够的认识。

美国的其他实践环境

最近，一些健康维护组织和退伍军人管理局健康系统的理疗师发挥了类似于美国军事模式的作用。随着 47 个州允许公众直接求诊理疗师[1]，许多民用理疗师目前担任着初级保健从业者的角色。然而，目前在非军事环境下，理疗师行诊断成像研究的情况并不普遍，理疗师想要获得诊断成像，几乎总是通过同一保健系统的医生获取。

影像获取及与医师的关系

目前，理疗师获得诊断成像的能力取决于临床实践环境，除了直接转诊到放射科，理疗师还必须寻找其他治疗地点。

最常见的是，理疗师依靠他们与转诊医生的关系来请求诊断成像。许多因素决定了这种方法的实施，包括预先与医生建立的工作关系和理疗师对适用的影像研究的经验和知识水平。图 18-3 说明了理疗师获得诊断成像可能的途径。

初级保健"团队"

一些理疗师的做法是，将理疗师与初级保健诊所或"团队"中的其他初级保健从业者进行组合，从而简化获得诊断成像的过程。通过简短的筛选，那些可能有初级肌肉骨骼疾病的患者将由理疗师安排成像预约。理疗师完成肌肉骨骼检查，包括彻底筛查可能与肌肉

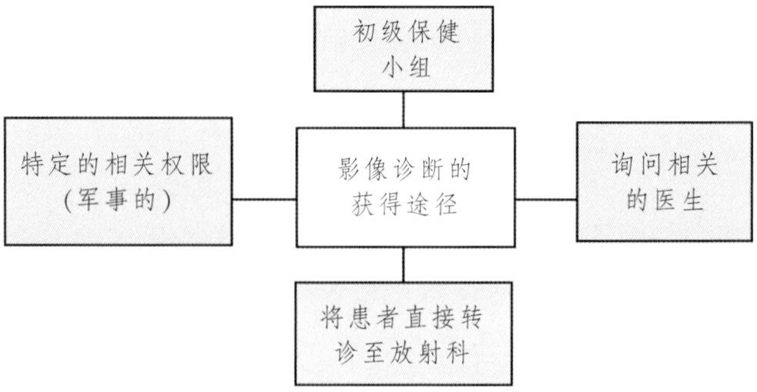

图 18-3 物理治疗师获得诊断成像的可能途径。

骨骼状况相似的内科疾病。如果理疗师认为有必要进行放射评估以确定肌肉骨骼问题，则理疗师只需提交申请，由同一初级保健诊所医生签字。如果怀疑有严重的病变，患者就会被转诊至医生处接受诊断。当同一诊所的理疗师和医生之间建立了信任关系，这个模式就能有效地运行。

私人执业

对于私人诊所和距离大型保健系统较远的其他环境的理疗师，诊断成像的使用更成问题。在这些环境中，必须与医生联系才能进行成像。理疗师、转诊医生和放射科医生之间的清晰沟通有助于加快适当诊断影像的获得。

转诊至放射科医师

物理治疗师获得诊断影像的另一种途径是将患者从理疗师直接转诊至放射科医师或放射科诊所。2006 年，美国物理治疗师协会（APTA）通过了一项立场声明，支持理疗师将患者直接转诊至其他保健提供者，包括放射服务机构[13]。但目前，理疗师通常不采用这种方式。然而，随着理疗师的接诊（以及对这种接触的补偿）在现实中越来越普遍，在某些情况下，直接转诊至放射科医生进行诊断成像可能是高效和节省费用的。一些作者提出了有说服力的论点，支持理疗师直接要求诊断成像或转诊至放射科医生[14-17]。他们引用了一组新的证据，表明理疗师是成本效益较高的初级保健提供者，就包括直接要求诊断成像[10,11,18-25]。

《物理治疗师实践指南》《物理治疗师专业教育规范模式》和《骨科物理治疗专业实践细则》都为这种类

型的转诊提供了支持性的描述和实例。理疗师在必要时将患者转诊给其他专家(如骨科医生、内科专家和神经科医生);放射科医生也包括在内。实践中已经存在直接转诊给放射科医生的例子:慢性疼痛患者如果不能通过保守治疗得到改善,可以转诊至放射科进行干预(疼痛管理)。

国家法惯例

理疗师获得诊断成像有关的问题是每个州执业法案范围内的法律问题(表 18–3)[26],美国有 29 个州明令禁止理疗师使用伦琴射线和用于诊断和(或)治疗目的的放射性物质。有两个州,既不禁止也不提及理疗使用的伦琴射线和放射性材料、X 射线、普通胶片材料。在新墨西哥州,没有在其实践法的一般规定中列出物理治疗的定义,但在该部分使用了“预约”(reserved)一词。较新的影像学技术,如 MRI 和超声诊断,通常不涉及理疗师和诊断或干预。

关于旧疗法

大多数理疗师可能不知道“在他们所在的州实践行为中,提到为诊断和(或)治疗目的使用伦琴射线和放射性材料”。据推测,这种词句最初的意图是为了界定脊椎按摩医师、医生和理疗师。过去疗法的设计者可能也一直在试图保护患者,特别是在一个不完全了解辐射暴露的危险的时代。这种词句在旧的疗法中是难以理解的,这是现代临床实践的分支。

实践法案的最新发展

州物理治疗委员会联合会制订了《示范性实践法》,作为正在考虑或正在更新其实践法案的国家指南。联邦认为,该法案的语言在法律上界定物理治疗师的实践范围方面是理想的语言形式。2011 年更新的《示范性执业法》没有在物理治疗实践中具体提及放射学或诊断成像的参考,也没有向其他从业者推荐具体的处理方法[27]。

表 18–3 关于放射学的国家实践行为:物理治疗师使用射线和放射性物质的法律地位

禁止	未禁止也未提及
亚拉巴马州	亚利桑那州
阿拉斯加州	特拉华州
阿肯色州	佐治亚州
加利福尼亚州	夏威夷州
科罗拉多州	印第安纳州
康涅狄格州	爱荷华州
佛罗里达州	马萨诸塞州
爱达荷州	密歇根州
伊利诺伊州	明尼苏达州
堪萨斯州	蒙大拿州
肯塔基州	新罕布什尔州
路易斯安那州	新泽西州
缅因州	北达科他州
马里兰州	俄勒冈州
密西西比州	宾夕法尼亚州
密苏里州	罗德岛
内布拉斯加州	南达科他州
内华达州	田纳西州
纽约州	得克萨斯州
北卡罗来纳州	佛蒙特州
俄亥俄州	
俄克拉荷马州	
南卡罗来纳州	
犹他州	
弗吉尼亚州	
华盛顿州	
西弗吉尼亚州	
威斯康星州	
怀俄明州	

Adapted from American Physical Therapy Association.[26]

未定义的问题

从法律的角度来看,诊断影像在物理治疗实践中的作用尚不明晰,因为仍有许多州的理疗师被禁止使用放射学设备对患者成像。目前的州实践法没有明确授权物理治疗师拍摄 X 线图像或其他诊断图像的语言,示范性执业法也没有这样的语言。然而,对于诸如直接转诊至影像科医生和理疗师对影像学进行解释,这些问题有待说明。随着物理治疗行业的不断发展,以下问题需要更仔细的研究,最终需要澄清。

- 非军事理疗师是否可以合法地(根据每个州的执业法案)将患者直接交给放射科医生进行诊断成像并获得书面报告?这个问题对这个行业来说是比较新的,还需要充分探讨。
- 放射科医生能否根据其所在州的法规,从非医生(如理疗师)处接受转诊并为其出具书面报告?

● 保险公司是否将向放射科医生支付因物理治疗师直接转诊至放射科医生而产生的技术和专业费用?

● 理疗师在使用诊断性影像信息(包括来自放射科医师报告的信息以及从独立观察图像中获得的信息)的法律范围是什么?

● 保险公司是否会支付因理疗师要求进行的超声诊断费用和对肌肉骨骼疾病的评估费用?

美国以外国家和地区的理疗师和影像诊断

在美国以外的国家地区,许多理疗师都是初级保健提供者。在一次题为"物理治疗的直接获得和高级执业范围"的国际会议中[28],来自世界各地的理疗师聚集在一起,分享美国以外的国家和地区理疗师在初级保健作用方面的成功经验和挑战。在会议上,来自南非、挪威和加拿大的演讲者描述了一种直接实践的模式,即无论有没有医生的监督理疗师都能够为患者安排诊断成像。例如,加拿大立法对 1991 年《物理疗法法》和《治疗艺术辐射防护法》进行修改,使理疗师能够直接预约 X 线摄影和进行诊断[32-33]。

在澳大利亚、新西兰及英国工作的理疗师,均有一定的能力转诊患者进行影像学研究[34-37]。在澳大利亚,理疗师在公共和私营部门首次接诊患者,提供初级保健服务[34-35]。作为诊断过程的一部分,他们可以安排一系列的影像学研究,尽管与医生指导的研究相比,一些理疗师安排研究的成像日程有所不同[35]。2004 年,澳大利亚物理疗法协会(APA)对澳大利亚私人执业的理疗师进行了一次调查研究,发现,74%的理疗师会推荐患者接受放射学检查,平均每年 8.3 次[35]。

新西兰的理疗师于 1999 年被事故赔偿委员会(ACC)认可为能够为常规 X 线图像和超声影像提供预约的人员[37]。2006 年发表的一项研究报道了新西兰理疗师的转诊成像惯例[34]。在所确定的临床决策规则(渥太华踝关节规则、渥太华膝关节规则和 ACC 新西兰急性腰痛指南)中,只有渥太华踝关节规则在实践中得到定期使用。作者总结说,新西兰的理疗师普遍希望更多地了解如何使用临床决策规则来指导放射学的转诊[34]。

物理治疗师在影像方面最明确的角色,可能来自英国,在英国,注册为扩大执业范围医生(ESP)的理疗师,显然具有转诊患者进行影像诊断的能力[36]。注册为 ESP 的理疗师和放射医师等从业人员一同被归类为非医学资格的专业人员,他们可以合法地要求行某种成像(包括电离和非电离模式),这是他们作为初级保健工作者的职责[38]。一些已发表的研究支持这种扩展范围的理疗师的作用,并叙述了这项工作的挑战和带来的成就感[39-40]。

ESP 理疗师预约诊断成像须满足以下资格标准(除其他外)[36]:

● 他们必须在健康专业委员会和特许物理治疗协会(CSP)注册。

● 他们必须已经完成电离辐射(IR)、医疗照射(MER)和当地临床成像的培训。他们还必须接受与 IR、MER 有关的继续教育。

● 他们必须理解他们在以下条件中的职业责任:现行 CSP 职业行为规范、物理治疗核心标准实践中的专业责任、执业扩展带来的医学法律问题。

● 他们应适当地对患者进行调查,了解放射学检查和报告的结果。并有能力对其干预。

● 他们必须对当前本地临床成像协议非常熟悉。

● 他们必须定期对他们的临床影像转诊评估。

尽管这些标准定义了英国 ESP 理疗师的权利和责任,但这些规定并没有将"解读"规定为治疗师职责的一部分。看来,解读放射图像仍然不在英国的理疗师的工作范围之内。

影像学在诊断中的作用

何时建议行影像检查

在初级保健中有效使用诊断成像最重要的方面,就是对何时需要诊断成像做出适当的判断。在就诊断成像做出决定时,临床医生必须认真考虑:"这项研究的结果是会改变治疗过程还是改变问题的结果?"在鉴别诊断的研究中,成像方式的选择非常关键。另一方面,不是所有情况下都需要成像。许多时候,患者的面谈和体格检查就足以引导临床医生做出正确诊断和适当的干预。

记住,只有检查结果可能对患者的治疗产生影响的情况下,才建议诊断性成像[41]。与体格检查相比,影像学研究费用昂贵,而且经报道有过度使用的现象[42-43]。

原因包括执行机构的标准程序、满足患者的期望，或使用影像研究作为防范诉讼的保护措施[44]。作为初级保健临床医生，理疗师必须与其他初级保健从业者承担同样的责任，以权衡诊断程序的相对价值，并考虑医疗系统成本。

信息价值

在确定通过诊断成像获得的信息的相对权重时，理疗师应考虑许多因素。首先，考虑到医生对于患病情况的猜想，所选成像研究是合适的吗?每种类型的成像研究在提供关于不同组织的信息方面都有相对的优势和不足。例如，传统的放射成像对于成像骨骼来说是最有价值的，而 MRI 则擅长成像软组织。因此，当肌腱或韧带受伤的时候，常规的放射学成像除了排除相关的骨折外，可能没有太大价值。一位理疗师在推荐成像研究时必须意识到这些成像的优势和不足，并综合考虑其他医生的研究结论。

敏感性与特异性

理疗师必须了解不同成像技术的敏感性和特异性。诊断测试的敏感性可以定义为“当目标条件确实存在时，测试获得阳性结果的能力，或者是真阳性的测试能力”[45]。特异性可以定义为测试获阴性结果的能力。如果确实没有这种情况，或者如果是真阴性[45]，那么在鉴别可疑的病变时，影像技术有多大的区别呢?一种诊断成像方式的敏感性和特异性会根据个体的病理或病变而变化。例如，骨扫描可能是确定确实存在骨骼病变的最敏感的方式，但它在确定该病变的特征方面缺乏特异性。

一种影像检查程序的敏感性和特异性，是由临床研究确定的，通过比较诊断方法在大量病例中识别病变的准确性。然而，一种成像方式识别病变的敏感性和特异性并不是固定不变的。随着技术的进步，成像技术也在不断改进。随后，确定某一特定诊断的最佳成像方式可能会随着时间的推移而改变。由于影像技术发展迅速，基层医疗工作者应相信放射科医师的专业知识，来确定目前识别某一特定病变的最佳成像方法。

影响成像研究价值的因素

多种因素可能影响一种特定诊断成像研究的信息价值，一些影像学研究，如超声检查，依赖于操作员的手法；而其他成像研究，如 CT 或 MRI，都依赖于正确选择扫描平面。因为扫描平面通常是在复杂或小的解剖区域，如颞下颌关节(TMJ)，是比较有挑战性的成像。MRI 在特定成像序列的技术参数的选择上更具有复杂性，一些诊断性影像学研究在疾病发展的某一阶段对病变可能不敏感。最后，阅读和报告图像结果的专业人员的解读能力对任何诊断性研究都至关重要。

最后，临床医生能够将影像诊断信息与临床症状联系起来也很关键。如果临床医生不能将临床诊断应用于具体患者，那么任何影像学研究都是毫无价值的，同时要适当考虑到患者整体临床情况下的影像学结果[41]。

影像结果与临床检查结果不一致

当影像研究或一系列研究的结果与整体临床情况不相符时，临床医生应如何进行？不一致的情况如下：

(1)影像学检查为阴性，临床上强烈怀疑为病变。

(2)未怀疑的异常，其影像学为阳性。

在这两种情况下，临床医生的假设都没有通过影像学得到证实。试验前的可能性与试验结果之间并不一致。当出现这些情况时，临床医生对影像学的重视程度不应超过诊断过程中的其他方面。

临床医生可以根据情况选择以下几种措施之一。第一类不一致，如，临床怀疑腕骨骨折结合阴性 X 线图像结果可能需要重新检查，如使用一种特殊的投影方式或另一种对疑似病变敏感性更好的成像方式。然而，从成本角度来看将腕关节固定 1~2 周，并在骨折愈合明显时再次拍片，可能会更为谨慎。

第二类不一致，如，可能只是一个偶然的异常，不需要进一步的操作。这种情况比偶然发现的严重疾病更常见，如赘生物的发现。严重疾病的发现需要其他专业人员的立即参与，并将理疗师在患者管理中的作用降至最低。

在普通人群中，理疗师常会发现退行性改变椎间盘膨出。但不一定能够对应先前的主诉的检查结果。临床医生必须正确判断这些结果与患者的体征和症状有多大关系。

临床决策和临床实践指南

假设推理

无论是新手还是骨科物理治疗专家，都利用了患者管理中的假设推理过程[46]。这个过程基于患者和治疗师的初始信息生成多个假设。治疗师使用访谈和体格检查数据,以结构化的方式测试这些假设。其他形式的数据,如诊断成像,有助于在初级肌肉骨骼筛选的推理过程中发挥关键作用。(后文的病例分析,提供了一个在物理治疗中使用诊断成像的例子。)一旦选择了干预措施,治疗师将评估患者对选定干预措施的反应,并修改假设和干预措施,必要时诊断成像也可在这一过程中发挥重要作用,提供有关组织愈合和解剖定位等问题的信息。

临床决策标准和ACR适宜性标准

理疗师应熟悉文献中的决策指南。其中一些指南经历了严格的开发和测试过程,这些通常被称为临床决策标准(CDR)。在放射学中,已开发了许多CDR,以帮助初次接触的临床医生决定是否需要在创伤病例中行影像学检查。另一套以证据为基础的准则,常被称为适宜性准则或标准,已由一组专家制订和批准,以协助临床医生为急性和慢性疾病选择成像模式。这类准则通常是由专业机构根据专家共识批准的。表18–4比较了CDR与美国放射学会(ACR)适宜性标准。

一般而言,CDR是用于协助临床医生进行诊断和预后评估[47]。CDR是通过汇编现有的临床评估而建立的,这些评估被认为具有预测能力,在准确性方面经过验证,并根据患者的结果和费用进行临床影响分析。在广泛采用CDR之前,应在正式执行研究中测试该规则。《渥太华膝关节规则》《渥太华踝关节规则》和《加拿大C–脊柱规则》都是正式CDR成功达到衍生、批准和履行标准的实例[48–55]。

表18–4 临床决策标准与美国放射学会适宜性标准

临床决策标准(CDR)	ACR适宜性标准
帮助临床医生进行诊断和预后评估	指导临床医生选择特定临床情况的最佳成像方式
主要用于外伤后	可用于多种临床情景
正式	非正式
研究推断并验证	由专家推断并得到证据
预测	指导
旨在排除骨折的可能性	用来选择最可能识别病变的影像类型

膝关节创伤治疗指南

目前,已开发出两套CDR,以指导临床医生治疗急性膝关节损伤。这些指南的开发是由于膝关节创伤后经常使用X线图像的缘故。研究发现,85%的患者接受了X线检查,而只有6%~12%的患者被发现有骨折[56]。《渥太华膝关节规则》和《匹兹堡膝关节规则》的设立是为了帮助临床医生更适当地使用X线图像来确定骨折并尽量减少不必要的使用[57]。这两份指南都为临床医生提供了一些标准,以帮助他们决定是否拍摄常规X线图像来检查膝关节的骨折。

《匹兹堡膝关节规则》(表18–5)内容十分简单[56–58],要求在患者有"钝性创伤或达到伤害机制的跌落"的情况下,再加上以下其中之一或两者均有,应行常规X线检查:

- 年龄<12岁或>50岁
- 在急诊室无法负重行走4步

该指南显示了诊断膝关节骨折的良好敏感性(99%)和特异性(60%)[56–57]。就预测值而言,在根据规则判断为骨折的病例中,实际发现了24.1%的骨折(阳性预测值)。当根据规则显示没有骨折时,实际为99.8%确实没有骨折(阴性预测值)[56–57]。鉴于此,Seaberg认为《匹兹堡膝关节规则》可以将这个患者群体的X线使用率降低52%[56]。

《渥太华膝关节规则》与《匹兹堡膝关节规则》不同,后者适用于所有年龄的患者,《渥太华膝关节规则》(表18–6)原本只适用于年龄>18岁的患者。现在,《渥太华膝关节规则》要求在下列任何一种情况下,在膝关节创伤后行常规X线检查。

- 年龄>55岁
- 腓骨头压痛
- 孤立性髌骨压痛
- 膝关节无法弯曲90°
- 伤后在急诊室无法立即负重行走4步

表18–5 匹兹堡膝关节规则

对于有以下特征的患者,行常规X线检查:

- 钝器伤或着地损伤机制
- 年龄<12岁或>50岁
- 在急诊室无法承重行走4步

Sources:Seaberg,et al[56];Tandeter,et al[57];and Bauer,et al.[58]

表 18-6　渥太华膝关节规则

对于有以下任何特征的患者,在伤后应行常规 X 线图像检查[a]:
● 年龄>55 岁
● 腓骨头压痛
● 孤立性髌骨压痛
● 膝关节无法弯曲 90°
● 伤后在急诊室无法立即负重行走 4 步
[a] 此规则不适用于<18 岁的患者。
Sources:Seaberg,et al[56];Tandeter,et al[57];and Stiell,et al.[59]

《渥太华膝关节规则》的敏感性为 97%,特异性为 27%[56-57]。Seaberg 总结说,该规则可将膝关节创伤患者的 X 线检查使用量减少 23%。自该规则进入使用以来,在一项针对 2~16 岁儿童的研究中对其进行了验证[50]。

渥太华踝关节规则[60-61]

《渥太华踝关节规则》(表 18-7)的制订是为了帮助临床医生决定是否在踝关节创伤后行常规 X 线检查。针对踝关节有一套规则,而足部(特别是中足)另有一套单独的规则,这取决于哪个区域受到了影响。

在踝关节创伤之后,规则规定,只有在"踝关节区"(在一个或两个踝关节周围)和出现以下情况的一项或多项时,才应该行常规 X 线检查[60-61]。

- 外踝后部或顶部的触痛
- 内踝后部或顶部触痛
- 无法站立(无法承受自身重量),无论是在现场还是在急诊室

在足部创伤之后,规则规定,只有在"中足部区"有疼痛的情况下和以下情况的一项或多项时,才应该行常规 X 线检查[60-61]。

- 第 5 跖腱鞘疼痛
- 舟骨压痛
- 无法站立(无法承受自身体重)

《渥太华踝关节规则》(涉及足踝和足部)的敏感性和特异性经报道分别为 100%和 40%。基于此结果,Stiell 得出结论,实施《渥太华踝关节规则》可以减少 30%的踝关节创伤后常规 X 线的使用[60]。由于《渥太华踝关节规则》的特异性较低,会导致许多假阳性,一些研究表明,增加更多的临床检查技术可以进一步减少不必要地使用 X 线图像。这些方法包括用音叉或间接应力对踝关节振动,同时靠近损伤部位间接施力[62-63]。

表 18-7　渥太华踝关节规则

具有以下任何症状的患者在足踝或足部受伤后应进行常规 X 线检查:

足踝	足
踝区疼痛(内侧或外侧踝)和……	外侧踝后侧或尖端的压痛,或……
● 内侧踝后侧或尖端的压痛	● 第 5 跖骨底部的压痛
● 足中部疼痛(足中部)	● 足舟骨压痛
● 无法承受重力并立即急诊室就诊者	● 无法承受重力并立即急诊室就诊者

Sources:Stiell,et al.[60,61]

加拿大 C-脊柱规则[64]和 NEXUS 标准[65]

加拿大 C-脊柱规则(CCR)和国家紧急 X 线摄影使用研究(NEXUS)为临床医生提供指导[65],以对疑似颈椎创伤做出决策。

加拿大 C-脊柱规则适用于疑似损伤但医学上稳定的患者,目的是帮助临床医生决定是否需行颈椎 X 线摄影来检查头部或颈部的创伤患者。该指南重点关注"临床上重要的颈椎损伤,定义为诊断性影像学所显示的任何骨折、脱位或韧带连接不稳"的患者[64]。决定是否行常规 X 线摄影应考量以下 3 个问题[64]:

(1)是否有强制要求放射摄影的高危因素?例如年龄≥65 岁、危险的损伤机制,或肢体感觉异常。如果有一项答案是肯定的,那么就应行 X 线摄影。

(2)是否有低风险因素允许安全地评估运动范围?如普通的机动车追尾、正常的坐姿、患者随时可以走动、颈部疼痛延迟发作,或无颈椎正中位压痛。如果答案都是否定的,那么应该获得放射照片。如果有一项答案是肯定的,那么临床医生可尝试回答第 3 个问题。

(3)患者能自主、左右旋转颈部至少 45°吗?如果患者不能,则应拍摄 X 线图像。如果患者能,就不需要。

根据 Stiell 的前瞻性研究,CCR 的敏感性为 100%,特异性为 43%[64]。作者估计,根据决策规则,他估算的 X 线摄影需求概率为 58%,而实际比例为 70%[64]。

NEXUS低风险标准的制订有助于确定创伤后不需要颈椎诊断成像的患者(根据临床表现)。本指南规定，患者符合全部以下5项标准的不必行X线检查，一旦有一条不符合就必须行X线检查[65]。

(1)无颈部后正中位压痛。

(2)无中毒迹象。

(3)警觉性和意识水平正常。

(4)无局灶性神经缺陷。

(5)无非颈椎部位的剧烈性疼痛(如,颈椎以外部位的损伤分散了患者的注意力,使其忽略了颈部疼痛)。

NEXUS研究人员的一项有效性研究报道称,在对34 069例患者使用该标准时,敏感性为99.6%,特异性为12.9%[65]。

适用性标准

美国放射学会(ACR)为160多个课题制订了临床指南[66]。这些适宜性标准的目的是帮助医师根据证据和专家共识,为特定的临床情况选择最佳的影像学研究。在肌肉骨骼领域,标准适用于从急性手创伤和腕创伤到慢性髋痛和疑似脊椎创伤等主题[67]。表18-8总结了ACR对疑似脊柱创伤的一些建议,还包括了NEXUS和CCR。表18-9是临床"慢性肘痛"三种变式。完整的ACR文件提出了11种"慢性肘痛"的临床状况,包括对这160个主题进行研究的方式。显然,适宜性标准中包含了丰富的临床信息。

有趣的是,尽管ACR在近20年前就开始发布适宜性标准,但在实践中,这些准则一直未充分得到利用。一个重要的原因,就是难以迅速地从数百种临床变异中提炼出关键的信息。电子病历的出现给我们带来了方便。2012年,电子健康记录供应商购买了ACR Select(完整的ACR适用性标准的数字版本)。这意味着这些标准将被直接集成到计算机化的医生指令录入系统,或供应商和支付者的数字解决方案中,总的目标是尽量减少X线摄影的过度使用。希望通过将国家放射学护理标准商业化,患者可以得到适当的诊断成像。这些信息的高效使用有助于初级保健提供者做出更准确的诊断成像决策。

急性腰痛的影像诊断指南

对于许多肌肉骨骼疾病,包括腰痛,在整个病程中,诊断的不确定性会持续存在。这种不确定性可能

表18-8 脊柱创伤影像:ACR适宜性标准及NEXUS和CCR

临床状况:疑似脊柱外伤

放射学检查或程序	适应级别***
变式1:根据NEXUS或CCR临床标准不建议行颈椎成像,患者符合低风险标准	
颈椎X线	1
颈椎CT,无对比	1
脊髓造影术;脊髓造影术前	1
颈椎CT	1
头颈部CTA	1
颈椎MRI,无对比	1
颈部MRA,对比	1
脑血管动脉造影	1
变式2:疑似急性颈椎外伤。根据临床标准(NEXUS或CCR)建议成像,没有特别说明	
颈椎CT,无对比	9
颈椎X线	6
脊髓造影术和脊髓造影术后	1
颈椎CT	1
头颈部CTA	1
颈椎MRI,无对比	1
颈部MRA,对比	1
脑血管动脉造影	1
补充信息:根据NEXUS和CCR,什么是高风险和低风险?	
高风险标准(CCR建议成像)	
精神状态改变	
多发性骨折	
溺水事件	
严重的头面部损伤	
年龄>65岁	
"危险机制"****	
四肢感觉异常	
硬化性脊髓疾病(强直性脊柱炎,DISH)	
低风险标准(无影像要求)	
CCR:单纯的汽车追尾事故,在急诊科静坐,可随时下床活动,迟发性神经性颈痛,颈中线无压痛,能主动左右旋转颈部45°	NEXUS:无颈后正中位压痛,无局灶性神经损伤,无中毒或脑损伤指征,无非颈椎部位的剧烈疼痛

*NEXUS=国家紧急X线摄影使用研究

**CCR=加拿大C-脊柱规则

*** 适应级别=1最不适合,9最适合(1~9)

****"危险机制"定义为:从3英尺(约为0.9m)或5个台阶的高处坠落,头部承受轴向负荷(如,潜水),高速(>100km/h)或翻车时发生机动车碰撞或弹出,包括摩托车或自行车碰撞

表 18-9　ACR 适宜性标准

临床状况：慢性肘关节疼痛

放射学检查或程序	适应级别	评论
变式 1：慢性肘痛的初步评估。第一次检查		
肘关节 X 线	9	
肘关节 MR，无对比	1	
肘关节 MR 造影	1	
肘关节 CT，无对比	1	
肘关节 CT 造影	1	
肘关节 US	1	
肘关节骨窗 99mTc 扫描	1	
变体 3：可疑的隐匿性伤害；如，骨软骨损伤；X 线图像不能诊断		
肘关节 MR，无对比	9	
肘关节 CT，无对比	2	
肘关节 MR 造影	2	
肘关节 CT 造影	2	
肘关节骨窗 99mTc 扫描	2	
肘关节 US	1	
变式 9：可疑的神经异常；X 线图像不能诊断		
肘关节 MR，无对比	9	
肘关节 US	8	如有专业的知识，US 可替代 MRI。动态超声是评价尺神经脱位和肱三头肌综合征的理想方法
肘关节 MR 造影	1	
肘关节 CT，无对比	1	
肘关节 CT 造影	1	
肘关节骨窗 99mTc 扫描	1	

适用性标准级别：1~9

1=最不合适

9=最合适

Available at www.acr.org. Reviewed 2011.

会影响临床医生制订有效的干预措施。由于腰痛通常没有明确的诊断，诊断成像在急性腰痛病例中的作用就受到了质疑。特别是在这一领域，初级保健提供者过度使用 X 线摄影[68]。在多数急性腰痛的病例中，患者的症状在 4 周内可以通过适当的保守治疗得到缓解，而无须任何诊断性的影像学检查[69]。因此，在这些症状预计会较快缓解的患者中，安排影像学研究就是不必要的，并且不符合某些文献的建议[68-70]。

卫生保健政策和研究机构（AHCPR）于 1994 年发布的实践指南针对的是急性腰痛患者的影像学检查[70]。虽然这些指南属于一套更大的临床指南，而后者整体不再适用于当前的腰痛，但具体的影像学建议仍然有用。AHCPR 指南建议腰痛发病后的第一个月不要进行影像学检查，前提是在最初的临床检查中没有某些“红旗”项目：马尾综合征、骨折、肿瘤、感染以及腹痛或骨盆病变等非棘骨源性下腰痛[70]。

Jarvik 和 Deyo 对 1966—2001 年期间的文献进行了广泛的检索[71]，回顾了初级保健环境下急性腰痛患者临床信息和影像学诊断准确性的证据。二位作者的结论发表于 2002 年，提出了类似于 1994 年 AHCPR 指南的诊断策略[71]：

（1）对于年龄<50 岁且没有全身性疾病症状或体征的成人，不进行成像的对症治疗是合适的。

（2）对于年龄>50 岁或提示全身性疾病的患者，常规 X 线摄影和简单的实验室检查几乎可以完全排除潜在的全身性疾病。

（3）先进的影像应施予考虑手术的或强烈怀疑全身疾病的患者。

Srinivas 等人最近的一篇文献综述强调[72]，不为急性腰痛患者行影像学检查是适当的，而且还可以避免对患者某一群体的偏见，以及不必要的手术等潜在的危害。

影像学在物理治疗干预中的作用

理疗师要寻找什么？

放射科医生对放射学诊断负有最终的责任。总之，骨科放射科医生试图诊断出一种未知的疾病、证明确切的位置、确定病变在骨骼中的分布、为外科医生获取相关信息，并监测病变对医疗干预的反应。一旦以这种方式确定了疾病，就医生而言，诊断成像的功能也就完成了。

然而，理疗师可以将影像研究用于诊断以外的目的，如与诊断病理的康复有关。由于放射学报告是为了满足医生的决策需要而写的，所以通常不会为理疗师提供介入计划的具体信息。因此，对理疗师而言，他应

表 18-10 内科医师与理疗师使用肌骨成像进行研究的实例

医师和放射科医师(医学诊断)
●严重异常改变,如,骨或软组织肿瘤
●骨折识别及分类
●识别脱位
●识别韧带、肌腱和软骨病变
●评估神经组织
●查明影响骨骼的疾病进程
●确定和描述退化过程
●查明软组织肿胀情况
●骨折愈合的特征
理疗师(干预计划)
考虑以上所有因素,再加上以下任何一项可能影响正常运动的因素:
●评估骨骼的排列
●识别骨移位
●显示骨折的确切位置,以规划干预措施
●确定固定装置的位置
●评估骨愈合,适时要求患者运动和负重锻炼

具备理解图像的能力。表 18-10 是内科医生和理疗师分别如何使用成像的实例。

将影像纳入治疗计划

理疗师如何将包含在图像中的丰富信息整合到治疗计划中?理疗师面临的一个挑战是如何利用自身的影像知识来探索图像带来的可能性。

考虑这个基本的场景。理疗师通常负责将直接或间接受到疾病影响的关节恢复正常。在选择特定的治疗方法来应对运动限制之前,理疗师想知道:

1.在关节处可能存在哪些妨碍正常的运动的障碍?手术固定装置、游离体、过多的愈伤组织都可能造成问题。

2.在康复过程中,恢复运动的哪些干预措施(被动的、主动的、抵抗性的)是安全和适当的?

3.在不影响最佳愈合的情况下,对愈合组织施加多大的压力能促进正常功能的恢复?

4.应在何处固定肢体以避免骨折部位的移动?能否在不危及骨折部位的情况下调动相邻关节?

5.这个时候负重多少重量是安全的?

有时查看成像研究有助于回答这些问题。如果没有,可以咨询医生关于图像的问题。然而,即使是咨询,也需要理疗师对图像有足够的了解才能进行讨论。

另一种与物理治疗干预相关的成像是将超声成像作为生物反馈的一种形式纳入治疗过程,也称为康复超声成像(RUSI),过程是理疗师操作超声仪器,同时指导患者有效地收缩肌肉。在实时图像被创建并显示在显示器上的同时,理疗师显示患者目标肌肉收缩的情况,以帮助提高患者收缩肌肉的能力。一些研究表明,这种训练方法是有效的[73-76]。此外,许多理疗师正在进行研究,利用超声成像来确定病变时的肌肉形态和干预后的肌肉形态,并测试患者病变时和干预后收缩肌肉的能力变化[77-84]。

未来展望

未来的物理治疗专业明确了理疗师须具备基本的诊断成像知识。初级教育方案现在包括接触诊断成像,从最低程度到广泛的指导。过渡性的 DPT 程序是那些先前获得过硕士或学士学位的学员几乎都需要的诊断成像课程。此外,越来越多的专业住院医师得到了额外的培训机会,让他们能在专业领域获得先进的知识。

教育和临床培训经验的扩展使理疗师在他们的患者的诊断成像过程中发挥更大的作用。在这一点上,治疗师可将影像资料使用在患者教育、有效沟通医生,并整合影像结果到临床干预的治疗决策中去。也许最重要的是,理疗师会很好地理解成像模式,从而对其患者的诊断成像需要提出明智的建议。

然而,理疗师如何利用影像诊断仍旧存在一些无法解答的问题。美国卫生保健服务变化使得答案很难预测。传统初级保健从业人员承受的压力增加,可能使理疗师有更多机会来决定患者的成像需要,这就类似于发生在其他国家的情况。可能包括由理疗师直接将患者转诊至放射科,或在没有医生的情况下预约影像学研究。这种情况未来很可能发生,鉴于 ACR 正推动使其适宜性标准成为国家标准,用于诊断成像检查。如果存在国家标准,那么将一些职责委托给非医师人员会更容易一些,如,预约初始诊断成像。

在医疗保健的诊断成像方面,另一个长期存在的问题是控制费用。目前的文献清楚地表明,价格低廉的诊断性超声与昂贵的 MRI 相比,在评估肌肉骨骼状况方面具有等效性甚至是优势性。然而，在美国，诊断性超声的接受度一直很低，主要原因是“现有专业知识”成为限制因素，正如许多适用性标准指南所指出的。有趣的是，目前，肌肉骨骼诊断超声不属于任何特定专业领域。正如上文第 6 章所讨论的，诊断性超声似乎非常适合理疗师临床应用，他们中的很多人已经是触诊、定位和功能解剖方面的专家。此外，州执业法案中没有限制理疗师在评估中使用诊断性超声。将诊断性超声用于实践是理疗师的一个易于实现的目标。

未来会怎样？未来从教育开始；物理治疗作为一门课程，正式进入教学已有十余年。就变革而言，十年并不长，时间当然是先决条件。理想情况下，接下来应该做的是建立一个整合临床和诊断性成像的研究机构。只有通过有效的研究，我们才能提高我们作为专业医疗团队成员的作用；只有通过有效的研究，才能证明我们的工作对保险公司和其他医疗工作者是有价值的。未来将面临与医疗团队其他成员进行有效合作的持续挑战，以践行我们的职责，以及做好护理患者的工作。

要点总结

1.求诊量的增长与理疗师在初级保健中作用增大，以及物理治疗博士学位的攻读量增加，这些都体现了职业实践和教育关系的改变，故理疗师对诊断成像知识的需求持续增加。

2.美国理疗师协会文件，《2020 愿景声明》《物理治疗师实践指南》《物理治疗师专业教育规范模式》以及《骨科物理治疗师专业实践细则》，这些文件都支持理疗师在临床诊断中使用成像信息。

3.受过良好诊断成像培训的理疗师应能够判断成像时机、利用成像信息制订治疗计划、读懂成像结果，以及就诊断成像信息与其他医疗工作者有效沟通。

4.在美国，在私人诊所、保健机构、退伍军人管理局和其他情境中执业的理疗师应都可能承担初级保健的责任，因此需要了解和获得诊断影像。

5. 美国的理疗师通常通过医生渠道获得诊断影像。直接获得放射学服务是一个复杂的问题，这个问题涉及国家法惯例、保险支付方面的考虑和理疗师与医生的关系。

6.澳大利亚、新西兰和英国的理疗师，以患者初级保健提供者的身份，可以直接获得诊断成像。

7.诊断成像是诊断过程中的一个关键部分，有助于临床医生筛查严重的病理和确定肌肉骨骼的状况。

8.推荐诊断成像的决定应始终以临床证据为依据，如，临床检查结果。

9.临床实践指南，如临床决策指南和适用性标准，有助于临床医生做出诊断成像的选择，这些指南包括匹兹堡决策规则、渥太膝/踝关节膝规则、加拿大 C-脊柱规则、ACR 适宜性标准以及急性腰痛的指南。

10.理疗师可将诊断成像信息纳入干预计划，来帮助他们识别运动障碍、选择安全而适当的治疗技术、骨折后（骨块发生移动）如何稳固肢体，以及选择怎样的负重方案。

病例分析

此处的两个病例说明了一位理疗师在决策过程中如何利用诊断成像信息。这些例子说明，当治疗师有能力推荐（或预约）适当的成像研究时，成像如何在患者管理中发挥关键作用。

病例 1

鉴别诊断：应变性骨折还是应力性骨折？

患者，女，40 岁铁人三项运动员，由理疗师治疗。患者主诉右小腿和踝的外侧疼痛。她说，她正在参加半程铁人三项训练，过去一个月每周跑步

25英里(约为40km),比平时每周15英里(约为24km)的路程增加了10英里(约为16km)。刚开始的时候,她完成训练后会疼痛1小时,但她最近在跑步过程中就开始感到疼痛,疼痛持续直到跑步后2小时。

体格检查

在诊所的跑步机上跑步测试,跑到她的小腿外侧出现疼痛,患者接受检查。她的跑步生物力学良好,没有观察到异常或代偿运动。站立时,她的足表现出良好的纵向足弓,单足站立时几乎没有向内旋的动作。对腰椎和膝盖的检查显示没有异常,也不会引起症状。踝的活动范围是正常的,但是内翻和外翻的过度压力确实会引起她的小腿外侧疼痛。小腿的人工肌肉测试会产生抵抗外翻的疼痛感。她对沿着腓骨的外侧小腿中部至远端1/3处触诊有感觉。

可能的诊断

理疗师怀疑是腓骨应力性骨折,但也考虑到骨室综合征或腓骨长肌劳损的鉴别诊断。

影像检查

为了检验应力性骨折的假设,理疗师联系了患者的初级保健医师,讨论是否可获得常规X线图像。医师同意,并获得右小腿的放射照片(前后位和侧位片)。影像科医师阅读X线图像,没有发现骨折或其他异常。

临床干预

理疗师决定根据过度使用侧部肌肉(腓骨肌)的假设来进行一项干预计划。理疗师建议改变训练方式,包括大幅减少跑步里程,以及更加注重游泳和自行车训练。理疗师还推荐了另一种跑鞋,并建议使用冰块和软组织按摩治疗症状。4周后,该运动员说,她的侧腿疼痛已经减轻,但并没有消失。她在跑步时继续出现症状。体检结果没有变化。理疗师再次与医生联系,讨论情况,并建议行骨扫描以排除应力性骨折。

其他影像检查

骨骼扫描显示右小腿示踪剂摄取增加的“热点”,提示应力性骨折。在同一时间行常规X线图像,这一次显示在踝骨上方的右远端腓骨有一些骨痂形成,证实了应力性骨折(图18–4)。

讨论

该病例的理疗师从最初的检查就怀疑腓骨发生了应力性骨折。随着训练负荷的增加,疼痛逐渐发作,再加上体格检查发现的骨痛,都表明了这个假设。最初的常规X线图像没有出现异常,这在应力性骨折的情况下并不少见。通常情况下,只有在骨折部位形成骨痂时,常规X线图像上的应力性骨折才会变得明显。对应力性骨折更敏感的影像学检查是骨扫描。

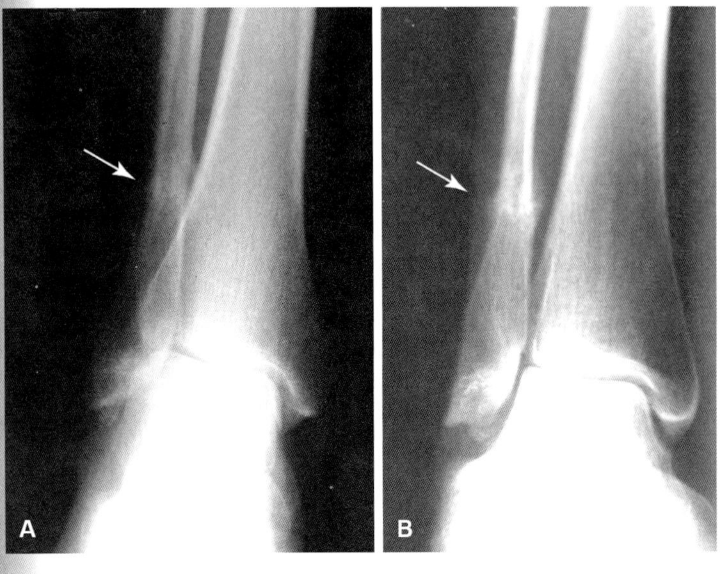

图18–4 病例1的常规X线图像显示患者右侧腓骨远端应力性骨折。(A)右踝前后位片。(B)右踝关节联合视图。

应力性骨折的预测可能性很大，因此在开始 X 线摄影前，应该进行骨扫描（见图 18-5 了解实际方案和备选方案）。骨扫描可能表明当时有应力性骨折。记住，骨扫描具有很高的敏感性，但特异性较差，它只在与其他临床信息相结合时才有用。在这种情况下，如果骨扫描的结果与整个临床图像相结合，这个假设可以更早地得到证实。

在那个时候，完全休息和减轻负重可能会使患

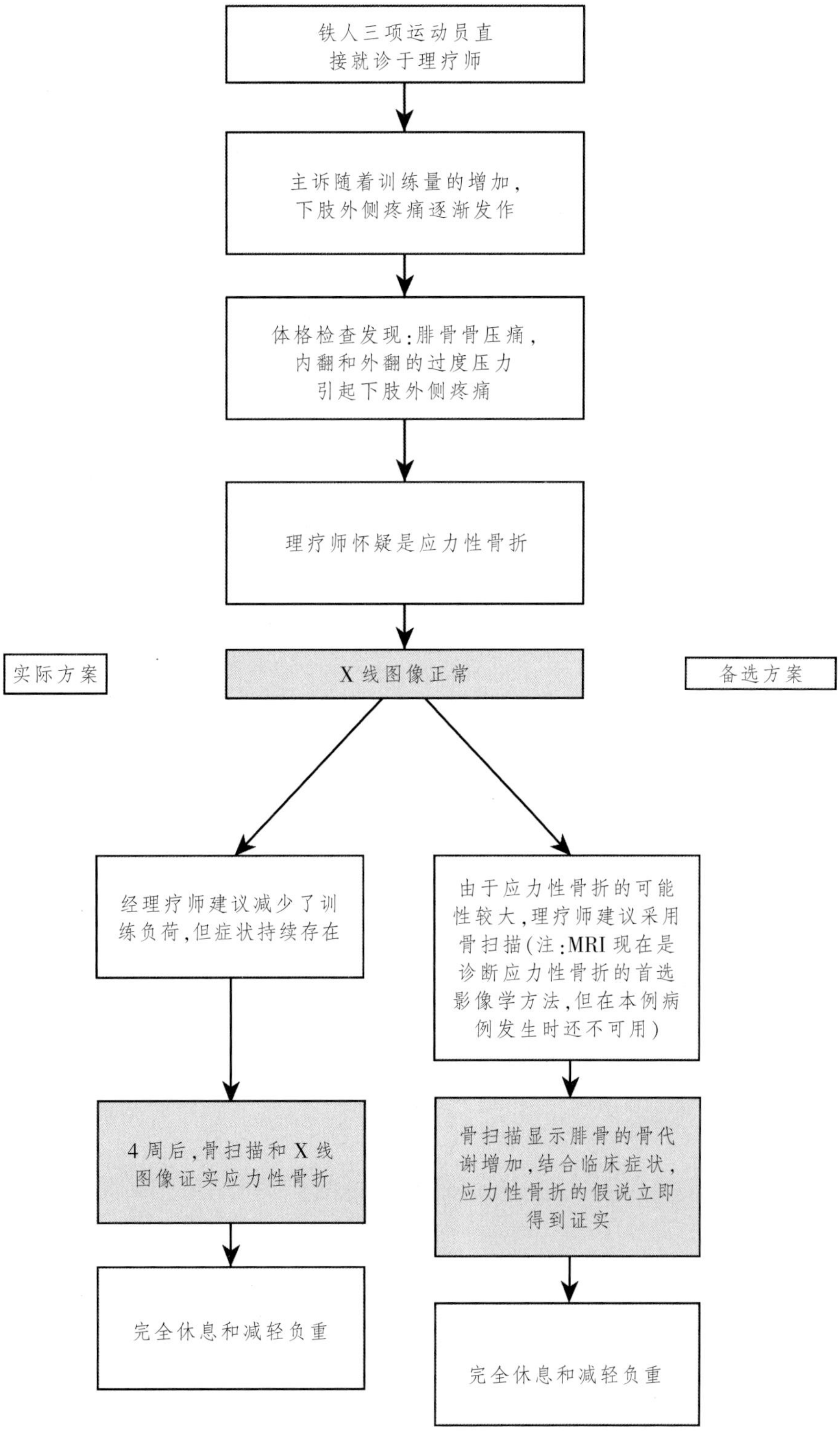

图 18-5　病例 1 诊疗过程，包括实际方案和备选方案。

者更快地恢复,并最终逐渐恢复患者的训练计划。实际上,这一病例发生在 10 多年前。如果今天发生这种情况,你认为诊疗过程会发生什么变化?什么样的成像方式会比骨扫描(骨扫描特异性低且辐射高)更合适?如果你认为是 MRI,那是正确的。MRI 对确定骨髓水肿具有最高的敏感性和特异性,而骨髓水肿发生在应力性骨折的影像学证据之前。除非 MRI 有禁忌或不可用,否则它应是诊断应力性骨折的首选。

病例 2

物理治疗干预:术后肩关节康复

患者,男,25 岁,在肱骨近端骨折脱位手术干预后 6 周接受物理康复治疗。

患者在专业道路上骑山地车,撞上一块大石头,他从车上摔了下来,左肩摔伤。常规 X 线图像显示左肩部粉碎性骨折脱位累及肱骨近端和肱骨头(图 18-6)。患者接受切开复位内固定术(图 18-7)。

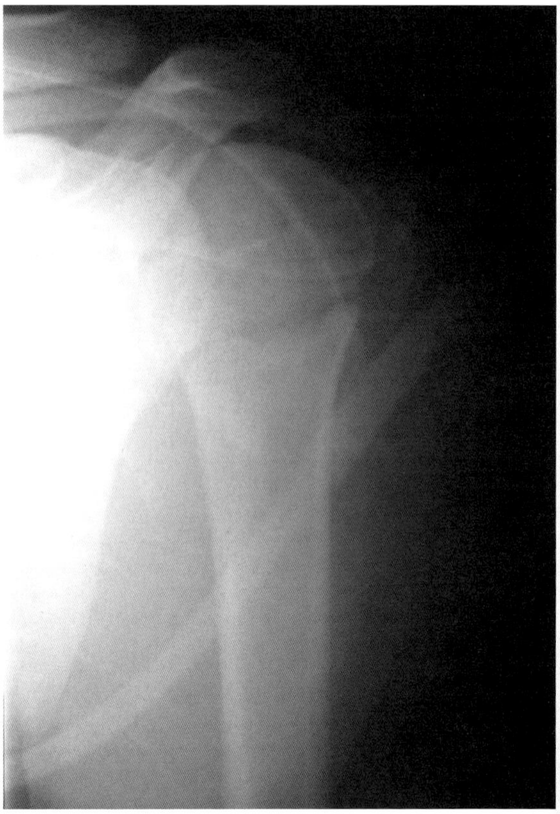

图 18-7　病例 2:肩关节前后位片显示了切开复位内固定后患者的骨骼情况。

物理治疗干预注意事项

该患者伤势的严重程度实际要比影像科医生的报告中的更严重。结合可视化的原始损伤和随后的手术固定,提高了理疗师对患者病情的认识。

除了已知的有这种损伤风险的结构,如腋神经和旋肱动脉,理疗师在康复期间还必须考虑肱骨近端和肱骨头的稳定和愈合程度。利用患者的影

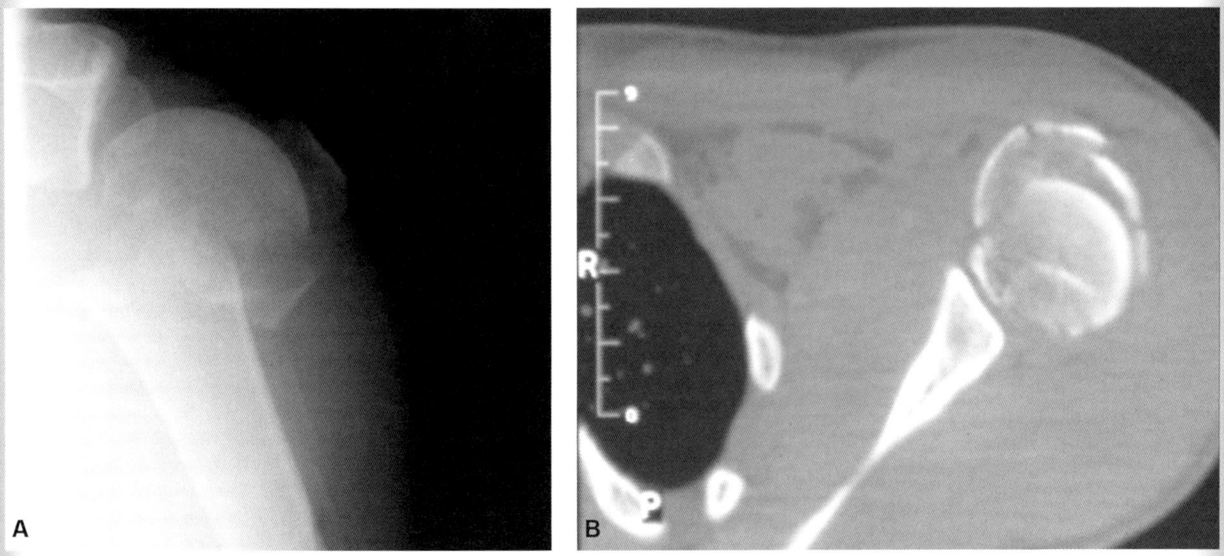

图 18-6　(A)病例 2 分析:患者常规 X 线图像(肩部前位)和(B)轴位 CT 显示肱骨近端和肱骨头粉碎性骨折脱位。

像学研究,以及与患者骨科医生的定期接触,治疗师能够制订安全的干预方案,既能关注愈合情况,又能最大限度地减少发生血管坏死和畸形愈合的风险。

为保持盂肱关节和肩胛骨的被动和主动活动范围,并使关节灵活,加强锻炼是达到最佳结果的必要条件。理疗师通过查看患者的 X 线图像,能够就何时开始运动、在运动的范围内走行多远、在何处放置支持设施,以及患者运动使用多大的力量,做出明智的判断。理疗师可以利用这些影像来提醒患者他的肩部手术后有多么脆弱,以及为什么要避免一些动作。

讨论

理疗师为骨折后的患者设计干预计划时,通常面临的挑战是给予多大的压力于受累组织以促进愈合,同时又不造成骨折部位的移动导致延迟愈合。如本病例所示,治疗师可以使用患者的影像研究来指导他们在移动肢体或活动关节时手应该放在哪里。长期静养不活动不益于康复,而骨折周围的软组织和关节的运动是有益的。然而,在运动过程中,断裂部位也需要得到保护。成像为理疗师提供了一个非常有用的临床工具,理疗师通过成像判断骨折的严重程度和精确位置,以及通过成像选择固定方法和评估运动障碍,从而消除疑虑或证实猜测。

(郁万江 连城锦 王泽国 译)

参考文献

1. American Physical Therapy Association (APTA): A summary of direct access language in state physical therapy practice acts. Accessed September 8, 2012 at www.apta.org/StateIssues/DirectAccess/.
2. APTA: 2011–2012 Fact Sheet, Physical Therapist Education Programs. APTA, Alexandria, VA, June 2012.
3. APTA: APTA Vision Sentence and Vision Statement for Physical Therapy 2020. Accessed September 8, 2012 at www.apta.org/Vision2020/.
4. APTA: Guide to Physical Therapist Practice, rev. ed 2. APTA, Alexandria, VA, 2003.
5. APTA: A Normative Model of Physical Therapist Professional Education, Version 2004. APTA, Alexandria, VA, 2004.
6. Federation of State Boards of Physical Therapy: Physical Therapist National Physical Therapy Examination (NPTE) Test Content Outline, effective January 2013. Accessed September 30, 2012 at www.fsbpt.org.
7. American Board of Physical Therapy Specialties Specialty Council on Orthopaedic Physical Therapy: Orthopaedic Physical Therapy Description of Specialty Practice. APTA, Alexandria, VA, 2002.
8. Benson, CJ, et al: The role of Army physical therapists as nonphysician health care providers who prescribe certain medications: Observations and experiences. Phys Ther 75:380, 1995.
9. Dininny, P: More than a uniform: The military model of physical therapy. PT Magazine 3(3):40, 1995.
10. Greathouse, DG, et al: The United States Army physical therapy experience: Evaluation and treatment of patients with neuromusculoskeletal disorders. J Orthop Sports Phys Ther 19:261, 1994.
11. James, JJ, and Stuart, RB: Expanded role for the physical therapist: Screening musculoskeletal disorders. Phys Ther 55:121, 1975.
12. Moore, JH, et al: Clinical diagnostic accuracy and magnetic resonance imaging of patients referred by physical therapists, orthopaedic surgeons, and nonorthopaedic providers. J Orthop Sports Phys Ther 35:67, 2005.
13. APTA: House of Delegates position statement #HOD P06-06-18-12.
14. Boyles, R, et al: Future physical therapist practice and the role of diagnostic imaging. J Orthop Sports Phys Ther 41:829, 2011.
15. Elliott, JM: Magnetic resonance imaging: Generating a new pulse in the physical therapy profession. J Orthop Sports Phys Ther 41:803, 2011.
16. Deyle, GD: Musculoskeletal imaging in physical therapist practice. J Orthop Sports Phys Ther 35:708, 2005.
17. Deyle, GD: Direct access physical therapy and diagnostic responsibility: The risk-to-benefit ratio. J Orthop Sports Phys Ther 36:632, 2006.
18. James, JJ, and Abshier, JD: The primary evaluation of musculoskeletal disorders by the physical therapist. Mil Med 146:496, 1981.
19. Moore, JH, et al: Risk determination for patients with direct access to physical therapy in military health care facilities. J Orthop Sports Phys Ther 35:674, 2005.
20. Boissonnault, WG, et al: Pursuit and implementation of hospital-based outpatient direct access to physical therapy services: An administrative case report. Phys Ther 90:100, 2010.
21. Murphy, BP, et al: Primary care physical therapy practice models. J Orthop Sports Phys Ther 35:699, 2005.
22. Childs, JD, et al: A description of physical therapists' knowledge in managing musculoskeletal conditions. BMC Musculoskelet Disord 6:32, 2005.
23. Fleming-McDonnell, D, et al: Physical therapy in the emergency department: Development of a novel practice venue. Phys Ther 90:420, 2010.
24. Lebec, MT, and Jogodka, CE: The physical therapist as a musculoskeletal specialist in the emergency department. J Orthop Sports Phys Ther 39:221, 2009.
25. MacKay, C, et al: Expanding roles in orthopaedic care: A comparison of physiotherapist and orthopaedic surgeon recommendations for triage. J Eval Clin Pract 15:178, 2009.
26. APTA: Directory of state practice acts, government affairs. Accessed September 8, 2013 at www.apta.org/Licensure/StatePracticeActs/.
27. The Model Practice Act for Physical Therapy: A Tool for Public Protection and Legislative Change, ed. 5. Federation of State Boards of Physical Therapy, Alexandria, VA, 2011.
28. International Summit on Direct Access and Advanced Scope of Practice in Physical Therapy. National Harbor, MD, Oct. 22–24, 2009. Information available at www.directaccesssummit.com/.
29. Diener, I: Direct access and physiotherapy service implementation in South Africa. Address given at International Summit on Direct Access and Advanced Scope of Practice in Physical Therapy. National Harbor, MD, Oct. 22–24, 2009.
30. Sorenson. Direct access in physical therapy: The Norwegian model of practice for manual therapists. Address given at International Summit on Direct Access and Advanced Scope of Practice in Physical Therapy. National Harbor, MD, Oct. 22–24, 2009.
31. Robinson, J, and Sauve, D: Evolving scope of practice: Ontario style. Address given at International Summit on Direct Access and Advanced Scope of Practice in Physical Therapy. National Harbor, MD, Oct. 22–24, 2009.
32. Robinson, J: Evolving scope of practice: The Ontario model. Quebec, Canada, November 5, 2010.
33. Ontario Physiotherapy Association and College of Physiotherapists of Ontario: Physiotherapy Scope of Practice Review 2008. Submission to the Health Professions Regulatory Advisory Council, June 30, 2008.
34. Littlejohn, F, Nahna, M, Newland, C, et al: What are the protocols for imaging referral by physiotherapists? N Z J Physiother 34(2):81, 2006.

35. Australian Physiotherapy Association: Physiotherapists Diagnostic Imaging Referral Patterns, Presented to the Department of Health and Aging. Australian Physiotherapy Association, August 2004.
36. The Chartered Society of Physiotherapy: Chartered physiotherapists working as extended scope practitioners. Information paper No. PA29. London, 2002.
37. Scrymgeour, J: Moving on: A history of the New Zealand Society of Physiotherapists, Inc. 1973–1999. Wellington, The New Zealand Society of Physiotherapists Inc., 2000.
38. Royal College of Nursing: Clinical Imaging Requests from Non-medically Qualified Professionals. Royal College of Nursing, London, 2006.
39. Kersten, P, et al: Physiotherapy extended scope of practice—Who is doing what and why? J Physio 93:235, 2007.
40. Dawson, LJ, and Ghazi, F: The experience of physiotherapy extended scope practitioners in orthopaedic outpatient clinics. J Physio 90:210, 2004.
41. Chang, PJ: The rational selection and interpretation of diagnostic tests. In Erkonen, WE, and Smith, WL (eds), Radiology 101: The Basics and Fundamentals of Imaging. Lippincott-Raven, Philadelphia, 1998, pp. 57–67.
42. Hall, FM: Overutilization of radiological examinations. Radiology 120:443, 1976.
43. Abrams, HL: The overutilization of x-rays. N Engl J Med 300:1213, 1979.
44. Long, AE: Radiographic decision-making by the emergency physician. Emerg Med Clin North Am 3:437, 1985.
45. Portney, LG, and Watkins, MP: Foundations of Clinical Research: Applications to Practice, ed. 2. Prentice Hall, Upper Saddle River, NJ, 2000.
46. Jones, M, et al: Clinical reasoning in physiotherapy. In Higgs, J, and Jones, M (eds), Clinical Reasoning in the Health Professions. Butterworth-Heinemann, Oxford, UK, 2000, pp. 117–127.
47. McGinn, T, et al: Users' guides to the medical literature XXII: How to use articles about clinical decision rules. JAMA 284(1):79, 2000.
48. Stiell, IG, and Bennett, C: Implementation of clinical decision rules in the emergency department. Acad Emerg Med 14(11):955, 2007.
49. Perry, JJ, and Stiell, IG: Impact of clinical decision rules on clinical care of traumatic injuries to the foot and ankle, knee, cervical spine, and head. Injury 37(12):1157, 2006.
50. Bulloch, B, Neto, G, Plint, A, et al: Validation of the Ottawa knee rule in children: A multicenter study. Ann Emerg Med 42(1):48, 2003.
51. Broomhead, A, and Stuart, P: Validation of the Ottawa ankle rules in Australia. Emerg Med (Fremantle) 15(2):126, 2003.
52. Wynn-Thomas, S, Love, T, McLeod, D, et al: The Ottawa ankle rules for the use of diagnostic x-ray in after hours medical centres in New Zealand. N Z Med J 115(1162):U184, 2002.
53. Papacostas, E, Malliaropoulos, N, Papadopouolos, A, and Liouliakis, C: Validation of Ottawa ankle rules protocol in Greek athletes: Study in the emergency departments of a district general hospital and a sports injuries clinic. Br J Sports Med 35(6):445, 2001.
54. Yuen, MC, Sim, SW, Lam, HS, and Tung, WK: Validation of the Ottawa ankle rules in a Hong Kong ED. Am J Emerg Med 19(5):429, 2001.
55. Kerr, D, Bradshaw, L, and Kelly, AM: Implementation of the Canadian C-spine rule reduces cervical spine x-ray rate for alert patients with potential neck injury. J Emerg Med 28(2):127, 2005.
56. Seaberg, DC, et al: Multicenter comparison of two clinical decision rules for the use of radiography in acute, high-risk knee injuries. Ann Emerg Med 32:8, 1998.
57. Tandeter, HB, et al: Acute knee injuries: Use of decision rules for selective radiograph ordering. Am Fam Physician 60:2599, 1999.
58. Bauer, SJ, et al: A clinical decision rule in the evaluation of acute knee injuries. J Emerg Med 13:611, 1995.
59. Stiell, I, et al: Prospective validation of a decision rule for the use of radiography in acute knee injuries. JAMA 275(8):611, 1996.
60. Stiell, I, et al: Decision rules for the use of radiography in acute ankle injuries: Refinement and prospective validation. JAMA 269(9):1127–1132, 1993.
61. Stiell, I, et al: Implementation of the Ottawa ankle rules. JAMA 271(11):827, 1994.
62. Dissmann, PD, and Han, KH: The tuning fork test—A useful tool for improving specificity in "Ottawa positive" patients after ankle inversion injury. Emerg Med J 23:788, 2006.
63. Eggli, S, et al: The Bernese ankle rules: A fast, reliable test after low-energy, supination-type malleolar and midfoot trauma. J Trauma 59(5):1268, 2005.
64. Stiell, I, et al: The Canadian C-spine rule for radiography in alert and stable trauma patients. JAMA 286(15):1841, 2001.
65. Hoffman, JR, et al: Validity of a set of clinical criteria to rule out injury to the cervical spine in patients with blunt trauma. National Emergency X-Radiography Utilization Study Group. N Engl J Med 343(2):94, 2000.
66. Demmerle, C, and Glaudermanns, J: Diagnostic Imaging/Spending Trends and the Increasing Use of Appropriateness Criteria and Accreditation. Avalere Health, Washington, DC, July 2008.
67. American College of Radiology: Musculoskeletal Imaging ACR Appropriateness Criteria. Accessed September 27, 2012 at www.acr.org/Quality-Safety/Appropriateness-Criteria/Diagnostic/Musculoskeletal-Imaging.
68. Acute Low Back Problems Guideline Panel: Acute low back problems in adults: Assessment and treatment. Am Fam Physician 51:469, 1995.
69. Staiger, T, et al: Imaging studies for acute low back pain: When and when not to order them. Imaging 105:161, 1999.
70. Bigos, SJ: Acute low back problems in adults. ACHPR publication no. 95–0642. U.S. Department of Health and Human Services, Public Health Service, Agency for Health Care Policy and Research; Clinical Practice Guidelines no. 14. Rockville, MD, 1994.
71. Jarvik, JG, and Deyo, RA: Diagnostic evaluation of low back pain with emphasis on imaging. Ann Intern Med 137:586, 2002.
72. Srinivas, SV, et al: Application of "less is more" to low back pain. Arch Intern Med 172(13):1016–1020, 2012.
73. Painter, EE, et al: Lumbopelvic dysfunction and stress urinary incontinence: A case report applying rehabilitative ultrasound imaging. J Orthop Sports Phys Ther 37:449, 2007.
74. Whittaker, JL, et al: Rehabilitative ultrasound imaging of pelvic floor muscle function. J Orthop Sports Phys Ther 37:487, 2007.
75. Stokes, MS, et al: Rehabilitative ultrasound imaging of the posterior paraspinal muscles. J Orthop Sports Phys Ther 37:581, 2007.
76. Henry, SM, and Teyhen, DS: Ultrasound imaging as a feedback tool in the rehabilitation of trunk muscle dysfunction for people with low back pain. J Orthop Sports Phys Ther 37:627, 2007.
77. Hides, JA, et al: Assessment of abdominal muscle function during a simulated unilateral weight-bearing task using ultrasound imaging. J Orthop Sports Phys Ther 37:467, 2007.
78. Raney, NH, et al: Observed changes in lateral abdominal muscle thickness after spinal manipulation: A case series using rehabilitative ultrasound imaging. J Orthop Sports Phys Ther 37:472, 2007.
79. O'Sullivan, C, et al: Rehabilitative ultrasound imaging of the lower trapezius muscle: Technical description and reliability. J Orthop Sports Phys Ther 37:620, 2007.
80. Brenner, AK, et al: Improved activation of lumbar multifidus following spinal manipulation: A case report applying rehabilitative ultrasound imaging. J Orthop Sports Phys Ther 37:613, 2007.
81. Hides, JA, et al: Effect of stabilization training on multifidus muscle cross-sectional area among young elite cricketers with low back pain. J Orthop Sports Phys Ther 38:101, 2008.
82. Teyhen, DS, et al: Changes in deep abdominal muscle thickness during common trunk-strengthening exercises using ultrasound imaging. J Orthop Sports Phys Ther 38:596, 2008.
83. Koppenhaver, SL, et al: The effect of averaging multiple trials on measurement error during ultrasound imaging of transversus abdominis and lumbar multifidus muscles in individuals with low back pain. J Orthop Sports Phys Ther 39:604, 2009.
84. Jhu, JL, et al: Reliability and relationship between 2 measurements of transversus abdominis dimension taken during an abdominal drawing-in maneuver using a novel approach of ultrasound imaging. J Orthop Sports Phys Ther 40:826, 2010.

自测

1.为什么理疗师选择正确的影像诊断方法很重要?

2.描述如何将从影像学获得的信息更好地用于诊断过程。

3.列举 3 项已发布的旨在帮助临床医生决定何时行放射学检查的决策指南(有时也称为临床决策规则)。

4.列举 3 种理疗师在使用患者影像资料来设计干预计划时可能会寻找的信息。

5.为什么不应该使用单一的诊断成像模式进行诊断?

6.是非题:建议对大多数腰痛(<4 周)的患者进行常规 X 线平片检查。并解释原因。

自测答案

第1章

图A

1.由于软组织和骨的影像学密度差异不大，所以对比度较低。

2.胸片；低对比度使得肺部和心脏的软组织更清晰可见。

3.是的。胶片放置正确，以解剖位观察患者。患者左侧的心脏阴影也证实了这一点。

图B

4.不。这张胶片不能被视为是患者处于解剖位置。心脏的阴影应该出现在患者的左侧。

5.密度增加的小椭圆形区域很可能是金属成分，这可以从实心的白色射线密度影推断出来。

6.不。若不行与AP投影成直角的侧位投影，则无法确定异物在体内的位置深度。这个物体可能是一颗嵌在胸椎里的子弹，也可能是体外的、嵌在项链上的一枚徽章。

图C

7.胃肠道钡剂对比检查。

8.技术员忘了让患者把口袋里的东西都掏出来。幸运的是，感兴趣区没有被金属钥匙遮挡，所以没有必要重复检查。

图D

9.一只猫。

10.这只猫吞了它主人的耳环。丢失的珠宝在猫的胃里呈现出来。值得注意的是，由于该动物的部分厚度较小，需要对mAs和kVp进行技术调整，以便拍摄显示骨解剖和软组织解剖的X线片。心脏、肝脏、胃和肠道很容易辨认。

第2章

图A

1.右股骨AP投影。

2.股骨远端骨密度异常不均匀。可见明显的皮质缺失，皮质与髓管之间分界不清。股骨干远端的外部结构也不均匀并变形。这些明显的矿化改变是一种病理状态的迹象。

3.不。股骨干的上半部分和骨盆没有显示出答案2中所列的骨质变化。然而，股骨颈确实表现出骨质减少和皮质边缘变薄。这可能与失用性萎缩有关。

4.不。侧板内固定螺钉取出时，有规律间隔的透光线显示了既往手术干预的证据。

5.不。髋关节间隙减小，是退行性关节疾病的X线征象。

图B

6.右股骨远端AP投影。

7.参考答案2。

8.肿瘤。最明显的原因是病变没有穿过关节间隙。肿瘤可延伸至关节边缘，但不能穿过关节间隙。感染和炎症过程通常累及关节间隙和关节面。

第3章

1.左侧小腿的侧位投影和前位投影。

2.骨折位于胫骨中轴处。

3.完全骨折，因为骨折线延伸到股骨干的全部皮质。

4.远端碎片向外侧和前方移位。存在成角畸形和一些被覆盖的碎片。

5.骨折线是横向的，粉碎性的。

第4章

图A

1.标记的结构为：(1)腰大肌，(2)髂肌，(3)臀中肌，(4)骶棘肌。

2.标记为(5)的关节为L5/S1小关节。标记为(6)的关节是穿过关节间部的骨折；这例19岁男性患有L5双侧峡部裂。这种在CT上表现良好的现象被称为双面征。

3.上述图像如下：(1)腰大肌离椎体更远。(2)椎体呈三角形，为S1椎体。(3)髂、臀中肌较厚，骶棘肌较小。

图B

4.编号的结构为：(1)喙肱肌，(2)三角肌前部，(3)肱骨小结节，(4)肱二头肌沟，(5)肱骨大结节，(6)后三角肌，(7)关节盂，(8)肩胛下肌。

5.肱骨头的前部是相对透光的。骨头的健康部分和病变部分之间有明显的界线，表明是良性的突起。这例21岁的男性患有成软骨细胞瘤，这是一种良性软骨肿瘤，主要影响年轻患者的长骨骨骺。

第5章

图A

1.所有的椎间盘都有一定程度的异常。信号强度降低，纤维组织水平带（“核裂”）穿过髓核。椎间盘高度在L5/S1处降低，椎间盘内没有髓核信号。在这个水平，有一个巨大的突出疝(3)，占据了2/3的椎管。

2.所有椎体终板均有异常。在T12/L1、L1/L2和L2/L3间隙下和上终板都存在疝。注意L5/S1上终板的不规则性。

3.此为一个充满液体的病变。值得注意的是，它仅在T2上是亮的，排除了血管瘤，血管瘤通常在T1上也显示轻微的信号强度增高。

4.这代表Ⅱ型退行性椎体骨髓改变(Modic, MT, and Ross, JS: Lumbar degenerative disk disease. Radiology 245:43, 2007)。这些变化与椎间盘破坏有关，T1和T2的信号强度增加，因为它们的液体和脂质含量都增加了。

图B

5.(4)股二头肌，(5)股骨外侧髁软骨，(6)皮质，(7)髌下脂肪垫，(8)外侧半月板后角，(9)胫骨，(10)胫腓骨上关节。

6.信号特征为(1)、(3)、(7)脂肪T1亮，T2暗；(2)所有序列上的肌腱呈暗色；(4)T1肌肉呈浅灰色，T2肌肉呈深灰色；(5)、(10)T1软骨浅灰色，T2软骨深灰色；(6)各序列骨皮质呈深色；(8)健康半月板在所有序列上都是暗的；(9)松质骨T1亮，T2暗。

第6章

图A

1.(1)皮肤，(2)皮下脂肪，(3)跟腱，(4)比目鱼肌，(5)拇长屈肌，(6)筋膜，(7)胫骨皮质，(8)胫骨后踝。

2.记住不同组织的声学特性，以及这些特性如何受到不同组织界面反射的影响。(1)皮肤回声相对较高；(2)脂肪低回声；(3)高回声的浅部、深部边缘和明显的平行纤维模式最能识别肌腱；(4)和(5)肌肉相对于脂肪是高回声的，并有平行的高回声带（不像肌腱那样规则）；(6)筋膜（肌内或肌间）相对于肌肉有高回声；(7)皮层形成规则的高回声线；在皮质深处的骨骼是低回声的。

图B

3.中间的图像显示髌上隐窝积液(a)和股四头肌腱关节面部分撕裂(b)。右侧的横向超声显示回声性外生肌(c)，可能是由炎症性末端病变引起的。请注意这些肿块是如何从髌骨皮质轮廓(2)上方凸起并投射出声影的。

第7章

图A

1.颈椎侧位片。

2.大体正常的椎体结构，C5和C6前缘不规则，注意椎体终板的前后骨赘。

3.C5/C6和C6/C7椎间盘高度降低。

4.椎间盘间隙高度降低，椎终板有硬化症和骨赘（脊椎病）。

图B

5.颈椎斜位图。

6.椎间小孔。

图C

7.颈椎侧位片。

8.所有颈椎节段均可见椎间盘狭窄和颈椎病。

图D

9.颈椎斜位图。

10.C4/C5椎间孔最狭窄，因此C5神经根容易受到压迫。

11.患者C/D在更多关节水平上有更大程度的退行性改

变,这似乎意味着患者 C/D 有更大的活动范围损失。然而,要记住关节退行性变的程度并不总是与临床表现相关。其他因素,如软组织或机械关节功能障碍,可急性或慢性限制或改变关节运动。因此,患者 A/B 的活动范围可能更小。当然,正确答案不可能仅根据影像学证据来确定。

第8章

图A

1.(a)外耳道,(b)髁突关节窝,(c)关节隆起,(d)下颌窝,(e)岩线。

2.图 1 显示了一个位置异常的髁突,髁突位于关节窝的高处,紧贴关节窝后壁。图 2 显示过度活动的髁突已平移过隆起的斜坡。

图B

3.寰椎与齿突之间左侧有较宽的透光间隙,可见寰椎向左旋转。

4.向右旋转,可见其棘突在穿过齿突中线的左边。

5.寰椎向右偏弯。可以比较寰椎侧块的下边界或通过横突画水平线。

第9章

图A

1.此为左后肋骨的 AP 投影,在横膈膜下面。

2.棘突的对称位置在胸椎等间距的椎弓根之间,说明这不是侧面或斜位图。这对与椎骨相连的肋骨的图像显示它们是后肋骨,且由于它们必须离图像受体最近才能如此清晰可见,这一定是 AP 投影(如果这是 PA 投影,最接近成像板的前肋软骨部分的影像会有很大不同)。患者左侧肋骨正在被评估,从中央射线暴露的区域可以明显看出。它们在横膈膜以下,因为你可以看到腰椎(无肋骨附着),然后可通过数字识别胸椎和肋骨。第 8~12 肋都较好。

图B

3.胸椎 AP 投影。

4.可见所有胸椎,T1~T12。在 T1 处也可见第一肋的附着。可见腰椎 L1 和 L2。特征是无肋骨附着(注意:这并不总是绝对的,T12 可能缺少肋骨,或者 L1 可能有肋骨)。

5.可见右胸大曲线,从 T1 至 T12 或 L1 的右侧长凸。

6.在不观察整个腰椎的情况下,无法判断腰椎是否存在次级或轻度代偿曲线(同样,在胸廓曲线以上确定代偿曲线需要颈椎片)。

7.在右侧侧弯和左侧侧弯的末端范围内,对整个脊柱进行直立 AP 侧屈投影,可以显示脊柱的柔韧性。

第10章

图A

1.PA。

2.左上胸部可见植入心脏的除颤器或起搏器。胸部外上缘可见两个电极。

3.心脏宽度远超过正常的 50%的心胸比。

4.心脏肥大。

5.胸腔积液。

6.充血性心力衰竭。

图B

7.PA。

8.心脏宽度远小于胸部宽度的 50%。

9.纵隔变窄,血管向下拉。

10.肺野异常暗或过度充气。

11.横膈膜被压下,圆顶被压平,左边为扇形。

12.心脏和横膈膜之间有气隙,横膈膜由于肺容量增加而受到压迫。

13.慢性阻塞性肺病具有上述所有特征。

第11章

图A

1.此为腰椎的侧位投影。

2.L4/L5 和 L5/S1 椎间隙狭窄。

3.L5。如果沿前后椎体连线,你会发现 L5 以一个急剧的下行破坏了这两条弯曲平行线的连续性。

4.显示有 L5 的后滑脱。

5.沿前椎体边缘的骨赘或骨刺形成。变形型颈椎病是指椎间盘核前凸并抬高前纵韧带,导致骨刺形成。牵引性骨刺是用来表示在椎体的前纵韧带附着部位的张力引起骨刺形成的术语。请注意骨刺的不同形态。在 T12/L1,爪状骨刺被连在一起。在 L3,下缘有爪状骨刺,上缘有尖骨刺。一些学者认为爪状骨刺与椎间盘退变有关，而尖骨刺与牵引力有关。

图B

6.此为腰骶交界处的侧位投影，或 L5~S1 点片。

7.L4 和 L5 椎体之间存在异常融合，表现为椎间盘间隙缺乏和椎体直径畸形。这种先天性异常称为椎体融合。由于该节段缺乏运动功能，相邻节段可能出现代偿性过度运动，可能加速退行性关节改变。这种异常的另一个后果是身体可能发育不对称，导致脊柱侧凸。需要额外摄片才能充分观察异常。

第12章

图A

1.此为骨盆 AP 摄影。

2.心形的骨盆入口通常被认为是男性的，然而，大骨盆扩大也常见于女性。耻骨弓的角度不可见，生殖器的软组织轮廓也不可见。因此，由于个体差异，无法通过此图确定患者性别。

图B

3.双侧髋关节间隙显示严重向心性变窄。有些区域似乎已是骨性连接。

4.股骨头向上和内侧移位到髋臼，这也可被称为轴向迁移。

5.髋臼前凸是指髋臼内侧壁因股骨头轴向移位而外翻。

6.这两个过程都很明显。类风湿关节炎的特征包括双侧对称关节受累、向心性关节间隙狭窄和髋臼凸出。退行性关节疾病的特征包括硬化修复和骨刺形成。这两个过程可同时存在。当关节处于类风湿关节炎缓解状态时，退行性过程就会发生。

第13章

图A~C

1.(A)膝关节髁间切迹或隧道位图像；(B)膝关节侧位片；(C)髌股关节切线视图。

2.该物体位于关节囊内。观察对象的位置不能仅由 AP 视图确定。从侧面看，很明显物体不在关节前面或后面，因此，其在关节内被遮蔽。

3.一种可能是骨软骨碎片。

4.内侧间隙和髌股间隙有轻度退行性改变。

5.退行性改变包括软骨下硬化和关节间隙狭窄。

第14章

图A

1.此为足的前平面或背平面投影。

2.踇外翻。这个术语描述了一种情况，即第 1 跖骨向内侧偏移，第 1 趾骨向外侧偏移。

3.跖骨头端内侧存在骨性外生或踇囊炎。

4.大踇趾和第 2踇趾交叉在一起。

图B

5.此为双侧脚踝的 AP 投影。

6.虽然正常骨结构的完全塌陷也可以描述这种畸形，但踝关节和足部似乎有大体内翻和内旋。从双侧看，踝关节、后足和中足的关节似乎是融合的。这种严重的情况代表了类风湿关节炎的终末衰竭阶段。

第15章

图A

1.此为左肩的 AP 投影图。

2.异常表现包括：肱骨头已完全吸收，手术颈已向上移至关节间隙；肱骨无溶解性病变，但明显脱矿；最小的软组织阴影表明肌肉萎缩。

图B

3.此为右肩的 AP 投影图。

4.通过内固定稳定肩锁关节。

图C

5.此为左肩的 AP 投影图。

6.严重粉碎性骨折。

7.如同在这张影像中看到的那样，枪伤或其他高速创伤会留下金属碎片。

第16章

图A~C

1.这 3 例都是右肘的 AP 投影。

2.(A)10 岁；(B) 30 岁；(C) 5 岁。

3.显露的骨骺板说明患者 A 和 C 是儿童。年幼的儿童是通过观察较小的尺寸和骺发育的早期阶段来确定的，特别是桡骨头和内上髁的骺，它们刚刚开始骨化。

第17章

图A

1.此为手掌的 PA 投影。

2.大多角骨已被切除。

3.在大多角骨处可以看到一个金属装置。该 Mytex 缝线锚将软组织固定在骨头上。(这种手术被称为风尾鱼手术,因为掌长肌被盘绕在切除的空间里,就像被塞在罐头里的风尾鱼一样。)

图B

4.此为腕关节的 PA 投影。

5.出现在这个位置的软组织是拇短伸肌和拇长外展肌的肌腱和肌肉。

6.腕背第一筋膜室腱鞘炎,又称德奎文病。

图C

7.此为手掌的 PA 投影。

8.异常表现包括桡骨远端、尺骨远端和手指远端骨吸收或畸形。此外,所有骨骼的密度都不均匀。指骨体硬化,而每个指骨近端矿盐减少。掌骨头也稀疏。腕骨小梁稀疏而清晰。该年轻人几年前被诊断患有成骨不全症。

第18章

1.诊断成像能获得与患者面谈和体格检查不能得到的信息。影像检查对于初级保健医师筛查严重病变和确认骨折和韧带撕裂等诊断至关重要。

2.诊断性影像学应始终用于检验通过患者病史和体格检查产生的假设。只有当检查结果对患者诊治有作用时,才应安排影像学检查。

3.匹兹堡决定规则(膝关节)、渥太华膝关节规则、渥太华踝关节规则(包括踝和足部)、加拿大 C-脊柱规则(颈椎外伤)。

4.例如,评估骨对齐、识别运动的骨块、观察骨折的确切位置、确定骨固定装置的确切位置、评估骨愈合,以决定运动和负重。

5.因为,尽管诊断成像模式对于观察患者组织非常有用,但由于检测敏感性不足或图像阅读错误,病变可能会被遗漏。此外,诊断成像的检查结果可能与患者的整体临床表现无关。

6.错误。根据卫生保健政策和研究机构的指导方针,多数急性腰痛患者可以在 4 周内通过保守治疗来缓解症状。因此,在没有严重病变提示的情况下,影像检查是没有必要的。

索 引